In der Zahnarztpraxis
Ausbildungsjahr 3

Autorinnen und Autoren
Dr. Bernhard Alfter, Dr. Jochen Eble, Waltraud Hollstein,
Adrian Koppold, Albert Mergelsberg

In Zusammenarbeit mit der Verlagsredaktion

Cornelsen

In der Zahnarztpraxis
Ausbildungsjahr 3

Beratung:
Albert Mergelsberg, Susanne Weiß, Erstauflage Leistungsabrechnung begründet durch Dr. Anke Handrock

Redaktion:
Dr. Franz Schaller, Susanne Stucki

Außenredaktion:
Elisabeth Berten, Lars Wilker

Videoredaktion:
Maria-Stefania Bidian, Lisa Budzynski

Redaktionelle Mitarbeit:
Dr. Angelika Fallert-Müller, Carla Junghans, Stefan Schiefer, Rebecca Syme

Rechte und Lizenzen:
Marlene Moser

Gesamtgestaltung:
Ungermeyer, Berlin

Titelfoto:
mauritius images/alamy stock photo/Ihor Bulyhin

Satz:
Straive, Chennai

Begleitmaterialien für Lernende:
Das Buch ist auch als E-Book erhältlich. Die Videos finden Sie im E-Book oder in der **Cornelsen Lernen App**.

Begleitmaterialien für Lehrende:
Die Lösungen zu den Aufgaben aus dem Schulbuch finden Sie auf den Internetseiten des Cornelsen-Verlags unter dem Webcode **tepovu**.

www.cornelsen.de

1. Auflage, 1. Druck 2023

Druck: Firmengruppe APPL, aprinta Druck, Wemding

ISBN 978-3-06-452392-0

PEFC
PEFC/04-32-0928

PEFC zertifiziert
Dieses Produkt stammt aus nachhaltig bewirtschafteten Wäldern.

www.pefc.de

Vorwort

Liebe angehende Zahnmedizinische Fachangestellte, liebe Kolleginnen und Kollegen,

der Beruf der Zahnmedizinischen Fachangestellten hat eine lange Tradition. Er hat sich von anfänglichen Hilfsdiensten zu einem anspruchsvollen, Verantwortung fordernden Beruf entwickelt, der aus dem Team Zahnarztpraxis nicht mehr wegzudenken ist. Hinzu kommt der enorme Ausbau der Fort- und Weiterbildungsmöglichkeiten in den letzten Jahren, der diesen Beruf noch attraktiver macht.
Um dies auch in der Zukunft zu gewährleisten, wurde die Ausbildungsordnung nach über 20 Jahren zum 01. August 2022 aktualisiert und auf den neuesten Stand der zahnmedizinischen Erkenntnisse gebracht. Im neuen Rahmenlehrplan wurde das bewährte Lernfeldkonzept beibehalten und es wird vom Cornelsen-Verlag durch die Herausgabe von Jahrgangsbänden zusätzlich unterstützt. Durch die neue Struktur der Lernfelder haben die Schulen noch größere Freiheiten, die Lernfelder umzusetzen.
Ein Schwerpunkt für die Ausbildung ist die Kommunikationsfähigkeit im Team und gegenüber den Patientinnen und Patienten. Einen weiteren Schwerpunkt bildet das Thema Hygiene, welches in einem eigenen Lernfeld bearbeitet wird. Mit der Erarbeitung der Inhalte in der Hygiene und dem Thema Bildgebende Verfahren und Strahlenschutzmaßnahmen anwenden sollen die ZFA befähigt werden, mit der Ausbildung einen entsprechenden Nachweis zu erhalten. Durch die flächendeckende Einführung der Telematikinfrastruktur (TI) gibt es in den Zahnarztpraxen einen großen Digitalschub bis zum Einsatz Künstlicher Intelligenz (KI). Die drei Themen Kommunikation, Hygiene und Digitalisierung sind zudem spiralcurricular aufgebaut, d. h., sie kommen in fast allen Lernfeldern vor. In der neu aufgelegten Behandlungsassistenz haben wir diese Themen verstärkt aufgegriffen. Nach wie vor bildet die Behandlungsassistenz für die Zahnarztpraxis die Grundlage des zahnmedizinischen Wissens für die Zahnmedizinischen Fachangestellten. Der neue Schwerpunkt Kommunikation in einer fremden Sprache ist ein einem Extra-Band („Dentistry Matters“) aufgegriffen.

Das Thema Durchführen von Hygienemaßnahmen und Aufbereiten von Medizinprodukten wird schon in der Abschlussprüfung Teil 1 (früher „Zwischenprüfung“) am Ende des zweiten Ausbildungsjahres geprüft. Der zweite Teil der Abschlussprüfung in der Behandlungsassistenz findet als Fachgespräch (Projektprüfung) am Schluss der Ausbildung statt und umfasst die übrigen Themengebiete (Assistieren bei und Dokumentieren von zahnärztlichen Maßnahmen).
Dem neuen Aufbau der Prüfungsordnung dient ebenfalls das Erscheinen der Jahrgangsbände. Am Ende des dritten Ausbildungsjahres finden Sie alle weiteren Inhalte der Abschlussprüfung Teil 2 in Band 3 und können sich optimal auf die Prüfung in allen Schwerpunkten vorbereiten.
Zudem haben wir die Elemente für den Unterricht der Berufsschule im Bereich Wirtschafts- und Sozialkunde der gewerblich-technischen Ausbildungsberufe der Kultusministerkonferenz im Teil WSK erweitert (mit Ausnahme der Unternehmensanalyse). Die zusätzlichen Themen der „Elemente“ haben wir extra am Ende im Teil WSK aufgeführt. Hier ist eine enge Absprache der Unterrichtenden wichtig, bzw. noch besser eine/r unterrichtet alle aufgeführten Inhalte.

Wir wünschen Ihnen viel Spaß und Erfolg bei Ihrer Arbeit mit diesem Lehrwerk. Senden Sie Ihre Anregungen bitte an service@cornelsen.de.

Für das Autorenteam
Susanne Weiß
Albert Mergelsberg

Ludwigsburg/Freiburg, Mai 2023

Hinweis der Redaktion: Im Sinne der Geschlechtergerechtigkeit wird in diesem Buch konsequent zwischen den einzelnen Lernfeldern die weibliche und die männliche Form abwechselnd verwendet. In der Regel sind damit immer alle Geschlechter gemeint.

Arbeiten mit diesem Fachbuch

Merke-Kästen fassen wichtige Informationen zusammen.

In der **Cornelsen Lernen App** finden Sie digitale Zusatzmaterialien: **Videos** für Smartphone und Tablet. Eine Übersicht über die Videos finden Sie im Buch auf Seite 470.

Merke
Rechtsgeschäfte, die nicht geschäftsfähige Personen tätigen, sind ungültig (nichtig).

Video
Geschäftsfähigkeit

Merke
Botengänge sind auch nicht geschäftsfähigen Personen erlaubt.

Geschäftsunfähigkeit (§ 104 BGB)
- Kinder unter 7 Jahren
- Personen mit andauernder krankhafter Störung der Geistestätigkeit

Beispiel
a Eine 4-Jährige kauft sich ein Tafel Schokolade und isst sie auf. Der Kaufvertrag ist ungültig. Der Kaufmann muss den Kaufpreis den Eltern rückerstatten. Dass die Schokolade nicht mehr zurückerstattet werden kann, geht zulasten des Kaufmanns.
b Eine 4-Jährige wird von ihren Eltern mit einem Zettel zum Einkaufen geschickt. Den Einkaufszettel und den abgezählten Betrag übergibt sie dem Verkäufer. Dieser packt ihr die Sachen ein und nimmt das Geld an sich. Der Kaufvertrag ist gültig. Die 4-Jährige ist als Bote ihrer Eltern unterwegs und überbringt deren Willenserklärung.

Ein 6-jähriges Kind kann kein Rechtsgeschäft (Behandlungsvertrag) schließen. Daraus folgt, dass das Rechtsgeschäft (Fluoridierung und Fissurenversiegelung bei der 6-Jährigen) ungültig ist und folglich die Zahnärztin keinen Honoraranspruch hat. Erscheint ein Elternteil mit zur Behandlung, gilt dies grundsätzlich als Einwilligung zur Behandlung. Erscheint ein Kind unter 7 Jahren und übermittelt mündlich die Einwilligung seiner Eltern zur Behandlung (als Bote), sollte dies durch einen Anruf bei den Eltern überprüft werden. Empfehlenswert ist in jedem Fall die schriftliche Einwilligung der Eltern. Eine nachträgliche Genehmigung ist in jedem Fall ausgeschlossen. Der Behandlungsvertrag kommt zwischen Eltern und Zahnarzt zustande.

Beschränkte Geschäftsfähigkeit (§ 106 BGB)
- Personen von 7 bis 18 Jahren
- Unter Umständen sind hiermit auch Personen vergleichbar, die unter Betreuung gestellt sind (s. § 1903 BGB).

Tätigen beschränkt Geschäftsfähige ein Rechtsgeschäft ohne vorherige Zustimmung, ist dieses schwebend unwirksam. Das bedeutet, dass die gesetzliche Vertreterin dem Rechtsgeschäft auch nachträglich zustimmen kann. Verweigert sie die Zustimmung, ist das Rechtsgeschäft von Anfang an nichtig (§ 107 BGB).

82

Hinterlegte Begriffe werden in der Terminologie erklärt.

Zahlreiche **Beispiele** unterstützen das Verständnis komplexer Zusammenhänge und fordern zur Anwendung der gelernten Inhalte auf.

In der **Terminologie** finden Sie die Erklärungen der im vorhergehenden Kapitel benutzten neuen Fachbegriffe.

Aufgaben bieten Ihnen die Möglichkeit, erarbeitete Kenntnisse zu wiederholen und anzuwenden.

Unter einer **Diagnose** versteht man die Zuordnung einer gesundheitlichen Störung zu einem Krankheitsbegriff. Der Zahnarzt ordnet die Erkenntnisse aus der **Anamnese** und der **Befunderhebung** einem Krankheitsbild zu und benennt dieses.

Eine Diagnose darf nicht mit der **Diagnostik** verwechselt werden. Die Diagnostik ist eine Sammelbezeichnung für alle Verfahren, die zur Abklärung einer Krankheitsursache angewendet werden, z. B. Anamnese, Röntgenbilder, Vitalitätsprobe. Aus den Ergebnissen der Diagnostik kann eine Diagnose gestellt werden.

Beispiel
Die Befunderhebung ergab am Zahn 11 ein geschwollenes, gerötetes und leicht blutendes Zahnfleisch. Der Zahn ist nicht kariös und das Röntgenbild zeigt keinen Knochenabbau. Außerdem lässt sich bei dem Patienten eine unzureichende Mundhygiene feststellen:
Diagnose: Gingivitis (Zahnfleischentzündung) am Zahn 11

2.4 Therapie

Jede Erkrankung wird nach einem festgelegten Schema behandelt (therapiert). Auf der Basis der Diagnose erfolgt die **Therapie** nach einem auf den Patienten abgestimmten **Therapieplan**. Bei größeren Behandlungen sollte dieser Therapieplan notiert und in Behandlungssitzungen unterteilt werden. Außerdem sollte notiert werden, wie viel Zeit für jede Behandlungssitzung notwendig ist. Nur so kann eine systematische Termin- und Behandlungsplanung in der Praxis erfolgen.

Terminologie: Allgemeine Untersuchungsmethoden

Auskultation, die	Untersuchung durch Abhorchen der im Körper entstehenden Geräusche und Töne, meist mit einem Stethoskop
Diagnose, die	Zuordnung einer gesundheitlichen Störung zu einem Krankheitsbegriff
Diagnostik, die	Sammelbezeichnung für alle Verfahren, die zur Abklärung einer Krankheitsursache angewendet werden, z. B. Anamnese, Röntgenbilder, Vitalitätsprobe
Inspektion, die	äußerliche Untersuchung eines Patienten durch Betrachten
Palpation, die	Untersuchung durch Betasten
Perkussion, die	Untersuchung durch Beklopfen der Körperoberfläche
Therapie, die	Behandlung von Erkrankungen

Aufgaben

1 Nennen Sie vier Schritte, die zur Behandlung eines Patienten gehören.
2 Nennen Sie vier Untersuchungsmethoden, die beim intraoralen Befund erfasst werden.
3 Worin besteht der Unterschied zwischen einer Diagnose und der Diagnostik?

347

Beginn der Behandlung mit Untersuchungen und Beratungen

BEMA-Pos.	Abk.	Leistung	Bewertungszahl
Ä 70	AU	Kurze Bescheinigung oder kurzes Zeugnis, Arbeitsunfähigkeitsbescheinigung	5

Für die erneute Ausstellung einer AU-Bescheinigung darf die Position Ä70 auch ein weiteres Mal berechnet werden.

Wird eine Arbeitsunfähigkeitsbescheinigung mit einem PVS ausgestellt, archiviert das Programm diese gleichzeitig elektronisch. Sie muss mindestens ein Jahr aufbewahrt werden.

Das Formular der eAU wird über das PVS an die Krankenkassen mittels elektronisch zertifizierter Unterschrift übermittelt. Ein Ausdruck bleibt möglich.

eAU →S. 169

Arztbriefe sind ausführliche, schriftliche Krankheits- oder Befundberichte, die ein Zahnarzt anderen (zahn)ärztlichen Kollegen übermittelt. Sie werden mit der Pos. Ä 75 abgerechnet. Die Mitteilung muss aber über eine einfache Kopie des Anamnesebogens oder eine Kopie der Befunde hinausgehen, um die Position abrechnen zu können. Dies erfolgt über KIM.

BEMA-Pos.	Abk.	Leistung	Bewertungszahl
Ä 75		Ausführlicher schriftlicher Krankheits- und Befundbericht (einschließlich Angaben zur Anamnese, zu dem/den Befund(en), zur epikritischen Bewertung und gegebenenfalls zur Therapie	15

Die Leistungstabellen zum BEMA sind nach einheitlichem Schema aufgebaut und zitieren die Leistung im Originaltext der Gebührenordnung.

Positionen aus dem BEMA sind in den Texten und auch den Tabellen in pink gedruckt.

Seitenverweise zu den einzelnen Begriffen ermöglichen einen schnellen Zugriff auf weitere Informationen im Buch.

GOÄ-Pos.	Leistung	Punktzahl
0010	Eingehende Untersuchung zur Feststellung von Zahn-,Mund- und Kiefererkrankungen einschließlich Erhebung des Parodontalbefundes sowie Aufzeichnung des Befundes	100 P
Ä 6	Vollständige körperliche Untersuchung mindestens eines der folgenden Organsysteme ... des stomatognathen Systems ... – gegebenenfalls einschließlich Dokumentation	100 P

A Zur Untersuchung des stomatognathen Systems gehören die Inspektion der Mundhöhle, die Inspektion und Palpation der Zunge und der Kiefergelenke sowie ein vollständiger Zahnstatus.

Zur Berechnung der Positionen 0010 und Ä 6 sind keine Zeitabstände zu beachten. Weder die Halbjahresregel noch die Viermonatsregel wie bei der Abrechnung von Untersuchungen nach dem BEMA sind zu beachten.

Neben der 0010 können folgende Leistungen nicht in einer Sitzung berechnet werden: Ä 2 (Ausstellen von Wiederholungsrezepten), Ä 6, 6190 (Beratungsgespräch) und 8000 (Funktionsstatus).

Neben einer Ä 6 können Leistungen nach 0010 und Ä 5 (Symptom bezogene Untersuchung) nicht berechnet werden.

Die Dokumentationspflichten entsprechen denen der Position 01 im BEMA.

409

Alle Positionen aus GOZ und GOÄ sind zur Unterscheidung zum BEMA in blauer Farbe gedruckt. Das trifft auch auf die Darstellung der Leistungstabellen zu.

Die Abrechnungsbestimmungen geben zusätzliche Erklärungen zur Position. Zur schnellen Orientierung sind den Erklärungen Symbole vorangestellt.

Symbole und ihre Bedeutung:

- Aspekte, die bei der Abrechnung zu dokumentieren sind.
- **A** gibt an, welche Abrechnungsbestimmungen mit der zuvor zitierten Leistungsposition verbunden sind.
- **B** weist auf Besonderheiten hin.
- **P** Können zu einer Position zusätzlich weitere Positionen abgerechnet werden, steht dies Symbol vor dem Text.
- **P̸** Damit sind Ausschlüsse gekennzeichnet.
- **M** Wenn zusätzlich Material abgerechnet werden kann, steht dies Symbol vor dem Text.
- **M̸** Nicht zusätzlich berechenbares Material wird nach diesem Symbol genannt.

Zum Inhalt des Buches

Die markierten Lernfelder enthalten die Inhalte des ersten Ausbildungsjahres und geben die Gliederung dieses Buches wieder. Die genauen Inhaltsangaben der Lernfelder finden Sie im Inhaltsverzeichnis.

Innerhalb jedes Lernfeldes kennzeichnet
- die blaue Markierung die Lerninhalte zur Behandlungsassistenz,
- die grüne Markierung die Lerninhalte zur Leistungsabrechnung und
- die rote Markierung die Lerninhalte zur Organisation und Verwaltung bzw. Wirtschafts- und Sozialkunde.

Inhalt

LF 10 Patienten bei prophylaktischen und kieferorthopadischen Behandlungen begleiten

LF 11 Patienten bei prothetischen Behandlungen begleiten

LF 12 Bildgebende Verfahren und Strahlenschutzmaßnahmen anwenden

LF 13 Arbeitsprozesse organisieren und optimieren

Wi & So Wirtschafts- und Sozialkunde

LF 10
Patienten bei prophylaktischen und kieferorthopädischen Behandlungen begleiten

1 Prophylaxe außerhalb und innerhalb der Zahnarztpraxis

2 Vier Bausteine gegen Karies- und Parodontalerkrankungen

3 Bestimmung des individuellen Kariesrisikos

4 Patientengespräche in der Prophylaxe

5 Zahn- und Kieferanomalien

6 Kieferorthopädie

7 Abrechnung von Prophylaxemaßnahmen bei Kassenpatienten

8 Abrechnung von Prophylaxemaßnahmen bei Privatpatienten

9 Abrechnung von umfangreicher individueller Prophylaxe bei Kassenpatiententen

10 Abrechnung kieferorthopädischer Behandlungen

11 Abrechnung von Behandlungen bei Kieferbruch, von Aufbissbehelfen und Schienen

1 Prophylaxe außerhalb und innerhalb der Zahnarztpraxis

Das Wort Prophylaxe begegnet uns ständig. Es ist ein Sammelbegriff für all die Maßnahmen, die ein Mensch ergreifen kann, um Krankheiten zu vermeiden. Eine gesundheitsbewusste Lebensführung beugt Krankheiten aller Art vor. Für das Wort Prophylaxe wird auch der Begriff **Prävention** verwendet.

1.1 Teilbereiche der Prophylaxe

In der zahnmedizinischen Prophylaxe werden drei Teilbereiche unterschieden:

- **Kariesprophylaxe**, Vorbeugung von Karies
- **Parodontalprophylaxe**, Vorbeugung von Parodontalerkrankungen
- **kieferorthopädische Prophylaxe**, Vorbeugung von Gebissfehlentwicklungen

Parodontalerkrankungen →LF 8

kieferorthopädische Prophylaxe →S. 67

Da Karies- und Parodontalerkrankungen sehr häufig vorkommen, bilden sie den Schwerpunkt der zahnmedizinischen Prophylaxe.

Karies ist die am häufigsten auftretende Krankheit in Deutschland. Es gibt kaum Menschen, die ein kariesfreies Gebiss haben. In den letzten Jahren ist Karies vor allem bei Kindern und Jugendlichen durch Prophylaxemaßnahmen und Aufklärungsarbeit zurückgegangen. Das Institut der Deutschen Zahnärzte (IDZ) erhebt regelmäßig Mundgesundheitsstudien mit Menschen aus allen Altersgruppen. Bei diesen repräsentativen Untersuchungen ist festgestellt worden, dass sich die Zahn- und Mundgesundheit in allen Bereichen noch einmal verbessert hat. Schwere Parodontalerkrankungen sind nicht mehr so häufig anzutreffen. Senioren leiden nur noch selten unter völliger Zahnlosigkeit. Dies spricht für eine Fortsetzung der präventiven Maßnahmen. Auch im internationalen Vergleich steht Deutschlang vorbildlich da.

Einschätzung des Kariesrisikos mithilfe des dmf-t-Index →LF 4

Zukünftig wird es immer mehr Pflegebedürftige geben. Das erfordert neue Therapiekonzepte für diese Gruppe von Patienten. Diese Menschen sind häufig nicht mehr in der Lage, ihre Zähne und Zahnprothesen selbständig zu reinigen. Sie benötigen Unterstützung.

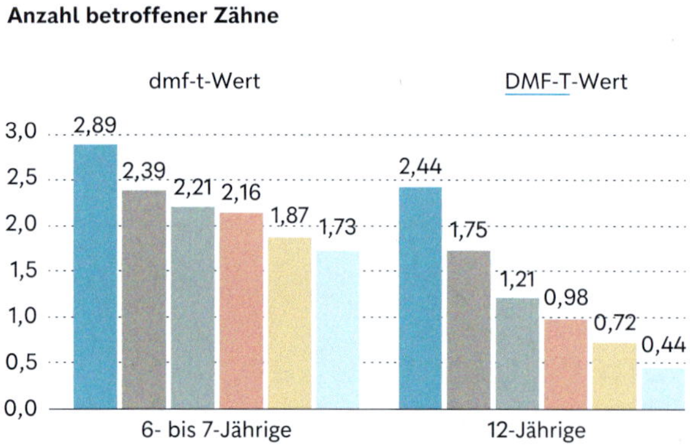

Grafik nach: Deutsche Arbeitsgemeinschaft für Jugendzahnpflege (Hrsg.): Epidemiologische Begleituntersuchungen zur Gruppenprophylaxe 2016, DAJ 2017. https://www.daj.de/fileadmin/user_upload/PDF_Downloads/Epi_2016/Epi_final_BB1801_final.pdf, S. 167 [28.11.2022]

Abb. 1 Mittlere dmf-t- bzw. DMF-T-Werte in verschiedenen Altersstufen. Der DMF-T-Index gibt die Zahl der von Karies betroffenen (erkrankten, fehlenden, gefüllten) bleibenden Zähne an. Der dmf-t-Wert (kleingeschrieben) bezieht sich auf das Milchgebiss.

Das Auftreten von Karies ist nicht gleichmäßig verteilt. Es gibt eine kleine Gruppe von Kindern und Jugendlichen, die viele kariöse Zähne haben. Die Kariesaktivität konzentriert sich also auf Wenige, die besonders intensiv prophylaktisch betreut werden müssen. Statistiken zeigen, dass die Karieshäufigkeit bei Kleinkindern unter drei Jahren in den letzten Jahren wieder zugenommen hat. Besonders gefährdet sind die Kinder, die häufig an einer Flasche nuckeln. Eine frühe Aufklärung der Eltern ist notwendig.

Daher gibt es seit dem 01.07.2019 neue Abrechnungspositionen zur zahnärztlichen Früherkennung, zur praktischen Anleitung der Betreuungspersonen und zur Fluoridierung für Kleinkinder ab dem 6. Lebensmonat. Generell kann man sagen, dass die Karieshäufigkeit im Milchzahngebiss noch verbessert werden muss. Bei den 12-Jährigen ist dagegen ein deutlicher Kariesrückgang zu beobachten.
Die Mitwirkung bei der Kariesprophylaxe sowie die Behandlung von Karies und ihren Auswirkungen gehören zu den Hauptarbeiten des Zahnarztes und des ZFA.

Als Weiteres sind Erkrankungen der **Gingiva** und des **Parodontiums** häufig anzutreffen. Vor allem Erwachsene und ältere Patienten leiden unter einer Parodontitis. Auch bei diesen Erkrankungen bewirkt eine regelmäßige Prophylaxe einen starken Rückgang der Symptome.

Erkrankungen des Zahnhalteapparates →LF 8

1.2 Ebenen und Stufen der Prophylaxe

Je nachdem, **wer** durch die Prophylaxemaßnahmen angesprochen wird, unterscheidet man verschiedene Ebenen der Prophylaxe →Tab. 1.

Kollektivprophylaxe	Gruppenprophylaxe	Individualprophylaxe
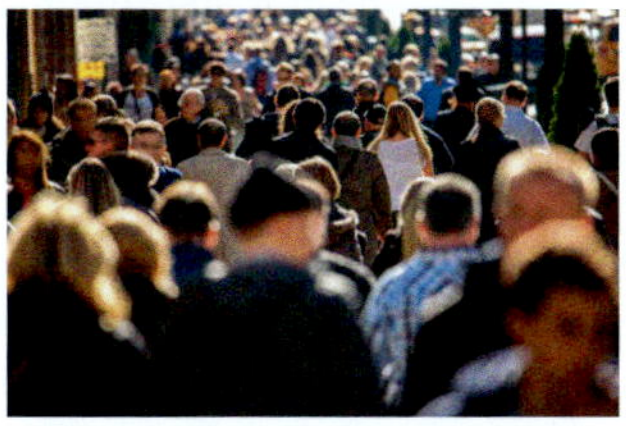	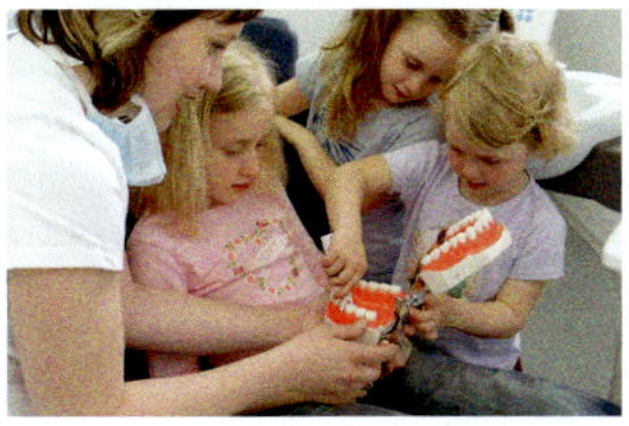	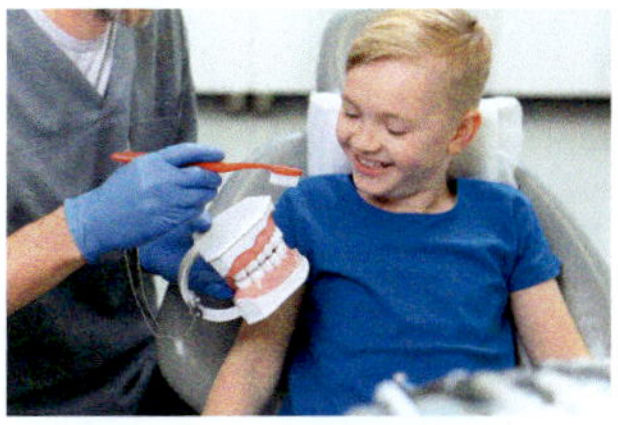
Für große Bevölkerungsteile werden (karies-) vorbeugende Maßnahmen ergriffen, z. B. Fluoridierung des Trinkwassers.	Eine bestimmte Gruppe von Menschen wird zahnprophylaktisch betreut, z. B. im Kindergarten, in Schulen.	Es handelt sich um auf den einzelnen Patienten abgestimmte (karies-) vorbeugende Maßnahmen in der Zahnarztpraxis.

Tab. 1 Ebenen der Prophylaxe

Je nachdem, **wann** die Prophylaxe stattfindet, unterscheidet man primäre, sekundäre und tertiäre Prävention (Prophylaxe) →Tab. 2.

	primäre Prävention	sekundäre Prävention	tertiäre Prävention
Zeitpunkt	vor einer Erkrankung	im Anfangsstadium einer Erkrankung	bei bestehender Erkrankung
Definition	Maßnahmen zur Festigung und Erhaltung der Gesundheit	Maßnahmen zur Früherkennung und zur frühzeitigen Behandlung von Krankheiten und zur Verhütung von Neuerkrankungen nach erfolgter Therapie	Maßnahmen zur Behandlung von Krankheiten, zur Abwehr einer Verschlimmerung einer Krankheit und zum Ausgleich von Folgen der Erkrankung (Rehabilitation)
Beispiele	– Vorbeugung von Karies und Parodontalerkrankungen durch zahngesunde Ernährung – sorgfältige Mundhygiene – regelmäßige Fluoridierung	– frühzeitige Kariesdiagnostik – frühzeitige Diagnostik von Parodontalerkrankungen – Remineralisation von Schmelzveränderungen	– Füllungen – Kronen – Implantate

Tab. 2 Die drei Stufen der Prävention = Stufen der Prophylaxe

Terminologie: Prophylaxe außerhalb und innerhalb der Zahnarztpraxis

DMF-T, dmf-t	decayed-missing-filled-tooth; Kariesindex zur Beurteilung des Kariesrisikos; kleine Buchstaben: Milchzahngebiss; große Buchstaben: bleibendes Gebiss
Gingiva, die	Zahnfleisch
Gruppenprophylaxe, die	kariesvorbeugende Maßnahmen für eine Gruppe von Menschen
Individualprophylaxe, die	kariesvorbeugende Maßnahmen, die den einzelnen Menschen betreffen
Kollektivprophylaxe, die	kariesvorbeugende Maßnahmen für große Bevölkerungsteile
Parodontium, das	Zahnhalteapparat, Zahnbett
Prävention, die (= Prophylaxe)	vorbeugende Maßnahmen zur Verhütung von Krankheiten
primäre Prävention, die	Maßnahmen zur Festigung und Erhaltung der Gesundheit
Prophylaxe, die (= Prävention)	vorbeugende Maßnahmen zur Verhütung von Krankheiten
Rehabilitation, die	Maßnahmen zur Wiederherstellung von Form und Funktion eines kranken Organs; Teil der tertiären Prävention
sekundäre Prävention, die	Maßnahmen zur Früherkennung, zur frühzeitigen Behandlung von Krankheiten sowie zur Verhütung von Neuerkrankungen nach erfolgter Therapie
tertiäre Prävention, die	Maßnahmen zur Behandlung von Krankheiten, zur Abwehr einer Verschlimmerung einer Krankheit und zur Rehabilitation (Wiederherstellung)

Aufgaben

1 Definieren Sie den Begriff Prophylaxe.

2 Nennen Sie die drei Hauptbereiche der zahnmedizinischen Prophylaxe.

3 Was ist eine Gruppenprophylaxe und wo findet sie statt?

4 Erläutern Sie den Begriff Individualprophylaxe.

5 Nennen Sie ein Beispiel für die tertiäre Prävention.

2 Vier Bausteine gegen Karies- und Parodotalerkrankungen

Um gesunde Zähne und ein gesundes Parodontium zu erlangen und auf Dauer zu behalten, gibt es vier Bausteine, die der Patient beachten sollte.

Bausteine der Zahngesundheit			
eine gute **Mundhygiene** betreiben	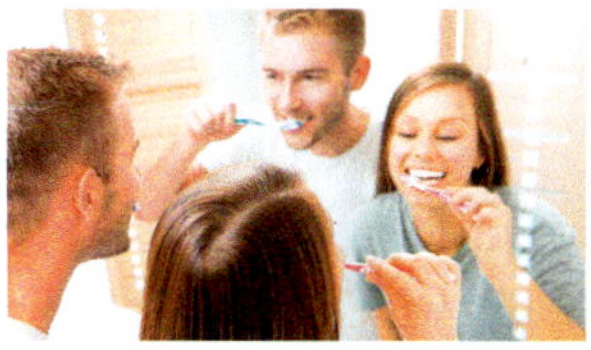	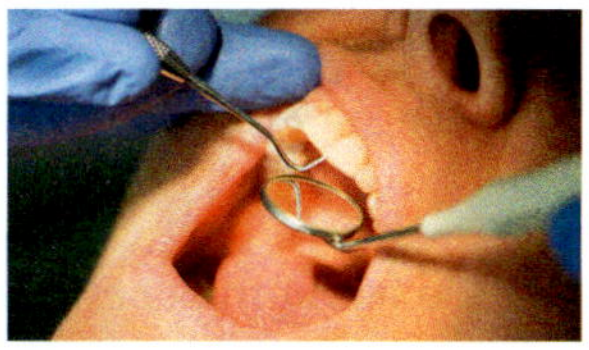	**regelmäßig zum Zahnarzt** gehen (Untersuchungen, Individualprophylaxe, Fissurenversiegelung)
die Zähne regelmäßig **fluoridieren**	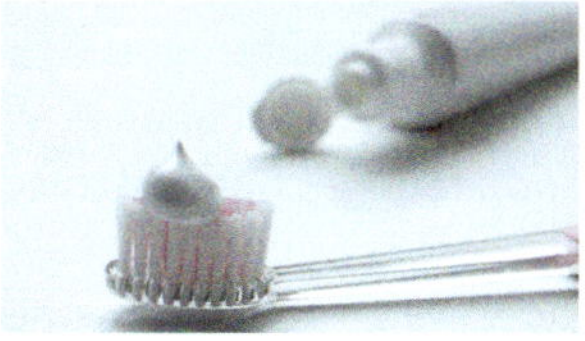	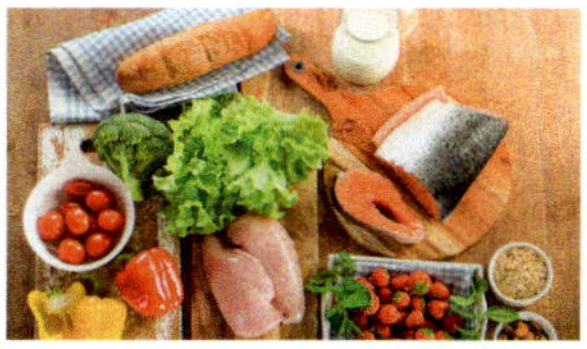	sich **zahngesund ernähren**

Tab. 1 Bausteine der Zahngesundheit

Exkurs

Karies – alles vererbt!?

„Meine Eltern hatten schon schlechte Zähne, deswegen habe auch ich so viel Karies. Das ist vererbt!" Mit dieser Aussage werden Mitarbeiter in der Zahnarztpraxis häufig konfrontiert. Aber es gibt kein „Kariesgen". Daher wird Karies nicht vererbt. Jedoch bestehen genetisch bedingte Unterschiede, die die Anfälligkeit für Karies beeinflussen. Zum Beispiel sind Zusammensetzung und Menge des Speichels von den Genen abhängig. Auch unterscheiden sich die Menschen in ihrer Zahnform und -stellung. Daher sind sie unterschiedlich anfällig für Karies.

Dennoch ist klar: Jeder Mensch kann Karies bekommen oder auch nicht und sollte deshalb vorbeugen, indem er die oben genannten Maßnahmen befolgt.

2.1 Mundhygiene

Die Hauptursache der Karies- und Parodontalerkrankungen sind Zahnbeläge und hier vor allem **Plaque**.

Verbleiben Essensreste (**food debris**) am Zahn, bildet sich nach ein paar Stunden eine weißliche Masse (**Materia alba**). Die Materia alba besteht aus einem Bakterienfilm aus pathogenen Keimen und abgestorbenen Zellen und kann mit einem kräftigen Wasserstrahl entfernt werden. Putzt der Patient nicht, so entsteht nach ein bis zwei Tagen Plaque.

Plaque ist ein oraler Biofilm, weich, aber fest anhaftend und daher nicht mehr abspülbar →Abb. 1. Er ist vergleichbar mit einem gut organisierten Ameisenbau: In ihm leben viele verschiedene pathogene Bakterienarten. Sie sind geschützt gegen Angriffe von außen, haben einen Nahrungsvorrat, kommunizieren miteinander und stabilisieren sich gegenseitig. Eine klebrige Grundsubstanz bildet die Matrix, in der die Bakterien in Mikrokolonien leben. Sie sind auch geschützt gegen Antibiotika und nur durch **gründliches Zähneputzen** zu entfernen.

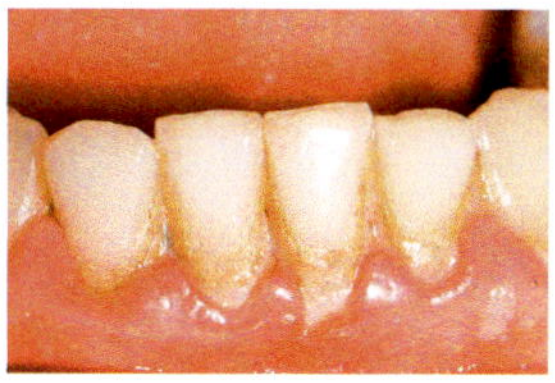

Abb. 1 Zahnbelag, Plaque

Video
Die Mundschleimhaut und die verschiedenen Zahnbeläge

Merke

Plaque = oraler Biofilm

- Weicher, aber fest anhaftender Belag.
- In einer klebrigen Grundsubstanz leben Mikroorganismen gut geschützt, der Belag ist nur mechanisch entfernbar.
- Die Bakterien haben darin einen zuckerhaltigen Nahrungsvorrat und können sich gut vermehren.
- Plaquebakterien scheiden Säuren aus, die zur Entkalkung der Zahnoberfläche führen. Und somit zur Kariesbildung.
- Plaquebakterien scheiden Toxine aus, die letztendlich zu einer Gingivitis und zu Parodontitis führen können.

Einschätzung des Kariesrisikos mithilfe des dmf-t-Index →LF 4

Video
Entstehung von Karies

Plaque findet man bevorzugt an Stellen, sogenannten Prädilektionsstellen, an denen sie festsitzt. Dort sollte eine besonders sorgfältige Mundhygiene erfolgen.

Prädilektionsstellen für Plaque sind Fissuren und Grübchen der Front- und Seitenzähne, Approximalflächen, Zahnhälse, freiliegende Wurzeln, nicht korrekt gestaltete Füllungs- und Kronenränder sowie „Schmutznischen" →Abb. 1.

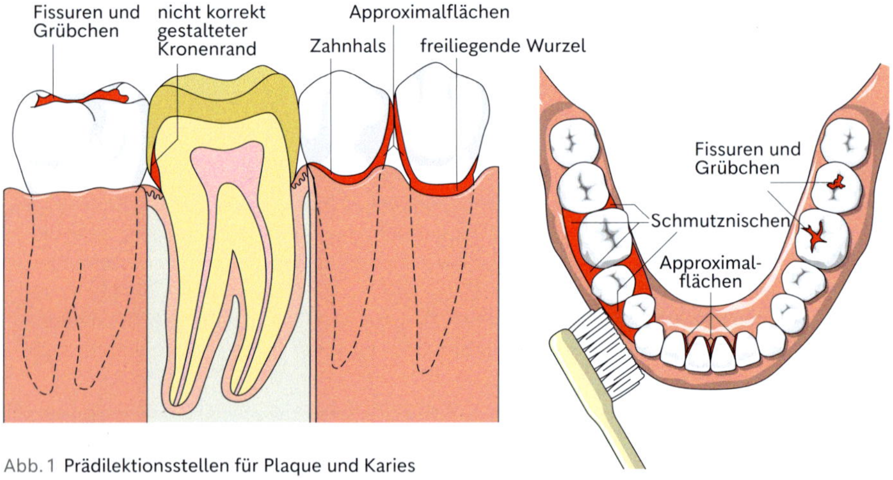

Abb. 1 Prädilektionsstellen für Plaque und Karies

Anders als die genannten weichen Beläge spielen harte Beläge (Zahnstein, Konkremente) bei der Kariesentstehung keine Rolle.
- Eine gute Mundhygiene setzt sich zusammen aus der Reinigung der Zahnflächen bei gleichzeitiger Massage der Gingiva,
- der Reinigung der Interdentalräume,
- ggf. der Verwendung von fluoridhaltigen Mundspüllösungen.

2.1.1 Reinigung der Zähne und der Gingiva

Die Reinigung der Zähne und der Gingiva erfolgt in der Regel mit Zahnbürste und Zahnpasta. Es gilt: Ein sauberer Zahn bekommt keine Karies. Daher ist die regelmäßige Reinigung der Zähne und der Gingiva ein sehr wichtiger Faktor:
- morgens nach dem Frühstück
- zwischendurch nach dem Essen putzen oder wenigstens gründlich mit Wasser ausspülen
- abends vor dem Schlafengehen besonders gründlich putzen und danach nichts mehr essen oder trinken, außer Wasser

Vier Bausteine gegen Karies- und Parodotalerkrankungen

Die Auswahl der benötigten Hilfsmittel kann individuell sehr verschieden sein, doch generell gilt: Für eine gute Reinigung von Zähnen und Gingiva braucht man eine geeignete Zahnbürste, Zahnpasta und Zahnseide sowie die richtige Zahnputzsystematik und Zahnputztechnik.

Zahnbürste

Die Merkmale einer guten **Handzahnbürste** →Abb. 1 sind:

- **Kurzer Bürstenkopf**, zwei bis drei Zähne breit, damit man auch an schwierige Stellen gelangt. Kinderzahnbürsten sind entsprechend kleiner.
- Viele kleine Borsten pro Büschel **(multitufted)** reinigen besser als wenige große Borsten.
- **Mittelharte Kunststoffborsten** mit abgerundeten Enden in einem **ebenen Borstenfeld** reinigen am besten und verletzen das Zahnfleisch nicht →Abb. 2.
- Ein **Bürstengriff**, der gut in der Hand liegt, sorgt für eine sichere Führung der Zahnbürste.

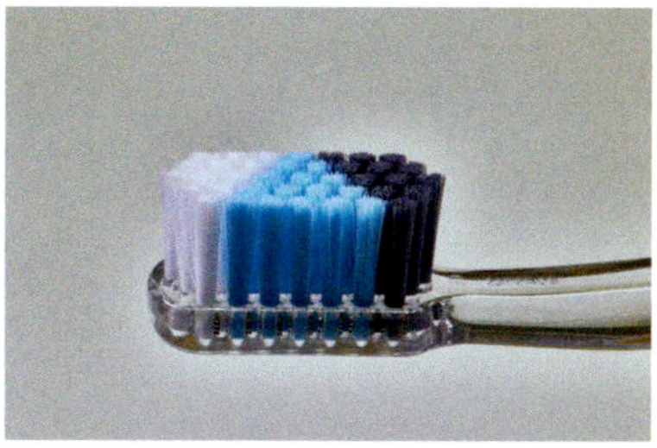

Abb. 1 Kopf einer Handzahnbürste: kurzer Bürstenkopf, Kunststoffborsten, multitufted, mittlere Härte, ebenes Borstenfeld.

Nach dem Putzen wird die Zahnbürste **gründlich gereinigt** und zum **Trocknen** mit dem Kopf nach oben aufbewahrt. Dadurch wird Bakterien der Lebensraum entzogen.

Sobald sich die Borsten der Zahnbürste verbiegen, sollte sie **ausgetauscht** werden. Spätestens aber nach zwei bis drei Monaten muss sie gewechselt werden, da mittlerweile zu viele Bakterien die Bürste besiedelt haben.

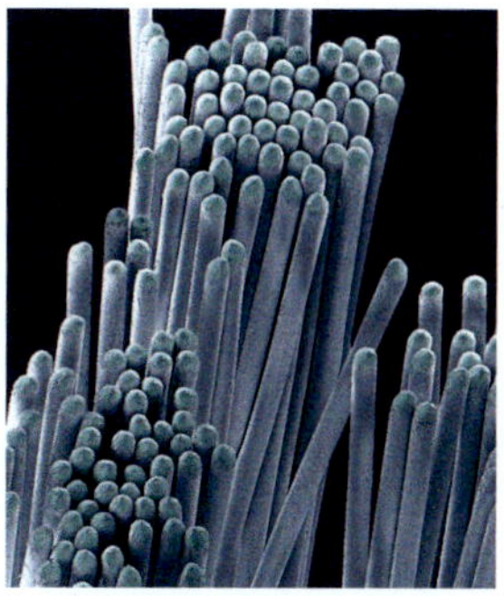

Abb. 2 Abgerundete Borstenenden einer Zahnbürste

> **Exkurs**
> Zahnbürsten aus Naturborsten, z. B. Schweineborsten, sind zwar nachhaltig, aber nicht zu empfehlen. Die Enden der Borsten sind scharfkantig. Das stellt eine Verletzungsgefahr für das Zahnfleisch dar. Außerdem haben sie innen einen kleinen Hohlkanal, in dem sich Bakterien festsetzen und vermehren können.

Elektrische Zahnbürsten sind in ihrer Reinigungswirkung sehr gut →Abb. 3. Speziell für Kinder, alte Menschen und Menschen mit körperlichen Einschränkungen sind sie empfehlenswert. Allerdings verführt die elektrische Zahnbürste dazu, die notwendigen Putzbewegungen nicht mehr richtig auszuführen.

Der Bürstenkopf einer elektrischen Zahnbürste sollte rund sein und kreisförmige Hin-und-her-Bewegungen ausführen (**oszillieren**). Es gibt mittlerweile verschiedene Bürstenköpfe für unterschiedliche Einsatzgebiete, z. B. zum Reinigen von festsitzenden kieferorthopädischen Apparaturen. Die Patienten wählen aus, was zu ihnen passt.

Sie sollte eine Andruckkontrolle haben, um einen eventuell zu hohen Druck auf das Zahnfleisch anzuzeigen (rotes Signallicht). Dadurch wird eine Beschädigung der Gingiva vermieden.

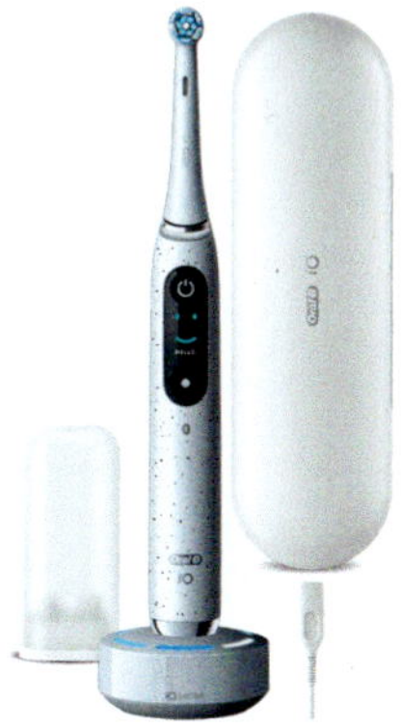

Abb. 3 Elektrische Zahnbürste

Eine weitere Entwicklung sind die **„schallaktiven" Zahnbürsten**. Sie sind zehnmal schneller als die normalen elektrischen Zahnbürsten. Ihre Borsten werden durch starke Schwingungen zum Vibrieren gebracht. Dadurch erzeugen sie Strömungen an den Borstenenden, die die Plaque sehr wirksam lösen, selbst in einem Abstand von einigen Millimetern.

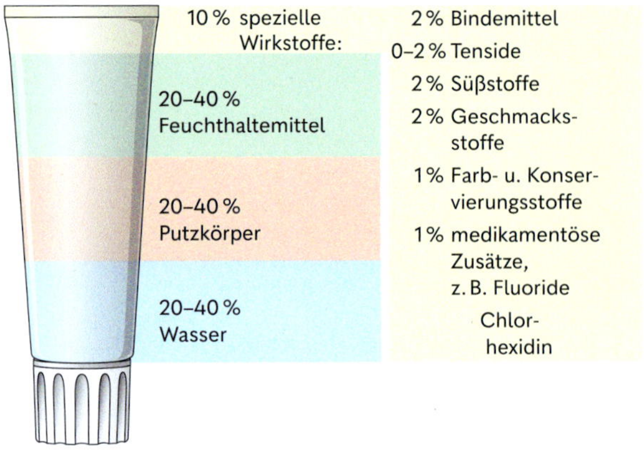

Abb. 1 Bestandteile der Zahnpasta

Allerdings sind die „schallaktiven" Zahnbürsten gewöhnungsbedürftig. Bei Berührung des Zahnes mit dem Bürstenkopf kitzelt und summt es im Kopf, ähnlich wie beim Bohren durch den Zahnarzt. Auch ersetzen sie nicht die separate Reinigung der Zahnzwischenraumräume.

Zahnpasta

Zahnpasta gehört selbstverständlich zum Zähneputzen dazu. Sie unterstützt die mechanische Reinigung, sorgt aber auch für einen angenehmen Geschmack im Mund.

Die wichtigsten **Bestandteile** einer handelsüblichen Zahnpasta sind →Abb. 1:

- **Putzkörper**, dienen der mechanischen Belagsentfernung.
- **Feuchthaltemittel** wie Sorbitol und Wasser, verhindern die Austrocknung der Zahnpasta
- **Tenside**, bewirken eine Schaumbildung (wie bei Waschmitteln), wodurch kleine Schmutzteilchen entfernt werden
- **Bindemittel**, verhindern eine Trennung der einzelnen Bestandteile
- **Farbstoffe**, verleihen der Zahnpasta ein angenehmes Aussehen
- **Geschmacksstoffe**, geben einen guten Geschmack, z. B. Pfefferminzöl, Menthol
- **Konservierungsstoffe**, verlängern die Haltbarkeit
- **Süßstoffe**, sorgen für einen angenehmen Geschmack; der Zuckerersatzstoff Xylit hat außerdem eine plaquehemmende Wirkung
- **medikamentöse Zusätze**, z. B. Fluoride, pflanzliche Wirkstoffe, Chlorhexidin, Triclosan wirken karieshemmend und antibakteriell

Die **Auswahl der richtigen Zahnpasta** richtet sich auch nach dem Anteil der enthaltenen Putzkörper. Diese sogenannten Schleifkörper helfen bei der Reinigung, können jedoch auch der Zahnsubstanz schaden. Zahnschmelz, aber vor allem das weichere **Dentin** und der Wurzelzement, werden abgetragen (**Abrasion**). Es entstehen keilförmige Defekte →Abb. 4, S. 23. Daher wird die **Abrasivität** einer Zahnpasta über einen Wert angegeben, den **RDA-Wert**. Der RDA-Wert (**R**elative **D**entin **A**brasion) ist das Maß für die abtragende Wirkung der Putzkörper auf das Dentin. Je höher der Wert ist, desto mehr Dentin wurde mit dieser Zahnpasta im Laborversuch abgerieben →Tab. 1. Während der Begriff Abrasion den Abrieb von Zahnsubstanz durch körperfremde Substanzen bezeichnet, wird der Abrieb, der durch direkten Zahnkontakt entsteht, als **Attrition** bezeichnet (z. B. der Antagonistenkontakt).

Merke
Abrasion: mechanische Abnutzung der Zahnhartsubstanz durch Fremdstoffe, z. B. Putzkörper in der Zahnpasta

Attrition: mechanische Abnutzung der Zahnhartsubstanz durch direkten Zahnkontakt, z. B. Knirschen

RDA-Wert	Wirkung	Empfehlung
bis zu 30	geringe Abrasivität, aber geringere Reinigungswirkung	bei bereits bestehenden Abrasionen, Überempfindlichkeit, parodontalen Schäden
35–60	guter Mittelweg zwischen geringer Abrasivität und Reinigung	für gesunde Patienten, die ihre Zahnhartsubstanz schonen wollen

60–90	mittlere Abrasivität	für parodontal gesunde Patienten, die eine stärkere Reinigungswirkung möchten, evtl. im Wechsel mit einer Zahnpasta mit einem niedrigeren RDA-Wert
95 und mehr	sehr hohe Abrasivität	nicht zu empfehlen; Weißmacherzahnpasta hat einen RDA-Wert von bis zu 150

Tab. 1 Abrasivität einer Zahnpasta, angegeben über den RDA-Wert

Exkurs

Salz oder Backpulver zum Putzen der Zähne – ein Geheimtipp?
Manche Menschen benutzen Salz oder Backpulver zum Zähneputzen. Das Salz bzw. das Backpulver hat die gleiche Funktion wie die Putzkörper in der Zahnpasta. Die Salz- oder Natronkörner helfen bei der mechanischen Entfernung des Belags, aber sie sind viel zu abrasiv, mit der Folge, dass der Zahnschmelz abgetragen wird.

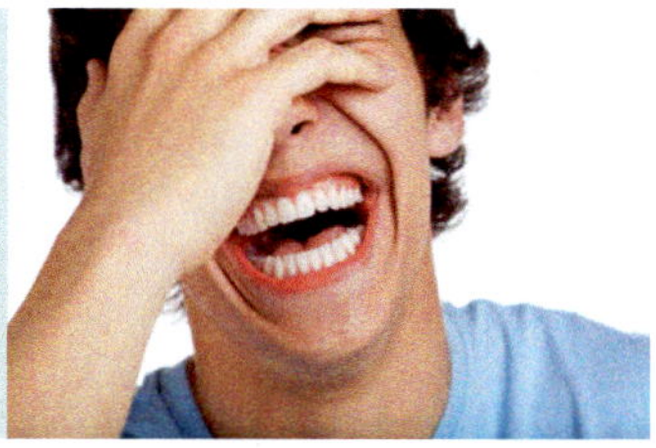

Zahnputzsystematik

Unabhängig von der Zahnputztechnik sollte der Patient eine **Systematik** beim Putzen einhalten →Abb. 1. Sonst ist die Gefahr groß, dass unbeliebte Stellen vergessen werden.

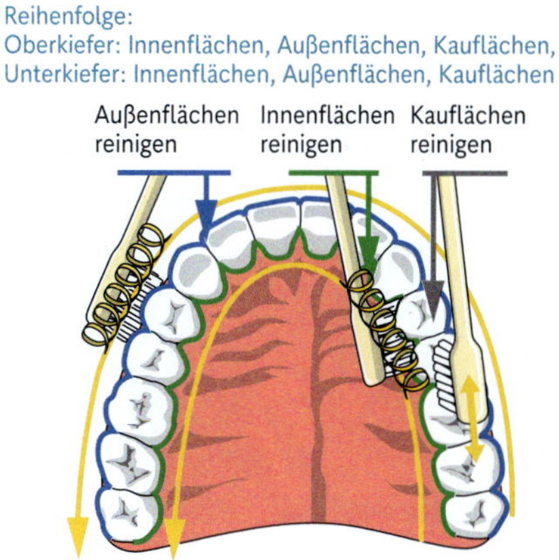

Abb. 1 Zahnputzsystematik

Da die Konzentration während des Putzens nachlässt, beginnt man mit den schwierigen Stellen, also mit den Innenflächen des Oberkiefers. Die Zahnbürste wird am letzten Zahn des Oberkiefers angesetzt und man arbeitet sich bis zu den Frontzähnen vor. Hier muss die Zahnbürste hochgestellt werden, da zu wenig Platz für den ganzen Bürstenkopf vorhanden ist. Dann reinigt man die Außenflächen dieses Quadranten. Den Abschluss bilden die Kauflächen, die mit kleinen kreisenden oder schrubbenden Bewegungen bearbeitet werden.

Dann ist der zweite Quadrant im Oberkiefer an der Reihe. Wenn dieser gereinigt ist, so geht man zum Unterkiefer über und geht dort in der gleichen Weise vor, bis alle vier Quadranten sauber sind. (Auch die verbreitete „KAI“-Systematik – Kauflächen, Außenflächen, Innenflächen – ist möglich.)

Zahnputztechniken

In der Praxis haben sich drei Putztechniken bewährt. Sie unterscheiden sich im Anspruch an die Geschicklichkeit.

Es handelt sich um
- die Rotationsmethode nach Fones,
- die Methode „Von Rot nach Weiß“ und
- die Bass-Technik.

Bei allen drei Techniken sollte man den **Druck** der Zahnbürste kontrollieren, da ein zu hoher Druck („je mehr ich drücke, desto mehr Dreck geht weg“) die Zahnsubstanz und das Zahnfleisch schädigt. Eine weitere Technik ist die Stillman-Technik. Sie wird bei Rezessionen und keilförmigen Defekten empfohlen.

Rotationsmethode nach Fones: Diese Technik →Abb. 1, 2, 3 ist leicht zu erlernen und stellt keine hohen Anforderungen an die Feinmotorik. Daher wird sie bei Kindern bis zum ca. **siebten Lebensjahr** angewandt.

Ober- und Unterkiefer werden geschlossen, die Frontzähne stehen aufeinander (**Kopfbissstellung**). Die Zahnbürste wird in großen kreisenden Bewegungen über die Außenflächen der Zähne geführt. Die Kinder stellen sich vor, dass sie große **Kreise** auf die Zähne malen.

Für das Putzen der Innenflächen müssen Ober- und Unterkiefer geöffnet werden. Es wird ebenfalls mit kreisenden Bewegungen geputzt. Um die Innenflächen der Frontzähne zu putzen, wird die Zahnbürste hochgestellt, da der Bürstenkopf mit seiner gesamten Länge keinen Platz hat. Die Kauflächen dürfen geschrubbt werden.

Bei etwas älteren Kindern kann man die gleiche Vorgehensweise bei geöffnetem Kiefer demonstrieren, somit werden Ober- und Unterkiefer getrennt voneinander geputzt.

Nachteil: Der **Sulkusrand**, also der Übergang vom Zahnfleisch zum Zahnschmelz, und die **Innenflächen** der Zähne werden nicht optimal gereinigt. Da aber ein Nachputzen durch die Eltern in diesem Alter unbedingt notwendig ist, kann dieser Mangel durch den Erwachsenen ausgeglichen werden.

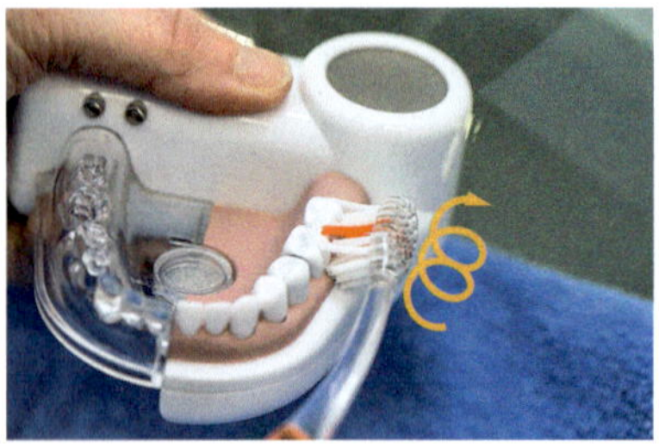

Abb. 1 Putztechnik nach Fones. Außenflächen

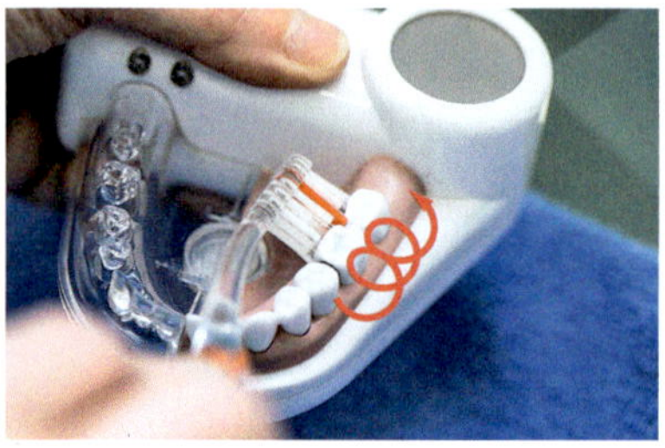

Abb. 2 Putztechnik nach Fones. Innenflächen

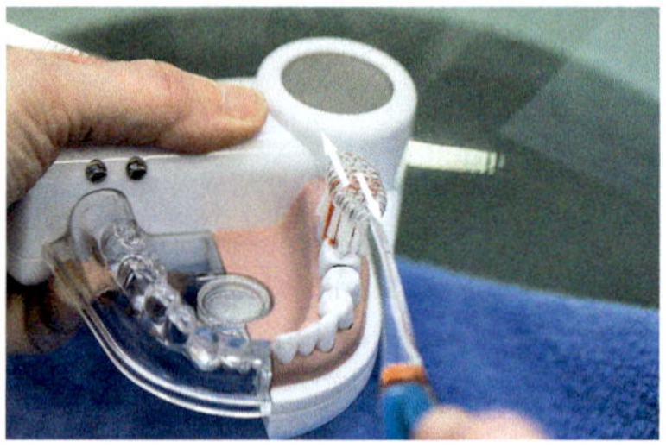

Abb. 3 Putztechnik nach Fones. Kauflächen

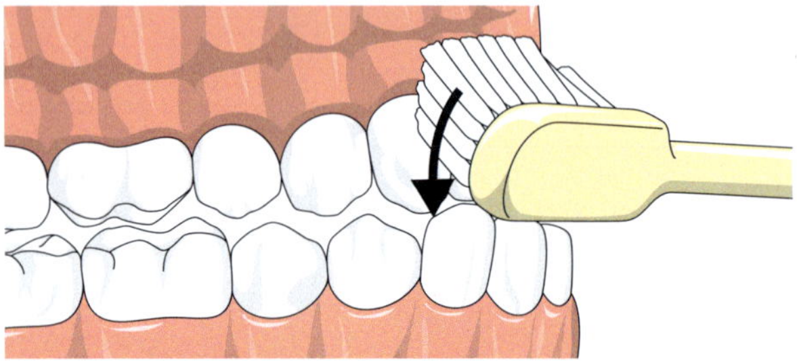

Abb. 4 Putztechnik „Von Rot nach Weiß“

Methode „Von Rot nach Weiß“: Ungefähr ab dem siebten Lebensjahr kann das Kind zu der Putztechnik „Von Rot nach Weiß“ übergehen, bei der auch die Gingiva gereinigt wird →Abb. 4. Dazu wird die Zahnbürste am **Sulkusrand** angesetzt und zur Zahnkrone hin geführt. So reinigt man die Außen- und Innenflächen der Zähne mitsamt dem Sulkusrand. Die Kauflächen werden in schrubbenden Bewegungen geputzt.

Nachteil: Auch bei dieser Methode wird der Sulkusrand, an dem Plaque besonders gut haftet, nicht ausreichend geputzt.

Modifizierte Bass-Technik: Die Bass-Technik können **Jugendliche** und **Erwachsene** erlernen. Sie dient der Zahnreinigung und gleichzeitig der Gingivapflege und ist die beste Technik, um am Zahnfleischrand Plaque zu entfernen. Auch wird hierbei die Gingiva stimuliert und dadurch besser durchblutet.

Die Zahnbürste wird bei der Bass-Technik →Abb. 1, 2 in einem 45°-Winkel an die Zahnflächen im Sulkusbereich gelegt. Zunächst werden kleine rüttelnde Bewegungen ausgeführt. Dabei dringen die einzelnen Borsten in die **Approximalräume** und den **Sulkus** ein. Der Druck darf nicht zu hoch sein. Hierbei wird Plaque gelöst und kann anschließend mit einer Auswischbewegung zur Zahnkrone hin entfernt werden.

Nachteil: Bei zu starkem Druck auf das Zahnfleisch kann es zu Verletzungen kommen.

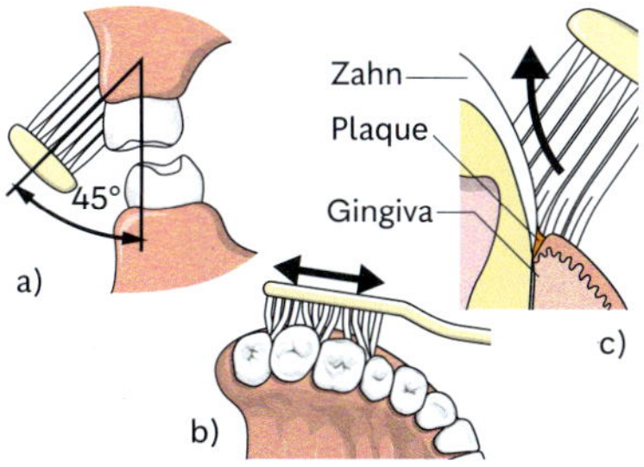

Abb. 1 Die Bass-Technik. Schematische Darstellung: a) Grundhaltung; b) rüttelnde Bewegungen; c) Entfernung der gelösten Plaque aus dem Zahnfleischrand

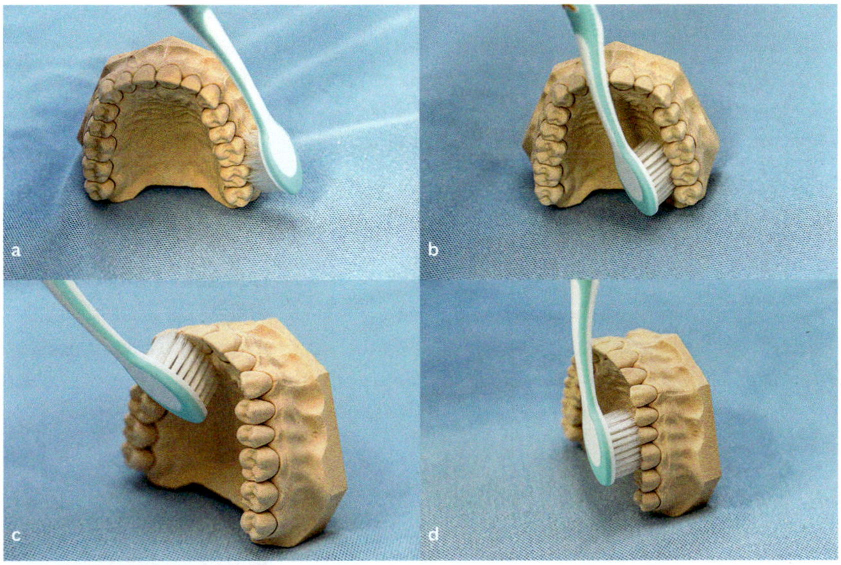

Abb. 2 Die Bass-Technik. a) Putzen der Außenflächen: Im 45°-Winkel ansetzen und rüttelnde Bewegungen; b) Putzen der Innenflächen: Im 45°-Winkel ansetzen und rüttelnde Bewegungen; c) Zahnbürste hochstellen, um in der Front zu putzen; d) Schrubben der Kauflächen.

Modifizierte Stillman-Technik: Diese Technik ist gut geeignet bei bestehenden Rezessionen, zur Zahnfleischmassage. Allerdings ist die Reinigung des Sulkus nicht so optimal wie bei der Bass-Technik.

Die Zahnbürste wird in einem 45°-Winkel an die Gingiva nahe dem Sulkus gedrückt, sodass diese leicht blass wird. Mit leichten Rüttelbewegungen wird der Bürstenkopf Richtung Zahnkrone abgerollt. Die Zahnbürste wird mehrmals wieder neu am Zahnfleisch angesetzt. Dadurch erfolgt eine gute Massage der Gingiva.

Die Schrubb-Putztechnik: Viele Menschen putzen ihre Zähne, indem sie horizontale (waagerechte) Schrubberbewegungen ausführen. Diese Art des Zähneputzens ist nicht geeignet. Sie ist schädlich für das Zahnfleisch und den Zahnhals. Es entstehen keilförmige Defekte und Rezessionen →Abb. 3, 4. Auch werden so die Beläge nicht entfernt, sondern nur hin und her geschoben. Nur die Kauflächen dürfen geschrubbt werden.

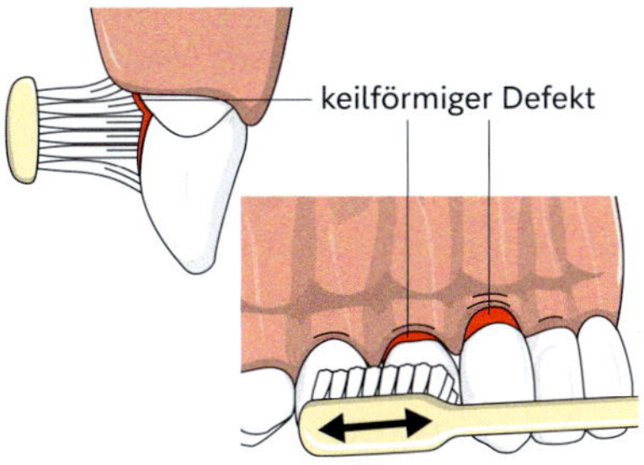

Abb. 3 Entstehung von keilförmigen Defekten, schematische Darstellung

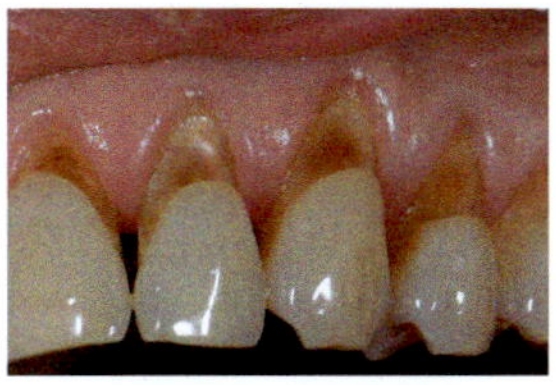

Abb. 4 Gingivale Rezessionen und keilförmige Defekte an Zahnhals und Zahnwurzel, vermutlich entstanden durch die „Schrubberputztechnik" mit einer Zahnpasta mit hohem RDA-Wert

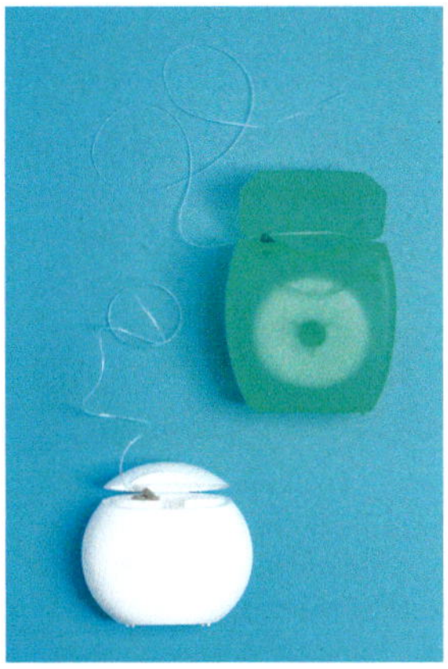

Abb. 1 Zahnseide

2.1.2 Reinigung der Interdentalräume

Durch ausschließliche Anwendung der Zahnbürste können nicht alle Zahnflächen gesäubert werden. Daher sollten weitere Hilfsmittel zur Reinigung der Interdentalräume eingesetzt werden.

Dazu zählen:
- Zahnseide
- Superfloss
- Interdentalbürstchen
- medizinische Zahnhölzer

Zahnseide und Superfloss

Zahnseide dient der Reinigung der Interdentalräume, d. h. der Approximalräume, der Unterseite von Brückengliedern und zur Implantatpflege. Gerade **Approximalkaries** ist eine weitverbreitete Art von Karies. Allerdings ist die Handhabung der Zahnseide →Abb. 1 nicht ganz einfach, sie muss eingeübt werden. Die Zahnseide ist ein Nylonfaden, der aus mehreren **Fasern** besteht. Es gibt sie in **gewachster** und **ungewachster** Ausführung.

Gewachste Zahnseide hat zwar den Vorteil, dass sie besser über den **Approximalkontakt** der Zähne hinweggleitet, ihre Reinigungswirkung ist jedoch geringer.

Die ungewachste Zahnseide spaltet sich in einzelne Fasern auf, wodurch eine bessere Reinigungswirkung erreicht wird. Sie gleitet nicht über den Belag hinweg, aber bei engstehenden Zähnen hat der Patient mehr Mühe, sie über den Approximalkontakt der Zähne zu bringen.

Die Reinigung mit der Zahnseide kann vor dem Zähneputzen erfolgen, damit die mit der Zahnseide gelöste Plaque weggeputzt werden kann.

Ein ca. 40 cm langes Stück Zahnseide wird um beide **Mittelfinger** gewickelt, die **Zeigefinger** und **Daumen** führen den Faden unter Spannung in den Interdentalraum hinein →Abb. 2. Das Prinzip des „Fädelns“ besteht darin, den Faden **sägend** durch den Kontaktpunkt einzuführen, dann die Zahnseide eng an beiden Zahnflächen bis in den Sulkus hinein mehrmals **auf und ab** zu führen, ohne die **Papille** zu verletzen. Nach zwei bis drei Zähnen wird ein Stück Faden vom Mittelfinger abgewickelt und vom anderen Mittelfinger aufgewickelt, sodass immer wieder ein neues Stückchen zur Reinigung benutzt wird.

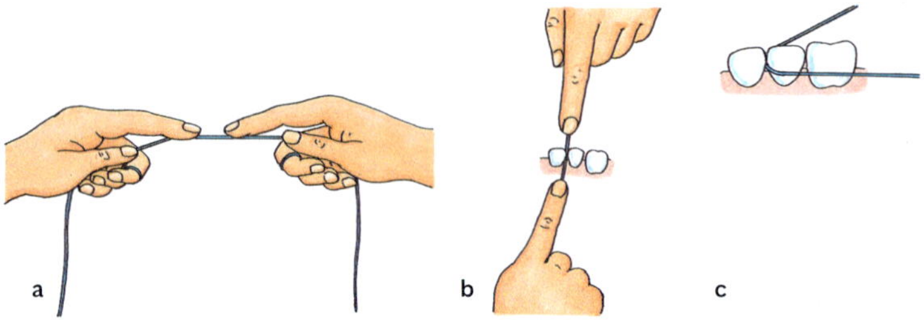

Abb. 2 Reinigung mit Zahnseide. a) straffes Spannen der Zahnseide über die Fingerkuppen; b) Einführen der Zahnseide mit sägenden Bewegungen in den Zahnzwischenraum; c) Entfernen der Zahnbeläge durch schabende Auf- und Abbewegungen

Wer Probleme mit dem Halten der Zahnseide hat, kann einen **Halter** verwenden, der dem Patienten aber auch eine gewisse Fingerfertigkeit abverlangt. Sogenannte **Einfädler** ermöglichen auch das Durchführen von Zahnseide unter Brückenglieder.

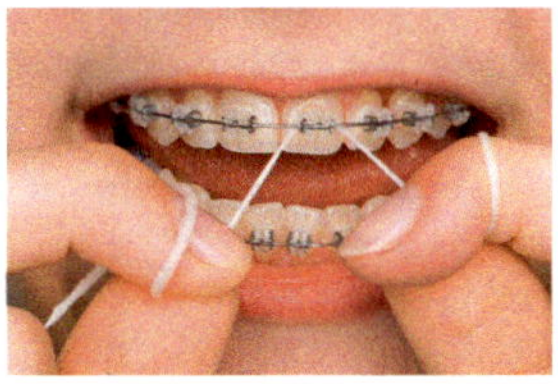

Abb. 3 Reinigung von Brackets mit Superfloss

Superfloss ist eine Weiterentwicklung der Zahnseide. Sie ist zur Reinigung von **größeren Approximalflächen** geeignet, da sie einen flauschigen, dickeren Anteil hat. Durch ein versteiftes Ende eignet sie sich auch gut zur Reinigung von prothetischen Versorgungen (z. B. Brücken, verblockten Zähnen) und Brackets →Abb. 3.

Vier Bausteine gegen Karies- und Parodotalerkrankungen

Interdentalbürstchen

Dabei handelt es sich um zylindrisch oder konisch (kegelförmig) geformte Bürstchen aus Kunststoff, die verschiedene Durchmesser haben können →Abb. 1. Es gibt sie mit langen und kurzen Griffen. Die Interdentalbürstchen benötigt man bei **großen Zahnzwischenräumen**, unter Brücken, Teilprothesen, bei durchgängigen Furkationen und bei festsitzenden kieferorthopädischen Apparaturen. Die behandelnden Personen wählen die Größe des Bürstchens entsprechend dem Interdentalraum. Die Handhabung muss genau kontrolliert werden, damit der Patient sein Parodontium nicht schädigt.

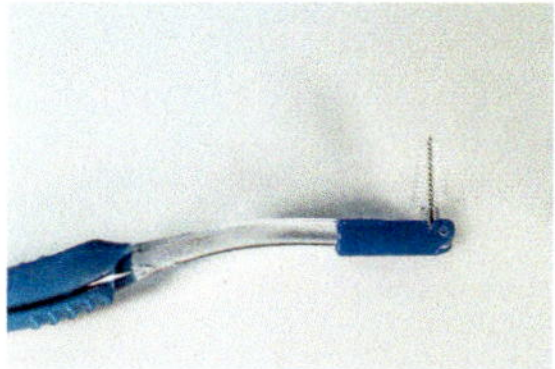

Abb. 1 Interdentalbürstchen

Sulkuszahnbürsten

Sulkuszahnbürsten haben nur zwei Borstenreihen, sind also schmaler als die normalen Zahnbürsten. Sie dienen zur Reinigung von Zahnfleischtaschen, Zahnzwischenräumen und festsitzenden kieferorthopädischen Apparaturen.

Medizinische Zahnhölzer

Zahnhölzer werden für die normale Mundhygiene nicht benötigt. Im Gegenteil, bei einem gesunden Parodontium kann es zu Verletzungen und zu einem Rückgang der Papillen kommen. Die medizinischen Zahnhölzer →Abb. 2 sind nur ein Ersatz für die immer noch verwendeten Zahnstocher. Sie haben einen dreieckigen Querschnitt und sind aus weichem, splitterfreiem Holz. Vor dem Gebrauch müssen sie mit Speichel angefeuchtet werden.

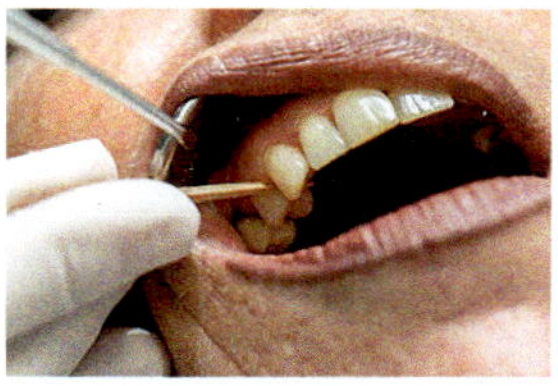

Abb. 2 Verwendung eines medizinischen Zahnholzes

Zungenreiniger

Die Zunge ist stark zerklüftet und rau, daher können sich Bakterien auf der Oberfläche sehr schnell ansammeln. Dies kann ein Grund für Mundgeruch sein. Beim Zungenreinigen wird die Zungenoberfläche abgeschabt oder abgebürstet. Somit verringert sich die Anzahl der Bakterien im Mundraum.

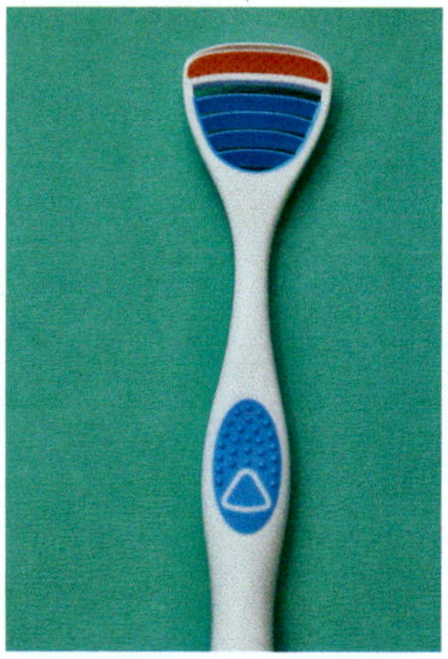

Abb. 3 Zungenreiniger

Hilfsmittel	Anwendung	Anwendungsgebiete
Zahnseide	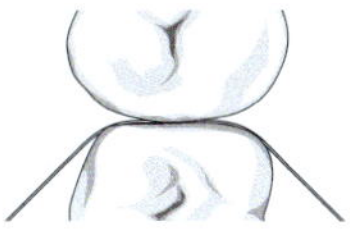	bei engen Interdentalräumen
Superfloss	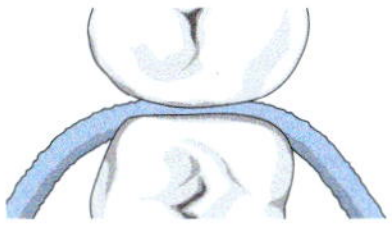	bei breiteren Interdentalräumen, bei Brücken, verblockten Zähnen, Brackets
Interdentalbürstchen	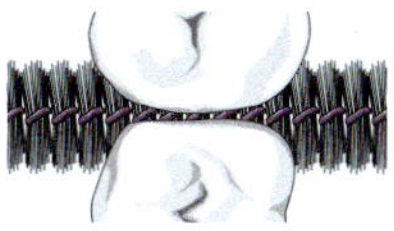	bei großen Zahnzwischenräumen, Brücken, Brackets, Implantaten
Zahnholz	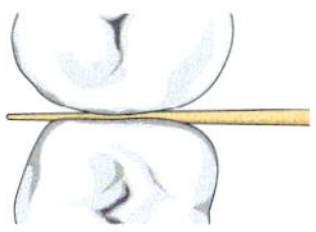	Ersatz für herkömmliche Zahnstocher, wenn Patient mit anderen Hilfsmitteln nicht zurechtkommt

Tab. 1 Reinigung der Interdentalräume

2.1.3 Mundspülung

Das sorgfältige Spülen des Mundes mit Mundspüllösungen oder die Verwendung einer Munddusche **ergänzt** die mechanische Plaqueentfernung. Sie kann das Zähneputzen jedoch **nicht ersetzen**. Sie kann nur die Zahnhygiene unterstützen.

Mundspüllösungen

Es gibt Mundspüllösungen, die zur **Fluoridierung** der Zähne oder zu einem **Frischegefühl** im Mund eingesetzt werden. Dazu zählen Zahnspüllösungen, die **Aminfluoride** und Xylit enthalten und zur täglichen Kariesprophylaxe eingesetzt werden können.

Mundspüllösungen, die eine Kombination von Amin- und Zinnfluoriden enthalten – z. B. meridol®, aber auch andere Produkte –, haben eine stärkere Wirkung hinsichtlich einer Plaqueverringerung und einer Gingivitis-Prophylaxe. Diese Mundspüllösungen eignen sich vor allem für Patienten mit hohem Kariesrisiko, Patienten mit festsitzenden kieferorthopädischen Apparaturen und Patienten, die zu einer Gingivitis oder Parodontitis neigen. Sinnvoll sind sie auch bei älteren Patienten oder Patienten mit einer Behinderung, die keine sorgfältige Mundhygiene durchführen können.
Mundspüllösungen, die regelmäßig eingesetzt werden, sollten keinen Alkohol enthalten.

Chlorhexidinlösungen

Eine andere Wirkungsweise haben Chlorhexidinlösungen, die in der Karies-, Gingivitis- und Parodontitisprophylaxe eingesetzt werden.

Chemische Wirkungen von Chlorhexidin (CHX) sind:
- Sie wirken antibakteriell, also bakterienabtötend. Somit werden sie z. B. vor und nach einem chirurgischen Eingriff eingesetzt.
- Sie hemmen die Bakterienanlagerung auf der Zahnoberfläche.
- Sie wirken plaquehemmend.
- Sie haben eine Langzeitwirkung, da sie auf den Belägen, den Zähnen und der Mundschleimhaut haften bleiben.

CHX darf aufgrund der Nebenwirkungen nur eine begrenzte Zeit lang eingesetzt werden. Diese Nebenwirkungen sind:
- Geschmacksstörungen
- Verfärbungen der Zunge und der Zähne
- Schleimhautveränderungen

2.1.4 Mundduschen/Wasserstrahlgeräte

Mit einer Munddusche können festsitzende Beläge auf den Zähnen nicht entfernt werden. Lediglich lockere Speisereste nach Mahlzeiten lassen sich mit diesen Geräten abspülen. Daher müssen die Patienten darauf hingewiesen werden, dass die Munddusche das „mühsame“ Zähneputzen nicht ersetzt.

Mit einer Munddusche kann die Gingiva massiert werden. Die Durchblutung wird angeregt, und entzündliche Veränderungen an der Gingiva werden abgeschwächt.

Allerdings kann der Patient Schaden am Sulkus anrichten, wenn er den Wasserstrahl in die Zahnfleischfurche hinein richtet und nicht zum Zahn hin. Dadurch werden Speisereste in den Sulkus hineingetrieben, das zarte Gewebe kann verletzt werden und es können Entzündungen entstehen.

Im Rahmen einer Parodontalbehandlung oder einer kieferorthopädischen Behandlung kann es sein, dass der Zahnarzt dem Patienten eine Munddusche empfiehlt, deren Handhabung dann aber genau erklärt wird.

2.1.5 Reinigung der Zunge

Immer wieder stellen Patienten die Frage, was sie gegen **Mundgeruch** tun können. Es gibt verschiedene Gründe für Mundgeruch:
- mangelnde Mundhygiene
- Belag auf der Zungenoberfläche
- Gingivitis, Parodontitis oder andere Entzündungen in der Mundhöhle
- Allgemeinerkrankungen
- Mandelentzündungen, tiefe Mandelfurchen, Mandelsteinchen
- Mundtrockenheit
- bestimmte Speisen wie Zwiebel, Knoblauch
- Rauchen, Alkoholgenuss

Häufig ist die Ursache für Mundgeruch ein Belag auf der Zungenoberfläche. In den Furchen der Zunge leben Bakterien, die faulig riechende Stoffwechselprodukte ausscheiden. Eine mechanische Reinigung des Zungenrückens mit einem Zungenreiniger oder auch der normalen Zahnbürste bringt oft schon frischen Atem →Abb. 3, S. 359. Den Zungengrund mit seinen tiefen Furchen erreicht man aber leider nicht.

2.2 Zahngesunde Ernährung

Unser Organismus braucht ständig Nährstoffe: Kohlenhydrate, Fette, Eiweiße, aber auch Vitamine, Mineralstoffe und Spurenelemente. Eine ausgewogene Ernährung ist wichtig für die allgemeine Gesundheit und für die Zahngesundheit.

2.2.1 Verdauung

Damit die Nährstoffe aus den Nahrungsmitteln aufgenommen werden können, müssen sie in unserem Verdauungstrakt durch **Enzyme** aufgespalten werden.

Unser Verdauungstrakt besteht aus mehreren Organen →Abb. 2:
- Mundhöhle
- Speiseröhre
- Magen
- Leber
- Bauchspeicheldrüse
- Dünndarm
- Dickdarm
- Mastdarm

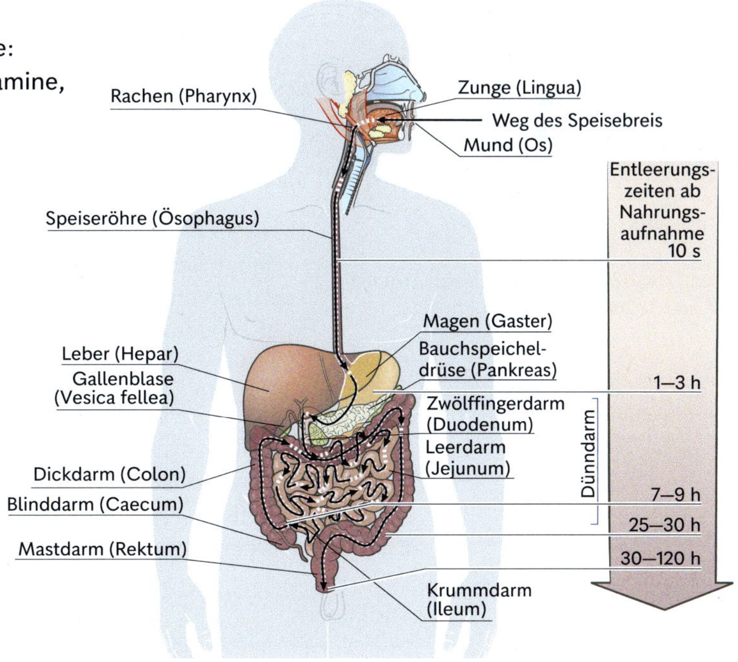

Abb. 2 Der Verdauungstrakt

Mundhöhle

Speichel →LF 4

Die Verdauung beginnt in der Mundhöhle. Hier wird die aufgenommene Nahrung zerkleinert, mit Speichel vermischt und gleitfähig gemacht. Die Kohlenhydrataufspaltung wird durch Enzyme (Amylase) aus dem Speichel eingeleitet. Beim Schluckvorgang passiert der Nahrungsbrei den Rachen und gelangt in die Speiseröhre.

Speiseröhre

Video
Aufbau des Verdauungssystems
Zusammensetzung und Funktionen von Speichel

Die Speiseröhre (Ösophagus) ist ein ca. 25 cm langer Muskelschlauch, der durch wellenförmige Muskelbewegungen den Speisebrei vom Rachen zum Mageneingang transportiert. Die wellenförmigen Muskelbewegungen von z. B. Speiseröhre und Darm entstehen, indem sich die einzelnen Organabschnitte nacheinander zusammenziehen und so den Inhalt transportieren. Man spricht hier auch von **Peristaltik**.

Magen

Im Magen (Venter, Gaster) wird die Nahrung gesammelt und durch die Kontraktionen der muskulösen Magenwand durchgeknetet. Zellen in der Magenschleimhaut, welche die Innenwand des Magens auskleidet, produzieren Schleim und Magensaft, der Salzsäure enthält. Diese tötet Krankheitserreger ab. Enzyme beginnen, das Eiweiß aufzuspalten. Der zähe Schleim schützt die Magenwand vor der scharfen Salzsäure. Der pH-Wert beträgt ca. 1. Täglich werden hier 2–3 l Magensaft produziert.
Je nach Beschaffenheit der zugeführten Nahrung kann diese unterschiedlich lange im Magen verweilen. Fettreiche Speisen bleiben länger im Magen liegen, bevor sie in den Dünndarm abgegeben werden.

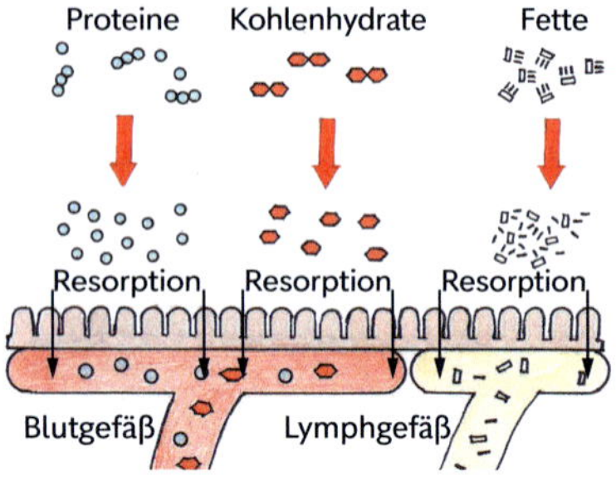

Abb. 1 Aufspaltung der Nahrungsbestandteile und Resorption (Aufnahme)

Dünndarm

Der Dünndarm ist ein Muskelschlauch, der in drei Abschnitte unterteilt wird: Zwölffingerdarm, Leerdarm und Krummdarm. Er ist insgesamt ca. 3,5–4 m lang.
In den Zwölffingerdarm leiten die Bauchspeicheldrüse und die Gallenblase ihre Verdauungssäfte ein, wo sie sich mit dem Darmsaft vermischen.

Hier werden Eiweiße, Kohlenhydrate und Fette vollständig **aufgespalten** →Abb. 1. Der Gallensaft wird für die Verdauung von Fetten benötigt. Der Leerdarm und der anschließende Krummdarm liegen in vielen Schlingen in der Bauchhöhle. Im Inneren wird ihre Oberfläche durch Schleimhautfalten und Zotten stark vergrößert, es sind nahezu 200 m². Dies ist der ideale Ort, um die in Einzelbestandteile zerlegten Nährstoffe in unsere Blut- und Lymphgefäße **aufzunehmen** (Resorption; →Abb. 1).

Energie und neue Substanzen zum Wachstum oder zum Erhalt unseres Körpers werden zur Verfügung gestellt. Durch die Peristaltik der Darmmuskulatur wird der Darminhalt in den Dickdarm transportiert.

Dickdarm

Der Dickdarm (Colon) beginnt mit einem blind endenden Darmbereich, dem Blinddarm mit dem Wurmfortsatz (Appendix). Der Wurmfortsatz kann sich leicht entzünden. Dies wird in der Umgangssprache fälschlicherweise Blinddarmentzündung genannt. Die korrekte Bezeichnung lautet Wurmfortsatzentzündung (Appendizitis).

Im Dickdarm werden die Verdauungssäfte und das noch im Speisebrei vorhandene Wasser **rückresorbiert**, wodurch die unverdaulichen Nahrungsreste eindicken. Die Dickdarmperistaltik transportiert die unverwertbaren Nahrungsbestandteile zum Mastdarm, wo sie über den Schließmuskel, den After, ausgeschieden werden.
Der gesamte Verdauungsvorgang dauert unterschiedlich lange. Man geht aber von ca. 24 Stunden aus. Der Kot allerdings kann bis zu fünf Tage im Mastdarm verweilen.

Exkurs
Darmflora
Im Dickdarm befinden sich etwa 100 Billionen Bakterien, die die sogenannte Darmflora bilden. Durch die Bakterien laufen Gärprozesse ab. Die Darmflora ist wichtig für die Verdauung, aber auch für unser Immunsystem. Ist sie, z. B. durch Antibiotikaeinnahme, gestört, so kann es zu Folgeerkrankungen und Pilzbefall kommen.
Auch wird vermutet, dass die Darmbakterien unseren Stoffwechsel beeinflussen und somit unser Körpergewicht.

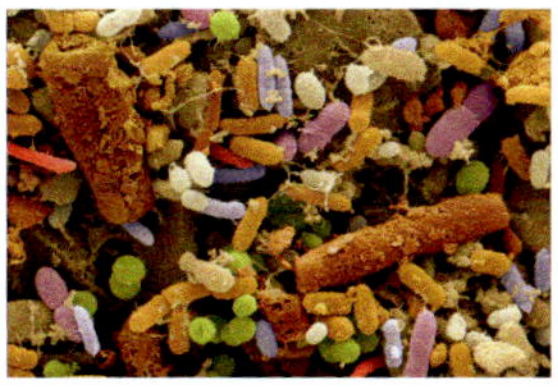
Abb. 1 Mikroskopische Aufnahme der Darmflora (eingefärbt)

Leber
Die Leber ist das wichtigste Stoffwechselorgan unseres Körpers. Sie erhält Blut mit den resorbierten Nahrungsbestandteilen aus dem Magen-Darm-Trakt, bevor diese über den großen Blutkreislauf im ganzen Körper verteilt werden. Sie verstoffwechselt die resorbierten Nahrungsbestandteile und übernimmt eine Entgiftungsfunktion, z. B. von Arzneimitteln und Alkohol.

Gleichzeitig ist die Leber die größte Drüse in unserem Körper. Sie bildet die Gallenflüssigkeit für die Fettverdauung, die in der Gallenblase gesammelt und bei Bedarf an den Zwölffingerdarm abgegeben wird.

2.2.2 Ausgewogene Ernährung

Die tägliche Nahrung sollte aus sieben Lebensmittelgruppen bestehen. Die von der Deutschen Gesellschaft für Ernährung e. V. (DGE) entworfene Lebensmittelpyramide verdeutlicht, wie eine gesunde Ernährung aussehen kann. Hilfreich sind auch die 10 Regeln, die die DGE für eine vollwertige Ernährung empfiehlt.

Ausführliche Hinweise finden Sie unter: *www.dge.de/ernaehrungspraxis/vollwertige-ernaehrung/lebensmittelpyramide* und unter: *www.dge.de/ernaehrungspraxis/vollwertige-ernaehrung/10-regeln-der-dge/*

Wichtig ist eine ausreichende Flüssigkeitszufuhr. Generell sollten Getreideprodukte, vorzugsweise Vollkornprodukte, sowie Gemüse mehr als die Hälfte der täglich aufgenommenen Nahrung bilden. Rund ein Drittel der Nahrung sollte aus Obst und fettarmen Milchprodukten bestehen. In Maßen ist der Verzehr von Fleisch und Wurst sinnvoll. Fette und Öle sollten wir nur in geringen Mengen zu uns nehmen.

Weißer Haushaltszucker (Saccharose) stellt ein Problem dar. Viele Getränke und Lebensmittel enthalten zu viel Zucker. Aus physiologischer Sicht brauchen wir den Haushaltszucker nicht. Er liefert dem Körper zwar viel Energie, doch fehlen ihm alle anderen Bestandteile einer ausgewogenen Ernährung. Vor allem führt übermäßiger Zuckergenuss zu Erkrankungen wie Diabetes, Übergewicht, Darmerkrankungen und **Karies**.

Zucker →S. 22

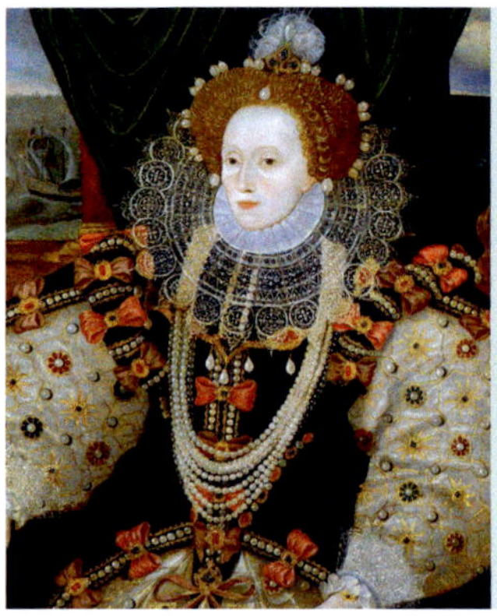

Abb. 1 Porträt von Königin Elisabeth I

Exkurs

Zucker nur für Reiche?

Im Spätmittelalter war der Genuss von Zucker den Reichen und Adeligen vorbehalten. Ein Kilogramm Zucker hatte den Wert von 100 kg Weizen, er war also sehr teuer. Karies war damals eine typische Erkrankung der Oberschicht. Die englische Königin Elizabeth I. (1533–1603) wurde aufgrund ihrer verfaulten Zähne nur mit zusammengekniffenem Mund dargestellt. Seit den 1970er Jahren gibt es die Bezeichnung „zuckerfrei", die den Imageverlust des Zuckers wiedergibt. Heute ist es eher die einkommensstarke Bevölkerung, die sich ausgewogen und kalorienarm ernährt. War früher Übergewicht ein Zeichen des Wohlstands, so ist heute das Schlanksein ein Statussymbol.

2.2.3 Einfluss der Nahrung auf die Zahngesundheit

Notwendige Stoffe in der Nahrung

Über die Versorgung mit Nährstoffen (Eiweiß, Fett und Kohlenhydrate) hinaus benötigt der menschliche Organismus auch Mineralstoffe und Vitamine. Bei den Mineralstoffen unterscheidet man Mengenelemente (z. B. Natrium, Kalium, Kalzium, Phosphat) und Spurenelemente (z. B. Eisen, Fluoride). Spurenelemente werden nur in sehr geringen Mengen („in Spuren") benötigt. Einige der Stoffe sind für die Zahngesundheit besonders wichtig.

Name	Aufgabe	Vorkommen	
Mineralstoffe			
Kalzium	– wichtiger Baustoff der Zähne und Knochen – erforderlich für die Blutgerinnung, Muskel- und Nerventätigkeit	Milchprodukte, Brokkoli, Grünkohl, Mineralwasser	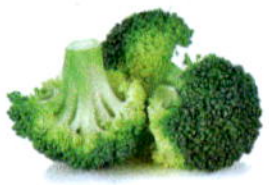
Phosphat	– wichtiger Baustoff der Zähne und Knochen – bedeutend für den Energiestoffwechsel	Milch, Haferflocken	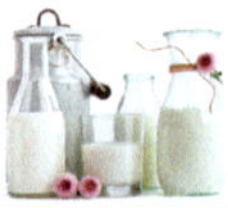
Natrium (Na), Kalium (K), Chlorid (Cl)	– wichtigste Elektrolyte – große Bedeutung für den Wasserhaushalt im Körper – Regulierung des Blutdrucks – Bildung der Magensäure	– Na, Cl: Kochsalz, Wurst, Käse, Brot, geräucherte Lebensmittel – K: Obst, Gemüse, Kartoffeln, Hülsenfrüchte, Milch, Fleisch, Fisch	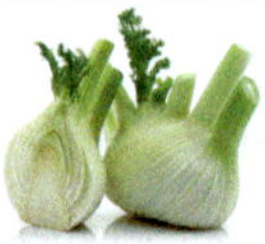
Magnesium	– wichtig für den Energiestoffwechsel – für Nerven- und Muskelfunktion – Knochenaufbau	Nüsse, Getreideprodukte, Milch, Fleisch, Hülsenfrüchte, Mineralwasser	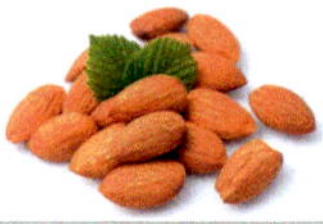
Spurenelemente			
Fluoride	– Bestandteil der Zähne und Knochen – erhöhen die Widerstandsfähigkeit des Zahnschmelzes gegenüber Säuren – bei Mangel: Karies – bei Überschuss: weiße Flecken auf dem Zahnschmelz (Schmelzfluorose)	Seefisch, Meersalz, Sojaprodukte, Trinkwasser, Schwarztee	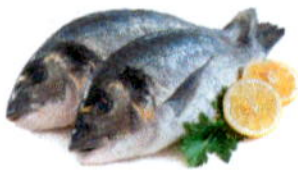

Vitamine			
Vitamin A	– wichtig für Augen, Haut, Schleimhaut – Mangelerkrankung: Nachtblindheit, Haut- und Schleimhautveränderungen	Karotten, Spinat, Leber, Butter, Milch, Eier	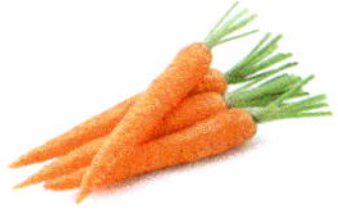
Vitamin D	– ermöglicht die Aufnahme von Kalzium und Phosphat im Darm – Mangelerkrankung: Rachitis	Leber, Fisch, Eigelb, Käse, Milch; entsteht unter Einwirkung von UV-Licht auch in der Haut	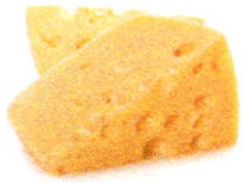
Vitamin C	– gegen Zahnfleischentzündung, Wundheilungsstörungen – wirkt als Gefäßschutz, Antioxidationsmittel, Entgiftung – Mangelerkrankung: Skorbut, früher bekannt bei Seefahrern	frische Früchte, Gemüse, Kartoffeln, Sauerkraut	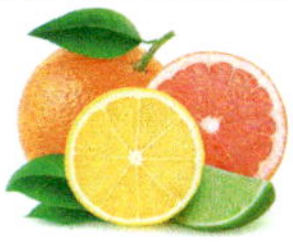

Tab. 1 Auswahl wichtiger Mineralstoffe, Spurenelemente und Vitamine

Fluoride werden **systemisch** aufgenommen, d. h., sie werden über die Blutbahn zu den Zähnen oder Zahnkeimen transportiert. Daher wirken sie vor allem in der Zeit, in der Schmelz und Dentin gebildet werden, also während der Schwangerschaft und bis zum zwölften Lebensjahr. Aber auch **lokal**, direkt am Zahn, ist eine Wirkung nachweisbar (Fluoridierung).

Fluoridierung →S. 35

Für die Zähne schädliche Nährstoffe

Von den Nährstoffen sind lediglich die Kohlenhydrate (Saccharide, Zucker) kariogen. Die Kohlenhydrate unterteilt man in Monosaccharide (Einfachzucker), Disaccharide (Doppelzucker) und Polysaccharide (Vielfachzucker) →Tab. 2, Abb. 1.

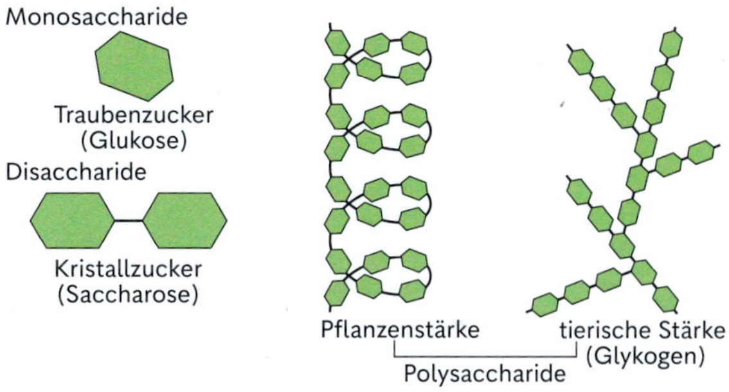

Abb. 1 Aufbau der Monosaccharide, Disaccharide, Polysaccharide

Molekülart	Kohlenhydrat (Saccharid)	Eigenschaften
Monosaccharid aus einem Molekül bestehend	**Glukose** = Traubenzucker **Fruktose** = Fruchtzucker; in Früchten enthalten	wird sehr schnell in den Blutkreislauf aufgenommen
Disaccharid aus zwei Molekülen bestehend	**Saccharose** = Kristallzucker; Zusammensetzung aus Glukose und Fruktose; als weißer Haushaltszucker, aus Zuckerrüben oder Zuckerrohr hergestellt	am stärksten kariogen, da es von den Bakterien im Mund in Milchsäure umgewandelt wird
Polysaccharid aus vielen Glukosemolekülen bestehende Kohlenhydratkette	(pflanzliche) **Stärke**; z. B. in Brot, Reis, Kartoffeln **Glykogen** = sog. tierische Stärke; Speicherform der Glukose bei Mensch und Tier; in Leber und Muskeln gespeichert	wird sehr langsam abgebaut, ist daher am wenigsten kariogen

Tab. 2 Kohlenhydrate und ihre Eigenschaften

Lebensmittel, die Disaccharide enthalten, verursachen leicht Karies. Denn Disaccharide werden von den Bakterien in unserem Mund schnell zu Säure abgebaut und fördern die Bildung von Plaque.

Manche Lebensmittel schmecken aufgrund von Fruchtzucker süß, obwohl ihnen kein Zucker zugesetzt wurde und sie den Vermerk „ohne Zuckerzusatz“ tragen (z. B. Fruchtsäfte). Dennoch wirken sie kariogen. Neben den offensichtlichen Süßigkeiten gibt es Lebensmittel, z. B. Ketchup (30 % Zuckergehalt) oder Kartoffelchips, die süß schmecken, weil sie sogenannte „versteckte Zucker“ enthalten. Auch diese wirken kariogen.
Aus zahnmedizinischer Sicht ist es sinnvoll, auf Produkte auszuweichen, die **Zuckerersatzstoffe** enthalten, da diese keine Karies verursachen. Man unterscheidet Süßstoffe und Zuckeraustauschstoffe →Tab. 1.

Zuckerersatzstoffe	
Süßstoffe	**Zuckerersatzstoffe**
z. B. Saccharin, Cyclamat, Aspartam, Stevia 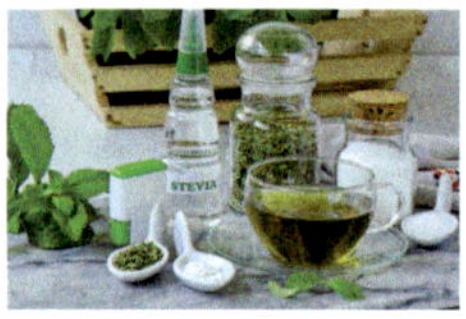	z. B. Xylit, Sorbit, Isomalt 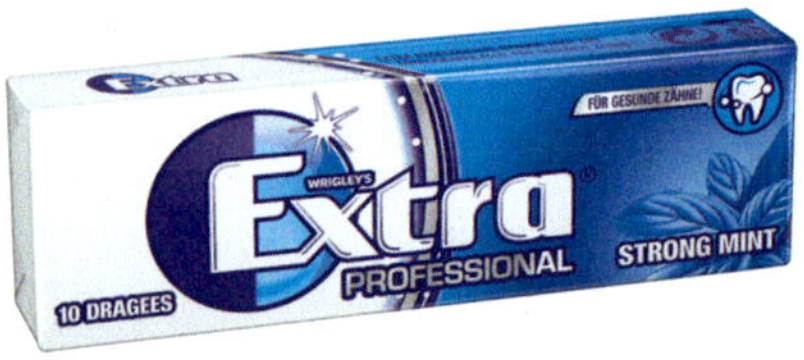

Tab. 1 Süßstoffe und Zuckeraustauschstoffe werden als Zuckerersatzstoffe auf vielfältige Weise eingesetzt.

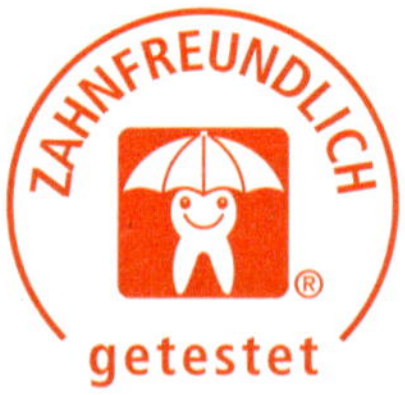

Abb. 1 Das Zahnmännchen mit Schirm. Mit dem „Zahnmännchen“ werden zahnfreundliche Produkte – v. a. Lebensmittel wie Süßigkeiten sowie Kaugummi und Getränke – ausgezeichnet, die garantiert wissenschaftlich getestet sind und nachweislich weder Karies noch sonstige Säureschäden an der Zahnoberfläche (Erosionen) verursachen.

www.zahnmaennchen.de

Süß schmeckende Lebensmittel, die nicht kariogen wirken, weil sie mit Zuckerersatzstoffen gesüßt wurden, werden besonders gekennzeichnet. Nur geprüfte Waren dürfen dieses Zeichen, ein Zahnmännchen mit Schirm, tragen →Abb. 1. Das Zahnmännchen mit Schirm wird von der gemeinnützigen „Aktion Zahnfreundlich e. V.“ vergeben.

Der Zuckeraustauschstoff Xylit hat eine besondere Wirkung: Er reduziert den Biofilm auf den Zähnen. Somit wirkt er aktiv gegen Karies. Kaugummi wird oft mit Xylit gesüßt. Süßstoffe wie Saccharin oder Stevia haben eine viel größere Süßkraft als Zucker (Saccharose). Man muss sie daher vorsichtig dosieren.

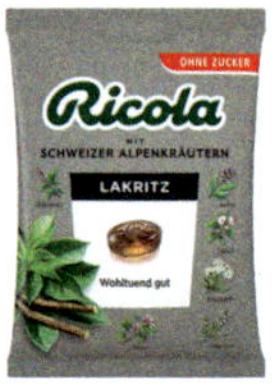

Exkurs

Wenn ich nur noch Süßigkeiten mit Zuckeraustauschstoffen esse, nehme ich dann ab?
Nein, denn Xylit und Sorbit haben dennoch Kalorien, wenn auch weniger als Zucker. Sie haben bei einem übermäßigen Verzehr eine abführende Wirkung. Nur Süßstoffe enthalten keine Kalorien und werden hauptsächlich von Diabetikern verwendet. Sie haben eine vielfach höhere Süßkraft als Zucker.

2.2.4 Einfluss von Essgewohnheiten auf die Zahngesundheit

Die Zahngesundheit hängt nicht nur von der Art der zugeführten Nährstoffe, sondern auch von den Essgewohnheiten ab. So beeinflusst die **Häufigkeit** der Aufnahme von zuckerhaltigen Nahrungsmitteln die Zahngesundheit.
Wenn der Patient häufig Zwischenmahlzeiten zu sich nimmt, werden immer wieder neue Säuren gebildet. Es kann zwischen den Mahlzeiten keine Neutralisation im Mund stattfinden und die Zähne können nicht remineralisiert werden →Abb. 1.

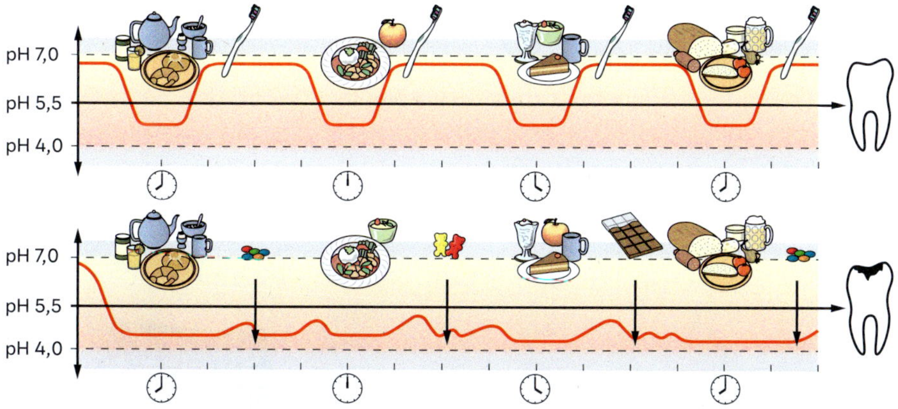

Abb. 1 Verlauf der Säurekurve im Mund des Patienten. Durch das Essen sinkt das Milieu in den leicht sauren Bereich. Werden nach dem Essen die Zähne geputzt, wird das Milieu im Normbereich (pH-Wert 5,5–6,9) gehalten. Das Milieu ist leicht sauer, doch für den Zahn nicht schädlich (oben). Wird nach dem Essen nicht geputzt und werden zusätzlich Zwischenmahlzeiten eingenommen, so wird durch die Einwirkung von Bakteriensäuren der kritische pH-Wert von 5,5 dauerhaft unterschritten: Der pH-Wert liegt längere Zeit in der sogenannten „Demineralisationszone“. Dadurch wird die Entstehung von Karies gefördert (unten).

Remineralisation →LF 4

Bei manchen Kindern kann man eine besondere Form der Karies sehen, die sogenannte Flaschenkaries. Diese tritt auf, wenn die Kinder ständig an einer Flasche mit gesüßtem Tee oder Fruchtsaft nuckeln dürfen. Dadurch wird die Plaque auf den Milchzähnen andauernd mit Zucker versorgt, der Speichel kann kein neutrales Milieu im Mund schaffen. Die Folge ist eine totale Zerstörung der Zähne, genannt **Nursing-Bottle- Syndrom** (Saugerflaschensyndrom bzw. Nuckelflaschensyndrom; Abk.: NBS; →Abb. 2).
Auch die **Konsistenz** (Beschaffenheit) der Nahrung beeinflusst die Zahngesundheit. Dünnflüssige Süßigkeiten sind besser als klebrige, da sie kürzer am Zahn haften bleiben. Limonade ist also weniger kariogen als Bonbons, Bananen oder Honig.
Kauzwingende Kost, vor allem Vollkornprodukte, führt durch das verstärkte Kauen zu einer besseren Reinigungswirkung und zu Speichelbildung. Es entstehen weniger Zahnbeläge und die Säuren können durch den stärkeren Speichelfluss neutralisiert werden.
Auch der Verzehr von **säurehaltigen** Speisen und Getränken beeinflusst die Zahngesundheit stark. Die Säuren aus Obstsäften, Cola, Wein, Sportdrinks, Essig, Joghurt oder Früchten demineralisieren den Zahnschmelz. Die Zähne fühlen sich durch den Verlust der Mineralien rau an. Wenn kurz nach dem Essen dieser säurehaltigen Produkte die Zähne geputzt werden, bürstet sich der Patient den angelösten Zahnschmelz regelrecht ab. Es kommt zu Defekten, sogenannten Erosionen →Abb. 3.

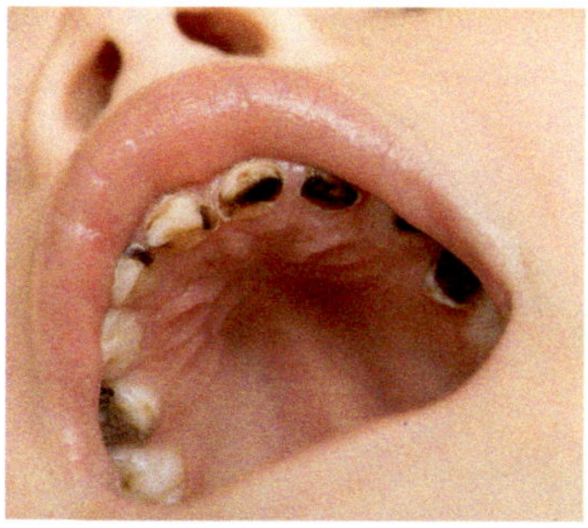

Abb. 2 Nursing-Bottle-Syndrom

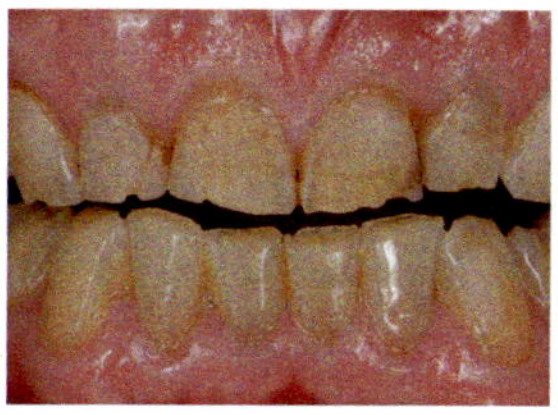

Abb. 3 Erosionen an den Oberkieferfrontzähnen

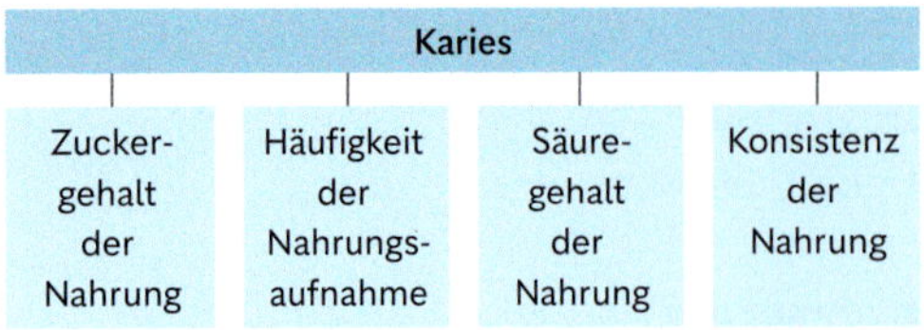

Abb. 1 Ernährungsbedingte Faktoren zur Kariesentstehung

An diesem Verlust der Zahnhartsubstanz sind keine Bakterien beteiligt. Man sollte nach dem Essen säurereicher Nahrungsmittel ca. 30 Minuten mit dem Zähneputzen warten. Außerdem sollte darauf geachtet werden, dass ausreichend Kalzium, Phosphat und Fluoride zugeführt werden, damit diese für die Remineralisation zur Verfügung stehen →Abb. 1.

2.2.5 Bedeutung von zuckerfreiem Kaugummi für die Zahngesundheit

Einfluss von Speichel auf die Kariesentstehung →LF 4

Das Kauen von zuckerfreiem Kaugummi ist die sogenannte „Zahnprophylaxe für zwischendurch". Die **Speichelbildung** wird angeregt, sodass ein neutrales Milieu im Mund nach der Nahrungsaufnahme viel schneller erreicht wird →Abb. 3. Auch enthält Speichel Mineralien, die eine Remineralisation des Zahnschmelzes ermöglichen →Abb. 2.

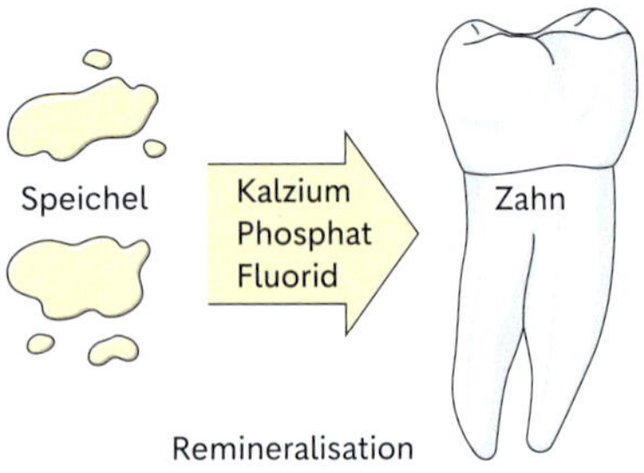

Abb. 2 Remineralisation

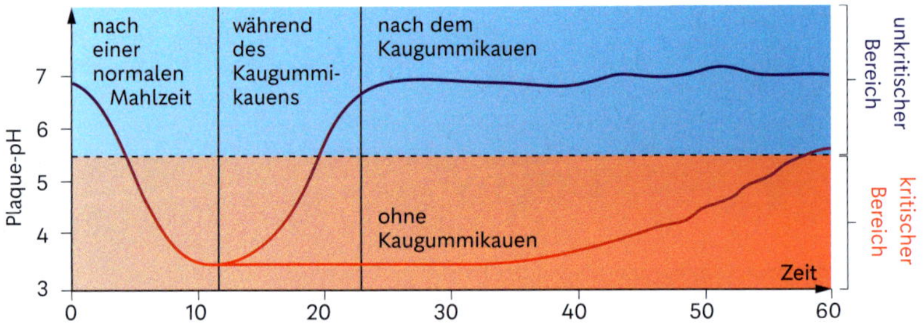

Abb. 3 pH-Wert mit und ohne Kaugummikauen nach dem Essen

Video
Zusammensetzung und Funktionen von Speichel

Zudem wird durch die Kaubewegung die mechanische **Selbstreinigung** der Zähne verbessert. Ein Teil der Nahrungsreste wird entfernt. Allerdings ersetzt es nicht das Zähneputzen!

Zuckerfreie Kaugummis enthalten meist den Zuckeraustauschstoff Xylit. Dieser ersetzt nicht nur den kariogenen Haushaltszucker und entzieht somit den Bakterien die Nahrungsgrundlage, sondern er hat ebenso eine hemmende Wirkung auf den **Bakterienstoffwechsel**. Auch erschwert Xylit die **Anhaftung** der Bakterien an den Zahnflächen und reduziert damit die Plaquebildung. Aus diesem Grund kann man sagen, dass Xylit sogar eine karieshemmende Wirkung hat.

Merke

Faustregeln für eine zahnfreundliche Ernährung

- Den Konsum von zuckerhaltigen Nahrungsmitteln reduzieren.
- Wenn süße Produkte gegessen werden, dann zu den Hauptmahlzeiten und nicht über den ganzen Tag verteilt. Ansonsten auf zuckerfreie Produkte ausweichen.
- Nach dem Verzehr von zuckerhaltigen Speisen Zähne putzen oder zumindest den Mund mit Wasser ausspülen oder zuckerfreie Kaugummis kauen.
- Viel trinken, um den Spüleffekt zu verstärken.
- Zähne brauchen Hartes zum Kauen, zur Selbstreinigung und als „Trainingseffekt".

2.2.6 Zahngesunde Ernährung von Babys und Kleinkindern

Um beim Kleinkind eine Milchzahnkaries zu vermeiden, sollten die Eltern folgende Regeln beachten:

- Ein gestilltes Kind braucht keine zusätzliche Nuckelflasche. Denn beim Nuckeln umspült die zuckerhaltige Flüssigkeit die Zähne länger, als wenn es aus einem Becher trinken würde.
- Sobald das Kind sitzen kann, sollte es aus einem Becher trinken.
- Babys und Kleinkinder sollten nur Wasser oder ungesüßten Tee trinken.
- Eine kauaktive Ernährung ist von Vorteil. Rohes Gemüse, Obst und Vollkornprodukte sollten in kindgerechter Form angeboten werden. Süßigkeiten oder salzhaltige Knabbereien sollten dem Kind so lange wie möglich vorenthalten werden, ebenso süße und kohlensäurehaltige Getränke.

2.3 Fluoridierung

Als lebensnotwendiges Spurenelement in unserer Nahrung spielt Fluorid für unsere Knochen und Zähne eine entscheidende Rolle. In der Kariesprophylaxe ist das Fluorid ein wichtiger Baustein. Man geht davon aus, dass der Kariesrückgang bei Kindern und Jugendlichen hauptsächlich auf den Einsatz von Fluoriden zurückgeht. Fluoride kommen jedoch in unserer Nahrung nicht in ausreichender Menge vor. Daher müssen sie auf anderen Wegen zugeführt werden. Dies bezeichnet man als Fluoridierung.

Fluoride wirken **karieshemmend**, denn:

- Sie **erhöhen die Widerstandsfähigkeit** des Zahnschmelzes gegenüber Säuren, indem sie im Zahnschmelz das Teilchen Hydroxylapatit durch Fluorapatit ersetzen. Dieses wird durch Säuren weniger stark herausgelöst als das ursprüngliche Hydroxylapatit.
- Sie **beschleunigen die Remineralisation** von entkalkten Stellen, indem sie Kalzium und Phosphat aus dem Speichel binden und im Zahnschmelz das Teilchen Fluorapatit bilden →Abb. 1.
- Sie **hemmen den Bakterienstoffwechsel**, also die Vermehrung der Bakterien, und verringern damit die Plaquebildung.

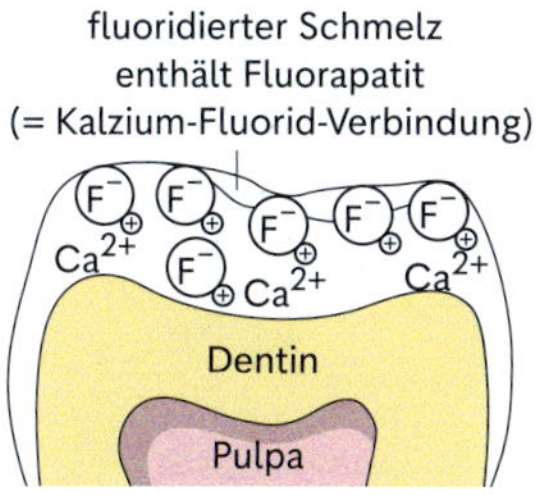

Abb. 1 Fluorapatit entsteht beim Fluoridieren.

Verabreichung von Arzneimitteln →LF 6

Es gibt zwei Möglichkeiten, Fluoride zuzuführen:

- systemisch: Aufnahme mit der Nahrung, über das Verdauungssystem bis ins Blut und mit dem Blut zu den Zähnen
- lokal: direkter Kontakt des Fluorids mit den Zahnoberflächen

2.3.1 Systemische Fluoridierung

Die systemische Fluoridierung ist nur während der Zahnentwicklung, also bis ca. 12 Jahren von Bedeutung. Bis zu diesem Alter wird vor dem Zahndurchbruch das Fluorid direkt in den Zahnschmelz eingebaut. Es entsteht ein erhöhter Anteil vom widerstandfähigeren Fluorapatit anstelle des Hydroxylapatits

In Deutschland wird das Trinkwasser nicht fluoridiert. Somit besteht mithilfe von Fluoridtabletten, fluoridhaltigem Mineralwasser und fluoridiertem Salz die Möglichkeiten einer systemischen Fluoridierung →Abb. 2.

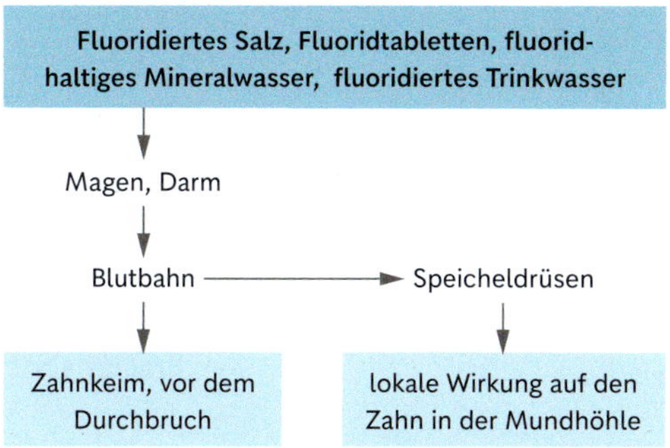

Abb. 2 Prinzip der systemischen Fluoridierung

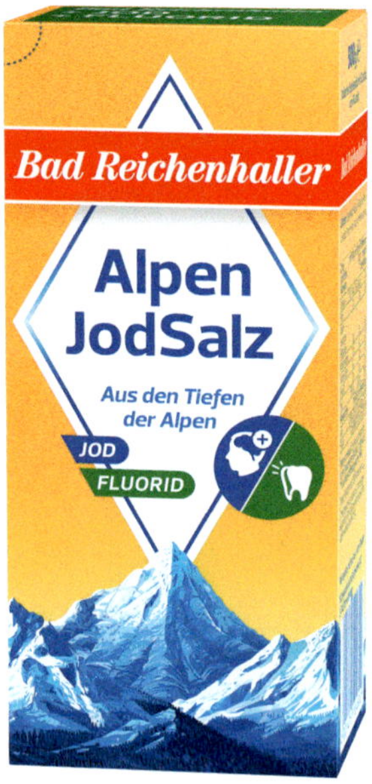

Abb. 1 Fluoridiertes Speisesalz

Wenn **Speisesalz** Fluoride zugesetzt werden, spricht man vom fluoridierten Speisesalz →Abb. 1. Dieses erhält man in Deutschland nur in Verbindung mit dem Spurenelement Jod, das für die Bildung von Schilddrüsenhormonen benötigt wird. Jodiertes und fluoridiertes Speisesalz wirkt in doppelter Hinsicht:

- lokal, direkt beim Essen durch Kontakt mit den Zähnen
- systemisch, durch die Verdauung und Aufnahme in die Blutbahn

Fluoridiertes Speisesalz ist einfach zu handhaben und kostengünstig. Da über fluoridiertes Speisesalz große Teile der Bevölkerung erreicht werden, kann man von einer Kollektivprophylaxe sprechen. Da Jod wie auch Fluorid nicht in ausreichender Menge in der Nahrung vorkommen, ist jodiertes und fluoridiertes Speisesalz eine doppelte Vorsorgemaßnahme: Es beugt einem Jodmangel vor und dient der Kariesprophylaxe. Eine Fluorid-Überdosierung ist nicht zu befürchten, da kleine Kinder auch entsprechend geringere Nahrungsmengen zu sich nehmen.

2.3.2 Lokale Fluoridierung

Bei der lokalen Fluoridierung wirkt das Fluorid direkt auf den durchgebrochenen Zahn. Fluorid dringt in die oberen Schichten des Schmelzes ein und wird als Fluorapatit eingebaut. So wird die Mineralisation und Remineralisation des Schmelzes unterstützt. Die lokale Fluoridierung ist gegenüber der systemischen von größerer Bedeutung.

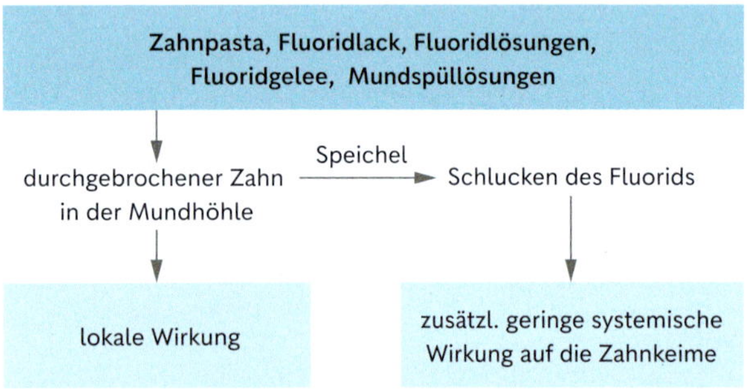

Abb. 2 Prinzip der lokalen Fluoridierung

Außerdem wird ein Teil des lokal aufgetragenen Fluorids im Speichel gelöst. Wird der Speichel geschluckt, entfaltet das lokal aufgetragene Fluorid zusätzlich eine systemische Wirkung →Abb. 2.

Es gibt verschiedene Möglichkeiten der lokalen Fluoridierung:

- über die Zahnpasta
- mittels fluoridhaltiger Mundspüllösungen
- mittels Fluorid-Fluids
- über Fluoridgelees
- über Fluoridlacke

Zahnpasta

Generell sollte nur eine Zahnpasta verwendet werden, die Fluoride enthält. Der **Fluoridgehalt** in Zahnpasta wird in ppm = parts per million (Teile pro Million) angegeben. 1 ppm ist ein Teil Fluorid auf 1 Million Teile der Zahnpasta. In Prozent ausgedrückt:
500 ppm = 0,05 %
1000 ppm = 0,1 %
1500 ppm = 0,15 %

- **Kinderzahnpasta** bis zu 6 Jahren enthält 1000 ppm = 0,1 % Fluoridanteil.
- **Kinder- und Juniorzahnpasta** ab 6 Jahren enthält 1450 ppm = 0,145 % Fluoridanteil.
- **Erwachsenenzahnpasta** enthält ca. 1500 ppm = 0,15 % Fluoridanteil.

Fluoridhaltige Mundspüllösungen

Als Ergänzung zum täglichen Zähneputzen können fluoridhaltige Mundspüllösungen verwendet werden. Sie zählen nicht zu den Arzneimitteln, sondern gelten als Kosmetika und dürfen einen Fluoridgehalt von höchstens 0,15 % enthalten. Sie enthalten eine Kombination von Zinnfluorid und Aminfluorid. Diese Wirkstoffe lockern die Zahnbeläge und hemmen die Neubildung.

Fluoridlösungen („Fluids“)

Fluoridlösungen enthalten etwa 1 % Fluoride. Sie werden auf die Zahnoberflächen gepinselt und gelangen in die engen Zahnzwischenräume, weil sie sehr dünnflüssig sind. Sie werden auch nach der professionellen Zahnreinigung verwendet (z. B. Elmex® fluid.

Fluoridgelees

Fluoridgelees enthalten eine höhere Konzentration an Fluoriden, nämlich ca. 1,25 %. Deshalb dürfen sie nur einmal wöchentlich angewendet werden. Die Anwendung darf erst **ab dem sechsten Lebensjahr** erfolgen. Bei Kindern mit einem erhöhten Kariesrisiko und bei Kindern mit festsitzenden kieferorthopädischen Apparaturen empfiehlt sich einmal in der Woche die Anwendung von Elmex®-Gelee. Nach der Zahnreinigung wird es zwei Minuten lang eingebürstet. Danach darf nur ausgespuckt und nicht mehr nachgespült werden.
Für die Anwendung in der Praxis kann ein Medikamententräger verwendet werden.

Fluoridlacke

Fluoridlacke wie z. B. das Duraphat® zählen zu den Arzneimitteln, da sie eine Fluoridkonzentration von ca. 2,26 % haben. Sie dürfen vom Zahnarzt oder einem Prophylaxeassistenten **zweimal im Jahr** unter relativer Trockenlegung aufgetragen werden. Bei erhöhtem Kariesrisiko können die Lacke auch alle drei Monate aufgetragen werden. Sie werden mithilfe einer stumpfen Kanüle aufgetragen.
In Kindergärten und Schulen kann das Auftragen von Fluoridlack zweimal im Jahr angeboten werden. Es handelt sich hier um eine Form der Gruppenprophylaxe.

Trockenlegung →LF 4

2.3.3 Prinzipien der richtigen Fluoridierung

Für die Fluoridierung gibt es eine neue Empfehlung des Netzwerks „Gesund ins Leben“, die von der Deutschen Gesellschaft für Präventivzahnmedizin (DGPZM) und Kinderzahnärzten unterstützt wird. Studien ergaben, dass Fluoride sehr wichtig in der Kariesprävention sind.

Weitere Hinweise finden Sie unter: *www.dgzmk.de*

Andererseits möchte man eine Fluoridüberdosierung vermeiden, z. B. durch folgende Maßnahmen:

- Ab der Geburt bis zum Durchbruch des ersten Zahnes erhält das Kind täglich eine Kombitablette Fluorid und Vitamin D.
- Ab dem ersten Milchzahn bis zum 1. Geburtstag können die Eltern wählen:
  - entweder täglich eine Kombitablette Fluorid und Vitamin D **und** 1-2x täglich Zähneputzen mit einer fluoridfreien Zahnpasta bzw. ohne Zahnpasta
  - oder 1x täglich Vitamin-D-Gabe (mit dem Kinderarzt abgesprochen) und 2x täglich Zähneputzen mit einer **reiskorngroßen Menge Kinderzahnpasta mit einem Fluoridgehalt von 1000 ppm**
  - Geputzt wird mit einem Wattestäbchen oder einer weichen Babyzahnbürste.

- Zwischen dem 1. und 2. Geburtstag werden die Zähne 2-mal täglich mit einer **reiskorngroßen Menge Kinderzahnpasta mit einem Fluoridgehalt von 1000 ppm geputzt.**
- Ab 2 bis 6 Jahren werden die Zähne 2- bis 3-mal täglich mit einer **erbsengroßen Menge Kinderzahnpasta mit einem Fluoridgehalt von 1000 ppm geputzt.**
- Ab ca. zwei Jahren beginnt das Kind, eigenständig zu putzen. Die Eltern müssen allerdings nachputzen, bis die Feinmotorik gut ausgeprägt ist. Das ist mit ca. 8 Jahren der Fall.
- Nach dem besonders gründlichen Zähneputzen am Abend bekommt das Kind keine Nahrung mehr und nur noch Wasser zum Trinken.
- Kinder, die in die Kita gehen, sollten nach einer Hauptmahlzeit gemeinsam mit der Erzieherin putzen. Sie geht mit gutem Beispiel voran. Das gemeinsame Putzen motiviert die Kinder. Es wird zu einem täglichen Ritual.
- Kinder, die älter sind als 6 Jahre, putzen mit einer Zahnpasta, die ca. 1450 ppm enthält. Die Menge entspricht ungefähr zwei Erbsen.

In Bezug auf die Auswahl der geeigneten Zahnpasta und die verwendete Menge ist einiges zu beachten →Tab. 1.

Alter	Fluoridkonzentration	Häufigkeit Putzen	Menge
Geburt bis zum 1. Zahn	1 Tablette mit Fluorid und Vitamin D, täglich 1x	–	Verordnung Kinderarzt
Ab 1. Zahn bis 12 Monate	1000 ppm	bis zu 2x täglich	Reiskorngröße
12–24 Monate	1000 ppm	2x täglich	Reiskorngröße
2–6 Jahre	1000 ppm	2 bis 3x täglich	Erbsengröße
Ab 6 Jahre	1450 ppm	2 bis 3x täglich	2x Erbsengröße

Tab. 1 Empfehlungen für die Anwendung von fluoridhaltigen Zahnpasten

2.3.4 Fluoridüberdosierung

Werden in den ersten zwölf Lebensjahren, wenn die Zahnentwicklung noch nicht abgeschlossen ist, ständig zu viele Fluoride zugeführt, so entsteht die Schmelzfluorose →Abb. 1. Symmetrische Bänder oder Flecken durchziehen den Zahnschmelz. Sie sind nur ästhetisch von Nachteil und man darf sie nicht mit entkalkten Stellen verwechseln. Dennoch sind sie unerwünscht. Daher sollte bei der Anamnese des Kindes auch eine Fluoridanamnese erhoben werden. Dabei werden alle Fluoridquellen ermittelt, wie z. B. Speisesalz, Zahnpasta, Gele und Lacke.

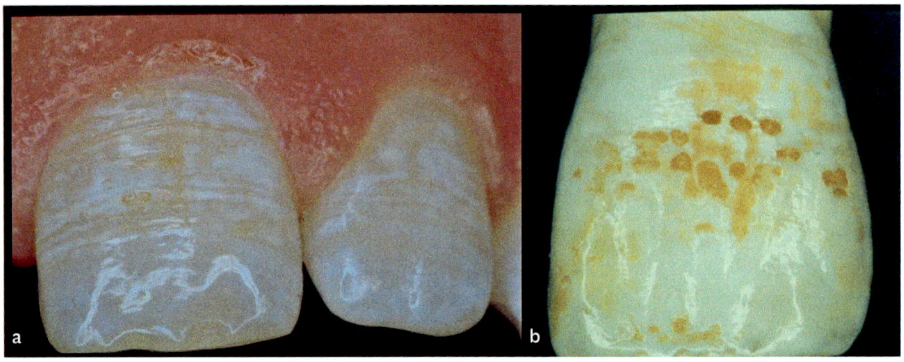

Abb. 1 Schmelzfluorose. a) Mittelstarke Schmelzfluorose. b) Starke Fluorose

2.4 Prophylaxemaßnahmen in der Zahnarztpraxis

Der vierte Baustein der Vorbeugung von Karies- und Parodontalerkrankungen umfasst die Maßnahmen, die der Zahnarzt und das Fachpersonal durchführen, wenn der Patient regelmäßig in die Praxis kommt. Es handelt sich um Untersuchungen, Individualprophylaxe und Fissurenversiegelung.

Weitere Informationen finden Sie unter: *https://www.bzaek.de/praevention/kinder-und-jugendzahnmedizin.html* und unter: *www.kzvbw.de/wp-content/uploads/Kinderpass-2021-30.pdf*

2.4.1 Untersuchungen

Für Babys und Kleinkinder gibt es im Rahmen der normalen Vorsorge beim Kinderarzt **zahnärztliche Vorsorgeuntersuchungen**. Die **erste** zahnärztliche Früherkennungsuntersuchung findet zwischen dem 6. und 9. Lebensmonat statt →Abb. 1.
Es wird untersucht und eine Anamnese zum Ernährungsverhalten sowie zum Zahnpflegeverhalten wird erhoben. Die Betreuungspersonen werden beraten, z. B. wie sie ein Nursing-Bottle-Syndrom bei ihrem Kind vermeiden können. Die Betreuungspersonen erhalten eine praktische Anleitung zur Mundhygiene beim Kind.
Es gibt einen zahnärztlichen Kinderpass, der den Eltern bei ihrem ersten Besuch ausgehändigt werden sollte. Eventuell wird in Absprache mit dem Kinderarzt eine Fluorid-Rachitis-Prophylaxe mit Tabletten, die Fluorid und Vitamin D enthalten, empfohlen. Denn so ist sichergestellt, dass die Kinder die notwendigen Mineralstoffe und Vitamine erhalten.
Die **zweite** zahnärztliche Früherkennungsuntersuchung findet in dem Zeitraum vom 10. bis zum 20. Lebensmonat statt. Die **dritte** erfolgt dann zwischen dem 21. und 33 Lebensmonat.
Die drei weiteren Früherkennungsuntersuchungen finden vom 34. bis zum 72. Lebensmonat (6. Geburtstag) statt, im Abstand von mind. 12 Monaten. Es findet wieder jeweils eine Untersuchung und eine Beratung der Betreuungspersonen hinsichtlich Ernährung und Mundhygiene statt. Hinzu kommt die Ermittlung des Kariesrisikos anhand des dmft-Index. Ebenso Empfehlungen von geeigneten häuslichen Fluoridierungsmöglichkeiten wie z. B. Speisesalz und Zahnpasta.
In dem Abschnitt vom 6. bis zum 72. Lebensmonat des Kindes können Fluoridanwendungen in der Praxis stattfinden. Dies ist abhängig vom dmft-Index des Kindes, also seinem Kariesrisiko. Weiche Zahnbeläge werden entfernt und unter relativer

Zeitraster der zahnärztlichen Früherkennungsuntersuchungen FU bei Kindern zwischen dem 6. und 72. Lebensmonat (Lebensabschnitt halbes Jahr bis 6 Jahren)					
6–9 Monate	10–20 Monate	21–33 Monate	34–72 Monate		
– FU 1a – FU Pr (praktische Anleitung)	– FU 1b – FU Pr	– FU 1c – FU Pr	FU 2	FU 2	FU 2
Der Abstand zwischen FU 1a, 1b, 1c sollte mind. 4 Monate betragen. Ebenso der Abstand zwischen FU 1c und FU 2.			Der Abstand zwischen den drei FU 2 sollte mindestens 12 Monate betragen.		
zusätzlich FLA (Fluoridanwendung zur Zahnschmelzhärtung) 2x pro Kalenderhalbjahr.					

Abb. 1 Ablaufschema FU

Trockenlegung wird ein Lack auf die kritischen Stellen aufgetragen. Für Kinder ab sechs Jahren, Jugendliche und Erwachsene gibt es **Kontrolluntersuchungen** durch den Zahnarzt. Sie werden von den Krankenkassen übernommen Punkt. 6–12jährige sollten 2 x im Jahr untersucht werden. Ab 18 Jahren reicht eine jährliche Vorsorgeuntersuchung.

Wer mithilfe eines **Bonusheftes** nachweisen kann, dass er in den letzten **fünf** Jahren **mindestens einmal im Kalenderjahr** zahnärztlich untersucht worden ist, wird belohnt: Er erhält von der Krankenkasse eine Erhöhung des Bonus auf 70 % für notwendige prothetische Leistungen.

Wenn die Patienten in den vergangenen **10** Jahren **mindestens einmal jährlich** zahnärztlich untersucht worden sind, erhöht sich der Bonus auf 75 %. Für Kinder ab 12 Jahren gibt es auch ein Bonusheft. Um später einen Bonus zu erhalten, müssen sie bis zum 18. Geburtstag eine Vorsorgeuntersuchung pro Halbjahr durchführen lassen. Das Bonusheft ist in jeder Zahnarztpraxis erhältlich.

RECALL A B C D E F G H I J K L M N O P Q R S T U V W X Y Z

Name ______ Vorname ______

Straße ______ Telefon ______

PLZ/Ort ______ E-Mail ______

Krankenkasse ______ Arbeitgeber ______

Terminwünsche

○ Mo ○ Di ○ Mi ○ Do ○ Fr ○ vormittags ○ nachmittags

Die Benachrichtigung soll ○ mit Postkarte ○ telefonisch ○ per E-Mail ○ per SMS erfolgen.

Ich möchte für die Kontrolluntersuchung bestellt werden.
Der Erinnerungsdienst ist freiwillig. Ich kann ihn jederzeit widerrufen.

Datum/Unterschrift

Name
geb. am
Anschrift

Intervall

○ Ich bitte, mich regelmäßig an den Termin zur Kontrolluntersuchung zu erinnern. Mir ist bekannt, dass dieser Service für mich unverbindlich ist und ich jederzeit davon zurücktreten kann.

○ Nennen Sie mir bitte gleich bei der Benachrichtigung einen Termin. Eine Benachrichtigung erfolgt nicht mehr, wenn ich zweimal hintereinander nicht zur Vorsorgeuntersuchung gekommen bin.

Datum/Unterschrift

Abb. 1 Muster einer Recallvereinbarung

2.4.2 Individualprophylaxe

Eine andere Prophylaxemaßnahme, die in der Zahnarztpraxis den Patienten angeboten wird, ist die **Individualprophylaxe**. Die Patienten werden einzeln beraten, aufgeklärt und angeleitet, um ihre Zähne und das Zahnfleisch gesund zu erhalten. Die individuelle Betreuung führt bei den Patienten zu einer Verhaltensänderung und Eigenverantwortung.

Für Kinder zwischen dem sechsten und 18. Lebensjahr werden individualprophylaktische Maßnahmen über die Krankenkasse abgerechnet, sogenannte IP-Leistungen. In der Regel finden die Prophylaxesitzungen bei einer speziell ausgebildeten Prophylaxefachkraft statt. Der gesetzlich versicherte Patient über 18 Jahren muss diese Sitzungen selbst bezahlen. Zu Beginn finden die Besuche in kürzeren Abständen statt. Bei guter Mitarbeit des Patienten reicht es, wenn er im halbjährlichen Abstand kommt.

Die Motivation durch eine Prophylaxesitzung ist erfahrungsgemäß nur eine begrenzte Zeit wirksam. Daher hat es sich bewährt, ein sogenanntes **Recallsystem** einzuführen. Der Patient muss der Teilnahme am Recallverfahren zustimmen →Abb. 1. Die Patienten werden persönlich wieder einbestellt oder mithilfe eines Briefes bzw. eines Telefonanrufs an ihren Termin erinnert. Die Individualprophylaxe umfasst vier Schritte:

Merke

Schritte der Individualprophylaxe

1 Aufklärung des Patienten und Erstellung von Indizes
2 Motivation des Patienten zu einer guten Mundhygiene
3 Anleitung des Patienten
4 Durchführung einer professionellen Zahnreinigung

Erster Schritt der Individualprophylaxe

Die Prophylaxefachkraft geht individuell auf die Patienten und deren Probleme ein. Zunächst **klärt** sie sie über Karies- und Parodontalerkrankungen **auf**. Sie erfahren, dass Zahnerkrankungen abhängig sind von der Mundhygiene, der Ernährung und dem Zuführen von Fluoriden. Die Fachkraft beurteilt den Mundhygienezustand und zeigt Problemstellen auf.

An diesem Punkt ist es ratsam, einen sogenannten Index zu erstellen. Dieser dient der Bewertung des Mundhygienezustandes und der späteren Kontrolle darüber, ob sich die Mundhygiene verbessert oder verschlechtert hat.
Der Index wird zu Beginn jeder Prophylaxesitzung erhoben und mit den Werten der vorherigen Sitzungen verglichen. Dabei erhebt die Prophylaxefachkraft immer den gleichen Index, um Vergleichswerte zu haben. Die Patienten können dadurch die Wirksamkeit ihres Putzverhaltens und den Gesundheitszustand des Gebisses besser einschätzen.

Grundsätzlich gibt es für die Beurteilung der Mundhygiene zwei Arten von Indizes:
- Ein **Plaqueindex** gibt Auskunft über den **momentanen** Zustand der Mundhygiene, er gibt die Anzahl der Stellen mit Plaquebefall wieder. Wenn der Patient vor der Behandlung gut geputzt hat, so gibt der Index ein im Vergleich zum Alltag beschönigtes Bild wieder.
- Ein **Entzündungsindex** sagt etwas über den Entzündungsgrad der Gingiva aus. Je stärker die Gingiva entzündet ist, desto stärker ist die Blutungsneigung. Dies kann ein Hinweis darauf sein, ob der Patient auf **Dauer** gut putzt und nicht nur, bevor er zum Zahnarzt geht.

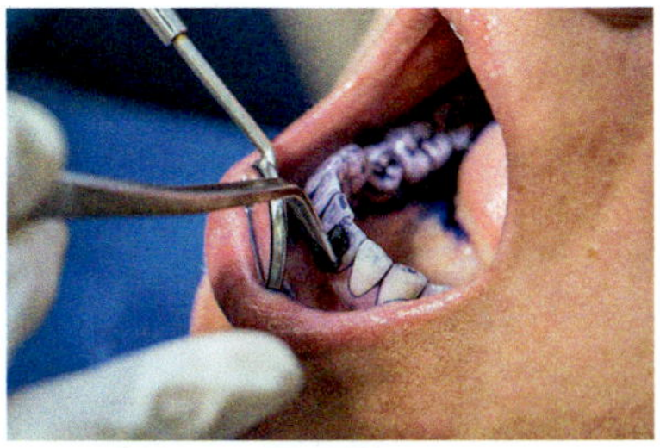
Abb. 1 Anfärben der Zähne für den API

Im Folgenden werden drei Indizes stellvertretend für die vielen anderen genauer erläutert.

Approximalraum-Plaque-Index (API nach Lange): Der API gehört zu den Plaqueindizes. Die Zähne des Patienten werden mithilfe von sogenannten Plaquerevelatoren eingefärbt →Abb. 1. Dies sind Lebensmittelfarben, die bevorzugt an der Plaque haften bleiben. So erkennt man, ob Beläge im Approximalraum vorhanden sind oder nicht. Vorhandene Beläge werden in einem Formular mit einem Pluszeichen eingetragen (Ja/Nein-Entscheidung). Anschließend werden alle positiven Messpunkte zusammengezählt und als Summe eingetragen. Um Zeit zu sparen, bietet es sich an, nur die Approximalräume im 1. und 3. Quadranten von oral, im 2. und 4. Quadranten von vestibulär zu beurteilen. In der folgenden Sitzung können die Messstellen oral gegen vestibulär getauscht werden.
Der prozentuale Plaquebefall wird berechnet →Abb. 2. Abschließend wird die Mundhygiene bewertet →Tab. 1.

$$\text{API in Prozent} = \frac{\text{Summe aller Plaquestellen} \cdot 100}{\text{Gesamtzahl der gemessenen Approximalräume}}$$

Abb. 2 Formel zur Berechnung des API

API in Prozent	Bewertung
unter 25 %	optimale Mundhygiene
zwischen 25 und 39 %	gute Mundhygiene
zwischen 40 und 69 %	verbesserungsbedürftige Mundhygiene
zwischen 70 und 100 %	unzureichende Mundhygiene

Tab. 1 Bewertung der Mundhygiene beim API: Von den ermittelten Prozentzahlen kann man auf die Mundhygiene des Patienten schließen

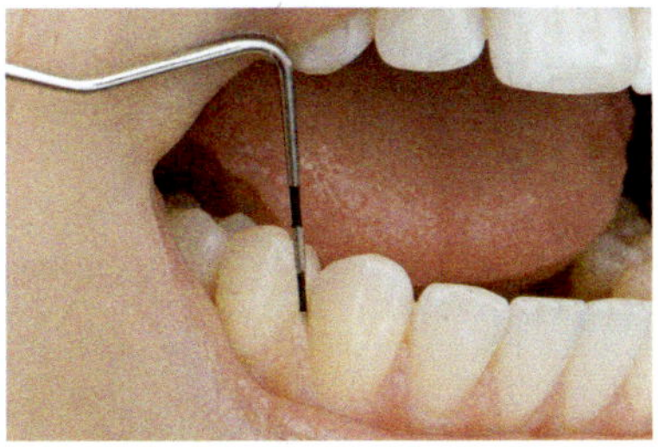
Abb. 3 Sondieren beim SBI

Sulkus-Blutungsindex (SBI): Der SBI ist ein Entzündungsindex. Nach relativer Trockenlegung wird eine stumpfe Parodontalsonde vorsichtig durch den Zahnfleischsulkus geführt (sondiert) →Abb. 3.

$$\text{SBI in Prozent} = \frac{\text{Summe aller Blutungsstellen} \cdot 100}{\text{Anzahl der Messpunkte}}$$

Abb. 1 Formel zur Berechnung des SBI

Beim vereinfachten, modifizierten SBI nach Saxer und Mühlemann werden die Blutungsstellen (Ja/Nein-Entscheidung) addiert, mit 100 multipliziert und durch die Anzahl der Messpunkte dividiert →Abb. 1.

Hat der Patient einen SBI- Wert von weniger als 10 %, so hat er eine sehr gute Mundhygiene. Die Werte können in das gleiche Schema wie der API eingetragen werden →Abb. 2. Wurde der API in einem Quadranten vestibulär erhoben, so wird der SBI oral erhoben. Wurde der API in einem Quadranten oral erhoben, so wird der SBI vestibulär erhoben.

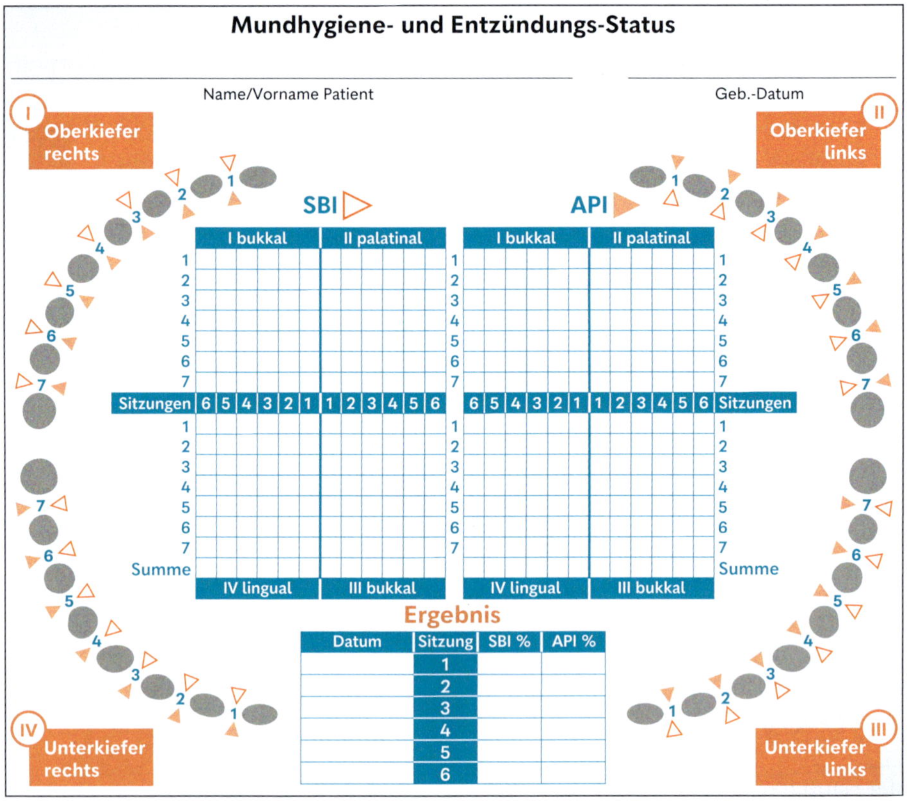

Abb. 2 Formblatt zum Eintragen von API und SBI über mehrere Sitzungen hinweg

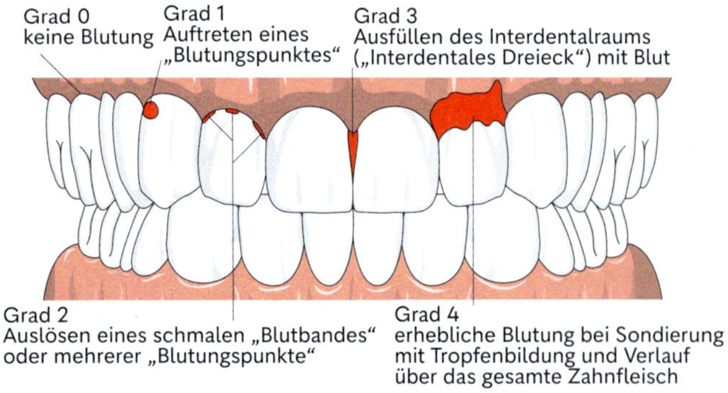

Abb. 3 Blutungsgrade beim PBI

Papillen-Blutungsindex (PBI): Der PBI gehört zu den Entzündungsindizes.

Bei der Erstellung eines PBI wird der Sulkus nur im **Papillenbereich** sondiert. Die Blutung je Papille wird in fünf Grade eingeteilt →Abb. 3. So kann zwischen einer leichten und einer schweren Entzündung der Gingiva unterschieden werden.

- Grad 0 = keine Blutung nach 30 Sekunden
- Grad 1 = ein einzelner Blutungspunkt
- Grad 2 = mehrere Blutungspunkte oder ein schmales Blutband

- Grad 3 = das ganze interdentale Dreieck füllt sich mit Blut
- Grad 4 = starke Blutung, das Blut fließt in den Sulkus hinein, über das benachbarte Zahnfleisch hinweg

Der Index wird berechnet, indem die Summe der Grade durch die Zahl der untersuchten Papillen geteilt wird →Abb. 1. Beim vereinfachten PBI werden wie beim SBI nur die Blutungsstellen addiert und durch die Anzahl der Messpunkte geteilt.

$$\textbf{PBI in Prozent} = \frac{\text{Summe der Grade} \cdot 100}{\text{Anzahl der Messpunkte}}$$

Abb. 1 Formel zur Berechnung des vereinfachten PBI

Um das Kariesrisiko noch besser einschätzen zu können, gibt es die Möglichkeit, eine **Anamnese** zu erstellen. Die Patienten werden befragt
- zu ihren Ernährungsgewohnheiten (z. B. säurehaltige Nahrungsmittel, Häufigkeit der Nahrungsaufnahme),
- zu ihren Mundhygienegewohnheiten (z. B. Zahnputztechnik, Häufigkeit) sowie
- zur Anwendung von Fluoridpräparaten (z. B. Speisesalz, Fluoridlösungen).

Merke

Plaqueindex: Beurteilt den Plaquebefall der Zähne und die Fähigkeit, die Zähne gut putzen zu können. Er deckt Problemzonen auf.

Gingivaindex: Beurteilt den Entzündungsgrad der Gingiva anhand der Blutungsneigung beim Sondieren.

Kariesindex: Gibt wieder, wie viele Zähne kariös, gefüllt oder sogar fehlend sind. Er wird vor allem bei Kindern erhoben, um beurteilen zu können, ob ein Kariesrisiko vorliegt.

Kariesindex →LF 4

Zweiter Schritt der Individualprophylaxe

Im zweiten Schritt der Individualprophylaxe motiviert (bewegt) die Prophylaxefachkraft den Patienten zu einer guten Mundhygiene. Dies kann sie auf mehreren Wegen erreichen, z. B., indem sie darauf hinweist, dass ein gesundes Gebiss schön aussieht, Schmerzen erspart und teuren Zahnersatz überflüssig macht. Ein weiteres Argument ist, dass gesunde Zähne mittlerweile als Statussymbol gelten, so wie früher goldene Zähne, die im sichtbaren Bereich getragen wurden. Im optimalen Fall erkennt der Patient, dass er für seine Zähne verantwortlich ist und es selbst in der Hand hat, ob seine Zähne gesund bleiben.

Dritter Schritt der Individualprophylaxe

Hier gibt die Prophylaxefachkraft dem Patienten praktisches Wissen an die Hand. Sie zeigt dem Patienten, wie er seine Zähne am besten putzen kann. Dabei geht sie auf die individuelle Situation des Patienten ein, z. B., indem sie ihm Tipps für die Reinigung schwieriger Stellen gibt.

Zähne putzen →S. 18

Auch die geeignete Zahnputztechnik und die Reinigung der Zahnzwischenräume werden demonstriert und eingeübt.

Ferner **leitet** sie den Patienten **an**, sich zahngesund zu ernähren, und bespricht mit ihm die lokale und systemische Anwendung von Fluoridpräparaten.

Vierter Schritt der Individualprophylaxe

Anschließend wird eine **professionelle Zahnreinigung (PZR)** durchgeführt, bei der alle weichen und harten Beläge sowie alle Verfärbungen oberhalb des Zahnfleischrandes und im Sulkusbereich entfernt werden. Eine Politur der angerauten Zahnoberflächen ist zum Schluss genauso erforderlich wie eine gründliche Interdentalreinigung.

Die PZR kann folgende Teilschritte umfassen:

- **Grobreinigung:** Entfernung von Zahnstein und weichen Belägen mit Scaler →Abb. 1, Küretten →Abb. 2 und Ultraschallgerät →Abb. 3.

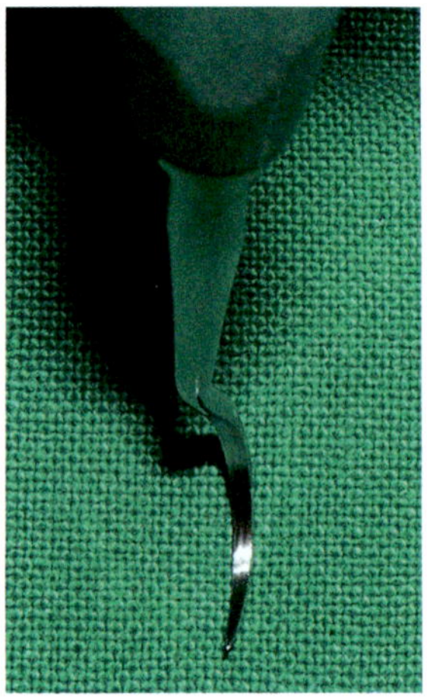

Abb. 1 Frontzahnscaler

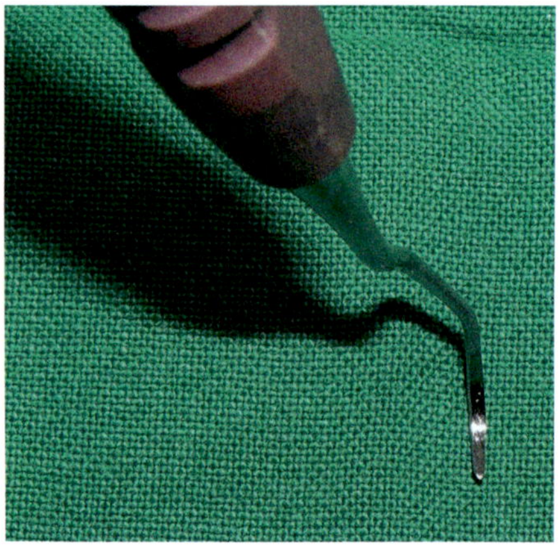

Abb. 2 Kürette

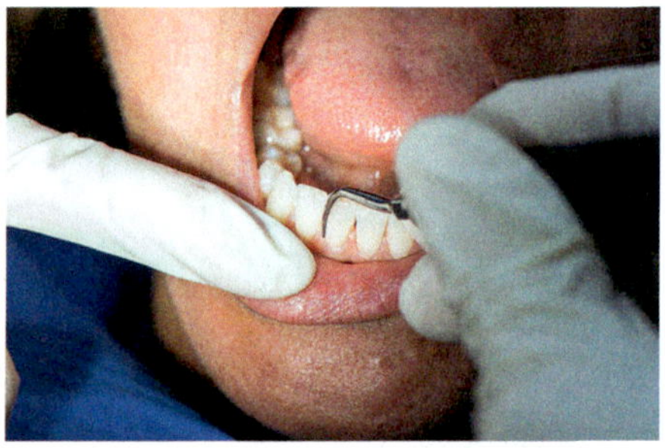

Abb. 3 Grobreinigung mit Ultraschall

- **Pulverstrahlreinigung:** Entfernung von hartnäckigen Zahnverfärbungen, Reinigung der Fissuren →Abb. 4, 5. Dieser Schritt ist nicht bei allen Patienten erforderlich. Hierbei muss vorsichtig vorgegangen werden, um Zahnfleischverletzungen zu vermeiden und freiliegende Zahnhälse zu schonen.
- **Feinreinigung:** Feine Zahnsteinreste und leichte Verfärbungen werden entfernt.
- **Politur:** Alle Zahnoberflächen werden zunächst mit einer groben, dann mit einer feinen Polierpaste mittels Bürstchen, Gummikelch und Polierpaste bearbeitet →Abb. 6.
- **Interdentalreinigung:** Alle Approximalräume werden mit Zahnseide oder Interdentalbürstchen gereinigt.

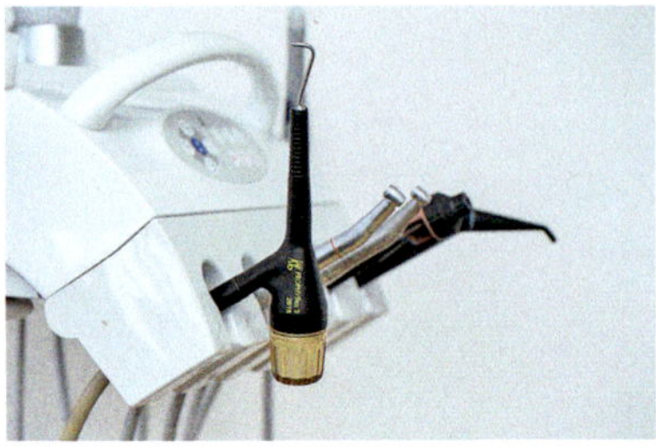

Abb. 4 Pulverstrahlgerät

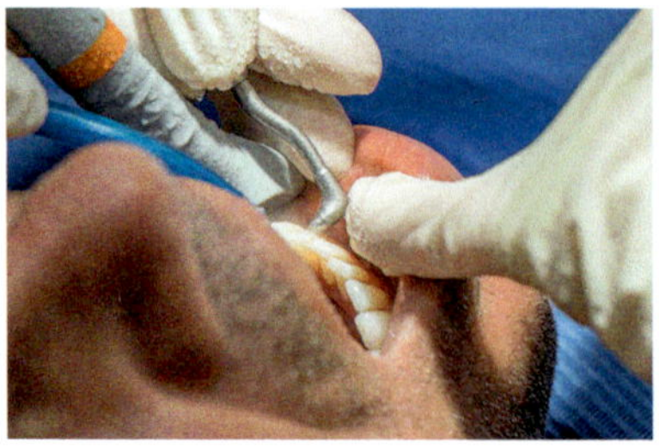

Abb. 5 Pulverstrahlreinigung

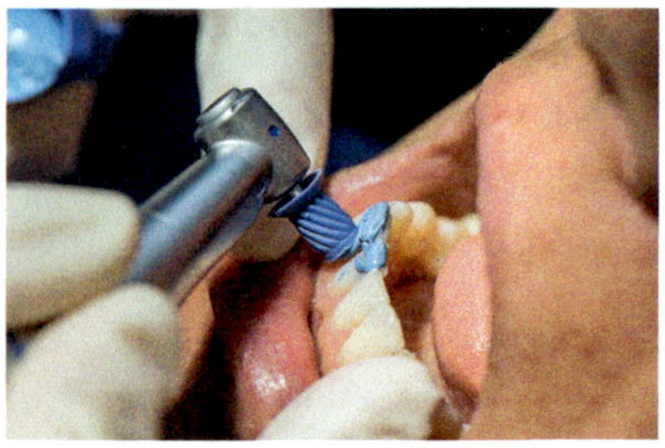

Abb. 6 Politur mit Gummikelch und Polierpaste

Ablauf einer Prophylaxesitzung

↓

Erhebung eines Plaque- und Entzündungsindex, eventuell Einfärben der Beläge

Aufklärung

Material: Grundbesteck, PA-Sonde, Färbelösung

↓

Motivation
zur sorgfältigen Mundhygiene, Eigenverantwortung wecken

↓

Demonstrieren
der individuellen Mundhygiene, Ernährungs- und Fluoridberatung

Material: Zahnbürste, Interdentalpflegeartikel, Handspiegel, Bilder

↓

PZR
Entfernung aller **supragingival** (oberhalb des Zahnfleischsaums) und **gingival** (im Sulkus) liegenden harten und weichen Beläge

Politur aller Zähne

Material: Bürstchen, Gummikelch, Polierpaste in verschiedenen Abstufungen

Interdentale Reinigung, eventuell **Fluoridierung**

Material: Grundbesteck, Scaler, Küretten, Ultraschallgerät, Pulverstrahlgerät für Verfärbungen
Zahnseide, Schleifpapierstreifen, eventuell Interdentalbürstchen für die Interdentalräume
Elmex®-Gelee und Schiene oder Duraphatlack® in Karpulenspritze zur Fluoridierung

Abb. 1 Übersicht über den Ablauf einer Prophylaxesitzung

Bleaching

Das Bleaching (Bleichen, Bleachen) der Zähne ist in den letzten Jahren sehr beliebt geworden. Aber es **gehört nicht zu den Prophylaxemaßnahmen**, da die dunkle Farbe der Zähne kein Zeichen von Krankheit ist. Die Farbe der Zähne ist **erblich** festgelegt. Im Laufe der Jahre sammeln sich Farbstoffe aus Nahrungsmitteln wie Kaffee, Tee, Cola, Rotwein im Zahnschmelz an und färben diesen dunkler. Auch wird der Zahnschmelz mit der Zeit dünner, sodass das dunklere Dentin durchschimmert. Durch reines Zähneputzen ist dies nicht vermeidbar. Nur Bleaching verhilft uns wieder zu einem „strahlend weißen Lächeln“. Allerdings werden Füllungen, Kronen, Brücken nicht mit aufgehellt. Bleaching wird nicht von den Krankenkassen bezahlt, da es medizinisch nicht notwendig ist.

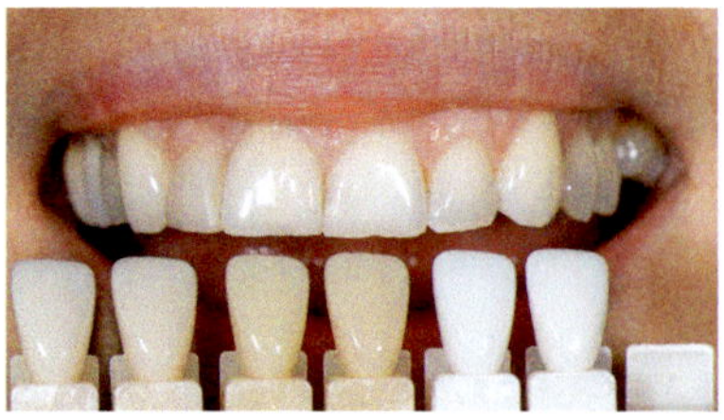

Abb. 1 Ermittlung der Aufhellung nach dem Bleichen

Es gibt zwei Anwendungsmöglichkeiten:
- Das **Homebleaching** erfolgt zu Hause und ist die preisgünstigere Möglichkeit.
- Das **In-Office-Bleaching** wird in der Zahnarztpraxis durchgeführt. Eine Aufhellung der Zähne von zwei bis drei Stufen ist möglich →Abb. 1.

Homebleaching: Das Bleichmittel Wasserstoffperoxid (max. 0,1 %ige Konzentration) ist frei verkäuflich und wird entweder mit dem Pinsel auf die Zähne aufgetragen oder als beschichteter Plastikstreifen aufgeklebt. Dieser Vorgang muss ein paar Mal wiederholt werden. Die aufhellende Wirkung hält ca. ein halbes Jahr an.

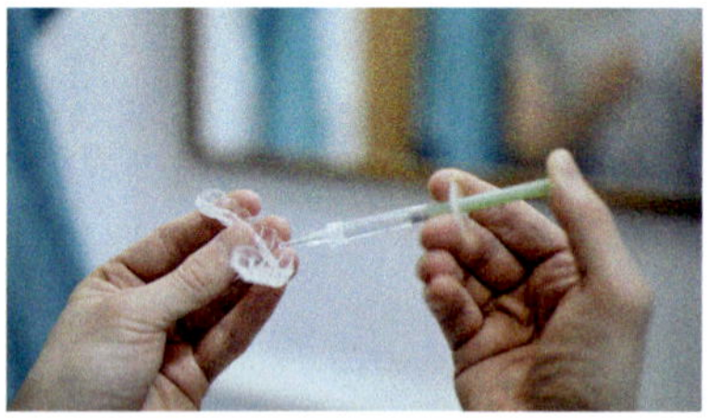

Abb. 2 Applikation von Bleichgel in die Tiefziehschiene

Risiken: Das Bleaching-Gel greift das Zahnfleisch und den Zahnschmelz an und macht die Zähne überempfindlich. Bei einer bestehenden Karies darf man die Zähne nicht bleichen, da sonst die Pulpa geschädigt wird. Auch könnte eine geringe Menge des Wasserstoffperoxids geschluckt werden. Die etwas teurere, aber effektvollere Variante besteht darin, vom Labor eine Tiefziehschiene herstellen zu lassen. Der Patient füllt zu Hause das Gel hinein und trägt die Schiene ein paar Wochen lang täglich für ein paar Stunden →Abb. 2.

In-Office-Bleaching in der Zahnarztpraxis: Eine Bleaching-Behandlung in der Zahnarztpraxis führt in der Regel zu besseren Ergebnissen als das Bleichen zu Hause. Es wird ein Kofferdam angelegt, um die Gingiva zu schützen. Wasserstoffperoxid wird in einer Konzentration von 0,1–6 % auf die Zähne aufgebracht und mit einer Polymerisationslampe belichtet. Eine andere Möglichkeit ist, das Gel in eine Kunststoffschiene einzufüllen und eine bestimmte Zeit einwirken zu lassen. Danach wird das Gel sorgfältig von den Zähnen entfernt. Die aufhellende Wirkung hält bis zu zwei Jahre an. Der Zahnarzt kann diese Tätigkeit an qualifizierte ZFA delegieren.

Polymerisationslampe
→LF 4

Auch hier können Nebenwirkungen auftreten und die Zähne für ein paar Tage überempfindlich sein.

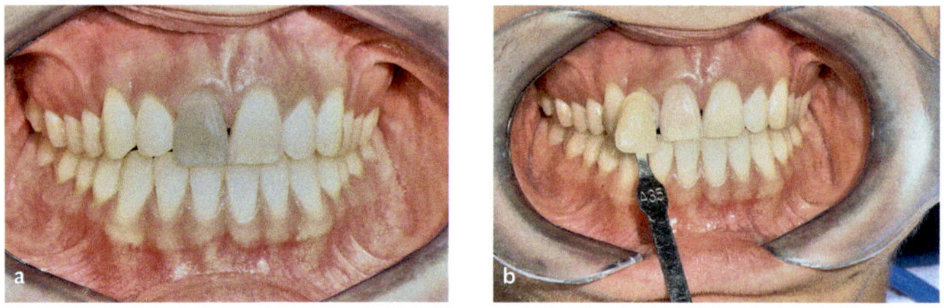

Abb. 3 Bleichen des nichtvitalen Zahns 11. a) Ausgangssituation b) Ermittlung der Aufhellung

Auch das Bleaching von nichtvitalen Zähnen ist möglich →Abb. 3. Nichtvitale Zähne dunkeln schneller nach als vitale. Um sie zu bleichen, wird das Wasserstoffperoxid direkt in den Wurzelkanal eingebracht und kann von innen her auf die Verfärbungen einwirken. Dieser Vorgang wird internes Bleaching genannt.

2.4.3 Fissurenversiegelung

Bei Kindern und Jugendlichen tritt Karies häufig zuerst an den Fissuren der Molaren auf. Fissuren sind Prädilektionsstellen für Karies. Fissurenversiegelung ist daher eine wichtige präventive Maßnahme.

Kariesentstehung →LF 4

Fissuren können flach, aber auch zerfurcht, sehr tief und ampullenförmig (flaschenförmig) ausgeformt sein →Abb. 1. Dann bieten sie Bakterien einen geschützten Lebensraum, in den die Borsten der Zahnbürste nicht hineinkommen. Bei der Fissurenversiegelung füllt man diese Tiefen mit dünnfließendem Komposit in Adhäsivtechnik auf und verhindert so einen kariösen Defekt.

Adhäsivtechnik →LF 4

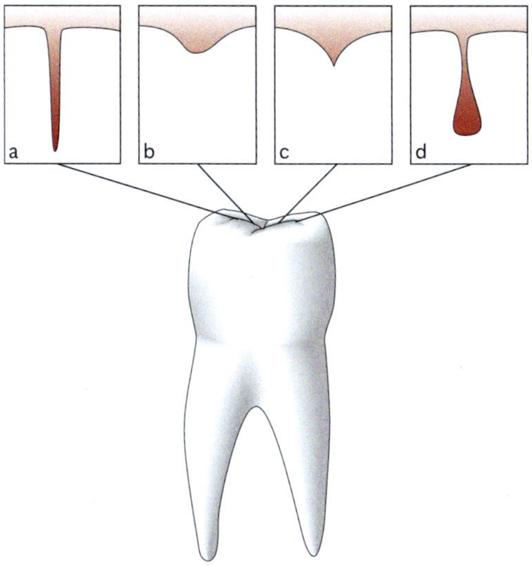

Abb. 1 Fissurenformen. a) spaltförmig; b) grübchenförmig; c) trichterförmig; d) ampullenförmig

Wann ist eine Fissurenversiegelung sinnvoll?
- bei stark zerklüfteten Fissuren und palatinal gelegenen Grübchen an bleibenden Molaren, seltener auch an Prämolaren
- bei kariesanfälligen Kindern, vor allem in den ersten zwei Jahren nach Durchbruch der bleibenden Molaren
- wenn die Fissuren noch kariesfrei sind, nach dem vollständigen Durchbruch der Zähne

Wann ist eine Fissurenversiegelung nicht sinnvoll?
- bei bereits vorhandener Karies
- bei flachen, leicht einsehbaren Fissuren
- bei Kindern, die kein hohes Kariesrisiko haben
- bei Kindern, die nicht zuverlässig zur Kontrolle der Versiegelung kommen, da dann der kariesprophylaktische Effekt nicht erreicht wird
- bei Allergien

Erweiterte Fissurenversiegelung
Wenn eine kleine Fissurenkaries vorliegt, kann eine erweiterte Fissurenversiegelung durchgeführt werden. Hierzu wird die Fissurenkaries minimalinvasiv entfernt und diese Stelle wird in die Fissurenversiegelung mit einbezogen. Die übrigen Fissurenanteile werden versiegelt.

Kariestherapie →LF 4

Wann ist der beste Zeitpunkt für eine Fissurenversiegelung?
Nach dem Zahndurchbruch ist der Zahnschmelz noch nicht vollständig mineralisiert und daher sehr kariesanfällig. Die Versiegelung sollte am besten **im ersten halben Jahr** nach Durchbruch der bleibenden Zähne stattfinden, sobald die Zähne vollständig herausgewachsen sind und das Anlegen eines Kofferdams möglich ist.

Kofferdam →LF 4

Bei älteren Jugendlichen und Erwachsenen ist eine Fissurenversiegelung **nicht** angebracht, da die Fissuren in der Regel entweder schon kariös oder bereits gefüllt sind. Wenn sie zu diesem späten Zeitpunkt noch kariesfrei sind, dann kann davon ausgegangen werden, dass das Kariesrisiko gering und daher eine Fissurenversiegelung nicht notwendig ist.

Arbeitsablauf bei einer Fissurenversiegelung
- Das Fissurenrelief wird gründlich mit einer Polierpaste gereinigt, eventuell wird ein Pulverstrahlgerät zur Reinigung eingesetzt.
- Danach erfolgt eine sorgfältige Spülung und absolute Trockenlegung des Zahnes.
- Die Ätzlösung, ein Phosphorsäuregel, wird aufgetragen, man lässt sie einwirken und spült sie anschließend mit Wasserspray gründlich ab. Dadurch ist im Zahnschmelz ein Retentionsmuster entstanden, sodass das Komposit besser haftet.
- Nach Trocknung des Fissurenreliefs mit dem Luftbläser wird das dünnfließende Komposit eingebracht. Es dürfen keine Luftblasen entstehen. Mit einer Polymerisationslampe wird das Komposit ausgehärtet.
- Zum Schluss erfolgen eine Politur und eine Überprüfung der Okklusion. Es darf kein Materialüberschuss da sein. Das Auftragen einer Fluoridlösung zur Remineralisierung der angeätzten Oberfläche beendet den Behandlungsablauf.

Nachkontrolle
Trotz sorgfältiger Verarbeitung kann es passieren, dass Teile der Fissurenversiegelung abplatzen oder abgenutzt werden. Werden diese Defekte nicht bemerkt, kann sich Karies unter der Versiegelung unbemerkt ausbreiten. Daher ist eine regelmäßige Kontrolle der versiegelten Flächen notwendig, am besten im Rahmen der Kontrolluntersuchungen.

2.4.4 Gruppenprophylaxe bei Kindern und Jugendlichen bis zum 12. Geburtstag

Bei der Gruppenprophylaxe wird eine Gruppe von Kindern oder Jugendlichen kariesvorbeugend betreut. Das beginnt in den frühkindlichen Betreuungseinrichtungen, den Kitas.

Vier Bausteine gegen Karies- und Parodotalerkrankungen

Gruppenprophylaxe für Unter-3-Jährige

In den Kitas eröffnet sich die Möglichkeit einer gesundheitlichen Chancengleichheit, unabhängig der familiären Situation.

Bei Kindern unter 3 Jahren werden das Kita-Team und die Eltern über Zahngesundheit und zahngesunde Ernährung durch das Gruppenprophylaxe-Team der Kinder- und Jugendzahnpflege aufgeklärt. Ein spielerisches Heranführen der Kinder an das Zähneputzen mithilfe einer Handpuppe und anderem Anschauungsmaterial ist sicherlich sinnvoll. Ansonsten lernen Kinder in diesem Alter hauptsächlich durch Nachahmung der engen Bezugspersonen.

Das tägliche gemeinsame Zähneputzen mit der Bezugserzieherin (Vorbildfunktion) in einer maximalen Gruppenstärke von 4 Kindern ist wichtig. Es sollte ein tägliches Ritual werden. Eine ruhige, freundliche Atmosphäre ist von Vorteil. Ein Loben des Kindes sollte nicht zu kurz kommen.

Ziele der Gruppenprophylaxe für Unter-3-Jährige sind:

- frühkindliche Karies im Milchzahngebiss zu reduzieren
- allen Kindern von Anfang an die gleiche Chance auf gesunde Zähne zu ermöglichen
- Eltern in dem Bereich der zahngesunden frühkindlichen Entwicklung anleiten, sodass sie Ihre Erziehungsaufgabe wahrnehmen können
- das Personal in den Kitas und der Tagespflege unterstützen, sodass sie ihren Auftrag zur Förderung der Mundgesundheit wahrnehmen können

Gruppenprophylaxe für 3- bis 6-Jährige

Bei Kindern über 3 Jahren ist das tägliche Ritual des Zähneputzens in der Kita fortzuführen. Zusätzlich ist ab diesem Alter möglich:

- kindgerechtes, spielerisches Einüben des Zähneputzens durch die Prophylaxe-Teams der Kinder- und Jugendzahnpflege
- kindgerechte Aufklärung über Ernährung
- Besuch eines Zahnarztes in der Kita, Motivation zum Zahnarztbesuch
- Untersuchung der Zähne
- Besuch von Kindergruppen in einer Zahnarztpraxis
- altersgerechte Fluoridierung, z. B. durch eine entsprechende Zahnpasta
- Informationsveranstaltungen für das Kita-Personal und die Eltern

Gruppenprophylaxe für Schulkinder bis 12 Jahren

Wenn die Schulkinder in eine Ganztagesschule gehen, dann sollte das tägliche Zähneputzen nach der Hauptmahlzeit fortgeführt werden. Der regelmäßige Besuch des Prophylaxeteams und eines Zahnarztes sollte folgendes beinhalten:

- Reihenuntersuchung durch den Zahnarzt
- Fluoridierung der Zähne, nach Zustimmung der Eltern, z. B. mithilfe eines Fluoridlacks
- altersgerechte Aufklärung über Mundhygiene
- Einüben des richtigen Zähneputzens
- Gespräche über zahngesunde Ernährung
- Informationsveranstaltungen für Lehrpersonal und Eltern

Terminologie: Vier Bausteine gegen Karies- und Parodontalerkrankungen

Abrasion, die	Abrieb oder Verschleiß der Zahnsubstanz durch mechanische Einwirkung; z. B. beim Kauvorgang oder durch grobe Zahnpasta
abrasiv	scheuernd, abnutzend
Abrasivität, die	abtragende Wirkung, z. B. von Putzkörpern in Zahnpasta
Antiseptikum, das **Antiseptika** (Mehrzahl)	Medikamente, die Krankheitserreger abtöten
Approximalfläche, die	Seitenfläche eines Zahnes zum Nachbarzahn hin; mit dem Approximalkontakt als Berührungsstelle
Approximalkaries, die	Karies an den Approximalflächen
Approximalkontakt, die	Berührungspunkt benachbarter Zähne
Approximalraum, der	Zahnzwischenraum, Interdentalraum
Attrition, die	Abrieb der Zahnsubstanz durch direkten Kontakt der Zähne, z. B. der Antagonisten (Knirschen)
Bleaching, das	Aufhellen, Bleichen der Zähne
demineralisieren **Demineralisation**, die	entkalken; Mineralien werden dem Zahn entzogen: Entkalkung der Zahnhartsubstanz
Dentin, das	Zahnbein; bildet den größten Teil der Zahnhartsubstanzen
Disaccharid, das	Doppelzucker; aus zwei Molekülen bestehendes Kohlenhydrat
Erosion, die	Verlust von Zahnhartsubstanz durch häufige direkte Einwirkung von Säuren, z. B. aus Obstsäften, Cola, Wein
Fissur, die	Furche, Einschnitt, Spalte im Schmelz der Kaufläche von Molaren und Prämolaren
Fluorapatit, der	Bestandteil des Zahnschmelzes; eine Kalzium-Fluorid-Verbindung
food debris	frische Essensreste
Furkation, die	Teilungsstelle der Zahnwurzeln bei mehrwurzeligen Zähnen
Index, der **Indizes** (Mehrzahl)	Anzeiger, Maßzahl
interdental	zwischen den Zähnen
Interdentalraum, der	Zahnzwischenraum, Approximalraum
kariogen	Karies hervorrufend
Kohlenhydrate	Verbindungen aus Kohlenstoff, Wasserstoff, Sauerstoff; liefern dem Körper Energie
Kopfbissstellung, die	die Frontzähne stehen mit den Schneidekanten aufeinander

Kürette, die	scharfrandiges Handinstrument; es gibt verschiedene Ausführungen zur Reinigung der Wurzeloberfläche und zur Ausschabung von Weichgewebe aus parodontalen Taschen
lokal	örtlich, direkt am Ort
Materia alba, die (lat. materia = Masse; alba = weiß)	weißlicher Zahnbelag, ein paar Stunden alt
Mineralstoffe	lebenswichtige Stoffe, die keine Energie liefern und die der Körper nicht selbst herstellen kann; z. B. Kalzium, Chlorid
Monosaccharid, das	Einfachzucker; aus nur einem Molekül bestehendes Kohlenhydrat
multitufted	vielbüschelig
Nursing-Bottle-Syndrom, das (= Saugerflaschensyndrom; Nuckelflaschensyndrom; NBS)	Nuckelflaschenkaries; meist nur die OK-Frontzähne betreffend; bei 6 % der 1- bis 3-Jährigen; Ursache: ständige Zufuhr von Säften oder gesüßtem Tee aus dem Trinkfläschchen
oral	den Mund betreffend
oszillieren	schwingen, zittern
Papille, die	in den Raum zwischen zwei Zähnen ragendes Zahnfleischgewebe; auch als Zahnfleischpapille bezeichnet
Plaque, die	weicher, festhaftender Zahnbelag aus Speichelbestandteilen, Nahrungsresten, verschiedenen Bakterienarten und deren Stoffwechselprodukten
Plaquerevelator, der	Färbemittel zum Sichtbarmachen von Plaque
Prädilektionsstelle, die	Stelle am Zahn, an der aus anatomischen Gründen bevorzugt Plaque haftet und sich Karies bildet
Polysaccharid, das	Vielfachzucker; aus vielen Zuckermolekülen bestehend
Rachitis, die	Vitamin-D-Mangelerkrankung bei Kindern; mit Störungen des Knochen- und Skelettaufbaus; daher erhalten Säuglinge Vitamin-D-Tabletten als Prophylaxe
Recallsystem, das	Wiederbestell- und Erinnerungssystem für Patienten
Remineralisation, die **remineralisieren** (Verb)	erneute Verkalkung der Zahnhartsubstanz; Einbau von Kalzium, Phosphat, Fluorid in den Schmelz; auch als Zahnschmelzhärtung bezeichnet
Retentionsmuster, das	Verankerungsmuster; entsteht durch Demineralisation; raut die Schmelzoberfläche auf, sodass das Komposit am Zahn haften kann
Rotation, die	Drehung
Scaler, der	Handinstrument zur Zahnreinigung; dreieckiger Querschnitt; läuft spitz zu
Schmelzfluorose, die	gefleckter oder gebänderter Schmelz; hervorgerufen durch zu hohe Fluoridkonzentration während der Schmelzbildung

Skorbut, der	Vitamin-C-Mangelerkrankung bei Menschen, die monatelang keine Frischkost wie Obst und Gemüse zu sich nehmen; Symptome: Zahnfleischbluten, Zahnausfall
Spurenelemente	Mineralstoffe, die der Körper in sehr kleinen Mengen benötigt; z. B. Fluoride, Jodid
Substrat, das	Nährstoff, Nährboden
Sulkus, der (lat. sulcus = Furche)	Zahnfleischfurche; in Höhe des Zahnhalses rund um den Zahn verlaufend; 1–2 mm tief
Sulkusrand, der	Rand der Zahnfleischfurche; Übergang vom Zahnfleisch zum Zahnschmelz
systemisch	ein Stoff wird über die Blutbahn im ganzen Körper verteilt, wirkt somit auf den ganzen Körper ein, nicht nur örtlich begrenzt
Toxin, das	Gift
vestibulär	zum Mundvorhof hin
Vitamine	lebenswichtige Stoffe, die vom Körper nicht selbst aufgebaut werden können und daher mit der Nahrung zugeführt werden müssen

Aufgaben

1	Nennen Sie die vier Bausteine der Zahngesundheit.
2	Wie ist eine gute Zahnbürste beschaffen?
3	Beschreiben Sie das systematische Vorgehen beim Zähneputzen.
4	Nennen Sie die drei wichtigsten Zahnputztechniken.
5	Welche in der Nahrung enthaltenen Stoffe sind für die Zähne von Bedeutung?
6	Nennen Sie drei Faktoren bei der Nahrungsaufnahme, die für die Kariesentstehung von Bedeutung sind.
7	Welche vier Vorteile bietet das Kauen von Kaugummi mit Xylit?
8	Erläutern Sie die karieshemmende Wirkung der Fluoride.
9	Beschreiben Sie den Unterschied zwischen lokaler und systemischer Fluoridierung.
10	Wie viele Fluoride in ppm enthält eine fluoridhaltige Kinderzahnpasta?
11	Wie viele Fluoride in ppm enthält eine fluoridhaltige Erwachsenenzahnpasta?
12	Nennen Sie drei Möglichkeiten der lokalen Fluoridierung.
13	In welchem Alter kann eine Schmelzfluorose entstehen?
14	Nennen und erklären Sie zwei Indizes. Welcher davon gibt das langfristige Putzverhalten des Patienten zu Hause wieder?
15	Was ist eine professionelle Zahnreinigung (PZR)? Welche Arbeitsschritte umfasst sie?
16	Zu welchem Zeitpunkt ist die Fissurenversiegelung am sinnvollsten?
17	Nennen Sie drei Gründe, wann eine Fissurenversiegelung nicht sinnvoll ist.

3 Bestimmung des individuellen Kariesrisikos

Den aktuellen Gesundheitszustand des Gebisses kann man mithilfe einer zahnärztlichen Untersuchung, mit dem Erstellen von Indizes und einer Ernährungsbefragung einschätzen. Manche Patienten möchten zusätzlich eine Einschätzung ihres Kariesrisikos für die Zukunft. Dazu eignen sich **mikrobiologische Tests** und **Speicheluntersuchungen**. Generell kann man sagen, dass diese Tests mehr zur Motivation und Verlaufskontrolle des Patienten dienen als zur tatsächlichen Risikoeinschätzung. Denn die Ergebnisse wiederholter Tests am gleichen Patienten können sehr unterschiedlich ausfallen. Bei Kindern erfolgt eine Kariesrisikobestimmung mithilfe des dmf-t-Index. Für den Speicheltest und den mikrobiologischen Test muss Speichel gewonnen werden: Durch Kauen eines Paraffinstückchens wird vermehrt Speichel produziert, der in einem Becher aufgefangen wird.

DMF-T-Index →LF 4

3.1 Mikrobiologische Tests

Diese Tests sind nur sinnvoll, wenn ein kariesfreies oder saniertes Gebiss vorliegt, da sonst zu viele Bakterien im Mund des Patienten vorhanden sind. Bestimmte Bakterienarten in der Plaque, nämlich **Streptococcus mutans** und **Laktobazillen**, sind nachgewiesenermaßen vorrangig verantwortlich für die Entstehung von Karies. Das Bakterium der Art **Streptococcus mutans** haftet gut am Zahnschmelz und wandelt Zucker in Milchsäure um. Es ist der Hauptverursacher der Karies und wird durch Ansteckung von den Eltern an die Kinder weitergegeben. Jedoch bedeutet eine hohe Anzahl von Streptokokken nicht zwangsläufig ein erhöhtes Kariesrisiko! Da das Immunsystem des Einzelnen sehr spezifisch ist, kann eine hohe Streptokokkenanzahl sehr unterschiedliche Auswirkungen haben. Demgegenüber weist eine große Anzahl an **Laktobazillen** auf ein erhöhtes Kariesrisiko hin. Je mehr Zucker der Patient zu sich nimmt und je schlechter seine Mundhygiene ist, desto mehr Laktobazillen sind nachweisbar. Alle Maßnahmen, die dazu dienen, die Übertragung von kariogenen Keimen zu verhindern oder zu minimieren, werden auch als Primär-Primär-Prophylaxe bezeichnet.
Bei der **Durchführung** eines mikrobiologischen Tests kaut der Patient zunächst ein Paraffinstückchen. Der produzierte Speichel wird in einem Becher aufgefangen. Dann wird mit einer Pipette etwas Speichel über einen Nährboden geträufelt, auf dem nur Streptokokken und Laktobazillen wachsen. Nach dem Bebrüten bei 37 °C sind Bakterienkolonien gewachsen. Diese werden mit Mustern verglichen und so wird die Anzahl der Keime ermittelt.

Merke
Es ist wichtig, Eltern von Neugeborenen zu erklären, dass ihr Baby noch keine Kariesbakterien im Mund hat. Erst durch den Kontakt mit dem Speichel der Erwachsenen infiziert sich das Kind. Eine Verzögerung oder Vermeidung dieser Infektion ist für das Kind von Vorteil. Daher sollten die Eltern den Löffel oder den Schnuller des Kindes nicht ablecken.

3.2 Speicheltests

Der Speichel spielt bei der Kariesentstehung eine große Rolle. Mit einer höheren Kariesaktivität rechnet man, wenn wenig Speichel vorhanden ist (geringe **Fließrate**) oder wenn die **Pufferkapazität**, also die Fähigkeit, Säuren zu neutralisieren, schlecht ist. Die Speichelmenge und die Speichelzusammensetzung hängen von verschiedenen Faktoren ab, wie z. B. Erkrankungen oder Medikamenteneinnahme. Im Schlaf verringert sich die Sekretionsmenge auf weniger als ein Zehntel des Tages. Daher ist es wichtig, am Abend besonders gründlich Zähne zu putzen und nach dem Zähneputzen nichts mehr zu essen, also ohne „Betthupferl“ schlafen zu gehen.

Bedeutung des Speichels →LF 4

Speicheldrüsen →LF 2

Um die **Fließrate** des Speichels zu überprüfen, muss der Patient wieder auf einem Paraffinstückchen kauen, diesmal genau eine Minute lang. Der produzierte Speichel wird in einem Messbecher gesammelt. Es wird gemessen, wie viel Speichel gewonnen wurde. Der Normalwert beträgt 1 ml und mehr Speichel pro Minute. Der kritische Wert liegt unter 1 ml pro Minute.

Um die **Pufferkapazität** des Speichels zu messen, tropft man Speichel auf einen Teststreifen, ein sogenanntes pH-Indikatorpapier. Auf dem Teststreifen erfolgt eine Farbreaktion, die einen bestimmten pH-Wert anzeigt. Je mehr Säure das Indikatorpapier anzeigt, also ein pH-Wert von 5,5 und niedriger, desto schlechter ist die Pufferkapazität des Speichels. Bei einem pH-Wert von 6 und mehr liegt eine hohe Pufferkapazität des Speichels vor, das Milieu im Mund ist neutral oder sogar basisch.

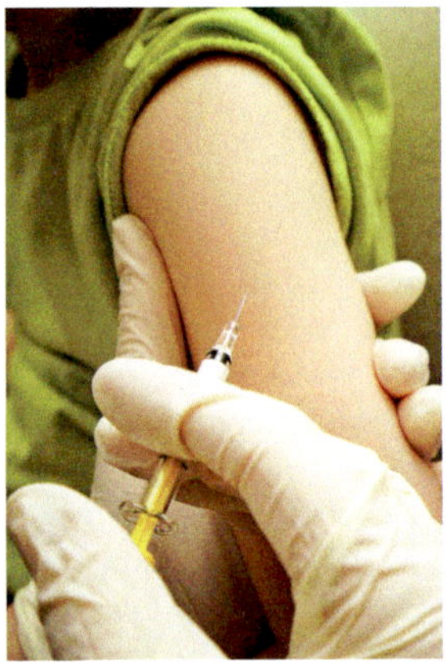

Speicheltests und mikrobiologische Tests können auch mithilfe einer speziellen Software ausgewertet werden.

Exkurs

Gibt es eine Impfung gegen Karies? Nein, bis heute gibt es keine Impfung gegen Karies. In unserem Mund leben viele unterschiedliche Bakterien. Auch Karies wird durch Bakterien hervorgerufen. Man bräuchte zum Erlangen einer Immunität viele verschiedene Antikörper. Wenn man gegen den Haupterreger der Karies, Streptococcus mutans, aktiv impft, dann verbleiben die gebildeten Antikörper im Blut und gelangen nicht zu den Zähnen. Somit hat diese Impfung keinen Vorteil. Wenn man eine passive Impfung mittels Aufsprühen der Antikörper auf die Zähne durchführt, so werden diese Antikörper durch den Speichel schnell weggespült und ergeben auch nicht den gewünschten Effekt.

Terminologie: Bestimmung des individuellen Kariesrisikos

Base, die **basisch** (Adjektiv)	Lauge; chemische Lösung, die einen pH-Wert zwischen >7 und 14 hat
Fließrate, die	Bildung von Speichel in einer bestimmten Zeit
Laktobazillen	stäbchenförmige Milchsäurebakterien; bei Karies stark vermehrt
mikrobiologisch	die Mikroorganismen (Kleinstlebewesen) betreffend
pH-Indikatorpapier, das	chemisch beschichtete Papierstreifen, die eine Farbveränderung anzeigen, wenn eine Lösung sauer, neutral oder basisch ist
pH-Wert, der	Säuregrad einer Lösung; angegeben auf einer Skala von 1 bis 14; ein pH-Wert von 1 bedeutet „stark sauer"; eine Lösung mit dem pH-Wert 7 ist neutral; ein pH-Wert von 14 bedeutet „stark basisch"
Pufferkapazität, die	Fähigkeit, den pH-Wert neutral zu halten, auch wenn Säuren oder Basen dazukommen
Säure, die	chemische Lösung, die einen pH-Wert zwischen 1 und <7 hat
Streptococcus mutans	kariesverursachende Bakterienart; kugelförmig; in Ketten aneinandergereiht

Aufgaben

1 Welche zwei Bakterienarten sind hauptsächlich an der Kariesentstehung beteiligt?

2 Was ist die Fließrate, was ist die Pufferkapazität des Speichels?

3 Ist ein saures Milieu im Mund schädlich? Bitte begründen Sie.

4 Ein „Betthupferl" nach dem Zähneputzen ist doch nicht so schlimm! Widerlegen Sie diese Behauptung.

5 Eine Mutter leckt den Schnuller ab, bevor sie ihn ihrem Kind in Mund steckt. Nehmen Sie zu diesem Verhalten Stellung.

4 Patientengespräche in der Prophylaxe

Gruppenprophylaxe →S. 48

Zur zahnärztlichen Betreuung von Kindern und Jugendlichen vom sechsten Geburtstag bis zum 18. Lebensjahr steht ein Individualprophylaxeprogramm zur Verfügung. Wenn bereits Kinder an einen verantwortungsbewussten Umgang mit ihren Zähnen herangeführt werden, so ist die Wahrscheinlichkeit sehr groß, dass sie ihre Gewohnheiten auch im Erwachsenenalter beibehalten. Bei **Prophylaxegesprächen mit Kindern und Jugendlichen** sollten folgende Aspekte beachtet werden:

- altersentsprechende Sprache; keine Fachwörter, aber auch keine „Babysprache"
- eine Atmosphäre schaffen, in der der Patient Fragen stellen darf, ohne Angst vor einer „Blamage" zu haben
- Augenkontakt auf gleicher Höhe ermöglichen, das Gespräch im Sitzen führen
- Rückfragen stellen, um zu überprüfen, ob der Patient alles verstanden hat
- „offene" Fragen stellen: „Wie und wann putzt du dir die Zähne?"
- an Bedürfnisse des Patienten anknüpfen, wie z. B. schöne Zähne beim Lachen zeigen, keinen Mundgeruch haben

4.1 Prophylaxegespräche mit Kindern

Hier ein paar Tipps für die Durchführung der Individualprophylaxe bei Kindern zwischen sechs und zwölf Jahren:

- Sprechen Sie das Kind bei seinem **Vornamen** an. Wenn es in Begleitung eines Erwachsenen kommt, so begrüßen Sie zuerst das Kind und dann den Erwachsenen. Denn das Kind ist ja die **Hauptperson**, an die Sie sich wenden.
- Nehmen Sie Kontakt auf, stellen Sie sich vor und zeigen Sie Verständnis, wenn das Kind Angst hat. Hören Sie dem Kind beim Sprechen zu, sodass Sie sich auf seine **Sprachebene** einlassen können.
- Beschreiben Sie dem Kind, was bei diesem Termin **gemacht** wird.
- Lassen Sie sich von dem Kind zeigen, wie es **putzt**. Loben Sie es, damit es nicht gleich entmutigt wird, und zeigen Sie ihm dann, was es verbessern kann. Dazu nehmen Sie ein großes Zahnmodell mit einer entsprechenden Zahnbürste, halten dieses so, wie auch der Kiefer des Kindes steht, also nicht spiegelverkehrt. Jetzt zeigen und erklären Sie dem Kind eine geeignete Putztechnik und Systematik.
- Zuerst kann es am Modell üben, dann im eigenen Mund. Prüfen Sie, ob das Kind alles verstanden hat.
- Entscheiden Sie, ob das Kind ein **Bild** mit der Putzsystematik malen sollte. Dieses kann im Badezimmer zu Hause als Gedächtnisstütze aufgehängt werden.

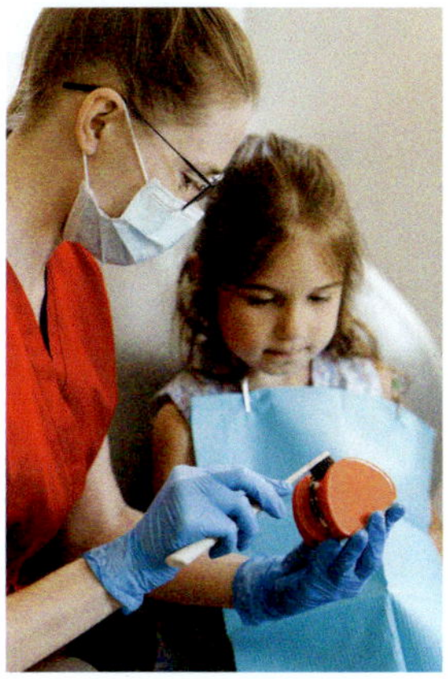

Abb. 1 Prophylaxegespräch

- Erklären Sie dem Kind mithilfe einer **Sanduhr** die Dauer des Putzens und dass es besonders am **Abend** wichtig ist, gründlich zu putzen.
- Bei der nächsten Sitzung wäre es von Vorteil, die Zähne gleich zu Beginn **einzufärben**, damit man dem Kind im Spiegel zeigen kann, wo es noch nicht gut geputzt hat.
- Wenn noch Zeit vorhanden ist, so sprechen Sie mit dem Kind über **Süßigkeiten** und deren Auswirkung auf seine Zähne.
- Der Abschluss jeder Prophylaxesitzung sollte positiv gestimmt sein. Lob und eine Belohnung, z. B. in Form einer Zahnbürste, eines bunten Faltblattes oder kleiner Spielzeuge, sind sinnvoll, damit das Kind gerne wiederkommt.

4.2 Prophylaxegespräche mit Jugendlichen

Für die Durchführung bei Jugendlichen lassen sich folgende Tipps anwenden:
- Fragen Sie den Jugendlichen, ob Sie ihn noch duzen dürfen. Sprechen Sie ihn mit dem Vornamen an. Stellen Sie sich vor.
- Vermeiden Sie eine „coole" Sprache, bleiben Sie authentisch.
- Fassen Sie kurz zusammen, was den Jugendlichen heute erwartet.
- Sprechen Sie über Kariesentstehung und zahngesunde Ernährung. Stellen Sie „offene Fragen", sodass Sie erkennen können, ob der Jugendliche alles versteht.
- Bei Jugendlichen ist es nicht immer sinnvoll, sich die bisherige Putztechnik zeigen zu lassen. Sie sind gehemmt und haben Angst, sich zu blamieren. Kontrollieren Sie das Gebiss auf Beläge. Danach zeigen Sie am Modell die geeignete Putztechnik und weisen Sie auf die ungeputzten Stellen hin. Lassen Sie den Patienten vor dem Spiegel im eigenen Mund üben und korrigieren Sie ihn sachlich. Zeigen Sie ihm den Umgang mit Zahnseide, zuerst am Modell, dann „live" im Mund.
- Wenn der Jugendliche mit dem Einfärben der Zähne einverstanden ist, so ist dies ein geeignetes Mittel, um ihn zu einem besseren Putzen zu motivieren. Wenn Sie einen API erstellt haben, so nennen Sie ihm den Wert, der in der nächsten Sitzung mit dem neu erstellten verglichen wird.
- Auch das Erheben eines Blutungsindex ist sinnvoll. Der Patient sieht im Spiegel die blutenden Stellen. Für die meisten Menschen ist Blut ein Alarmsignal für Krankheit. Das Problembewusstsein wird größer, der Patient gibt sich mehr Mühe.
- Schlagen Sie dem jugendlichen Patienten vor, während des Zähneputzens zu Hause ein aktuelles Musikstück laufen zu lassen. Wenn er während der gesamten Abspieldauer des Liedes putzt, so ist die richtige Putzdauer von drei bis vier Minuten garantiert.
- Erteilen Sie dem Patienten keine Ratschläge, bevormunden Sie ihn nicht und verbieten Sie ihm nichts.
- Sinnvoll ist auch, eine detaillierte, konkrete Anleitung zur Zahnpflege im Tagesverlauf zu erstellen, z. B.: „Immer morgens nach dem Frühstück Zähne putzen, abends (zusätzlich zum Putzen mit der Zahnbürste) Zahnseide benutzen."
- Auch bei Jugendlichen sollte jede Prophylaxesitzung positiv gestimmt enden. Vielleicht bewirkt eine gute Zahnbürste als Belohnung oder ein geeignetes Faltblatt, dass der Patient gerne wiederkommt.

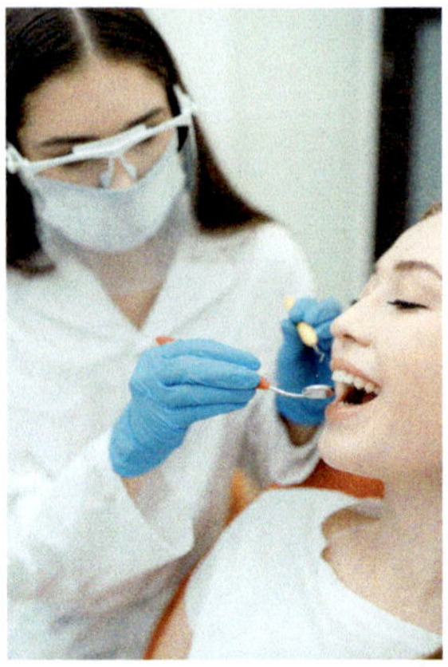

Abb. 1 Jugendliche bei der Prophylaxe

4.3 Förderung der Mundgesundheit bei Pflegebedürftigen

Die Lebenserwartung der Menschen ist seit einigen Jahrzehnten enorm gestiegen. Das schafft die Notwenigkeit, auf den besonderen Betreuungs- und Behandlungsbedarf alter Menschen einzugehen. Hinzu kommt, dass Pflegebedürftige in Deutschland immer häufiger eigene Zähne oder Implantate haben, die sie nicht selbständig reinigen können. Das stellt die Pflegenden vor große Herausforderungen, da sie mit den technischen Eigenheiten nicht vertraut sind.

4.3.1 Pflege der Zähne und der Mundhöhle Pflegebedürftiger

Fachleute mit breitem Wissen zu diesem Thema haben sich zur Aufgabe gemacht, die Zahn- und Mundgesundheit der Senioren und Pflegebedürftigen zu fördern und Pflegefachkräfte entsprechend zu beraten.

Bei noch vorhandenen eigenen Zähnen sollte zweimal täglich geputzt werden. Eine weiche Zahnbürste ist von Vorteil, da das Zahnfleisch empfindlich ist. Elektrische Zahnbürsten reinigen besser, aber manche Pflegebedürftigen mögen das Geräusch und die Vibrationen nicht. Wenn der Pflegebedürftige nicht mehr in der Lage ist, auszuspucken, werden der Zahnpastaschaum und die Beläge mit Kompressen von hinten nach vorne ausgewischt. Die Gefahr einer Aspiration sollte dabei minimiert werden.

Eine geeignete Körperhaltung der pflegebedürftigen als auch der pflegenden Person verhindert Rückenschmerzen. Die zu pflegende Person sollte idealerweise am Waschbecken sitzen, den Oberkörper nach vorne geneigt. Die Pflegekraft steht breitbeinig mit leicht gebeugten Knien hinter ihr. Herausnehmbarer Zahnersatz sollte mindestens einmal täglich mit Bürste und Zahnpasta unter laufendem Wasser gründlich gereinigt werden.

Zahnärztliche Informationen, Pflegeanleitung für pflegende Personen

Name, Vorname der pflegebedürftigen Person

Ausgehändigt an

Zustand Mund und Zähne

Befund/Versorgung

Oberkiefer
- ○ Totalprothese
- ○ Teilprothese
- ○ Beläge

Unterkiefer
- ○ Totalprothese
- ○ Teilprothese
- ○ Beläge

Zustand der Mundhygiene

Zähne	☺	😐	☹
Zahnfleisch	☺	😐	☹
Zunge	☺	😐	☹
Zahnersatz	☺	😐	☹

Besonderheiten/ Anmerkungen

Datum und Unterschrift

Unterstützung bei Mund- und Zahnpflege
- ○ keine
- ○ teilweise
- ○ vollständig

Persönlicher Plan zur Pflege

Zähne reinigen 2x am Tag mit
- ○ Handbürste
- ○ Elektrischer Bürste
- ○ Dreikopfbürste
- ○ Fluoridhaltiger Zahnpasta
- ○ Zahnzwischenräume
- ○ Mundschleimhaut
- ○ Zunge
- ○ Prothese
- ○ Spüllösung

Behandlungsbedarf
- ○ Füllung legen
- ○ Zahnentfernung
- ○ Zahnersatz reparieren/anfertigen
- ○ Zahnfleisch/Schleimhaut behandeln

Abb. 1 Dokumentationsbogen Zahnpflege für Pflegende (Beispiel)

4.3.2 Zahnärztliche Behandlung

Die zahnärztliche Behandlung eines älteren Menschen sollte möglichst in der Zahnarztpraxis stattfinden. Hier stehen alle Instrumente, Materialien und die Möglichkeit zum Röntgen zur Verfügung. Auch die hygienischen Voraussetzungen sind gegeben. Dazu ist eine barrierefreie Praxis notwendig, für die folgende Punkte erfüllt sein müssen:
- behindertengerechte Parkmöglichkeiten
- Zugang zu den Praxisräumen ohne Treppen oder Schwellen
- automatische Türöffner
- Handläufe in den Fluren
- gute Beleuchtung
- rollstuhlgerechter Zugang zur Toilette, WC-Griffe

Reinigung von Zahnersatz
→S. 149

- die Möglichkeit, auch im Rollstuhl zu behandeln
- Lesehilfen, Lagerungskissen bereithalten
- Transferhilfen

Wenn der Transport des betagten Menschen in die Praxis nicht mehr möglich ist, so erfolgt ein Hausbesuch, bzw. der Besuch im Pflegeheim. Es gibt Kooperationsverträge zwischen Pflegeeinrichtungen und Zahnarztpraxen. Der Zahnarzt übernimmt die Betreuung eines bestimmten Pflegeheims. Allerdings ist der Behandlungsumfang eingeschränkt, z. B. können chirurgische Eingriffe nur in der Zahnarztpraxis erfolgen. Ein zahnärztlicher Besuch in vertrauter Umgebung hat auch Vorteile, vor allem für Menschen mit Demenz-Erkrankungen. Der Patient ist weniger gestresst und aufgeregt. Somit kann die Behandlung unkomplizierter verlaufen.

4.3.3 Umgang und Kommunikation mit betagten Menschen

Die Sinnesorgane eines betagten Menschen lassen in ihrer Leistungsfähigkeit nach. Das bedeutet, dass er nicht mehr gut hören und sehen kann. Dies erschwert die Kommunikation. Folgende Punkte sollten beachtet werden:

- Langsam und deutlich sprechen, kurze Sätze verwenden
- Den Patienten mit Namen ansprechen
- Blickkontakt halten, sodass der Patient auch von den Lippen ablesen kann
- Rückfragen, ob der Patient das Gesagte verstanden hat
- Auf die nonverbale Kommunikation achten: Körpersprache, Mimik, Gestik
- Eine angenehme, empathische Atmosphäre schaffen
- Hand auflegen, falls der Patient Körperkontakt als angenehm empfindet
- Eingehen auf die Fragen und Bedürfnisse des Patienten, respektvoll mit ihm umgehen
- Zeit und Geduld mitbringen, keine lauten Geräusche im Hintergrund
- Auf „Warum“-Fragen verzichten, da vor allem der Demenzkranke keine sinnvolle Antwort geben kann. Sie werden verunsichert.
- Bei Demenzkranken müssen Mimik und Gestik beachtet werden, da sie sich nicht mehr so gut äußern können.

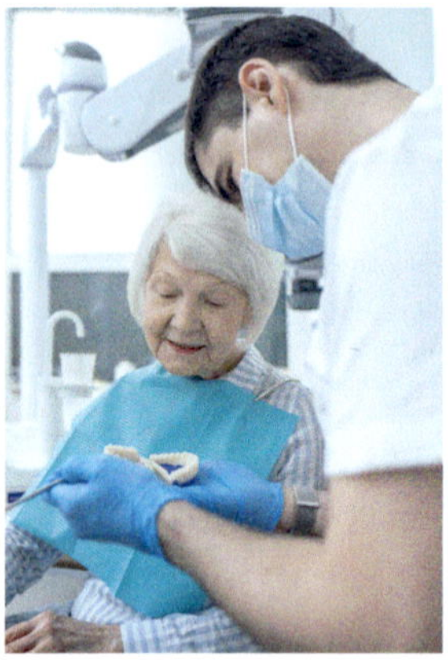

Abb. 1 Kommunikation mit älterer Patientin

Aufgaben

1 Nennen Sie fünf Punkte, die Sie bei einem Prophylaxegespräch mit Kindern und Jugendlichen beachten sollten.

2 Nehmen Sie die Sprache des Kindes bzw. des Jugendlichen an? Begründen Sie.

3 Welche Hilfsmittel setzen Sie für das Erklären und Demonstrieren ein?

4 Wie sollte eine Prophylaxesitzung enden?

5 Eine Pflegekraft ist beauftragt, einem Pflegebedürftigen die Zähne zu putzen. Nennen Sie zwei Dinge, die sie auf jeden Fall beachten muss.

6 Was gehört zu einer barrierefreien Praxis?

7 Nennen Sie fünf Punkte, die in der Kommunikation mit betagten Menschen beachtet werden müssen

5 Zahn- und Kieferanomalien

Anomalien sind Abweichungen von der Norm. Bei Zahn- und Kieferanomalien weisen Kiefer und Zähne aus unterschiedlichen Gründen eine Fehlentwicklung auf. Sie bezieht sich auf die Zahnanatomie, die Zahnstellung, die Okklusion („Zusammenbiss"), die Kieferform und die Lage des Kiefers zum Schädel. Solch eine Fehlentwicklung nennt man **Dysgnathie**, im Gegensatz zu einer **Eugnathie**, bei der das Kauorgan eine regelrechte Verzahnung aufweist und die deshalb auch als Regelgebiss bezeichnet wird. Zwischen einem eugnathen und einem dysgnathen Gebiss bestehen fließende Übergänge.

Merke
Von **Eugnathie** spricht man, wenn ein Gebiss nach den anatomischen Regeln ausgebildet und funktionell einwandfrei ist. Es besteht eine regelgerechte Okklusion mit Neutralbiss ohne Anomalien.
Von einer **Dysgnathie** spricht man, wenn eine Gebissfehlstellung vorliegt. Das Kauorgan weicht von der Norm ab.

Die Einheit von Zähnen, Kieferknochen, Kaumuskulatur, Zunge und Kiefergelenk bezeichnet man als stomatognathes System. Das Zusammenspiel dieser Komponenten kann gestört sein. Das führt zu Schmerzen und Fehlfunktionen. Daher ist die Fehlstellung der Zähne und Kiefer nicht nur ein ästhetisches Problem. Sie beeinträchtigen das Beißen und das gründliche Kauen, da der Kontakt der Zähne zum Gegenkiefer ungenügend vorhanden ist. Überbelastungen einzelner Zähne, Kiefergelenkserkrankungen oder Zahnverlust sind mögliche Folgen. Auch das Sprechen und die Mundhygiene sind durch die Fehlstellungen behindert. In der ganzheitlichen Medizin spricht man davon, dass sogar Störungen der Körperhaltung mitverursacht werden. Folgen einer Nichtbehandlung von Zahn- und Kieferanomalien können somit sein:
- Überbelastung einzelner Zähne bis hin zum Zahnverlust
- Kiefergelenkserkrankungen
- Sprachfehler
- Zahnverlust
- schlechtes Kauvermögen, was zu Verdauungsbeschwerden führen kann
- erschwerte Mundhygiene und als Folge davon Karies

Daher müssen diese Fehlentwicklungen behandelt werden. Dies ist eine der Aufgaben der Kieferorthopädie.

Kieferorthopädie →S. 67

5.1 Ursachen für Zahn- und Kieferanomalien

Die Ursachen für Anomalien sind vielfältig →Tab. 1, S. 60. Man unterscheidet zwischen vererbten und im Laufe des Lebens erworbenen Fehlstellungen. Oft kann man die Gründe nicht eindeutig benennen.

Die **Vererbung** spielt eine große Rolle:
- Ein vorstehender Unterkiefer (Progenie = Vorbiss des Unterkiefers) kann von einem Elternteil auf das Kind vererbt werden.
- Ein Deckbiss kann ebenfalls vererbt werden. Beim Deckbiss besteht eine Rücklage des Unterkiefers kombiniert mit einer Steilstellung der oberen Frontzähne.

Progenie →S. 64

Deckbiss →S. 63

Andere Gründe für Anomalien liegen an einem Fehlverhalten (des Kindes). Sie sind durch schlechte Angewohnheiten, sogenannten **Habits** entstanden. Habits sind unbewusst ablaufende Tätigkeiten, die die Zähne und den Kiefer besonders belasten und zu Schäden führen können. Hauptsächlich Kinder, aber auch Erwachsene haben sich Habits zugelegt. Ob Schäden auftreten, hängt von der Intensität und der Veranlagung ab.

Außerdem können **Entwicklungsstörungen** auftreten, z. B.:
- Lippen-Kiefer-Gaumenspalten, die durch eine Entwicklungsstörung im Embryonalstadium entstehen
- Störungen aufgrund der Einnahme von Medikamenten, Alkohol, Nikotin in der Schwangerschaft
- Störung des Zusammenspiels der Kau- und Gesichtsmuskulatur und des Kiefergelenks
- Funktionsstörungen der Zunge
- behinderte Nasenatmung, die zur Mundatmung führt
- vorzeitiger Verlust der Milchzähne
- Fehlstellung der Wirbelsäule und des Beckens

Ursachen	Anomalien
Vererbung	– Progenie – Deckbiss
Habits	– langanhaltendes Daumen- und Fingerlutschen – ständiges Nuckeln an Trinkflaschen, Saugern oder anderen Gegenständen – Einsaugen der Lippen oder der Wangenschleimhaut – Zungenpressen – Beißen auf Nadeln, Nägeln, Büroklammern und Fingernägeln
Entwicklungsstörungen	– Lippen-Kiefer-Gaumen-Spalte – Einnahme von schädigenden Substanzen während der Schwangerschaft – Störung des Zusammenspiels der Kau-, Gesichtsmuskulatur, des Kiefergelenks – falsche Schlucktechnik, Funktionsstörungen der Zunge – vorzeitiger Milchzahnverlust (Verlust der Platzhalterfunktion der Milchzähne) – Mundatmung – Traumata, die dann zu einer gestörten Entwicklung des Kauorgans führen – Fehlstellung der Wirbelsäule und des Beckens

Tab. 1 Wichtige Ursachen für Zahn- und Kieferanomalien

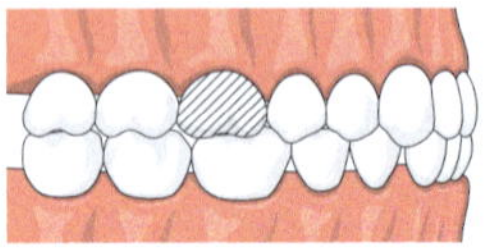

Abb. 1 Antagonistenkontakt

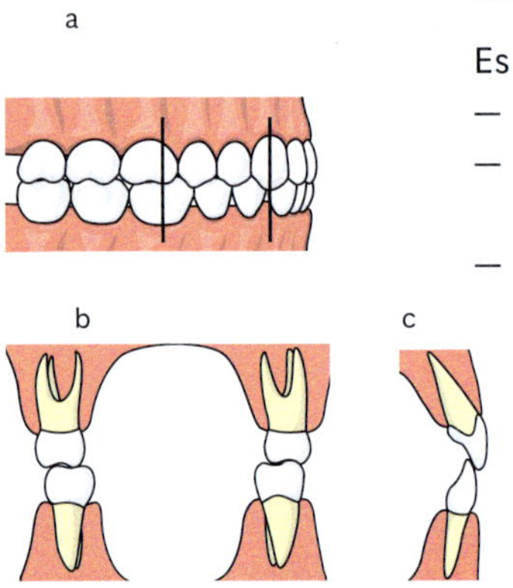

Abb. 2 Merkmale regelgerechter Okklusion

5.2 Eugnathe Verzahnung (regelgerechte Okklusion)

Ein Regelgebiss hat eine ideale Okklusion, bei der die Zähne des OK perfekt zu den Zähnen des UK passen. Jeder Zahn steht in einem ganz bestimmten Kontakt zu seinem **Antagonisten** (Gegenspieler; →Abb. 1). So wird die Kaukraft gleichmäßig auf den Kiefer verteilt. Der normale Biss entspricht der Klasse I der Angle-Klassifikation.

Es gibt fünf Kennzeichen, an denen eine regelgerechte Okklusion erkennbar ist:
- Die Mittellinie zwischen den ersten Frontzähnen stimmt im OK und im UK überein.
- Die Spitze des oberen Eckzahns ragt zwischen den unteren Eckzahn und den ersten Prämolaren →Abb. 2a.
- Der mesio-bukkale Höcker des ersten Molaren im OK greift in die Querfissur des ersten unteren Molaren →Abb. 2a.
  - Der Zahnbogen des OK greift über den Zahnbogen der UK-Zähne nach vestibulär →Abb. 2b.
  - Die Schneidekanten der oberen Frontzähne überragen die Schneidekanten der unteren Frontzähne um ca. 1–2 mm →Abb. 2c.

5.3 Dysgnathe Verzahnung

Es gibt verschiedene Arten von Fehlstellungen. Grundsätzlich kann man sie einteilen in:
- Zahnfehlstellungen (Form, Stellung, Anlage)
- Fehlstellung der Zahnreihen zueinander (Okklusion)
- Kieferfehlstellungen (der Kiefer zueinander)

5.3.1 Zahnfehlstellungen

Zahnengstand

Wenn die Zähne zu wenig Platz haben, dann stehen sie schief, verschachtelt oder gedreht. Dies ist nicht nur ein ästhetisches Problem, auch ist die Reinigung erschwert und somit ist die Gefahr von Karies größer. Bei einem starken Engstand können die Zähne gar nicht oder nur teilweise durchbrechen (Retention).

Retention →S. 63

Für einen Engstand gibt es verschiedene Ursachen:
- **Primärer Engstand:** Es besteht ein Missverhältnis zwischen Zahngröße und Kiefergröße. Die Zähne sind bereits nach dem Durchbruch zu breit im Verhältnis zum Kiefer.
- **Sekundärer Engstand:** Durch vorzeitigen Milchzahnverlust wandern oder kippen die Nachbarzähne in die Lücke. Der später nachkommende bleibende Zahn hat dann nicht genügend Platz. Die Milchzähne haben eine **Platzhalterfunktion** für die bleibenden Zähne. Um sekundären Engstand zu verhindern, werden bei vorzeitigem Milchzahnverlust Lückenhalter eingesetzt.
- **Tertiärer Engstand:** Dieser Engstand tritt erst im Erwachsenenalter auf. Ursache dafür ist, dass Zähne im Laufe des Lebens von hinten nach vorne wandern (Mesialdrift). Auch kommt es vor, dass der Unterkiefer etwas länger wächst als der Oberkiefer.

Lückenhalter →S. 73

Zahnstellungsabweichungen

Diese Fehlstände beziehen sich nur auf **einzelne Zähne**, nicht auf den ganzen Kiefer:
- Hat sich zwischen den Frontzähnen eine Lücke gebildet, spricht man von einem **Diastema mediale** →Abb. 1. Meist ist die Ursache ein zu tief ansetzendes und stark ziehendes Lippenbändchen, in seltenen Fällen auch ein überzähliger Zahn. Vererbung spielt eine große Rolle. Das Diastema mediale wird operativ und kieferorthopädisch behandelt.
- Der Zahn steht mesial von seinem richtigen Platz. Dann spricht man von einem **Mesialstand**.
- Der Zahn steht distal von seinem richtigen Platz. Dann spricht man von einem **Distalstand**.
- Der Zahn steht Richtung bukkal, von seinem richtigen Platz aus gesehen. Dann spricht man von einem **Bukkalstand**.
- Der Zahn steht Richtung lingual, von seinem richtigen Platz aus gesehen. Dann spricht man von einem **Lingualstand**.
- Stehen die Frontzähne insgesamt weiter vorne als normal, spricht man von einer **Protrusion**.
- Stehen die Frontzähne insgesamt zurück, spricht man von einer **Retrusion**.

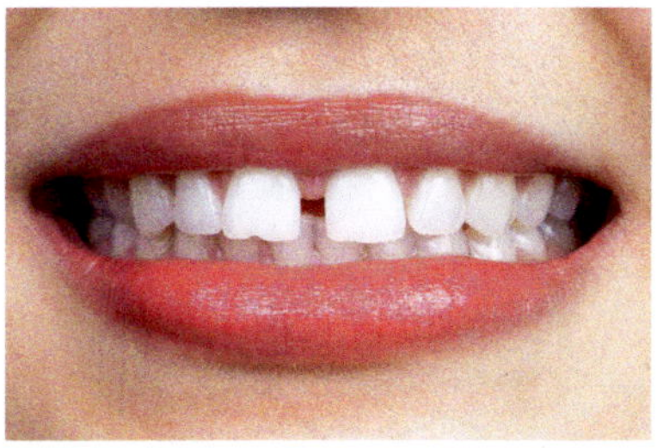

Abb. 1 Diastema mediale

Operation eines Diastemas →LF 6

Kieferorthopädie →S. 67

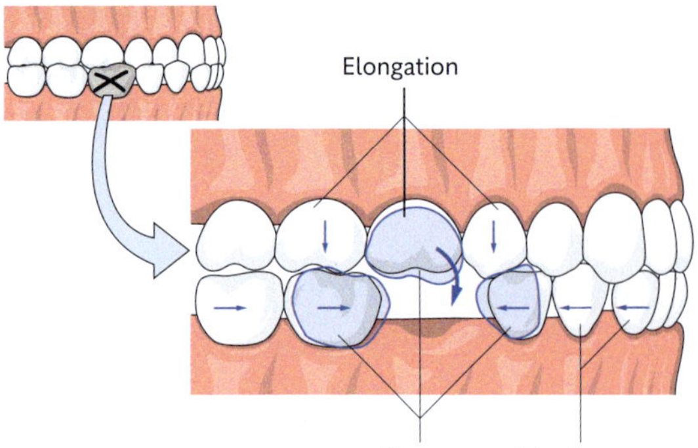

Abb. 1 Veränderungen der Zahnstellung durch Zahnverlust

Außerdem können Zähne gedreht, „verlängert“, gewandert oder gekippt sein:
- Wenn ein Zahn gedreht ist, spricht man von einer **Rotation**. Ursache kann ein Zahnengstand sein.
- Wenn ein Zahn aus seiner Alveole „herauswächst“, spricht man von einer **Elongation** (scheinbare Verlängerung). Ursachen hierfür können Erkrankungen des Parodontiums sein. Häufig ist der Verlust des Antagonistenkontaktes die Ursache →Abb. 1.
- Auch die **Wanderung** eines Zahnes resultiert aus einem Zahnverlust.
- Bei der **Kippung** eines Zahnes kippt dieser in die entstandene Lücke.

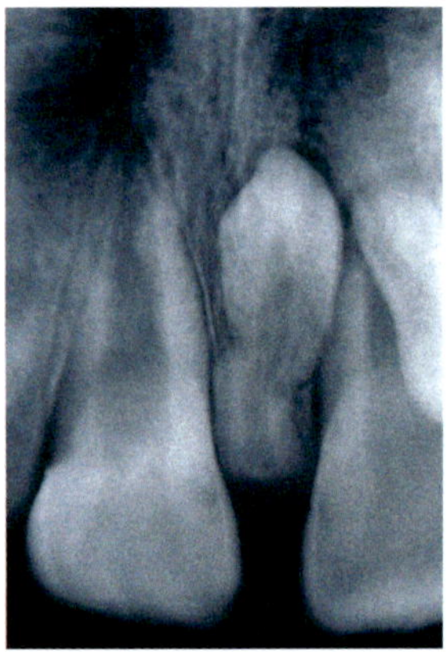

Abb. 2 Hyperdontie, hier ein zusätzlicher Zahn zwischen den ersten Frontzähnen (Mesiodens)

Zahnzahlabweichungen

Es werden drei Zahnzahlabweichungen unterschieden:
- Bei einer **Hypodontie** (Zahnunterzahl) wird das Kind mit weniger Zahnanlagen geboren. Um eine Nichtanlage oder eine Aplasie zweifelsfrei feststellen zu können, ist ein Röntgenbild erforderlich. Am häufigsten fehlen die Weisheitszähne, dann der zweite Prämolar und der zweite Frontzahn. Wenn die Weisheitszähne nicht angelegt sind, so ist das kein Nachteil. Denn entwicklungsbedingt werden die Kiefer der Menschen über Generationen hinweg immer kleiner, dagegen verändert sich die Anzahl und die Größe der Zähne nicht so schnell.
- Die **Anodontie** ist das angeborene Fehlen aller Zähne. Diese Anomalie ist sehr selten und meist kombiniert mit anderen Behinderungen.
- Bei einer **Hyperdontie** (Zahnüberzahl) wird das Kind mit einer zusätzlichen Zahnanlage geboren, z. B. mit einem zusätzlichen Zahn zwischen den ersten Frontzähnen (Mesiodens) →Abb. 2. Auch die Doppelanlage von Zähnen ist möglich.

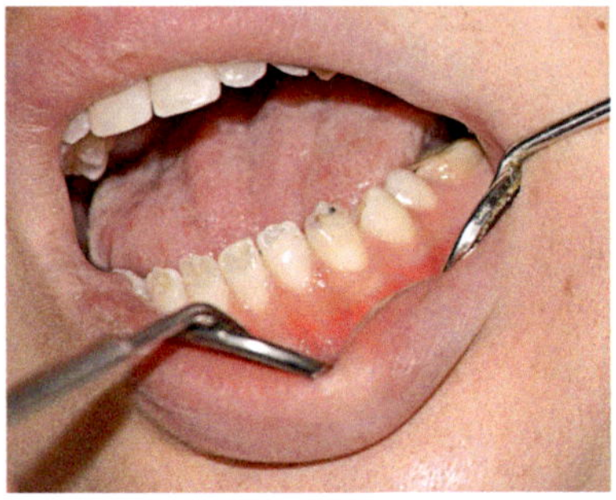

Abb. 3 Schmelzhypoplasie

Zahnmissbildungen

Es gibt verschiedene Abweichungen von der normalen Form. Die Zähne können in einer verkümmerten Form durchbrechen oder sie können miteinander verwachsen sein. Eine unvollkommene Schmelzbildung nennt man **Schmelzhypoplasie** (Unterform der Amylogenesis imperfecta; →Abb. 3). Eine unvollkommene Dentinbildung nennt man **Dentinhypoplasie** (Unterform der Dentinogenesis imperfecta). Bei einer **Odontodysplasie** handelt es sich um eine gleichzeitige Dysplasie von Schmelz und Dentin. Bei der **Molaren-Inzisiven-Hypomineralisation (MIH)**, umgangssprachlich auch „Kreidezähne“ genannt, haben die betroffenen Zähne genug Schmelz, aber dieser ist von unzureichender Qualität, da er zu wenige Mineralien enthält. Betroffen sind meist einige oder alle der ersten bleibenden Molaren und der bleibenden Schneidezähne.

Die Gründe für Zahnmissbildungen sind vielfältig. Es ist ein multifaktorielles Geschehen. Gründe können z. B. Arzneimittel oder Ernährungsfehler in der Schwangerschaft sein. Auch Traumata während der Zeit, wenn der Zahn noch im Kiefer liegt, können zu Missbildungen führen. Aber auch Vererbung spielt eine Rolle.

Störungen beim Zahndurchbruch

Wenn ein Zahn nicht durchbricht, sondern im Kiefer zurückgehalten wird, dann spricht man von einer **Retention** bzw. von einem retinierten Zahn. Wenn ein Zahn nur teilweise durchbricht, spricht man von einem teilretinierten Zahn. Der Grund ist häufig ein Platzmangel. Ein erschwerter Zahndurchbruch, oft bei den unteren Weisheitszähnen zu beobachten, kann mit einer Infektion einhergehen. Der teilweise durchgebrochene Zahn ist noch mit Schleimhaut bedeckt. Unter diese „Kapuze" dringen Nahrungsreste und Bakterien ein, was zu einer Entzündung führt. Der Patient hat starke Schmerzen. Der Fachausdruck für einen erschwerten Zahndurchbruch lautet **Dentitio difficilis**. Es kann nötig werden, retinierte bzw. teilretinierte Zähne operativ zu entfernen oder freizulegen.

operative Zahnentfernung →LF 6

Freilegung von retinierten Zähnen →LF 6

5.3.2 Fehlstellung der Zahnreihen zueinander (keine regelgerechte Okklusion)

Lage-, Flächen- und Richtungsbezeichnungen →LF 2

Kennzeichen einer regelgerechten Okklusion →S. 60

Der amerikanische Kieferorthopäde **Edward H. Angle** hat zu Beginn des 19. Jahrhunderts eine noch heute gültige Klassifizierung der Okklusionsanomalien erarbeitet. Er untersuchte die Lagebeziehung der Kiefer zueinander in der sagittalen, transversalen und horizontalen Ebene. Er teilte die Anomalien in drei Hauptklassen ein. Er ging vom 6er im Unterkiefer und seiner relativen Lage zum Oberkiefer aus. Die **Klasse I** definierte er als gesunden **Neutralbiss** →Abb. 1.

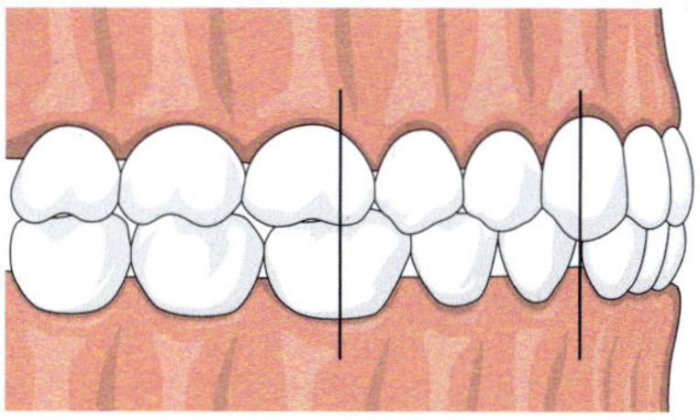

Abb. 1 Neutralbiss (Angle-Klasse I). Regelgerechte Okklusion, aber Zahnfehlstellungen sind möglich.

Folgende **Fehlstellungen** können auftreten, wenn die Okklusion der Zähne nicht den fünf Kennzeichen einer regelgerechten Okklusion entspricht:

- **Tiefer Biss**: Die oberen Schneidezähne überragen die unteren im geschlossenen Zustand um mehr als 2 mm →Abb. 2.
- **Deckbiss:** Der tiefe Biss ist oft kombiniert mit einer Steilstellung der Frontzähne, erkennbar an einer ausgeprägten Lippen-Kinn-Falte. Die oberen Schneidezähne überdecken die unteren fast vollständig.
- **Kopfbiss:** Die Schneidekanten der Frontzähne bzw. Höcker der Seitenzähne beißen aufeinander →Abb. 3.
- **Offener Biss:** Beim offenen Biss klafft in Schlussbissstellung ein Spalt zwischen der oberen und unteren Zahnreihe. Die Zähne bekommen beim Zusammenbeißen keinen Kontakt. Man unterscheidet zwischen dem **frontal offenen Biss** im Bereich der Frontzähne →Abb. 4 und dem **seitlich offenen Biss** im Seitenzahnbereich. Bei einem frontal offenen Biss sind das Sprechen und Abbeißen behindert. Bei einem seitlich offenen Biss ist das Kauen eingeschränkt. Oft ist ein Lippenschluss nicht möglich, was zu Mundatmung und falschem Schluckverhalten führt. Ursache dieser Anomalie ist meist das Daumenlutschen.
- **Kreuzbiss:** Die oberen und unteren Zahnreihen kreuzen sich. Dies kann frontal, aber auch seitlich auftreten →Abb. 1, S. 64.
- **Distalbiss (Angle-Klasse II):** Beim Distalbiss haben die UK-Zähne weiter distal Kontakt mit den OK-Zähnen als beim Neutralbiss.

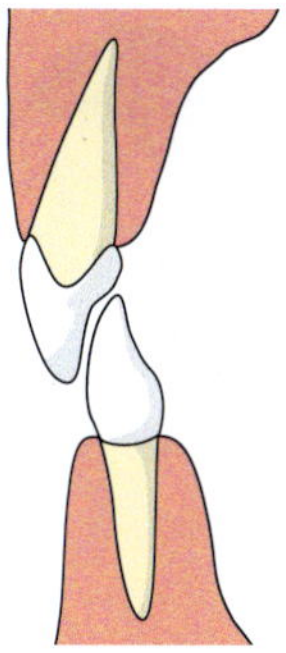

Abb. 2 Tiefer Biss

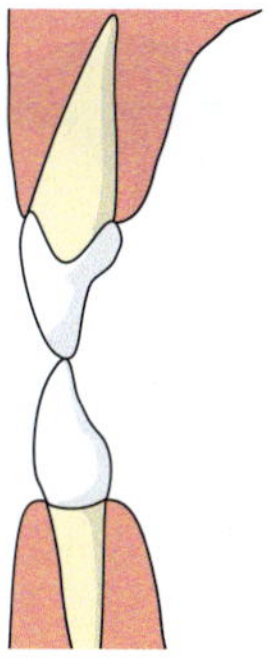

Abb. 3 Kopfbiss

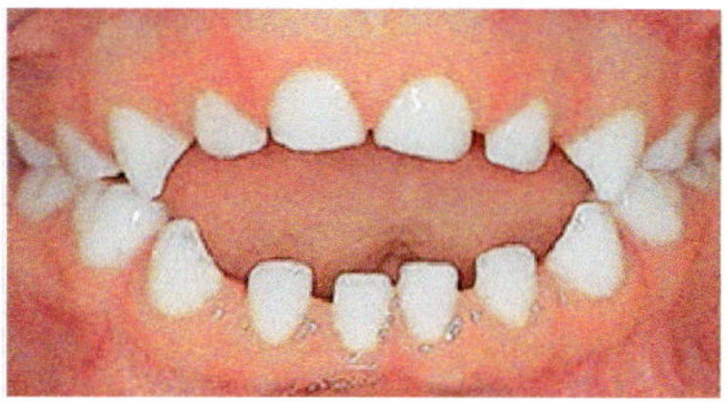

Abb. 4 Frontal offener Biss

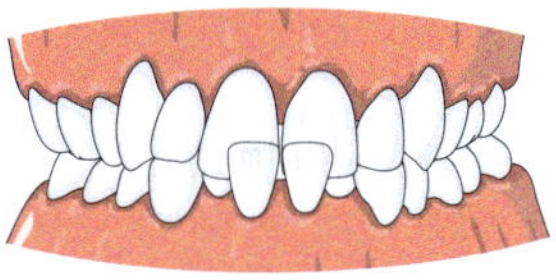

Abb. 1 Frontaler Kreuzbiss

Entweder steht der UK zu weit hinten oder der OK steht zu weit vor. Je nach Achsrichtung der Frontzähne wird diese Angle-Klasse noch einmal unterschieden:

- Angle-Klasse II/1: Die Frontzähne stehen zur Lippe hin, nach labial ausgerichtet.
- Angle-Klasse II/2: Die Frontzähne sind steil gestellt. Sie stehen nach palatinal.

– **Mesialbiss (Angle-Klasse III):** Hier haben die UK-Zähne mit den OK- Zähnen weiter mesial Kontakt als beim Neutralbiss. Der UK liegt gegenüber dem OK weiter vorne als normal oder der OK steht zu weit zurück.

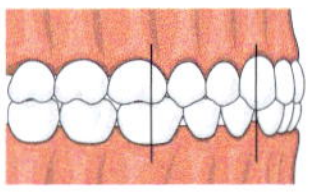	**Angle-Klasse I: Neutralbiss** Regelrechte Okklusion, der mesio-bukkale Höcker des 6ers im OK greift in die Querfissur des unteren 6ers. Zahnfehlstellungen wie Protrusion oder Retrusion sind aber möglich.
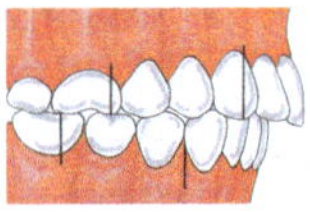	**Angle-Klasse II/1: Distalbiss** Die UK-Zähne stehen gegenüber den OK- Zähnen weiter distal, hier mit Protrusion der Frontzähne.
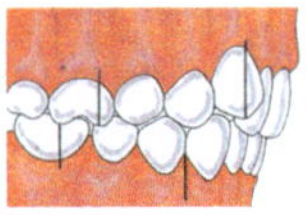	**Angle-Klasse II/2: Distalbiss** Die UK-Zähne stehen gegenüber den OK-Zähnen weiter distal, hier mit Retrusion der Frontzähne.
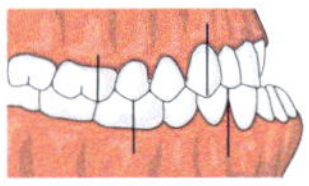	**Angle-Klasse III: Mesialbiss** Die UK-Zähne stehen gegenüber den OK-Zähnen weiter mesial.

Tab. 1 Übersicht über die Angle-Klassen

5.3.3 Kieferanomalien

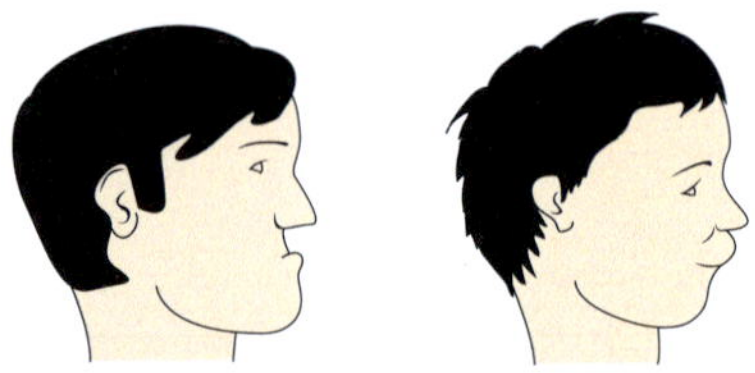

Abb. 2 Typisches Gesichtsprofil bei Unterbiss (links) und Überbiss (rechts)

Kieferanomalien können durch eine **frühzeitige** kieferorthopädische Behandlung behoben werden. Nur selten ist ein kieferchirurgischer Eingriff, eine Operation, notwendig. Unterschieden werden Kieferverschiebungen nach vorn (**Prognathie**) oder nach hinten (**Retrognathie**). Wenn der Unterkiefer vorsteht, wird auch von einem **Unterbiss** gesprochen. Das Vorstehen des Oberkiefers wird auch als Überbiss bezeichnet. Im Profil sind beide gut zu erkennen →Abb. 2.

Je nachdem, welcher Kiefer betroffen ist, spricht man von mandibulärer und maxillärer Prognathie bzw. Retrognathie:

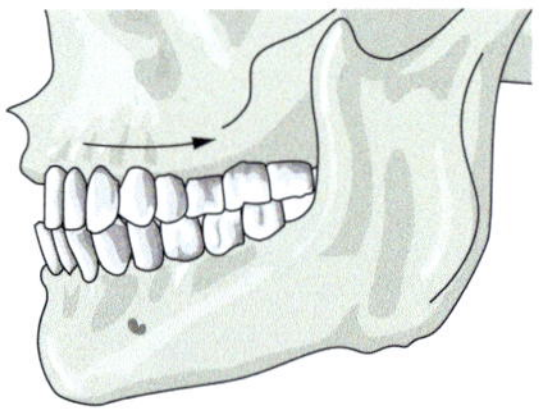

Abb. 3 Maxilläre Retrognathie oder Mikrognathie

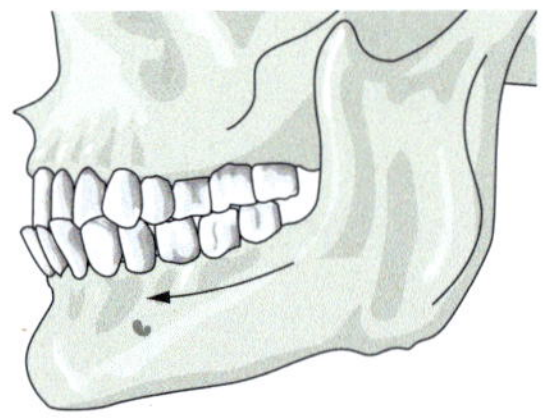

Abb. 4 Mandibuläre Prognathie oder Progenie

– Bei einer maxillären Rethrognathie →Abb. 3 kann der OK normal entwickelt oder aber auch unterentwickelt sein; liegt ein unterentwickelter OK vor, spricht man von einer **Mikrognathie**. Die Frontzähne des OK stehen zu weit hinten, die Oberlippe erscheint zu kurz, das Gesicht wirkt eingefallen.
– Bei einer mandibulären Prognathie →Abb. 4 kann der UK normal entwickelt sein. Wenn er überentwickelt ist, spricht man auch von einer **Progenie**.

Der UK ist verlängert, das Kinn und die Unterlippe stehen vor. Die Frontzähne des UK beißen vor die des OK (frontaler Kreuzbiss).
- Bei einer maxillären Prognathie überragt der OK den UK →Abb. 1. Die Frontzähne des OK stehen zu weit vor, die Oberlippe ist vorgewölbt, ein normaler Lippenschluss ist nicht möglich.
- Bei einer mandibulären Retrognathie →Abb. 2 kann der UK auch unterentwickelt sein. Dann spricht man von einer mandibulären **Mikrogenie** (sog. „Vogelgesicht"). Der UK ist verkürzt, das Kinn ist fliehend.

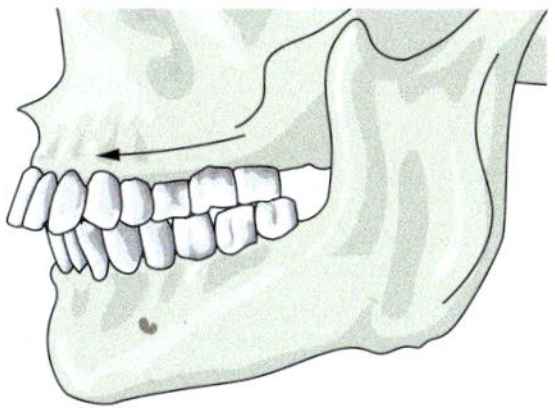

Abb. 1 Maxilläre Prognathie

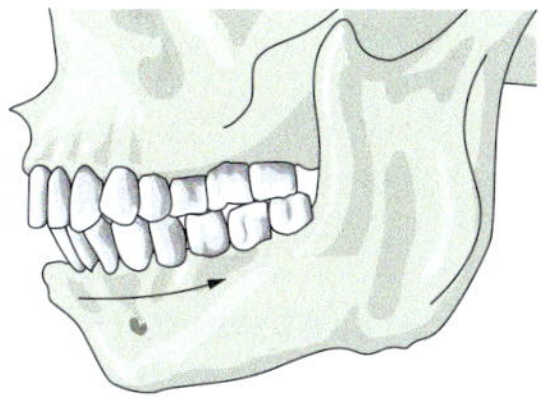

Abb. 2 Mandibuläre Retrognathie oder Mikrogenie

Es ist eine wichtige Aufgabe der kieferorthopädischen Diagnostik, die unterschiedlichen Ursachen einer Kieferanomalie zu erkennen. Eine weitere Kieferanomalie ist die **Kieferkompression**. Der OK wirkt wie seitlich zusammengepresst (komprimiert). Man spricht von einem Schmalkiefer →Abb. 3a. Dadurch besteht ein Engstand der Zähne, eine Zahnbogenenge. Meist besteht eine Protrusion, d. h., die Schneidezähne stehen nach vorn. Das Gaumendach weicht nach oben aus, es ist hoch gewölbt.

Einer der Gründe für diese Anomalie ist die Mundatmung →Abb. 3b. Die Wangenmuskulatur drückt auf die OK-Zähne, die keinen Gegendruck von der Zunge erhalten, weil diese bei der Mundatmung nach unten gerutscht ist.

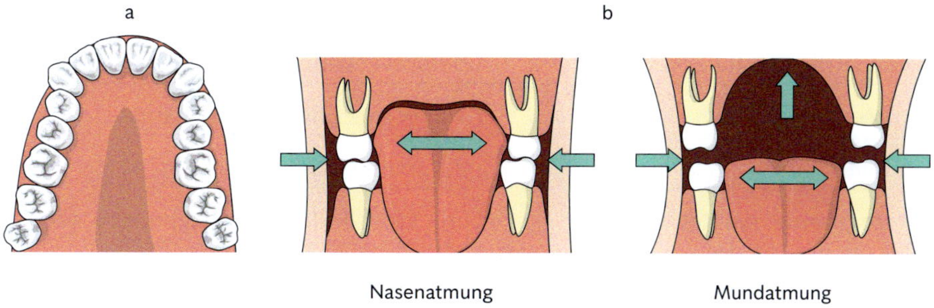

Abb. 3 Schmalkiefer bei Kieferkompression (a); die Hauptursache ist Mundatmung (b).

Terminologie: Zahn- und Kieferanomalien

Anodontie, die	völlige Zahnlosigkeit
Anomalie, die	Abweichung von der Norm
Antagonist, der	Gegenspieler
Aplasie, die	Nichtausbildung eines Organs, obwohl es angelegt ist
Dentinhypoplasie, die	Unterentwicklung des Dentins
Dentitio difficilis	erschwerter Zahndurchbruch
Diastema mediale	Lücke zwischen den mittleren OK-Schneidezähnen, ohne Zahnverlust
Dysgnathie, die (griech. dys = falsch, schlecht; gnathos = Kiefer)	Gebissfehlentwicklung; Fehlentwicklung der Zähne, der Kiefer und/oder des Kausystems, die zu einer abnormen Form und Funktion des Kiefers führt
Elongation, die	Verlängerung, Herauswachsen der Zähne
Eugnathie, die (griech. eu = gut, richtig)	regelgerechtes Gebiss

Habit, der	Angewohnheit
Hypodontie, die	Fehlen von Zähnen
Hyperdontie, die	zu viele Zähne
Kieferkompression, die	Schmalkiefer
Mikrogenie, die (griech. mikros = klein; geneion = Kinn)	unterentwickelter UK, sog. „Vogelgesicht“
Mikrognathie, die	unterentwickelter OK
Molaren-Inzisiven-Hypomineralisation, die (Abk.: MIH)	die Struktur des Zahnschmelzes ist fehlerhaft, eine Mineralisationsstörung liegt vor, die sich durch Verfärbungen des Zahnschmelzes darstellt
Odontohypoplasie, die	fehlerhafte Ausbildung von Schmelz und Dentin
Okklusion, die	Schlussbiss, Berührung der Kauflächen von Ober- und Unterkiefer bei zwanglosem Kieferschluss in Ruhe
Progenie, die (lat. pro = vor)	überentwickelter UK mit vorstehendem Kinn
Prognathie, die (lat. pro = vor)	überentwickelter, vorstehender Kiefer
Protrusion, die	nach vorn stehende Frontzähne
retiniert	im Knochen zurückgehalten
Retrognathie, die (lat. retro = rückwärts, zurück)	zurückstehender bzw. -liegender Kiefer
Retrusion, die	nach hinten stehende Frontzähne
Rotation, die	Drehung, z. B. von Zähnen
Schmelzhypoplasie, die	Unterentwicklung des Zahnschmelzes
stomatognathes System	funktionelle Einheit von Zähnen, Kieferknochen, Kaumuskulatur, Zunge und Kiefergelenken

Aufgaben

1 Nennen Sie die fünf Kennzeichen einer regelgerechten Okklusion.

2 Nennen Sie zwei Gründe, die zu einem Zahnengstand führen.

3 Nennen Sie fünf anormale Zahnstellungen.

4 Beschreiben Sie den offenen Biss. Wie kommt es dazu?

5 Beschreiben Sie die drei Angle-Klassen.

6 Beschreiben Sie die Kieferkompression. Wodurch kommt sie zustande?

7 Zählen Sie fünf Habits auf, die zu Bissfehlentwicklungen führen.

8 Welche Folgen hat es, wenn ein Kind mit einem dysgnathen Gebiss nicht kieferorthopädisch behandelt wird?

6 Kieferorthopädie

Kieferorthopädie ist ein Fachbereich der Zahnmedizin. Dieser befasst sich mit der Vorbeugung, Diagnose und Therapie von Zahn- und Kieferfehlstellungen.

6.1 Kieferorthopädische Prophylaxe

Ziel der kieferorthopädischen Prophylaxe ist es, einer Dysgnathie **vorzubeugen** oder diese **abzuschwächen**. Die Prophylaxe beginnt bereits beim Säugling.

6.1.1 Stillen und Saugen

Das Stillen ist für das neugeborene Kind aus medizinischer und psychologischer Sicht für dessen Entwicklung optimal. Das Stillen ist auch die erste kieferorthopädische Behandlung. Das Stillen trainiert die Kaumuskulatur und fördert die optimale Entwicklung der Kiefer. Darüber hinaus trägt es zur korrekten Ausformung des Gaumens bei. Somit kann das Stillen zur Prävention von Kreuzbissen und offenen Bissen beitragen →Abb. 1.

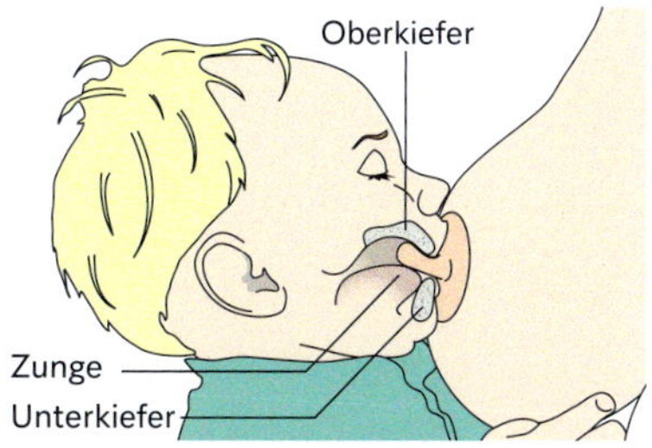

Abb. 1 Stillen trainiert Mund- und Kiefermuskulatur des Säuglings.

Wird der Säugling nicht gestillt, sind nur solche Sauger zu empfehlen, die der Brust am ähnlichsten sind. Sie dürfen nicht zu lang sein und weder zu viele noch zu große Löcher haben. Wenn die Nahrung ohne Mühe in den Mund fließt, wird die Kaumuskulatur nicht genug angeregt.

6.1.2 Vitamin D

Bereits wenige Tage nach der Geburt wird die systematische Applikation von Vitamin D empfohlen. Ein Mangel an Vitamin D kann zu einer Rachitis führen. Dabei handelt es sich um eine Störung des Stoffwechsels im Knochen und kann neben Zahnschmelzdefekten auch zu einem offenen Biss führen.

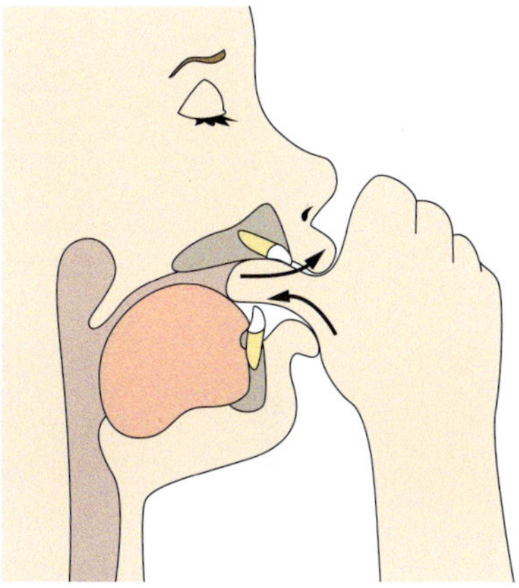

Abb. 2 Daumenlutschen: Die Zunge wird nach hinten geschoben, die OK-Zähne nach vorn und oben.

6.1.3 Schnuller und Daumenlutschen

Kleinkinder lutschen zur Beruhigung oft an einem Schnuller oder an ihrem Daumen. Beides kann zu einem offenen Biss führen. Eine starke Proklination der oberen Inzisivi und eine Retroinklination der unteren ist ebenfalls möglich, was zu einem vergrößerten Overjet führen kann →Abb. 2.

Beide Angewohnheiten (Habits) sollten daher bis zum dritten Lebensjahr abgewöhnt werden. Das Abgewöhnen des Daumenlutschens ist schwieriger als das des Schnullers. Als Frühbehandlung ab dem 4. Lebensjahr kann eine Mundvorhofplatte als Alternative dienen →Abb. 3.

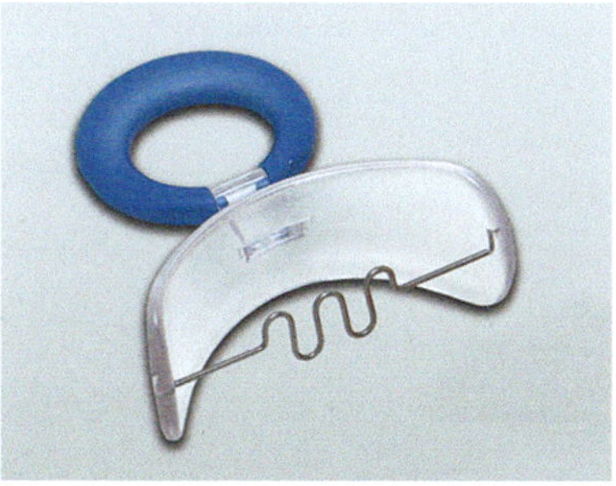

Abb. 3 Mundvorhofplatte mit Zungengitter (Dr. Hinz Dental Vertriebsgesellschaft)

6.1.4 Mundhygiene

Sobald das erste Milchzähnchen zu sehen ist, muss es geputzt werden. Dazu kann zu Beginn ein Wattestäbchen oder ein Fingerling verwendet werden. Somit werden Karies und vorzeitigem Milchzahnverlust vorgebeugt. Ein vorzeitiger Milchzahnverlust im Seitenzahnbereich kann zu einem Platzmangel für den Durchbruch der bleibenden Zähne führen.

Merke
Zahn- und Kieferfehlstellungen haben eine multifaktorielle Ätiologie. Das bedeutet, dass sie mehrere und nicht nur eine Ursache haben. Maßnahmen der kieferorthopädischen Prophylaxe garantieren leider kein eugnathes Gebiss.

6.1.5 Abgewöhnen von Habits

Das Abstellen von Habits hat eine große Bedeutung für die normale Gebissentwicklung. Dazu zählt die habituelle Mundatmung. Diese ist vorhanden, wenn ein Kind aus Gewohnheit vom Mund atmet, obwohl es durch die Nase atmen kann.

6.2 Kieferorthopädische Diagnostik

Wie bei jeder Krankheit, muss auch vor der kieferorthopädischen Behandlung eine ausreichende Diagnostik stattfinden. Diese besteht aus mehreren Maßnahmen, die im Folgenden aufgeführt sind.

6.2.1 Anamnese

Zur **allgemeinen Anamnese** kommt in der Kieferorthopädie noch die **Familienanamnese** hinzu. Der Patient und die Eltern werden befragt, ob es in der Familie bereits Zahn- und Kieferfehlstellungen gibt, da Gebissfehlentwicklungen oft vererbt werden. Es wird nach den Durchbruchszeiten der Zähne gefragt, nach Verletzungen im Kopf-, Gesichtsbereich, nach Erkrankungen, vor allem im HNO-Bereich, nach Mundatmung, Sprachentwicklung, Allergien und nach Habits.

6.2.2 Extraorale Untersuchung und Funktionsanalyse

Es werden Schädelform, Gesichtssymmetrie, Gesichtsprofil sowie Lippenrelation und -schluss beurteilt. Die Funktion der Kiefergelenke, die Sprachbildung und das Schluckmuster werden untersucht. Normalerweise sollte die Zunge beim Schlucken am Gaumen anliegen. Säuglinge hingegen schieben beim Schlucken die Zunge zwischen die Zahnreihen. Die Zähne können somit nicht in Kontakt kommen. Wenn dieses Schluckmuster nach dem 3. Lebensjahr weiter besteht, kann es zu einem offenen Biss beitragen.

6.2.3 Intraorale Untersuchung

Eine intraorale Befunderhebung zur Beurteilung der Zähne, des Parodontiums und der Mundhygiene ist auch in der Kieferorthopädie wichtig. Hinzu werden Einzelzahnfehlstellungen (wie Lücken, Engstände, Zahnstellungsabweichungen) beurteilt und dokumentiert. In der Regel wird für die Intraoraluntersuchung der Patient gebeten den Mund zu öffnen. In der Kieferorthopädie wird der Patient zusätzlich gebeten, zuzubeißen. Der Behandler ist nämlich an der Okklusion interessiert. Meistens wird die Okklusion im Molaren- und Eckzahnbereich mithilfe der Angle-Klassen beschrieben. Mögliche transversale Abweichungen (Kreuzbiss, Bukkalokklusion, Lingualokklusion) können nur in Okklusion beurteilt werden.

6.2.4 Röntgenologische Untersuchung

Für die kieferorthopädische Befunderhebung werden folgende Röntgenaufnahmen angefertigt:

Orthopantomogramm (OPG)

Das OPG dient der Übersicht. Es zeigt die Lage und Anzahl aller Zähne und Zahnkeime und den Zustand der Kieferhöhlen. Karies oder parodontale Erkrankungen können erkannt werden.

Fernröntgenseitenaufnahme (FRS)

Eine FRS dient der Beurteilung des Gesichtsschädels, der Verhältnisse der Kiefer zueinander und zum restlichen Schädel. Außerdem wird das Wachstum beurteilt und die Bisslage wiedergegeben. Auch die Position der Zähne innerhalb des Kiefers kann bestimmt werden. Eine FRS wird mittels Winkel und Strecken vermessen. Dies erledigt beim digitalen Röntgen ein spezielles Programm. Die messtechnische Auswertung einer FRS nennt man **Kephalometrie**. Auf einem FRS kann zum Beispiel die Inklination der Schneidezähne beurteilt werden. Hierfür wird der Winkel (hier blau) zwischen der Zahnachse der unteren Schneidezähne (gelbe Linie) und der Ebene des unteren Randes des Unterkiefers (schwarze Linie) gemessen. Idealerweise beträgt dieser Winkel 90° →Abb. 1.

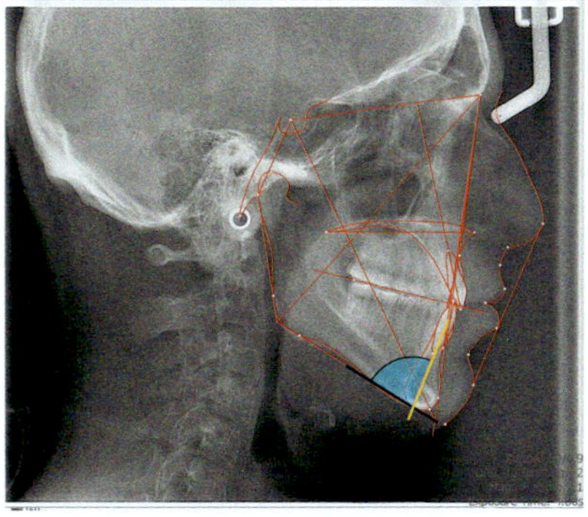

Abb. 1 Kephalometrische Auswertung

Handröntgenaufnahme

Das zu erwartende Knochenwachstum bei Kindern wird mittels einer Röntgenaufnahme der Handknochen bestimmt →Abb. 2. Die Wachstumsfugen an den Gelenken zeigen ob und wenn ja, wie viel Wachstum bis zum Erwachsenenalter zu erwarten ist. Weil mehrere Knochen gleichzeitig abgebildet werden, ist eine Vorhersage sehr zuverlässig.

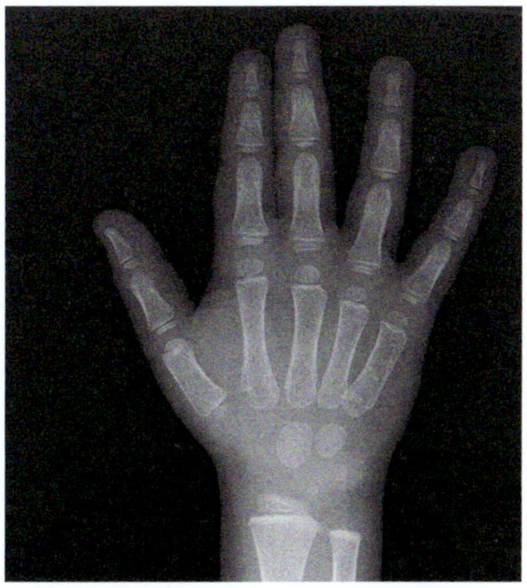

Abb. 2 Röntgenaufnahme einer Kinderhand. Die Wachstumsfugen sind gut zu erkennen.

6.2.5 Modellanalyse

Mithilfe von Abdrücken werden Modelle angefertigt. Durch eine Bissnahme mit einer warmen Wachsplatte werden das OK- und UK-Modell einander zugeordnet. So erhält man die zu diesem Zeitpunkt bestehende Okklusion. Auf dem Modell kann die Breite der Zähne gemessen und mit dem Platzangebot im Kiefer verglichen werden. Diese Information ist wichtig, da in einigen Fällen Zähne (oft die ersten Prämolaren) extrahiert werden müssen, um Platz für die Einordnung der anderen Zähne zu schaffen. Auch die Relation der Zahnbreiten zwischen Ober- und Unterkiefer kann bestimmt werden. Hierfür kommt ein analoger oder digitaler Messchieber zu Einsatz →Abb. 4. Die Auswertung erfolgt über ein geeignetes Programm →Abb. 5.

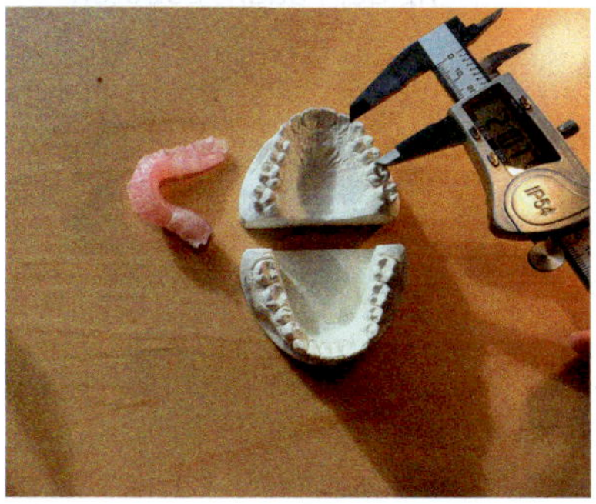

Abb. 4 Vermessung des Gipsmodells mit einem digitalen Messschieber

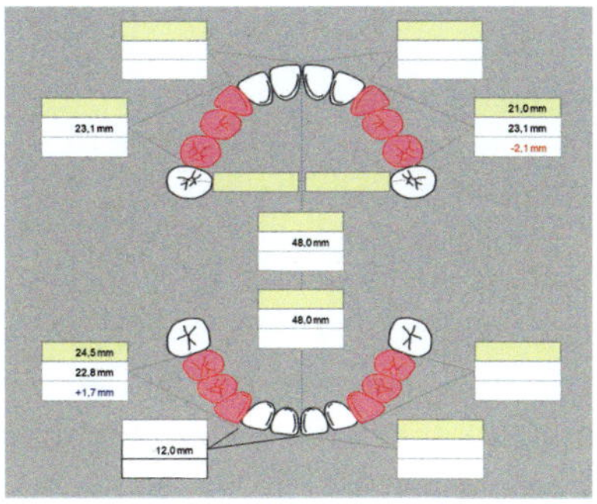

Abb. 5 Auswertung der Modellanalyse mit EDV-Programm

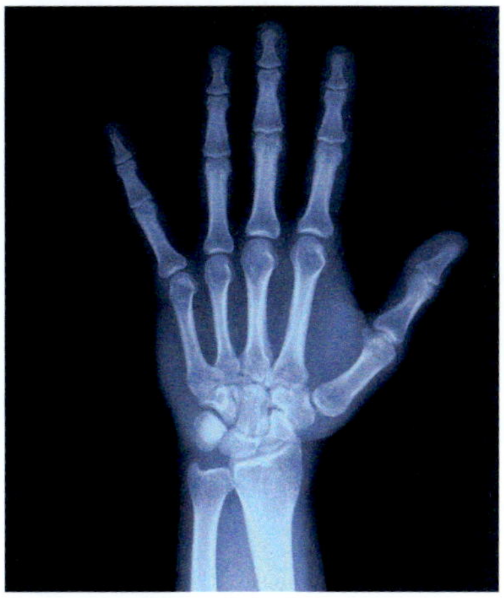

Abb. 3 Röntgenbild einer Hand eines Erwachsenen

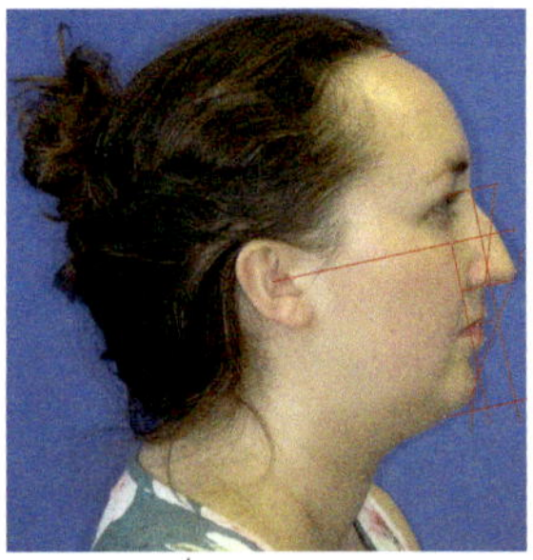

Abb. 1 Seitenansicht des Gesichts zur Profilanalyse

Frankfurter Horizontale →S. 290

6.2.6 Fotoanalyse

Fotos von verschiedenen Seiten geben Auskunft über Harmonie oder Disharmonie der Gesichtszüge. Verschiedene Messlinien werden eingezeichnet, z. B. die Frankfurter Horizontale bei der Profilanalyse →Abb. 1. Eine Verbesserung der Ästhetik ist ebenfalls Ziel einer kieferorthopädischen Behandlung.

Nach Auswertung aller Befundunterlagen stellt man die Behandlungsnotwendigkeit fest und es erfolgt eine individuelle Therapieplanung. Ein Gespräch informiert den Patienten und seine Eltern über die Behandlungsform und mögliche Alternativen sowie über die anfallenden Kosten. Bei gesetzlich versicherten Patienten wird dazu ein Behandlungsplan erstellt, der von den Kassen zur Genehmigung der Kostenübernahme elektronisch vorgelegt werden muss.

6.3 Prinzipien kieferorthopädischer Behandlung

6.3.1 Zeitpunkt der kieferorthopädischen Behandlung

Merke
Solange Wachstum vorhanden ist, kann dies beeinflusst werden, um Dysgnathien skelettaler Ursache zu behandeln. Bei erwachsenen Patienten können nur dentoalveoläre Korrekturen vorgenommen werden. Skelettale Anomalien können nur chirurgisch korrigiert werden.

Der Beginn einer kieferorthopädischen Behandlung wird individuell festgelegt. Dazu muss man die Art und Ausprägung der Dysgnathie berücksichtigen. Auch der aktuelle Stand des Zahnwechsels und das Knochenwachstum sind wichtig. Die Behandlung einiger Dysgnathien, wie z. B. Lippen-Kiefer-Gaumen-Segelspalte, müssen bereits im Säuglingsalter behandelt werden. Hierbei handelt es sich um eine angeborene Fehlbildung, bei der gewisse Anteile des Gesichts vor der Geburt nicht zusammengewachsen sind. Somit sind die betroffenen Strukturen nicht ausreichend entwickelt. Andere, wie eine Progenie oder ein offener Biss, werden, je nach Ausprägung, beim Milchgebiss oder in der ersten Phase des Zahnwechsels behandelt.

In den meisten Fällen beginnt die Behandlung in der 2. Wechselgebissphase. Mit Abschluss dieser Phase sind alle bleibenden Zähne da. Somit kann eine komplette Multibracketapparatur eingegliedert werden. Darüber hinaus besteht in diesem Alter ein erhöhtes Wachstumspotenzial, das entweder gefördert oder gehemmt werden muss. Das meiste Wachstum findet im Jugendalter statt. Dies findet bei Mädchen im Alter von ungefähr 11–13 Jahren statt, bei Jungen mit 13–15. Das Wachstum gilt bei Mädchen mit ungefähr 16–17 Jahren als beendet, bei Jungen mit 18–19 Jahren.

6.3.2 Knochenumbau

Um einen Zahn zu bewegen, muss eine Kraft auf ihn einwirken. Wirken Kräfte durch eine kieferorthopädische Apparatur auf den Zahn ein, so lösen sie **Umbauvorgänge** im Parodontalspalt aus. Danach erfolgt der Knochenumbau. Das Prinzip beim **Knochenumbau** ist ein Wechselspiel zwischen Zug und Druck. Dabei sollte eine Überbelastung auf das Parodontium vermieden werden. Der Zahn sollte stets noch gut durchblutet werden. Man beginnt mit geringeren Kräften und steigert langsam.

Bei einer **körperlichen Zahnbewegung** wird die Position eines Zahnes vollständig verändert. Dies kann nur mithilfe von mehreren Kräften mit einer Multibracketapparatur stattfinden →Abb. 1.

Wenn eine Kraft an der Zahnkrone wirkt, beginnt der Zahn sich um einen Punkt zu drehen. Den Vorgang nennt man unkontrollierte **Kippung** →Abb. 1. Dieser kann mit herausnehmbaren Apparaturen gut erreicht werden.

Merke
Druck → Knochenabbau
Zug → Knochenanbau

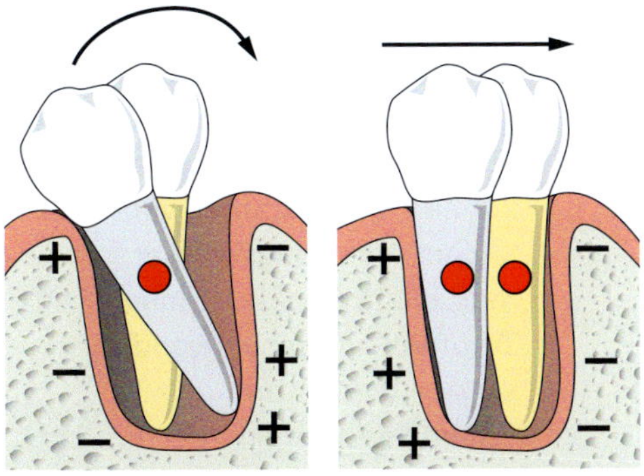

Abb. 1 Prinzip der Positionsänderung. Mittels kieferorthopädischer Apparaturen wirkt eine Kraft an der Zahnkrone (Pfeil). Bei der unkontrollierten Kippung (links) beginnt sich der Zahn um den roten Punkt (Rotationszentrum) zu drehen. An Druckzonen (–) wird Knochen abgebaut, an Zugzonen (+) wird Knochen angebaut. Bei der körperlichen Zahnbewegung (rechts) wird der Zahn „verschoben".

6.3.3 Verankerung

Jede Kraft muss sich an einer anderen Struktur abstützen, um einen Zahn zu bewegen. Bei einer Multibracketapparatur ist diese Struktur in der Regel ein anderer Zahn.

Vom Prämolar A geht eine Kraft zum Prämolar B aus, um diesen zu bewegen. Aufgrund des Gegenwirkungsprinzips (3. Newtonsche Gesetz, auch bekannt als „actio und reactio") übt gleichzeitig der Prämolar B eine Kraft gleicher Größe auf den Prämolaren A aus. Daher bewegen sich beide Zähne zueinander und die Lücke wird geschlossen →Abb. 2.

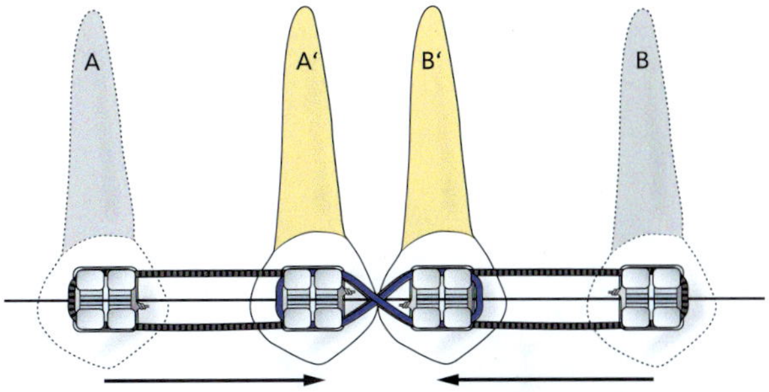

Abb. 2 Um die Lücke zwischen den Prämolaren zu schließen, wird eine Gummikette gespannt. So können sich die Zähne zueinander bewegen.

Es kann aber sein, dass Prämolar B sich gar nicht bewegen soll, weil seine Position ideal ist. Die Bewegung des Prämolaren B ist daher unerwünscht. Seine Bewegung muss verhindert werden. Die Verhinderung unerwünschter Zahnbewegungen nennt man **Verankerung.**

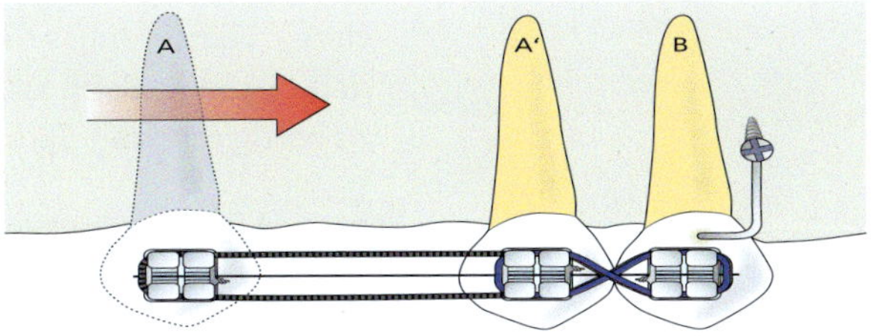

Abb. 3 Mini-Implantat mesial des Prämolaren B

In diesem Fall kann ein Mini-Implantat insertiert werden, um es starr mithilfe von Kunststoff am Prämolaren B zu verbinden. Wenn dann die Gummikette zwischen den beiden Zähnen eingespannt wird, bewegt sich nur Prämolar A nach mesial, während Prämolar B seine Position beibehält →Abb. 3.

6.4 Kieferorthopädische Apparaturen

Die kieferorthopädischen Behandlungsgeräte lassen sich folgendermaßen einteilen:

kieferorthopädische Geräte

- intraoral
  - **herausnehmbar**
    - Plattenapparatur (aktiv oder passiv)
    - funktionskieferorthopädisches Gerät
    - Aligner
    - Lipbumper
  - **festsitzend**
    - Multibracket-apparaturen
    - Gaumennaht-erweiterungs-apparatur (GNE)
    - TPA
    - Quadhelix
    - Lingualbogen
    - Herbstscharnier
- extraoral
  - Headgear
  - Delaire-Maske

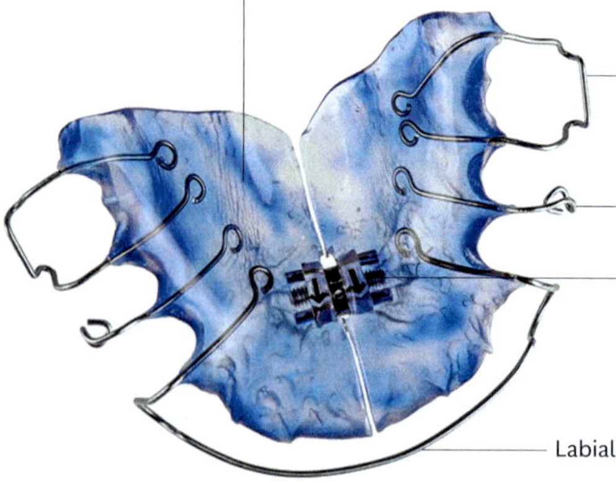

Abb. 1 Plattenkörper mit Halteelementen

6.4.1 Plattenapparaturen

Eine **Platte** besteht aus verschiedenen Elementen:

— einer **Plattenbasis** aus Kunststoff, auch **Plattenkörper** genannt, die nach einer Abformung individuell im Labor hergestellt wird.

— gebogenen Klammern aus Stahldraht, den **Halteelementen.** Sie dienen dem Halt der Platte an den Zähnen. Diese können verschiedene Formen haben. Am häufigsten werden die **Adamsklammer**, die **Dreiecksklammer** →Abb. 1 und auch die **Tropfenklammer** verwendet.

— **aktiven Elementen:**
  - dem **Labialbogen**, der auf den Labialflächen der Inzisivi liegt und den Lippendruck abhält. Je nach Ausformung kann er die Zähne retrudieren oder den Halt der Platte verbessern. Sind Schlaufen eingearbeitet, so dienen diese der Einzelzahnbewegung.
  - **Federn** aus Stahldraht zur Einzelzahnbewegung →Abb. 2. Diese müssen vom Kieferorthopäden regelmäßig aktiviert werden. Die Elemente werden der neuen Zahnposition angepasst, damit der Zahn sich weiterbewegen kann.
  - **Schrauben** als wichtigste Elemente zur Bewegung einzelner Zähne oder Zahngruppen. Je nach Position und Konstruktion können sie unterschiedliche Aufgaben erfüllen. Sie sind meist mittig, manchmal auch seitlich oder frontal in den Plattenkörper angebracht. Eine **Dehnschraube** drückt die Anteile des Plattenkörpers auseinander.

Der Patient oder seine Eltern müssen sie einmal innerhalb von 1–2 Wochen aktivieren. Hierfür muss die Schraube mit einem speziellen Schlüssel gedreht werden →Abb. 3. Beim Wiedereinsetzen überträgt die Plattenbasis die Kraft auf die zu korrigierenden Bereiche.

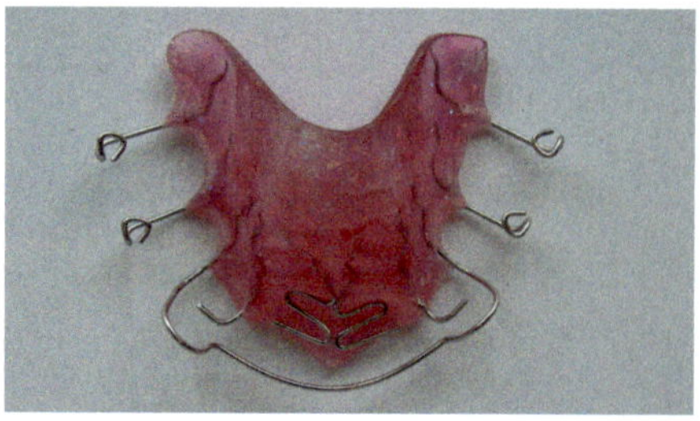

Abb. 2 Platte mit Federn

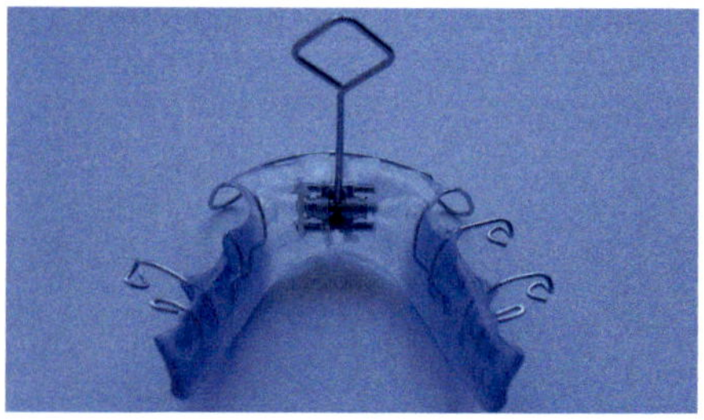

Abb. 3 Platte mit Schlüssel

Wegen der Krafteinwirkung auf die Zähne spricht man von **aktiven Platten.** Sie werden zur Behandlung des Kiefers eingesetzt. Sie müssen die ganze Nacht und ein paar Stunden am Tag getragen werden, um eine Tragezeit von 14–16 Stunden zu erreichen. Das tägliche Tragen ist für den Erfolg der Behandlung wichtig.

Merke
Wenn die Platten auch nur wenige Tage nicht getragen werden, kann das Behandlungsergebnis mehrerer Monate zunichte gemacht werden.

Indikationen für aktive Platten:
- zur transversalen Erweiterung des Zahnbogens geringen Ausmaßes
- bei Kreuzbiss
- bei Proklination oder Retroinklination der Frontzähne
- für Einzelzahnbewegungen

Vor- und Nachteile der aktiven Platte

Vorteile	Nachteile
Es wird dosierte Kraft ausgeübt, dadurch besteht keine Überbelastung des Parodontiums. Das Kariesrisiko ist gering, zur Reinigung der Zähne wird die Apparatur herausgenommen. Die Korrektur erfolgt relativ schmerzfrei, da die aktiven Elemente und Schrauben nur so aktiviert werden, wie es für den Patienten angenehm ist. Die Geräte sind stabil und kostengünstig.	Es sind keine körperlichen Zahnbewegungen möglich, nur Zahnkippungen. Der Erfolg ist abhängig von der Mitarbeit des Patienten. Beim Essen und beim Sport wird die Platte herausgenommen. Die Geräte führen zu undeutlicher Aussprache.

Modifikationen

Platten können modifiziert werden, um unterschiedliche Funktionen zu erfüllen.

Lückenhalter: Wenn ein Milchzahn frühzeitig verloren geht oder extrahiert werden muss, besteht die Gefahr eines Platzverlustes für den nachfolgenden Ersatzzahn. Der Erhalt von Milchzähnen ist wichtig, denn sie haben eine Platzhalterfunktion. Um einem späteren Platzmangel vorzubeugen, ist in diesen Fällen ein Platzhalter indiziert →Abb. 1

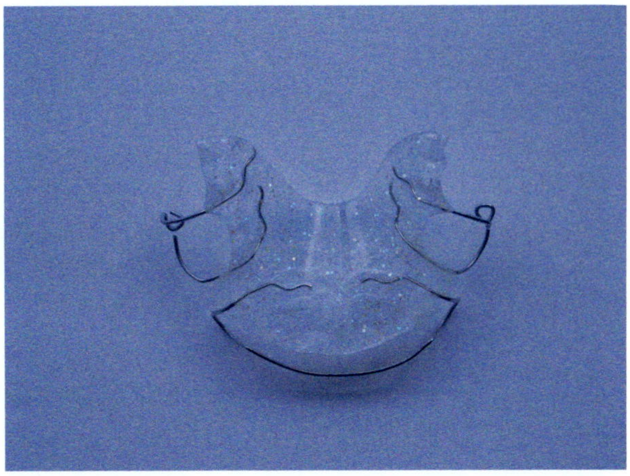

Abb. 1 Lückenhalter

Solche Lückenhalter können festsitzend oder herausnehmbar sein. Herausnehmbare Lückenhalter sind Platten mit einem passiven Labialbogen. Die Lücke wird mithilfe einer Erweiterung des Plattenkörpers aus Kunststoff offengehalten.

Retentionsplatte: Zum Abschluss der Behandlung muss die Zahnposition stabilisiert werden. Dafür können passive Platten angefertigt werden. Außer einem passiven Labialbogen sind keine aktiven Elemente vorhanden.

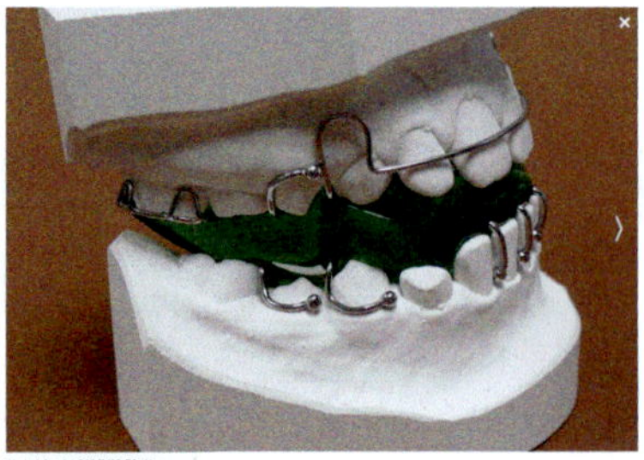

Abb. 1 Twinblock

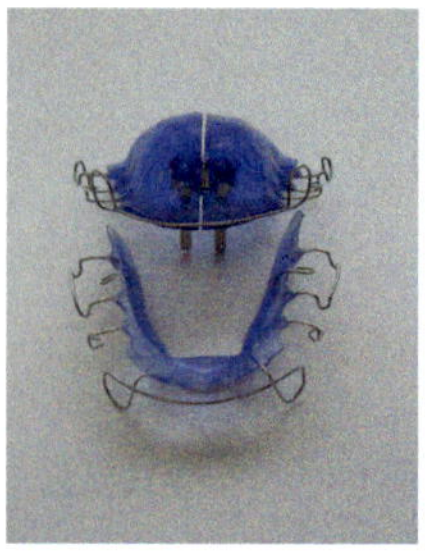

Abb. 2 Vorschubdoppelplatte

Vorschubdoppelplatte und Twinblock: Aktive Platten sind meistens unabhängig voneinander aktiv. Sie können aber auch mit geeigneten Vorrichtungen auf die Relation der Kiefer zueinander einwirken. Bei einem Twinblock können okkusal zwei schiefe Ebenen je Seite eingebaut werden, die beim Zusammenbeißen den Unterkiefer nach vorne verlagern →Abb. 1.

Bei einer Vorschubdoppelplatte (VDP) werden zu diesem Zweck an der oberen Platte 1–2 Metalldorne eingebaut →Abb. 2.

6.4.2 Funktionskieferorthopädische Geräte (FKO)

Es gibt unterschiedliche funktionskieferorthopädische Apparaturen. Ihnen gemeinsam ist, dass sie aus einem Kunststoffblock bestehen, in den die Zähne des Oberkiefers und des Unterkiefers hineinbeißen. Dies wird als **bimaxillär** bezeichnet. Dadurch kann eine neue Unterkieferlage erzielt werden.

Die FKO-Geräte nutzen die **körpereigenen** Kräfte, daher nennt man sie auch Trainingsgeräte. Sie beeinflussen die Mund-Gesichts-Muskulatur und erreichen Umbauvorgänge des gesamten Gesichtsschädels. Funktionelle Fehlhaltungen der Lippen oder der Zunge werden korrigiert. Die Geräte verändern die Funktion des Kausystems und als Folge davon passen sich Zähne, Knochen und das Kiefergelenk an. Funktionskieferorthopädische Geräte wirken nur bei zugebissenen Zähnen. Dies ist beim Schlucken der Fall, also bis zu 2000-mal pro Tag.

Indikationen für FKO-Geräte:
- Förderung des UK-Wachstums, Hemmung des OK-Wachstums
- Förderung des OK-Wachstums, Hemmung des UK-Wachstums
- Veränderung der Bisslage
- gezielte Steuerung der Position von Einzelzähnen durch Wegschleifen des Kunststoffblocks an dieser Stelle oder durch aktive Elemente (Federn, Schlaufen am Labialbogen)

Merke
Form follows function. Die Form anatomischer Strukturen wird von der Funktion bestimmt.

FKO-Geräte sind z. B. der Bionator, der Aktivator sowie der Funktionsregler nach Fränkel. Sie werden umgangssprachlich auch „Doppeldecker“ genannt.

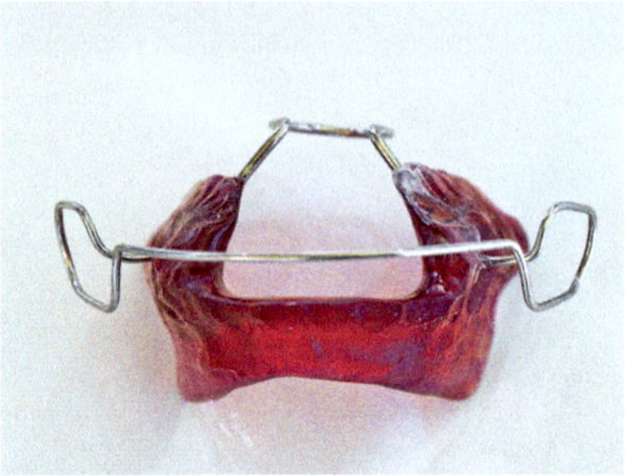

Abb. 3 Bionator

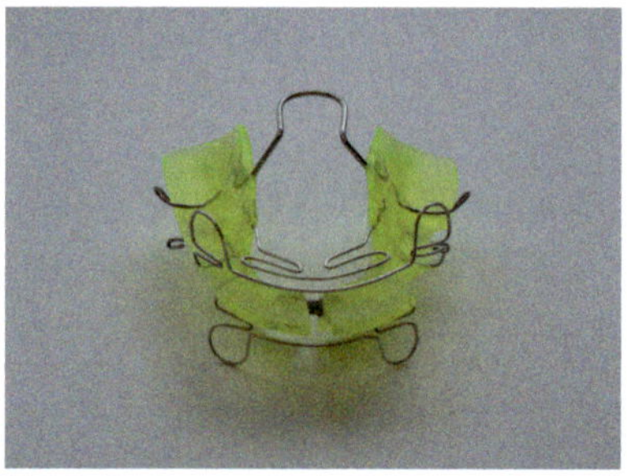

Abb. 4 Aktivator

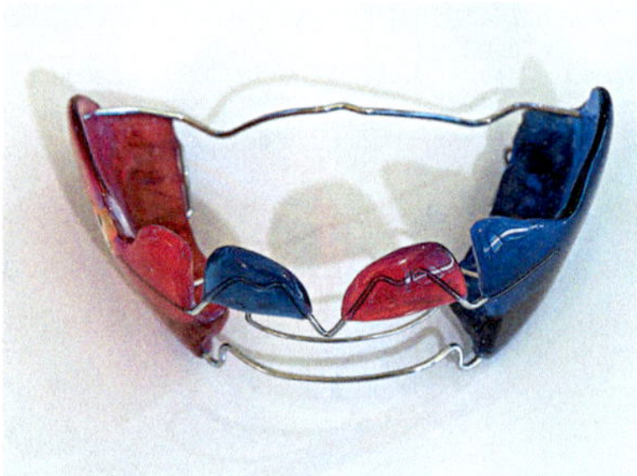

Abb. 5 Funktionsregler nach Fränkel

6.4.3 Aligner

Bei der Aligner-Therapie handelt es sich um eine Behandlungsart mit einer Serie von herausnehmbaren transparenten Kunststoffschienen, den Alignern. Diese Therapieform ist sehr beliebt, da die Schienen weitgehend unsichtbar sind, hohen Tragekomfort haben und das Sprechen kaum behindern. Die Schienen müssen durchgehend getragen werden. Sie dürfen nur zum Essen und Reinigen der Zähne herausgenommen werden.

Abformung, Bissnahme und Planung der Zahnbewegungen können heutzutage komplett digital stattfinden. Mithilfe einer computergestützten 3D-Simulation der geplanten Korrekturen wird eine Serie von Schienen hergestellt. Dies erfolgt meistens mithilfe eines 3D-Druckers. Mit jeder neuen Schiene ändert sich die Stärke und Richtung der auf die Zähne wirkenden Kräfte minimal. Sie verschiebt die Zähne in eine leicht andere Position. Jeder Aligner hat eine Tragezeit von ca. 7–10 Tagen. Eine Aligner-Therapie kann oft eine Behandlung mittels Multibracketapparatur ersetzen.

Um die glatten und feuchten Zähne mithilfe einer weichen Schiene bewegen zu können, müssen individualisierte Attachments auf den Zähnen angebracht werden. Attachments sind Kunststoffelemente, die auf den Zähnen mit Säure-Ätz-Technik befestigt werden. Sie stehen von den Zähnen ab und dienen als Griff, um die Zähne bewegen zu können. Ästhetisch fallen sie kaum auf, da sie aus zahnfarbenen Kunststoff bestehen. Nach Abschluss der Behandlung werden sie abgeschliffen.

Für die Behandlung von Engständen kann eine approximale Schmelzreduktion, auch Stripping genannt, erforderlich sein. Hierfür werden gezielt einige approximale Oberflächen der Zähne um max. 0,3 mm im Frontzahnbereich und 0,6 mm im Seitenzahnbereich abgeschliffen. Die Zähne werden dadurch schmaler und es entsteht mehr Platz für die korrekte Einordnung der Zähne. Bei korrekter Mundhygiene besteht keine erhöhte Kariesanfälligkeit. Um überempfindliche Zähne zu vermeiden, ist eine Fluoridierung nach einer approximalen Schmelzreduktion wichtig. Weitere Hilfsmittel wie Elastics →Abb. 2, S. 411 können auch zum Einsatz kommen.

6.4.4 Multibracketapparatur

Eine Multibracketapparatur ist die am häufigsten verwendete festsitzende kieferorthopädische Apparatur →Abb. 1. Sie wird auch als feste Spange bezeichnet. Die Grundbestanteile sind:

- **Brackets** (eng. für Halterung): Sie dienen als Griff, um jeden einzelnen Zahn gezielt und präzise bewegen zu können. Sie werden meistens auf der vestibulären Fläche der Zähne befestigt →Abb. 2. Eine linguale Befestigung der Brackets, also an der Innenseite der Zähne, ist einerseits ästhetischer, da die Brackets unsichtbar sind. Andererseits ist es für den Patienten unangenehmer, da sich die Zunge oft an den Brackets verletzen kann.
- **Bögen** (Drähte): Sie üben die Kraft für die Zahnbewegung aus. Bögen werden in verschiedenen Stärken, Formen, Elastizitätsgraden, Materialien und Farben angeboten.
- **Ligaturen** (Verbindungen): Bestehen aus Draht oder Gummi (Alastics). Sie befestigen den Bogen an den Brackets. So kann die Kraft der Bögen über die Brackets auf die Zähne übertragen werden.

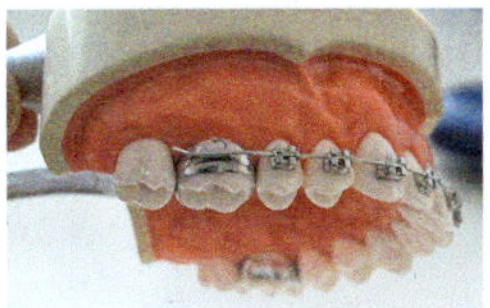

Abb. 1 Herkömmliche Brackets mit Drahtligaturen, Bogen und Molarenband

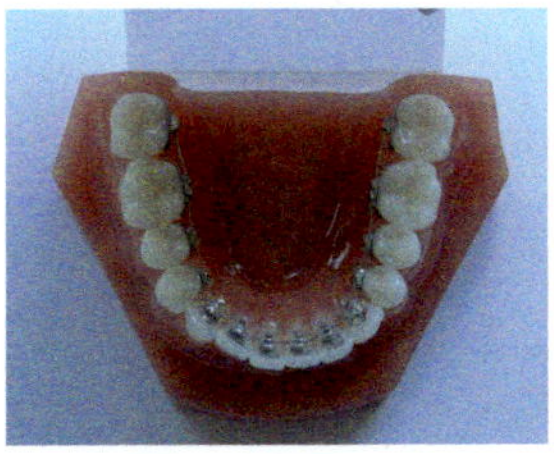

Abb. 2 Lingualbracket

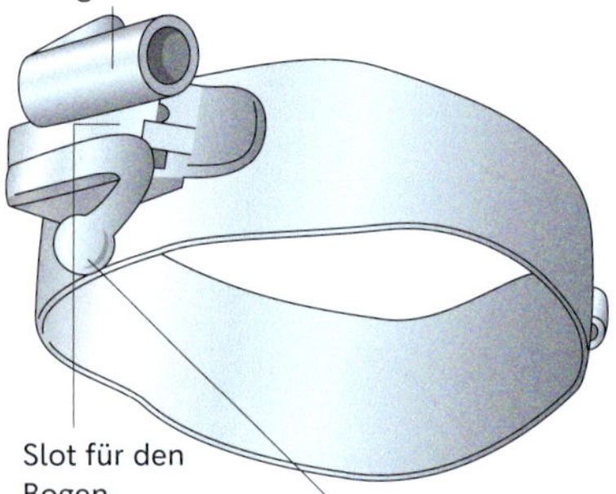

Abb. 1 Oberkiefermolarenband mit Röhrchen

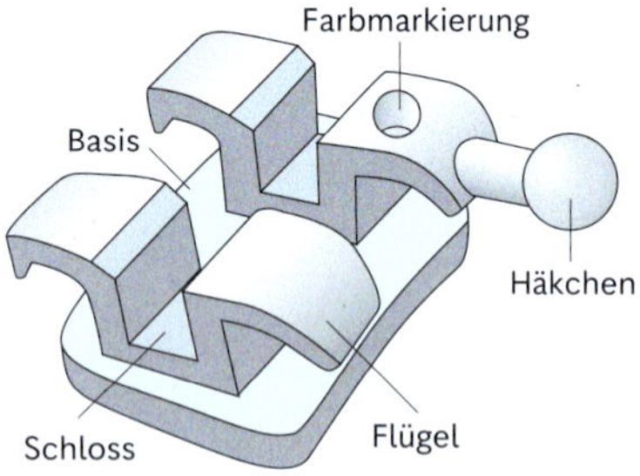

Abb. 2 Modell eines Brackets mit Feder

— evtl. **Bänder** für die Molaren: Bänder sind Metallringe, auf denen ein Bracket angeschweißt wird →Abb. 1. Oft wird eine Multibracketapparatur auch Multiband genannt, da früher für die ersten festsitzenden Apparaturen Bänder an alle Zähne zementiert wurden.

Brackets

Brackets sind aus Metall oder Keramik gefertigt. Sie haben eine **Basis.** Diese ist an einer Oberfläche besonders rau, damit das Bracket auf dem Zahn besser klebt. Auf der anderen Oberfläche befindet sich ein **Slot** (Schlitz), durch den der Bogen verläuft und für die Zahnbewegung zuständig ist. Hinzu kommen meistens vier Flügel, die den Halt der Ligaturen sicherstellen. Viele Brackets haben zusätzlich ein Häkchen zum Einhängen von Gummizügen →Abb. 2.

Die heutigen Brackets enthalten alle durch die genaue Slotausrichtung Informationen über die genaue Position, in der der Zahn bewegt werden soll. Sie sind somit vorprogrammiert. Daher ist die Positionierung der Brackets auf dem Zahn von besonderer Bedeutung. Damit der Zahn richtig positioniert wird, muss das Bracket auf eine vorbestimmte Stelle am Zahn befestigt werden.

Alternativ gibt es eine neue Generation von Brackets, sog. selbstligierende Brackets (SLB). Sie haben einen Verschlussmechanismus zur Befestigung des Bogens am Bracket und kommen durch diesen ohne Ligaturen aus →Abb. 3.

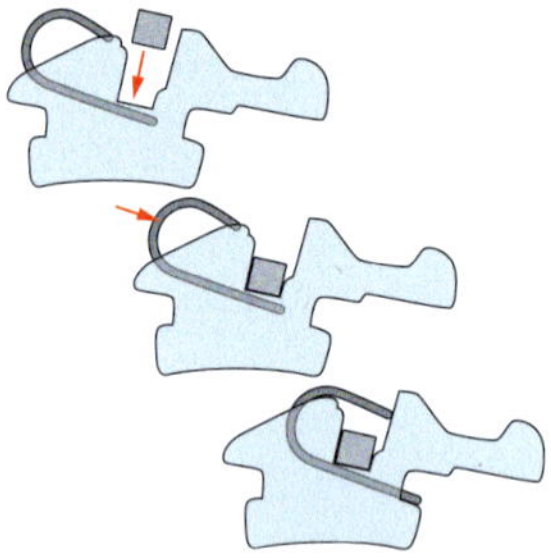
Abb. 3 Verschlussmechanismus eines selbstligierenden Brackets

Bögen

Kieferorthopädische Drähte einer Multibracketapparatur werden als Bögen bezeichnet. Der Bogen kann aus verschiedenen Materialien bestehen:
- Cobalt-Chrom-Nickel (Elgiloy)
- Stahl (Stainless Steel, SS)
- Titan-Molybdän (TMA)
- Nickel-Titan (NiTi)

Die Bögen sind in der Regel eben bzw. flach und U-förmig. Zu Beginn der Behandlung →Abb. 4 werden weichere Bögen eingespannt. Sie lassen sich vorübergehend leicht verbiegen und können somit auch an Brackets von stark gekippten oder rotierten Zähnen einligiert werden. Die Bögen sind allerdings formbeständig und elastisch und versuchen schrittweise in ihren ursprünglichen ebenen unverformten Zustand zurückzukommen. Dadurch werden die Zähne nivelliert, sie kommen also alle auf eine Ebene. Zum Abschluss der Nivellierung steht kein Zahn höher oder tiefer im Vergleich zu den anderen.

Die Funktion erfüllen NiTi-Bögen besonders gut. Einige dieser Bögen sind thermoaktiv, weil sie erst in Mundtemperatur beginnen Kräfte auf die Zähen auszuüben. Nach der Nivellierung der Zahnbögen können festere Bögen verwendet werden. Sie wirken wie ein starrer Balken, entlang dessen sich die Zähne bewegen können. In dieser Phase werden bevorzugt Stahlbögen verwendet.

Die Bögen müssen selten mit geeigneten Zangen zurechtgebogen werden. Um einzelne Zähne präziser zu bewegen, können vereinzelt individualisierte Biegungen erforderlich sein. Diese können in einen TMA-Bogen eingebogen werden, der ungefähr halb so steif wie Stahlbögen aber fester als NiTi-Bögen ist →Abb. 1.

Ein wichtiger Aspekt ist auch die **Bogenform**. Bögen sind entweder rund oder vierkantig.

Zu Beginn der Behandlung werden runde Bögen verwendet, später Vierkantbögen. Diese Reihenfolge ist wichtig, weil Vierkantbögen im Vergleich zu runden Bögen die Neigung der Zähne im Knochen gezielter kontrollieren können.

In Kombination mit den Bögen können zusätzlich Hilfsmittel wie Gummizüge, sog. Elastics, und Federn angewendet werden. Elastics werden von Patienten eingehängt und sollten nur für die Mahlzeiten und zur Zahnpflege ausgehakt werden. Sie verlaufen meistens zwischen dem Ober- und Unterkiefer (intermaxillär) und nehmen Einfluss auf die Lagebeziehung von OK zu UK, z. B. bei einem Kreuzbiss oder einer Angle Klasse II Verzahnung →Abb. 2. Wenn sie zwischen die Zähne eines Kiefers eingehängt werden, werden sie als intramaxillär bezeichnet. Federn können beispielsweise zum Öffnen von Lücken eingesetzt werden.

Multibracketapparaturen sind für fast alle kieferorthopädischen Behandlungen einsetzbar und haben daher u. a. folgende **Indikationen:**
- körperliche und dreidimensionale Zahnbewegung
- Extrusion (aus dem Kiefer heraus) und Intrusion (in den Kiefer hinein) der Zähne
- gezielte Wurzelbewegung
- Rotation der Zähne
- Aufrichtung gekippter Zähne

Merke
Die Größe der Bögen wird üblicherweise in amerikanischen Inches angegeben, z. B. 0,016“ bei runden oder 0.017“ x 0.025“ für Vierkantbögen.

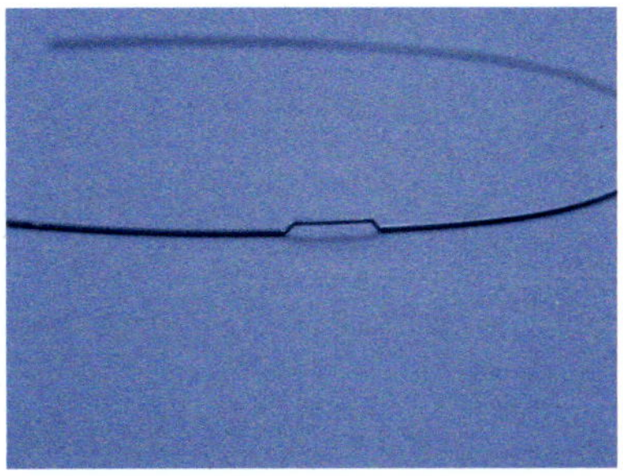

Abb. 1 Individualisierter Bogen mit Biegung

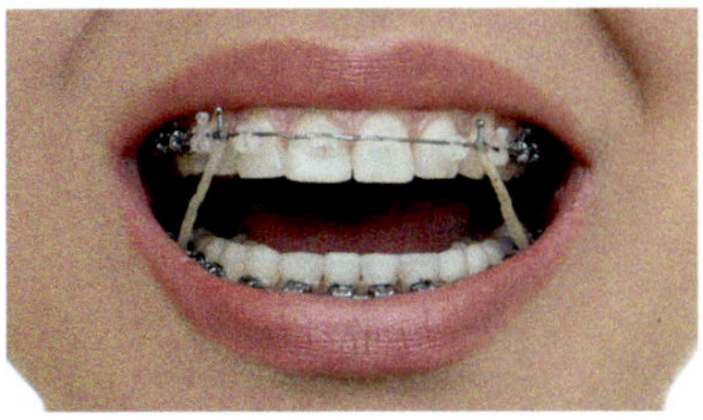

Abb. 2 Intermaxilläre Elastics

Mundhygiene bei Multibracketapparaturen

Brackets, Bögen, Ligaturen und Bänder bewirken, dass Plaque sich leichter festsetzt. Bei schlechter Mundhygiene ist die Gefahr für Karies und Parodontalerkrankungen sehr hoch. Neben einer Ernährungsberatung ist eine intensive Anleitung und Kontrolle der Mundhygiene notwendig. Regelmäßig sollte eine Kontrolle mit dem Finger erfolgen, ob noch alle Brackets und Bänder festsitzen. Der Patient muss sich nach jeder Mahlzeit die Zähne putzen und jeden Abend weitere Hilfsmittel zur Mundhygiene anwenden. Dies kann bis zu 15 Minuten für alle Zahnflächen erfordern. Folgende Hilfsmittel sollten eingesetzt werden:
- eine mittelharte Kurzkopfzahnbürste, manuell oder elektrisch
- Interdentalbürsten
- Superfloss
- Einbüschelbürsten
- fluoridhaltige Mundspüllösung

Merke
Die Mitarbeit des Patienten ist also auch bei einer festen Spange wichtig für den Erfolg der Therapie.

Superfloss →S. 24

Eine Multibracketapparatur weist folgende Vor- und Nachteile auf:

Vorteile	Nachteile
Breite Einsatzmöglichkeiten, auch für komplexe Fehlstellungen	Hohes Kariesrisiko bei schlechter Mundhygiene des Patienten
Kontinuierliche Krafteinwirkung auf die Zähne	Tägliche, intensive Mundhygiene durch den Patienten ist notwendig.
Gute Kontrolle der Zahnbewegung mit sicherer Voraussicht des Ergebnisses	Bei nicht korrekter Anwendung besteht die Gefahr der Schädigung des Parodontiums.
Der Patient kann die Apparatur nicht verlieren oder vergessen.	Häufige Kontrolltermine bei dem Kieferorthopäden sind notwendig.
	Es besteht oft eine ästhetische Beeinträchtigung.

Tab. 1 Vor- und Nachteile einer Multibracketapparatur

6.4.5 Weitere festsitzende Apparaturen

Gaumennahterweiterungsapparatur

Wenn der Oberkiefer zu schmal ist (Kieferkompression), kann dieser mit einer Gaumennahterweiterungsapparatur breiter gemacht werden →Abb. 1.

Es werden 4 Bänder auf jeweils 2 Zähnen an beiden Seiten anprobiert. Nach einem Abdruck mit den Bändern im Mund, werden diese im Labor miteinander verbunden. Mittig am Gaumen wird eine Schraube eingebaut, die ein Elternteil 2-mal pro Tag oder 1-mal alle 2 Tage für wenige Tage oder Wochen drehen muss. Da beide Oberkieferhälften auseinander bewegt werden, kommt es zu einer knöchernen Verbreiterung. Nach Abschluss der Dehnphase wird die Schraube mit Kunststoff beklebt, um das Ergebnis zu stabilisieren.

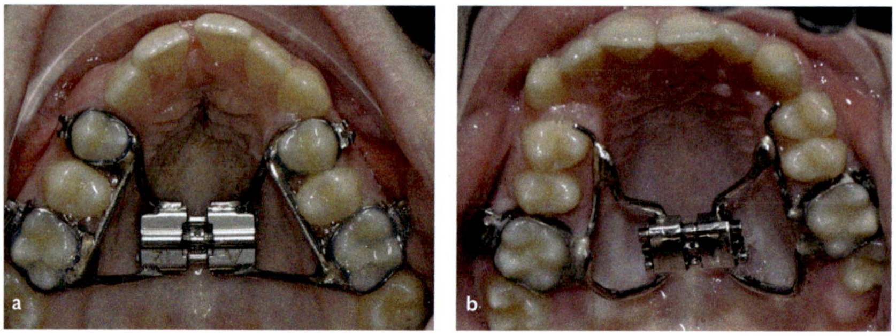

Abb. 1 Gaumennahterweiterungsapparaturen

Quadhelix

Eine Quadhelix wird auch „Vier-Schlaufen-Feder" genannt, weil sie aus einem Draht mit vier Schlaufen besteht. Sie wird an Bändern an den Molaren befestigt und bewirkt eine transversale Erweiterung des Zahnbogens im Oberkiefer.

Transpalatinalbogen (TPA)

Die beiden oberen ersten Molaren können miteinander mit einen Transpalatinalbogen (engl. Transpalatal arch, kurz TPA) verbunden werden. Somit werden sie verankert. Der TPA wird an Bändern befestigt.

Lingualbogen

Zur Verankerung der Unterkiefermolaren wird ein Lingualbogen angefertigt →Abb. 1.

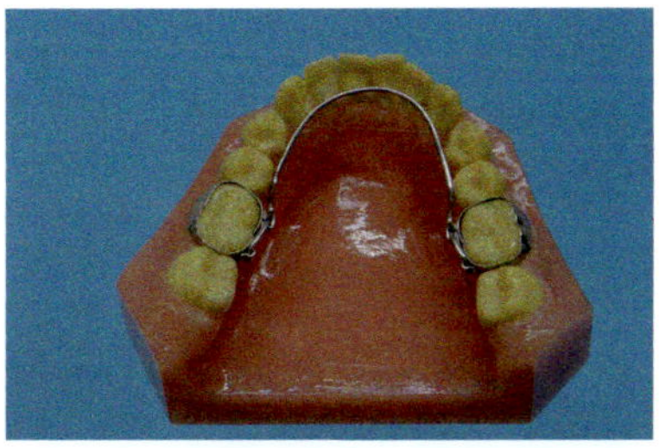

Abb. 1 Lingualbogen

Herbstscharnier

Bei noch nicht vollständig ausgewachsenen Jugendlichen mit einer Rücklage des Unterkiefers, kann ein Herbstscharnier verwendet werden. Es besteht aus mehreren gegossenen oder miteinander gelöteten Bändern im Ober- und Unterkiefer. Die Elemente beider Kiefer werden mit teleskopierenden Stegen verbunden. Dadurch wird der Unterkiefer vorverlagert →Abb. 2.

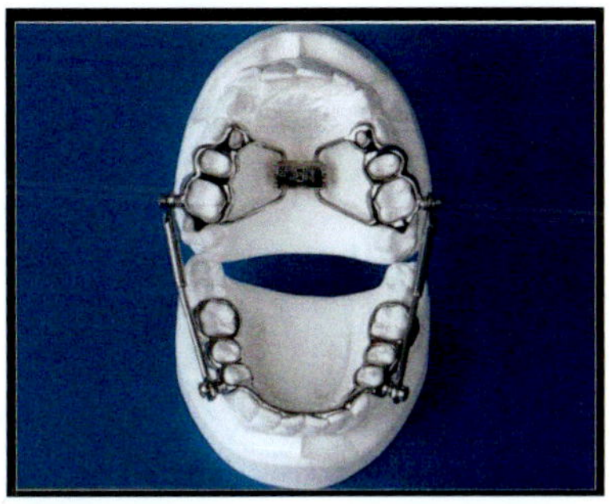

Abb. 2 Herbstscharnier, hier in Kombination mit einer Gaumennahterweiterungsapparatur

6.4.6 Extraorale Behandlungsgeräte

Extraorale Geräte wirken von außen auf Zähne und Kiefer. Der Erfolg dieser Behandlungsart ist stark von der Mitarbeit des Patienten abhängig, da er diese regelmäßig tragen muss.

Headgear

Der Headgear besteht aus einem miteinander verlöteten metallischen Innen- und Außenbogen. An die Enden des Außenbogens wird ein Zugband eingehängt, das um Kopf/Nacken geht →Abb. 3. Um die Molaren, meist die 6er, werden Bänder mit einem Röhrchen gelegt. Die Enden des Innenbogens werden in das Röhrchen gesteckt. Der Headgear sollte täglich 14 Stunden getragen werden, vor allem während des Schlafens.

Indikationen für einen Headgear sind:
- Distalisierung der Molaren, um einen Engstand in der Front aufzulösen
- Verlängerung, Verkürzung oder Rotation von Molaren
- Hemmung des Oberkieferwachstums

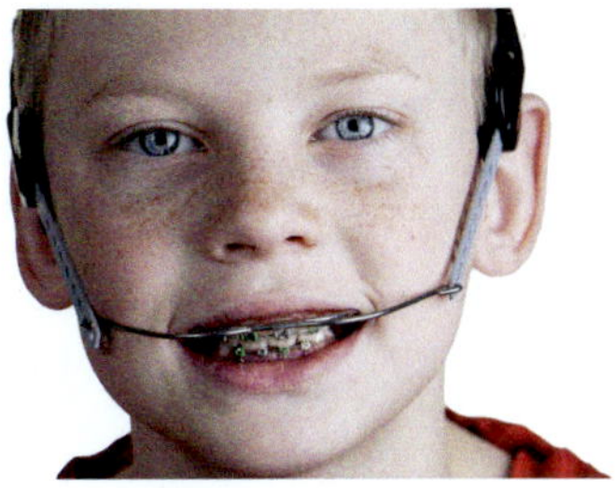

Abb. 3 Headgear

Lipbumper

Ähnlich wie ein Headgear wirkt der Lipbumper. Es handelt sich hier allerdings um eine intraorale Apparatur, die meistens in Unterkiefer zum Einsatz kommt. Sie kann aber auch im Oberkiefer angewandt werden. Hinzu kommen noch zwei Bänder mit entsprechendem Röhrchen an die 1. Molaren eines Kiefers, die fest zementiert werden.

Der Bogen wird so angepasst, dass die Pelotten einige Millimeter von den Frontzähnen nach labial abstehen. Wenn das Gerät ausreichend getragen wird, bewirkt der Druck der Lippe eine Bewegung der Molaren nach distal. Dies nennt man Distalisation.

Je nach Einstellung kann aber auch der Zahnbogen transversal breiter gemacht werden oder gekippte 1. Molaren aufgerichtet werden. Der Lipbumper hält die Lippe von den Zähnen ab und somit kann die Zunge die Frontzähne des Unterkiefers proklinieren.

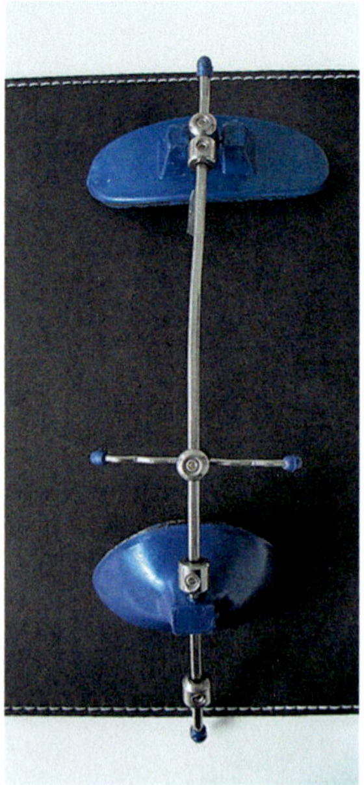

Abb. 1 Delaire-Maske

Gesichtmaske (Delaire-Maske)

Eine Delaire-Maske besteht aus Metallstäben und Pelotten, über die das Gerät an Stirn und Kinn abgestützt wird →Abb. 1. Der Patient muss elastische Gummizüge auf intraorale Vorrichtungen einhängen, meistens geeignete Häkchen.

Sie wird meistens zusätzlich zu einer festsitzenden Apparatur verwendet, fördert das Wachstum des Oberkiefers und wirkt wachstumshemmend auf den Unterkiefer. Indikationen sind ein zu kleiner oder zu weit nach hinten verlagerter Oberkiefer (Mikro- bzw. Retrognathie). Sie wirkt am besten in jungem Alter. Die Delaire-Maske sollte täglich 14 Stunden getragen werden, vor allem nachts.

6.5 Retentionsphase (Stabilisierungsphase)

Nach Abschluss der aktiven Phase der kieferorthopädischen Behandlung und wenn keine Zahnbewegungen mehr vorgenommen werden, besteht die Gefahr eines **Rezidivs**. Als Rezidiv wird die Rückbewegung der Zähne in ihre alte Position bezeichnet. Daher müssen die Zähne nach Abschluss der Behandlung in ihrer neuen Position mittels spezieller Hilfsmittel gehalten werden. Diese können herausnehmbar oder festsitzend sein.

Die Retentionsphase muss mindestens so lange wie die aktive Behandlungsdauer andauern, im Idealfall sogar lebenslang. Auch in dieser Phase sind regelmäßige Kontrollen erforderlich, um mögliche Rezidive früh diagnostizieren zu können.

Als herausnehmbare Geräte werden verwendet:
– Tiefziehschienen →Abb. 2
– passive Plattenapparaturen: Diese sehen ähnlich aus wie die aktiven Platten, jedoch liegen sie nur passiv (ohne Krafteinwirkung), spannungsfrei den Zähnen an.
– Positioner →Abb. 3

Ein **Positioner** ist eine elastische individuell hergestellte Kunststoffschiene. Er eignet sich für eine Feineinstellung der Zähne in der Schlussphase der Behandlung. Der Positioner ist bimaxillär, denn er umfasst die Zähne des Oberkiefers und des Unterkiefers. Konfektionierte Positioner werden von Sportlern als Zahnschutz benutzt. Wenn die Geräte über eine längere Zeit spannungsfrei sitzen, kann die Tragezeit der Geräte nach und nach verkürzt werden.

Wenn die Geräte über eine längere Zeit spannungsfrei sitzen, kann die Tragezeit der Geräte nach und nach verkürzt werden. Kleberetainer sind festsitzende Apparaturen, die auf die orale Fläche der Frontzähne adhäsiv befestigt werden.

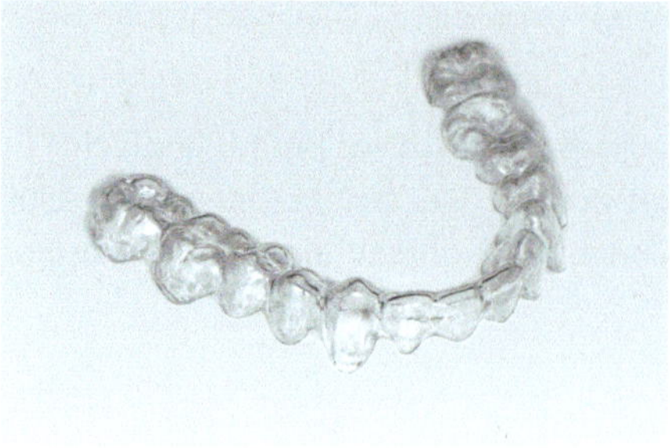

Abb. 2 Tiefziehschiene (Dr. Hinz Dental Vertriebsgesellschaft)

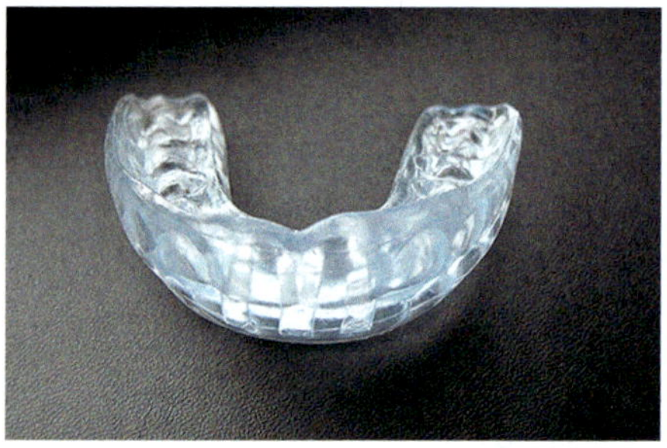

Abb. 3 Positioner

6.6 Risiken einer kieferorthopädischen Behandlung

Der Patient trägt bei der kieferorthopädischen Behandlung eine große **Eigenverantwortung**. Mangelhafte Mitarbeit beim Tragen der Apparaturen und bei der Mundhygiene führen zu einem Behandlungsmisserfolg oder -abbruch. Allerdings ist auch die Mitarbeit der **Eltern** wichtig, da die Patienten meistens minderjährig sind.

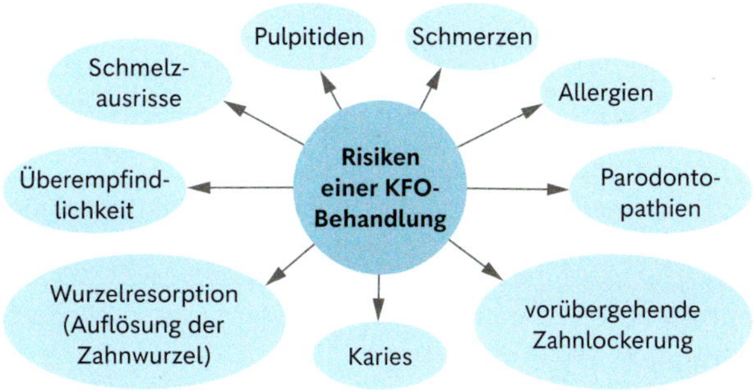

Terminologie: Kieferorthopädie

aktive Platte	herausnehmbare Plattenapparatur, mit der durch Krafteinwirkung aktiv Zähne bewegt werden können
Alastics (engl.)	Gummiringe, die den Bogen im Bracket halten
Aligner (engl. to align = ausrichten)	Serie von transparenten Kunststoffschienen zur KFO-Behandlung
Attachments (engl.)	Elemente, die auf den Zähnen mit Säure-Ätz-Technik befestigt werden, meist aus Kunststoff
bimaxillär	beide Kiefer betreffend
Bracket, das	Befestigungselement für festsitzende KFO-Apparaturen, am Zahn adhäsiv angebracht
Delaire-Maske, die	extraorales KFO-Gerät zur Behandlung eines zu kleinen Oberkiefers
Distalisierung, die	Bewegung von Zähnen nach distal
Elastics (engl.)	Gummizüge, die bei der Behandlung mit Bracketsystemen oder Alignern eingesetzt werden, um die Lagebeziehung von OK und UK zu verändern
Extrusion, die	Bewegung des Zahnes aus dem Kiefer heraus
FKO-Gerät, das	funktionskieferorthopädisches Gerät, das passiv die Funktionen des Kausystems beeinflusst
Headgear (engl.)	extraoraler Gesichtsbogen mit Innen- und Außenbogen
intermaxillär	zwischen OK und UK verlaufend
intramaxillär	zwischen Zähnen eines Kiefers verlaufend
Intrusion, die	Bewegung eines Zahnes in den Kiefer hinein
Kephalometrie, die	Schädelvermessung, z. B. mithilfe eines Röntgenbildes
Kieferorthopädie, die **(KFO)** (griech. orthos = gerade; paideia = Erziehung)	Fachgebiet der Zahnmedizin, das sich mit der Verhütung, Erkennung und Behandlung von Zahn- und Kieferfehlstellungen befasst
Labialbogen, der	Außenbogen entlang der Frontzähne an KFO-Geräten

Ligatur, die	Draht oder Gummischlinge zum Befestigen eines Drahtbogens im Bracket
NiTi	Nickel-Titan-Legierung
Pelotte, die	Verdickung aus Kunststoff
Positioner (engl.)	elastische Kunststoffschiene in der Schlussphase der KFO-Behandlung zur Feineinstellung
progene Verzahnung, Progenie, die	Unterkiefer steht zu weit vorne
Retainer (engl.)	KFO-Gerät zur Erhaltung der erreichten Zahn- und Kieferstellungnach der aktiven Behandlungsphase
Rezidiv, das	Zähne verschieben sich wieder in die alte Fehlstellung
Rotation, die	Drehung von Zähnen
selbstligierend	Brackets mit einem Verschlussmechanismus für den Bogen, ohne Ligaturen
Slot, der	Schlitz, Schloss; Bauteil eines Brackets, hier verläuft der Bogen
thermoaktiv, thermoelastisch	unterschiedliche Eigenschaften bei verschiedenen Temperaturen
transversal	quer verlaufend

Aufgaben

1	Nennen Sie die wichtigsten diagnostischen Maßnahmen in der Kieferorthopädie.
2	Problematisieren Sie die Benutzung eines Schnullers ab dem dritten Lebensjahr.
3	Beschreiben Sie Apparaturen zur Behandlung eines offenen Bisses.
4	Erklären Sie, wann die reguläre KFO-Behandlung erfolgen sollte?
5	Erläutern Sie das Prinzip des Knochenumbaus.
6	Benennen Sie die Bauteile einer aktiven Platte?
7	Nennen Sie drei Vorteile der aktiven Platte.
8	FKO-Geräte werden auch Trainingsgeräte genannt. Erklären Sie diese Bezeichnung.
9	Benennen Sie die Grundbestandteile einer Multibandapparatur.
10	Benennen Sie die Materialien, aus denen Brackets und Bögen bestehen.
11	Nennen Sie drei Vorteile des Bracketsystems.
12	Erläutern Sie die Aligner-Therapie.
13	Begründen Sie, warum sich an eine KFO-Behandlung immer eine Retentionsphase anschließt.
14	Nennen Sie Geräte, die in der Retentionsphase verwendet werden.
15	Nennen Sie vier Risiken einer KFO-Behandlung.

7 Abrechnung von Prophylaxemaßnahmen bei Kassenpatienten

Prophylaxeleistungen werden bei Kassen- und Privatpatienten unterschiedlich abgerechnet. So sind bei Kassenpatienten spezielle Leistungen zur Früherkennung von Karies und vorbeugende Leistungen nur für Kinder und Jugendliche vorgesehen.

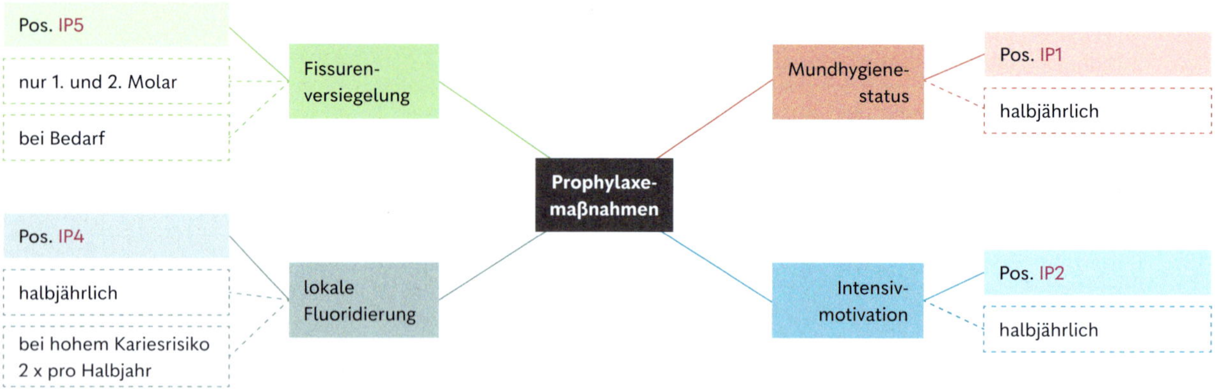

Bei der Prophylaxe für Kinder und Jugendliche lassen sich drei große Leistungsgruppen unterscheiden:

Früherkennungs-untersuchungen →LF 4

- **individuelle** Prophylaxeleistungen
- Früherkennungsuntersuchungen FU1, FU2 mit FUPr und FLA bei Kleinkindern. In Zukunft sollen diese Untersuchungen in dem „gelben Heft" (bei Ärzten) einheitlich als „medizinisches Informationsobjekt" (MIO) digital von Zahnärzten dokumentiert werden.
- **begleitende Leistungen zur Prophylaxe**, z. B. U (01), Zst (107), Ä 925 (Bissflügelaufnahmen), ViPr (8), sK (106) oder Mu (105)

Weitere Prophylaxeleistungen, wie z. B. die professionelle Zahnreinigung (PZR) und Ernährungslenkung zur Kariesprophylaxe, gehören nicht in die Leistungspflicht der gesetzlichen Krankenkassen. Über 100 Krankenkassen zahlen Zuschüsse zur PZR bzw. haben „eigene" Prophylaxepositionen.

Alle Individualprophylaxeleistungen können auf speziell fortgebildete Mitarbeiter delegiert (übertragen) werden. Als gesetzliche Grundlage der Individualprophylaxe im SGB V gilt: Versicherte, die mindestens 6 Jahre alt sind und das 18. Lebensjahr noch nicht vollendet haben, haben Anspruch auf die vorbeugenden individuellen Leistungen nach den Abrechnungspositionen IP1, IP2, IP4 und IP5, die im Folgenden dargestellt werden. Gruppenprophylaxe fällt nicht darunter.

7.1 Mundhygienestatus IP1

Mit der Leistung zur Position IP1 verschafft sich der Zahnarzt einen Überblick über die Situation im Mund des jungen Patienten.

BEMA-Pos.	Abk.	Leistung	Bewertungszahl
IP1		Mundhygienestatus	20

A Die Erhebung des Mundhygienestatus umfasst die Beurteilung der **Mundhygiene** sowie des **Gingivazustands** anhand eines geeigneten Indexes (z. B. Approximalraum-Plaque-Index, Quigley-Hein-Index, Papillen-Blutungs-Index; der einmal gewählte Index ist beizubehalten), die Feststellung und Beurteilung von Plaqueretentionsstellen und ggf. das Anfärben der Zähne. Es gilt außerdem:
- Eine Leistung nach Position IP1 kann **je Kalenderhalbjahr einmal** abgerechnet werden.
- Leistungen nach den Positionen IP1 bis IP5 können nur für Versicherte abgerechnet werden, **die das 6., aber noch nicht das 18. Lebensjahr vollendet haben**. Für andere Versicherte können Leistungen nach den Positionen IP4 und IP5 nur abgerechnet werden, soweit dies in den Abrechnungsbestimmungen ausdrücklich vereinbart ist.

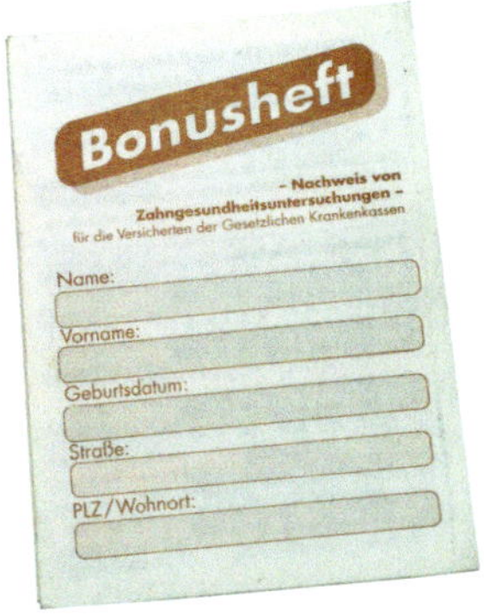

Abb. 1 Bonusheft

Abb. 2 Im Bonusheft können sowohl die Individualprophylaxe als auch zahnärztliche Untersuchungen eingetragen werden.

Als Kalenderhalbjahr werden die Zeiträume vom 1. Januar bis zum 30. Juni und vom 1. Juli bis zum 31. Dezember verstanden. Nach der Erhebung des Mundhygienestatus sollen mindestens vier Monate vergehen, ehe ein zweiter Mundhygienestatus erhoben wird. Wird dieser Zeitraum unterschritten, ist es sinnvoll, den Grund dafür in der Patientenakte zu vermerken.
Das Datum jeder Prophylaxeleistung nach IP1, die bei 12- bis 17-jährigen Patienten durchgeführt wird, sollte im **Bonusheft** eingetragen und mit Stempel und Unterschrift versehen werden → Abb. 1, Abb. 2. Legt der Patient sein Bonusheft nicht vor, so erhält er auf Wunsch eine Ersatzbescheinigung (ggf. auch ein zweites Bonusheft). Das eZahnarztbonusheft soll ab 2023 in der ePA als MIO gespeichert werden. Damit kann bei Vergessen oder Verlust sehr schnell in der ePA nachgesehen werden. Der Patient muss allerdings damit einverstanden sein.

Der festgestellte Status sowie der verwendete Index müssen genau dokumentiert werden, um die Entwicklung des Mundhygienestatus aufzeigen zu können. Dies kann mit Formblättern oder mit einem entsprechenden Programm erfolgen → Abb. 1, LF 8, Kap. 6.2.2.

7.2 Individualprophylaxe IP2 bis IP5

Oft muss ein junger Patient zur Mundhygiene zusätzlich motiviert werden. Dafür steht folgende Position zur Verfügung:

BEMA-Pos.	Abk.	Leistung	Bewertungszahl
IP2		Mundgesundheitsaufklärung bei Kindern und Jugendlichen	17

A Die Position beinhaltet die Aufklärung des Versicherten und ggf. dessen Erziehungsberechtigten über Krankheitsursachen sowie deren Vermeidung, Motivation und Remotivation.

Der Zahnarzt soll Inhalt und Umfang der notwendigen Prophylaxemaßnahmen nach den individuellen Gegebenheiten des Einzelfalles festlegen:
- Eine Leistung nach Position IP2 kann **je Kalenderhalbjahr einmal** abgerechnet werdenn.
- Die Abrechnung der Position IP2 setzt die Einzelunterweisung voraus.

Zusätzlich zu den motivierenden Maßnahmen ist eine Fluoridierung aller Zähne in regelmäßigen Abständen sinnvoll. Mehr dazu finden Sie in den **Richtlinien über Maßnahmen zur Verhütung von Zahnerkrankungen**.

Die Richtlinien über Maßnahmen zur Verhütung von Zahnerkrankungen finden Sie unter *https://www.g-ba.de/downloads/40-268-5561/2019-01-17_ FU-RL_Neufassung_ TrG.pdf*

BEMA-Pos.	Abk.	Leistung	Bewertungszahl
IP4		Lokale Fluoridierung der Zähne	12

A Die Leistungen nach Position IP4 umfassen die lokale Fluoridierung zur Zahnschmelzhärtung mit Lack, Gel o. Ä. einschließlich der Beseitigung von weichen Zahnbelägen und der Trockenlegung der mit folgenden Bestimmungen:
- Das Entfernen harter Zahnbeläge ist nach Position Zst (107) abzurechnen.
- Bei vorzeitigem Durchbruch des 6-Jahres-Molaren vor dem 6. Lebensjahr kommt die Position FLA zur Anwendung.
- Eine Leistung nach Position IP4 kann **je Kalenderhalbjahr 1-mal** abgerechnet werden.
- Bei Versicherten, deren hohes Kariesrisiko mittels dmft-Index festgestellt wurde, kann ab dem 6. Lebensjahr bis zur Vollendung des 18. Lebensjahres die Position IP4 je Kalenderhalbjahr 2-mal berechnet werden.

dmft-Index →LF 4

In den Fissuren der Zähne ist auch bei bester Mundhygiene eine Reinigung nicht möglich. Sie sind so fein, dass sie nicht mit einer Zahnbürste erreicht werden können. So entsteht hier besonders leicht Karies. Eine Versiegelung vermeidet dies.

BEMA-Pos.	Abk.	Leistung	Bewertungszahl
IP5		Versiegelung von kariesfreien Fissuren der bleibenden Molaren (Zähne 6 und 7) mit aushärtenden Kunststoffen, je Zahn	16

A Eine Leistung nach Position IP5 umfasst die Versiegelung der Fissuren und der Grübchen einschließlich der gründlichen Beseitigung der weichen Zahnbeläge und der Trockenlegung der zu versiegelnden Zähne. Es gelten hier folgende Bestimmungen:
- Das Entfernen harter Zahnbeläge ist nach Position Zst (107) abrechnungsfähig.
- Eine Leistung nach Position IP5 kann auch bei Durchbruch der 6-Jahr-Molaren bei Kindern bis zur Vollendung des 6. Lebensjahres abgerechnet werden.
- Das Versiegelungsmaterial ist mit der Bewertung abgegolten.

Hinweis: Eine genaue Bestimmung, wie oft Position IP5 pro Jahr abgerechnet werden kann, existiert nicht. Die Häufigkeit richtet sich nach ihrer Notwendigkeit.

Die Fissurenversiegelung wird von den gesetzlichen Krankenkassen nur für die ersten und zweiten bleibenden Molaren (die Zähne 6 und 7) übernommen. Natürlich haben auch die Prämolaren, die Weisheitszähne und die Milchmolaren kariesanfällige Fissuren. Patienten, die die Versiegelung weiterer Zähne wünschen, müssen dies privat nach der GOZ bezahlen.

P Häufig wird eine Versiegelung – wie jede andere Kompositfüllung – unter Kofferdam gelegt. Das Anlegen von Kofferdam (Spanngummi) ist auch im Zusammenhang mit der Position IP5 als bMF abrechenbar.

Abrechnung von Prophylaxe bei Kassenpatienten

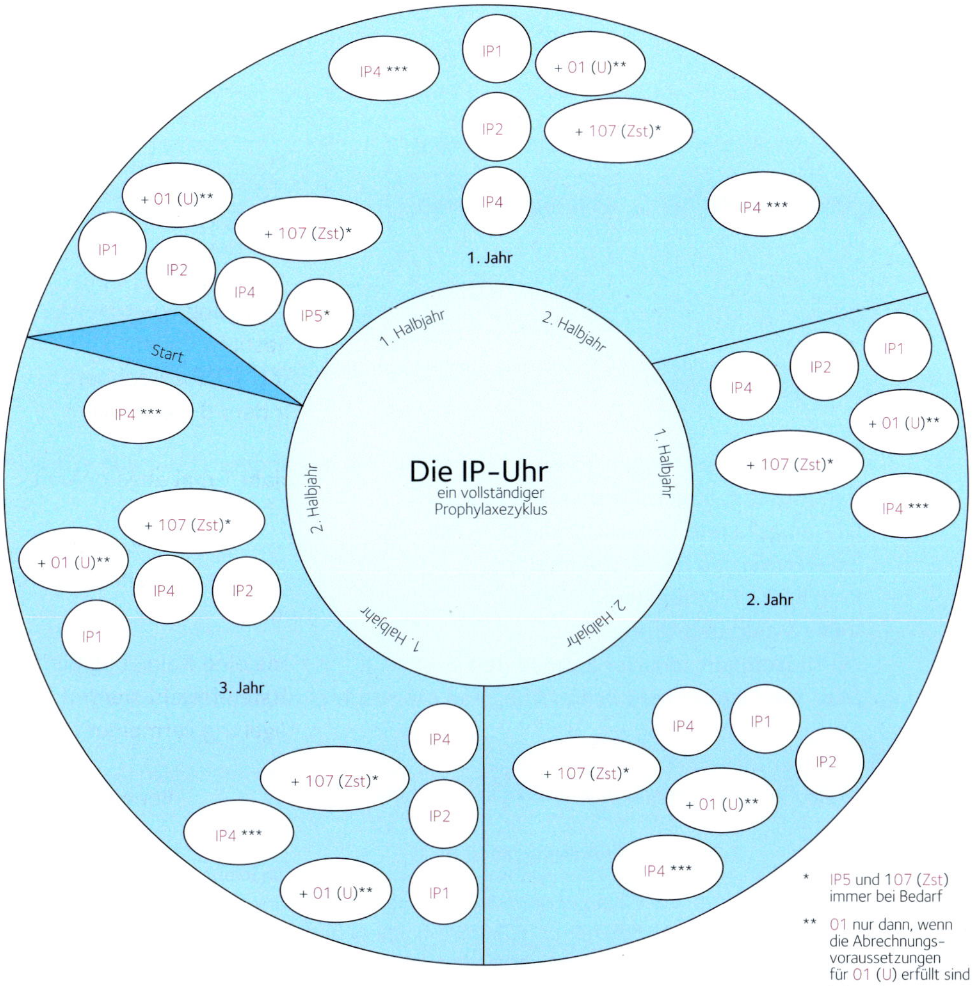

* IP5 und 107 (Zst) immer bei Bedarf

** 01 nur dann, wenn die Abrechnungsvoraussetzungen für 01 (U) erfüllt sind

*** bei Kindern mit erhöhtem Kariesrisiko

Abb. 1 Die IP-Uhr zeigt beispielhaft die Abrechnung eines IP-Zyklus.

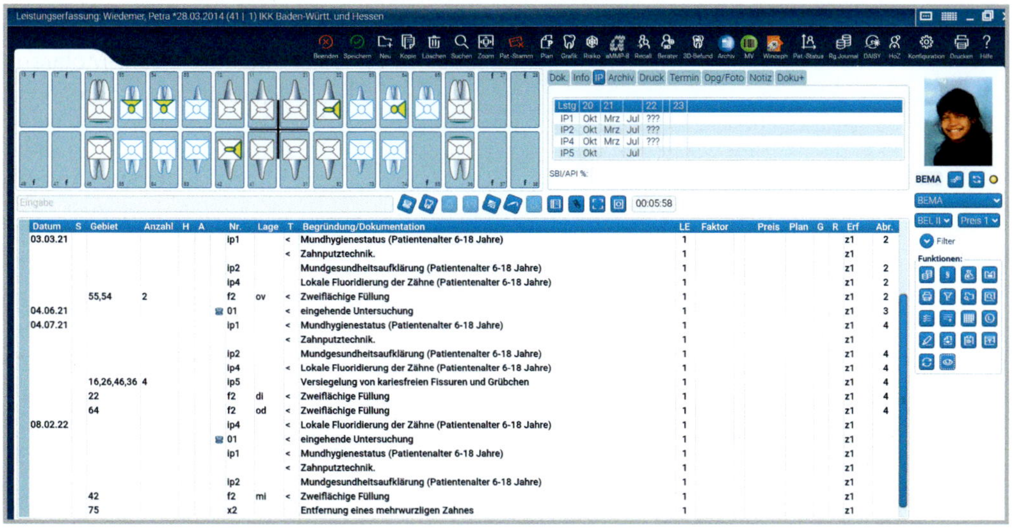

Abb. 2 IP-Eingabe in einem Praxisprogramm

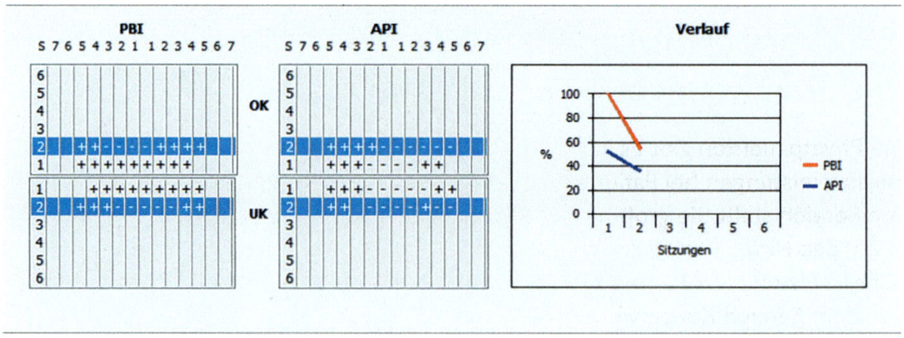

Abb. 1 Eintrag der Befunde der IP1: Entwicklung von Approximalraum-Plaque-Index (API) und Papillen-Blutungs-Index (PBI)

Zusätzlich zu IP-Leistungen können Leistungen, die aus anderen Gründen erbracht werden müssen, abgerechnet werden:
- 01 – eingehende Untersuchung
- Zst – Entfernen harter Zahnbeläge
- Rö2, Rö5 – Bissflügelaufnahmen
- ViPr – Vitalitätsprüfung
- sK – Beseitigen scharfer Zahnkanten
- Mu – medikamentöse Behandlung von Mundschleimhauterkrankungen

Beispiel

Die Patientin ist 9 Jahre alt und gesetzlich versichert.

Datum	Zahn	Behandlungsausschnitt	BEMA-Pos.
A		Eingehende Untersuchung und Beratung, Befund: **c**: 16, 26, 34; **f**: alle Achter; **z**: 85 Zahnstein vorhanden, Wechselgebiss	01
	17–55, 47–85, 27–65, 37–75	zwei Bissflügelaufnahmen, Begründung: Kariessuche, 36: Approximalkaries	Rö2
		Erhebung des Mundhygienestatus, Dokumentation → Abb. 1	IP1
		Intensive Motivation, Aufklärungsgespräch, Demonstration der Mundhygiene	IP2
		Fluoridierung der Zähne mit Lack,	IP4
		Zahnstein entfernt	Zst
B	16	Füllung distal (zervikal)	F1
	26	Füllung **do**	F2
	34	Füllung **m** (zervikal)	F1
	85	muldenförmig ausgeschliffen	sK
	17, 27, 37, 47	Entfernung weicher Zahnbeläge und Versiegelung der Fissuren unter absoluter Trockenlegung (Kofferdam)	4 x IP5 4 x bMF
C (2. Kalenderhälfte)		Überprüfung des Übungserfolges, Remotivation	IP2

8 Abrechnung von Prophylaxemaßnahmen bei Privatpatienten

Bei Privatpatienten gibt es in der GOZ für die Prophylaxe fünf Positionen, um Prophylaxeleistungen bei Patienten aller Altersgruppen abzurechnen. Einen besonderen Bereich stellt die **große Prophylaxe** mit der professionellen Zahnreinigung (PZR) dar. Hinzu kommt der Bereich der zusätzlichen prophylaktisch-diagnostischen Leistungen. Darüber hinaus gibt es noch die Versiegelung von Fissuren, die aus dem Bereich Konservierende Zahnheilkunde stammt.

8.1 Mundhygienestatus und weitere prophylaktische Leistungen

Die ersten beiden Positionen ähneln den BEMA-Positionen IP1 und IP2. Auch die hier verwendeten GOZ-Positionen 1000 und 1010 gelten nur für die Einzelunterweisung und nicht im Rahmen der Gruppenprophylaxe.

GOZ-Pos.	Leistung	Punktzahl
1000	Erstellen eines Mundhygienestatus und eingehende Unterweisung zur Vorbeugung gegen Karies und parodontale Erkrankungen, Dauer mindestens 25 Minuten	200 P
1010	Kontrolle des Übungserfolges einschließlich weiterer Unterweisung, Dauer mindestens 15 Minuten	100 P

A Die Leistung nach der Position 1000 ist **innerhalb eines Jahres 1-mal**, die Leistung nach der Position 1010 **innerhalb eines Jahres 3-mal** berechnungsfähig.
Neben den Positionen 1000 oder 1010 sind auch die eingehende Untersuchung (0010) und Beratungen nach der GOÄ abrechenbar.
Zusammen mit den Leistungen nach 1000 und 1010 sind Leistungen nach 0010, 4000 und 8000 sowie Beratungen und Untersuchungen nur dann berechnungsfähig, wenn diese Leistungen anderen Zwecken dienen und dies in der Rechnung begründet wird. Dabei ist es gleichgültig, wie viele Zähne gleichzeitig behandelt werden.

GOZ-Pos.	Leistung	Punktzahl
1020	Lokale Fluoridierung mit Lack oder Gel als Maßnahme zur Verbesserung der Zahnhartsubstanz, je Sitzung	50 P

A Die Leistung nach der Position 1020 ist **innerhalb eines Jahres höchstens 4-mal** berechnungsfähig. Anders als bei der Position IP5 des BEMA können nach der GOZ an allen betroffenen Zähnen Versiegelungen von Fissuren und Grübchen abgerechnet werden. Die Abrechnung der Fissurenversiegelung unterscheidet sich von der Abrechnung der Füllungen dadurch, dass die Versiegelung immer nur **je Zahn** berechnet wird. Das gilt auch dann, wenn gleichzeitig Fissuren und Grübchen an einem Zahn an unterschiedlichen Flächen versiegelt werden.

Eine lokale Fluoridierung bei stark abradierten Zähnen zur Verkieselung der Dentinkanälchen kann entweder nach 1020 oder 2010 berechnet werden.

B Bei Verwendung von Kofferdam wird die Position 2040 zusätzlich abgerechnet.

GOZ-Pos.	Leistung	Punktzahl
1030	Lokale Anwendung von Medikamenten zur Kariesvorbeugung oder initialen Kariesbehandlung mit einer individuell gefertigten Schiene als Medikamententräger, je Kiefer	90 P

A In der Regel kann die Position 1030 **4-mal in einem Jahr** abgerechnet werden. Mit der Gebühr sind die Kosten für das verwendete Medikament abgegolten.

B Die Herstellung einer individuell angefertigten Schiene als Medikamententräger (z. B. Tiefziehschiene) ist gesondert berechnungsfähig.

Die Anpassung und Eingliederung einer Schiene als Medikamententräger erfolgt über die analoge Berechnung nach § 6 Abs. 1 GOZ.

Die Anwendung eines konfektionierten Löffels als Medikamententräger erfüllt nicht den Inhalt der Leistung nach der Position 1030. Auch bei Anwendung einer individuell gefertigten Schiene als Medikamententräger für Fluoridierungsmittel ist die mehr als viermalige Berechnung der Leistung nach 1030 innerhalb eines Jahres in der Rechnung zu begründen.

GOZ-Pos.	Leistung	Punktzahl
1040	Professionelle Zahnreinigung	28 P

A Diese Leistung umfasst das Entfernen der supragingivalen/gingivalen Beläge auf Zahn- und Wurzeloberflächen einschließlich der Reinigung der Zahnzwischenräume, das Entfernen des Biofilms, die Oberflächenpolitur und geeignete Fluoridierungsmaßnahmen. Sie ist **je Zahn** oder Implantat oder Brückenglied anrechenbar. Die Häufigkeit der Abrechnung von Position 1040 (PZR) ist nicht beschränkt.

P Die Leistung nach der Position 1040 ist neben den Leistungen nach 1020, 4050, 4055, 4060, 4070, 4075, 4090 und 4100 nicht berechnungsfähig.

GOZ-Pos.	Leistung	Punktzahl
2000	Versiegelung von kariesfreien Zahnfissuren mit aushärtenden Kunststoffen, auch Glattflächenversiegelung, je Zahn	90 P

A Die Leistung kann **je Zahn** berechnet werden.

M Ätzgel ist nicht berechenbar. Das Versiegelungsmaterial darf im Zusammenhang mit Versiegelungen nicht berechnet werden. Eine Ausnahme stellt die Zumutbarkeitsregel dar.

Hinweis: Die zusätzliche Berechnung von Versiegelungsmaterial ist im Rahmen der Zumutbarkeitsgrenze nicht möglich. Nach dem BGH-Urteil vom 27.05.2004 (III ZR 264/03) ist jedoch die Zumutbarkeitsgrenze in jedem Fall dann überschritten, wenn bereits die unmittelbar entstehenden Materialkosten die Gebühren nach dem Einfachsatz der GOZ überschreiten.

8.2 Umfangreiche individuelle Prophylaxe

Die Möglichkeiten, Zähne durch prophylaktische Maßnahmen umfangreich zu schützen, haben in den letzten Jahren sehr zugenommen. Zu diesen vorbeugenden Schutzmaßnahmen gehören folgende Behandlungen:
- Bestimmung der Keimbelastung
- Ernährungslenkung
- prophylaktische Behandlung gefährdeter Dentinflächen

8.2.1 Bestimmung der Keimbelastung

Um die individuelle Belastung des Patienten mit pathogenen Keimen einschätzen zu können, sind mikroskopische Untersuchungen und mikrobiologische Testverfahren angezeigt. Für die **Entnahme des zu untersuchenden Abstrichmaterials** ist die Position Ä 298 abrechenbar.

GOÄ-Pos.	Leistung	Punktzahl
Ä 298	Entnahme und ggf. Aufbereitung von Abstrichmaterial zur mikrobiologischen Untersuchung – ggf. einschließlich Fixierung	40 P

P Falls das zu untersuchende Material angefärbt wird, kann dessen lichtmikroskopische Untersuchung zum Nachweis von Bakterien ggf. mit den Positionen Ä 4506 und Ä 4508 (je 90 Punkte) berechnet werden.

Speicheltests sollten nach der Vorgabe der Bundeszahnärztekammer folgendermaßen abgerechnet werden:
- Speichelfließrate: Ä 3712 gem. § 6 Abs. 2 GOÄ
- pH-Wert-Bestimmung des Speichels: Ä 3714
- Pufferkapazitätsbestimmung: Ä 3715 gem. § 6 Abs. 2 GOÄ
- Test auf Streptococcus mutans (SM-Test): Ä 4538 (reduzierter Gebührenrahmen) zzgl. Entnahme zur mikrobiologischen Untersuchung (Ä 298)
- Pilznachweis mit Oricult: Ä 4715 (reduzierter Gebührenrahmen) zzgl. Entnahme zur mikrobiologischen Untersuchung (Ä 298)

Falls andere Untersuchungsverfahren durchgeführt werden, können weitere Gebührenpositionen zur Abrechnung kommen.

A Die Kosten der Abstrichentnahme sind in der Gebührenposition enthalten. Der Ersatz von Auslagen gem. § 3 GOZ in Verbindung mit § 10 GOÄ für mit einmaliger Anwendung verbrauchte Medikamente/Materialien ist zusätzlich berechenbar.

8.2.2 Ernährungslenkung

Ist eine Ernährungslenkung mit dem Ziel einer Zahn gesunden Ernährung notwendig, so sind häufig folgende Leistungen erforderlich:
- Ernährungsberatung: Abrechnung möglich nach Ä 3, nach § 2 Abs. 3 GOZ oder nach § 6 Abs. 1 GOZ.
- Auswertung von Ernährungstagebüchern oder -fragebögen: Abrechnung möglich nach § 2 Abs. 3 GOZ oder nach § 6 Abs. 1 GOZ.
- Diätplan: Abrechnung nach Ä 76

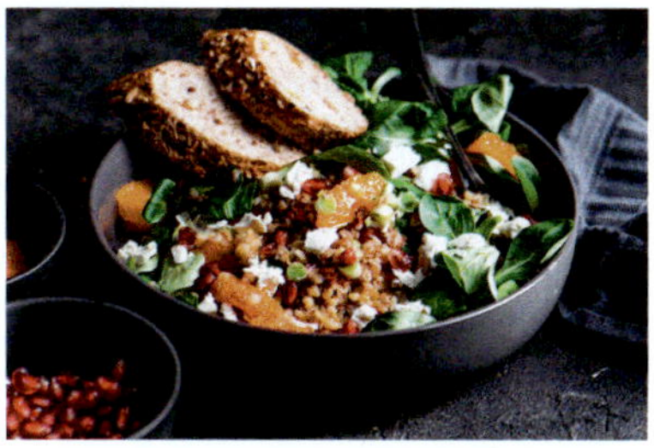

Abb. 1 Eine vollwertige zuckerarme Ernährung trägt zur Zahngesundheit bei.

9 Abrechnung von umfangreicher individueller Prophylaxe bei Kassenpatienten

Diese, in Kapitel 2 beschriebenen Leistungen, entsprechen bei Versicherten der gesetzlichen Krankenkassen nicht den für sie geltenden Kriterien und Richtlinien.

- Fluoridierung zur Prophylaxe bei nicht IP4-berechtigten Patienten
- prophylaktische Fissurenversiegelung an nicht IP5-fähigen Zähnen
- professionelle Zahnreinigung (manche gesetzlichen Kassen gewähren ihren Versicherten hierfür Zuschüsse)
- Speicheltests
- Entnahme von bakteriologischem Material
- Ernährungsberatung
- Diätplan
- antimikrobielle Therapie
- Dentinversiegelung

Privatvereinbarung →LF 2
abweichende Vereinbarung →LF 2
Analogleistung →LF 2

Sollen diese Leistungen erbracht werden, sollten Kassenpatienten eine Privatvereinbarung nach § 8 Abs. 7 BMV-Z mit der Zahnarztpraxis vereinbaren. Dadurch wird der Patient für diese Leistung zum Privatpatienten.
Die Abrechnung erfolgt dann nach GOZ-Positionen mit abweichenden Vereinbarungen nach § 2 Abs. 1, 2 und 3 GOZ oder nach § 6 Abs. 1 GOZ als Analogleistung.

Aufgaben

1 Begründen Sie, warum ein einmal gewähltes Index-Verfahren bei Erstellung des Mundhygienestatus beibehalten werden sollte.

2 Bestimmen Sie, wie häufig ein Mundhygienestatus bei einem Kassenpatienten und wie häugig bei einem Privatpatienten pro Jahr abgerechnet werden kann.

3 Entscheiden und begründen Sie, ob bei einem Kassenpatienten neben der IP1 eine Untersuchung nach 01 abgerechnet werden kann.

4 Welche (Kassen-)Patienten haben Anspruch auf IP-Leistungen?

5 Entscheiden Sie, ob bei einem Privatpatienten neben der Position 1000 eine Beratung nach Ä 1 abgerechnet werden kann.

6 Wie oft kann die Position IP2 bei einem Kassenpatienten pro Jahr berechnet werden?

7 Ermitteln Sie, wie die professionelle Zahnreinigung bei Privatpatienten und wie bei Kassenpatienten abgerechnet wird.

8 Vergleichen Sie folgende Positionen: IP5 bei Kassenpatienten und 2000 bei Privatpatienten. Benennen Sie die Unterschiede.

9 Ermitteln Sie, wie oft die Position 1030 pro Jahr bei Privatpatienten berechnungsfähig ist.

10 Für welche Patienten dürfen im Rahmen der GOZ Prophylaxeleistungen abgerechnet werden?

11 Nennen Sie Leistungen, die bei Kassenpatienten im Rahmen der Prophylaxebehandlung häufig zusätzlich abgerechnet werden.

12 Beschreiben Sie das Vorgehen, wenn ein Kassenpatient außervertragliche Leistungen im Rahmen der Prophylaxe wünscht.

10 Abrechnung kieferorthopädischer Behandlungen

10.1 Kieferorthopädische Leistungen bei Kassenpatienten

Ähnlich wie bei der Zahnersatzabrechnung gelten auch für die KFO-Behandlung und -Abrechnung für Kassenpatienten gesetzliche Vorgaben.

Zahnersatzabrechnung
→S. 158

Grundsätze zur KFO-Behandlung finden sich im § 28 SGB V:

> (...) Nicht zur zahnärztlichen Behandlung gehört die kieferorthopädische Behandlung von Versicherten, die zu Beginn der Behandlung das achtzehnte Lebensjahr vollendet haben. Dies gilt nicht für Versicherte mit schweren Kieferanomalien, die ein Ausmaß haben, das kombinierte kieferchirurgische und kieferorthopädische Behandlungsmaßnahmen erfordert. Ebenso gehören funktionsanalytische und funktionstherapeutische Maßnahmen nicht zur zahnärztlichen Behandlung; sie dürfen von den Krankenkassen auch nicht bezuschusst werden.

Schwere Kieferanomalien in diesem Sinne liegen nach Maßgabe der Anlage 3 zu diesen Richtlinien vor, bei
- angeborenen Missbildungen des Gesichts und der Kiefer,
- skelettalen Dysgnathien und
- verletzungsbedingten Kieferfehlstellungen.

Der § 29 SGB V regelt dann die kieferorthopädische Behandlung:

> (1) Versicherte haben Anspruch auf kieferorthopädische Versorgung in medizinisch begründeten Indikationsgruppen, bei denen eine Kiefer- oder Zahnfehlstellung vorliegt, die das Kauen, Beißen, Sprechen oder Atmen erheblich beeinträchtigt oder zu beeinträchtigen droht.
>
> (2) Versicherte leisten zu der kieferorthopädischen Behandlung nach Absatz 1 einen Anteil in Höhe von 20 vom Hundert der Kosten an den Vertragszahnarzt. Satz 1 gilt nicht für im Zusammenhang mit kieferorthopädischer Behandlung erbrachte konservierend-chirurgische und Röntgenleistungen. Befinden sich mindestens zwei versicherte Kinder, die bei Beginn der Behandlung das 18. Lebensjahr noch nicht vollendet haben und mit ihren Erziehungsberechtigten in einem gemeinsamen Haushalt leben, in kieferorthopädischer Behandlung, beträgt der Anteil nach Satz 1 für das zweite und jedes weitere Kind 10 vom Hundert.
>
> (3) Der Vertragszahnarzt rechnet die kieferorthopädische Behandlung abzüglich des Versichertenanteils nach Absatz 2 Satz 1 und 3 mit der Kassenzahnärztlichen Vereinigung ab. Wenn die Behandlung in dem durch den Behandlungsplan bestimmten medizinisch erforderlichen Umfang abgeschlossen worden ist, zahlt die Kasse den von den Versicherten geleisteten Anteil nach Absatz 2 Satz 1 und 3 an die Versicherten zurück.

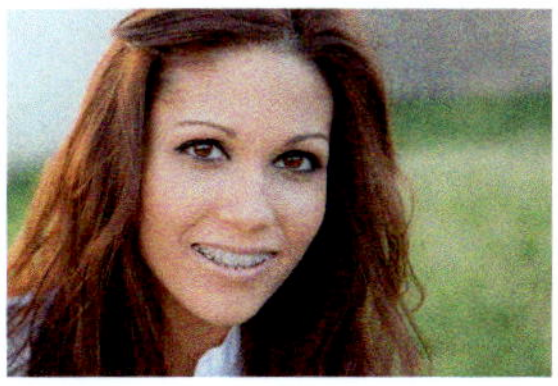

Abb. 1 Bei Erwachsenen sind kieferorthopädische Behandlungen meist Privatleistungen.

Merke
Kieferorthopädische Behandlungen von Erwachsenen über 18 Jahre werden in der Regel nicht von der gesetzlichen Krankenkasse bezuschusst.
Ein Anspruch auf kieferorthopädische Versorgung besteht nur im Rahmen medizinisch begründeter Indikationsgruppen.

10.1.1 Anwendung der kieferorthopädischen Indikationsgruppen (KIG)

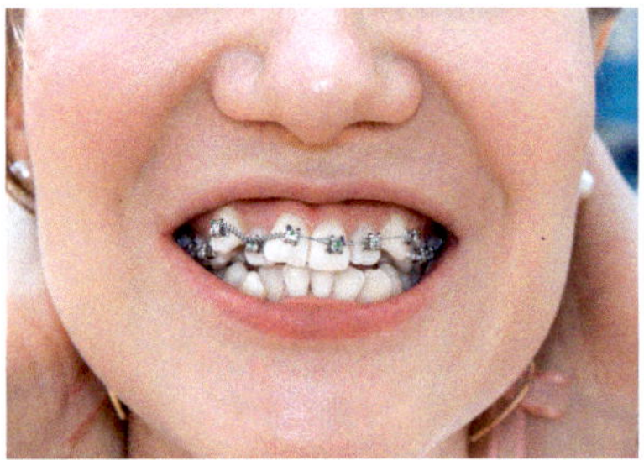

Abb. 1 Zahnfehlstellungen werden in Indikationsgruppen eingeteilt.

Der Zahnarzt hat anhand der kieferorthopädischen Indikationsgruppen (KIG) festzustellen, ob der Grad einer Fehlstellung vorliegt, für deren Behandlung der Versicherte einen Leistungsanspruch gegenüber der Krankenkasse hat. Mit dem KIG-System soll der Zahnarzt bei der klinischen Untersuchung die Fehlstellung mit dem **höchsten** Behandlungsbedarf erkennen. Die anfängliche Befunderhebung erfolgt anhand der KIG-Gruppen **A-P** nach dem Behandlungsbedarf → Abb. 2. Anschließend werden die KIG-Grade von 1–5 festgestellt. Nur bei den Graden 5, 4 und 3 hat der Versicherte einen Leistungsanspruch.

Die Fehlstellung mit dem am höchsten bewerteten Behandlungsbedarf zeichnet der Zahnarzt auf. Dabei sind die Indikationsgruppe und der Behandlungsbedarfsgrad anzugeben. Wenn bei einem Befund der Behandlungsbedarfsgrad 3 gegeben ist, gehören weitere Behandlungsbedarfsgrade bis zum Grad 1 auch zur vertragszahnärztlichen Versorgung.

Die Einteilung erfolgt gemäß folgender Indikationsgruppen. In jeder Gruppe sind exakte Kriterien für die Behandlungsbedarfsgrade 1–5 festgelegt.

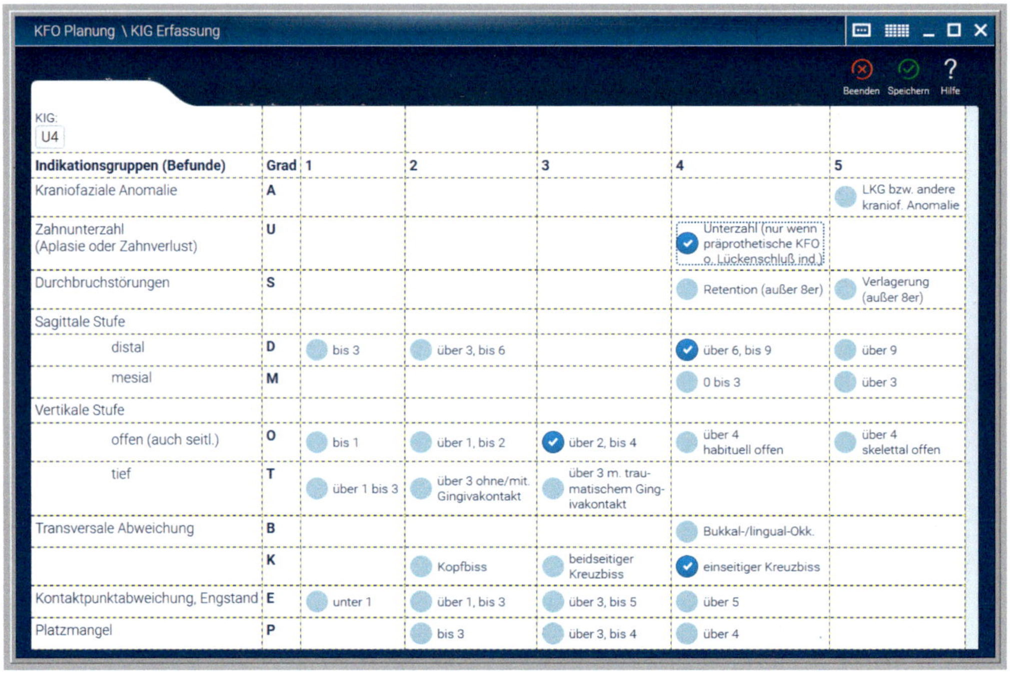

Indikationsgruppen (Befunde)	Grad	1	2	3	4	5
Kraniofaziale Anomalie	A					LKG bzw. andere kraniof. Anomalie
Zahnunterzahl (Aplasie oder Zahnverlust)	U				Unterzahl (nur wenn präprothetische KFO o. Lückenschluß ind.)	
Durchbruchstörungen	S				Retention (außer 8er)	Verlagerung (außer 8er)
Sagittale Stufe						
distal	D	bis 3	über 3, bis 6		über 6, bis 9	über 9
mesial	M				0 bis 3	über 3
Vertikale Stufe						
offen (auch seitl.)	O	bis 1	über 1, bis 2	über 2, bis 4	über 4 habituell offen	über 4 skelettal offen
tief	T	über 1 bis 3	über 3 ohne/mit. Gingivakontakt	über 3 m. traumatischem Gingivakontakt		
Transversale Abweichung	B				Bukkal-/lingual-Okk.	
	K		Kopfbiss	beidseitiger Kreuzbiss	einseitiger Kreuzbiss	
Kontaktpunktabweichung, Engstand	E	unter 1	über 1, bis 3	über 3, bis 5	über 5	
Platzmangel	P		bis 3	über 3, bis 4	über 4	

Abb. 2 KIG-Erfassung im PVS

Meistens ergeben sich mehrere Befunde bei einem Patienten. Dann wird der Befund, der in die höchste Indikationsgruppe gehört, als Grundlage für die Behandlung betrachtet, alle leichteren Symptome werden dann mitbehandelt.

- Behandlungen der Gruppen 3 bis 5 fallen in die Leistungspflicht der gesetzlichen Krankenkassen.
- Behandlungen der Gruppen 1 bis 2 fallen nicht in die Leistungspflicht der gesetzlichen Krankenkassen. Es sind Privatleistungen, die nach der GOZ berechnet werden.

10.1.2 Kieferorthopädische Behandlungspositionen

Jede kieferorthopädische Behandlung beginnt mit der Planung und Diagnostik.

BEMA-Pos.	Abk.	Leistung	Bewertungszahl
5		Kieferorthopädische Behandlungsplanung	95

A Hierunter versteht man die Entwicklung eines befundorientierten Therapiekonzepts sowie die Aufklärung des Patienten und die Dokumentation, einschließlich Erstellung eines Behandlungsplanes. Die Dokumentation ist dem Patienten anzubieten und auf Wunsch auszuhändigen. Sie kann nur abgerechnet werden, wenn der Behandler beim Patienten den Behandlungsbedarfsgrad 3, 4 oder 5 festgestellt hat, die Behandlungsplanung auf einem Vertragsformular festgehalten und dieses zur Zuschussfestsetzung an die Kasse weitergeleitet wurde.

Eine Leistung nach Position 5 ist nicht abrechnungsfähig

- bei Verlängerungsanträgen,
- bei Therapieänderungen und Ergänzungen zum Behandlungsplan oder zur Retentionsplanung.

Auf dem KFO-Plan muss der beantragende Zahnarzt im Teil B alle Maßnahmen eintragen. Darunter befindet sich auch eine Rubrik für die BEMA-Pos. 5. Dies zeigt, dass nicht nur vorgesehene, sondern auch bereits ausgeführte Leistungen einzutragen sind; denn zum Zeitpunkt der Aufstellung des Behandlungsplanes sind bereits einige Maßnahmen erfolgt, ohne die ein Behandlungsplan nicht erstellt werden kann. Dies können z. B. Leistungen nach folgenden Positionen sein: 01k und Ä1 sowie die im Folgenden aufgeführten Positionen 7a, 116, 117 und 118, außerdem Röntgenleistungen nach Ä925, Ä928 und Ä934. Die Leistungen sind somit zum Zeitpunkt der Antragstellung an die Krankenkasse bereits ausgeführt und können auch dann bereits abgerechnet werden, wenn zum Zeitpunkt der nächstfolgenden Quartalsabrechnung der KFO-Plan noch nicht genehmigt ist.

BEMA-Pos.	Abk.	Leistung	Bewertungszahl
7a		Abformung, Bissnahme in habitueller Okklusion für das Erstellen von dreidimensional orientierten Modellen des Ober- und Unterkiefers zur diagnostischen Auswertung und Planung sowie schriftliche Niederlegung	19
116		Fotografie, Profil- oder En-face-Fotografie mit diagnostischer Auswertung, je Aufnahme	15
117		Modellanalyse: Zusätzliche Anwendung von Methoden zur Analyse von Kiefermodellen (dreidimensionale Analyse, grafische oder metrische Analyse, Diagramme), je Nr. 7a	3
118		Kephalometrische Auswertung: Untersuchung des Gesichtsschädels, einmal je Fernröntgenseitenbild einschließlich Dokumentation	29

A Die Position 7a ist nur im Rahmen einer kieferorthopädischen Behandlung abrechnungsfähig. Sie ist bis zu 3-mal im Verlauf einer kieferorthopädischen Behandlung und bei kombiniert kieferorthopädisch/kieferchirurgischer Behandlung bis zu 4-mal abrechnungsfähig.

Eine Leistung nach Position 116 ist im Verlauf einer kieferorthopädischen Behandlung bis zu 4-mal abrechnungsfähig.

Eine Leistung nach Position 117 ist bis zu 3-mal im Verlauf einer kieferorthopädischen Behandlung und bei einer kombiniert kieferorthopädisch/kieferchirurgischen Behandlung bis zu 4-mal abrechnungsfähig. Dies gilt nicht bei der frühen Behandlung einer Lippen- Kiefer-Gaumen-Spalte oder anderer kraniofazialer Anomalien, z. B. eines skelettal-offenen Bisses, einer Progenie oder verletzungsbedingter Kieferfehlstellungen.

Eine Leistung nach Position 118 kann im Verlauf einer kieferorthopädischen Behandlung höchstens 2-mal, in begründeten Ausnahmefällen 3-mal abgerechnet werden.

Eine Leistung nach Position 118 ist außerdem bei Frühbehandlung mit verkürzter Behandlungsdauer nur bei skelettalen Dysgnathien im Verlauf einer kieferorthopädischen Behandlung 1-mal abrechnungsfähig.
Es folgen die beiden Hauptabrechnungspositionen für die KFO-Behandlung.

BEMA-Pos.	Abk.	Leistung	Bewertungszahl
119		**Maßnahmen zur Umformung eines Kiefers einschl. Retention**	
119a		einfach durchführbarer Art	132
119b		mittelschwer durchführbarer Art	204
119c		schwierig durchführbarer Art	276
119d		besonders schwierig durchführbarer Art	336

Der BEMA gibt im Zusammenhang mit der Position 119 ein Punktesystem vor, um die Zuordnung zu den Positionen 119a bis 119d korrekt zu treffen →Tab. 1. Nach Summe der Punkte bestimmt sich die Zuordnung zu den zutreffenden Positionen:

5 bis 7 Punkte: 119a
8 bis 10 Punkte: 119b
11 bis 15 Punkte: 119c
16 und mehr Punkte: 119d

I. Zahl der bewegten Zähne/Zahngruppen	1–2 Zähne **1 P**	1–2 Zahngruppen **2 P**	alle Zahngruppen **3 P**
II. Größe der Bewegung	1–2 mm **1 P**	3–5 mm **3 P**	mehr als 5 mm **5 P**
III. Art und Richtung der Bewegung	kippend günstig* **1 P**	kippend ungünstig** **2 P**	körperlich **5 P**
IV: Verankerung	einfach **1 P**	mittelschwer **2 P**	schwierig **5 P**
V. Reaktionsweise (Alter, Konstitution, Früh- und Spätbehandlung)	sehr günstig **1 P**	gut **2 P**	ungünstig **5 P**

Tab. 1 Bewertungssystem zum Schwierigkeitgrad bei der Umformung des Kiefers

*) Als günstige kippende Bewegung gelten: Bukkalbewegung der Seitenzähne bei der Dehnung, Protrusionsbewegung der Frontzähne und Retrusionsbewegung der Frontzähne, Mesialbewegung der Seitenzähne

**) Als ungünstige kippende Bewegung gelten: Palatinalbewegung und Distalbewegung der Seitenzähne, Lateralbewegung von Frontzähnen, Drehung, Verlängerung und Verkürzung von Zähnen (auf direktem Weg)

Abrechnung kieferorthopädischer Behandlungen

BEMA-Pos.	Abk.	Leistung	Bewertungszahl
120		**Maßnahme zur Einstellung des UK in den Regelbiss in sagittaler oder lateraler Richtung einschl. Retention**	
120a		einfach durchführbarer Art	204
120b		mittelschwer durchführbarer Art	228
120c		schwierig durchführbarer Art	276
120d		besonders schwierig durchführbarer Art	336

Die Zuordnung zu den Positionen 120a bis 120d erfolgt nach einem Punktesystem. Dies bewertet Schwierigkeit und Umfang der vorgesehenen Bisslage →Tab. 1

4-8 Punkte: 120a
9-10 Punkte: 120b
11-12 Punkte: 120c
13 und mehr Punkte: 120d

I. Größe der Bissverlagerung	1–2 mm **1 P**	½ Prämolarenbreite **2 P**	über ½ bis 1 Prämolarenbreite **3 P**
II. Lokalisation	einseitig **1 P**		beidseitig **3 P**
III. Richtung der durchzuführenden Bissverschiebung	mesial **1 P**	lateral **2 P**	distal **5 P**
IV. Reaktionsweise (Alter, Konstitution, Früh- und Spätbehandlung)	sehr günstig **1 P**	gut **3 P**	ungünstig **10 P**

Tab. 1 Bewertungssystem zur Bisslage

A Für die **Positionen** 119 **und** 120 gelten als die wichtigsten Bestimmungen:
- Im Verlauf einer kieferorthopädischen Behandlung ist die Abrechnung von Leistungen nach 121 bis 124 neben den Positionen 119/120 nicht möglich.
- Der Zahnarzt erhält für die Positionen 119 und 120 (je nach Einstufung in a–d) quartalsweise Abschlagszahlungen. Für Quartale, in denen keine kieferorthopädischen Leistungen erbracht wurden, entfällt die Abschlagszahlung. In diesen Fällen verlängert sich die Behandlungszeit entsprechend. Insgesamt können nicht mehr als 12 Abschlagszahlungen abgerechnet werden.
- Mit den Gebühren nach den Positionen 119 und 120 ist eine Behandlungszeit bis zu 16 Behandlungsquartalen abgegolten. Bei vorzeitigem Behandlungsabschluss können in den Fällen nach den Pos. 119a und b sowie 120a und b die restlichen Abschlagszahlungen bei Ende der Behandlung abgerechnet werden. Soweit nach den Pos. 119c und d sowie 120c und d eingestufte Behandlungen vor 10 Behandlungsquartalen beendet werden, erhält der Zahnarzt die bis zu diesem Zeitpunkt fällig gewordene Vergütung.
- Über das 4. Behandlungsjahr hinausgehende, noch erforderliche Leistungen sind mit Begründung und Angabe der voraussichtlichen Behandlungszeit und der Neuzuordnung aufgrund des Befundes am Ende des 4. Behandlungsjahres zu den Buchstaben a–d der Pos. 119 und 120 schriftlich zu beantragen.

- Wird die Behandlung abgebrochen, so erhält der Zahnarzt die bis zu diesem Zeitpunkt fällig gewordene Vergütung.
- Belehrende und ermahnende Informationen in einem Brief an die Patienten oder deren Erziehungsberechtigte sind mit den Gebühren nach den Pos. 119 und/oder 120 abgegolten.
- Maßnahmen zur Retention können bis zu zwei Jahren nach dem Ende des Kalenderquartals, für das die letzte Abschlagszahlung nach den Positionen 119 und/oder 120 geleistet worden ist, abgerechnet werden, längstens bis zum Abschluss der Behandlung. Der Zahnarzt hat den Abschluss der Behandlung einschließlich der Retention schriftlich zu bestätigen.
- Die Abrechnung von Leistungen nach den Positionen 119 und/oder 120 beginnt mit der therapeutischen Phase. Das ist in der Regel die erste Maßnahme zur Herstellung eines Behandlungsgerätes oder das Extrahieren, Separieren und Einschleifen von Zähnen im engen zeitlichen Zusammenhang mit der Eingliederung des Behandlungsgerätes.

Mit den Positionen 119 und 120 ist die Ausstellung der Abschlussbescheinigung abgegolten.

BEMA-Pos.	Abk.	Leistung	Bewertungszahl
121		Beseitigung von Habits bei einem habituellen Distalbiss oder bei einem habituell offenen Biss, je Sitzung	17

A Eine Leistung nach Position 121 kann pro Patient bis zu 6-mal während eines Zeitraums von 6 Monaten abgerechnet werden.

Zur Befundung und/oder Behandlung nach Position 121 sind Röntgenaufnahmen nicht abrechnungsfähig.
Für eine Leistung nach 121 ist kein Behandlungsplan nach 5 abrechnungsfähig. Nach einem Zeitraum von 6 Monaten ist die Abrechnung einer Leistung nach Position 121 ausgeschlossen. Neben Leistungen nach den Positionen 119/120 ist eine Leistung nach 121 nicht abrechnungsfähig.

BEMA-Pos.	Abk.	Leistung	Bewertungszahl
122		**Kieferorthopädische Verrichtungen als alleinige Leistung**	
122a		Kontrolle des Behandlungsverlaufs einschließlich kleiner Änderungen für Behandlungsmittel, für jede Sitzung	21
122b		Vorbereitende Maßnahmen zur Herstellung von kieferorthopädischen Behandlungsmitteln, je Kiefer	43
122c		Einfügen von kieferorthopädischen Behandlungsmitteln, je Kiefer	27

Abrechnung kieferorthopädischer Behandlungen

Die Eingliederung einer Mundvorhofplatte kann nicht nach den Positionen 119 und 120 abgerechnet werden. Nach den Positionen 122a bis c kann sie nur abgerechnet werden, wenn sie individuell gefertigt wurde.
Neben Leistungen nach den Positionen 119 und 120 sind Leistungen nach den Positionen 122a bis c nicht abrechnungsfähig

BEMA-Pos.	Abk.	Leistung	Bewertungszahl
123a		Kieferorthopädische Maßnahmen mit herausnehmbaren Geräten zum Offenhalten von Lücken infolge vorzeitigen Milchzahnverlustes, je Kiefer	40
123b		Kontrolle eines Lückenhalters, je Behandlungsquartal	14

Neben Leistungen nach den Positionen 119 und 120 sind Leistungen nach den Positionen 123a oder 123b nicht abrechnungsfähig.
Für eine Leistung nach 123a ist kein Behandlungsplan nach Position 5 abrechnungsfähig.

M Neben einer Leistung nach Position 123a sind Material- und Laboratoriumskosten abrechnungsfähig.

Neben einer Leistung nach Position 123a kann ein Orthopantomogramm abgerechnet werden, wenn es nicht bereits erbracht wurde. Andere Röntgenaufnahmen sind daneben nicht abrechnungsfähig.

BEMA-Pos.	Abk.	Leistung	Bewertungszahl
124		Einschleifen von Milchzähnen bei Kreuz- oder Zwangsbiss, je Sitzung	16

A Eine Leistung nach Position 124 ist bis zu 2-mal abrechnungsfähig.

Neben Leistungen nach den Positionen 119 und 120 ist eine Leistung nach 124 nicht abrechnungsfähig.

BEMA-Pos.	Abk.	Leistung	Bewertungszahl
125		Maßnahmen zur Wiederherstellung von Behandlungsmitteln einschließlich Wiedereinfügen, je Kiefer	30

A Eine Leistung nach Position 125 kann neben Leistungen nach den Positionen 119 und 120 abgerechnet werden, wenn ein Behandlungsmittel wiederhergestellt wird. Die Wiederherstellung nach 125 bezieht sich nur auf Draht- oder Basisteile je Behandlungsgerät. Die Änderung von Behandlungsmitteln ist mit den Gebühren nach 119 und 120 abgegolten. Die Aktivierung von Behandlungsmitteln, z. B. Nachstellen von Schrauben und Federelementen, kann nicht nach 125 abgerechnet werden.

BEMA-Pos.	Abk.	Leistung	Bewertungszahl
126a		Eingliederung eines Brackets oder eines Attachments einschließlich Material- und Laboratoriumskosten	18
126b		Eingliederung eines Bandes einschließlich Material- und Laboratoriumskosten	42
126c		Wiedereingliederung eines Bandes	30
126d		Entfernung eines Bandes, eines Brackets oder eines Attachments	6

A Die Leistung beinhaltet die Klebeflächenreinigung, das Konditionieren, die Trockenlegung, das Positionieren, das Kleben und die Überschussentfernung. Für die Eingliederung eines fest sitzenden Unterkiefer-Frontzahn-Retainers sind einmalig bis zu 6-mal die Position 126a und 1-mal die Position 127a (Eingliederung eines Teilbogens) abrechnungsfähig.

Die Leistung 126b beinhaltet die Vorauswahl am Modell, die Klebeflächenreinigung, das Vorbeschleifen, die Einprobe, das Adaptieren, das Finishing, das Konturieren, die Trockenlegung, das Zementieren und die Überschussentfernung. In der Regel soll an einem Zahn im Laufe einer Behandlung nur einmal ein Band oder ein Bracket befestigt werden.

Die Leistung 126d beinhaltet das Abnehmen, das Entfernen von Kleberesten und das Polieren. Leistungen nach den Positionen 126 bis 131 können neben Leistungen nach den Positionen 119 und/ oder 120 abgerechnet werden. Eine Leistung nach 126d ist bzgl. eines Retainers nur abrechnungsfähig, wenn sie innerhalb der vertraglich festgelegten Retention anfällt.

A̸ Wiedereingliederung und/oder Ersatz sowie die Position 127b (Ausgliedern eines Teilbogens) sind nicht abrechnungsfähig.

10.2 Kieferorthopädische Leistungen bei Privatpatienten

10.2.1 Die Leistungen im Überblick

GOZ-Pos.	Leistung	Punktzahl
6000	Profil- oder En-face-Fotografie einschließlich kieferorthopädischer Auswertung	80 P
6010	Anwendung von Methoden zur Analyse von Kiefermodellen (dreidimensionale, grafische oder metrische Analysen, Diagramme), je Leistung nach Nummer 0060	180 P
6020	Anwendung von Methoden zur Untersuchung des Gesichtsschädels (zeichnerische Auswertung von Röntgenaufnahmen des Schädels, Wachstumsanalysen)	360 P
6030	Maßnahmen zur Umformung eines Kiefers einschließlich Retention, geringer Umfang	1350 P
6040	Maßnahmen zur Umformung eines Kiefers einschließlich Retention, mittlerer Umfang	2100 P
6050	Maßnahmen zur Umformung eines Kiefers einschließlich Retention, hoher Umfang	3600 P
6060	Maßnahmen zur Einstellung der Kiefer in den Regelbiss während der Wachstumsphase einschließlich Retention, geringer Umfang	1800 P
6070	Maßnahmen zur Einstellung der Kiefer in den Regelbiss während der Wachstumsphase einschließlich Retention, mittlerer Umfang	2600 P

6080	Maßnahmen zur Einstellung der Kiefer in den Regelbiss während der Wachstumsphase einschließlich Retention, hoher Umfang	3600 P
6090	Maßnahmen zur Einstellung der Okklusion durch alveolären Ausgleich bei abgeschlossener Wachstumsphase, einschließlich Retention, je Kiefer	700 P
6100	Eingliederung eines Klebebrackets zur Aufnahme orthodontischer Hilfsmittel	165 P
6110	Entfernung eines Klebebrackets einschließlich Polieren und gegebenenfalls Versiegelung des Zahnes	70 P
6120	Eingliederung eines Bandes zur Aufnahme orthodontischer Hilfsmittel	230 P
6130	Entfernung eines Bandes einschließlich Polieren und gegebenenfalls Versiegelung des Zahnes	20 P
6140	Eingliederung eines Teilbogens	210 P
6150	Eingliederung eines ungeteilten Bogens, alle Zahngruppen umfassend, je Kiefer	500 P
6160	Eingliederung einer intra-/extraoralen Verankerung (z. B. Headgear)	370 P
6170	Eingliederung einer Kopf-Kinn-Kappe	500 P
6180	Maßnahmen zur Wiederherstellung der Funktionsfähigkeit und/oder Erweiterung von herausnehmbaren Behandlungsgeräten, einschließlich Abformung und Wiedereinfügen, je Kiefer und je Sitzung einmal berechnungsfähig	270 P
6190	Beratendes und belehrendes Gespräch mit Anweisungen zur Beseitigung von schädlichen Gewohnheiten und Dysfunktionen	140 P
6200	Eingliedern von Hilfsmitteln zur Beseitigung von Funktionsstörungen (z. B. Mundvorhofplatte), einschließlich Anweisung zum Gebrauch und Kontrollen	450 P
6210	Kontrolle des Behandlungsverlaufs oder Weiterführung der Retention, einschließlich kleiner Änderungen der Behandlungs- oder Retentionsgeräte; Therapiekontrolle der gesteuerten Extraktion, je Sitzung	90 P
6220	Vorbereitende Maßnahmen zur Herstellung von kieferorthopädischen Behandlungsmitteln (z. B. Abformung, Bissnahme), je Kiefer	180 P
6230	Eingliederung von kieferorthopädischen Behandlungsmitteln, je Kiefer	180 P
6240	Maßnahmen zur Verhütung von Folgen vorzeitigen Zahnverlustes (Offenhalten einer Lücke)	270 P
6250	Beseitigung des Diastemas, als selbstständige Leistung	450 P
6260	Maßnahmen zur Einordnung eines verlagerten Zahnes in den Zahnbogen, als selbstständige Leistung	1100 P

10.2.2 Materialmehrkostenvereinbarung

Die Leistungen nach den Positionen 6100, 6120, 6140, 6150 und 6160 beinhalten auch die Material- und Laborkosten für sog. Standardmaterialien. Werden darüber hinausgehende Materialien verwendet, können die Mehrkosten für diese Materialien gesondert berechnet werden, wenn dies vor Beginn der Behandlung mit dem Zahlungspflichtigen nach persönlicher Absprache schriftlich vereinbart worden ist. Es sind die § § 2 und 10 GOZ zu beachten.

11 Abrechnung von Behandlungen bei Kieferbruch, von Aufbissbehelfen und Schienen

11.1 Abrechnung mit Kassenpatienten bei Kieferbruch, von Aufbissbehelfen und Schienen bei Kassenpatienten

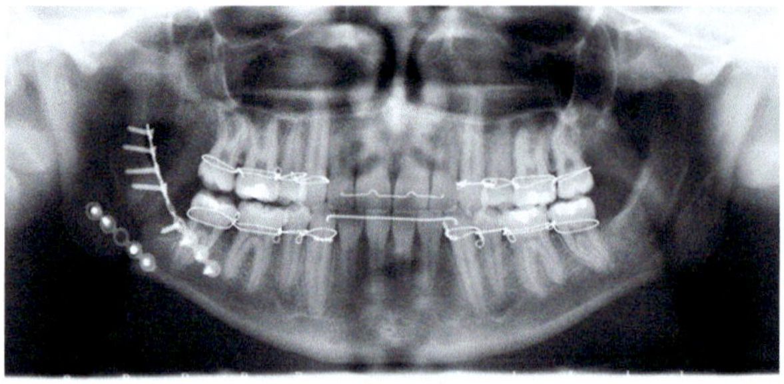

Abb. 1 Zustand nach Versorgung der Unterkieferfraktur mittels Platten und Schienen

Ähnlich der Zahnersatz- und der kieferorthopädischen Behandlung ist auch bei der Kieferbruch-Behandlung (KBR) eine Planung nötig, die die Krankenkasse begutachten muss. Ebenso bestehen Richtlinien. Wenn es sich um Leistungen bei Kiefergelenkserkrankungen handelt, darf der Zahnarzt erst mit der Behandlung beginnen, wenn die Genehmigung der Krankenkasse vorliegt. In manchen KZV-Bezirken bestehen mit bestimmten Krankenkassen für die Schienentherapie nach K1 bis K4 Verzichtsvereinbarungen auf das Genehmigungsverfahren.

Bei Kieferbruch-Leistungen sind die Behandlungsmaßnahmen der Krankenkasse unverzüglich anzuzeigen. Da es sich wegen der Beseitigung akuter Schmerzen um **notwendige** Behandlungen handelt, die sofort geleistet werden müssen, können diese auch ohne schriftliche Genehmigung der Krankenkasse umgehend begonnen werden. **Vor** der Abrechnung dieser Kieferbruch-Leistungen muss der Behandlungsplan aber dem Kostenträger vorgelegt worden. In jedem Fall wird eine Heil- und Kostenplannung nach einem vorgegebenen Muster erstellt.

Heil- und Kostenplannung →S. 160

BEMA-Pos.	Abk.	Leistung	Bewertungszahl
2		Schriftliche Niederlegung eines Heil- und Kostenplanes	20
7		**Vorbereitende Maßnahmen**	
7a		Abformung, Bissnahme in habitueller Okklusion für das Erstellen von dreidimensional orientierten Modellen des Ober- und Unterkiefers zur diagnostischen Auswertung und Planung sowie schriftliche Niederlegung	19
7b		Abformung, Bissnahme für das Erstellen von Modellen des Ober- und Unterkiefers zur diagnostischen Auswertung und Planung sowie schriftliche Niederlegung	19

A Die Position 2 wird nur für die Aufstellung eines HKP im Bereich KBR berechnet.

Eine Leistung nach den Positionen 7a oder b ist bei allen nach der Planung notwendig werdenden Abformungsmaßnahmen nur dann abrechnungsfähig, wenn mit der Herstellung der Modelle eine diagnostische Auswertung und Planung verbunden ist. Für die Erstellung von Arbeitsmodellen können nur Material- und Laborkosten abgerechnet werden.
Die vorbereitenden Maßnahmen nach Pos. 7a sind nur im Rahmen einer kieferorthopädischen Behandlung abrechnungsfähig.

Kieferbruch, Aufbissbehelfe, Schienungen abrechnen

Die vorbereitenden Maßnahmen nach Pos. 7b sind nur im Rahmen der Versorgung mit Zahnersatz und Zahnkronen sowie der Behandlung von Verletzungen und Erkrankungen des Gesichtsschädels und bei Unterkieferprotrusionsschienen abrechnungsfähig.

BEMA-Pos.	Abk.	Leistung	Bewertungszahl
K1		**Eingliedern eines Aufbissbehelfs mit adjustierter Oberfläche** a) zur Unterbrechung der Okklusionskontakte b) als Aufbissschiene bei der Parodontalbehandlung c) als Bissführungsplatte bei der Versorgung mit Zahnersatz	106

A Das Eingliedern eines Aufbissbehelfs mit adjustierter Oberfläche zur Unterbrechung der Okklusionskontakte kann angezeigt sein bei Kiefergelenksstörungen, Myoarthropathien und zur Behebung von Fehlgewohnheiten. Angezeigt sind nur
- individuell adjustierte Aufbissbehelfe,
- Miniplastschienen mit individuell geformtem Kunststoffrelief,
- Interzeptoren,
- spezielle Aufbissschienen, die alle Okklusionsflächen bedecken (z. B. Michigan-Schienen).

Eine Leistung nach der Position K1 ist auch für die Versorgung mit Zahnersatz und Zahnkronen abrechnungsfähig.
Das Eingliedern eines Daueraufbissbehelfs ist mit der Position K1 abgegolten.

BEMA-Pos.	Abk.	Leistung	Bewertungszahl
K2		Eingliedern eines Aufbissbehelfs zur Unterbrechung der Okklusionskontakte ohne adjustierte Oberfläche	45
K3		Umarbeitung einer vorhandenen Prothese zum Aufbissbehelf zur Unterbrechung der Okklusionskontakte mit adjustierter Oberfläche	61
K4		Semipermanente Schienung unter Anwendung der Ätztechnik, je Interdentalraum	11

A Das Eingliedern eines Aufbissbehelfs ohne adjustierte Oberfläche kann bei akuten Schmerzzuständen angezeigt sein.

Die Umarbeitung einer vorhandenen Prothese zum Ausbissbehelf nach Position K3 kann bei Kiefergelenksstörungen, Myoarthropathien und nach chirurgischen Behandlungen angezeigt sein.

Die semipermanente Schienung (K4) kann zur Stabilisierung gelockerter Zähne und bei prä- bzw. postchirurgischen Fixationsmaßnahmen angezeigt sein.

BEMA-Pos.	Abk.	Leistung	Bewertungszahl
K6		Wiederherstellung und/oder Unterfütterung eines Aufbissbehelfs	30
K7		Kontrollbehandlung, ggf. mit einfachen Korrekturen des Aufbissbehelfs oder der Schienung	6
K8		Kontrollbehandlung mit Einschleifen des Aufbissbehelfs oder der Schienung (subtraktive Methode)	12
K9		Kontrollbehandlung mit Aufbau einer neuen adjustierten Oberfläche (additive Methode)	35

A Für die Leistungen nach K1 bis K9 gelten folgende Abrechnungsbestimmungen:
- Leistungen nach den Positionen K1 bis K4 sind nur dann abrechnungsfähig, wenn eine Kostenübernahmeerklärung der Krankenkasse vorliegt.
- Leistungen nach den Positionen K1 und K4 sind auch für die Parodontalbehandlung abrechnungsfähig.
- Im zeitlichen Zusammenhang ist nur eine der Leistungen nach K1 bis K3 abrechnungsfähig.
- Je Sitzung ist nur eine der Leistungen nach den Positionen K6 bis K9 abrechnungsfähig.

11.2 Schienentherapie bei obstruktiver Schlafapnoe für Kassenpatienten

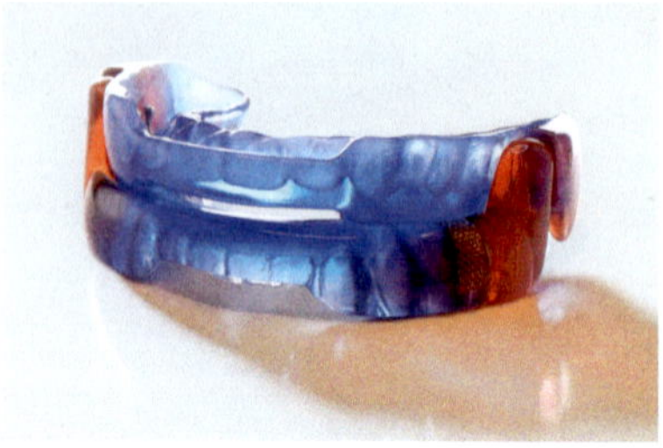

Abb. 1 Unterkieferprotusionsschiene (UKPS)

Seit 2022 ist die Schienentherapie bei obstruktiver Schlafapnoe als Leistung für Kassenpatienten in den BEMA aufgenommen. In manchen KZV-Bezirken bestehen mit bestimmten Krankenkassen für die Schienentherapie nach K1 bis K4 Verzichtsvereinbarungen auf das Genehmigungsverfahren.

Die Versorgung mit einer Unterkieferprotrusionschiene (UKPS) kann nur auf Veranlassung eines Vertragsarztes mit der Zusatzbezeichnung „Schlafmedizin“ erfolgen.

BEMA-Pos.	Abk.	Leistung	Bewertungszahl
UP1		Untersuchung zur Versorgung mit einer UKPS einschließlich Beratung	27

A Zur Abrechnung müssen bestimmte zahnmedizinische Voraussetzungen geprüft werden. (z. B. eine ausreichende Fähigkeit der Mundöffnung, eine ausreichende aktive Potrusionsbewegungsmöglichkeit)

Eine Beratung nach Ä1 kann in derselben Sitzung nicht abgerechnet werden. (Ausnahme: Sie dient anderen Zwecken)

Die Position 2 kann nicht für die Versorgung mit einer Unterkieferprotrusionsschiene gemäß den BEMA-Pos. UP1 bis UP6 abgerechnet werden.

Kieferbruch, Aufbissbehelfe, Schienungen abrechnen

BEMA-Pos.	Abk.	Leistung	Bewertungszahl
UP2		Abformung und dreidimensionale Registrierung der Startprotrusionsposition	49
UP3		Eingliedern einer UKPS	223
UP4		Nachadaption des Protrusionsgrads	10

A Die Leistungen umfassen das Eingliedern einer zweiteiligen, bimaxillär verankerten (UKPS) mit individuell reproduzierbarer Adjustierung sowie der Möglichkeit einer individuellen Nachjustierung mindestens in Millimeterschritten sowie Einstellung des Protrusionsgrads ausgehend von regelhaft mindestens 50 % der maximal möglichen aktiven Unterkieferprotrusion.
Die Leistung nach UP4 erfolgt in Abstimmung mit dem Vertragsarzt, der die Versorgung des Versicherten mit der UKPS veranlasst hat.

P̸ Nicht abrechenbar: Die zusätzliche Abrechnung von zahnärztlichem Honorar bei Anwendung besonderer Abdruckverfahren

Verschiedene Kontrollbehandlungen sind möglich:

BEMA-Pos.	Abk.	Leistung	Bewertungszahl
UP5a		Kontrollbehandlung mit einfachen Korrekturen der UKPS	8
UP5b		Kontrollbehandlung mit Einschleifen der Stütz-und Gleitzonen einer UKPS (subtraktive Methode)	12
UP5c		Kontrollbehandlung mit Aufbau der Stütz-und Gleitzone einer UKPS (additive Methode)	35

A Je Sitzung ist nur eine der Leistungen nach den Positionen UP5a bis UP5c abrechenbar.

BEMA-Pos.	Abk.	Leistung	Bewertungszahl
UP6		**Maßnahmen zum Wiederherstellen der Funktion oder zur Erweiterung einer UKPS**	
UP6a		kleinen Umfangs (ohne Abformung)	25
UP6b		größeren Umfangs (mit Abformung)	42
UP6c		Teilunterfütterung einer UKPS	37
UP6d		Wiederherstellung einer einzelnen oder mehrerer Halte- oder Stützvorrichtungen	19
UP6e		Wiederherstellung eines einzelnen oder mehrerer Protrusionselemente	19

M̸ Für das Reinigen, Säubern und Polieren von UKPS einschließlich der Protrusionselemente können keine Kosten berechnet werden.

11.3 Abrechnung mit Privatpatienten bei Kieferbruch, von Aufbissbehelfen und Schienen bei Privatpatienten

Folgende Abrechnungspositionen geben einen Überblick über die privaten Leistungen zum Teil H (Eingliederung von Aufbissbehelfen und Schienen) der GOZ.

GOZ-Pos.	Leistung	Punktzahl
7000	Eingliederung eines Aufbissbehelfs ohne adjustierte Oberfläche	270 P
7010	Eingliederung eines Aufbissbehelfs mit adjustierter Oberfläche	800 P
7020	Umarbeitung einer vorhandenen Prothese zum Aufbissbehelf	450 P
7030	Wiederherstellung der Funktion eines Aufbissbehelfs, z. B. durch Unterfütterung	370 P
7040	Kontrolle eines Aufbissbehelfs	65 P
7050	Kontrolle eines Aufbissbehelfs mit adjustierter Oberfläche: subtraktive Maßnahmen, je Sitzung	180 P
7060	Kontrolle eines Aufbissbehelfs mit adjustierter Oberfläche: additive Maßnahmen, je Sitzung	410 P
7070	Semipermanente Schiene unter Anwendung der Ätztechnik, je Interdentalraum	90 P
7080	Versorgung eines Kiefers mit einem festsitzenden laborgefertigten Provisorium (einschließlich Vorpräparation) im indirekten Verfahren, je Zahn oder je Implantat, einschließlich Entfernung	600 P
7090	Versorgung eines Kiefers mit einem laborgefertigten Provisorium im indirekten Verfahren, je Brückenglied, einschließlich Entfernung	270 P
7100	Maßnahmen zur Wiederherstellung der Funktion eines Langzeitprovisoriums, je Krone, Spanne oder Freiendbrückenglied	200 P

Die zahnärztlich-chirurgischen Eingriffe sind im →LF 6 beschrieben.
Die chirurgischen Positionen im Rahmen der Kieferbruchabrechnung finden sich im Abschnitt L: IX Mund-, Kiefer- und Gesichtschirurgie in der Gebührenordnung für Ärzte (Ä 2680 bis Ä 2706)

Für die private Abrechnung einer UKPS könnte man folgende GOZ-Positionen entsprechend dem BEMA abrechnen:

UP1:	0010 (Ä6) mit 8000	UP4:	analoge Abrechnung
UP2:	5170 mit 8010	UP5:	7040, 7050, 7060
UP3:	analoge Abrechnung	UP6:	7030

LF 11
Patienten bei prothetischen Behandlungen begleiten

1 Festsitzender Zahnersatz
2 Abformung
3 Herausnehmbarer Zahnersatz
4 Zahnersatz auf Implantaten
5 Abrechnung prothetischer Behandlungen bei Kassenpatientinnen
6 Abrechnung prothetischer Behandlungen bei Privatpatientinnen
7 Einzelkronen, Provisorien und Stiftaufbauten
8 Privatleistungen bei Kassenpatientinnen: Mehrkostenberechnung
9 Brückenzahnersatz
10 Totalprothesen, Teilprothesen und Kombinationszahnersatz
11 Teilleistungen, Wiederherstellungen und Reparaturen bei Kronen, Brücken und Prothesen
12 Privatleistungen zur Prothetik bei Kassenpatientinnen

Einführung in die Prothetik

Eine Prothese ist ein künstlicher Ersatz aus körperfremdem Material für ein fehlendes Körperteil →Abb. 1. Bezieht man dies auf die Zahnheilkunde, so kann man erst von Zahnersatzkunde (**Prothetik**) sprechen, wenn ein fehlender Zahn ersetzt wird.

Zur Prothetik gehören:
- **Zahnersatzkunde:** Ersatz fehlender Zähne
- **Gnathologie:** Lehre von der Funktion des Kauorgans
- **Defektprothese (Epithese):** Ersatz von Teilen des Gesichts nach Unfall oder größeren Operationen →Abb. 2

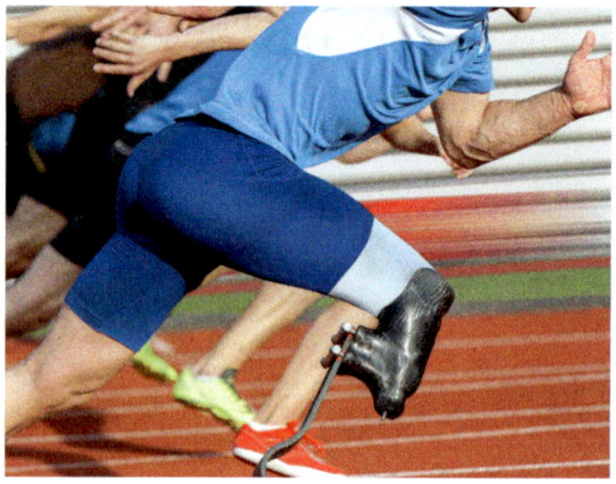

Abb. 1 Prothese

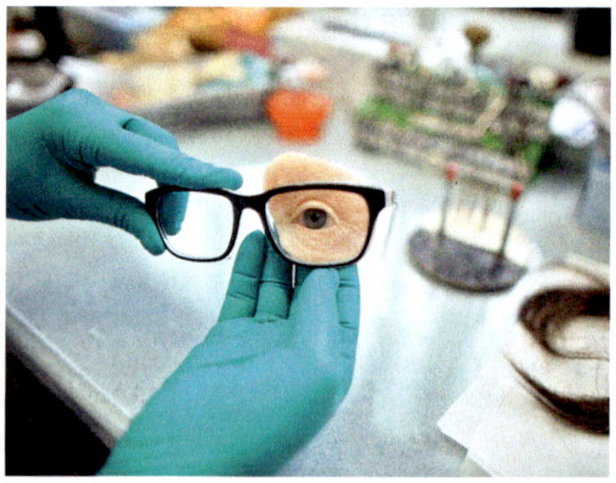

Abb. 2 Anfertigung einer an einer Brille befestigten Augen-Epithese

Im Rahmen dieses Lehrbuches beschränken wir uns auf die Besprechung der Zahnersatzkunde. **Brücken, Teilprothesen** und **Vollprothesen** gehören zur **Prothetik. Einzelkronen, Teilkronen, Inlays, Onlays, Veneers** gehören streng genommen zu der **Konservierenden Zahnheilkunde**.

Da sich der Kronen- und Brückenersatz bei der Herstellung in den Arbeitsabläufen sehr ähnlich sind, sollen Einzelkronen und Teilkronen auch in diesem Lernfeld besprochen werden.

Inlays →LF 4
Onlays →LF 4
Veneers →LF 4

Inlays, Onlays und Veneers werden im Lernfeld 4 (Kariestherapie begleiten) behandelt.

Zahnlücken oder zerstörte Zähne beeinträchtigen die Kaufunktion.
Zahnlücken im Frontzahngebiet werden als unästhetisch empfunden und beeinflussen das Sprechen. Die Ziele einer prothetischen Behandlung bestehen deshalb in der Wiederherstellung der normalen
- Kaufunktion,
- Ästhetik und
- Sprechlautbildung (Artikulation).

Merke
Einteilung des Zahnersatzes
- festsitzender Zahnersatz
- herausnehmbarer Zahnersatz
- Kombination aus festsitzendem und herausnehmbarem Zahnersatz (Kombinationszahnersatz; kurz: Kombi-Ersatz)

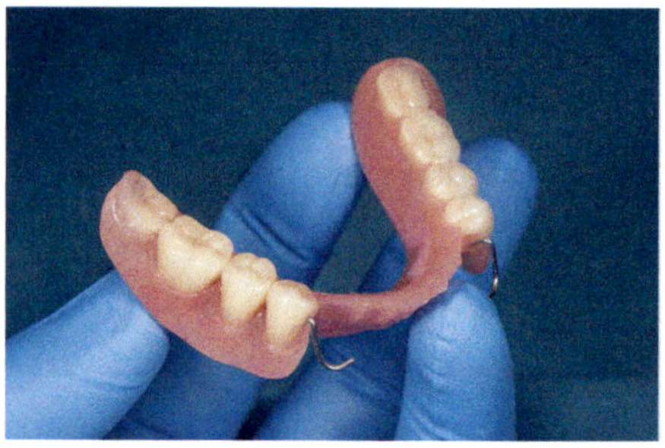

Abb. 3 Teilprothese

1 Festsitzender Zahnersatz

Zum festsitzenden Zahnersatz gehören Kronen und Brücken. Sie werden mit Zement oder durch Adhäsivtechnik fest mit den Zähnen verbunden. Bei der Adhäsivtechnik werden der Zahnersatz und der Zahn mit Ätzgel aufgeraut. Als „Zement“ dienen hier Kunststoffverbindungen.

Video
Versorgung mit einer Krone (Instrumente bereitlegen, Ablauf)

1.1 Kronenersatz

Ist die natürliche Zahnkrone so zerstört, dass der Zahn mit einer Füllung nicht mehr längerfristig zu erhalten ist, so sollte er überkront werden. Die Ursachen für die Zerstörung der Zahnkrone können vielfältig sein →Abb. 1.

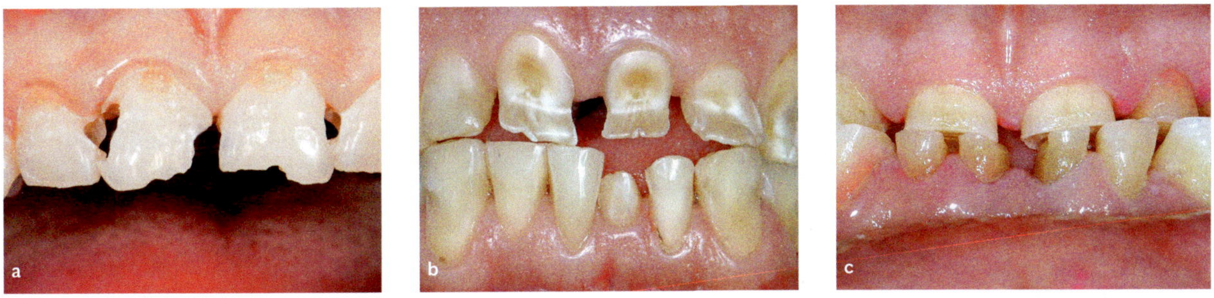

Abb. 1 Indikationen für eine Überkronung (Beispiele). a) starke kariöse Zerstörung der Frontzähne im Oberkiefer; b) Erosionen an den Frontzähnen, hervorgerufen durch säurehaltige Nahrungsmittel; c) starker Zahnhartsubstanzschaden mit Verlust der korrekten Bisshöhe durch Abrasion

Erosion →LF 4
Abrasion →LF 4

1.1.1 Kronenarten

Der Fortschritt in der Zahnmedizin und Werkstoffkunde macht es heute möglich, dass es nahezu für jeden ästhetischen Anspruch eine Lösung gibt. Es stehen viele Kronenarten zur Verfügung, die sich im Material, der Ästhetik, der Haltbarkeit und den Kosten unterscheiden.

Häufig ist die Patientin mit der Fülle der Möglichkeiten überfordert. Eine Zahnmedizinische Fachangestellte sollte sich daher mit den Vor- und Nachteilen verschiedener Kronenarten gut auskennen, um die Zahnärztin in der prothetischen Beratung der Patientin unterstützen zu können.

Vollgusskrone

Vollgusskronen bestehen nur aus Metall. Da sie nicht zahnfarben sind, werden sie im Seitenzahngebiet eingesetzt →Abb. 2.
Als Metalle werden in der Zahnmedizin Metall-Legierungen eingesetzt. Eine **Legierung** besteht aus unterschiedlichen Metallen, die zusammengeschmolzen wurden. Da z. B. reines Gold zu weich wäre, werden andere Metalle zugesetzt, um die nötige Stabilität zu erlangen.

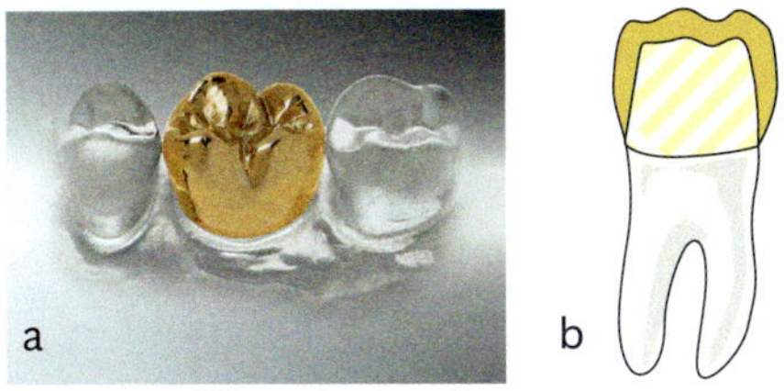

Abb. 2 Vollgusskrone: a) an einem Modell; b) im Schnitt (Schemazeichnung). Die Krone umschließt den beschliffenen Zahn vollständig und ist dem unbeschliffenen, natürlichen Zahn nachgeformt.

Preisgünstig sind **Nicht-Edelmetall-Legierungen (NEM-Legierungen)**. Sie bestehen hauptsächlich aus den Metallen Chrom, Kobalt und Molybdän. Hochwertiger sind **Edelmetall-Legierungen**. Edelmetall-Legierungen bestehen hauptsächlich aus den Edelmetallen Gold, Platin und Palladium.

Merke
Obwohl die zahnmedizinischen Metall-Legierungen sehr mundbeständig sind, können manche Menschen allergisch auf einzelne Legierungsbestandteile reagieren. Dies ist bei Nicht-Edelmetallen wahrscheinlicher als bei Edelmetallen. Die **Biokompatibilität** ist ein Maß, wie gut unser Körper mit einem körperfremden Material zurechtkommt. Keramik ist das biokompatibelste Material, das in der Zahnmedizin eingesetzt wird.

Hat ein Edelmetall im Mund Kontakt zu einem Nicht-Edelmetall, so kann sich ein Lokalelement bilden. Dabei fließen kleine elektrische Ströme und das unedle Metall korrodiert (rostet). Dies kann der Fall sein, wenn eine Vollgusskrone mit einer Amalgamfüllung in Kontakt kommt. Deshalb sollten Amalgamfüllungen neben Vollgusskronen durch Kompositfüllungen ersetzt werden.

In der Kinderzahnheilkunde werden oft **konfektionierte Kronen** an Milchzähnen verwendet. Diese vorgefertigten Kronen bestehen meistens aus Metall, aber es sind auch zahnfarbene erhältlich. Nach geringfügiger Tangentialpräparation wird die passende Kronengröße ausgewählt und angepasst. Danach kann die Krone mit Glasionomerzement befestigt werden.

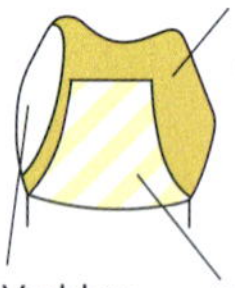

Abb. 1 Verblendkrone (schematische Darstellung)

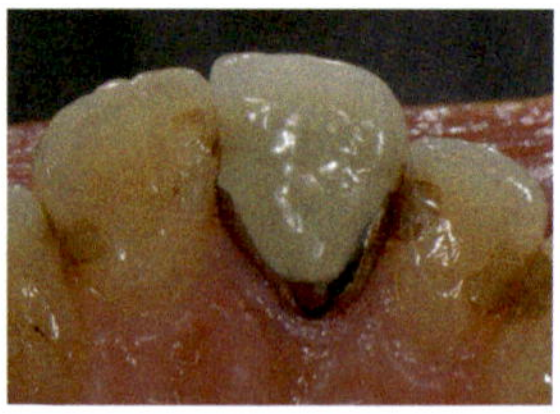
Abb. 2 Teilverblendete Keramikverblendkrone von palatinal

Verblendkrone

Eine Verblendkrone besteht aus einem dünnen „Metallkäppchen“ (**Metallgerüst**), welches den präparierten Zahnstumpf vollständig umfasst. Dieses Metallgerüst wird mit **Kunststoff** oder **Keramik** verblendet. Das Metallgerüst gibt der Verblendung die nötige Stabilität →Abb. 1. Für das Metallgerüst können Edelmetall-Legierungen oder NEM-Legierungen verwendet werden. Da bei der Verblendkrone Metall-Legierungen verwendet werden, sind allergische Reaktionen möglich. Kunststoffverblendungen werden nur noch bei provisorischen Kronen oder bei herausnehmbarem Zahnersatz eingesetzt.

Eine Krone kann **teilverblendet** oder **vollverblendet** werden:
- Bei der teilverblendeten Verblendkrone wird der vestibuläre Bereich verblendet, während der nicht sichtbare orale Bereich aus Metall besteht →Abb. 2.
- Wird die Zahnkrone komplett verblendet, so spricht man von einer vollverblendeten Krone.

Da die Verblendkrone zahnfarben ist, wirkt sie ästhetischer als die Vollgusskrone. Der technische Aufwand und der Preis sind höher als bei der Vollgusskrone. Heutzutage ist der Verbund zwischen Metallgerüst und Verblendung sehr gut. Dennoch kann es dazu kommen, dass die Verblendung abplatzt. Bei Zahnfleischrückgang werden unter Umständen störende Metallränder sichtbar →Abb. 3. Das Metallgerüst kann auch gekürzt werden, sodass der Kronenrand nur aus Keramik besteht (Keramikschulter). Hier ist auch bei Zahnfleischrückgang kein Metallrand sichtbar →Abb. 4.

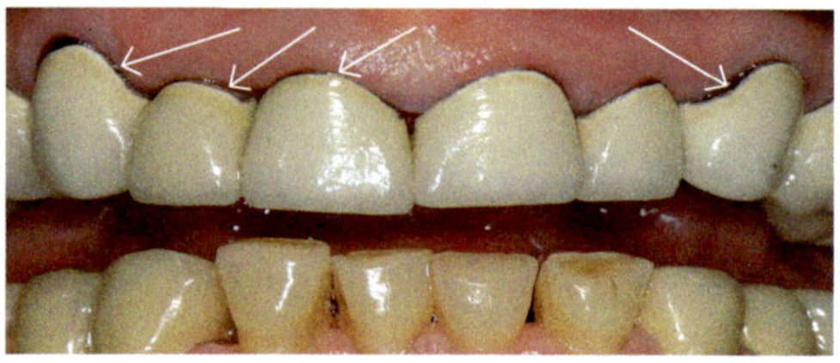
Abb. 3 Freiliegende Metallränder nach Zahnfleischrückgang (Pfeile)

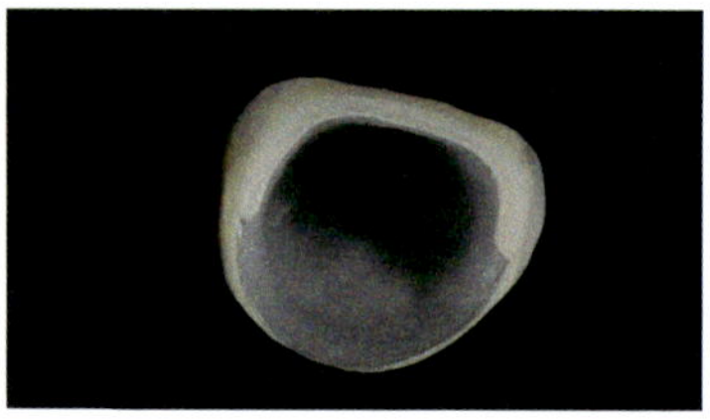
Abb. 4 Vollverblendete Keramikverblendkrone mit Keramikschulter

Mantelkrone

Diese Krone besteht vollständig aus **Keramik** oder **Kunststoff**, die den Zahnstumpf wie einen Mantel umgibt. Vollkunststoffkronen kommen nur als Provisorien zum Einsatz. Vollkeramikkronen werden als endgültige Kronen verwendet →Abb. 1. Die Bezeichnung **Jacketkrone** (engl. Jacket = Jacke) kann auch verwendet werden. Sie wird im engeren Sinne nur für Vollkeramikkronen verwendet.

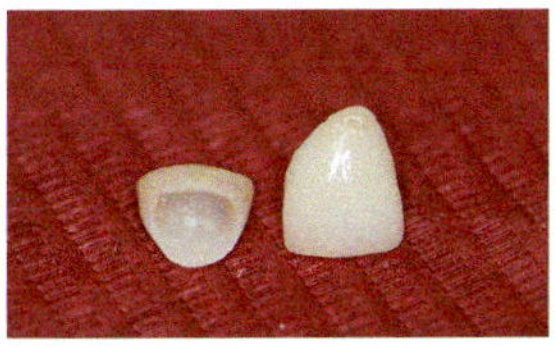

Abb. 1 Vollkeramikkronen

Die zahnärztlichen Keramiken lassen sich in **Silikatkeramiken** und **Oxidkeramiken** unterteilen. Neu auf dem Markt sind **Hybridkeramiken**, welche ein Verbund aus Keramik und Komposit sind.

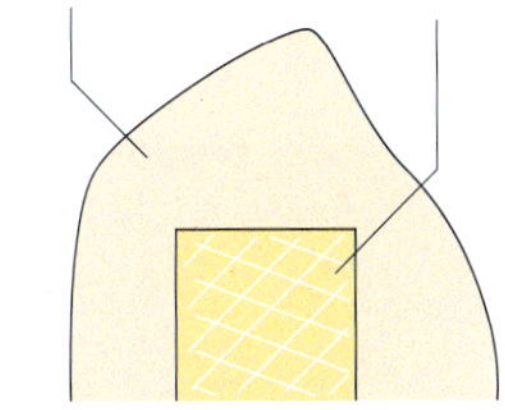

Abb. 2 Glaskeramikkrone

Zu den Silikatkeramiken gehören die **Glaskeramiken**. Sie haben kein stabiles Gerüst, welches verblendet wird, wie es bei Verblendkronen der Fall ist, sondern bestehen vollständig aus Glaskeramik →Abb. 2. Sie sind besonders lichtdurchlässig und daher ausgezeichnet für die ästhetische Zone geeignet. Während früher Glaskeramiken nur als Veneers, Inlays oder Frontzahnkronen verwendet werden konnten, können heutzutage Glaskeramiken auch als Kronen im Seitenzahngebiet und sogar als kleinere vollkeramische Brücken eingesetzt werden. Diese Verbesserung der Stabilität der Glaskeramiken (Lithiumdisilikat-Glaskeramik, z. B. IPS e.max®) ist ein entscheidender Vorschritt. Nun können höchstästhetische Kronen und kleine Brücken auch im Seitenzahngebiet eingesetzt werden.

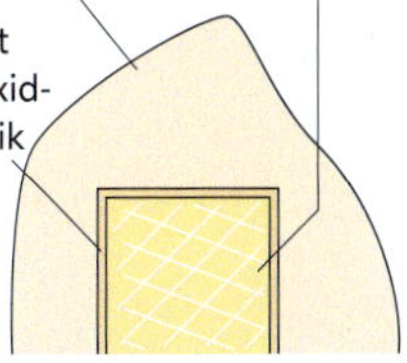

Abb. 3 Oxidkeramikkrone

Glaskeramiken können im zahntechnischen Labor entweder aus einem Block gefräst werden oder auch gegossen werden.

Bei den **Oxidkeramiken** (z. B. Zirkonoxid) ist der Glasanteil sehr gering. Diese Keramiken sind sehr stabil, aber auch weniger lichtdurchlässig und damit nicht so ästhetisch wie die Glaskeramiken. Um die ästhetischen Eigenschaften von Oxidkeramiken zu verbessern, wird die Oxidkeramik (vergleichbar dem Metallgerüst bei einer Verblendkrone) nur als keramisches Gerüst verwendet. Dieses Keramikgerüst wird dann mit einer anderen Keramik verblendet →Abb. 3, 4, 5. Durch dieses stabile Oxidkeramikgerüst sind auch mehrgliedrige, vollkeramische Brücken im Seitenzahngebiet herstellbar.

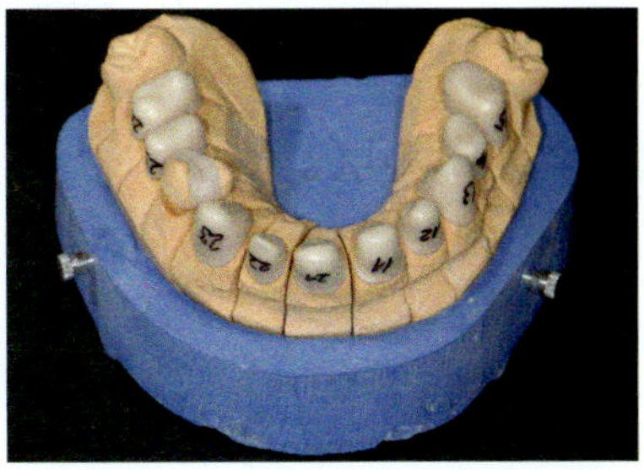

Abb. 4 Kronengerüste aus hochfester Zirkonoxidkeramik auf einem Gipsmodell

Kronen können auch komplett aus Zirkonoxid hergestellt werden, anstatt das Material nur als Gerüst zu verwenden. Dies bezeichnet man als **monolithisch**. Es gibt Methoden, Zirkonoxid einzufärben und dadurch die ästhetischen Nachteile auszugleichen.

Kronen und Brücken aus Oxidkeramik werden durch Frästechnik hergestellt. Dazu wird von dem Modell des präparierten Zahnstumpfs ein digitales Bild angefertigt. Dieses wird auf eine CAD- Maschine (CAD = engl. **C**omputer **A**ided **D**esign) übertragen, die das Keramikgerüst aus einem Keramikblock fräst.

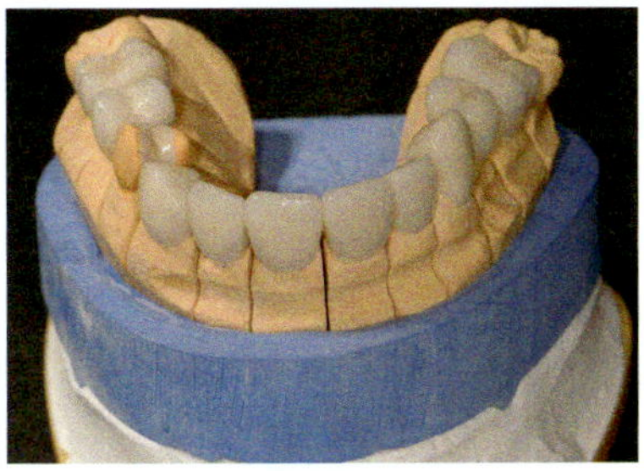

Abb. 5 Mit Keramik verblendete Gerüste auf einem Gipsmodell

Vollkeramikkronen bieten gegenüber den anderen Kronenarten die beste Ästhetik. Auch sind gerade Zirkonoxidkronen sehr stabil. Sie sind so haltbar wie Vollgusskronen. Da hier keine Metall-Legierungen verwendet werden, ist weder bei Zahnfleischrückgang ein Metallrand sichtbar noch ist eine Allergiegefahr bekannt. Der technische Aufwand ist jedoch sehr hoch.

Exkurs

Zahnfarbe – Ästhetik beim Kronenersatz

Für viele Patientinnen bedeutet Zahnästhetik der Wunsch, dass die Zähne weiß sind. Jedoch kann ein Zahn nicht mit einer „weißen Wand" verglichen werden. Jede Zahnhartsubstanz hat ihre eigene Zahnfarbe. So hat Dentin meist einen warmen, gelblichen Farbton. Schmelz hingegen ist eher weißlich. In der Schneidekante befinden sich transparente Bereiche. Bei manchen Patientinnen haben die Zähne sogar bläuliche Farbeinschlüsse. Generell entsteht eine Zahnfarbe dadurch, dass Licht in den Zahn eindringt und unterschiedlich reflektiert und gebrochen wird. Will man mit einer Zahnkrone einen Zahn kopieren, so muss beim Anspruch auf beste Ästhetik diesem Aspekt Rechnung getragen werden. Vereinfacht lässt sich sagen: **Je mehr Licht in die Zahnkrone eindringen kann, desto besser ist die Ästhetik.** Das meiste Licht kann in eine Vollkeramikkrone eindringen. Durch Vollkeramikkronen ist daher die beste Ästhetik zu erzielen. Bei einer Verblendkrone wird der Lichteinfall durch das Metallgerüst begrenzt. Am wenigsten Licht kann daher bei einer teilverblendeten Verblendkrone eindringen, da hier das Metallgerüst am größten ist → Abb. 1, 2, 3.

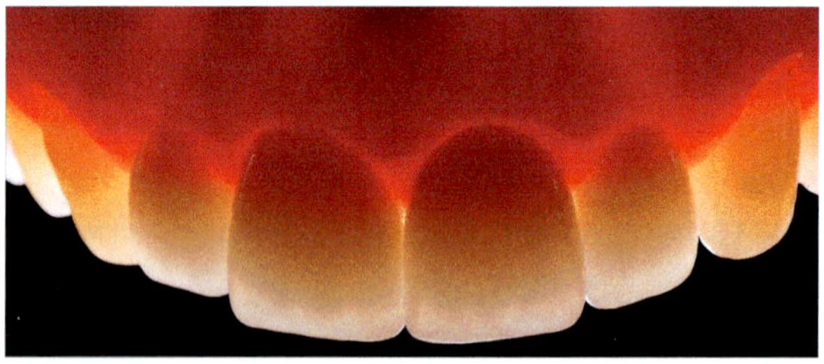

Abb. 1 Vollkeramikkronen in der Durchlichtaufnahme

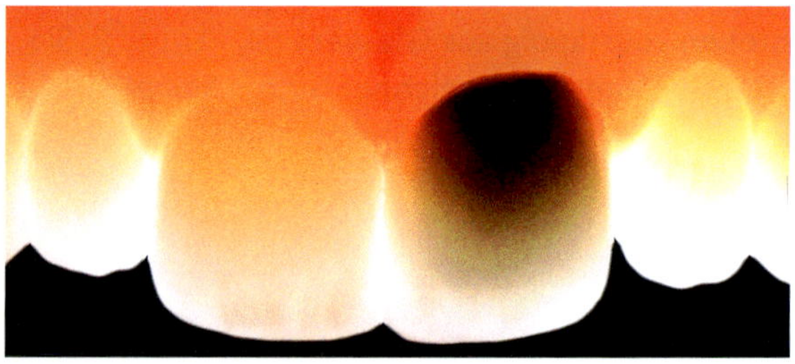

Abb. 2 Teilverblendete Verblendkrone in der Durchlichtaufnahme

Teilkrone

Ist der Zahn nur teilweise zerstört, so sollte eine Teilkrone angefertigt werden →Abb. 4. Teilkronen können aus Metall-Legierungen oder aus Vollkeramik hergestellt werden.

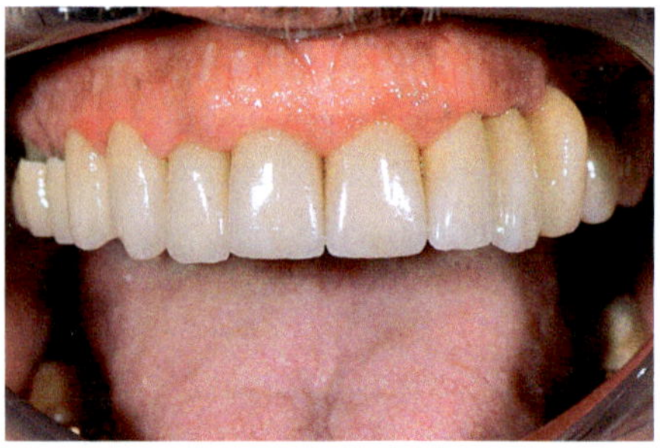

Abb. 3 Vollkeramikkronen aus Zirkonoxid von 14 bis 23. Als Vergleich dazu ältere Verblendkronen auf 15 bis 17

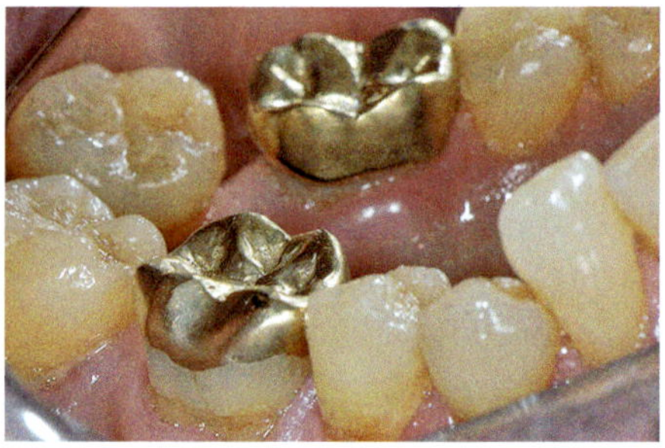

Abb. 4 Teilkrone aus Gold

Vor- und Nachteile unterschiedlicher Kronenarten

Die unterschiedlichen Kronenarten haben jeweils Vor- und Nachteile, die im Einzelfall gegeneinander abgewogen werden →Abb. 5.

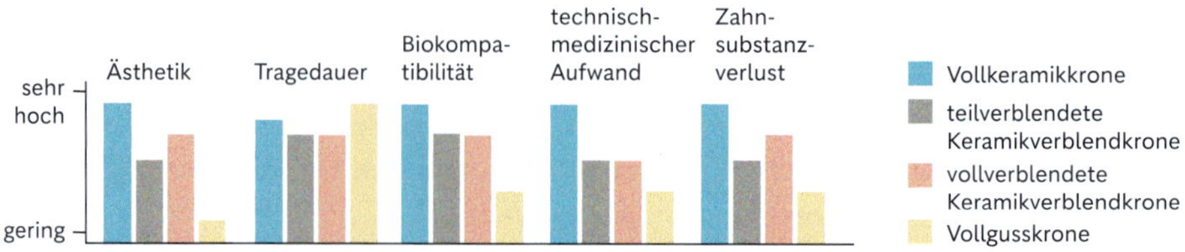

Abb. 5 Vergleich der unterschiedlichen Kronenarten

1.1.2 Die Kronenpräparation

Die Kronenpräparation orientiert sich in der Formgebung am ursprünglichen Zahn. Außer bei der Teilkrone wird der Zahn dabei zirkulär („rundherum") präpariert. Der Übergang vom präparierten Anteil zum nicht präparierten Anteil des Zahnes wird als **Präparationsgrenze** (kurz: **Präpgrenze**) bezeichnet.

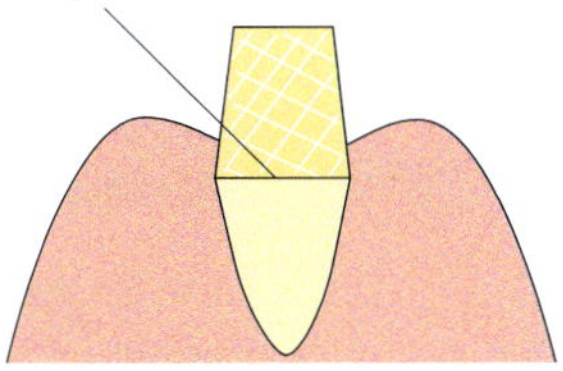

Abb. 1 Die Präparationsgrenze liegt subgingival.

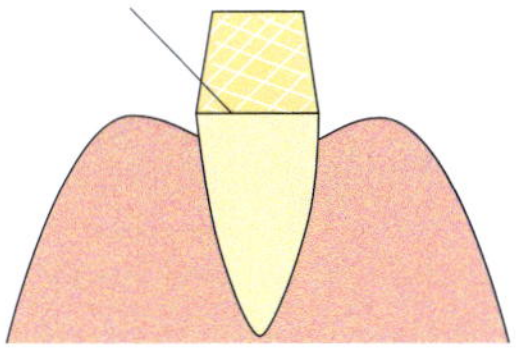

Abb. 2 Die Präparationsgrenze liegt supragingival.

Häufig wird der Zahn so beschliffen, dass die Präparationsgrenze unterhalb des Zahnfleischsaums (**subgingival**) zu liegen kommt →Abb. 1. Dies ist aber nur bei Restaurationen möglich, die herkömmlich (konventionell) zementiert werden können. Die adhäsive Befestigung würde eine Trockenlegung mit Kofferdam erfordern, dies ist bei einer tiefen subgingivalen Präparation nicht möglich.

Lage-, Flächen-, Richtungsbezeichnungen →LF 2

Bei Teilkronen oder Inlays liegt ein großer Anteil der Präparationsgrenze über dem Zahnfleischsaum (**supragingival**; →Abb. 2). Daher kann hier eine absolute Trockenlegung und damit eine adhäsive Befestigung durchgeführt werden.

Es gibt drei unterschiedliche Präparationsarten: **Tangential-**, **Hohlkehl-** und **Stufenpräparation** →Abb. 3. Sie unterscheiden sich darin, wie viel Zahnhartsubstanz an der Präparationsgrenze des Zahnstumpfes entfernt wird.

Dabei kann der Zahnstumpf an der Präparationsgrenze
- fast nahtlos in die Präparationsgrenze übergehen (Tangentialpräparation),
- die Form einer Hohlkehle erhalten (Hohlkehlpräparation) oder
- in Form einer kleinen Stufe präpariert werden (Stufenpräparation).

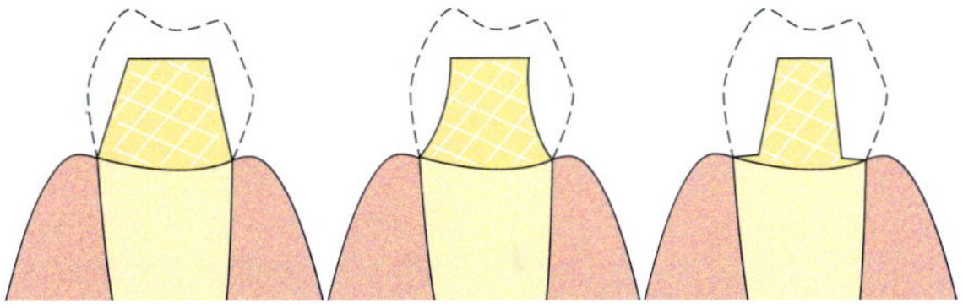

Abb. 3 Unterschiedliche Präparationsarten

An der Präparationsgrenze muss der Kronenersatz dicht abschließen und nahtlos von dem nicht präparierten Anteil in die Krone übergehen. Nur so ist gewährleistet, dass sich keine Plaque festsetzen kann.

Prädilektionsstellen für Plaque →S. 18

Deshalb muss an dieser Stelle mindestens so viel vom Zahn wegpräpariert werden, wie es die materialbedingte Mindestschichtstärke des gewählten Kronenersatzes erfordert. Das Ausmaß des Zahnhartsubstanzabtrages hängt daher von der ausgewählten Kronenart ab.

Bei einer Vollgusskrone muss am wenigsten vom Zahn abgetragen werden, da Metalle sehr dünn auslaufen können (ca. 0,2 mm) und trotzdem noch stabil sind. Eine Krone aus Vollkeramik hingegen benötigt den größten Substanzabtrag, da nur so die Stabilität der Krone gewährleistet ist →Abb. 4. Sehr dünne Zähne (z. B. UK-Frontzähne) können daher manchmal nicht mit einer Vollkeramikkrone versorgt werden, ohne die Pulpa zu eröffnen oder die Stabilität zu beeinträchtigen.

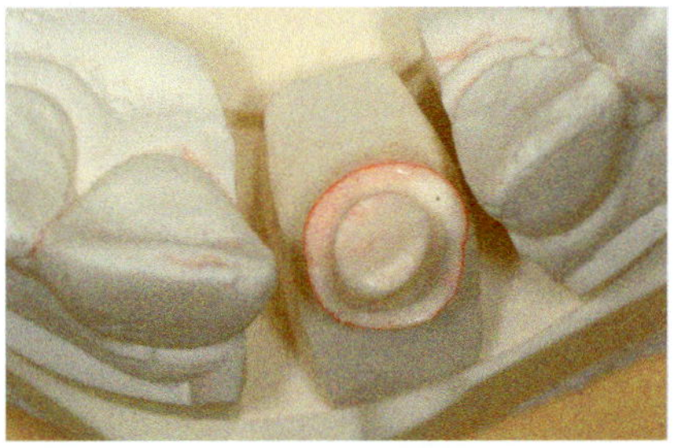

Abb. 4 Darstellung der breiten Stufenpräparation (1 mm) für eine Glaskeramikkrone auf dem Gipsmodell

1.2 Brückenersatz

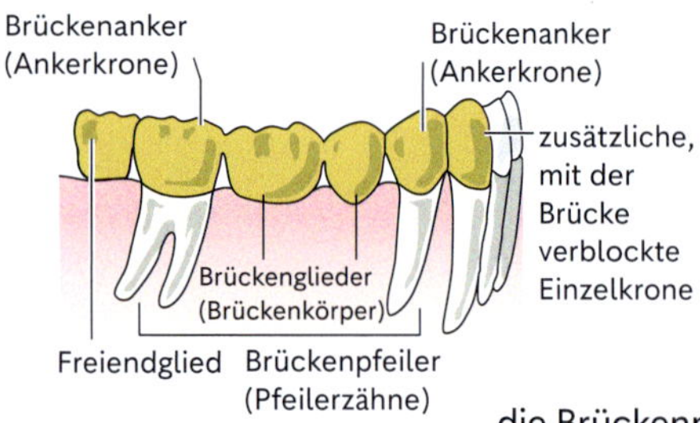

Abb. 1 Aufbau einer Brücke

Brücken dienen dem Ersatz fehlender Zähne. Brücken bestehen aus zwei **Brückenankern** (Ankerkronen) und einem **Brückenkörper**, welcher mindestens aus einem **Brückenglied** besteht →Abb. 1. Die Brückenanker passen auf die präparierten Zähne (Brückenpfeiler, Pfeilerzähne).

Die Brückenpfeiler tragen die gesamte Kaulast. Sie müssen daher sehr stabil sein und dürfen nicht zu weit auseinanderstehen. Auch müssen die Brückenpfeiler möglichst parallel zueinander präpariert werden, sonst kann die Brücke nicht an einem Stück auf die Brückenpfeiler aufgesetzt werden. Man sagt dazu auch, dass die Brückenpfeiler dieselbe **Einschubrichtung** haben müssen.

Geschiebe →S. 141

Ist die Achsenstellung der Pfeilerzähne, z. B. durch Kippung eines Zahnes, unterschiedlich (**Pfeilerdivergenz**; →Abb. 2), so kann nur durch extremes Beschleifen dieselbe Einschubrichtung der Pfeilerzähne erreicht werden. Eine solch extreme Präparation ist aber oft nicht möglich, da sie z. B. zur Pulpaeröffnung oder zum Stabilitätsverlust des Zahnes führen würde → Abb. 3. In diesen Fällen muss eine **geteilte Brücke** angefertigt werden. Beide Teile sind durch ein Geschiebe miteinander verbunden →Abb. 4.

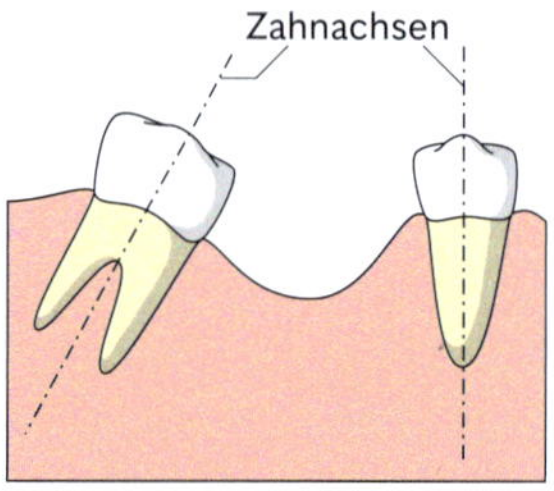

Abb. 2 Pfeilerdivergenz. Hier ist der Molar in die Lücke gekippt.

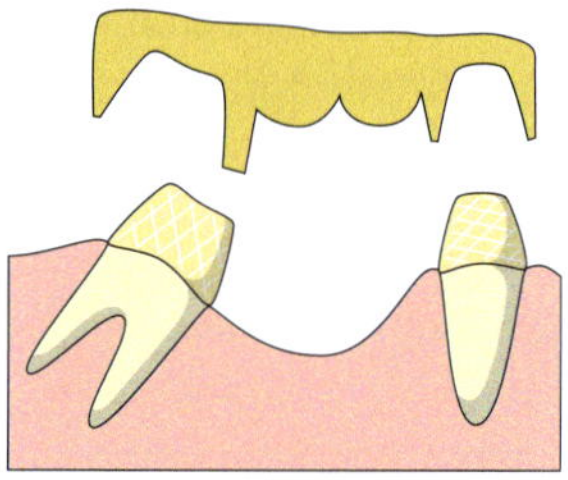

Abb. 3 Die Brückenpfeiler haben nicht dieselbe Einschubrichtung. Ein extremes Beschleifen wäre notwendig.

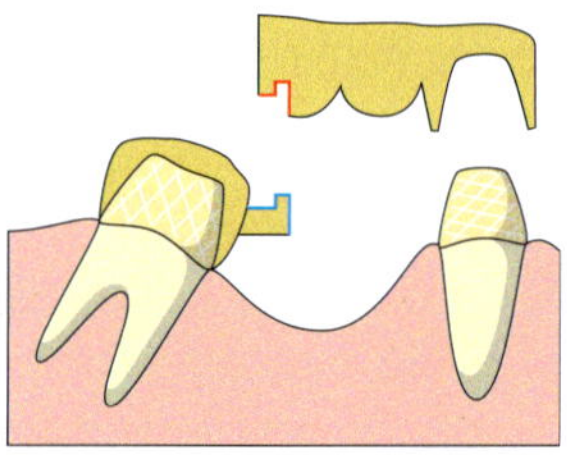

Abb. 4 Geteilte Brücke bei starker Pfeilerdivergenz. Am Molar ist ein Geschiebe angebracht.

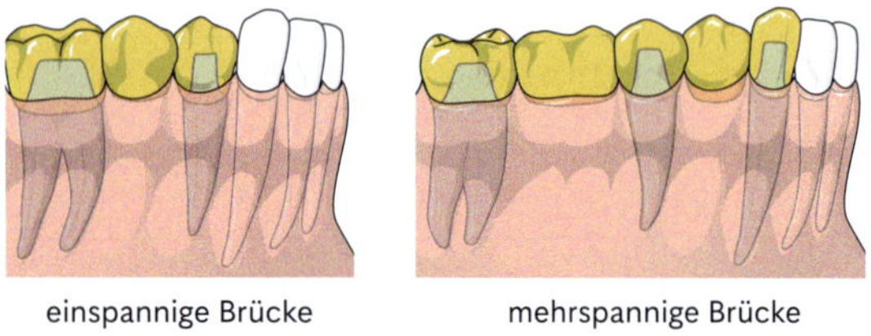

Abb. 5 Einspannige und mehrspannige Brücke

Schließt eine Brücke eine Lücke, so spricht man von einer **einspannigen Brücke**. Schließt sie mehrere Lücken, so spricht man von einer **mehrspannigen Brücke** →Abb. 5.

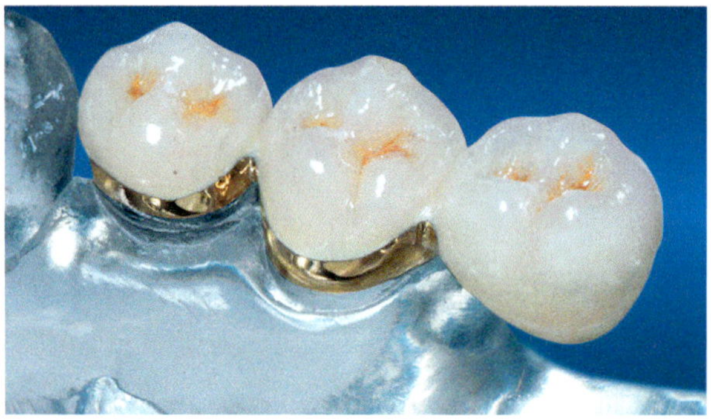

Abb. 6 Freiendbrücke. Verblockte Brückenanker 44, 45; Anhänger 46

Freiendbrücken oder Extensionsbrücken haben ein Brückenglied, das nur **einseitig** an einem Brückenanker befestigt ist →Abb. 6. Die Lücke wird hier also nicht beidseitig durch einen Brückenpfeiler begrenzt, sondern nur von einer Seite. Im Frontzahngebiet werden sie hauptsächlich zur Vervollständigung einer geschlossenen Zahnreihe eingesetzt, z. B. wenn ein lückenbegrenzender Zahn geschont werden soll, weil er kariesfrei ist. Im Regelfall werden bei Freiendbrücken wegen auftretender Kaubelastungen (außerhalb der Zahnachse der Pfeilerzähne) die beiden Brückenanker miteinander verbunden (**verblockt**).

Brückenarten

Man kann Brücken entsprechend ihren unterschiedlichen Werkstoffen, Verankerungselementen an den Pfeilerzähnen und der Gestaltung der Zwischenglieder einteilen. Auch gibt es noch spezielle Brückenarten →Tab. 1, Abb. 1–7. Die Vor- und Nachteile der unterschiedlichen Brückenwerkstoffe werden hier nicht erneut aufgeführt, da sie denen der verschiedenen Kronenarten entsprechen.

Werkstoffe unterschiedlicher Kronenarten →S. 109

Unterschiedliche Werkstoffe	– Vollgussbrücke – Verblendbrücke – teilverblendet →Abb. 1 – vollverblendet →Abb. 2 – Vollkeramik- oder Vollkunststoffbrücken	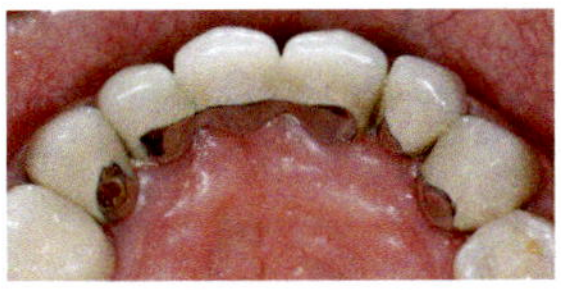 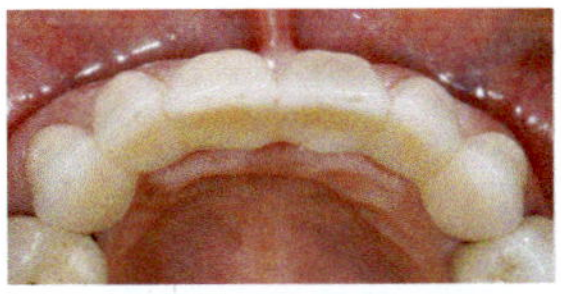	Abb. 1 Vestibulär verblendete Verblendbrücke (11, 12, 21) Abb. 2 Vollverblendete Verblendbrücke
Verankerungselemente an den Pfeilerzähnen	– Vollkronen als Brückenanker →Abb. 3; häufigste Art der Versorgung – Inlays als Brückenanker (**Inlaybrücke**) – Teilkronen als Brückenanker (**Teilkronenbrücke**)	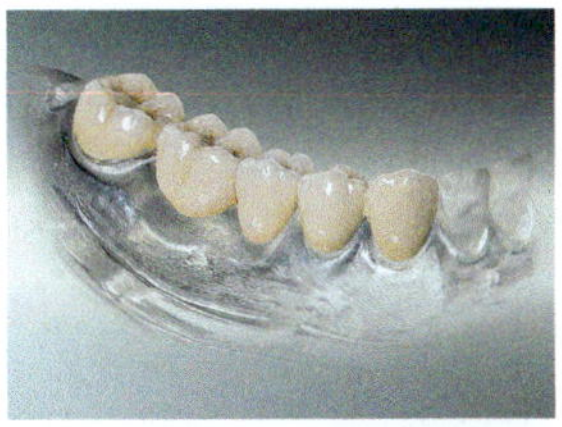	Abb. 3 Vollkronen als Brückenanker
Gestaltung der Zwischenglieder	– Zwischenglieder liegen auf der Schleimhaut auf →Abb. 4; häufigste Art der Versorgung, da sie ästhetisch ist und eine gute Lautbildung ermöglicht – Zwischenglieder liegen **nicht** auf der Schleimhaut auf (**Schwebebrücke**; →Abb. 5); sie sind daher besser zu reinigen als Zwischenglieder, die auf der Schleimhaut aufliegen, jedoch sind sie von der Lautbildung und der Ästhetik her schlechter	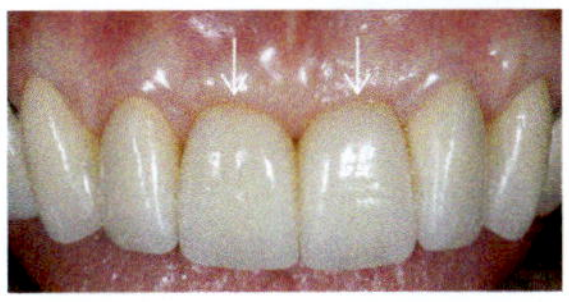 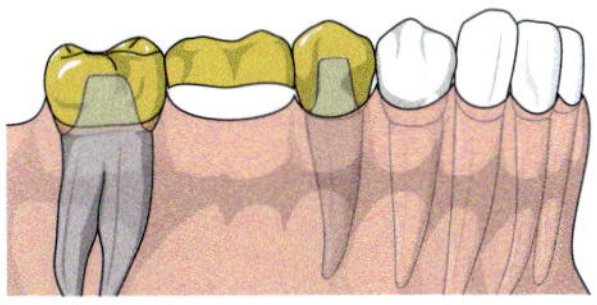	Abb. 4 Die Zwischenglieder Zahn 11 und Zahn 21 (Pfeile) liegen auf der Schleimhaut auf. Abb. 5 Schwebebrücke
Spezielle Brückenarten	– abnehmbare Brücke →Abb. 6; ist, da sie abgenommen werden kann, sehr gut zu reinigen und zu reparieren; der Halt erfolgt über Teleskope – Adhäsivbrücke (Klebe- oder Marylandbrücke; →Abb. 7); bei Adhäsivbrücken werden die Nachbarzähne nicht präpariert; über flügel- oder rillenähnliche Befestigungselemente wird die Brücke an die Pfeilerzähne geklebt; der Vorteil liegt in der Schonung der Zahnsubstanz der Pfeilerzähne; wegen der geringen Stabilität werden sie jedoch meist nur im Frontzahngebiet eingesetzt	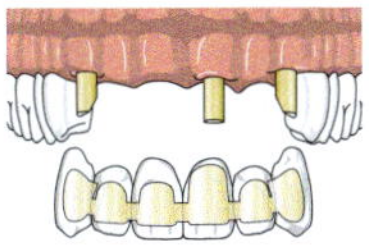 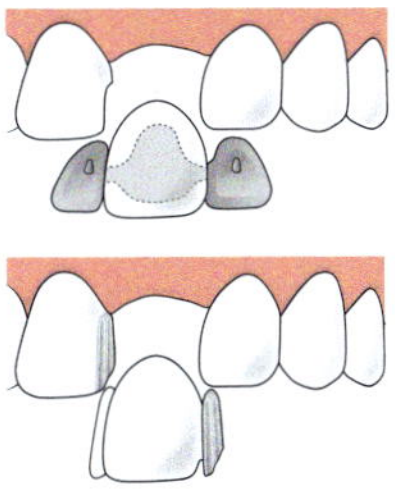	Abb. 6 Grafische Illustration einer über Teleskope verankerten abnehmbaren Brücke Abb. 7 Grafische Illustration einer Adhäsivbrücke mit flügelähnlichen bzw. rillenähnlichen Befestigungselementen

Tab. 1 Brückenarten

1.3 Befestigung von festsitzendem Zahnersatz

Festsitzender Zahnersatz muss mit dem präparierten Zahn dauerhaft verbunden werden. Dies kann **konventionell** mit Zement erfolgen oder der Zahnersatz kann adhäsiv mit dem präparierten Zahn verklebt werden. Eine Befestigung mit provisorischem Zement sollte nach Möglichkeit nur vorübergehend erfolgen.

Vollgusskronen bzw. -brücken oder Verblendkronen bzw. -brücken können sowohl konventionell als auch adhäsiv befestigt werden. Bei den Mantelkronen bzw. Vollkeramikbrücken hängt es von der Keramik ab, welche Methode verwendet wird. So kann z. B. Zirkonoxid und IPS e.max® auch durch beide Methoden befestigt werden. Andere Keramiken dürfen evtl. nur adhäsiv befestigt werden. Generell sind die Herstellerangaben zu beachten.

Inlays, Teilkronen und Veneers aus Keramik können i. d. R. nur adhäsiv befestigt werden.

1.3.1 Konventionelle Befestigung durch Zement

Für die konventionelle Befestigung von festsitzendem Zahnersatz stehen unterschiedliche Befestigungszemente zur Verfügung.

Behandlungsablauf

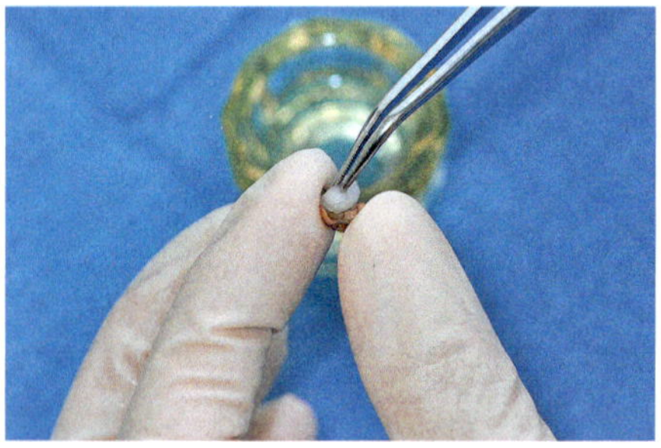

Abb. 1 Säuberung der Öffnung des Zahnersatzes mit Alkohol

Die im Folgenden dargestellten Arbeitsabläufe für die konventionelle Befestigung von festsitzendem Zahnersatz geben die Tätigkeiten der Zahnärztin und kursiv die Aufgaben der Zahnmedizinischen Fachangestellten wieder.

- Anprobe des Zahnersatzes (Okklusion, Artikulation, Kontaktpunkt, Randschluss, Farbe, Ästhetik usw.)
- *Säuberung der Öffnung des Zahnersatzes mit Alkohol und/ oder Sandstrahlgerät* →Abb. 1
- Desinfektion und Säuberung des Zahnstumpfs, z. B. mit Alkohol
- *Anmischen des Zementes* →Abb. 2
- *Zement in die Öffnung des Zahnersatzes blasenfrei füllen* →Abb. 3

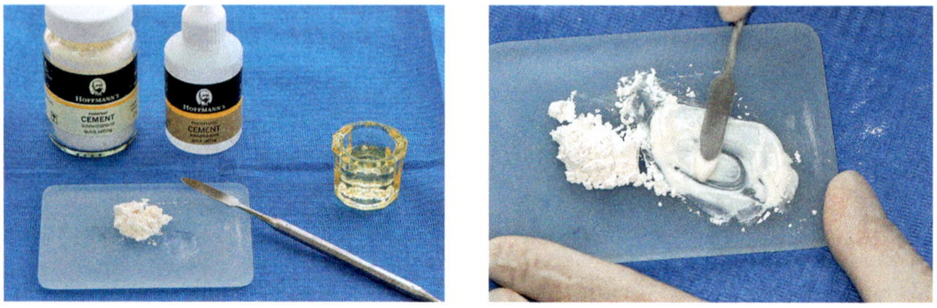

Abb. 2 Materialien zum Anmischen des Zements (links), Anmischen des Zements (rechts)

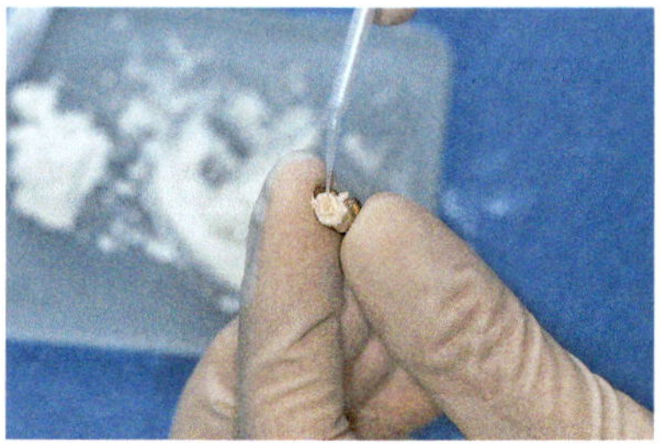

Abb. 3 Blasenfreies Füllen des Zements in die Öffnung des Zahnersatzes

- Zahnersatz auf Zahnstumpf pressen
- Überprüfung der Okklusion
- Zahnersatz durch Aufbiss auf Watterolle fixieren
- *Aushärtezeit des Zementes abwarten (Richtwert ca. 5 Minuten)*
- *Zementüberschüsse entfernen*
- erneute Überprüfung der Okklusion und Artikulation
- *mit Patientin Prophylaxe-Tipps für ihren Zahnersatz besprechen*

1.3.2 Adhäsive Befestigung von festsitzendem Zahnersatz

Adhäsivtechnik →LF 4

Für die adhäsive Befestigung stehen unterschiedliche **Befestigungskomposite** zur Verfügung. Der Vorteil dieser Befestigungskomposite ist, dass ein tatsächlicher Verbund zum präparierten Zahnstumpf und auch zum Zahnersatz geschaffen wird. Die adhäsive Befestigung sollte unter absoluter Trockenlegung erfolgen.

Wie bei einer Kompositfüllung muss der präparierte Zahn hier in Adhäsivtechnik vorbereitet werden. Dazu wird der präparierte Zahn angeätzt, geprimt und gebondet.

Auch der Zahnersatz muss hierfür vorbereitet werden. Dazu wird auf dem zu verklebenden Anteil des Zahnersatzes Flusssäuregel aufgetragen →Abb. 1. Das Flusssäuregel lässt man nach Herstellerangaben einwirken. Dann wird dieses gründlich mit Wasser abgespült, getrocknet, der angeätzte Anteil des Zahnersatzes mit Silan (z. B. Monobond® Plus) bestrichen und dieses nach der Einwirkzeit dünn verblasen.

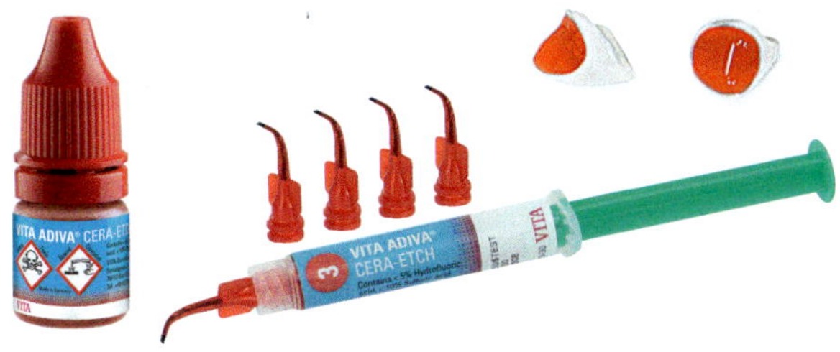

Abb. 1 Auftragen von Flusssäuregel auf die Restauration (Produkte: © VITA Zahnfabrik H. Rauter GmbH & Co. KG)

> **Merke**
> **Umgang mit Flusssäuregel**
> Flusssäure zählt zu den stark ätzenden Säuren. Deshalb ist beim Umgang mit Flusssäuregel unbedingt eine vollständige persönliche Schutzausrüstung zu tragen (Handschuhe, Mundschutz, Schutzbrille). Gerade beim Absprühen des Flusssäuregels muss unbedingt darauf geachtet werden, dass es nicht in die Augen oder auf die ungeschützte Haut gelangt. Ist dies doch der Fall, so muss das Gel unverzüglich mit Wasser abgespült und ggf. ein Arzt kontaktiert werden.
>
> Flusssäuregel ätzt Glas bzw. Keramik. Daher sollte das Gel besser in einer Plastikschale als im Keramikwaschbecken abgespült werden.

Generell gibt es auf dem Dentalmarkt sehr viele unterschiedliche Produkte zur adhäsiven Befestigung von Zahnersatz. So gibt es z. B. zur Vorbereitung des Zahnersatzes Silane, welche den Zahnersatz selber anätzen und dadurch das Bestreichen mit Flusssäuregel erübrigen (z. B. Monobond® Etch & Prime). **Selbstadhäsive Befestigungskomposite** ätzen, primen und bonden den Zahnstumpf und fassen somit die einzelnen Schritte der Adhäsivtechnik zur Vorbereitung des präparierten Zahnes (z. B. RelyX™ Unicem).

Unterschiedlich ist auch, wie die Befestigungskomposite aushärten. **Rein lichthärtende** Befestigungskomposite härten nur durch die Aktivierung mit einer Polymerisationslampe aus, **rein chemisch härtende** Befestigungskomposite härten nach dem Anmischen selbstständig aus und **dualhärtende** Befestigungskomposite härten sowohl mit Licht als auch selbstständig nach dem Anmischen aus.

> **Merke**
> Aufgrund der großen Vielfalt der unterschiedlichen Befestigungskomposite sind bei jedem Material die Herstellerangaben genau durchzulesen, da sich die verschiedenen Materialien in der Anwendung stark unterscheiden.

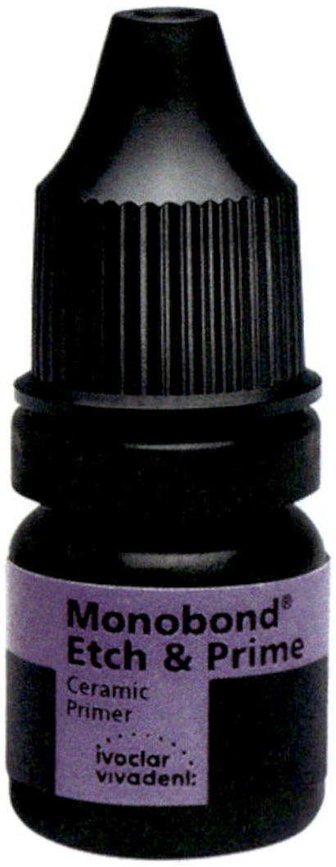

Abb. 1 Monobond® Etch & Prime (Bildquelle: Ivoclar Vivadent AG)

Arbeitsabläufe für die adhäsive Befestigung

Die im Folgenden dargestellten Arbeitsabläufe für die adhäsive Befestigung von festsitzendem Zahnersatz mit einem nicht selbstadhäsiven dualhärtenden Befestigungskomposit (am Beispiel Monobond® Etch & Prime, Adhese® Universal und Variolink® Esthetic DC) geben die Tätigkeiten der Zahnärztin und kursiv die Aufgaben der Zahnmedizinischen Fachangestellten wieder.

- Anprobe des Zahnersatzes (Okklusion, Artikulation, Kontaktpunkt, Randschluss, Farbe, Ästhetik usw.)
- *Auftragen von Monobond® Etch & Prime in das Lumen der Keramikrestauration und für 20 Sekunden einpinseln und dann weitere 40 Sekunden einwirken lassen; dann gründlich mit Wasserstrahl absprühen, bis die grüne Farbe entfernt ist; schließlich 10 Sekunden mit Luft trocknen* →Abb. 1 und 2. Monobond® Etch & Prime ätzt und silanisiert die Keramikrestauration in einem Schritt. (andere Vorgehensweise: →Abb. 1, S. 117)
- absolute Trockenlegung
- Anätzen des Zahnstumpfes mit Phosphorsäuregel 30 Sekunden
- Phosphorsäuregel gründlich absprühen und trocknen
- Adhese® Universal auf den präparierten Zahn auftragen und 20 Sekunden einreiben, dann verblasen und 10 Sekunden lichthärten
- *Variolink® Esthetic DC aus Kartuschenspritze*
- *Befestigungskomposit in die Öffnung des Zahnersatzes blasenfrei füllen*
- Zahnersatz auf Zahnstumpf pressen
- Überprüfung der Okklusion
- Zahnersatz durch Aufbiss auf Watterolle fixieren
- mit Polymerisationslampe Befestigungskomposit kurz anhärten und Überschüsse entfernen
- Glyceringel (z. B. Liquid Strip®, Firma Ivoclar Vivadent) auf Ränder der Restauration geben, zur Vermeidung der sauerstoffinhibierten Schicht.
- mit Polymerisationslampe Befestigungskomposit vollständig aushärten
- erneute Überprüfung der Okklusion, Artikulation und Politur
- *mit Patientin Prophylaxe-Tipps für ihren Zahnersatz besprechen*

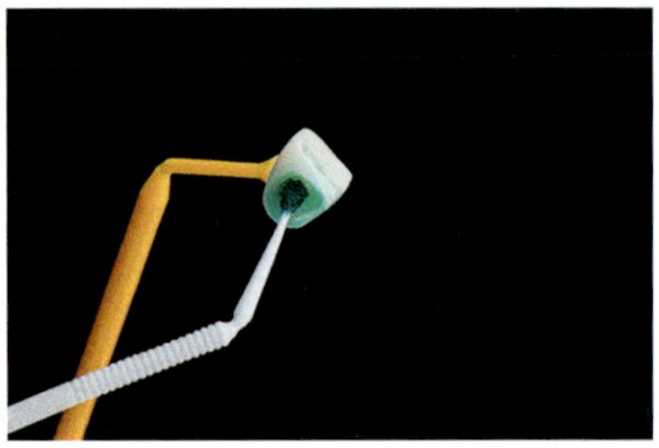

Abb. 2 Monobond® Etch & Prime ätzt und silanisiert die Keramik in einem Schritt. (Bildquelle: Ivoclar Vivadent AG)

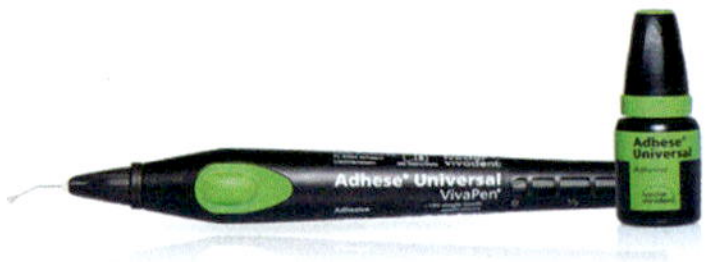

Abb. 3 Adhese® Universal (Bildquelle: Ivoclar Vivadent AG)

1.4 Pulpärer Stiftaufbau

Pulpäre Stifte sind Stifte, die in eine Wurzelkanalfüllung eines endodontisch behandelten Zahnes eingebracht werden. Eine Krone oder Brücke kann nur auf einem Zahn halten, wenn genügend Zahnhartsubstanz vorhanden ist. Ist die Zahnkrone zu stark zerstört, so kann sie durch einen pulpären Stiftaufbau wieder aufgebaut werden, damit der Zahn stabil mit einem festsitzenden Zahnersatz versorgt werden kann. Außerdem kann ein Stiftaufbau wurzelkanalbehandelte Zähne stabilisieren, da diese mit der Zeit spröde und damit brüchig werden.

Dies kann durch einen **konfektionierten** oder einen **gegossenen Stiftaufbau** erfolgen. Ein konfektionierter Stiftaufbau kann in einer Sitzung in der Praxis erfolgen, ohne dass ein Zwischenschritt im Labor nötig wäre. Dazu können metallische Stifte oder nicht-metallische Stifte, z. B. aus Glasfaser oder Keramik, verwendet werden. Arbeitsschritte:

- Zuerst wird dazu mit einem genormten Bohrer ein Teil der Wurzelkanalfüllung entfernt und der Stiftkanal gebohrt →Abb. 1a.
- Anschließend wird, nach Positionskontrolle, ein Stift im Wurzelkanal befestigt. Dies erfolgt bei metallischen Stiften gemeinhin konventionell mit Zement, nicht-metallische Stifte sollten i. d. R. adhäsiv befestigt werden →Abb. 1b.
- Ein Aufbau des Zahnes kann mit Komposit oder Zement erfolgen.
- Nach einer Röntgenkontrollaufnahme kann der Zahn für eine Krone präpariert werden.

Zement →LF 4
Adhäsivtechnik →LF 4

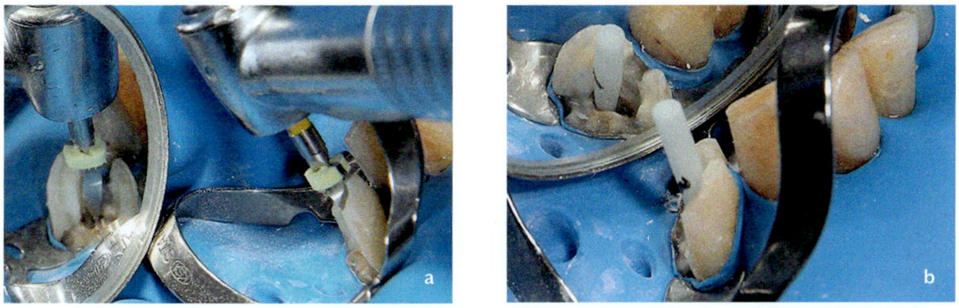

Abb. 1 Arbeitsschritte zur Herstellung eines konfektionierten Stiftaufbaus mit einem Glasfaserstift

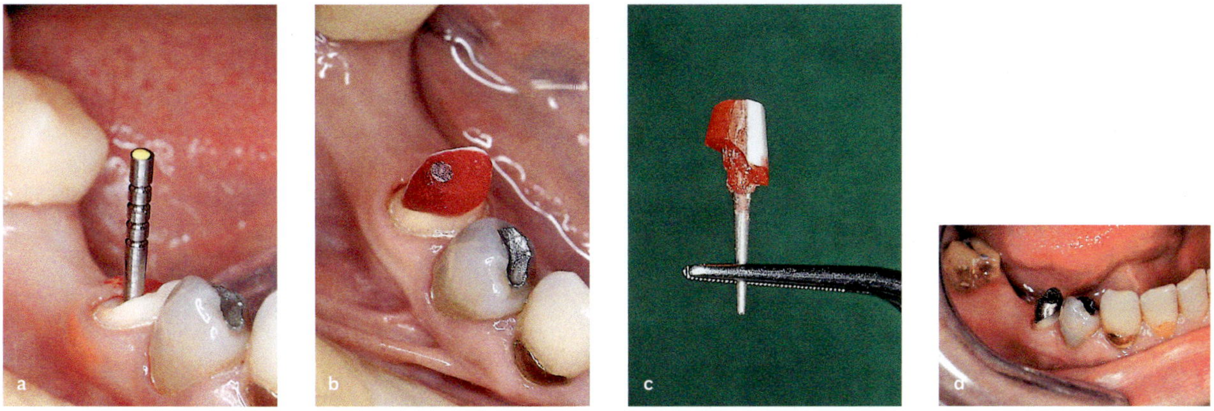

Abb. 2 Direktes Verfahren bei gegossenen Stiftaufbauten. a) eingepasster Stift; b) modellierter Aufbau im Mund; c) modellierter Aufbau aus dem Mund entnommen; d) gegossener, zementierter Stiftaufbau im Mund

Ein **gegossener** Stiftaufbau muss in zwei Sitzungen erfolgen, da der Stiftaufbau im Labor aus einer Metall-Legierung gegossen wird →Abb. 2, S. 119. Zwischen den beiden Sitzungen wird der Zahn mit einer provisorischen Stiftkrone versorgt.

Die gegossenen Stiftaufbauten werden entweder **direkt** oder **indirekt** hergestellt. Bei der **direkten Methode** wird ein Stift in den vorbereiteten Wurzelkanal gesteckt und der Zahn mit einem Kunststoff in der gewünschten Form aufgebaut. Nun wird der Wurzelstift mit dem Aufbau vorsichtig entnommen und ins Labor zum Gießen gegeben. Die Zahnärztin zementiert dann den gegossenen Stiftaufbau, der anschließend zur Herstellung der Krone abgeformt wird.
Auch bei der **indirekten Methode** wird ein Wurzelstift in den vorbereiteten Wurzelkanal gesteckt. Über diesem wird nun eine Abformung gemacht, in der der Stift stecken bleibt →Abb. 1. Der Aufbau des Stiftes wird nun aber nicht wie bei der direkten Methode im Mund des Patienten mit Kunststoff aufgebaut, sondern im Labor individuell hergestellt. In einer zweiten Sitzung wird der gegossene Stiftaufbau in den Wurzelkanal einzementiert. Der Zahn kann dann für eine Krone ggf. präpariert und abgeformt werden.

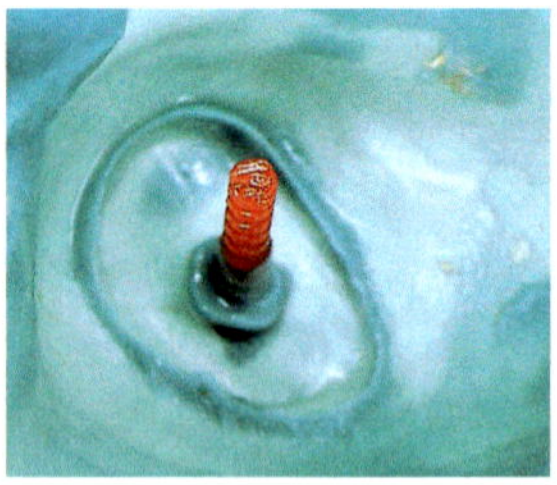

Abb. 1 Indirektes Verfahren bei gegossenen Stiftaufbauten

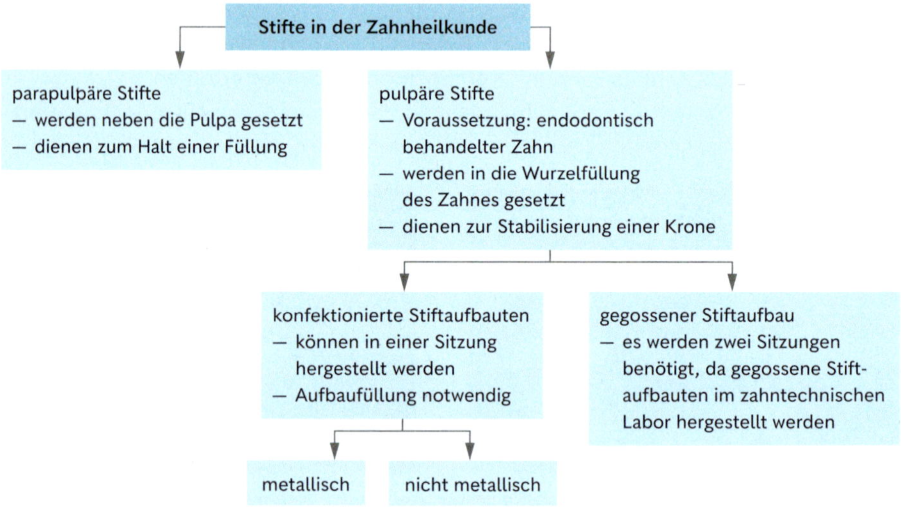

Abb. 2 Stifte in der Zahnheilkunde

1.5 Provisorische Versorgung eines präparierten Zahnes

Um die Zeit von der Präparation des Zahns bis zur Fertigstellung des Zahnersatzes überbrücken zu können, muss der präparierte Zahn provisorisch versorgt werden. Provisorische Kronen bzw. Brücken werden im direkten Verfahren in der Zahnarztpraxis aus Kunststoff hergestellt. Die Herstellung und das Eingliedern des provisorischen festsitzenden Zahnersatzes können durch eine weitergebildete Zahnmedizinische Fachangestellte erfolgen.
Muss die provisorische Versorgung über einen längeren Zeitraum getragen werden, so kann im zahntechnischen Labor ein **Langzeitprovisorium** hergestellt werden. Die Arbeitsabläufe entsprechen denen der Herstellung von definitivem Kronen- bzw. Brückenersatz. Es werden im zahntechnischen Labor lediglich keine so hochwertigen Materialien verwendet wie zur Herstellung des definitiven Zahnersatzes, z. B. ein Metallgerüst aus NEM, eine Legierung und Kunststoffverblendung.

Merke
Die provisorische Versorgung übernimmt folgende Aufgaben:
- Schutz des präparierten Zahnes vor thermischen, mechanischen und chemischen Reizen
- Stabilisierung der präparierten Zähne; eine Bewegung der Zähne hätte Passungenauigkeit des Zahnersatzes zur Folge
- Wiederherstellung der Ästhetik, Kaufunktion und Lautbildung
- Offenhalten des Zahnfleischsaums bei subgingivaler Präparation

Arbeitsabläufe zur Herstellung einer provisorischen Krone bzw. Brücke im direkten Verfahren	Bild
1. Vor der Präparation wird eine Abformung von den zu präparierenden Zähnen aus Alginat bzw. Silikon vorgenommen. Alternativ kann dazu auch mit einem sog. Formteil, eine weiche Miniplastschiene, gearbeitet werden oder man kann bei einer Einzelkrone auch eine konfektionierte Hülse nehmen.	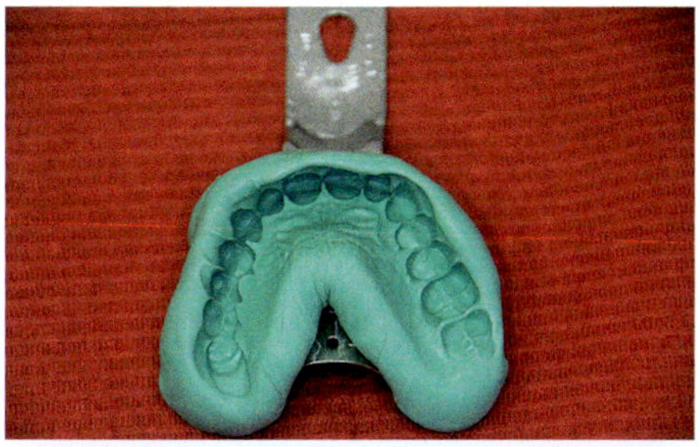
2. Alle unter sich gehenden Bereiche und Zwischenraumsepten der Abformung werden zurückgeschnitten, damit das Provisorium später nicht zu hoch ist.	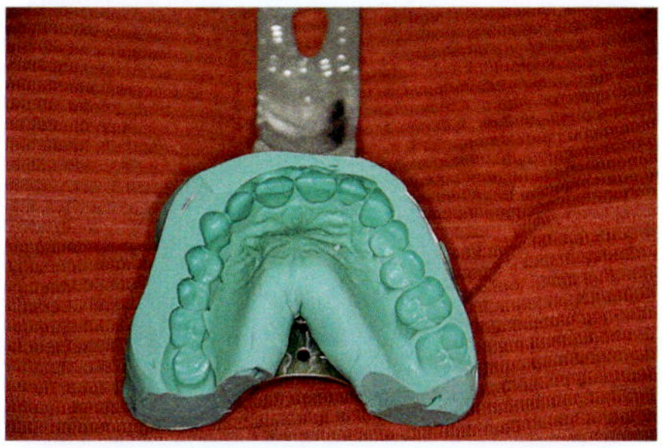
3. Die Abformung dient als „Hohlform“ zur Aufnahme des Kunststoffs für die Provisorien. An den Stellen, an denen ein Provisorium hergestellt werden soll, wird Provisorienkunststoff möglichst blasenfrei eingefüllt.	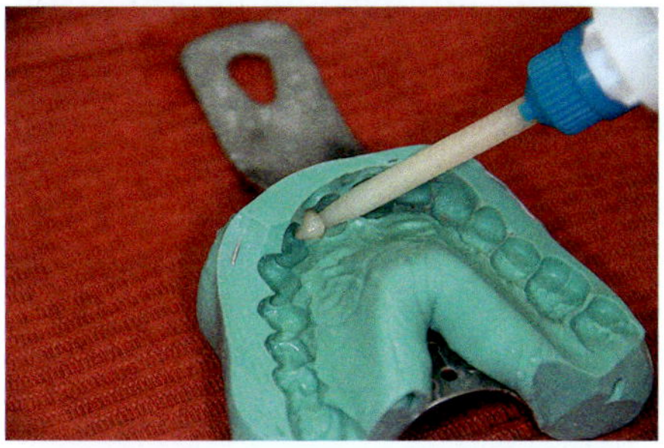
4. Nach ca. einer Minute wird die Abformung wieder aus dem Mund entnommen, die Kunststoffprovisorien können nach vollständiger Aushärtung aus der Abformung entnommen werden.	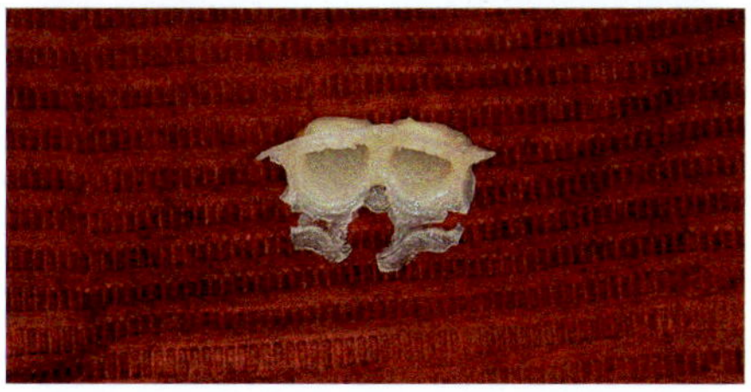

5. Nun werden die Kunststoffprovisorien ausgearbeitet und anschließend einprobiert, um die Okklusion und Artikulation im Mund zu überprüfen. Dann werden die Provisorien poliert.	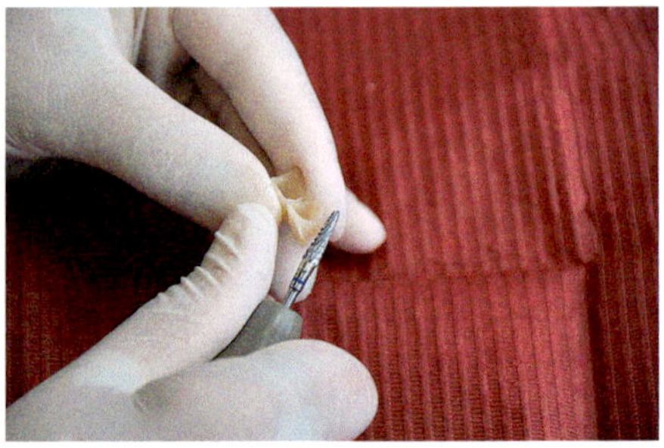
6. Die Provisorien werden mit provisorischem Zement (z. B. TempBond®) im Mund befestigt.	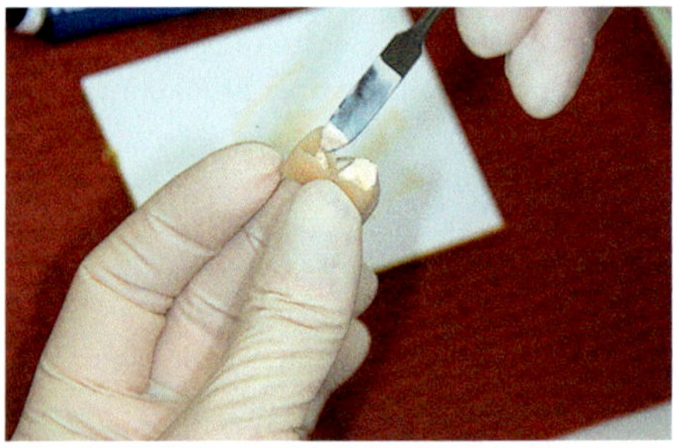
7. Nach Aushärtung des Zementes werden die Zementreste entfernt.	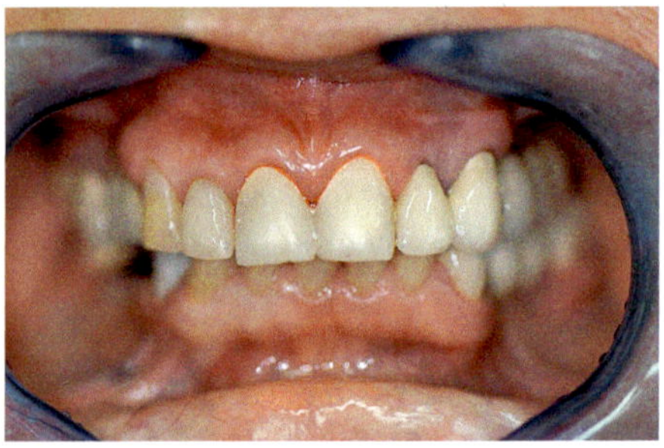

Tab. 1 Arbeitsabläufe zur Herstellung einer provisorischen Krone bzw. Brücke im direkten Verfahren mithilfe einer Abformung

1.6 Behandlungsabläufe bei Kronen- und Brückenersatz

1.6.1 Überblick über die Arbeitsschritte beim Kronen- und Brückenersatz

Am Anfang einer prothetischen Behandlung steht die **Planungsphase**. Nach eingehender Untersuchung der Patientin entscheidet die Zahnärztin, welcher Zahnersatz bei dem Patienten durchführbar ist →Tab. 1, S. 123. Außerdem muss abgeklärt werden, ob z. B. chirurgische, konservierende oder parodontologische Vorbehandlungen nötig sind. Auch der Zahnmedizinischen Fachangestellten kommen hier vielfältige Aufgaben zu:

- Unterstützung der Zahnärztin in der prothetischen Beratung der Patientin
- Anleitung der Patientin zur Verbesserung der Mundhygiene
- Erstellen von Kostenvoranschlägen oder von Heil- und Kostenplänen bei Kassenpatienten
- Terminabsprachen mit der Patientin und dem zahntechnischen Labor

Behandlungsablauf (am Beispiel Verblendkronen 13, 12, 11 und vollverblendete Verblendbrücke 21–23)	Bild	Zeit
1. Sitzung – Planungsphase: – eingehende Untersuchung – Röntgenbilder – evtl. chirurgische, konservierende oder parodontologische Vorbehandlung – evtl. funktionstherapeutische Maßnahmen – prothetische Beratung – Therapieplan, evtl. HKP – evtl. Abformungen für Planungsmodelle und Bissnahme	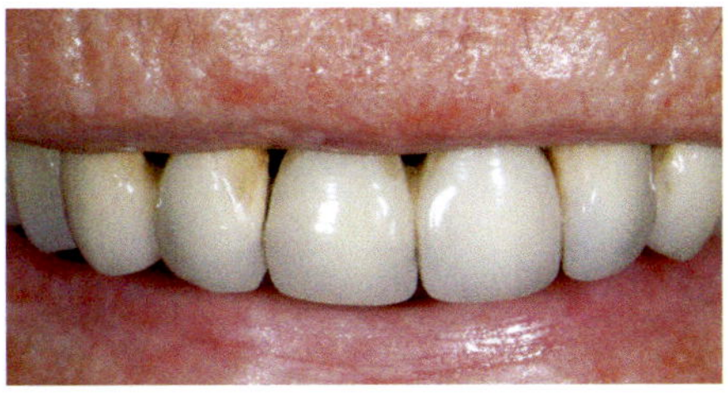 Ausgangssituation: Alte Brücke 13 bis 23 mit mangelhafter Ästhetik	Je nach Situation kann sich diese Sitzung auch über mehrere Sitzungen erstrecken.
Labor: – evtl. Planungsmodelle einartikulieren – evtl. individueller Löffel – evtl. Formteil (Kunststoffschablone) für die Herstellung von Provisorien		2 Tage
2. Sitzung – Präparation – Anästhesie – Gegenkieferabformung – Abformung für Provisorien – Kariesentfernung und Aufbaufüllungen – Präparation der betroffenen Zähne – Vorbereitung der Abformung (Trockenlegung, Retraktionsfäden usw.) – Präparationsabformung (Doppelmisch- oder Korrekturabformung) – Bissregistrierung; dazu wird ein plastisches Material zwischen die Zähne gegeben; man lässt die Patientin zubeißen und das Material aushärten, dadurch wird die Okklusion von Oberkiefer und Unterkiefer registriert – evtl. Gesichtsbogen – Farbauswahl – Provisorienherstellung und Eingliederung	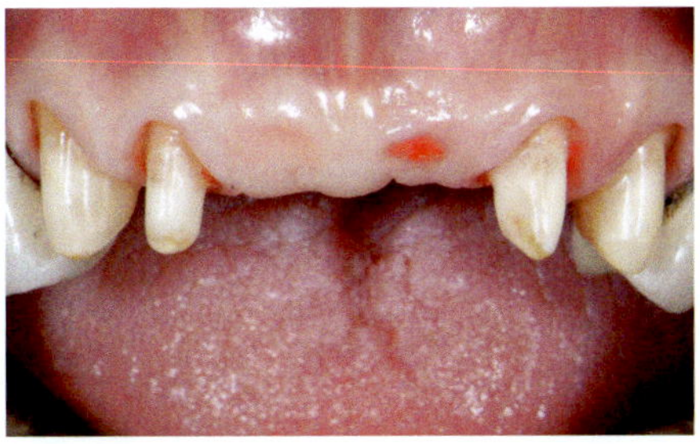 Zustand nach Abnahme der alten Brücke und Nachpräparation für eine Verblendbrücke auf Zirkonoxidgerüst	2 Stunden
Labor: – Gegenkiefermodellherstellung – Sägemodellherstellung – Einartikulation – Anfertigung des Metallgerüstes für die Brücke und Einzelkronen		1 Woche
3. Sitzung: – Gerüsteinprobe (nicht zwingend erforderlich) – Abnahme der Provisorien – Gerüsteinprobe (Passung, hygienefähige Gestaltung, Bisskontrolle) – Wiederbefestigen der Provisorien	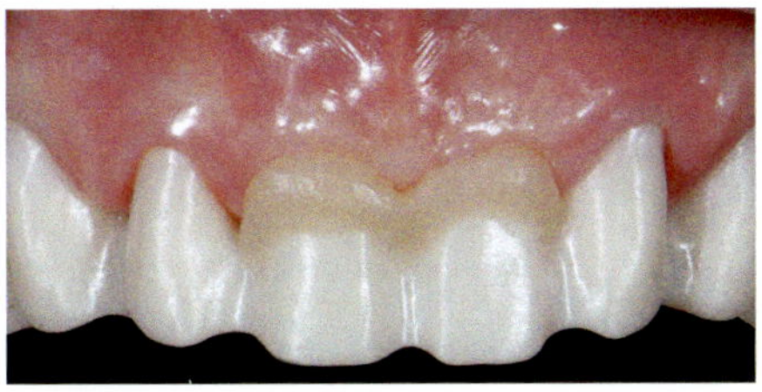 Einprobe des Zirkonoxidgerüstes. Kunststoff an den Brückengliedern 11 und 21 zur Kontrolle der Ausformung des zahnfleischnahen Brückenbereichs.	20 Min.

Labor: – Verblendung der Gerüste bis zum Rohbrandstatus		1 Woche
4. Sitzung – Rohbrandeinprobe (nicht zwingend erforderlich): – Abnahme der Provisorien – Rohbrandeinprobe (Okklusion und Artikulation, Ästhetik, Lautbildung) – Wiederbefestigen der Provisorien	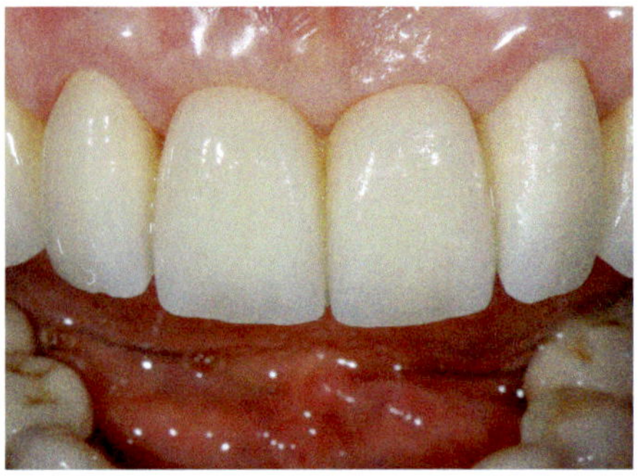 Einprobe der Brücke noch im Rohbrandzustand. Die letzte Glanzschicht fehlt noch.	20 Min.
Labor: – Glanzbrand – Fertigstellung		2 Tage
5. Sitzung – Eingliederung: – Endkontrolle – Eingliederung (Zement oder adhäsive Befestigung) – Entfernung der Zementüberschüsse	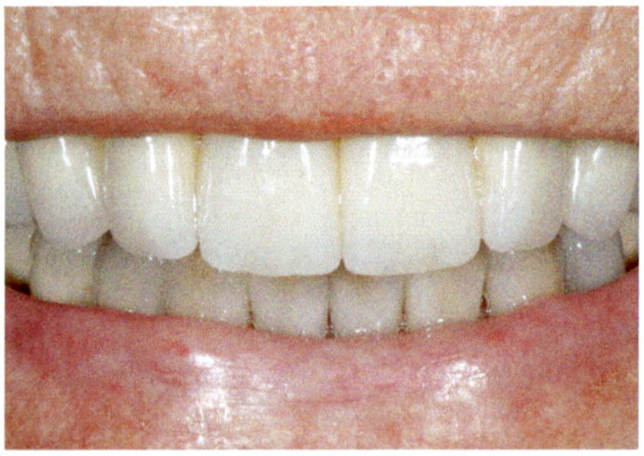 Endzustand	30 Min.
erneute Kontrolle ca. 2 Wochen später		

Tab. 1 Behandlungsablauf bei Kronen- und Brückenersatz am Beispiel Verblendkronen 3, 12, 11 und vollverblendete Verblendbrücke 21–23. Die Zeitangaben dienen als Orientierung und können in unterschiedlichen Praxen bzw. zahntechnischen Laboratorien variieren.

Die folgende Tabelle gibt einen Überblick über Fachausdrücke aus dem zahntechnischen Labor bei Kronen- und Brückenersatz:

Fachausdruck	Erklärung	Beispiel
Sägemodell	Die Präparationsabformung wird mit Superhartgips ausgegossen. Es wird ein Modell hergestellt, das gesägt werden kann. Dadurch lässt sich jeder Zahnstumpf einzeln entnehmen und kann von allen Seiten bearbeitet werden.	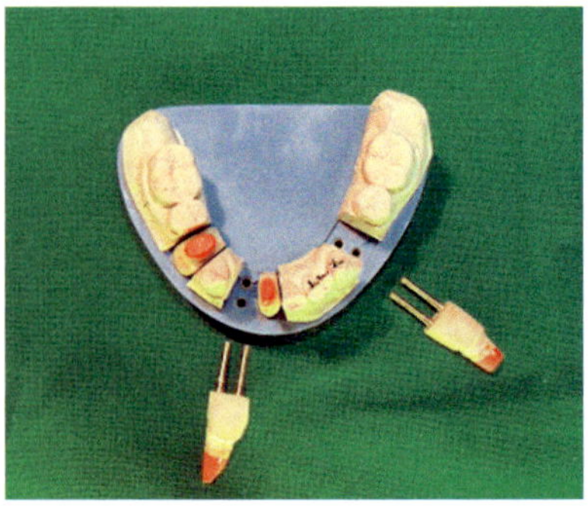

Einartikulation	Mit einem Artikulator kann der Zahntechniker die Kaubewegungen des Patienten nachahmen und so einen individuellen Zahnersatz herstellen. Dazu werden Ober- und Unterkiefermodell passend zugeordnet und in einem Artikulator mit Gips befestigt. Dies wird als Einartikulation bezeichnet.	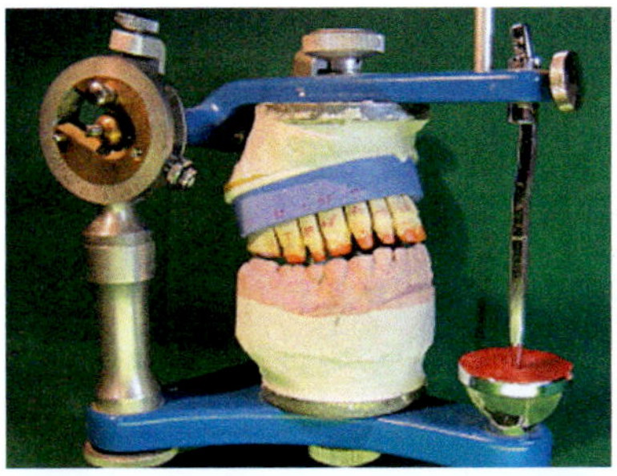
Gerüst	Jede Verblendkrone hat einen stabilen Unterbau. Dies wird als Gerüst bezeichnet. Das Gerüst kann aus einer Metall-Legierung oder aus Keramik sein.	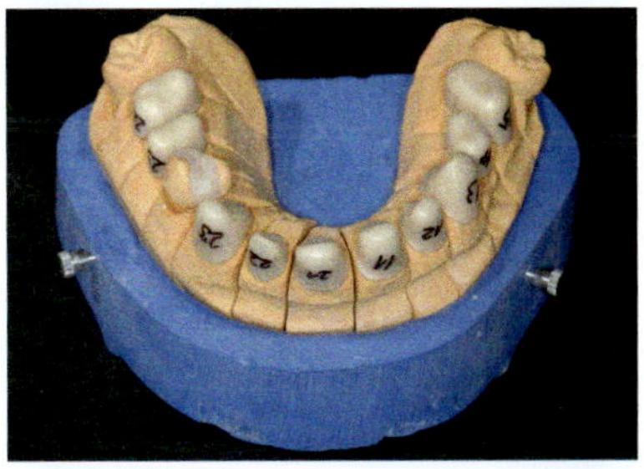
Verblendung	Auf dem Gerüst wird die Zahnform mit zahnfarbenen Materialien aufgebaut. Dies kann mit Keramik oder Kunststoff erfolgen. Keramik wird hauptsächlich verwendet. Die keramische Masse muss dazu in einem Ofen aufgebrannt werden. Zum Schluss wird eine Glanzschicht aufgebrannt.	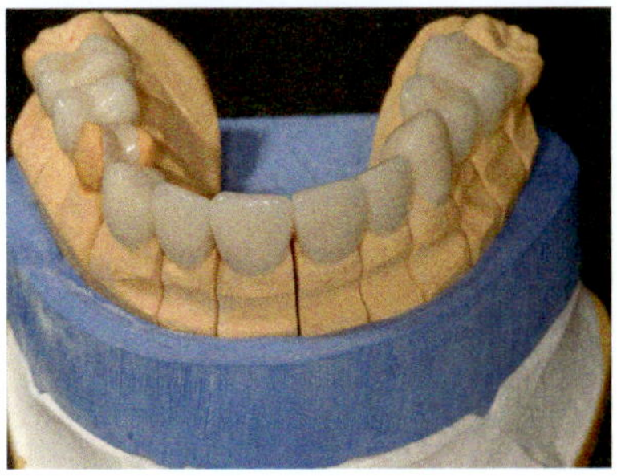
Rohbrand	Keramische Verblendung, bei der noch keine Glanzschicht aufgebrannt wurde.	
Glanzbrand	Letzter Brand bei der Herstellung einer keramischen Verblendung. Hier wird die Glanzschicht aufgebrannt.	

Tab. 1 Übersicht über Fachausdrücke aus dem zahntechnischen Labor (Kronen- und Brückenersatz)

1.6.2 Behandlungsabläufe zur Herstellung einer Krone nach der Cerec-Methode

Festsitzender Zahnersatz kann auch nach der **CAD-CAM-Methode** (CAD = engl. **C**omputer **A**ided **D**esign, CAM = engl. **C**omputer **A**ided **M**anufactoring) hergestellt werden. Der Zahnersatz wird dabei am Computer konstruiert: Die Daten werden an eine Schleifeinheit übertragen, die den Zahnersatz dann z. B. aus einem Keramikblock herausschleift.

Eine Möglichkeit ist, in der Zahnarztpraxis die Präparations- und Gegenkieferabformung im herkömmlichen Sinne anzufertigen. Im zahntechnischen Labor können dann die Gipsmodelle über einen Scanner in den Computer übertragen werden. Dann wird der Zahnersatz konstruiert und anschließend entweder direkt im Labor oder in einem Fräszentrum anhand der Computerdaten gefräst.

Es ist aber auch möglich, ohne Abformung und Modell zu arbeiten. Dabei werden anstelle einer Abformung im Mund die präparierten Zähne in der Zahnarztpraxis mit einer speziellen Kamera aufgenommen. Aus diesen Daten erstellt das Computerprogramm das Modell. Unterschiedliche Firmen bieten diese Technik an. Anhand der Cerec-Methode wird nun dieser Ablauf genauer erläutert.

Arbeitsschritt	Bild
1. Mithilfe einer speziellen Kamera nimmt die Zahnärztin die präparierten Zähne (hier Zahn 46) intraoral auf. Auch der Gegenkiefer und der Zusammenbiss (Okklusion) werden mit dieser Kamera aufgenommen.	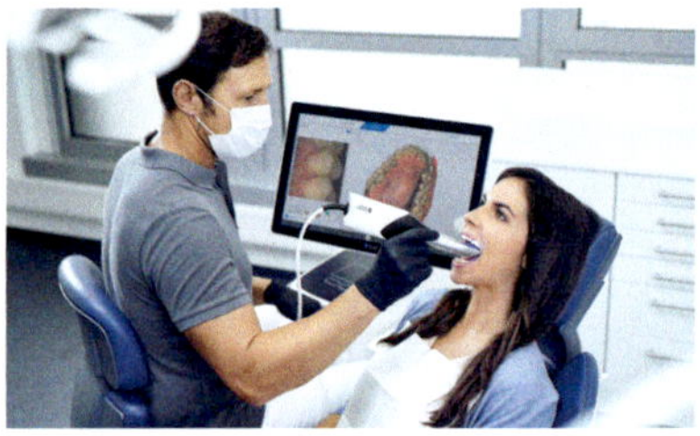
2. Die Daten der Kamera werden an einen Computer übertragen, welcher ein dreidimensionales digitales Modell der Präparation und des Gegenkiefers erzeugt. Über die Okklusionsaufnahme können diese Modelle räumlich zugeordnet und somit der Zusammenbiss der Patientin dargestellt werden.	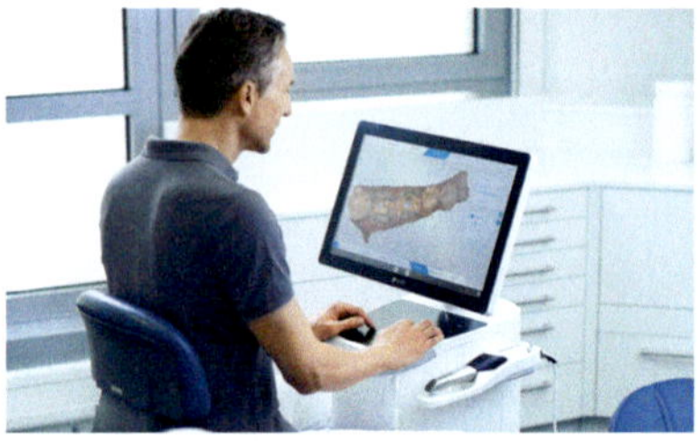
3. Das Computerprogramm konstruiert den Zahnersatz.	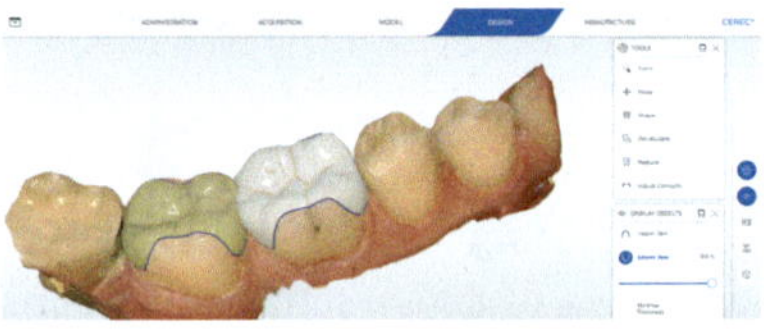
4. Die Konstruktionsdaten des Zahnersatzes werden an eine Schleifeinheit übertragen.	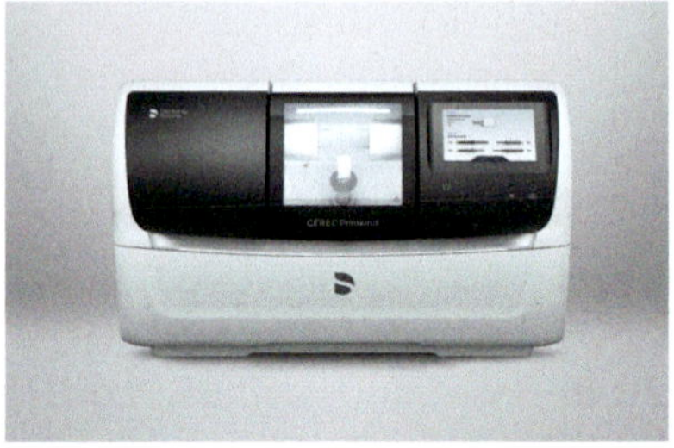
5. Das passende Material wird in die Schleifeinheit eingebracht. Es können die verschiedenen Keramiken, aber auch Metalle beschliffen werden. Keramikblöcke gibt es in verschiedenen Farben. Somit kann die Krone in der passenden Zahnfarbe der Patientin hergestellt werden.	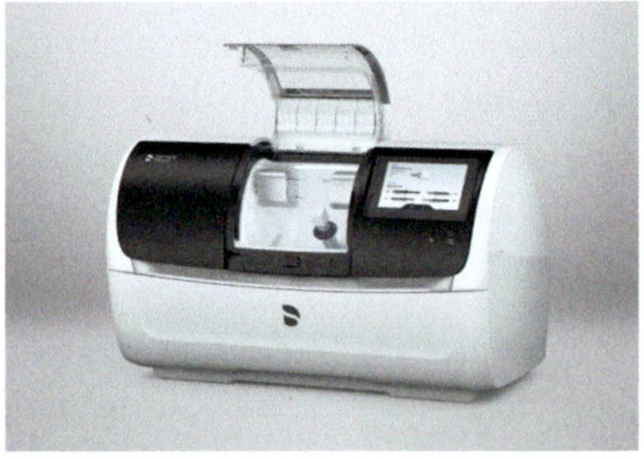

6. Nun wird der Zahnersatz in der Schleifeinheit aus dem eingesetzten Block herausgeschliffen.	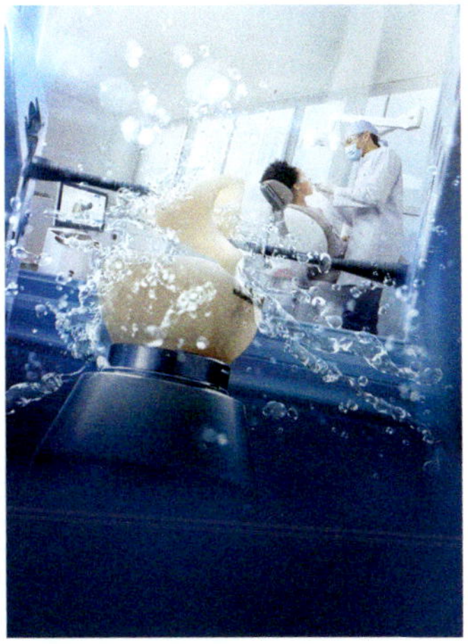
7. Der Rohling wird aus der Schleifeinheit entnommen, poliert und mit keramischen Malfarben individualisiert. Danach kann der Zahnersatz im Mund eingesetzt werden.	

Tab. 1 Behandlungsabläufe zur Kronenerstellung nach Cerec-Methode

1.7 Der Gesichtsbogen

Bei jedem Menschen hat der Oberkiefer eine unterschiedliche Neigung im Schädel und der Abstand zum Kiefergelenk variiert. Um die Okklusion und Artikulation des Zahnersatzes möglichst individuell herstellen zu können, kann die Neigung des Oberkiefers im Schädel auf einen Artikulator übertragen werden. Dazu benötigt man einen Gesichtsbogen →Abb. 1.

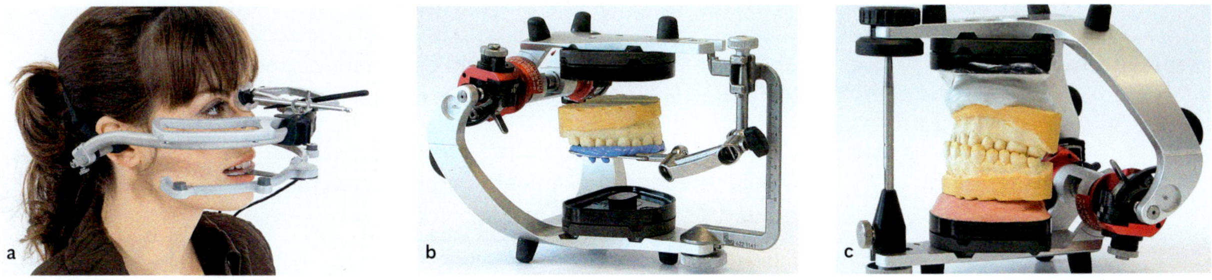

Abb. 1 Arbeitsabläufe bei der Übertragung mit einem Gesichtsbogen. a) Angelegter Gesichtsbogen: die Bissgabel ist mit Wachs belegt, sodass die Position des OK in Bezug zum Schädel registriert werden kann (hier digitaler Gesichtsbogen, welcher mit einem Computer verbunden ist). b) Einartikulieren des OK-Modelles mithilfe eines Artikulators. c) Lagerichtiges Einartikulieren des UK-Modelles mittels Gipses (bei diesem Modell wird dazu der Artikulator auf den Kopf gestellt – OK hier unten).

Terminologie: Festsitzender Zahnersatz

Artikulation, die	1. Bewegung des Unterkiefers unter Kontakt 2. Sprechlautbildung; Veränderungen des Mund-Nasen-Rachen-Raums formen Töne in Sprechlaute um
Biokompatibilität, die	Maß dafür, wie gut unser Körper mit einem körperfremden Material zurechtkommt; Keramik: biokompatibelstes Material in der Zahnmedizin
einspannige Brücke	Brücke, die eine Lücke schließt

Epithese, die	Defektprothese; Teile des Gesichts werden nach einem Unfall oder größeren Operationen ersetzt
Gnathologie, die	Lehre von der Funktion des Kauorgans
Kombinationszahnersatz, der (kurz: Kombi-Ersatz)	Verbindung eines festsitzenden Zahnersatzes mit einem herausnehmbaren Zahnersatz
konventionell	herkömmlich
Legierung, die	aus unterschiedlichen Metallen zusammengeschmolzene „Mischung"; Zahnmedizin: Verwendung von Edelmetall-Legierungen und **N**icht-**E**del**m**etall-Legierungen (**NEM**-Legierungen)
mehrspannige Brücke	Brücke, die mehrere Lücken schließt
monolithisch	aus einem Stück bestehend, z. B. eine Krone, welche nur aus Zirkonoxid besteht
Okklusion, die	Zusammenschluss; Berührung der Kauflächen von Ober- und Unterkiefer bei zwanglosem Kieferschluss
Pfeilerdivergenz, die (lat. dis- = auseinander; vergere = sich erstrecken)	Pfeilerzähne, die eine unterschiedliche Achsenrichtung haben
Präparationsgrenze, die (kurz: Präpgrenze)	Übergang vom beschliffenen Anteil des Zahnes zum nicht beschliffenen Anteil des Zahnes
Prothetik, die	Zahnersatzkunde; in weiterem Sinne die Lehre vom Kunstgliederbau
subgingival	unter dem Zahnfleisch, unterhalb des Zahnfleischsaums; z. B. liegt bei der subgingivalen Präparation die Präparationsgrenze unterhalb des Zahnfleischsaums
supragingival	über dem Zahnfleisch, oberhalb des Zahnfleischsaums; z. B. liegt bei der supragingivalen Präparation die Präparationsgrenze oberhalb des Zahnfleischsaums
verblockt	Die Zahntechnikerin versteht darunter zwei miteinander verbundene Kronen.

Aufgaben

1 Welche Kronenarten werden unterschieden?

2 Welche Vorteile bietet eine Vollkeramikkrone gegenüber einer Vollgusskrone?

3 Welche Präparationsarten werden unterschieden?

4 Beschreiben Sie das Vorgehen für die beiden unterschiedlichen Möglichkeiten bei einem pulpären Stiftaufbau.

2 Abformung

Die Abformung stellt speziell im Bereich der Prothetik einen zentralen Behandlungsschritt dar. Sie ist das Bindeglied zwischen Zahnarztpraxis und zahntechnischem Labor. Aus der Abformung werden Modelle aus Gips gefertigt, auf denen der Zahnersatz hergestellt wird. Fehler in der Abformung führen zu schlecht sitzendem Zahnersatz. Selbstverständlich sind die Grundsätze der Hygiene zu beachten. Man kann auch eine digitale Abformung mit einer speziellen Kamera durchführen. Das digitale Modell wird dann in einem Computer abgebildet.

Cerec-Methode →S. 125

Digitale Abformung →S. 137

2.1 Abformlöffel

Abformlöffel dienen bei der Abformung als Träger für das Abformmaterial. Dabei kommen **konfektionierte** (vorgefertigte) oder **individuelle** (speziell für das Gebiss des Patienten angefertigte) Abformlöffel zum Einsatz.

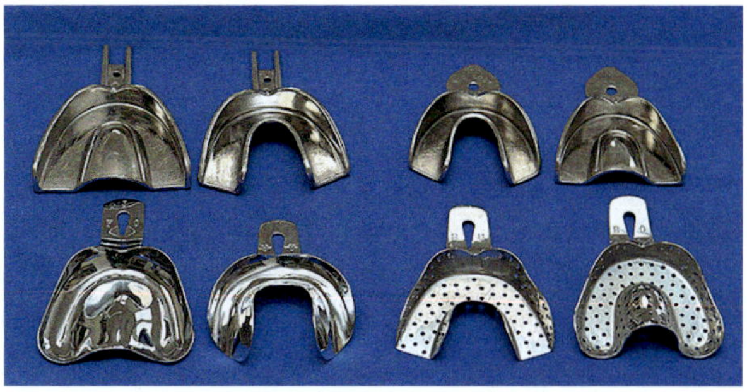

Abb. 1 Unterschiedliche konfektionierte Abformlöffel

Jede Zahnarztpraxis hat **konfektionierte Abformlöffel aus Metall oder Kunststoff** für den Ober- und Unterkiefer in unterschiedlichen Größen und Formen vorrätig →Abb. 1. Um ein korrektes Abformergebnis zu erzielen, darf der Abformlöffel weder zu groß noch zu klein sein. Ist er zu klein, so werden die Zähne bei der Abformung gegen die Wand des Abformlöffels gedrückt. Da hier kein Abformmaterial zwischen Abformlöffel und Zahn ist, wird die Abformung ungenau. Aber auch zu viel Abformmaterial, bei der Auswahl eines zu großen Abformlöffels, führt zu einem ungenauen Abformergebnis.

Merke
Vor einer Abformung müssen unterschiedliche Größen von Abformlöffeln im Patientenmund anprobiert werden. Durch leichtes Hin-und-her-Bewegen kann die korrekte Löffelgröße bestimmt werden. Auch kann mit einem Zirkel der Abstand der Seitenzahnreihen gemessen und so der Abformlöffel mit der richtigen Breite ausgewählt werden. Der Abformlöffel sollte alle Zähne bedecken. Ist ein Löffel zu kurz, so kann er mit Wachs oder Kunststoff verlängert werden.

Werden sehr exakte Abformergebnisse verlangt, so sollte vor der Abformung ein **individueller Abformlöffel** hergestellt werden →Abb. 2. Dazu wird vorab eine Situationsabformung mit einem konfektionierten Abformlöffel genommen. Davon wird im Labor ein Gipsmodell hergestellt. Auf diesem Gipsmodell lässt sich aus Kunststoff ein Abformlöffel herstellen, der individuell auf die Mundverhältnisse der Patientin abgestimmt ist.

Situationsabformung →S. 130

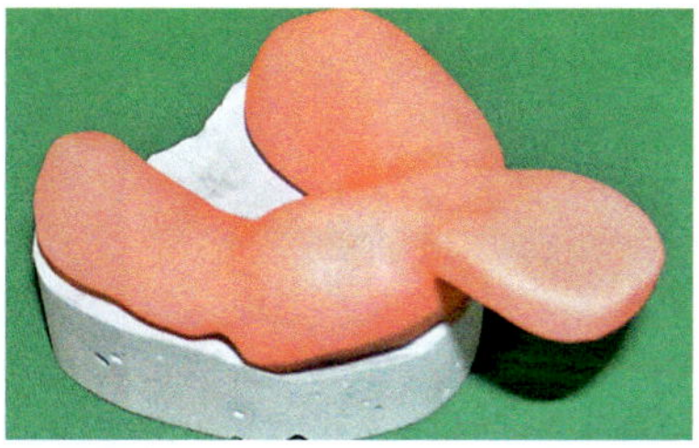

Abb. 2 Individueller Abformlöffel auf einem Gipsmodell

Entscheidend ist auch, dass das Abformmaterial gut im Löffel hält und bei der Entnahme aus dem Mund nicht vom Löffel abreißt. Dazu haben konfektionierte Abformlöffel entweder sogenannte Retentionslöcher, weshalb konfektionierte Abformlöffel auch als perforierte Abformlöffel bezeichnet werden. Oder sie haben einen verdickten Rand, wo das Abformmaterial halten kann. Zusätzlich kann der Abformlöffel vor der Abformung mit einem **Haftvermittler** eingestrichen werden.

2.2 Abformarten

Es gibt eine Fülle von Abformarten. Die am häufigsten in einer Zahnarztpraxis durchgeführten Abformarten sind:
- anatomische Abformung (Situationsabformung)
- Abformung von präparierten Zähnen
  - Korrekturabformung
  - Doppelmischabformung
  - Sandwichabformung
- Funktionsabformung

2.2.1 Anatomische Abformung (Situationsabformung)

Bei der anatomischen Abformung werden die Zähne mit den umgebenden Schleimhäuten und Bändern abgeformt. Sie wird durchgeführt, um Planungsmodelle, mit denen z. B. Zahnersatz oder eine kieferorthopädische Behandlung geplant werden kann, herzustellen. Auch können damit Arbeitsmodelle zur Herstellung von individuellen Löffeln sowie Schienen und kieferorthopädischen Apparaturen und Prothesenerweiterungen erstellt werden. Des Weiteren dienen sie zur Herstellung von Provisorien oder eines Gegenkiefermodells.

Häufig werden Situationsabformungen mit **Alginat** durchgeführt. Diese Aufgabe kann von einer ZMF, einer ZMP oder einer ZFA übernommen werden, die einen speziellen Fortbildungskurs absolviert hat.

Praktisches Vorgehen bei der anatomischen Abformung mit Alginat

Alginat (lat. alga = Seetang) besteht aus den **Salzen der Alginsäure**, die aus Seetang und Meeresalgen gewonnen werden. Das Pulver besteht weiterhin aus Füllstoffen, Abbindereaktor und Verzögerer. Die Anmischung erfolgt mit Leitungswasser.

> **Merke**
> Damit das Alginat keine Feuchtigkeit zieht, sollte das Pulver immer in trockenen, fest verschlossenen Behältern gelagert werden. Eine Entnahme sollte auch nur mit trockenen Instrumenten erfolgen. Da sich die Bestandteile des Pulvers wegen ihres unterschiedlichen Gewichtes bei der Lagerung absetzen können, muss das Alginat vor der Benutzung aufgeschüttelt werden.

Schwebebrücke →S. 115

Da Alginat im abgebundenen Zustand sehr leicht reißt, sollten größere Unterschnitte im Mund, wie z. B. Schwebebrücken, mit Wachs oder Silikon ausgeblockt werden →Abb. 1.

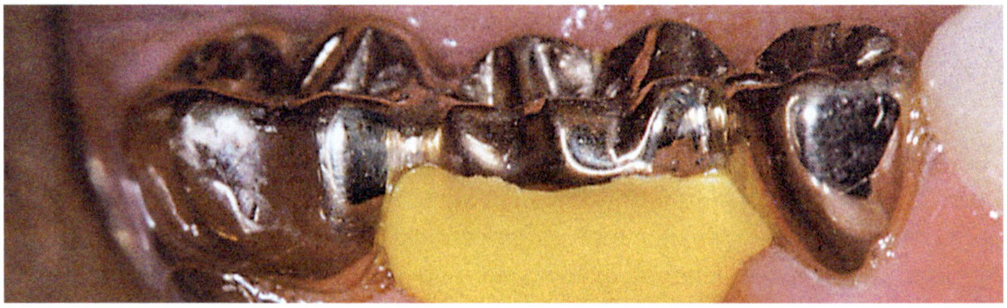

Abb. 1 Ausblockung eines Schwebebrückengliedes mit Wachs

Die Verarbeitung der Alginatmasse geschieht von Hand oder maschinell. Bei der Handanmischung benötigt man →Abb. 1:

- einen Abformlöffel
- evtl. Haftlack zum besseren Halt des Alginates im Löffel
- einen flexiblen Gummibecher
- einen Messlöffel und einen Spatel zur Dosierung des Alginates
- einen Messbecher zur Dosierung des Wassers (Wassertemperatur ca. 18 °C; eine höhere Wassertemperatur beschleunigt den Abbindevorgang)

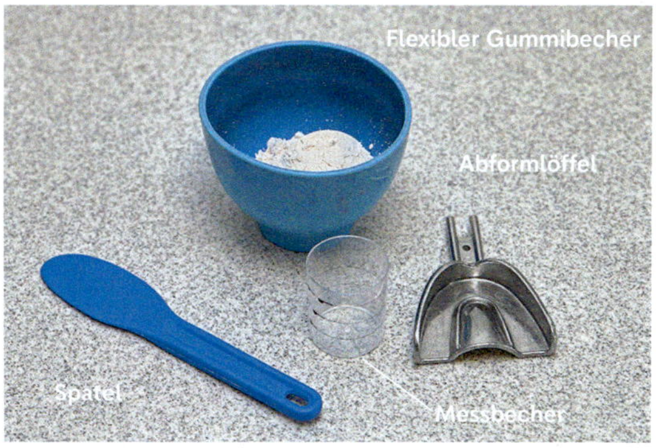

Abb. 1 Instrumente und Materialien für eine Alginatabformung bei der Handanmischung (Haftlack nicht abgebildet)

Zuerst wird das Pulver in den Becher gegeben. Dazu kommt die entsprechende Menge an Leitungswasser (Dosierung nach Herstellerangaben). Dann wird mit rührenden Bewegungen Wasser und Pulver vermischt.

Mit etwas Kraft wird anschließend der Teig gleichmäßig zum Becherrand hin ausgestrichen. Dadurch werden Lufteinschlüsse aus der Masse gedrückt →Abb. 2. Der Anrührvorgang sollte ca. 30 bis 45 Sekunden dauern.

Der Löffel wird nun mit Alginat bestückt. Vor allem im Oberkiefer muss im hinteren Bereich darauf geachtet werden, dass nicht zu viel Material auf dem Löffel ist, sonst kann es beim Patienten zu einem Würgereiz kommen. Der Patient sitzt in aufrechter Position. Die Zahnärztin bzw. die Zahnmedizinische Fachangestellte mit ausreichender Fachkenntnis steht hinter der Patientin. Der Löffel wird nun so in den Mund eingeführt, dass der Löffelgriff in der Gesichtsmitte ist. Nun drückt man mit einem Finger auf jeder Seite des Abformlöffels den Löffel vorsichtig gegen den Kiefer. So wird der Löffel drei bis fünf Minuten gehalten, bis der Abbindevorgang beendet ist.

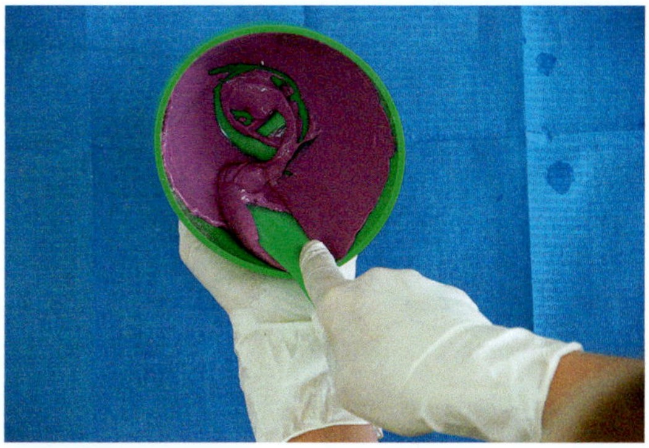

Abb. 2 Ausstreichen des Alginates beim Anrühren

Am besten entfernt man die Abformung, indem man nicht am Löffelgriff zieht, sondern mit einem Finger im Bereich der Seitenzähne an den Löffelrändern die Abformung von der Zahn- reihe löst. Dies geht einfacher, wenn man den Finger unter den Rand der Abformung in die Umschlagfalte legt und ihn vorsichtig dreht.

Nach der Entnahme wird die Abformung unter fließendem Wasser gereinigt und auf Vollständigkeit überprüft. Der Löffel sollte nicht durchgedrückt sein, da die verbleibende Alginatschichtstärke mindestens 5 mm sein muss. Eine gute Abformung ist möglichst blasenfrei und das Material darf sich an keiner Stelle vom Löffel lösen. Die Abformung sollte anschließend in einem speziellen Desinfektionsbad für Abformungen desinfiziert werden.

Merke

Wird die Alginatabformung zu feucht gelagert, so quillt sie. Bei trockener Lagerung schrumpft sie. Alginatabformungen müssen deshalb z. B. in ein feuchtes Papiertuch eingewickelt und in einer Plastiktüte verpackt werden. Innerhalb einer Stunde sollten Alginatabformungen mit Gips ausgegossen werden.

2.2.2 Abformung von präparierten Zähnen

Zur Abformung von präparierten Zähnen stehen folgende Abformarten zur Verfügung:
- Korrekturabformung
- Doppelmischabformung
- Sandwichabformung

Liegt die Präparationsgrenze subgingival, so legt sich das Zahnfleisch an die Präparationsgrenze. Ein gutes Abformergebnis wäre so nicht möglich, da das Abformmaterial nicht unter die Präparationsgrenze fließen kann und deshalb im Gipsmodell die Präparationsgrenze nicht sichtbar wäre. Zur Abformung einer subgingivalen Präparation muss das Zahnfleisch durch vorbereitende Maßnahmen verdrängt werden.

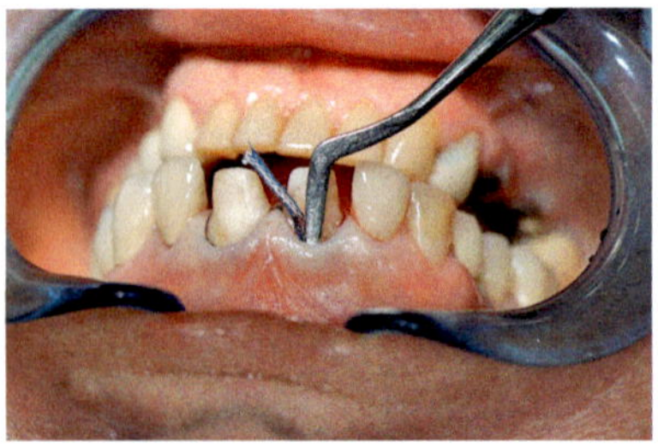
Abb. 1 Legen der Retraktionsfäden

Die am häufigsten benutzte Methode ist die Erweiterung des Zahnfleischsulkus mit **Retraktionsfäden**. Diese Fäden werden vorsichtig mit einem Heidemannspatel unter die Präparationsgrenze geschoben →Abb. 1.

Die Fäden können mit bestimmten Medikamenten zur Blutstillung (Adstringenzien) getränkt sein. An Stelle eines Retraktionsfadens können auch elastische Gummikäppchen (Retraktionsmanschetten) oder Pasten benutzt werden, die im Zahnfleischsulkus quellen.

Elektrotom →LF 6

Das Zahnfleisch kann auch mit Hilfe eines Elektrotoms oder Lasers ein bisschen abgetragen werden. Durch die Hitze wird zusätzlich eine Blutstillung erreicht.

Korrekturabformung

unter sich gehende Bereiche →S. 135

Bei einer Korrekturabformung werden zwei in ihrer Konsistenz unterschiedliche Abformmaterialien genommen. Der Abformlöffel wird zweimal in den Mund eingeführt und jedes Material einzeln für sich ausgehärtet. Man bezeichnet dieses Vorgehen deshalb auch als **zweizeitig- zweiphasige Abformung**. Zuerst wird mit einer knetbaren Masse eine Vorabformung genommen. Nach der Mundentnahme wird die Vorabformung auf Vollständigkeit geprüft. Man entfernt mit einem Skalpell alle unter sich gehenden und interdentalen Bereiche sorgfältig. Außerdem werden Abflussrillen, von den Zähnen ausgehend, zum Löffelrand hin ausgeschnitten →Abb. 2.

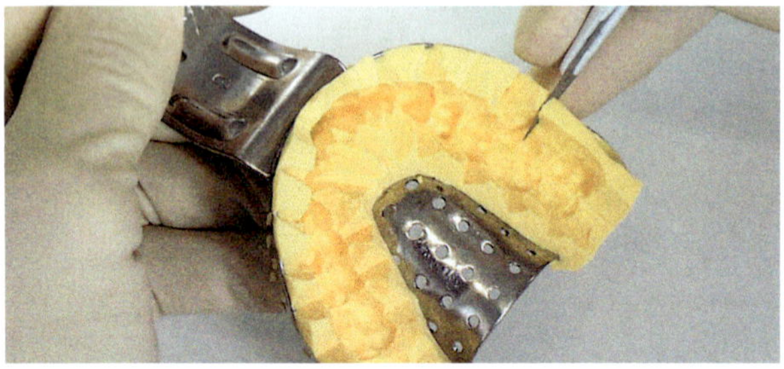
Abb. 2 Ausschneiden der Vorabformung. Hier werden Abflussrillen ausgeschnitten.

Nun wird mit einem dünnfließenden Abformmaterial die Vorabformung korrigiert. Dazu werden die Retraktionsfäden entfernt und die Zahnärztin umspritzt die präparierten Zähne mit einem dünnfließenden Abformmaterial, während die Assistenz die Vorabformung mit demselben Material befüllt →Abb. 3, 4.

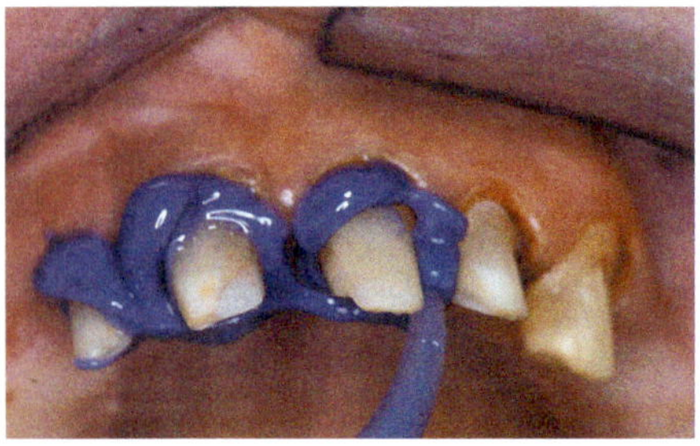
Abb. 3 Umspritzen der präparierten Zähne

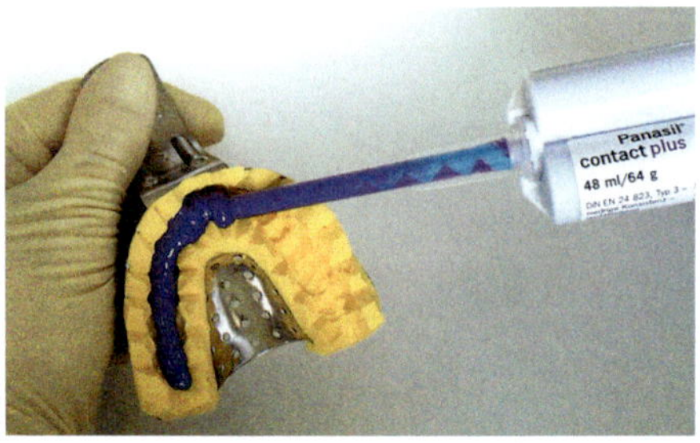

Abb. 4 Befüllen der Vorabformung

Die Abformung wird nun ein zweites Mal in den Mund eingebracht. Durch den Staudruck, den die Zahnärztin auf die Abformung ausübt, entweicht das überschüssige dünnfließende Material in die Abflussrillen. So entsteht eine dünne Schicht des Zweitmaterials →Abb. 1.

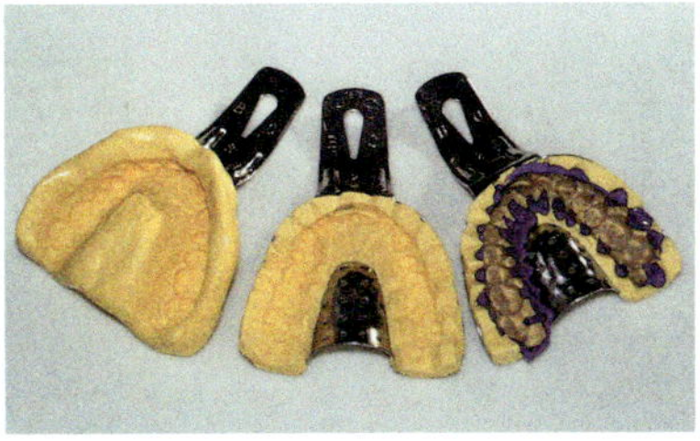

Abb. 1 Übersicht über die einzelnen Schritte der Korrekturabformung. Vorabformung (li.); ausgeschnittene Vorabformung (M.); Korrekturabformung (re.)

Doppelmischabformung und Sandwichabformung

Bei der **Doppelmischabformung** und **Sandwichabformung** werden wie bei der Korrekturabformung zwei in der Konsistenz unterschiedliche Abformmaterialien genommen. Der Unterschied zur Korrekturabformung besteht jedoch darin, dass **beide Materialien gleichzeitig** im Mund aushärten. Man bezeichnet dies deshalb auch als **einzeitig-zweiphasige** Abformung.

Während die Assistenz bei der **Doppelmischabformung** den Löffel mit einem zähfließenden Abformmaterial befüllt →Abb. 2, umspritzt die Zahnärztin die präparierten Zähne mit dünnfließendem Abformmaterial →Abb. 3. Die Retraktionsfäden werden zuvor entfernt. Der Löffel wird nun auf die umspritzten Zähne aufgesetzt. Beide Materialien vermischen sich im Mund – daher die Bezeichnung Doppelmischabformung – und härten **gemeinsam** aus.

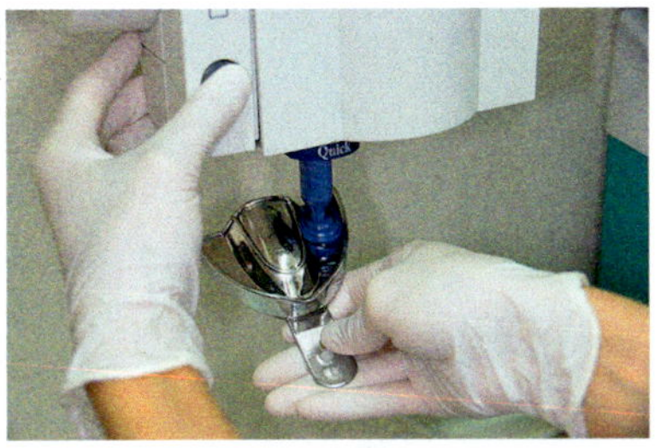

Abb. 2 Befüllen des Abformlöffels mit Abformmaterial aus dem Pentamix™-Gerät

Das Vorgehen bei der **Sandwichtechnik** ist ähnlich wie bei der Doppelmischabformung. Der Löffel wird hier von der Assistenz mit einem knetbaren Abformmaterial befüllt, während die Zahnärztin mit dünnfließendem Abformmaterial die präparierten Zähne umspritzt. Die Retraktionsfäden werden zuvor entfernt. Bevor der Löffel in den Mund gegeben wird, wird jedoch noch **zusätzlich dünnfließendes Abformmaterial auf den Löffel** gegeben. Da bei der Sandwichtechnik das dünnfließende Abformmaterial auf das knetbare Abformmaterial wie „die Butter auf das Brot“ kommt, wird diese Abformung als Sandwichabformung bezeichnet. Beide Materialien härten im Mund **gemeinsam** aus.

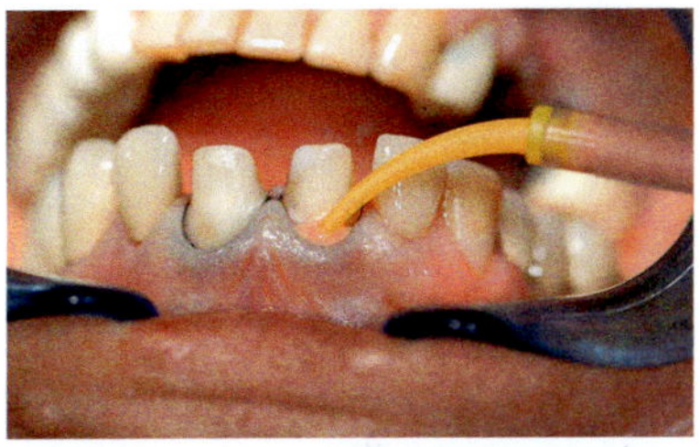

Abb. 3 Umspritzen des präparierten Zahnes mit dünnfließendem Abformmaterial

Die Assistenz bei der Abformung präparierter Zähne

Die Hauptaufgabe bei der Assistenz in der Abformung präparierter Zähne besteht in der Bereitstellung der Abformmaterialien. Weitere Aufgabenbereiche können die Unterstützung bei der Trockenlegung oder die Mithilfe bei der Entfernung der Retraktionsfäden sein.

Merke
Bei der Doppelmisch- und Sandwichabformung müssen die Zahnärztin und die Assistenz gut aufeinander abgestimmt sein, damit nicht etwa das Abformmaterial im Löffel schon hart wird, während die Zahnärztin noch die Zähne umspritzt.

Damit Abformmaterialien aushärten können, müssen sie mit einem **Härter**, der auch als Katalysator bezeichnet wird, vermischt werden. Wird der Härter zugemischt, startet der Abbindevorgang. Die Verarbeitung sollte daher zügig erfolgen. Abformmaterialien können **von Hand** oder mit **Mischgeräten bzw. Kartuschen** angemischt werden.

Bei der **Handanmischung** der **Knetmassen** benutzt man latexfreie Handschuhe, denn Latex behindert die Aushärtung. Mit dem Messlöffel wird Basismasse entnommen und dosiert. Anschließend wird nach Herstellerangaben die richtige Menge an Härter auf die Basismasse aufgetragen →Abb. 4. Diese Komponenten werden so lange durchgeknetet, bis eine einheitliche Farbe entsteht →Abb. 5. Man formt eine Rolle und drückt das Material in den Löffel.

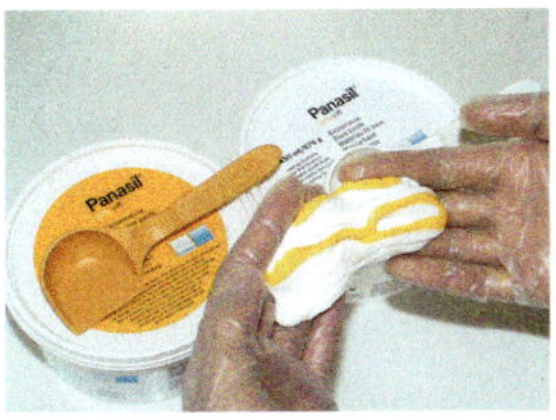

Abb. 4 Dosierung der knetbaren Abformmassen

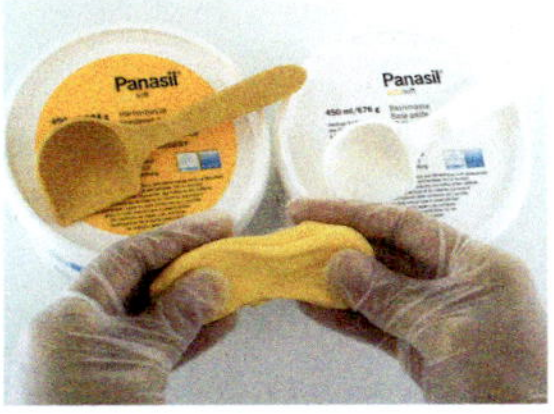

Abb. 5 Durchmischen, bis eine homogene Masse entstanden ist

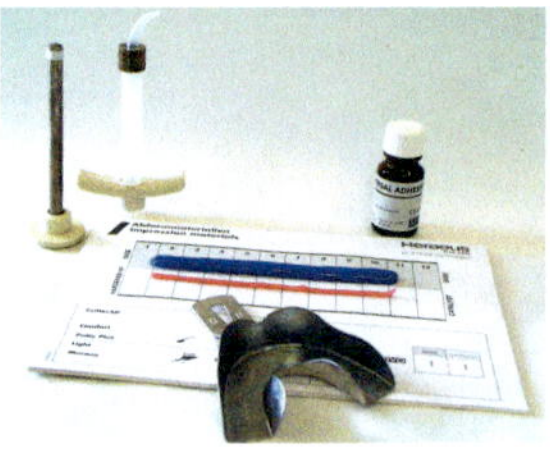

Abb. 1 Material zur Verarbeitung von dünn- und mittelfließenden Abformmaterialien

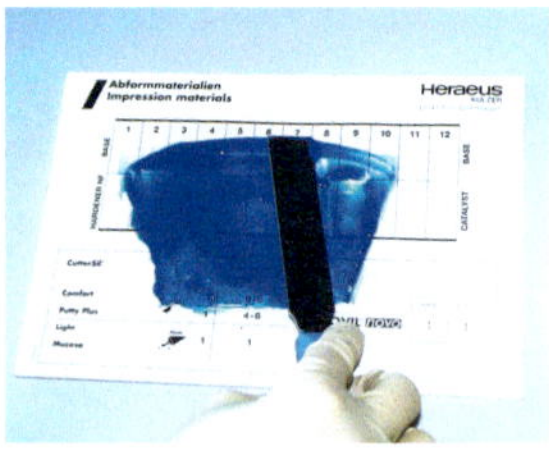

Abb. 2 Blasenfreies Ausstreichen des Materials

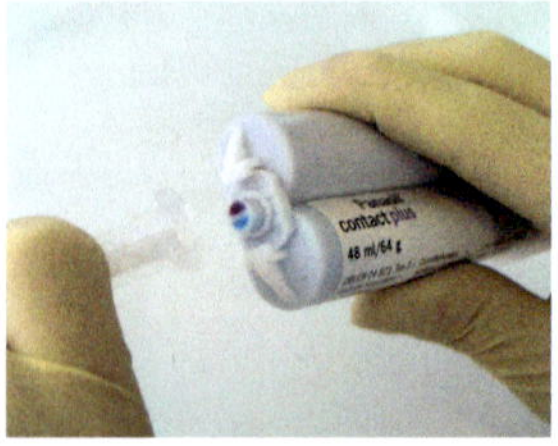

Abb. 3 Aufsetzen einer Mischkanüle auf eine Kartusche. Dabei ist auf saubere Öffnungen der Kartusche zu achten.

Die **Handanmischung** bei **dünn- und mittelfließenden Pasten** erfolgt mit einem Spatel und einem Messblock. Gleiche Stranglängen von Basis und Härter werden vermischt →Abb. 1. Die Masse wird ca. 45 Sekunden lang immer wieder auf dem Block ausgestrichen, damit eingeschlossene Luftblasen entweichen können →Abb. 2. Das Material wird in eine Abformspritze gefüllt und der Zahnärztin angereicht.

Dünnfließende Abformmaterialien werden auch in **Kartuschenform** angeboten →Abb. 3. Hier werden Basis und Härter in der Mischdüse vermischt. Dadurch treten weniger Fehler als bei der Handanmischung auf. Vor jeder Anwendung muss eine neue Mischdüse aufgesetzt werden. Basis und Härter dürfen sich dabei nicht vermischen. Es muss darauf geachtet werden, dass die Austrittsöffnungen der Kartusche sauber sind, sonst könnte das Abformmaterial evtl. schon frühzeitig aushärten. Nach der Applikation (Anwendung) bleibt die Mischdüse auf der Kartusche und dient als Verschluss.

Zähfließende Materialien können auch in einem **Mischgerät** verarbeitet werden. Basis und Härter befinden sich hier in Schlauchbeuteln im Inneren des Gerätes. Vor jeder Anwendung muss hier eine neue Mischdüse aufgesteckt werden. Auch hier ist darauf zu achten, dass die Austrittsöffnungen des Mischgerätes sauber sind. Per Knopfdruck fließt das fertig angemischte Material aus der Mischdüse. Die erste Portion (1–2 cm) sollte man verwerfen, da sie nicht ausreichend durchmischt sein kann.

2.2.3 Funktionsabformung

Funktionsrand →S. 146

Ah-Linie →LF 2

Die Funktionsabformung wird zur Herstellung von Total- und Teilprothesen angewendet. Damit eine Vollprothese guten Halt hat, muss bei der Abformung das Bewegungsspiel der Schleimhäute, Muskeln und Bänder wiedergegeben werden. Die Abformung wird mit einem **individuellen Löffel** durchgeführt. In der Regel erfolgt die Abformung mit einem zähfließenden Material. Es gibt auch Techniken, bei denen zuerst der Funktionsrand mit einem knetbaren Material abgeformt und in einem zweiten Schritt diese Abformung mit einem dünnfließenden Material korrigiert wird. Während der Aushärtung des Materials im Mund soll die Patientin aktiv Bewegungen durchführen, z. B. den Mund spitzen, die Zunge herausstrecken, schlucken usw. Durch das Schlucken oder „Ah"-Sagen wird im Oberkiefer der Übergang vom harten zum weichen Gaumen abgebildet. Diese Linie wird auch als Ah-Linie bezeichnet. Auch werden durch die Zahnärztin passive Bewegungen durchgeführt; z. B. massiert sie die Wangen der Patientin. Dadurch werden die Schleimhäute, Muskeln und Bänder in ihrer Funktion abgeformt.

2.3 Abformmaterialien

Die Abformmaterialien zeigen unterschiedliche Werkstoffeigenschaften. Manche können, nachdem sie ausgehärtet sind, nicht wieder in ihren ursprünglichen Zustand zurückversetzt werden. Sie werden als **irreversibel** bezeichnet. Abformmaterialien, die zurückversetzt werden können, werden **reversibel** genannt. Einige Abformmaterialien sind nach der Aushärtung **starr**, andere **elastisch**.
Sie lassen sich in vier Hauptgruppen unterteilen:
- irreversibel-starre Abformmaterialien
- reversibel-starre Abformmaterialien
- irreversibel-elastische Abformmaterialien
- reversibel-elastische Abformmaterialien

2.3.1 Irreversibel-starre Abformmaterialien

In diese Gruppe gehören der Abformgips und Zinkoxid-Eugenol-Pasten.

- Da Gips nach der Abformung sehr starr ist, ist er für die Abformung von unter sich gehenden Stellen schlecht geeignet. Werden damit unter sich gehende Stellen abgeformt, so kann das Material nur durch Zerbrechen in kleine Stücke aus dem Mund genommen werden. Die Bruchstücke müssen dann außerhalb des Mundes wieder zusammengesetzt werden. Deshalb wird Abformgips als Abformmaterial heute nicht mehr verwendet.
- Da auch Zinkoxid-Eugenol-Pasten nach dem Abbinden sehr starr sind, werden sie für die Abformung nicht mehr verwendet. Zinkoxid-Eugenol-Pasten können z. B. noch zur Korrektur einer Bissnahme eingesetzt werden.

2.3.2 Reversibel-starre Abformmaterialien

In diese Gruppe gehören **Guttapercha**, **Stents** und **Kerr**.
Guttapercha wird aus dem Milchsaft tropischer Bäume gewonnen. Stents und Kerr sind aus Harzen und Wachsen zusammengesetzt und werden deshalb auch als Kompositionsmassen (lat. compositio = Zusammensetzung) bezeichnet.

Die Konsistenz dieser Materialien ist temperaturabhängig. Bei Raumtemperatur sind sie fest. Werden sie auf ca. 60 °C erwärmt, so verflüssigen sie sich und sind formbar. Diese Abformmateralien werden daher auch als **thermoplastische** Abformmaterialien bezeichnet.

Heute werden diese Materialien zur Abformung nicht mehr eingesetzt. Sie kommen noch zur Verlängerung von konfektionierten Löffeln zum Einsatz oder können zur Funktionsrandgestaltung in der Totalprothetik dienen.

Funktionsrand →S. 146

2.3.3 Irreversibel-elastische Abformmaterialien

Zu den irreversibel-elastischen Abformmaterialien gehören:

- Alginate
- **Elastomere** (gummielastische Kunststoffabformmassen)
- Silikone
- Polyether
- Polysulfide (Polysulfide werden in Deutschland kaum mehr eingesetzt.)

Alginat →S. 130

Die irreversibel-elastischen Abformmaterialien werden heute am häufigsten verwendet. Da sie nach dem Abbindevorgang elastisch sind, können auch unter sich gehende Bereiche abgeformt werden →Abb. 1.

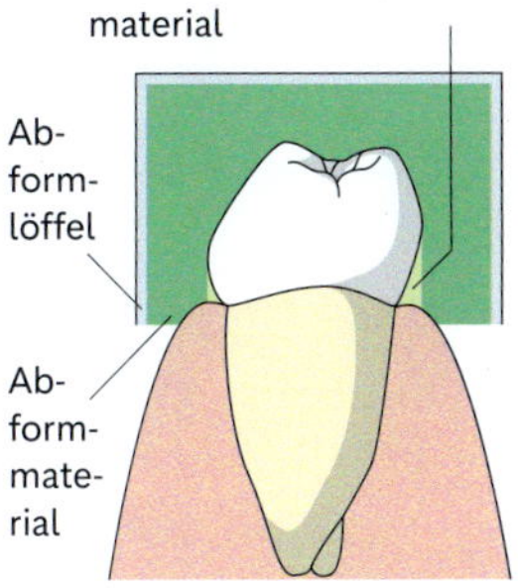

Abb. 1 Querschnitt durch einen Abformlöffel, gefüllt mit Abformmaterial (grün). Das Abformmaterial fließt auch in die unter sich gehenden Bereiche eines Zahnes (hellgrün).

Bei der Entnahme des Löffels muss sich das Abformmaterial im unter sich gehenden Bereich aufbiegen, um entnommen werden zu können. Nach der Entnahme nehmen elastische Abformmaterialien wieder die Gestalt an, die sie im Mund hatten. Das heißt, die Aufbiegung geht wieder zurück. Somit können unter sich gehende Bereiche nur mit elastischen Abformmaterialien exakt abgeformt werden.

Elastomere Abformmaterialien werden durch Vermischen von Basismasse mit einem Härter angemischt. Dabei gehen sie vom formbaren (plastischen) Zustand in einen elastischen Zustand über. Die Abformung ist anschließend formstabil und kann auch noch Tage später mit Gips ausgegossen werden.

Elastomere Abformmaterialien werden bei einer Funktionsabformung und zur Doppelmisch-, Sandwich- und Korrekturabformung eingesetzt. Wegen ihrer Detailgenauigkeit eignen sie sich gut zur Abformung von präparierten Zähnen. Elastomere Abformmaterialien sind wasserabweisend (**hydrophob**). Deshalb muss bei Abformungen eine gute Trockenlegung und Blutstillung erfolgen, damit das Abformmaterial auch in alle Bereiche fließen kann.

Für die verschiedenen Aufgabengebiete gibt es elastomere Abformmassen in verschiedenen Konsistenzen:
- dünnfließend (niedrigviskös) = light body
- mittelfließend (mittelviskös) = regular body
- zähfließend (hochviskös) = heavy body
- knetbar = putty

2.3.4 Reversibel-elastische Abformmaterialien

In diese Gruppe gehören die **Hydrokolloide**. Sie besitzen als wesentlichen Bestandteil Agar-Agar, ein Polysaccharid, das aus bestimmten Algenarten gewonnen wird. Die Besonderheit der Hydrokolloide besteht darin, dass sie nicht angemischt werden müssen. Ihr Zustand hängt immer von der jeweiligen Temperatur ab. Bei hohen Temperaturen werden sie flüssig, bei niederen Temperaturen erstarren sie. Die Vorgänge von flüssig nach fest sind umkehrbar (reversibel). Dies bedeutet, dass feste Hydrokolloide durch Erhitzen wieder flüssig gemacht werden können.

Besonders geeignet sind Hydrokolloide zur Abformung von Inlay-, Kronen- und Brückenpräparationen. Für die Teilprothetik, insbesondere zur Abformung unbezahnter Kieferabschnitte, sind Hydrokolloide weniger geeignet. Hydrokolloide haben folgende Materialeigenschaften:

Teleskope →S. 140

- Sie sind wasserliebend (**hydrophil**) und ermöglichen daher präzise Abformungen mit einer großen Detailschärfe.
- Sie haben eine geringe Reißfestigkeit; daher kann die Abformung nur einmal mit Gips ausgegossen werden.
- Sie haben eine geringe Steifigkeit, sodass sie nicht als Überabformungsmaterial, z. B. über Teleskopen, geeignet sind.
- Sie sind temperaturempfindlich und trocknen schnell aus; daher haben Hydrokolloide nur kurze Lagerzeiten und die Abformung sollte sofort ausgegossen werden.

Zur Abformung mit Hydrokolloiden wird ein größerer apparativer Aufbau benötigt. Deshalb soll hier das Vorgehen kurz beschrieben werden.
Löffelauswahl: Es werden spezielle Löffel benötigt, die wassergekühlt sind. Die Kühlung erfolgt mit einer am Behandlungsstuhl angebrachten Pumpe und Verbindungsschläuchen, die Wasser zum Löffel führen bzw. ableiten. Die Löffelgröße muss so gewählt werden, dass überall eine ausreichende Schichtstärke gewährleistet ist.

Doppelmischabformung →S. 133

Mit Hydrokolloiden wird die Doppelmischabformung durchgeführt. Zur Vorbereitung muss das Abformmaterial drei Wasserbäder mit unterschiedlichen Temperaturen durchlaufen:
- **Bad 1 (100 °C):** Die Tube für die Abformung (zähfließend) und die Spritze, mit der die präparierten Zähne umspritzt werden (dünnfließend), werden zehn Minuten gekocht.

- **Bad 2 (67 °C):** In diesem Aufbewahrungsbad können die abgekochten Abformmaterialien bis zum Gebrauch gelagert werden (max. 3 Tage).
- **Bad 3 (47 °C):** Fünf Minuten vor dem Beginn der Abformung kommt die Tube (zähfließend) in dieses Bad. Die Spritze bleibt in Bad 2.

Das Abformmaterial härtet durch das Einschalten der Wasserkühlung aus. Die Abformung muss nach der Entnahme drei bis fünf Minuten in 2%ige Kaliumsulfatlösung gelegt werden. Dann sollte die Abformung sofort ausgegossen werden.

Herstellung einer Krone nach der Cerec-Methode
→S. 125

2.4 Digitale Abformung

Abformungen können auch digital vorgenommen werden. Statt einen Abformlöffel und Abformmaterial zu verwenden wird hier eine spezielle intraorale Kamera benutzt, mit der die Zähne von allen Seiten aufgenommen werden. Mit einer speziellen Software wird aus den Einzelbildern am PC ein größengleiches Abbild konstruiert.

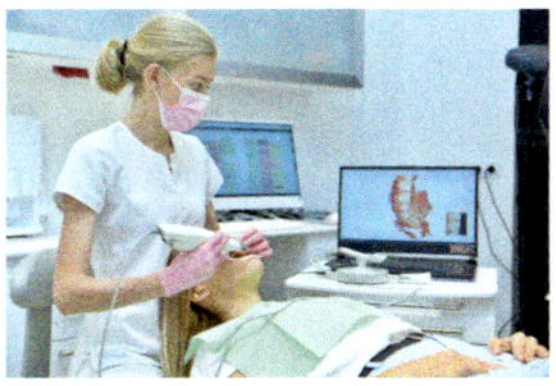

Abb. 1 Digitale Abformung

Man kann die digitale Abformung benutzen, um z. B. digitale Situationsabformungen platzsparend archivieren zu können. Die digitale Abformung ist aber auch so präzise, dass man sie als Präparationsabformung benutzen kann. Diese kann dann an das zahntechnische Labor per Mail weiter versendet werden, um Zahnersatz herzustellen. Besitzt eine Zahnarztpraxis eine 3D-Fräsmaschine, so kann der Zahnersatz auch direkt in der Zahnarztpraxis hergestellt werden.

Terminologie: Abformung

Ah-Linie, die	bogenförmige Linie am Übergang vom harten zum weichen Gaumen; hinterste Grenze einer Totalprothese; durch Schlucken oder „Ah“-Sagen wird diese Linie bei der Funktionsabformung abgeformt
Elastomer, das	gummielastische Kunststoffabformmasse, z. B. Silikon, Polyether und Polysulfid
heavy body (engl.)	zähfließendes Abformmaterial; hochviskös (sehr zähfließend)
hydrophil	wasserliebend
hydrophob	wasserabweisend
light body (engl.)	dünnfließendes Abformmaterial; niedrigviskös (wenig zähfließend)
putty (engl.)	knetbares Abformmaterial
regular body (engl.)	mittelfließendes Abformmaterial; mittelviskös (mittel zähfließend)
Retraktionsfäden (lat. retrahere = zurückziehen, verkürzen)	Fäden, die vor einer Abformung um den Zahn gelegt werden, damit sich das Zahnfleisch von der Präparationsgrenze zurückzieht und dadurch eine exakte Abformung genommen werden kann

Aufgaben

1	Richten Sie den Arbeitsplatz für eine Alginatabformung und beschreiben Sie die einzelnen Arbeitsschritte.
2	Beschreiben Sie, worin sich eine Korrekturabformung von einer Doppelmischabformung unterscheidet.

3 Herausnehmbarer Zahnersatz

Zum herausnehmbaren Zahnersatz gehören **Teil**- und **Totalprothesen**. Bei einer Teilprothese sind noch Zähne vorhanden und die Lücken werden durch einen herausnehmbaren Zahnersatz versorgt. Bei einer Totalprothese sind in dem betreffenden Kiefer keine Zähne mehr vorhanden und alle Zähne des Kiefers werden durch einen herausnehmbaren Zahnersatz ersetzt.

3.1 Teilprothesen

Eine Teilprothese wird auch als eine **partielle Prothese** bezeichnet.

3.1.1 Grundaufbau von Teilprothesen

Der Grundaufbau einer Teilprothese ist immer ähnlich. Das Grundgerüst bildet eine **Basisplatte** aus Metall. Auf diese Platte werden die Kunststoffzähne aufgestellt und mit rosa Prothesenkunststoff befestigt. Die mit Kunststoffzähnen ersetzten Anteile der Prothese werden auch als **Prothesensättel** bezeichnet. Mehrere Prothesensättel werden im Oberkiefer durch eine Gaumenplatte (**Transversalbügel**) und im Unterkiefer durch einen Unterzungenbügel (**Sublingualbügel**) miteinander verbunden →Abb. 1, 2. Die Verankerung an den bleibenden Zähnen erfolgt über **Verankerungselemente**, z. B. Klammern.

Klammern →S. 139

Da die Basisplatte mit Klammern, Transversal- oder Sublingualbügel und Auflagefläche für die Kunststoffzähne aus einem Stück gegossen wird, wird eine Teilprothese mit Klammern auch als **ESG-Prothese** (Ein-Stück-Gussprothese) oder **Modellgussprothese** bezeichnet. Dazu werden meist NEM-Legierungen aus Chrom, Kobalt und Molybdän verwendet.

Zahnlücken innerhalb einer Zahnreihe werden als **Schaltlücken** bezeichnet. Sie sind von beiden Seiten durch bleibende Zähne begrenzt. Wenn Zahnlücken nur auf einer Seite durch bleibende Zähne begrenzt sind, spricht man von verkürzten Zahnreihen oder **Freiendlücken**. Der entsprechende herausnehmbare Zahnersatz wird dann als **Schaltprothese**, **Freiendprothese** oder **Kombination von Schalt- und Freiendprothese** bezeichnet.

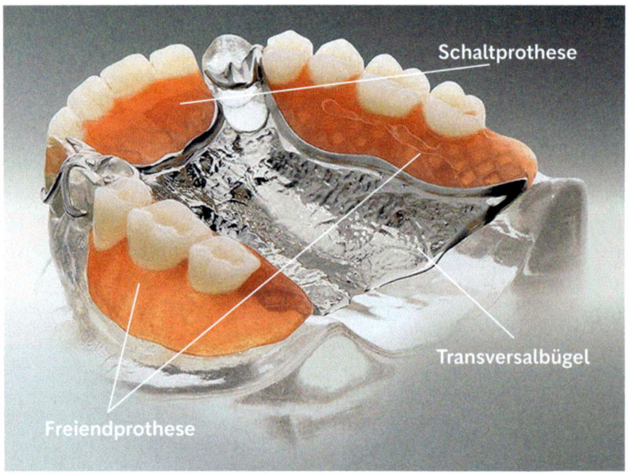

Abb. 1 Kombination von Schalt- und Freiendprothese im Oberkiefer mit Transversalbügel

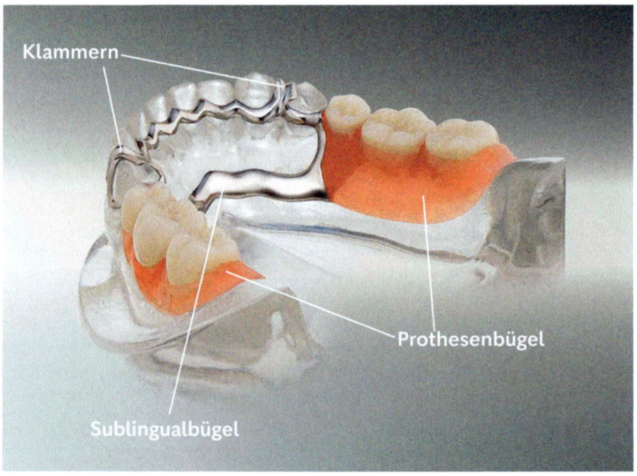

Abb. 2 Freiendprothese im Unterkiefer mit Sublingualbügel

3.1.2 Einteilung einer Teilprothese nach der technischen Ausführung

Die Kaukräfte können bei einer Teilprothese auf die noch vorhandenen Zähne und auf die Schleimhaut übertragen werden. Der Halt einer Teilprothese erfolgt durch die Befestigung an den noch vorhandenen Zähnen. Dies geschieht durch **Verankerungselemente**.

Klammern

Die einfachsten Verankerungselemente sind Klammern. Es gibt sie in verschiedensten Ausführungen, z. B. als einarmige oder doppelarmige Klammern. Klammern sind preisgünstig. Ein weiterer Vorteil besteht darin, dass die Versorgung mit einer Klammer zahnhartsubstanzschonend ist. Zur Aufnahme einer Klammer muss nur eine kleine Klammerauflage in die vorhandenen Zähne eingeschliffen werden. Jedoch sind Klammern nicht gerade ästhetisch und sollten daher im sichtbaren Bereich nicht eingesetzt werden. Durch das häufige Aufbiegen verlieren Klammern mit der Zeit ihren Halt. Deshalb muss der Klammerarm hin und wieder passend an den Zahn gebogen werden. Dies wird als Aktivieren der Klammer bezeichnet. Da eine Klammer dem Zahn flächenhaft anliegt, ist die Kariesanfälligkeit erhöht, sodass hier eine besonders gründliche Mundhygiene erfolgen muss.

Aufbau einer Klammer →Abb. 1:

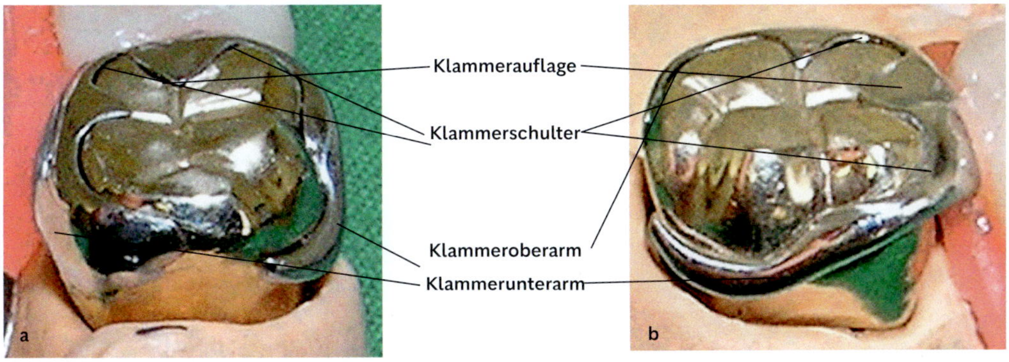

Abb. 1 Aufbau einer Klammer, hier einer gegossenen Klammer auf einer Vollgusskrone am Zahn 47. a) von distal gesehen; b) von vestibulär gesehen

Die Kaukräfte werden über die **Klammerauflage** auf den Zahn übertragen. Eine Klammerauflage muss zuvor in die Krone oder den Zahn eingeschliffen werden →Abb. 2.

Die Zahnkrone bietet aufgrund ihrer **gewölbten Form** die Voraussetzung für den Klammerhalt. Der **Klammerunterarm** greift in den mehr taillierten Bereich der Zahnkrone. Wird eine Klammer vom Zahn abgezogen, so muss sich der Klammerunterarm zuerst aufbiegen, um über den mehr gewölbten Bereich der Zahnkrone zu kommen. **Klammerschulter** und **-oberarm** halten die Prothese bei Seitwärtsbewegungen fest.

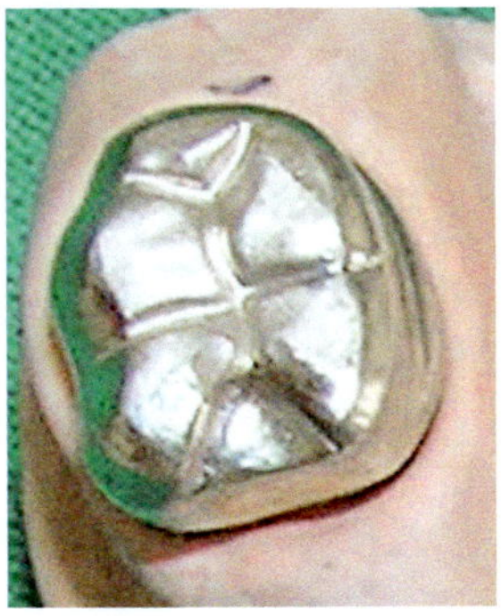

Abb. 2 Eingeschliffene Klammerauflage in einer Vollgusskrone

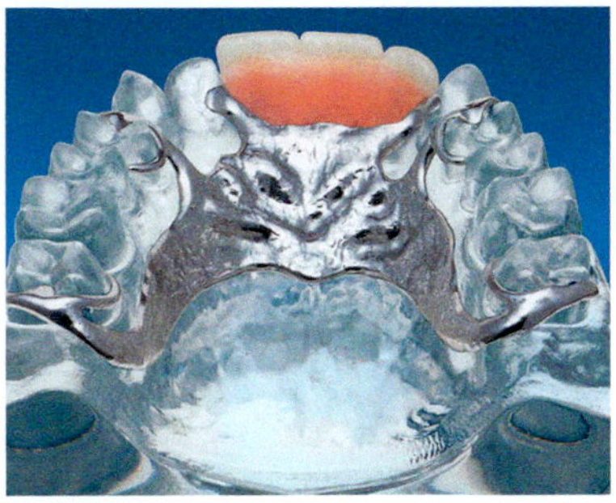

Abb. 3 Metallgerüst einer Modellgussprothese mit gegossenen Klammern als Verankerungselemente. In der Front sind Kunststoffzähne.

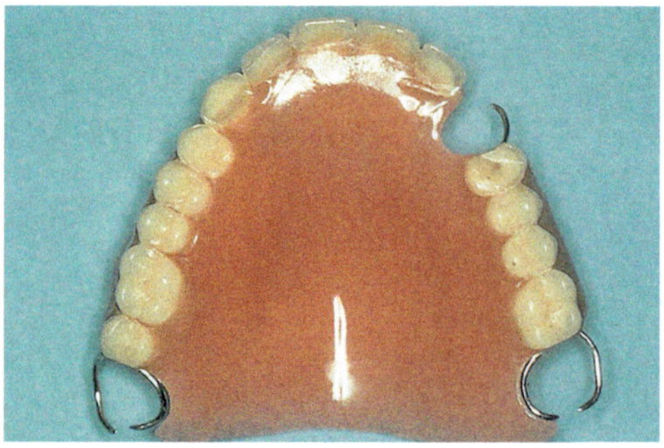

Abb. 1 Kunststoffprothese mit gebogenen Klammern

Klammern können aus Draht **gebogen** oder aus einer Metall-Legierung **gegossen** werden.

Gegossene Klammern werden für endgültige (**definitive**) Teilprothesen verwendet. Sie werden bei der Herstellung einer Modellgussprothese mit der Basisplatte zusammen gegossen →Abb. 3, S. 139.

Gebogene Klammern sind nicht so stabil wie gegossene Klammern. Daher dienen sie der Herstellung von Übergangsprothesen (**Interimsprothesen**) oder Sofortprothesen (**Immediatprothesen**). Diese Prothesen werden als provisorische Prothesen, z. B. nach einer Zahnextraktion, eingesetzt. Hierzu wird kein Metallgerüst hergestellt. Die Prothesen bestehen nur aus Kunststoff und werden deshalb auch als **Kunststoffprothesen** bezeichnet →Abb. 1. Die gebogenen Klammern werden in den Kunststoff eingearbeitet.

Eine **Immediatprothese** ist eine sogenannte Sofortprothese. Sie wird auf einem vor einer Extraktion hergestellten Modell, an dem die zu extrahierenden Zähne wegradiert werden, hergestellt und sofort nach der Extraktion eingegliedert. Entsprechend der Wundheilung kann diese Prothese später unterfüttert und damit zur Dauerprothese umgewandelt werden. Darin unterscheidet sie sich von der **Interimsprothese**, die nur übergangsweise verwendet wird.

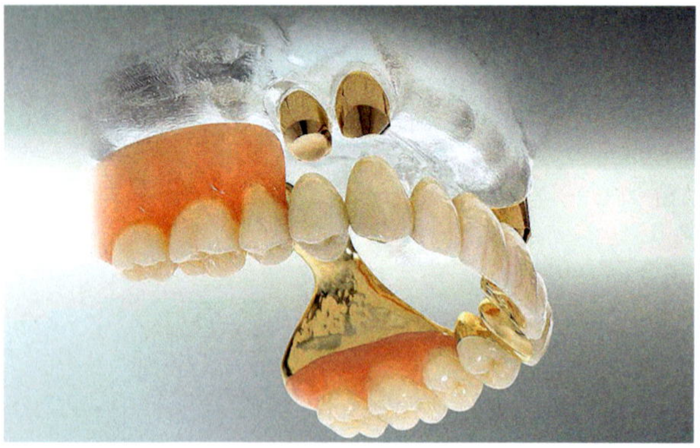

Abb. 2 Teleskopprothese im OK

Teleskope

Teleskope sind geteilte Kronen, die Teilprothesen mit den restlichen Zähnen verbinden. Sie bestehen aus einer Innenkrone (**Primärkrone**) und einer Außenkrone (**Sekundärkrone**), die jeweils ein Verankerungselement darstellen. Deshalb werden sie auch **Doppelkronen** genannt. Eine so gestaltete Teilprothese wird auch als **Teleskopprothese** bezeichnet →Abb. 2.

Die Primärkrone wird auf den Pfeilerzahn zementiert. Die Sekundärkrone ist mit der Teilprothese verbunden. Die Primärkronen werden so gestaltet, dass ihre Außenflächen parallel zueinander oder leicht kegelförmig sind. Entsprechend spricht man von **Parallelkronen** oder **Konuskronen**. Die Sekundärkrone passt optimal auf die Primärkrone →Abb. 3. Auf diese Weise kommt der sehr gute Halt der Teleskopkronen zustande.

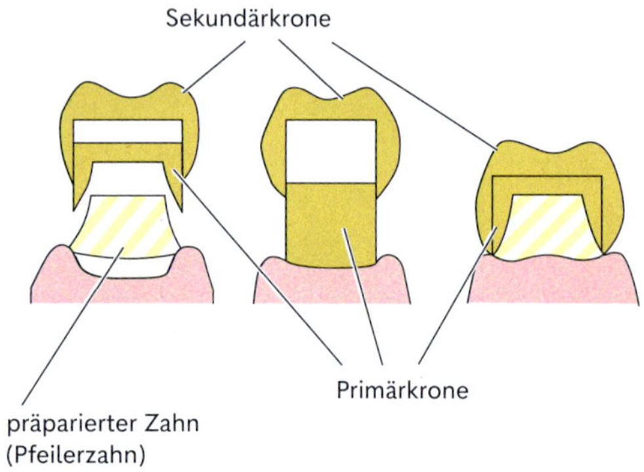

Abb. 3 Prinzip des Baus eines Teleskops. Die Primärkrone, die den präparierten Zahn ganz umschließt, und die Sekundärkrone passen mit ihren parallelen Außenflächen passgenau aufeinander.

Teleskopkronen sind Verankerungselemente mit einer sehr guten Haltefunktion. Die Kaukraft wird auch optimal zentral auf den Zahn übertragen. Außerdem sind sie sehr ästhetisch, da man die Sekundärkrone zahnfarben gestalten kann. Sie sind reparaturfreundlich, da bei einer notwendigen Zahnextraktion eines Pfeilerzahns die Öffnung des Sekundärteils einfach mit Kunststoff verschlossen werden kann. Man benötigt jedoch pro Zahn den Platz für zwei Kronen. Deshalb muss der Zahn stark präpariert werden. Dies ist bei Zähnen mit relativ dünner Schmelz- und Dentinschicht (z. B. UK-Frontzähne) nicht immer möglich.

Eine **Cover-Denture-Prothese** oder **Deckprothese** ist eine teleskopierende Totalprothese bei einem Restzahnbestand von bis zu drei Zähnen. Die noch vorhandenen Zähne werden alle mit Teleskopen versorgt. Die Cover-Denture-Prothese ist wie eine Totalprothese gestaltet, d. h. sie besteht i. d. R. ganz aus Kunststoff. Der Kunststoff überdeckt die komplette Schleimhaut.

Geschiebe

Geschiebe bestehen aus einer **Patrize** und einer **Matrize**. Die Geschiebematrize befindet sich in der herausnehmbaren Teilprothese. Die Geschiebepatrize kann mesial oder distal an einer Krone befestigt werden. In der Regel werden zwei Kronen miteinander verblockt, um die Lasten besser aufnehmen zu können. Die Kronen werden auf die Pfeilerzähne zementiert.

Beide Teile können ineinandergeschoben werden →Abb. 1. Da sie so gut aufeinanderpassen, entsteht dabei Reibung (Friktion). Dies ermöglicht Geschieben eine sehr gute Haltewirkung.

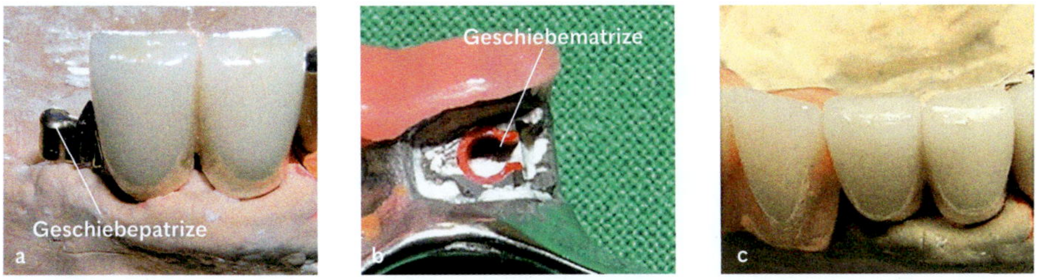

Abb. 1 Geschiebe. a) Zwei verblockte Kronen mit einer Geschiebepatrize. Sie werden später fest im Mund einzementiert. b) Geschiebematrize aus Kunststoff (von unten). Sie kann bei Bedarf ausgetauscht werden. c) Geschiebematrize auf einem Modell auf die Geschiebepatrize aufgesetzt.

Geschiebematrize und -patrize können auch vertauscht sein. Die Geschiebematrize befindet sich dann in einer Krone, die Geschiebepatrize an der Teilprothese →Abb. 2.

Eine Teilprothese mit Geschiebe wird auch als **Geschiebeprothese** bezeichnet.

Pfeilerdivergenz →S. 114

Geschiebe können im Labor **individuell** hergestellt oder als vorgefertigte Teile an Kronen angelötet werden (**konfektionierte Geschiebe**).

Bei Brücken kann ein Geschiebe eingesetzt werden, wenn Brückenpfeiler eine Pfeilerdivergenz haben. Geschiebe sind Verankerungselemente mit einer sehr guten Haltefunktion.

Auch sind sie sehr ästhetisch, da man die Kronen, die das Geschiebe tragen, zahnfarben gestalten kann.

Da hier der Zahn nur für eine Krone präpariert werden muss, schonen Geschiebe die Zahnhartsubstanz. Sie sind jedoch weniger reparaturfreundlich als Teleskope, da bei Verlust des Pfeilerzahns mit Geschiebe die komplette Prothese umgebaut werden muss.

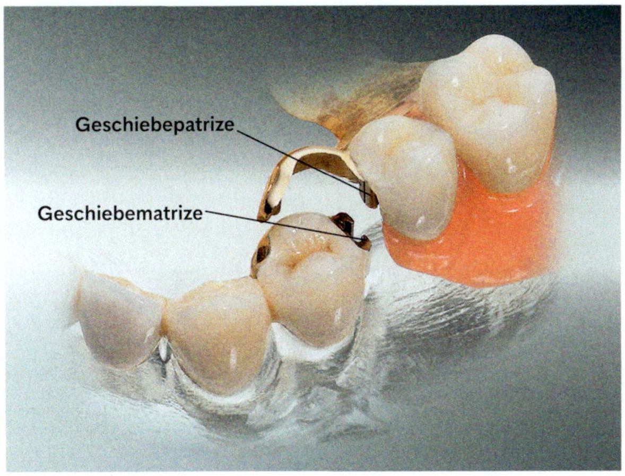

Abb. 2 Geschiebe mit Geschiebematrize an einer Krone und mit Geschiebepatrize am herausnehmbaren Zahnersatz

Stege und Druckknopfanker

Weitere Verankerungselemente sind **Stege** und **Druckknopfanker** →Abb. 1, 2, 3.

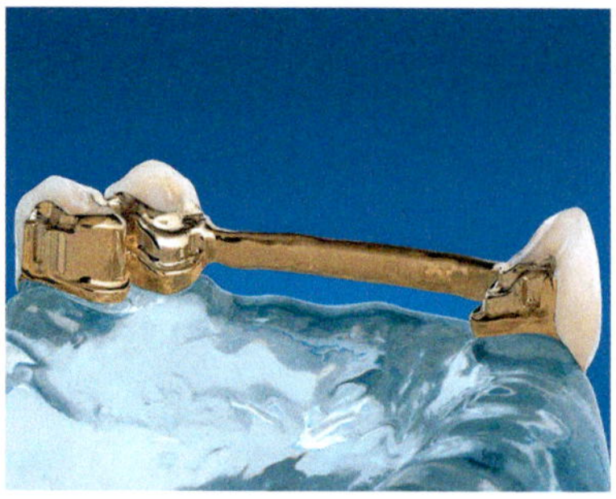

Abb. 1 Stegverbindung zwischen den Eckzähnen

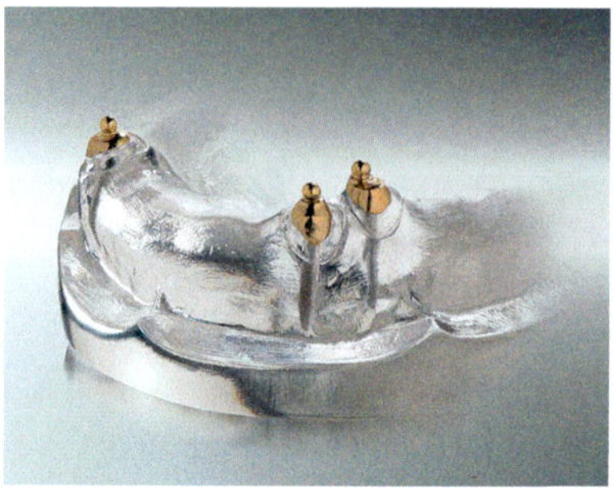

Abb. 2 Druckknopfanker auf einer Wurzelstiftkappe

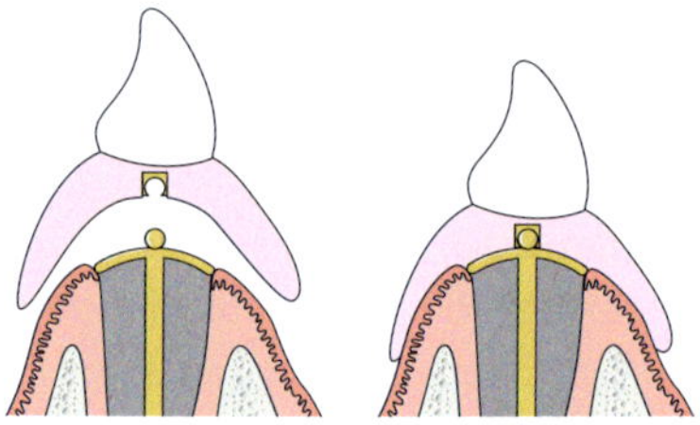

Abb. 3 Druckknopfprinzip eines Druckknopfankers

Die genannten Verankerungselemente können auch in Kombinationen eingesetzt werden →Abb. 4.

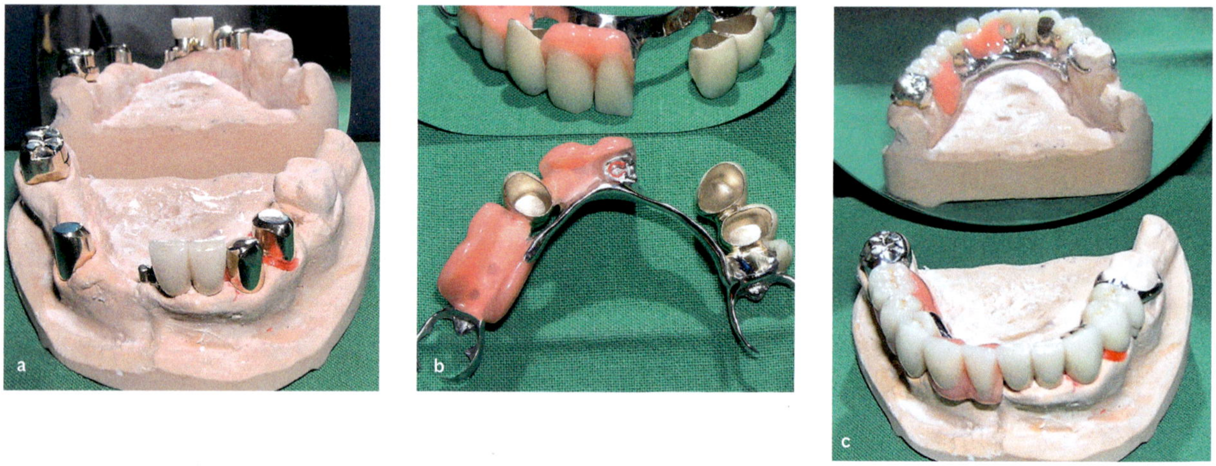

Abb. 4 Klammer, Geschiebe und Teleskope als Verankerungselemente in einer Arbeit: a) 47 Vollgusskrone mit Klammerauflage, Primärkronen an 43, 33, 34; verblockte Verblendkronen 31, 32; Geschiebe mesial 31; b) Sekundärkronen, Geschiebematrize, Klammern (Ansicht von unten); c) Teilprothese auf Modell aufgesetzt. Da hier festsitzender Zahnersatz (Vollgusskrone an 47, verblockte Verblendkronen an 31, 32) mit herausnehmbarem Zahnersatz kombiniert wurde, handelt es sich um ein Beispiel für einen Kombinationszahnersatz (Kombi-Ersatz).

3.1.3 Abstützung („Lagerung“) von Prothesen

Abstützung („Lagerung“) von Prothesen

Die beste Abstützung einer Teilprothese liegt dann vor, wenn die Kaukräfte über die Verankerungselemente nur auf die Zähne übertragen werden →Abb. 1a, S. 453. Man spricht von einer **parodontalen Lagerung**. Dies ist immer in einer Schaltlücke möglich. Die Prothesenbasis kann hier schmal gestaltet werden. Bei einer Freiendlücke werden die Kaukräfte von den Zähnen und von der Schleimhaut aufgenommen. Man spricht von einer **parodontal-gingivalen** Lagerung →Abb. 1b, S. 143. Die Prothesenbasis muss hier breiter gestaltet werden.

Eine reine **gingivale** Lagerung erfolgt bei einer Vollprothese.

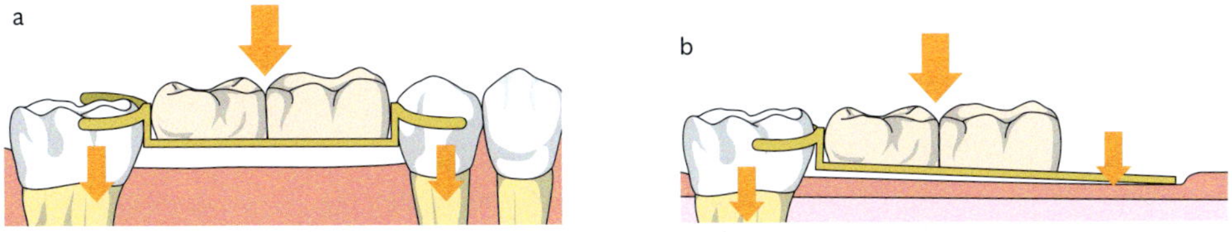

Abb. 1 Verteilung der Kaukräfte bei a) parodontaler Lagerung und b) parodontal-gingivaler Lagerung

3.1.4 Arbeitsabläufe zur Herstellung einer Modellgussprothese und einer Teleskopprothese

Die Versorgung mit Teilprothesen erfordert, wie die Behandlungsabläufe für Kronen- und Brückenersatz, eine eingehende Planung →Tab. 1.

Planung von Kronen und Brückenersatz →S. 122

Modellgussprothese		Teleskopprothese	
Behandlungsablauf	**Zeit**	**Behandlungsablauf**	**Zeit**
1. Sitzung – Planungsphase: – eingehende Untersuchung – Röntgenbilder – evtl. chirurgische, konservierende oder parodontologische Vorbehandlung – evtl. Behandlung funktioneller Störungen (Kiefergelenkprobleme, Frühkontakte usw.) – prothetische Beratung – Therapieplan, evtl. HKP – evtl. Abformungen für Planungsmodelle und Bissnahme			Je nach Situation kann sich diese Sitzung auch über mehrere Sitzungen erstrecken.
Labor: – evtl. Planungsmodelle einartikulieren – evtl. individueller Löffel – evtl. Formteil (Kunststoffschablone) für die Herstellung von Provisorien			2 Tage
2. Sitzung – Gegenkieferabformung – Einschleifen der Klammerauflagen und Abformung – evtl. Bissregistrierung – evtl. Gesichtsbogen – Farbauswahl, Zahnform	45 Min.	**2. Sitzung** – Anästhesie – Gegenkieferabformung – Abformung für Provisorien (meist Abformung mit Interimsprothese) – Präparation der betroffenen Zähne für Teleskopkronen – Vorbereitungen Abformung (Trockenlegung, Retraktionsfäden usw.) – Präparationsabformung (Doppelmisch- oder Korrekturabformung) – evtl. Bissregistrierung – evtl. Gesichtsbogen – Farbauswahl, Zahnform – Provisorienherstellung und Eingliederung	2 Stunden
Labor: – Gegenkiefermodellherstellung – Anfertigung des Modellgussgerüstes	1 Woche	**Labor:** – Gegenkiefermodellherstellung – Sägemodellherstellung – Anfertigung der Primärkronen – Herstellung eines individuellen Löffels	1 Woche

Fortsetzung von Seite 143

Modellgussprothese		Teleskopprothese	
3. Sitzung – Einprobe des Modellgussgerüstes – evtl. Bissregistrierung mit Wachswällen auf dem Modellgussgerüst	20 Min.	**3. Sitzung** – Abnahme der Provisorien – Einprobe der Primärteleskope – Überabformung (Abformung über die Teleskope, die Teleskope bleiben in der Abformung stecken) mit individuellem Löffel – Wiederbefestigen der Provisorien	20 Min.
Labor: – Wachsaufstellung	1 Woche	**Labor:** – Arbeitsmodellherstellung – Anfertigung des Modellgussgerüstes – evtl. Herstellung einer Bissschablone	1 Woche
4. Sitzung – Wachseinprobe (Okklusion, Artikulation, Ästhetik und Lautbildung)	20 Min.	**4. Sitzung** – Abnahme der Provisorien – Einprobe des Modellgerüstes – Bissnahme – Wiederbefestigen der Provisorien	20 Min.
Labor: – Fertigstellung in Kunststoff	5 Tage	**Labor:** – Einartikulation der Modelle – Wachsaufstellung	1 Woche
5. Sitzung – Einsetzen der fertigen Modellgussprothese	15 Min.	**5. Sitzung** – Abnahme der Provisorien – Wachseinprobe (Okklusion, Artikulation, Ästhetik und Lautbildung) – Wiederbefestigen der Provisorien	20 Min.
		Labor: – Fertigstellung in Kunststoff	5 Tage
		6. Sitzung – Einzementieren der Primärkronen – Einsetzen der fertigen Teleskopprothese	20 Min.
erneute Kontrolle ca. 2 Wochen später			

Tab. 1 Ablauf der Herstellung einer Modellguss- und einer Teleskopprothese. Die Zeitangaben dienen als Orientierung und können in unterschiedlichen Praxen bzw. zahntechnischen Laboratorien variieren.

Die Arbeitsabläufe zur Herstellung einer Geschiebeprothese sind denen zur Herstellung einer Teleskopprothese ähnlich.

Merke

Bei der Herstellung von Kombinationszahnersatz, z. B. einer Teleskopprothese, ist gegenüber einer Modellgussprothese immer eine zusätzliche Sitzung notwendig. Die später im Mund zu zementierenden Anteile müssen in einer Sitzung einprobiert werden. Über diese wird eine Überabformung gemacht.

Fachausdruck	Erklärung	Beispiel
Modellgussgerüst	**Basisplatte** aus Metall. Auf diese Platte werden die Kunststoffzähne aufgestellt und mit rosa Prothesenkunststoff befestigt. Die mit Kunststoffzähnen ersetzten Anteile der Prothese werden auch als **Prothesensättel** bezeichnet. Mehrere Prothesensättel werden im Oberkiefer durch eine Gaumenplatte (**Transversalbügel**) und im Unterkiefer durch einen Unterzungenbügel (**Sublingualbügel**) miteinander verbunden. Die Verankerung an den bleibenden Zähnen erfolgt über **Verankerungselemente**.	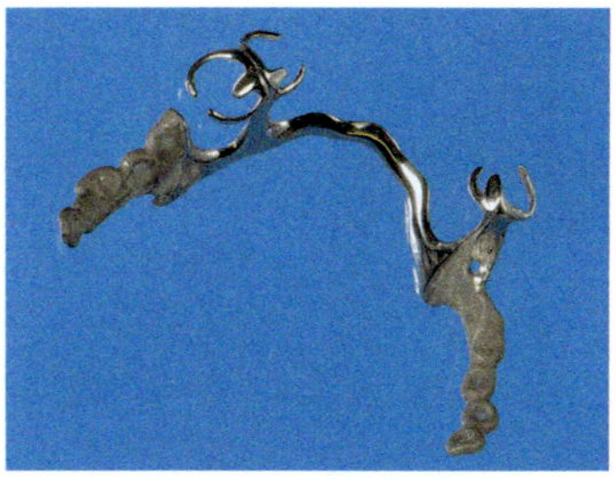 Modellgussgerüst
Bissschablone	Für die Patientin wird eine Kunststoffplatte individuell hergestellt. Auf dieser Kunststoffplatte werden Wachswälle befestigt. Mit dieser Bissschablone kann bei teil- oder nicht bezahnten Patientinnen eine Bissnahme durchgeführt werden.	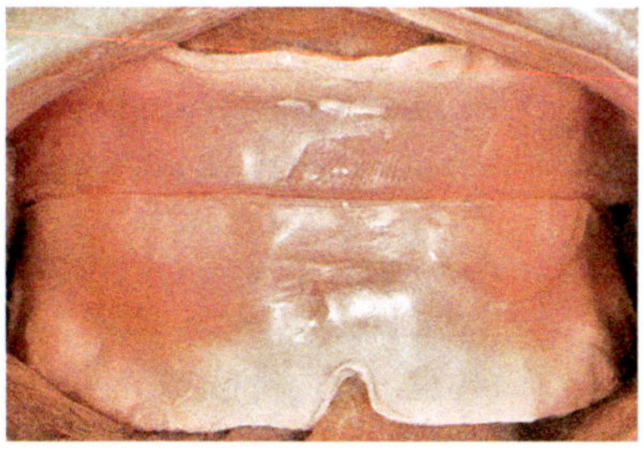 Bissschablone mit Wachswall zur Bissnahme
Wachsaufstellung	Total- oder Teilprothesen müssen vor der endgültigen Fertigstellung zuerst auf Zahnstellung, Zahnform, Zahnfarbe, Okklusion, Artikulation und Lautbildung überprüft werden. Dazu werden die Prothesenzähne zuerst mit Wachs aufgestellt. Statt des rosa Prothesenkunststoffs wird zunächst noch rosafarbenes Wachs verwendet.	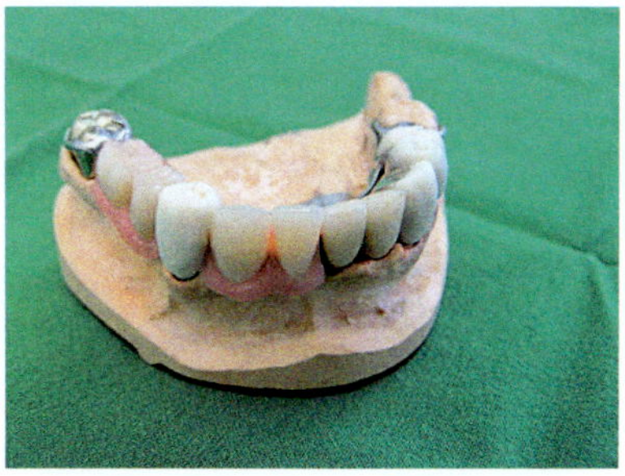 Wachsaufstellung einer Teilprothese. Die Prothesenzähne sind mit rosafarbenem Wachs aufgestellt. Die Verblendungen sind noch mit weißem Wachs gestaltet.

Tab. 1 Übersicht über Fachausdrücke aus dem zahntechnischen Labor (Teilprothese)

3.2 Totalprothese

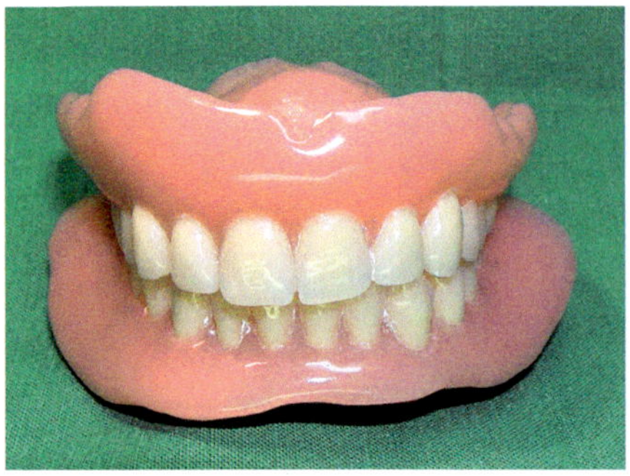
Abb. 1 OK- und UK-Totalprothese

Totalprothesen werden auch als **Vollprothesen** bezeichnet. Sie werden bei einem oder beiden zahnlosen Kiefer(n) eingesetzt. In der Regel bestehen sie nur aus rosafarbenem Kunststoff, in den die Prothesenzähne aus Kunststoff eingebettet sind →Abb. 1. Im Oberkiefer ist der Gaumen bedeckt. Die hintere Begrenzung ist die Ah-Linie. Die vestibuläre Begrenzung ist die Umschlagfalte. Auch im Unterkiefer erstreckt sich die Totalprothese vestibulär bis zur Umschlagfalte. Lingual reicht sie in die beweglichen Partien des Mundbodens. Im hinteren lingualen Bereich erstreckt sie sich bis zur Linea mylohyoidea (Ursprung des M. mylohyoideus an der Innenseite des Unterkiefers).

Linea mylohyoidea →LF 5

3.2.1 Halt einer Totalprothese

Während bei der Teilprothese natürliche Zähne zum Halt der Prothese beitragen, ist dies bei einer Totalprothese nicht mehr möglich.

Wie ist dennoch ein guter Halt möglich? Für den Halt der Totalprothese sorgen Kapillarkräfte, welche im Spalt zwischen Prothesenbasis und Kieferschleimhaut durch den dazwischen gelagerten Speichelfilm wirksam werden. Damit im Zusammenhang steht auch eine Unterdruckwirkung. Vereinfacht kann man sich den Halt wie bei zwei aufeinanderliegenden, befeuchteten Glasplatten vorstellen.
Voraussetzungen für diesen Halt sind:
- die Prothesenbasis muss der Kieferschleimhaut möglichst dicht anliegen, nur dadurch kann ein dünner Speichelfilm erzielt werden
- möglichst zähfließender Speichel zwischen Prothesenbasis und Kieferschleimhaut
- möglichst große Auflagefläche der Prothese
- der Abschluss am Prothesenrand muss möglichst dicht sein, damit keine Luft und kein Speichel am Prothesenrand eindringen können; der Prothesenrand wird deshalb auch als **Ventilrand** bezeichnet

Ein entscheidendes „Bauteil" für den Halt einer Totalprothese ist der Prothesenrand. Er muss möglichst dicht der Umschlagfalte anliegen, um die genannte **Ventilfunktion** zu erzielen. Er darf sich aber auch nicht zu tief in die Umschlagfalte einlagern. In diesem Fall wäre der Prothesenrand zwar schön dicht, aber bei jeder Bewegung würden Muskeln, Lippen-, Wangen- und Zungenbänder usw. die Totalprothese abhebeln. Der Prothesenrand muss an die Funktion der umgebenden Gewebe angepasst werden. Deshalb wird er auch als **Funktionsrand** bezeichnet.

Funktionsabformung →S. 134

Durch eine Funktionsabformung wird der Prothesenrand richtig abgeformt. Dadurch liegt der Prothesenrand der Umschlagfalte möglichst dicht an, ohne bei Muskelbewegungen abgehebelt zu werden, und kann so seine Aufgabe als **Ventil-** und **Funktionsrand** erfüllen. Bei einem richtig gestalteten Prothesenrand wirken einige Muskeln sogar stabilisierend auf die Prothese.

3.2.2 Arbeitsabläufe zur Herstellung einer Totalprothese im OK und UK

Die Versorgung mit Totalprothesen erfordert eine genaue Planung →Tab. 1.

Behandlungsablauf	Bild	Zeit
1. Sitzung – Planungsphase: – eingehende Untersuchung – evtl. funktionstherapeutische Maßnahmen – prothetische Beratung – Therapieplan, evtl. HKP – evtl. Abformungen mit der alten Prothese für Planungsmodelle und Bissnahme		
2. Sitzung – Situationsabformung OK und UK zur Herstellung von individuellen Löffeln	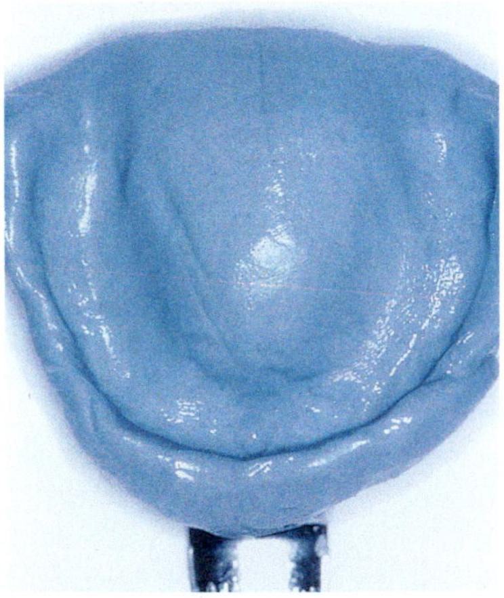 Situationsabformung OK	15 Min.
Labor: – Herstellung der Situationsmodelle – Herstellung der individuellen Löffel		2 Tage
3. Sitzung – Funktionsabformung OK und UK mit individuellen Löffeln	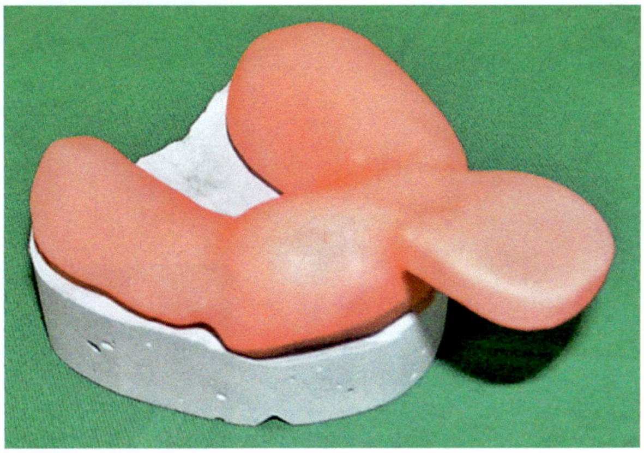 Individueller Löffel für Funktionsabformung UK	20 Min.
Labor: – Herstellung der Arbeitsmodelle – Herstellung von Bissschablonen		2 Tage

4. Sitzung

- Bissnahme
- Punkte an Nase und Kinn werden eingezeichnet.
- die Patientin wird aufgefordert, die Lippen locker aufeinanderzulegen (Ruheschwebelage), die exakte Bisshöhe liegt 2 mm unterhalb dieser Ruheposition; der Abstand der Punkte und somit die Bisshöhe wird mit einer Schieblehre fixiert
- das Wachs der Bissschablonen wird erwärmt; nun lässt man den Patienten so lange zubeißen, bis die ermittelte Bisshöhe erreicht ist; die Wachswälle werden fixiert
- auf den Wachswällen werden Hilfslinien für die Zahnaufstellung eingezeichnet, z. B.:

1) Mittellinie
2) Eckzahnlinie
3) Kauebene
4) Lachlinie

- evtl. Gesichtsbogen
- Ermitteln der korrekten Zahnfarbe und Zahnform

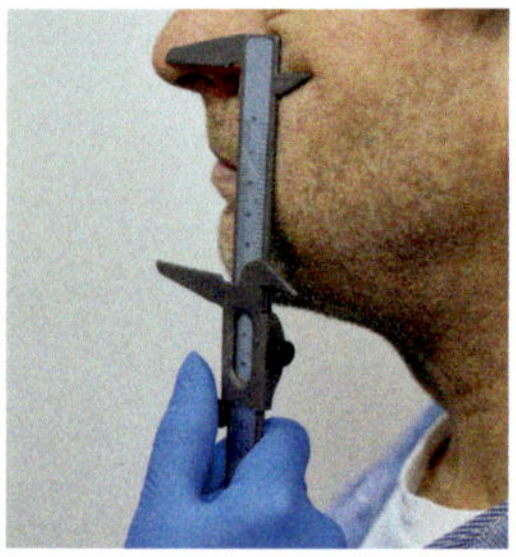

Festlegung der Bisshöhe

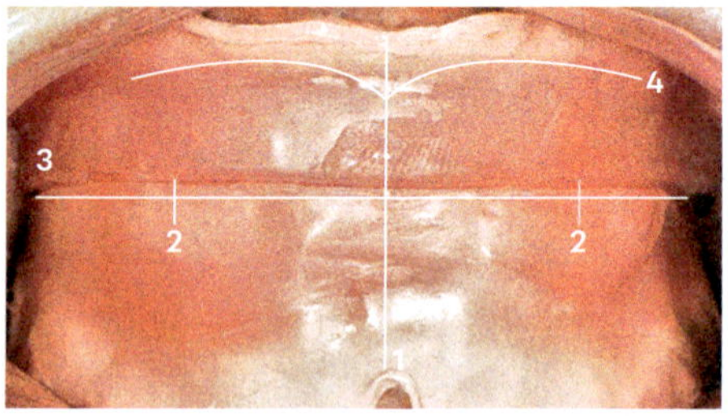

Bissschablone mit Wachswall zur Bissnahme

20 Min.

Labor:

- Einartikulation der Arbeitsmodelle
- Wachsaufstellung der Prothesen

1 Woche

5. Sitzung

- Wachseinprobe (Okklusion, Artikulation, Ästhetik, Lautbildung)

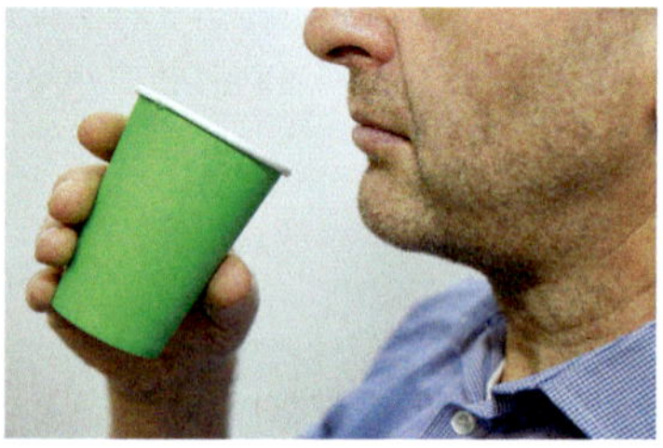

Kontrolle des Lippenprofils von der Seite bei der Wachseinprobe

20 Min.

Labor:

- Fertigstellung der Prothesen in Kunststoff

5 Tage

6. Sitzung

- Eingliederung der fertiggestellten Prothesen

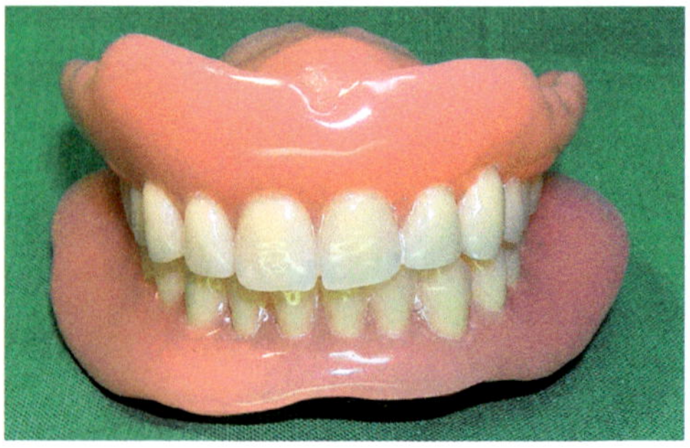

OK-UK-Totalprothese

20 Min.

Tab. 1 Ablauf der Herstellung einer OK- und UK-Totalprothese. Die Zeitangaben dienen als Orientierung und können in unterschiedlichen Praxen bzw. zahntechnischen Laboratorien variieren.

3.2.3 Die ältere Patientin

Der Anteil älterer Menschen in unserer Bevölkerung nimmt stetig zu. Sie brauchen in der Zahnarztpraxis eine besondere Betreuung.

Ältere Menschen sind oft weniger flexibel und gewöhnen sich langsamer an neue Situationen. Dies bedeutet, dass ein neuer Zahnersatz häufig als störend empfunden wird, obwohl er funktionstüchtiger ist als der alte. Deshalb wird z. B. die alte Prothese lieber getragen als die neue. Wichtig ist es hier, den älteren Menschen ernst zu nehmen und ihn zu ermutigen, sich durch immer häufigeres Tragen des neuen Zahnersatzes langsam an die veränderte Situation zu gewöhnen.

Herausnehmbarer Zahnersatz bietet den Vorteil, dass er sehr einfach und kostengünstig repariert werden kann. Auch können Zähne, die extrahiert werden müssen, durch Umgestaltung des herausnehmbaren Zahnersatzes ersetzt werden. Dies wird als Erweiterung bezeichnet.

Mit zunehmendem Alter nehmen Sinneswahrnehmungen wie Sehen und Riechen ab. Auch sind die manuelle Geschicklichkeit und Feinmotorik eingeschränkt. Das kann sich auf die Fähigkeit der Pflege des Zahnersatzes und der eigenen Zähne auswirken. Deshalb muss die Patientin dazu angeleitet werden, ihren Zahnersatz und die eigenen Zähne zu pflegen. Da auch dies eine neue Situation für die Patientin bedeutet, muss sie regelmäßig zur Kontrolle einbestellt werden, um die Fortschritte beobachten und ihn neu motivieren zu können.

Reinigung der Zähne und der Gingiva →S. 18

Neben der Reinigung der eigenen Zähne sollte auch der herausnehmbare Zahnersatz täglich gut gesäubert werden. Es sollten dafür spezielle Prothesenbürsten Verwendung finden →Abb. 1.

Wichtig ist dabei auch ein handlicher Griff der Zahn- bzw. Prothesenbürste, den die ältere Patientin gut halten kann →Abb. 2, 3.

Daneben können auch weitere spezielle Handbürsten, die die Patientin gut greifen kann, verwendet werden →Abb. 4.

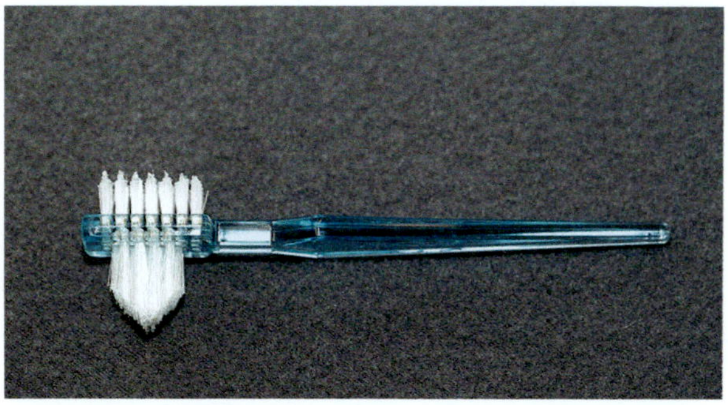

Abb. 1 Spezielle Prothesenbürste

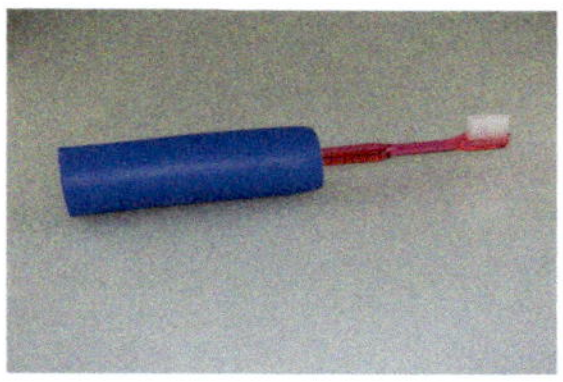

Abb. 2 Zahnbürste mit Schaumstoffgriff

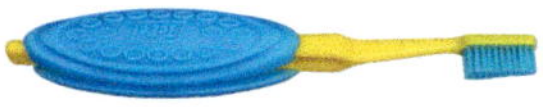

Abb. 3 TePe® Extra Grip Zahnbürstengriff

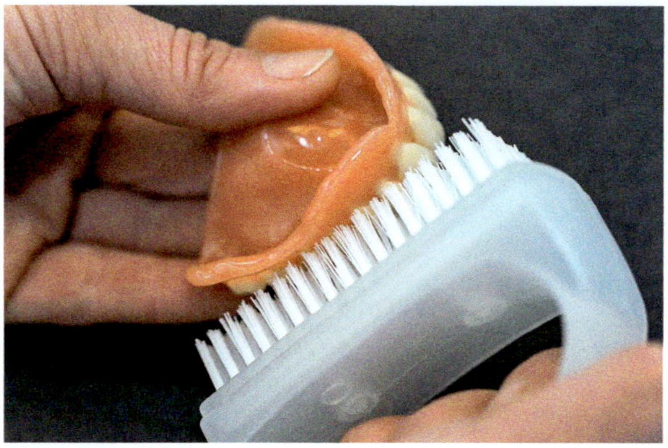

Abb. 4 Reinigung der Prothese mit einer speziellen Handbürste

Insgesamt sollte die ältere Patientin auch bei der Reinigung von herausnehmbarem Zahnersatz systematisch vorgehen →Abb. 1, 2, 3.

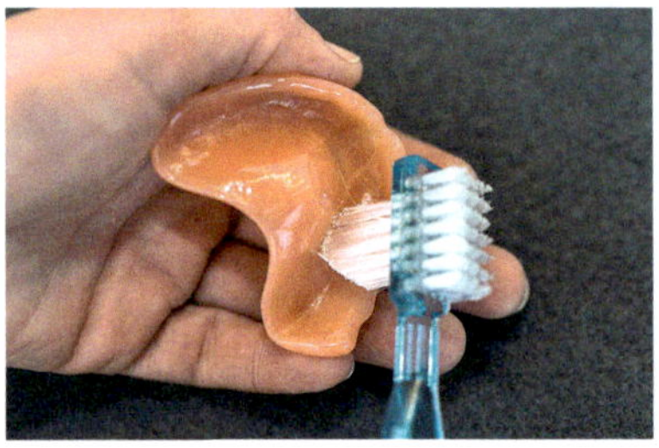

Abb. 1 Reinigung von herausnehmbarem Zahnersatz. Die Prothesenbasis sollte mit kreisenden Bewegungen mit Zahnpasta gereinigt werden. Danach wird die Zahnpasta unter fließendem Wasser abgespült.

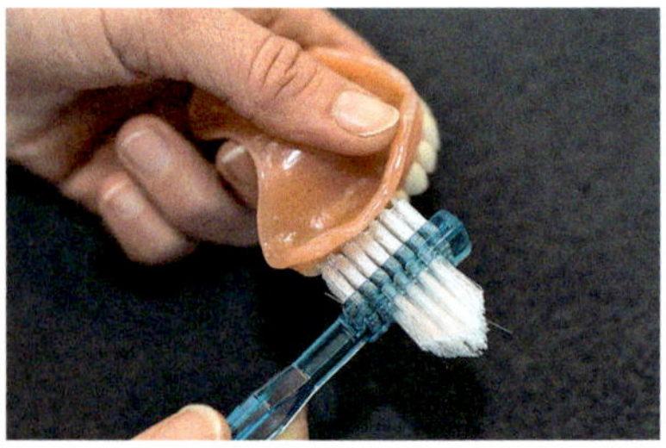

Abb. 2 Reinigung von herausnehmbarem Zahnersatz. Die Interdentalräume der Prothese müssen mit kreisenden oder auswischenden Bewegungen gereinigt werden.

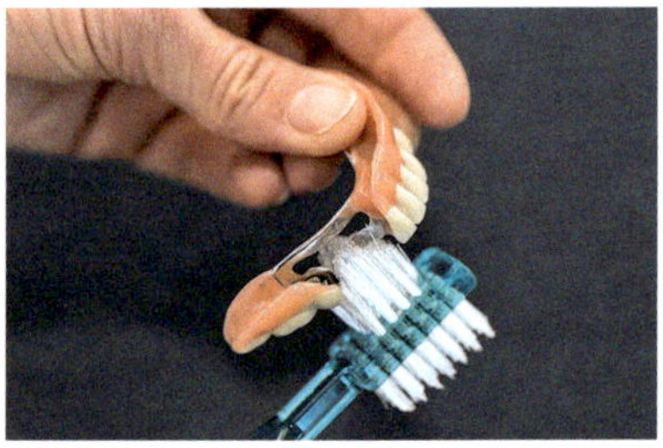

Abb. 3 Reinigung von herausnehmbarem Zahnersatz. Auch die Verankerungselemente bei Teilprothesen müssen gesäubert werden.

Terminologie: Herausnehmbarer Zahnersatz

Cover-Denture-Prothese, die	Deckprothese; teleskopierende Totalprothese; angezeigt bei einem Restzahnbestand von bis zu drei Zähnen; die Zähne werden mit den Primärkronen der Teleskope versorgt; auf diese kommt eine Totalprothese, in die die Sekundärkronen der Teleskope eingearbeitet sind
definitive Prothese	endgültige Prothese
Freiendlücke, die	verkürzte Zahnreihe; der entsprechende herausnehmbare Zahnersatz wird als Freiendprothese bezeichnet
Funktionsrand, der (auch: **Ventilrand**, der)	Prothesenrand einer Totalprothese; er muss auf die Bewegung der umgebenden Muskeln, Bänder usw. abgestimmt werden; dies geschieht über eine Funktionsabformung
Immediatprothese, die	Sofortprothesen; werden vor einer Zahnextraktion hergestellt; die Prothese dient dann gleichzeitig als Wundverband; durch eine Unterfütterung nach der Wundheilung kann sie in eine definitive Prothese umgewandelt werden
Interimsprothese, die	Übergangsprothesen; werden vor oder nach einer Zahnextraktion hergestellt; die Prothese wird nur so lange getragen, bis die Wundheilung abgeschlossen ist und die definitive Prothese hergestellt wurde
partielle Prothese	Teilprothese; Prothese des teilbezahnten Gebisses; bedeckt die zahnlosen Kieferkammanteile mit Prothesensätteln; Verbindung der Teilprothese mit den Restzähnen über Verankerungselemente (z. B. Klammer, Teleskop, Geschiebe)
Schaltlücke, die	Zahnlücke innerhalb einer geschlossenen Zahnreihe; der entsprechende herausnehmbare Zahnersatz wird als Schaltprothese bezeichnet

Sublingualbügel, der	Unterzungenbügel; Ausgleichselement einer Teilprothese im UK; verbindet die einzelnen Prothesensättel untereinander
Transversalbügel, der	Gaumenplatte; Ausgleichselement einer Teilprothese im OK; verbindet die einzelnen Prothesensättel untereinander
Ventilrand, der (auch: **Funktionsrand**, der)	abdichtender Prothesenrand einer Totalprothese; entsteht dadurch, dass der Prothesenrand der Umschlagfalte ohne Druck anliegt; dadurch können Luft und Speichel nicht unter die Prothese gelangen; ist entscheidend für den Halt einer Prothese

Aufgaben

1 Wie ist eine Modellgussprothese aufgebaut?

2 Erklären Sie die Begriffe Schaltlücke und Freiendlücke.

3 Wie ist ein Geschiebe aufgebaut?

4 Teilprothesen unterscheiden sich in den Verankerungselementen. Welche Vorteile bieten Teleskope gegenüber Klammern?

5 Wie kommt es zum Halt einer Totalprothese?

4 Zahnersatz auf Implantaten

Implantate bieten die Möglichkeit sowohl festsitzenden Zahnersatz zu befestigen als auch herausnehmbarem Zahnersatz mehr Halt zu geben.

4.1 Festsitzender Zahnersatz auf Implantaten

Kronenarten →S. 109

Ein einzelnes Implantat kann in einer Schaltlücke dafür sorgen, dass Nachbarzähne nicht beschliffen werden müssen. Es ist damit eine Alternative zu einer Brücke. Auf ein Einzelimplantat können Kronen befestigt werden. Es können dazu alle Arten der Kronen verwendet werden – Vollguss-, Verblend- und Mantelkronen.

Die Kronen können direkt auf das Implantat geschraubt werden oder auf das Implantat zementiert werden →Abb. 1.

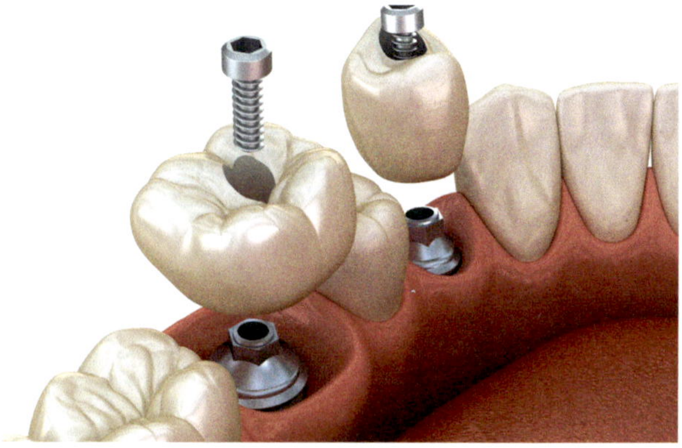

Abb. 1 Schematische Darstellung verschraubter Kronen auf Implantaten. Die okklusale Schraubenöffnung wird später mit Kunststoff verschlossen.

Will man Kronen auf ein Implantat zementieren, so muss ein Sekundärteil auf das Implantat geschraubt werden →Abb. 1.

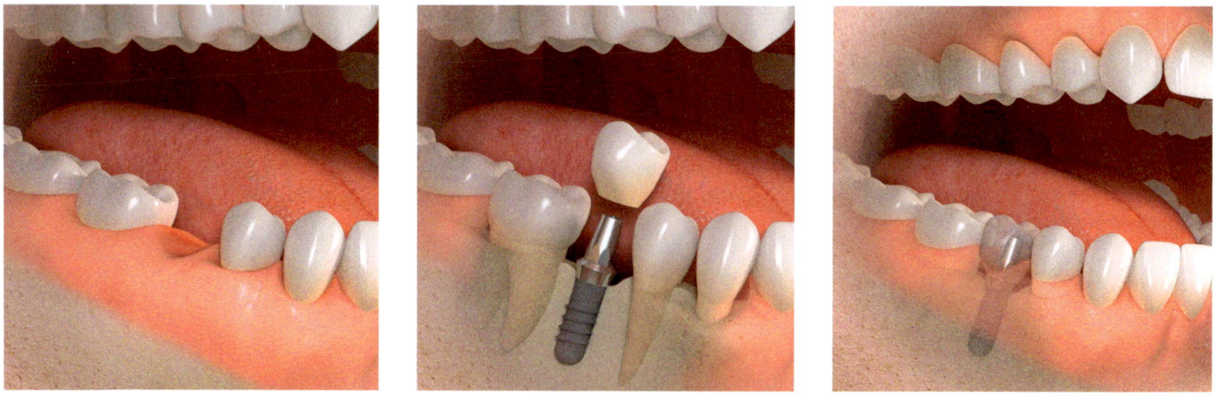

Abb. 1 Zementierte Krone auf einem Implantat. Dazu wird zuvor ein Sekundärteil auf das Implantat geschraubt. (© Institut Straumann AG, 2020. Alle Rechte vorbehalten. Mit freundlicher Genehmigung der Institut Straumann AG)

Das Sekundärteil, welches man bei zementierten Kronen auf Implantaten verwendet, kann vorgefertigt gekauft werden. Es kann jedoch auch individuell gestaltet werden und wird dann als **individuelles Abutment** bezeichnet. Sekundärteile können aus Titan oder Keramik hergestellt werden →Abb. 2.

Fehlen mehrere Zähne, so können auf mindestens zwei Implantaten auch implantatgetragene Brücken hergestellt werden →Abb. 3.

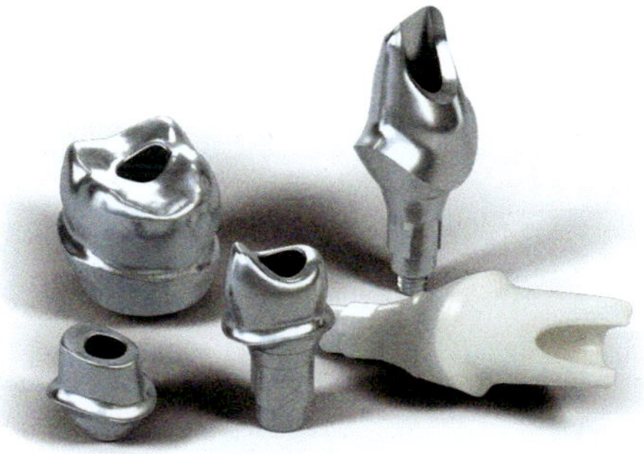

Abb. 2 Unterschiedliche individuelle Abutments. Durch individuelle Abutments kann eine bessere Gingiva- oder Kontaktpunktgestaltung erzielt werden. (© Institut Straumann AG, 2020. Alle Rechte vorbehalten. Mit freundlicher Genehmigung der Institut Straumann AG)

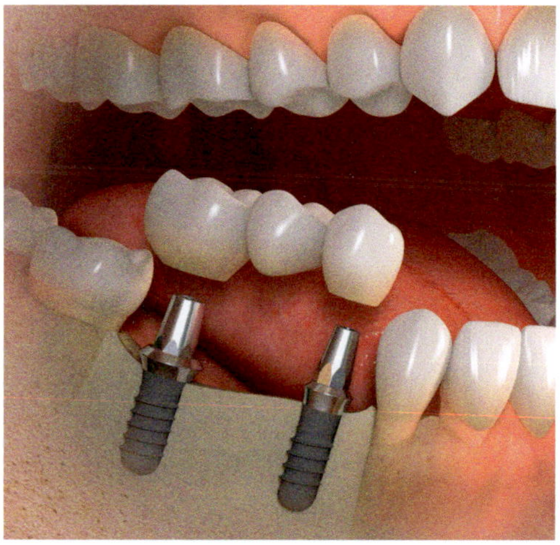

Abb. 3 Brücke auf zwei Implantaten (© Institut Straumann AG, 2020. Alle Rechte vorbehalten. Mit freundlicher Genehmigung der Institut Straumann AG)

4.2 Herausnehmbarer Zahnersatz auf Implantaten

Die zahntechnisch einfachste und damit auch günstigste Variante Totalprothesen durch Implantate mehr Halt zu geben, ist mit einem **Locator** zu arbeiten. Locatoren funktionieren nach dem „Druckknopfprinzip", wie wir es auch von Kleidungsstücken kennen.

Die kugelförmige Patrize wird in das Implantat geschraubt. Die Matrize wird in die Prothese eingearbeitet. Diese „klickt" sich beim Einsetzen der Prothese auf der Patrize fest. Die Matrize gibt es mit unterschiedlichen Abzugskräften von leichter bis extra starken Halt. Die Matrize kann auch bei Verschleiß sehr einfach ausgetauscht werden.

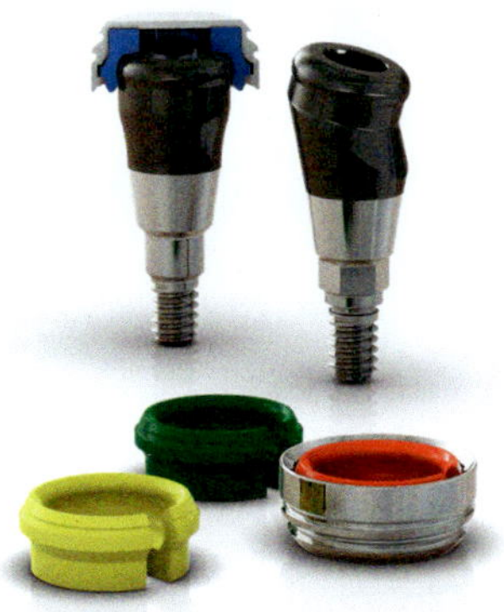

Abb. 1 Novaloc®-System (© Institut Straumann AG, 2020. Alle Rechte vorbehalten. Mit freundlicher Genehmigung der Institut Straumann AG)

Um einer Totalprothese mit Locatoren Halt zu geben, sollten mindestens zwei, besser vier Implantate gesetzt werden.

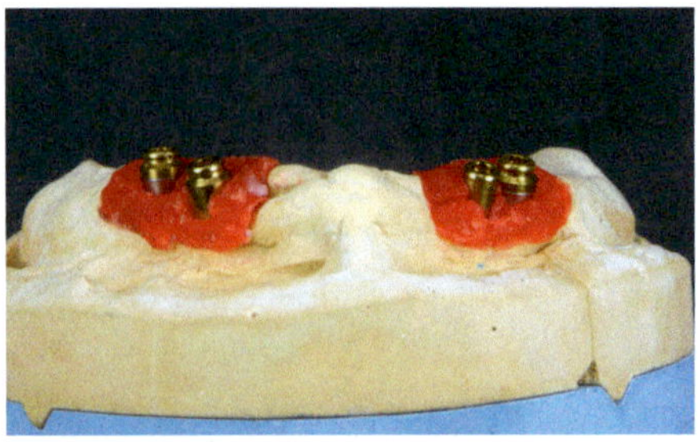

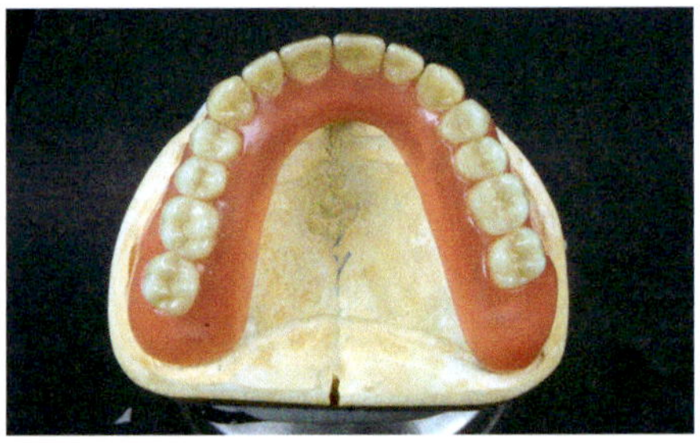

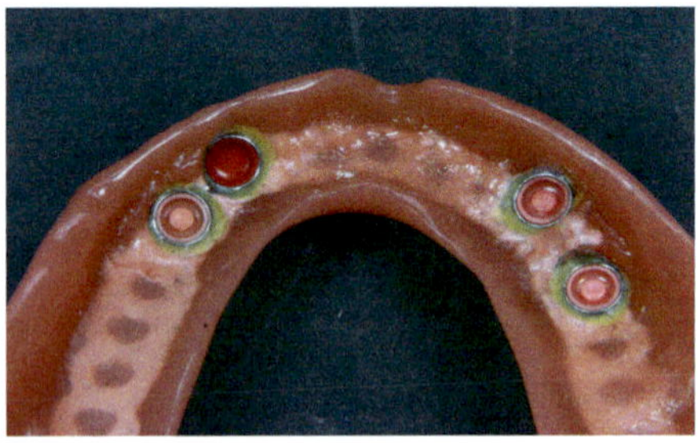

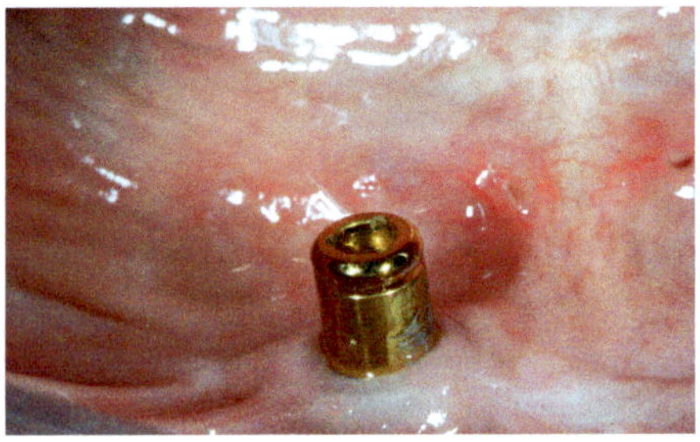

Abb. 2 Locator-Prothese von oben und unten

Der Nachteil von Implantatversorgungen mit Locatoren ist, dass die Gestaltung des Zahnersatzes immer noch wie eine Totalprothese aussieht. Außerdem kann es sein, dass z. B. beim Biss in einen Apfel die Prothese trotzdem abhebt. Will man hier eine Verbesserung erzielen, so muss man die Implantate mit **Teleskopen** oder einem **Steg** versorgen →Abb. 1, 2. Dies ist zahntechnisch aufwendiger und dadurch teurer.

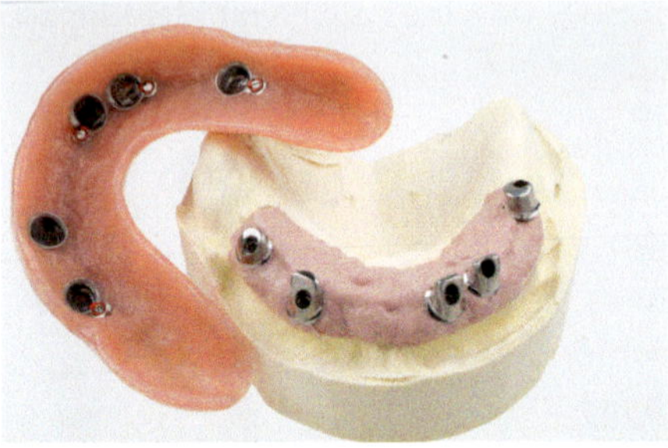

Abb. 1 Teleskope auf Implantaten und herausnehmbarer Zahnersatz

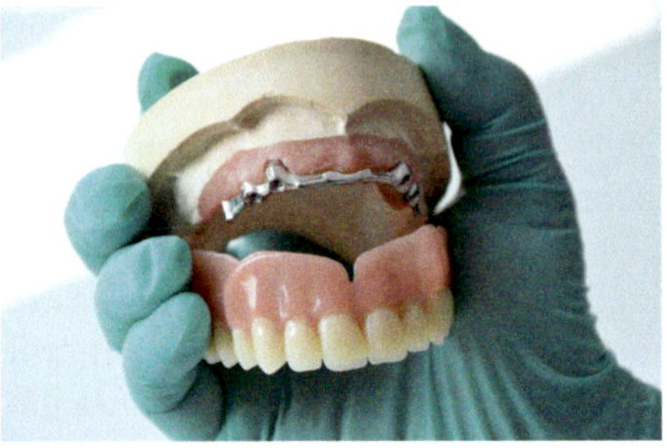

Abb. 2 Stegprothese auf Implantaten

Eine weitere Möglichkeit ist das sog. **All-on-4**-Konzept. Dazu werden vier Implantate gesetzt. Das hintere Implantat wird dabei bewusst schräg gesetzt (im Unterkiefer am N. mentalis und im OK an der Kieferhöhle vorbei), um eine maximale Abstützung in den hinteren Bereich der Prothese zu erzielen. Dann können die Implantate mit einem Steg oder mit einer auf die Implantate verschraubten Prothese versorgt werden →Abb. 3. Der Vorteil, ist dass der Zahnersatz ohne lange Einheilzeiten eingegliedert werden kann.

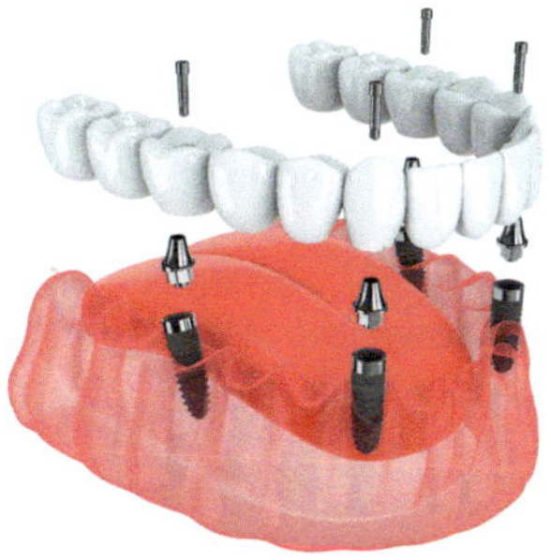

Abb. 3 All-on-4 mit verschraubter Prothese

Unter Prothetik versteht man die Zahnersatzkunde, oft als **ZE-Behandlung** abgekürzt. Hierzu gehört die Herstellung von Brücken und Prothesen. Kronen gehören eigentlich nicht in diesen Bereich. Sie dienen nicht zum Ersatz, sondern zum Erhalt von Zähnen. In der GOZ werden Einzelkronen daher als konservierende Leistungen betrachtet und entsprechend abgerechnet.
Im Rahmen der gesetzlichen Krankenkassen werden Kronen, Brücken und Prothesen wie prothetische Leistungen behandelt. Deswegen wird die Abrechnung der Versorgung mit Kronen erst im Lernfeld 11: Prothetik eingeführt.
Somit umfasst dies Lernfeld die Versorgung mit
- Einzelkronen und Stiftaufbauten
- Brücken
- Teilprothesen
- Totale Prothesen
- Epithesen (zur Versorgung von Gesichtsdefekten) sowie die Wiederherstellung der Funktion oder ggf. die Erweiterung vorhandener prothetischer Arbeiten.

5 Abrechnung prothetischer Behandlungen bei Kassenpatientinnen

5.1 Grundlagen

Auch die prothetische Versorgung und die Versorgung mit Einzelkronen von gesetzlich Krankenversicherten stützen sich auf rechtliche Grundlagen:
- das geltende SGB V (insbesondere §§ 55 und 56)
- BMV-Z Anlage 2 und Anlage 15 (insbesondere das elektronische Beantragungs- und Genehmigungsverfahren Zahnärzte, EBZ)
- Richtlinien über die Versorgung mit Zahnersatz und Zahnkronen
- Festzuschussrichtlinien
- Beschlüsse des G-BA (Gemeinsamer Bundesausschuss)

Im Rahmen des EBZ gelten die folgenden Vordrucke:
- Vordruck 3c: Patienteninformation Regelversorgung
- Vordruck 3d: Patienteninformation gleich- und andersartige Versorgung
- Vordruck 3e: Direktabrechnung Zahnersatz

elektronischer Heil- und Kostenplan
→S. 162

Das eFormular 3 (elektronischer Heil- und Kostenplan, eHKP) erinnert an den ehemaligen Heil- und Kostenplan und wird **ausschließlich elektronisch** an die Krankenkasse zur Genehmigung des Zahnersatzes gesendet. Die eHKPs werden monatlich (in manchen KZV-Gebieten auch häufiger) abgerechnet. In manchen KZV-Gebieten kann die Praxis auch die Sofortauszahlung wählen. Zudem ist eine tägliche Abrechnung möglich.
Für die Abrechnung der Pläne gilt ein bundeseinheitlicher Punktwert.

5.1.1 Festzuschüsse

Prothetische Leistungen werden von der Krankenkasse nicht vollständig bezahlt, sondern in der Regel nur mit **Festzuschüssen** bezuschusst. Die Patientin muss grundsätzlich 40 % der statistischen Durchschnittskosten der Regelversorgung übernehmen. Zum Nachweis, dass die Patientin über die ihr entstehenden Kosten informiert wurde, sollte sie unbedingt die **Vordrucke 3c** oder **3d** unterschreiben.

Abrechnung prothetischer Behandlungen bei Kassenpatientinnen

Die gesetzlichen Krankenkassen gewähren den Versicherten gemäß **§§ 55** und **56 SGB V** einen befundorientierten Festzuschuss von **60 % der Durchschnittskosten** für
- die Vergütung zahnärztlicher Leistungen inklusive Materialkosten,
- die Vergütung zahntechnischer Leistungen inklusive Materialkosten.

Berechnungsgrundlage dafür ist der elektronische Heil- und Kostenplan (eHKP).

Durch eine sog. **Bonusreglung** können Kassenpatientinnen den Festzuschuss erhöhen:
- Weist die Patientin in den vergangenen fünf Kalenderjahren eigene Bemühungen zur Gesunderhaltung der Zähne nach, so erhält sie von der Krankenkasse einen **Festzuschuss von 70 %** (Bonus 1). Dazu muss der Gebisszustand regelmäßige Zahnpflege erkennen lassen und die Patientin muss nachweisen (Bonusheft), dass sie wenigstens einmal in jedem Kalenderjahr zahnärztlich untersucht wurde.
- Die Patientin erhält von der Krankenkasse einen **Festzuschuss von 75 %** (Bonus 2), wenn sie nachweisen kann, dass sie in den vergangenen zehn Kalenderjahren wenigstens einmal in jedem Kalenderjahr zahnärztlich untersucht wurde und der Gebisszustand regelmäßige Zahnpflege erkennen lässt. Ein einmaliges Versäumnis der Untersuchung innerhalb des 10-Jahres-Zeitraums kann folgenlos bleiben. Voraussetzung ist eine ausreichende Begründung gegenüber der Krankenkasse, warum sie in dem betreffenden Jahr bzw. Halbjahr nicht zum Zahnarzt gehen konnte.

Bonus	**Durchschnittskosten** (Zahnarztpraxis und Labor)
ohne Bonus	60 % der statistischen Durchschnittskosten der Regelversorgung als Festzuschuss
Bonus 1	70 % der statistischen Durchschnittskosten der Regelversorgung als Festzuschuss
Bonus 2	75 % der statistischen Durchschnittskosten der Regelversorgung als Festzuschuss
Härtefall	100 % bei Patienten mit geringem Einkommen nach § 62 und § 55 Abs. 2 SGB V als Festzuschuss (bei Verwendung von NEM (nicht Edelmetall) – Legierungen), sonst nur doppelter Festzuschuss

Tab. 1 Festzuschussregelung für Kassenpatientinnen: Unabhängig von der erforderlichen Versorgung erhält Patientin die aufgeführten Festzuschüsse.

Konservierend-chirurgische Leistungen sowie Röntgenleistungen, die im Zusammenhang mit Zahnkronen und Zahnersatz erbracht wurden, werden vollständig von der Krankenkasse bezahlt. Die Abrechnung erfolgt i. d. R. über den KCH-Upload.

Merke
Das Bonusheft ist eines der ersten medizinischen Informationsobjekte (MIO), welche dazu dienen, medizinische Daten standardisiert – nach einem festgelegten Format – zu dokumentieren. Das Bonusheft soll in Zukunft nur noch elektronisch geführt werden.

Beispiel
Ein Patient muss an Zahn 16 mit einer Einzelkrone als metallische Vollkrone versorgt werden. Er erhält bei dem Befund unter **1.1** den Festzuschuss, unabhängig von der tatsächlichen Versorgung (Stand 31.07.2022): Der Befund wird vom Zahnarzt festgestellt.

Festzuschuss/ Befund-Nr.	ohne Bonus	70 % Bonus 1	75 % Bonus 2	100 % Härtefall
1.1 Erhaltungswürdiger Zahn mit weitgehender Zerstörung der klinischen Krone oder unzureichender Retentionsmöglichkeit, je Zahn	**203,80 €**	**237,77 €**	**254,75 €**	**339,67 €**

Stellt die Zahnärztin bei dem Patienten den Befund unter **1.1** fest, erhält er, je nach seiner Bonusstufe, den aufgeführten Festzuschuss in € bei der Versorgung mit einer Einzelkrone.

Die aktuellen Festzuschüsse finden Sie unter:

https://www.kzbv.de/festzuschussbetraege- 2022.662.de.html

Festzuschüsse → Befundorientierte Festzuschüsse im Zahnersatz für gesetzlich Versicherte

Festzuschüsse sind nach den unterschiedlichen Befunden beschrieben und in **nummerierte Befundklassen** unterteilt. Die folgenden Tabellen geben einen vereinfachten Überblick über die Zuordnung von BEMA-Zahnersatzabrechnungspositionen zu den entsprechenden Festzuschüssen bei **Regelversorgung**. Wiederherstellungen, Suprakonstruktionen und Interimsersatz sind hier nicht aufgeführt.

Einzelkronen

BEMA-Pos.	Kurztext	Festzuschuss-Nr.
20 a	Vollkrone	1.1
20 b	Verblendkrone	1.1 + 1.3
20 c	Teilkrone	1.2
18 a	Konfektionierter Stiftaufbau	1.4
18 a	Gegossener Stiftaufbau	1.5

Tab. 1 Festzuschüsse bei Befundklasse 1

Total-/Cover-Denture-Prothesen bis drei Zähne

BEMA-Pos.	Kurztext	Festzuschuss-Nr.
97 a	OK Totale	4.2
97 a	OK Cover Denture	4.1
97 b	UK Totale	4.4
97 b	UK Cover Denture	4.3
98 d	Stützstift-registrierung	4.9
98 e	Metallbasis Totale	4.5
91 d	Teleskopkrone	4.6
90	Wurzelstiftkappe	4.8
90	Verblendung Tele	4.7

Tab. 2 Festzuschüsse bei Befundklasse 4

Merke
Bis zum Restzahnbestand von drei Zähnen gilt die Befundklasse 4. Die Befundklasse 3 übernimmt von 4 nur den Festzuschuss 4.7.

Brücken

BEMA-Pos.	Kurztext	Festzuschuss-Nr.
2 x 91 1 x 92	Einspannig, ein Zahn ersetzt	2.1 (bei 91 b + 2.7)
2 x 91 1 x 92	Einspannig, zwei Nachbarzähne ersetzt	2.2 (bei 91 b + 2.7)
2 x 91 1 x 92	Einspannig, drei Nachbarzähne ersetzt	2.3 (bei 91 b + 2.7)
3 x 91 2 x 92	Zweispannig, jeweils ein Zahn pro Spanne ersetzt	2.1 + 2.5 (bei 91 b + 2.7)
3 x 91 2 x 92	Zweispannig, ein Zahn und zwei Zähne ersetzt	2.2 + 2.5 (bei 91 b + 2.7)
3 x 91 2 x 92	Zweispannig, ein Zahn und drei Zähne ersetzt	2.3 + 2.5 (bei 91 b + 2.7)
2 x 91 b 1 x 92	Einspannig Front, vier Nachbarzähne ersetzt	2.4 + 6 x 2.7

Tab. 3 Festzuschüsse bei Befundklasse 2

Partieller / Kombizahnersatz mehr als drei Zähne

BEMA-Pos.	Kurztext	Festzuschuss-Nr.
96 a–c 98 g	Partiell mit Modellguss	3.1
96 a–c 98 g 91 c	Teleskopprothese mit maximal zwei Teles auf 3 oder 4	3.1 + 3.2 (x 2)
	Verblendung der Teles	+ 4.7 (x 2)

Tab. 4 Festzuschüsse bei Befundklasse 3

5.1.2 Regelversorgung

Bei prothetischen Versorgungen gibt es hochwertige Alternativen zu der vertragszahnärztlichen Versorgung. In derartigen Fällen gelten die §§ 55 und 56 SGB V.

Versorgungsanspruch

Versicherte haben Anspruch auf eine medizinisch notwendige, ausreichende, zweckmäßige und wirtschaftliche Versorgung mit Zahnkronen und Zahnersatz, d. h. zahnärztliche Behandlung und zahntechnische Leistungen.

Das Ziel einer prothetischen Versorgung nach den Richtlinien der gesetzlichen Krankenkasse ist die Wiederherstellung der Funktionstüchtigkeit des Kauorgans. Hierfür kommen folgende Versorgungsmöglichkeiten in Betracht:

- **Einzelkronen** werden bei gesetzlich versicherten Patientinnen wie Zahnersatz behandelt, da sie genauso wie dieser beantragt werden müssen. Zur Regelversorgung gehören die vestibulären Verblendungen von 15 bis 25 und von 34 bis 44.
- **Brücken** werden vornehmlich zum Ersatz einzelner Zähne verwendet. Bei großen Brücken ist die Regelversorgung auf den Ersatz von bis zu vier fehlenden Zähnen je Kiefer und bis zu drei fehlenden Zähnen je Seitenzahnbereich begrenzt. Bei zweispannigen Brücken darf der zweite Teil der Brücke nur einen ersetzten Zahn umfassen. Mehr als zweispannige Brücken gehören nicht zur Regelversorgung.
- **Teilprothesen** werden zum Ersatz von mehreren Zähnen in einem Kiefer und für den Ersatz ganzer Zahngruppen benötigt. Die Regelversorgung soll dabei die Modellgussprothese mit gegossenen Klammern sein. Kunststoffteilprothesen mit gebogenen Klammern werden heute nur noch als Interimsersatz (provisorische Prothese) und in medizinisch begründeten Einzelfällen eingegliedert.
- Falls eine funktionell sinnvolle Lösung mit einer Modellgussprothese nicht erreicht werden kann oder wenn diese auf die Dauer nicht wirtschaftlich ist, kommt auch **kombinierter Zahnersatz** in Betracht. Dabei werden Kronen oder Kappen mit einer Prothese kombiniert. Bei Kombinationsversorgungen ist die Regelversorgung auf zwei Verbindungselemente je Kiefer begrenzt. Ausnahme: Bei Versicherten mit einem Restzahnbestand von höchstens drei Zähnen je Kiefer ist die Regelversorgung auf drei Verbindungselemente je Kiefer begrenzt.
- Zahnlose Patientinnen werden nach der Regelversorgung mit **totalen Prothesen** versorgt. Daneben gibt es die Ausnahmeindikation für Suprakonstruktionen.

Suprakonstruktionen →LF 6

Mehrkosten

Wählen Versicherte einen Zahnersatz, der über die Regelversorgung hinausgeht, so müssen sie die Mehrkosten selbst tragen (§ 55 Abs. 4 SGB V). Die befundorientierten Festzuschüsse bleiben dem Patienten aber auch bei gleichartigem und andersartigem Zahnersatz erhalten. Die Mehrkostenregelung berücksichtigt diese.

Mehrkostenregelung →LF 2

5.2 Heil- und Kostenplanung bei prothetischer Versorgung

Als Grundlage der prothetischen Versorgung muss mit Hilfe des eFormulars Heil- und Kostenplan (eHKP) ein einheitlicher Plan erstellt werden. Dieser wird ergänzt durch die Vordrucke 3c, 3d oder 3e. Diese Vordrucke enthalten die verwendeten Kürzel für die Befunde und die Behandlungsplanungen.

Merke
Für Reparaturen und/ oder Erweiterungen gelten teilweise andere Bestimmungen.

Die Zahnärztin hat vor Beginn der Behandlung eine **kostenfreie** (§ 87 Abs. 1a SGB V), die gesamte Behandlung umfassende Heil- und Kostenplanung zu erstellen. In dieser Planung werden sowohl die Regelversorgung (R) als auch die darüber hinausgehenden Leistungen (Therapieplanung, TP) dokumentiert.

Die allgemeinen Bestimmungen zur Planung lauten:
- Der elektronische Heil- und Kostenplan (eHKP) ist von der Krankenkasse vor Beginn der Behandlung insgesamt zu prüfen.
- Die im eHKP vorgesehene Gesamtversorgung mit Zahnersatz (auch gleichartige und andersartige Versorgung) bedarf vor Beginn der Behandlung der Genehmigung.
- Die Zahnarztpraxis trägt die befundabhängigen Festzuschüsse und deren Anzahl ein und die Krankenkasse genehmigt elektronisch die bonusabhängigen Euro-Beträge der Festzuschüsse **(Zuschussfestsetzung)**.
- Die Krankenkasse kann eine Gutachterin bei bestimmten Versorgungen einschalten, z. B. wenn eine Patientin aus finanziellen Gründen zunächst nur einen Kiefer versorgen lassen will.
- Nach Abschluss der Behandlung rechnet die Vertragszahnärztin die von der Krankenkasse zu übernehmenden Kosten (Festzuschüsse) für die Regelversorgung mit der Kassenzahnärztlichen Vereinigung ab. Ausnahme: Bei **andersartigem** Zahnersatz muss die Versicherte selbst die Festzuschüsse von der Krankenkasse einfordern. Auf dem eHKP ist „Direktabrechnung" anzukreuzen.
- Im Fall einer Abrechnungsberichtigung gegenüber der Kassenzahnärztlichen Vereinigung unterrichtet die Krankenkasse die Versicherten.
- Die Versicherten können die Gesamtrechnung von der Krankenkasse prüfen lassen. Die Versicherten zahlen ihren Eigenanteil für die Regelversorgung sowie die entstandenen Mehrkosten (für gleichartige und andersartige Versorgung) an die Vertragszahnärztin.
- Die Vertragszahnärztin hat bei Rechnungslegung eine Durchschrift der Rechnung des gewerblichen oder des praxiseigenen Labors über zahntechnische Leistungen beizufügen.
- Bei **gleichartigen** und **andersartigen** Versorgungen werden die Leistungen der Zahnarztpraxis nach GOZ/GOÄ, die zahntechnischen Leistungen nach BEB Zahntechnik® abgerechnet.

Formular eHKP →S. 162
Vordruck 3c →S. 169
Vordruck 3d →S. 174
Vordruck 3e →S. 176

Für die Erstellung der Planung sind die erwähnten Formulare zu verwenden. Die genehmigten PVS können alle Formulare erstellen und auch elektronisch versenden, bzw. ausdrucken.

Um die elektronische Abrechnung zu ermöglichen, müssen die Labore ihre Rechnung im XML-Format an die Zahnarztpraxis übermitteln. Die Abrechnung mit der KZV erfolgt über den ZE-Upload.

Merke
Sonstige Kostenträger, z. B. die Berufsgenossenschaft, verwenden teilweise die alten Vordrucke – mit 3a und 3b benannt.

5.2.1 Stationen der Heil- und Kostenplanung

Die Zahnärztin plant für die versicherte Patientin die prothetische Versorgung. Sie trägt die Festzuschüsse und deren Anzahl ein. Die Patientin hat die Übernahme der für sie entstehenden Kosten auf dem Vordruck 3c oder 3d zugesagt. Dann muss die Höhe der Festzuschüsse von der Krankenkasse bestätigt werden (Bonus und Euro-Beträge). Gleichzeitig erhält die Versicherte den Vordruck 3c, 3d oder 3e von der Praxis.

Abrechnung prothetischer Behandlungen bei Kassenpatientinnen

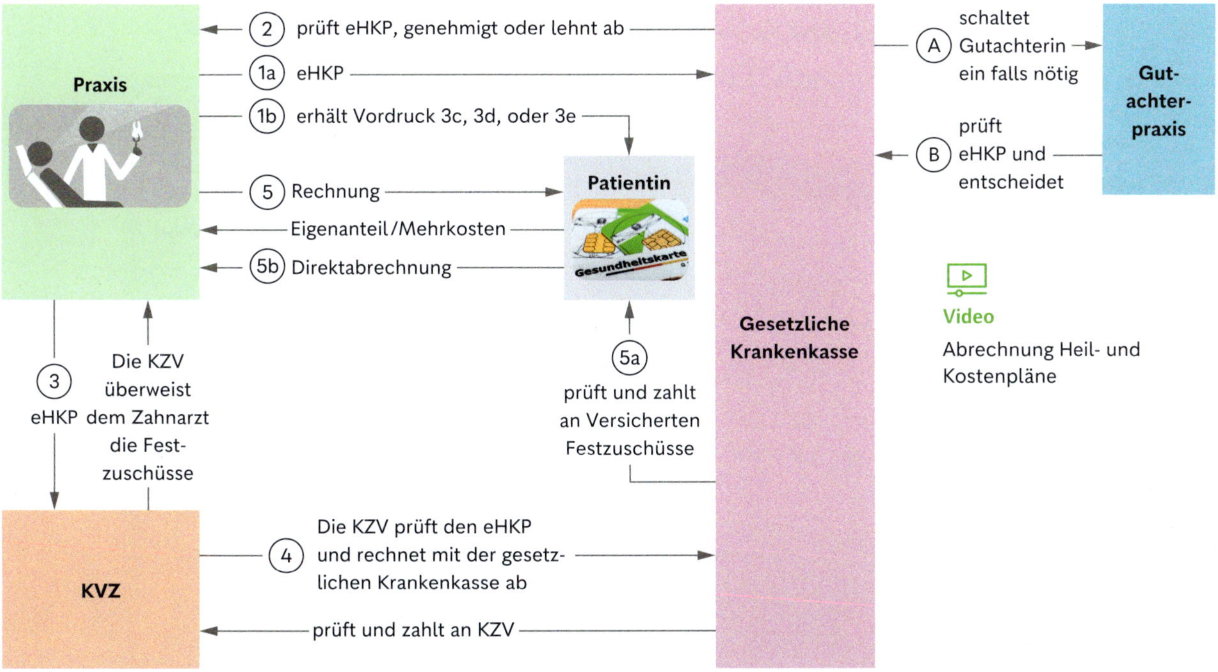

Abb. 1 Stationen der Heil- und Kostenplanung

Der eHKP wird elektronisch an die Krankenkasse gesendet. Die Praxis erhält darüber eine Zustellbenachrichtigung über KIM. (1a).
Die Patientin erhält den Vordruck 3c oder 3d. (1b)
Die Sachbearbeiterin der Krankenkasse prüft den eHKP auf sachliche Richtigkeit, genehmigt die von der Praxis festgestellten Zuschüsse und die geplante Versorgung (Regelversorgung, gleichartige oder andersartige Versorgung).
In bestimmten Versorgungsfällen wird eine andere Zahnärztin als Gutachterin bestellt (A). Diese fordert die Behandlungsunterlagen an und untersucht möglicherweise die Patientin. Auf der Basis des Gutachtens wird von der Krankenkasse entschieden, ob die Versorgung genehmigt oder abgelehnt wird (B).
In der Regel schickt die Krankenkasse den eKHKP elektronisch als Datei an die Praxis zurück. (2) Sobald der genehmigte eHKP in der Praxis vorliegt, führt die Zahnärztin die Behandlung durch.
Die Prothetikabrechnung wird an die zuständige KZV gesendet (3). Hier wird die Richtigkeit der zahntechnischen und der zahnärztlichen Abrechnung geprüft. (Ausnahme: Bei andersartigem Zahnersatz erfolgt die direkte Abrechnung mit der Versicherten (5a).)
Die geprüften Abrechnungen werden den einzelnen Kostenträgern übersandt (4). Diese überweisen den entsprechenden Geldbetrag an die KZV. Die KZV zieht ihre Verwaltungskosten ab und überweist den Zahnärztinnen das Geld.
Gleichzeitig mit der Abrechnung des HKPs erhält die Versicherte eine zahnärztliche Rechnung über den Eigenanteil und die entstandenen Mehrkosten (bei gleichartigem und andersartigem Zahnersatz). Die Versicherte zahlt diesen Anteil direkt an die Zahnärztin (5).

Bei **andersartigem** Zahnersatz stellt die Zahnarztpraxis die gesamten Kosten der Versicherten in Rechnung. Diese reicht die Rechnungen bei ihrer Krankenkasse ein und erhält die Festzuschüsse ausbezahlt (5a).

Video
Abrechnung Heil- und Kostenpläne

Merke
Die Zahntechnikerrechnung muss in allen abgerechneten, BEL-Positionen (BEL II=Bundeseinheitliches Leistungsverzeichnis Zahntechnik) den BEMA-Positionen des eHKPs entsprechen. Sonst ist mit Kürzungen der Zahlungen durch die KZV rechnen.

5.2.2 Der elektronische Heil- und Kostenplan mit Ausfüllerklärungen

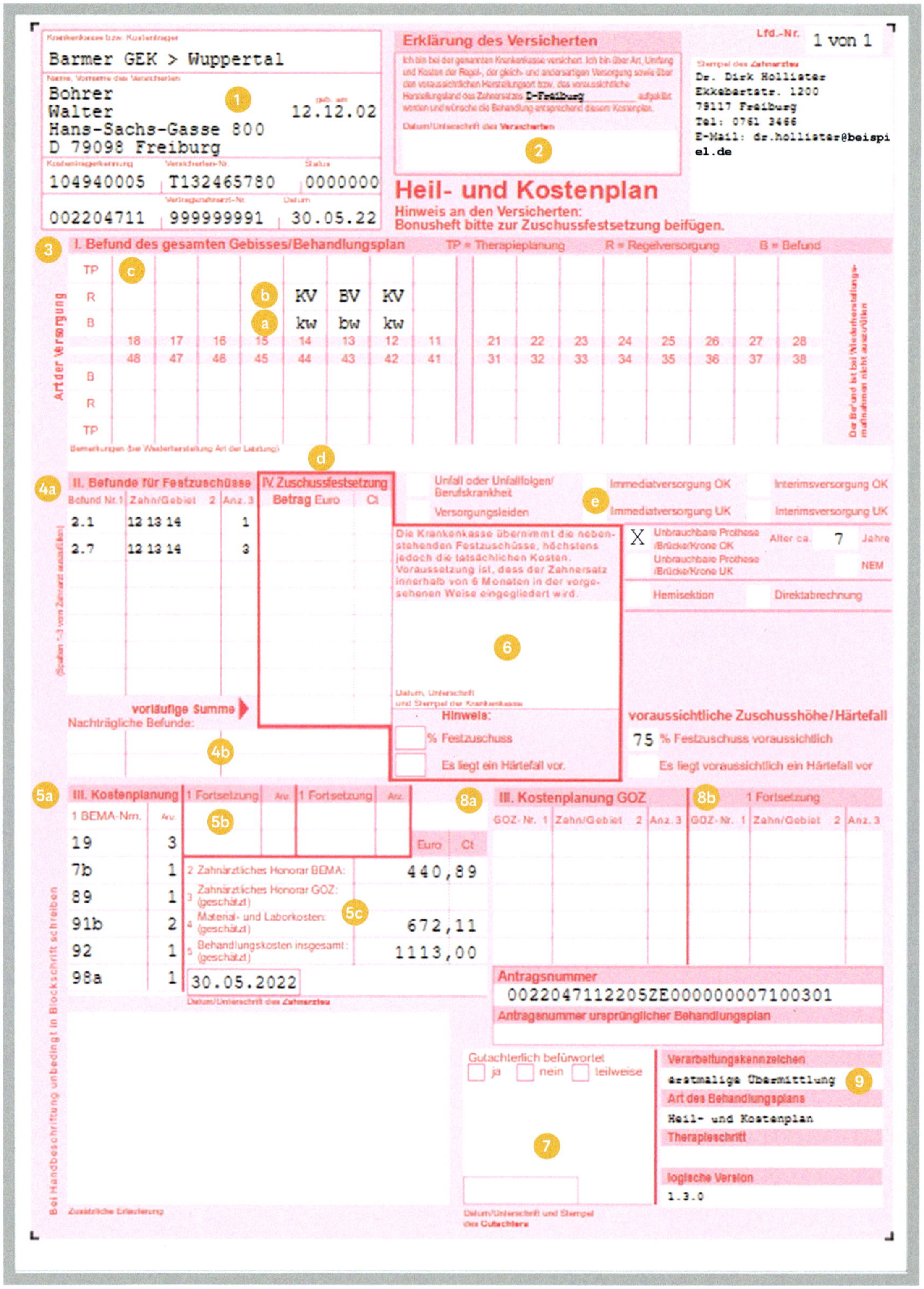

Abb. 1 Aufbau des elektronischen Heil- und Kostenplans, eHKP

Erläuterungen zur Heil- und Kostenplanung

Das Stylesheet →Abb. 1, S. 162 ist eine Ansicht der Datei des eHKP, die an die Krankenkasse gesendet wird. Damit kann in der Zahnarztpraxis die Eingabe noch einmal überprüft werden. Ebenso wird dieses Stylesheet benötigt, wenn der Plan an eine Gutachterin weitergegeben werden muss.

1 Über das VSDM (Versichertenstammdatenmanagement) werden die Daten der eGK in das Adressfeld übertragen.

2 Die Erklärung der Versicherten wird im Prinzip nicht mehr benötigt. Sie befindet sich auf der Patienteninformation zum Zahnersatz → Vordrucke 3c, 3d. Sollte das EBZ gestört sein, kann hier die Einverständniserklärung der Versicherten und der Herstellungsort des Zahnersatzes durch Unterschrift bestätigt werden und der Stylesheet des HKP nach Ausdruck an die Krankenkasse übersandt werden.

3 Im Feld **I.** müssen die Eintragungen a bis e vorgenommen werden. (Die vorgeschriebenen Kürzel erhält die Patientin mit Vordruck 3c →S. 169

a Der Befund (B) des gesamten Gebisses vor Behandlungsbeginn ist mit den weiter unten genannten Kürzeln in Kleinbuchstaben einzutragen. Werden Reparaturen oder Erweiterungen durchgeführt, so wird der Befund nicht ausgefüllt. Nach Eingabe des Befundes liefern alle PVS eine Planung des Zahnersatzes. Nach Eingabe der Planung liefern sie eine BEMA-Gebührenvorausberechnung und die entsprechenden Festzuschüsse. Dies muss dann von der Praxis kontrolliert werden.
Wichtige Kürzel zur Eintragung des Befundes sind:
- **ew:** Ersetzter, aber erneuerungsbedürftiger Zahn; wird verwendet, wenn eine Prothese neu angefertigt werden muss.
- **ur:** Unzureichende Retention; wird verwendet, wenn ein gesunder Zahn mit einer Krone zur Abstützung einer Konstruktion „gebraucht“ wird.
- **ww:** Wird immer verwendet, wenn ein erneuerungsbedürftiger Zahn mit weitgehender Zerstörung vorliegt.
- **kw**: Erneuerungsbedürftige Krone

b Der Behandlungsplan für die gesamte geplante Regelversorgung (R) ist auszufüllen, ggf. können dazu auch mehrere eHKPs erforderlich sein (Therapieschritte). Hierfür werden ausschließlich die vorgegebenen Großbuchstaben verwendet. Für verblendete Kronen und Brückenglieder und die Teilkrone werden zwei, und für bestimmte Versorgungsformen auch drei, Buchstaben verwendet.

c Hier wird die tatsächliche Planung eingetragen (Therapieplanung, TP), wenn sie von der Regelversorgung abweicht.

d Alle weiteren vertraglich notwendigen Informationen über die Versorgung sind unter Bemerkungen zu verzeichnen. Hier ist dabei zu beachten, dass im PVS eine Auswahl von Schlüsseln und zugehörigen Bemerkungen angeboten wird →Abb. 1, S. 164. Hier können Sie entsprechende Bemerkungen auswählen und an die Krankenkasse übermitteln. Es stehen insgesamt ca. 20 Bemerkungen zur Auswahl zur Verfügung. Diese sind fest in den Anforderungen zum EBZ-Verfahren vorgegeben und nicht editier- oder erweiterbar.

Merke
Die Kürzel in den PVS können oft abweichen, weil hier eine genauere Planung eingetragen werden muss. Die „Umsetzung“ in die Kassenkürzel wird dann jedoch vom PVS geliefert →Abb. 1, S. 172.

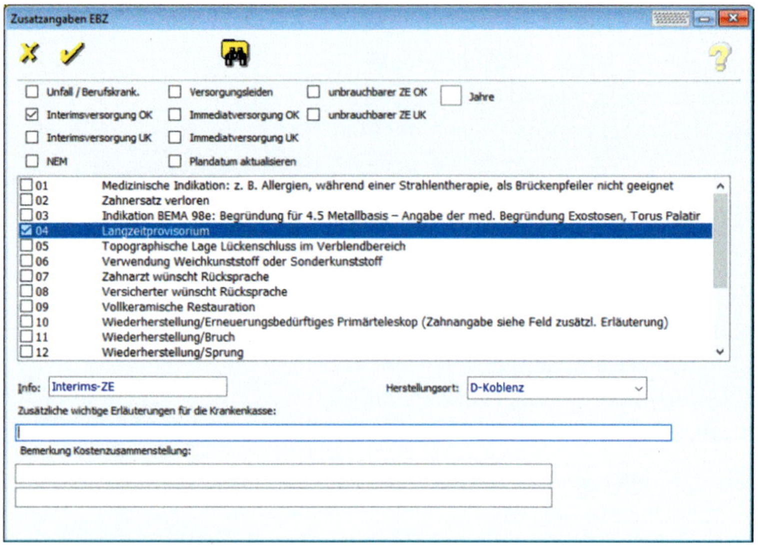

Abb. 1 Auswahl von Schlüsseln im PVS

Im Feld „Zusätzliche wichtige Erläuterungen für die Krankenkasse" kann eine zusätzliche Erläuterung zur Planung mitgeteilt/übermittelt werden. Ein Eintrag sollte nur im Ausnahmefall erfolgen, da der Vorgang in dem Fall bei der Kasse gesondert geprüft wird und eine Antwort ggf. erst verzögert eingeht. Sofern man eine Bemerkung zur Planung übermitteln möchten, verwendet man die dafür vorgesehenen (neuen) Schlüssel aus dem Bereich „Bemerkungen". Wurde zu einer Reparatur bereits eine Zahnangabe erfasst, sind hier ebenfalls keine weiteren Eintragungen notwendig. Die zur Reparatur angegebenen Zähne werden bei der Übermittlung des Plans an die Kasse berücksichtigt

(e) Ein Unfall ist als Behandlungsursache zu kennzeichnen. Spezielle Versorgungsarten sind nach Angabe der Zahnärztin einzutragen. Interims- oder Immediatversorgung des OK und/oder UK sind anzukreuzen. Ebenso die Frage nach der Unbrauchbarkeit des vorhandenen Zahnersatzes im OK und/oder UK mit Angabe des Alters einzutragen. Ob eine NEM-Legierung verwendet wurde, ist für Härtefallpatienten sehr wichtig. Ob im Behandlungsfall eine Hemisektion vorliegt, muss angekreuzt werden und ob eine Direktabrechnung vorliegt.
Im unteren Teil trägt die Praxis die voraussichtliche Zuschusshöhe ein. Im Falle eines Härtefalls wird im Plan eine „100" eingetragen. Mit Vorgabe der 100 % wird in der Datei ein Härtefall-Kennzeichen mit an die Kasse übergeben. Die Krankenkasse erkennt dann aufgrund des Härtefall-Kennzeichens, dass es sich um einen Härtefall handelt und nimmt Kontakt zu der Patientin auf, um ggf. noch fehlende Bescheinigungen/Unterlagen anzufordern. Eine zusätzliche Erläuterung im Feld „Zusätzliche wichtige Erklärungen für die Krankenkasse" bzgl. des Härtefalls ist nicht erforderlich.
Daraufhin wird vor dem Feld „Es liegt vorrausichtlich ein Härtefall vor" ein „Ja" eingetragen.

(4a) Im Feld **II.** sind die Festzuschüsse einzutragen: in Spalte 1 die Festzuschussnummer, in Spalte 2 der Zahn oder das Gebiet und in Spalte 3 die Anzahl der Festzuschüsse.

(4b) Hier werden Festzuschüsse nachträglich festgestellter Befunde bei der Abrechnung des eHKPs eingetragen. (Nur das Eintragen der Festzuschuss-Nummern 1.4 und 1.5 ist möglich.)

(5a/b) Im Feld **III.** werden die zu beantragenden BEMA-Positionen eingetragen. Zudem wird dort angegeben, wie oft diese Position benötigt wird.

(5c) Die Zeilen 2 bis 5 werden wie folgt ausgefüllt:
- Zeile 2: Nach Multiplikation der Bewertungszahlen des BEMA mit der Anzahl und dem bundeseinheitlichen Punktwert erhält man das zahnärztliche Honorar.

- Zeile 3 wird nur ausgefüllt, wenn gleichartiger oder andersartiger Zahnersatz vorliegt, der nach der GOZ/BEB 97 abgerechnet wird. Dies kann nur geschätzt werden. Die PVS liefern hierfür Hilfen.
- Zeile 4 enthält die geschätzten Material- und Laborkosten, die auch aus dem PVS oder nach Erfahrung eingetragen werden.
- Zeile 5 enthält die geschätzten Gesamtkosten. Hierbei sind die Festzuschüsse nicht berücksichtigt. Den geschätzten Eigenanteil der Patientin enthält diese aus der Patienteninformation zum Zahnersatz →Abb. 1, S. 169.

Das Datum der Antragstellung wird automatisch eingetragen. Die Unterschrift der Zahnärztin wird nur im Ausnahmefall (Ausfall des EBZ) benötigt, da der eHKP mit qualifizierter elektronischer Signatur als Datei an die Krankenkasse übertragen wird.

(6) Das Feld **IV**. wird von der Krankenkasse ausgefüllt (Ausnahmefall!). Hier werden die Festzuschussbeträge in Euro sowie die Festzuschussprozentsätze (60 %, 70 % oder 75 %) eingetragen oder „Härtefall“ angekreuzt. Mit der Unterschrift der Sachbearbeiterin auf dem Plan ist dieser genehmigt. Im elektronischen Verfahren werden die von der Praxis festgestellten Zuschüsse überprüft und der Plan als genehmigt der Praxis (mit qualifizierter elektronischer Signatur) zurückgesendet. Ab diesem Datum gilt der Plan für 6 Monate.

Erst wenn die **Genehmigung** vorliegt, darf mit der Behandlung begonnen werden (Ausnahme: Reparaturen). Zum Beispiel können Maßnahmen zur Wiederherstellung der Funktion von Kronen, Brücken und Prothesen sowie Erweiterungen von Prothesen ohne Genehmigung durchgeführt werden, wenn bestimmte Beträge (z. B. 220,00 €) nicht überschritten werden oder wenn bestimmte Befundklassen betroffen sind (z. B. 6.0 bis 6.9, 6.8 in Verbindung mit 1.4 und 1.5, 7.3, 7.4 und 7.7). Dies ist oft bei verschiedenen gesetzlichen Kassen je nach KZV-Gebiet unterschiedlich geregelt. Ausnahmen von der Genehmigungspflicht erfahren Sie auf Nachfrage in der zuständigen KZV.

(7) Falls von der Krankenkasse eine Gutachterin eingeschaltet wurde, erscheint hier deren Befürwortung oder Ablehnung. Im Falle einer Ablehnung muss eine Verständigung erfolgen oder/und ein neuer Plan erstellt werden.

(8a/b) Diese Felder werden nur benötigt, wenn eine gleichartige oder andersartige Versorgung erfolgt, die nach GOZ/BEB97 abgerechnet wird (wird ebenfalls von der Krankenkasse überprüft).

(9) Hier erhält die Planung eine eindeutige unverwechselbare Antragsnummer, unter der die gesamte Planung gespeichert ist. Bei einer Neuplanung (z. B. im Gutachterverfahren oder wenn die Kasse die Zuschüsse ändert) erhält der neue Plan eine neue Nummer mit Angabe der alten Nummer. Die Neubeantragung wird ebenfalls vermerkt, ebenso wenn es mehrere Therapieschritte gibt.

Mit der Abrechnung des Plans über den monatlichen Upload und die Übersendung mit dem Eingliederungsdatum an die KZV gelten genaue Fristen für bestimmte BEMA-Positionen (z. B. sK, Mu) sowie für die Gewährleistung.

Empfehlung: Wenn man einen eHKP theoretisch erstellt ohne PVS sollte man nach Eingabe von Befund und Planung zunächst die BEMA-Positionen ermitteln und anschließend die Festzuschüsse.

Merke
Gewährleistung bezeichnet die Ansprüche bei mangelhafter Leistung. Beim Zahnersatz beträgt die Frist, wie bei Füllungen, zwei Jahre.

5.2.3 Auszüge aus dem elektronischen Heil- und Kostenplan

Unter **II. Befunde** →Abb. 1 werden die Festzuschüsse je nach Befund der Versicherten eingetragen. Dies ist unabhängig von der Art der Versorgung (Regelversorgung, gleich- oder andersartige Versorgung). Die **Festzuschüsse** sind nicht an BEMA-Leistungen gekoppelt. Nicht alle unter **Festzuschüsse** verzeichneten BEMA-Leistungen müssen bzw. können erbracht werden.

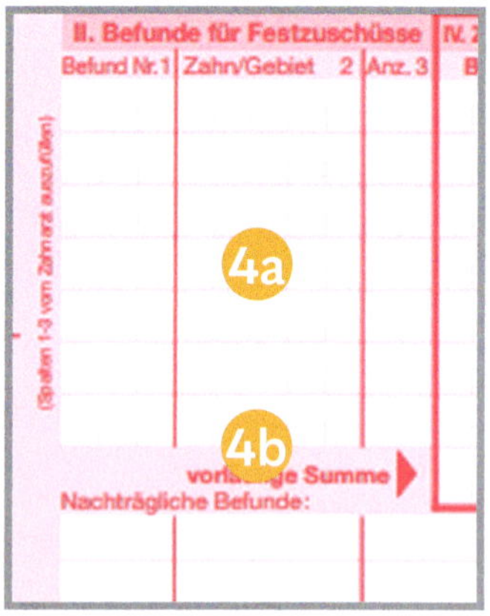

Abb. 1 Ausschnitt aus dem eHKP, Abschnitt II. Befunde für Festzuschüsse

Beispiele

1: Bei einer metallischen Vollkrone als Einzelkrone auf Zahn 26 fällt der Festzuschuss 1.1 an. Voraussichtlich werden die BEMA-Positionen 20a und 19 sowie später eventuell 24c und erneut 19 berechnet. Ebenso können unterschiedliche Laborpositionen hinter einem Festzuschuss stehen. Die BEMA-Positionen 98a und/oder 7b können bei einer Einzelkrone nicht anfallen. Dagegen löst die BEMA-Position 18a oder 18b an diesem Zahn einen weiteren Festzuschuss aus (1.4 bzw. 1.5). Diese können auch als nachträgliche Befunde anfallen (Eintrag bei 4b).

2: Für eine vestibulär verblendete Einzelkrone an Zahn 21 fällt neben 1.1 ein weiterer Festzuschuss 1.3 an. Es können die BEMA-Leistung 20b sowie Leistungen wie in Beispiel 1 anfallen.

Unter **III. Kostenplanung** →Abb. 2 werden die BEMA-Leistungen und deren Anzahl eingetragen (5a mit Fortsetzung bei 5b).
Durch Multiplikation mit dem bundeseinheitlichen Punktwert wird der Euro-Betrag in 5c in Zeile 2 (Zahnärztliches Honorar BEMA) ermittelt. Bei gleich- und andersartigem Zahnersatz stehen hier nur geringere Beträge, da diese Versorgungen zum (Groß-)Teil nach der GOZ abgerechnet werden. Dies ist dann in Zeile 3 (Zahnärztliches Honorar GOZ, geschätzt) erfasst.

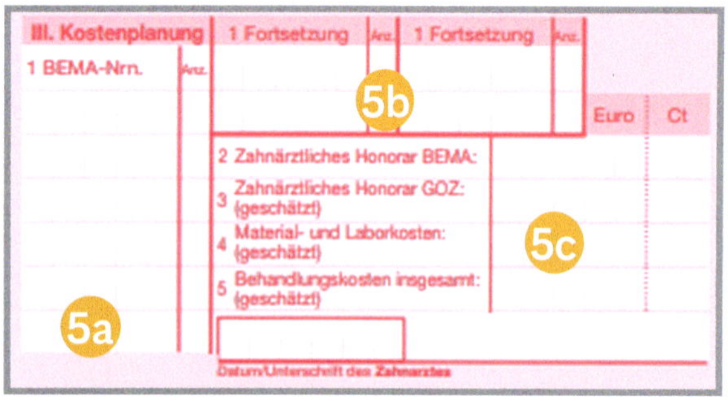

Abb. 2 Ausschnitt aus dem HKP: Abschnitt III. Kostenplanung

Unter 8 →Abb. 3 werden nur Eintragungen erforderlich, falls die Planung von der Regelversorgung abweicht.

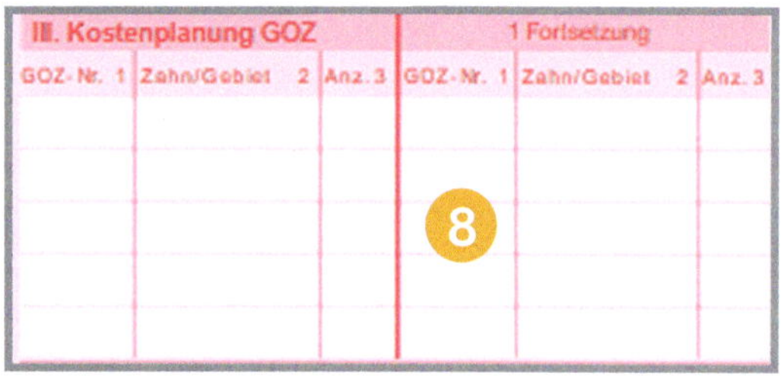

Abb. 3 Ausschnitt aus dem HKP: Abschnitt V. Rechnungsbeträge

Beispiel

Eine Patientin wünscht eine Verblendung einer Krone außerhalb des Verblendbereichs (z. B. an Zahn 26). Sie behält ihren Festzuschuss 1.1 und als BEMA-Gebührenvorausberechnung taucht nur die 19 (provisorische Versorgung) auf. Im Feld III. Kostenplanung GOZ steht dann die entsprechende GOZ-Pos. 2210, eventuell noch 2197.

5.2.4 Material- und Laborkostenabrechnung

Neben den in der Praxis erbrachten Leistungen, die durch die BEMA-Positionen vergütet werden, können noch **Materialkosten** berechnet werden. Bei bestimmten Materialien, z. B. Einmalspritzen, ist die gesonderte Berechnung in den Verträgen ausgeschlossen. Die tatsächlichen Kosten für Materialien, die mit der einmaligen Anwendung verbraucht sind, können in Rechnung gestellt werden.

Praxismaterialkosten setzen sich aus effektiven Materialkosten, Finanzierung und Beschaffung zusammen. In den Beispielen im Buch wird dies durch den Hinweis auf einen Eigenlaborbeleg vorgegeben. Die Preise für Praxismaterialkosten werden in der Praxis errechnet, indem man den Preis der Packung inkl. MwSt. und Zuschlägen durch die Anzahl der entnommenen Portionen teilt. Viele KZV geben zur Orientierung Erfahrungslisten mit Minimal- und Maximalwerten für Praxismaterialkosten an ihre Mitglieder ab.

Werden **zahntechnische Arbeiten** im Zahnarztlabor ausgeführt, wird dafür eine gesonderte Eigenlaborrechnung angefertigt.

Meistens werden die zahntechnischen Arbeiten in Fremdlaboren gefertigt. Es liegt dann eine entsprechende Fremdlaborrechnung vor. Die meisten Fremdlaboratorien liefern die Rechnung im XML-Format, sodass sie einfach in die zahnärztliche Abrechnung des eHKP integriert werden können →Abb. 1, S. 187.

Fallen neben Fremdlaborkosten geringe Eigenlaborkosten an, so wird häufig auf eine gesonderte Eigenlaborrechnung verzichtet und stattdessen ein Eigenbeleg erstellt. Auf diesem Beleg werden z. B. die erstellten Modelle sowie alle Materialien, die dauerhaft im Munde der Patientin verbleiben, abgerechnet. Ob die Eigenlaborrechnung bzw. der Eigenbeleg die MwSt. enthält, ist vom Umsatz des Zahnarztlabors abhängig.

5.2.5 Zahntechnische Leistungen (BEL II)

Die zahntechnischen Leistungen, die bei Versicherten der gesetzlichen Krankenversicherungen zu Lasten dieser Versicherungen erbracht werden dürfen, werden durch das jeweils gültige Bundeseinheitliche Verzeichnis der abrechnungsfähigen zahntechnischen Leistungen (BEL; § 88 SGB V) bestimmt. Die Preise werden regelmäßig aktualisiert. Die gültigen Preise erfahren Sie durch Rundschreiben Ihrer KZV. Für die Rechenbeispiele werden hier im Buch die Preise der KZV Baden-Württemberg verwendet →Tab. 1. Die zahntechnischen Leistungen nach dem BEL dürfen bundesweit nur um 5 % voneinander abweichen.
Zahntechnische Leistungen, die im BEL nicht verzeichnet sind, dürfen nur privat erbracht werden. Sie werden nach der Bundeseinheitlichen Benennungsliste für zahntechnische Leistungen, dem „Privat"-Gebührenverzeichnis für Zahntechniker (BEB Zahntechnik®), errechnet.

BEL-Nr.	Zahntechnische Leistung	Zahnarztlabor Preis in €	Fremdlabor Preis in €
Arbeitsvorbereitung			
001-0	Modell (auch für UKPS (Unterkiefer-protrusionsschiene)	6,80	7,16
005-2	Einzelstumpfmodell	10,91	11,48
005-5	Fräsmodell	10,91	11,48
012-0	Mittelwertartikulator	9,99	10,52
021-1	Individueller Löffel	23,27	24,49

Tab. 1 Auszug aus dem BEL II (2022, Preisverzeichnis der KVZ Baden-Württemberg) – Fortsetzung der Tab. →S. 168

BEL-Nr.	Zahntechnische Leistung	Zahnarztlabor Preis in €	Fremdlabor Preis in €
Kronen/Brücken			
102-1	Vollkrone, Metall	85,77	90,28
105-0	Stiftaufbau	54,73	57,61
110-0	Brückenglied	60,99	64,20
120-0	Teleskopierende Krone	260,59	274,30
Kombinierter Zahnersatz			
120-1	Tel. Primär- o. Sekundärkrone	172,87	181,97
Verblendungen			
160-0	Vestibuläre Verblendung Kunststoff	46,67	49,13
162-0	Vestibuläre Verblendung Keramik	99,75	105,00
Modellguss			
201-0	Metallbasis	145,01	152,64
204-1	Zweiarmige Klammern/Auflage	30,72	32,34
301-0	Aufstellung Grundeinheit	30,54	32,15
401-1 bis 770-0 Schienen und Kieferorthopädie			
Instandsetzungen			
802-1	LE Bruch, einarbeiten Zahn, Klammer einarbeiten, Retention gebogen	8,52	8,97
807-0	Metallverbindung/Wiederherstellung	18,56	19,54
808-0	Teilunterfütterung, auch UKPS	36,34	38,25
809-0	Vollständige Unterfütterung	58,12	61,18

Tab. 1 Auszug aus dem BEL II (2022, Preisverzeichnis der KVZ Baden-Württemberg)

5.2.6 Patienteninformation zum Zahnersatz bei Regelversorgung

Hierfür wurde ein neuer Vordruck 3c entwickelt. Die Vorderseite →Abb. 1, S. 169 ist in die Bereiche I–IV gegliedert.

I. Neben den Daten aus der eGK der Versicherten wird hier ebenfalls die Antragsnummer des eHKP eingetragen.

II. Befund, Regelversorgung und Therapieplanung entsprechen den Angaben auf dem eHKP.

III. Hier werden die BEMA-Kosten und die geschätzten Kosten aus dem eHKP eingetragen. Zusätzlich werden die voraussichtlichen Festzuschussbeträge von den Kosten abgezogen. Es ergibt sich damit die voraussichtliche Eigenanteil für die Versicherte.

IV. Hier erklärt die Versicherte, dass sie bei der Kasse versichert ist, über Behandlungsalternativen aufgeklärt wurde sowie über den voraussichtlichen Herstellungsort des Zahnersatzes aufgeklärt wurde. Diese Erklärung sollte auch in der Praxis mit der Unterschrift der Versicherten dokumentiert werden.

Die Rückseite →Abb. 1, S. 170 erläutert für die Patientinnen die Kürzel zum Zahnschema.

Patienteninformation zum Zahnersatz

Planung von Behandlung und Kosten / Behandlung in Form der Regelversorgung

I. Versicherter

Name, Vorname	Bohrer, Walter
Versichertennummer	T132465780
Geburtsdatum	12.12.2002
Name der Krankenkasse	BARMER > Baden-Württemberg
Antragsnummer	0022047112205ZE000000007100301

II. Befund (B), Regelversorgung (R), Therapieplanung (TP)*

TP																
R					KV	BV	KV									
B					kw	bw	kw									
	18	17	16	15	14	13	12	11	21	22	23	24	25	26	27	28
	48	47	46	45	44	43	42	41	31	32	33	34	35	36	37	38
B																
R																
TP																

III. Voraussichtliche Kosten

Für eine Behandlung in Form der Regelversorgung

Zahnärztliches Honorar BEMA:	440,89	(EUR)
Material und Laborkosten (geschätzt):	672,11	(EUR)
Behandlungskosten insgesamt (geschätzt):	1113,00	(EUR)
Abzüglich des voraussichtlichen Festzuschussbetrages: (75% Festzuschuss)	845,84	(EUR)
Ihr voraussichtlicher Eigenanteil:	267,16	(EUR)

IV. Erklärung der/des Versicherten:

Ich bin bei der genannten Krankenkasse versichert. Ich bin über Art, Umfang und Kosten der Regelversorgung und der davon abweichenden Behandlungsalternativen sowie über den voraussichtlichen Herstellungsort bzw. das voraussichtliche Herstellungsland des Zahnersatzes D-Freiburg aufgeklärt worden und wünsche die Behandlung entsprechend der Kostenaufstellung zu III.

30.05.2022

(Datum, Unterschrift der/des Versicherten)

Die Beantragung der Behandlung gegenüber der Krankenkasse erfolgt elektronisch.

Abb. 1 Vordruck 3c, Vorderseite – Patienteninformation zum Zahnersatz (Planung von Behandlung und Kosten/Behandlung in Form der Regelversorgung

*Erläuterungen zu den im Zahnschema verwendeten Kürzeln

Befund:

a	=	Adhäsivbrücke (Anker)
ab	=	Adhäsivbrücke (Brückenglied)
abw	=	erneuerungsbedürftige Adhäsivbrücke (Brückenglied)
aw	=	erneuerungsbedürftige Adhäsivbrücke (Anker)
b	=	Brückenglied
bw	=	erneuerungsbedürftiges Brückenglied
e	=	ersetzter Zahn
ew	=	ersetzter, aber erneuerungsbedürftiger Zahn
f	=	fehlender Zahn
ix	=	zu entfernendes Implantat
k	=	klinisch intakte Krone
kw	=	erneuerungsbedürftige Krone
pw	=	erhaltungswürdiger Zahn mit partiellen Substanzdefekten
pkw	=	erneuerungsbedürftige Teilkrone
r	=	Wurzelstiftkappe mit ersetztem Zahn
rw	=	erneuerungsbedürftige Wurzelstiftkappe mit erneuerungsbedürftigem ersetztem Zahn
sb	=	implantatgetragenes Brückenglied
sbw	=	erneuerungsbedürftiges implantatgetragenes Brückenglied
se	=	ersetzter Zahn einer implantatgetragenen (Teil-)Prothese
sew	=	ersetzter, aber erneuerungsbedürftiger Zahn einer implantatgetragenen (Teil-)Prothese
sk	=	implantatgetragene intakte Krone
skw	=	erneuerungsbedürftige implantatgetragene Krone
so	=	implantatgetragenes Verbindungselement (Kugelknopfanker, Steg u. Ä.) mit ersetztem Zahn
sow	=	erneuerungsbedürftiges implantatgetragenes Verbindungselement (Kugelknopfanker, Steg u. Ä.) mit erneuerungsbedürftigem ersetztem Zahn
st	=	implantatgetragene Teleskopkrone
stw	=	erneuerungsbedürftige implantatgetragene Teleskopkrone
t	=	Teleskopkrone
t2w	=	erneuerungsbedürftiges Sekundärteil einer Teleskopkrone
tw	=	erneuerungsbedürftige Teleskopkrone
ur	=	unzureichende Retention
ww	=	erhaltungswürdiger Zahn mit weitgehender Zerstörung
x	=	nicht erhaltungswürdiger Zahn
)(	=	Lückenschluss

Behandlungsplanung:

A	=	Adhäsivbrücke (Anker)
ABM	=	Adhäsivbrücke (Brückenglied vollkeramisch oder keramisch vollverblendet)
ABV	=	Adhäsivbrücke (Brückenglied mit vestibulärer Verblendung)
B	=	Brückenglied
BM	=	Brückenglied vollkeramisch oder keramisch vollverblendet
BV	=	Brückenglied mit vestibulärer Verblendung
E	=	zu ersetzender Zahn
H	=	gegossene Halte- und Stützvorrichtung
K	=	Krone
KH	=	Krone mit Halteelement
KM	=	Krone vollkeramisch oder keramisch vollverblendet
KMH	=	Krone vollkeramisch oder keramisch vollverblendet mit Halteelement
KMO	=	Krone vollkeramisch oder keramisch vollverblendet mit Geschiebe
KO	=	Krone mit Geschiebe
KV	=	Krone mit vestibulärer Verblendung
KVH	=	Krone mit vestibulärer Verblendung und Halteelement
KVO	=	Krone mit vestibulärer Verblendung und Geschiebe
PK	=	Teilkrone
PKM	=	Teilkrone vollkeramisch oder keramisch vollverblendet
PKV	=	Teilkrone mit vestibulärer Verblendung
R	=	Wurzelstiftkappe mit zu ersetzendem Zahn
SB	=	implantatgetragenes Brückenglied
SBM	=	implantatgetragenes vollkeramisches oder keramisch vollverblendetes Brückenglied
SBV	=	implantatgetragenes Brückenglied mit vestibulärer Verblendung
SE	=	zu ersetzender Zahn einer implantatgetragenen (Teil-)Prothese
SK	=	implantatgetragene Krone
SKM	=	implantatgetragene vollkeramische oder keramisch vollverblendete Krone
SKMO	=	implantatgetragene vollkeramische oder keramisch vollverblendete Krone mit Geschiebe
SKO	=	implantatgetragene Krone mit Geschiebe
SKV	=	implantatgetragene Krone mit vestibulärer Verblendung
SKVO	=	implantatgetragene Krone mit vestibulärer Verblendung und Geschiebe
SO	=	implantatgetragenes Verbindungselement (Kugelknopfanker, Steg u. Ä.) mit zu ersetzendem Zahn
ST	=	implantatgetragene Teleskopkrone
STM	=	implantatgetragene vollkeramische oder keramisch vollverblendete Teleskopkrone
STV	=	implantatgetragene Teleskopkrone mit vestibulärer Verblendung
T	=	Teleskopkrone
TM	=	Teleskopkrone vollkeramisch oder keramisch vollverblendet
T2	=	Sekundärteil einer Teleskopkrone
T2M	=	Sekundärteil einer Teleskopkrone, vollkeramisch oder keramisch vollverblendet
T2V	=	Sekundärteil einer Teleskopkrone mit vestibulärer Verblendung
TV	=	Teleskopkrone mit vestibulärer Verblendung

Abb. 1 Vordruck 3c, Rückseite – Patienteninformation zum Zahnersatz (Planung von Behandlung und Kosten/Behandlung in Form der Regelversorgung)

Abrechnung prothetischer Behandlungen bei Kassenpatientinnen

Trotz der vielen vorgeschriebenen Kürzel arbeiten alle PVS mit weiteren Kürzeln, weil hier die Planung noch genauer erfolgen muss. Auch sind bestimmte Kürzel auf den vorgeschriebenen Formularen nicht vorhanden (z. B. Stiftaufbauten). Dies hat oft Konsequenzen für die Laborrechnung (z. B. Metallkosten).

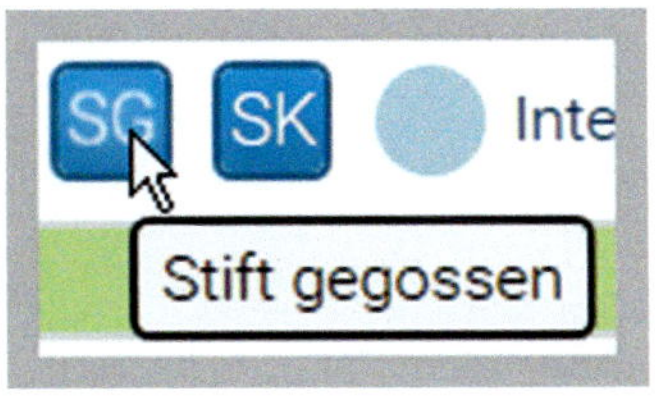

Abb. 1 Eingabe gegossener Stift im PVS

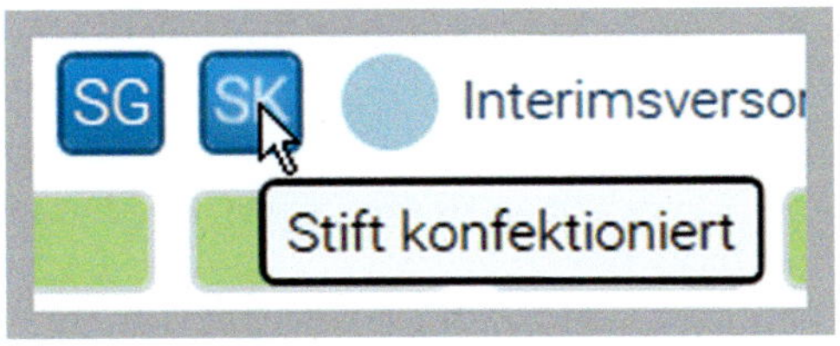

Abb. 2 Eingabe konfektionierter Stift im PVS

K	Plan-Kürzel
aa	Adhäsivbrückenanker im FZ-Bereich (Alter 14-20)
am	Adhäsivbrücke im FZ-Bereich mit zwei Flügeln
am1	Adhäsivbrücke im FZ-Bereich mit einem Flügel
av	Adhäsivbrücke im FZ-Bereich mit zwei Flügeln
av1	Adhäsivbrücke im FZ-Bereich mit einem Flügel
b	Brückenglied (unverblendet)
bf	Vest. Kunststoff-Brückenglied
bk	Brückenglied+Krone unverblendet (nach Hemisektio
bv	Vest. Keramik-Brückenglied
e	Modellguß
ek	Cover-Denture
es	Sofortprothese (Interim / Immediat)
est	Sofortprothese (Totale Interim)
et	Totale Prothese
eta	Totale Prothese atrophierter Kiefer
eti	Supr.:Totale Prothese
k	Metallische Vollkrone
kf	Vest. Kunststoff-Verblend.
kfi	Supr.: KST-Verblendkr.
ki	Supr.: Metallische Vollkrone
km	VMK-Krone
kmi	Supr.: VMK-Krone
kp	Provisorische Krone
kv	Vest. Keramik-Verblend.
kvi	Supr.: Vest. Keramik-Verblendkr.
t	Teleskopkrone (unverblendet)
tk	Metallische Teilkrone
tm	VMK-Teleskop
tv	KST-Teleskop
wk	Wurzelstiftkappe
-	Verblockung
f	Gebogene Klammer
h	Gegossene Klammer
o	Geschiebe bei geteilter Brücke

Abb. 3 Kürzel Kassenversorgung

K	Plan-Kürzel
BV	Vest. Keramik-Brückenglied
BVI	Supr.: Vest. Keramik-Brückenglied
C	Ceraplatinkrone
E	Modellguß
EI	Supr.:Modellguß
EK	KST-Prothese (partieller Ersatz)
EKI	Supr.: KST-Prothese (partieller Ersatz)
ES	Interimsprothese KST
EST	Totale Interimsprothese
ET	Totale Prothese
ETA	Supr.: Totale Prothese
ETI	Supr.: Totale Prothese
I1	Inlay einflächig
I2	Inlay zweiflächig
I3	Inlay dreiflächig
IK1	Keramikinlay einflächig
IK2	Keramikinlay zweiflächig
IK3	Keramikinlay dreiflächig
IK4	Keramikinlay 4-fl. (mehr als dreiflächiges Keramikinl
J	Jacketkrone
K	Stufengußkrone (unverblendet, Hohlkehlpräparati
KB	Krone/Brückengl. (Krone und Brückenglied nach Her
KF	Vest. Kunststoff-Verblend.
KFI	Supr.:Vest. KST-Verblendkrone
KI	Supr.: Stufengußkrone
KL	Vollkeramik-Krone
KM	VMK-Krone
KMI	Supr.:VMK-Krone
KP	Langzeitprov.Krone (3 Monate)
KV	Vest. Keramik-Verblend.
KVI	Supr.:Vest. Keramik-Verblendkr.
MA1	Marylandbrücke 1 (Adhäsivtechnik) eine Spanne
MA2	Marylandbrücke 2 (Adhäsivtechnik) weitere Spanne
S	Stufenlose Krone (Tangentialpräparation, Gußkrone
T	Teleskopkrone (unverblendet)

Abb. 4 Kürzel Privatversorgung

Möchten Sie z. B. im Rahmen der Privatversorgung mit dem Kürzel J eine Vollkeramikkrone planen, ergibt sich kein Metallanteil. Auf dem eHKP-Ausdruck erscheint ein **KV** in der Regelversorgung und ein **KM** in der Therapieplanung. →Abb. 1, S. 172

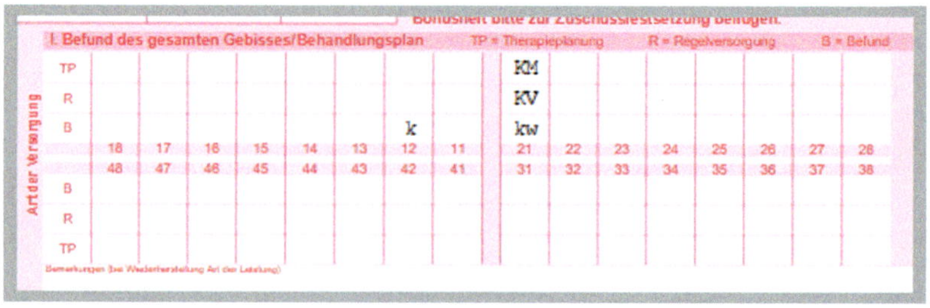

Abb. 1 Planung einer Jacketkrone im eHKP, Bereich Therapieplanung (TP)

Therapiekürzel zur Suprakonstruktion: Im Befund sind z. B. zwei Zähne mit dem neuen Befund „skw“ gekennzeichnet. Mit dem automatischen Planen wird in den PVS – wie bisher – auf die zu versorgenden Zähne das Plankürzel **KMI** geplant.

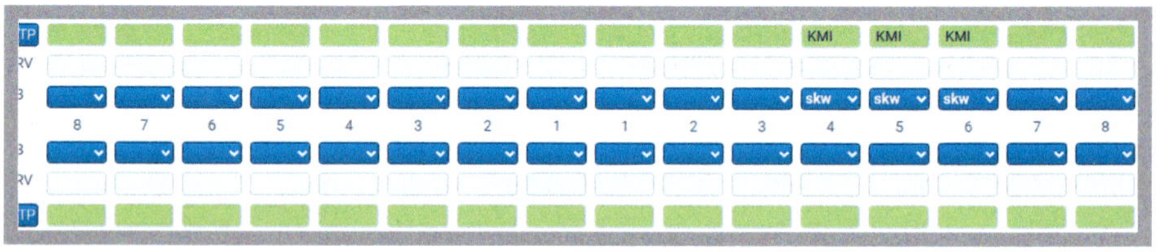

Abb. 2 Automatische PVS-Planung bei Befundkürzel „skw“

Mit Versenden des eHKP wird das Kürzel gemäß der neuen Anforderung – in dem Fall das neue Therapiekürzel **„SKM“** – übergeben bzw. auf dem Stylesheet/Patienteninformation ausgegeben.

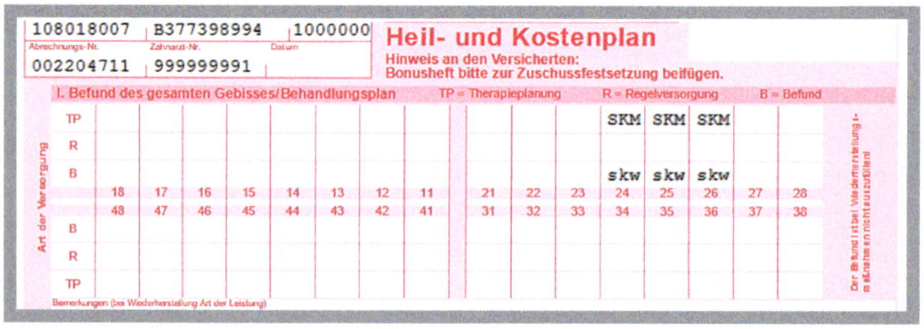

Abb. 3 Ausschnitt aus dem eHKP mit Therapiekürzel „SKM“

5.2.7 Mehrkosten und Privatvereinbarungen

Wünscht eine Kassenpatientin mehr als eine notwendige, ausreichende, zweckmäßige und wirtschaftliche Versorgung mit Zahnersatz, muss sie nach § 55 Abs. 4 SGB V die Mehrkosten selbst tragen. Dies geschieht nach differenzierten Abrechnungsverfahren (eHKP und Vordrucken 3d bzw. 3e). Man kann auch mit der Patientin eine Privatvereinbarung abschließen. Es sind die folgenden Situationen zu unterscheiden:

Gleichartige Versorgung

Von einer **gleichartigen Versorgung** spricht man, wenn zur Regelversorgung zusätzliche Leistungen hinzukommen.

Beispiel

Ein Patient wünscht im Frontzahnbereich eine Vollkeramikkrone (Jacketkrone). Die Festzuschüsse (1.1 und 1.3) für die vestibulär verblendete Keramikkrone bleiben gleich. Die Mehrkosten für die zahnärztliche Behandlung nach der GOZ und die zahntechnische Behandlung nach der BEB 97 muss der Patient allein tragen. Vordruck 3d →Abb. 1, S. 174 wird ausgefüllt, um die voraussichtlichen Kosten für den Patienten zu ersehen. Dann unterschreiben die Zahnärztin und der Patient Seite 2 des Vordrucks 3d. Die prothetischen Begleitleistungen (z. B. Provisorien und Anproben) werden weiter nach dem BEMA abgerechnet. Die Abrechnung der Festzuschüsse geschieht über die KZV. Die Abrechnung des Eigenanteils und der privaten Leistungen erfolgt direkt mit dem Patienten.

Andersartige Versorgung

Eine **andersartige Versorgung** liegt vor, wenn die für den jeweiligen Befund festgestellte Regelversorgung nicht durchgeführt wird.

Beispiel

Bei einem Patienten müssen 5 Zähne im OK ersetzt werden. Die Regelversorgung sieht eine Modellgussprothese vor, z. B. mit dem Festzuschuss 3.1. Der Patient wünscht aber eine fest sitzende Versorgung mit einer Brücke. Zahnarzt und Labor rechnen die fest sitzende Versorgung ausschließlich nach der GOZ und der BEB 97 direkt mit dem Patienten ab. Der Vordruck 3e →Abb. 1, S. 176 wird ausgefüllt, damit der Patient seine voraussichtlichen Kosten kennt. Patient und Zahnarzt unterschreiben die Anlage. Der Patient reicht die Rechnung bei seiner Kasse ein, um den Festzuschuss (z. B. 3.1) zu erhalten. Der eHKP erhält ein Kreuz bei „Direktabrechnung“.

Mischfälle

Regelleistungen und/oder gleichartige Leistungen in Verbindung mit andersartigen Leistungen sind **Mischfälle**. Entfallen mehr als 50 % der zahnärztlichen Leistungen auf die Regel- und/oder gleichartige Versorgung, wird der HKP mit der KZV abgerechnet. Ansonsten erfolgt die Direktabrechnung mit der Patientin.

Privatvereinbarung

Es handelt sich bei **Privatvereinbarungen** (früher: Abdingungen) um Fälle, bei denen die Patientin eine Leistung wünscht, die nicht von der Kasse übernommen wird (z. B. funktionsanalytische Leistungen, FAL), bzw. von der Gutachterin der Krankenkasse (auch teilweise) abgelehnte ZE-Behandlungsfälle. Hier empfiehlt es sich, mit der Patientin eine abweichende Vereinbarung nach dem Muster →LF 2, Kap. 6.3.6 zu schließen. Die Kassenpatientin wird dadurch für diese Behandlung zur Privatpatientin. In beiden Fällen gibt es für die Leistungen keine Festzuschüsse.

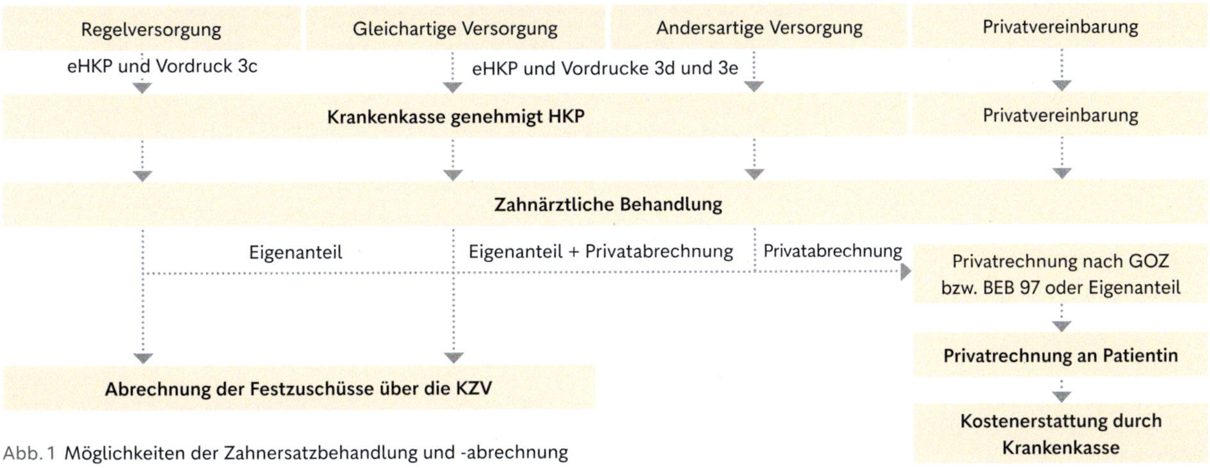

Abb. 1 Möglichkeiten der Zahnersatzbehandlung und -abrechnung

Patienteninformation zum Zahnersatz

Planung und Kosten der gewünschten, von der Regelversorgung abweichenden Behandlung

I. Versicherter

Name, Vorname	Zimmermann, Werner
Versichertennummer	Z898937635
Geburtsdatum	16.10.1981
Name der Krankenkasse	AOK Baden-Württemberg
Antragsnummer	0022047112206ZE000000007200201

II. Befund (B), Regelversorgung (R), Therapieplanung (TP)*

TP		KM	BM	BM	KM			KM	BM	KM		KM	BM	BM	KM	
R		KH	E	E	TV			KV	E	KVH		TV	E	E	KH	
B		kw	bw	bw	kw			kw	bw	kw		kw	bw	bw	kw	
	18	17	16	15	14	13	12	11	21	22	23	24	25	26	27	28
	48	47	46	45	44	43	42	41	31	32	33	34	35	36	37	38
B																
R																
TP																

III. Voraussichtliche Kosten

Für die gewünschte, von der Regelversorgung abweichende Behandlung

Zahn/ Gebiet	GOZ-Nr.	Leistungsbeschreibung	Anzahl	Betrag EUR
17,14,11,22, 24,27	5010	Ankerkrone, Hohlkehl- od. Stufenpräparation od. Einlagefllg.	6	1.151,04
16,15,21,25, 26	5070	Versorgung e. Lückengebisses durch eine Brücke oder Prothese	3	155,22
17,14,11,22, 24,27	5120	Provisorische Brücke im direkten Verfahren	6	186,30
16,15,21,25, 26	5140	Provisorische Brückenspanne im direkten Verfahren	3	31,05

Zahnärztliches Honorar BEMA:	0,00	(EUR)
Zahnärztliches Honorar GOZ (geschätzt):	1523,61	(EUR)
Material und Laborkosten (geschätzt):	4307,79	(EUR)
Behandlungskosten insgesamt (geschätzt):	5831,40	(EUR)
Abzüglich des voraussichtlichen Festzuschussbetrages (60 % Festzuschuss):	2224,71	(EUR)
Ihr voraussichtlicher Eigenanteil:	3606,69	(EUR)

Kosten für allgemeine und konservierend-chirurgische Leistungen nach der GOZ sind in den Beträgen nicht enthalten. Unvorhersehbare Leistungen, die sich im Rahmen der Behandlung ergeben, werden gesondert berechnet. Unvorhersehbare Veränderungen der Schwierigkeit sowie des Zeitaufwandes der einzelnen Leistungen, der Umstände bei der Ausführung oder der Methode können zu Kostenveränderungen führen.

Abb. 1 Vordruck 3d für den Patienten Zimmermann, Vorderseite (Ausschnitt)

14.06.2022

(Datum, Unterschrift der Zahnärztin / des Zahnarztes)

IV. Erklärung der/des Versicherten:

Ich bin bei der genannten Krankenkasse versichert. Ich bin über Art, Umfang und Kosten der Regelversorgung und der davon abweichenden Behandlungsalternativen sowie über den voraussichtlichen Herstellungsort bzw. das voraussichtliche Herstellungsland des Zahnersatzes D-Freiburg aufgeklärt worden und wünsche die Behandlung entsprechend der Kostenaufstellung zu III.

14.06.2022

(Datum, Unterschrift der/des Versicherten)

Die Beantragung der Behandlung gegenüber der Krankenkasse erfolgt elektronisch.

V. Information über die Kosten der Regelversorgung:

Die Kosten für eine dem Befund entsprechende Regelversorgung liegen voraussichtlich in Höhe des 100%igen Festzuschusses.

Festzuschuss 100%	EUR	3707,86
Abzüglich von der Kasse festgesetzte Festzuschüsse	EUR	2224,71
Ihr Eigenanteil würde im Falle der Regelversorgung daher voraussichtlich zzgl. der möglicherweise anfallenden Edelmetallkosten betragen.	EUR	1483,15

Abb. 2 Vordruck 3d für den Patienten Zimmermann, Rückseite (Ausschnitt)

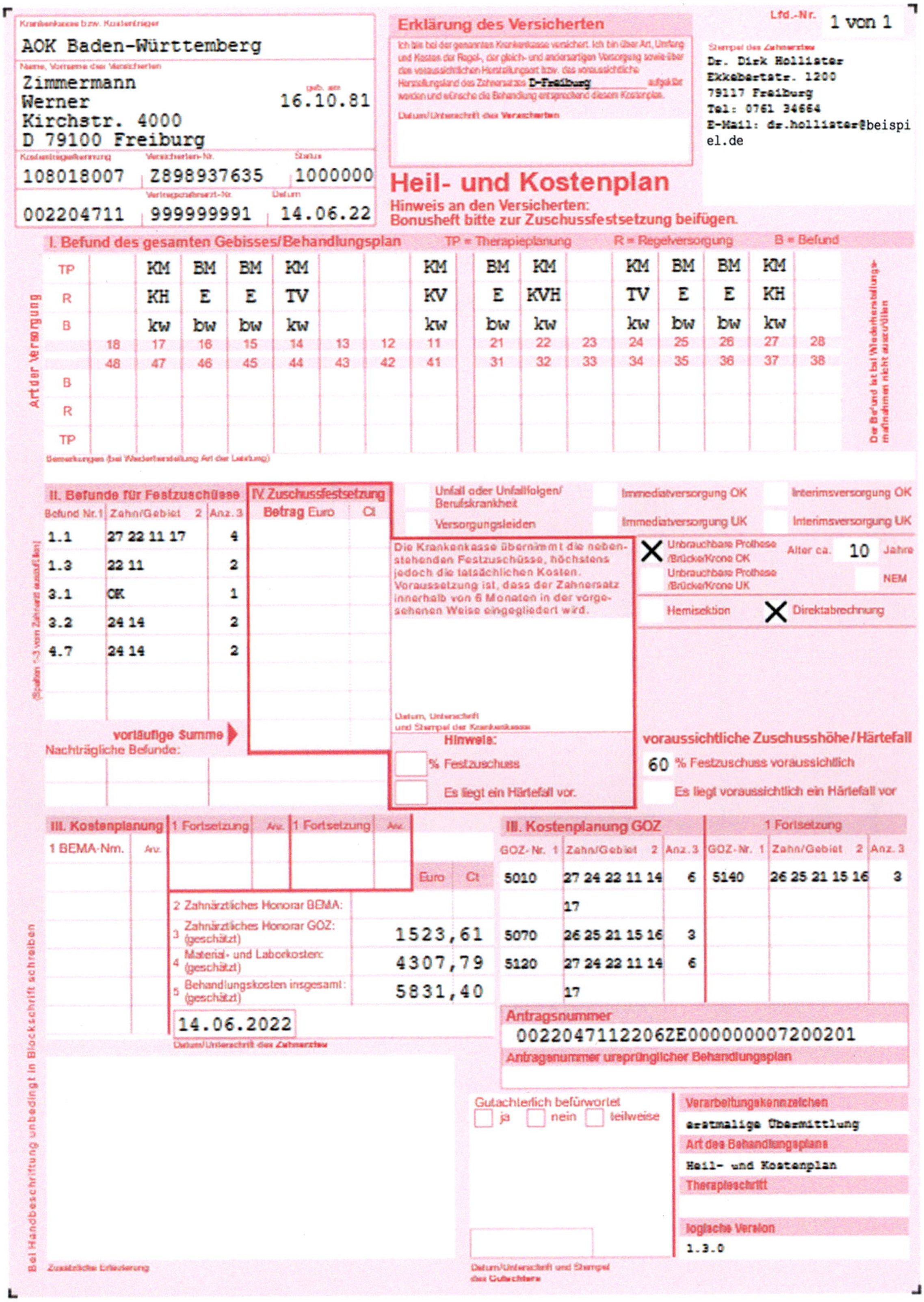

Krankenkasse bzw. Kostenträger
AOK Baden-Württemberg

Name, Vorname des Versicherten
Zimmermann
Werner
Kirchstr. 4000
D 79100 Freiburg

geb. am 16.10.81

Kostenträgerkennung	Versicherten-Nr.	Status
108018007	Z898937635	1000000
Betriebsstätten-Nr.	Vertragszahnarzt-Nr.	Datum
002204711	999999991	14.06.22

Erklärung des Versicherten

Ich bin bei der genannten Krankenkasse versichert. Ich bin über Art, Umfang und Kosten der Regel-, der gleich- und andersartigen Versorgung sowie über den voraussichtlichen Herstellungsort bzw. das voraussichtliche Herstellungsland des Zahnersatzes D-Freiburg aufgeklärt worden und wünsche die Behandlung entsprechend diesem Kostenplan.

Datum/Unterschrift des Versicherten

Lfd.-Nr. 1 von 1

Stempel des Zahnarztes
Dr. Dirk Hollister
Ekkebertstr. 1200
79117 Freiburg
Tel: 0761 34664
E-Mail: dr.hollister@beispiel.de

Heil- und Kostenplan

Hinweis an den Versicherten:
Bonusheft bitte zur Zuschussfestsetzung beifügen.

I. Befund des gesamten Gebisses/Behandlungsplan TP = Therapieplanung R = Regelversorgung B = Befund

Art der Versorgung

TP		KM	BM	BM	KM			KM	BM	KM		KM	BM	BM	KM	
R		KH	E	E	TV			KV	E	KVH		TV	E	E	KH	
B		kw	bw	bw	kw			kw	bw	kw		kw	bw	bw	kw	
	18	17	16	15	14	13	12	11	21	22	23	24	25	26	27	28
	48	47	46	45	44	43	42	41	31	32	33	34	35	36	37	38
B																
R																
TP																

Der Befund ist bei Wiederherstellungsmaßnahmen nicht auszufüllen

Bemerkungen (bei Wiederherstellung Art der Leistung)

II. Befunde für Festzuschüsse (Spalten 1–3 vom Zahnarzt auszufüllen)

Befund Nr. 1	Zahn/Gebiet 2	Anz. 3
1.1	27 22 11 17	4
1.3	22 11	2
3.1	OK	1
3.2	24 14	2
4.7	24 14	2

vorläufige Summe
Nachträgliche Befunde:

IV Zuschussfestsetzung Betrag Euro Ct

Unfall oder Unfallfolgen/Berufskrankheit
Versorgungsleiden
Immediatversorgung OK
Immediatversorgung UK
Interimsversorgung OK
Interimsversorgung UK

Die Krankenkasse übernimmt die nebenstehenden Festzuschüsse, höchstens jedoch die tatsächlichen Kosten. Voraussetzung ist, dass der Zahnersatz innerhalb von 6 Monaten in der vorgesehenen Weise eingegliedert wird.

Datum, Unterschrift und Stempel der Krankenkasse

Hinweis:
% Festzuschuss
Es liegt ein Härtefall vor.

X Unbrauchbare Prothese /Brücke/Krone OK — Alter ca. 10 Jahre
Unbrauchbare Prothese /Brücke/Krone UK — NEM
Hemisektion
X Direktabrechnung

voraussichtliche Zuschusshöhe/Härtefall
60 % Festzuschuss voraussichtlich
Es liegt voraussichtlich ein Härtefall vor

III. Kostenplanung 1 BEMA-Nrn. Anz. | 1 Fortsetzung Anz. | 1 Fortsetzung Anz. | Euro Ct

		Euro, Ct
2	Zahnärztliches Honorar BEMA:	
3	Zahnärztliches Honorar GOZ: (geschätzt)	1523,61
4	Material- und Laborkosten: (geschätzt)	4307,79
5	Behandlungskosten insgesamt: (geschätzt)	5831,40

14.06.2022
Datum/Unterschrift des Zahnarztes

III. Kostenplanung GOZ

GOZ-Nr. 1	Zahn/Gebiet 2	Anz. 3	GOZ-Nr. 1 (Fortsetzung)	Zahn/Gebiet 2	Anz. 3
5010	27 24 22 11 14 17	6	5140	26 25 21 15 16	3
5070	26 25 21 15 16	3			
5120	27 24 22 11 14 17	6			

Antragsnummer
0022047112206ZE000000007200201
Antragsnummer ursprünglicher Behandlungsplan

Gutachterlich befürwortet ja nein teilweise
Datum/Unterschrift und Stempel des Gutachters

Verarbeitungskennzeichen
erstmalige Übermittlung
Art des Behandlungsplans
Heil- und Kostenplan
Therapieschritt
logische Version
1.3.0

Bei Handbeschriftung unbedingt in Blockschrift schreiben
Zusätzliche Erläuterung

Abb. 1: Ausgefüllter eHKP für den Patienten Zimmermann

Ausfüllhinweise für eine Direktabrechnung

Zunächst erhält die Versicherte bei der Beantragung das Zahnersatzes ebenfalls den Vordruck 3d →Abb. 1, S. 174 wo sie über die Kosten informiert wird (mit Unterschrift von Versicherter und Zahnärztin). Die Zeile BEMA enthält keinen Betrag. Der eHKP erhält ein Kreuz bei „Direktabrechnung“ und enthält ebenfalls keine BEMA-Positionen oder Beträge. Hier ist auch die Antragsnummer enthalten. Der Vordruck 3e wird von der Zahnärztin als Abrechnung ausgefüllt und der Versicherten übergeben. Die Versicherte bezahlt den Gesamtbetrag an die Zahnarztpraxis und erhält von der Krankenkasse ihre Festzuschüsse ausbezahlt.

AOK Baden-Württemberg
Zimmermann
Werner 16.10.81
Kirchstr. 4000
D 79100 Freiburg 06/28
108018007 Z898937635 1000000
002204711 999999991 14.06.22

Direktabrechnung Zahnersatz

Hinweis an den Versicherten:
Bitte reichen Sie dieses Formular bei Ihrer Krankenkasse zwecks Auszahlung der Festzuschüsse ein.

TP		KM	BM	BM	KM			KM	BM	KM		KM	BM	BM	KM	
R		KH	E	E	TV			KV	E	KVH		TV	E	E	KH	
B		kw	bw	bw	kw			kw	bw	kw		kw	bw	bw	kw	
	18	17	16	15	14	13	12	11	21	22	23	24	25	26	27	28
	48	47	46	45	44	43	42	41	31	32	33	34	35	36	37	38
B																
R																
TP																

Antragsnummer	0022047112206ZE000000007200201
Genehmigungsdatum	14.06.2022

Nachträgliche Befunde Befund-Nr.	Zahn/Gebiet	Anzahl
1.4	17	1
1.5	27	1

Rechnungsbeträge	**Euro**
ZA-Honorar BEMA	0,00
ZA-Honorar zusätzliche Leistungen BEMA	0,00
ZA-Honorar GOZ	1.620,63
Material- und Laborkosten (gewerblich)	5.100,45
Material- und Laborkosten (Praxis)	44,00
Versandkosten Praxis	0,00
Gesamtsumme	6.765,08
Festzuschuss Krankenkasse	2.393,06
Versichertenanteil	4.372,02

	T	T	M	M	J	J
Eingliederungsdatum	1	4	0	6	2	2
Herstellungsort bzw. Herstellungsland des Zahnersatzes	D-Freiburg					

Datum, Unterschrift und Stempel des **Zahnarztes**

204711
Dr. Dirk Hollister
Zahnarzt
Ekkebertstr. 1200
79117 Freiburg

14.06.2022

Abb. 2: Ausgefüllter Vordruck 3e am Beispiel des Patienten Zimmermann

5.2.8 Abrechnen der Heil- und Kostenplanung

Wenn die Genehmigung des eHKP in der Praxis eintrifft, kann mit der Behandlung begonnen werden (Ausnahmen: Bestimmte Reparaturziffern, Festzuschüsse).

Bei der Behandlung können sich bestimmte zusätzliche Leistungen ergeben, die nicht absehbar waren, bzw. deren Kosten geschätzt waren.

Dafür sind bestimmte BEMA-Positionen nachträglich abrechenbar, die in den PVS eingestellt sind.

Dabei können sich zwei Festzuschüsse (1.4 und 1.5) zusätzlich ergeben, die nicht mehr von der Krankenkasse überprüft werden müssen.

Die tatsächlichen Fremdlaborkosten werden über eine XML-Datei des Labors eingetragen → Zeile 4, Abb. 1. Der Betrag kann auch von Hand eingetragen werden.

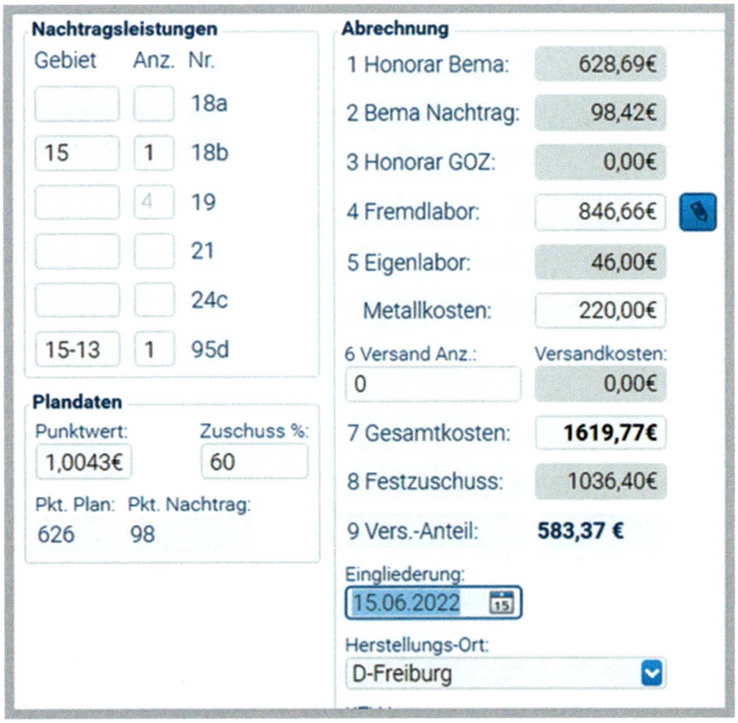

Abb. 1 Abrechnungsvorlage für den eHKP im PVS

Die tatsächlichen Eigenlaborkosten werden über eine Eigenlaborrechnung in die Abrechnung übernommen.

Mit der Bestätigung der Angaben werden die Daten in die Patientenkartei übernommen. Anschließend kann eine Eigenanteilsrechnung an die Patientin erstellt werden. Die Abrechnung der Festzuschüsse erfolgt über die Upload Datei (DTA) an die KZV (Ausnahme: Direktabrechnung). Die Abrechnung kann monatlich oder mit Sofortauszahlung (auf Antrag) erfolgen.

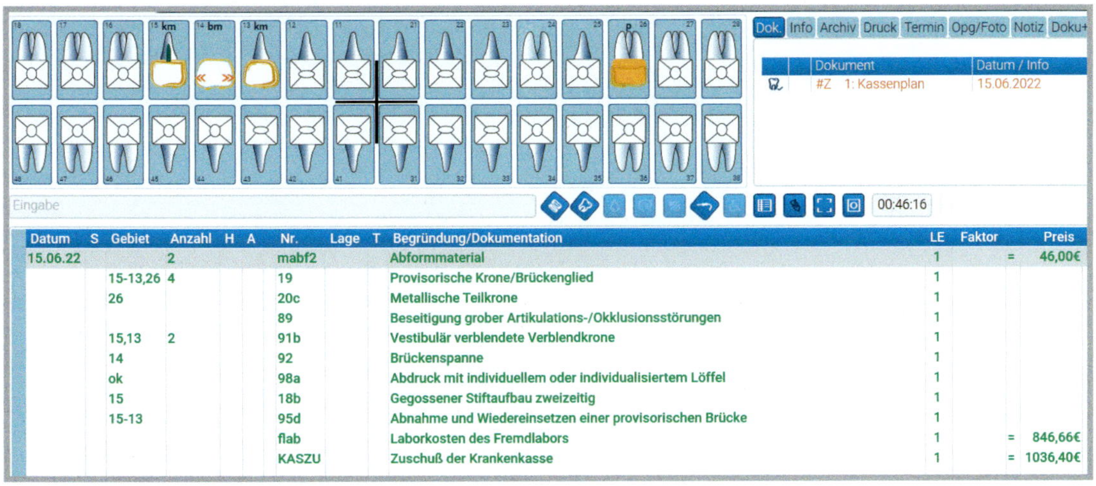

Datum	S	Gebiet	Anzahl	H	A	Nr.	Lage	T	Begründung/Dokumentation	LE	Faktor	Preis
15.06.22			2			mabf2			Abformmaterial	1	=	46,00€
		15-13,26	4			19			Provisorische Krone/Brückenglied	1		
		26				20c			Metallische Teilkrone	1		
						89			Beseitigung grober Artikulations-/Okklusionsstörungen	1		
		15,13	2			91b			Vestibulär verblendete Verblendkrone	1		
		14				92			Brückenspanne	1		
		ok				98a			Abdruck mit individuellem oder individualisiertem Löffel	1		
		15				18b			Gegossener Stiftaufbau zweizeitig	1		
		15-13				95d			Abnahme und Wiedereinsetzen einer provisorischen Brücke	1		
						flab			Laborkosten des Fremdlabors	1	=	846,66€
						KASZU			Zuschuß der Krankenkasse	1	=	1036,40€

Abb. 2 Abrechnung in elektronischer Karteikarte im PVS. Diese dort erscheinenden (grünen) Daten werden dann über den ZE-Upload an die KZV gesendet.

Dr. Dirk Hollister

Zahnarzt

Ekkebertstr. 1200 - 79117 Freiburg - Tel: 0761 3466 - Fax: 0761 7921
E-Mail: dr.dirk.hollister@beispiel.de

Dr. Dirk Hollister-Ekkebertstr. 1200 - 79117 Freiburg

Herrn
Normal Walter
Im Zahnfeld 2
68165 Mannheim

Zeitraum: 15.06.22 - 15.06.22
Rechnungsnummer:
(bei Zahlungen bitte angeben)
Kostenplan 1 / 15.06.2022

Eingliederungsdatum: 15.06.2022

Probedruck 15.06.2022

Rechnung
für: Herrn Normal Walter, geb. am: 20.05.1985

Sehr geehrter Herr Walter,

für die prothetische Behandlung erlaube ich mir, nach den zur Zeit geltenden Bestimmungen zu berechnen:

Datum	Gebiet	Anz.	Nr.	Leistungsbeschreibung/Auslagen	Faktor / Punkte	EUR
15.06.22	15-13,26	4	19	Provisorische Krone/Brückenglied	76,00	
	26	1	20c	Metallische Teilkrone	187,00	
		1	89	Beseitigung grober Artikulations-/Okklusionsstörungen	16,00	
	15,13	2	91b	Vestibulär verblendete Verblendkrone	256,00	
	14	1	92	Brückenspanne	62,00	
	OK	1	98a	Abdruck mit individuellem oder individualisiertem Löffel	29,00	
	15	1	18b	Gegossener Stiftaufbau zweizeitig	80,00	
	15-13	1	95d	Abnahme und Wiedereinsetzen einer provisorischen Brücke	18,00	
		1		Laborkosten des Fremdlabors		846,66

Zahnärztliches Honorar BEMA (626,00+98,00 Pkt. x 1,0043 EUR/Pkt.):	727,11
Material- und Laborkosten Fremdlabor:	846,66
Material- und Laborkosten Praxislabor:	46,00
Gesamtkosten:	1.619,77
abzgl. Festzuschuss Kasse:	-1.036,40
Zu zahlender Betrag:	**583,37**

Bitte zahlen Sie den Rechnungsbetrag unter Angabe des Rechnungsdatums und der Rechnungsnummer bis zum 29.06.2022.

Abb. 1 Eigenanteilsrechnung für den Patienten

Gleichzeitig kann die Versicherte im Rahmen der Patienteninformation noch den folgenden Vordruck zur Abrechnung des Zahnersatzes erhalten →Abb. 1, S. 179.

Krankenkasse bzw. Kostenträger		
AOK Baden-Württemberg		
Name, Vorname des Versicherten		geb. am
Walter Normal Im Zahnfeld 2 D 68165 Mannheim		20.05.85 06/28
Kostenträgerkennung	**Versicherten-Nr.**	**Status**
108018007	N886400984	1000000
Abrechnungs-Nr.	**Zahnarzt-Nr.**	**Datum**
002204711	999999991	15.06.22

Abrechnung Zahnersatz

Planinformationen: 1/ 73/ 1

TP																
R				KV	BV	KV								PK		
B				kw	bw	kw								pw		
	18	17	16	15	14	13	12	11	21	22	23	24	25	26	27	28
	48	47	46	45	44	43	42	41	31	32	33	34	35	36	37	38
B																
R																
TP																

Antragsnummer	0022047112206ZE000000007300101
Genehmigungsdatum	15.06.2022

Nachträgliche Befunde Befund-Nr.	Zahn/Gebiet	Anzahl
1.5	15	1

Rechnungsbeträge	**Euro**
ZA-Honorar BEMA	628,69
ZA-Honorar zusätzliche Leistungen BEMA	98,42
ZA-Honorar GOZ	0,00
Material- und Laborkosten (gewerblich)	846,66
Material- und Laborkosten (Praxis)	46,00
Versandkosten Praxis	0,00
Gesamtsumme	1.619,77
Festzuschuss Krankenkasse	1.036,40
Versichertenanteil	583,37

	T	T	M	M	J	J
Eingliederungsdatum	1	5	0	6	2	2
Herstellungsort bzw. Herstellungsland des Zahnersatzes	D-Freiburg					

Datum, Unterschrift und Stempel des **Zahnarztes**

15.06.2022

204711
Dr. Dirk Hollister
Zahnarzt
Ekkebertstr. 1200
79117 Freiburg

Abb. 1 Patienteninformation, Vordruck 3e, zur Abrechnung des Zahnersatzes

5.3 Vorbereitende Maßnahmenn prothetischer Arbeiten

5.3.1 Modelle

Im Zusammenhang mit der Herstellung von prothetischen Arbeiten sind immer wieder vorbereitende Maßnahmen erforderlich. Oftmals kann es sinnvoll sein, Modelle zur Diagnose und/oder Planung von prothetischen Arbeiten herzustellen. Mitunter sind Modelle nötig, damit der Zahnarzt die Situation im Mund richtig beurteilen kann. **Planungsmodelle** können von der Zahnarztpraxis abgerechnet werden. Dadurch wird die Diagnose- und Planungsleistung vergütet.

Merke
Arbeitsmodelle, die keine Planungsmodelle sind, können nicht gesondert berechnet werden. Das erforderliche Abformungsmaterial und die notwendigen zahntechnischen Leistungen sind jedoch berechnungsfähig.

Die Position 7b ist Bestandteil von Teil 2 des BEMA. Sie wird hier eingeführt, weil sie im Zusammenhang mit prothetischen Leistungen häufig vorkommt.

BEMA-Pos.	Abk.	Leistung	Bewertungszahl
7		**Vorbereitende Maßnahmen**	
7b		Abformung, Bissnahme für das Erstellen von Modellen des Ober- und Unterkiefers zur diagnostischen Auswertung und Planung sowie schriftliche Niederlegung	19

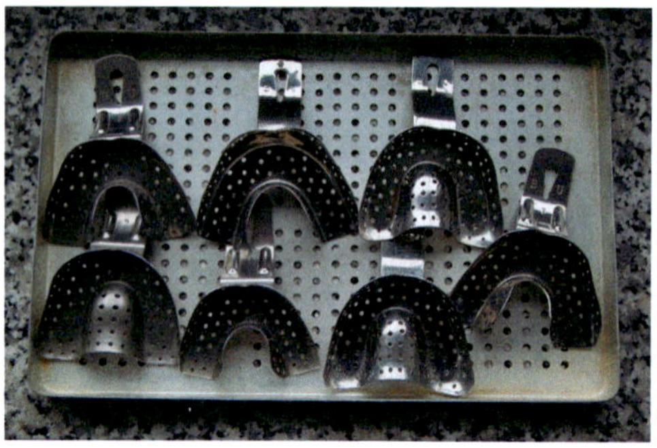

Abb. 1 Konfektionierte Abformlöffel auf einem Sterilisationstablett

A Eine Leistung nach 7b ist bei allen nach der Planung notwendig werdenden Abformungsmaßnahmen nur dann abrechnungsfähig, wenn mit der Herstellung der Modelle eine diagnostische Auswertung und Planung verbunden ist.
Planungsmodelle dürfen über den eHKP abgerechnet werden. Wird der eHKP später von der Krankenkasse abgelehnt, sind die Planungsmodelle trotzdem abrechenbar.

Im Rahmen der Versorgung mit Zahnersatz und Zahnkronen sind Leistungen nach der Position 7b neben alleinigen Maßnahmen nach Positionen 20 (Einzelkronen) und 100 (Reparaturen) in der Regel nicht abrechnungsfähig.

Die Planungsmodelle sollten heute – aufgrund der nach § 135 Abs. 4 SGB V festgelegten zweijährigen Gewährleistungspflicht – mindestens zwei Jahre aufbewahrt werden. Nach § 8 Abs. 3 BMV-Z ist für Modelle und die mit der Heil- und Kostenplanung anfallenden Originale eine Aufbewahrungsfrist von 10 Jahren vorgeschrieben.

5.3.2 Einschleifmaßnahmen

Häufig kommt es vor, dass grobe Artikulations- oder Okklusionsstörungen eine prothetische Versorgung oder eine Erweiterung behindern. Dann muss vor der Herstellung der prothetischen Arbeit ein Einschleifen erfolgen.

Bei der Abrechnung von Einschleifmaßnahmen im BEMA gibt es unterschiedliche Abrechnungssituationen:

- Einschleifen an natürlichen Zähnen, fest sitzenden Kronen und Brücken, fest sitzenden Schienen
  Diese Leistungen können nach Position 89 berechnet werden.
- Einschleifen an Prothesenzähnen

Sollte es erforderlich sein, Prothesenzähne einer alten Prothese einzuschleifen, so steht dafür die Position sk (106) zur Verfügung.

Die Position sk (106) für das Einschleifen kann nicht neben Position 89 für denselben Kiefer in derselben Sitzung berechnet werden.

BEMA-Pos.	Abk.	Leistung	Bewertungszahl
89		Beseitigung grober Artikulations- und Okklusionsstörungen vor Eingliederung von Prothesen und Brücken	16

A Eine Leistung nach Position 89 kann nur einmal je Heil- und Kostenplan abgerechnet werden. Sie kann auch neben Leistungen nach den Positionen 91 und 92 (Brückenpositionen) abgerechnet werden.

Die Position 89 kann nicht für das Einschleifen zur Aufnahme von Halte- und Stützvorrichtungen abgerechnet werden. Sie kann ebenso nicht berechnet werden, wenn im Rahmen der prothetischen Versorgung nur Einzelkronen (Pos. 20) hergestellt werden. Für das Einschleifen von Auflagemulden der Klammern von Modellgussprothesen darf die Position 89 nicht berechnet werden.

Die Beantragung und Abrechnung der Position 89 erfolgen auf dem eHKP immer im Feld III. Kostenplanung. Die Abrechnung unter „zusätzliche Leistungen" (Nachtragsleistungen) ist also nicht möglich.

5.3.3 Abformungen

Normalerweise sind die Abformungen in den Hauptpositionen für den Zahnersatz (z. B. Einzelkronenanfertigung, Brücke) enthalten. Besondere Abdrücke können jedoch abgerechnet werden, z. B. bei Abformungen mit individuellem Löffel →Abb. 1.

BEMA-Pos.	Abk.	Leistung	Bewertungszahl
98a		Abformung mit individuellem oder individualisiertem Löffel, je Kiefer	29

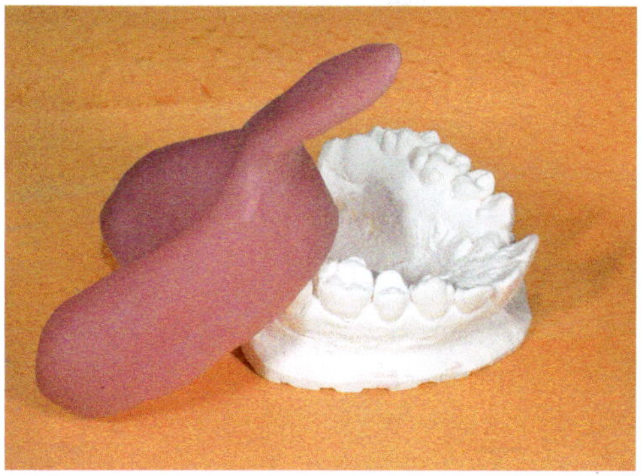

Abb. 1 Individueller Abformlöffel mit Gipsmodell

A Diese Abformung kann abgerechnet werden, wenn die konfektionierten Löffel nicht ausreichen.

Bei einer Einzelkrone ist diese Position nicht abrechnungsfähig.

Merke
Alle vorbereitenden Maßnahmen nach den Positionen 7b, 89 und auch 98a lösen keinen Festzuschuss aus.

6 Abrechnung prothetischer Behandlungen bei Privatpatientinnen

6.1 Grundlagen

Vor dem Erbringen von prothetischen Leistungen im Rahmen der Privatabrechnung kann ein Heil- und Kostenplan erstellt werden, wenn die Patientin dies wünscht oder die Zahnärztin dies für notwendig erachtet. Viele Privatkrankenkassen lehnen das bei einfacher prothetischer Versorgung ab. Anders als im Rahmen der gesetzlichen Krankenversicherungen gibt es keine vorgeschriebenen Formulare für die Heil- und Kostenplanung. In den gängigen Abrechnungsprogrammen finden sich unterschiedliche Vorlagen, die alle eingesetzt werden dürfen.

Die GOZ kennt zwei verschiedene Heil- und Kostenpläne, die für unterschiedliche Behandlungssituationen angewendet werden:

- Der **HKP nach Position** 0030 wird verwendet, wenn eine Patientin einen HKP für Behandlungsmaßnahmen nach den Abschnitten
  - A. Allgemeine zahnärztliche Leistungen,
  - B. Prophylaktische Leistungen,
  - C. Konservierende Leistungen,
  - D. Chirurgische Leistungen,
  - E. Leistungen bei Erkrankung der Mundschleimhaut und des Parodontiums,
  - F. Prothetische Leistungen,
  - H. Eingliederung von Aufbissbehelfen und Schienen,
  - K. Implantologische Leistungen

  oder für medizinisch nicht notwendige Leistungen nach § 2 Abs. 3 GOZ erhalten möchte.
- Ein HKP für parodontologische Leistungen nach 0030 kann auch neben einem Parodontalstatus nach Position 4000 abgerechnet werden.
- Der **HKP nach Position** 0040 wird erstellt, wenn eine Patientin Leistungen im Rahmen kieferorthopädischer Behandlung oder bei funktionsanalytischen und funktionstherapeutischen Maßnahmen erhält und einen Heil- und Kostenplan (HKP) wünscht oder wenn die Zahnärztin das wünscht.

Nach eingehender Untersuchung werden folgende Maßnahmen geplant:

Befund und Behandlungsplan

					KM	BM	KM	BM	BM	KM			PKM		
f					w	f	w	f	f	w			w		f
18	17	16	15	14	13	12	11	21	22	23	24	25	26	27	28
48	47	46	45	44	43	42	41	31	32	33	34	35	36	37	38
f															f

BEFUND:
a = Adhäsivbrücke
b = Brückenglied
e = ersetzter Zahn
f = fehlender Zahn
i = Implantat / Suprakonstr.
k = Krone
r = Wurzelstiftkappe
pw = partiell erhaltungswürdig
sw = ern. Suprakonstruktion
t = Teleskop
ur = unzureichende Retention
w = erneuerungsbedürftig
x = zu extrahieren
)(= Lückenschluss
p/q = Implantate

BEHANDLUNGSPLAN:
A = Adhäsivbrücke
B = Brückenglied
E = zu ersetzender Zahn
H = gegossenes Halteelement
I = Inlay
K = Krone
M = keramische Verblendung
O/IG = Geschiebe
PK = Teilkrone
R = Wurzelstiftkappe
S = Suprakonstruktion
T = Teleskopkrone
V = Vestibuläre Verblendung
-/= = Verblockung/Steg

Gebiet	*Anz.*	*Nr.*	*Leistungsbeschreibung*	*Faktor*	*Betrag*
	1	0030	Aufstellung schrift. Heil- u. Kostenplan nach Befundaufnahme	2,3000	25,87
26	1	2220	Versorgung eines Zahnes durch eine Teilkrone oder Veneer	2,3000	267,38
26	1	2270	Provisorium im direkten Verfahren mit Abformung	2,3000	34,93
13,11,23	3	5010	Ankerkrone, Hohlkehl- od. Stufenpräparation od. Einlagefllg.	2,3000	575,52
12,21,22	2	5070	Versorgung e. Lückengebisses durch eine Brücke oder Prothese	2,3000	103,48
13,11,23	3	5120	Provisorische Brücke im direkten Verfahren	2,3000	93,15
12,21,22	2	5140	Provisorische Brückenspanne im direkten Verfahren	2,3000	20,70
12,21,22	1	5170	Abformung des Kiefers mit individuellem Löffel	2,3000	32,34

voraussichtliche Gesamtsumme der Honorarleistungen €: 1.153,37
voraussichtliche Gesamtsumme der Material- und Laborkosten €: 1.253,16
voraussichtlicher Endbetrag €: 2.406,53

Abb. 1 Ausschnitt einer Heil- und Kostenplanung für Privatpatientinnen

Es gibt keine Verpflichtung, für Privatpatientinnen eine Heil- und Kostenplanung zu erstellen. Häufig möchte jedoch die Patientin oder ihre private Versicherung vor Behandlungsbeginn einen Kostenüberblick erhalten. Bei gleichzeitiger Planung von konservierend-chirurgischen und prothetischen oder kieferorthopädischen Behandlungen kann **nur eine** Planung abgerechnet werden. Es kann dann die höherwertige Position nach 0040 verwendet werden.

Es gibt in der GOZ keine Vorschriften zu Aufbewahrungsfristen für HKPs. Allgemein wird eine zehnjährige (nach § 630f Abs. 3 BGB) Aufbewahrung der Kopien nach Abschluss der Behandlung empfohlen.

Die Abrechnung der zahntechnischen Arbeiten für private Leistungen (nach der GOZ) erfolgt gemäß BEB Zahntechnik®.

GOZ-Pos.	Leistung	Punktzahl
0030	Aufstellung eines schriftlichen Heil- und Kostenplans nach Befundaufnahme und gegebenenfalls Auswertung von Modellen	200 P
0040	Aufstellung eines schriftlichen Heil- und Kostenplans bei kieferorthopädischer Behandlung oder bei funktionsanalytischen und funktionstherapeutischen Maßnahmen nach Befundaufnahme und Ausarbeitung einer Behandlungsplanung	250 P

6.2 Vorbereitende Maßnahmen

6.2.1 Modelle

GOZ-Pos.	Leistung	Punktzahl
0050	Abformung oder Teilabformung eines Kiefers für ein Situationsmodell, einschließlich Auswertung zur Diagnose oder Planung	120 P
0060	Abformung beider Kiefer für Situationsmodelle und einfache Bissfixierung einschließlich Auswertung zur Diagnose oder Planung	260 P

A Die Positionen 0050 und 0060 sind berechnungsfähig im Zusammenhang mit **Abdrucknahmen** für Situationsmodelle einschließlich der Auswertung zur Diagnose **oder** Planung. Dies ist z. B. der Fall bei
- Einzelkronen (ohne Einschränkungen bei Einzelkronen wie im BEMA),
- Brückenzahnersatz,
- Prothesen,
- Wiederherstellung von Zahnersatz und Zahnkronen,
- funktionsanalytischen und funktionstherapeutischen Planungen,
- implantologischen Planungen,
- parodontaltherapeutischen Planungen,
- kieferorthopädischen Planungen (z. B. zu Beginn, im Verlauf, zur Therapieänderung).

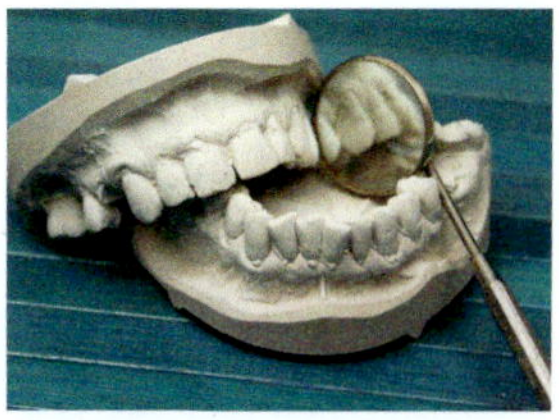

Abb. 1 Situationsmodell aus Gips zur Diagnose und Planung von Behandlungen

Merke
Im Unterschied zum BEMA können beide Positionen zur Diagnose oder Planung abgerechnet werden. Die BEMA-Pos. 7b erfordert dagegen die Auswertung der Situationsmodelle zur Diagnose und Planung.

Die einfache Bissfixierung ist als Bestandteil der Leistung nach GOZ-Position 0060 nicht gesondert berechnungsfähig.

A Werden jedoch funktionsanalytische und funktionstherapeutische Leistungen erbracht, sind diese Leistungen nicht mehr Bestandteil nach Pos. 0060, sondern nach den Pos. 8010 ff. gesondert berechnungsfähig. Insbesondere bei Planungsmodellen, die aus funktionsanalytischen und -therapeutischen Gründen erstellt werden, ist die Kombination von 0060 mit den Pos. 8010 ff. die Regel.

Die erstellten Diagnosen oder Ergebnisse der Planung müssen dokumentiert werden.

6.2.2 Einschleifmaßnahmen

Einschleifmaßnahmen bei Kassenpatientinnen →S. 180

Die Möglichkeiten zur Abrechnung von Einschleifmaßnahmen wurden bereits erläutert. Hier sind die möglichen Positionen noch einmal im Überblick dargestellt. Unabhängig vom gewählten Okklusionskonzept versteht man hierunter das gezielte systematische Einschleifen in Okklusion und Artikulation.

GOZ-Pos.	Leistung	Punktzahl
4030	Beseitigung von scharfen Zahnkanten, störenden Prothesenrändern und Fremdreizen am Parodontium, je Kieferhälfte oder Frontzahnbereich	35 P
4040	Beseitigung grober Vorkontakte der Okklusion und Artikulation durch Einschleifen des natürlichen Gebisses oder bereits vorhandenen Zahnersatzes, je Sitzung	45 P
8100	Systematische subtraktive Maßnahmen am natürlichen Gebiss, am fest sitzenden und/oder herausnehmbaren Zahnersatz, je Zahnpaar	20 P

A Unabhängig vom gewählten Okklusionskonzept versteht man unter den systematischen subtraktiven Maßnahmen das gezielte systematische Einschleifen in Okklusion und Artikulation. Die Maßnahmen setzen deshalb in der Regel funktionsanalytische Maßnahmen voraus, denn im Gegensatz zur Entfernung grober Störungen nach Position 4040 dienen die Maßnahmen nach Position 8100 der Feinjustierung von Okklusion und Artikulation.

Okklusale Korrekturen im Zusammenhang mit der Eingliederung von Zahnersatz können allerdings nicht nach Position 8100 berechnet werden.

6.2.3 Abformungen

GOZ-Pos.	Leistung	Punktzahl
5170	Anatomische Abformung des Kiefers mit individuellem Löffel bei ungünstigen Zahnbogen- und Kieferformen und/oder tief ansetzenden Bändern oder spezielle Abformung zur Remontage, je Kiefer	250 P

A Diese Leistung einer anatomischen Abformung entspricht der Position 98a im BEMA. Es gibt jedoch in der Privatabrechnung keine Einschränkungen in ihrer Abrechenbarkeit: Sie ist auch neben einer Einzelkrone berechenbar.

7 Einzelkronen, Provisorien und Stiftaufbauten

7.1 Leistungen bei Kassenpatientinnen

7.1.1 Einzelkronen

Für die Abrechnung der Versorgung mit Einzelkronen sind meist mindestens zwei BEMA-Positionen erforderlich, weil die Patientin nach der Präparation provisorisch versorgt werden muss. In seltenen Ausnahmefällen kann die Krone direkt eingegliedert werden.

Für die unterschiedlichen Kronen stehen die Positionen 20 für die Regelversorgung zur Verfügung. Im Gegensatz zur Privatabrechnung spielt die Präparationsart keine Rolle. Die Positionen werden ebenfalls berechnet, wenn der Befund „kw" lautet. Dies bedeutet, dass der Zahn mit einer erneuerungsbedürftigen Krone versorgt ist. In diesem Fall ist eine alte prothetische Versorgung vorhanden, was im eHKP durch ein Kreuz im Feld „Unbrauchbare Prothese/Brücke/Krone" im OK oder UK vermerkt werden muss. Daneben wird das Alter der unbrauchbaren Versorgung (hier Kronen) eingetragen.

Merke
Der Anspruch im Rahmen der Regelversorgung ist bei zahnbegrenzten Einzelzahnlücken, bei implantatgestütztem Zahnersatz (Suprakonstruktionen) entsprechend der **Richtlinien Zahnersatz, Nummer 36 Buchstabe a** auf die Versorgung mit Einzelzahnkronen und bei atrophiertem zahnlosem Kiefer nach **Nummer 36 Buchstabe b** auf die Versorgung mit Totalprothesen als vertragszahnärztliche Leistungen begrenzt.

BEMA-Pos.	Abk.	Leistung	Bewertungszahl
20		**Versorgung eines Einzelzahnes durch**	
20a		eine metallische Vollkrone	148
20b		eine vestibulär verblendete Verblendkrone	158
20c		eine metallische Teilkrone	187

Mit der Abrechnung der entsprechen Position sind jeweils folgende Leistungen mit abgegolten: Präparation, ggf. Farbbestimmung, Bissnahme, Abformung (Ausnahme: vorbereitende Maßnahmen), Einprobe, Einzementieren, Kontrolle und Adjustierung der statischen und dynamischen Okklusion.

Vorbereitende Maßnahmen zum Zahnersatz bei Kassenpatientinnen →S. 180

A Alle Einzelkronen als Schutz- und Stützkronen sind nach Positionen 20 abzurechnen.
Einzelkronen auf Implantaten sind in den vom Bundesausschuss der Zahnärzte und Krankenkassen festgelegten Ausnahmefällen gem. §§ 55, 56 SGB V analog nach den Positionen 20a/20b abrechnungsfähig und bei der Abrechnung mit „i" zu kennzeichnen.
Die Präparation einer Teilkrone erfordert die Überkupplung aller Höcker eines Zahnes. Die Präparation einer Teilkrone ist überwiegend supragingival und bedeckt die gesamte Kaufläche und somit sämtliche Höcker.

P̸ Die Beseitigung von Okklusionsstörungen ist im Leistungsumfang der Positionen 20 enthalten, die Position 89 kann nicht berechnet werden.

B Miteinander verblockte Kronen werden nach den Pos. 20 abgerechnet.

P Teleskop- und Konuskronen werden nach Position 91d abgerechnet. Sollten umfangreiche Einschleifmaßnahmen erforderlich werden, die über den Antagonisten hinausgehen, so wird die Position sK (106) berechnet.

Verblendungen im Seitenzahnbereich

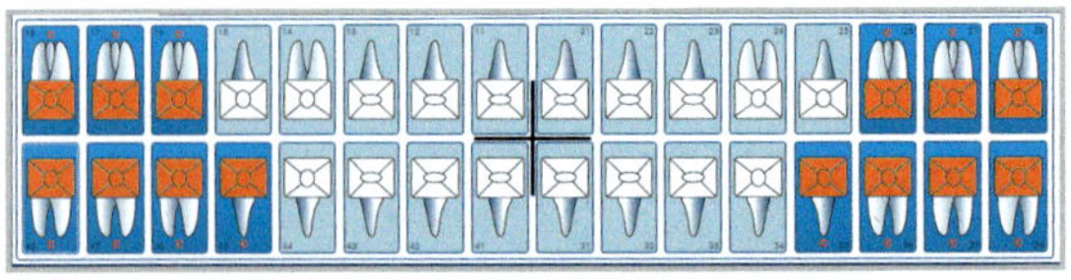

Abb. 1 Regelversorgung: Verblendungen sind nur bei den hell dargestellten Zähnen möglich.

Die Regelversorgung umfasst vestibuläre Verblendungen nur im Bereich der Zähne 15 bis 25 und 34 bis 44 →Abb. 1. Dies gilt auch dann, wenn ein anderer Zahn durch Zahnwanderung (z. B. wegen Nichtanlage) nach vorne gewandert ist. Wünscht eine Patientin darüber hinaus eine Verblendung im Seitenzahnbereich, muss sie die entstehenden Kosten dieser gleichartigen Versorgung selbst tragen.

gleichartige Versorgung →S. 172

Festzuschüsse

Die einzelnen Kronenpositionen richten sich nach den unterschiedlichen Befunden und lösen unterschiedlich Festzuschüsse aus. Häufig auftretende Befunde:

- ww = erhaltungswürdiger Zahn mit weitgehender Zerstörung
- kw = erneuerungsbedürftige Krone
- pw = erhaltungswürdiger Zahn mit partiellen Substanzdefekten

Sobald diese Befunde in die Befundzeile des eHKP im Abrechnungsprogramm eingegeben sind, rechnet das PVS die Regelversorgung „automatisch“ für die Patientin aus. Damit stehen ebenfalls die Festzuschüsse fest. (Dies kann immer individuell abgeändert werden.) Die Abrechnungsprogramme erkennen dabei, ob sich ein Zahn innerhalb oder außerhalb der Verblendgrenzen befindet. Folgende Eingaben sind möglich:

	Befundeingabe	eHKP-Bezeichnung	BEMA-Pos.	BEL-Nr.	Festzuschuss
Metallische Vollkrone 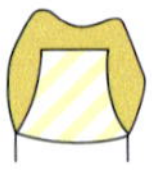	ww oder kw (außerhalb Verblendgrenze)	K (metallische Vollkrone)	20a	102-1	1.1 Erhaltungswürdiger Zahn mit weitgehender Zerstörung der klinischen Krone oder unzureichender Retentionsmöglichkeit, je Zahn
Metallkeramikkrone, vestibulär verblendet 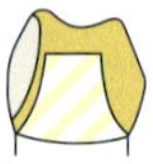	ww oder kw (innerhalb Verblendgrenze)	KV (vestibulär metallkeramisch verblendete Krone)	20b	102-4 162-0	1.1 und 1.3 Erhaltungswürdiger Zahn mit weitgehender Zerstörung der klinischen Krone oder unzureichende Retentionsmöglichkeit im Verblendbereich (15–25 und 34–44) je Verblendung für Kronen (auch implantatgestützte)
Kunststoffverblendkrone, vestibulär verblendet 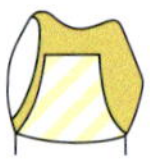	ww oder kw (innerhalb Verblendgrenze)	KV (vestibulär kunststoffverblendete Krone)	20b	102-4 160-0	1.1 und 1.3
Metallische Teilkrone 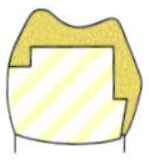	pw (außerhalb Verblendgrenze)	PK (metallische Teilkrone)	20c	102-2	1.2 Erhaltungswürdiger Zahn mit großen Substanzdefekten, aber erhaltener vestibulärer und/oder oraler Zahnsubstanz, je Zahn

Tab. 1 Zusammenhang zwischen eHKP-Eintrag, BEMA-Positionen und Festzuschüssen

Bei einer metallischen Vollkrone fällt lediglich der Festzuschuss 1.1 an. Bei vestibulär verblendeten Kronen erhält die Patientin neben dem Festzuschuss für die Krone einen weiteren Festzuschuss für die Verblendung. Diese Fälle unterscheiden sich lediglich durch die Art der Verblendung, welches nur auf der Laborrechnung erkennbar ist. Bei der Versorgung eines Zahnes mit einer metallischen Teilkrone erhält die Patientin den Festzuschuss 1.2.

In den Festzuschüssen sind vorbereitende Maßnahmen sowie die Provisorien und die Laborkosten mit einem durchschnittlichen Satz enthalten. Der Festzuschuss für die jeweilige Patientin fällt nach Bonusregelung in unterschiedlicher Höhe aus.

Bonusregelung →S. 157

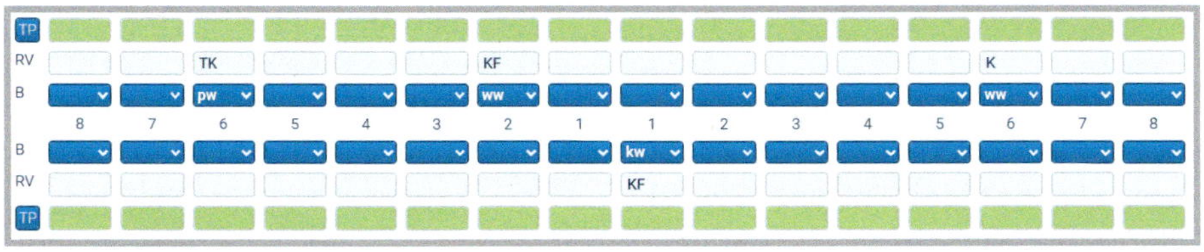

Abb. 1 Befundeingabe und Planung im Abrechnungsprogramm

In vielen Abrechnungsprogrammen gibt es andere Buchstaben für die Kronen, damit die Programme exakter „rechnen“ können. So muss z. B. eine Kunststoffverblendkrone, z. B. als **kf,** von einer Keramikverblendkrone in einem Programm anders dargestellt werden, weil sich die Laborkosten unterscheiden →Abb. 1. Der Ausdruck auf dem eHKP muss allerdings nach den vereinbarten Kürzeln erfolgen →Abb. 2.

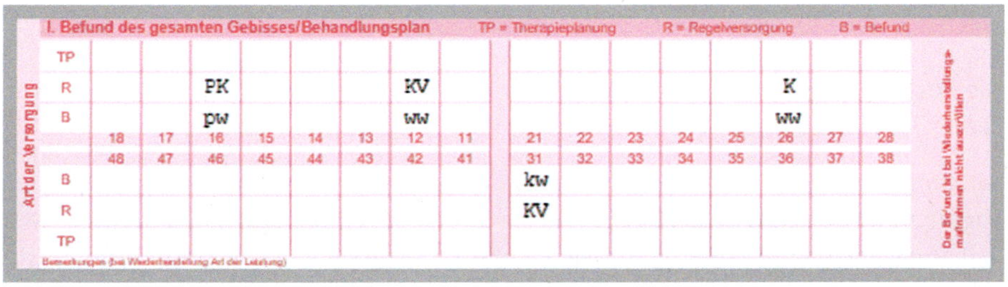

Abb. 2 Ausdruck der obigen Planung auf dem HKP

Wünscht die Patientin eine über die obigen Fälle hinausgehende Versorgung, z. B. eine verblendete Teilkrone, eine Vollverblendung oder eine Verblendung außerhalb der Verblendgrenzen, so sind dies gleichartige Versorgungen, die auf andere Weise abgerechnet werden. Die obigen Festzuschüsse gelten aber auch für diese Patientin.

Merke
Obwohl die Präparation der Kronen für die kassenzahnärztliche Abrechnung keine Rolle spielt, geht man davon aus, dass eine metallische Vollkrone entweder tangential, als Hohlkehlpräparation oder mit Stufe präpariert werden kann. Eine Verblendkrone wird in den meisten Fällen mit Hohlkehle oder mit Stufe präpariert. Teilkronen werden immer mit einer Stufenpräparation „versorgt“.

Zahntechnik

Für die Herstellung der Kronen fallen im Labor diverse zahntechnische Leistungen an. Die Kontrolle der BEL-Rechnung auf Übereinstimmung mit den BEMA-Positionen ist unbedingt erforderlich, da die BEL-Positionen von den Krankenkassen zur Überprüfung der BEMA-Positionen herangezogen werden. Bei Diskrepanzen kommt es oft zu Streichungen der höherwertigen BEMA-Position. Die BEL-Positionen, die direkt für die Kronenherstellung erforderlich sind, sind in der Übersicht den BEMA-Positionen zugeordnet →Tab. 1, S. 186.
Die übrigen BEL-Positionen, die bei der Kronenherstellung häufig erforderlich sind, lassen sich dem Abrechnungsprogramm in der Schätzung der Laborpositionen entnehmen.

7.1.2 Provisorien

Herstellung von Provisorien

Provisorien können auf unterschiedliche Weise hergestellt werden. Sie dienen unterschiedlichen Funktionen in der Zahnersatzbehandlung. Für die Abrechnung müssen lediglich die zutreffenden Fälle festgestellt werden:

- eine Hülse (konfektioniertes Provisorium)
- ein individuelles Provisorium im direkten Verfahren (in der Praxis hergestellt)
- eine provisorische Stiftkrone: Diese wird benötigt, wenn eine Zahnkrone nicht mehr erhalten werden kann und der Zahn einen Aufbau erhalten muss. Wird der Aufbau eingegliedert, kann das Provisorium nicht mehr verwendet werden und u. U. muss ein weiteres Provisorium angefertigt werden.
- ein laborgefertigtes Provisorium (BEL-Position 031-0)

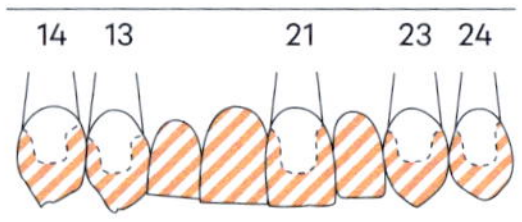

Abb. 1 Abrechnung des Provisoriums für die abgebildete Brücke: 8 x 19

Eine konfektionierte Hülse kann in der Kassenabrechnung nicht als Provisorium abgerechnet werden. Folgende Abrechnungsziffern stehen bei der Herstellung von Provisorien bereit:

BEMA-Pos.	Abk.	Leistung	Bewertungszahl
19		Schutz eines beschliffenen Zahnes und Sicherung der Kaufunktion durch eine provisorische Krone oder provisorischer Ersatz eines fehlenden Zahnes durch ein Brückenglied	19
21		Schutz eines beschliffenen Zahnes und Sicherung der Kaufunktion durch eine provisorische Krone mit Stiftverankerung	28

Die Position 19 gilt auch für die Abrechnung von individuellen provisorischen Brücken, wobei die Brückenglieder ebenfalls eine 19 auslösen →Abb. 1.

Merke
Alle Provisorien können einmal pro Zahn beantragt und zusätzlich einmal pro Zahn als zusätzliche Leistungen berechnet werden. Werden weitere Provisorien hergestellt, können die Materialkosten immer berechnet werden, auch wenn die Provisorien nicht mehr abgerechnet werden können.

A Leistungen nach den Positionen 19 und 21 können höchstens zweimal je Zahn abgerechnet werden. Im eHKP können sie in der Kostenplanung je Zahn nur einmal angesetzt werden. Für die provisorische Versorgung nach. 19 und 21 ist grundsätzlich ein im direkten Verfahren hergestelltes Provisorium ausreichend. Das Material für die Herstellung der provisorischen Kronen ist zusätzlich abrechenbar.

~~P~~ Neben Leistungen nach den Positionen 19 und 21 ist eine Leistung nach 23. für das Entfernen des provisorischen Schutzes nicht abrechnungsfähig. Dies gilt nicht für das Entfernen eines provisorischen Schutzes, der wie bei einer definitiven Versorgung fest einzementiert werden musste.

B Provisorische Versorgungen in den vom Bundesausschuss der Zahnärzte und Krankenkassen festgelegten Ausnahmefällen gem. §§ 55, 56 SGB V sind nach Position 19 abrechnungsfähig und bei der Abrechnung als 19i zu kennzeichnen. Laborgefertigte Langzeitprovisorien gehören zur gleichartigen Versorgung.

Provisorien abnehmen und wieder befestigen (Anprobe)

Bei der Versorgung mit Zahnersatz kann es vorkommen, dass der endgültige Zahnersatz einmal „anprobiert“ wird. Häufig wird das Metallgerüst des Zahnersatzes eingepasst (Rohbrandeinprobe). Dazu muss die provisorische Versorgung abgenommen und wieder eingesetzt werden. Hier gibt es zwischen einer Einzelkronenanprobe und einer Brückenanprobe einen wichtigen Unterschied:

BEMA-Pos.	Abk.	Leistung	Bewertungszahl
24		**Maßnahmen zur Wiederherstellung der Funktion von Kronen:**	
24c		Abnahme und Wiederbefestigung einer provisorischen Krone nach der Nr. 19 oder 21	7
95		**Maßnahmen zum Wiederherstellen der Funktion von Brücken und provisorischen Brücken:**	
95d		Abnahme und Wiedereinsetzen einer provisorischen Brücke	18

A Eine Leistung nach Position 24c kann höchstens dreimal je Krone abgerechnet werden. Im eHKP kann sie in der Kostenplanung nicht angesetzt werden. Dies gilt auch für die Position 95d.
Maßnahmen zur Wiederherstellung der Funktion von Einzelkronen auf Implantaten sind in den vom Bundesausschuss der Zahnärzte und Krankenkassen festgelegten Ausnahmefällen gem. §§ 55 ff. SGB V abrechnungsfähig und bei der Abrechnung als 24c zu kennzeichnen. Für die 95d gibt es keine Ausnahmeindikation.

~~P~~ Die Positionen 24c und 95d dürfen nicht berechnet werden
- neben einer Neuanfertigung von Provisorien nach den Positionen 19 und 21,
- für das Wiedereinsetzen eines herausgefallenen Provisoriums bei einem eigenen Patienten.

P Falls in Sonderfällen ein Provisorium fest einzementiert wird, darf ausnahmsweise die Position EKr (23) für die Entfernung dieses Provisoriums berechnet werden.
Wird ein Provisorium beim Abnehmen, z. B. im Rahmen einer Gerüsteinprobe, zerstört, so kann für einen Zahn in einer Sitzung nur entweder das neue Provisorium (z. B. Pos. 19) oder das Abnehmen und Wiederbefestigen berechnet werden.
Im Bereitschaftsdienst kann bei einem fremden Patienten das Wiedereinsetzen eines herausgefallenen Provisoriums nach den Positionen 24c und 95d oder nach der GOZ privat berechnet werden.

Beispiel

Bei einer Kassenpatientin ergibt sich aus dem Befund die Planung der Einzelkronen aus dem HKP →Abb. 1 Einzelkronenplanung

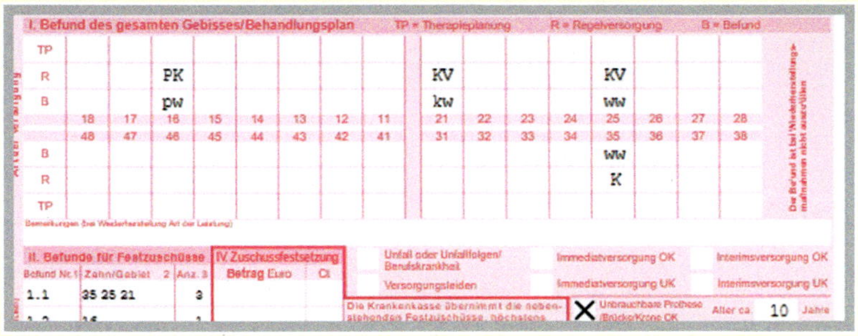
I. Befund des gesamten Gebisses/Behandlungsplan — TP = Therapieplanung — R = Regelversorgung — B = Befund

R			PK						KV				KV			
B			pw						kw				ww			
	18	17	16	15	14	13	12	11	21	22	23	24	25	26	27	28
	48	47	46	45	44	43	42	41	31	32	33	34	35	36	37	38
B													ww			
R													K			

II. Befunde für Festzuschüsse — Befund Nr. 1.1 — Zahn/Gebiet 35 25 21 — Anz. 3
IV. Zuschussfestsetzung — Betrag Euro
Unbrauchbare Prothese/Brücke/Krone OK — X — Alter ca. 10 Jahre

Befunde: pw: 16; kw: 21; ww: 25 und 35; die Krone auf 21 ist 10 Jahre alt und unbrauchbar. Daraufhin wird eine Teilkrone auf Zahn 16 geplant. Die Patientin möchte Kunststoffverblendkronen: um Kosten zu sparen, soweit möglich, eine vestibulär verblendete Kunststoffverblendkrone auf 21 und 25 sowie eine Vollgusskrone auf 35. Es werden individuelle Provisorien für alle Kronen geplant.
Folgende Leistungen werden abgerechnet:
Die Verblendkronen werden alle zweimal anprobiert, das Provisorium auf 16 musste einmal erneuert werden.

Zähne	BEMA-ZE-Planung	Befund, FZ
21, 25	2 x 20b	2 x 1.1 + 2 x 1.3
35	20a	1.1
16	20c	1.2
21, 25, 35, 16	4 x 19	---

Zähne	Zusätzliche Behandlung	Nachträgliche Befunde: FZ
21, 25	4 x 24c	---
16	19	---

Prothetische Leistung	Zahnärztliches Honorar	Materialkosten
Erstversorgung	**Kostenplanung**	**Eigenlabornachweis**
Individuell angefertigtes Einzelprovisorium	1 x 19	Abformmaterial und Kunststoff
Individuelles Brückenprovisorium: K-B-K	3 x 19	Abformmaterial und Kunststoff
Provisorische Stiftkrone	1 x 21	Abformmaterial und Kunststoff + Material für provisorischen Stift
Nach Eingliederung eines Aufbaus zusätzlich provisorische Krone	1 x 19	Abformmaterial und Kunststoff
Neuanfertigung bei Verlust oder Zerstörung	**Zusätzliche (nachträgliche Leistung)**	**Eigenlabornachweis**
Individuell angefertigtes Einzelprovisorium	höchstens 1 x 19	Kunststoff
Individuelles Brückenprovisorium: K-B-K	höchstens 3 x 19	Kunststoff
Provisorische Stiftkrone	höchstens 1 x 21	Kunststoff + Material für provisorischen Stift
Abnehmen und wieder befestigen	**Zusätzliche (nachträgliche Leistung)**	
Individuell angefertigtes Einzelprovisorium	höchstens 3 x 24c	
Individuelles Brückenprovisorium: K-B-K	höchstens 3 x 95d	
Provisorische Stiftkrone	höchstens 3 x 24c	

Abb. 1 Abrechnung von Provisorien im Überblick

7.1.3 Stiftaufbauten

Aufbaufüllung →LF 4
parapulpäre Stifte →LF 4

Soll ein Zahn mit einer neuen Krone versorgt werden, ist es manchmal erforderlich, den Zahnstumpf so weit aufzubauen, dass eine Krone darauf befestigt werden kann. Dies geschieht durch eine Aufbaufüllung. Zur zusätzlichen Stabilisierung können auch parapulpäre Stifte verwendet werden.

Werden jedoch intrakanaläre Schraubenaufbauten oder gegossene Stiftaufbauten verwendet, finden andere Abrechnungspositionen Anwendung, die entweder ein einzeitiges oder ein zweizeitiges Vorgehen berücksichtigen:

- **Einzeitig** bedeutet, dass der Stift als konfektionierter Stift in der Praxis vorhanden ist und nach der Präparation eingegliedert werden kann. Die provisorische Versorgung erfolgt mit einer provisorischen Krone (Pos. 19).
- **Zweizeitig** bedeutet, dass der gegossene Stift nach Abdruck im Labor hergestellt und in einem zweiten Termin eingegliedert wird. Die provisorische Versorgung erfolgt zunächst mit einer provisorischen Stiftkrone (Pos. 21). Hier kann nach Eingliederung des Aufbaus ein zusätzliches individuelles Provisorium gefertigt und abgerechnet werden. Beide können auch zusammen in der Kostenplanung eingetragen werden.

BEMA-Pos.	Abk.	Leistung	Bewertungszahl
18		Vorbereiten eines endodontisch behandelten Zahnes zur Aufnahme einer Krone, mit Verankerung im Wurzelkanal,	
18a		durch einen konfektionierten Stift- oder Schraubenaufbau, einzeitig	50
18b		durch einen gegossenen Stiftaufbau, zweizeitig	80

A Eine Leistung nach Positionen 18 kann nur einmal je Zahn abgerechnet werden. Neben einer Leistung nach Position 18a können Leistungen nach den Pos. 13a oder b und 13e oder f (als Aufbaufüllungen) für das Vorbereiten eines zerstörten Zahnes zur Aufnahme einer Krone abgerechnet werden.

P Eine Leistung nach Position 18 kann nur in Verbindung mit Leistungen nach den Positionen 20 (Einzelkronen) und 91 (Brückenanker) abgerechnet werden.

Eine Leistung nach Positionen 18 kann, wenn die Voraussetzungen erfüllt sind, abgerechnet werden, auch wenn sie im eHKP im Abschnitt III. Kostenplanung nicht angegeben war. Sie wird dann als zusätzliche (nachträgliche) Leistung abgerechnet.

M Die Materialkosten für die Stifte können über einen Eigenlabornachweis (konfektionierte Stifte) oder über eine Fremdlaborrechnung abgerechnet werden. Die Abformmaterialkosten werden ebenfalls zusätzlich abgerechnet werden.

Für beide Positionen können sich unterschiedliche **Festzuschüsse** ergeben. Die Festzuschüsse können sowohl im Feld II. Befunde für Festzuschüsse als auch als nachträgliche Befunde abgerechnet werden.

Befundeingabe	HKP-Bezeichnung	BEMA-Pos.	BEL-Nr.	Festzuschuss
Nur im Abrechnungsprogramm einzugeben, z. B. SK (Stiftaufbau konfektioniert)	(nicht ersichtlich)	18a	Eigenlabor-nachweis	1.4 Endodontisch behandelter Zahn mit Erfordernis eines konfektionierten metallischen Stiftaufbaus mit herkömmlichen Zementierungsverfahren, je Zahn
Nur im Abrechnungsprogramm einzugeben, z. B. als SG (Stiftaufbau gegossen) oder SK (Stiftaufbau konfektioniert)	(nicht ersichtlich)	18b	105-0	1.5 Endodontisch behandelter Zahn mit Erfordernis eines gegossenen metallischen Stiftaufbaus mit herkömmlichen Zementierungsverfahren, je Zahn

Tab. 1 Festzuschüsse bei Stiftaufbauten

Beispiel

Für den gesetzlich versicherten Patienten Ralf von Reifesteck soll eine Heil- und Kostenplanung aufgestellt und abgerechnet werden. Der Patient erhält einen Festzuschuss von 70 % (Bonus1).

Befund: pw: 47; ww: 13, 16, 24; kw: 21,34, 35; k: 43, 31; f: 18, 28, 38, 48; Kronen sind 9 Jahre alt, unbrauchbar

Behandlungsplan: Regelversorgung: 24, 21, 13, 34: VMK-(Verblend-Metall-Keramik-)Kronen, 47: Teilkrone in Stufenpräparation (Metall), 35, 16: Vollgusskronen (metallische Vollkrone), 34 Aufbaufüllung m-o-d, 16, 35: jeweils gegossener Aufbau mit Stiftverankerung und Stiftprovisorien sowie anschließend individuelle Provisorien, für alle anderen nur individuelle Provisorien →Abb. 1 und 2.
Geschätzte Laborkosten: 1800,00 € mit hochkarätiger Legierung

Tatsächliche Behandlung: Provisorien auf 35 einmal, auf 13 zweimal erneuert, zwei Gerüstanproben der VMK-Kronen, Teilkrone viermal anprobiert, 34: konfektionierter Stiftaufbau mit Aufbaufüllung
Endgültige Laborkosten: 1888,50 € (Fremdlabor)
Eigenlaborabrechnung: Abformmaterial: 26,50 €; Material für Provisorien: 1,00 € pro Provisorium = 12 x 1,00 €= 12,00 €

Abrechnung: →Abb. 1. und Abb. 2, S. 311

Zähne	BEMA-ZE-Plan	Befund, FZ
24, 21, 13, 34	4 x 20b	4 x 1.1 4 x 1.3
47	20c	1.2
35, 16	2 x 20a	2 x 1.1
34	F2ZE (nicht über HKP)	---
16, 35	2 x 18b	2 x 1.5
16, 35	2 x 21	---
24, 21, 13, 34, 47, 35, 16	7 x 19	---

Zähne	Zusätzliche Behandlung	Nachträgliche Befunde, FZ
35, 13	2 x 19	---
24, 21, 13, 34	8 x 24c	---
47	3 x 24c	---
34	1 x 18a	1.4

Hinweis: Die Leistungen aus dem KCH-Bereich, die in die KCH-Upload-Datei eingehen, z. B. die F2ZE oder die Anästhesien, werden hier im obigen Beispiel nicht aufgeführt.

TP																
RV			K			KV			KV			KV				
B	f		ww			ww			kw			ww				f
	8	7	6	5	4	3	2	1	1	2	3	4	5	6	7	8
B	f	pw				k			k			kw	kw			f
RV		TK										KV	K			
TP																

Abb. 1 Planung für den Patienten von Reifesteck im Abrechnungsprogramm mit den gegossenen Aufbauten an Zahn 35 und 16 (zu erkennen am schwarzen Fettdruck der Kronen 16 und 35)

Datum	Pos.	Beschreibung	Menge
19.06.22	0010	Modell	1
19.06.22	0051	Sägemodell	2
19.06.22	0120	Mittelwertartikulator	1
19.06.22	1021	Vollkrone/Metall	2
19.06.22	1022	Teilkrone/Metall	1
19.06.22	1024	Krone für vestibuläre Verblendung	4
19.06.22	1040	Modellation gießen	2
19.06.22	1050	Stiftaufbau	2
19.06.22	1620	Vestibuläre Verblendung Keramik	4
19.06.22	g100	Degulor M	24
19.06.22	mabf2	Abformmaterial	2
19.06.22	mela	Abformmaterial Elastomer	2

Abb. 2 Ausschnitt aus dem Laborkostenvoranschlag zur Planung für den Patienten von Reifesteck (Einzelpreise im Abrechnungsprogramm sichtbar)

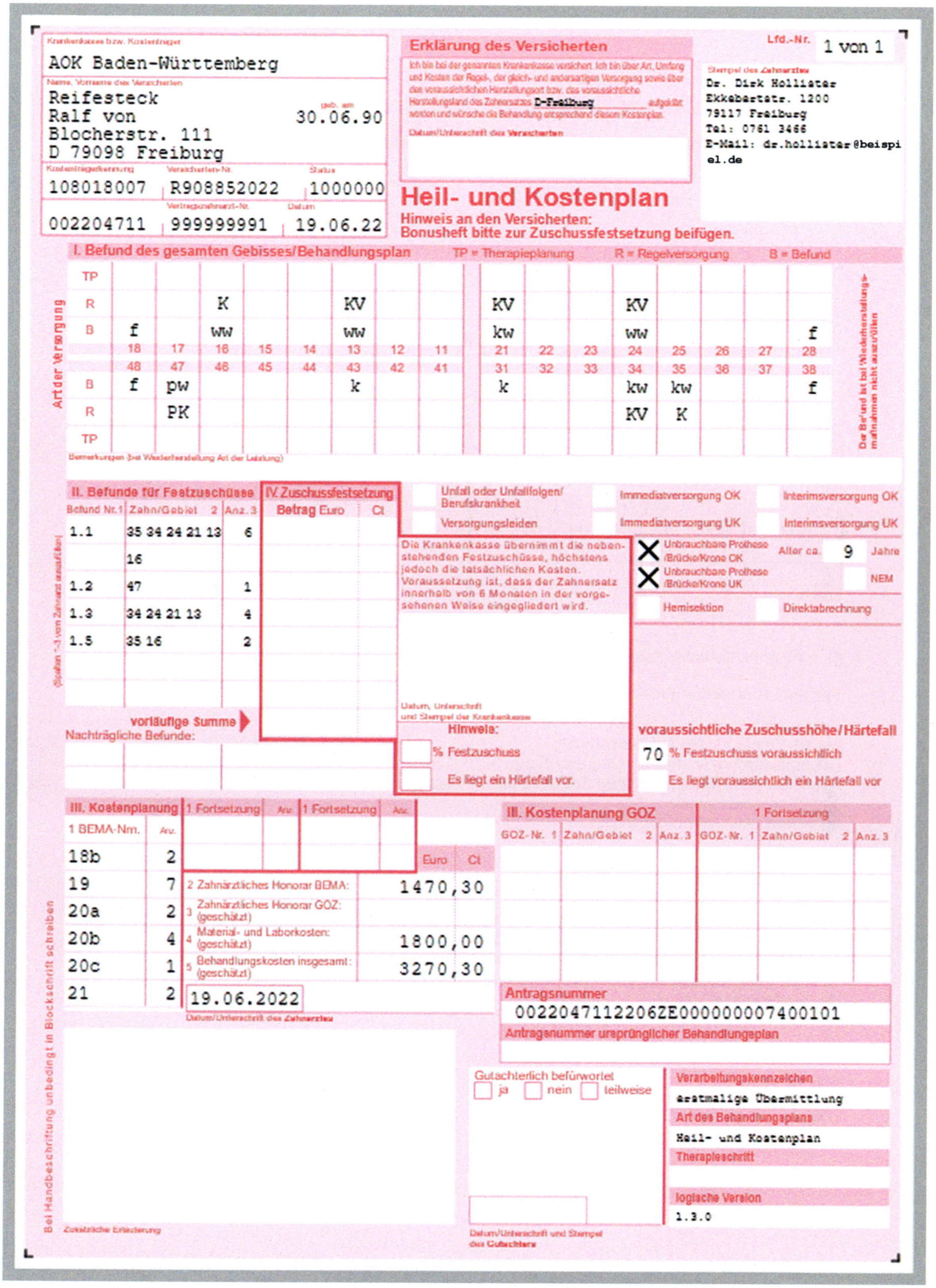

Krankenkasse bzw. Kostenträger: AOK Baden-Württemberg

Name, Vorname des Versicherten: Reifesteck Ralf von, geb. am 30.06.90
Blocherstr. 111
D 79098 Freiburg

Kostenträgerkennung: 108018007 | Versicherten-Nr.: R908852022 | Status: 1000000
Vertragszahnarzt-Nr.: 002204711 | 999999991 | Datum: 19.06.22

Erklärung des Versicherten

Ich bin bei der genannten Krankenkasse versichert. Ich bin über Art, Umfang und Kosten der Regel-, der gleich- und andersartigen Versorgung sowie über den voraussichtlichen Herstellungsort bzw. das voraussichtliche Herstellungsland des Zahnersatzes D-Freiburg aufgeklärt worden und wünsche die Behandlung entsprechend diesem Kostenplan.

Datum/Unterschrift des Versicherten

Lfd.-Nr. 1 von 1

Stempel des Zahnarztes:
Dr. Dirk Hollister
Ekkebertstr. 1200
79117 Freiburg
Tel: 0761 3466
E-Mail: dr.hollister@beispiel.de

Heil- und Kostenplan

Hinweis an den Versicherten: Bonusheft bitte zur Zuschussfestsetzung beifügen.

I. Befund des gesamten Gebisses/Behandlungsplan TP = Therapieplanung R = Regelversorgung B = Befund

Art der Versorgung	18	17	16	15	14	13	12	11	21	22	23	24	25	26	27	28
TP																
R			K			KV			KV			KV				
B	f		ww			ww			kw			ww				f

Art der Versorgung	48	47	46	45	44	43	42	41	31	32	33	34	35	36	37	38
B	f	pw				k			k			kw	kw			f
R		PK										KV	K			
TP																

Der Befund ist bei Wiederherstellungsmaßnahmen nicht auszufüllen.

Bemerkungen (bei Wiederherstellung Art der Leistung)

II. Befunde für Festzuschüsse | **IV. Zuschussfestsetzung**

Befund Nr. 1	Zahn/Gebiet 2	Anz. 3	Betrag Euro	Ct
1.1	35 34 24 21 13 16	6		
1.2	47	1		
1.3	34 24 21 13	4		
1.5	35 16	2		

vorläufige Summe

Nachträgliche Befunde:

Unfall oder Unfallfolgen/Berufskrankheit | Immediatversorgung OK | Interimsversorgung OK
Versorgungsleiden | Immediatversorgung UK | Interimsversorgung UK

Die Krankenkasse übernimmt die nebenstehenden Festzuschüsse, höchstens jedoch die tatsächlichen Kosten. Voraussetzung ist, dass der Zahnersatz innerhalb von 6 Monaten in der vorgesehenen Weise eingegliedert wird.

Datum, Unterschrift und Stempel der Krankenkasse

Hinweis: % Festzuschuss / Es liegt ein Härtefall vor.

X Unbrauchbare Prothese /Brücke/Krone OK — Alter ca. 9 Jahre
X Unbrauchbare Prothese /Brücke/Krone UK — NEM
Hemisektion | Direktabrechnung

voraussichtliche Zuschusshöhe/Härtefall

70 % Festzuschuss voraussichtlich
Es liegt voraussichtlich ein Härtefall vor

III. Kostenplanung

1 BEMA-Nrn.	Anz.
18b	2
19	7
20a	2
20b	4
20c	1
21	2

	Euro	Ct
2 Zahnärztliches Honorar BEMA:	1470	30
3 Zahnärztliches Honorar GOZ: (geschätzt)		
4 Material- und Laborkosten: (geschätzt)	1800	00
5 Behandlungskosten insgesamt: (geschätzt)	3270	30

19.06.2022
Datum/Unterschrift des Zahnarztes

III. Kostenplanung GOZ | 1 Fortsetzung
GOZ-Nr. 1 | Zahn/Gebiet 2 | Anz. 3

Antragsnummer: 0022047112206ZE000000007400101
Antragsnummer ursprünglicher Behandlungsplan

Zusätzliche Erläuterung

Gutachterlich befürwortet: ja / nein / teilweise
Datum/Unterschrift und Stempel des Gutachters

Verarbeitungskennzeichen: erstmalige Übermittlung
Art des Behandlungsplans: Heil- und Kostenplan
Therapieschritt
logische Version: 1.3.0

Bei Handbeschriftung unbedingt in Blockschrift schreiben

Abb. 1 eHKP (Stylesheet) für den Patienten von Reifesteck. Entgegen der Planung im PVS sieht man die Aufbauten im eHKP, Teil I nicht, weil es dafür keine Kürzel gibt.

Patienteninformation zum Zahnersatz

Planung von Behandlung und Kosten / Behandlung in Form der Regelversorgung

I. Versicherter

Name, Vorname	von Reifesteck, Ralf
Versichertennummer	R908852022
Geburtsdatum	30.06.1990
Name der Krankenkasse	AOK Baden-Württemberg
Antragsnummer	0022047112206 2E000000007400101

II. Befund (B), Regelversorgung (R), Therapieplanung (TP)*

TP																
R			K			KV			KV			KV				
B	f		ww			ww			kw			ww				f
	18	17	16	15	14	13	12	11	21	22	23	24	25	26	27	28
	48	47	46	45	44	43	42	41	31	32	33	34	35	36	37	38
B	f	pw				k			k			kw	kw			f
R		PK										KV	K			
TP																

III. Voraussichtliche Kosten

Für eine Behandlung in Form der Regelversorgung

Zahnärztliches Honorar BEMA:	1470,30 (EUR)
Material und Laborkosten (geschätzt):	1800,00 (EUR)
Behandlungskosten insgesamt (geschätzt):	3270,30 (EUR)
Abzüglich des voraussichtlichen Festzuschussbetrages:	
(70% Festzuschuss)	2317,63 (EUR)
Ihr voraussichtlicher Eigenanteil:	952,67 (EUR)

IV. Erklärung der/des Versicherten:

Ich bin bei der genannten Krankenkasse versichert. Ich bin über Art, Umfang und Kosten der Regelversorgung und der davon abweichenden Behandlungsalternativen sowie über den voraussichtlichen Herstellungsort bzw. das voraussichtliche Herstellungsland des Zahnersatzes D-Freiburg aufgeklärt worden und wünsche die Behandlung entsprechend der Kostenaufstellung zu III.

19.06.2022

(Datum, Unterschrift der/des Versicherten)

Die Beantragung der Behandlung gegenüber der Krankenkasse erfolgt elektronisch.

Abb. 1 Patienteninformation auf Vordruck 3c

Dr. Dirk Hollister-Ekkebertstr. 1200 - 79117 Freiburg

Herrn
Ralf von Reifesteck
Blocherstr. 111
79098 Freiburg

Zeitraum: 19.06.22 - 19.06.22
Rechnungsnummer:
(bei Zahlungen bitte angeben)
Kostenplan 1 / 19.06.2022

Eingliederungsdatum: 19.06.2022

Rechnung **Probedruck** 19.06.2022
für: Herrn Ralf von Reifesteck, geb. am: 30.06.1990

Sehr geehrter Herr von Reifesteck,

für die prothetische Behandlung erlaube ich mir, nach den zur Zeit geltenden Bestimmungen zu berechnen:

Datum	Gebiet	Anz.	Nr.	Leistungsbeschreibung/Auslagen	Faktor / Punkte	EUR
19.06.22	16,35	2	18b	Gegossener Stiftaufbau zweizeitig	160,00	
	16,13,21, 24,47,34, 35	7	19	Provisorische Krone/Brückenglied	133,00	
	16,35	2	20a	Metallische Vollkrone	296,00	
	13,21,24, 34	4	20b	Vestibulär verblendete Verblendkrone	632,00	
	47	1	20c	Metallische Teilkrone	187,00	
	16,35	2	21	Provisorische Krone mit Stiftverankerung	56,00	
	13,35	2	19	Provisorische Krone/Brückenglied	38,00	
	13,21,24, 47,34	11	24c	Abnahme und Wiederbefestigung von prov. Kronen	77,00	
	34	1	18a	Konfektionierter Stift- oder Schraubenaufbau einzeitig	50,00	
		1		Laborkosten des Fremdlabors		1.888,50

Zahnärztliches Honorar BEMA (1.464,00+165,00 Pkt. x 1,0043 EUR/Pkt.):	1.636,01
Material- und Laborkosten Fremdlabor:	1.888,50
Material- und Laborkosten Praxislabor:	38,50
Gesamtkosten:	3.563,01
abzgl. Festzuschuss Kasse:	-2.367,20
Zu zahlender Betrag:	**1.195,81**

Bitte zahlen Sie den Rechnungsbetrag unter Angabe des Rechnungsdatums und der Rechnungsnummer bis zum 03.07.2022.

Abb. 1 Ausschnitt aus der Eigenanteilsrechnung für den Patienten von Reifesteck

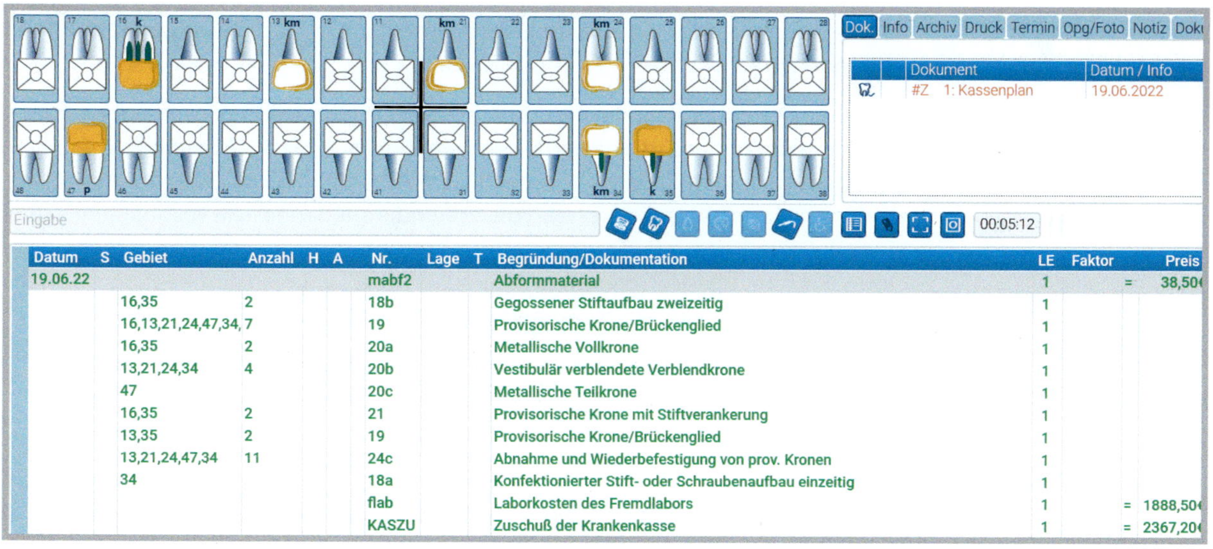

Datum	S	Gebiet	Anzahl	H	A	Nr.	Lage	T	Begründung/Dokumentation	LE	Faktor	Preis
19.06.22						mabf2			Abformmaterial	1	=	38,50
		16,35	2			18b			Gegossener Stiftaufbau zweizeitig	1		
		16,13,21,24,47,34,	7			19			Provisorische Krone/Brückenglied	1		
		16,35	2			20a			Metallische Vollkrone	1		
		13,21,24,34	4			20b			Vestibulär verblendete Verblendkrone	1		
		47				20c			Metallische Teilkrone	1		
		16,35	2			21			Provisorische Krone mit Stiftverankerung	1		
		13,35	2			19			Provisorische Krone/Brückenglied	1		
		13,21,24,47,34	11			24c			Abnahme und Wiederbefestigung von prov. Kronen	1		
		34				18a			Konfektionierter Stift- oder Schraubenaufbau einzeitig	1		
						flab			Laborkosten des Fremdlabors	1	=	1888,50
						KASZU			Zuschuß der Krankenkasse	1	=	2367,20

Abb. 2 PVS-Abrechnung für den Patienten von Reifesteck

7.2 Einzelkronen, Provisorien und Stiftaufbauten bei Privatpatientinnen

7.2.1 Einzelkronen

Die Abrechnungspositionen für Einzelkronen finden sich im Privatbereich im Abschnitt Konservierende Leistungen der GOZ und nicht unter Prothetischen Leistungen (wie bei Kassenpatientinnen). Bei der Abrechnung von Einzelkronen wird bei Privatpatientinnen nach der Präparationsart eingeteilt. Man unterscheidet drei verschiedene Positionen.

GOZ-Pos.	Leistung	Punktzahl
2200	Versorgung eines Zahnes oder Implantats durch eine Vollkrone (Tangentialpräparation)	1322 P
2210	Versorgung eines Zahnes durch eine Vollkrone (Hohlkehl- oder Stufenpräparation)	1678 P
2220	Versorgung eines Zahnes durch eine Teilkrone mit Retentionsrillen oder -kasten oder mit Pinledges einschl. Rekonstruktion der gesamten Kaufläche, auch Versorgung eines Zahnes durch ein Veneer	2076 P

Durch die Beschreibung der Kronen und der Präparationsart sind die jeweiligen Positionen für die Abrechnung bei Privatpatientinnen definiert →Tab. 1.

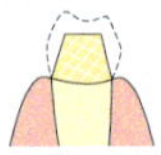	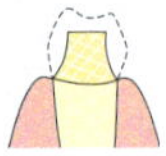	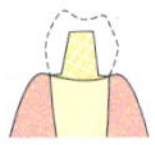
Tangentialpräparation	Hohlkehlpräparation	Stufenpräparation
2200 bei Vollgusskronen	2210 bei Vollgusskronen und Metallkeramikkronen	2210 bei Vollgusskronen, Metallkeramikkronen und Mantelkronen (Jacketkronen)

Tab. 1 Abrechnungsmöglichkeiten von Einzelkronen bei Privatpatientinnen

Bei Teilkronen (aufwendige Stufen), auch Veneers, kommt die Position 2220 zur Anwendung

A Durch die Formulierungen in den Leistungstexten, die sich im Wesentlichen nur nach der Präparationsart unterscheiden, ergeben sich für die Abrechnung von Einzelkronen zahlreiche Möglichkeiten, z .B. die Abrechnung von Galvanokronen, Vollkeramikkronen (Jacketkrone), Vollverblendkronen (über die vestibuläre Fläche hinaus), Dicor-Kronen und verblendete Teilkronen sowie kosmetische Kronen, Optek-Kronen, Vita-Hi-Ceram-Kronen und weitere. Daneben gibt es auch die Möglichkeit, Schalenkronen (Veneers) abzurechnen.

Mit den Positionen 2200, 2210 und 2220 sind diese Leistungen abgegolten: Präparieren eines Zahnes oder Implantats, Relationsbestimmung, Abformungen, Einproben, provisorisches Eingliedern, festes Einfügen der Krone, Nachkontrolle und Korrekturen.

Die Leistung nach Position 2200 (bei Implantatversorgung) umfasst auch die Verschraubung und Abdeckung mit Füllungsmaterial.

Neben den Leistungen nach den Positionen 2200 bis 2220 sind Leistungen nach den Positionen 2050 bis 2130 (definitive Füllungen) sowie 2150 bis 2170 (Einlagefüllungen) nicht berechnungsfähig.

P Zusatzleistungen bei der Privatkronenabrechnung sind:
- optisch-elektronische Abformung (Pos. 0065)
- adhäsive Befestigung von Krone, Teilkrone und Veneer usw. (Pos. 2197)
- Erstellen eines Heil- und Kostenplanes (Pos. 0030)
- Planungsmodelle (Pos. 0050 oder 0060)
- individueller Löffel (Pos. 5170)

M Dies darf im Zusammenhang mit Kronen berechnet werden:
- Material- und Laborkosten für die Kronen und laborgefertigte Provisorien (Pos. 7080)
- Abformmaterial

7.2.2 Provisorien

Einzelkronenprovisorien

Die Abrechnung der Provisorien unterscheidet sich von der Kassenabrechnung. Zudem ist die Abrechnung für Einzelkronen und Brückenzahnersatz unterschiedlich. Bei der Einzelkronenabrechnung unterscheidet man zwei Positionen:

GOZ-Pos.	Leistung	Punktzahl
2260	Provisorium im direkten Verfahren ohne Abformung, je Zahn oder Implantat, einschließlich Entfernung	100 P
2270	Provisorium im direkten Verfahren mit Abformung, je Zahn oder Implantat, einschließlich Entfernung	270 P

A Provisorien nach Position 2260 können im Kassenbereich nicht mehr abgerechnet werden. Es handelt sich hierbei um konfektionierte Kronen (auch konfektionierte Hülse), die in der Praxis vorrätig sind.

Die Position 2270 entspricht der BEMA-Position 19. Hierunter versteht man ein individuell für eine Patientin hergestelltes Provisorium, was über einen Abdruck gewonnen wird. Die Materialkosten für das Provisorium sind nicht berechnungsfähig.

P Die Kosten für die vorgefertigten provisorischen Kronen dürfen gesondert berechnet werden.

Die Position 2270 kann auch für eine provisorische Einlagefüllung, einschließlich Entfernung und ggf. Wiedereingliederung desselben provisorischen Inlays abgerechnet werden. Für provisorische Kronen im Brückenverband, die nicht dem Brückenglied benachbart sind, wird ebenfalls eine 2270 abgerechnet.

Hinweis: Die Abrechnung eines Provisoriums für eine Krone mit Stiftverankerung (wie BEMA-Pos. 21) ist in der GOZ nicht vorgesehen und muss analog nach § 6 Abs. 1 GOZ berechnet werden. Es ist z. B. möglich, die Position 2270a mit erhöhtem Faktor zu wählen.

Das Wiedereingliedern derselben provisorischen Krone (im BEMA die Position 24c) nach Pos. 2260 oder 2270, ggf. auch mehrfach, einschließlich Entfernung, ist mit den Gebühren nach den Pos. 2260 und 2270 abgegolten. Sollten mehrere Anproben erforderlich sein, empfiehlt sich eine Erhöhung des Faktors.

Merke
Man erkennt an den Ziffern, dass diese beiden 5000er-Positionen aus dem Prothetikbereich der GOZ (Teil F) stammen, im Gegensatz zu den 2000er-Positionen aus Teil C, Konservierende Leistungen.

Brückenprovisorien

Da die Abrechnungen von Provisorien für Kronen und Brücken sehr eng zusammenhängen, wird die Berechnung der Brückenprovisorien schon hier dargestellt. Es kommen folgende Positionen zur Abrechnung.

GOZ-Pos.	Leistung	Punktzahl
5120	Provisorische Brücke im direkten Verfahren mit Abformung, je Zahn oder Implantat, einschließlich Entfernung	240 P
5140	Provisorische Brücke im direkten Verfahren mit Abformung, je Brückenspanne oder Freiendsattel, einschließlich Entfernung	80 P

A Für die provisorische Versorgung präparierter Brückenpfeiler und für provisorische Brückenspannen werden die Positionen 5120 und 5140 berechnet. Dabei gelten abrechnungstechnisch nur solche Kronen als **Brückenanker**, die direkt neben einer Brückenspanne stehen. Unter einer **Brückenspanne** versteht man den Bereich der fehlenden Zähne, der durch Brückenglieder überbrückt wird.

B Das **Wiedereinsetzen** derselben provisorischen Brücke (BEMA-Pos. 95d), ggf. auch mehrmals, einschließlich Entfernung, ist mit den Gebühren nach den Positionen 5120 und 5140 abgegolten. Wird ein Brückenprovisorium erneuert, können jedes Mal die entsprechenden Positionen berechnet werden.

Sollten mehrere Anproben erforderlich sein, empfiehlt sich eine Erhöhung des Faktors.

Muss ein provisorischer Brückenanker mit Stiftverankerung gefertigt werden, ist dies analog nach § 6 Abs. 1 GOZ abzurechnen.

Beispiel
Bei einer Privatpatientin soll folgende Kronenversorgung durchgeführt werden:

17 erhält eine Vollgusskrone in Tangentialpräparation, 16 erhält eine Teilkrone in Stufenpräparation, 21 eine Vollkeramikkrone in Stufenpräparation, 25 und 35 erhalten voll verblendete Keramikkronen in Hohlkehlpräparation. Als provisorische Versorgung erhalten 17 und 16 je eine konfektionierte Hülse und die anderen präparierten Zähne jeweils ein individuelles Provisorium.

Zähne	Anzahl	GOZ-Planung
	1	0030
17	1	2200
16	1	2220
21, 25, 35	3	2210
17, 16	2	2260
21, 25, 35	3	2270

3.2.3 Stiftaufbauten

Die Abrechnung der Stiftaufbauten in der GOZ weicht stark von der Kassenabrechnung ab. Man unterscheidet verschiedene Varianten für Aufbauten im Zusammenhang mit prothetischen Versorgungen:
- plastische Aufbauten **ohne zusätzliche Verankerung**: Sie werden nach Position 2180 abgerechnet.
- plastische Aufbauten, die **mit parapulpären Stiften** oder Wurzelstiften (nicht Schrauben) zusätzlich am Zahn verankert werden: Diese können nur analog abgerechnet werden, z. B. mit 2190a oder 2195a.

Einzelkronen, Provisorien und Stiftaufbauten

Für die Aufbauten im Wurzelkanal unterscheidet man zwei Abrechnungspositionen:

GOZ-Pos.	Leistung	Punktzahl
2190	Vorbereitung eines zerstörten Zahnes durch gegossenen Aufbau mit Stiftverankerung zur Aufnahme einer Krone	450 P
2195	Vorbereitung eines zerstörten Zahnes durch einen Schraubenaufbau oder Glasfaserstift o. Ä. zur Aufnahme einer Krone	300 P

A Die Position 2190 entspricht weitgehend der Position 18b. Unabhängig vom Herstellungsverfahren (direkt oder indirekt) wird der Aufbau nach 2190 berechnet. Die Leistung nach 2190 ist je Zahn nur jeweils einmal berechnungsfähig. Die Position 2195 entspricht teilweise der 18a nach BEMA. Sie wird z. B. für Radixanker inkl. Verkleidung des Aufbaus mit plastischem Material verwendet und nach Position 2195 und 2180 berechnet. Die Leistung nach 2195 ist je Zahn nur jeweils einmal berechnungsfähig. Im Unterschied zur Kassenabrechnung können unter dieser Position auch besondere konfektionierte Stifte, wie z. B. Glasfaserstifte, Zirkonstifte und Keramikstifte zur Anwendung kommen.

M Werden konfektionierte Stifte (auch Kunststoff- oder Keramikstifte) u. ä. Materialien für die Aufbauten verwendet, sind sie gesondert berechenbar.

P Die adhäsive Befestigung kann zusätzlich nach Pos. 2197 berechnet werden.

Beispiel

Für die privat versicherte Patientin Claudia Wittgenstein soll auf Wunsch ein Heil- und Kostenplan für die ZE-Leistungen (enthält keine KCH-Leistungen) aufgestellt und abgerechnet werden.

Befund und Behandlungsplan: Alle zu überkronenden Zähne sind erhaltungswürdig.

Planung HKP mit 2,3fachem Satz:
46: metallische Teilkrone in Stufenpräparation
14: Keramikteilkrone in Stufenpräparation
21: Vollkeramikkrone (Jacketkrone) in Stufenpräparation, adhäsive Befestigung
33, 42: voll verblendete Metallkeramikkronen (VMK) in Hohlkehlpräparation, adhäsive Befestigung
42: gegossener Aufbau mit Stiftverankerung, adhäsive Befestigung
27: Vollgusskrone in Tangentialpräparation, plastischer Aufbau mod mit konfektioniertem Stiftschraubenaufbau im Wurzelkanal
Individuelle Provisorien für alle Präparationen,
Ausnahme: 27: Hülse

Geschätzte Laborkosten: 2200,-€ mit hochkarätiger Legierung

Tatsächliche Behandlung: Provisorien auf 46 einmal, auf 14 und 21 zweimal erneuert; drei Gerüstanproben der beiden VMK-Kronen (Faktor für Provisorien: 2,8); 33 Aufbaufüllung m-o-d

Endgültige Laborkosten: 2234,33 € (Fremdlabor)

Eigenlaborabrechnung: Abformmaterial: 30,00 € inklusive Hülse auf Zahn 27

Zähne	Anzahl	GOZ-Planung
	1	0030
46, 14	2	2220
21, 42, 33	3 3	2210 2197
27	1	2200
42	1 1	2190 2197
27	1 1	2195 2180
14, 21, 46, 42, 33	5	2270
27	1	2260

Zähne	Anzahl	zusätzliche GOZ-Positionen
46, 14, 21	5	2270
33, 42	2 x 2,8	2270
33	1	2180

Im Folgenden ist die Planung für die Patientin Wittgenstein und/oder ihre Privatversicherung dargestellt.

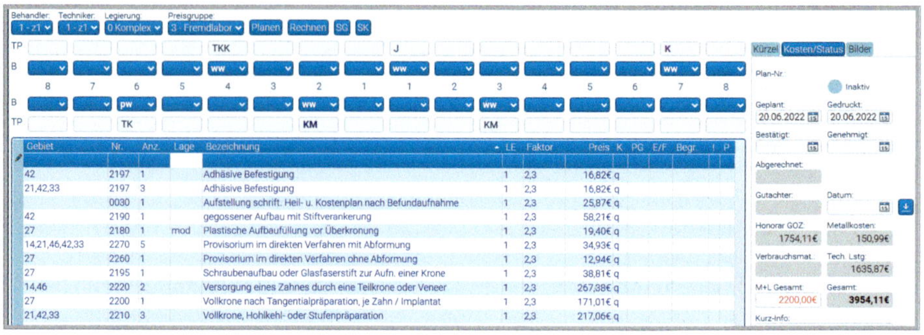

Abb. 1 Befund und Behandlungsplan der privat versicherten Patientin Wittgenstein im PVS

Heil- und Kostenplan, Nr. 1/ 38/ 1 20.06.2022
für: Frau Claudia Wittgenstein, geb. am: 27.11.1983 / 38

Sehr geehrte Frau Wittgenstein,

nach eingehender Untersuchung werden folgende Maßnahmen geplant:

Befund und Behandlungsplan

				PKM				K						K	
				w				w						w	
18	17	16	15	14	13	12	11	21	22	23	24	25	26	27	28
48	47	46	45	44	43	42	41	31	32	33	34	35	36	37	38
		pw				w				w					
		PK				KM				KM					

BEFUND:
a = Adhäsivbrücke
b = Brückenglied
e = ersetzter Zahn
f = fehlender Zahn
i = Implantat / Suprakonstr.
k = Krone
r = Wurzelstiftkappe

pw = partiell erhaltungswürdig
sw = ern. Suprakonstruktion
t = Teleskop
ur = unzureichende Retention
w = erneuerungsbedürftig
x = zu extrahieren
)(= Lückenschluss
p/c = Planung Implantat(e)

BEHANDLUNGSPLAN:
A = Adhäsivbrücke
B = Brückenglied
E = zu ersetzender Zahn
H = gegossenes Halteelement
I = Inlay
K = Krone
M = keramische Verblendung

O/IG = Geschiebe
PK = Teilkrone
R = Wurzelstiftkappe
S = Suprakonstruktion
T = Teleskopkrone
V = Vestibuläre Verblendung
-/= = Verblockung/Steg

Gebiet	Anz.	Nr.	Leistungsbeschreibung	Faktor	Betrag
27	1	2260	Provisorium im direkten Verfahren ohne Abformung	2,3000	12,94
27	1	2180	Plastische Aufbaufüllung vor Überkronung	2,3000	19,40
	1	0030	Aufstellung schrift. Heil- u. Kostenplan nach Befundaufnahme	2,3000	25,87
42	1	2190	gegossener Aufbau mit Stiftverankerung	2,3000	58,21
27	1	2195	Schraubenaufbau oder Glasfaserstift zur Aufn. einer Krone	2,3000	38,81
21,42,33	3	2210	Vollkrone, Hohlkehl- oder Stufenpräparation	2,3000	651,18
14,46	2	2220	Versorgung eines Zahnes durch eine Teilkrone oder Veneer	2,3000	534,76
14,21,46,42,33	5	2270	Provisorium im direkten Verfahren mit Abformung	2,3000	174,65
42	1	2197	Adhäsive Befestigung	2,3000	16,82
27	1	2200	Vollkrone nach Tangentialpräparation, je Zahn / Implantat	2,3000	171,01
21,42,33	3	2197	Adhäsive Befestigung	2,3000	50,46

voraussichtliche Gesamtsumme der Honorarleistungen €: 1.754,11
voraussichtliche Gesamtsumme der Material- und Laborkosten €: 2.200,00
voraussichtlicher Endbetrag €: 3.954,11

Abb. 2 Privatplanung der Patientin von Wittgenstein

Heil- und Kostenplan, Nr. 1/ 38/ 1 20.06.2022
für: Frau Claudia Wittgenstein, geb. am: 27.11.1983 / 38 Seite 2

Der vorliegende Heil- und Kostenplan ist auf Grund derzeitiger diagnostischer Unterlagen erstellt. Laborkosten können nur geschätzt werden. Der Umfang notwendiger konservierender und chirurgischer Maßnahmen ist nicht vorhersehbar, da er sich erst im Verlauf der Behandlung ergibt.
Bei Leistungen, die den 2,3-fachen Satz (GOZ) überschreiten, werden entsprechende medizinische Begründungen in der Liquidation ausgewiesen.

Abb. 1 Vermerk auf Seite 2 des privaten HKPs der Patientin Wittgenstein

Datum	Pos.	Beschreibung	Menge
20.06.22	0010	Modell	1
20.06.22	0051	Sägemodell	2
20.06.22	0120	Mittelwertartikulator	1
20.06.22	1021	Vollkrone/Metall	3
20.06.22	1022	Teilkrone/Metall	1
20.06.22	1620	Vestibuläre Verblendung Keramik	2
20.06.22	0001	Modell aus Hartgips	1
20.06.22	0021	Modell für das Sägen von Stümpfen	2
20.06.22	0103	Stumpf sägen und vorbereiten	6
20.06.22	0402	Modellmontage in Mittelwertartikulator	1
20.06.22	2102	Gußkrone, nach Stufenpräparation	1
20.06.22	2105	Gußkrone für Keramikverblendung	2
20.06.22	2304	Gußfüllung, mehrflächig / Onlay / Teilkrone	1
20.06.22	2307	Teilkrone für Keramikverblendung	1
20.06.22	2501	Mantelkrone, Frontzahn, Keramik	1
20.06.22	2702	Verblendung Keramik	3
20.06.22	g100	Degulor M	11,50

Abb. 2 Voraussichtliche Laborpositionen für Privatfall

Die folgenden Abbildungen zeigen die abschließende Rechnung nach erfolgter Behandlung → Abb. 1, S. 202 sowie → Abb. 1, S. 203.

Blatt: 1 / 2

Dr. Dirk Hollister

Zahnarzt

Ekkebertstr. 1200 - 79117 Freiburg - Tel: 0761 3466 - Fax: 0761 7921
E-Mail: dr.hollister@beispiel.de

Dr. Dirk Hollister-Ekkebertstr. 1200 - 79117 Freiburg

Frau
Claudia Wittgenstein
Damenstr. 12
79117 Freiburg

Telefon: 0761 3466
Fax: 0761-7921
E-Mail: dr.hollister@beispiel.de

Probedruck

Rechnung

Rechnungsnummer:
(bei Zahlungen bitte angeben)

Rechnungsdatum: 02.11.2022

Kostenplan: 1 vom 20.06.2022

Zeitraum: 02.08.22 - 22.08.22

Behandelte Person: Claudia Wittgenstein
Geburtsdatum: 27.11.1983

Sehr geehrte Frau Wittgenstein,

für die zahnärztliche Behandlung erlaube ich mir, nach den zur Zeit geltenden Bestimmungen zu berechnen:

Datum	Region	Nr.	Leistungsbeschreibung/Auslagen	Bgr.	Faktor	Anz.	EUR
02.08.22		Ä1	Beratung, auch fernmündlich		2,3	1	10,72
	46,36	0080	Intraorale Oberflächenanästhesie		2,3	2	7,76
	46,36	0100	Intraorale Leitungsanästhesie		2,3	2	18,10
	46,36	2270	Provisorium im direkten Verfahren mit Abformung		2,3	2	69,86
18.08.22	46,36	0090	Intraorale Infiltrationsanästhesie		2,3	2	15,52
	46,36	2170	Einlagefüllung, mehr als zweiflächig		2,3	2	442,14
	46,36	2030	Besondere Maßnahmen beim Präparieren oder Füllen		2,3	2	16,82
	46,36	2197	Adhäsive Befestigung		2,3	2	33,64
22.08.22	27	2260	Provisorium im direkten Verfahren ohne Abformung		2,3	1	12,94
	27	2180	Plastische Aufbaufüllung vor Überkronung		2,3	1	19,40
		0030	Aufstellung schrift. Heil- u. Kostenplan nach Befundaufnahme		2,3	1	25,87
	42	2190	gegossener Aufbau mit Stiftverankerung		2,3	1	58,21
	27	2195	Schraubenaufbau oder Glasfaserstift zur Aufn. einer Krone		2,3	1	38,81
	21,42,33	2210	Vollkrone, Hohlkehl- oder Stufenpräparation		2,3	3	651,18
	14,46	2220	Versorgung eines Zahnes durch eine Teilkrone oder Veneer		2,3	2	534,76
	14,21,46, 42,33	2270	Provisorium im direkten Verfahren mit Abformung		2,3	5	174,65

Sparkasse Freiburg, IBAN: DE 23 9213 1211 2343 3499 00
Deutsche Apotheker- und Ärztebank Düsseldorf, IBAN: DE 33 0323 3312 3212 3473 23

Abb. 1 Seite 1 der Schlussrechnung der Patientin Wittgenstein

Dr. Dirk Hollister

Zahnarzt

Ekkebertstr. 120079117 Freiburg - Tel: 0761 3466 - Fax: 0761 7921
E-Mail: dr.hollister@beispiel.de

Rechnung Probedruck 02.11.2022
für: Frau Claudia Wittgenstein, geb. am: 27.11.1983

Datum	Region	Nr.	Leistungsbeschreibung/Auslagen	Bgr.	Faktor	Anz.	EUR
	42	2197	Adhäsive Befestigung		2,3	1	16,82
	27	2200	Vollkrone nach Tangentialpräparation, je Zahn / Implantat		2,3	1	171,01
	21,42,33	2197	Adhäsive Befestigung		2,3	3	50,46
			Zwischensumme Honorar:				2.368,67
02.08.22		§4(3)	Ultracain DS forte, je Ampulle	A		2	0,98
			Kosten für Auslagen nach § 3, § 4 GOZ und § 10 GOÄ:				0,98
18.08.22		9242	Eigenlaborkosten			1	34,00
			Auslagen nach § 9 GOZ gemäß Praxislaborbeleg:				34,00
			Auslagen nach § 9 GOZ gemäß Fremdlaborrechnung:				2.014,58
			Rechnungsbetrag:				**4.418,23**

Der Berechnung der Honorarleistungen liegt die Gebührenordnung für Ärzte (GOÄ) vom 01.01.96 zugrunde. Diese Rechnung ist zahlbar bis zum 16.11.2022.
Bei Überweisung des Rechnungsbetrages geben Sie bitte die Rechnungsnummer an.

Im nebenstehenden QR-Code sind alle Zahlungsdaten für die Überweisung der Rechnung hinterlegt. Scannen Sie mit Ihrer Banking-App den Code und Sie erhalten ein vorausgefülltes Überweisungsformular.

Abb. 1 Seite 2 der Schlussrechnung für die Patientin Wittgenstein

Für die KCH-Leistungen erhält die Patientin eine zweite Rechnung.

7.3 Einzelkronenabrechnung nach BEMA und GOZ

7.3.1 Befund und Behandlung bei Zahn 35 (ohne Begleitleistungen)

Der Zahn ist vital. Für die Aufnahme einer Einzelkrone muss die Zahnkrone mit Hilfe einer Aufbaufüllung (grün →Abb. 1) und parapulpären Stiften (nicht sichtbar) aufgebaut werden. Für die provisorische Versorgung wird eine provisorische Krone (nicht sichtbar) gefertigt. Als endgültige Versorgung wird eine Vollgusskrone (sichtbar: gelbe Umrandung →Abb. 1) in Tangentialpräparation eingesetzt.

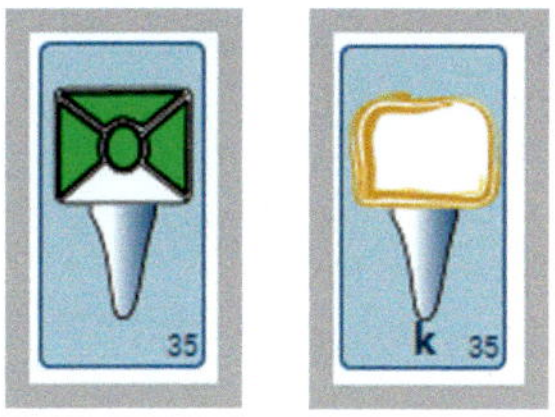

Abb. 1 Symbolisierter Zahn 35 im PVS

BEMA	GOZ
13b (F2) 601 (€)	2180 2195a analoge Abrechnung (2197)
19	2270
20a – FZ. 1.1	2200 (2197)

7.3.2 Befund und Behandlung bei Zahn 34 (ohne Begleitleistungen)

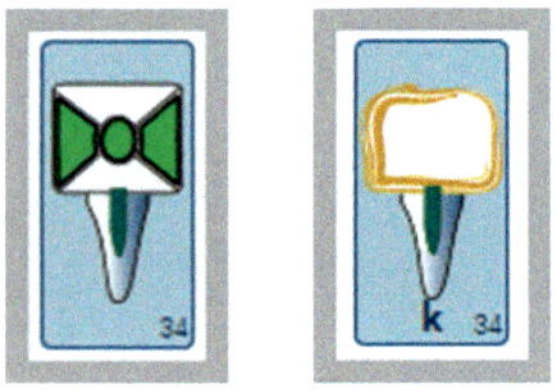

Abb. 1 Symbolisierter Zahn 34 im PVS

Der Zahn hat keine Krone und ist wurzelbehandelt. Er wird mit einem konfektionierten Stift (Radix Anker ist sichtbar) und einer Aufbaufüllung (sichtbar: grün →Abb. 1) zur Aufnahme einer Krone versorgt. Er wird mit einer provisorischen Krone (nicht sichtbar) und zum Schluss mit einer Metallkeramikkrone (sichtbar: gelbe Umrandung →Abb. 1) in Hohlkehlpräparation versorgt.

BEMA	GOZ
13b (F2) 18a	2180 2195 (2197)
19	2270
20b – FZ (1.1 + 1.3)	2210 (2197)

Gebiet	Anzahl	H	A	Nr.	Lage	T	Begründung/Dokumentation	LE	Faktor	Preis
35				af2	mold			1		
35	2			q601				1	=	13,40€

Abb. 2 Abrechnung der Aufbaufüllung im PVS bei Kassenpatienten.

7.3.3 Befund und Behandlung bei Zahn 33 (ohne Begleitleistungen)

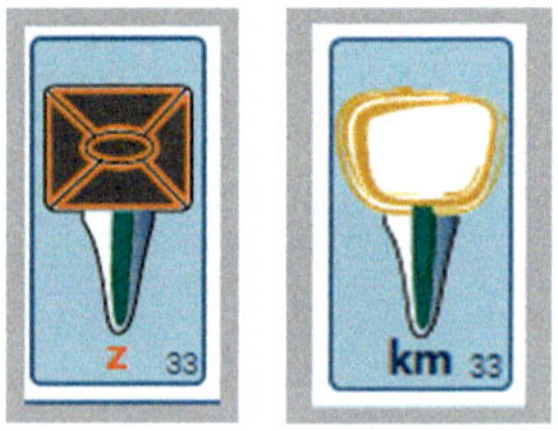

Abb. 3 Symbolisierter Zahn 33 im PVS

Zahn ist wurzelbehandelt (grün →Abb. 23) und benötigt einen Stiftaufbau. Dieser wird modelliert und im Labor im indirekten Verfahren hergestellt. Krone ist zerstört (nicht vorhanden=schwarz)

Variante 1: Die Patientin wird in der Zwischenzeit mit einer provisorischen Stiftkrone versorgt und anschließend werden die Metallkeramikkrone und der Aufbau zusammen eingegliedert

Variante 2: Die Patientin wird nach der Eingliederung des Aufbaus mit einer provisorischen Krone versorgt (provisorische Stiftkrone kann nicht mehr verwendet werden). In einer zweiten Sitzung erhält sie die Metallkeramikkrone eingegliedert.

BEMA	GOZ
18b – FZ 1.5 Variante 1: nur 21	2190 (2197) Variante 1: 2270a (analoge Abrechnung)
Variante 2: 21 und 19	Variante 2: 2270a und 2270
20b – FZ (1.1 +1.2)	2210 (2197)

8 Privatleistungen bei Kassenpatientinnen: Mehrkostenberechnung

Eine Kassenpatientin hat die Möglichkeit, auch eine gleich- oder andersartige Versorgung zu wählen. Sie behält dann trotzdem die Festzuschüsse der gesetzlichen Krankenkasse. Einen Überblick über gleichartige Versorgungen bei Einzelkronen gibt die folgende Übersicht.

Seitenzähne	Metallkrone 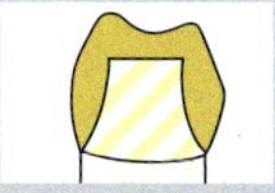	20a (Kassenleistung) BEL: 102-1	
Seitenzähne	Metallkeramikkrone, vestibulär verblendet 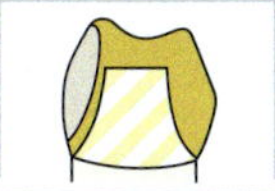	20b (Kassenleistung) BEL: 102-4 + 162-0 (Keramik) innerhalb der Verblendgrenzen	GOZ 2210 Gleichartige Versorgung außerhalb der Verblendgrenzen
Seitenzähne	Voll verblendete Metallkeramikkrone 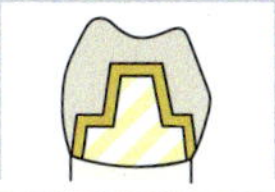	GOZ 2210 Gleichartige Versorgung	
Seitenzähne	Vollkeramikmantelkrone 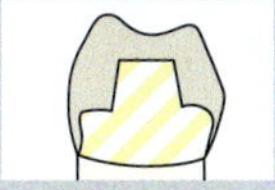	Nicht in der Leistungspflicht der gesetzlichen Krankenkassen; gleichartige Versorgung GOZ 2210	
Teilkronen	Teilkrone – Metall 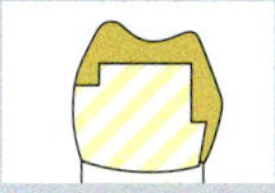	20c (Kassenleistung) BEL: 102-2	

Teilkronen	Teilkrone – Metall, verblendet 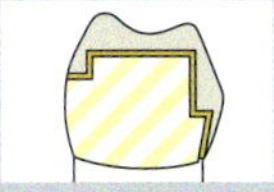	GOZ 2220 Gleichartige Versorgung
Teilkronen	Glaskeramik Teilkrone o. Ä. 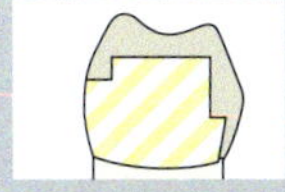	Nicht in der Leistungspflicht der gesetzlichen Krankenkassen; gleichartige Versorgung
Frontzähne	Metallkeramikkrone – voll verblendet 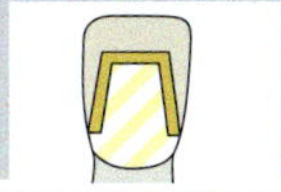	GOZ 2210 Gleichartige Versorgung
Frontzähne	Mantelkrone, z. B. Empress 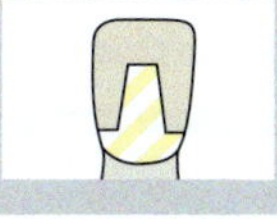	Nicht in der Leistungspflicht der gesetzlichen Krankenkassen; gleichartige Versorgung GOZ 2210
Frontzähne	Metallkeramikkrone, vestibulär verblendet 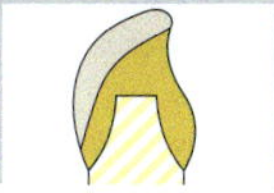	20b (Kassenleistung) BEL: 102-4 + 162-0 (Keramik)

Abb. 1 Gleichartige Versorgungen: Abrechnungsmöglichkeiten von Kronen nach BEMA, BEL und GOZ

Die Positionen 20a, 20b und 20c für die Versorgung mit Einzelkronen lösen unterschiedliche Festzuschüsse für die Patientinnen aus. Diese erhalten die Patientinnen also auch bei einer **gleichartigen Versorgung**, orientiert an der eigentlichen Regelversorgung.

Festzuschüsse zur Position 20 →S. 158

Beispiel

Eine verblendete metallische Teilkrone auf 16 löst den Festzuschuss 1.2 aus. Wegen der gleichartigen Versorgung wird die GOZ-Position 2220 berechnet. Auf dem eHKP ist nur die Position 19 in der Spalte III eingetragen.

Das folgende Beispiel zeigt, wie die Privatleistungen bei Kassenpatientinnen im Falle einer gleichartigen Versorgung bei Einzelkronen abgerechnet werden.

Beispiel

Bei dem Kassenpatienten Franz Vossler werden eine Heil- und Kostenplanung mit einer Mehrkostenberechnung nach § 55 Abs. 4 SGB V durchgeführt. Gleichzeitig wird der Fall abgerechnet und eine Rechnung für den Patienten erstellt. Er erhält einen Festzuschuss von 70 %.

Befund: kw: 36, 47, 21; ww: 42, 43; Kronen sind 17 Jahre alt

Behandlungsplan: Patient wünscht an Zahn 36 und 47 VMK-Kronen (Hohlkehlpräparation).
36: Schraubenaufbau mit Verankerung im Wurzelkanal (einzeitig)
21: Patient wünscht Vollkeramikkrone (Jacketkrone)
42, 43: vestibulär metallkeramisch verblendete Kronen in Hohlkehlpräparation
individuelle Provisorien für alle Kronen

Geschätzte Laborkosten: 1700,00 €

Zusätzliche (nachträgliche) Leistungen: Provisorium an 36 vom Patient zweimal verloren, zweimal Anprobe der VMK-Kronen 36, 47
eine Anprobe der VMK-Kronen 42, 43

Endgültige Laborkosten: 1747,45 € (Fremdlabor)

Praxislabor: 35,00 € (Abformungen, Provisorien)

Versandgänge der Praxis: zwei

Zähne	BEMA-ZE-Planung	Befund, FZ
36, 47	---	2 x 1.1
36	18a	1.4
21	---	1.1 + 1.3
42, 43	2 x 20b	2 x 1.1 + 2 x 1.3
36, 47, 21, 42, 43	5 x 19	---

Zähne	Zusätzliche Behandlung	Nachträgliche Befunde, FZ
36	19	---
36, 47, 42, 43	6 x 24c	---

Zunächst erfolgt die Planung des Zahnersatzes für den Patienten Vossler.

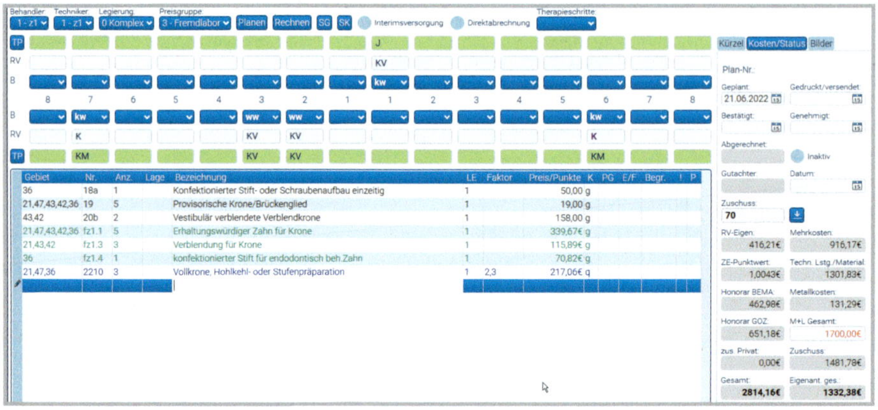

Abb. 1 Planung im PVS

Die Planung im PVS unterscheidet sich vom Ausdruck auf dem eHKP, weil die Programme exakter planen müssen. Dabei werden in den Programmen andere Kürzel verwendet.

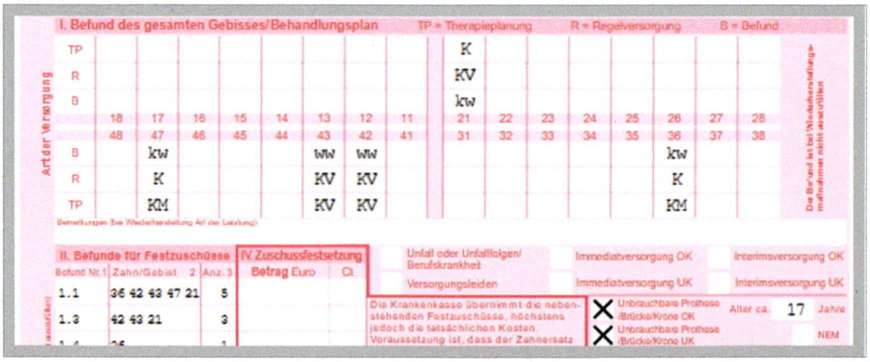

Abb. 2 Planung auf dem HKP durch das Abrechnungsprogramm

Auf dem eHKP →Abb. 1, S. 209 sind die drei außervertraglichen Leistungen (an Zahn 21 eine Vollkeramikkrone sowie an 36 und 47 Verblendkronen) nicht erfasst. Deren Festzuschüsse sind jedoch auf dem eHKP eingetragen →Abb. 1.
Auf der Patienteninfo zum Zahnersatz, Vordruck 3d, erklärt der Patient, dass er mit der von ihm gewünschten Versorgung einverstanden ist →Abb. 2; Abb. 1, S. 206.
Dort werden die drei Kronen nach GOZ 2210 abgerechnet.
Damit der Patient über die Kosten informiert ist, werden die zusätzlichen Kosten nach der GOZ sowie die BEMA-Kosten mit den geschätzten Laborkosten addiert und die Festzuschüsse dann wieder abgezogen.

Weiterhin erhält der Patient auf dem Vordruck 3d, Teil 2 eine Information über die Kosten der Regelversorgung, wenn er diese gewählt hätte →Abb. 1, S. 206.

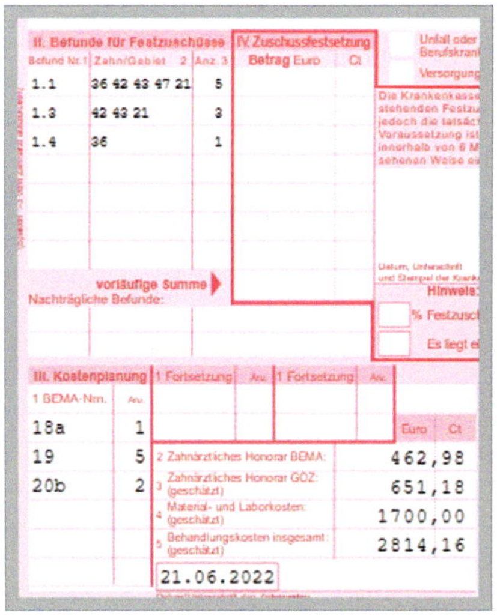

Abb. 1 Planungsziffern auf dem eHKP für den Patienten Vossler (erzeugt mit dem PVS)

Patienteninformation zum Zahnersatz

Planung und Kosten der gewünschten, von der Regelversorgung abweichenden Behandlung

I. Versicherter

Name, Vorname	Vossler, Franz
Versichertennummer	V980388739
Geburtsdatum	01.10.1980
Name der Krankenkasse	AOK Baden-Württemberg
Antragsnummer	0022047112206ZE000000007500201

II. Befund (B), Regelversorgung (R), Therapieplanung (TP)*

TP									K							
R									KV							
B									kw							
	18	17	16	15	14	13	12	11	21	22	23	24	25	26	27	28
	48	47	46	45	44	43	42	41	31	32	33	34	35	36	37	38
B		kw				ww	ww							kw		
R		K				KV	KV							K		
TP		KM				KV	KV							KM		

III. Voraussichtliche Kosten

Für die gewünschte, von der Regelversorgung abweichende Behandlung

Zahn/ Gebiet	GOZ-Nr.	Leistungsbeschreibung	Anzahl	Betrag EUR
21,47,36	2210	Vollkrone, Hohlkehl- oder Stufenpräparation	3	651,18

Zahnärztliches Honorar BEMA:	462,98 (EUR)
Zahnärztliches Honorar GOZ (geschätzt):	651,18 (EUR)
Material und Laborkosten (geschätzt):	1700,00 (EUR)
Behandlungskosten insgesamt (geschätzt):	2814,16 (EUR)
Abzüglich des voraussichtlichen Festzuschussbetrages (70 % Festzuschuss):	1481,78 (EUR)
Ihr voraussichtlicher Eigenanteil:	1332,38 (EUR)

Kosten für allgemeine und konservierend-chirurgische Leistungen nach der GOZ sind in den Beträgen nicht enthalten. Unvorhersehbare Leistungen, die sich im Rahmen der Behandlung ergeben, werden gesondert berechnet. Unvorhersehbare Veränderungen der Schwierigkeit sowie des Zeitaufwandes der einzelnen Leistungen, der Umstände bei der Ausführung oder der Methode können zu Kostenveränderungen führen.

Abb. 2 Patienteninfo, Vordruck 3d, Teil 1 zum Zahnersatz des Patienten Vossler

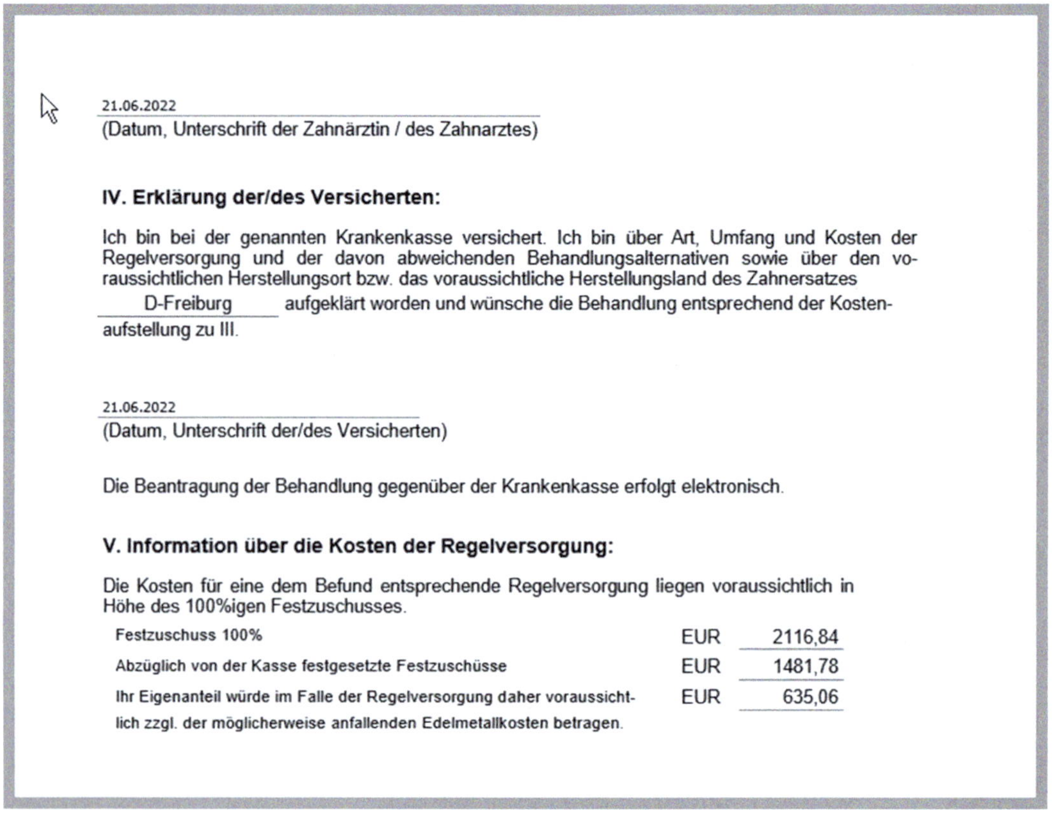

21.06.2022
(Datum, Unterschrift der Zahnärztin / des Zahnarztes)

IV. Erklärung der/des Versicherten:

Ich bin bei der genannten Krankenkasse versichert. Ich bin über Art, Umfang und Kosten der Regelversorgung und der davon abweichenden Behandlungsalternativen sowie über den voraussichtlichen Herstellungsort bzw. das voraussichtliche Herstellungsland des Zahnersatzes D-Freiburg aufgeklärt worden und wünsche die Behandlung entsprechend der Kostenaufstellung zu III.

21.06.2022
(Datum, Unterschrift der/des Versicherten)

Die Beantragung der Behandlung gegenüber der Krankenkasse erfolgt elektronisch.

V. Information über die Kosten der Regelversorgung:

Die Kosten für eine dem Befund entsprechende Regelversorgung liegen voraussichtlich in Höhe des 100%igen Festzuschusses.

Festzuschuss 100%	EUR	2116,84
Abzüglich von der Kasse festgesetzte Festzuschüsse	EUR	1481,78
Ihr Eigenanteil würde im Falle der Regelversorgung daher voraussichtlich zzgl. der möglicherweise anfallenden Edelmetallkosten betragen.	EUR	635,06

Abb. 1 Patienteninformation, Vordruck 3d Teil 2

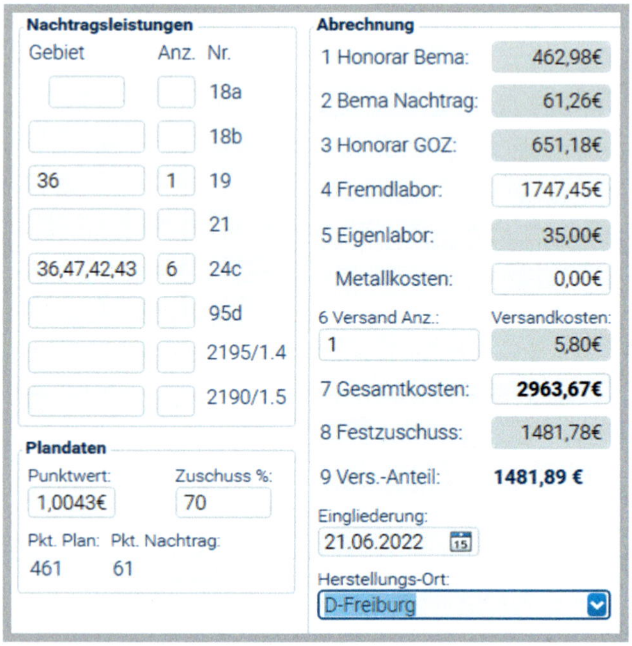

Abb. 2 Nachtragsleistungen im PVS eingetragen

Nachdem die Nachtragsleistungen im PVS eingetragen sind, wird die Abrechnung in der elektronischen Kartei des Patienten im PVS eingetragen und für den Upload vorbereitet. Der Patient erhält eine zahnärztliche Rechnung über seinen Eigenanteil.

An die Krankenkasse wird der folgende eHKP gesendet:

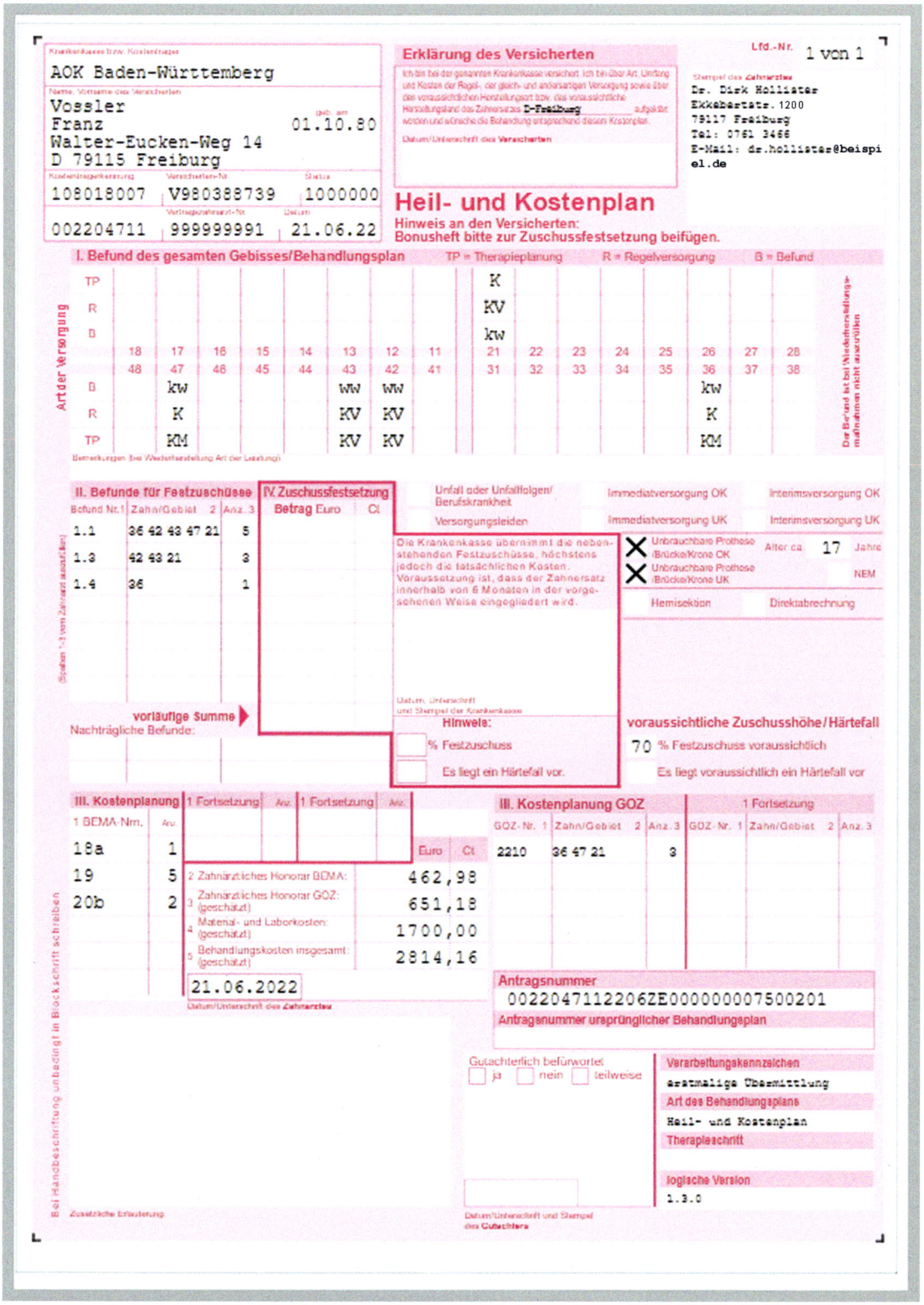

Krankenkasse bzw. Kostenträger
AOK Baden-Württemberg
Name, Vorname des Versicherten
Vossler
Franz
Walter-Eucken-Weg 14
D 79115 Freiburg
geb. am 01.10.80
Kostenträgerkennung 108018007 | Versicherten-Nr. V980388739 | Status 1000000
002204711 | Vertragszahnarzt-Nr. 999999991 | Datum 21.06.22

Erklärung des Versicherten
Ich bin bei der genannten Krankenkasse versichert. Ich bin über Art, Umfang und Kosten der Regel-, der gleich- und andersartigen Versorgung sowie über den voraussichtlichen Herstellungsort bzw. das voraussichtliche Herstellungsland des Zahnersatzes D-Freiburg aufgeklärt worden und wünsche die Behandlung entsprechend diesem Kostenplan.
Datum/Unterschrift des Versicherten

Lfd.-Nr. 1 von 1
Stempel des Zahnarztes
Dr. Dirk Hollister
Ekkebertstr. 1200
79117 Freiburg
Tel: 0761 3466
E-Mail: dr.hollister@beispiel.de

Heil- und Kostenplan
Hinweis an den Versicherten:
Bonusheft bitte zur Zuschussfestsetzung beifügen.

I. Befund des gesamten Gebisses/Behandlungsplan — TP = Therapieplanung, R = Regelversorgung, B = Befund

Art der Versorgung	18	17	16	15	14	13	12	11	21	22	23	24	25	26	27	28
TP									K							
R									KV							
B									kw							

Art der Versorgung	48	47	46	45	44	43	42	41	31	32	33	34	35	36	37	38
B		kw				ww	ww							kw		
R		K				KV	KV							K		
TP		KM				KV	KV							KM		

Bemerkungen (bei Wiederherstellung Art der Leistung)
Der Befund ist bei Wiederherstellungsmaßnahmen nicht auszufüllen

II. Befunde für Festzuschüsse

Befund Nr.	Zahn/Gebiet	Anz.
1.1	36 42 43 47 21	5
1.3	42 43 21	3
1.4	36	1

vorläufige Summe
Nachträgliche Befunde:

IV. Zuschussfestsetzung — Betrag Euro | Ct
Die Krankenkasse übernimmt die nebenstehenden Festzuschüsse, höchstens jedoch die tatsächlichen Kosten. Voraussetzung ist, dass der Zahnersatz innerhalb von 6 Monaten in der vorgesehenen Weise eingegliedert wird.
Datum, Unterschrift und Stempel der Krankenkasse
Hinweis:
% Festzuschuss
Es liegt ein Härtefall vor.

Unfall oder Unfallfolgen/Berufskrankheit | Immediatversorgung OK | Interimsversorgung OK
Versorgungsleiden | Immediatversorgung UK | Interimsversorgung UK
X Unbrauchbare Prothese/Brücke/Krone OK | Alter ca. 17 Jahre
X Unbrauchbare Prothese/Brücke/Krone UK | NEM
Hemisektion | Direktabrechnung

voraussichtliche Zuschusshöhe/Härtefall
70 % Festzuschuss voraussichtlich
Es liegt voraussichtlich ein Härtefall vor

III. Kostenplanung

BEMA-Nrn.	Anz.
18a	1
19	5
20b	2

	Euro Ct
Zahnärztliches Honorar BEMA:	462,98
Zahnärztliches Honorar GOZ: (geschätzt)	651,18
Material- und Laborkosten: (geschätzt)	1700,00
Behandlungskosten insgesamt: (geschätzt)	2814,16

21.06.2022
Datum/Unterschrift des Zahnarztes

III. Kostenplanung GOZ

GOZ-Nr.	Zahn/Gebiet	Anz.
2210	36 47 21	3

Antragsnummer
002204711220 6ZE000000007500201
Antragsnummer ursprünglicher Behandlungsplan

Gutachterlich befürwortet: ja | nein | teilweise
Datum/Unterschrift und Stempel des Gutachters

Verarbeitungskennzeichen: erstmalige Übermittlung
Art des Behandlungsplans: Heil- und Kostenplan
Therapieschritt
logische Version: 1.3.0

Zusätzliche Erläuterung
Bei Handbeschriftung unbedingt in Blockschrift schreiben

Abb. 1 Stylesheet des eHKP für den Patienten Franz Vossler

Krankenkasse bzw. Kostenträger
AOK Baden-Württemberg
Name, Vorname des Versicherten
Vossler
Franz geb. am 01.10.80
Walter-Eucken-Weg 14
D 79115 Freiburg 06/30

Kostenträgerkennung	Versicherten-Nr.	Status
108018007	V980388739	1000000

Abrechnungs-Nr.	Zahnarzt-Nr.	Datum
002204711	999999991	21.06.22

Abrechnung Zahnersatz

Planinformationen: 1/ 75/ 2

TP									K							
R									KV							
B									kw							
	18	17	16	15	14	13	12	11	21	22	23	24	25	26	27	28
	48	47	46	45	44	43	42	41	31	32	33	34	35	36	37	38
B		kw				ww	ww							kw		
R		K				KV	KV							K		
TP		KM				KV	KV							KM		

Antragsnummer	0022047112206ZE000000007500201
Genehmigungsdatum	21.06.2022

Nachträgliche Befunde

Befund-Nr.	Zahn/Gebiet	Anzahl

Rechnungsbeträge	**Euro**
ZA-Honorar BEMA	462,98
ZA-Honorar zusätzliche Leistungen BEMA	61,26
ZA-Honorar GOZ	651,18
Material- und Laborkosten (gewerblich)	1.747,45
Material- und Laborkosten (Praxis)	35,00
Versandkosten Praxis	5,80
Gesamtsumme	2.963,67
Festzuschuss Krankenkasse	1.481,78
Versichertenanteil	1.481,89

	T	T	M	M	J	J
Eingliederungsdatum	2	1	0	6	2	2
Herstellungsort bzw. Herstellungsland des Zahnersatzes	D-Freiburg					

Datum, Unterschrift und Stempel des **Zahnarztes**
21.06.2022

204711
Dr. Dirk Hollister
Zahnarzt
Ekkebertstr. 1200
79117 Freiburg

Abb. 1 Rechnung für den Patienten Vossler

Für die Abrechnung erhält der Patient die folgende Eigenanteilsrechnung der Zahnarztpraxis →Abb. 1:

Dr. Dirk Hollister-Ekkebertstr. 12DD - 79117 Freiburg

Herrn
Franz Vossler
Walter-Eucken-Weg 14
79115 Freiburg

Zeitraum: 21.06.22 - 21.06.22
Rechnungsnummer:
(bei Zahlungen bitte angeben)
Kostenplan 2 / 21.06.2022

Eingliederungsdatum: 21.06.2022

Rechnung **Probedruck** 21.06.2022
für: Herrn Franz Vossler, geb. am: 01.10.1980

Sehr geehrter Herr Vossler,

für die prothetische Behandlung erlaube ich mir, nach den zur Zeit geltenden Bestimmungen zu berechnen:

Datum	Gebiet	Anz.	Nr.	Leistungsbeschreibung/Auslagen	Faktor / Punkte	EUR
21.06.22	36	1	18a	Konfektionierter Stift- oder Schraubenaufbau einzeitig	50,00	
	21,47,43, 42,36	5	19	Provisorische Krone/Brückenglied	95,00	
	43,42	2	20b	Vestibulär verblendete Verblendkrone	316,00	
	21,47,36	3	2210	Vollkrone, Hohlkehl- oder Stufenpräparation	2,3	651,18
	36	1	19	Provisorische Krone/Brückenglied	19,00	
	47,43,42, 36	6	24c	Abnahme und Wiederbefestigung von prov. Kronen	42,00	
		1		Laborkosten des Fremdlabors		1.747,45
		1		Versandkosten		5,80

Zahnärztliches Honorar BEMA (461,00+61,00 Pkt. x 1,0043 EUR/Pkt.):	524,24
GOZ-Honorarleistungen:	651,18
Material- und Laborkosten Fremdlabor:	1.747,45
Material- und Laborkosten Praxislabor:	35,00
Versandkosten:	5,80
Gesamtkosten:	2.963,67
abzgl. Festzuschuss Kasse:	-1.481,78
Zu zahlender Betrag:	**1.481,89**

Bitte zahlen Sie den Rechnungsbetrag unter Angabe des Rechnungsdatums und der Rechnungsnummer bis zum 05.07.2022.

Abb. 1 Eigenanteilsrechnung für den Patienten Franz Vossler

9 Brückenzahnersatz

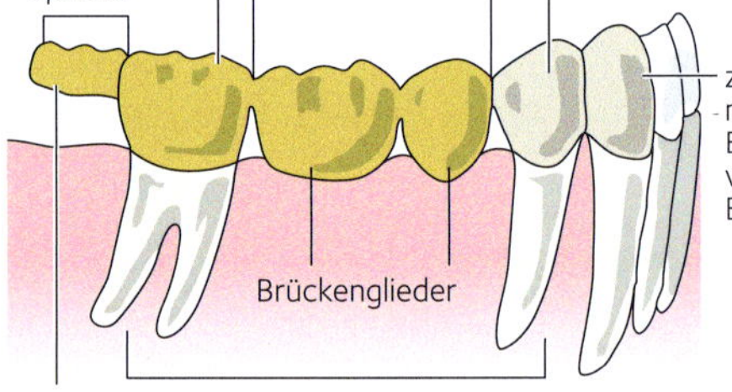

Abb. 1 **Bezeichnung der Brückenteile**

Brücken gehören grundsätzlich zum festsitzenden Zahnersatz. Es gibt jedoch auch sogenannte (bedingt) abnehmbare Brücken. Sie dienen häufig zur Versorgung kleinerer Zahnlücken. In der Abrechnungstechnik werden die Bestandteile einer Brücke wie in der Abbildung 1 angegeben bezeichnet:

9.1 Brücken bei Kassenpatientinnen

9.1.1 Normale Brückenabrechnung

In der kassenzahnärztlichen Versorgung ist die Abrechnung von Brücken durch den § 56 SGB V, die Richtlinien Zahnersatz und die Beschlüsse des G-BA stark eingeschränkt. Der folgende Auszug gibt zentrale Aspekte wieder:

- Eine Brücke dient in der Regel der Schließung zahnbegrenzter Lücken. Brücken sind angezeigt und wirtschaftlich, wenn dadurch in einem Kiefer die **geschlossene Zahnreihe** wiederhergestellt wird.
- Brücken sind nicht angezeigt bei ungenügender parodontaler Belastbarkeit und Allgemeinerkrankungen, die das parodontale Gewebe ungünstig beeinflussen.
- Bei großen Brücken ist die Leistungspflicht der Krankenkasse auf den Ersatz von **bis zu vier fehlenden Zähnen je Kiefer** und bis zu **drei fehlenden Zähnen je Seitenzahngebiet** begrenzt.
- Bei einem Lückenschluss durch eine geteilte Brücke bei disparallelen Pfeilerzähnen kann ein Geschiebe angezeigt sein.
- Für Brücken gelten die gleichen Verblendungsrichtlinien wie für Kronen.
- Freiendbrücken sind möglich zur Erhaltung einer **geschlossenen Zahnreihe**, nicht jedoch bei **Freiendsituationen** (bis Prämolarenbreite, nie bei Eckzähnen).
- Die Einbeziehung des Weisheitszahnes als Brückenanker ist nach allgemeiner Auffassung besonders kritisch zu sehen.
- Zweispannige Brücken gehören nur zur Regelversorgung, wenn neben der ersten Spanne **ein** weiterer Zahn ersetzt wird.
- **Sonderfall Klebebrücken:** Bei vestibulär verblendeten Adhäsivbrücken mit Metallgerüst zum Ersatz eines Schneidezahnes mit einem Flügel oder mit zwei Flügeln spielt das Alter des Versicherten keine Rolle. Bei vestibulär verblendeten Adhäsivbrücken mit Metallgerüst (mit zwei oder jeweils einem Flügel) zum Ersatz von zwei nebeneinander fehlenden Schneidezähnen gehört nur bei Versicherten zur Regelversorgung, wenn sie zwischen 14 und 20 Jahre alt sind.

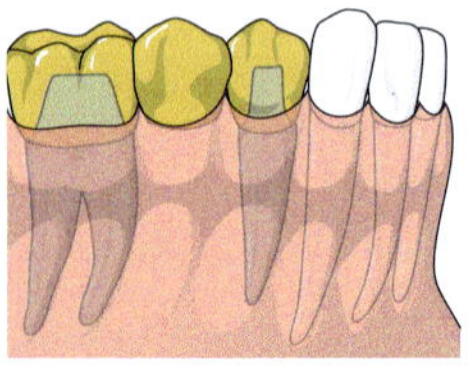

einspannige Brücke

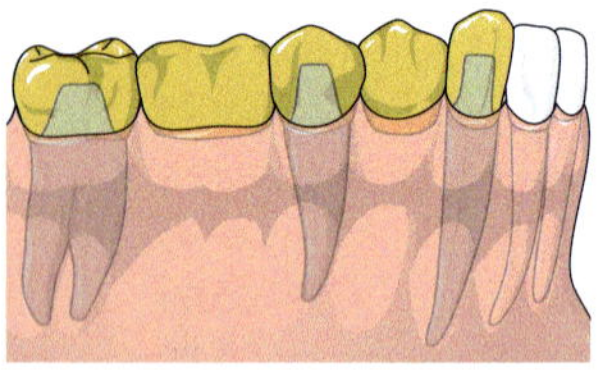

mehrspannige Brücke

Abb. 2 **Einspannige und mehrspannige Brücke**

Die Pfeilerzähne sollen über ein ausreichendes orales Schmelzangebot verfügen. Bei einflügeligen Adhäsivbrücken zum Ersatz eines Schneidezahns sollte der an das Brückenglied der Adhäsivbrücke angrenzende Zahn, der nicht Träger eines Flügels ist, nicht überkronungsbedürftig und nicht mit einer erneuerungsbedürftigen Krone versorgt sein.

Man unterscheidet im BEMA die folgenden Hauptpositionen für die Abrechnung von Brücken:

Brückenzahnersatz

BEMA-Pos.	Abk.	Leistung	Bewertungszahl
91		**Versorgung eines Lückengebisses durch eine Brücke, bei Verwendung von Teleskopkronen im Zusammenhang mit einer herausnehmbaren Prothese, je Pfeilerzahn**	
91a		Metallische Vollkrone	118
91b		Vestibulär verblendete Verblendkrone	128
91c		Metallische Teilkrone	136
91d		Teleskop-/Konuskrone	190
91e		Verwendung eines Geschiebes bei geteilten Brücken mit disparallelen Pfeilern zusätzlich zu den Nrn. 91a bis c	43
92		Versorgung eines Lückengebisses durch eine Brücke je Spanne	62

Der BEMA-Text zur **Position 91** entspricht zunächst dem Leistungsinhalt der Einzelkronenpositionen 20a bis c. Die Bewertungszahlen für die Brückenpositionen sind etwas niedriger, da eine weitere Position (92) hinzukommt. Die Position 91d wird im Zusammenhang mit Prothesen erläutert. Die Position 91e spielt bei besonderen Brücken eine Rolle.

Prothesen →S. 232
besondere Brücken →S. 228

Die Position 91 dient der Abrechnung der **Ankerkronen**. Prinzipiell wird jede Krone, die eine Spanne trägt, mit Pos. 91 abgerechnet →Abb. 1. Kronen, die keine Spanne tragen, gelten als Einzelkronen und werden nach Pos. 20a bis c abgerechnet (gilt nicht für Doppelkronen bei Freiendbrücken).

Die Position 92 dient der Abrechnung der **Brückenspannen** →Abb. 1. Eine Spanne ist die überbrückte Strecke zwischen zwei Ankerkronen. Auch ein Freiendglied zählt als Spanne.

Merke
Ankerkronen, die nicht direkt mit einem Brückenglied verbunden sind, werden nach Position 20 abgerechnet.

A Mit den Leistungen nach den Positionen 91 und 92 sind wie bei Einzelkronen folgende weitere Leistungen abgegolten: Präparation, ggf. Farbbestimmung, Bissnahme, Abformung, Einprobe, Einzementieren, Kontrolle und Adjustierung der statischen und dynamischen Okklusion.

P̸ Gegossene Einlagefüllungen als Brückenanker sind nicht abrechnungsfähig. Damit fallen Inlaybrücken nicht in die Leistungspflicht gesetzlicher Krankenkassen. Es gibt keinen Festzuschuss.

B Für die Erneuerung des Primär- oder Sekundärteils einer Teleskop- oder Konuskrone ist bei Neuanfertigung oder Wiederherstellung einer Prothese oder abnehmbaren Brücke die halbe Gebühr der Position 91d abzurechnen.

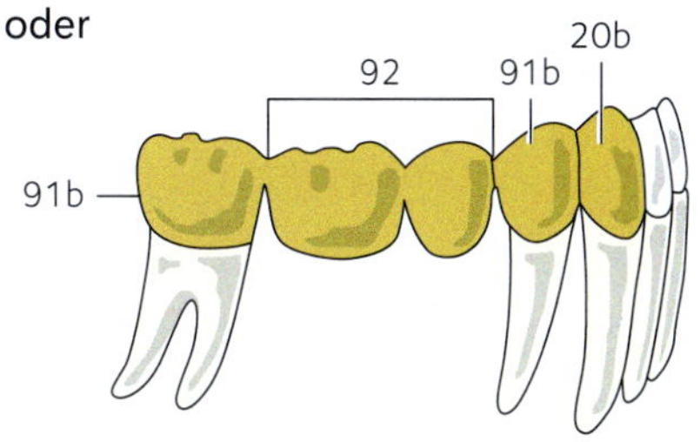

Abb. 1 Berechnung der BEMA-Positionen bei der Brückenversorgung

P Im Zusammenhang mit Brücken werden die folgenden Positionen häufig abgerechnet:
- 18: Stift- oder Schraubenaufbau
- 19: provisorische Krone
- 21: provisorische Stiftkrone
- 95d: Abnehmen und Wiederbefestigen einer provisorischen Brücke
- 89: Beseitigen grober Artikulationsstörungen
- 98a: Abdruck mit individuellem Löffel
- In Ausnahmefällen 7b: Abdruck beider Kiefer, Planungsmodelle

Beispiel

Bei der Brückenplanung →Abb. 1 handelt es sich um zwei Brückenverbände.

I. Befund des gesamten Gebisses/Behandlungsplan TP = Therapieplanung R = Regelversorgung B = Befund

TP																
R		K	K	BV	KV	BV	KV									
B		kw	ur	x	ur	x	kw									
	18	17	16	15	14	13	12	11	21	22	23	24	25	26	27	28
	48	47	46	45	44	43	42	41	31	32	33	34	35	36	37	38
B											kw	f	kw	f	ur	
R											KV	BV	K	B	K	
TP																

Bemerkungen (bei Wiederherstellung Art der Leistung)

Der Befund ist bei Wiederherstellungsmaßnahmen nicht auszufüllen!

Abb. 1 Brückenplanung auf dem eHKP

Die erste Brücke im OK geht von Zahn 17 auf 12:

Befunde: Zahn 11 trägt eine defekte Krone. Die Zähne 13 und 15 müssen extrahiert werden. Zahn 14 muss beschliffen werden, weil sonst keine Brücke möglich ist (unzureichende Retention). Zahn 17 trägt eine defekte Krone.

Planung: Es wird eine zweispannige Brücke zum Ersatz von drei Zähnen durch Brückenglieder (12, 15 verblendet) geplant: eine erste Spanne von 12 auf 14 sowie eine zweite Spanne von 14 auf 16 und 17 (Doppelanker). Die Ankerkronen auf 12 und 14 werden vestibulär verblendet. Die Doppelanker werden nicht verblendet (Regelversorgung).

Die zweite Brücke im UK geht von Zahn 33 auf 37:

Befunde: Die Zähne 33 und 35 tragen defekte Kronen. Die Zähne 34 und 36 fehlen. Zahn 37 muss beschliffen werden, um eine Brücke fest zu konstruieren (eine Freiendlösung wäre auch möglich).

Planung: Es wird eine zweispannige Brücke zum Ersatz von zwei Zähnen durch Brückenglieder geplant (34 verblendet, 36 unverblendet). Der Brückenanker auf 33 wird vestibulär verblendet. Die Anker auf 35 und 37 werden nicht verblendet (Regelversorgung).

BEMA-Abrechnung:

OK-Brücke: Ankerkronen		12, 14	= 2 x 91b
		16	= 1 x 91a
		17	= 1 x 20a (weil kein benachbartes Brückenglied)
	Spannen:	12–14	= 1 x 92
		14–16	= 1 x 92
UK-Brücke: Ankerkronen		33	= 1 x 91b
		35, 37	= 2 x 91a
	Spannen:	33–35	= 1 x 92
		35–37	= 1 x 92

Zusammenfassung: 3 x 91b + 3 x 91a + 1 x 20a + 4 x 92

Festzuschüsse

Die einzelnen Brückenpositionen richten sich nach den unterschiedlichen Befunden und lösen unterschiedliche Festzuschüsse aus. Häufige Befunde bei Brückenzahnersatz sind:

- ww = erhaltungswürdiger Zahn mit weitgehender Zerstörung
- kw = erneuerungsbedürftige Krone
- pw = erhaltungswürdiger Zahn mit partiellen Substanzdefekten
- x = nicht erhaltungswürdiger Zahn
- f = fehlender Zahn
- ew = ersetzter, aber erneuerungsbedürftiger Zahn
- ur = unzureichende Retention (Zahn wird als Anker benötigt, weil die Konstruktion sonst nicht hält)

Sobald diese Befunde in die Befundzeile des eHKPs im Abrechnungsprogramm eingegeben werden, wird die Regelversorgung für die Patientinnen automatisch berechnet. Ebenso stehen die Festzuschüsse damit bereits fest, können jedoch auch immer individuell abgeändert werden. Die Abrechnungsprogramme erkennen dabei, ob sich ein Zahn innerhalb oder außerhalb der Verblendgrenzen befindet.

Für Brücken gilt die sogenannte **Befundklasse 2**, die wie folgt definiert ist: **Zahnbegrenzte Lücken von höchstens vier fehlenden Zähnen je Kiefer bei ansonsten geschlossener Zahnreihe unter der Voraussetzung, dass keine Freiendsituation vorliegt (Lückensituation I).**

Ein fehlender Zahn 7 löst eine Freiendsituation aus. Dies gilt nicht, wenn Zahn 8 vorhanden ist und dieser als möglicher Brückenanker verwendbar ist. Soweit Zahn 7 einseitig oder beidseitig fehlt und hierfür keine Versorgungsnotwendigkeit besteht, liegt keine Freiendsituation vor. Auch nicht versorgungsbedürftige Freiendsituationen werden für die Ermittlung der Anzahl der fehlenden Zähne je Kiefer berücksichtigt. Ein fehlender Weisheitszahn ist nicht mitzuzählen.

Für lückenangrenzende Zähne nach den Befunden von Befundklasse 2 sind Befunde nach den Festzuschussnummern 1.1 bis 1.3 nicht ansetzbar. Das Gleiche gilt bei einer Versorgung mit Freiendbrücken für den Pfeilerzahn, der an den lückenangrenzenden Pfeilerzahn angrenzt.

Befundeingabe	eHKP-Bezeichnung	BEMA-Pos.	Festzuschuss
ww oder kw und x, f, b, ew (außerhalb Verblendgrenze)	2 x K (metallische Ankervollkrone) und 1 x B (Brückenglied)	2 x 91a + 1 x 92	2.1 Zahnbegrenzte Lücke mit einem fehlenden Zahn, je Lücke
ww oder kw und x, f, b, ew (innerhalb Verblendgrenze)	KV BV KV (vestibulär metallkeramisch verblendete Brücke)	2 x 91b + 1 x 92	2.1 + 2.7 Fehlender Zahn in einer zahnbegrenzten Lücke im Verblendbereich je Verblendung für einen ersetzten Zahn, auch für einen der Lücke angrenzenden Brückenanker im Verblendbereich (1 x 2.1 + 3 x 2.7)
ww oder kw und x, f, b, ew	KV BV BV KV (vestibulär metallkeramisch verblendete Brücke)	2 x 91b + 1 x 92	2.2 Zahnbegrenzte Lücke mit zwei nebeneinander fehlenden Zähnen, je Lücke + 4 x 2.7
ww oder kw und x, f, b, ew	KV BV BV BV KV (vestibulär metallkeramisch verblendete Brücke)	2 x 91b + 1 x 92	2.3 Zahnbegrenzte Lücke mit drei nebeneinander fehlenden Zähnen, je Kiefer + 5 x 2.7
ww oder kw und x, f, b, ew nur im Frontzahnbereich	KV BV BV BV BV KV (nur Frontzähne; vestibulär metallkeramisch verblendete Brücke)	2 x 91b + 1 x 92	2.4 Frontzahnlücke mit vier nebeneinander fehlenden Zähnen, je Kiefer + 6 x 2.7
ww oder kw und x, f, b, ew	KV BV BV KV BV KV (zweispannige vestibulär metallkeramisch verblendete Brücke)	3 x 91b + 2 x 92	2.5 An eine Lücke unmittelbar angrenzende weitere zahnbegrenzte Lücke mit einem fehlenden Zahn + 2.2 + 6 x 2.7

Tab. 1 Zusammenhang zwischen eHKP-Eintrag, BEMA-Position und Festzuschüssen

Um zu den richtigen Zuschüssen zu gelangen, wird zuerst die Anzahl der durch Brückenglieder zu ersetzenden Zähne bestimmt. Hierdurch ergibt sich der „Grundzuschuss“ →Tab. 1, S. 215. Werden z. B. drei nebeneinanderliegende Zähne durch Brückenglieder ersetzt, gilt der Grundzuschuss 2.3. Für jede Verblendung innerhalb der Verblendgrenzen kommt zusätzlich der Zuschuss 2.7 hinzu. Handelt es sich um eine zweispannige Brücke, darf eine Spanne nur einen Zahn durch ein Brückenglied ersetzen. Zum Grundzuschuss kommt dann noch der Zuschuss 2.5 hinzu.

Beispiel

Für das Beispiel →S. 330 gelten entsprechend folgende Festzuschüsse:

OK-Brücke von Zahn 12 auf Zahn 17: Grundzuschuss 2.1 (12–14), angrenzende Lücke: 2.5 + 4 x 2.7 (Verblendbereich) + 1.1 (17, weil als Einzelkrone abgerechnet)

UK-Brücke von Zahn 33 auf Zahn 37: Grundzuschuss 2.1 (33–35), angrenzende Lücke 2.5 + 2 x 2.7 (Verblendbereich)

Zusammenfassung: 2 x 2.1 + 2 x 2.5 + 6 x 2.7 + 1 x 1.1

Provisorien sowie Abnehmen und Wiederbefestigen von Brückenprovisorien

Brückenprovisorien →S. 198

Das Abrechnen der Erstellung von Brückenprovisorien wurde bereits im Kapitel 3.2.2 gezeigt. Die Position 19 kann für jeden Anker und für jedes Brückenglied berechnet werden.

Beispiel

Im Beispiel →S. 330 ergibt sich damit folgende Abrechnung:

für das OK-Brückenprovisorium	= 6 x Position 19
sowie für das UK-Brückenprovisorium	= 5 x Position 19.

Auf dem eHKP darf die Position 19 nur maximal zweimal pro Krone, Ankerkrone oder Brückenglied abgerechnet werden. Daraus folgt, dass sie einmal in der Kostenplanung sowie in den zusätzlichen Leistungen nur noch ein weiteres Mal pro Krone, Ankerkrone oder Brückenglied abgerechnet werden kann.

Beispiel

Das obige OK-Provisorium geht im Laufe der Behandlung dreimal kaputt. Es ergäbe sich die Rechnung: 3 x 6 x Position 19, also 18 x Pos. 19. Durch die Begrenzung darf die Position 19 aber nur 12-mal auf dem HKP abgerechnet werden. Unabhängig davon darf das Material für das Provisorium aber dreimal berechnet werden, die Materialkosten also für 18 Provisorien.

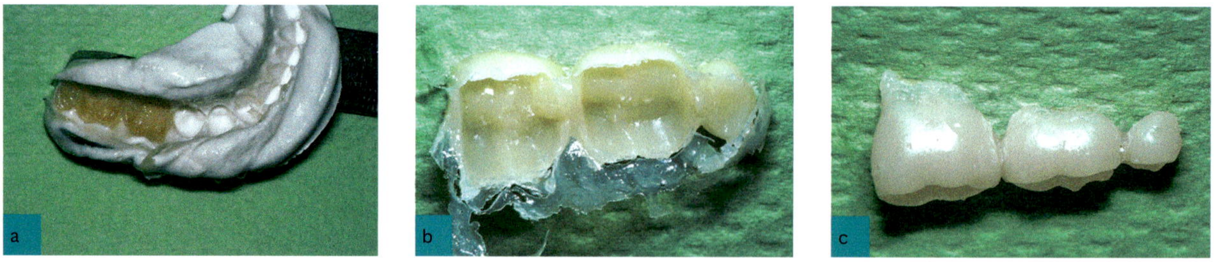

Abb. 1 Herstellung eines Freiendbrückenprovisoriums: a) Befüllen der Abformung, b) Kunststoffprovisorium vor der Ausarbeitung, c) fertiges Freiendbrückenprovisorium

Laborgefertigte Langzeitprovisorien gehören zur gleichartigen Versorgung. Sie werden als Interimsersatz beantragt und die Patientin erhält einen Festzuschuss, z. B. im OK nach 5.1. Im BEL II gibt es dafür eine Abrechnungsposition. Die Zahnärztin berechnet ihr Honorar nach der GOZ (Privatleistungen bei Kassenpatientinnen).

Privatleistung bei Kassenpatientinnen →LF 2

Das **Abnehmen und Wiederbefestigen von Brückenprovisorien** (Anprobe) wurden bereits im Kapitel 3.2.2 → S. 197 betrachtet. Für eine Anprobe kann einmal Position 95d pro Brückenprovisorium abgerechnet werden. Befindet sich im Brückenprovisorium ein Brückenanker, der nach Positionen 20 (Einzelkrone) abgerechnet wird, kann hierfür die Position 24c als Anprobe berechnet werden →Abb. 1.
Es gilt eine Obergrenze von dreimaliger Anprobe pro Brückenprovisorium. In der Kostenplanung darf die Anprobe nicht abgerechnet werden. Die Position 95d darf nur in den zusätzlichen Leistungen aufgeführt werden.

Beispiel
Im Beispiel →S. 214 wird die OK-Brücke zweimal und die UK-Brücke einmal anprobiert. Folgende Anprobeziffern können abgerechnet werden:

OK: 2 x 95d + 2 x 24c UK: 1 x 95d

Beispiel
Die folgende Brücke/Einzelkronen sollen provisorisch versorgt werden und einmal abgenommen und wiederbefestigt werden. Hierbei ist es unerheblich, ob die beiden Kronen auf 25 und 26 zum Brückenverband gehören oder Einzelkronen sind. (Natürlich nicht für die Dokumentation!)

KV	BV	BV	KV	KV	K
kw	f	f	kw	kw	kw
1	2	3	4	5	6

Abb. 1 **PVS-Lösung**: Provisorium und Abrechnung

21-26	19	6	Provisorische Krone/Brückenglied
26	20a	1	Metallische Vollkrone
25	20b	1	Vestibulär verblendete Verblendkrone
21,24	91b	2	Vestibulär verblendete Verblendkrone
22,23	92	1	Brückenspanne

Abb. 2 Anprobe 1 x 95d (21-24) und 2 x 24c (25,26)

9.1.2 Sonderfälle bei der Brückenabrechnung

Inlay- oder Onlaybrücken

Hierunter versteht man, dass eine oder mehrere Spannen auf einem Inlay oder einem Onlay verankert sind. Diese Brücken gehören nicht in die Leistungspflicht der gesetzlichen Krankenkasse. Sie gelten als andersartig; es gibt keinen Festzuschuss.

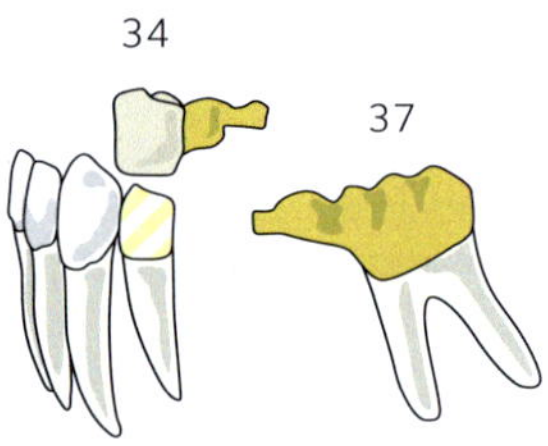

34	35	36	37	38
w	f	f	w	f
K	B	o B	K	

Abb. 1 Geteilte Brücke mit Geschiebe

Geteilte Brücken bei Disparallelität der Pfeilerzähne

Kann eine Brücke nicht insgesamt eingegliedert werden,
weil die Pfeilerzähne zu stark gekippt sind, spricht man von Pfeilerdivergenz. Die Brücke wird dann in zwei Teilen eingegliedert und mit einem Geschiebe versehen →Abb. 1.

Für das Geschiebe in der Brücke gibt es eine eigene BEMA-Position 91e zusätzlich zu 91a bis c und einen eigenen Festzuschuss:

Befundeingabe	HKP-Bezeichnung	BEMA-Pos	Festzuschuss
ww oder kw und x, f, b, ew (außerhalb Verblendgrenze)	K B O B K Brücke durch Geschiebe getrennt	91e + 2 x 91a + 1 x 92b	2.6 Disparallele Pfeilerzähne zur fest sitzenden Zahnersatz-versorgung, Zuschlag je Lücke + 2.2

Tab. 1 Zusammenhang zwischen HKP-Eintrag, BEMA-Position und Festzuschüssen

Freiendbrücken

Freiendbrücken sind nur bis zur Prämolarenbreite und unter Einbeziehung von mindestens zwei Pfeilerzähnen angezeigt. In Schaltlücken, also Lücken aus zwei oder mehr fehlenden Zähnen, die davor und dahinter durch Zähne begrenzt sind, ist der Ersatz von Molaren und Eckzähnen durch Freiendbrücken ausgeschlossen. Doppelverankerungen müssen nach Position 91 berechnet werden. Folgende Beispiele von Freiendbrücken gehören damit zur Regelversorgung.
Hinweis: Genauere Beschreibungen zur Berechnung von Sonderfällen finden Sie auch in den Richtlinien Zahnersatz.

Beispiel

- Doppelanker auf 23–24 →Abb. 2:

  BEMA: 2 x 91b FZ: 1 x 2.1
  1 x 92 3 x 2.7

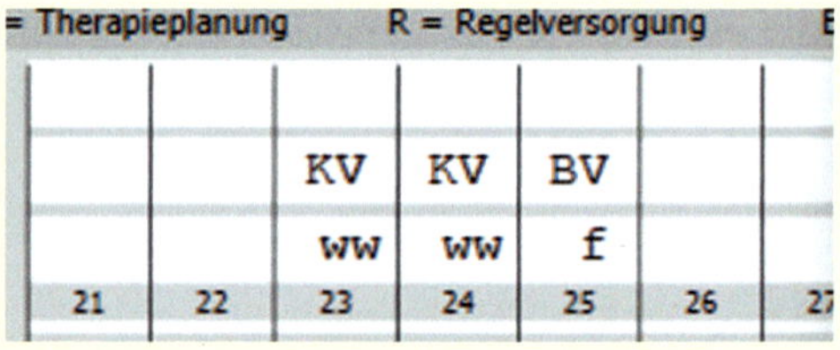

= Therapieplanung R = Regelversorgung E

		KV	KV	BV		
		ww	ww	f		
21	22	23	24	25	26	27

Abb. 1 Auszug aus dem eHKP, Befund des gesamten Gebisses

- Doppelanker auf 31–41 →Abb. 3:

  BEMA: 2 x 91b FZ: 1 x 2.1
  1 x 92 3 x 2.7

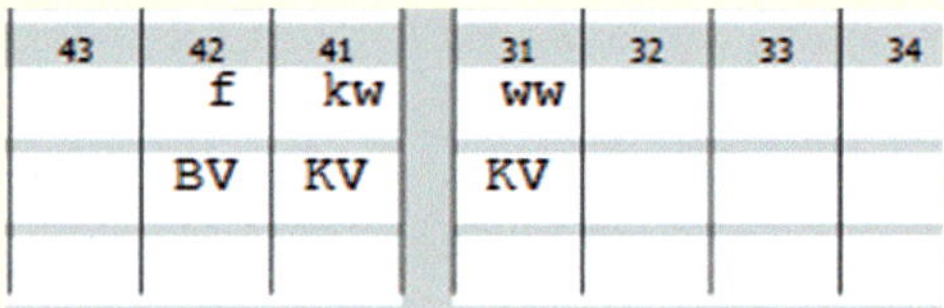

43	42	41	31	32	33	34
	f	kw	ww			
	BV	KV	KV			

Abb. 2 Auszug aus dem eHKP, Befund des gesamtes Gebisses

Merke
Die BEMA-Pos. 93a gilt ohne Altersbeschränkung.

Adhäsivbrücken (Klebebrücken)

Diese Art von Brücke wird auch als Marylandbrücke bezeichnet. Die Indikation ergibt sich daraus, dass die gesunden Nachbarzähne geschont werden und ein einzelner Zahn ersetzt wird. Die Pfeilerzähne sollten karies- und füllungsfrei sein. Die Nachbarzähne werden anpräpariert und das Brückengerüst dort angeklebt.

BEMA-Pos.	Abk.	Leistung	Bewertungszahl
93a		Adhäsivbrücke mit Metallgerüst im Frontzahnbereich mit einem Flügel einschließlich der Präparation von Retentionen an dem Pfeilerzahn, Abformung, Farbbestimmung, Bissnahme, Einprobe und adhäsive Befestigung, Kontrolle und ggf. Korrekturen der Okklusion und Artikulation	240
93b		Adhäsivbrücke mit Metallgerüst im Frontzahnbereich mit zwei Flügeln einschließlich der Präparation von ...	335

A Adhäsivbrücken mit Metallgerüst können nur im Frontzahnbereich abgerechnet werden. Mit der Abrechnung der Position 93a oder 93b sind alle zahnärztlichen Leistungen abgegolten →Abb. 1.
Zwei Adhäsivbrücken mit Metallgerüst mit jeweils einem Flügel oder eine Adhäsivbrücke mit Metallgerüst mit zwei Flügeln zum Ersatz von zwei nebeneinander fehlenden Schneidezähnen kann nur bei Versicherten abgerechnet werden, die das 14., aber noch nicht das 21. Lebensjahr vollendet haben.
Hauptindikation: Ein Jugendlicher verliert bei einem Unfall einen oder zwei Schneidezähne.
Es kommt damit der Festzuschuss 2.1 oder 2.2 zur Abrechnung sowie der Festzuschuss 2.7 für die Verblendung (ein- oder zweimal).

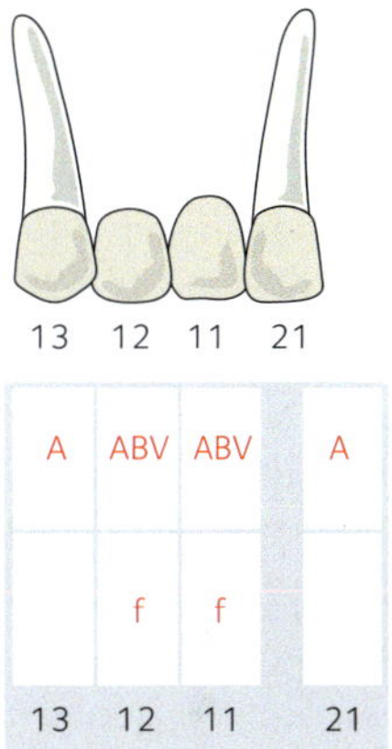

Abb. 1 Klebebrücke bei einem 18-Jährigen

Beispiel
Verliert ein Jugendlicher bei einem Unfall zwei Zähne, ergeben sich folgende Festzuschüsse: 1 x 2.2 und 2 x 2.7.

Eine Adhäsivbrücke, die vestibulär verblendet mit Metallgerüst (mit zwei oder jeweils einem Flügel) zum Ersatz von zwei nebeneinander fehlenden Schneidezähnen bei Versicherten die das 21. Lebensjahr vollendet haben, gilt als gleichartige Versorgung.

gleichartige Versorgung →S. 172

Brücken bei Zahnwanderungen und Diastema

Wenn eine durch Zahnwanderung oder durch ein Diastema entstandene Lücke durch ein Brückenglied verschlossen wird, so ist dieser „zusätzliche" Zahn als Spanne abrechenbar. Andererseits sind bei Einengung einer großen Lücke nur die wirklich ersetzten Spannen abzurechnen →Abb. 2. Zwei bauchige verblockte Kronen (bei starker Einengung) ohne eine Spanne sind als Einzelkronen nach Pos. 20 abrechenbar →Abb. 3.

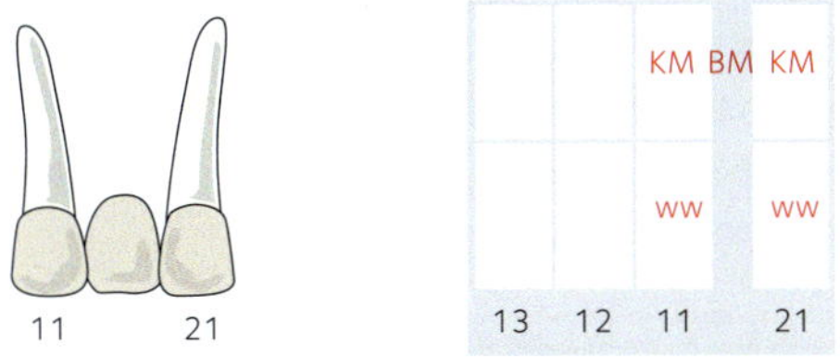

Abb. 2 Brücke bei Diastema; es wird abgerechnet: BEMA 2 x 91b, 1 x 92; FZ 2.1 und 3 x 2.7

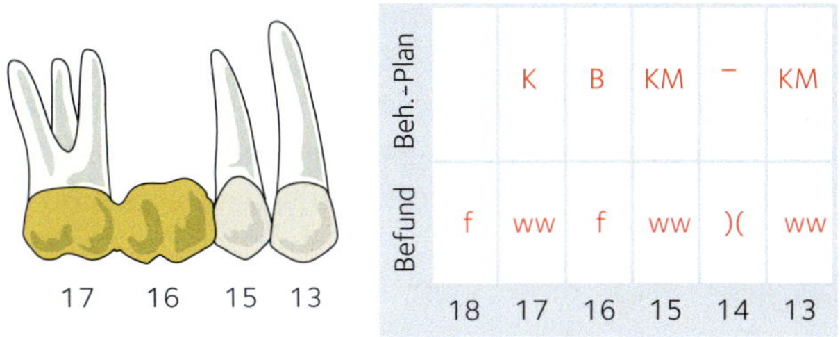

Abb. 3 Brücke bei Einengung einer Lücke; es wird abgerechnet: BEMA 1 x 91a, 1 x 91b, 1 x 92, 1 x 20b; FZ 1 x 2.1, 1 x 2.7, 1 x 1.1, 1 x 1.3

Beispiel

Im nachfolgenden Behandlungsfall wird eine Heil- und Kostenplanung erstellt und für die Abrechnung über die KZV fertiggestellt. Anschließend wird die private Rechnung erstellt. Die Patientin hat keinen Bonus.

Befund: ww: 14, 12, 11, 23; pw: 16, 26
nicht erhaltungswürdig: 21; fehlende Zähne: 24, 25, 38, 48; ur: 22

Behandlungsplan: Modelle zur Planung und Dokumentation; Einschleifmaßnahmen sind erforderlich; Verwendung eines individuellen Abdrucklöffels

16: metallische Teilkrone (Stufenpräparation)
14: Schraubenaufbau mit Verankerung im Wurzelkanal, VMK-Krone in Hohlkehlpräparation
12: Verblendkrone Keramik (Stufenpräparation)

Keramisch verblendete Brücke von 11 auf 22:
11: VMK-Krone (Hohlkehlpräparation)
22: VMK-Krone (Hohlkehlpräparation)
21: Brückenglied verblendet

Brücke von 23 auf 26 nach Richtlinien:
23: VMK-Krone (Hohlkehlpräparation)
26: metallische Teilkrone (Stufenpräparation)
24, 25: Brückenglieder

Individuelle Provisorien für Kronen und Brücken

Geschätzte Laborkosten: 3200,00 €

Zusätzliche (nachträgliche) Leistungen:
11: gegossener Aufbau mit Stiftverankerung
Stiftprovisorium zusätzlich

Die provisorische Brücke 23–26 wird zweimal neu angefertigt, alle individuellen Provisorien und Brückenprovisorien werden zweimal abgenommen und wieder befestigt (Stiftprovisorium jedoch nicht).

Eigenlaborbeleg: Abformmaterial 31,40 € sowie Material für Provisorien 18,80 €

Endgültige Laborkosten: 3440,00 € (Fremdlabor)

Zähne	BEMA-ZE-Planung	Befund, FZ
OK, UK	89	---
OK	98a	---
OK, UK	7b	---
16	20c	1.2
12, 14	20b	2 x 1.1, 2 x 1.3
14	18a	1.4
11 22 21	91b 91b 92	2.1 3 x 2.7
23 26 24, 25	91b 91c 92	2.2 3 x 2.7
OK Prov.	10 x 19	---

Zähne	Zusätzliche Behandlung	Nachträgliche Befunde FZ
11	18b	1.5
11	21	---
23–26	4 x 19	---
23–26 11–22 16, 14, 12	2 x 95d 2 x 95d 6 x 24c	---

Zunächst erfolgt die Planung des Zahnersatzes. Im Abrechnungsprogramm wird der Stiftaufbau durch eine Farbe der Einzelkrone (hier violett) kenntlich gemacht werden →Abb. 1.
Es werden andere Kürzel als beim Ausdruck des eHKPs verwendet.

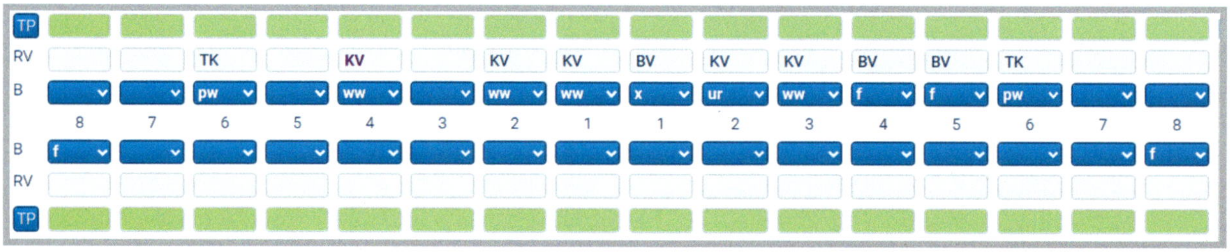

Abb. 1 Planung der Behandlung im PVS

Brückenzahnersatz

Art der Versorgung																
I. Befund des gesamten Gebisses/Behandlungsplan TP = Therapieplanung R = Regelversorgung B = Befund																
TP																
R			PK		KV		KV	KV	BV	KV	KV	BV	BV	PK		
B			pw		ww		ww	ww	x	ur	ww	f	f	pw		
	18	17	16	15	14	13	12	11	21	22	23	24	25	26	27	28
	48	47	46	45	44	43	42	41	31	32	33	34	35	36	37	38
B	f															f
R																
TP																

Bemerkungen (bei Wiederherstellung Art der Leistung)

Abb. 1 Planung der Behandlung auf dem eHKP durch das PVS

II. Befunde für Festzuschüsse Befund Nr. 1	Zahn/Gebiet 2	Anz. 3	IV Zuschussfestsetzung Betrag Euro	Ct
1.1	12 14	2		
1.2	16	1		
1.3	12 14	2		
1.4	14	1		
2.1	22 21 11	1		
2.2	26 25 24 23	1		
2.7	25 24 23 22 21	6		
vorläufige Summe				
Nachträgliche Befunde:				

III. Kostenplanung 1 BEMA-Nrn.	Anz.	1 Fortsetzung	Anz.	1 Fortsetzung	Anz.
		91b	3	92	2
18a	1	91c	1	98a	1
19	10				
20b	2				
20c	1				
7b	1				
89	1	22.06.2022			

	Euro Ct
2 Zahnärztliches Honorar BEMA:	1457,24
3 Zahnärztliches Honorar GOZ: (geschätzt)	
4 Material- und Laborkosten: (geschätzt)	3200,00
5 Behandlungskosten insgesamt: (geschätzt)	4657,24

Abb. 2 Planung der Positionen auf dem eHKP durch das PVS

Die beiden Teilkronen werden unterschiedlich behandelt, weil eine als Einzelkrone und eine im Brückenverband abgerechnet wird.

Anschließend erfolgt nach der Behandlung die Abrechnung des Zahnersatzes →Abb. 1 und →Abb. 2, S. 222.

Patienteninformation zum Zahnersatz

Planung von Behandlung und Kosten / Behandlung in Form der Regelversorgung

I. Versicherter

Name, Vorname	Wilsch, Teresa
Versichertennummer	W309499494
Geburtsdatum	29.12.1985
Name der Krankenkasse	AOK Baden-Württemberg
Antragsnummer	00220471122062E000000007600101

II. Befund (B), Regelversorgung (R), Therapieplanung (TP)*

TP R B																
			PK pw		KV ww		KV ww	KV ww	BV x	KV ur	KV ww	BV f	BV f	PK pw		
	18	17	16	15	14	13	12	11	21	22	23	24	25	26	27	28
	48	47	46	45	44	43	42	41	31	32	33	34	35	36	37	38
B	f															f
R																
TP																

III. Voraussichtliche Kosten

Für eine Behandlung in Form der Regelversorgung

Zahnärztliches Honorar BEMA:	1457,24	(EUR)
Material und Laborkosten (geschätzt):	3200,00	(EUR)
Behandlungskosten insgesamt (geschätzt):	4657,24	(EUR)
Abzüglich des voraussichtlichen Festzuschussbetrages: (60% Festzuschuss)	2242,66	(EUR)
Ihr voraussichtlicher Eigenanteil:	2414,58	(EUR)

IV. Erklärung der/des Versicherten:

Ich bin bei der genannten Krankenkasse versichert. Ich bin über Art, Umfang und Kosten der Regelversorgung und der davon abweichenden Behandlungsalternativen sowie über den voraussichtlichen Herstellungsort bzw. das voraussichtliche Herstellungsland des Zahnersatzes D-Freiburg aufgeklärt worden und wünsche die Behandlung entsprechend der Kostenaufstellung zu III.

22.06.2022

(Datum, Unterschrift der/des Versicherten)

Die Beantragung der Behandlung gegenüber der Krankenkasse erfolgt elektronisch.

Abb. 3 3 Patienteninformation zum eHKP mit Vordruck 3c

Nachtragsleistungen

Gebiet	Anz.	Nr.
		18a
11	1	18b
23-26	4	19
11	1	21
16,14,12	6	24c
23-26,11-22	4	95d

Plandaten

Punktwert:	Zuschuss %:
1,0043€	60

Pkt. Plan:	Pkt. Nachtrag:
1451	298

Abrechnung

1 Honorar Bema:	1457,24€
2 Bema Nachtrag:	299,28€
3 Honorar GOZ:	0,00€
4 Fremdlabor:	3440,00€
5 Eigenlabor:	50,20€
Metallkosten:	0,00€
6 Versand Anz.: 0	Versandkosten: 0,00€
7 Gesamtkosten:	**5246,72€**
8 Festzuschuss:	2368,52€
9 Vers.-Anteil:	**2878,20 €**

Eingliederung: 22.06.2022

Abb. 1 Zusatzleistungen im PVS eingetragen

AOK Baden-Württemberg
Wilsch
Teresa geb. am 29.12.85
In den Gärten 23
D 79194 Gundelfingen 06/28

Kostenträgerkennung	Versicherten-Nr.	Status
108018007	W309499494	1000000

Abrechnungs-Nr.	Zahnarzt-Nr.	Datum
002204711	999999991	22.06.22

Abrechnung Zahnersatz

Planinformationen: 1/ 76/ 1

TP																
R			PK		KV		KV	KV	BV	KV	KV	BV	BV	PK		
B			pw		ww		ww	ww	x	ur	ww	f	f	pw		
	18	17	16	15	14	13	12	11	21	22	23	24	25	26	27	28
	48	47	46	45	44	43	42	41	31	32	33	34	35	36	37	38
B	f															f
R																
TP																

Antragsnummer	0022047112206ZE000000007600101
Genehmigungsdatum	02.06.2022

Nachträgliche Befunde Befund-Nr.	Zahn/Gebiet	Anzahl
1.5	11	1

Rechnungsbeträge	**Euro**
ZA-Honorar BEMA	1.457,24
ZA-Honorar zusätzliche Leistungen BEMA	299,28
ZA-Honorar GOZ	0,00
Material- und Laborkosten (gewerblich)	3.440,00
Material- und Laborkosten (Praxis)	50,20
Versandkosten Praxis	0,00
Gesamtsumme	5.246,72
Festzuschuss Krankenkasse	2.368,52
Versichertenanteil	2.878,20

	T	T	M	M	J	J
Eingliederungsdatum	2	2	0	6	2	2
Herstellungsort bzw. Herstellungsland des Zahnersatzes	D-Freiburg					

Datum, Unterschrift und Stempel des Zahnarztes
22.06.2022

204711
Dr. Dirk Hollister
Zahnarzt
Ekkebertstr. 1200
79117 Freiburg

Abb. 2 Abrechnung der ZE-Versorgung bei Patientin Wilsch

9.2 Brücken bei Privatpatientinnen

9.2.1 Normale Brückenabrechnung

Das Kapitel Prothetik in der GOZ führt zu Beginn Positionsziffern zur Abrechnung von Brücken auf. Man unterscheidet folgende Möglichkeiten, Ankerkronen abzurechnen. Bei jeder Brücke und Prothese ist außerdem die Position 5070 abrechenbar:

GOZ-Pos.	Leistung	Punktzahl
5000	Versorgung eines Lückengebisses durch eine Brücke oder Prothese: je Pfeilerzahn oder Implantat als Brücken- oder Prothesenanker mit einer Vollkrone (Tangentialpräparation)	1016 P
5010	Versorgung eines Lückengebisses durch eine Brücke oder Prothese: je Pfeilerzahn als Brücken- oder Prothesenanker mit einer Vollkrone (Hohlkehl- oder Stufenpräparation) oder Einlagefüllung	1483 P
5020	Versorgung eines Lückengebisses durch eine Brücke oder Prothese: je Pfeilerzahn als Brücken- oder Prothesenanker mit einer Teilkrone mit Retentionsrillen oder -kasten oder Pinledges einschließlich Rekonstruktion der Kaufläche	1997 P
5030	Versorgung eines Lückengebisses durch eine Brücke oder Prothese: je Pfeilerzahn oder Implantat als Brücken- oder Prothesenanker mit einer Wurzelkappe mit Stift, ggf. zur Aufnahme einer Verbindungsvorrichtung oder anderer Verbindungselemente	1483 P
5040	Versorgung eines Lückengebisses durch eine Brücke oder Prothese: je Pfeilerzahn oder Implantat als Brücken- oder Prothesenanker mit einer Teleskopkrone, auch Konuskrone	2605 P
5070	Versorgung eines Lückengebisses durch eine Brücke oder Prothese: Verbindungen von Kronen- oder Einlagefüllungen durch Brückenglieder, Prothesenspannen oder Stege, je zu überbrückende Spanne oder Freiendsattel	400 P

Die ersten drei Positionen entsprechen den Bestimmungen zur Abrechnung von Einzelkronen bei Privatpatienten: Auch für die Ankerkronen gilt die Abrechnung nach der Präparationsart.

Merke
Nur die Kronen, die direkt neben einem Brückenglied stehen, werden als Ankerkronen (Pos. 5000–5040) abgerechnet. Andere Kronen im Brückenverband gelten als Einzelkronen.

Fast identisch ist die zusätzliche Abrechnung einer Spanne (Pos. 5070, entspricht Pos. 92), die jedoch im Privatbereich nicht auf zwei Spannen begrenzt ist.

Im Unterschied zur Kassenabrechnung fällt auf, dass bei der Privatabrechnung die Kombination mit der Abrechnung von Prothesen vorgesehen ist, was bei der Kassenabrechnung nicht in den Abrechnungsziffern enthalten und nur sehr eingeschränkt möglich ist.

Die Abrechnung der Wurzelstiftkappe und der Teleskop- oder Konuskrone ist wegen der Kombination mit der Prothesenabrechnung im Privatbereich schon hier aufgeführt.

A Mit den Positionen 5000 bis 5040 sind folgende zahnärztliche Leistungen abgegolten:
- Präparieren der Zähne oder Implantate
- Bestimmung der Kieferrelation
- Abformungen
- Einproben
- provisorisches Eingliedern
- festes Einfügen der Kronen oder Einlagefüllungen o. Ä.
- Nachkontrolle und Korrekturen

Da eine Spanne unabhängig von der Anzahl der dadurch ersetzten Zähne abgerechnet wird, wird der Schwierigkeit der Leistung bei der Position 5070 durch den Steigerungssatz Rechnung getragen.

B Wenn bei einer abnehmbaren Brücke ein Steg und eine Brückenspanne an derselben Stelle liegen, kann die Pos. 5070 zweimal berechnet werden.

Für ein Geschiebe oder einen Druckknopf usw. kann Pos. 5080 berechnet werden. Neben der Pos. 5040 kann jedoch eine Pos. 5080 nicht berechnet werden.

Sollte nicht die einfache, sondern die gnathologische Bestimmung der Kieferrelation erforderlich sein, können dafür ggf. die Positionen 8010 ff. zusätzlich berechnet werden.
Eine Wurzelkappe ohne Stiftverankerung auf einem natürlichen Zahn ist in der GOZ nicht beschrieben und daher analog gemäß § 6 Abs.1 GOZ zu berechnen.

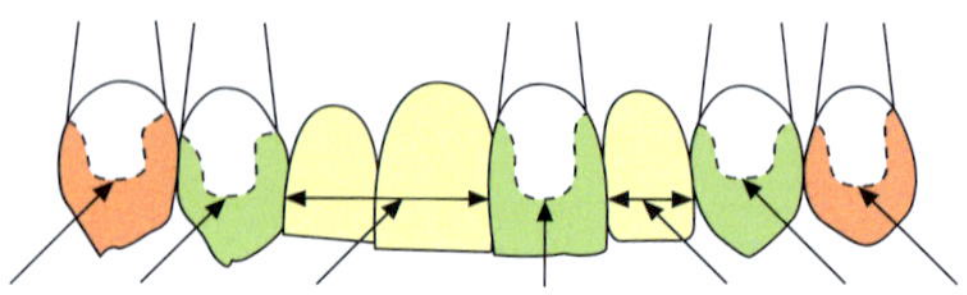

Abb. 1 Beispiel zur privaten Brückenabrechnung

Für die Abrechnung einer Brücke werden folgende Positionen verwendet:
- Brückenanker (Pos. 5000–5040)
- Brückenspannen (Pos. 5070)
- ggf. Einzelkronen (Pos. 2200–2220, für alle angeblockten Kronen, die nicht direkt neben Brückengliedern stehen)

Die Abrechnung von Brückenprovisorien wurde bereits auf Seite 314 erklärt. Es gibt keine Einschränkungen hinsichtlich der Häufigkeit ihrer Abrechnung.

Für das Abnehmen und Wiederbefestigen von provisorischen Brücken gibt es wie bei den Einzelkronen keine eigene Abrechnungsposition. Das Wiedereingliedern derselben provisorischen Brücke, ggf. auch mehrmals, einschließlich ihrer Entfernung, ist mit den Gebühren nach den Positionen 5120 bis 5140 bzw. 2270 und 2260 abgegolten (und kann ggf. mit erhöhtem Steigerungssatz berechnet werden). Müssen hingegen Provisorien erneuert werden, kann dies zusätzlich berechnet werden.

P Für die anatomische Abformung des Kiefers mit individuellem Löffel wird die Pos. 5170 abgerechnet.

9.2.2 Sonderfälle der Brückenabrechnung

Inlay- oder Onlaybrücken

Sie stellen in der GOZ keinen Sonderfall dar. Die Anker werden nach Position 5010 abgerechnet. Hinzu kommen die Spannen, die nach Position 5070 berechnet werden.

Geteilte Brücken

Auch geteilte Brücken können nach GOZ abgerechnet werden. Es sind auch andere Verbindungen als Geschiebe möglich. Neben den Brückenpositionen nach den Positionen 5000 bis 5040 und 5070 werden diese Verbindungsvorrichtungen zusätzlich nach Position 5080 berechnet.

Freiendbrücken

Freiendbrücken können ohne Einschränkungen abgerechnet werden: Der unmittelbar an das Brückenglied angrenzende Anker wird nach den Positionen 5000, 5010 oder 5020 abgerechnet. Bei Doppelverankerung wird die Nachbarkrone ohne unmittelbares Brückenglied als Einzelkrone nach Position 2010, 2020 oder 2030 abgerechnet.

Klebe- oder Adhäsivbrücken

Für diese Brücken gibt es keine Einschränkungen für die Abrechnung. Wenn eine Adhäsivbrücke (auch Klebebrücke oder Marylandbrücke) angefertigt werden soll, so ergeben sich folgende Abrechnungspositionen:

GOZ-Pos.	Leistung	Punktzahl
5150	Versorgung eines Lückengebisses mithilfe einer durch Adhäsivtechnik befestigten Brücke, für die erste zu überbrückende Spanne	730 P
5160	Versorgung eines Lückengebisses nach Nummer 5150, für jede weitere zu überbrückende Spanne	360 P

A Mit der Abrechnung der Position 5150 bzw. 5160 sind folgenden Leistungen abgegolten:
- einfache Relationsbestimmung (Bissnahme)
- Vorbereitung der Pfeilerzähne mit Präparation
- Abformungen
- Einprobe(n)
- Eingliederung in Adhäsivtechnik
- Nachkontrolle, Korrekturen

Beispiele

Brückenabrechnungen bei Privatpatientinnen

Alle Brücken und Kronen in Hohlkehlpräparation mit individuellen Provisorien

Fall 1 Brücke 31 – 33 im PVS

1	2	3
kw	bw	kw
KM	BM	KM

GOZ-Positionen für Brücke undProvisorien

	0030	1	Aufstellung schrift. Heil- u. Kostenplan nach Befundaufnahme
31,33	5010	2	Ankerkrone, Hohlkehl- od. Stufenpräparation od. Einlageflg.
32	5070	1	Versorgung e. Lückengebisses durch eine Brücke oder Prothese
31,33	5120	2	Provisorische Brücke im direkten Verfahren
32	5140	1	Provisorische Brückenspanne im direkten Verfahren

Fall 2 Brücke 31 – 34 im PVS

1	2	3	4
kw	bw	bw	kw
KM	BM	BM	KM

GOZ-Positionen für Brücke und Provisorien

	0030	1	Aufstellung schrift. Heil- u. Kostenplan nach Befundaufnahme
31,34	5010	2	Ankerkrone, Hohlkehl- od. Stufenpräparation od. Einlageflg.
32,33	5070	1	Versorgung e. Lückengebisses durch eine Brücke oder Prothese
31,34	5120	2	Provisorische Brücke im direkten Verfahren
32,33	5140	1	Provisorische Brückenspanne im direkten Verfahren

Fall 3 Brücken 31 – 34 und 36 – 38 in PVS-Planung

1	2	3	4	5	6	7	8
kw	bw	bw	kw		kw	f	ww
KM	BM	BM	KM		K	B	K

GOZ-Positionen für Brücken und Provisorien

	0030	1	Aufstellung schrift. Heil- u. Kostenplan nach Befundaufnahme
31,34,36,38	5010	4	Ankerkrone, Hohlkehl- od. Stufenpräparation od. Einlageflg.
32,33,37	5070	2	Versorgung e. Lückengebisses durch eine Brücke oder Prothese
31,34,36,38	5120	4	Provisorische Brücke im direkten Verfahren
32,33,37	5140	2	Provisorische Brückenspanne im direkten Verfahren

Fall 4 Brücke 31–34–36 im PVS

1	2	3	4	5	6
kw	f	kw	bw	kw	f
KM	BM	KM	BM	KM	B

GOZ-Positionen für Brücke und Provisorien

	0030	1		Aufstellung schrift. Heil- u. Kostenplan nach Befundaufnahme
31,34,36	5010	3		Ankerkrone, Hohlkehl- od. Stufenpräparation od. Einlageflg.
32,33,35	5070	2		Versorgung e. Lückengebisses durch eine Brücke oder Prothese
31,34,36	5120	3		Provisorische Brücke im direkten Verfahren
32,33,35	5140	2		Provisorische Brückenspanne im direkten Verfahren

Fall 5 Brücke 31–35 mit Freiend 36 in PVS-Planung

1	2	3	4	5	6
kw	f	kw	bw	kw	f
KM	BM	KM	BM	KM	B

GOZ-Positionen für Brücke und Provisorien (mit Freiendprov.)

	0030	1		Aufstellung schrift. Heil- u. Kostenplan nach Befundaufnahme
31,33,35	5010	3		Ankerkrone, Hohlkehl- od. Stufenpräparation od. Einlageflg.
32,34,36	5070	3		Versorgung e. Lückengebisses durch eine Brücke oder Prothese
31,33,35	5120	3		Provisorische Brücke im direkten Verfahren
32,34,36	5140	3		Provisorische Brückenspanne im direkten Verfahren

Fall 6 Brücke 44–34 und Kronen in PVS-Planung

4	3	2	1	1	2	3	4
kw	kw	f	f	f	f	kw	kw
KM	KM	BM	BM	BM	BM	KM	KM

GOZ-Positionen für Brücke, Kronen und Provisorien

	0030	1		Aufstellung schrift. Heil- u. Kostenplan nach Befundaufnahme
42-32	5070	1		Versorgung e. Lückengebisses durch eine Brücke oder Prothese
42-32	5140	1		Provisorische Brückenspanne im direkten Verfahren
44,34	2210	2		Vollkrone, Hohlkehl- oder Stufenpräparation
44,34	2270	2		Provisorium im direkten Verfahren mit Abformung
43,33	5010	2		Ankerkrone, Hohlkehl- od. Stufenpräparation od. Einlageflg.
43,33	5120	2		Provisorische Brücke im direkten Verfahren

Fall 7 Brücke 42–45 und Einzelkrone 41 in PVS-Planung

5	4	3	2	1
kw	kw	f	kw	kw
KM	KM	BM	KM	KM

GOZ-Positionen für Brücke, Kronen und Provisorien

	0030	1		Aufstellung schrift. Heil- u. Kostenplan nach Befundaufnahme
43	5070	1		Versorgung e. Lückengebisses durch eine Brücke oder Prothese
43	5140	1		Provisorische Brückenspanne im direkten Verfahren
45,41	2210	2		Vollkrone, Hohlkehl- oder Stufenpräparation
45,41	2270	2		Provisorium im direkten Verfahren mit Abformung
44,42	5010	2		Ankerkrone, Hohlkehl- od. Stufenpräparation od. Einlagefllg.
44,42	5120	2		Provisorische Brücke im direkten Verfahren

Fall 8 Brücke 41–47 in PVS-Planung

7	6	5	4	3	2	1
kw	kw	kw	bw	f	kw	kw
KM	KM	KM	BM	BM	KM	KM

GOZ-Positionen für Brücke, Kronen und Provisorien

	0030	1		Aufstellung schrift. Heil- u. Kostenplan nach Befundaufnahme
44,43	5070	1		Versorgung e. Lückengebisses durch eine Brücke oder Prothese
44,43	5140	1		Provisorische Brückenspanne im direkten Verfahren
45,42	5010	2		Ankerkrone, Hohlkehl- od. Stufenpräparation od. Einlagefllg.
45,42	5120	2		Provisorische Brücke im direkten Verfahren
47,46,41	2210	3		Vollkrone, Hohlkehl- oder Stufenpräparation
47,46,41	2270	3		Provisorium im direkten Verfahren mit Abformung

Beispiel

Für den folgenden Privatpatienten soll zunächst eine Planung der aufwendigen Versorgung erstellt werden. Anschließend soll die ZE-Planung durchgeführt und abgerechnet werden. Die Versorgung erstreckt sich über mehrere Sitzungen.

In der Planung wird von einem Regelsatz von 2,3 ausgegangen.

Befund: fehlend: 18, 28, 38, 48; erkrankt, aber erhaltungswürdig: 16, 14, 13, 23, 25, 27; erneuerungsbedürftige Kronen: 21, 23, 34, 34, 43, 44; erneuerungsbedürftige Brückenglieder: 12, 22, 32–42; nicht erhaltungswürdig: 11, 24

Behandlungsplan: Erstellung der Planung, Abformung von OK und UK für Planungsmodelle, Individuelle Löffel für OK und UK erforderlich, Einschleifmaßnahmen sind erforderlich

– Oberkiefer: Einzelkronen und Brücke:
27: metallische Teilkrone in Stufenpräparation adhäsiv befestigt 16: Stiftaufbau mit gegossenem Aufbau, adhäsiv befestigt; Vollgusskrone in Tangentialpräparation

– Dreispannige Brücke von 14–25 in Metallkeramik: 14, 13, 21, 23: Metallkeramische Verblendkronen in Hohlkehlpräparation; 25: Keramikteilkrone; 12, 11, 22, 24: Brückenglieder verblendet

Individuelle provisorische Brücke 14–25 und individuelles Provisorium auf 27, Zinnhülse 16

– Unterkiefer einspannige Brücke 44–43 auf 33–34 mit Doppelanker:
44, 43, 33, 34: Metallkeramikkronen in Hohlkehlpräparation Brückenglieder: 42, 41, 31, 32 Individuelle provisorische Brücke

Laborschätzung: 7500,00 €

Tatsächliche Behandlung: Brückenprovisorium im OK einmal neu gefertigt, eine Anprobe beider Brückengerüste Die Präparation beim Zahn 27 stellte sich als besonders aufwendig dar, weshalb hier der Faktor von 3,0 gewählt werden soll.

Endgültige Laborkosten: 7545,45 € (Fremdlabor)

Praxismaterialien: 68,50 € (Abformmaterial und Hülse)

Die **KCH-Leistungen** (z. B. Röntgenbilder, Anästhesien) werden auf einer gesonderten Rechnung aufgeführt.

Zähne	Anzahl	GOZ-Planung
		0030
		0060
OK, UK	2	5170
		4040
27		2220
16		2190
16		2197
16		2200
16, 27	2	2197
13, 21, 23	3	5010
14,		2210
25		5020
12, 11, 22, 24	3	5070
14, 27	2	2270
16		2260
13, 21, 23, 25	4	5120
11, 12, 22, 24	3	5140
44, 34	2	2210
43, 33	2	5010
42–32		5070
44, 34	2	2270
43, 33	2	5120
42–32		5140

Zähne	Anzahl	Zusätzliche GOZ-Positionen
14		2270
13, 21, 23, 25	4	5120
12, 11, 22, 24	3	5140
27	Faktoränderung auf 3,0	2220

Zunächst erfolgt die Planung des Zahnersatzes.

Befund und Behandlungsplan

		K		KM	KM	BM	BM	KM	BM	KM	BM	PKM		PK	
f		w		w	w	bw	x	kw	bw	kw	x	w		pw	f
18	17	16	15	14	13	12	11	21	22	23	24	25	26	27	28
48	47	46	45	44	43	42	41	31	32	33	34	35	36	37	38
f				kw	kw	bw	bw	bw	bw	kw	kw				f
				KM	KM	BM	BM	BM	BM	KM	KM				

BEFUND:
a – Adhäsivbrücke
b – Brückenglied
e – ersetzter Zahn
f – fehlender Zahn
i – Implantat / Suprakonstr.
k – Krone
r – Wurzelstiftkappe

pw – partiell erhaltungswürdig
sw – ern. Suprakonstruktion
t – Teleskop
ur – unzureichende Retention
w – erneuerungsbedürftig
x – zu extrahieren
)(– Lückenschluss
p/c – Planung Implantat(e)

BEHANDLUNGSPLAN:
A – Adhäsivbrücke
B – Brückenglied
E – zu ersetzender Zahn
H – gegossenes Halteelement
I – Inlay
K – Krone
M – keramische Verblendung

O/IG – Geschiebe
PK – Teilkrone
R – Wurzelstiftkappe
S – Suprakonstruktion
T – Teleskopkrone
V – Vestibuläre Verblendung
-/= – Verblockung/Steg

Gebiet	Anz.	Nr.	Leistungsbeschreibung	Faktor	Betrag
16	1	2190	gegossener Aufbau mit Stiftverankerung	2,3000	58,21
16	1	2197	Adhäsive Befestigung	2,3000	16,82
16	1	2200	Vollkrone nach Tangentialpräparation, je Zahn / Implantat	2,3000	171,01
27	1	2197	Adhäsive Befestigung	2,3000	16,82
16	1	2260	Provisorium im direkten Verfahren ohne Abformung	2,3000	12,94
	1	0030	Aufstellung schrift. Heil- u. Kostenplan nach Befundaufnahme	2,3000	25,87
14,44,34	3	2210	Vollkrone, Hohlkehl- oder Stufenpräparation	2,3000	651,18
27	1	2220	Versorgung eines Zahnes durch eine Teilkrone oder Veneer	2,3000	267,38
14,27,44,34	4	2270	Provisorium im direkten Verfahren mit Abformung	2,3000	139,72
13,21,23,43, 33	5	5010	Ankerkrone, Hohlkehl- od. Stufenpräparation od. Einlageflg.	2,3000	959,20
12,11,22,24, 42-32	4	5070	Versorgung e. Lückengebisses durch eine Brücke oder Prothese	2,3000	206,96
13,21,23,25, 43,33	6	5120	Provisorische Brücke im direkten Verfahren	2,3000	186,30
12,11,22,24, 42-32	4	5140	Provisorische Brückenspanne im direkten Verfahren	2,3000	41,40
12,11,22,24, 42-32	2	5170	Abformung des Kiefers mit individuellem Löffel	2,3000	64,68
	1	4040	Beseitigung grober Vorkontakte der Okklusion	2,3000	5,82
25	1	5020	Teilkrone als Brücken- oder Prothesenanker	2,3000	258,33
	1	0060	Abformung beider Kiefer f. Situationsmodelle inkl. Auswertg.	2,3000	33,63

voraussichtliche Gesamtsumme der Honorarleistungen €:	3.116,27
voraussichtliche Gesamtsumme der Material- und Laborkosten €:	7.500,00
voraussichtlicher Endbetrag €:	**10.616,27**

Der vorliegende Heil- und Kostenplan ist auf Grund derzeitiger diagnostischer Unterlagen erstellt. Laborkosten können nur geschätzt werden. Der Umfang notwendiger konservierender und chirurgischer Maßnahmen ist nicht vorhersehbar, da er sich erst im Verlauf der Behandlung ergibt.
Bei Leistungen, die den 2,3-fachen Satz (GOZ) überschreiten, werden entsprechende medizinische Begründungen in der Liquidation ausgewiesen.

Abb. 1 Privater Behandlungsplan

Nach erfolgter Behandlung wird der Zahnersatz abgerechnet →Abb. 1 und Abb. 2.

Dr. Dirk Hollister
Zahnarzt
Ekkebertstr. 1200 - 79117 Freiburg - Tel: 0761 3466 - Fax: 0761 7921
E-Mail: dr.dirk.hollister@beispiel.de

Dr. Dirk Hollister-Ekkebertstr. 1200 - 79117 Freiburg

Herrn
Dr. Frieder Deichmüller
Goetheplatz 45
79189 Bad Krozingen

Telefon: 0761 3466
Fax: 0761-7921
E-Mail: dr.hollister@beispiel.de

Probedruck

Rechnung
Rechnungsnummer:
(bei Zahlungen bitte angeben)

Rechnungsdatum: 24.06.2022

Kostenplan: 1 vom 24.06.2022

Behandelte Person: Dr. Frieder Deichmüller
Geburtsdatum: 14.10.1971

Zeitraum: 24.06.22 - 24.06.22

Sehr geehrter Herr Dr. Deichmüller,

für die zahnärztliche Behandlung erlaube ich mir, nach den zur Zeit geltenden Bestimmungen zu berechnen:

Datum	Region	Nr.	Leistungsbeschreibung/Auslagen	Bgr.	Faktor	Anz.	EUR
24.06.22	16	2190	gegossener Aufbau mit Stiftverankerung		2,3	1	58,21
	16	2197	Adhäsive Befestigung		2,3	1	16,82
	16	2200	Vollkrone nach Tangentialpräparation, je Zahn / Implantat		2,3	1	171,01
	27	2197	Adhäsive Befestigung		2,3	1	16,82
	16	2260	Provisorium im direkten Verfahren ohne Abformung		2,3	1	12,94
		0030	Aufstellung schrift. Heil- u. Kostenplan nach Befundaufnahme		2,3	1	25,87
	14,44,34	2210	Vollkrone, Hohlkehl- oder Stufenpräparation		2,3	3	651,18
	27	2220	Versorgung eines Zahnes durch eine Teilkrone oder Veneer Schwierige Präparation wegen eingeschränkter Mundöffnung		3,0	1	348,76
	14,27,44, 34	2270	Provisorium im direkten Verfahren mit Abformung		2,3	4	139,72
	13,21,23, 43,33	5010	Ankerkrone, Hohlkehl- od. Stufenpräparation od. Einlagefllg.		2,3	5	959,20
	12,11,22, 24,42-32	5070	Versorgung e. Lückengebisses durch eine Brücke oder Prothese		2,3	4	206,96

Datum	Region	Nr.	Leistungsbeschreibung/Auslagen	Bgr.	Faktor	Anz.	EUR
	13,21,23, 25,43,33	5120	Provisorische Brücke im direkten Verfahren		2,3	6	186,30
	12,11,22, 24,42-32	5140	Provisorische Brückenspanne im direkten Verfahren		2,3	4	41,40
	12,11,22, 24,42-32	5170	Abformung des Kiefers mit individuellem Löffel		2,3	2	64,68
		4040	Beseitigung grober Vorkontakte der Okklusion		2,3	1	5,82
	25	5020	Teilkrone als Brücken- oder Prothesenanker		2,3	1	258,33
		0060	Abformung beider Kiefer f. Situationsmodelle inkl. Auswertg.		2,3	1	33,63
	14	2270	Provisorium im direkten Verfahren mit Abformung		2,3	1	34,93
	13,21,23, 25	5120	Provisorische Brücke im direkten Verfahren		2,3	4	124,20
	12,11,22, 24	5140	Provisorische Brückenspanne im direkten Verfahren		2,3	3	31,05

Zwischensumme Honorar: 3.387,83
Auslagen nach § 9 GOZ gemäß Praxislaborbeleg: 68,50
Auslagen nach § 9 GOZ gemäß Fremdlaborrechnung: 7.544,45
Rechnungsbetrag: 11.000,78

Der Berechnung der Honorarleistungen liegt die Gebührenordnung für Ärzte (GOÄ) vom 01.01.96 zugrunde. Diese Rechnung ist zahlbar bis zum 08.07.2022.
Bei Überweisung des Rechnungsbetrages geben Sie bitte die Rechnungsnummer an.

Abb. 1 Private ZE-Rechnung, Fortsetzung rechts

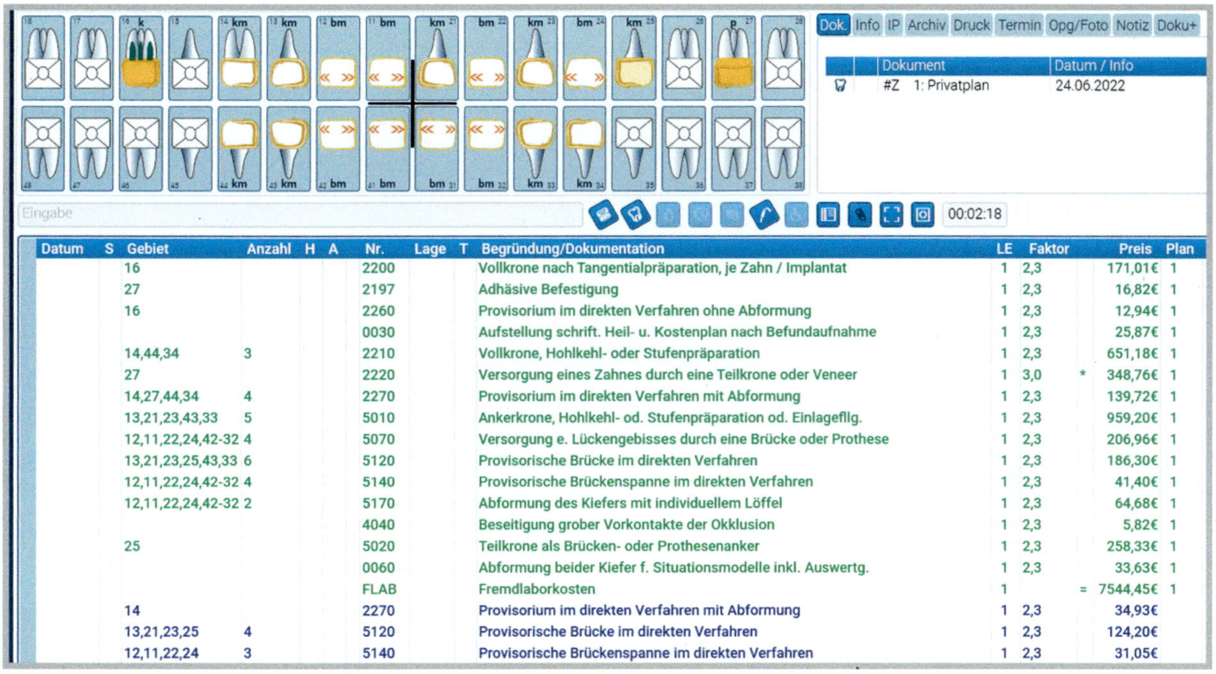

Datum	S	Gebiet	Anzahl	H	A	Nr.	Lage	T	Begründung/Dokumentation	LE	Faktor		Preis	Plan
		16				2200			Vollkrone nach Tangentialpräparation, je Zahn / Implantat	1	2,3		171,01€	1
		27				2197			Adhäsive Befestigung	1	2,3		16,82€	1
		16				2260			Provisorium im direkten Verfahren ohne Abformung	1	2,3		12,94€	1
						0030			Aufstellung schrift. Heil- u. Kostenplan nach Befundaufnahme	1	2,3		25,87€	1
		14,44,34	3			2210			Vollkrone, Hohlkehl- oder Stufenpräparation	1	2,3		651,18€	1
		27				2220			Versorgung eines Zahnes durch eine Teilkrone oder Veneer	1	3,0	*	348,76€	1
		14,27,44,34	4			2270			Provisorium im direkten Verfahren mit Abformung	1	2,3		139,72€	1
		13,21,23,43,33	5			5010			Ankerkrone, Hohlkehl- od. Stufenpräparation od. Einlagefllg.	1	2,3		959,20€	1
		12,11,22,24,42-32	4			5070			Versorgung e. Lückengebisses durch eine Brücke oder Prothese	1	2,3		206,96€	1
		13,21,23,25,43,33	6			5120			Provisorische Brücke im direkten Verfahren	1	2,3		186,30€	1
		12,11,22,24,42-32	4			5140			Provisorische Brückenspanne im direkten Verfahren	1	2,3		41,40€	1
		12,11,22,24,42-32	2			5170			Abformung des Kiefers mit individuellem Löffel	1	2,3		64,68€	1
						4040			Beseitigung grober Vorkontakte der Okklusion	1	2,3		5,82€	1
		25				5020			Teilkrone als Brücken- oder Prothesenanker	1	2,3		258,33€	1
						0060			Abformung beider Kiefer f. Situationsmodelle inkl. Auswertg.	1	2,3		33,63€	1
						FLAB			Fremdlaborkosten	1		=	7544,45€	1
		14				2270			Provisorium im direkten Verfahren mit Abformung	1	2,3		34,93€	
		13,21,23,25	4			5120			Provisorische Brücke im direkten Verfahren	1	2,3		124,20€	
		12,11,22,24	3			5140			Provisorische Brückenspanne im direkten Verfahren	1	2,3		31,05€	

Abb. 2 Abrechnung im PVS

10 Totale Prothesen, Teilprothesen und Kombinationszahnersatz

Die Abrechnung der hier genannten Prothesen geht fließend ineinander über, weshalb sie in diesem Kapitel zusammengefasst sind. Es handelt sich immer um (teilweise) herausnehmbaren Zahnersatz.

10.1 Totale Prothesen, Teilprothesen und Kombinationszahnersatz bei Kassenpatientinnen

10.1.1 Totale Prothesen planen und abrechnen

Die Planung und Abrechnung reiner totaler Prothesen (die Zahntechnikerinnen sprechen auch vom 28er oder Totale) ist relativ einfach.
Zunächst werden die beiden Abformungen abgerechnet:

BEMA-Pos.	Abk.	Leistung	Bewertungszahl
98		**Funktionsabdruck mit individuellem Löffel**	
98b		im Oberkiefer	57
98c		im Unterkiefer	76

A Diese beiden Abformungen nach den Pos. 98b und 98c sind auch bei einem stark reduzierten Restzahngebiss – in der Regel bis zu drei Zähnen – abrechnungsfähig. Bei einer Kombinationsversorgung kann u. U. auch die Position 98a zusätzlich berechnet werden.

Für die Versorgung mit einer Prothese werden hauptsächlich die folgenden Positionen abgerechnet:

BEMA-Pos.	Abk.	Leistung	Bewertungszahl
97		**Totale Prothese/Cover-Denture-Prothese im**	
97a		Oberkiefer	250
97b		Unterkiefer	290

A Mit einer Leistung nach den Positionen 97a und 97b sind folgende Leistungen abgegolten: anatomische Abformung (auch des Gegenkiefers), Bissnahme, Farbbestimmung, Einprobe, Eingliedern und Nachbehandlung.
Die Pos. 97a und 97b sind bei der Versorgung eines zahnlosen Kiefers durch eine implantatgetragene Prothese in den vom Bundesausschuss der Zahnärzte und Krankenkassen festgelegten Ausnahmefällen gem. § 55 ff. SGB V abrechnungsfähig und bei der Abrechnung als Positionen 97ai und 97bi zu kennzeichnen.

Sogenannte **Cover-Denture-Prothesen** (Deckprothesen) werden wie totale Prothesen abgerechnet. Die Verankerung erfolgt in der Regel über Teleskopkronen oder auch über Wurzelstiftkappen mit Kugelknopfanker. Die Cover-Denture-Prothese ist nur bei stark reduziertem Restgebiss (bis zu drei Restzähnen je Kiefer) eine Kassenleistung. Auf den ersten Blick gleicht eine Cover-Denture-Prothese (Deckprothese) auch einer totalen Prothese. Nur bei Betrachtung der

Prothesenbasis sind die Verbindungselemente erkennbar. Wenn die Teleskope als verblendete Teleskopkronen gearbeitet werden, handelt es sich daher in der Regel um eine Teilprothese mit Metallbasis und die Abrechnung erfolgt entsprechend. Nach den Richtlinien ZE gilt: Der Anspruch im Rahmen der Regelversorgung ist bei zahnbegrenzten Einzelzahnlücken nach Nummer 36 a (Richtlinien ZE) bei gesunden Nachbarzähnen auf die Versorgung mit Einzelzahnkronen und bei atrophiertem zahnlosem Kiefer nach Nummer 36 b (Richtlinien ZE) auf die Versorgung mit totalen Prothesen als vertragszahnärztliche Leistungen begrenzt.

verblendete Teleskopkronen →S. 242

BEMA-Pos.	Abk.	Leistung	Bewertungszahl
90		Versorgung eines Zahnes durch eine Wurzelstiftkappe mit Verankerung im Wurzelkanal mit Kugelknopfanker	154

A Mit einer Leistung nach der Position 90 sind folgende Leistungen abgegolten: Präparation der Kavität, Abformung, Einprobe und Einzementieren.

Eine Leistung nach der Pos. 90 ist nur im Zusammenhang mit der Eingliederung einer Cover-Denture-Prothese bei einem Restzahnbestand von bis zu drei Zähnen je Kiefer abrechnungsfähig.

Sonderfälle bei Prothesen

In besonderen Fällen können zusätzlich die folgenden Positionen bei der Abrechnung von Prothesen zur Abrechnung kommen: Die erste ist eine Art „Ersatzziffer" für die privaten funktionsanalytischen Ziffern (FAL-Ziffern) zur Ermittlung der (ehemaligen) Zentrallage.

BEMA-Pos.	Abk.	Leistung	Bewertungszahl
98d		Intraorale Stützstiftregistrierung zur Festlegung der Zentrallage	23

A Eine Leistung nach der Pos. 98d ist nur neben der Leistung nach Pos. 97 (Totalprothese, Cover-Denture-Prothese) abrechnungsfähig, auch auf implantatgestützten Totalprothesen gem. §§ 55 ff. SGB V im Ober- und Unterkiefer, wenn die Lagebeziehung von Unterkiefer zu Oberkiefer mit einfacheren Methoden nicht reproduzierbar ermittelt werden kann.

M Material- und Laborkosten sind gesondert abrechnungsfähig.

B Bei der Versorgung eines zahnlosen Kiefers durch eine implantatgetragene totale Prothese in den vom Bundesausschuss der Zahnärzte und Krankenkassen festgelegten Ausnahmefällen gem. §§ 55 ff. SGB V ist die Position 98d abrechenbar und bei der Abrechnung als Position 98di zu kennzeichnen.

Da dies ein relativ aufwendiges Verfahren mit einer geringen Bewertung darstellt, greifen viele Praxen eher auf die funktionsanalytischen GOZ-Positionen 8010, 8030, 8035, 8050, 8060 und 8065 zurück. Für Kassenpatientinnen ist hierfür natürlich eine Vereinbarung zu schließen.

Eine weitere Besonderheit stellt die Metallbasis bei einer totalen Prothese oder bei einer Deckprothese dar:

BEMA-Pos.	Abk.	Leistung	Bewertungszahl
98e		Verwendung einer Metallbasis in besonderen Ausnahmefällen, zu den Bewertungszahlen nach den Nrn. 97a oder b zusätzlich	16

A Eine Leistung nach der Position 98e ist nur in begründeten Ausnahmefällen, z. B. bei Torus palatinus (Gaumenwulst, knöcherner Vorsprung im Gaumen) und Extosen (Knochenauswuchs auf der Knochenoberfläche) abrechnungsfähig.

₰ Die Position 98e ist nicht abrechnungsfähig für Verstärkungs- und Beschwerungseinlagen (z. B. aus Silber-Zinn).

Für die totale Prothese bei zahnlosem Kiefer bzw. für die Cover-Denture-Prothese bei reduziertem Restzahngebiss bis zu drei Zähnen werden die in der folgenden Tabelle genannten Festzuschüsse für die Patienten festgelegt. Es gilt die **Befundklasse 4: Restzahnbestand bis zu drei Zähnen oder zahnloser Kiefer.**

Befundeingabe	eHKP-Bezeichnung	BEMA-Pos.	Festzuschuss
ew, x, f, ix	E	97a, 98b, 98d (98e)	4.2 Zahnloser Oberkiefer 4.9 Schwierig zu bestimmende Lagebeziehung der Kiefer bei der Versorgung mit Totalprothesen und schleimhautgetragenen Deckprothesen (Notwendigkeit einer Stützstiftregistrierung), Zuschlag je Gesamtbefund 4.5 Notwendigkeit einer Metallbasis, Zuschlag je Kiefer
ew, x, f, ix	E	97b, 98c 98d (98e)	4.4 Zahnloser Unterkiefer 4.9 4.5
ew, x, f, ix, ww, kw, rw, sw, tw	E, R, T TV	97a, 98b 91d 90	4.1 Restzahnbestand bis zu 3 Zähnen im Oberkiefer 4.6 Restzahnbestand bis zu 3 Zähnen je Kiefer mit der Notwendigkeit einer dentalen Verankerung, wenn die Regelversorgung eine Kombinationsversorgung vorsieht, je Ankerzahn 4.7 Verblendung einer Teleskopkrone im Verblendbereich (15–25 und 34–44), Zuschlag je Ankerzahn 4.8 Restzahnbestand bis zu 3 Zähnen je Kiefer bei Notwendigkeit einer dentalen Verankerung durch Wurzelstiftkappen, je Ankerzahn
ew, x, f, ix, ww, kw, rw, sw, tw	E, R, T	97b, 98c 91d 90	4.3 Restzahnbestand bis zu 3 Zähnen im Unterkiefer 4.6 + 4.7 (nur im Verblendbereich) 4.8

Tab. 1 Zusammenhang zwischen HKP-Eintrag, BEMA-Position und Festzuschüssen

Beispiel

1: Einfache Totalprothese OK
Abrechnung: BEMA: 97a + 98b
FZ: 4.2

2: Totale Prothese UK mit Metallbasis (mit Begründung)
Abrechnung: BEMA: 97b + 98c + 98e
FZ: 4.4 + 4.5

3: Cover-Denture-Prothese auf zwei Teleskopen UK 43 und 33 mit intraoraler Stützstiftregistrierung
Abrechnung: BEMA: 97b + 98c + 98d + 2 x 91d
FZ: 4.3 + 4.9 + 2 x 4.6 + 2 x 4.7

10.1.2 Teilprothesen planen und abrechnen

Von einer Versorgung mit Teilprothesen spricht man immer dann, wenn noch Restzähne im Mund der Patientin vorhanden sind. Auch bei einem Restzahnbestand von bis zu drei Zähnen kann eine Teilprothese angefertigt werden. Dient eine Teilprothese nur als Provisorium, bezeichnet man sie als **Interimsprothese** (Übergangsprothese), stellt sie die endgültige Versorgung dar, spricht man von einer **definitiven Prothese**. Prothesen, die direkt nach einer Extraktion/Operation eingegliedert werden, heißen **Immediatprothesen**. Zahnmedizinisch betrachtet können Immediatprothesen sowohl Interims- als auch definitive Prothesen sein.

	Die Prothese wird im ausgeheilten Kiefer eingegliedert. Der Kiefer wird sich voraussichtlich in absehbarer Zeit nicht wesentlich verändern.	Die Prothese wird kurz nach einer Extraktion oder einer Operation eingegliedert. Man geht davon aus, dass sich der Kiefer demnächst durch die Heilung verändert.
Die Prothese ist definitiv – es handelt sich um die endgültige Versorgung.	Es handelt sich um eine endgültige Versorgung: — In den nächsten sechs Monaten sind Unterfütterungen nicht vorgesehen. — In den nächsten zwei Jahren sind Neuanfertigungen nicht vorgesehen.	Es handelt sich um eine Immediatprothese. Das Feld **Immediatversorgung** muss angekreuzt werden. Dadurch ist es möglich, die Prothese auch schon in den sechs Monaten nach der Eingliederung zu unterfüttern.
Die Prothese ist provisorisch. Die endgültige prothetische Versorgung kann erst in einiger Zeit durchgeführt werden.	Abrechnungstechnisch spricht man von einer Interimsprothese. Das Feld **Interimsversorgung** muss angekreuzt werden. Dadurch ist es möglich, die endgültige prothetische Versorgung innerhalb der nächsten zwei Jahre ohne Probleme genehmigen zu lassen.	
	Auch unter rein zahnmedizinischen Gesichtspunkten handelt es sich hier um eine reine Interimsversorgung (weil sie provisorisch ist).	*Unter rein zahnmedizinischen Gesichtspunkten handelt es sich gleichzeitig um eine Interimsversorgung (weil sie provisorisch ist) und um einen Immediatersatz (weil er nach einer Operation/Extraktion eingesetzt wird).*

Tab. 1 Verwendung der Begriffe Immediat- und Interimsprothesen in der Abrechnung

Für die Krankenkasse ist es immer wichtig zu wissen, ob es sich um eine provisorische oder Interimsprothese handelt, ob eine Immediatprothese oder die endgültige Prothese geplant wird, weshalb dies auf dem eHKP vermerkt wird →Abb. 1.

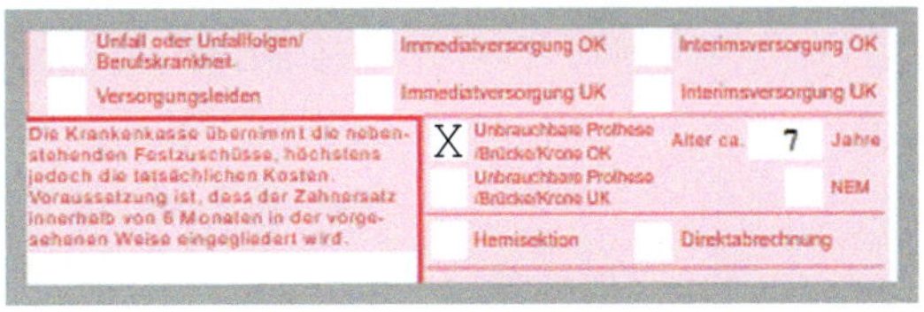
Unfall oder Unfallfolgen/ Berufskrankheit
Versorgungsleiden
Immediatversorgung OK
Immediatversorgung UK
Interimsversorgung OK
Interimsversorgung UK
Die Krankenkasse übernimmt die nebenstehenden Festzuschüsse, höchstens jedoch die tatsächlichen Kosten. Voraussetzung ist, dass der Zahnersatz innerhalb von 6 Monaten in der vorgesehenen Weise eingegliedert wird.
X Unbrauchbare Prothese /Brücke/Krone OK
Alter ca. 7 Jahre
Unbrauchbare Prothese /Brücke/Krone UK
NEM
Hemisektion
Direktabrechnung

Abb. 1 Feld Bemerkungen auf dem eHKP

Für alle Teilprothesen gilt die folgende Basisposition:

BEMA-Pos.	Abk.	Leistung	Bewertungszahl
96		**Versorgung eines Lückengebisses durch eine partielle Prothese einschließlich einfacher Haltevorrichtungen**	
96a		zum Ersatz von 1 bis 4 fehlenden Zähnen	57
96b		zum Ersatz von 5 bis 8 fehlenden Zähnen	83
96c		zum Ersatz von mehr als 8 fehlenden Zähnen	115

A Mit einer Leistung nach 96 sind diese Leistungen abgegolten: anatomische Abformung (auch des Gegenkiefers), Bissnahme, Farbbestimmung, Einprobe, Eingliedern und Nachbehandlung.

B Ein fehlender Weisheitszahn ist als zu ersetzender, fehlender Zahn nur dann mitzuzählen, wenn sein Gebiet in die prothetische Versorgung einbezogen wird. Ist der Zahn 7 vorhanden, dann ist der Weisheitszahn nicht mitzuzählen.

Die definitive Versorgung mit einer rein schleimhautgetragenen Prothese bedarf einer besonderen Begründung.

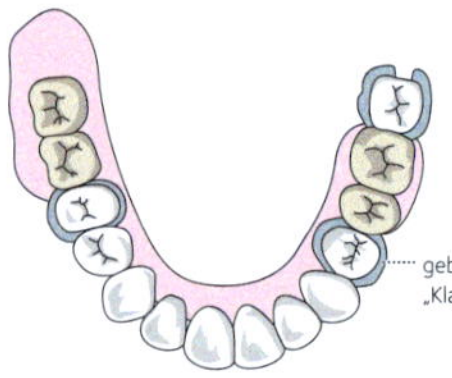

Abb. 1 Interimsprothese im Unterkiefer

Für jede Teilprothesen wird zunächst die Position 96 in Ansatz gebracht. Bei Teilprothesen als **Interimsersatz** ist dies die einzige abrechenbare Position, da die einfachen gebogenen Klammern hier bereits enthalten sind. In seltenen Sonderfällen können auch aufwendigere gebogene Klammern nach Pos. 98f berechnet werden.

Für die Berechnung der Positionen 96a bis c sind die Zähne maßgebend, die im Kiefer der Patientin fehlen. Es ist dagegen gleichgültig, wie viele Kunstzähne später auf der Prothese stehen. Grundsätzlich geht man davon aus, dass das Gebiet des (ehemaligen) Achters in die prothetische Versorgung einbezogen ist (z. B. mit Kunststoff). Der Achter zählt damit auf dem eHKP als E immer mit.

Bei den Teilprothesen weicht die Zahl der von der Zahntechnikerin wirklich ersetzten Zähne häufig von der Zahl der fehlenden Zähne ab. Dies ist aber zulässig. Der Achter wird nur in seltenen Fälle auf einer Teilprothese durch einen Kunststoffzahn ersetzt.

Handelt es sich um eine endgültige Prothese oder um eine Immediatprothese, ist neben der Basisposition eine weitere Position abrechenbar:

BEMA-Pos.	Abk.	Leistung	Bewertungszahl
98g		Verwendung einer Metallbasis in Verbindung mit Halte- und Stützvorrichtungen – nicht bei Interimsprothesen	44

Die Verwendung von einarmigen Klammern ist in der Regel nicht indiziert. Die Verwendung von Halte- und Stützvorrichtungen nach Position 98f ist mit der Gebühr nach 98g abgegolten.
Hieraus folgt, dass viele Halte- und Stützvorrichtungen bereits durch die Position 98g erfasst sind und nicht zusätzlich abgerechnet werden können.

Bei der Planung von Teilprothesen sollten immer folgende Fragen gestellt werden:
- Wie viele Zähne fehlen im betroffenen Kiefer?
- Wie viele dieser Zähne zählen als zu ersetzende Zähne?
- Welche der Positionen 96a bis c ist für die entsprechende Teilprothese im HKP zu beantragen?
- Welche Art einer Teilprothese wird geplant? (98g: ja oder nein?)

Beispiel

Die folgenden Zähne fehlen: 18, 17, 15, 14, 23–26, 28 (= 9 Zähne)
- Ersetzt werden die Zähne: 18, 17, 15, 14, 23–26
- 8 Zähne zählen: Position 96b kann berechnet werden.
- Endgültige Prothese + 98g

P Die Abformpositionen nach 98a, 98b und 98c können zusätzlich abgerechnet werden, wenn die entsprechenden Bedingungen vorliegen. Wichtig ist noch die Einschränkung in der Leistungsbeschreibung zu 98a in Verbindung mit 98b und 98c.

Eine Leistung nach Nr. 98a kann neben den Nrn. 98b oder 98c für denselben Kiefer nur in den Fällen abgerechnet werden, in denen für die prothetische Versorgung eines zahnarmen Kiefers neben dem Funktionsabdruck für die Versorgung der noch stehenden Zähne durch Kronen eine Abformung mit individuellem Löffel vorgenommen werden muss.

Bei den Festzuschüssen muss zwischen Interimsprothesen und endgültigen Prothesen unterschieden werden.
Für Interimszahnersatz gilt die **Befundklasse 5: Lückengebiss nach Zahnverlust in Fällen, in denen eine endgültige Versorgung nicht sofort möglich ist.**

Befund-eingabe	eHKP-Bezeichnung	BEMA-Pos.	Festzuschuss
ew, x, f, ix	E	96a	5.1 Lückengebiss nach Verlust von bis zu 4 Zähnen je Kiefer in Fällen, in denen eine endgültige Versorgung nicht sofort möglich ist, je Kiefer
ew, x, f, ix	E	96b	5.2 Lückengebiss nach Zahnverlust von 5 bis 8 Zähnen je Kiefer in Fällen, in denen eine endgültige Versorgung nicht sofort möglich ist, je Kiefer
ew, x, f, ix	E	96c	5.3 Lückengebiss nach Verlust von über 8 Zähnen je Kiefer in Fällen, in denen eine endgültige Versorgung nicht sofort möglich ist, je Kiefer
ew, x, f, ix	E	97a oder b	5.4 Zahnloser Ober- oder Unterkiefer in Fällen, in denen eine endgültige Versorgung nicht sofort möglich ist, je Kiefer

Tab. 1 Zusammenhang zwischen eHKP-Eintrag, BEMA-Position und Festzuschüssen

Beispiel
Interimsprothese mit über acht zu ersetzenden Zähnen
Abrechnung: BEMA: 96c
FZ: 5.3

Für die endgültige Teilprothese oder für die Immediatprothese gilt die **Befundklasse 3: Zahnbegrenzte Lücken, die nicht den Befunden nach den Nrn. 2.1 bis 2.5 und 4 entsprechen.**

Befund-eingabe	eHKP-Bezeichnung	BEMA-Pos.	Festzuschuss
ew, x, f, ix	E	96a bis c 98g	3.1. Alle zahnbegrenzten Lücken, die nicht den Befunden nach den Nrn. 2.1 bis 2.5 und 4 entsprechen, oder Freiendsituationen (Lückensituation II), je Kiefer Bei gleichzeitigem Vorliegen eines Befundes im Oberkiefer für eine Brückenversorgung zum Ersatz von bis zu zwei nebeneinander fehlenden Schneidezähnen und für herausnehmbaren Zahnersatz ist bei beidseitigen Freiendsituationen neben dem Festzuschuss nach dem Befund Nr. 3.1 zusätzlich ein Festzuschuss nach den Befunden der Nrn. 2.1 oder 2.2 ansetzbar.
			3.2 bei Kombinationsversorgung → S. 158

Tab. 2 Zusammenhang zwischen eHKP-Eintrag, BEMA-Position und Festzuschüssen

Unabhängig von der Zahl der ersetzten Zähne kann hier nur der Festzuschuss 3.1 verwendet werden. Der zweite Satz bei der Beschreibung des Festzuschusses 3.1 →Tab. 2, S. 237 zeigt nur auf, dass zusätzlich bei einem bestimmten Befund auch noch die 2.1 und die 2.2 (Brückenfestzuschüsse für einen oder zwei ersetzte Schneidezähne) vorkommen können.

Beispiel
Endgültige OK-Teilprothese mit einfachen Haltevorrichtungen bei sieben zu ersetzenden Zähnen; UK-Teilprothese mit vier zu ersetzenden Zähnen
Abrechnung: BEMA: OK: 96b + 98g;
UK: 96a + 98g
FZ: 2 x 3.1

Um Klammern bei Teilprothesen abrechnen zu können, existieren weitere Positionen.

BEMA-Pos.	Abk.	Leistung	Bewertungszahl
98f		Verwendung doppelarmiger Halte- oder einfacher Stützvorrichtungen oder mehrarmiger gebogener Halte- und Stützvorrichtungen zu den Bewertungszahlen nach Nr. 96 zusätzlich je Prothese, nur abrechnungsfähig bei Interimsversorgung; die Verwendung von einarmigen Klammern ist in der Regel nicht indiziert. Die Verwendung von Halte- und Stützvorrichtungen nach Nr. 98f ist mit der Gebühr nach Nr. 98g abgegolten.	22

A Aus dem Leistungstext geht hervor, dass diese Position nur selten zur Abrechnung kommt, weil sie bei der endgültigen Prothese in der Position 98g enthalten ist. Bei einer Interimsversorgung kann sie mit Begründung abgerechnet werden. Oftmals kommt sie im Rahmen von Wiederherstellungsmaßnahmen zum Einsatz.

BEMA-Pos.	Abk.	Leistung	Bewertungszahl
98h		**Verwendung von gegossenen Halte- und Stützvorrichtungen, zu den Bewertungszahlen nach Nr. 96 oder Nr. 98g zusätzlich – nicht bei Interimsprothesen**	
98h/1		bei Verwendung von einer Halte- und Stützvorrichtung	29
98h/2		bei Verwendung von mindestens zwei Halte- und Stützvorrichtungen	50

Bei der Heil- und Kostenplanung wird hierfür das Symbol **H** eingetragen.

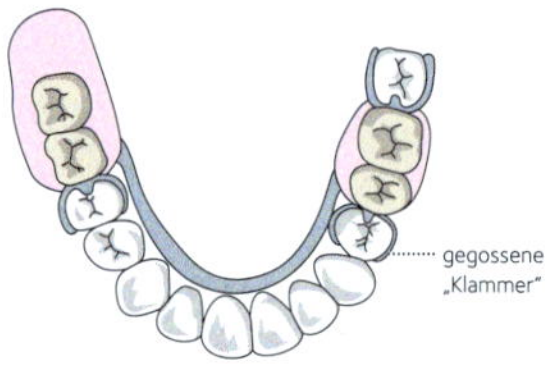

Abb. 1 Modellgussprothese im Unterkiefer

A Eine Leistung nach der Position 98h ist eine ergänzende Position zur Leistung nach Position 96 und deshalb nur im Zusammenhang mit dieser Position abrechnungsfähig (Ausnahme: Erweiterungen).
Eine Leistung nach der Pos. 98h kann je Kiefer nur einmal abgerechnet werden.

Bei der Planung einer Modellgussprothese ergeben sich damit zwei weitere ergänzende Abrechnungsmöglichkeiten:
- Welche zusätzlichen Klammern werden benötigt, die abgerechnet werden können?
- Welche Abformungen können zusätzlich abgerechnet werden?

Die Festzuschüsse werden dadurch nicht berührt.

Beispiele

Es wird jeweils eine Modellgussprothese angefertigt, eine individuelle Abformung ist dabei erforderlich.

1: OK: Zwölf Zähne fehlen, zwölf Zähne sind zu ersetzen; es werden drei kompliziert gegossene Haltevorrichtungen geplant →Abb. 1; Restzahnbestand: vier Zähne.

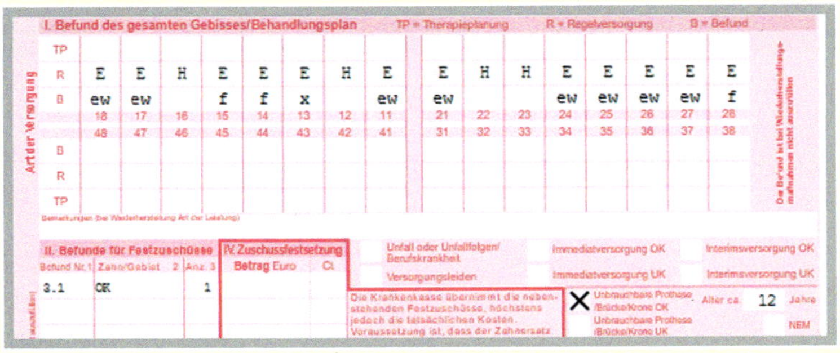
I. Befund des gesamten Gebisses/Behandlungsplan — TP = Therapieplanung — R = Regelversorgung — B = Befund

R	E	E	H	E	E	E	H	E	E	H	H	E	E	E	E	E
B	ew	ew		f	f	x		ew	ew			ew	ew	ew	ew	f
	18	17	16	15	14	13	12	11	21	22	23	24	25	26	27	28
	48	47	46	45	44	43	42	41	31	32	33	34	35	36	37	38

II. Befunde für Festzuschüsse — Befund Nr.: 3.1 — Zahn/Gebiet: OK — Anz.: 1
X Unbrauchbare Prothese/Brücke/Krone OK — Alter ca. 12 Jahre

Abb. 1 Planung Beispiel 1

Abrechnung: BEMA: 96c + 98g + 98h/2 + 98a
FZ: 1 x 3.1 →Abb. 2

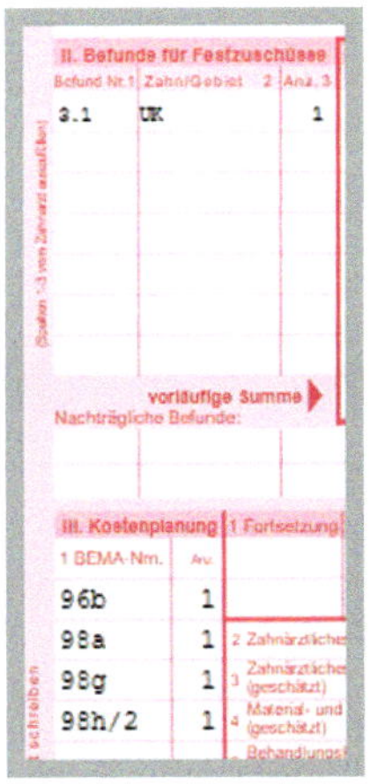
II. Befunde für Festzuschüsse — 3.1 | OK | 1
III. Kostenplanung — BEMA-Nrn.: 96b 1; 98a 1; 98g 1; 98h/2 1

Abb. 2 Abrechnung Beispiel 1

2: OK: Neun Zähne fehlen und werden durch eine Modellgussprothese ersetzt →Abb. 3. Hierfür wird eine komplizierte gegossene Halte- und Stützvorrichtung geplant. Gleichzeitig wird die defekte Brücke von Zahn 11 auf Zahn 13 erneuert.

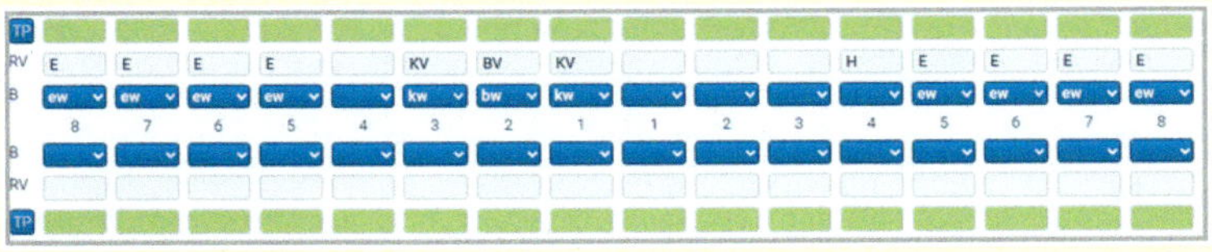
RV	E	E	E	E		KV	BV	KV				H	E	E	E	E
B	ew	ew	ew	ew		kw	bw	kw					ew	ew	ew	ew
	8	7	6	5	4	3	2	1	1	2	3	4	5	6	7	8

Abb. 3 Planung Beispiel 2

Abrechnung →Abb. 4:

a) Brückenneuanfertigung: BEMA: 2 x 91b + 1 x 92 + 3 x 19
FZ: 1 x 2.1 + 3 x 2.7

b) Teilprothese: BEMA: 1 x 96b + 1 x 98g + 1 x 98h/1 + 1 x 98a
FZ: 1 x 3.1

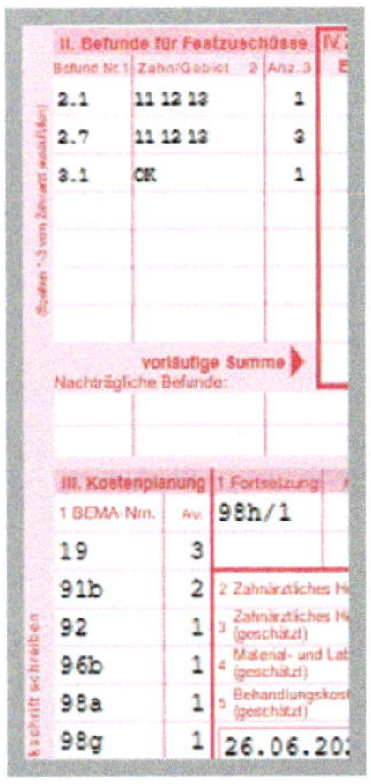
II. Befunde für Festzuschüsse — 2.1 | 11 12 13 | 1; 2.7 | 11 12 13 | 3; 3.1 | OK | 1
III. Kostenplanung — BEMA-Nrn.: 19 3; 91b 2; 92 1; 96b 1; 98a 1; 98g 1 — Fortsetzung: 98h/1

Abb. 4 Abrechnung Beispiel 2

3: UK: Es wird eine Immediatmodellgussprothese angefertigt. Von zehn fehlenden Zähnen werden acht ersetzt. Es werden vier kompliziert gegossene Halte- und Stützvorrichtungen geplant →Abb. 5.

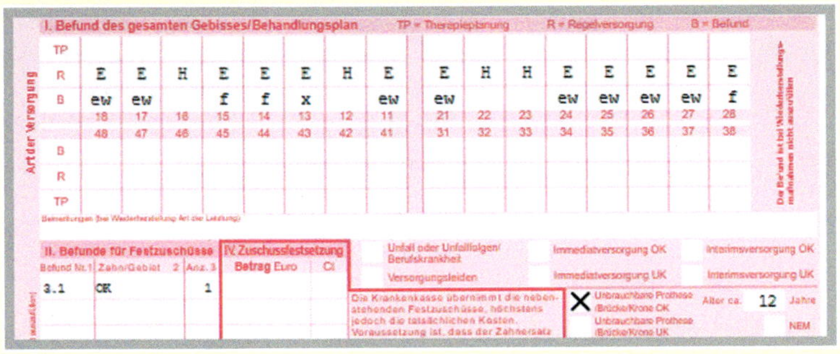
I. Befund des gesamten Gebisses/Behandlungsplan — TP = Therapieplanung — R = Regelversorgung — B = Befund

R	E	E	H	E	E	E	H	E	E	H	H	E	E	E	E	E
B	ew	ew		f	f	x		ew	ew			ew	ew	ew	ew	f
	18	17	16	15	14	13	12	11	21	22	23	24	25	26	27	28
	48	47	46	45	44	43	42	41	31	32	33	34	35	36	37	38

II. Befunde für Festzuschüsse — 3.1 | OK | 1
X Unbrauchbare Prothese/Brücke/Krone OK — Alter ca. 12 Jahre

Abb. 5 Planung Beispiel 3

Abrechnung: BEMA: 1 x 96b + 1 x 98g + 1x 98h/2 + 1 x 98a
FZ: 1 x 3.1 →Abb. 6.

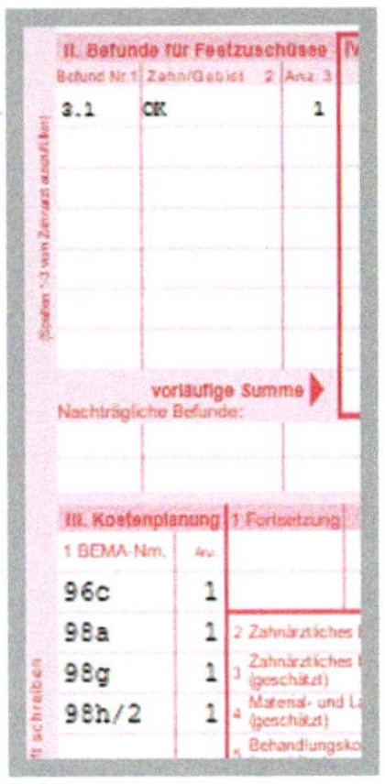
II. Befunde für Festzuschüsse — 3.1 | OK | 1
III. Kostenplanung — BEMA-Nrn.: 96c 1; 98a 1; 98g 1; 98h/2 1

Abb. 6 Abrechnung Beispiel 3

Klammern werden auf der Zahntechnik-Rechnung nach BEL ausgewiesen. Sie müssen mit den BEMA-Positionen „zueinanderpassen". Aus diesem Grund sind in der folgenden Übersicht die wichtigsten Klammern nach BEL- und BEMA-Abrechnung gegenübergestellt. In der Abbildung sind die gebogenen Klammern blau schraffiert und die gegossenen Klammern blau dargestellt.

BEL II	Leistung	BEMA-Pos.
380-0 und 5 Einfache gebogene Halte-und/oder Stützvorrichtung	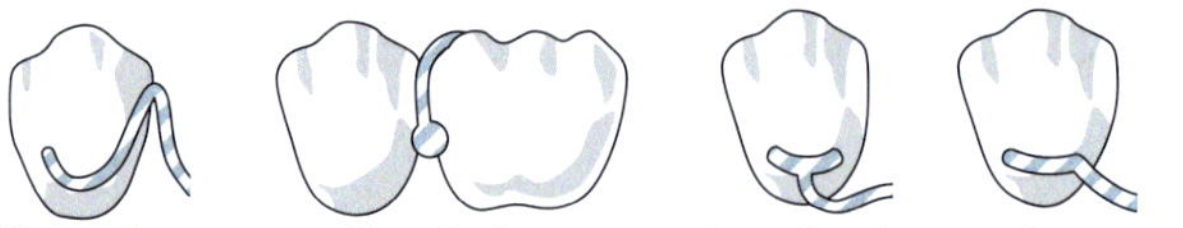 Einarmige Klammer; Kugelanker; Bonyhardklammer; J-Klammer	in **Position 96** enthalten
381-0 Sonstige gebogene Haltevorrichtungen	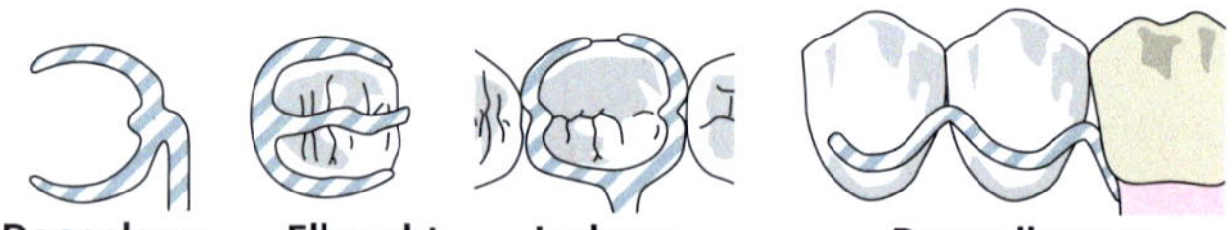 Doppelarmklammer mit Auflage; Elbrechtklammer; Jacksonklammer; Doppelbogenklammer	Bei Interimsprothesen sind solche Klammern nach 98f nur mit medizinischer Begründung abrechenbar. Sie kommen häufiger bei Reparaturen vor. Da die Position 98f nicht neben der Position 98g (Metallbasis) abgerechnet werden kann, kommt sie bei Neuanfertigungen nur für Kunststoffprothesen infrage.1 [1] Ausnahme: Besteht eine alte Modellgusprothese, an der eine Reparatur oder eine Erweiterung durchgeführt wird, ist auch hier ggf. die Position 98f ansetzbar (→ Reparaturen und Erweiterungen, S. 374).
202-1 oder **202-5** oder **202-6** oder **202-7** (Auflage) oder **202-8**, je nach Art der Klammer Einarmige gegossene Haltevorrichtungen	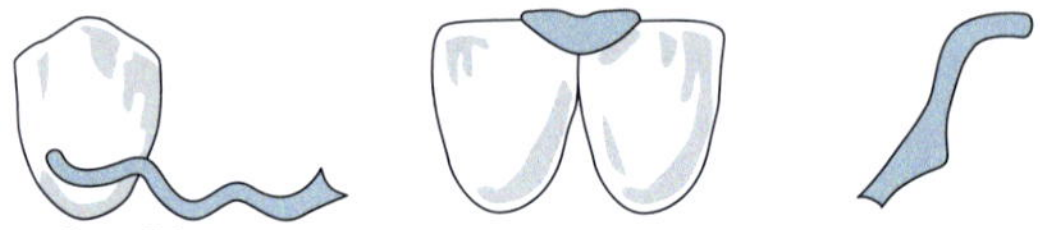 Bonyhardklammer; Kralle; Einzelne gegossene Auflage	
203-1 Zweiarmige gegossene Haltevorrichtungen	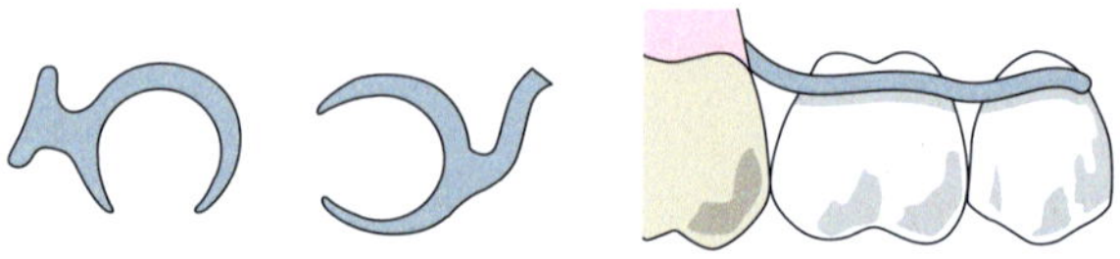 Zweiarmige Klammer; Ringklammer; Doppelbogenklammer	
204-1 Zweiarmige gegossene Halte- und Stützvorrichtungen mit Auflage	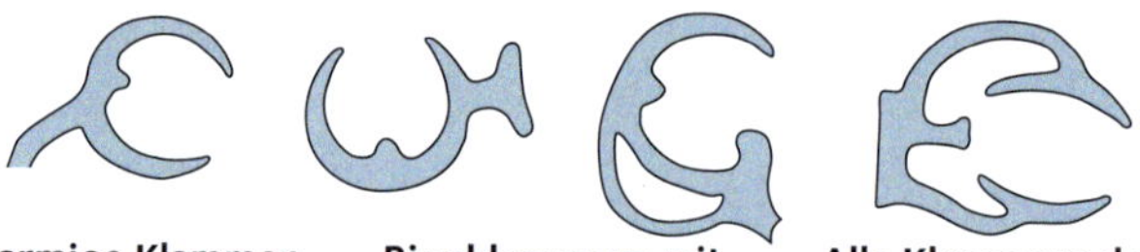 Zweiarmige Klammer mit Auflage (E-Klammer); Ringklammern mit Auflage; Alle Klammern des Ney-Systems	Gegossene Klammern, die gleichzeitig Halte- und Stützfunktionen erfüllen, werden nach **Position 98h/1** oder 98h/2 berechnet. Achtung: Die Bonwillklammer gilt als eine Klammer, obwohl sie zwei Zähne umfasst.
205-0 Bonwillklammer	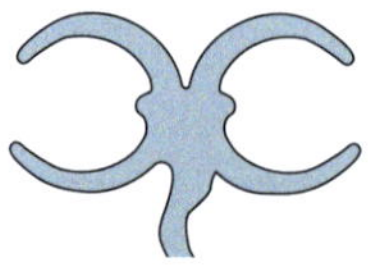 Bonwillklammer	

Abb. 1 Zuordnung von BEL-Positionen zu BEMA-Positionen bei Klammern: Beispiele für Klammern mit Zahntechnik-Positionen

10.1.3 Kombinierten Zahnersatz planen und abrechnen

Von kombiniertem Zahnersatz spricht man immer dann, wenn fest sitzende Zahnersatzteile (z. B. Kronen oder Brücken) über Verbindungsvorrichtungen mit dem herausnehmbaren Zahnersatz verbunden werden. Häufig ist das über Teleskopkronen oder Wurzelstiftkappen der Fall.
Bei Verbindungen von Klammern an Einzelkronen, müssen die Einzelkronen nach Position 20 abgerechnet werden.

Wurzelstiftkappen →S. 233

Nach dem SGB V, den Beschlüssen des G-BA und den Festzuschussrichtlinien ist die Versorgung von Kassenpatienten mit kombiniertem Zahnersatz sehr eingeschränkt:

> Im Rahmen der vertragszahnärztlichen Versorgung gehören nur Teleskop-/Konuskronen zu den Verbindungselementen. (Eine Ausnahme ist die Brücke bei disparallelen Pfeilern: Hier ist ein Geschiebe möglich.)
> Bei Kombinationsversorgungen ist die Versorgung auf bis zu zwei Verbindungselemente je Kiefer, bei Versicherten mit einem Restzahnbestand von höchstens drei Zähnen je Kiefer auf drei Verbindungselemente begrenzt.

Die Einschränkungen der Festzuschüsse ergeben sich insbesondere in der Formulierung des Festzuschusses 3.2 (siehe unten).

Kosmetische Gründe, z. B. das Vermeiden von Klammern im sichtbaren Bereich, gehören in keinem Fall zur Indikation für eine Kombinationsversorgung.

Merke
Geschiebe, Anker, Stege und Schrauben gehören nicht zu den Leistungen der gesetzlichen Krankenkasse. Sie gelten als gleichartige Versorgung. Wenn ein Befund für eine Teleskopversorgung vorliegt, kann hierfür u. U. ein Festzuschuss nach 3.2 und 4.7 gewährt werden.

Zum Abrechnen einer Kombinationsversorgung gehören in der Regel folgende Positionen:
- Abformungen mit individuellem Löffel (98a, 98b, 98c)
- Überkronung der Zähne, die Verbindungsvorrichtungen tragen (91d, 90)
- Prothesenpositionen (96a–c, 98g)
- Klammerpositionen (98h/1–2)
- Provisorien
- eingeschränkt: Brückenpositionen

Für Kombinationsversorgungen gilt ebenfalls die Befundklasse 3 mit dem Zusatzfestzuschuss **3.2: Zahnbegrenzte Lücken, die nicht den Befunden nach den Nrn. 2.1 bis 2.5 und 4 entsprechen.**

Befundeingabe	eHKP-Bezeichnung	BEMA-Pos.	Festzuschuss
ew, x, f, ix			3.1 →S. 237
ew, x, f, ix, kw, tw	E, T, TV	96a–c, 98g 91d, 98h/1–h/2	**3.2** a) Beidseitig bis zu den Eckzähnen oder bis zu den ersten Prämolaren verkürzte Zahnreihe b) Einseitig bis zum Eckzahn oder bis zum ersten Prämolar verkürzte Zahnreihe und kontralateral im Seitenzahngebiet bis zum Eckzahn oder bis zum ersten Prämolar unterbrochene Zahnreihe mit mindestens zwei nebeneinander fehlenden Zähnen c) Beidseitig im Seitenzahngebiet bis zum Eckzahn oder bis zum ersten Prämolar unterbrochene Zahnreihe mit jeweils mindestens zwei nebeneinander fehlenden Zähnen mit der Notwendigkeit einer dentalen Verankerung, wenn die Regelversorgung eine Kombinationsversorgung vorsieht, auch für frontal unterbrochene Zahnreihe, je Eckzahn oder erstem Prämolar; der Befund ist zweimal je Kiefer ansetzbar

Die Festzuschüsse nach **3.2** sind in drei Kategorien eingeteilt:

3.2a

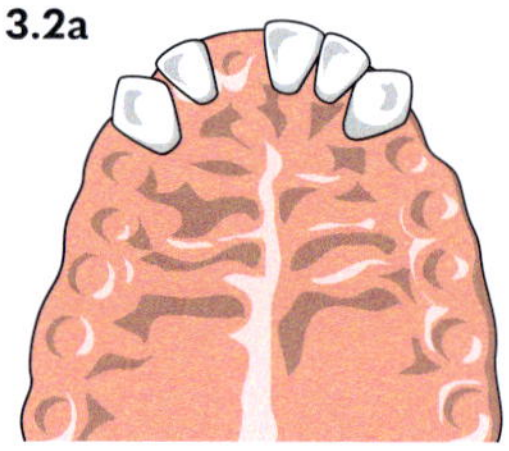

Abb. 1 Befundnummer 3.2a: beidseitig bis zu den Eckzähnen oder bis zu den ersten Prämolaren verkürzte Zahnreihe

3.2b

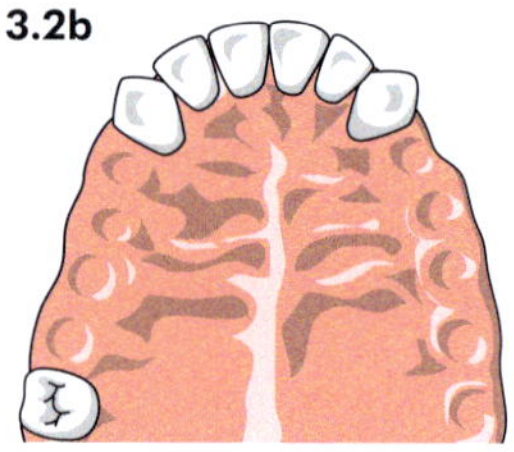

Abb. 2 Befundnummer 3.2b: einseitig bis zum Eckzahn oder bis zum ersten Prämolaren verkürzte Zahnreihe und kontralateral im Seitenzahngebiet bis zum Eckzahn oder bis zum ersten Prämolaren unterbrochene Zahnreihe

3.2c

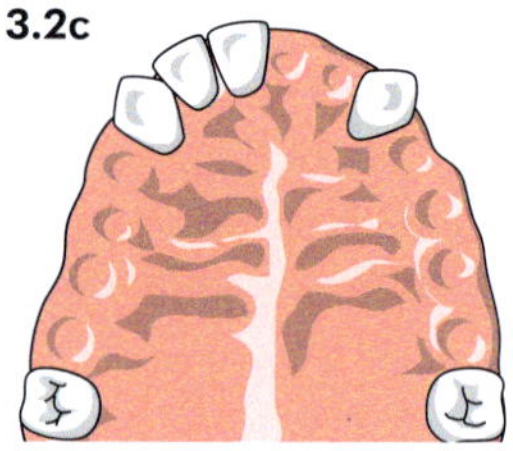

Abb. 3 Befundnummer 3.2c: beidseitig im Seitenzahngebiet bis zum Eckzahn oder bis zum ersten Prämolaren unterbrochene Zahnreihe mit jeweils mindestens zwei nebeneinander fehlenden Zähnen

Bei der Abrechnung wird nicht nach den Befundnummern a bis c unterschieden.

Der Festzuschuss 3.2 ist immer mit einem Festzuschuss nach 3.1 kombiniert.

Der Festzuschuss 3.1 kann pro Kiefer einmal, der Festzuschuss 3.2 maximal zweimal pro Kiefer berechnet werden.

Der Verblendzuschuss für die Teleskope wird immer im Verblendbereich (unabhängig von der Versorgung) aus der Befundklasse 4 (4.7) „adoptiert“.

1. Partielle Prothese (bis zu drei Zähne vorhanden)

Modellguss (Teleskopprothese)

BEMA:
91d, 96c, 98g

Festzuschüsse:
4.1 oder 4.3
4.6 evtl. mit 4.7

Cover-Denture-Prothese (Deckprothese)

BEMA:
97a/b, max. 3 x 91d (oder 90)

Festzuschüsse:
4.1 oder 4.3
4.6 evtl. mit 4.7 oder 4.8

Es gilt stets die Befundklasse 4, unabhängig davon, wo sich die Teleskope befinden.

2. Partielle Prothese (mehr als drei Zähne vorhanden)

Modellgussprothese mit Teleskopen

Die Teleskope dürfen sich nur auf den Eckzähnen oder dem ersten Prämolar befinden.

BEMA:
max. 2 x 91d, 96a–c, 98g

Festzuschüsse:
3.1 (je Kiefer) mit max. 2 x 3.2 (Teleskope) je Kiefer
max. 2 x 4.7 (Verblendung Teleskope)

Cover-Denture-Prothese (Deckprothese)

Dies ist keine Regelversorgung.

Abb. 4 Übersicht über Prothesenabrechnung bei Kassenpatientinnen

Beispiel 1

Für einen gesetzlich versicherten Patienten soll eine Heil- und Kostenplanung aufgestellt und abgerechnet werden. Anschließend wird die zahnärztliche ZE-Eigenanteilsrechnung angefertigt. Der Patient erhält einen Festzuschuss von 75 % (Bonus 2).

Befund: Zähne 45, 46, 48, 36, 37, 38, 22, 23, 24, 25, 26, 27, 28, 13, 14, 15, 16, 17, 18 sind ersetzt durch 18 Jahre alte unbrauchbare Prothesen; erkrankt, aber erhaltungswürdig: 11, 12, 21, 34, 44, 35, 47.

Behandlungsplan → Abb. 1:

- OK: Teleskopprothese (Metallbasis), 12, 11, 21: Teleskopkronen in Kunststoffverblendung; Funktionsabdruck mit individuellem Löffel und individuelle Abdrucklöffel erforderlich, individuelle Provisorien
- UK: Modellgussprothese (Metallbasis) mit kompliziert gegossenen Halte- und Stützelementen an 35, 44, 47

34, 44: VMK-Kronen (Hohlkehlpräparation); 35, 47: Vollgusskronen (Tangentialpräparation); individueller Abdrucklöffel erforderlich, individuelle Provisorien

Geschätzte Laborkosten: 2700,00 € mit Palladium Basislegierung

Tatsächliche Behandlung (zusätzliche Leistungen): Provisorien im Oberkiefer werden zweimal abgenommen und wieder befestigt, 12 erhält einen gegossenen Stiftaufbau mit einem Stiftprovisorium (s. Abb. 2).

Endgültige Laborkosten: 2698,50 € (Fremdlabor)

Eigenlaborabrechnung: Abformmaterial, Material für Provisorien 23,50 €

Zähne	BEMA-ZE-Planung	Befund, FZ
12, 11, 21	3 x 91d	3 x 4.6 3 x 4.7
OK	96c	4.1
	98g	---
11, 12, 21	3 x 19	---
	98a, 98b	---
34, 44	2 x 20b	2 x 1.1 2 x 1.3
35, 47	2 x 20a	2 x 1.1
34, 44, 35, 47	4 x 19	---
UK	96b	3.1
	98g	---
35, 44, 47	98h/2	---
	98a	---

Zähne	Zusätzliche Behandlung	Nachträgliche Befunde FZ
12, 11, 21	6 x 24c	---
12	18b	1.5
12	21	---

Merke

Die Leistungen aus dem KCH-Bereich, die in die KCH-Upload-Datei eingehen, z. B. die F2ZE oder die Anästhesien, werden hier nicht aufgeführt.

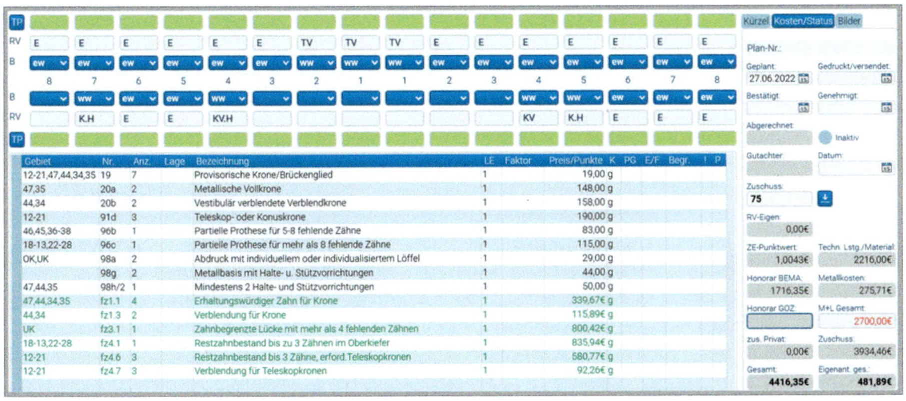

Gebiet	Nr.	Anz.	Lage	Bezeichnung	LE	Faktor	Preis/Punkte	K	PG	E/F	Begr.	!	P
12-21,47,44,34,35	19	7		Provisorische Krone/Brückenglied	1		19,00 g						
47,35	20a	2		Metallische Vollkrone	1		148,00 g						
44,34	20b	2		Vestibulär verblendete Verblendkrone	1		158,00 g						
12-21	91d	3		Teleskop- oder Konuskrone	1		190,00 g						
46,45,36-38	96b	1		Partielle Prothese für 5-8 fehlende Zähne	1		83,00 g						
18-13,22-28	96c	1		Partielle Prothese für mehr als 8 fehlende Zähne	1		115,00 g						
OK,UK	98a	2		Abdruck mit individuellem oder individualisiertem Löffel	1		29,00 g						
	98g	2		Metallbasis mit Halte- u. Stützvorrichtungen	1		44,00 g						
47,44,35	98h/2	1		Mindestens 2 Halte- und Stützvorrichtungen	1		50,00 g						
47,44,34,35	fz1.1	4		Erhaltungswürdiger Zahn für Krone	1		339,67€ g						
44,34	fz1.3	2		Verblendung für Krone	1		115,89€ g						
UK	fz3.1	1		Zahnbegrenzte Lücke mit mehr als 4 fehlenden Zähnen	1		800,42€ g						
18-13,22-28	fz4.1	1		Restzahnbestand bis zu 3 Zähnen im Oberkiefer	1		835,94€ g						
12-21	fz4.6	3		Restzahnbestand bis 3 Zähne, erford.Teleskopkronen	1		580,77€ g						
12-21	fz4.7	3		Verblendung für Teleskopkronen	1		92,26€ g						

Abb. 1 HKP-Planung zum Beispiel, ausgedruckt über das PVS

Patienteninformation zum Zahnersatz

Planung von Behandlung und Kosten / Behandlung in Form der Regelversorgung

I. Versicherter

Name, Vorname	von Kiesewetter, Otto
Versichertennummer	K098588577
Geburtsdatum	18.01.1960
Name der Krankenkasse	AOK Baden-Württemberg
Antragsnummer	00220471122062E000000006500201

II. Befund (B), Regelversorgung (R), Therapieplanung (TP)*

TP																
R	E	E	E	E	E	E	TV	TV	TV	E	E	E	E	E	E	E
B	ew	ew	ew	ew	ew	ew	ww	ww	ww	ew	ew	ew	ew	ew	ew	ew
	18	17	16	15	14	13	12	11	21	22	23	24	25	26	27	28
	48	47	46	45	44	43	42	41	31	32	33	34	35	36	37	38
B		ww	ew	ew	ww							ww	ww	ew	ew	ew
R		KH	E	E	KVH							KV	KH	E	E	E

…sorgung

	1716,35 (EUR)
	2700,00 (EUR)
	4416,35 (EUR)
…sbetrages:	3934,46 (EUR)
	481,89 (EUR)

…ichert. Ich bin über Art, Umfang und Kosten der …n Behandlungsalternativen sowie über den vo…ussichtliche Herstellungsland des Zahnersatzes …den und wünsche die Behandlung entsprechend

…der Krankenkasse erfolgt elektronisch.

Abb. 1 Patienteninformation zum eHKP bei Kombinationsversorgung im Beispiel → S. 243

Krankenkasse bzw. Kostenträger: AOK Baden-Württemberg
Name, Vorname des Versicherten: Kiesewetter, Otto von, geb. am 18.01.60
Blumenstr. 3000, D 79312 Emmendingen
Kostenträgerkennung 108018007 | Versicherten-Nr. K098588577 | Status 1000000
Vertragszahnarzt-Nr. 002204711 | 999999991 | Datum 27.06.22

Erklärung des Versicherten
Ich bin bei der genannten Krankenkasse versichert. Ich bin über Art, Umfang und Kosten der Regel-, der gleich- und andersartigen Versorgung sowie über die voraussichtliche Herstellungsland bzw. das voraussichtliche Herstellungsland des Zahnersatzes D-Freiburg aufgeklärt worden und wünsche die Behandlung entsprechend diesem Kostenplan.
Datum/Unterschrift des Versicherten

Lfd.-Nr. 1 von 1

Stempel des Zahnarztes: Dr. Dirk Hollister, Ekkebertstr. 1200, 79117 Freiburg, Tel: 0761 3466, E-Mail: dr.hollister@t-online.com

Heil- und Kostenplan
Hinweis an den Versicherten: Bonusheft bitte zur Zuschussfestsetzung beifügen.

I. Befund des gesamten Gebisses/Behandlungsplan TP = Therapieplanung R = Regelversorgung B = Befund

TP																
R	E	E	E	E	E	E	TV	TV	TV	E	E	E	E	E	E	E
B	ew	ew	ew	ew	ew	ew	ww	ww	ww	ew	ew	ew	ew	ew	ew	ew
	18	17	16	15	14	13	12	11	21	22	23	24	25	26	27	28
	48	47	46	45	44	43	42	41	31	32	33	34	35	36	37	38
B		ww	ew	ew	ww							ww	ww	ew	ew	ew
R		KH	E	E	KVH							KV	KH	E	E	E
TP																

II. Befunde für Festzuschüsse

Befund Nr.	Zahn/Gebiet	Anz.
1.1	25 34 44 47	4
1.3	34 44	2
3.1	UK	1
4.1	OK	1
4.6	21 11 12	3
4.7	21 11 12	3

vorläufige Summe
Nachträgliche Befunde:

IV. Zuschussfestsetzung — Betrag Euro / Ct

Die Krankenkasse übernimmt die nebenstehenden Festzuschüsse, höchstens jedoch die tatsächlichen Kosten. Voraussetzung ist, dass der Zahnersatz innerhalb von 6 Monaten in der vorgesehenen Weise eingegliedert wird.

X Unbrauchbare Prothese/Brücke/Krone OK — Alter ca. 18 Jahre
X Unbrauchbare Prothese/Brücke/Krone UK

voraussichtliche Zuschusshöhe/Härtefall: 75 % Festzuschuss voraussichtlich

III. Kostenplanung

BEMA-Nrn.	Anz.	Fortsetzung	Anz.	Fortsetzung	Anz.
19	7	98a	2	98h/2	1
20a	2	98g	2		
20b	2				
91d	3				
96b	1				
96c	1				

	Euro
2 Zahnärztliches Honorar BEMA:	1716,35
3 Zahnärztliches Honorar GOZ (geschätzt)	
4 Material- und Laborkosten (geschätzt)	2700,00
5 Behandlungskosten insgesamt (geschätzt)	4416,35

27.06.2022 — Datum/Unterschrift des Zahnarztes

Antragsnummer: 00220471122062E000000006500201

Verarbeitungskennzeichen: erstmalige Übermittlung
Art des Behandlungsplans: Heil- und Kostenplan
logische Version: 1.3.0

Abb. 2 Stylesheet des eHKP zum Beispiel 1 → S. 243

Rechnung **Probedruck** 27.06.2022

für: Herrn Otto von Kiesewetter, geb. am: 18.01.1960

Sehr geehrter Herr von Kiesewetter,

für die prothetische Behandlung erlaube ich mir, nach den zur Zeit geltenden Bestimmungen zu berechnen:

Datum	Gebiet	Anz.	Nr.	Leistungsbeschreibung/Auslagen	Faktor / Punkte	EUR
27.06.22	12-21,47, 44,34,35	7	19	Provisorische Krone/Brückenglied	133,00	
	47,35	2	20a	Metallische Vollkrone	296,00	
	44,34	2	20b	Vestibulär verblendete Verblendkrone	316,00	
	12-21	3	91d	Teleskop- oder Konuskrone	570,00	
	46,45,36-38	1	96b	Partielle Prothese für 5-8 fehlende Zähne	83,00	
	18-13,22-28	1	96c	Partielle Prothese für mehr als 8 fehlende Zähne	115,00	
	OK,UK	2	98a	Abdruck mit individuellem oder individualisiertem Löffel	58,00	
		2	98g	Metallbasis mit Halte- u. Stützvorrichtungen	88,00	
	47,44,35	1	98h/2	Mindestens 2 Halte- und Stützvorrichtungen	50,00	
	12-21	6	24c	Abnahme und Wiederbefestigung von prov. Kronen	42,00	
	12	1	18b	Gegossener Stiftaufbau zweizeitig	80,00	
	12	1	21	Provisorische Krone mit Stiftverankerung	28,00	
		1		Laborkosten des Fremdlabors		2.698,50

Zahnärztliches Honorar BEMA (1.709,00+150,00 Pkt. x 1,0043 EUR/Pkt.):	1.867,00
Material- und Laborkosten Fremdlabor:	2.698,50
Material- und Laborkosten Praxislabor:	23,50
Gesamtkosten:	4.589,00
abzgl. Festzuschuss Kasse:	-4.091,79
Zu zahlender Betrag:	**497,21**

Beispiel 2

Kein Bonus

Befund: f: 18, 17, 27, 28; ew: 15, 14, 13, 22, 24, 25, 35–38, 44–48; x: 21; ww: 11, 23, 43, 34; pw: 16, 26; Teilprothesen 13 Jahre alt, unbrauchbar

Behandlungsplan: Einschleifmaßnahmen sind erforderlich, im OK und UK sind individuelle Abdrucklöffel nötig.

- OK: zwei Einzelkronen, eine Brücke, Modellgussprothese

26, 16: Einzelkronen in Stufenpräparation, Metallkeramikbrücke von 11 auf 23;
11, 23: Verblendkronen (Hohlkehlpräparation); 21, 22: Brückenglieder

11-23 individuelle provisorische Brücke, 16, 26 individuelle Provisorien;
restliche Zähne durch Modellgussprothese ersetzt, kompliziert gegossene Halte- und Stützelemente an 16 und 26, 11 und 23

- UK: Teleskopprothese mit Metallbasis; 43, 34: Teleskopkronen (kunststoffverblendet); restliche Zähne ersetzt, individuelle Provisorien auf 43, 34

Laborschätzung: 2800,00 €

Tatsächliche Behandlung (zusätzliche Leistungen): OK: Provisorien müssen einmal abgenommen und wieder befestigt werden; UK: 34 erhält einen Schraubenaufbau mit Verankerung im Wurzelkanal, Provisorien müssen zweimal abgenommen und wieder befestigt werden

Endgültige Laborkosten: 2801,34 €

Eigenlabor: 35,40 €

Es liegt kein Bonusheft vor.

Zähne	BEMA-ZE-Planung	Befund, FZ
UK, OK	89	--
UK, OK	2 x 98a	--
26, 16	2 x 20a	2 x 1.1
11–23	2 x 91b 1 x 92	2.2 4 x 2.7
26, 16, 11–23	6 x 19	--
OK	96c	3.1
	98g	--
	98h/2	--
43, 34	2 x 91d	2 x 3.2
43, 34		2 x 4.7
UK	96c	3.1
	98g	--
43, 34	2 x 19	--

Zähne	Zusätzliche Behandlung	Nachträgliche Befunde FZ
16, 26	2 x 24c	--
11–23	95d	--
34	18a	1.4
43, 34	4 x 24c	--

Krankenkasse bzw. Kostenträger: AOK Baden-Württemberg

Name, Vorname des Versicherten: Wurscht Peter, In den Sauermatten 45, D 79194 Gundelfingen — geb. am 23.06.86

Kostenträgerkennung	Versicherten-Nr.	Status
108018007	W994764440	1000000

Betriebsstätten-Nr.	Vertragszahnarzt-Nr.	Datum
002204711	999999991	27.06.22

Erklärung des Versicherten

Ich bin bei der genannten Krankenkasse versichert. Ich bin über Art, Umfang und Kosten der Regel-, der gleich- und andersartigen Versorgung sowie über den voraussichtlichen Herstellungsort bzw. das voraussichtliche Herstellungsland des Zahnersatzes D-Freiburg aufgeklärt worden und wünsche die Behandlung entsprechend diesem Kostenplan.

Datum/Unterschrift des Versicherten

Lfd.-Nr. 1 von 1

Stempel des Zahnarztes: Dr. Dirk Hollister, Ekkebertstr. 1200, 79117 Freiburg, Tel: 0761 3466, E-Mail: dr.hollister@beispiel.de

Heil- und Kostenplan

Hinweis an den Versicherten: Bonusheft bitte zur Zuschussfestsetzung beifügen.

I. Befund des gesamten Gebisses/Behandlungsplan — TP = Therapieplanung, R = Regelversorgung, B = Befund

Art der Versorgung

	18	17	16	15	14	13	12	11	21	22	23	24	25	26	27	28
TP																
R	E	E	KH	E	E	E		KVH	BV	BV	KVH	E	E	KH	E	E
B	f	f	kw	ew	ew	ew		ww	x	ew	ww	ew	ew	kw	f	f

	48	47	46	45	44	43	42	41	31	32	33	34	35	36	37	38
B	ew	ew	ew	ew	ew	ww						ww	ew	ew	ew	ew
R	E	E	E	E	E	TV						TV	E	E	E	E
TP																

Der Befund ist bei Wiederherstellungsmaßnahmen nicht auszufüllen

Bemerkungen (bei Wiederherstellung Art der Leistung)

II. Befunde für Festzuschüsse / **IV. Zuschussfestsetzung**

Befund Nr. 1	Zahn/Gebiet 2	Anz. 3	Betrag Euro	Ct
1.1	26 16	2		
2.2	23 22 21 11	1		
2.7	23 22 21 11	4		
3.1	OK UK	2		
3.2	34 43	2		
4.7	34 43	2		

(Spalten 1–3 vom Zahnarzt auszufüllen)

vorläufige Summe

Nachträgliche Befunde:

Unfall oder Unfallfolgen/Berufskrankheit — Versorgungsleiden — Immediatversorgung OK — Immediatversorgung UK — Interimsversorgung OK — Interimsversorgung UK

Die Krankenkasse übernimmt die nebenstehenden Festzuschüsse, höchstens jedoch die tatsächlichen Kosten. Voraussetzung ist, dass der Zahnersatz innerhalb von 6 Monaten in der vorgesehenen Weise eingegliedert wird.

Datum, Unterschrift und Stempel der Krankenkasse

Hinweis: % Festzuschuss — Es liegt ein Härtefall vor.

X Unbrauchbare Prothese/Brücke/Krone OK — Alter ca. 13 Jahre
X Unbrauchbare Prothese/Brücke/Krone UK — NEM
Hemisektion — Direktabrechnung

voraussichtliche Zuschusshöhe/Härtefall

60 % Festzuschuss voraussichtlich
Es liegt voraussichtlich ein Härtefall vor

III. Kostenplanung

1 BEMA-Nrn.	Anz.	1 Fortsetzung	Anz.	1 Fortsetzung	Anz.
		96c	2	98g	2
19	8	98a	2	98h/2	1
20a	2				
89	1				
91b	2				
91d	2				
92	1				

	Euro Ct
2 Zahnärztliches Honorar BEMA:	1594,83
3 Zahnärztliches Honorar GOZ: (geschätzt)	
4 Material- und Laborkosten: (geschätzt)	2800,00
5 Behandlungskosten insgesamt: (geschätzt)	4394,83

27.06.2022 — Datum/Unterschrift des Zahnarztes

III. Kostenplanung GOZ

GOZ-Nr. 1	Zahn/Gebiet 2	Anz. 3	GOZ-Nr. 1 (1 Fortsetzung)	Zahn/Gebiet 2	Anz. 3

Antragsnummer: 0022047112206ZE000000007800101

Antragsnummer ursprünglicher Behandlungsplan

Bei Handbeschriftung unbedingt in Blockschrift schreiben

Zusätzliche Erläuterung

Gutachterlich befürwortet: ja — nein — teilweise

Datum/Unterschrift und Stempel des Gutachters

Verarbeitungskennzeichen: erstmalige Übermittlung
Art des Behandlungsplans: Heil- und Kostenplan
Therapieschritt
logische Version: 1.3.0

Abb. 1 Beispiel 2: eHKP

Patienteninformation zum Zahnersatz

Planung von Behandlung und Kosten / Behandlung in Form der Regelversorgung

I. Versicherter

Name, Vorname	Wurscht, Peter
Versichertennummer	W994764440
Geburtsdatum	23.06.1986
Name der Krankenkasse	AOK Baden-Württemberg
Antragsnummer	00220471122062E000000007800101

II. Befund (B), Regelversorgung (R), Therapieplanung (TP)*

TP																
R	E	E	KH	E	E	E		KVH	BV	BV	KVH	E	E	KH	E	E
B	f	f	kw	ew	ew	ew		ww	x	ew	ww	ew	ew	kw	f	f
	18	17	16	15	14	13	12	11	21	22	23	24	25	26	27	28
	48	47	46	45	44	43	42	41	31	32	33	34	35	36	37	38
B	ew	ew	ew	ew	ew	ww						ww	ew	ew	ew	ew
R	E	E	E	E	E	TV						TV	E	E	E	E
TP																

III. Voraussichtliche Kosten

Für eine Behandlung in Form der Regelversorgung

Zahnärztliches Honorar BEMA:	1594,83 (EUR)
Material und Laborkosten (geschätzt):	2800,00 (EUR)
Behandlungskosten insgesamt (geschätzt):	4394,83 (EUR)
Abzüglich des voraussichtlichen Festzuschussbetrages: (60% Festzuschuss)	2969,78 (EUR)
Ihr voraussichtlicher Eigenanteil:	1425,05 (EUR)

IV. Erklärung der/des Versicherten:

Ich bin bei der genannten Krankenkasse versichert. Ich bin über Art, Umfang und Kosten der
...andlungsalternativen sowie über den vo-
...liche Herstellungsland des Zahnersatzes
...d wünsche die Behandlung entsprechend

...ankenkasse erfolgt elektronisch.

Abb. 1 Patienteninformation zum eHKP Wurscht

Dr. Dirk Hollister-Ekkebertstr. 1200 - 79117 Freiburg

Herr
Peter Wurscht
In den Sauermatten 45
79194 Gundelfingen

Zeitraum: 27.06.22 - 27.06.22
Rechnungsnummer:
(bei Zahlungen bitte angeben)
Kostenplan 1 / 27.06.2022

Eingliederungsdatum: 27.06.2022
Probedruck 27.06.2022

Rechnung
für: Herrn Peter Wurscht, geb. am: 23.06.1986

Sehr geehrter Herr Wurscht,

für die prothetische Behandlung erlaube ich mir, nach den zur Zeit geltenden Bestimmungen zu berechnen:

Datum	Gebiet	Anz.	Nr.	Leistungsbeschreibung/Auslagen	Faktor / Punkte	EUR
27.06.22	16,11-23, 26,43,34	8	19	Provisorische Krone/Brückenglied	152,00	
	16,26	2	20a	Metallische Vollkrone	296,00	
		1	89	Beseitigung grober Artikulations-/Okklusionsstörungen	16,00	
	11,23	2	91b	Vestibulär verblendete Verblendkrone	256,00	
	43,34	2	91d	Teleskop- oder Konuskrone	380,00	
	21,22	1	92	Brückenspanne	62,00	
	18,17,15-13,24,25, 27,28,48-44,35-38	2	96c	Partielle Prothese für mehr als 8 fehlende Zähne	230,00	
	OK,UK	2	98a	Abdruck mit individuellem oder individualisiertem Löffel	58,00	
		2	98g	Metallbasis mit Halte- u. Stützvorrichtungen	88,00	
	16,12,23, 26	1	98h/2	Mindestens 2 Halte- und Stützvorrichtungen	50,00	
		1		Laborkosten des Fremdlabors		2.801,34
	16,26,43, 34	6	24c	Abnahme und Wiederbefestigung von prov. Kronen	42,00	
	11-23	1	95d	Abnahme und Wiedereinsetzen einer provisorischen Brücke	18,00	
	34	1	18a	Konfektionierter Stift- oder Schraubenaufbau einzeitig	50,00	

Zahnärztliches Honorar BEMA (1.588,00+110,00 Pkt. x 1,0043 EUR/Pkt.):	1.705,30
Material- und Laborkosten Fremdlabor:	2.801,34
Material- und Laborkosten Praxislabor:	35,40
Gesamtkosten:	4.542,04
abzgl. Festzuschuss Kasse:	-3.012,27
Zu zahlender Betrag:	**1.529,77**

Abb. 2 Rechnung über Eigenanteil Wurscht

10.2 Totale Prothesen, Teilprothesen und Kombinationszahnersatz bei Privatpatientinnen

10.2.1 Totale Prothesen planen und abrechnen

Die Abrechnung der Versorgung mit totalen Prothesen ist im Privatbereich der Abrechnung bei Kassenpatientinnen ähnlich. Dazu folgende Abrechnungspositionen:

GOZ-Pos.	Leistung	Punktzahl
5180	Funktionelle Abformung des Oberkiefers mit individuellem Löffel	450 P
5190	Funktionelle Abformung des Unterkiefers mit individuellem Löffel	540 P
5220	Versorgung eines zahnlosen Kiefers durch eine totale Prothese oder Deckprothese bei Verwendung einer Kunststoff- oder Metallbasis, im Oberkiefer	1850 P
5230	Versorgung eines zahnlosen Kiefers durch eine totale Prothese oder Deckprothese bei Verwendung einer Kunststoff- oder Metallbasis, im Unterkiefer	2200 P

Die Positionen 5180 und 5190 entsprechen den BEMA-Pos. 98b bzw. 98c im Kassenbereich, ohne jedoch die genaue Bestimmung, wie viele Zähne ein reduziertes Restgebiss noch haben muss, anzugeben.
Die Position 5220 entspricht im Kassenbereich der Leistung nach BEMA-Position 97a, die in der GOZ nicht zwischen Kunststoff- oder Metallbasis unterscheidet.
Die Position 5230 entspricht im Kassenbereich der 97b, die in der GOZ nicht zwischen Kunststoff oder Metallbasis unterscheidet.

A Durch die Positionen 5220 und 5230 sind die notwendigen anatomischen Abformungen (auch des Gegenkiefers) bereits abgegolten. Die zusätzliche Abrechnung der Positionen 0050 oder 0060 kann nur erfolgen, wenn Planungsmodelle benötigt werden. Auch die normale Bestimmung der Kieferrelation ist abgegolten. Sollten hingegen funktionsanalytische Leistungen erforderlich werden, so sind diese gesondert abrechenbar.

Weiterhin sind alle Einproben, das Einpassen bzw. Einfügen sowie Nachkontrolle und Korrekturen im Leistungsumfang der Positionen 5220 und 5230 enthalten. Die Positionen 5220 und 5230 sind auch für totale Immediatprothesen sowie für totale Interimsprothesen abrechnungsfähig. Bei Deckprothesen sind bei einer Abstützung auf vorhandenen Zähnen auch die Positionen 5040 oder 5030 abrechenbar.

P̸ Neben einer Totalprothese können die Spannen nach Position 5070 nicht abgerechnet werden.

B Bei subtotalen, Deckprothesen oder Cover-Denture-Prothesen handelt es sich nicht um Prothesen für einen zahnlosen Kiefer (Ausnahme: implantatgetragene Deckprothese). Damit muss eine Deckprothese, die auf einem Restzahnbestand geplant wird, analog nach § 6 Abs. 1 GOZ abgerechnet werden. Die Anzahl der Zähne beim Restzahngebiss ist auch bei Deckprothesen nicht vorgeschrieben.

Die Berechnung von Deckprothesen nach 5220 und 5230 auf Zähnen muss analog abgerechnet werden. Dann kann die 5070 nicht berechnet werden. Dafür kann ein höherer Satz bei 5220a und 5230a angewandt werden. Bei Deckprothesen auf Implantaten kann die Position 5070 berechnet werden.

GOZ-Pos.	Leistung	Punktzahl
8010	Registrieren der gelenkbezüglichen Zentrallage des Unterkiefers, auch Stützstiftregistrierung, je Registrat	180 P

Diese Position entspricht in der Kassenabrechnung der Position 98d, ist aber von der Methode unabhängig.

A Position 8010 ist höchstens zweimal pro Analysengang (Sitzung) abrechnungsfähig, mehrere Analysengänge im Laufe der Behandlung sind aber möglich.

P Die Abrechnung von weiter gehenden funktionsanalytischen und funktionstherapeutischen Maßnahmen nach den Nummern 8000, 8020 und 8100 ist aber möglich.

GOZ-Pos.	Leistung	Punktzahl
5080	Versorgung eines Lückengebisses durch eine zusammengesetzte Brücke oder Prothese, je Verbindungselement	230 P

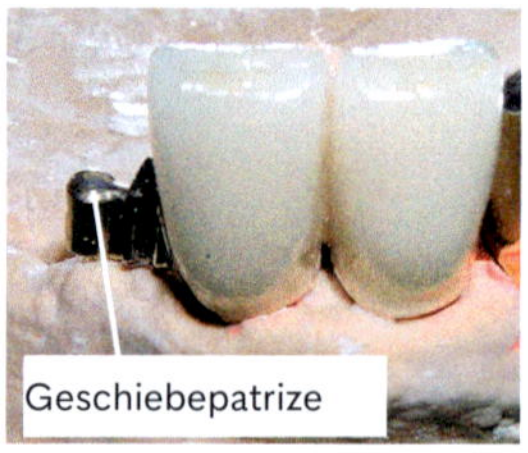

Abb. 1 Zwei verblockte Kronen tragen eine Geschiebepatrize, auf die der zweite Teil des Zahnersatzes durch eine Matrize aufgeschoben wird.

A Diese Position kommt für jede Verbindungsvorrichtung (Geschiebe, Riegel, Anker, Druckknopf) zur Anwendung. Bei der Position 5040 ist ihre zusätzliche Abrechnung ausgeschlossen (Ausnahme: nachträgliches Anbringen einer Verbindungsvorrichtung an einem Teleskop, z. B. das Anbringen eines Druckknopfs). Verbindungselemente bestehen häufig aus zwei Teilen. Bei einem Geschiebe gelten Patrize und Matrize als ein Verbindungselement.

Beispiel

1: Einfache Totalprothese im OK

Abrechnung: GOZ 5220 + 5180

2: Totalprothese im UK mit Metallbasis

Abrechnung: GOZ 5230 + 5190

3: Cover-Denture-Prothese auf vier Teleskopen im UK 43, 45 und 33, 36 mit intraoraler Stützstiftregistrierung

Abrechnung: GOZ analog 5230 + 5190 + 4 x 5040 (Teleskope) + 3 x 5070 (Spannen; strittig) + 8010

4: Cover-Denture-Prothese auf fünf Wurzelstiftkappen mit Kugelknopfankern auf 15, 13, 12, 24, 26 mit intraoraler Stützstiftregistrierung

Abrechnung: GOZ 5180, analog 5220 mit höherem Steigerungssatz + 5 x 5030 + 5 x 5080 (+ 5 x 5070) + 8010

10.2.2 Teilprothesen planen und abrechnen

Bei der Abrechnung der Versorgung mit Teilprothesen werden in der GOZ zwei Positionen unterschieden:

GOZ-Pos.	Leistung	Punktzahl
5200	Versorgung eines teilbezahnten Kiefers durch eine Teilprothese mit einfachen, gebogenen Halteelementen einschließlich Einschleifen der Auflagen	700 P
5210	Versorgung eines teilbezahnten Kiefers durch eine Modellgussprothese mit gegossenen Halte- und Stützelementen einschließlich Einschleifen der Auflagen	1400 P

A In der GOZ wird dabei in der Abrechnung unterschieden, ob es sich um eine
- Kunststoffprothese oder eine
- Modellgussprothese handelt.

Die Anzahl der ersetzten Zähne spielt dabei in der Abrechnung der Positionen 5200 und 5210 (wie in der Kassenabrechnung bei der Berechnung der Positionen 96a bis c) keine Rolle. Stattdessen wird zusätzlich die Anzahl der Prothesensättel als Position 5070 je Sattel oder Prothesenspanne berechnet.

P In den Positionen 5200 und 5210 ist das Einschleifen der Mulden für die Klammerauflagen enthalten. Es kann nicht gesondert berechnet werden

B Neben den vorgestellten Positionen gibt es keine weiteren Abrechnungsmöglichkeiten, wie z. B. im Kassenbereich für die Klammern an Modellgussprothesen.

P Zusätzlich sind die Abformungen mit individuellem Löffel (5170) sowie die funktionellen Abformungen (5180 und 5190) abrechenbar. Kronen zum Schutz der Pfeilerzähne werden nach den Positionen 2200 bis 2220 abgerechnet.

Merke
Das stark reduzierte Restgebiss ist im Privatbereich nicht genau definiert, während funktionelle Abformungen im Kassenbereich nur bis drei Zähne möglich sind.

Beispiel

1: 16: Vollgusskrone (Stufenpräparation); 13: VMK-Krone; 23, 24: verblockte VMK-Kronen
Kompliziert gegossene Halte- und Stützvorrichtungen an 16 und 24; Zähne durch Modellgussprothese ersetzt; Funktionslöffel und Einschleifmaßnahmen sind erforderlich →Abb. 1
Abrechnung: Planung: 0030; Abformung: 5180; Einschleifen: 4040; Kronen: 4 x 2210 mit Provisorien 4 x 2270; Prothese: 5210 und 4 x 5070 (vier Spannen: 18–17, 15–14,13–23, 25–28)

2: Individueller Abdrucklöffel erforderlich; Einschleifmaßnahmen erforderlich; 13, 23: VMK-Kronen; kompliziert gegossene Halte- und Stützelemente an 17, 14, 16, Modellgussprothese →Abb. 2
Abrechnung: 0030, 5170, 4040, 2 x 2210, 2 x 2270, 5210, 6 x 5070 (ohne 18 nur 5-mal)

3: Drei VMK-Kronen (Hohlkehlpräparation) mit kompliziert gegossenen Halte und Stützvorrichtungen an/auf 46, 32 und 36; Modellgussprothese mit funktionellem Abdrucklöffel; Einschleifmaßnahmen erforderlich →Abb. 3
Abrechnung: 0030, 5190, 4040, 3 x 2210, 3 x 2270, 5210, 4 x 5070

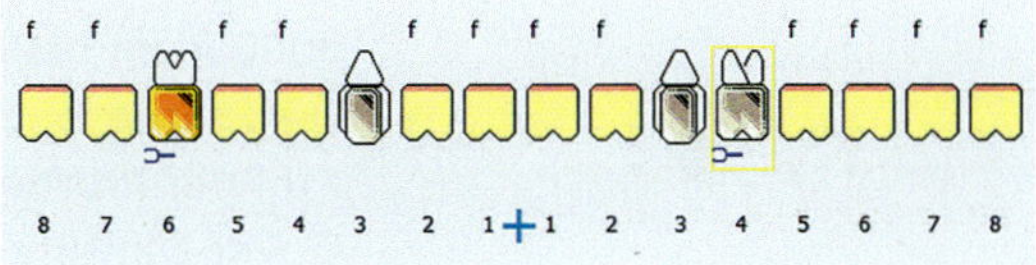

Abb. 1 Beispiel 1: Teilprothese

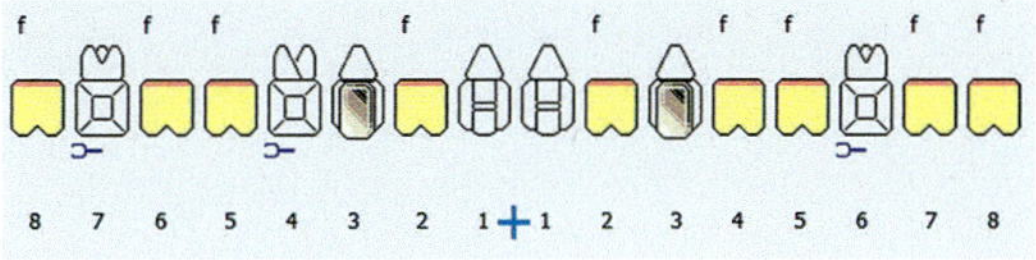

Abb. 2 Beispiel 2: Teilprothese

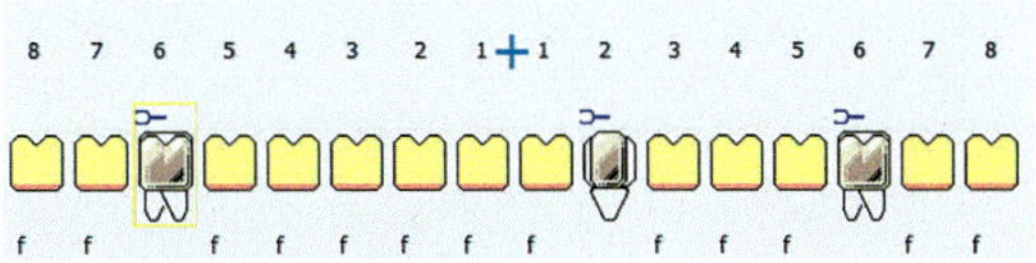

Abb. 3 Beispiel 3: Teilprothese

10.2.3 Kombinierten Zahnersatz planen und abrechnen

Für die Abrechnung von kombiniertem Zahnersatz bei Privatpatientinnen gibt es keine so einschränkenden Vorschriften wie bei Kassenpatienten. Es gelten die folgenden Grundregeln:

- Die Kronen, die Verbindungselemente tragen, werden nach den Pos. 5000–5030 abgerechnet →S. 223.
- Andere Kronen sind Einzelkronen und werden nach den Pos. 2200–2220 abgerechnet →S. 196. Werden im Rahmen der Abrechnung des kombinierten Zahnersatzes auch Brücken verwendet, sind zusätzlich die Regeln zur Abrechnung von Brücken und Brückenprovisorien anzuwenden.
- Im Rahmen der provisorischen Versorgung werden Zähne, die später Verbindungselemente aufnehmen werden, mit provisorischen Einzelkronen versorgt. (Da an den Provisorien keine Verbindungsvorrichtungen hängen, werden sie wie Einzelkronen mit den Positionen 2270 bzw. 2260 abgerechnet.)
- Für alle Verbindungselemente (nicht für reine Stabilisierungsstege) wird die Position 5080 berechnet. Wenn eine Krone mehrere Verbindungselemente trägt, wird die Pos. 5080 je Verbindungselement ggf. mehrfach je Zahn berechnet.
- Ein reiner Verbindungssteg (Stabilisierungssteg) wird nach Pos. 5070 abgerechnet. Erfüllt der Steg gleichzeitig eine Verbindungsfunktion (Stegreiter), so wird zusätzlich Pos. 5080 angesetzt. Wenn eine Stegspanne von einer Prothesen- oder einer Brückenspanne überdeckt wird, wird für diesen Bereich zweimal die Position 5070 abgerechnet. Zusätzlich zum Steg wird für jedes Stegverbindungselement einmal die Position 5080 berechnet. Falls mehrere Anker auf einem Steg als Verbindungselemente dienen, wird die Position 5080 je Anker abgerechnet.
- Eine Teleskop- oder Konuskrone verbindet den betreffenden Zahn automatisch mit der Prothese (oder einer herausnehmbaren Brücke). Deshalb darf die Pos. 5080 nicht neben der Pos. 5040 abgerechnet werden.
- Die Prothesen werden als Position 5210 berechnet. Zusätzlich wird die Anzahl der Prothesenspannen nach Pos. 5070 abgerechnet. (Ausnahme: Eine Cover-Denture-Prothese kann auch als Position 5220 bzw. 5230 berechnet werden.)

Beispiel

Bei einer Privatpatientin soll der folgende Zahnersatz geplant werden:

Befund: OK: unbrauchbare Teilprothese, abgestützt mit Klammer an 15, 12, 23, 24 und 26; 24 muss extrahiert werden

UK: unbrauchbare Versorgung, Brücke von 43–44 (verblockt) auf 33–34 (verblockt); Brückenglieder 42–32; Einzelkrone auf 37; f: 38; restliche Zähne durch Prothese ersetzt; 44 muss extrahiert werden →Abb. 1.

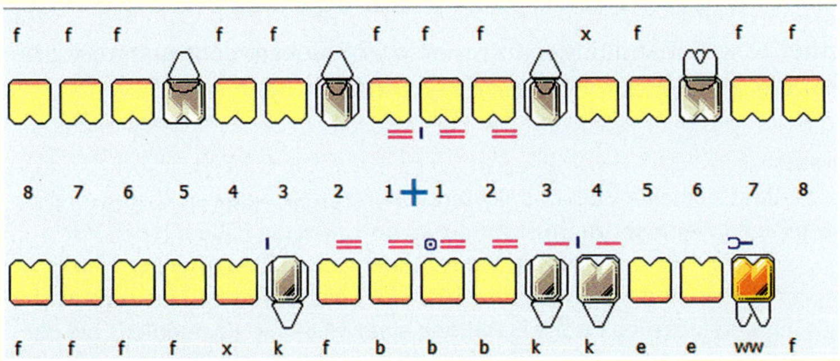

Abb. 1 Große Privatplanung

Planung: Planungsmodelle UK und OK angefertigt, Einschleifmaßnahmen notwendig

– OK: Cover-Denture-Prothese auf vier Teleskopkronen 15, 12, 23, 26; Doldersteg 12–23 (Geschiebefunktion in Deckprothese eingearbeitet); Funktionsabformung mit individuellem Löffel und zusätzlich Abformung mit individuellem Löffel erforderlich; individuelle provisorische Brücke von 15 auf 12 auf 23 gefertigt

– UK: Funktionsabformung mit individuellem Löffel und individueller Löffel erforderlich 33, 34, 43: Stufenpräparationen für Metallkeramikkronen; 37: Tangentialpräparation für Vollgusskrone; 33, 34: verblockt, mit 43 über Steg mit zusätzlicher Verbindungsvorrichtung auf dem Steg verbunden, 34 und 43 tragen je distal ein individuelles Geschiebe, kompl. gegossenes Halte- und Stützelement an 37; alte Brücke als Provisorium; 33, 34 auf 43 umgearbeitet und eingegliedert; 37 Zinnhülse als Provisorium

Laborkostenschätzung: 5800,00 €

Eigenlabor: 44,50 € (Abdruckmaterial)

Fremdlabor: 5804,50 € (nach BEB)

Abrechnung der Leistungen:

Plan:	0030
Abformungen:	2 x 5170 (individuelle Löffel OK und UK), 5180 und 5190 (Funktionsabformungen)
Einschleifen:	4040
Planungsmodelle:	0060

OK: Teleskope: 4 x 5040, 5220a (Cover-Denture-Prothese mit höherem Steigerungssatz), 5 x 5070 (Spannen), 5070 (Steg), 5080 (Geschiebe im Steg)

Provisorium: 4 x 5120, 3 x 5140

UK: 43, 34, 33: 3 x 5010 (wegen Verbindungsvorrichtungen), 37: 2200; 5210 (Teilprothese), 3 x 5070 (Spannen); Verbindungsvorrichtung 43 und 34 sowie zusätzlich Steg mit Verbindungsvorrichtung: 3 x 5080; 43–33 Steg: 5070

Provisorium: 2 x 5120; 5140; 34, 37: 2 x 2270

11 Teilleistungen, Wiederherstellungen und Reparaturen bei Kronen, Brücken und Prothesen

11.1 Leistungen bei Kassenpatientinnen

11.1.1 Teilleistungen bei Kronen und Brücken

Wird eine prothetische Behandlung mit Kronen und Brücken nicht planmäßig beendet, kann nur die wirklich durchgeführte Behandlung abgerechnet werden.

Beispiel

- Eine Patientin lässt sich eine Heil- und Kostenplanung im Sinne eines Kostenvoranschlages anfertigen, der nicht zur Ausführung kommt, weil die Patientin den Vorschlag eines anderen Zahnarztes wählt. Beim Zahnersatz sind Vergütungen für die Aufstellung eines Heil- und Kostenplans (§ 85 SGB V) nicht zulässig. Eine privatrechtliche Vergütungsvereinbarung für die Erstellung eines Heil- und Kostenplans bei der Versorgung mit Zahnersatz und Zahnkronen nach der GOZ-Pos. 0030 ist nur bei einer Versorgung außerhalb des vertragszahnärztlichen Versorgungssystems, z. B. bei Wahl der Kostenerstattung nach § 13 Abs. 2 SGB V (freie Vereinbarung), erlaubt. Die Abrechnung von Ä 1 oder 01 im Rahmen der Planung kann jedoch möglich sein.
- Bricht die Patientin während einer Kronenversorgung die Behandlung ab, kann die Position 22 berechnet werden.
- Die Patientin bricht während einer Brückenversorgung die Behandlung ab. Es kann die Position 94a berechnet werden.
- Die Patientin bricht während einer Klebebrückenversorgung die Behandlung ab. Es kann die Position 94b berechnet werden.

BEMA-Pos.	Abk.	Leistung	Bewertungszahl
22		**Teilleistungen bei nicht vollendeten Leistungen nach den Nrn. 18 und 20:**	
		Präparation eines Zahnes:	Halbe Bew.-Zahl nach Nr. 20 oder Nr. 18
		weitere Maßnahmen:	Drei Viertel der Bew.-Zahl nach Nr. 20
		gegebenenfalls Bew.-Zahl nach Nr. 18	
94a		**Teilleistungen nach den Nrn. 90 bis 92 bei nicht vollendeten Leistungen:**	
		Präparation eines Ankerzahnes (Brückenpfeilers)	Halbe Bew.-Zahl Nrn. 90 und 91
		Präparation eines Ankerzahnes (Brückenpfeilers) mit darüber hinausgehenden Maßnahmen:	Drei Viertel der Bew.-Zahl nach den Nrn. 90 und 91
		Sind nach der Funktionsprüfung der Brückenanker weitere Maßnahmen erfolgt:	Drei Viertel der Bew.-Zahl nach Nr. 92
94b		**Teilleistungen bei nicht vollendeten Leistungen nach der Nr. 93a und 93b:**	
		Präparation der Brückenpfeiler nach 93a und 93b:	Halbe Bew.-Zahl nach der Nr. 93a (93b)
		Präparation der Brückenpfeiler nach 93a (93b) mit darüber hinausgehenden Maßnahmen:	Drei Viertel der Bew.-Zahl nach der Nr. 93a (93b)

A Genehmigte eHKPs, auf denen Teilleistungen (Pos. 22, 94a, 94b, 99) und Leistungen nach 7b ohne das Hinzutreten weiterer Leistungen abgerechnet werden, werden auf dem eHKP besonders kenntlich gemacht und erklärt. Die KZV rechnet diese eHKPs gesondert ab. Alle vollständig erbrachten Leistungen werden wie üblich abgerechnet – z. B. Provisorien (Pos. 19 oder 21). Alle bis zum Behandlungsabbruch entstandenen Material- und Laborkosten können ebenfalls berechnet werden. Allerdings sind die zahntechnischen Arbeiten sofort abzubrechen, wenn der Abbruch der Behandlung feststeht.

Der Abbruch der Behandlung sollte bei der Abrechnung der ZE-Behandlung gegenüber der Krankenkasse begründet werden.

→Befundorientierte Festzuschüsse, 8. 1 bis 8.6

Teilleistungen lösen verschiedene **Festzuschüsse** der Befundklasse 8 mit unterschiedlichen Prozentsätzen nach 8.1 bis 8.6 aus:

7.1.2 Reparaturen an Kronen und Brücken

Bei Reparaturen an Kronen und Brücken gibt es zwei verschiedene Situationen:
- Die Reparatur erfolgt im Mund.
- Die Reparatur kann nicht im Mund erfolgen. Die Krone oder Brücke wird entfernt und im Labor repariert und anschließend wieder eingesetzt.

Die Bewilligung von eHKP im Zusammenhang mit Reparaturen ist unterschiedlich geregelt. Die Bedingungen der einzelnen Kassen werden in den Rundschreiben der KZV veröffentlicht. Häufige Regelungen sind entweder an eine bestimmte Euro-Grenze (z. B. 220,00 € Reparaturkosten) gekoppelt oder an Befunden orientiert, wie z. B. im folgenden Fall: Die zuständige Krankenkasse verzichtet auf die vorherige Genehmigung, wenn es sich nur die Befunde 6.0 bis 6.9 sowie 6.8 in Verbindung mit 1.4. und 1.5, 7.3, 7.4 oder 7.7 handelt. Die KZV empfehlen häufig, möglichst immer eine vorherige Genehmigung einzuholen.

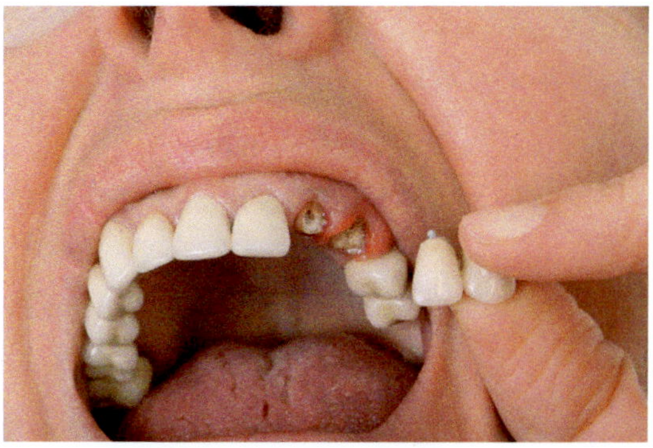

Abb. 1 Die Reparaturmaßnahmen an Kronen und Brücken können sehr unterschiedlich umfangreich sein und werden daher verschieden abgerechnet.

Falls eine elektronische Versendung des eHKP nicht möglich ist, muss die Patientin auf dem Ausdruck des eHKP die „Erklärung des Versicherten" unterschreiben →Abb. 1. Unter „Bemerkungen" wird die geplante Versorgung mit vorgedruckten Bausteinen im PVS eingetragen.

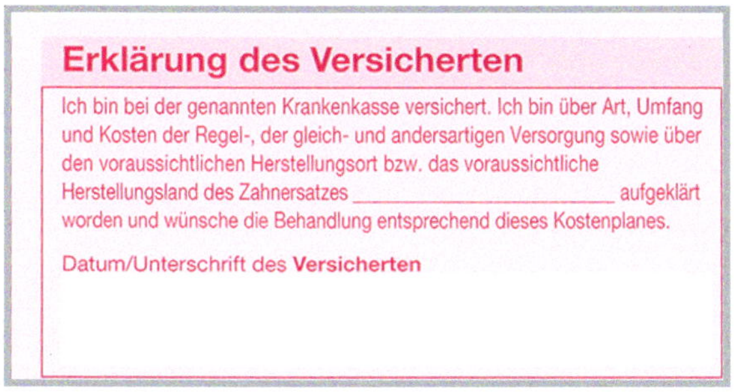

Erklärung des Versicherten

Ich bin bei der genannten Krankenkasse versichert. Ich bin über Art, Umfang und Kosten der Regel-, der gleich- und andersartigen Versorgung sowie über den voraussichtlichen Herstellungsort bzw. das voraussichtliche Herstellungsland des Zahnersatzes ____________ aufgeklärt worden und wünsche die Behandlung entsprechend dieses Kostenplanes.

Datum/Unterschrift des **Versicherten**

Abb. 1 Erklärung des Versicherten (eHKP-Ausschnitt)

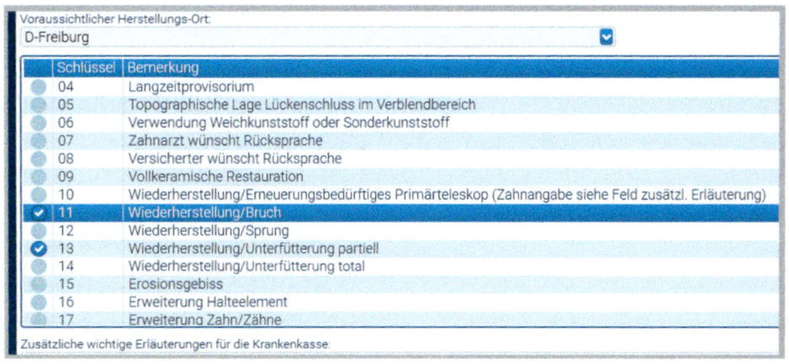

Voraussichtlicher Herstellungs-Ort:
D-Freiburg

Schlüssel	Bemerkung
04	Langzeitprovisorium
05	Topographische Lage Lückenschluss im Verblendbereich
06	Verwendung Weichkunststoff oder Sonderkunststoff
07	Zahnarzt wünscht Rücksprache
08	Versicherter wünscht Rücksprache
09	Vollkeramische Restauration
10	Wiederherstellung/Erneuerungsbedürftiges Primärteleskop (Zahnangabe siehe Feld zusätzl. Erläuterung)
11	Wiederherstellung/Bruch
12	Wiederherstellung/Sprung
13	Wiederherstellung/Unterfütterung partiell
14	Wiederherstellung/Unterfütterung total
15	Erosionsgebiss
16	Erweiterung Halteelement
17	Erweiterung Zahn/Zähne

Zusätzliche wichtige Erläuterungen für die Krankenkasse:

Abb. 2 Bemerkungen mit den entsprechenden Ziffern. Hinweis: nur diese dürfen verwendet werden.

Die Reparatur für Kronen wird nach der folgenden Position abgerechnet:

BEMA-Pos.	Abk.	Leistung	Bewertungszahl
24		**Maßnahmen zur Wiederherstellung der Funktion von Kronen**	
24a		Wiedereinsetzen einer Krone oder dergleichen	25
24b		Erneuerung oder Wiedereinsetzen einer Facette, einer Verblendschale oder dergleichen	43
24c		Abnahme und Wiederbefestigung einer provisorischen Krone nach der Nr. 19 oder 21	7

A Eine Leistung nach Position 24c kann höchstens dreimal je Krone abgerechnet werden. Im eHKP kann sie in der Kostenplanung nicht angesetzt werden. Maßnahmen zur Wiederherstellung der Funktion von Einzelkronen auf Implantaten sind in den vom Bundesausschuss der Zahnärzte und Krankenkassen festgelegten Ausnahmefällen gem. § 28 mit § 92 SGB V nach den Positionen 24a, 24b und 24c abrechnungsfähig und bei der Abrechnung als Nr. 24a i, 24b i und Nr. 24c i zu kennzeichnen. (GBA-Richtlinien zum Zahnersatz, Ziffer 36)

Brückenreparaturen werden nach der folgenden Position abgerechnet:

BEMA-Pos.	Abk.	Leistung	Bewertungszahl
95		**Maßnahmen zum Wiederherstellen der Funktion von Brücken und provisorischen Brücken**	
95a		Wiedereinsetzen einer Brücke mit 2 Ankern	34
95b		Wiedereinsetzen einer Brücke mit mehr als 2 Ankern	50
95c		Erneuerung oder Wiedereinsetzen einer Facette, einer Verblendschale oder dergleichen	36
95d		Abnahme und Wiedereinsetzen einer provisorischen Brücke	18
95e		Wiedereingliederung einer einflügeligen Adhäsivbrücke	61
95f		Wiedereingliederung einer zweiflügeligen Adhäsivbrücke	85

A Die Position 95 ist auch abrechnungsfähig für die Wiederherstellung der Funktion von Adhäsivbrücken (BEMA-Position 93 a und b). Das Erneuern (auch Teilerneuern), das Wiedereinsetzen einer Facette oder einer Verblendschale an einer Brücke (Vertragsleistung nur im Bereich der Zähne 15 bis 25, 34 bis 44) wird nach 95a bis c abgerechnet.
Die Position 95a kann auch abgerechnet werden, wenn nur ein Brückenanker außerhalb des Mundes repariert wird.
Folgende Leistungen sind unabhängig von der gewählten Methode und den angeführten Maßnahmen mit den Positionen 95a bis c abgegolten: Säuberung der Zähne von Zementresten nach Abformungen; Einproben; Wiedereingliedern (Zementieren) der Brücke;Kontrolle und Adjustierung der Okklusion; Nachkontrolle

Methoden der Reparatur

- **Verblendungen innerhalb des Mundes erneuern:** Materialkosten für Verblendungen im Mund (Kunststoff und Hülse zur Formung) werden über den Praxismaterialkostennachweis berechnet.
- **Verblendungen außerhalb des Mundes erneuern:** Ist eine Krone oder Brücke so beschädigt, dass die Wiederherstellung im zahntechnischen Labor erfolgen muss, kann für die Abnahme EKr (23) je Pfeilerzahn berechnet werden.

Die Positionen 19 oder 21 sind zusätzlich zu den Positionen 24a und b bzw. 95a und b berechenbar.
Reparaturen von Verblendungen außerhalb der Verblendgrenzen sind auch dann nicht nach BEMA berechenbar, wenn diese Verblendungen ehemals als Kassenleistungen hergestellt wurden. Kosten für Verblendungen im Labor werden über die BEL berechnet.

Festzuschüsse

Durch die oben genannten BEMA-Positionen werden die Festzuschüsse nach 6.8 und 6.9 ausgelöst (→folgende Beispiele).

→Festzuschüsse
→6.8 bis 6.10

Beispiel

1: Brücke von 14 über 15 auf 16, Keramik an Zahn 15 abgesprungen; Erneuerung im Mund möglich
Abrechnung: BEMA: 95c
FZ: 6.9

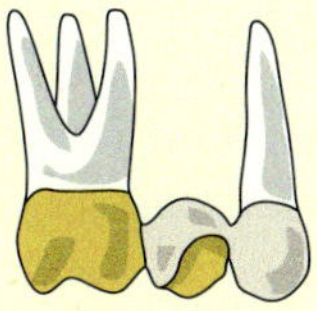

2: Brücke von 14 über 15 auf 16, Keramik an Zahn 14 abgesprungen; Erneuerung im Labor erforderlich
Abrechnung: BEMA: 2 x EKr, 1 x 95c, 1 x 95a (für das Wiedereinsetzen von 16), 3 x 19
FZ: 2 x 6.8, 1 x 6.9

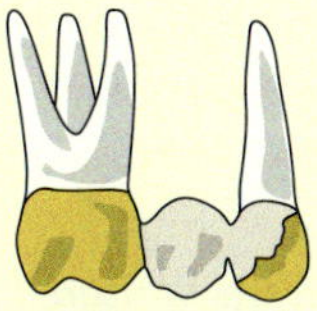

3: Brücke von 13 und 14 über 15 auf 16, Keramik an Zahn 13 abgesprungen; Erneuerung im Labor erforderlich
Abrechnung: BEMA: 3 x EKr, 1 x 95c, 1 x 95b, 4 x 19
FZ: 3 x 6.8, 1 x 6.9

4: An einer Prothese wird ein neues Sekundärteleskop eingearbeitet.
Abrechnung: BEMA: ½ x 91d
FZ: 1 x 6.10 (gilt nur für Teleskope als Regelversorgung)

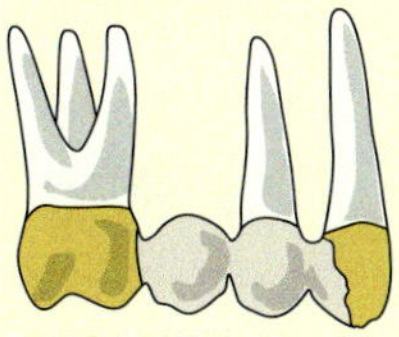

7.1.3 Teilleistungen bei Prothesen

Bei der Anfertigung von Prothesen sind mehrere Sitzungen erforderlich. Es kann vorkommen, dass eine Patientin die Behandlung unerwartet abbricht. Die Zahnärztin rechnet die bis dahin erbrachten Teilleistungen ab.

Teilleistungen zur Anfertigung von Prothesen werden nach der folgenden Position abgerechnet:

BEMA-Pos.	Abk.	Leistung		Bewertungszahl
99		**Teilleistungen nach den Nrn. 96, 97 und 98 bei nicht vollendeten Leistungen:**		
99a		Anatomischer Abdruck zur prothetischen Versorgung eines Kiefers	19	
99b		Maßnahmen einschließlich der Ermittlung der Bissverhältnisse		Halbe Bew.-Zahl nach Nr. 96 oder 97
99c		Weiter gehende Maßnahmen		Drei Viertel der Bew.-Zahlen für die gesamte Behandlung

A Leistungen nach den Positionen 98a, b und c sind voll abrechnungsfähig, wenn die Abformung in ein Modell übertragen worden ist.
In den Fällen der Position 99c sind die Leistungen nach den Pos. 98e, f, g und h vor der funktionsgerechten Eingliederung des Zahnersatzes zu drei Vierteln ihrer Bewertungszahl abrechnungsfähig.
Ist bei Leistungen nach den Positionen 98e, g und h noch keine Einprobe der Metallbasis erfolgt, ist die halbe Bewertungszahl dieser Nummern berechenbar. Nach Einprobe der Metallbasis sind auch vor einer eventuellen Bissnahme drei Viertel der Bewertungszahl abrechnungsfähig.
Werden Teilleistungen (22, 94a, 94b, 99) und Leistungen nach 7b ohne das Hinzutreten weiterer Leistungen abgerechnet, macht der Zahnarzt dies bei seiner Abrechnung besonders kenntlich. Soweit der Zahnarzt erklären kann, warum es nicht zur Vollendung der vorgesehenen Leistungen gekommen ist, vermerkt er dies bei der Abrechnung. Die KZV rechnet diese Fälle gesondert ab.

Bei Abrechnung von Teilleistungen nach Position 99 wird dies bei der Abrechnung eingetragen: z. B. Pos. 99 Abrechnung von Teilleistungen, Patient verstorben.
Ist bereits nach dem anatomischen Abdruck keine weitere Behandlung erfolgt, werden alle geplanten Positionen auf Menge 0 gesetzt und die Position 99b eingefügt. Da es dafür keinen Festzuschuss gibt, kann direkt mit dem Patienten abgerechnet werden.
Sind bereits weitere Leistungen erfolgt, werden bei der Abrechnung die Positionen 96 oder 97 und 98 mit der halben Bewertungszahl oder mit drei Viertel der Bewertungszahl eingetragen.

M Die bis zum Abbruch der Behandlung entstandenen Material- und Laborkosten sind in der angefallenen Höhe ansatzfähig.

Bis zum Behandlungsabbruch erbrachte vollständige Leistungen werden auch vollständig abgerechnet.

Festzuschüsse bei Teilleistungen
Die Festzuschüsse bei Teilleistungen richten sich nach 8.1 bis 8.6 in Prozent der Festzuschüsse nach 1.1, 1.2, 1.3, 2.1 bis 2.5, 2.7, 3.2, 4.1 bis 4.5, 4.6, 4.7, 4.8 und 4.9

11.1.4 Reparaturen und Wiederherstellung von Prothesen

Man unterscheidet hierbei:
- **Reparaturen ohne Modelle und Abdrücke:** einfache Sprungreparatur, Wiedereinsetzen oder Ersatz von Zähnen, Reparieren eines glatten Bruchs, Wiederbefestigen oder Aktivieren von Verbindungsvorrichtungen, Austausch von ausschraubbaren Verbindungsvorrichtungen oder das Aktivieren von Klammern

- **Reparaturen für die i. d. R. ein Modell erforderlich ist:** Bruchreparatur mit Stückverlust oder mit mehreren Einzelteilen, Ersatz von Halte- und Stützelementen, Ersatz von Verbindungselementen oder das Zurechtbiegen verformter gegossener Klammern

Bei **Unterfütterungen** unterscheidet man,
- ob nur ein Teil der Prothese zu unterfüttern ist, z.B. nach Extraktionen und nachfolgendem Knochenabbau in einem kleineren Gebiet (tritt häufiger auf), oder
- ob die vollständige Unterfütterung einer Prothese nötig ist.

Man differenziert hierbei in das indirekte und das direkte Verfahren, was für die Abrechnung Bedeutung hat.

Wenn Wiederherstellungen geplant werden, wird im eHKP kein Befund eingetragen. Dafür muss die Wiederherstellung bzw. Reparatur dort unter Bemerkungen mit einer oder mehrerer Katalogziffern beschrieben werden. Es können auch individuelle Mitteilungen an die Krankenkasse eingetragen werden. Dies führt zu einer längeren Bearbeitungszeit.

Alle Erweiterungen und Reparaturen von Prothesen werden über die folgenden Positionen abgerechnet:

BEMA-Pos.	Abk.	Leistung	Bewertungszahl
100		**Maßnahmen zum Wiederherstellen der Funktion oder zur Erweiterung einer abnehmbaren Prothese**	
100a		kleinen Umfangs (ohne Abformung)	30
100b		größeren Umfangs (mit Abformung)	50
100c		Teilunterfütterung einer Prothese	44
100d		vollständige Unterfütterung einer Prothese im indirekten Verfahren	55
100e		vollständige Unterfütterung einer Prothese im indirekten Verfahren einschließlich funktioneller Randgestaltung im Oberkiefer	81
100f		vollständige Unterfütterung einer Prothese im indirekten Verfahren einschließlich funktioneller Randgestaltung im Unterkiefer	81

A Für das Reinigen, Säubern und Polieren von Prothesen können den Krankenkassen keine Kosten berechnet werden.

Leistungen nach 100e und f sind bei zahnlosem Kiefer und bei stark reduziertem Restgebiss – in der Regel bis zu drei Zähnen – abrechnungsfähig.
Das Auffüllen eines Sekundärteleskops mit Kunststoffmassen bei einer Prothesenerweiterung ohne weiter gehende Maßnahme ist nach Pos. 100a berechnungsfähig.
Maßnahmen zur Wiederherstellung der Funktion oder zur Erweiterung einer implantatgetragenen totalen Prothese sind in den vom Bundesausschuss der Zahnärzte und Krankenkassen festgelegten Ausnahmefällen nach 100a bis f abrechnungsfähig und bei der Abrechnung als 100ai bis 100fi zu kennzeichnen.

Merke
Die Positionen 100a und 100b werden als Reparaturpositionen und die Positionen 100c bis f als Unterfütterungspositionen bezeichnet.

Reparaturen

Reparaturen sowie Erweiterungen, die ohne die Herstellung von Modellen ausgeführt werden können, werden nach Position 100a abgerechnet. Reparaturen sowie Erweiterungen, die nur mit Herstellung von Modellen ausgeführt werden können, werden nach Position 100b abgerechnet. Falls eine gegossene Klammer so stark verbogen ist, dass sie im Labor auf einem Modell repariert wird, darf auch für ein derartiges Aktivieren die Position 100b berechnet werden.

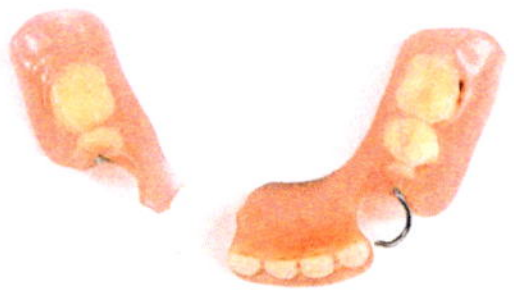

Abb. 1 Zerbrochene Prothese

P Leistungen nach den Positionen 98f oder h sind neben Leistungen nach der Pos. 100 abrechnungsfähig, wenn eine Prothese um eine entsprechende Halte- oder Stützvorrichtung erweitert wird oder beim Ersatz einer Halte- oder Stützvorrichtung eine Neuplanung erforderlich ist.

P̸ Neben Leistungen nach Position 100 sind Leistungen für Abformungen nach den Pos. 98a, b oder c nicht abrechnungsfähig.

Das Wiederbefestigen einer Halte- oder Stützvorrichtung kann nicht nach Pos. 98f oder h abgerechnet werden.

Merke
Ist bei einer zerbrochenen Prothese die Funktion und damit die entsprechende Planung erst nach der ersten Wiederherstellung möglich, kann neben der 100b eine weitere 100 er-Position abgerechnet werden.

Durch Leistungen nach Pos. 100 sind Nachbehandlungen abgegolten.

Maßnahmen zur Wiederherstellung von Wurzelstiftkappen sind nach Position 100b abrechnungsfähig. Leistungen nach den Positionen 100a und b können mehrfach oder nebeneinander nur abgerechnet werden, wenn die Wiederherstellung der Funktion oder die Erweiterung von abnehmbaren Prothesen nicht in einer Sitzung durchführbar ist. Das Gleiche gilt, wenn Leistungen nach den Positionen 100a oder b neben Leistungen nach den Positionen 100c bis f erbracht werden.

Bei der Wiederherstellung von Geschieben, Ankern, Stegen, die nicht der Regelversorgung nach den Befunden 3.2, 4.6 oder 4.8 entsprechen, handelt es sich um eine gleichartige Versorgung. Der Festzuschuss bleibt dem Patienten erhalten.

P Neben den Positionen 100a bis f ist, falls erforderlich, die Position 89 abrechenbar.

Unterfütterungen

Bei Unterfütterungen werden verschiedene klinische Situationen und Abrechnungsweisen unterschieden:

Klinische Situation	**1. Teilunterfütterungen**	**2. Vollständige Unterfütterungen ohne besondere zusätzliche Randgestaltung**	**3. Vollständige Unterfütterungen mit funktioneller Randgestaltung**
Verfahren	Das Arbeitsverfahren (direkt oder indirekt) bei Teilunterfütterungen ist gleichgültig.	Hierbei darf nur das indirekte Verfahren angewendet werden.	Hierbei dürfen nur drei Zähne oder weniger pro Kiefer erhalten sein. Solche Unterfütterungen werden immer im indirekten Verfahren hergestellt.
Abrechnung	Position 100c	Position 100f	Oberkiefer: Position 100e Unterkiefer: Position 100f

Abb. 2 Abrechnungsweisen von unterschiedlichen Unterfütterungen bei Kassenpatienten

Wird beim indirekten Verfahren der gesamte Kunststoff abgeschliffen und ersetzt, spricht man auch von einer Rebasierung (Erneuerung der Prothesenbasis). Wenn gleichzeitig eine Reparatur oder eine Erweiterung und eine Unterfütterung geplant werden, kann nur eine Position nach den Positionen 100a bis f abgerechnet werden. In solchen Fällen ist immer die höherwertige Position abzurechnen. In Ausnahmefällen kann eine Unterfütterung neben einer Reparatur auf einem HKP abgerechnet werden, z. B. wenn zum Zeitpunkt der Reparatur die Notwendigkeit der Unterfütterung noch nicht erkennbar war.

Beispiel

1: Klammer an 14 aktiviert
Abrechnung: BEMA: 1 x 100a
FZ: 1 x 6.0

2: Extraktion von 14 mit Primärteleskop; Sekundärteleskop wird mit Kunststoff aufgefüllt
Abrechnung: BEMA: 1 x 100a
FZ: 1 x 6.0

3: Ein abgebrochener Zahn wird ohne Abdruck an der Prothese befestigt.
Abrechnung: BEMA: 1 x 100a
FZ: 1 x 6.1

4: An einer Modellgussprothese werden die Sekundärteleskope 33 und 43 wieder befestigt.
Abrechnung: BEMA: 1 x 100b
FZ: 1 x 6.3

5: Die Zähne 44, 45 und 46 werden extrahiert. Die vorhandene Prothese wird um diese Zähne erweitert (Kunststoffbereich) mit einer einfachen Halte- und Stützvorrichtung an 47.
Abrechnung: BEMA: 1 x 100b, 1 x 98f
FZ: 1 x 6.4, 2 x 6.4.1

Zusätzliche BEMA-Pos.	Hinweis	abrechenbar
89	bei Bedarf neben Pos. 100 möglich	Pos. 100 und 89
91d	Für die Erneuerung eines Primär- oder Sekundärteils ist die halbe Gebühr nach 91d abrechenbar.	Pos. 100 und ½ 91d
98a, b, c	nicht neben Pos. 100 abrechenbar	nur Pos. 100
98e und g	Wird eine Metallbasis vollständig ersetzt, können die Positionen 98e (bei Totalprothese in Ausnahmefällen) und 98g (bei Teilprothesen) abgerechnet werden. Es folgt eine vollständige Unterfütterung.	100e bis g und 98e oder g
	Erweiterung einer Metallbasis	nur Pos.100b
98f	nur berechenbar, wenn diese Klammer zusätzlich an der Prothese befestigt wird oder bei Neuplanung einer alten Klammer	Pos. 100 und 98f
98h/1 und h/2	nur berechenbar, wenn diese Klammer zusätzlich an der Prothese befestigt wird oder bei Neuplanung einer alten Klammer	Pos. 100 und 98h/1 oder h/2

Tab. 1 Übersicht über, bei Reparaturen, zusätzlich abrechenbare BEMA-Positionen

Festzuschüsse bei Reparaturen, Befundklasse 6

6. Wiederherstellungs- und erweiterungsbedürftiger konventioneller Zahnersatz
6.0 Prothetisch versorgtes Gebiss ohne Befundveränderung mit wiederherstellungsbedürftiger herausnehmbarer / Kombinationsversorgung ohne Notwendigkeit der Abformung und ohne Notwendigkeit zahntechnischer Leistungen, auch Auffüllen von Sekundärteleskopen im direkten Verfahren, je Prothese
6.1 Prothetisch versorgtes Gebiss ohne Befundveränderung mit wiederherstellungsbedürftiger herausnehmbarer / Kombinationsversorgung ohne Notwendigkeit der Abformung, je Prothese
6.2 Prothetisch versorgtes Gebiss ohne Befundveränderung mit wiederherstellungsbedürftiger herausnehmbarer / Kombinationsversorgung mit Notwendigkeit der Abformung (Maßnahmen im Kunststoffbereich), auch Wiederbefestigung von Sekundärteleskopen oder anderer Verbindungselemente an dieser Versorgung, je Prothese
6.3 Prothetisch versorgtes Gebiss ohne Befundveränderung mit wiederherstellungsbedürftiger herausnehmbarer / Kombinationsversorgung mit Maßnahmen im gegossenen Metallbereich, auch Wiederbefestigung von Sekundärteleskopen oder anderer Verbindungselemente an dieser Versorgung, je Prothese
6.4 Prothetisch versorgtes Gebiss mit Befundveränderung mit erweiterungsbedürftiger herausnehmbarer / Kombinationsversorgung mit Maßnahmen im Kunststoffbereich, je Prothese bei Erweiterung um einen Zahn
6.4.1 Prothetisch versorgtes Gebiss mit Befundveränderung mit erweiterungsbedürftiger herausnehmbarer / Kombinationsversorgung mit Maßnahmen im Kunststoffbereich, je Prothese bei Erweiterung um jeden weiteren Zahn
6.5 Prothetisch versorgtes Gebiss mit Befundveränderung mit erweiterungsbedürftiger herausnehmbarer / Kombinationsversorgung mit Maßnahmen im gegossenen Metallbereich, je Prothese bei Erweiterung um einen Zahn
6.5.1 Prothetisch versorgtes Gebiss mit Befundveränderung mit erweiterungsbedürftiger herausnehmbarer / Kombinationsversorgung mit Maßnahmen im gegossenen Metallbereich, je Prothese bei Erweiterung um jeden weiteren Zahn
6.6 Verändertes Prothesenlager bei erhaltungswürdigem Teilzahnersatz, je Prothese
6.7 Verändertes Prothesenlager bei erhaltungswürdigem totalem Zahnersatz oder schleimhautgetragener Deckprothese, je Kiefer

Beispiel

1: Der Zahn 37 muss extrahiert werden. Die Teleskopprothese wird im Labor um einen Zahn erweitert. Nach dem Ausheilen der Extraktionswunde (2. Sitzung) muss die Prothese vollständig unterfüttert werden.
Abrechnung: BEMA: 1 x 100b und 1 x 100d
FZ: 1 x 6.5 und 1 x 6.6

2: Die Zähne 33, 34 und 35 müssen extrahiert werden. An 36 wird eine neue, kompliziert gegossenen Halte- und Stützvorrichtung an der Modellgussprothese angebracht.
Abrechnung: BEMA: 1 x 100b, 1 x 98h/1
FZ: 1 x 6.5, 2 x 6.5.1

3: Vollständige Unterfütterung (ohne funktionelle Randgestaltung) der totalen Prothese
Abrechnung: BEMA: 1 x 100d
FZ: 11 x 6.7

Defektprothetik

Bei krankhaften Verschiebungen der Bisslage oder bei starkem Absinken des Bisses nach prothetisch nicht versorgtem Zahnverlust, kann die Durchführung einer prothetischen Versorgung unmöglich sein. In solchen Fällen muss vor der prothetischen Versorgung die Kieferhaltung verändert werden. Bei manchen Patientinnen sind infolge von Abbauerscheinungen oder Operationen die Weichteile des Gesichtes so stark eingefallen, dass eine Unterstützung dieser Weichteile erforderlich wird. Bei anderen Patientinnen kann es durch Entzündungen, Verletzungen, Lippen-Kiefer-Gaumen-Spalten oder Tumoren und dadurch notwendige Operationen zu Gewebeverlusten im Mund- oder Gesichtsbereich kommen. Der Bereich

der Prothetik, der sich mit der Versorgung dieser Gewebeverluste beschäftigt, wird als Defektprothetik bezeichnet. Maßnahmen der Defektprothetik werden über die Pos. 101 bis 104 be rechnet. Bei Prothesen, die intraorale Gewebeverluste ersetzen, spricht man von Defektprothesen. Prothesen, die Teile des äußeren Gesichts ersetzen, werden Epithesen genannt.
Die Veränderung der Bisslage wird über die Position K1 berechnet.

BEMA-Pos.	Abk.	Leistung	Bewertungszahl
104		**Eingliedern einer Prothese oder Epithese zum Verschluss extraoraler Weichteildefekte oder zum Ersatz fehlender Gesichtsteile**	
104a		kleineren Umfanges	300
104b		größeren Umfanges	500

A Stütz-, Halte- oder Hilfsvorrichtungen sind nach der Gebührenordnung für Ärzte nach Maßgabe der allgemeinen Bestimmungen abrechnungsfähig.

BEMA-Pos.	Abk.	Leistung	Bewertungszahl
103		**Resektionsprothesen**	
103a		Eingliedern einer temporären Verschlussprothese nach Resektion oder bei großen Defekten des Oberkiefers	160
103b		Ergänzungsmaßnahmen im Anschluss an Leistungen nach Buchstabe a)	80
103c		Eingliedern einer Dauerprothese	300
102		Eingliedern eines Obturators zum Verschluss von Defekten des weichen	240
101		**Maßnahmen zur Weichteilstützung zum Ausgleich oder zum Verschluss von Defekten im Bereich des Kiefers**	
101a		bei vorhandenem	80
101b		bei zahnlosem Kiefer	120

A Die Positionen 101 bis 104 werden zusätzlich zu den Prothesen-Positionen 96, 97 und 98 abgerechnet. Die Positionen 101 bis 104 sind auch nebeneinander berechenbar. In bestimmten Fällen, die andere Versorgungsarten nicht zulassen, können auch Epithesen an Implantaten befestigt werden. Die Epithesen dienen dann zum Verschluss von Gesichtsdefekten. Bei der Planung aller implantatgetragenen Versorgungen im Rahmen der kassenärztlichen Behandlung muss die Krankenkasse den Fall begutachten lassen. Die Positionen 101 bis 104 sind von BEMA-Teil 5 nach BEMA-Teil 2 verschoben. Es gilt der KFO-Punktwert.

Festzuschüsse bei Defektprothetik

Die Festzuschüsse können bei Defektprothetik nur in Verbindung mit den Befundklassen 3 und 4 abgerechnet werden.

Befundklassen 3 und 4 →S. 84

11.2 Teilleistungen, Wiederherstellungen und Reparaturen bei Privatpatientinnen

11.2.1 Teilleistungen bei Kronen und Brücken

Bei Privatpatientinnen finden sich ähnliche Abrechnungsmöglichkeiten wie bei Kassenpatientinnen.

GOZ-Pos.	Leistung	Punktzahl
2230	Enden die Leistungen mit der Präparation eines Zahnes oder der Abdrucknahme beim Implantat, so ist die Hälfte der jeweiligen Gebühr berechnungsfähig.	
2240	Sind darüber hinaus weitere Maßnahmen erfolgt, so sind drei Viertel der jeweiligen Gebühr berechnungsfähig.	
5050	Enden die Leistungen mit der Präparation der Brückenpfeiler oder Prothesenanker mit Verbindungselementen oder der Abdrucknahme beim Implantat, so ist die Hälfte der jeweiligen Gebühr berechnungsfähig.	
5060	Sind darüber hinaus weitere Maßnahmen erfolgt, so sind drei Viertel der jeweiligen Gebühr berechnungsfähig	

11.2.2 Reparaturen bei Kronen und Brücken

Für Reparaturen an Kronen und Brücken stehen in der GOZ drei Positionen zur Auswahl:

GOZ-Pos.	Leistung	Punktzahl
2310	Wiedereingliederung einer Einlagefüllung, einer Teilkrone, eines Veneers oder Krone oder Wiederherstellung einer Verblendschale an herausnehmbarem Zahnersatz	145 P
2320	Wiederherstellung einer Krone, einer Teilkrone, eines Veneers, eines Brückenankers, einer Verblendschale oder einer Verblendung an fest sitzendem Zahnersatz, gegebenenfalls einschließlich Wiedereingliederung und Abformung	350 P
5110	Wiedereingliederung einer endgültigen Brücke nach Wiederherstellung der Funktion	360 P

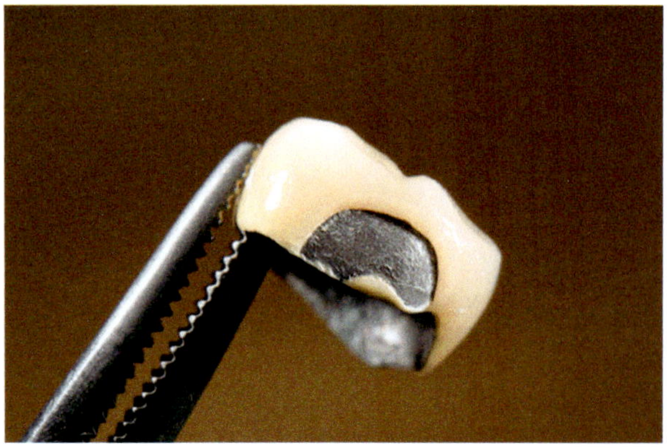

Abb. 1 Abplatzung an Keramikkrone

A Falls eine Krone oder ein Inlay herausgefallen ist bzw. eine Verblendschale an herausnehmbarem Zahnersatz wiederhergestellt oder wieder eingesetzt werden muss, ist dafür die Position 2310 berechenbar. Für die Wiederherstellung von Kronen, Brückenankern oder Verblendungen an fest sitzendem Zahnersatz wird Pos. 2320 verwendet.
Sollte die Reparatur einer Brücke außerhalb des Mundes erfolgen, so ist ggf. zusätzlich die Pos. 5110 berechenbar.

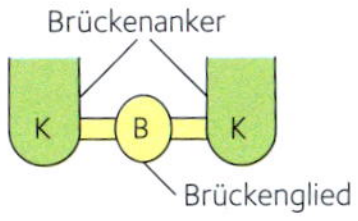

Reparatur der folgenden Brücke:	Reparatur im Mund	Reparatur außerhalb des Mundes, die Brücke muss wieder eingesetzt werden
	GOZ-Pos.	GOZ-Pos.
Nur an einem Brückenanker ist eine Wiederherstellung erfolgt.	1 x 2320	1 x 2320 und 1 x 5110
Nur an einem Brückenzwischenglied ist eine Wiederherstellung erfolgt.	1 x 2320	1 x 2320 und 1 x 5110
An einem Brückenanker und einem Brückenzwischenglied ist eine Wiederherstellung erfolgt.	2 x 2320	2 x 2320 und 1 x 5110 Die Pos. 5110 ist abrechenbar, da ein Anker intakt war und wieder eingegliedert wird.
An allen drei Zähnen ist eine Wiederherstellung erfolgt.	3 x 2320	3 x 2320 Die Pos. 5110 ist nicht abrechenbar, da die Eingliederung für alle Zähne in 2320 enthalten ist.
Die Wiedereingliederung einer gelösten Brücke wird (unabhängig von der Zahl der Anker) nach Pos. 5110 abgerechnet.		

Tab. 1 Übersicht über Reparaturpositionen bei Privatpatientinnen

11.2.3 Teilleistungen bei Prothesen

Wenn eine Prothese nicht eingegliedert werden kann, rechnet die Praxis die bis dahin erbrachten Leistungen als Teilleistungen nach Pos. 5240 ab.

GOZ-Pos.	Leistung	Punktzahl
5240	Teilleistungen nach den Nummern 5200 bis 5230: Für Maßnahmen bis einschließlich Bestimmung der Kieferrelation ist die Hälfte der jeweiligen Gebühr berechnungsfähig; bei weitergehenden Maßnahmen sind drei Viertel der jeweiligen Gebühr berechnungsfähig.	

Bereits vollständig erbrachte Leistungen werden vollständig abgerechnet (z. B. Abformungen nach den Pos. 5170 bis 5190, Planungsmodelle o. Ä.).

11.2.4 Reparaturen und Wiederherstellungen bei Prothesen

Für die Wiederherstellung von Prothesen und Verbindungselementen stehen folgende Positionen zur Verfügung:

GOZ-Pos.	Leistung	Punktzahl
5090	Wiederherstellung der Funktion eines Verbindungselements nach Nummer 5080	110 P
5100	Erneuern des Sekundärteils einer Teleskopkrone einschließlich Abformung	450 P
5250	Maßnahmen zur Wiederherstellung der Funktion oder zur Erweiterung einer abnehmbaren Prothese (ohne Abformung)	140 P

GOZ-Pos.	Leistung	Punktzahl
5260	Maßnahmen zur Wiederherstellung der Funktion oder zur Erweiterung einer abnehmbaren Prothese (mit Abformung) einschließlich Halte- und Stützvorrichtungen	270 P
5270	Teilunterfütterung einer Prothese	180 P
5280	Vollständige Unterfütterung einer Prothese	280 P
5290	Vollständige Unterfütterung mit funktioneller Randgestaltung, im OK	450 P
5300	Vollständige Unterfütterung mit funktioneller Randgestaltung, im UK	540 P

Es ist zu erkennen, dass einige Reparaturpositionen den Kassenpositionen ganz ähnlich sind.

Leistung		Abrechnung
Wiederherstellung von Verbindungsvorrichtungen oder Sekundär-Teleskopkronen	→	Positionen 5090 und 5100
Reparatur von Prothesen	→	Positionen 5250 und 5260
Unterfütterungen	→	Positionen 5270 bis 5300

Abb. 1 Abrechnung von Reparaturen und Wiederherstellungen bei Privatpatienten

11.2.5 Schienung, Defektprothesen und seltenere prothetische Arbeiten

Die folgenden Leistungen kommen sehr selten in einer Zahnarztpraxis vor. Einzige Ausnahme bildet die 7010. Die Veränderung der Bisslage wird über die Pos. 7010 aus dem Bereich H der GOZ berechnet. Sie kommt auch relativ häufig zur Abrechnung.

GOZ-Pos.	Leistung	Punktzahl
7010	Eingliederung eines Aufbissbehelfs mit adjustierter Oberfläche	800 P
5310	Vollständige Unterfütterung bei einer Deckprothese, einschl. funktioneller Randgestaltung	730 P
5320	Eingliederung eines Obturators zum Verschluss von Defekten des Gaumens	2200 P
5330	Eingliederung einer Resektionsprothese zum Verschluss und zum Ausgleich von Defekten der Kiefer	2800 P
5340	Eingliederung einer Prothese/Epithese zum Verschluss bei extraoralen Weichteildefekten oder zum Ersatz fehlender Gesichtsteile	7300 P

11.2.6 Funktionsanalytische und funktionstherapeutische Leistungen (FAL)

Diese Leistungen werden in verschiedenen Behandlungen (Zahnersatz, Parodontose) eingesetzt. Sie können ausschließlich nach Teil J der GOZ berechnet werden.

GOZ-Pos.	Leistung	Punktzahl
8000	Klinische Funktionsanalyse einschließlich Dokumentation	500 P
8010	Registrieren der gelenkbezüglichen Zentrallage des UK, auch Stützstiftregistrierung, je Registrat	180 P
8020	Arbiträre Scharnierachsenbestimmung (eingeschlossen sind die arbiträre Scharnierachsenbestimmung, das Anlegen eines Übertragungsbogens, das Koordinieren eines Übertragungsbogens mit einem Artikulator)	300 P
8030	Kinematische Scharnierachsenbestimmung (eingeschlossen sind die kinematische Scharnierachsenbestimmung, das definitive Markieren der Referenzpunkte, das Anlegen eines Übertragungsbogens, das Koordinieren eines Übertragungsbogens mit einem Artikulator)	550 P
8035	Kinematische Scharnierachsenbestimmung mittels elektronischer Aufzeichnung (eingeschlossen sind die kinematische Scharnierachsenbestimmung, das definitive Markieren der Referenzpunkte, ggf. das Anlegen eines Übertragungsbogens, ggf. das Koordinieren eines Übertragungsbogens mit einem Artikulator)	550 P
8050	Registrieren von Unterkieferbewegungen zur Einstellung halb individueller Artikulatoren und Einstellung nach den gemessenen Werten, je Sitzung	500 P
8060	Registrieren von Unterkieferbewegungen zur Einstellung voll adjustierbarer Artikulatoren und Einstellung nach den gemessenen Werten, je Sitzung	750 P
8065	Registrieren von Unterkieferbewegungen mittels elektronischer Aufzeichnung zur Einstellung voll adjustierbarer Artikulatoren und Einstellung nach den gemessenen Werten, je Sitzung	850 P
8080	Diagnostische Maßnahmen an Modellen im Artikulator einschließlich subtraktiver oder additiver Korrekturen, Befundauswertung und Behandlungsplanung, je Sitzung	250 P
8090	Diagnostischer Aufbau von Funktionsflächen am natürlichen Gebiss, am fest sitzenden und/oder herausnehmbaren Zahnersatz, je Sitzung	250 P
8100	Systematische subtraktive Maßnahmen am natürlichen Gebiss, am fest sitzenden und/oder herausnehmbaren Zahnersatz, je Zahnpaar	20 P

12 Privatleistungen zur Prothetik bei Kassenpatientinnen

Im Rahmen der Prothetik werden sehr häufig private Zusatzleistungen erbracht. Da es sich um sehr unterschiedliche Privatleistungen handeln kann, sind hier nur einige wichtige im Überblick aufgeführt:

- Es handelt sich um eine mehr als ausreichende und zweckmäßige Behandlung bzw. um eine Behandlung außerhalb der Richtlinien. Das können auch zahntechnische Leistungen sein (z. B. laborgefertigte Langzeitprovisorien).
- Die Leistungen sind im BEMA nicht aufgeführt (z. B. Funktionsanalysen); man findet sie jedoch in der GOZ oder der gültigen GOÄ.
- Es handelt sich um neue Behandlungsmethoden oder die Behandlung mit neuen Materialien.
- Die Patientin möchte eine Wunschbehandlung durchführen lassen.

12.1 Aufwendigerer Zahnersatz (Mehrkostenvereinbarung)

Wünscht die Patientin einen aufwendigeren Zahnersatz als notwendig, ist eine Mehrkostenvereinbarung nach § 55 Abs. 4 SGB V erforderlich →S. 321 und LF 2 Seite 46 ff.

Die Voraussetzung hierfür ist, dass der Zahnersatz medizinisch notwendig ist und daher angefertigt werden muss. Der eHKP für die Vertragsleistungen und eine Vereinbarung nach § 55 (4) SGB V wurden erstellt und unterschrieben, der eHKP wurde genehmigt. Typische Beispiel sind:

- zusätzliche Verblendungen außerhalb der Verblendgrenzen
- Verblendungen über die vestibuläre Fläche hinausgehend (Vollverblendung)
- Vollkeramikkronen
- verblendete Teilkronen in der Front
- zusätzliche Verbindungselemente
- mehr als zweispannige Brücken
- Adhäsivbrücke bei einem über 20-jährigen Patienten
- laborgefertigtes Langzeitprovisorium

Der Patientin bleiben bei gleichartigen Versorgungen die Festzuschüsse erhalten. Die zusätzlichen Leistungen werden nach der GOZ berechnet.

12.2 Echte außervertragliche Leistungen

außervertragliche Leistungen →LF 2

Handelt es sich um Leistungen, die völlig außerhalb des BMV-Z (BEMA) stehen, spricht man von außervertraglichen Leistungen, z. B. Inlaybrücken, funktionsanalytische Leistungen (FAL), nicht zwingend erforderliche Kronen, neuer Zahnersatz, wenn der vorhandene Zahnersatz noch reparabel ist oder eine Zweitprothese.

Hier empfiehlt es sich, eine schriftliche Vereinbarung vor Behandlungsbeginn gemäß § 8 Abs. 7 BMV-Z zu schließen. Dadurch wird die Patientin für diese Leistung zur Privatpatientin.

Gegebenenfalls muss eine schriftliche Zusatzvereinbarung vor Behandlungsbeginn gemäß § 2 Abs. 1 und 2 GOZ geschlossen werden, falls der 3,5fache Steigerungssatz überschritten werden soll.

Verlangensleistung →LF 2

Handelt es sich um eine Verlangensleistung nach § 2 Abs. 3 GOZ, muss dies ebenfalls schriftlich vereinbart werden.

Aufgaben

Ablauf der Abrechnung prothetischer Behandlungen	
1	Nennen Sie mindestens vier Regelungen (Verordnung, Gesetz), die bei der Zahnersatzbehandlung von Kassenpatientinnen zu beachten sind.
2	Entscheiden Sie, ob eine Kassenpatientin ohne Bonus dennoch von der Kasse einen Teil ihrer Zahnersatzkosten stattet bekommt.
3	Stellen Sie dar, wonach sich die Festzuschüsse Kassenpatientinnen richten.
4	Eine Kassenpatientin beschwert sich bei Ihnen über folgenden Sachverhalt: Sie hat einen Festzuschussanspruch von 75 %. Die gesamten Zahnersatzkosten liegen in ihrem Fall bei 2300,00 €. Aufgrund der Berechnung des Eigenanteils muss die Patientin 650,00 € bezahlen. Sie meint, dass dies ja wohl nicht sein könne, denn 75 % von 2300,00 ergebe 575,00 €. Daraus folge, dass sie nur 75,00 € (650 – 575) € zu viel zahlen müsse. Klären Sie die Patientin auf.
5	Nennen Sie die einzelnen Stationen des eHKP im Kassenbereich von der Antragstellung bis zur Abrechnung.
6	Erläutern Sie, was man unter zusätzlichen Leistungen in der Heil- und Kostenplanung für Kassenpatientinnen versteht.
7	Wer setzt die Zuschüsse im Kassenbereich für die Patientin fest? Gibt es davon eine Ausnahme?
8	Begründen Sie die Bedeutung der Datumsangabe auf dem eHKP.
9	Stellen Sie dar, nach welcher Gebührenordnung die zahntechnischen Leistungen für Kassenpatientinnen abgerechnet werden müssen.
10	Eine Kassenpatientin möchte auch die Zähne 26 und 16 verblendet bekommen. Bieten Sie ihr die geeigneten Möglichkeiten an.
11	Nennen Sie die Patientinnen, mit denen die Planung von Zahnersatz abgerechnet werden kann. Geben Sie auch an, nach welcher Ziffer dies abgerechnet wird.
12	Nennen Sie die Vorschriften, die für Privatpatientinnen bei der Anfertigung von Zahnersatz gelten.
Abrechnung der prothetischen Behandlung (Einzelkronen und Brücken)	
13	Nennen Sie Abformungen die bei einer Einzelkronenanfertigung (Privat und Kasse) zusätzlich abgerechnet werden können.
14	Stellen Sie dar, wie oft die folgenden BEMA-Positionen in der Kostenplanung des eHKPs aufgeführt werden: 19, 21, 24c, 95d, 89.
15	Bei der Brücke von 21 auf 24–25 (Brückenglieder 22 und 23, 24 und 25 sind verblockt) wird ein Provisorium eingegliedert und es werden zwei Anproben durchgeführt. Bei einer Anprobe geht das Brückenprovisorium kaputt und muss neu gefertigt werden. Stellen Sie zusammen, welche BEMA-Leistungen abgerechnet werden können.
16	Bei einer Privatpatientin muss ein Brückenprovisorium mehrmals abgenommen und wieder befestigt werden. Ermitteln Sie die Abrechnungsmöglichkeiten.
17	Erklären Sie, wodurch sich die Einzelkronenabrechnung bei Privatpatientinnen von der bei Kassenpatientinnen grundsätzlich unterscheidet.

18 Unterscheiden Sie zwischen Kassen- und Privatpatientinnen. Rechnen Sie die folgenden Leistungen ab. Nennen Sie im Kassenbereich auch die jeweiligen Festzuschüsse.
a Vollgusskrone in Tangentialpräparation an 16
b Vollgusskrone in Stufenpräparation an 26
c Vollkeramikkrone in Stufenpräparation an 21
d vestibulär verblendete Teleskopkronen an 14 und 23 (bei Modellgussprothese bei Restzahnbestand mehr als drei Zähne)
e Einlagefüllung an 24 als Brückenanker
f Wurzelstiftkappe auf 33 und 45 (bei Cover-Denture-Arbeit bei Restzahnbestand von zwei Zähnen)
g voll verblendete Keramikkrone auf 22
h vestibulär verblendete Teilkrone auf 42 in Stufenpräparation
i metallische Teilkrone auf 36 in Stufenpräparation

19 Bei einer Kassenpatientin liegt folgender Befund vor: **x:** 21, 22; **f:** 24. Rechnen Sie als Regelversorgung die Brücke mit dem Provisorium ab und nennen Sie die Festzuschüsse.

20 Bei einer Kassenpatientin fehlen die Zähne 43, 41, 32 und 24. Entscheiden Sie, ob die Brücken im OK und /oder UK zu Lasten der Krankenkasse abzurechnen sind. Beschreiben Sie das Verfahren.

21 Eine Kassenpatientin wird an Zahn 25 mit einem gegossenen Stiftaufbau versorgt, der im Labor hergestellt wird. Anschließend erhält der Zahn eine Krone mit Regelverblendung. Welche Provisorien fallen in der Regel an und welche BEMA-Positionen werden abgerechnet? Nennen Sie auch die Festzuschüsse.

22 Erläutern Sie, wie der gegossene Stiftaufbau bei Privatpatientinnen abgerechnet wird.

23 Rechnen Sie für Privat-und auch Kassenpatientinnen die folgenden Leistungen ab:
a Glasfaserstift wird als Aufbau im Wurzelkanal eingeklebt
b Schraubenaufbau mit Aufbaufüllung zur Aufnahme einer Krone
c Aufbaufüllung mit parapulpären Stiften

24 Bei einer Kassenpatientin liegen folgende Befunde vor: **ww:** 11, 23, 26, 33 und 46. Es sollen Einzelkronen nach Regelversorgung geplant werden. 23 erhält einen gegossenen Stiftaufbau und zusätzlich ein Stiftprovisorium. 46 erhält eine metallische Teilkrone. Alle Kronen bekommen individuelle Provisorien. Ermitteln Sie die BEMA-Leistungen in der Kostenplanung und die Festzuschüsse.

25 Bei einer Privatpatientin zeigen sich die gleichen Befunde wie in Aufgabe 23. Sie möchte alle Kronen verblendet bekommen, auch die an Zahn 46. Alle Kronen werden in Hohlkehlpräparation ausgeführt, nur bei 46 ist es eine Stufenpräparation. Der Stiftaufbau wird adhäsiv befestigt.
Ermitteln Sie die GOZ-Planungsziffern.

26 Folgender Befund liegt vor: **x:** 42, 41, 33; **ww:** 31, 32, 43. Zahn 43 erhält einen Schraubenaufbau mit Verankerung im Wurzelkanal. Es ist ein individueller Abdrucklöffel erforderlich. Es soll fest sitzender Zahnersatz geplant werden. Planen Sie individuelle Provisorien.
a Die Kassenpatientin wünscht eine Regelversorgung mit vestibulärer Verblendung. Nennen Sie die BEMA-Positionen und die Festzuschüsse.
b Die Privatpatientin wünscht Vollverblendung (Hohlkehlpräparation). Nennen Sie die GOZ-Positionen.

27 Es ergibt sich folgender Befund: Zahn 24 ist bei einem Unfall ausgeschlagen worden, 23 und 22 sind mit Einzelkronen versorgt, die schon älter sind.
a Planen Sie zunächst bei einer Kassenpatientin eine Freiendbrücke. Nennen Sie die BEMA-Ziffern und Festzuschüsse (ohne Provisorien).
b Stellen Sie die Abrechnung bei einer Privatpatientin (Hohlkehlpräparation) nach GOZ-Ziffern auf (ohne Provisorien).

28 Ermitteln Sie, wann im Kassenbereich eine Adhäsivbrücke als Regelversorgung abgerechnet werden kann. Klären Sie die Abrechnungsmöglichkeiten bei Privatpatientinnen.

29 Es ergibt sich folgender Befund: **kw:** 44, 43, 33, 34; **bw:** 42–32. Es soll eine doppelt verankerte Brücke auf 43, 44 und 33, 34 (alle in Hohlkehlpräparation) mit den Brückengliedern 42–32 geplant werden. Die Brücke soll vestibulär verblendet werden. Zahn 33 benötigt einen gegossenen Stiftaufbau.
Bei der tatsächlichen Behandlung stellt sich heraus, dass auch der Zahn 44 einen gegossenen Stiftaufbau benötigt. Es werden individuelle Provisorien geplant, bei 44 und 33 zusätzlich Stiftprovisorien.
Es sind vier Anproben der Brücke notwendig. Das Brückenprovisorium geht einmal kaputt.
a Führen Sie die Planung und Abrechnung für eine Kassenpatientin mit allen Festzuschüssen durch.
b Führen Sie die Planung und Abrechnung aller Zahnersatzleistungen für eine Privatpatientin durch.

Abrechnung der prothetischen Behandlung (Total- und Cover-Denture-Prothese)

30 Vergleichen Sie die Abrechnungsziffern bei Totalprothesen von Kassen- und Privatpatientinnen. Wo sehen Sie Unterschiede, wo Gemeinsamkeiten?

31 Vergleichen Sie die Abrechnung der Funktionsabdrücke bei Kassen- und bei Privatpatientinnen. Wo liegt ein Unterschied?

32 Planen Sie die Abrechnung jeweils bei Kassen- bzw. Privatpatientinnen, wenn folgende Prothesen angefertigt werden sollen. Welche Festzuschüsse ergeben sich für die Kassenpatientin?
a Modellgussprothese (mit drei kompliziert gegossenen Klammern an 15, 23 und 25); es fehlen folgende Zähne: 18–16, 12–22, 26–28; Funktionsabformung mit individuellem Löffel und Planungsmodell
b Modellgussprothese (mit zwei komplizierten gegossenen Klammern an 13 und 23); es fehlen folgende Zähne: 18–14, 12–22 und 24–28; Funktionsabformung und Planungsmodell
c Modellgussprothese (mit zwei komplizierten gegossenen Klammern); es fehlen folgende Zähne: 18, 16–15, 25–26 und 28; individueller Löffel erforderlich

33 Beim gleichen Befund wie in Aufgabe 32b wird eine Teleskopprothese (auf 13 und 23) in Modellguss geplant. Planen Sie wiederum:
a für eine Kassenpatientin.
b für eine Privatpatientin.

34 Stellen Sie die passenden Abrechnungspositionen für folgende Verbindungs- bzw. Verankerungselemente bei Privatpatientinnen zusammen.
a Doldersteg
b Schraube in einer Brücke
c Steg einer Stegverbindungsvorrichtung
d Riegel

35 Ermitteln Sie, wann bei einer Kassenpatientin ein Geschiebe abgerechnet werden kann. Stellen Sie auch die zusätzlichen BEMA-Abrechnungspositionen zusammen und ermitteln die Festzuschüsse für die Kassenpatientin.

36 Nennen Sie die Positionen, die bei Privatpatientinnen anzusetzen sind, wenn an einer Krone in Hohlkehlpräparation folgende Befestigungselemente geplant werden:
a zwei Geschiebe
b ein Geschiebe und eine komplizierte gegossene Klammer
c ein Steg und eine Stegverbindungsvorrichtung

Reparaturen

37 Nennen Sie die Abrechnungspositionen für die Behandlungsabläufe bei Kassen- und Privatpatientinnen:

a Einer Patientin wird eine herausgefallene Brücke mit zwei Ankerkronen wieder eingesetzt.

b Einer eigenen Patientin wird im Notdienst eine herausgefallene provisorische Brücke mit zwei Ankerkronen wieder eingesetzt.

c Einer fremden Patientin wird im Notdienst eine herausgefallene provisorische Brücke mit zwei Ankern wieder eingesetzt.

d Im Mund wird eine Facette wieder eingesetzt.

e Eine Brücke mit drei Pfeilern und drei Brückengliedern wird abgenommen, eine Facette an einem Zwischenglied wird im Labor ersetzt, eine provisorische Brücke ist erforderlich, dann wird die endgültige Brücke wieder zementiert.

f Eine Krone wird abgenommen, Verblendung wird im Labor erneuert, Krone wird wieder eingesetzt, provisorische Versorgung mittels individuellem Provisorium.

g An einer Brücke werden im Mund zwei Verblendungen erneuert.

38 Bestimmen Sie jeweils die Abrechnungspositionen für Kassen- bzw. Privatpatientinnen. Folgende Reparaturleistungen werden durchgeführt:

a An einer Oberkiefertotalprothese wird eine Sprungreparatur durchgeführt. Ein Abdruck ist nicht erforderlich. Welche Positionen rechnen Sie ab?

b An einer Modellgussprothese wird ein Zahn ersetzt. Ein Abdruck ist erforderlich. Welche Positionen rechnen Sie ab?

c An einer Unterkiefertotalprothese wird ein Sprung repariert, gleichzeitig wird ein Zahn wieder eingesetzt. Ein Abdruck ist nicht erforderlich. Welche Positionen rechnen Sie ab?

39 Eine Oberkiefermodellgussprothese wird im indirekten Verfahren vollständig mit funktionaler Randgestaltung unterfüttert. Rechnen Sie für Privat- und Kassenpatientinnen (mit Festzuschüssen) den passenden Positionen ab.

40 Eine Unterkiefermodellgussprothese wurde mit Abdruck um die Zähne 43, 44 und 55 erweitert sowie um eine einfache Halte- und Stützvorrichtung an 46 erweitert. Nennen Sie die Positionen mit denen Sie für Kassen- (mit Festzuschüssen) und Privatpatientinnen abrechnen.

41 Eine Sprungreparatur einer Unterkiefertotalprothese wird durchgeführt. Ein Abdruck ist erforderlich. Beim Wiedereingliedern zeigt sich, dass eine vollständige Unterfütterung mit individueller Randgestaltung erforderlich ist. Rechnen Sie mit den passenden Positionen für Kassen- (mit Festzuschüssen) und Privatpatientinnen ab.

42 Das Sekundärteil einer Teleskopkrone wird erneuert. Nennen Sie die Positionen, mit denen Sie für Kassen- (mit Festzuschüssen) und Privatpatientinnen abrechnen.

43 Ermitteln Sie die Befundklasse, die für Festzuschüsse bei Reparaturen an Prothesen gilt.

44 Zwei gegossene Klammern einer Modellgussprothese werden aktiviert. Erstellen Sie die Abrechnung für Kassen- (mit Festzuschüssen) und Privatpatientinnen.

45 Eine Oberkiefertotalprothese wird im Bereich des rechten Kieferkammes nach einer Zystektomie direkt teilunterfüttert. Anschließend erscheint der Patient dreimal zum Entfernen von Druckstellen. Stellen Sie die Abrechnung für Kassen- (mit Festzuschüssen) und Privatpatientinnen zusammen.

LF 12
Bildgebende Verfahren und Strahlenschutzmaßnahmen anwenden

1 Röntgenstrahlen
2 Digitale und konventionelle Röntgentechnik
3 Aufnahmetechniken
4 Strahlenschutz

1 Röntgenstrahlen

Video
Physikalische Grundlagen von Röntgenstrahlen

Die Anfertigung von Röntgenbildern ist heutzutage das wichtigste bildgebende Verfahren in der Zahnheilkunde. Mit Röntgenstrahlen lassen sich die Knochen des Skeletts und die Zähne darstellen, ohne dass der Körper vorher eröffnet werden muss.

Video
Entstehung von Röntgenstrahlen

Röntgenstrahlen sind, so, wie das sichtbare Licht, elektromagnetische Wellen. Wegen ihrer sehr kurzen Wellenlänge sind Röntgenstrahlen aber so energiereich, dass sie die Weichgewebe unseres Körpers durchdringen können. Nur Knochen und Zähne sowie Metalle, die z. B. zum Zahnersatz verwendet werden, halten die Energie der Röntgenstrahlen auf. Zur Anfertigung einer Röntgenaufnahme benötigt man neben den Röntgenstrahlen auch einen Bildträger, der ein lichtdicht verpackter Film oder (wie beim digitalen Röntgen) eine Speicherfolie oder ein Sensor sein kann.

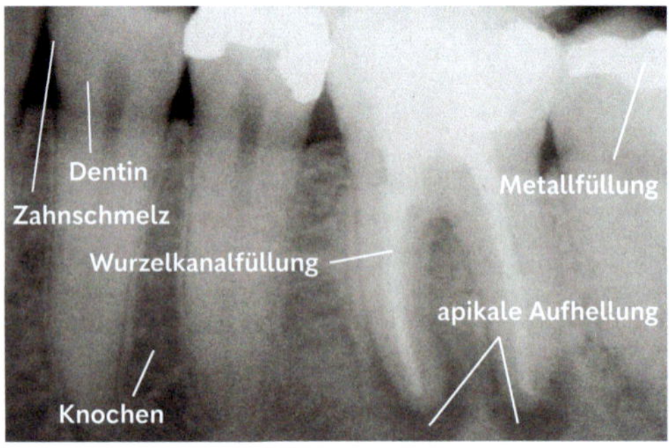

Abb. 1 Kontrollröntgenaufnahme nach Wurzelkanalbehandlung an Zahn 36. Apikale Aufhellung an Zahn 36. Die apikale Parodontitis kann nach der Wurzelkanalbehandlung abheilen, da der Entzündungsreiz beseitigt wurde.

Röntgenstrahlen haben die Eigenschaft, einen fotografischen Film zu schwärzen. Die Anteile eines Zahnfilms, die von Röntgenstrahlen belichtet werden, werden deswegen dunkel dargestellt, während die Anteile, auf die nur wenig oder gar keine Strahlung trifft, hell dargestellt werden. Aus diesem Grund sind die Schädelknochen und Zähne sowie die metallischen Kronen und Füllungen im Röntgenbild hell dargestellt →Abb. 1. Bei einer apikalen Entzündung hingegen bewirkt die Entzündungsreaktion die Auflösung des apikalen Knochengewebes, so dass sich eine apikale Ostitis als dunkler Bereich um die Wurzelspitze zeigt.

Nach der Entdeckung der Röntgenstrahlen wurde für mehr als hundert Jahre konventionelles Filmmaterial als Bildträger verwendet, wobei zur Diagnostik die Negative der Aufnahmen verwendet wurden bzw. werden. Es wird also beim konventionellen Röntgen direkt der Film betrachtet und nicht die von diesem Film hergestellten Papierbilder. Bei Negativen ist aber, im Vergleich zu den angefertigten Papierbildern, hell und dunkel vertauscht.

In der Radiologie werden daher die strahlendurchlässigen Bereiche, die auf dem Film dunkler dargestellt werden, als **Aufhellung** bezeichnet. Die strahlenundurchlässigen Bereiche, die auf dem Film hell dargestellt werden, nennt man **Verschattung**.

Beim digitalen Röntgen erzeugen die digitalen Bildträger, also die Speicherfolien und Sensoren, Bilder, die in der Darstellung den konventionellen Filmen entsprechen.

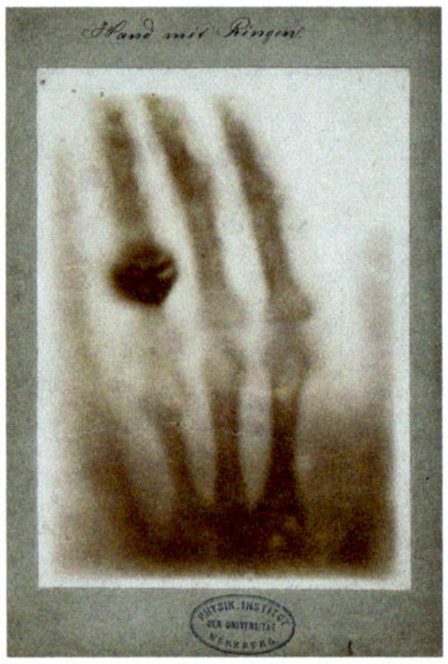

Abb. 2 Die Hand von Bertha Röntgen

Merke
- **Aufhellung:** dunkler Bereich auf dem Röntgenbild, z. B. apikale Ostitis oder Zyste
- **Verschattung:** heller Bereich auf dem Röntgenbild, z. B. Wurzelkanalfüllung oder metallische Krone

Exkurs
Die Röntgenstrahlen wurden von dem Würzburger Physikprofessor Wilhelm Conrad Röntgen (1845–1923) am 8. November 1895 entdeckt. Röntgen experimentierte in einem verdunkelten Laborraum mit einer Kathodenröhre. Er fand dabei heraus, dass von der Röhre unsichtbare Strahlen ausgehen mussten, die auch festes Material durchdringen konnten. Diese Strahlen nannte er X-Strahlen. Bereits am 22. Dezember 1895 fertigte Röntgen die erste Röntgenaufnahme eines Menschen an: Diese Aufnahme zeigt die Hand seiner Frau Bertha.

1.1 Eigenschaften von Röntgenstrahlen

Röntgenstrahlen sind, wie das sichtbare Licht, elektromagnetische Wellen. Das Spektrum der elektromagnetischen Wellen umfasst verschiedene Wellenarten, die sich in der Wellenlänge und in der Frequenz unterscheiden →Abb. 1. So besitzt das mit unserem Auge sichtbare Licht eine Wellenlänge zwischen 400 und 760 nm. Dagegen haben Röntgenstrahlen eine sehr viel kürzere Wellenlänge.

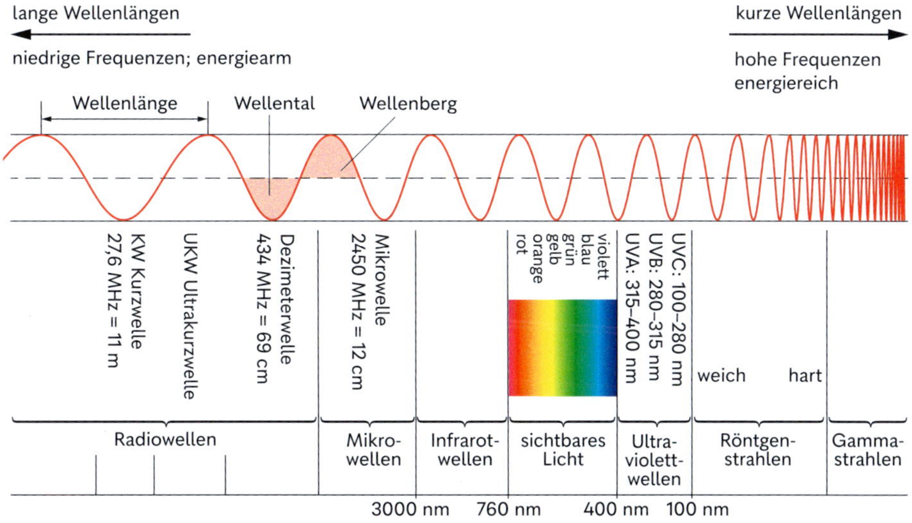

Abb. 1 Spektrum der elektronmagnetischen Wellen (1 nm = ein millionstel Millimeter)

Je kürzer die Wellenlänge einer elektromagnetischen Welle ist, desto höher ist deren Frequenz und umso energiereicher ist diese Wellenart. Röntgenstrahlen sind also sehr viel energiereicher als sichtbares Licht und unterscheiden sich deswegen in einigen Eigenschaften von sichtbarem Licht:

Röntgenstrahlen
- sind unsichtbar,
- können feste Körper durchdringen,
- belichten fotografische Filme,
- lassen fluoreszierende Stoffe aufleuchten (z. B. Verstärkerfolien in Filmkassetten),
- haben eine biologisch schädigende Wirkung,
- haben eine ionisierende Wirkung,
- breiten sich im Vakuum in Lichtgeschwindigkeit aus,
- können gebeugt, reflektiert und gebrochen werden,
- können durch Stoffe mit hoher Atomdichte abgeschirmt werden (z. B. durch Blei),
- werden mit zunehmendem Abstand von der Strahlenquelle in ihrer Intensität geschwächt (Abstandsquadratgesetz, →Abb. 2).

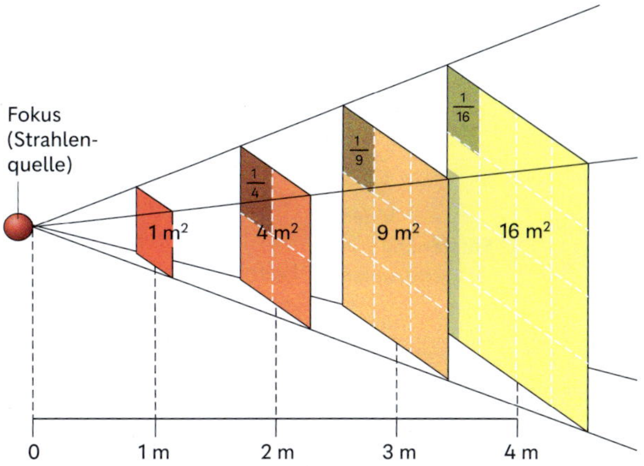

Abb. 2 Abstandsquadratgesetz. Die bestrahlte Fläche nimmt im Quadrat zu; die Strahlenintensität nimmt im Quadrat ab.

Merke
Die Strahlenintensität nimmt mit dem Quadrat des Abstandes von der Strahlenquelle ab, weil sich die bestrahlte Fläche mit dem Quadrat der Entfernung von der Strahlenquelle vergrößert.

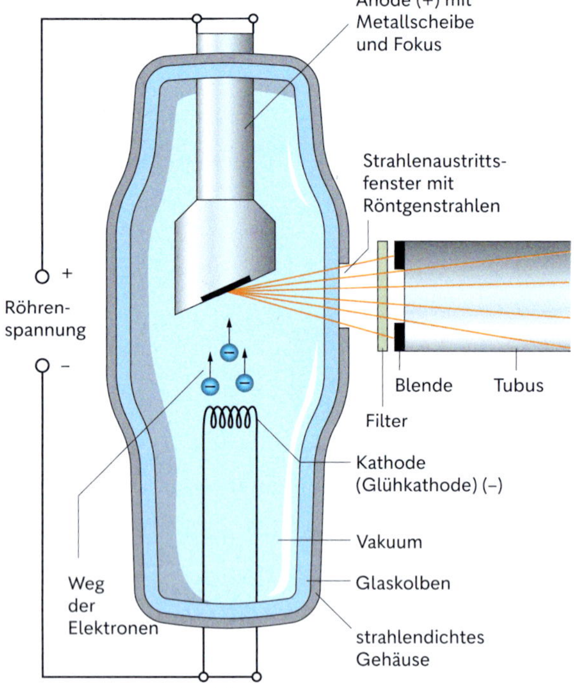

Abb. 1 Röntgenröhre (Prinzip)

1.2 Aufbau einer Röntgenröhre

Zur Anfertigung einer Röntgenaufnahme müssen Röntgenstrahlen in einer Röntgenröhre erzeugt werden. Eine Röntgenröhre besteht aus einem Glaskolben, in dem sich ein Vakuum (luftleerer Raum) befindet →Abb. 1. Auf der Seite der Kathode (negativer Pol) befindet sich ein Glühfaden aus Wolfram. Auf der anderen Seite des Glaskolbens gegenüber des Glühfadens liegt die abgeschrägte Anode (positiver Pol). Die Oberfläche der Anode besteht aus einer Wolframscheibe, einem Metall, das sehr hitzestabil ist.

Die Röntgenröhre ist von einem Bleimantel umgeben, der nur eine kleine Öffnung aufweist, die als Strahlenaustrittsfenster bezeichnet wird.

Beim Betrieb einer Röntgenröhre wird an der Anode ein Heizstrom angelegt, der den Glühfaden zum Glühen bringt. Zwischen der Kathode und der Anode wird bei dentalen Röntgengeräten eine Hochspannung von ca. 70 000 Volt (70 KV/Kilovolt) angelegt.

1.3 Entstehung von Röntgenstrahlen

Durch das Einschalten des **Heizstroms** wird der Glühfaden der Kathode zum Glühen gebracht. Am Glühfaden werden aufgrund der hohen Bewegungsenergie der Moleküle **Elektronen** in das Vakuum der Röntgenröhre freigesetzt.

Video
Entstehung von Röntgenstrahlen

Mit dem Einschalten der hohen **Röhrenspannung** zwischen Kathode und Anode werden die negativ geladenen Elektronen in Richtung der positiv geladenen Anode beschleunigt und an der Wolframscheibe plötzlich abgebremst. An dieser Stelle, die man als Brennfleck oder Fokus bezeichnet, wird die Bewegungsenergie der Elektronen zu 99 % in Wärme und zu 1 % in Röntgenstrahlen umgewandelt.

Die Geschwindigkeit der Elektronen ist abhängig von der angelegten Röhrenspannung. Bei einer hohen Röhrenspannung und somit hoher Geschwindigkeit der Elektronen entstehen kurzwellige harte Röntgenstrahlen mit einer hohen Durchdringungskraft. Bei einer niedrigen Röhrenspannung und somit geringeren Geschwindigkeit der Elektronen entstehen langwellige weiche Röntgenstrahlen mit einer geringeren Durchdringungskraft.

Die entstandenen Röntgenstrahlen können die Röntgenröhre nur durch das Strahlenaustrittsfenster verlassen. Dort werden mithilfe von Filtern aus Aluminium oder Kupfer die langwelligen Anteile der Strahlung herausgefiltert, weil diese nicht zur Bilderzeugung beitragen. Eine Blende bündelt dann die zur Belichtung austretenden Röntgenstrahlen zum so genannten Nutzstrahlenbündel.

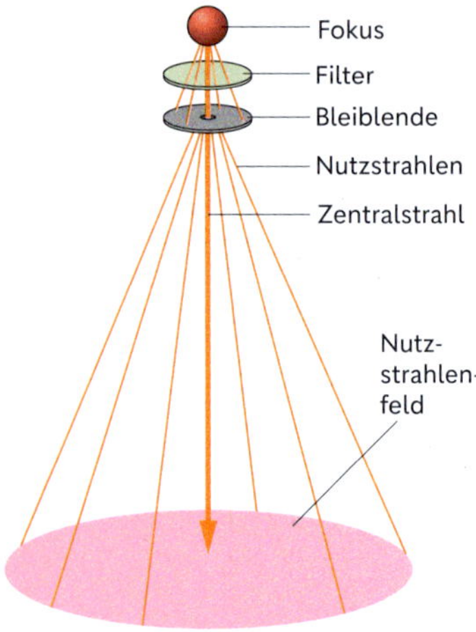

Abb. 2 Nutzstrahlenbündel, Nutzstrahlenfeld und Zentralstrahl

Den im Zentrum des Nutzstrahlenbündels verlaufenden Strahl bezeichnet man als **Zentralstrahl**. Dieser ist für die richtige Einstellung des Nutzstrahlenbündels bei den verschiedenen Röntgentechniken wichtig.

1.4 Aufbau eines dentalen Röntgengerätes

Die dentalen Röntgengeräte werden zur Anfertigung von intraoralen Röntgenaufnahmen verwendet. Sie sind für die Einstellung am Patienten mit einem beweglichen Befestigungsarm verbunden. Am Gehäuse von dentalen Röntgengeräten befindet sich ein röhrenförmiger Tubus aus Metall oder Kunststoff. Mithilfe einer Winkelskala kann der Neigungswinkel des Tubus zur Horizontalebene (Fußbodenebene) abgelesen werden.

Im Inneren des Röntgengerätes sind die Steuerungselektronik, die Röntgenröhre und der Transformator, der die hohe Röhrenspannung erzeugt. Am Strahlenaustrittsfenster der Röntgenröhre sind der Filter und die Blende angebracht.

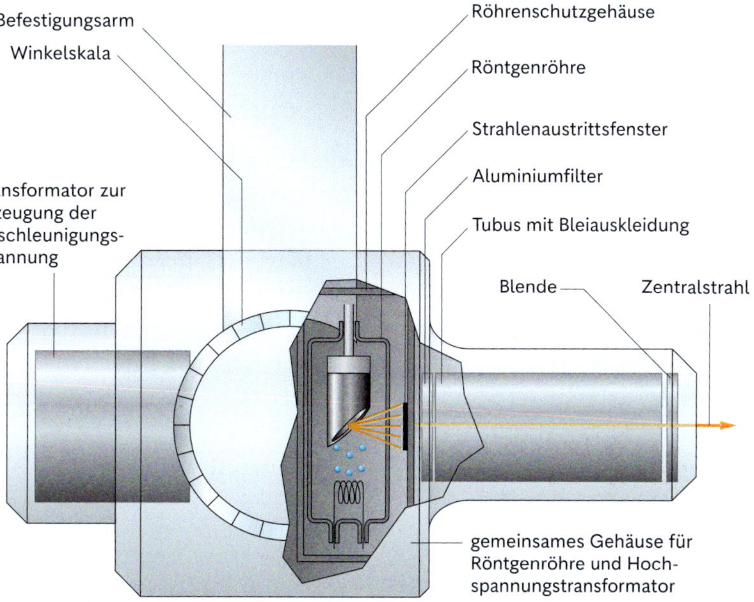

Abb. 1 Aufbau eines dentalen Röntgengerätes

Der Tubus ist ein röhrenförmiger Aufsatz am Strahlenaustrittsfenster, durch den das Nutzstrahlenbündel verläuft. Zur Vermeidung von Strahlenschäden der äußeren Haut werden heutzutage Langtuben verwendet, die einen Mindestabstand zwischen der Strahlungsquelle (Röntgenröhre) und der Haut des Patienten sicherstellen. Außerdem erleichtert der Tubus die korrekte Einstellung bei Röntgentechniken, bei denen der Bildträger mit einem Halter im Mund des Patienten fixiert wird. Bei einigen Geräten befindet sich am Tubus eine Markierung in Längsrichtung des Tubus.

1.5 Einflussfaktoren bei der Erzeugung und Verwendung von Röntgenstrahlen

Die Erzeugung von Röntgenstrahlen und die Bildentstehung von Röntgenaufnahmen wird von drei Einflussfaktoren (Parametern) bestimmt:
- **Röhrenspannung** in Kilovolt (kV)
- **Stromstärke** in Milliampere (mA)
- **Belichtungszeit** in Sekunden (s)

Die angelegte **Röhrenspannung** beschleunigt die Elektronen in Richtung der Wolframscheibe. Bei einer hohen Röhrenspannung werden die Elektronen stärker beschleunigt und an der Anode auch stärker abgebremst. Es entstehen dann vermehrt energiereiche, kurzwellige Röntgenstrahlen mit einer hohen Durchdringungskraft. Bei OPG-Geräten ist die Röhrenspannung zwischen 60 und 80 kV einstellbar. Sie muss bei Erwachsenen höher eingestellt werden als bei Kindern.

Orthopantomogramm →S. 290

Bei den dentalen Röntgengeräten ist die Röhrenspannung meist auf 60 oder 70 kV fest eingestellt.

Von der **Stromstärke** des Heizstroms an der Glühkathode hängt ab, wie viele Elektronen am Glühfaden in das Vakuum der Röntgenröhre freigesetzt werden. Je höher der Heizstrom ist, desto mehr Elektronen werden in Richtung Anode beschleunigt. Es entstehen dann mehr Röntgenstrahlen, d. h. die Strahlung wird intensiver.

Bei OPG-Geräten variiert die Stromstärke je nach eingestelltem Programm, bei dentalen Röntgengeräten liegt sie meist bei 7 mA.

Von der **Belichtungszeit** hängt ab, wie dunkel die belichteten Stellen auf dem Bildträger dargestellt werden. Bei den dentalen Röntgengeräten variiert die Belichtungszeit je nach der Region, die geröntgt wird. Im Seitenzahnbereich ist die Belichtungszeit länger als im Frontzahnbereich. Bei OPG-Geräten wird der Bildträger stückweise während des Umlaufs der Röntgenröhre belichtet. Die Belichtungszeit für eine komplette OPG-Aufnahme ist daher so lange, wie die Rotation der Röntgenröhre um den Kopf des Patienten dauert.

Terminologie: Röntgenstrahlen

Anode, die	positiv geladener Pol
Aufhellung, die	dunkler Bereich auf dem Röntgenbild
Elektron, das	Elektronen sind negativ geladene Teilchen
fluoreszierender Stoff	Stoff, der durch energiereiche Strahlung zum Leuchten gebracht werden kann
Fokus (Brennfleck), der	Stelle, an der auf der Wolframscheibe die Röntgenstrahlen entstehen
Kathode, die	negativ geladener Pol
Vakuum, das	luftleerer Raum
Verschattung, die	heller Bereich auf dem Röntgenbild
Zentralstrahl, der	im Zentrum des Nutzstrahlenbündels verlaufender Röntgenstrahl

Aufgaben

1	Erklären Sie die Begriffe Aufhellung und Verschattung und geben Sie jeweils zwei Beispiele.
2	Nennen Sie sechs Eigenschaften von Röntgenstrahlen.
3	Erklären Sie den Aufbau einer Röntgenröhre.
4	Erläutern Sie die Begriffe Heizstrom und Röhrenspannung.
5	Erklären Sie die Entstehung von Röntgenstrahlen.
6	Was versteht man unter dem Zentralstrahl?
7	Welche Einflussfaktoren bestimmen die Entstehung von Röntgenaufnahmen?

2 Digitale und konventionelle Röntgentechnik

Bei intraoralen Röntgenaufnahmen werden meist Zähne dargestellt. Der Bildträger befindet sich dabei innerhalb der Mundhöhle, hinter den Zähnen, die geröntgt werden sollen, wobei der Bildträger entweder durch den Patienten oder durch einen Filmhalter fixiert wird →Abb. 1. Wenn man keinen Filmhalter verwendet, wird der Film so eingelegt, dass der Rand des Bildträgers die Okklusionsebene bzw. die Inzisalkante der Zähne um 2–3 mm überragt. Der Patient ist darauf hinzuweisen, dass er den Bildträger nicht durch das Festhalten verbiegt, da sonst verzerrte Aufnahmen entstehen.

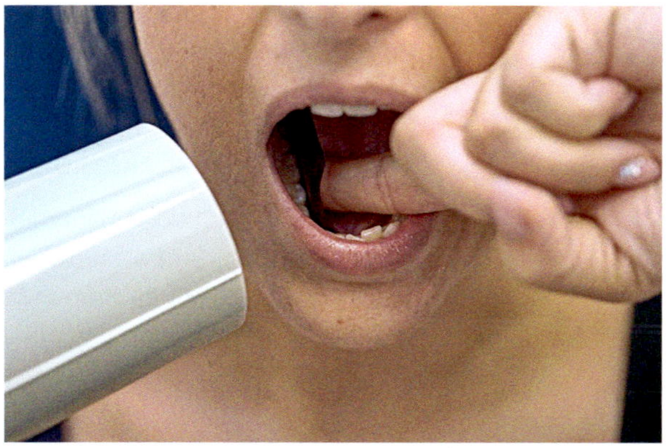

Abb. 1 Die Patientin hält den Bildträger.

2.1 Digitales Röntgen

Beim digitalen Röntgen unterscheidet man das direkte und das indirekte Verfahren, bei denen jeweils verschiedenartige Bildträger verwendet werden: **Sensoren** sind ca. 5 mm dick und immer mit einem Kabel mit dem Computer verbunden →Abb. 2.

Speicherfolien werden in den Formaten der Röntgenfilme angeboten und werden üblicherweise mit einem Filmhalter verwendet →Abb. 4, S. 280. Durch die hohe Empfindlichkeit der digitalen Bildträger kann die Belichtungszeit und damit die Strahlendosis bei der Anfertigung von Röntgenaufnahmen reduziert werden.

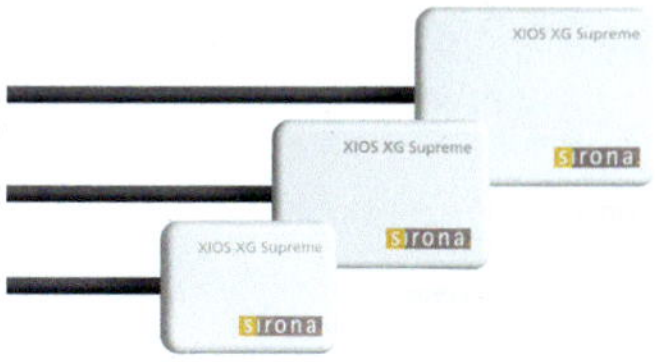

Abb. 2 Sensoren für digitales Röntgen

2.1.1 Direktes digitales Röntgen

Das direkte digitale Röntgen erfolgt mit einem **Sensor**, der über ein Kabel **direkt mit dem Computer verbunden** ist →Abb. 2. Nach der Belichtung des Sensors erscheint nahezu direkt das digitale Bild der Aufnahme auf dem Computer →Abb. 3. Ein Vorteil dieses Verfahrens ist, dass das Bild sofort zur Beurteilung und Befundung zur Verfügung steht und der Patient ohne Verzögerung weiterbehandelt werden kann.

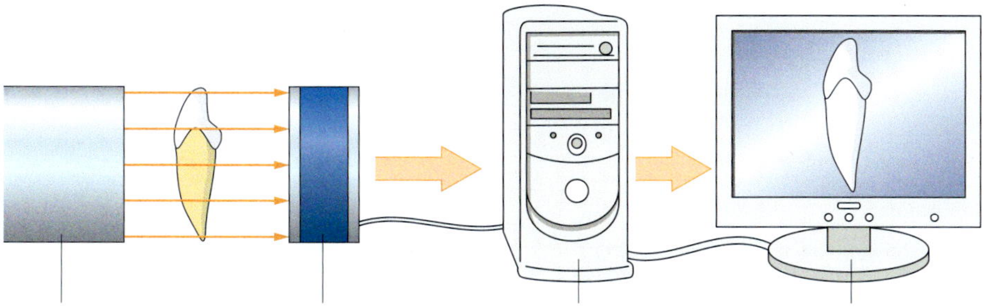

Abb. 3 Digitales Röntgen mit einem Sensor (Prinzip)

Sensoren werden in verschiedenen Größen angeboten. Sie können immer wieder verwendet werden und sind während der Benutzung am Patienten durch eine flüssigkeitsdichte Schutzhülle vor Speichel geschützt. Die Positionierung der Sensoren im Mund des Patienten ist etwas schwieriger als mit anderen Bildträgern, da die Sensoren dicker und mit einem Kabel verbunden sind. Zudem sind die Anschaffungskosten wesentlich höher als bei anderen Bildträgern.

2.1.2 Indirektes digitales Röntgen

Beim indirekten digitalen Röntgen werden als Bildträger **Speicherfolien** verwendet →Abb. 1. Auf diesen sind die Bildinformationen zwischengespeichert. Die belichteten Speicherfolien müssen **zuerst mit** einem **Laserscanner ausgelesen und digitalisiert** werden, bevor das Bild auf dem Computer erscheint →Abb. 4.

Speicherfolien sind kabellos und werden in den Größen der konventionellen Röntgenfilme angeboten. Speicherfolien können mit den konventionellen Filmhaltern verwendet werden, was die Positionierung am Patienten erleichtert. Während der Verwendung am Patienten müssen auch die Speicherfolien durch eine flüssigkeitsdichte Schutzhülle vor Speichel geschützt werden →Abb. 2.

Die Anschaffungskosten der Speicherfolien sind deutlich geringer, wobei allerdings auch der Scanner zum Auslesen der Speicherfolien anzuschaffen ist →Abb. 3. Speicherfolien können bei pfleglicher Handhabung ungefähr 1000mal belichtet werden.

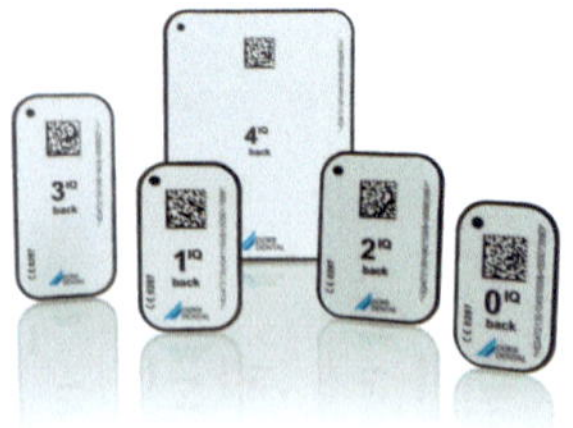

Abb. 1 Speicherfolien in den Formaten der Zahnfilme

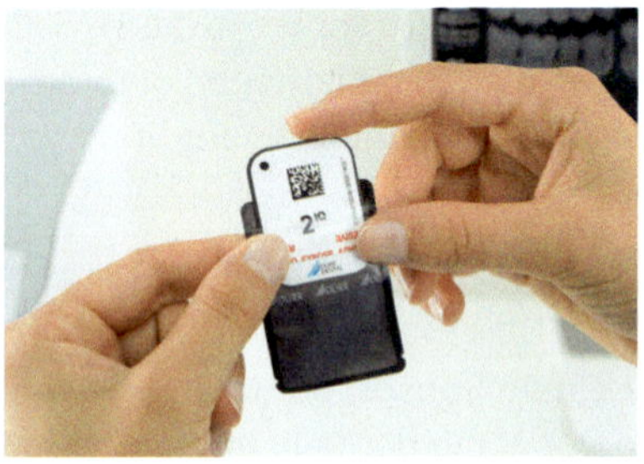

Abb. 2 Speicherfolie und Schutzhülle

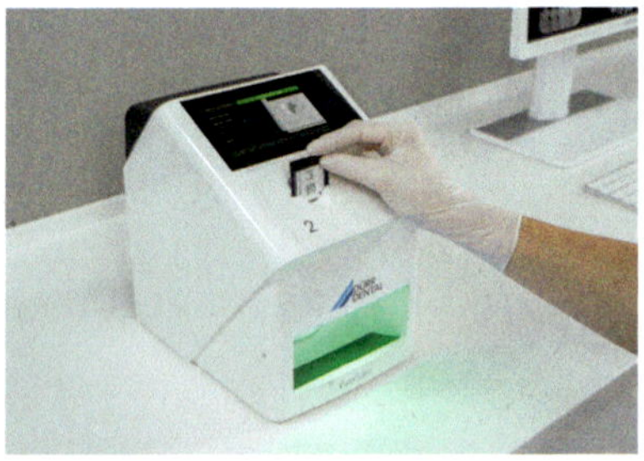

Abb. 3 Speicherfolien-Scanner

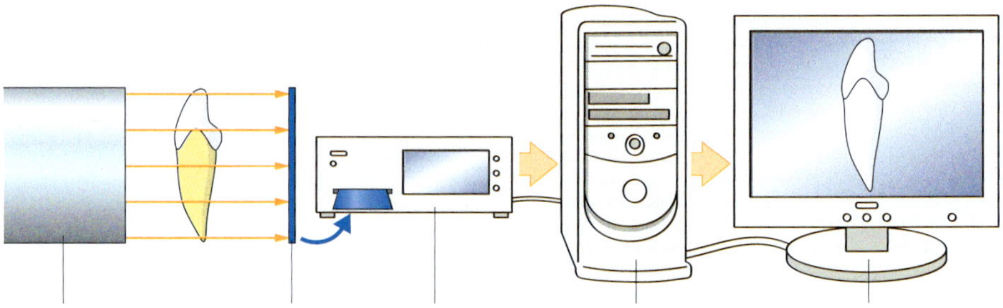

Abb. 4 Röntgen mit Speicherfolien (Prinzip)

2.1.3 Vorteile und Nachteile digitaler Röntgentechnik

Die digitale Röntgentechnik hat im Vergleich zum konventionellen analogen Röntgen mit Film einige **Vorteile**. Die Röntgenaufnahme ist sofort verfügbar, so dass die Behandlung des Patienten nicht unterbrochen werden muss. Zudem kann die Aufnahme am Computer bearbeitet und platzsparend archiviert werden. Außerdem erfolgt die Anfertigung der Röntgenaufnahme mit einer geringeren Strahlendosis und ohne die Verwendung von Chemikalien. Werden Röntgenaufnahmen von Behandlern anderer Praxen angefordert, ist die Datenübertragung technisch problemlos möglich.

Nachteile digitaler Röntgentechnik sind die hohen Anschaffungskosten sowie die schwierigere Handhabung der Sensoren. Das digitale Röntgen setzt zudem ein funktionierendes Computersystem mit einem hochwertigen Befundungsmonitor voraus. Außerdem muss für die Zeit der gesetzlich vorgeschriebenen Aufbewahrungsfristen die digitale Archivierung sichergestellt werden. Ferner sind für den digitalen Versand von Röntgenbildern die aktuellen Datenschutzbestimmungen zu beachten.

2.2 Analoges Röntgen

Bereits kurze Zeit nach der Entdeckung der Röntgenstrahlen erstellte Wilhelm Conrad Röntgen erste Röntgenaufnahmen auf fotografischem Film. Die erste veröffentlichte dokumentierte Röntgenaufnahme von der Hand seiner Frau Bertha fertigte er am 22.12.1895 an. Bis zur Entwicklung der digitalen Bildträger wurden Röntgenbilder durch Belichtung von fotografischen Filmen hergestellt. Dieses konventionelle Verfahren wird auch heute noch angewendet, wobei der Anteil der digital erstellten Röntgenbilder stetig zunimmt.

2.2.1 Aufbau, Größe und Verpackung von Röntgenfilmen

Aufbau eines Röntgenfilms

Die in der zahnärztlichen Praxis verwendeten Röntgenfilme bestehen aus einem transparenten **Schichtträger** aus Zelluloid, der doppelseitig mit einer lichtempfindlichen **Emulsion aus Silberbromid** beschichtet ist. Diese Emulsion ist durch eine **Haftschicht** am Schichtträger befestigt und wird außen von einer **Schutzschicht** vor mechanischer Beschädigung geschützt →Abb. 1.

Abb. 1 Aufbau eines Röntgenfilms (Querschnitt)

Filmformate für intraorale Aufnahmen

Für intraorale Aufnahmen werden, je nach Verwendungszweck, verschiedene Filmformate verwendet →Abb. 2:

- **Standardzahnfilm** (3 x 4 cm) – dient der Aufnahme von bis zu drei benachbarten Zähnen
- **kleiner Zahnfilm** (2 x 3 cm) – eignet sich für die Verwendung bei Kindern oder bei Platzmangel
- **Bissflügelzahnfilm** (2,5 x 5,5 cm) – besitzt in der Mitte eine Aufbisslasche und wird zur Diagnostik von Approximalkaries der Seitenzähne des Ober- und Unterkiefers verwendet
- **Aufbissfilm** (5,5 x 7,5 cm) – wird für die Erstellung von Aufnahmen des Gaumens oder des Mundbodens verwendet

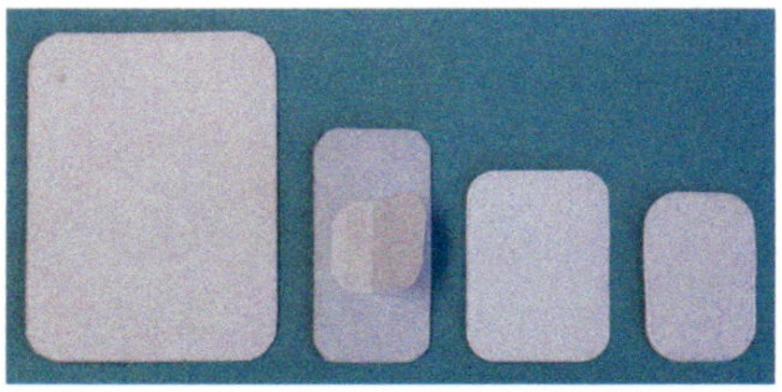

Abb. 2 Filmformate für intraorale Aufnahmen

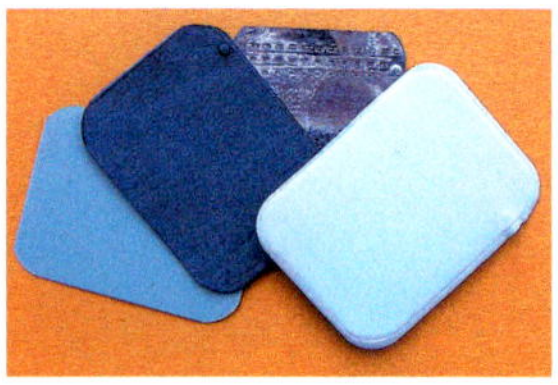

Abb. 1 Verpackung eines Zahnfilms

Verpackung eines Röntgenfilms für intraorale Aufnahmen

Röntgenfilme, die für Aufnahmen innerhalb der Mundhöhle zur Darstellung der Zähne verwendet werden, müssen so verpackt sein, dass sie vor dem Licht der Umgebung und vor Speichel geschützt sind.

Der **Röntgenfilm** ist zum Schutz vor Lichteinfall beidseitig in **schwarzes Papier** eingebettet. Auf der Rückseite befindet sich eine **Metallfolie** aus Blei, die einerseits das hinter dem Film liegende Gewebe vor Strahlung schützt und andererseits die rückwärtige Belichtung des Films durch Streustrahlung (Rückstrahlung) verhindert. Die äußere Umhüllung besteht aus einer licht- und speicheldichten **Kunststoffhülle**, deren Vorderseite weiß ist →Abb. 1. An der Rückseite befindet sich eine Lasche zum Öffnen der Verpackung, da der Film vor der Entwicklung lichtgeschützt aus der Verpackung entnommen werden muss.

Um nach der Entwicklung die Vorder- und Rückseite des Röntgenfilms unterscheiden zu können, ist an der Vorderseite eine **kleine Erhebung** eingeprägt. Diese sollte bei eingelegtem Film inzisal bzw. okklusal liegen.

2.2.2 Entwicklung und Fixierung von Röntgenfilmen

Röntgenfilme müssen, bevor ein dauerhaftes Röntgenbild entsteht, zunächst entwickelt und fixiert werden. Diese Prozesse müssen lichtgeschützt erfolgen, da der Röntgenfilm erst nach der Fixierung nicht mehr lichtempfindlich ist.

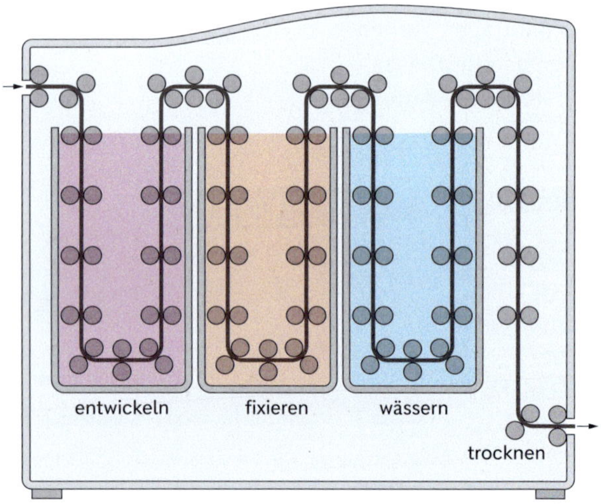

Abb. 2 Filmentwicklung im Entwicklungsvollautomaten (schematische Darstellung)

In der Praxis werden die belichteten Röntgenfilme meist mithilfe eines Automaten entwickelt →Abb. 2. In diesem befinden sich die Entwicklerlösung, die Fixierlösung und ein Wasserbad, die durch ein Thermostat auf einer konstanten Temperatur gehalten werden. Der gesamte Entwicklungsprozess dauert ungefähr 5–6 Minuten.

Zu Beginn wird der Röntgenfilm entweder in einer Dunkelkammer oder lichtgeschützt am Entwicklungsautomaten ausgepackt. Durch Transportrollen wird dann der belichtete Film zunächst durch die **Entwicklerlösung** transportiert. Durch den chemischen Prozess der Entwicklung werden die belichteten Silberbromidteilchen in schwarzes metallisches Silber umgewandelt, das **Bild wird sichtbar**.

Danach wird die Entwicklerlösung durch Walzen von der Oberfläche des Films entfernt und der Film weiter in die **Fixierlösung** geleitet. Durch die Fixierlösung werden die unbelichteten Silberbromidteilchen entfernt, so dass nun der Film nicht mehr durch das Tageslicht nachbelichtet werden kann, das **Bild wird haltbar**.

Zum Schluss wird der Film durch ein Wasserbad transportiert, in dem die Fixierlösung abgespült wird. Abschließend wird der Film vor der Entnahmestelle des Entwicklungsautomaten durch warme Luft oder Infrarotlicht getrocknet.

Entwickler und Fixierer müssen regelmäßig erneuert werden. Die verbrauchten Lösungen werden getrennt voneinander gesammelt und als Sondermüll entsorgt.

2.2.3 Filmkassetten für extraorale Aufnahmen

Bei extraoralen Aufnahmen wird der Röntgenfilm in einer Dunkelkammer in eine lichtgeschützte Metallkassette eingelegt, in der sich auf beiden Innenseiten jeweils eine Verstärkerfolie befindet. Die Verstärkerfolien sind mit einem fluoreszierenden Material (z. B. Kalziumwolframat) beschichtet, welches durch die Energie der Röntgenstrahlen zum Leuchten gebracht wird. Das Licht der Verstärkerfolien trägt wesentlich zur Belichtung des Films bei: Die Filmschwärzung erfolgt zu 95 % durch das Licht der Verstärkerfolien und nur zu 5 % direkt durch die Röntgenstrahlen →Abb. 1. Die Verstärkerfolien verstärken also die Wirkung der Röntgenstrahlen. So können Röntgenaufnahmen mit einer geringeren Strahlendosis erstellt werden.

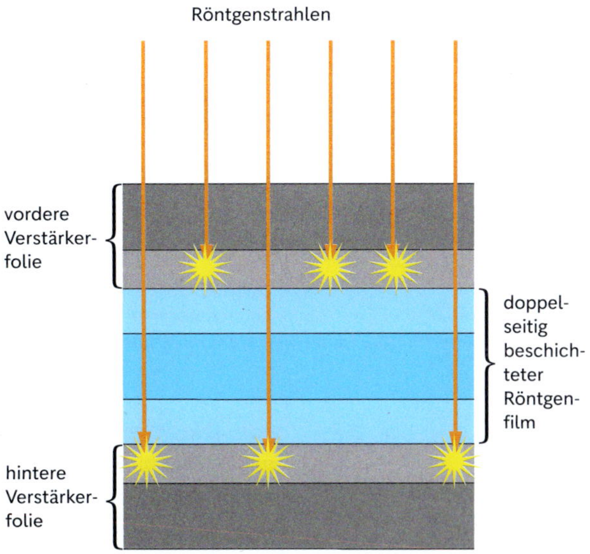

Abb. 1 Aufbau einer Filmkassette mit Verstärkerfolien

Merke
Die Verstärkerfolien in den Filmkassetten für extraorale Aufnahmen verstärken die Wirkung der Röntgenstrahlen. Dadurch wird die Strahlenbelastung für den Patienten verringert.

Terminologie: Röntgentechnik

Filmhalter	Hilfsmittel zur Ausrichtung des Bildträgers (z. B. Röntgenfilm oder Speicherfolie)
Silberbromid	lichtempfindlicher Bestandteil eines Röntgenfilms

Aufgaben

1 Nennen und erläutern Sie die beiden verschiedenen digitalen Röntgenverfahren.

2 Nennen Sie vier Vorteile und vier Nachteile der digitalen Röntgentechnik.

3 Nennen Sie drei übliche Filmformate für intraorale Aufnahmen.

4 Erklären Sie, warum sich bei intraoralen Röntgenfilmen auf der Rückseite eine bleihaltige Metallfolie befindet.

5 Erläutern Sie die Funktion der Verstärkerfolien von Filmkassetten für extraorale Aufnahmen.

6 Beschreiben Sie, was bei der Entwicklung und bei der Fixierung eines Röntgenfilms passiert.

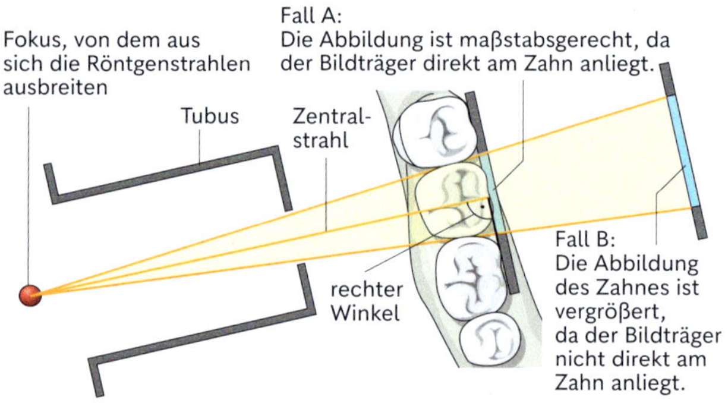

Abb. 1 Korrekte Abbildung der Zähne durch Anlegen des Bildträgers direkt an den Zahn (Prinzip; Darstellung nicht maßstabsgerecht)

3 Aufnahmetechniken

Die in der Zahnheilkunde angewendeten Aufnahmetechniken werden, auch wenn verschiedene Bildträger wie Sensor, Speicherfolie oder Film im Einsatz sind, gleich durchgeführt. Grundsätzlich unterscheidet man nach der Lage des verwendeten Bildträgers:

- **Intraorale Aufnahmetechniken:** Der Bildträger befindet sich innerhalb der Mundhöhle.
- **Extraorale Aufnahmetechniken:** Der Bildträger befindet sich außerhalb der Mundhöhle.

Das Ziel einer guten Röntgenaufnahme ist die originalgetreue Abbildung der dargestellten Region. Die abgebildeten Zähne, Kiefer- oder Schädelanteile sollen also in Form und Größe dem Original entsprechen. Um dieses Ziel zu erreichen, sollte der Bildträger so nah wie möglich am Zahn liegen. Je größer der Abstand zwischen dem zu röntgenden Zahn und dem Bildträger ist, desto größer ist die Abbildung des Zahnes auf der Röntgenaufnahme →Abb. 1.

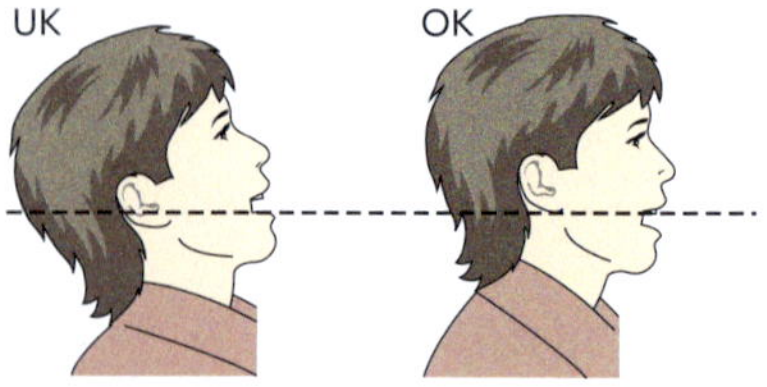

Abb. 2 Kopfhaltung des Patienten zur horizontalen Ausrichtung der Kauebene

3.1 Intraorale Röntgenaufnahmen

Bei allen intraoralen Röntgenaufnahmen befindet sich der Bildträger innerhalb der Mundhöhle. Man unterscheidet die folgenden Aufnahmetechniken bzw. -arten: Halbwinkeltechnik, Technik nach Le Master, Bissflügelaufnahme, Paralleltechnik, Rechtwinkeltechnik, Aufbissaufnahme.

Bei den intraoralen Aufnahmetechniken sitzt der Patient aufrecht auf einem Stuhl mit Kopfstützen. Diese stabilisieren den Kopf des Patienten und reduzieren die Gefahr von Verwacklungen während der Aufnahme. Der Kopf wird so positioniert, dass die Kauebene (Okklusionsebene) des Kiefers, der geröntgt werden soll, parallel zum Fußboden ausgerichtet wird →Abb. 2.

In der Regel wird der Zentralstrahl senkrecht auf den darzustellenden Zahn eingestellt (**orthoradiale Einstellung**). Auf diese Weise können Verzerrungen der Abbildung sowie Überlappungen der Zahnzwischenräume vermieden werden →Abb. 3, 4, 5.

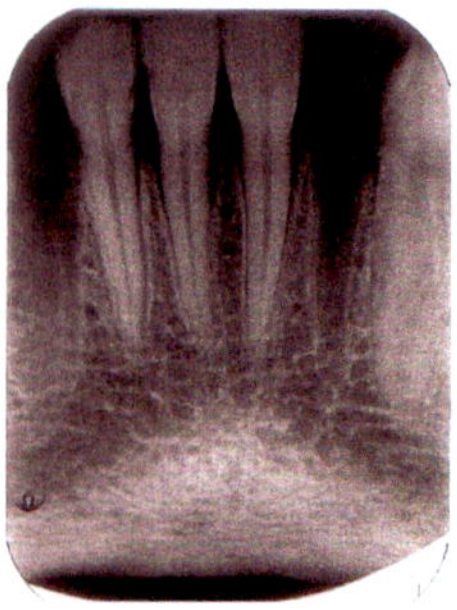

Abb. 3 Korrektes Röntgenbild in orthoradialer Einstellung. Zähne und Zahnzwischenräume sind wirklichkeitsgetreu abgebildet.

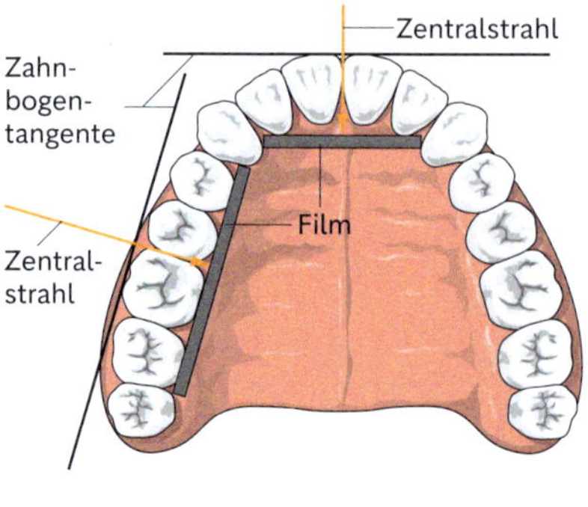

Abb. 4 Orthoradiale Einstellung

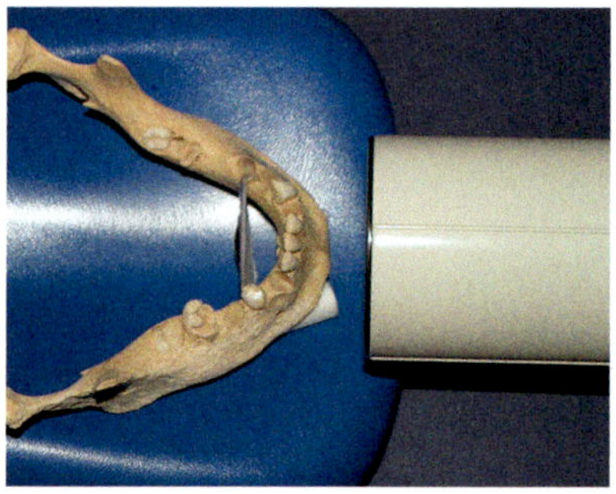

Abb. 5 Der Tubus ist orthoradial auf die Zahnbogentangente eingestellt.

Nur in besonderen Fällen kann eine bewusste Abweichung von der orthoradialen Einstellung erforderlich sein. Sollen zum Beispiel im Oberkiefer von Zahn 14 oder 24 die bukkale und die palatinale Wurzel dargestellt werden, würden sich bei einer orthoradialen Einstellung beide Wurzeln überlagern, da sie beide hintereinander im Strahlenverlauf liegen.

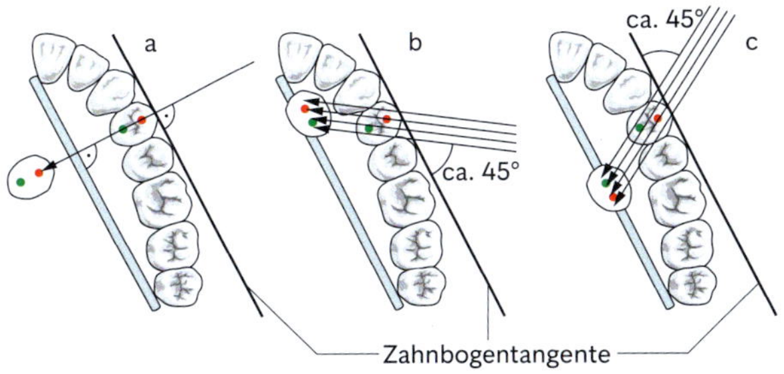

Abb. 1 Exzentrische Aufnahmen. a) Bei orthoradialer Einstellung werden die Wurzeln überlagert dargestellt. b) Mit der distal-exzentrischen Einstellung werden die Wurzeln überlagerungsfrei abgebildet, ebenso mit der mesial-exzentrischen Einstellung (c).

Zur Darstellung beider Wurzeln wird dann eine **exzentrische Einstellung** notwendig. Der Tubus wird hierbei in der Horizontalen entweder nach mesial (**mesialexzentrisch**) oder nach distal (**distalexzentrisch**) verschoben. Der Zentralstrahl trifft dann schräg, im Winkel von ca. 45 Grad, auf den darzustellenden Zahn. Auf diese Weise können beide Wurzeln auf dem Röntgenbild beurteilt werden →Abb. 1. Eine exzentrische Einstellung kann auch zur Lagebestimmung von verlagerten Zähnen oder Fremdkörpern eingesetzt werden.

3.1.1 Halbwinkeltechnik

Die Halbwinkeltechnik wird ohne Filmhalter und üblicherweise mit einem Zahnfilm durchgeführt. Vor dem Einlegen des Films wird der Kopf des Patienten so positioniert, dass sich die Kauebene des Kiefers der geröntgten Zähne parallel zum Fußboden befindet. Die in der Tabelle aufgeführten Einstellwinkel dienen der Voreinstellung des Tubus und erleichtern die exakte Feineinstellung am Patienten.

Oberkiefer	Frontzähne	+ 55°
	Prämolaren	+ 45°
	Molaren	+ 35°
Unterkiefer	Frontzähne	- 20°
	Prämolaren	- 10°
	Molaren	- 5°

Tab. 1 Winkeleinstellung des Tubus bei Halbwinkeltechnik

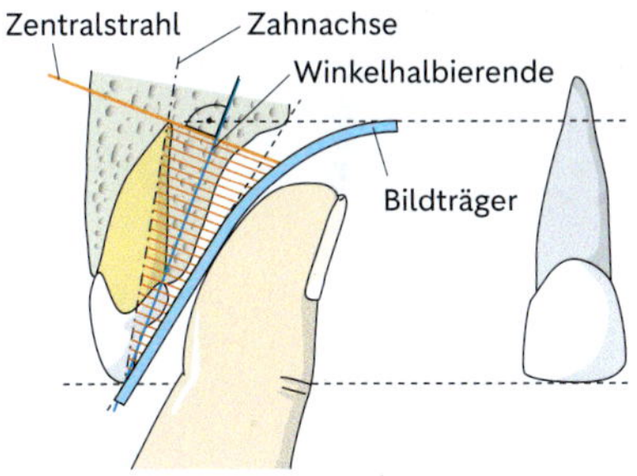

Abb. 2 Zahn verlängert abgebildet, da der Bildträger durchgedrückt wurde

Der Film, der in die Mundhöhle eingelegt wird, zeigt mit der Vorderseite zum Zahn, der dargestellt werden soll. Die Filmseite, an der sich die Prägung befindet, überragt dabei die Kauebene oder die Schneidekante des Zahnes um ungefähr 2–3 mm. Der Film wird vom Patienten mit dem Zeigefinger fixiert und darf dabei nicht durchgedrückt werden, da der Zahn sonst verlängert dargestellt würde →Abb. 2.

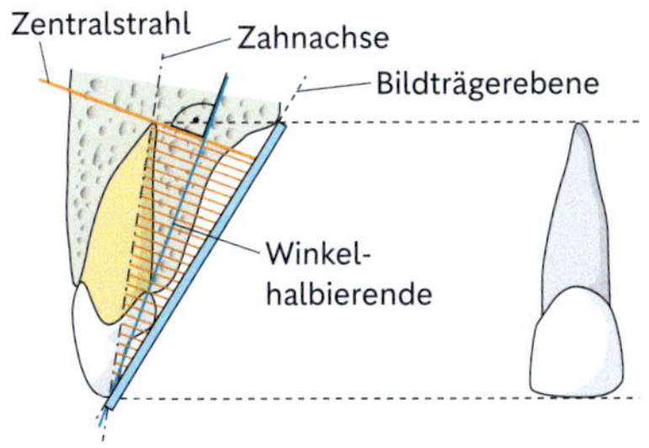

Abb. 3 Zahn korrekt abgebildet

Nachdem der Film eingelegt ist, bilden die **Zahnachse** (Längsachse des Zahnes) und die **Filmebene** einen Winkel. Dieser Winkel wird von der Winkelhalbierenden in der Mitte geteilt. Der Tubus wird nun so eingestellt, dass der **Zentralstrahl senkrecht zur Winkelhalbierenden** und durch die Wurzelspitze des Zahnes verläuft. Bei korrekter Durchführung der Halbwinkeltechnik ist der abgebildete Zahn genau so groß, wie der in der Mundhöhle befindliche →Abb. 3.

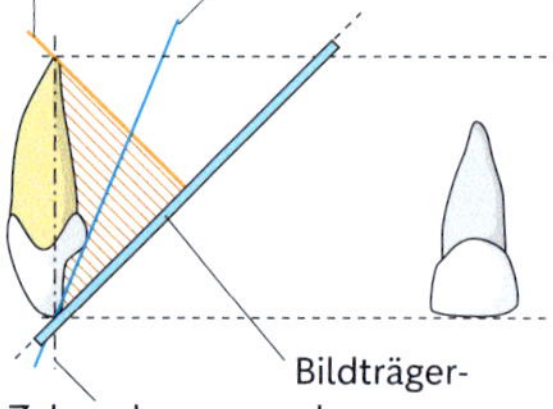

Abb. 1 Tubus zu steil, Zahn verkürzt abgebildet

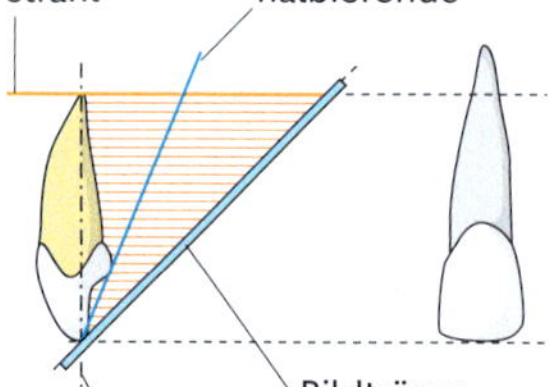

Abb. 2 Tubus zu flach, Zahn verlängert abgebildet

Die richtige Einstellung des Tubus ist bei der Halbwinkeltechnik schwierig, da die Lage der Winkelhalbierenden nur abgeschätzt werden kann. Wird der Tubus zu flach eingestellt, ist die Abbildung des Zahnes verlängert. Bei einem zu steil eingestellten Tubus ist die Abbildung des Zahnes verkürzt →Abb. 1, 2.

Die Halbwinkeltechnik wird daher immer weniger angewendet. Aufgrund der exakteren Einstellmöglichkeit bei Verwendung eines Filmhalters wird heutzutage die Paralleltechnik bevorzugt.

Merke

Halbwinkeltechnik
- Die Zahnachse und die Bildträgerebene bilden einen Winkel.
- Die gedachte Winkelhalbierende teilt diesen Winkel.
- Der Zentralstrahl verläuft senkrecht zur Winkelhalbierenden.

3.1.2 Technik nach Le Master

Wird die Halbwinkeltechnik im Oberkiefer-Seitenzahnbereich angewendet, kann es zu einer Überlagerung der dargestellten Wurzelspitzen durch das Jochbein kommen. Eine Befundung der apikalen Region ist dann nicht mehr möglich →Abb. 3, 4.

Der amerikanische Zahnarzt Le Master hat dieses Problem durch eine Modifikation der Halbwinkeltechnik gelöst. Durch das Einlegen einer Watterolle zwischen der Zahnkrone und dem Film verkleinert sich der Winkel zwischen der Zahnachse und der Filmebene. Daher verläuft auch die Winkelhalbierende senkrechter und der Tubus kann nun flacher eingestellt werden. Der Zentralstrahl verläuft dann nicht mehr durch das Jochbein, so dass es auch nicht mehr zu einer Überlagerung der abgebildeten Wurzelspitzen kommt →Abb. 5.

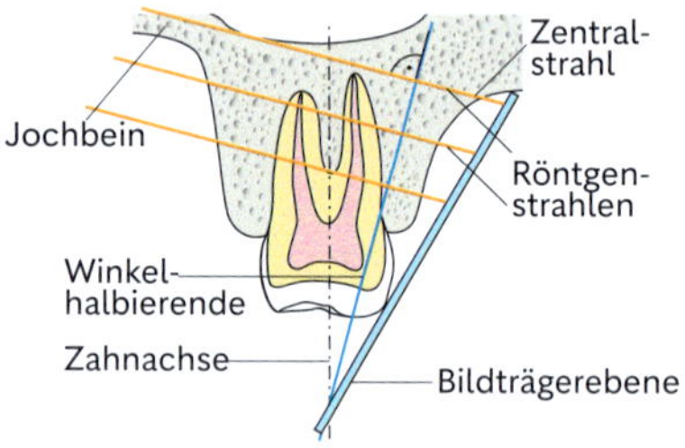

Abb. 3 Überlagerung der OK-Molarenwurzeln durch das Jochbein

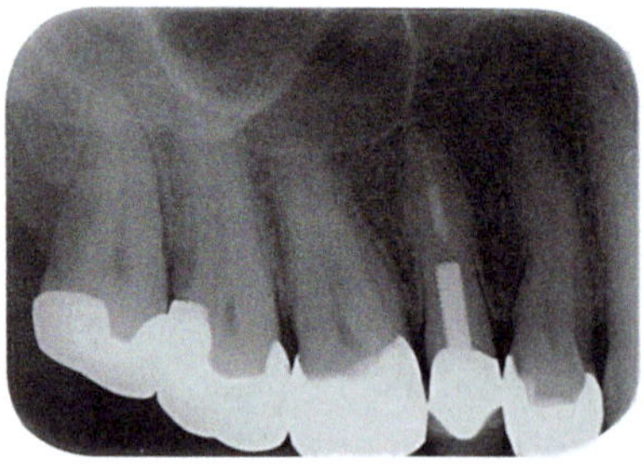
Abb. 4 Überlagerung der OK-Molarenwurzeln im Röntgenbild (Aufnahme in Halbwinkeltechnik ohne Watterolle in regio 14–18)

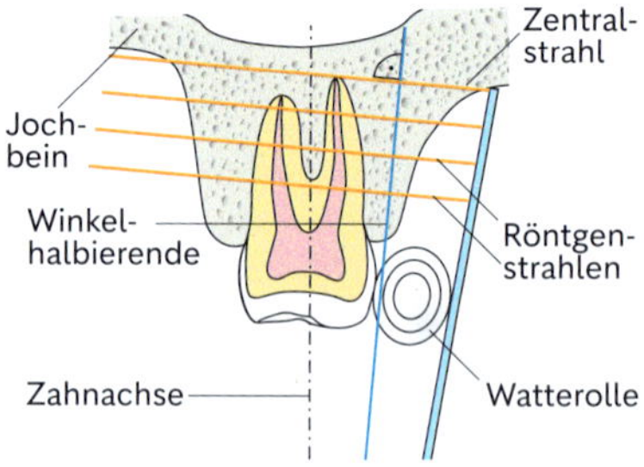

Abb. 5 Le-Master-Einstellung

Merke

Technik nach Le Master
- zwischen Zahn und Bildträger wird eine Watterolle eingelegt
- keine Überlagerung der Wurzeln durch das Jochbein

3.1.3 Bissflügelaufnahme

Auf einer Bissflügelaufnahme sind die Zahnkronen und ein Teil der Wurzeln der Seitenzähne des Ober- und Unterkiefers dargestellt →Abb. 1. Die Bissflügelaufnahme dient meist der Diagnostik von Approximalkaries im Seitenzahnbereich. Außerdem können mit einer solchen Aufnahme Füllungen oder Kronen kontrolliert oder auch Knochentaschen beurteilt werden.

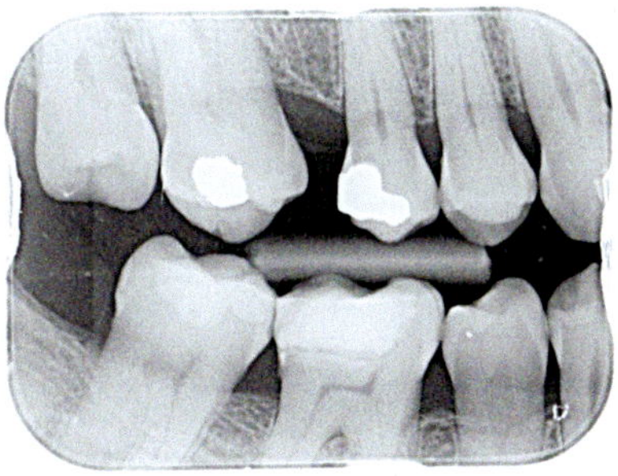

Abb. 1 Bissflügelaufnahme

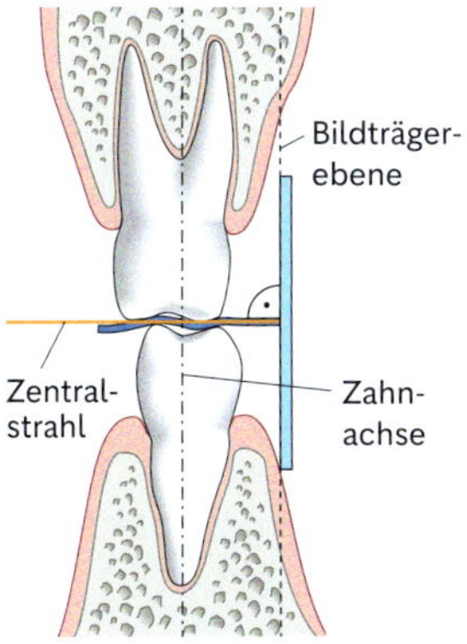

Abb. 2 Bissflügelaufnahme. Der Patient fixiert den Bildträger durch das Aufbeißen auf eine Lasche.

Für eine Bissflügelaufnahme verwendet man entweder einen Bildträger mit einer Lasche, auf die der Patient aufbeißt, oder einen speziellen Filmhalter. In beiden Fällen liegt der Bildträger parallel zu den Zahnachsen der Zähne. Der Tubus wird so eingestellt, dass der Zentralstrahl in Höhe der Okklusionsebene senkrecht zum Bildträger verläuft →Abb. 2. Diese orthoradiale Einstellung ist wichtig, damit es nicht zu einer Überlagerung der Approximalräume der dargestellten Zähne kommt.

Merke

Bissflügelaufnahme

- Der Bildträger liegt parallel zu den Kronen der OK- und UK-Seitenzähne.
- Der Zentralstrahl verläuft in Höhe der Okklusionsebene senkrecht zur Bildträgerebene.

3.1.4 Paralleltechnik

Für die Paralleltechnik verwendet man einen Filmhalter mit Aufbissblock, an dem an einem Metallstab ein verschieblicher Visierring befestigt ist →Abb. 3. Es gibt Filmhalter für den Front- und Seitenzahnbereich sowie für Bissflügelaufnahmen. Einige Hersteller bieten auch Filmhalter für Nadelmessaufnahmen an.

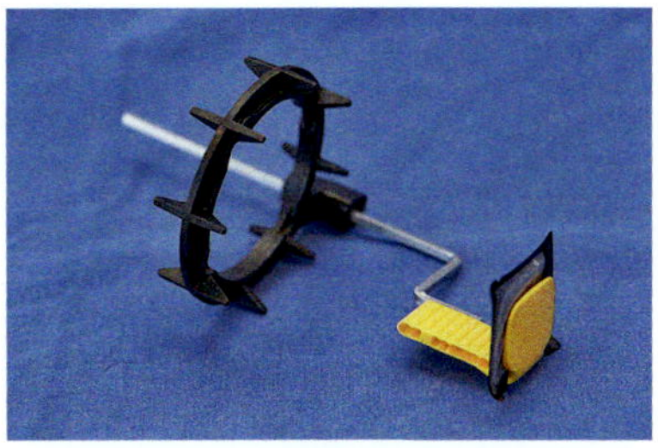

Abb. 3 Filmhalter für den Seitenzahnbereich

Der Filmhalter wird mit dem Bildträger an die richtige Position in den Mund des Patienten eingelegt. Der Patient beißt auf den Aufbissblock und hält auf diese Weise den Filmhalter fest. Aufgrund der Konstruktion des Filmhalters liegen nun die Zahnachsen und die Bildträgerebene parallel zueinander. Der Visierring, der außerhalb der Mundhöhle liegt, wird dann bis auf Hautkontakt zum Patienten vorgeschoben und der Tubus senkrecht auf den Visierring ausgerichtet. Zusätzlich kontrolliert man die parallele Lage von Tubus und dem Metallstab. Bei der Paralleltechnik verläuft der Zentralstrahl senkrecht zu den Zahnachsen und zur Bildträgerebene →Abb. 4.

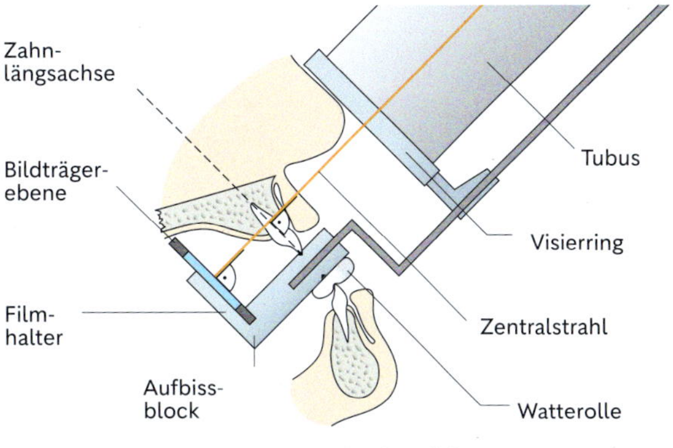

Abb. 4 Paralleltechnik mit Halter für den Bildträger

Video
Anfertigen eines Röntgenbildes in Paralleltechnik

Aufgrund der gut zu kontrollierenden Einstellung des Tubus ist es bei dieser Technik möglich, das Nutzstrahlenbündel auf die Größe des Bildträgers einzublenden, was die Strahlenbelastung des Patienten deutlich reduziert.

Merke
Paralleltechnik
- Es wird ein Filmhalter mit Aufbissblock verwendet.
- Der Bildträger liegt parallel zu den Zahnachsen.
- Der Zentralstrahl verläuft senkrecht zu den Zahnachsen und dem Bildträger.

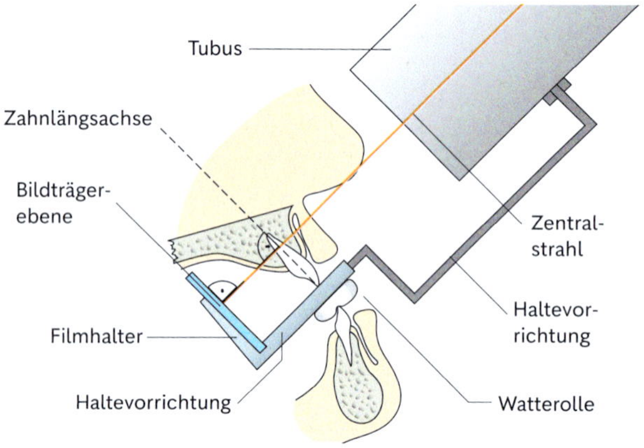

Abb. 1 Rechtwinkeltechnik. Der Halter des Bildträgers ist fest mit dem Tubus verbunden.

3.1.5 Rechtwinkeltechnik

Bei der Rechtwinkeltechnik wird ein Filmhalter verwendet, der am Tubus befestigt wird, sodass der Zentralstrahl immer im rechten Winkel zur Bildträgerebene verläuft. Bei dieser Technik wird der Filmhalter also nicht vom Patienten gehalten →Abb. 1. Die Ausrichtung des Filmhalters sollte aber so erfolgen, dass der Bildträger parallel zu den Zahnachsen der Zähne liegt, was ohne Aufbissblock jedoch schwer einzustellen ist. Die Handhabung des Tubus und des Filmhalters ist schwierig und kann zu fehlerhaften Aufnahmen führen, wenn die Zahnachsen und der Bildträger nicht parallel zueinander liegen. In diesen Fällen kommt es zu einer verlängerten oder verkürzten Darstellung der abgebildeten Zähne.

Merke
Rechtwinkeltechnik
- Der Filmhalter ist fest mit dem Tubus verbunden.
- Der Zentralstrahl verläuft senkrecht zur Bildträgerebene.

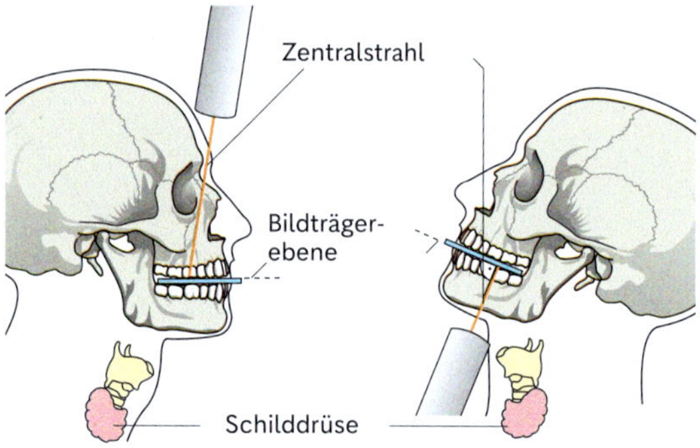

Abb. 2 Aufbissaufnahme im OK (links); Aufbissaufnahme im UK (Mundbodenaufnahme, rechts)

3.1.6 Aufbissaufnahme

Mit einer Aufbissaufnahme wird entweder der Gaumen oder der Mundboden dargestellt. Ein großer Bildträger wird durch leichtes Zubeißen in der Okklusionsebene gehalten. Für eine Oberkieferaufbissaufnahme weist die zu belichtende Seite des Bildträgers zum Gaumen. Dagegen weist bei einer Unterkieferaufbissaufnahme die zu belichtende Seite des Bildträgers zum Mundboden.

Bei einer **OK-Aufbissaufnahme** wird der Tubus so eingestellt, dass der Zentralstrahl nahezu senkrecht durch die Nasenwurzel auf die Mitte des Bildträgers trifft. Hierbei ist zu beachten, dass sich nicht die Schilddrüse im Strahlengang befindet →Abb. 2.

Bei einer **UK-Aufbissaufnahme** neigt der Patient den Kopf in den Nacken. Der Tubus wird am Mundboden so positioniert, dass der Zentralstrahl senkrecht auf die Mitte des Bildträgers trifft →Abb. 2, S. 288. Als ergänzende Aufnahme zu einem vorhandenen Röntgenbild kann z. B. die OK-Aufbissaufnahme bei verlagerten Eckzähnen deren genaue Lage im Gaumen darstellen. Bei einer UK-Aufbissaufnahme kann z. B. die Lage von Speichelsteinen, die den Ausführungsgang der Unterkieferspeicheldrüse blockieren, dargestellt werden. Außerdem können Aufbissaufnahmen zur Lagediagnostik von Kieferzysten, Frakturen oder Tumoren verwendet werden.

Merke

Aufbissaufnahme
- Der Bildträger wird durch Zubeißen in der Okklusionsebene fixiert.
- OK: Der Zentralstrahl verläuft durch die Nasenwurzel auf den Bildträger.
- UK: Der Zentralstrahl verläuft durch den Mundboden senkrecht auf den Bildträger.

3.2 Hygienemaßnahmen bei intraoralen Aufnahmen

Bei intraoralen Aufnahmen werden der Bildträger und gegebenenfalls verwendete Einstellhilfen wie der Filmhalter durch den Speichel des Patienten kontaminiert. Außerdem kommt es beim Platzieren des Bildträgers im Mund des Patienten meist zu einem Speichelkontakt mit den Fingern. Daher sind verschiedene Hygienemaßnahmen und auch vorbereitende Arbeitsschritte sinnvoll, um die Verbreitung von Krankheitserregern möglichst zu minimieren.

Maßnahmen und Arbeitsschritte **vor** dem Einlegen des Bildträgers:
- der Sensor bzw. die Speicherfolie wird mit einer speicheldichten Schutzhülle versehen, die nach der Verwendung im Restmüll entsorgt wird
- wird in Halbwinkeltechnik geröntgt, sollte der Patient zum Halten des Bildträgers einen Handschuh tragen
- das Röntgengerät sollte grob voreingestellt werden, weil nach der Platzierung des Bildträgers dann nur noch wenige und leicht zu desinfizierende Anteile des Röntgengerätes angefasst werden müssen
- es sollten möglichst autoklavierbare Filmhalter verwendet werden
- vor dem Einlegen des Bildträgers sollten Handschuhe angezogen werden
- vor dem Auslösen der Strahlung sollten die Handschuhe desinfiziert werden

Maßnahmen und Arbeitsschritte **nach** der Entnahme des Bildträgers:
- der Film wird nach der Entnahme desinfiziert →Abb. 1
- die Schutzhülle des Sensors bzw. der Speicherfolie wird entfernt und im Restmüll entsorgt
- der Filmhalter wird zerlegt und desinfiziert
- die kontaminierten Geräteoberflächen werden mit einer Wischdesinfektion desinfiziert →Abb. 2, 3
- die Einstellungen am Computer und die Dokumentation der erforderlichen Daten sollten ohne Handschuhe erfolgen

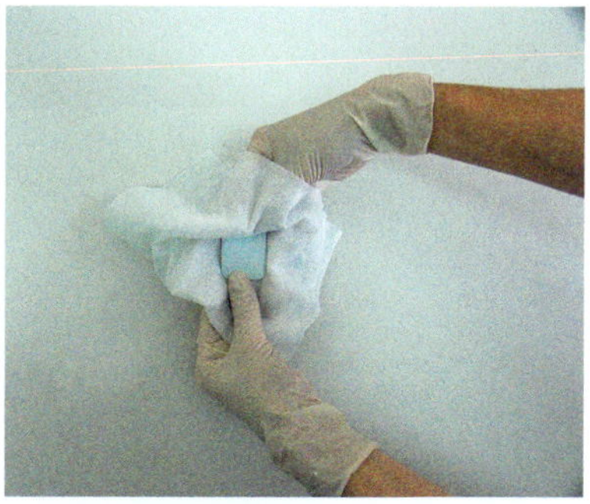
Abb. 1 Wischdesinfektion des Films

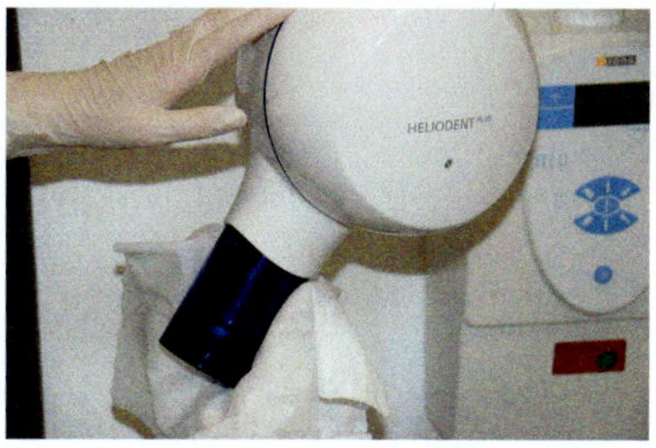
Abb. 2 Wischdesinfektion des Tubus

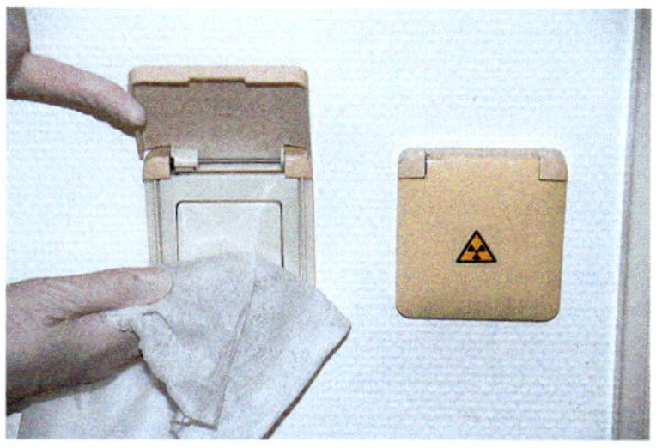
Abb. 3 Wischdesinfektion des Auslösers

3.3 Extraorale Röntgenaufnahmen

Bei extraoralen Röntgenaufnahmen befindet sich der Bildträger außerhalb der Mundhöhle. Die wichtigsten Aufnahmen für die zahnärztliche und kieferorthopädische Praxis sind:
- **Orthopantomogramm** (OPG)
- **Fernröntgenseitenaufnahme** (FRS)
- **Handaufnahme**
- **Digitale Volumentomografie** (DVT)

3.3.1 Orthopantomogramm

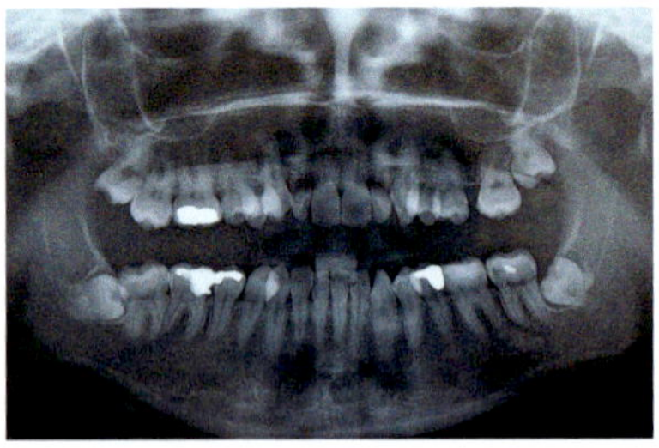

Abb. 1 Orthopantomogramm

Das Orthopantomogramm (OPG) ist die in der zahnärztlichen Praxis am häufigsten angefertigte extraorale Röntgenaufnahme. Das OPG wird auch als Panoramaschichtaufnahme (PSA) bezeichnet, wobei die gekrümmte Fläche des Zahnbogens in einer zweidimensionalen Übersicht dargestellt wird. Auf diese Weise ist ein Überblick über den Ober- und Unterkiefer mitsamt allen vorhandenen und angelegten Zähnen möglich. Außerdem werden die Kieferhöhlen und die Kiefergelenke dargestellt →Abb. 1.

Für die Erstellung eines Orthopantomogramms (OPG) steht der Patient aufrecht innerhalb des OPG-Gerätes und beißt mit den Schneidezähnen auf einen Bissblock. Der Kopf ist an einer Stirnhalterung angelehnt. Zur zusätzlichen Stabilisierung greift der Patient an zwei Haltegriffe →Abb. 2, 3.

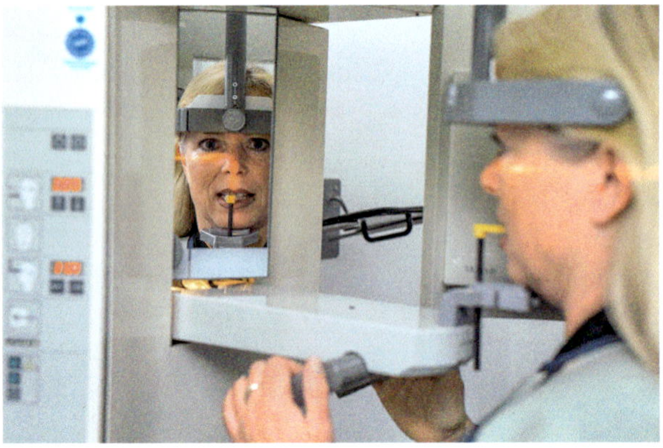

Abb. 2 Optimale Positionierung des Kopfes im OPG durch Kinnstütze, seitliche Stützen und Haltegriffe für eine ruhigere Lagerung sowie Lichtvisiere zur Darstellung von Hilfslinien

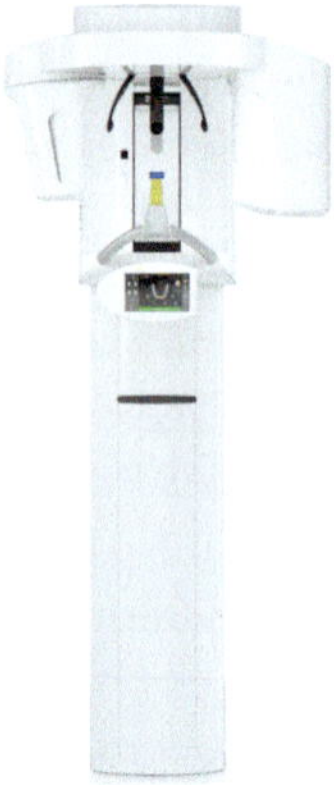

Abb. 3 Orthopantomograf

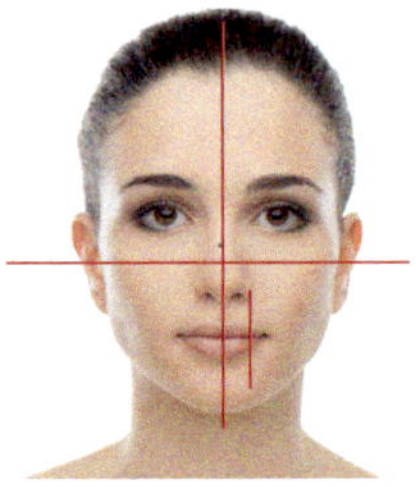

Abb. 4 Frankfurter Horizontalebene, Eckzahnlinie und Medianlinie

Für ein korrekt angefertigtes OPG muss der Kopf des Patienten richtig positioniert sein. Mit einem Lichtvisier werden, je nach Gerät, verschiedene Ebenen zur richtigen Einstellung des Kopfes angezeigt:

Die Frankfurter Horizontale (Linie zwischen dem oberen Rand des äußeren Gehörgangs und dem unteren Rand der knöchernen Augenhöhle) muss parallel zur Horizontalebene eingestellt sein. Die Anzeige der Mittellinie (Medianebene) und der Eckzahnlinie geben weitere Orientierung →Abb. 4.

Zur Anfertigung der Röntgenaufnahme dreht sich die Röntgenröhre mit der gegenüberliegenden Kassette, in der sich der Bildträger befindet, auf einer festgelegten Kreisbahn um den Patienten. Aufgrund einer senkrechten Schlitzblende tritt nur ein schmaler Strahlenstreifen am Tubus aus. Während der Umlaufbewegung wird außerdem auch die Kassette des Bildträgers hinter einer Schlitzblende kontinuierlich bewegt, so dass die geröntgte Schicht Stück für Stück auf dem Bildträger belichtet wird →Abb. 1.

Die Strahlenbelastung eines OPGs wird durch die Wirkung der Verstärkerfolien reduziert, sie entspricht der Strahlenbelastung von vier Zahnfilmaufnahmen.

Mit den modernen OPG-Geräten sind auch Teilaufnahmen der Kiefer möglich. So können durch Einblendungen z. B. auch **Kiefergelenkaufnahmen** erstellt werden. Hierbei werden zwei Aufnahmen angefertigt, eine in Okklusion und eine bei geöffnetem Mund.

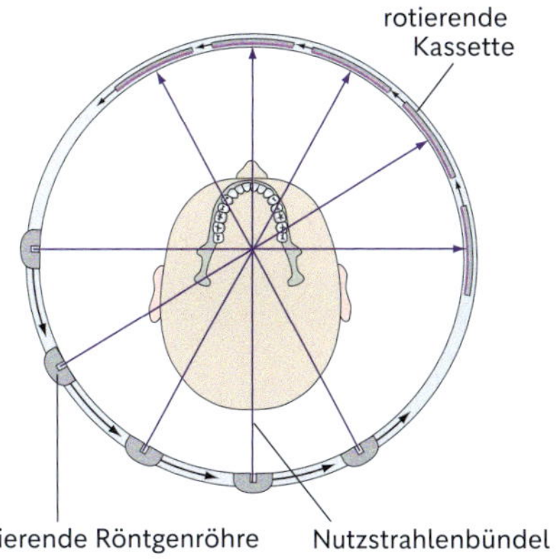

Abb. 1 Bildentstehung bei einer Panoramaschichtaufnahme

3.3.2 Fernröntgenseitenaufnahme (FRS)

Die Fernröntgenseitenaufnahme ist eine Seitenaufnahme des gesamten Schädels, bei der auch das Weichteilprofil dargestellt wird →Abb. 2. Die Röntgenröhre befindet sich in einem Abstand von 1,5–4 m vom Bildträger entfernt, wobei der Kopf des Patienten mit einer Seite nah am Bildträger positioniert ist →Abb. 3.

Die Röntgenbilder werden nach der Anfertigung nach verschiedenen Methoden vermessen und ausgewertet. Fernröntgenseitenaufnahmen werden hauptsächlich im Rahmen einer kieferorthopädischen Behandlung zur Diagnostik, zur Verlaufskontrolle oder zur Dokumentation angefertigt.

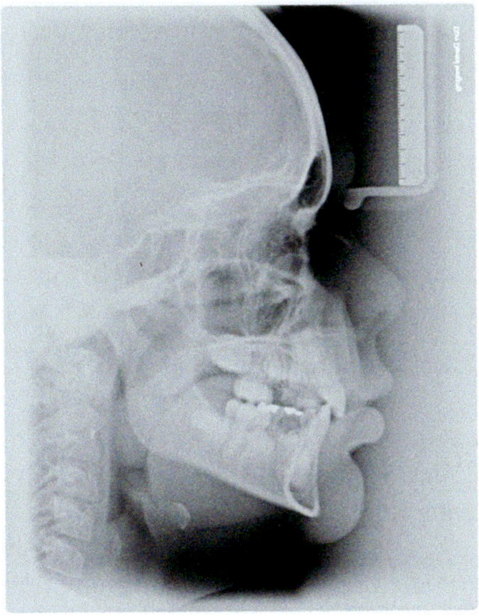

Abb. 2 Fernröntgenseitenaufnahme

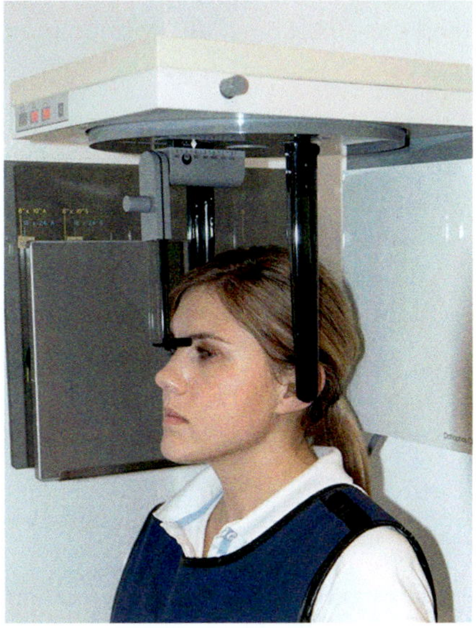

Abb. 3 Fernröntgenseitenaufnahme. Positionierung

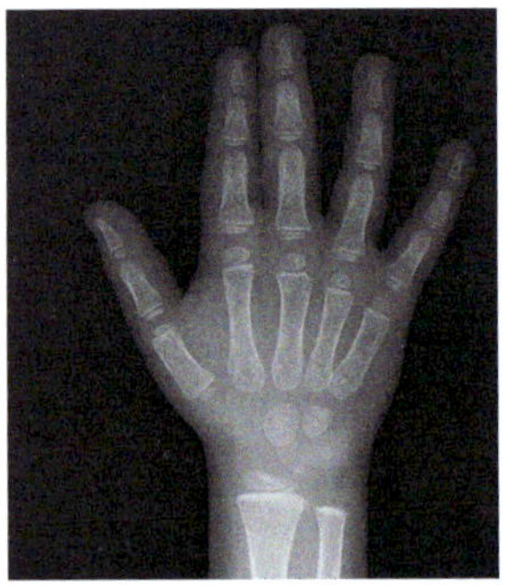

Abb. 1 Aufnahme des Handskeletts eines Kindes

3.3.3 Handaufnahme

Eine Röntgenaufnahme des Handskeletts wird in der Kieferorthopädie bei jüngeren Patienten zur Behandlungsplanung verwendet →Abb. 1. Die Breite der Wachstumsfugen der Finger- und Handgelenke gibt Hinweise auf das zu erwartende Wachstum des Patienten.

Diese Information ist wichtig, wenn funktionskieferorthopädische Apparaturen eingesetzt werden sollen. Diese Apparaturen beeinflussen das Wachstum der Kiefer und sind daher nur bei noch nicht abgeschlossenem Kieferwachstum wirksam.

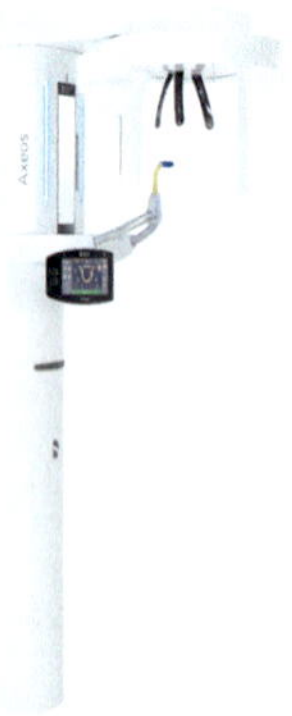

Abb. 2 DVT-Gerät

3.3.4 Digitale Volumentomografie (DVT)

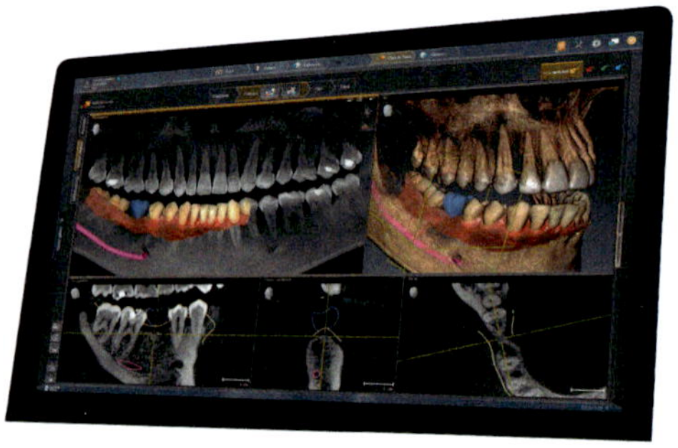

Abb. 3 DVT: Aus einer Vielzahl von Daten erstellt der PC dreidimensionale Bilder

Durch eine digitale Volumentomografie (DVT) können dreidimensional die Kiefer und Schädelknochen dargestellt werden. Während der Rotation des OPG-Gerätes werden in verschiedenen Ebenen viele Aufnahmen mit einem Flachbilddetektor aufgenommen. Mithilfe einer Bildbearbeitungssoftware berechnet anschließend der Computer auch räumliche Darstellungen des Aufnahmebereiches →Abb. 2, 3.

3.4 Fehler bei der Erstellung von Röntgenbildern

Im Rahmen der Qualitätssicherung ist es wichtig, Fehlerquellen bei der Erstellung von Röntgenaufnahmen zu kennen. Grundsätzlich sind Fehler bei der angewendeten Röntgentechnik, der Positionierung des Patienten und bei der Bilderstellung möglich.

Bei **intraoralen Aufnahmen** können bei einer fehlerhaften Einstellung des Tubus und bei der falschen Positionierung des Bildträger verzerrte Abbildungen entstehen:

- **Tubus zu steil**: Zähne sind verkürzt abgebildet
- **Tubus zu flach**: Zähne sind verlängert abgebildet
- **Bildträger** beim Halten **durchgebogen**: Zähne sind verlängert dargestellt

Beim **OPG** kann es aus verschiedenen Gründen zu einer fehlerhaften Aufnahme kommen:

- Bei abweichender **Positionierung des Kopfes** von der Frankfurter Horizontalen entsteht bei **nach vorne** gebeugtem Kopf das Bild eines lächelnden Patienten →Abb. 1, S. 293, bei **nach hinten** gebeugtem Kopf das Bild eines traurigen Patienten →Abb. 2, S. 293.
- **Bewegungen des Patienten** während der Erstellung der Röntgenaufnahme führen zu wellenförmig dargestellten Strukturen.

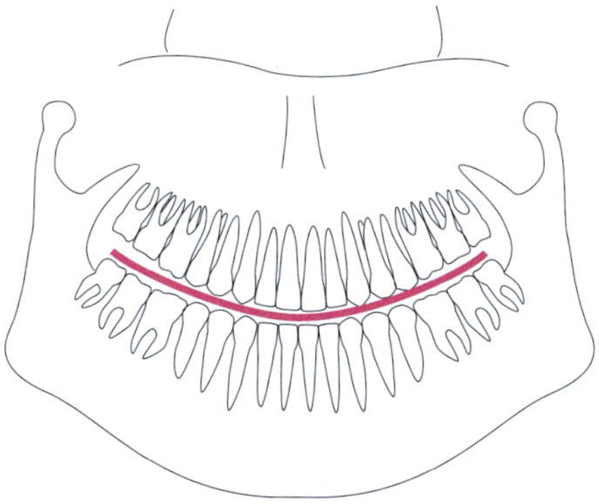

Abb. 1 Fehlpositionierung. Patient hatte den Kopf zu weit nach vorne gebeugt

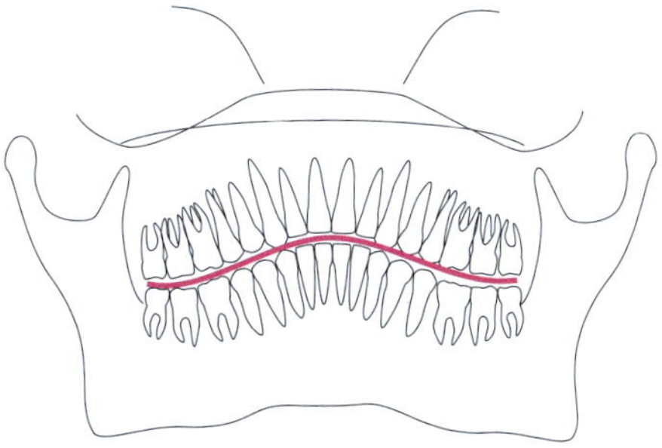

Abb. 2 Fehlpositionierung. Patient hatte den Kopf zu weit nach hinten gebeugt

— War die **Zunge nicht am Gaumen** angepresst, werden die Röntgenstrahlen am Gaumendach nicht geschwächt, was zu einer Überbelichtung der OK-Frontzahnwurzeln führt.
— Das **Nichtablegen von Brillen, Ohrringen, Hörgeräten, Prothesen oder Piercings** kann zu Verschattungen von diagnostisch wichtigen Regionen führen.
— Durch **Verwendung von beschädigten Verstärkerfolien** können fehlerhafte Darstellungen entstehen.

Bei der Bilderstellung können Qualitätsmängel von Röntgenbildern durch eine falsche Einstellung am Röntgengerät (Belichtungszeit, Röhrenspannung), das falsche Filmmaterial oder durch eine fehlerhafte Filmverarbeitung (Entwicklung, Fixierung) des Röntgenfilms entstehen. Röntgenbilder können aus verschiedenen Gründen zu hell oder zu dunkel sein, was u. U. eine Befundung der Aufnahme unmöglich macht → Tab 1.

	Röntgenbild zu dunkel	**Röntgenbild zu hell**
		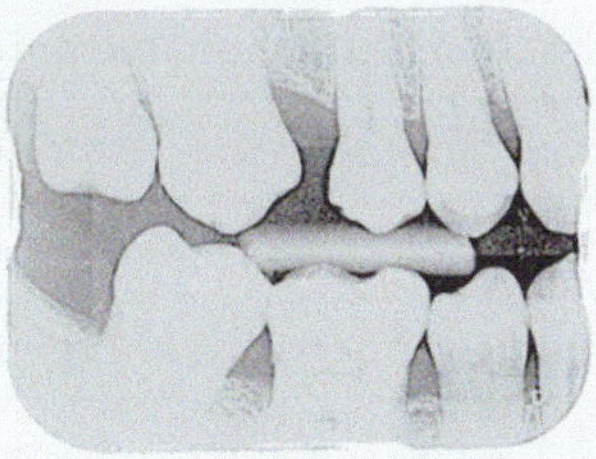
Entwickler	— zu konzentriert — zu warm — Entwicklungszeit zu lang	— verbraucht/zu schwach — zu kalt — Entwicklungszeit zu kurz
Belichtungszeit	— zu lang	— zu kurz
Film	— zu empfindlich — vorbelichtet — zu lange gelagert	— zu unempfindlich — von Rückseite belichtet
Röhrenspannung	— zu hoch	— zu gering

Tab. 1 Gründe für eine Qualitätsminderung von Röntgenbildern

Terminologie: Aufnahmetechniken

distalexzentrisch	Einstellung des Tubus, bei der der Zentralstrahl schräg von distal zur Tangente des Zahnbogens am darzustellenden Zahn verläuft
Frankfurter Horizontale, die	Ebene, die horizontal vom untersten Rand der knöchernen Augenhöhle bis zum oberen Rand des äußeren Gehörgangs verläuft; Hilfslinie bei der Einstellung der Kopfposition vor der Anfertigung eines Orthopantomogramms
mesialexzentrisch	Einstellung des Tubus, bei der der Zentralstrahl schräg von mesial zur Tangente des Zahnbogens am darzustellenden Zahn verläuft
orthoradial	Einstellung des Tubus, bei der der Zentralstrahl senkrecht zur Zahnbogentangente am darzustellenden Zahn verläuft
Winkelhalbierende, die	gedachte Ebene, die den Winkel zwischen der Zahnachse und der Bildträgerebene halbiert (bei der Halbwinkeltechnik verläuft der Zentralstrahl senkrecht zur Winkelhalbierenden)
Zentralstrahl, der	der im Zentrum (Mitte) des Nutzstrahlenbündels verlaufende Strahl

Aufgaben

1	Nennen Sie sechs verschiedene intraorale Röntgentechniken.
2	Erklären Sie die Halbwinkeltechnik.
3	Erläutern Sie, warum bei der Le-Master-Technik eine Watterolle zwischen Zahn und Bildträger eingelegt wird.
4	Nennen Sie die rechtfertigende Indikation für eine Bissflügelaufnahme.
5	Nennen Sie die anatomischen Strukturen, die auf einem OPG dargestellt werden.
6	Erläutern Sie, aus welchen Gründen eine Fernröntgenseitenaufnahme erstellt werden kann.
7	Erklären Sie, welchen Vorteil das DVT gegenüber dem OPG besitzt.
8	Erläutern Sie, aus welchen Gründen eine Röntgenfilmaufnahme zu hell sein kann.
9	Erklären Sie, was passiert, wenn bei einer Aufnahme in Halbwinkeltechnik der Röntgenfilm vom Patienten durchgebogen wird.

4 Strahlenschutz

Die bei der Röntgendiagnostik eingesetzte Röntgenstrahlung hat eine biologisch schädigende Wirkung auf das bestrahlte Gewebe bzw. die bestrahlten Zellen des Körpers. Zum Schutz der Patienten und des Praxisteams gelten daher zahlreiche gesetzlich vorgeschriebene Regeln und Schutzmaßnahmen. Auf diese Weise soll für alle an der Röntgendiagnostik beteiligten Personen die Strahlenbelastung so gering wie möglich gehalten werden.

4.1 Gesetzliche Grundlagen

Das Strahlenschutzrecht, das in Deutschland seit dem 01.01.2019 vollständig in Kraft getreten ist, wurde in der derzeitig vorliegenden Form den Vorgaben der Europäischen Union angepasst.

Die für den Strahlenschutz gültigen **Gesetze** und **Verordnungen** sind:
- die Euratom-Grundnormrichtlinie EURATOM RL 2013/59 vom 17.01.2014
- das Strahlenschutzgesetz (StrlSchG) vom 27.06.2017
- die Strahlenschutzverordnung (StrlSchV) vom 29.11.2018

Das Strahlenschutzgesetz und die Strahlenschutzverordnung regeln die allgemeinen Vorgaben zum Umgang mit Röntgenstrahlen. Die genauere Regelung bestimmter Themenbereiche erfolgt durch Richtlinien zum Strahlenschutz.

Für die Zahnheilkunde wichtigen **Richtlinien** sind:
- Fachkunderichtlinie (FK-RL)
- Sachverständigen-Prüfrichtlinie (SV-RL)
- Qualitätssicherungsrichtlinie (QS-RL)
- Richtlinie zu Arbeitsanweisungen und Aufzeichnungspflichten nach RöV (wird bearbeitet; Stand: September 2022)
- Richtlinie Ärztliche und Zahnärztliche Stellen

Zusätzlich werden in einigen Fällen konkrete Umsetzungen durch **DIN-Normen** sowie **Erlasse** und **Verfügungen** der jeweiligen Bundesländer geregelt.

Im Strahlenschutzgesetz wird der Betreiber einer Röntgenanlage als **Strahlenschutzverantwortlicher** bezeichnet. In der zahnärztlichen Praxis ist das in der Regel der Betreiber der Praxis. Der Strahlenschutzverantwortliche ist verantwortlich für die Umsetzung der Maßnahmen zum Schutz der Patienten und der in der Praxis tätigen Personen.
Außerdem kann der Strahlenschutzverantwortliche einen **Strahlenschutzbeauftragten** benennen, der die Fachkunde im Strahlenschutz besitzen muss und für die Leitung oder die Beaufsichtigung des Röntgenbetriebes zuständig ist. Die erforderlichen Befugnisse des Strahlenschutzbeauftragten sind schriftlich festzulegen.

Wichtige Regelungen des Strahlenschutzgesetzes und der Strahlenschutzverordnung für das Praxisteam sind:
- Röntgenaufnahmen dürfen nur von Zahnmedizinischen Fachangestellten mit den erforderlichen Kenntnissen im Strahlenschutz angefertigt werden. Die jeweiligen Landeszahnärztekammern bescheinigen diese Kenntnisse.
- Die Kenntnisse im Strahlenschutz müssen alle **fünf Jahre** durch einen anerkannten Kurs **aktualisiert** werden.

- Alle Personen, die bei der Anfertigung von Röntgenbildern beteiligt sind, müssen mit einer deutschsprachigen Betriebsanleitung durch eine qualifizierte Person eingewiesen werden. Diese **Einweisung** ist zu dokumentieren und für die Dauer des Betriebs der Röntgenanlage aufzubewahren.
- Vor jeder Röntgenaufnahme muss von dem Zahnarzt eine **rechtfertigende Indikation** gestellt werden. Diese besagt, dass der gesundheitliche Nutzen für die Erstellung der Röntgenaufnahme das Strahlenrisiko überwiegt.
- Das Personal, das in der Praxis Röntgenbilder erstellt, ist nach der Strahlenschutzverordnung jährlich u. a. über die Arbeitsmethoden, mögliche Gefahren, die anzuwendenden Sicherheits- und Schutzmaßnahmen und wesentliche Inhalte des Strahlenschutzrechtes zu unterweisen. Außerdem hat der Strahlenschutzverantwortliche darauf hinzuweisen, dass eine Schwangerschaft zum Schutz des Ungeborenen so früh wie möglich mitzuteilen ist. Diese **jährliche Unterweisung** erfolgt mündlich, wobei der Strahlenschutzverantwortliche dafür zu sorgen hat, dass der Inhalt und der Zeitpunkt der Unterweisung unverzüglich aufgezeichnet werden. Diese **Aufzeichnungen** sind **fünf Jahre aufzubewahren**.
- Für alle Mitarbeiter der Praxis müssen das **Strahlenschutzgesetz und** die **Strahlenschutzverordnung** zur Einsicht ständig verfügbar sein. Dies kann auch in digitaler Form erfolgen.

4.2 Strahlendosis

Zur energiereichen Strahlung gehören z. B. die radioaktive Alpha-, Beta- und Gammastrahlung sowie die Röntgenstrahlung. Diese ionisierenden Strahlungsarten haben eine biologisch schädigende Wirkung auf den menschlichen Organismus wobei die verschiedenen Gewebe und Organe des menschlichen Körpers unterschiedlich strahlenempfindlich sind. Die schädigende Wirkung ist abhängig von der Strahlendosis, der Art der Strahlung und der Art des bestrahlten Gewebes.

Unter der Strahlendosis versteht man die Energiemenge einer ionisierenden Strahlung, die an einen Organismus abgegeben wird. In der Strahlentherapie und im Strahlenschutz werden verschiedene Dosisbegriffe verwendet.

4.2.1 Energiedosis

Die Energiedosis ist die Energiemenge, die von einem Menschen während der Bestrahlung pro kg Körpergewebe aufgenommen wird. Sie wird in der Strahlentherapie verwendet und in Joule/kg bzw. in **Gray (Gy)** angegeben. Im Rahmen der Tumortherapie können z. B. bösartige Tumoren vor oder nach einem operativen Eingriff bestrahlt werden.

4.2.2 Ionendosis

Die Ionendosis ist ein Maß für die ionisierende Wirkung energiereicher Strahlung. Sie ist die Ladungsmenge pro Masseeinheit, die durch ionisierende Strahlung in der Luft erzeugt wird. Sie wird in **Coulomb/kg** angegeben.

4.2.3 Äquivalentdosis

Die Äquivalentdosis berücksichtigt die unterschiedliche biologische Wirksamkeit ionisierender Strahlenarten auf den lebenden Organismus, die durch einen Bewertungsfaktor angeben wird. So wird z. B. der Röntgen- und Gammastrahlung der Bewertungsfaktor 1, der radioaktiven Alphastrahlung der Bewertungsfaktor 20 zugeteilt. Das bedeutet, dass die biologisch schädigende Wirksamkeit der Alphastrahlung 20-mal größer ist. Die Äquivalentdosis wird errechnet, indem man die Energiedosis mit dem Bewertungsfaktor multipliziert. Die Einheit der Äquivalentdosis ist **Sievert (Sv)**. Sie wird meist in Millisievert (1 mSv = 0,001 Sv) oder Mikrosievert (1 µSv = 0,000 001 Sv) angegeben.

Die Äquivalentdosis, die auf ein Organ des Körpers bezogen wird, nennt man **Organdosis**.

4.2.4 Effektive Dosis

Mit der effektiven Dosis wird auch die relative Strahlenempfindlichkeit der verschiedenen Gewebe des Körpers berücksichtigt, die durch den Gewebe-Wichtungsfaktor ausgedrückt wird.

Besonders strahlenempfindlich sind Gewebe oder Organe, deren Zellen sich schnell teilen oder viel Wasser enthalten:
- rotes Knochenmark
- Lunge, Brust, Magen, Dickdarm
- Keimdrüsen, Schilddrüse, Speiseröhre, Leber
- Speicheldrüsen, Haut

Zur Ermittlung der effektiven Dosis wird die Organdosis (Äquivalentdosis eines Organs) mit dem Gewebe-Wichtungsfaktor multipliziert. Die Einheit der effektiven Dosis ist Sievert (Sv).

Das Strahlenrisiko ist auch abhängig vom Lebensalter. So haben Kinder und Jugendliche ein mehr als 10-mal höheres Strahlenrisiko als Personen, die älter als 65 Jahre sind. Strahlenschäden, die aufgrund ionisierender Strahlung auftreten können, werden eingeteilt in somatische, genetische und teratogene Strahlenschäden →Abb. 1.

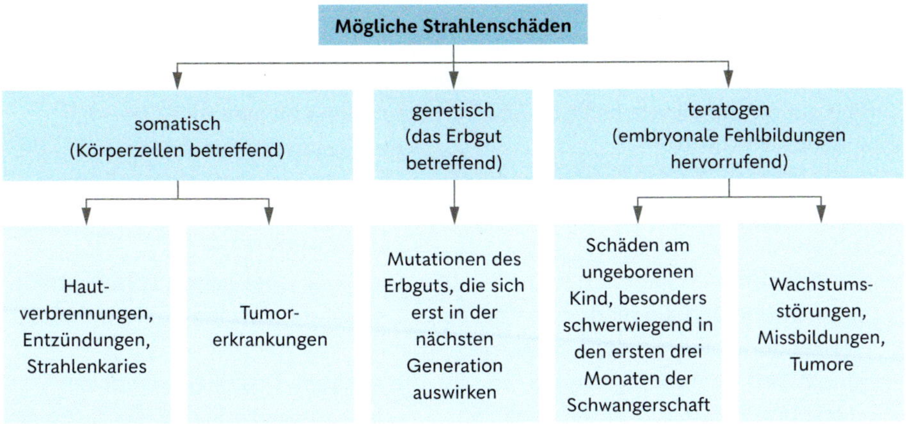

Abb. 1 Einteilung von Strahlenschäden

4.3 Strahlenexposition

Jeder Mensch ist in seinem Leben ionisierender Strahlung ausgesetzt, was als Strahlenexposition bezeichnet wird. Man unterscheidet eine natürliche Strahlenexposition aus der Lebensumwelt und eine zivilisatorische Strahlenexposition, z. B. durch Anwendungen der Medizin. Zur Beschreibung der durchschnittlichen Strahlenexposition wird die effektive Dosis angegeben.

4.3.1 Natürliche Strahlenexposition

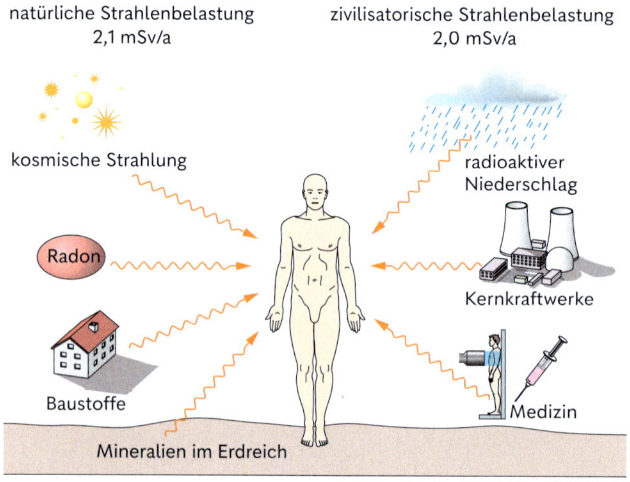

Abb. 1 Natürliche und zivilisatorische Strahlenbelastung

Die durchschnittliche natürliche Strahlenexposition pro Jahr beträgt ca. 2,1 mSv. Diese Strahlenbelastung entstammt der jeweiligen Lebensumwelt und umfasst die folgenden Anteile →Abb. 1:

- **kosmische Strahlung** aus dem Weltall, die abhängig von der Höhenlage ist, z. B. beim Fliegen oder während des Aufenthalts im Gebirge
- **terrestrische Strahlung** aus dem Boden
- **Strahlenbelastung der Nahrung und des Trinkwassers**, z. B. durch bestimmte Mineralwasser, Fisch oder Muscheln
- **Strahlenbelastung durch Radon**, ein radioaktives Edelgas, das im Erdboden oder im Baumaterial für Häuser vorkommen kann und über die Atemluft aufgenommen wird

4.3.2 Zivilisatorische Strahlenexposition

Die durchschnittliche zivilisatorisch bedingte Strahlenexposition pro Jahr beträgt ca. 1,9 mSv. Diese künstlich erzeugte Strahlenbelastung entsteht

- im Wesentlichen aus den Anwendungen der medizinischen Diagnostik und Therapie. Besonders dosisintensive Untersuchungstechniken sind die Computertomografie und die Angiografie der Blutgefäße (z. B. der Herzkranzgefäße).
- durch Verwendung von ionisierender Strahlung z. B. bei der Strahlentherapie bösartiger Tumoren (ca. 0,1 mSv)
- durch die Nutzung der Kernkraft und Unfälle beim Betrieb von Kernkraftwerken (< 0,04 mSv)

Der größte Anteil der jährlich in Deutschland angefertigten Röntgenaufnahmen entfällt auf die zahnärztliche Diagnostik. Trotzdem liegt die effektive Dosis bei zahnärztlichen Untersuchungen nur bei 0,3 % der Gesamtstrahlenbelastung in der Medizin →Abb. 1, S. 299. Der Grund für diesen Zusammenhang liegt in der geringen Strahlenexposition bei den einzelnen zahnärztlichen Röntgenuntersuchungen. Die effektive Dosis beträgt bei

- einer **intraoralen Zahnaufnahme 1–8 µSv**. Die Dosis ist abhängig vom bestrahlten Gewebe und am niedrigsten bei eingeblendetem Nutzstrahlenfeld und der Verwendung einer Speicherfolie.
- einem **Orthopantomogramm 5–35 µSv**. Die genauen Dosiswerte sind vom Gerät und Programmverlauf abhängig.

– einer **DVT-Aufnahme 20–700 μSv**. Die Dosis wird durch die technischen Einstellungen und das Untersuchungsvolumen beeinflusst.

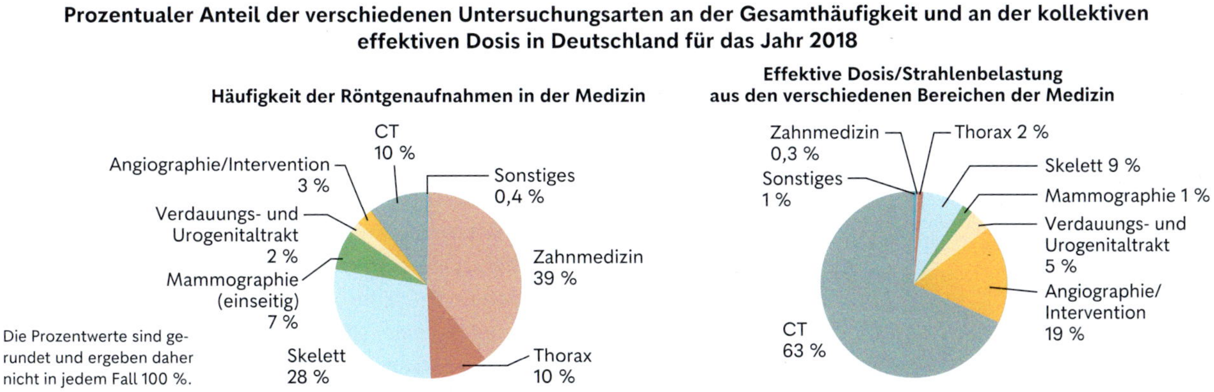

Abb. 1 Effektive Dosis von Strahlenbelastung durch Röntgen. Quelle: Bundesamt für Strahlenschutz (BfS), Bundesministerium für Umwelt, Naturschutz, nukleare Sicherheit und Verbraucherschutz (BMUV) (Hrsg.): Röntgendiagnostik: Häufigkeit und Strahlenexposition für die deutsche Bevölkerung. https://www.bfs.de/DE/themen/ion/anwendung-medizin/diagnostik/roentgen/haeufigkeit-exposition.html [06.10.2022]

4.4 Strahlenschutzbereiche

Nach der Strahlenschutzverordnung ist der Strahlenschutzverantwortliche zuständig für die Einrichtung von Strahlenschutzbereichen. In der zahnärztlichen Praxis ist dies der **Kontrollbereich**, der bei dentalen Röntgengeräten den Bereich von 1,5 m um die Strahlenquelle herum umfasst →Abb. 2. Eine Person, die in diesem Bereich arbeitet, kann pro Jahr eine effektive Dosis von mehr als 6 mSv erhalten. Der Kontrollbereich existiert nur in der Zeit, in der die Röntgenstrahlen den Bildträger belichten.

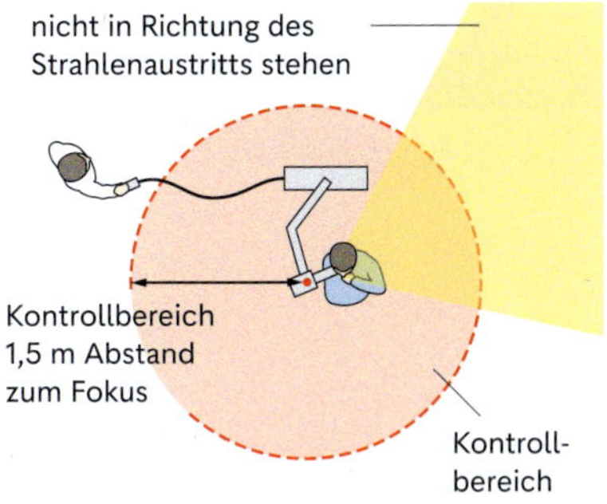

Abb. 2 Kontrollbereich

Der Kontrollbereich muss während der Einschaltzeit und während der Betriebsbereitschaft der Röntgenanlage mit den Worten **„Kein Zutritt – Röntgen“** gekennzeichnet sein.

Während der Erstellung einer Röntgenaufnahme befindet sich im Kontrollbereich nur der Patient oder zusätzlich eine **helfende Person**. Diese ist eine Begleitperson des Patienten, die im Bedarfsfall während der Anfertigung der Röntgenaufnahme Hilfestellung leistet. Eine helfende Person darf nur dann den Kontrollbereich betreten, wenn ein Zahnarzt mit der erforderlichen Fachkunde im Strahlenschutz dem zugestimmt hat. Zuvor muss die helfende Person über die möglichen Gefahren der Strahlenexposition aufgeklärt und beraten werden. Die Aufklärung und Beratung müssen dokumentiert werden.

Die helfende Person muss bei der Anfertigung der Röntgenaufnahme durch geeignete Schutzmittel wie z. B. eine Bleischürze oder ein Strahlenschutzschild vor der Röntgenstrahlung geschützt werden.

4.5 Befragung des Patienten und Dokumentation

Nachdem durch den Zahnarzt die rechtfertigende Indikation gestellt wurde, ist der Patient vor der Anfertigung des Röntgenbildes zu befragen, z. B. zu einer möglichen Schwangerschaft der Patientin oder um unnötige und technisch fehlerhafte Aufnahmen zu vermeiden.

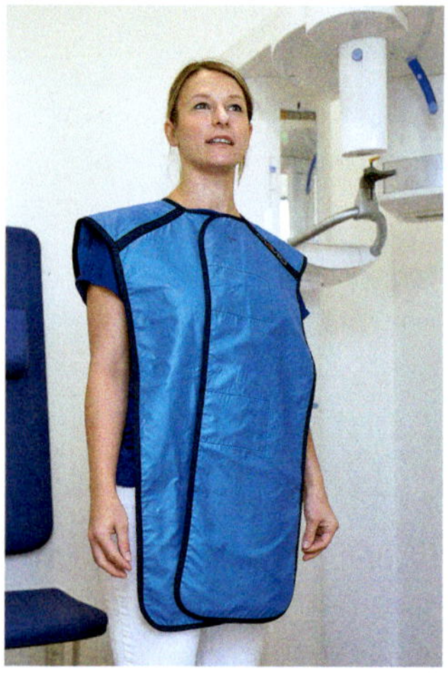

Abb. 2 Schutz durch eine Bleischürze

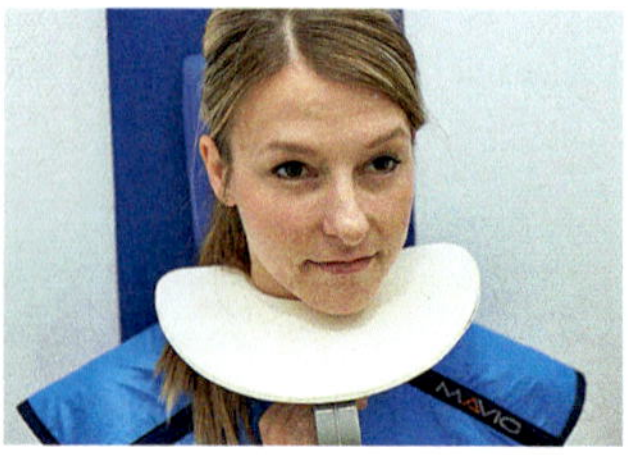

Abb. 2 Schilddrüsenschutz

Vor der Erstellung der Röntgenaufnahme wird der **Patient** zu den folgenden Aspekten **befragt**:

- Der Patient wird gefragt, ob von der zu untersuchenden Region bereits **frühere Röntgenaufnahmen** vorliegen. Falls dies der Fall ist, muss der Zahnarzt entscheiden, ob die aktuelle Fragestellung mit den vorliegenden Röntgenaufnahmen beantwortet werden kann. Nach der Strahlenschutzverordnung ist jede unnötige Strahlenexposition des Patienten zu vermeiden.
- Frauen im gebärfähigen Alter (ca. 12- bis 50-Jährige) müssen nach der **Möglichkeit einer Schwangerschaft** befragt werden. Im ersten Drittel der Schwangerschaft ist die Gefährdung des Embryos besonders groß, so dass die Rechtfertigende Indikation im Fall einer Schwangerschaft besonders kritisch erwogen werden muss. Ist bei einer schwangeren Patientin dennoch eine Röntgenuntersuchung erforderlich, sind alle zur Verfügung stehenden Strahlenschutzmaßnahmen anzuwenden →Abb. 1, 2.
- Der Patient sollte über **herausnehmbaren Zahnersatz** befragt werden. Besonders bei Modellgussprothesen können die Metallanteile des Modellgussgerüstes, die im Gaumen oder unterhalb der Zunge verlaufen, wichtige Anteile der darzustellenden Zähne verdecken.
- Vor allem bei jüngeren Patienten ist auch nach **intraoralem Schmuck** wie z. B. Piercings zu fragen, da Metallteile wichtige Bereiche der Röntgenaufnahme überlagern könnten.
- Bei extraoralen Aufnahmen sind auch eine **Brille und Ohrringe** vor der Anfertigung der Aufnahme abzulegen.

Nach der Erstellung der Röntgenaufnahme sind Aufzeichnungen über die Röntgenuntersuchung zu erstellen. Diese Aufzeichnungen sind zusammen mit den Röntgenbildern aufzubewahren.

Die **Aufzeichnungen** müssen die folgenden Angaben enthalten:

- Name, Geburtsdatum und Geburtsort des Patienten
- bei Frauen: Vorliegen einer Schwangerschaft
- vorhandene frühere Röntgenaufnahmen
- Datum der Aufnahme
- Art der Aufnahme
- untersuchte Körperregion
- rechtfertigende Indikation
- Röntgenbefund
- Daten zur Ermittlung der Strahlenexposition

4.6 Aufbewahrung von Röntgenaufnahmen

Die Röntgenaufnahmen und die dazugehörigen Aufzeichnungen bzw. die digitalen Bilddaten sind bei volljährigen Patienten für einen Zeitraum von **zehn Jahren** aufzubewahren. Bei minderjährigen Patienten verlängert sich der Aufbewahrungszeitraum bis zur **Vollendung des 28. Lebensjahres**. Die Aufbewahrungszeiträume gelten für die konventionellen Röntgenaufnahmen und deren Aufzeichnungen sowie für die digital erstellten Röntgenaufnahmen und deren Aufzeichnungen.

Bei den **digitalen Bilddaten auf elektronischen Datenträgern** hat der Strahlenschutzverantwortliche nach der Strahlenschutzverordnung auch dafür zu sorgen, dass die Befundungsqualität der Röntgenaufnahmen und die Lesbarkeit der Daten für den Aufbewahrungszeitraum erhalten bleiben.

Die Röntgenaufnahmen und die Aufzeichnungen sind einem **weiterbehandelnden Zahnarzt** vorübergehend auszuhändigen bzw. digital zu übermitteln. Die ausgeliehenen Röntgenaufnahmen müssen dann nach der Behandlung wieder zurückgegeben werden. Archiviert werden die Röntgenbilder, die Aufzeichnungen sowie die digitalen Bilddaten in der Praxis, in der diese angefertigt wurden. Eine dauerhafte Aufbewahrung durch den Patienten ist nicht erlaubt.

4.7 Qualitätssicherung

Die Sicherstellung einer hohen technischen Qualität der angefertigten Röntgenaufnahmen zählt zu den Aufgaben des Strahlenschutzverantwortlichen. Hierzu werden regelmäßig Konstanzprüfungen an den Röntgengeräten und den Bildwiedergabeeinrichtungen durchgeführt.

Die praktische Durchführung der Röntgenaufnahmen im Rahmen der Konstanzprüfung kann an Personen des Praxispersonals delegiert werden, die über entsprechende Kenntnisse im Strahlenschutz verfügen.

4.7.1 Vor der Inbetriebnahme einer Röntgeneinrichtung

Eine wichtige Maßnahme zur Qualitätssicherung vor der Inbetriebnahme einer Röntgenanlage ist die **Abnahmeprüfung**. Diese wird vom Hersteller oder Lieferanten durchgeführt und soll die erforderliche Bildqualität sicherstellen.

Bei der Abnahmeprüfung werden mit einem **Prüfkörper** Röntgenaufnahmen erstellt →Abb. 1. Der Prüfkörper schwächt die Röntgenstrahlen derart, dass ein Bild mit drei Abstufungen der optischen Dichte entsteht. Diese **Referenzaufnahme** (Bezugsaufnahme oder auch Uraufnahme) wird bei den regelmäßig durchzuführenden Konstanzprüfungen zur Beurteilung verwendet →Abb. 1, S. 302. Die bei der Abnahmeprüfung verwendeten Einstellparameter, Bildträger und der verwendete Prüfkörper sind zu dokumentieren. Diese Aufzeichnungen und die Referenzaufnahme sind für die Dauer des Betriebes der Röntgeneinrichtung, mindestens jedoch drei Jahre nach dem Abschluss der nächsten vollständigen Abnahmeprüfung aufzubewahren.

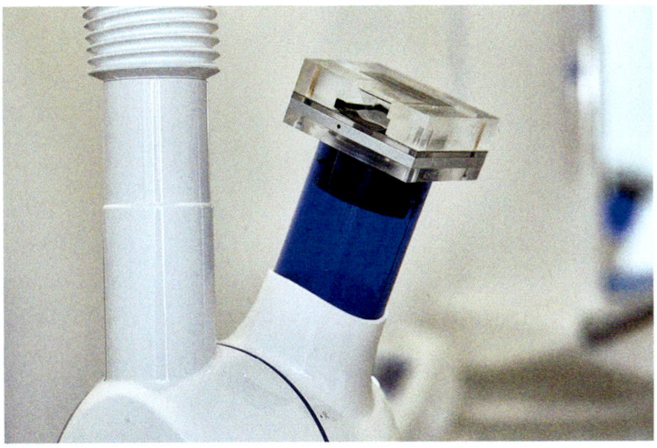
Abb. 1 Röntgenaufnahme mit einem Prüfkörper am Dentalröntgengerät. Der Bildträger befindet sich im Schacht des Prüfkörpers.

Die **Sachverständigenprüfung** wird vor dem Röntgenbetrieb durch einen behördlich bestimmten Sachverständigen durchgeführt. Neben der technischen Überprüfung des Röntgengerätes werden auch die Sicherheits- und Strahlenschutzvorschriften und die Abnahmeprüfung kontrolliert. Nach der Inbetriebnahme der Röntgeneinrichtung ist die Sachverständigenprüfung alle fünf Jahre durchzuführen.

4.7.2 Konstanzprüfung während des Betriebs

Die regelmäßig durchzuführenden Konstanzprüfungen müssen unter den gleichen Bedingungen und mit dem gleichen Prüfkörper wie bei der Abnahmeprüfung erfolgen. Die dokumentierten Ergebnisse und die bei der Konstanzprüfung erstellten Aufnahmen müssen unabhängig davon, ob eine analoge oder digitale Röntgeneinrichtung verwendet wird, 10 Jahre aufbewahrt werden.

Bei den **analogen Röntgeneinrichtungen** unterscheidet man drei verschiedene Konstanzprüfungen:
- Konstanzprüfung der Filmverarbeitung
- Konstanzprüfung des Röntgengerätes
- Konstanzprüfung der Dunkelkammer

Referenzaufnahme der Abnahmeprüfung

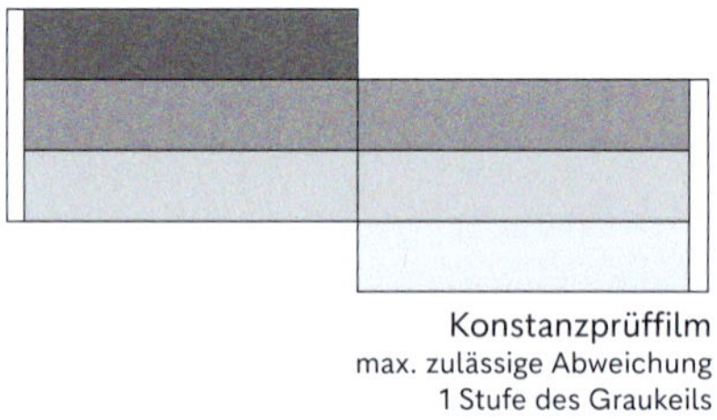

Abb. 1 Überprüfung der optischen Dichte

OPG-Film:

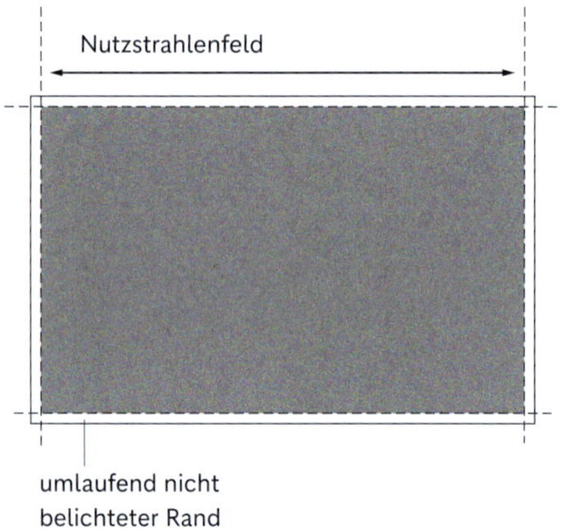

Abb. 2 Überprüfung des Nutzstrahlenfelds beim OPG

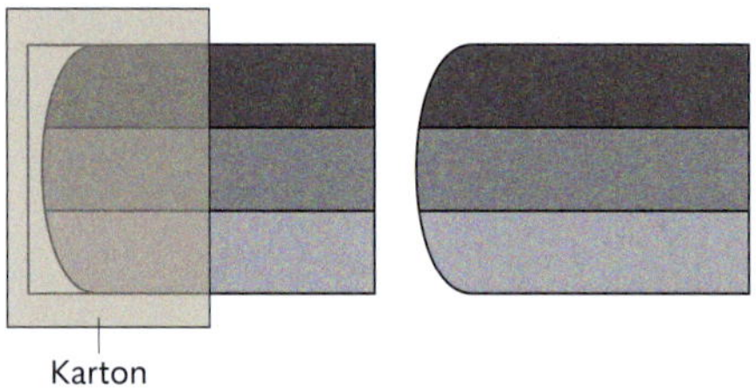

Abb. 3 Überprüfung der Dunkelkammerleuchte. Hier ist die Dunkelkammerbeleuchtung in Ordnung, der Film (nicht abgedeckte Hälfte) wurde nicht nachbelichtet.

Die **Konstanzprüfung der Filmverarbeitung** muss **wöchentlich** erfolgen. Hierbei wird zum einen die Temperatur des Entwicklers gemessen und dokumentiert. Die Temperaturabweichung darf höchstens +/– 0,5 °C betragen. Zum anderen wird mit dem Prüfkörper unter den Bedingungen der Abnahmeprüfung ein Zahnfilm belichtet. Nach der Entwicklung wird diese Konstanzprüfungsaufnahme mit der Referenzaufnahme der Abnahmeprüfung verglichen. Im Idealfall sind die Graukeile beider Aufnahmen gleich. Die Abweichung darf höchstens eine Grauwertstufe betragen →Abb. 1.

Die **Konstanzprüfung des Röntgengerätes** muss **monatlich** durchgeführt werden. Beim **Tubusgerät** wird, wie bei der Konstanzprüfung der Filmverarbeitung, eine Konstanzprüfungsaufnahme erstellt und danach mit der Referenzaufnahme verglichen. Auch hierbei darf die Abweichung beider Aufnahmen höchstens eine Grauwertstufe betragen. Außerdem wird monatlich der Tubus des Röntgengerätes auf seine Unversehrtheit überprüft. Der Tubus darf keine mechanischen Schäden aufweisen und muss funktionsfähig sein.

Mit dem **Panoramaschichtgerät** wird ebenfalls eine Prüfkörperaufnahme erstellt. Auch hier darf die Abweichung des Graukeils höchstens eine Grauwertstufe betragen. Außerdem muss die Konstanzprüfungsaufnahme einen umlaufend unbelichteten Rand aufweisen. Zudem ist diese Aufnahme auf Artefaktfreiheit zu überprüfen. Artefakte können z. B. durch beschädigte Verstärkerfolien entstehen →Abb. 2

Die **Konstanzprüfung der Dunkelkammer** muss **jährlich** erfolgen. Hierbei wird in der Dunkelkammer ein belichteter Konstanzprüfungsfilm zur Hälfte mit einem lichtundurchlässigen Material abgedeckt. Dieser Film wird nun für eine Minute der Dunkelkammerbeleuchtung ausgesetzt und nach der Entwicklung überprüft. Zwischen beiden Seiten darf kein Unterschied feststellbar sein →Abb. 3.

Bei den **digitalen Röntgeneinrichtungen** werden ebenfalls regelmäßig Konstanzprüfungen durchgeführt, um das Bildwiedergabegerät, die Bildträger und das Röntgengerät zu überprüfen:
- Konstanzprüfung des Bildwiedergabegerätes (Befundungsmonitor)
- Konstanzprüfung des Röntgengerätes

Die **Konstanzprüfung des Befundungsmonitors** erfolgt abhängig vom Zeitpunkt der Inbetriebnahme des Gerätes nach unterschiedlichen DIN-Normen. Befundungsmonitore, die **vor dem 01.05.2015 in Betrieb** genommen wurden, werden nach der alten DIN-Norm 6868-57 **arbeitstäglich** vor dem Arbeitsbeginn mit einem Testbild auf ihre Grauwertwiedergabe überprüft. **Monatlich** erfolgt dann eine umfassendere Auswertung dieses Testbildes, bei der die Bildgeometrie, die Wiedergabegüte und ggf. auftretende Farbartefakte beurteilt werden. Diese älteren Befundungsmonitore dürfen noch bis zum 01.01.2025 verwendet werden. Befundungsmonitore, die **ab dem 01.05.2015 in Betrieb** genommen wurden, werden nach der neuen DIN-Norm 6868-157 **arbeitstäglich** mit dem Testbild TG18-OIQ visuell überprüft →Abb. 1.

Beurteilt werden die Sichtbarkeit der Linienpaarraster in der Mitte und den vier Ecken, das Niedrigkontrastquadrat im 5-%- und 95-%-Feld, die Grenzen und Linien des Rasters und ein kontinuierlicher Schwarz/Weiß-Übergang in den beiden seitlichen Verlaufsbalken. Außerdem muss im mittleren grauen Feld der Schriftzug „QUALITY CONTROL" lesbar sein. **Halbjährlich** müssen am gleichen Testbild, neben den täglich durchzuführenden visuellen Überprüfungen, zusätzlich die Unterscheidbarkeit der 16 Leuchtdichteflächenelemente und die direkten Schwarz-Weiß- bzw. Weiß-Schwarz-Übergänge kontrolliert werden. Zudem ist mithilfe des Testbildes TG18-UN80 die Gleichmäßigkeit der Leuchtdichte und des Farbeindrucks zu überprüfen →Abb. 2. Am Befundungsmonitor muss außerdem **jährlich** eine Leuchtdichtemessung durchgeführt werden. Befindet sich dieser Monitor jedoch in einem Raum der Raumklasse 5 (Beleuchtungsstärke < 100 Lux) und werden keine DVT-Aufnahmen ausgewertet, verlängert sich das Überprüfungsintervall der Leuchtdichtemessung auf 5 Jahre.

Die **Konstanzprüfung des Röntgengerätes** muss **monatlich** durchgeführt werden. Es wird ein Prüfkörper verwendet, der ein Blei-Linienraster für die Beurteilung des Hochkontrasts und vier Bohrungen für die Beurteilung des Niedrigkontrasts enthält. In diesen Prüfkörper wird entweder ein Sensor oder eine Speicherfolie eingelegt →Abb. 3.

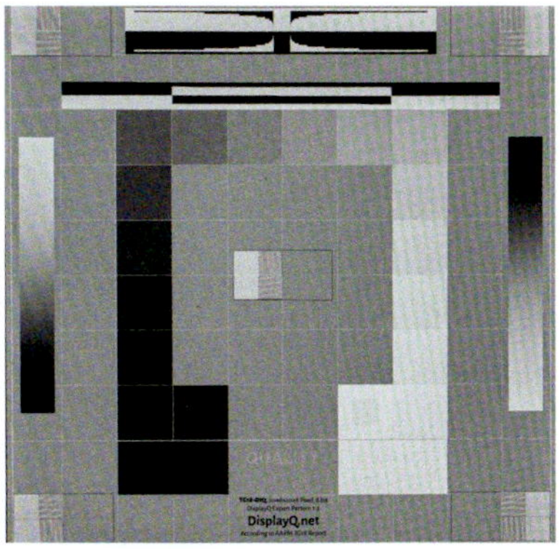

Abb. 1 Visuelle Überprüfung mit dem Testbild TG18-QIQ

Abb. 2 Testbild TG18-UN80

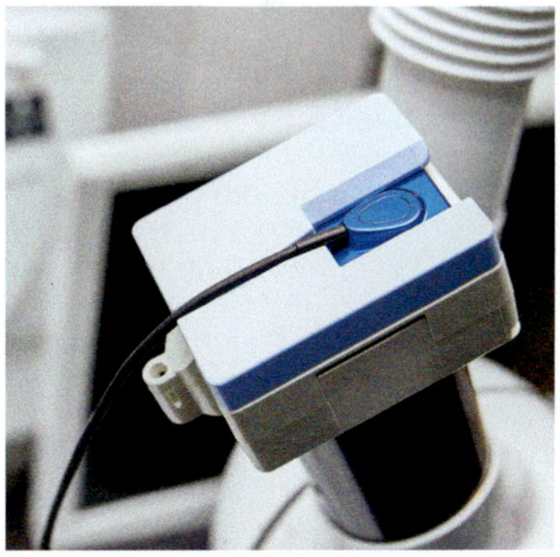
Abb. 3 Prüfkörper mit eingelegtem Sensor

Mit dem **Tubusgerät** wird dann unter den Bedingungen der Abnahmeprüfung eine Konstanzprüfungsaufnahme erstellt und am Befundungsmonitor ausgewertet: Es müssen fünf Linienpaare pro mm (Lp/mm) durchgehend verfolgbar und alle vier Bohrungen erkennbar sein. Die Unversehrtheit des Tubus bzw. die korrekte Positionierung der Blende zur Formateinblendung wird durch einen durchgehend unbelichteten Rand belegt.

Mit dem **Panoramaschichtgerät** wird ebenfalls eine Prüfkörperaufnahme unter den Bedingungen der Abnahmeprüfung erstellt und danach am Befundungsmonitor ausgewertet: Es müssen 2,5 Linienpaare pro mm (Lp/mm) durchgehend verfolgbar und mindestens zwei der vier Bohrungen erkennbar sein. Außerdem muss die Konstanzprüfungsaufnahme einen umlaufend weißen (unbelichteten) Rand aufweisen und darf keine Artefakte enthalten.

Terminologie: Bestimmungen der Röntgenverordnung

Konstanzprüfung, die	Maßnahme zur Qualitätssicherung der Bildqualität
rechtfertigende Indikation	Grund für die Erstellung einer Röntgenaufnahme, bei der der gesundheitliche Nutzen größer ist als das Strahlenrisiko für den Patienten
Sievert, das **(Sv)**	Maßeinheit der effektiven Dosis und der Äquivalentdosis
Strahlendosis, die	Energiemenge einer ionisierenden Strahlung, die an einen Organismus abgegeben wird
Strahlenexposition, die	das Einwirken von Röntgenstrahlen auf einen Organismus

Aufgaben

1 Mit welcher Berechtigung dürfen Zahnmedizinische Fachangestellte auf Anweisung Röntgenaufnahmen erstellen?

2 Wie oft muss ein Zahnmedizinischer Fachangestellter seine Kenntnisse im Strahlenschutz aktualisieren?

3 Welche Gesetze bzw. Verordnungen müssen für alle Praxismitglieder zur Einsicht ständig verfügbar sein?

4 Nennen Sie vier strahlenempfindliche Gewebe bzw. Organe des menschlichen Körpers.

5 Erklären Sie die Bedeutung der Fachbegriffe somatische, genetische und teratogene Strahlenschäden.

6 Was versteht man unter zivilisatorischer Strahlenexposition?

7 Welche Aufzeichnungen müssen nach dem Erstellen einer Röntgenaufnahme dokumentiert werden?

8 Wie lange müssen Röntgenaufnahmen und die dazugehörigen Aufzeichnungen aufbewahrt werden?

9 Erläutern Sie den Fachbegriff Kontrollbereich.

10 Was versteht man unter einer Referenzaufnahme (Uraufnahme)?

11 Erläutern Sie die Konstanzprüfung der Filmverarbeitung.

12 Beschreiben Sie die Konstanzprüfung des Befundungsmonitors bei einem neu angeschafften Bildwiedergabegerät.

LF 13
Arbeitsprozesse organisieren und optimieren

1 Der Weg zum Mahnverfahren
2 Mahnverfahren
3 Verjährung
4 Arbeitsvertrag
5 Qualitätsmanagement
6 Personaleinsatzplanung
7 Fort- und Weiterbildung der Zahnmedizinischen Fachangestellten
8 Praxismarketing und patientenorientierte Praxisführung
9 Die Zukunft der Zahnarztpraxis
10 Bewerbung

1 Der Weg zum Mahnverfahren

1.1 Ausstellen von zahnärztlichen Rechnungen

Wünschen gesetzlich versicherte Patientinnen außervertragliche Leistungen (z. B. aufwendigere Prothetik, kosmetische Leistungen, Akupunktur), fallen in den meisten Fällen Eigenanteile der Patientin an, über die die Zahnarztpraxis eine Rechnung ausstellt. Privatpatientinnen müssen in jedem Fall ihre Behandlung bezahlen oder zumindest vorfinanzieren.

HKP
Heil- und Kostenplan

Bei prothetischen Leistungen erfolgt bei Kassenpatientinnen nach der Behandlung die Abrechnung des HKP. Hier wird in der Regel auch der Eigenanteil der Patientin ermittelt →Abb. 1 und die entsprechende Rechnung (Eigenanteilsrechnung, →Abb. 2) ausgedruckt und der Patientin zugesandt.

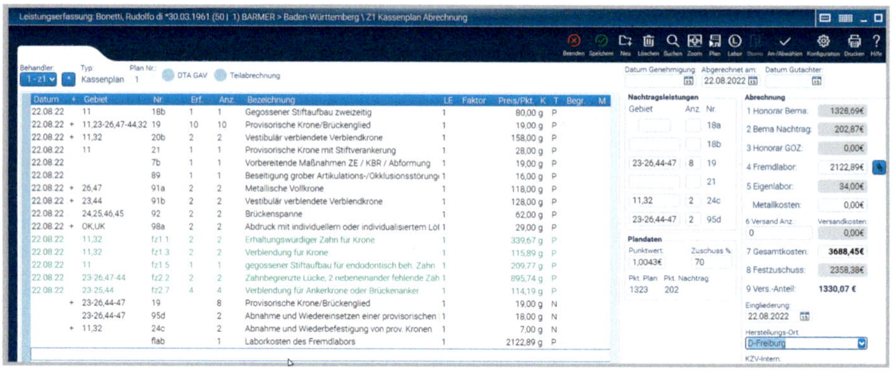

Abb. 1 Abrechnung des HKP mit Eigenanteil von 1330,07 €

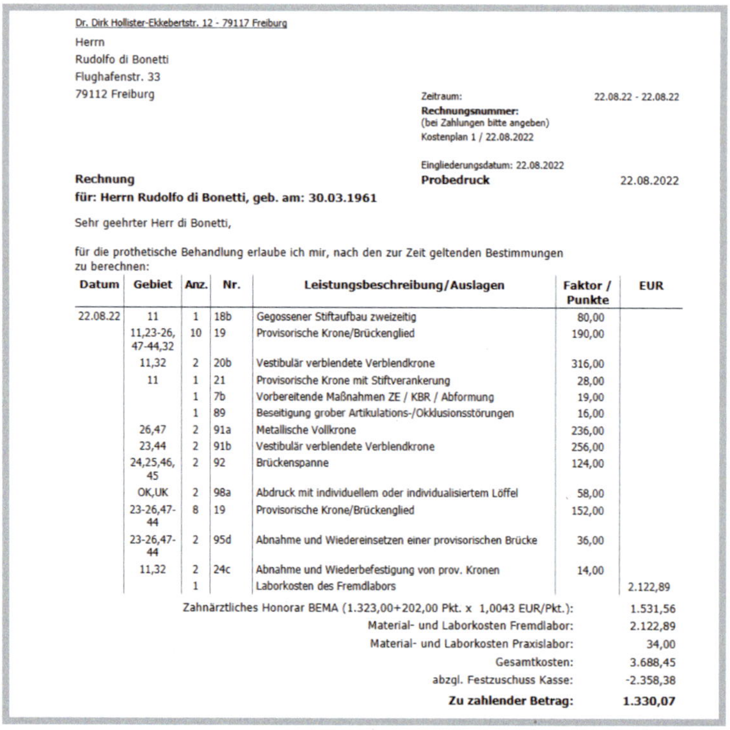

Dr. Dirk Hollister-Ekkebertstr. 12 - 79117 Freiburg

Herrn
Rudolfo di Bonetti
Flughafenstr. 33
79112 Freiburg

Zeitraum: 22.08.22 - 22.08.22
Rechnungsnummer:
(bei Zahlungen bitte angeben)
Kostenplan 1 / 22.08.2022

Eingliederungsdatum: 22.08.2022
Probedruck 22.08.2022

Rechnung
für: Herrn Rudolfo di Bonetti, geb. am: 30.03.1961

Sehr geehrter Herr di Bonetti,

für die prothetische Behandlung erlaube ich mir, nach den zur Zeit geltenden Bestimmungen zu berechnen:

Datum	Gebiet	Anz.	Nr.	Leistungsbeschreibung/Auslagen	Faktor / Punkte	EUR
22.08.22	11	1	18b	Gegossener Stiftaufbau zweizeitig	80,00	
	11,23-26, 47-44,32	10	19	Provisorische Krone/Brückenglied	190,00	
	11,32	2	20b	Vestibulär verblendete Verblendkrone	316,00	
	11	1	21	Provisorische Krone mit Stiftverankerung	28,00	
		1	7b	Vorbereitende Maßnahmen ZE / KBR / Abformung	19,00	
		1	89	Beseitigung grober Artikulations-/Okklusionsstörungen	16,00	
	26,47	2	91a	Metallische Vollkrone	236,00	
	23,44	2	91b	Vestibulär verblendete Verblendkrone	256,00	
	24,25,46, 45	2	92	Brückenspanne	124,00	
	OK,UK	2	98a	Abdruck mit individuellem oder individualisiertem Löffel	58,00	
	23-26,47-44	8	19	Provisorische Krone/Brückenglied	152,00	
	23-26,47-44	2	95d	Abnahme und Wiedereinsetzen einer provisorischen Brücke	36,00	
	11,32	2	24c	Abnahme und Wiederbefestigung von prov. Kronen	14,00	
		1		Laborkosten des Fremdlabors		2.122,89

Zahnärztliches Honorar BEMA (1.323,00+202,00 Pkt. x 1,0043 EUR/Pkt.): 1.531,56
Material- und Laborkosten Fremdlabor: 2.122,89
Material- und Laborkosten Praxislabor: 34,00
Gesamtkosten: 3.688,45
abzgl. Festzuschuss Kasse: -2.358,38
Zu zahlender Betrag: 1.330,07

Abb. 2 Rechnung an Patient Rudolfo di Bonetti über den Eigenanteil

Der Weg zum Mahnverfahren

Bei Privatpatientinnen wird über alle erbrachten Leistungen eine Rechnung ausgestellt und der Patientin zugesandt →Abb. 1.

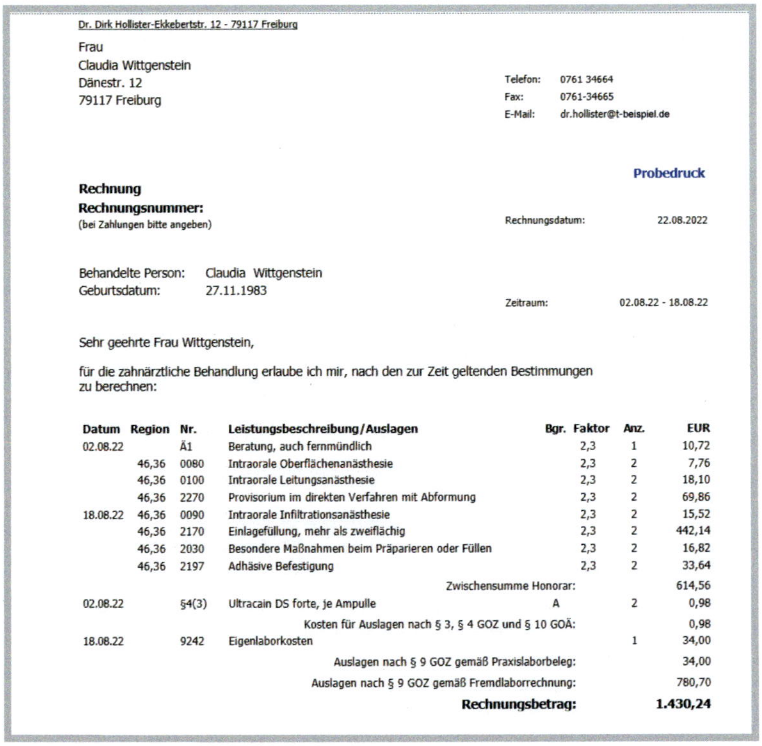

Dr. Dirk Hollister-Ekkebertstr. 12 - 79117 Freiburg

Frau
Claudia Wittgenstein
Dänestr. 12
79117 Freiburg

Telefon: 0761 34664
Fax: 0761-34665
E-Mail: dr.hollister@t-beispiel.de

Probedruck

Rechnung
Rechnungsnummer:
(bei Zahlungen bitte angeben)

Rechnungsdatum: 22.08.2022

Behandelte Person: Claudia Wittgenstein
Geburtsdatum: 27.11.1983

Zeitraum: 02.08.22 - 18.08.22

Sehr geehrte Frau Wittgenstein,

für die zahnärztliche Behandlung erlaube ich mir, nach den zur Zeit geltenden Bestimmungen zu berechnen:

Datum	Region	Nr.	Leistungsbeschreibung/Auslagen	Bgr.	Faktor	Anz.	EUR
02.08.22		Ä1	Beratung, auch fernmündlich		2,3	1	10,72
	46,36	0080	Intraorale Oberflächenanästhesie		2,3	2	7,76
	46,36	0100	Intraorale Leitungsanästhesie		2,3	2	18,10
	46,36	2270	Provisorium im direkten Verfahren mit Abformung		2,3	2	69,86
18.08.22	46,36	0090	Intraorale Infiltrationsanästhesie		2,3	2	15,52
	46,36	2170	Einlagefüllung, mehr als zweiflächig		2,3	2	442,14
	46,36	2030	Besondere Maßnahmen beim Präparieren oder Füllen		2,3	2	16,82
	46,36	2197	Adhäsive Befestigung		2,3	2	33,64
			Zwischensumme Honorar:				614,56
02.08.22		§4(3)	Ultracain DS forte, je Ampulle	A		2	0,98
			Kosten für Auslagen nach § 3, § 4 GOZ und § 10 GOÄ:				0,98
18.08.22		9242	Eigenlaborkosten			1	34,00
			Auslagen nach § 9 GOZ gemäß Praxislaborbeleg:				34,00
			Auslagen nach § 9 GOZ gemäß Fremdlaborrechnung:				780,70
			Rechnungsbetrag:				**1.430,24**

Abb. 1 Rechnung an Privatpatientin

Auf den zahnärztlichen Rechnungen sind auch die Fremdlaborkosten aufgeführt. Die Zahnarztpraxis fordert die Fremdlaborkosten von der Patientin und leitet sie an das Fremdlabor weiter. Die Praxis ist damit eine Art Inkassounternehmen für das Labor.

Das Forderungsausfallrisiko liegt bei der Zahnarztpraxis. Zwischen Zahnarztpraxis und Labor gelten teilweise andere gesetzliche Bestimmungen als zwischen Zahnarztpraxis und Patientin, weil sowohl die Praxis als auch das Labor nach den Bestimmungen des BGB Unternehmer sind. Die Patientin hat keine vertragliche Beziehung zum Labor →Abb. 2. Sie kann z. B. Mängel an der Prothese nicht beim Labor geltend machen. Das Labor kann auch keine Beträge von der Patientin fordern, wenn die Zahnarztpraxis nicht an das Labor zahlt.

BGB
→LF 1

Werkvertrag, Behandlungsvertrag
→LF 2

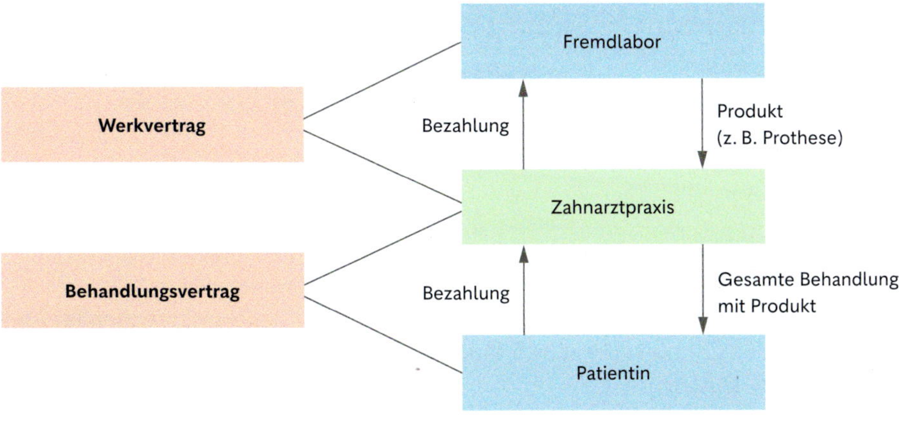

Abb. 1 Verträge zwischen Patientin, Zahnarztpraxis und Labor

1.2 Abrechnen von zahnärztlichen Rechnungen

Offene Rechnungen werden vom Abrechnungsprogramm zu der Offene-Posten-Liste hinzugefügt.

Nach dem Ausdruck einer Rechnung stellen die Programme die Frage, ob die Rechnung als abgerechnet gekennzeichnet werden soll. Wird die Frage mit Ja beantwortet, erscheint das Symbol für abgerechnete Rechnungen →Abb. 1.

Alle Programme erstellen die Rechnungen nach den Vorschiften der vorgegebenen Form des Verordnungsgebers. Schreibt man eine Rechnung von Hand, müssen die Formvorschriften dennoch beachtet werden. Nur eine zahnärztliche Rechnung, die auch der Form entspricht, wird zur Zahlung fällig.

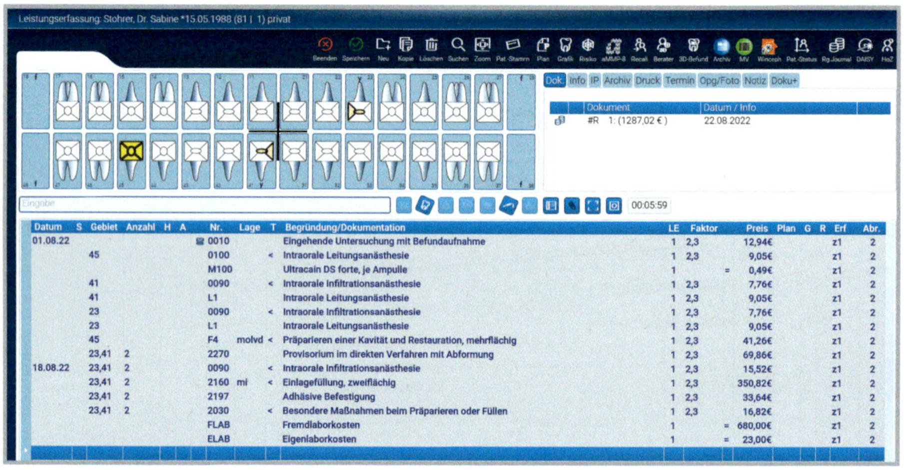

Abb. 1 Abgerechnete Rechnung in einem Zahnarztverwaltungsprogramm

In einem bestimmten Menüpunkt des Programms kann die Offene-Posten-Liste geöffnet werden →Abb. 2.
In Praxisverwaltungsprogrammen lässt sich das automatische Vorschlagen für eine Mahnung in den Stammdaten einstellen.

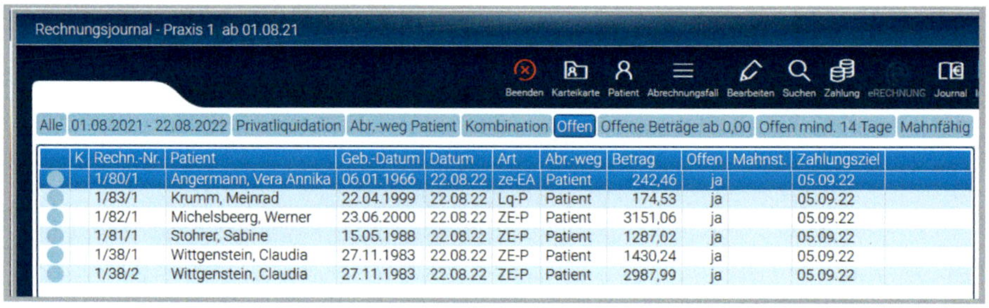

Abb. 2 Offene-Posten-Liste in einem Zahnarztverwaltungsprogramm

Aufgaben

1 Eine Kassenpatientin reklamiert den schlechten Sitz der Prothese und bittet um kostenlose Reparatur.
a Erläutern Sie die Vertragsbeziehungen zwischen Zahnärztin, Fremdlabor und Patientin.
b Zwischen Zahnärztin und Labor beträgt die Gewährleistungspflicht nur ein Jahr nach entsprechender Abmachung. Eine Patientin reklamiert den Zahnersatz nach 16 Monaten bei der Praxis. Kann die Praxis trotzdem noch Gewährleistung vom Labor verlangen?

2 Mahnverfahren

2.1 Außergerichtliches (kaufmännisches) Mahnverfahren

Alle Möglichkeiten, die der Zahnarztpraxis offenstehen, eine Zahlung von der Patientin außergerichtlich zu erwirken, werden als kaufmännisches Mahnverfahren bezeichnet. Wird die Zahlungsüberwachung der Forderungen durch die Zahnarztpraxis durchgeführt (Alternative: z. B. Inkassobüro), muss auch das Mahnverfahren von der Praxis durchgeführt werden. Es gibt keine festen Regeln für das kaufmännische Mahnverfahren. Die im Folgenden beschriebene Vorgehensweise wird häufig in Zahnarztpraxen angewendet.

> Sehr geehrte …,
>
> Ihren Zähnen geht es sicherlich wieder gut. Leider hat sich der Zustand meines Kontos durch das lange Warten nicht gebessert.
>
> Es wäre schön, wenn Sie die Rechnung bald bezahlen könnten.
>
> Mit freundlichen Grüßen
>
> Ihr Praxisteam Dr. Lucky

Abb. 1 Zahlungserinnerung

2.1.1 Erinnerung

Der erste Schritt sollte immer eine höfliche Erinnerung an die bestehende Schuld sein. Dies kann auch telefonisch, per SMS oder per E-Mail geschehen. Weitere Möglichkeiten sind das Zusenden einer Rechnungskopie (eventuell mit einem Aufkleber), eines Kontoauszugs oder auch eines humorvollen Briefs →Abb. 1.

2.1.2 Erste Mahnung

Hat die Patientin trotz Erinnerung immer noch nicht bezahlt, wird die erste Mahnung eingeleitet. Ist für die Bezahlung in der Rechnung kein Datum genannt und steht auf der Rechnung kein Vermerk mit Hinweis auf die BGB-Regelung, sollte mit der ersten Mahnung ein Zahlungstermin gesetzt werden, um die Patientin wirksam in Verzug zu setzen.

BGB-Regelung (Nicht-rechtzeitig-Lieferung)
→LF 9

Viele Zahnarztverwaltungsprogramme bieten Mahnschreiben in verschiedenen Mahnstufen mit individuellen Texten an.

Auf der ersten Mahnung sollte die Formulierung „erste Mahnung“ nicht erscheinen, denn dies erweckt den Eindruck, dass weitere Mahnungen erfolgen.

2.1.3 Zweite Mahnung

Reagiert die Patientin auf die erste Mahnung nicht, ist der Zahlungsverzug eingetreten. Es können Verzugszinsen berechnet werden (5 % über dem Basiszinssatz). Ein Hinweis im Text der zweiten Mahnung auf die Vormahnung sollte nicht fehlen. Kosten für Mahnschreiben können zusätzlich verlangt werden (ca. 5,00 €). Eventuell kann eine Teilzahlung angeboten werden.

2.1.4 Dritte und letzte Mahnung

Die Patientin will oder kann offensichtlich nicht zahlen. Es sollte eine letzte Frist gesetzt werden. Sämtliche Kosten werden aufgeführt und es wird um Begleichung gebeten. Das gerichtliche Mahnverfahren oder die Klage sollte angedroht werden.

Manche Zahnarztverwaltungsprogramme haben auch die Möglichkeit, eine Mahnung mit dem professionellen Word-Textverarbeitungsprogramm zu schreiben. Dabei können z. B. durch Einfügen von Fotos und Cliparts die Mahnungen individuell gestaltet werden.

Immer wieder werden besondere Verfahren zum Eintreiben von Forderungen praktiziert. Zum Beispiel verkleidet ein Inkassounternehmen Mitarbeiterinnen als rosarote Panther und lässt sie die Schuldnerin den ganzen Tag über verfolgen.

Der rosarote Panther trägt einen Aktenkoffer mit großer Aufschrift des Inkassounternehmens mit sich. Von Gerichten wurde diese Art des „außergerichtlichen Mahnverfahrens" für legal erklärt.

2.2 Gerichtliches Mahnverfahren

Video
Das gerichtliche Mahnverfahren

Hat die Patientin nach dem Praxismahnverfahren (kaufmännisches Mahnverfahren) nicht bezahlt, kann die Zahnarztpraxis das gerichtliche Verfahren einleiten. Hierzu benötigt die Praxis keine Rechtsanwältin. Die Praxis kann das gerichtliche Verfahren auch ohne das Praxismahnverfahren einleiten, wenn auf der Rechnung ein Zahlungsdatum genannt bzw. der Hinweis auf die BGB-Regelung zum Zahlungsverzug gegeben ist.

Für das gerichtliche Mahnverfahren sind folgende Schritte erforderlich:
- Antrag auf Erlass eines Mahnbescheids
- Einsendung an das Amtsgericht
- Zusendung des Vollstreckungsbescheids durch das Amtsgericht an die Schuldnerin

2.2.1 Antrag auf Erlass eines Mahnbescheids

Antrag auf Erlass eines Mahnbescheids online stellen: *www.mahngerichte.de*

Zunächst muss die Praxis einen Antrag auf Erlass eines Mahnbescheids ausfüllen und an das zuständige Amtsgericht (z. B. in Baden-Württemberg das Amtsgericht Stuttgart, in Nordrhein-Westfalen die Amtsgerichte Hagen oder Euskirchen, in Bayern das Amtsgericht Coburg) schicken. Der Antrag ist in Verwaltungsprogrammen enthalten oder kann online erstellt werden →Abb. 1, S. 311.

Der Antrag muss enthalten:
- **Antragsteller** (Gläubigerin)
- **Antragsgegner** (Schuldnerin)
- **Anspruch** (nach einem Katalog, z. B.: 2 = zahnärztliche Rechnung
  11 = Kaufvertrag
  19 = Miete)
- **Anspruchsbetrag**
- **Zinsen** (ab Eintritt des Verzugs)
- **Auslagen** (z. B. Vordruck, Mahnschreiben)
- **Gerichtsstand bei Widerspruch** (Wohnsitz des Beklagten)
- **Antrag auf Erlass** (muss auf der letzten Seite unterschrieben werden)

Raum für Vermerke des Gerichts

Antrag auf Erlass eines Mahnbescheids

– Nicht verwendbar für Rechtsanwälte und registrierte Inkassodienstleister –

Zeilen-Nummer | Datum des Antrags | C

Bitte beachten Sie die Ausfüllhinweise!

Antragsteller

Bei mehreren Antragstellern: Es wird versichert, dass der in Spalte 1 Bezeichnete bevollmächtigt ist, die weiteren zu vertreten.

Spalte 1
1 = Herr
2 = Frau
Vorname
Nachname
Straße, Hausnummer – **bitte kein Postfach!** –
Postleitzahl | Ort | Ausl. Kz.

Spalte 2 Weiterer Antragsteller
1 = Herr
2 = Frau
Vorname
Nachname
Straße, Hausnummer – **bitte kein Postfach!** –
Postleitzahl | Ort | Ausl. Kz.

Spalte 3 Nur eingetragener Kaufmann, juristische Person usw.
3 = **nur** eingetragener Kaufmann 4 = **nur** GmbH u. Co KG **sonst** Rechtsform:
Rechtsform, z. B. GmbH, AG, OHG, KG
Vollständige Bezeichnung
Fortsetzung von Zeile 9
Straße, Hausnummer – **bitte kein Postfach!** –
Postleitzahl | Ort | Ausl. Kz.

Gesetzlicher Vertreter
Nr. der Spalte, in der der Vertretene bezeichnet ist
Stellung (z. B. Geschäftsführer, Vater, Mutter, Vormund)
Vor- und Nachname
Straße, Hausnummer – **bitte kein Postfach!** –
Postleitzahl | Ort | Ausl. Kz.

Gesetzlicher Vertreter (auch weiterer)
Nr. der Spalte, in der der Vertretene bezeichnet ist
Stellung
Vor- und Nachname
Straße, Hausnummer – **bitte kein Postfach!** –
Postleitzahl | Ort | Ausl. Kz.

MUSTER

Antragsgegner

Falls de[illegible] NATO-T[illegible] bitte [illegible] beachten.

[illegible] Antragsgegner sind Gesamtschuldner

Spalte 1
1 = Herr
2 = Frau
Vorname
Nachname
Straße, Hausnummer – **bitte kein Postfach!** –
Postleitzahl | Ort | Ausl. Kz.

Spalte 2 Weiterer Antragsgegner
1 = Herr
2 = Frau
Vorname
Nachname
Straße, Hausnummer – **bitte kein Postfach!** –
Postleitzahl | Ort | Ausl. Kz.

Spalte 3 Nur eingetragener Kaufmann, juristische Person usw.
3 = **nur** eingetragener Kaufmann 4 = **nur** GmbH u. Co KG **sonst** Rechtsform:
Rechtsform, z. B. GmbH, AG, OHG, KG
Vollständige Bezeichnung
Fortsetzung von Zeile 24
Straße, Hausnummer – **bitte kein Postfach!** –
Postleitzahl | Ort | Ausl. Kz.

Gesetzlicher Vertreter
Nr. der Spalte, in der der Vertretene bezeichnet ist
Stellung (z. B. Geschäftsführer, Vater, Mutter, Vormund)
Vor- und Nachname
Straße, Hausnummer – **bitte kein Postfach!** –
Postleitzahl | Ort | Ausl. Kz.

Gesetzlicher Vertreter (auch weiterer)
Nr. der Spalte, in der der Vertretene bezeichnet ist
Stellung
Vor- und Nachname
Straße, Hausnummer – **bitte kein Postfach!** –
Postleitzahl | Ort | Ausl. Kz.

EMA1/1 BW EMA1/1R

Fassung 01.07.2017

Bitte die nächste Vordruckseite beachten!

Abb. 1 Antrag auf Erlass eines Mahnbescheids

2.2.2 Einsendung an das Amtsgericht

Das Amtsgericht überprüft die formale Richtigkeit und sendet eine Rechnung an die Gläubigerin (Zahnärztin), die Schuldnerin (Patientin) erhält den Mahnbescheid durch Postzustellungsurkunde zugestellt. Die Schuldnerin hat nun verschiedene Möglichkeiten, auf den Mahnbescheid zu reagieren →Abb. 1.

Abb. 1 Reaktionsmöglichkeiten der Schuldnerin bei einem Mahnbescheid

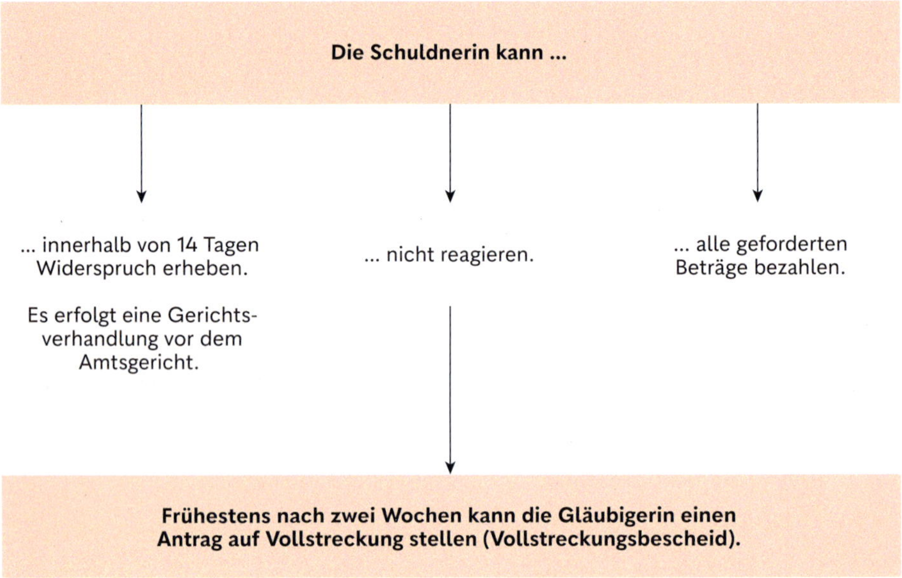

Mehr zum Mahnverfahren unter: *www.mahnung-online.de*

Wird bei einer Gerichtsverhandlung die Klärung des Sachverhalts erreicht, bleibt es noch relativ „billig" für alle Beteiligten. Das kommt natürlich auch auf die entstehenden Rechtsanwaltsgebühren an, die sich in der Regel nach dem Streitwert richten. Reagiert die Schuldnerin auch auf den Vollstreckungsbescheid nicht, steigen die Kosten für das Verfahren. Die Kosten des Verfahrens werden der Gläubigerin automatisch in Rechnung gestellt. Eine ungefähre Kostenaufstellung ist im folgenden Beispiel mit einem Streitwert von 1500,00 € zu sehen.

Beispiel

Gebühren im Mahnverfahren	**Streitwert: 1 500,00 €**	**Betrag**
Gerichtsgebühr für das Mahnverfahren KV 1100		35,50 €
Gebühr des Anwalts für das Mahnverfahren § 13, KV 3305 RVG (4 Mandant)		218,50 €
anwaltliche Auslagenpauschale KV 7002 RVG		20,00 €
Summe Kosten:		274,00 €
weitere Gebühren des Rechtsanwalts für den Vollstreckungsbescheid	**Streitwert: 1 500,00 €**	**Betrag**
Gebühr des Anwalts für VB-Antrag § 13, KV 3308 RVG		57,50 €
anwaltliche Auslagenpauschale KV 7002 RVG		0,00 €
Summe weitere Kosten:		57,50 €
weitere Gebühren Streitverfahren	**Streitwert: 1 500,00 €**	**Betrag**
Gerichtsgebühr 3-fach KV 1210		213,00 €
abzüglich gezahlter Kosten des Mahnverfahrens		–35,50 €
weitere Gerichtskosten		177,50 €

2.2.3 Zusendung des Vollstreckungsbescheids durch das Amtsgericht an die Schuldnerin

Hat die Schuldnerin auf den gerichtlichen Mahnbescheid nicht reagiert, muss die Gläubigerin (die Zahnärztin) den nächsten Schritt wiederum beim Gericht beantragen. Vom Gericht erhält die Schuldnerin nunmehr den Vollstreckungsbescheid zugesandt →Abb. 1.

Die Schuldnerin kann …

... innerhalb von 14 Tagen Widerspruch erheben.

Es erfolgt eine Gerichtsverhandlung vor dem Amtsgericht.

... nicht reagieren.

... alle bisher angefallenen Beträge bezahlen.

Frühestens nach 14 Tagen, spätestens nach 6 Monaten kann die Gläubigerin einen Gerichtsvollzieher mit der Pfändung beauftragen.

Pfändung erfolgreich
Alle Gegenstände, die Schuldnerin zum täglichen Leben und zur Berufsausübung benötigt, dürfen nicht gepfändet werden.

Austauschpfändung
Alternativ kann ein hochwertiger Gebrauchsgegenstand vom Gerichtsvollzieher gegen einen geringwertigen ersetzt werden (z. B. Pelzmantel gegen warmen Wintermantel).
Gegenstände werden mit einem Pfandsiegel („Kuckuck“) versehen (an nicht unmittelbar sichtbarer Stelle!) und später abgeholt →Abb. 2.
Die Gegenstände werden vom Gerichtsvollzieher versteigert. Anschließend wird mit der Schuldnerin abgerechnet.
Auch der Arbeitslohn kann innerhalb gesetzlicher Grenzen gepfändet werden.

Pfändung erfolglos
Kann bei der Schuldnerin keine Pfändung durchgeführt werden, weil
- er nichts besitzt,
- er nicht mehr besitzt als zum Leben notwendig,
- alle Gegenstände unter Eigentumsvorbehalt stehen,

dann kann die Gläubigerin beantragen, dass die Schuldnerin eine **eidesstattliche Versicherung** abgibt.
Dies ist ein Vermögensverzeichnis der Schuldnerin, in dem er wahrheitsgemäß (anstatt eines Eides) seine Vermögensgegenstände nennen muss.
Weigert sich die Schuldnerin zur Abgabe, kann er verhaftet werden zur Erzwingung der Abgabe (Beugehaft).

Kann man bei einer Schuldnerin nichts pfänden, kann die Gläubigerin kaum noch etwas machen. Auch die Kosten des Verfahrens muss die Gläubigerin für die Schuldnerin zunächst tragen.

Abb. 1 Reaktionsmöglichkeiten der Schuldnerin bei einem Vollstreckungsbescheid

Es besteht daher die Möglichkeit, sich vor „faulen Kunden“ zu schützen. Jeder, der ein berechtigtes Interesse nachweist (z. B. Zahnarztpraxis), kann die Schuldnerliste einsehen. Die Schuldnerliste wird beim Amtsgericht geführt. Hier sind alle Schuldnerinnen aufgeführt, die eine eidesstattliche Versicherung abgegeben haben, verhaftet wurden (Beugehaft) oder insolvent geworden sind.

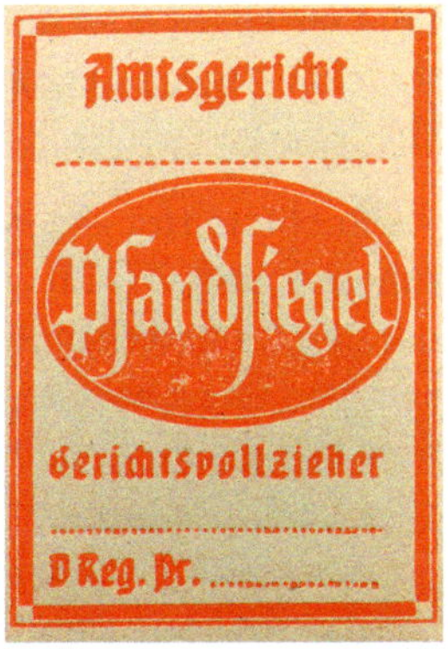

Abb. 2 Pfandsiegel

2.3 Klageverfahren (Zivilprozess)

Zu einem Klageverfahren kommt es, wenn
- die Patientin Widerspruch gegen den Mahnbescheid erhebt,
- die Patientin Widerspruch gegen den Vollstreckungsbescheid (wird von Amts wegen durchgeführt) erhebt,
- die Zahnarztpraxis Klage gegen die Patientin erhebt.

Örtlich zuständig ist das Gericht, in dessen Bezirk die Patientin (Beklagte) wohnt.

Die **sachliche Zuständigkeit** richtet sich nach dem Streitwert, der zunächst festgelegt werden muss (z. B. die Geldforderung):
- bis 5 000,00 € Streitwert → Amtsgericht (kein Anwaltszwang)
- über 5 000,00 € Streitwert → Landgericht (Anwaltszwang)

Wie das Mahnverfahren hat auch das Klageverfahren einen gesetzlich festgelegten Ablauf →Abb. 1.

Zahnarztpraxis (Gläubiger) reicht Klageschrift beim zuständigen Gericht ein.
Gericht prüft den Antrag und stellt ihn der Beklagten (Patientin = Schuldnerin) zu, mit der Bitte um Gegenantrag.

↓

Termin zur mündlichen Verhandlung wird bestimmt.

↓

In der mündlichen Verhandlung werden die Standpunkte geklärt.
Beide Parteien haben die Möglichkeit, ihre Behauptungen unter Beweis zu stellen (z. B. Zeugenaussagen, Schriftstücke, Gutachten).

Abb. 1 Ablauf des Klageverfahrens

Für das Ende des Verfahrens gibt es mehrere Möglichkeiten:
- Vergleich (die Parteien einigen sich)
- Rücknahme der Klage (Zahnarztpraxis erkennt z. B., dass eine Klage keinen Erfolg haben wird; die Rücknahme kann u. U. billiger sein als weiterzuklagen)
- Versäumnisurteil (die Partei, die nicht zum Prozess erscheint, unterliegt; dies kann u. U. billiger sein als zu Erscheinen)
- Urteil (das Gericht spricht ein Urteil im Namen des Volkes aus)

Wird ein Urteil oder ein Vergleich **rechtskräftig**, d. h., man kann keine Rechtsmittel mehr dagegen ergreifen, wird es bzw. er für vollstreckbar erklärt. Mit dem vollstreckbaren Titel kann gepfändet werden.

Als **Rechtsmittel** gegen Urteile kann jede Partei beim nächsthöheren Gericht Berufung einlegen (Amtsgericht – Landgericht, Landgericht – Oberlandesgericht). In der Berufungsverhandlung wird der gesamte Fall noch einmal verhandelt. In diesem Verfahren besteht dann Anwaltszwang, das bedeutet, man muss sich vor Gericht von einem Anwalt vertreten lassen.

Gegen Urteile des Oberlandesgerichts kann beim Bundesgerichtshof (BGH) in Karlsruhe Revision eingelegt werden. Hier wird der Fall jedoch nur noch unter formaljuristischen Aspekten überprüft.

Gegen ein Urteil des BGH kann nur noch das Bundesverfassungsgericht (BVerfG) in Karlsruhe angerufen werden.

Aufgaben

1	Stellen Sie das kaufmännische Mahnverfahren Ihrer Praxis dar.
2	Mit welchem Schritt beginnt das gerichtliche Mahnverfahren?
3	Ihnen wird ein gerichtlicher Mahnbescheid über 1 200,00 € zugesandt, wobei offensichtlich dem Antragsteller ein Fehler unterlaufen ist. Wie verhalten Sie sich?
4	Nennen Sie Gegenstände der Schuldnerin, die nicht gepfändet werden können.
5	Nennen Sie ein Beispiel für eine Austauschpfändung.
6	Was versteht man unter der Schuldnerliste und welche Bedeutung hat sie?
7	Die Praxis hat ihren Sitz in Chemnitz, die Patientin wohnt in Leipzig. Es geht um eine Rechnung in Höhe von 7000,00 €. die Patientin weigert sich zu zahlen. An welchem Gericht muss die Praxis klagen?
8	Kann die Zahnarztpraxis sofort das gerichtliche Mahnverfahren gegen eine Patientin einleiten, wenn diese die Behandlung nicht unmittelbar bar bezahlt?
9	Weshalb sollten dem gerichtlichen Verfahren mindestens ein bis drei Mahnschreiben der Praxis vorausgehen?
10	Ihr Chef hat sich über ein Dentaldepot sehr geärgert und möchte nicht mehr mit diesem zusammenarbeiten. Kürzlich erhielt Ihre Ausbildungspraxis einen Mahnbescheid dieses Dentaldepots wegen einer Rechnung, die bereits bezahlt wurde. Ihr Chef ist darüber sehr erregt und sagt, dass Sie den Mahnbescheid in den Aktenvernichter stecken sollen. Er trägt Ihnen auf, das Depot anzurufen und auf den „katastrophalen Schwachsinn“ hinzuweisen. Sie tun das, werden aber abgewimmelt. Die gesamte Prozedur wiederholt sich. Nach vier Wochen trifft der Vollstreckungsbescheid ein. Muss die bezahlte Rechnung jetzt noch einmal bezahlt werden?
11	Eine Patientin Ihrer Ausbildungspraxis wird zur Erzwingung der Abgabe der eidesstattlichen Versicherung verhaftet. Ist damit die Schuld getilgt?
12	Bei einer Pfändung und anschließenden Versteigerung ergibt sich immer noch ein Differenzbetrag, den die Patientin zahlen muss. Wie sieht das weitere Verfahren dann aus?

3 Verjährung

Video
Verjährung von Geldansprüchen

Wird das Recht, von einem anderen ein Tun oder Unterlassen zu verlangen (Anspruch), über lange Zeit nicht wahrgenommen, wird dieser Anspruch vom Gesetz nicht mehr geschützt. Das hängt damit zusammen, dass man sich in der Regel an lange zurückliegende Dinge nur schwer erinnern kann.

Dennoch bedeutet das oben Beschriebene nicht, dass die Ansprüche nicht mehr bestehen. Es ist lediglich die Möglichkeit genommen, einen Anspruch gesetzlich durchzusetzen („Die Schuldnerin hat die Einrede der Verjährung“ lautet die juristische Formulierung hierfür). Im praktischen Ablauf bedeutet dies: Bezahlt eine Patientin nach Ablauf einer Verjährungsfrist, weil sie sich dazu moralisch verpflichtet sieht oder nicht weiß, dass bereits Verjährung eingetreten ist, kann diese Zahlung von der Patientin nicht mehr zurückverlangt werden.

Fast alle Ansprüche unterliegen der Verjährung. Ausnahmen sind beispielsweise Mord und Völkermord, diese Verbrechen verjähren nie. Andere Straftaten unterliegen der Verjährung.

3.1 Regelmäßige Verjährungsfrist

Die regelmäßige Verjährungsfrist beträgt drei Jahre. Darunter fällt ein Großteil der in der Wirtschaft vorkommenden Geldansprüche. Die Verjährungsfrist beginnt erst am Ende des Jahres, in dem der Anspruch und die Fälligkeit entstanden sind.

Würde es diese Regelung nicht geben, müsste die Zahnarztpraxis täglich ihre Forderungen auf Verjährung hin überprüfen. So genügt es einmal im Jahr, meist Ende November, die Geldforderungen daraufhin zu überprüfen, ob sie nicht am 31.12. verjähren.

Beispiel
Am 05.05.2022 musste die Praxis Dr. Kohler beim Dentaldepot die Rechnung über gelieferte Waren bezahlen.

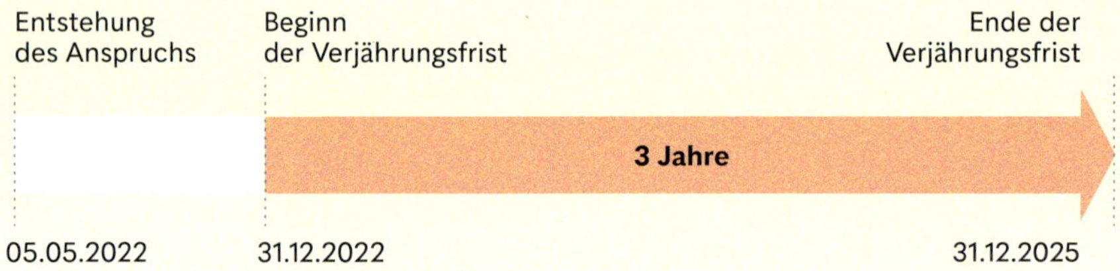

Beispiel
Am 19.07.2022 schicken Sie einer Patientin eine zahnärztliche Rechnung.

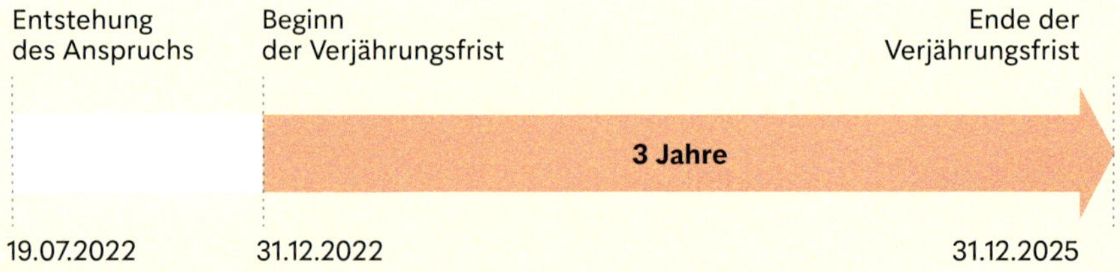

Verjährung

Die dreijährige Verjährung kommt am häufigsten im Wirtschaftsleben vor. Davon unterscheiden muss man die zweijährige Gewährleistung bei Kaufverträgen. Die Gewährleistung wird taggenau berechnet.

Der Beginn der Verjährungsfrist hängt auch von der Art der Ansprüche ab. Bei Ansprüchen aus unerlaubten Handlungen (z. B. Körperverletzung, Sachbeschädigung) beginnt die Verjährung am Ende des Jahres, in dem der Geschädigte Schaden und Schädiger kennt.

Beispiel
In einer Disco wird man bei einer Schlägerei (unbeteiligt) verletzt. Die Schlägerin flüchtet. Die dreijährige Verjährungsfrist beginnt erst, wenn die flüchtige Schlägerin entdeckt oder bekannt geworden ist.

Für bestimmte Fälle sieht das Gesetz besondere Verjährungsfristen vor →Tab. 1.

Frist	Ansprüche	Beginn
30 Jahre	– Herausgabeansprüche aus Eigentum – Ansprüche aus rechtskräftigen Urteilen und Vollstreckungsbescheiden – familien- und erbrechtliche Ansprüche – Schadensersatzansprüche, die auf der Verletzung von Leben, der Freiheit, des Körpers und der Gesundheit beruhen	mit dem Tag, an dem der Anspruch entsteht bzw. mit Rechtskraft der Entscheidung
10 Jahre	Rechte an Grundstücken sowie Ansprüche aus Gegenleistungen (Zahlungen) bei Grundstücken	Entstehung des Anspruchs
5 Jahre	Bauwerksmängel	mit der Übergabe
2 Jahre	kaufvertragliche Verjährungsfrist für Mängel	mit der Übergabe der Ware

Tab. 1 Besondere Verjährungsfristen

Beispiel
Am 13.04.2022 wird eine Patientin verurteilt, an die Praxis 3 400,00 € aus der Rechnung über Zahnersatz zu bezahlen (Anspruch aus rechtskräftigem Urteil).

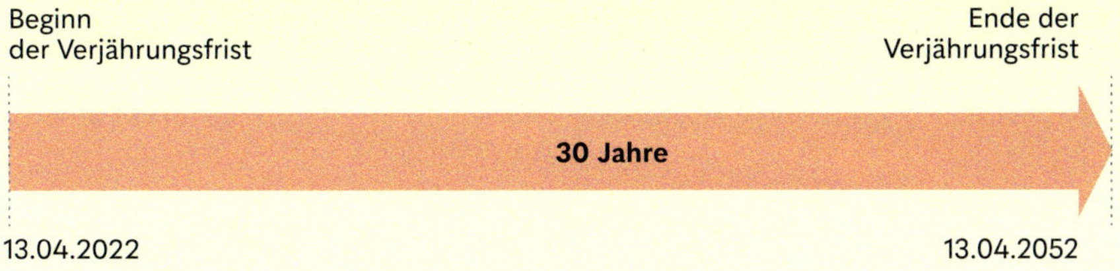

Die außergerichtlichen Praxismahnungen haben keine Auswirkungen auf die Verjährungsfrist.

3.2 Neubeginn der Verjährung

Hat die Zahnarztpraxis nun im November gemerkt, dass eine Verjährung eintreten könnte, muss es für die Praxis eine Möglichkeit geben, die Verjährung aufzuhalten.

Der Neubeginn der Verjährung kann auf Veranlassung der Schuldnerin oder auf Veranlassung der Gläubigerin geschehen. Dies tritt ein,

wenn die Schuldnerin
- die Schuld anerkennt durch ein Schuldanerkenntnis,
- durch eine Tätigkeit anerkennt, dass die Schuld besteht (Teilzahlung, Bitte um Stundung o. Ä.),

oder
wenn die Gläubigerin
- eine gerichtliche oder behördliche Vollstreckungshandlung beantragt oder durchführen lässt.

Der Neubeginn der Verjährung bewirkt, dass die Verjährungsfrist von vorne zu laufen beginnt.

Beispiel
Sie haben einer Patientin am 10.10.2022 eine Rechnung über 500,00 € zugesandt. Am 15.11.2022 und am 15.01.2023 wird sie zur Zahlung aufgefordert. Am 15.03.2023 leistet sie eine Teilzahlung in Höhe von 200,00 €, nachdem sie am 15.02.2023 eine letzte Mahnung mit Androhung des Mahnbescheids erhalten hatte. Am 20.04.2023 bittet sie um weitere Stundung und leistet 50,00 €. Es wird der Ablauf der Verjährungsfristen dargestellt, wenn nach der letzten Teilzahlung nichts mehr unternommen wird.

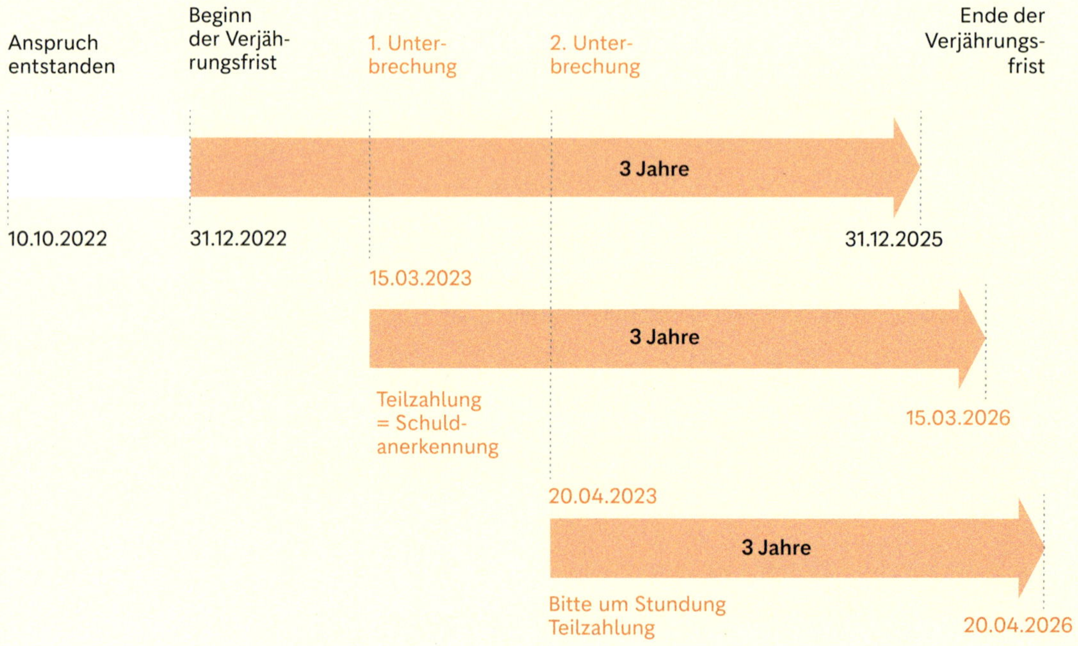

Die bereits abgelaufenen Verjährungsfristen (31.12.2025 und 15.03.2026) werden nicht beachtet.

3.3 Hemmung

Die Hemmung der Verjährungsfrist bewirkt, dass der Zeitraum, währenddessen die Verjährung gehemmt ist, nicht in die Frist eingerechnet wird.
Die Verjährung kann durch verschiedene Ereignisse gehemmt werden, z. B.:
- Zahnarztpraxis ist durch höhere Gewalt an der Rechtsverfolgung gehindert
- Klageerhebung (oder Anmeldung des Anspruchs im Insolvenzverfahren)
- Antrag auf Zustellung des gerichtlichen Mahnbescheids
- Stundungsvereinbarung (Zahlungsaufschub) zwischen Praxis und Patientin

Beispiel
Am 15.10.2022 erhält eine Patientin eine Rechnung ihrer Praxis über Zahnersatz in Höhe von 400,00 €, die sie selbst zahlen muss. Am 15.12.2022 und am 15.01.2023 wird sie angemahnt. Am 15.03.2023 wendet sich die Patientin an den Gutachterausschuss für Zahnersatz bei der Zahnärztekammer, um klären zu lassen, ob ihr Zahnersatz richtig gefertigt wurde. Der Gutachterausschuss entscheidet am 30.06.2023, dass ihr Zahnersatz in Ordnung ist. Es kommt die regelmäßige dreijährige Verjährungsfrist zur Anwendung. Die Zeit vom 15.03.2023 bis zum 30.06.2023 darf nicht in die Verjährungsfrist eingerechnet werden (Hemmung).

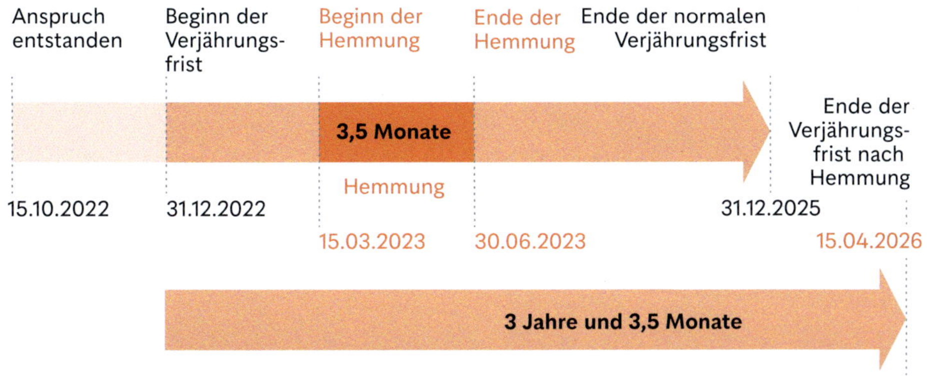

Eine Besonderheit stellt die Stundungsvereinbarung zwischen Praxis und Patientin dar. Die Stundung ist gleichzeitig auch ein Schuldanerkenntnis. Das bedeutet, hier kommen Unterbrechung und Hemmung zusammen. Die Unterbrechung geht der Hemmung hier aber vor. Für den obigen Fall heißt das: Nehmen Sie an, dass die Patientin am 15.03.2022 mit der Praxis vereinbart, dass sie die Rechnung erst am 30.06.2023 bezahlen muss (Stundung vom 15.03. bis 30.06.2023 entspricht Hemmung). Da die Unterbrechung vorgeht, beginnt die gesamte Verjährungsfrist am Ende der Hemmung von Neuem:

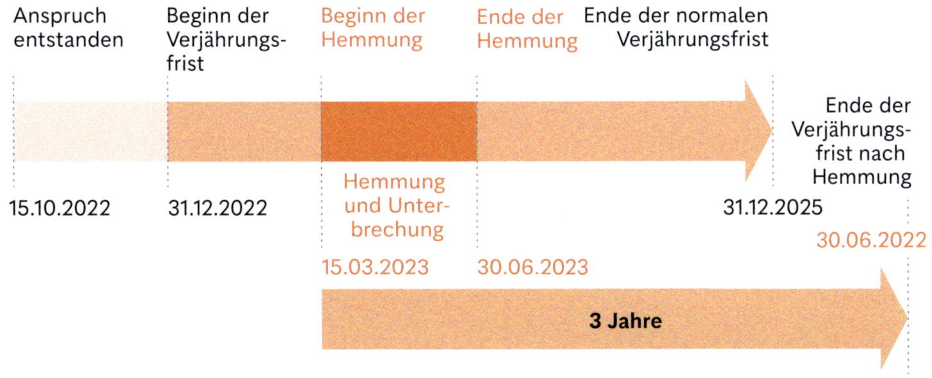

Aufgaben

1 Eine Patientin bezahlt in Ihrer Ausbildungspraxis eine Rechnung, obwohl sie verjährt ist. Kurze Zeit später verlangt sie den Rechnungsbetrag zurück. Erläutern Sie die Rechtslage.

2 Wann verjähren folgende Ansprüche:

a Ihre Praxis kauft im Dentaldepot einen Sterilisator für 3 000,00 € am 25.06.2022 (Zahlungsanspruch).

b Das Dentaldepot kauft am 12.12.2022 beim Hersteller Sterilisatoren im Gesamtwert von 20 000,00 € (Zahlungsanspruch).

c Der Zahnarzt kauft am 16.01.2022 ein Grundstück, die Zahlung ist am 30.06.2022 fällig.

d Der Sterilisator, welchen Sie am 25.06.2022 im Dentaldepot gekauft haben, verliert seit dem 01.11.2023 die Farbe wegen mangelhafter Lackierung. Können Sie dies noch reklamieren?

e Das Dentaldepot im Fall b) wird am 01.02.2023, 01.03.2023 und 01.06.2023 zur Zahlung gemahnt. Am 01.07.2023 schreibt das Dentaldepot an den Hersteller zurück, dass die Mahnungen sinnlos sind, da eine Bezahlung erst zum Jahresende erfolgen kann. Wann ist die Forderung des Herstellers jetzt verjährt?

f Bei Ihrem Kauf im Dentaldepot im Fall a) erhalten Sie eine Zahlungsfrist von einem Jahr. Wie wirkt sich dies auf die Verjährung aus?

g Der Hersteller in den Fällen b) und e) beantragt gegen das Dentaldepot einen Mahnbescheid, der am 01.12.2023 zugestellt wird. Wie wirkt sich das auf die Verjährung aus?

h Am 20.02.2024 wird das Dentaldepot aus Fall g) zur Zahlung rechtskräftig verurteilt. Wann verjährt diese Zahlungsfeststellung?

3 Bei einer Patientin wird ein falscher Zahn gezogen. Nach 10 Jahren ergeben sich aufgrund dieser fehlerhaften Extraktion Probleme in der Versorgung. Können noch Schadensersatzansprüche gegen die Zahnarztpraxis geltend gemacht werden?

4 Arbeitsvertrag

Das Arbeitsrecht besteht nicht aus einem Gesetz oder einem zusammenhängenden Gesetzeswerk (wie z. B. das Sozialgesetzbuch), sondern aus einer Vielzahl von Gesetzen und Verordnungen. Dazu zählen:

- Grundgesetz
- Länderverfassungen
- Bürgerliches Gesetzbuch
- Handelsgesetzbuch
- Gewerbeordnung
- Arbeitszeitgesetz
- Bundesurlaubsgesetz
- Tarifvertragsgesetz
- Nachweisgesetz
- Betriebsverfassungsgesetz
- EU-Arbeitsbedingungen-Richtlinie
- Ladenschlussgesetz
- Kündigungsschutzgesetz
- Jugendarbeitsschutzgesetz
- Beschäftigungsförderungsgesetz
- Mutterschutzgesetz
- Schwerbehindertengesetz
- Arbeitsgerichtsgesetz
- EU-Richtlinien
- Teilzeitarbeitsgesetz
- Allgemeines Gleichbehandlungsgesetz (AGG)

EU
Europäische Union

Für viele Regelungen existieren überhaupt keine Gesetze, weshalb man auch vom „Richterrecht" im Arbeitsrecht spricht. Die Arbeitsgerichte haben in einer Vielzahl von Entscheidungen manche Lücken im Gesetz gefüllt.

Die gesetzlichen Bestimmungen und Urteile der Arbeitsgerichte finden sich auf verschiedenen Ebenen →Abb. 1.

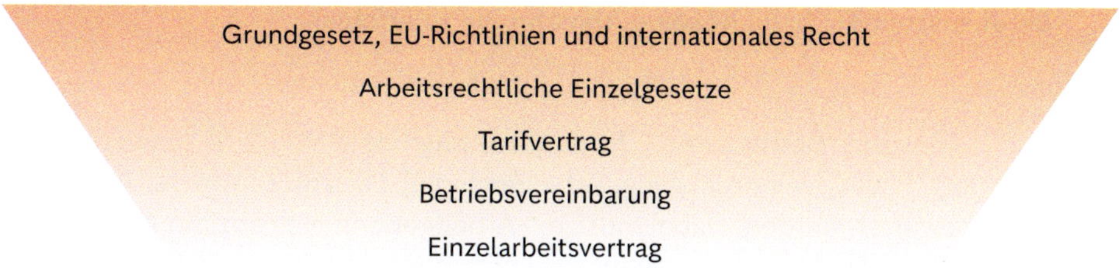

Abb. 1 Ebenen der gesetzlichen Bestimmungen

Hierbei gilt das sogenannte Günstigkeitsprinzip, d. h., ausgehend vom Grundgesetz, EU-Richtlinien und internationalem Recht dürfen die nachfolgenden Regelungen nur zugunsten der Arbeitnehmerin abweichen.

4.1 Rechtliche Rahmenbedingungen und Überwachung der Schutzvorschriften

Die wichtigsten Gesetze zum Schutz von Arbeitnehmerinnen sollen im Folgenden besprochen werden →Abb. 2. Dies gilt insbesondere für besonders schützenswerte Personengruppen wie Jugendliche, Frauen und werdende Mütter.

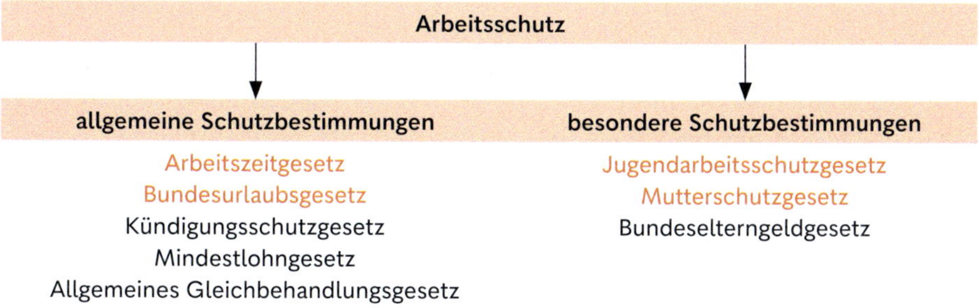

Abb. 2 Arbeitsschutzgesetze

Arbeitszeitgesetz → LF 1
Bundesurlaubsgesetz → LF 1
Jugendarbeitsschutzgesetz → LF 1
Mutterschutzgesetz → LF 1

Gesetzliche Arbeitsschutzbestimmungen sind unabdingbar, d. h., sie dürfen durch Vertrag (Arbeits-, Tarifvertrag, Betriebsvereinbarung) nur zugunsten der Arbeitnehmerin verändert werden.

4.2 Kündigungsschutzgesetz

4.2.1 Allgemeiner Kündigungsschutz

Für Arbeitnehmerinnen, die über 18 Jahre alt sind und **seit 6 Monaten** in einer Praxis mit **mehr als 10 Arbeitnehmerinnen** (ausschließlich der Auszubildenden; Teilzeitkräfte werden prozentual angerechnet) arbeiten, gilt bei Neueinstellung das Kündigungsschutzgesetz. Es gelten noch Übergangsregelungen.

Informationen zu Kündigungsschutz und Kündigungsfristen finden Sie unter *www.gesetze-im-internet.de/bundesrecht/kschg/gesamt.pdf*

Die Hauptbestimmung besagt, dass eine Kündigung durch die Arbeitgeberin nur erfolgen kann, wenn sie **sozial gerechtfertigt** ist. Das bedeutet, die Kündigungsgründe müssen entweder

– **in der Person oder dem Verhalten der Arbeitnehmerin liegen** (z. B. Schlechterbringung der Arbeit, Streitereien, häufiges Fehlen durch Krankheit, unentschuldigtes Fehlen, Nichteinhalten der Arbeitszeit, Ausüben von Nebentätigkeiten). In diesen Fällen muss die Arbeitnehmerin mindestens einige Male abgemahnt werden, d. h., es muss ihr mitgeteilt werden (möglichst schriftlich), dass sie etwas getan hat, was die Arbeitgeberin nicht duldet, und dass dies ihre Kündigung zur Folge haben kann. Liegt der Kündigungsgrund in der Person, z. B. die Arbeitnehmerin ist gesundheitlich nicht mehr in der Lage, den Beruf auszuüben, braucht keine Abmahnung zu erfolgen.

oder

– durch dringende betriebliche Erfordernisse begründet sein (z. B. Praxisumsatzrückgang, Praxisgewinnrückgang, Arbeitsmangel). Dies muss von der Arbeitgeberin bewiesen werden. Dabei muss die Arbeitgeberin eine **soziale Auswahl** durchführen. Das bedeutet, sie muss bestimmte soziale Grunddaten berücksichtigen:
  - Dauer der Praxiszugehörigkeit
  - Lebensalter der Arbeitnehmerin
  - Unterhaltspflichten der Arbeitnehmerin

Mitarbeiterinnen , deren Beschäftigung in einem dringenden betrieblichen Interesse liegt (z. B. wegen besonderer Fähigkeiten oder Kenntnisse), können aus der Sozialauswahl herausgenommen werden.

Die oben angeführten Bestimmungen gelten auch für die sogenannte Änderungskündigung. Hierbei wird der Arbeitnehmerin die alte Arbeitstätigkeit in der Praxis gekündigt und gleichzeitig eine neue Arbeitstätigkeit in der Praxis angeboten.
Bei jeder Kündigung muss zudem der Betriebs- oder Personalrat (falls vorhanden, z. B. in Kliniken) informiert und gehört werden. Wird er nicht informiert, ist die Kündigung unwirksam. Seine Beschwerde oder der Widerspruch gegen die Kündigung hat Auswirkung auf die Weiterbeschäftigung bis zur endgültigen Klärung.

4.2.2 Besonderer Kündigungsschutz

Bestimmte Personengruppen genießen einen besonderen Kündigungsschutz.

Geschützter Personenkreis (Gesetz)	Kündigung ist unzulässig
Schwangere Arbeitnehmerinnen und Mütter nach der Entbindung (Mutterschutzgesetz)	während der Schwangerschaft bis vier Monate nach Geburt
Erziehende Mütter oder Väter, bis das Kind drei Jahre alt ist (Bundeselterngeld- und Elternzeitgesetz)	während der Elternzeit
Auszubildende (Berufsbildungsgesetz)	nach der Probezeit
Personal- und Betriebsrätinnen sowie Jugendvertreter	während ihrer Amtszeit
Datenschutzbeauftragte	während ihrer Amtszeit
Arbeitnehmerinnen in Pflegezeit	während der Pflegezeit

Tab. 1 Personen mit Kündigungsschutz

Kündigungsschutz

Allgemeiner Kündigungsschutz	Besonderer Kündigungsschutz
1. Kündigungsschutzgesetz: Schutz vor sozial ungerechtfertigter Kündigung 2. Betriebsrat: bei jeder Kündigung Mitwirkungsrecht und Widerspruchsrecht	1. Schwangere, Mütter nach Entbindung 2. Erziehende während der Elternzeit 3. Auszubildende nach der Probezeit 4. Betriebsräte und Jugendvertreterin

Abb. 1 Arten des Kündigungsschutzes

4.3 Allgemeines Gleichbehandlungsgesetz (AGG)

Das AGG wird umgangssprachlich auch **Antidiskriminierungsgesetz** genannt. Es basiert auf den Richtlinien der Europäischen Union. Mithilfe des AGG sollen Benachteiligungen von Personen verhindert oder beseitigt werden, die aufgrund des Geschlechts, der ethnischen Herkunft, der Religion, der Weltanschauung, einer Behinderung, der sexuellen Identität oder des Alters bestehen. Das Gesetz gewährt betroffenen Personen gesonderte Rechtsansprüche gegenüber Arbeitgeberinnen und Privatpersonen, falls diese gegen gesetzliche Diskriminierungsverbote verstoßen.
Die **Benachteiligungen** dürfen sich nicht beziehen auf
- Auswahlkriterien und Einstellungsbedingungen für den Zugang zu einer Tätigkeit (auch des beruflichen Aufstiegs)
- Beschäftigungs- und Arbeitsbedingungen einschließlich des Arbeitsentgelts
- Sozialschutz und soziale Vergünstigungen
- Bildung
- Zugang und Versorgung mit Gütern, die der Öffentlichkeit zur Verfügung stehen, einschließlich Wohnraum

Für Kündigungen gelten ausschließlich die Bestimmungen zum allgemeinen und besonderen Kündigungsschutz.

Man unterscheidet:
- **unmittelbare Benachteiligung:** Sie liegt vor, wenn eine Person aus einem der oben genannten Gründe eine weniger günstige Behandlung erfährt, als eine andere Person in einer vergleichbaren Situation erfährt, erfahren hat oder erfahren würde. Eine unmittelbare Benachteiligung wegen des Geschlechts liegt in auch im Falle einer ungünstigeren Behandlung einer Frau wegen Schwangerschaft oder Mutterschaft vor. Ebenso darf ein Mensch nicht abgelehnt werden, weil für ihn bestimmte Schutzvorschriften gelten.
- **mittelbare Benachteiligung:** Sie liegt vor, wenn dem Anschein nach neutrale Vorschriften, Kriterien oder Verfahren Personen aus einem der oben genannten Gründe gegenüber anderen Personen in besonderer Weise benachteiligen können, es sei denn, die betreffenden Vorschriften, Kriterien oder Verfahren sind durch ein rechtmäßiges Ziel sachlich gerechtfertigt und die Mittel sind zur Erreichung dieses Ziels angemessen und erforderlich.
- **Belästigung:** Eine Belästigung ist eine Benachteiligung, wenn unerwünschte Verhaltensweisen, die mit einem der oben genannten Gründe in Zusammenhang stehen, bezwecken oder bewirken, dass die Würde der betreffenden Person verletzt und ein von Einschüchterungen, Anfeindungen, Erniedrigungen, Entwürdigungen oder Beleidigungen gekennzeichnetes Umfeld geschaffen wird. Dies gilt auch für sexuelle Belästigungen und Anweisungen zu Belästigungen.

4.3.1 Zulässige Ungleichbehandlungen im Arbeitsverhältnis

Eine zulässige Ungleichbehandlung im Arbeitsverhältnis besteht, wenn der Grund in der Art der auszuübenden Tätigkeit liegt oder die Bedingungen ihrer Ausübung eine wesentliche und entscheidende berufliche Anforderung darstellt. Dabei muss der Zweck rechtmäßig und die Anforderung angemessen sein.

Beispiel
Eine Zahnarztpraxis sucht eine Zahnmedizinische Fachangestellte (m/w/d). Es bewirbt sich ein Mann mit einer anderen Berufsausbildung. Er kann abgelehnt werden, weil die ZFA-Ausbildung für die auszuübende Tätigkeit eine wesentliche berufliche Anforderung ist.

Beispiel
Eine unterschiedliche Behandlung, z. B. wegen des Geschlechts, ist nur zulässig, wenn das Geschlecht wegen der Art der auszuübenden Tätigkeit oder der Bedingungen ihrer Ausübung eine unverzichtbare Voraussetzung für die Tätigkeit ist, z. B. Einstellung einer Balletttänzerin.

Beispiel
Für Beschäftigte von Religionsgemeinschaften sind unterschiedliche Behandlungen wegen der Religion oder Weltanschauung ebenfalls zulässig. In einer christlichen Privatschule können andersgläubige Angestellte aus religiösen Gründen abgelehnt werden.

Beispiel
Altersbedingte Ungleichbehandlungen können gerechtfertigt sein, wenn sie objektiv angemessen sind und ein legitimes Ziel verfolgen, z. B. Mindest- oder Höchstalter für eine Einstellung. Eine Ausbildung in einem bestimmten (meist gefährlichen) Bereich schreibt ein Mindestalter vor. Für ein Arbeitsverhältnis wird eine langfristige Beschäftigung gesucht. Bewerberinnen, die bald in Rente gehen, werden diskriminiert.

Ungleichbehandlungen sind generell dann erlaubt, wenn ein geächtetes Kriterium nicht das Hauptmotiv für die Ungleichbehandlung ist. So stellte das Arbeitsgericht Berlin fest, dass es zulässig ist, Bewerberinnen wegen mangelnder Deutschkenntnisse nicht einzustellen, obwohl von solchen Praktiken vorwiegend Menschen fremder ethnischer Herkunft betroffen sind.

4.3.2 Rechtsfolgen unerlaubter Ungleichbehandlungen

Liegen ungerechtfertigte Ungleichbehandlungen vor, hat die Mitarbeiterin ein **Beschwerderecht**. Darauf muss die Arbeitgeberin mit Abmahnung, Versetzung oder Kündigung reagieren. Bei einer Benachteiligung durch Dritte muss die Arbeitgeberin Schutzmaßnahmen für die Mitarbeiterin umsetzen.

Daneben hat die Mitarbeiterin einen **Schadensersatzanspruch**. Die Mitarbeiterin hat auch einen vom Verschulden der Arbeitgeberin unabhängigen Entschädigungsanspruch, der bei Nichtvermögensschäden einen angemessenen Ausgleich in Geld für die erlittene Ungleichbehandlung vorsieht.

Wenn ein Betriebsrat besteht, hat der ein Mitwirkungsrecht. Für ein streitiges Verfahren sind die Arbeitsgerichte zuständig.

In Bewerbungsverfahren ist die Praxis üblich geworden, keinerlei Gründe mehr für die Nichteinstellung einer Kandidatin anzuführen. Stattdessen enthalten Anschreiben bei Rücksendungen von Bewerbungsunterlagen oft nur noch Mustertexte wie: „Leider konnte ihre Bewerbung nicht berücksichtigt werden." Durch diese Formulierung will die Arbeitgeberin erreichen, dass es keine Hinweise auf eine mögliche unzulässige Diskriminierung der jeweiligen Bewerberin gibt.

4.4 Einzelarbeitsvertrag

4.4.1 Anbahnung, Abschluss und Inhalt

Schon vor dem Abschluss des Einzelarbeitsvertrags übernehmen die zukünftigen Partner gewisse Pflichten. So muss sich die Bewerberin beispielsweise daran halten, wenn Diskretion über den Namen der Praxis oder des Unternehmens, bei dem sie sich vorstellte, gewahrt werden soll. Ebenso muss die Praxis oder das Unternehmen mit den Bewerbungsunterlagen der Bewerberin diskret umgehen.

Bei Einladungen zu Vorstellungsgesprächen müssen der Bewerberin entstehende Kosten erstattet werden. Es dürfen nur zulässige Fragen im Vorstellungsgespräch gestellt werden, die dann auch wahrheitsgemäß beantwortet werden müssen. Zulässige Fragen sind solche nach der fachlichen und persönlichen Eignung der Bewerberin. Werden zulässige Fragen von der Bewerberin falsch beantwortet, kann der Arbeitsvertrag von der Arbeitgeberin angefochten werden. Ungünstige Umstände muss die Bewerberin nicht offenbaren, wenn sie nicht danach gefragt wird. Ablehnungen dürfen nach dem AGG nicht diskriminierend begründet sein.

Vertragsfreiheit
Freiheit, Verträge abschließen zu können

Beim Abschluss des Vertrags herrscht Vertragsfreiheit im Rahmen der bestehenden Gesetze. Formfreiheit besteht beim Arbeitsvertrag nicht. Nach dem Nachweisgesetz müssen alle wesentlichen Bedingungen des Arbeitsverhältnisses schriftlich festgehalten werden. Die entsprechende Niederschrift muss der Arbeitnehmerin innerhalb eines Monats ausgehändigt werden. Dennoch kann ein Arbeitsverhältnis auch formlos (z. B. durch Stillschweigen) begründet werden.

Formfreiheit
Grundsätzlich spielt es keine Rolle, in welcher Form Willenserklärungen abgegeben werden.

Die Niederschrift sollte folgende Angaben enthalten:

- **Namen und Anschriften** von Arbeitgeberin und Arbeitnehmerin
- **Beginn des Arbeitsverhältnisses**
- Die **Art der Arbeit** sollte geregelt sein. Dies erfolgt meist durch die Angabe der Berufsbezeichnung (z. B. Zahnmedizinische Fachangestellte).
- **Vergütungsregelung**, z. B. Monatslohn bzw. Jahresgehalt, Zulagen, Zuschläge, Prämien, Weihnachtsgeld, Urlaubsgeld und deren Fälligkeit. Durch das Mindestlohngesetz ist hier eine gravierende Änderung eingetreten: Grundsätzlich darf niemand unter einem Stundenlohn beschäftigt werden, der im Mindestlohngesetz festgelegt ist. Es gibt einige wenige Ausnahmen (z. B. Auszubildende, Praktika unter drei Monaten, Jugendliche unter 18 Jahren ohne abgeschlossene Ausbildung, freie Mitarbeiterinnen). Dazu müssen die Unternehmen Aufzeichnungen führen, aus denen die genaue Arbeitszeit hervorgeht, damit der Lohn auch korrekt berechnet wird. Das Gesetz gilt auch für Minijobs. Bei seiner Einführung 2015 war das Gesetz sehr umstritten, obwohl es in manchen europäischen Staaten vergleichbare Regelungen gibt.
  Die Vergütung von Überstunden muss im Arbeitsvertrag enthalten sein. Ebenso die Fälligkeit des Arbeitsentgelts und die Form, in der es ausbezahlt wird.
- **Urlaubstage** (ggf. die Lage des Urlaubs, z. B. in den Schulferien)
- **Kündigungsfristen:** Geringe Abweichungen von den gesetzlichen Fristen sind möglich. Das bei Kündigungen von Arbeitnehmerin und Arbeitgeberin einzuhaltende Verfahren muss enthalten sein, mindestens die Schriftformerfordernis und die Kündigungsfristen sowie die Frist zur Erhebung der Kündigungsschutzklage.
- **Arbeitszeit:** Hier sind heute neben der starren Voll- und Teilzeitarbeit zahlreiche Varianten möglich. Sie reichen von der flexiblen Arbeitszeitregelung über „Jobsharing“ (zwei Arbeitskräfte teilen sich einen Arbeitsplatz) bis zur „Arbeit auf Abruf“. Zurzeit diskutiert man die verpflichtende Aufzeichnung der Arbeitszeit in allen Bereichen.
- **Vertragsdauer:** Wird der Vertrag ohne Vertragsdauer abgeschlossen, handelt es sich um einen unbefristeten Arbeitsvertrag. Er endet durch Kündigung oder Aufhebung. Häufig werden dennoch die ersten sechs Monate des Vertrags als Probezeit für beide Vertragspartner vereinbart. Innerhalb der Probezeit werden kürzere Kündigungsfristen festgelegt.
- **Tarifvertragsunterwerfung:** Um sich zahlreiche Einzelregelungen zu ersparen, kann man einen Arbeitsvertrag, auf den ein Tarifvertrag keine Anwendung findet, dem Tarifvertrag dennoch unterwerfen. Es gelten dann alle Bestimmungen dieses Tarifvertrags. Gleiches gilt für Betriebs- oder Dienstvereinbarungen.
  Ein Hinweis auf anwendbare Tarifverträge, Betriebs- oder Dienstvereinbarungen muss enthalten sein.
- Die Möglichkeit der Anordnung von **Überstunden**.
- Die Möglichkeit, dass die Arbeitnehmerin ihren jeweiligen **Arbeitsort frei wählen** kann, soweit mobile Arbeit möglich ist
- Die vereinbarten **Ruhepausen** und **Ruhezeiten** sowie bei vereinbarter Schichtarbeit das Schichtsystem.
- Einzelheiten zur **Arbeit auf Abruf**, falls diese vereinbart wird.
- Etwaiger Anspruch auf **Fortbildung**.
- Name und Anschrift des Versorgungsträgers der **betrieblichen Altersversorgung**, falls ein solche gewährt wird.

Neben den im Arbeitsvertrag genannten Rechten und Pflichten bestehen für das gesamte Arbeitsverhältnis weitere Rechte und Pflichten →Tab. 1, →Tab. 2.

Pflichten	Verletzung der Pflicht – Beispiel
Arbeitspflicht	Arbeitnehmerin kauft während der Arbeitszeit für private Zwecke ein.
Weisungspflicht	Arbeitnehmerin führt Aufträge ihrer Vorgesetzten nicht aus.
Treuepflicht	Arbeitnehmerin arbeitet am Wochenende „schwarz“. Arbeitnehmerin arbeitet in einer vergleichbaren Tätigkeit trotz Krankschreibung.
Verschwiegenheitspflicht	Arbeitnehmerin plaudert Geschäftsgeheimnisse aus.
Schadensersatzpflicht	Arbeitnehmerin verursacht grob fahrlässig oder mit Vorsatz einen Schaden.

Merke
Die Pflichten des einen sind gleichzeitig die Rechte des anderen.

Tab. 1 Pflichten der Arbeitnehmerin = Rechte der Arbeitgeberin

Pflichten	Verletzung der Pflicht – Beispiel
Entlohnungspflicht	Arbeitgeberin zahlt nicht den vereinbarten Lohn.
Beschäftigungspflicht	Arbeitgeberin beschäftigt die Arbeitnehmerin mit nicht vereinbarten Tätigkeiten.
Fürsorgepflicht	Arbeitgeberin beschäftigt eine Arbeitnehmerin mit gesundheitsgefährdenden Arbeiten. Arbeitgeberin führt die Sozialversicherungsbeiträge nicht ab.
Zeugnispflicht	Arbeitgeberin weigert sich, die Arbeitnehmerin in einem Zeugnis zu beurteilen.

Tab. 2 Pflichten der Arbeitgeberin = Rechte der Arbeitnehmerin

4.4.2 Befristete Arbeitsverträge

Der unbefristete Arbeitsvertrag stellt den Normalzustand dar, den es zu erreichen gilt. Eine Befristung des Arbeitsvertrags ist aus sachlichen Gründen möglich. Sachliche Gründe können z. B. sein:
- Bedarf an der Arbeitsleistung besteht nur vorübergehend
- Auszubildenden soll der Übergang in das Berufsleben erleichtert werden
- die Befristung zur Erprobung
- Vertretung während der Elternzeit

Ausnahmsweise ist auch eine Befristung ohne Grund zulässig. Liegt kein sachlicher Grund vor, beträgt die Höchstbefristung zwei Jahre. Diese kann bei derselben Arbeitgeberin nur einmal erneuert werden. Für Arbeitnehmerinnen über 52 Jahre und neu gegründete Unternehmen gelten Sonderbestimmungen.

Bei befristeten Arbeitsverträgen bedarf es keiner Kündigung. Sie enden durch Zeitablauf (wie der Ausbildungsvertrag). Allgemeine und besondere Kündigungsschutzgründe gelten nicht.

Die Arbeitsverträge können auch während der Befristung gekündigt werden. Soll eine Kündigungsmöglichkeit im befristeten Arbeitsvertrag vereinbart werden, muss diese im Verhältnis zu der erwarteten Dauer der Befristung und der Art der Beschäftigung stehen. Eine schematische Kündigungsfrist von 6 Monaten ist nicht mehr möglich. Die Kündigungsmöglichkeit muss im befristeten Arbeitsvertrag oder im geltenden Tarifvertrag vereinbart sein. In Tarifverträgen können die Befristungen ausgedehnt oder eingeschränkt werden.

4.4.3 Beendigung des Arbeitsverhältnisses

Das Arbeitsverhältnis kann enden durch
- Aufhebungsvertrag,
- Kündigung (bei unbefristeten Verträgen),
- Zeitablauf (bei befristeten Verträgen),
- Tod der Arbeitnehmerin,
- Erreichen einer bestimmten Altersgrenze (z. B. Rentenalter).

Aufhebungsvertrag

Hierbei vereinbaren die beiden Parteien die Aufhebung des Arbeitsvertrags. Ebenso werden die noch bestehenden Rechte und Pflichten (z. B. Resturlaub, Abfindungszahlung) hierin geklärt.

Kündigung

Einschreiben mit Rückschein →LF 2

Die Kündigung ist ein einseitig empfangsbedürftiges Rechtsgeschäft, das heißt, die Kündigung gilt nur, wenn der Empfänger sie erhalten hat (z. B. Einschreiben mit Rückschein). Diesen Nachweis muss die Absenderin leisten. Für Kündigungen ist die Schriftform gesetzlich vorgeschrieben.

Die Grundkündigungsfrist für alle Arbeitnehmerinnen beträgt vier Wochen zum 15. oder 30. des Monats.

Kündigungsfrist
Frist von der Abgabe der Kündigung bis zum Verlassen der Arbeitsstelle

Video
Kündigung

Für Arbeitnehmerinnen bis zu zwei Jahren Praxiszugehörigkeit in einer Praxis mit bis zu 20 Arbeitnehmerinnen gilt die Kündigungsfrist zu jedem Datum, wenn dies im Arbeitsvertrag niedergelegt ist. Darüber hinaus gibt es verlängerte Kündigungsfristen. Sie richten sich nach der Dauer der Praxiszugehörigkeit →Tab. 1.

Dauer der Praxiszugehörigkeit	Kündigungsfrist jeweils zum Ende des Monats
2 Jahre	1 Monat
5 Jahre	2 Monate
8 Jahre	3 Monate
10 Jahre	4 Monate
12 Jahre	5 Monate
15 Jahre	6 Monate
20 Jahre	7 Monate

Tab. 1 Kündigungsfristen

Die verlängerten Kündigungsfristen können tarifvertraglich gekürzt und verlängert werden. Sie gelten nur für die Kündigung durch die Praxisinhaberin. Die Kündigungsfrist während der Probezeit beträgt zwei Wochen.

Eine **außerordentliche (fristlose) Kündigung** ist nur aus wichtigem Grund möglich. Das durch das Arbeitsverhältnis begründete Vertrauensverhältnis muss so nachhaltig gestört sein, dass dem Vertragspartner die Fortsetzung des Arbeitsverhältnisses nicht zugemutet werden kann.
Eine fristlose Kündigung kann nur innerhalb von zwei Wochen nach Eintritt des wichtigen Grundes erfolgen.

Beispiel
Die **Arbeitgeberin** kann fristlos kündigen, wenn die Arbeitnehmerin
- falsche Zeugnisse vorgelegt hat,
- Diebstahl, Unterschlagung, Betrug begangen hat,
- den Arbeitsplatz verlässt oder die Arbeit beharrlich verweigert,
- die Arbeitgeberin oder ihre Vertreterin grob beleidigt oder tätlich wird,
- vorsätzlich Sachen der Arbeitgeberin oder einer Mitarbeiterin beschädigt.

Die **Arbeitnehmerin** kann fristlos kündigen, wenn die Arbeitgeberin
- das Arbeitsentgelt nicht zahlt,
- die Arbeitnehmerin grob beleidigt oder tätlich wird.

Die Arbeitnehmerin hat bestimmte **Rechte nach der Kündigung**. Sie kann von der Arbeitgeberin nach einer Kündigung Folgendes verlangen:
- angemessene Zeit, um einen neuen Arbeitsplatz zu finden
- Rückgabe der Arbeitspapiere (Lohnsteuerbescheinigung, Versicherungsnachweisheft, Zeugnis, evtl. Urlaubsbestätigung)
- Zeugnis:
  - **einfaches Zeugnis:** Arbeitsbescheinigung, aus der die Art der Tätigkeit und die Dauer hervorgeht
  - **qualifiziertes Zeugnis:** enthält zusätzlich Führungs- und Leistungsangaben

Beispiel
Einer Zahnmedizinischen Fachangestellten, die nachweislich Geld aus der Kasse entwendet hat, darf im Zeugnis keine Ehrlichkeit bescheinigt werden. Die ursprüngliche Arbeitgeberin kann hierdurch schadensersatzpflichtig werden. Jedoch darf auch nicht im Zeugnis stehen, dass sie unehrlich ist, weil dies ihr berufliches Fortkommen erschweren würde.

4.4.4 Arbeitsgerichtsbarkeit

Im Laufe der wirtschaftlichen Entwicklung wurde das Arbeitsrecht immer vielfältiger und die Meinungsverschiedenheiten aufgrund der gegensätzlichen Interessenlagen von Arbeitgeberin und Arbeitnehmerin häuften sich →Abb. 1.

Seit 1953 gibt es deshalb eine eigenständige Gerichtsbarkeit für Streitigkeiten aus Arbeitsverhältnissen.

Arbeitsgerichte befassen sich mit folgenden Streitigkeiten zwischen
- Arbeitgeberin und Arbeitnehmerin aufgrund des Arbeitsvertrags,
- Ausbilderin (Arbeitgeberin) und Auszubildende aufgrund des Ausbildungsvertrags,
- den Tarifvertragsparteien aufgrund des Tarifvertrags,
- Betriebsrat und Arbeitgeberin aufgrund des Betriebsverfassungsrechts,
- Arbeitgeber- und Arbeitnehmerverbänden aufgrund des Mitbestimmungsrechts.

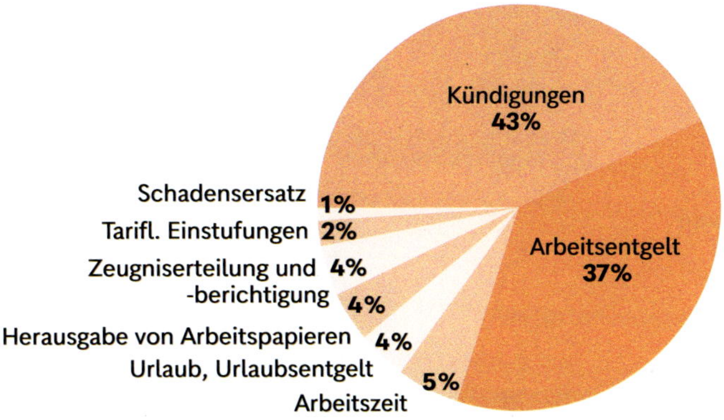

Abb. 1 Gründe für Verfahren vor dem Arbeitsgericht

VMF (Verband medizinischer Fachberufe) →LF 1

Eine Verhandlung ist nur möglich, wenn eine Klägerin vor dem Gericht mündlich oder schriftlich Klage erhebt. Neben ihren Personalien und der Anschrift der Beklagten muss er den Grund der Klage und eventuelle Beweise nennen. Hierzu benötigt man keine Rechtsanwältin. Man kann einen Vertreter des entsprechenden Verbandes (z. B. ZFA mit Vertreterin des VMF) mit der Wahrnehmung von Interessen beauftragen.

Vor dem eigentlichen Verfahren steht in jedem Fall die sogenannte Güteverhandlung. Hier versucht die Einzelrichterin eine Einigung (Vergleich) zwischen den gegnerischen Parteien zu erreichen. Der Vergleich wird durch die „kostenlose" Verhandlung vom Gesetzgeber unterstützt.

Gelingt eine Einigung hier nicht, kommt es zum „streitigen Verfahren" vor der Kammer, der 1. Instanz des **Arbeitsgerichts**.

Eine Verhandlung vor der Kammer kann enden mit
- Vergleich,
- Klagerücknahme durch eine Partei oder
- Urteil.

Das Urteil wird den Parteien zugestellt. Die Gerichtskosten richten sich nach dem Streitwert, einer vom Gericht festzulegenden Summe in Euro, nach der sich die Gebühren richten (z. B. in Kündigungsprozessen 25 % des Jahresgehalts).

Gegen das Urteil des Arbeitsgerichts ist die Berufung zulässig, wenn der Streitwert über 600,00 € liegt. Die Berufung muss beim Landesarbeitsgericht erfolgen →Abb. 1. Hier besteht nun Vertretungszwang, d. h., man muss einen Verbandsvertreter oder eine Rechtsanwältin zur Vertretung bestimmen. Vor dem Landesarbeitsgericht wird der gesamte Fall neu verhandelt.

Das Verfahren kann enden mit:
- Vergleich,
- Klagerücknahme einer Partei oder
- Urteil.

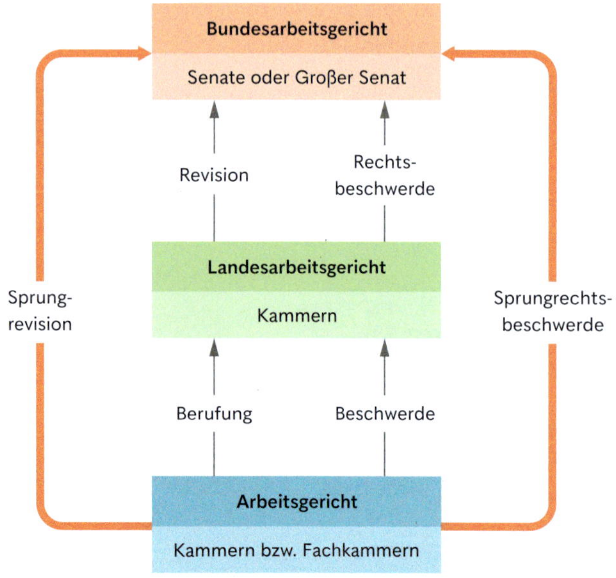

Abb. 1 Instanzen der Arbeitsgerichtsbarkeit

Gegen das Urteil des Landesarbeitsgerichtes kann Revision beim **Bundesarbeitsgericht** zugelassen werden. Dies entscheidet das Landesarbeitsgericht, wenn es sich um einen Rechtsstreit von grundsätzlicher Bedeutung handelt. Gegen diese Entscheidung kann Beschwerde eingelegt werden. Ebenso können die Senate des Bundesarbeitsgerichts entscheiden, ob eine Revision zugelassen wird. Ist die Rechtssache von grundsätzlicher Bedeutung, kann auch das Landesarbeitsgericht durch eine sogenannte Sprungrevision übergangen werden. Vor dem Bundesarbeitsgericht besteht Rechtsanwaltszwang.

Fühlt sich ein Beteiligter durch ein Urteil des Bundesarbeitsgerichts in seinen Grundrechten verletzt, steht ihm die Verfassungsbeschwerde beim **Bundesverfassungsgericht** als letzte Instanz offen.

Arbeitsvertrag

Aufgaben

1 Eine Zahntechnikerin arbeitet im Praxislabor einer Zahnarztpraxis als „freie Mitarbeiterin“. Da sie in einem Monat eine Woche krank war und die Praxis auch eine Woche wegen Urlaubs geschlossen war, liegt ihr Verdienst unter 11 € pro Stunde. Ist dies ein Verstoß gegen das Mindestlohngesetz?

2 Begründen Sie, ob bei einem Bewerbungsgespräch danach gefragt werden darf:
a Gewerkschaftszugehörigkeit
b Schwerbehinderung
c Krankheiten
d Vorstrafen

3 Darf die Ablehnung eines männlichen Bewerbers für eine Stelle als Zahnmedizinischer Fachangestellter durch das Geschlecht begründet sein?

4 Wodurch unterscheidet sich der Einzelarbeitsvertrag vom Ausbildungsvertrag?

5 In welcher Form sollte ein Arbeitsvertrag abgeschlossen werden?

6 Versuchen Sie aus der Sicht einer Arbeitgeberin für sich selbst ein
a gutes,
b schlechtes
Zeugnis zu schreiben.

7 Welche gesetzlichen Kündigungstermine und -fristen gelten für Arbeitnehmerinnen?

8 Einer Zahntechnikerin wird am 19.02.2023 zum 31.03.2023 gekündigt. Sie war seit vier Jahren in der Praxis beschäftigt. Nehmen Sie dazu unter Einbeziehung gesetzlicher Kündigungsfristen Stellung.

9 Eine Prophylaxeassistentin (25 Jahre alt) möchte nach zehnjähriger Praxiszugehörigkeit in spätestens einem Monat die Praxis verlassen. Welche Möglichkeiten hat sie?

10 Liegen in den folgenden Fällen Ihrer Ansicht nach grobe Beleidigungen (oder sonstige Gründe) vor, die eine Kündigung aus wichtigem Grund rechtfertigen? (Beachten Sie die unten stehenden Grundsätze der Gerichte dazu.)
a Auf einer Baustelle im Freien ruft eine Bauarbeiterin ihrer Chefin zu: „Du Rindvieh hast mir das falsche Holz hochgeschickt!“
b Eine Zahnmedizinische Fachangestellte sagt zu ihrer Chefin während der Behandlung: „Da hast du Simpel aber der Patientin wehgetan!“
c Eine ZFA fälscht auf den Entschuldigungsschreiben für die Berufsschule die Unterschrift ihrer Chefin.
d Eine ZFA hat nachweislich in der Berufsschule einer Kollegin das Handy weggenommen.
e Eine ZFA beleidigt eine Lehrerin in der Berufsschule grob.

Aus den Gerichtsakten
Auch die sonstigen Umstände eines Vorfalls werden bei Gerichtsurteilen berücksichtigt (z. B. der betriebs- und branchenübliche Umgangston, der Bildungsgrad, der psychische Zustand der Arbeitnehmerin, der Ort sowie der Zeitpunkt des „Ereignisses“, die Anwesenheit von Dritten und die vermutete Ernsthaftigkeit der Äußerung).
So kam das Arbeitsgericht in Bochum zu dem Ergebnis, dass nicht jedes Wort, das aus momentaner Verärgerung gesprochen werde, auf die Goldwaage gelegt werden dürfe. Das Gericht erklärte deshalb die Kündigung eines Mannes für ungültig, der im Verlaufe einer Auseinandersetzung mit seinem Chef geäußert hatte, die Kündigung käme ihm ganz recht, er beziehe sowieso lieber „Stempelgeld“. Das hatte der Chef wörtlich genommen und gekündigt. Das Gericht hielt die Kündigung für unangemessen (AZ: 1 Ca 519/80).
Beleidigungen gegenüber Mitarbeitern können eine Kündigung rechtfertigen, falls hierdurch der Betriebsfrieden empfindlich gestört wird – beispielsweise, wenn der Vorwurf persönlicher Unehrenhaftigkeit erhoben wird (Bundesarbeitsgericht – 3 AZR 184/76). Die Verwendung des Götz-Zitats unter Kollegen wiegt in der Regel aber nicht besonders schwer, vorausgesetzt, Betriebsfremde haben nicht „mitgehört“.

11 Nehmen Sie zu folgenden Fällen unter Einbeziehung des Kündigungsschutzgesetzes Stellung:

a eine Zahnärztin fragt eine Zahnmedizinische Fachangestellte beim Einstellungsgespräch nach einer bestehenden Schwangerschaft. Sie antwortet wahrheitswidrig mit Nein. Nach erfolgter Einstellung stellt sich die Schwangerschaft heraus. Die Zahnärztin möchte ihr daraufhin kündigen. Sie pocht auf das Kündigungsverbot des Mutterschutzgesetzes.

b Eine Zahnmedizinische Fachangestellte verlässt mit folgenden Worten zur Arbeitgeberin den Arbeitsplatz: „Machen Sie Ihren Scheißdreck doch alleine!“ Nachdem sie am nächsten Tag wieder erscheint, verweigert die Arbeitgeberin den Zutritt zur Praxis mit den Worten, dass er die Kündigung angenommen habe.

---

12 Eine Praxis möchte eine Stelle nur vorübergehend besetzen, solange eine Zahnmedizinische Fachangestellte Elternzeit in Anspruch nimmt.

a Ist das möglich? Begründen Sie Ihre Antwort.

b Die Vertreterin, die den Arbeitsvertrag bis zum Ende der Erziehungszeit der Vorgängerin akzeptiert, möchte nach Beendigung der Erziehungszeit (drei Jahre) ihrer Vorgängerin weiter in der Praxis arbeiten. Hat sie ein Recht dazu?

c Die Vertreterin kündigt den befristeten Arbeitsvertrag mit einer Woche Frist zum 27.03. Ist das möglich? Begründen Sie Ihre Antwort.

d Kurz vor Ende der Befristung wird die Vertreterin selbst schwanger. Sie will ebenfalls Elternzeit in Anspruch nehmen. Wie ist hier die Rechtslage?

---

13 Mit welchen Streitigkeiten befassen sich Arbeitsgerichte?

---

14 Was versteht man unter „Richterrecht“ bei Streitigkeiten aus dem Arbeitsverhältnis?

---

15 Ist das Arbeitsgericht zuständig?

a Ihre Wohnung wird Ihnen von Ihrer Arbeitgeberin gekündigt.

b Sie beleidigen eine Kollegin während der Arbeitszeit.

c Ihre Arbeitgeberin verweigert Ihnen die Arbeitspapiere nach Beendigung Ihrer Ausbildung.

d Sie sind mit einer Formulierung in Ihrem Arbeitszeugnis nicht einverstanden.

e Sie reklamieren Ihr nicht erhaltenes „Weihnachtsgeld“.

f Ihre Arbeitgeberin beschuldigt die Berufsschule eines „Vergehens“.

g Es wird nicht der Mindestlohn bezahlt.

---

16 Wo sehen Sie „Vorteile“ des Arbeitsgerichtsverfahrens gegenüber den normalen Gerichtsverfahren vor ordentlichen Gerichten?

---

17 Nennen Sie die letzte Instanz im Arbeitsgerichtsverfahren.

---

18 Kann gegen jedes Urteil eines Arbeitsgerichtes „Berufung“ eingelegt werden?

---

19 Welches regionale Arbeitsgericht ist für Sie zuständig?

---

20 Besuchen Sie eine Verhandlung (Verfahren sind öffentlich) vor dem örtlichen Arbeitsgericht (auch mit der Klasse möglich) und versuchen Sie folgende Punkte zu verstehen:

a Um welchen Sachverhalt geht es?

b Wer ist der die „Arbeitgeberrichterin“, wer ist die „Arbeitnehmerrichterin“ (nur im Verfahren möglich)?

c Können Sie die Entscheidung des Gerichts nachvollziehen?

5 Qualitätsmanagement

5.1 Qualitätsbegriff

Die Zahnärztin hat den Eid des Hippokrates geschworen und dient damit der Gesundheit des einzelnen Menschen und des gesamten Volkes. Jede Zahnärztin in freier Praxis ist jedoch auch Unternehmerin und muss neben den medizinisch fachlichen Faktoren auch wirtschaftliche Interessen verfolgen.
Dies gelingt langfristig nur, wenn eine gewisse Qualität der Leistungen und Produkte gesichert wird.

Unter Qualität verstand man früher meist die Qualität oder die Güte eines Produkts bzw. einer Dienstleistung. Heute wird der Begriff weiter gefasst: **Qualität bedeutet, die Bedürfnisse einer Kundin (z. B. einer Patientin) zu erfüllen.**

Diesem neuen Qualitätsbegriff wurde in der **Qualitätsmanagement-Richtlinie (QM-RL)** des Gemeinsamen Bundesausschusses vom 15.09.2016 Rechnung getragen:

„Einrichtungsinternes Qualitätsmanagement dient der kontinuierlichen Sicherung und Verbesserung der Patientenversorgung sowie der Organisationsentwicklung. Mit dem primären Ziel einer größtmöglichen Patientensicherheit sollen neben einer bewussten Patientenorientierung auch die Perspektiven der an der Gesundheitsversorgung beteiligten Akteure berücksichtigt werden. Die Richtlinie beschreibt die grundsätzlichen Anforderungen für eine erfolgreiche Einführung und Umsetzung von Qualitätsmanagement. Dabei hat der Aufwand in einem angemessenen Verhältnis insbesondere zur personellen und strukturellen Ausstattung zu stehen. Die konkrete Ausgestaltung des einrichtungsinternen Qualitätsmanagements erfolgt spezifisch in jeder Einrichtung.“ Prämbel QM-RL

„Qualitätsmanagement muss neben Effektivität und Effizienz für Praxisleitung und Praxismitarbeiter sowie für die Patientinnen und Patienten nützlich, hilfreich und möglichst unbürokratisch sein.“ § 1 der Anlage B Vertragszahnärztliche Versorgung

Die Patientin will als Kundin behandelt werden. Qualität umfasst somit alle Bereiche der Zahnarztpraxis, sie fängt beim ersten Patientenkontakt, z. B. durch einen Anruf oder ein Praxisschreiben, an und hört auch nach dem Praxisbesuch nicht auf. Insbesondere Serviceleistungen (z. B. Recall, geringe Wartezeiten, angenehmes Praxisklima) gewinnen in diesem Zusammenhang zunehmend an Bedeutung.

Merke
Fehler oder Probleme, die sichtbar werden (z. B. eine unzufriedene Patientin aufgrund eines Telefonanrufs in der Praxis), sind in der Regel nur die Spitze eines Eisbergs. Häufig sind Mängel in der Praxisorganisation, der Personalführung oder ein schlechtes Betriebsklima die Ursache.

Werden Fehler entdeckt, sind in der Regel bereits Fehlerkosten angefallen (z. B. Patientenabwanderung, fehlende Motivation der Mitarbeiter).

Nur auf sichtbare Mängel zu reagieren, verhindert Fehler nicht. Es geht also vielmehr darum, stabile Prozesse durch ein geeignetes Qualitätsmanagementsystem (QM-System) sicherzustellen und damit das Entstehen von Fehlern zu verhindern. Das QM-System muss auch gewährleisten, dass die Erfahrungen aus gemachten Fehlern automatisch zu einer kontinuierlichen Systemverbesserung führen.

5.2 Umsetzung in der Zahnarztpraxis

Unter Qualitätsmanagement ist die systematische und kontinuierliche Durchführung von Aktivitäten zu verstehen, mit denen eine anhaltende Qualitätsförderung im Rahmen der Patientenversorgung erreicht werden soll. Qualitätsmanagement bedeutet konkret, dass Organisation, Arbeits- und Behandlungsabläufe festgelegt und zusammen mit den Ergebnissen regelmäßig intern überprüft werden. Gegebenenfalls werden dann Strukturen und Prozesse angepasst und verbessert. *§ 1 QM-RL*

Diese Aussage aus der QM-RL muss in allen Zahnarztpraxen mit gewissen Mindestanforderungen umgesetzt werden. Dabei wird auf die individuellen Gegebenheiten und Bedingungen in den einzelnen Praxen Rücksicht genommen. Die KZVen fordern jährlich (ab 2017) mindestens 2,0 % zufällig ausgewählte Zahnarztpraxen zur Vorlage einer schriftlichen Dokumentation auf.
Daraus leiten sich grundsätzliche Anforderungen ab: Es muss zunächst der sogenannte Ist-Zustand in der Praxis erhoben und bewertet werden. Viele Anforderungen sind bereits in Zahnarztpraxen erfüllt, aber noch nicht verbalisiert oder dokumentiert. Dabei geht es um die

- Definition von Zielen,
- Beschreibung von Prozessen und Verantwortlichkeiten,
- Ausbildung und Anleitung aller Beteiligten,
- Durchführung von Änderungsmaßnahmen,
- erneute Erhebung des Ist-Zustandes,
- praxisinterne Rückmeldung über die Wirksamkeit von QM-Maßnahmen.

Man spricht in diesem Zusammenhang auch vom Qualitätskreislauf oder PDCA-Zyklus nach Deming →Abb. 1:

- **P**lan: Aufgrund des Ist-Zustandes der Praxis macht man einen Plan (Ziele definieren, Prozesse beschreiben).
- **D**o: Dann setzt man das Ganze um und baut es in die Praxis ein.
- **C**heck: Anschließend wird alles bewertet.
- **A**ct: Es erfolgt eine Problemerkennung, die wieder zu einem neuen Plan führt.

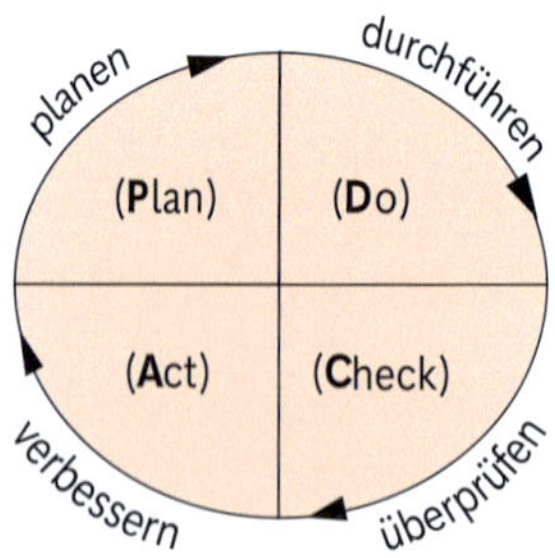

Abb. 1 PDCA-Zyklus nach Deming

5.2.1 Definition von Praxiszielen

Erwartung	Anteil
Authentizität der Zahnärztin	99 %
verständliche Erklärungen	98 %
Freundlichkeit des Praxispersonals	96 %
kurze Wartezeit auf einen Termin	93 %
Behandlung ohne Zeitdruck	93 %
Berücksichtigung eigener Wünsche	89 %
kurze Wartezeit in der Praxis	89 %
Recall	57 %

Tab. 1 Patientenerwartung an die Praxis (Quelle: Praxisumfrage des Autors)

Aus dem Qualitätsanspruch leiten sich Ziele und Standards für die Praxis ab. Bei der Beschreibung der Praxisziele helfen auch Umfragen →Tab. 1. Mögliche Praxisziele sind:

- Praxisteam ist hervorragend ausgebildet
- hohe Arbeitszufriedenheit des Teams
- Fortbildungen werden angeboten und genutzt
- Patientinnen haben nur kurze Wartezeiten
- neueste Technik wird eingesetzt
- Arbeitshaltung, Maschinen und Werkzeuge sind an ergonomischen Erkenntnissen ausgerichtet
- beste Praxisorganisation und -verwaltung
- beste Lieferanten
- umweltgerechte Entsorgung
- optimale Betreuung der Patientin
- Patientin ist „Kundin“

In allen Organisationen, die ein QM-System installiert haben, finden Sie eine Zusammenfassung der Unternehmensziele als Leitbild des Unternehmens. Das Leitbild einer Zahnarztpraxis könnte z. B. so aussehen:

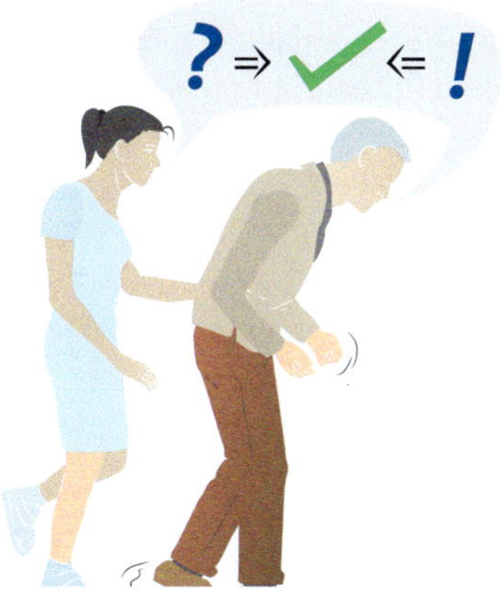

Praxisziele

1. Unser höchstes Ziel ist der zufriedene Patient. Er soll mit Freundlichkeit und Verständnis optimal betreut werden.
2. Hierzu sind wir technisch und intellektuell auf dem neuesten Stand.
3. Das Praxisambiente und unsere Kommunikation geben diese Ziele ebenfalls wieder.
4. Unser Wunsch sind kritisch-konstruktive Patienten, die auch über die Behandlung hinaus zu uns kommen.
5. Wir haben eine offene Kommunikation untereinander, die wir laufend verbessern.

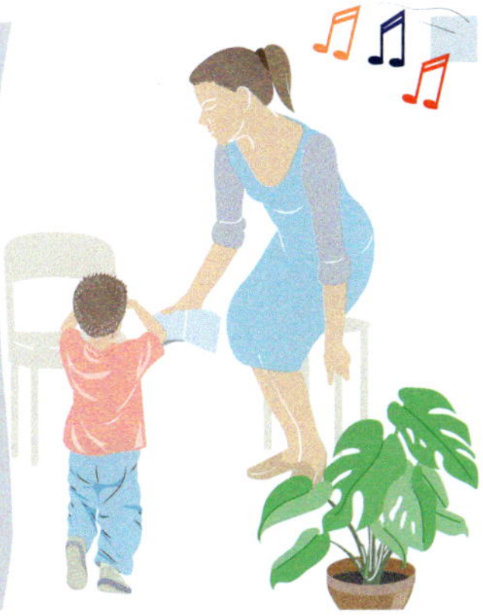

Weitere Indikatoren für die Patientenzufriedenheit können sein:
- Patientenzulauf (Anzahl der Neupatienten)
- Auswertung von Patientengesprächen (Dokumentation in Karteikarte)
- Beanstandungen und Reklamationen
- Anzahl abgebrochener Behandlungen

Die Ziele können beispielsweise im Wartezimmer ausgehängt oder in einer Praxisbroschüre abgedruckt werden, die jede Patientin zu Beginn ihrer Behandlung bekommt. Um die Qualität der Praxis zu messen, werden Fragebögen eingesetzt. Die Auswertung eines solchen Fragebogens liefert gleichzeitig Anzeichen für die Patientenzufriedenheit.

Patientenfragebögen
→S. 346

5.2.2 Instrumente des Qualitätsmanagements

Checklisten und Prozessbeschreibungen

Ein entscheidendes Hilfsmittel für die Organisation von Praxisarbeiten bilden die **Checklisten**. Der Begriff stammt aus der Pilotensprache und wird heute bei der Pkw-Inspektion und auch bei Operationen in Kliniken verwendet. In Checklisten oder Prozessbeschreibungen werden die wichtigsten Arbeiten und Aufgaben notiert, die in einem Arbeitsbereich anfallen, und an Mitarbeiter delegiert. Man kann sie auch als „Vorratskammern“ gemachter Erfahrungen bezeichnen. Mit dem Einsatz von Checklisten können Arbeitsabläufe effizienter gestaltet und somit die Zufriedenheit von Patienten und Mitarbeitern kontinuierlich gesteigert werden. Ihr richtiger Einsatz führt zu einer Kosten- und Zeitersparnis. Zur Vorbeugung gegen mögliche Haftpflichtfälle durch Sicherung von Qualitätsstandards spielen sie eine immer größere Rolle.

Beispiel

Es geht in einem Haftpflichtfall um die Frage, ob eine Patientin nach einer Osteotomie über deren Risiken aufgeklärt wurde. In dieser Praxis besteht eine Checkliste „Entfernung eines Zahnes durch Osteotomie“. Diese enthält auch die genaue Anweisung, über welche Risiken die Patientin aufgeklärt wird. Damit bildet diese Liste einen Qualitätsstandard, der auch von einem Gericht akzeptiert wird.

Praxis Dr. G. Lucky	Ersteinweisung Auszubildende	Datum 17.8.2023
Name Azubi:		
Eingewiesen durch:		

1. Tag
- ◯ Soweit im Vorfeld nicht geschehen: Teammitglieder vorstellen, Personalakte ergänzen, Einführung in Tagesablauf
- ◯ Unterschriftenprobe im QMH
- ◯ Mitarbeiterunterweisung QMH-E-1.5, insbesondere Jugendarbeitsschutzgesetz, Hygieneplan, Hautschutzplan, Immunisierungsmöglichkeiten, Gefahrenstoffverordnung, Erste-Hilfe-Maßnahmen, Biostoffverordnung, Feuerlöscher
- ◯ Ausgabe Praxiskleidung, Zuweisung von Ablagefächern
- ◯ Führung durch die Organisation, Benutzung des Sozialraumes, Steri, Labor, Behandlungsräume, Pausen, Raucherbereich, Toiletten
- ◯ Materiallager zeigen und erläutern
- ◯ Erklärungen zu Informationstafeln, Aushängen, Teamsitzung
- ◯ Ab erstem Tag kontinuierliche Einarbeitung in Behandlung mit Kolleginnen und Dr. Dammbach

2. Tag
- ◯ Einweisung Fotokopierer, Telefonanlage, PC
- ◯ Einweisung Abfallentsorgung/Umweltschutz
- ◯ Festlegen des ersten Vieraugengesprächs, Vorgehen Berichtsheft

Abb. 1 Checkliste für die Einweisung einer Auszubildenden

Für neue Mitarbeiterinnen, insbesondere für Auszubildende, sind Checklisten eine große Einarbeitungshilfe und geben gleichzeitig Einblicke, worauf in einer Praxis besonders geachtet wird.

Arbeiten, die weniger häufig anfallen (z. B. Arbeiten nach oder vor dem Praxisurlaub, wöchentliche, monatliche oder vierteljährlich zu erledigende Aufgaben) sind mithilfe von Checklisten leichter durchzuführen →Abb. 1.
Checklisten können z. B. erstellt werden für
- Belehrungen des Praxispersonals (z. B. Röntgenbelehrungen, Verhaltensregeln zum Datenschutz und zur Schweigepflicht, Hygieneanweisungen),
- Materialbeschaffung und Lagerhaltung,
- zahnmedizinische Behandlungsmaßnahmen,
- die Praxisablauforganisation (z. B. Patientenempfang, Terminvergabe).

Checklisten werden auch als Vordrucke angeboten. Die bekanntesten, gesetzlich vorgeschriebenen Standardchecklisten sind der Hygieneplan und die Unfallverhütungsvorschriften in der Zahnarztpraxis. Dentaldepots bieten Praxen Hygienepläne an, die lediglich noch personell zugeordnet werden müssen. Da Praxen sehr verschiedene Strukturen und Organisationen aufweisen, empfiehlt sich immer die Anfertigung praxisindividueller Checklisten.

Merke
Checklisten sind nie etwas Endgültiges. Sie sollten immer weiterentwickelt und verbessert werden.

Vorteile der Checklistentechnik:
- Zeit- und Kostenersparnis: Gespeicherte Erfahrungen ermöglichen einen Zeitgewinn, insbesondere bei der Einarbeitung.
- Rasche Beseitigung von Schwachstellen: Reduzierung der Fehlerquoten.
- Sicherung von Qualitätsstandards.
- Sicherung des „Praxis-Know-how“: Kein Informationsverlust bei Personalwechsel.
- Steigerung der Effektivität: Wirtschaftlicher Gewinn durch rationelles Arbeiten.
- Notwendige Dokumentation bei Rechtsstreitigkeiten.
- Praxismarketing: Wettbewerbsvorteile gegenüber anderen Praxen durch höhere Patientenzufriedenheit.

Für die **Erstellung** von Checklisten hat sich folgendes Verfahren bewährt:
- Legen Sie zunächst den Bereich, für den Checklisten erstellt werden sollen, fest.
- Notieren Sie über mehrere Wochen, welche Arbeiten in dem gewählten Bereich anfallen und erledigt werden müssen. Auch allgemeine Arbeiten, wie z. B. Lüften, sollten dabei nicht vergessen werden. Für Pflege- und Wartungsarbeiten sind die Bedienungsanleitungen der Hersteller eine große Hilfe.
- In Teambesprechungen sollten im Rahmen eines Brainstormings die Ergebnisse ohne Bewertung gesammelt werden. Anschließend werden die genannten Aufgaben ergänzt und zugeordnet (z. B. Personen, Tageszeiten).

Brainstorming
Verfahren, durch Sammeln spontaner Einfälle die beste Lösung für ein Problem zu finden.

In den Checklisten werden häufig personelle Zuordnungen getroffen. Aus der Sicht einer Mitarbeiterin in einer Zahnarztpraxis ergibt sich dadurch indirekt eine **Stellenbeschreibung**, die natürlich über die Checklisten hinausgeht. Es hat sich in allen Betrieben und Praxen als vorteilhaft erwiesen, wenn genaue Zuständigkeiten in einem Stellenplan oder einer Arbeitsbeschreibung für die jeweilige Mitarbeiterin vorliegen →Abb. 1.

In der Stellenbeschreibung wird zunächst festgelegt, welche Qualifikation die Bewerberin haben sollte, z. B. Abschluss als ZFA, Berufserfahrung. Als Nächstes werden die Anforderungen an die Stelle formuliert, z. B. Erfahrung im Umgang mit Patientinnen, Erfahrung in der Mundhygieneaufklärung, Kompetenz in der Patientenberatung und dem Verkauf von Prophylaxeartikeln sowie Kenntnisse insbesondere über Zahnfleischerkrankungen. Das Ziel der Stelle, die Aufgaben im Einzelnen und die Arbeitszeit runden die Stellenbeschreibung ab.

Praxis	**Stellenbeschreibung ZFA Verwaltung**	**Datum**
Dr. G. Lucky		03.03.2023

Qualifikation
- Abgeschlossene Ausbildung zur Zahnmedizinischen Fachangestellten

Persönliche Voraussetzungen
- Bereitschaft zur Teamarbeit
- Zuverlässigkeit und Verantwortungsbewusstsein
- Flexibilität und Einsatzbereitschaft
- Konflikt- und Kritikfähigkeit
- Innovationsbereitschaft

Aufgaben und Kompetenzen
- Erstellung der Quartalsabrechnung KCH
- Abrechnung der ZE-Pläne Kasse
- Abrechnung der PA-Pläne Kasse
- Erstellung der Rechnungen für Privatpatienten
- Zahlungsüberwachung
- Betreuen von Auszubildenden
- Bestellung von Praxisbedarf
- Kommunikation der Hygienerichtlinien
- Terminvergabe
- Organisation der Teambesprechungen
- Organisation der Patientenaufnahme

Arbeitszeit: 38,5 Wochenstunden

Erstellt von:	**Genehmigt am:**	**Seite**
		1 von 1

Abb. 1 Beispiel für eine Stellenbeschreibung

Organigramme

Die Organisation soll es der Zahnarztpraxis erleichtern, die Praxistätigkeit optimal zu gestalten und ein gutes Aufwand-Nutzen-Verhältnis zu erzielen. Die Erfahrung zeigt, dass Organisationen sehr unterschiedlich ausgeprägt sein können.

Besteht eine Praxis z. B. aus
- drei Behandlerinnen (eine Zahnärztin als Praxisinhaberin, eine Assistentin und eine Zahnmedizinische Fachassistentin oder Dentalhygienikerin),
- sechs Zahnmedizinischen Fachangestellten,
- einer Zahnmedizinischen Verwaltungsassistentin und
- zwei Auszubildenden,

müssen andere organisatorische Regeln festgelegt werden als in einer Praxis mit nur einer Behandlerin und zwei Zahnmedizinischen Fachangestellten.

Um den Praxiserfolg langfristig zu sichern, muss sich auch die Organisation der Praxisabläufe weiterentwickeln. Dazu ist es immer wieder erforderlich, Organisationsformen im Interesse der Praxisziele flexibel zu halten. Die Organisation einer Praxis wird im Hinblick auf den **Aufbau** von organisatorischen Einheiten (Arbeitsbereiche, Hierarchien) sowie den **Ablauf** in organisatorischen Einheiten (Arbeitsabläufe) untersucht.

Die Aufbauorganisation zerlegt die Gesamtaufgabe der Zahnarztpraxis in Teilaufgaben und überträgt diese Teilaufgaben auf eine Person. Mögliche **Teilaufgaben** sind:
- Patientenempfang (z. B. Begrüßung, Anamnesebogen ausfüllen, eGK einlesen)
- Patientin in das Behandlungszimmer begleiten
- Behandlungsassistenz
- Behandlungsdokumentation (z. B. Dateneingabe, Karteikartenführung)
- Hygiene (z. B. Desinfektion)
- Abrechnung der Behandlung mit Kostenträgern und Patientinnen
- Lagerverwaltung (z. B. Bestellungen ausführen, Listen über Lagerbestände erstellen)
- Terminplanung
- Personaleinsatzplanung

Mit einer Stellenbeschreibung wird versucht, einer Person bestimmte Teilaufgaben zu übertragen. Die Stellenbeschreibung kann als eine Art Checkliste angesehen werden und ist für neu eingetretene Mitarbeiterinnen sehr hilfreich.

Die Aufbauorganisation bezieht auch die hierarchische Gliederung der Praxis mit ein. Mit ihr werden Weisungsbefugnisse, Zugehörigkeiten und Verantwortungsgebiete vereinbart und organisiert. Je größer die Organisation Zahnarztpraxis wird, desto wichtiger wird auch die Weisungsbefugnis der einzelnen Stellen. Dabei ist zu klären, welche Freiräume die einzelne Mitarbeiterin hat.

Eine QM-Beauftragte sollte beispielsweise folgende Befugnisse besitzen:
- Veranlassung der Wartung und Kontrolle der medizinischen Geräte
- Einleitung von Korrekturmaßnahmen und Überwachung des QM-Systems
- Einweisung der anderen MFAs in das QM-System

Um die Kompetenzen im Aufbau der Praxis zu klären, bedient man sich eines Leitungssystems (Organigramm), wie es auch in anderen Unternehmen verwendet wird.

In Zahnarztpraxen gibt es im Prinzip zwei Leitungssysteme: das Einliniensystem und das Mehrliniensystem.
Beim Einliniensystem ist die Zuordnung klar erkennbar →Abb. 1. Lediglich bei den Auszubildenden liegen Überschneidungen vor. Neben der Zahnärztin sind die ZFA 1 und die ZFA 2 mit für die Auszubildenden verantwortlich. Das Einliniensystem wird in vielen Praxen eingesetzt, obwohl es sehr leicht zu Missverständnissen führen kann. Häufige Reaktion der Auszubildenden: „Die andere hat mir aber das gesagt!"

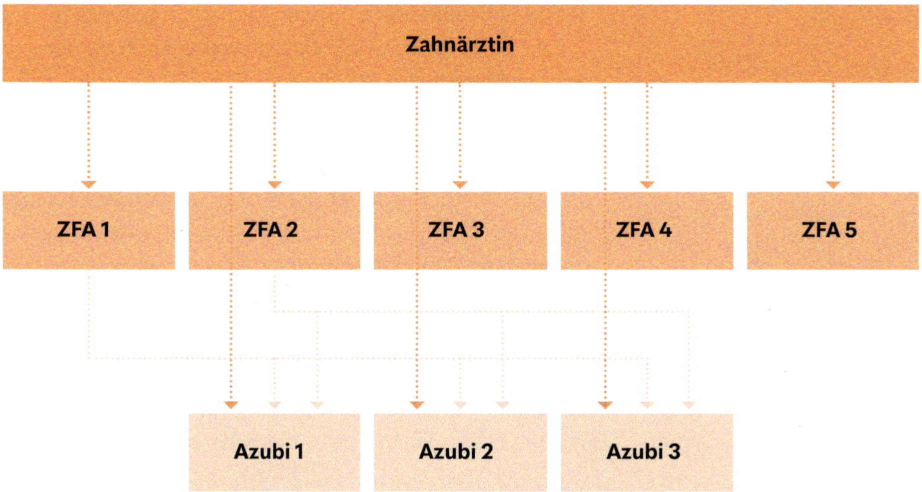

Abb. 1 Einliniensystem

Wird eine Zahnarztpraxis größer, werden die Weisungssysteme komplexer →Abb. 1. In der dargestellten Zahnarztpraxis sind bestimmte ZFAs der Behandlerin fest zugeteilt. Der Gesamteinsatz wird von der ZMV organisiert. Die Auszubildenden werden ebenfalls von der ZMV betreut.

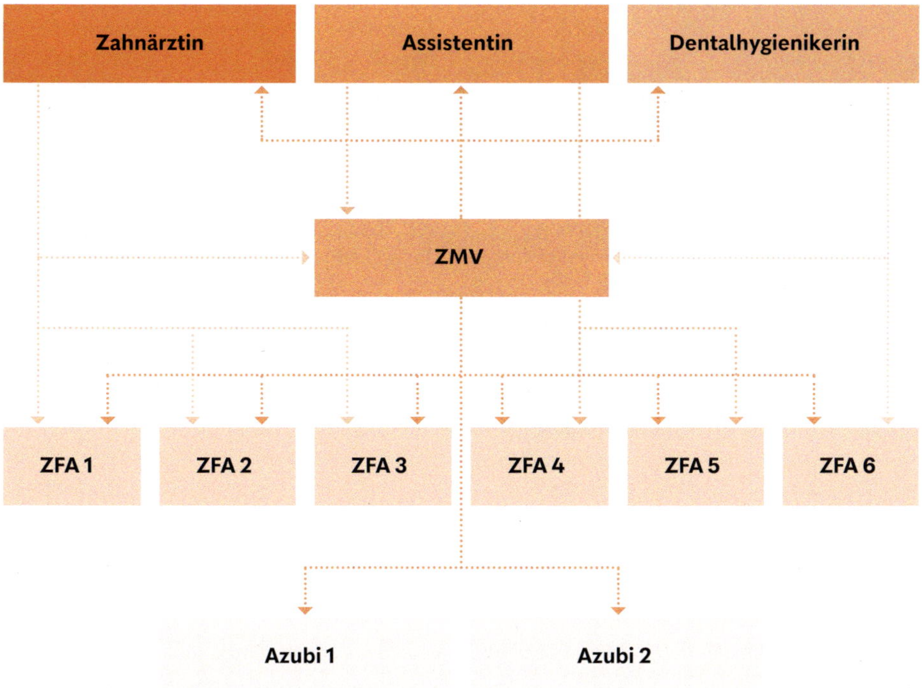

Abb. 2 Mehrliniensystem

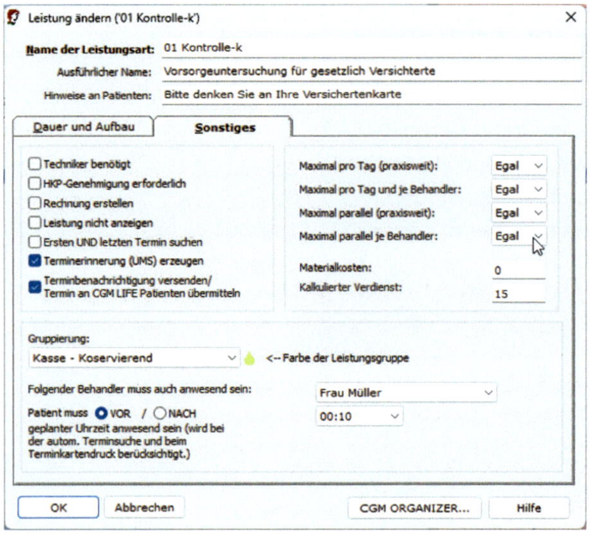

Abb. 1 Behandlerin, Dauer und ZFA für eine Behandlung

Die Ablauforganisation legt fest wie die zur effizienten Versorgung der Patientin notwendigen Tätigkeiten aufgeteilt und organisiert werden.

Hilfreich sind hier die Terminprogramme in der Zahnarztpraxis, die bereits Hinweise auf den Ablauf sowie die eingesetzten Mitarbeiterinnen geben →Abb. 1. Vorher sollte eine Ablaufplanung erstellt werden, die das gesamte Leistungsspektrum der Zahnarztpraxis erfasst →Tab. 1. Die erstellten Checklisten und auch die Terminprogramme können als erste Orientierung dienen.

Alle Terminprogramme bieten eine Übersicht über die Behandlungen in einer Zahnarztpraxis mit Vorschlägen für die Dauer der Behandlung, wer anwesend sein muss, welche Hinweise für die Patientin erfasst werden müssen und vieles mehr.

Man kann jedoch auch eine Ablaufplanung für alle Leistungen der Praxis in einer Tabelle erstellen →Tab. 1.

Art der Behandlung (BEMA-GOZ)	Dauer (min)	Behandlung konkret	Wer? Wann?	Fortsetzung der Behandlung	Vorbereitungen
Eingehende Untersuchung	15–30	Anamnese Befundaufnahme Aufklärung Recall?	Zahnärztin mit ZFA	Notwendige Behandlung? Professionelle Zahnreinigung? Folgetermine?	Aufnahme eGK Dokumentation ePA?
Individualprophylaxe/ professionelle Zahnreinigung	60	Status Hygieneunterweisung Privatleistungen	Fortgebildete ZFA, ZMF	Folgetermine?	Vereinbarung nach BMVZ §8, 7 Recall-Aufnahme
Heil- und Kostenplanung (Prothetik)	15–30	Befundung Planung Privatleistungen?	Zahnärztin mit ZFA, Technikerin	Präparation Folgetermine festlegen	Patienteninfo eHKP
Füllungen (nach Flächen und Material)	15	ein-/zweiflächig (Kunststoff, Amalgam, Zement) Kofferdam Polieren (delegierbar)	Zahnärztin mit ZFA (ZMF)	Folgetermine	Verhaltenshinweise

Tab. 1 Ablaufplanung für eine Behandlung

Merke
Der Delegationsrahmen für die Mitarbeiterinnen in der Zahnarztpraxis muss beachtet werden.

Risikomanagement

Seit 2014 muss in einer Zahnarztpraxis zwingend ein Risikomanagement etabliert sein. Hierbei werden unter einem Risiko mögliche Bedrohungen und Gefährdungen verstanden, die mit einer gewissen Wahrscheinlichkeit eintreten und erhebliche negative Auswirkungen auf die Sicherheit und die Gesundheit von Patientinnen, Mitarbeiterinnen und das Ansehen der Zahnarztpraxis haben. Die Risiken können sich dabei z. B. in folgenden Bereichen ergeben:

- **Patientenaufnahme:** Hat sich etwas geändert seit der letzten Anamneseerhebung? Werden aufgrund der aktuellen Anamnesen alle (neuen) Risiken berücksichtigt? Es wird empfohlen, alle zwei Jahre eine vollständige neue Anamnese zu erstellen.
- **Kommunikation:** Ist die Aufgabenverteilung und Verantwortung im Team definiert? Ist die Stellvertretung organisiert? Sind fachärztliche Schnittstellen beachtet? Werden die Bedürfnisse erkannt und berücksichtigt?
- **Diagnose:** Besteht aufgrund der Diagnose ein Notfallmanagement? Das gilt beispielsweise für Marcumar-Patientinnen, die operiert werden müssen.
- **Patientenkommunikation:** Sind die Besonderheiten der Patientin (Alter, Kommunikationsfähigkeit) berücksichtigt? Werden die Patientinnen über Diagnosen und alle Risiken des Eingriffs aufgeklärt? Ist die Patientin über ihre Mitwirkungspflicht informiert?
- **Mitwirkung bei der Behandlung:** Ist das Praxispersonal ausreichend qualifiziert? Sind die gesetzlichen Vorschriften bekannt und werden sie eingehalten? Besteht eine genaue vollständige Dokumentation?
- **Nachsorge:** Ist der Recall organisiert? Kann man die Patientin z. B. telefonisch, per Fax oder E-Mail erreichen?

Anhand dieser beispielhaften Fragen sollten die wichtigsten Risiken identifiziert werden. Anschließend erfolgt die sogenannte Risikoanalyse nach folgendem Schema:

- Beschreibung der Ausgangslage
- Beschreibung des Risikos
- Auswirkungen
- Ursachen

Beispiel

Risiko lückenhafte oder fehlerhafte Anamnese – Ausgangslage

Das Durchschnittsalter der Patientinnen steigt in den letzten Jahren an. Es kommen verstärkt ältere Patientinnen in die Praxis, die auch zahlreiche Medikamente nehmen und gebrechlich sind. Herz-Kreislauf-Erkrankungen, Diabetes und weitere Krankheitsbilder erfordern eine spezifische Ausrichtung der Therapie. Hierfür ist eine genaue und zeitnahe Anamnese erforderlich. Dies muss in der Organisation der Praxis und durch eine genaue Dokumentation gewährleistet werden. Die Kommunikation mit der Patientin steht im Mittelpunkt.

Risiko

Ist die Anamnese unvollständig oder ungenau, können sich gravierende Risiken bei der Behandlung ergeben.

Auswirkungen

Es kann zu Komplikationen während der Behandlung (Blutungen) oder in der Nachsorge (Wundheilungsstörungen) kommen. Dies kann auch zu einer falschen Behandlung (Fehlprognose) führen. Daraus können sich wiederum juristische Folgen (Schadensersatzforderungen) ergeben. Letzten Endes werden der Ruf der Praxis und die Patientenzufriedenheit gefährdet.

Ursachen

Die Patientin ist nicht fähig oder nicht interessiert, an der Behandlung mitzuwirken, die Anamnese war lückenhaft oder unvollständig. Eventuell sind keine Rückfragen an die Patientin gestellt worden. Es kann sich auch um organisatorische Ursachen handeln, wenn z. B. die Anamnese nicht ausreichend dokumentiert oder ganz vergessen wurde.

Die festgestellten Risiken müssen nun bewertet werden. Hierbei wird beurteilt, wie ernsthaft ein bestimmtes Risiko für die Patientensicherheit und für die Zahnarztpraxis ist. Dabei werden die Häufigkeit des Auftretens und die möglichen Auswirkungen in Stufen eingeteilt →Tab. 1, →Tab. 2.

Stufe	Beschreibung
häufig	einmal pro Monat
möglich	einmal pro Quartal
selten	einmal pro Jahr
sehr selten	einmal in drei Jahren
unwahrscheinlich	weniger als einmal in drei Jahren

Tab. 1 Häufigkeit von Risiken

Stufe	Beschreibung
unbedeutend	schlechter Verlauf mit kaum spürbaren Folgen
gering	Reklamation und Unzufriedenheit
spürbar	Mehrkosten durch fehlerhafte Behandlung, Schädigung ist begrenzt
kritisch	leichter, dauernder Gesundheitsschaden, Versicherungsfall, Rufschädigung
katastrophal	schwerer, dauernder Gesundheitsschaden, Haftpflichtfall, schwere Rufschädigung der Praxis

Tab. 2 Auswirkung von Risiken

Anhand der Häufigkeits- und Auswirkungsstufen kann man eine Risikomatrix erstellen. Dabei bedeutet die rote Farbe, dass ein so bewertetes Risiko vermindert werden muss, sodass es in den gelben oder grünen Bereich gelangt →Abb. 1.
Bei einem angenommenen Risiko 1 kann dieses durch geeignete Maßnahmen entweder in den Auswirkungen minimiert (spürbar) oder in der Häufigkeit minimiert (sehr selten) werden.

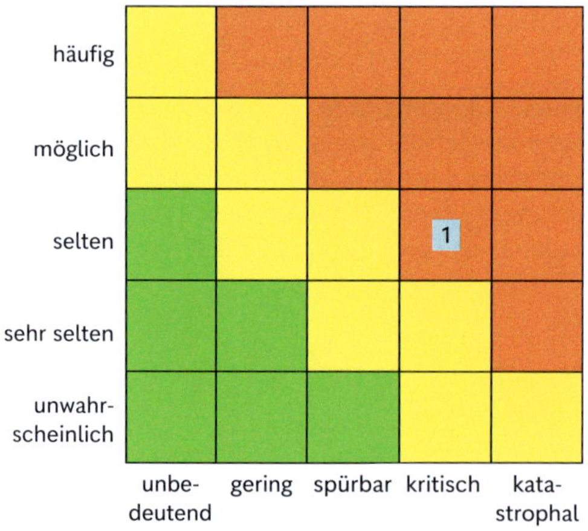

Abb. 1 Risikomatrix

Die Maßnahmen, die eine Praxis ergreift, müssen dabei unbedingt dokumentiert und überwacht werden. So wird ein Risikoprofil für die Praxis erstellt und das Qualitätsmanagement der Praxis ergänzt.

Fehlermanagement

Neben dem Risikomanagement muss seit 2014 auch ein Fehlermanagement in den Zahnarztpraxen vorhanden sein. Hier wird festgelegt, wie man mit Fehlern oder „Beinahe-Fehlern“ umgeht. Dabei gilt: Der beste Fehler ist der, den man erkannt hat und der deswegen nicht auftritt. Fehler können in der Behandlung, in organisatorischen Abläufen, in der Qualifikation des Praxisteams, in der Kommunikation im Team, aber auch in der Kommunikation mit dem Patienten auftreten.

Beim Fehlermanagement sollte es sich um ein einfaches System handeln, dass alle Mitarbeiterinnen verstehen. Wichtig ist, dass es jeder Mitarbeiterin möglich ist, Fehler ohne Angst vor Konsequenzen zu benennen, notfalls anonymisiert in einem „Beschwerdekasten“ in der Praxis. Wünschenswert wäre eine offene Diskussion in einer Teambesprechung, in der ein vertraulicher Umgang zugesichert wird und ein Feedback gegeben werden kann. Über alle Fehler(möglichkeiten) sollte gesprochen werden und eine Auswertung und Dokumentation erfolgen. Eventuell müssen z. B. Checklisten geändert werden und eine Berücksichtigung im Risikomanagement erfolgen.

Eine rechtzeitige offene Kommunikation mit der Patientin im Falle eines Behandlungsfehlers kann zu einer Reduzierung der Schadensersatzprozesse führen.
Für den Umgang mit der Aufdeckung eines Fehlers in der Praxis kann man ähnlich vorgehen wie bei der Beschwerde einer Patientin. Wichtig ist, dass keine Schuldzuweisung erfolgt.

Beschwerdemanagement
→S. 349

Beispiel

Fehlerbehandlung bei einer Medizinprodukteaufbereitung
Wurden bei der Medizinprodukteaufbereitung, d. h. während Transport, Reinigung, Desinfektion, Sterilisation oder Lagerung eines Medizinproduktes, Abweichungen von dem korrekten Prozessablauf festgestellt, ist das Medizinprodukt nach Behebung des Fehlers einem erneuten Prozessdurchlauf zu unterziehen.

Praxis **Dr. G. Lucky**		**Fehlerdokumentation**			**Datum** 07.01.2023
ggf. Charge	**Aufbereitungsschritt/ Gerät**	**Vorfall, Fehler, Ereignis**	**Ursache**	**Maßnahme**	**zuständig**
	Steri Siemens P45	*rote Kontrollleuchte brennt ununterbrochen*	*Sensor defekt?*	*Techniker verständigen*	*Martina*

Abb. 1 Formular zur Fehlerdokumentation

Entsprechende Formulare dienen der Dokumentation aufgetretener Fehler, der Analyse des aufgetretenen Fehlers und der Dokumentation der Maßnahme zur Fehlerbeseitigung →Abb. 1.

Arzneimitteltherapiesicherheit, Schmerzmanagement, Sturzprophylaxe

Durch die Qualitätsmanagement-Richtlinie von 2016 sind drei Punkte hinzugekommen:

- **Arzneimitteltherapiesicherheit:** Dies umfasst Maßnahmen für einen optimalen Medikationsprozess.
- **Schmerzmanagement:** Bei Patientinnen mit bestehenden oder zu erwartenden Schmerzen sollen die Erfassung und Therapie der Schmerzen erfolgen, um ihrem Entstehen vorzubeugen, sie zu reduzieren oder zu beseitigen.
- **Sturzprophylaxe:** Sie hat zum Ziel, Stürzen vorzubeugen und Sturzfolgen zu minimieren.

Notfallmanagement

Um die Sicherheit von Mitarbeiterinnen und Patientinnen zu gewähren, sind klare Notfallregelungen aufzustellen. Das Erkennen eines solchen und die Versorgung in einem Notfall sowie regelmäßige Kurzschulungen des Praxisteams sollten durchgeführt und dokumentiert werden.

Hygienemanagement

RKI
Robert Koch-Institut

BfArM
Bundesinstitut für Arzneimittel und Medizinprodukte

Die Hygiene ist in zahlreichen Verordnungen und Gesetzen für die Zahnarztpraxis geregelt, so gibt es z. B. die Empfehlungen der Arbeitsgruppe Medizinprodukte (AGMP), die Biostoffverordnung (BioStoffV), die RKI- und BfArM-Richtlinien sowie die Empfehlungen der Kommission Krankenhaushygiene und Infektionsprävention (KRINKO). Alle diese Vorschriften finden sich im Hygieneplan, der in jeder Zahnarztpraxis vorhanden sein muss.

Diagnose und Behandlungsprozesse

IP
Individualprophylaxe

FU
Früherkennungsuntersuchung

ZE
Zahnersatz

KFO
Kieferorthopädie

Die Diagnose und Behandlung muss am aktuellen Stand der Wissenschaft ausgerichtet sein. Man geht davon aus, dass die Behandlung nach den gesetzlichen und vertraglichen Rahmenbedingungen erfolgt. Dies sind vor allem

- die allgemeinen Behandlungsrichtlinien, IP-Richtlinien, FU-Richtlinien, ZE-Richtlinien, Festzuschuss-Richtlinien, KFO-Richtlinien, Überkappungsrichtlinien,
- der Bundesmantelvertrag BMV-Z,
- die Beschlüsse des GBA (Gemeinsamer Bundesausschuss),
- die Röntgenverordnung,
- die Vorgaben zum Datenschutz,
- die Vorgaben zur Einhaltung der Hygienemaßnahmen für Zahnarztpraxen.

Die aktuellen Erkenntnisse können durch die Lektüre von Fachzeitschriften und den Besuch von Fortbildungsveranstaltungen erworben werden, wofür ein Punktesystem besteht. Es werden zahlreiche Fortbildungen von den Landeszahnärztekammern, den KZV oder Fachgesellschaften angeboten.

Ebenfalls gehört hierzu die Koordinierung zahnärztlicher und zahntechnischer Maßnahmen. Die Kommunikation zwischen Zahnärztin und Zahntechnikerin bezüglich allgemeiner Absprachen, grundsätzlicher Anforderungen und Wünsche muss zur optimalen Behandlung der Patientin gewährleistet sein.

Mitarbeiterorientierung

Zur Mitarbeiterorientierung gehören neben der Fort- und Weiterbildung des Teams auch die Maßnahmen zum Arbeits- und Gesundheitsschutz und die Personalführung. Um die interne Kommunikation in der Praxis zu gestalten und zu steuern, sind Teambesprechungen für die Mitarbeiterorientierung unerlässlich. Dies gilt umso mehr, wenn neue Praxisziele entwickelt oder bestehende Ziele weiterentwickelt werden müssen.

Führungsstile →LF 1

Die Personalführung versucht als Führungsinstrument, das Verhalten der Mitarbeiterinnen in Hinblick auf die Praxisziele zu steuern. Zahnarztpraxen sind mit Klein- oder mittleren Betrieben zu vergleichen, die häufig durch die Persönlichkeit und den Führungsstil der Inhaberin (Zahnärztin) geprägt sind. Der Einfluss von Mitarbeiterinnen auf betriebliche Entscheidungen kann daher sehr unterschiedlich sein.

Teambesprechungen bieten sich schon für die Entwicklung der Praxisziele an, um diese Ziele gemeinsam zu entwickeln und fortzuschreiben. Auch Checklisten und Prozessbeschreibungen können so gemeinsam erstellt und festgelegt werden.

Teambesprechungen sind ein wichtiges Instrument im QM-System, um sich über wichtige Informationen gegenseitig auszutauschen.

Die Gemeinschaft, den Kontakt und die Kommunikation unter allen Teammitgliedern zu pflegen, ist daher eine wichtige Voraussetzung für ein erfolgreiches Marketing. In Zahnarztpraxen bieten sich hierzu Kurz- und Teambesprechungen an:
- **Kurzbesprechungen** (Briefing = Lagebesprechung) sollten täglich zu Beginn der Behandlung stattfinden, um z. B. Probleme oder Engpässe zu erläutern (Dauer: 5 bis 10 Minuten).
- **Teambesprechungen** sollten wöchentlich (oder 14-tägig) regelmäßig stattfinden (Dauer: 30 bis 60 Minuten).

Hierzu sind einige Regeln hinsichtlich Themenwahl, Leitung, Ort und Zeit sowie der Ergebnisse zu beachten.

Themen von Teambesprechungen können sein:
- Planung der nächsten Woche (z. B. Kommt der Kindergarten? Wie soll das arrangiert werden?)
- Urlaubsplanung der Praxis
- Neuanschaffungen
- in der Praxis ermittelte Schwachstellen (z. B. eine Patientin hat sich über vergessenen Rückruf, dauerndes Telefonklingeln beschwert)
- fachliche Informationen (z. B. Röntgenbelehrung, Notfalltraining, Datensicherung am Computer, Absaugtechnik, Referat über KZV/BZK-Rundschreiben)
- bestimmte Situationen können geübt werden (Rollenspiele, z. B. die schwierige Patientin)
- Vorstellung neuer Mitglieder des Teams (z. B. der Auszubildenden)
- Konflikte können dargestellt werden (z. B. die Schule hat die Praxis benachrichtigt, dass die Auszubildende zweimal unentschuldigt gefehlt hat)
- Neuentwicklung von Formularen und Checklisten (Vorschläge der Mitarbeiterinnen)

Wenn Probleme gelöst werden sollen, hat sich ein sogenanntes Brainstorming als hilfreich erwiesen: Jede darf innerhalb einer gewissen Zeit alles sagen, was ihr zu diesem Thema einfällt. Die Beiträge werden notiert, z. B. auf einem Flipchart oder einer Tafel, damit sie alle sehen können. Dies muss ohne jegliche Bewertung geschehen. Erst anschließend werden die Beiträge sortiert und eine Lösung erarbeitet.

Die **Leitung** der Besprechungen kann jedes Mal von jemand anderem übernommen werden. Die Leiterin sammelt die Themen, übernimmt die Einladung (evtl. über ein Schwarzes Brett), führt die Diskussion (Reihenfolge der Meldungen, Regeln zum Gesprächsverhalten), fasst Diskussionsbeiträge noch einmal zusammen und achtet auf die Protokollführung und Einhaltung der Zeit.

Als Teil der Praxisarbeit findet die Besprechung in der **Arbeitszeit** statt. Hin und wieder lässt sich vielleicht auch einmal eine Besprechung mit anschließendem Abendessen des Teams kombinieren. Als **Besprechungsort** kommen z. B. der Sozialraum der Praxis oder das Wartezimmer infrage.

Die Besprechung sollte möglichst in Zeiten großer (Leistungsbereitschaft liegen z. B. morgens vor der Sprechstunde). Die Zeit sollte von vornherein begrenzt werden (etwa 60 Minuten).

Die besprochenen Themen sowie die **Ergebnisse** sollten unbedingt in einem Protokoll schriftlich festgehalten werden. Die Protokolle werden archiviert und können bei Bedarf wieder eingesehen werden (Checkliste). Auch die Protokollführerin sollte regelmäßig wechseln (z. B. in alphabetischer Reihenfolge).

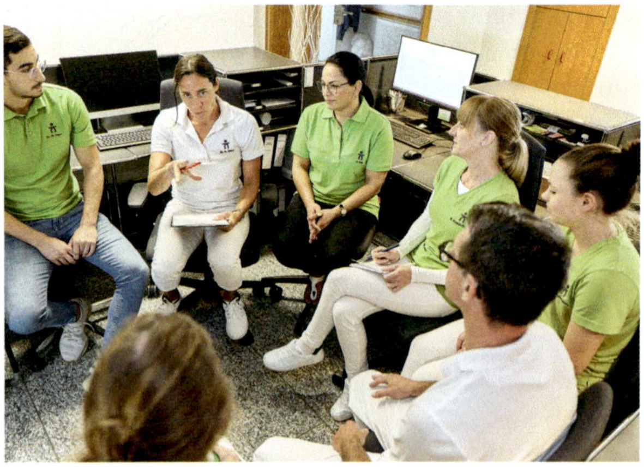

Abb. 1 Teambesprechung in der Zahnarztpraxis

Regeln zum Gesprächsverhalten →Abb. 1:
- Die gegenseitige Wertschätzung der Teammitglieder ist Voraussetzung für ein konstruktives Gespräch und trägt zu einem vertrauensvollen Gesprächsklima bei.
- Die Ziele des Gesprächs müssen offengelegt werden.
- Ich-Botschaften sind zu bevorzugen. Statt: „Es wäre gut ...“, besser: „Ich würde es bevorzugen ...“
- Versuchen Sie, sich in den anderen hineinzuversetzen.
- Gegebenenfalls Rückfragen oder Verständnisfragen stellen.
- „Killerphrasen“ (z. B. „So ein Mist“, „Quatsch“) vermeiden, da diese ein Gespräch beenden.

Werden diese Regeln beachtet, führt die Team- bzw. Mitarbeiterbesprechung
- zur besseren Kontaktpflege,
- zu Lerneffekten (jede kann von jeder lernen),
- zu Informationen (statt Gerüchten),
- zur Identifikation mit den neuen Regeln und der Praxis,
- zu Problemlösungen

und damit zu einem Praxisteam, das sich im Markt behaupten kann.

Für eine gute Mitarbeiterorientierung dient auch beispielsweise ein Fragenbogen, auf dem folgende Fragen stehen:
- Wo sehen Sie sich in 3 Jahren in dieser Praxis?
- Wie zufrieden sind Sie mit Ihrer Position?
- Denken Sie, dass Ihre Aufgaben Ihren Stärken entsprechen?
- Streben Sie eine andere Position/Aufgabe an?
- Welche Maßnahmen wären für Sie und die Praxis wichtig?

Patientenorientierung

Patientinnen sind über alle Behandlungsmaßnahmen umfassend aufzuklären. Dazu gehören präventive, diagnostische und therapeutische Maßnahmen sowie die Risiken und die damit auf sie zukommenden Kosten. Ebenfalls muss auf Behandlungsalternativen hingewiesen werden. Die Patientinnen sollen an den Entscheidungen bewusst mitwirken. Dabei muss ihnen bewusst werden, dass sie auch selbst Verantwortung in ihrer Behandlung tragen und so an der Behandlung mitwirken.
Um die Zufriedenheit zu ermitteln, bieten sich Patientenfragebögen an, die gleichzeitig die „Qualität“ der Praxis messen →Abb. 1, S. 347.

Liebe Patientin, lieber Patient,
wir wollen Ihnen Ihre Behandlung bei uns so angenehm wie möglich gestalten und gleichzeitig hohe zahnmedizinische Qualität anbieten. Deshalb möchten wir von Ihnen wissen, wie Sie mit uns zufrieden sind und was wir tun können, um Sie zukünftig noch besser betreuen und behandeln zu können. Wir bitten Sie, uns dabei behilflich zu sein und diesen Fragebogen ehrlich auszufüllen. Sie helfen uns dabei, unsere Behandlungsqualität zu verbessern.

Bitte ankreuzen:	1 = stimmt voll und ganz	4 = trifft weniger zu
	2 = stimmt im Wesentlichen	5 = stimmt überhaupt nicht
	3 = na ja, mittelmäßig	
	🙂 = ist für mich wichtig	😐 = ist für mich nicht so wichtig

Sie können den Bogen natürlich anonym abgeben.

Vielen Dank für Ihre Mitarbeit!

	1	2	3	4	5	🙂	😐
Ich bin mit der Betreuung in der Praxis zufrieden.							
Die Praxiszeiten entsprechen meinen Wünschen.							
Ich bekomme schnell einen Termin.							
Meine Wartezeit beträgt selten mehr als 10 Minuten.							
Die Praxis liegt für mich gut erreichbar.							
Ich bin über das Leistungsangebot der Praxis gut informiert.							
Eventuelle Wartezeiten werden von der Praxis gut gemanagt.							
Meine Kinder sind hier gut aufgehoben und betreut.							
Das Klima in der Praxis empfinde ich als ruhig, Angst abbauend und ausgesprochen freundlich.							
Ich werde telefonisch und persönlich zuvorkommend und verständnisvoll betreut.							
Alle Mitarbeiter sind freundlich, geduldig und einfühlsam.							
Mein Behandler widmet mir genügend Zeit.							
Mein Behandler ist fachlich kompetent, freundlich und um meine Zahngesundheit bemüht.							
Ich wurde über meinen Zahnzustand und verschiedene Behandlungsmöglichkeiten informiert.							
Ich empfinde die Qualität der zahnmedizinischen Betreuung als überdurchschnittlich.							
Die Praxis wirkt immer aufgeräumt und hygienisch sauber.							
Die Mundhygiene/Prophylaxebehandlung wird professionell und freundlich durchgeführt.							
Für die regelmäßigen Aufforderungen zur Mundhygiene (Recall) bin ich dankbar.							
Ich empfehle die Praxis gerne weiter.							
Für mehr Service und Leistung zahle ich gerne auch aus meiner Tasche zu.							
Die Rechnungen der zahnmedizinischen Behandlung verstehe ich.							
Ich empfinde die Rechnungsbeträge als angemessen.							

Was Sie uns immer schon einmal sagen wollten:

Abb. 1 Patientenfragebogen

Praxisklima

Das Betriebs- oder Praxisklima kann man mit dem Wetter vergleichen. Wenn das Praxisklima stimmt, können einzelne Unwetter es nicht beeinträchtigen. Das Praxisklima kann man spüren. Es gibt eindeutige Hinweise auf ein gutes oder schlechtes Praxisklima.
Vielfach wird die Atmosphäre einer Praxis von den dort Beschäftigten gar nicht mehr wahrgenommen, sie sind „praxisblind“ geworden. Patientinnen spüren das Klima in der Praxis hingegen meist sehr schnell. Ein gutes Praxisklima hat in der Regel entscheidenden Anteil an der Patientenzufriedenheit.

Der Umgang mit den Kolleginnen ist ein wichtiger Faktor in der Bestimmung des Klimas. Dabei macht der Ton die Musik. Hilfsbereitschaft und ein aktiver Informationsfluss beeinflussen das Praxisklima besonders positiv.

Für ein gutes Betriebsklima ist auch das **Umfeld** wichtig. Sind die Räume und Einrichtungen kalt und unpersönlich, ist es schwierig, ein gutes Praxisklima aufzubauen. Mit Licht und Pflanzen können Räume persönlicher ausgestattet werden. Auch die Arbeitsplätze, die nicht unmittelbar von Patientinnen eingesehen werden können, sollten sauber und aufgeräumt sein.

Weil das Klima häufig kaum noch wahrgenommen wird, ist es sinnvoll, neu hinzugekommene Patienten, nachdem sie einige Zeit in Behandlung waren, zu befragen →Abb. 1.

- Wie war der erste Eindruck der Praxis?
- Welche Person lieferte den ersten Praxiseindruck?
- Wie beurteilen Sie die Umgangsformen des Praxisteams?
- Was fiel Ihnen dabei besonders auf (z. B. Sprechweise, Kleidung, Gestik)?
- Hatten Sie lange Wartezeiten?
- Werden Sie vom gesamten Team oder nur vom Zahnarzt behandelt?
- Wie gefallen Ihnen die Praxisräume (z. B. Farbe, Ausstattung)?
- Charakterisieren Sie das Arbeitsklima (Umgangston der Angestellten untereinander, zur „Erstkraft“, zum Chef).
- Wie beurteilen Sie die technische Ausstattung der Praxis (z. B. Behandlungsstühle, Röntgengeräte)?
- Haben Sie die gegebenen Informationen verstanden?
- Wenn „nein“, was waren die Gründe?
- Ist Ihre Behandlung arbeitstechnisch einwandfrei?
- Wie beurteilen Sie die Arbeitstechnik des Teams?
- Gehen Sie gerne in die Praxis (nicht nur zum Zahnarzt!)?
- Wie hat sich Ihre Angst vor dem Zahnarztbesuch (falls vorhanden) während der Behandlung entwickelt?
- Fühlen Sie sich als Patient verstanden?
- Beschreiben Sie die Atmosphäre in der Praxis.

Abb. 1 Fragen zum Praxisklima

Wenn die Patientin die Atmosphäre der Praxis als fröhlich und entspannt kennengelernt hat und mit dem Ergebnis der Behandlung zufrieden ist, wird sie die meisten Fragen positiv beantworten. Dies bedeutet einerseits, dass sich die Patientin in der Praxis kompetent und professionell versorgt und gut aufgehoben fühlt, und andererseits, dass das Praxisteam gut gearbeitet hat.

Beschwerdemanagement

Jede Beschwerde einer Patientin muss als kostenlose Praxisberatung angesehen werden. Auf jeden Fall sollte ein Beschwerde- und Informationsprotokoll geführt werden, was in einer Teambesprechung verwendet werden kann. Folgendes sollte daraus hervorgehen:

- Was ist Gegenstand der Beschwerde?
- Wer hat sich beschwert?
- Wer hat die Beschwerde entgegengenommen?
- Wann wurde die Beschwerde entgegengenommen?
- Welche Maßnahmen werden getroffen oder müssen getroffen werden?
- Wie zufrieden ist die Patientin?

Anhand einer Prozessanweisung für den Umgang mit Patientenbeschwerden, die auch für „interne Fehlermeldungen“ verwendet werden kann, lassen sich Beschwerden strukturiert bearbeiten →Abb. 1.

Praxis Dr. G. Lucky	z. B. Arbeitsanweisung	Datum *17.04.2023*

Geltungsbereich:
Praxis

Zuständigkeit:
Frau Köhler

Ziel:
Verbesserung der Zufriedenheit der Patienten, Probleme schnell beheben

Durchführung:

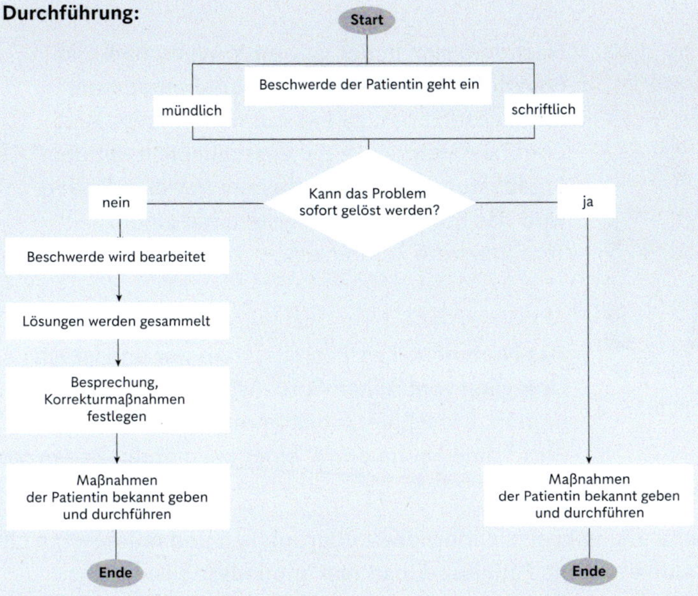

Erstellt von:	Genehmigt am:	Seite *1 von 1*

Abb. 1 Praxisanweisung Beschwerdemanagement

5.2.3 Terminsysteme

Ein sehr wichtiger Bereich der Patientenorientierung sind die Terminsysteme in den Praxen, weshalb darauf näher eingegangen wird. Wie sind die Öffnungszeiten der Praxis? Wie ist die Erreichbarkeit? Wann kann ich einen adäquaten Termin für mich bekommen? Dies sind Fragen, die über die Qualität der Praxis aus Patientensicht mit entscheidend sind.

Sprechstundensystem

Das älteste in der ärztlichen und zahnärztlichen Behandlung bekannte Bestellsystem ist das Sprechstundensystem („Der Nächste bitte"). Nach der Reihenfolge ihres Eintreffens in der Praxis werden die Patientinnen behandelt →Abb. 1.

Für die Patientin hat dieses System den Vorteil, dass sie nicht über Wochen hinaus auf einen Termin warten muss.

Es erscheinen jedoch Patientinnen mit unterschiedlichen Bedürfnissen, z. B. Patientinnen.

- deren Behandlung noch nicht abgeschlossen ist,
- die starke Schmerzen haben,
- die noch nie in der Praxis waren oder
- die unter unterschiedlichen Krankheiten leiden (z. B. chirurgische Eingriffe folgen auf konservierende Behandlungen, danach eine prothetische Behandlung).

Als gravierende Nachteile dieses Systems gelten daher:

- keine genaue Zeitplanung für das Praxispersonal möglich
- keine Zeit für die Patientin (Zwang zur Kurzzeitbehandlung)
- es sind viele „Sitzungen" für eine Patientin erforderlich
- keine Möglichkeit der Vorbereitung von schwierigen Behandlungen
- keine Möglichkeit der Planung von Arbeitsschwerpunkten

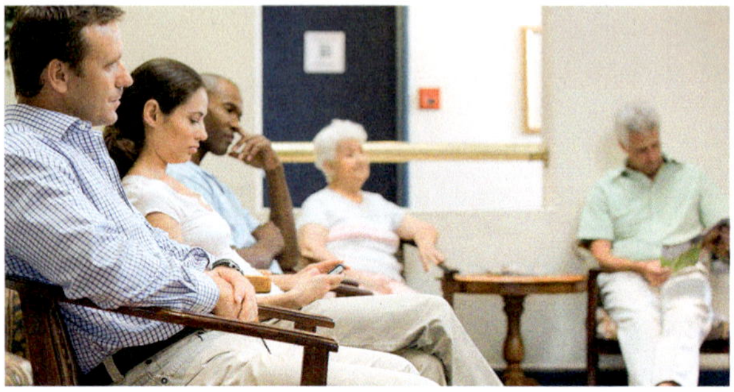

Abb. 1 Lange Wartezeiten sind ein Stressfaktor für Patientinnen und Mitarbeiterinnen.

Nachdem sich in der gesamten Wirtschaft und im Privatleben das Zeitmanagement immer mehr durchgesetzt hat, gibt es nur noch wenige Arzt- und Zahnarztpraxen, die ausschließlich mit dem Sprechstundensystem arbeiten. In vielen Praxen wird das Sprechstundensystem mit einem Terminsystem kombiniert.

Nummern-Zeit-Bestellsystem

Das Nummern-Zeit-Bestellsystem war und ist ein Übergang vom reinen Sprechstunden- zum Terminsystem. Die Patientin bekommt bei Eintreffen in der Praxis eine Nummer mit einer ungefähren Zeitangabe, wann sie behandelt wird.

Die Zeit bis zur Behandlung kann sie individuell überbrücken und muss sich nicht im Wartezimmer aufhalten. Die Patientin erhält hier zumindest eine gewisse „Zeitsouveränität".

Dieses System wird nur von sehr wenigen Zahnärzten durchgeführt.

Terminsystem

Bei einem Terminsystem werden mit der Patientin ein oder mehrere Behandlungstermine vereinbart. Ziel dabei ist die Organisation eines gesteuerten Patientenaufkommens, d. h. eine gleichmäßige und gezielte Arbeitsauslastung der Behandlerin und des Praxispersonals.

Behandlungsfreie Zeiten verursachen Kosten (z. B. Personalkosten, Miete, nicht ausgelastete Geräte), die sich negativ auf die wirtschaftliche Situation der Praxis auswirken. Wird die Behandlungszeit jedoch zu knapp bemessen, gerät das Praxisteam unter Druck.
Dies hat häufig Hektik und Mehrarbeit für alle sowie eine hohe Mitarbeiterfluktuation zur Folge. Ein funktionierendes Terminsystem ist zudem ein wichtiger Faktor für die Patientenzufriedenheit.

Ein Terminsystem erfordert daher, dass die gesamte Behandlung einer Patientin und damit die Arbeitszeit des Praxispersonals im Voraus geplant wird.

Um ein solches Terminsystem einzuführen oder durchzuführen, sind verschiedene Voraussetzungen zu beachten:
- Praxisteam und Praxisausstattung
- Behandlungszeiten
- Mitwirkung des Personals
- „Erziehung“ der Patientinnen
- konsequente Verfolgung
- flexible Planung
- psychologische Aspekte
- Organisationshilfsmittel

Praxisteam und Praxisausstattung Die Berücksichtigung der Zusammensetzung des Praxisteams und der Ausstattung der Zahnarztpraxis sind Grundlage jeder Terminplanung.

Hierzu müssen folgende Fragen geklärt werden:
- Wie viele Behandlerinnen, fortgebildete Zahnmedizinische Fachangestellte, Prophylaxeassistentinnen, Zahnmedizinische Verwaltungsassistentinnen, Zahnmedizinische Fachangestellte, auszubildende Zahnmedizinische Fachangestellte, Zahntechnikerinnen usw. arbeiten in der Zahnarztpraxis?
- Welche und wie viele Räume stehen zur Verfügung?
- Ist ein Eigenlabor angegliedert?

Behandlungszeiten Voraussetzung für eine effektive Terminplanung ist eine Einschätzung der voraussichtlichen Behandlungsdauer. Dazu ist es erforderlich, dass die Patientin bereits bei der Terminvergabe Angaben über ihre Beschwerden und Behandlungswünsche macht.

Die voraussichtlich benötigte Behandlungszeit für einzelne Behandlungseinheiten sollte von der Behandlerin immer individuell vorgegeben werden.

Viele Praxen arbeiten mit einem 15-minütigen Raster. Dies soll natürlich nicht bedeuten, dass es nur 15-Minuten-Behandlungen gibt. Es gibt selbstverständlich auch die sogenannten K-Termine (Kurztermine), wie beispielsweise Druckstellenbeseitigungen und Nachbehandlungen oder zweistündige Präparationstermine.

Jede Zahnarztpraxis sollte ihre individuellen Zeitgruppen (manchmal auch als E = Einheit bezeichnet) finden. Voraussetzung zur Entwicklung praxisindividueller Zeitgruppen ist, dass Zeitplanabweichungen notiert werden.
Ebenfalls sollte festgehalten werden, warum die Abweichung vom Plan erfolgte.

Ein perfektes System der Steuerung von Behandlungszeiten ist aufgrund individueller Patientenbedingungen und -wünsche nicht möglich. Deshalb sollte jedes noch so genau geplante Terminsystem auch flexibel zu handhaben sein.

Mitwirkung des Personals Nachdem die Dauer der Arbeitszeit in der gesamten Wirtschaft immer mehr in die Verfügung der Arbeitnehmerin gestellt wird, erfordert dies auch in Zahnarztpraxen flexible Behandlungs- und Zeitplanungen. Diese sind jedoch nur mit einer Beteiligung des gesamten Praxisteams umzusetzen.

Die Mitarbeiterinnen müssen regelmäßig bei der Planung mitwirken und Verbesserungsvorschläge während der Teambesprechungen einbringen können. Gleichzeitig muss die Bereitschaft vorhanden sein, einander bei Besprechungen zuzuhören, Schwachstellen aufzudecken und in der neuen Planung zu korrigieren. Nur so kann sich in einer Zahnarztpraxis ein individuelles Terminsystem entwickeln.

Terminkarten →S. 355

„Erziehung“ der Patienten Viele, vor allem ältere Patientinnen, kennen eine konsequente Terminpraxis bei Zahnärztinnen noch nicht. Schon bei der ersten Anmeldung sollte daher auf das Terminsystem der Praxis hingewiesen werden. Terminkarten für die Patientinnen sind ein wichtiges Hilfsmittel zur Umsetzung des Bestellsystems.

Ausfallgebühren →S. 354

Kommt eine Patientin immer wieder zu spät, muss sie auf ihr Verhalten aufmerksam gemacht werden. Notfalls sollte man ihr einen neuen Termin geben oder sie auch einmal länger warten lassen. Versäumen Patientinnen häufig einen längeren Termin ohne Entschuldigung, bietet sich eine Vereinbarung über die Bezahlung des „Praxisleerlaufs“ an (Vereinbarung über Ausfallgebühren).
Patientinnen, die pünktlich sind, möchten dies auch gewürdigt wissen. Dies kann am besten durch eine sofortige Behandlung geschehen, aber auch durch einen entsprechenden lobenden Hinweis.

Konsequente Anwendung Ist ein Terminsystem eingeführt, muss es von der Praxis konsequent verfolgt werden. Außer Schmerz- und Notfällen darf es keine „Querläufer“ geben. Hieran muss sich natürlich auch die Behandlerin halten.

Gelingt es einer Patientin, sich durch Tricks in die vorzeitige Behandlung zu schmuggeln, fällt das gesamte System. Es hat sich hierbei als vorteilhaft erwiesen, dass das Terminsystem von einer Mitarbeiterin verwaltet wird. Teilen sich zwei Mitarbeiterinnen diesen Arbeitsplatz, ist eine exakte Absprache notwendig. Sehr schnell spielen Patientinnen Mitarbeiterinnen gegeneinander aus (z. B.: „Bei Ihrer Kollegin bekomme ich meinen Termin aber immer früher!“).

Symbole →S. 355

Diese Konsequenz darf auch nicht an der Unpünktlichkeit des Praxisteams scheitern. Wird mit der Patientin ein Termin um 8:30 Uhr vereinbart, können weder Behandlerin noch Mitarbeiterin erst um diese Uhrzeit in der Praxis erscheinen. Das Praxisteam sollte mindestens einen Vorlauf von 15–30 Minuten vor der ersten Patientin haben. Konsequenz heißt auch, dass die Mitarbeiterinnen die Behandlerin auf ein Zeitminus aufmerksam machen können und dürfen. Dies kann wortlos durch gelbe und rote Karten geschehen (Symbole während der Behandlung).

Flexible Planung Jede Behandlungsplanung muss flexibel sein. Schmerz- und Notfälle müssen in ein Bestellsystem integriert werden können. Das Gleiche gilt für nicht vorgemerkte Patientinnen (sogenannte Spontanpatientinnen). Ebenso muss es möglich sein, dass eine neue Patientin innerhalb eines überschaubaren zeitlichen Rahmens einen Termin erhält. Manchmal hört man Zahnmedizinische Fachangestellte sagen, dass im nächsten halben Jahr kein Termin mehr frei sei.

Damit soll der Stellenwert ihrer Praxis unterstrichen werden. Bei genauerem Hinsehen entpuppt sich das Ganze meist als starres Terminsystem, wobei die neuen Patientinnen dann angehängt werden.

Psychologische Aspekte Der erste Kontakt mit der Zahnarztpraxis läuft in der Regel über die zahnmedizinische Fachangestellte. Ihr Äußeres, ihre Kleidung und ihre Sprechweise repräsentiert für die Patientin in diesem Augenblick die Praxis. Mit der Behandlerin kommen die meisten Patientinnen erst viel später in Kontakt. Deshalb ist es wichtig, dass sich die Zahnmedizinische Fachangestellte, die die Termine vergibt, als Repräsentantin der Praxis versteht. Sie „verkauft" der Patientin eine Eintrittskarte mit einem „Exklusivtermin".
Auch unangemeldete Patientinnen dürfen nicht als „Störer" des Terminsystems empfangen werden.

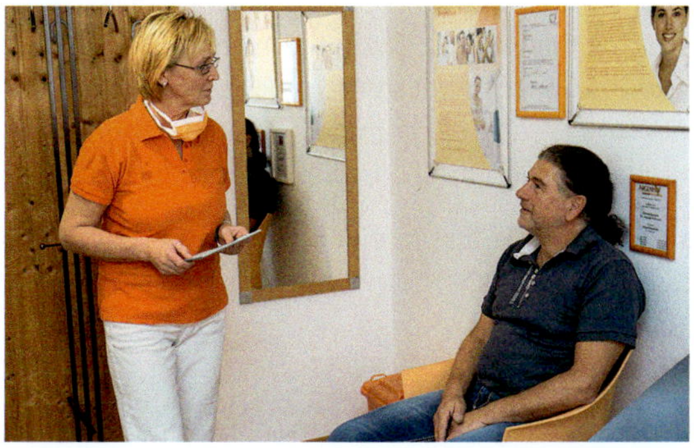

Abb. 1 Ein wartender Patient wird zur Behandlung geholt.

Jederzeit sollten die Patientinnen das Gefühl haben, dass das Praxisteam Zeitkompetenz hat. Das heißt, eine Zahnmedizinische Fachangestellte weiß,
- dass eine Patientin pünktlich erschienen ist und bereits wartet → Abb. 1,
- dass eine Patientin unpünktlich war und ihr dies auch zu verstehen gegeben wird (siehe „Erziehung" der Patientinnen),
- wie lange eine Behandlung noch andauert. Notfalls gibt sie einer wartenden Patientin einen Zwischenstand oder klärt sie über die unvermeidliche Wartezeit (einen dringenden Schmerzfall) auf. Auf keinen Fall darf der Patientin der Eindruck entstehen, dass sie vergessen worden ist.

Entwicklung im Arzt- und Facharztbereich Wegen zahlreicher Beschwerden von Patientinnen darüber, dass sie keine Termine bei der Fachärztin bekommen oder zu lange auf einen Termin warten müssen, sind im Facharzt- und Psychotherapeutenbereich sogenannte Terminservicestellen nach dem Terminservice- und Versorgungsgesetz eingerichtet worden. Damit soll erreicht werden, dass eine Patientin innerhalb von vier Wochen einen Termin bei einer Fachärztin oder Psychotherapeutin bekommt. Die freie Arztwahl ist bei diesem Verfahren aufgehoben. In Zahnarztpraxen haben sich keine Terminprobleme ergeben.

Organisationshilfsmittel für das Terminsystem

Um ein Bestellsystem in der Zahnarztpraxis durchführen zu können, werden seit Jahren bewährte Hilfsmittel angeboten.
Dazu zählen:
- Terminreservierungskarten
- Termineinverständniserklärung (Terminverträge)
- Terminerinnerungskarten
- Symbole während der Behandlung
- Bestell- bzw. Terminbücher
- Terminsysteme

Terminreservierungskarten Terminreservierungskarten →Abb. 1. dokumentieren den Termin bzw. die Termine schriftlich und unterstreichen damit die Bedeutung der Terminpraxis. Es sollte auch ein allgemeiner Hinweis auf das Bestellsystem der Praxis zu finden sein. Telefonische Terminreservierungen sollten schriftlich bestätigt werden.

Corporate Identity →S. 380

Terminreservierungskarten müssen frei von Werbung sein, können jedoch als „Werbeträger“ der Zahnarztpraxis genutzt werden (Farbe, Gestaltung im Sinne einer Corporate Identity).

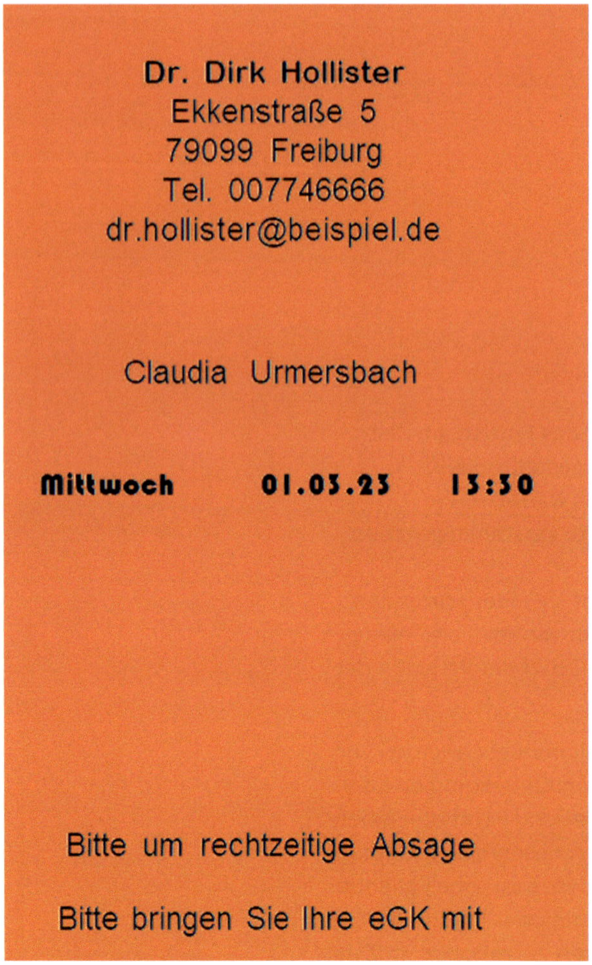

Dr. Dirk Hollister
Ekkenstraße 5
79099 Freiburg
Tel. 007746666
dr.hollister@beispiel.de

Claudia Urmersbach

Mittwoch 01.03.23 13:30

Bitte um rechtzeitige Absage

Bitte bringen Sie Ihre eGK mit

Abb. 1 Terminerinnerungskarte aus dem PVS

Termineinverständniserklärungen (Terminverträge)

Bei „hartnäckigen Zuspätkommern“ und „Terminversäumern“ können nicht in Anspruch genommene Behandlungszeiten aufgrund eine entsprechende Vereinbarung in Rechnung gestellt werden →Abb. 2.

Dies kann nicht zulasten einer gesetzlichen Krankenkasse abgerechnet werden.

Vereinbarung über Ausfallgebühr

Die Praxis wird nach dem Bestellsystem geführt. Wird reservierte Behandlungszeit nicht rechtzeitig (mindestens 24 Stunden vorher) zur Verwendung für andere Patienten freigegeben, kann sie im Allgemeinen nicht kostenkompensierend genutzt werden.

Es wird daher vereinbart, dass jede reservierte, aber nicht in Anspruch genommene Behandlungszeit von 15 Minuten

mit ________ Euro in Worten: ______________________

in Rechnung gestellt werden kann.

______________________ ______________________
Datum/Unterschrift Patient/-in Datum/Unterschrift Zahnarzt

Abb. 2 Vereinbarung über Ausfallgebühr

Terminerinnerungskarten Längere Sitzungen sollten einen Tag vor der geplanten Behandlung der Patientin nochmals schriftlich in Erinnerung gerufen werden (auch telefonisch, per SMS oder E-Mail möglich). Terminerinnerungskarten können auch verwendet werden, wenn die Praxis ein Recall-System führt.

Terminkarten können auch sehr praxisindividuell mit einem Terminprogramm erstellt werden.

Symbole während der Behandlung Um Mitteilungen (z. B. Zeit ist überschritten, Schmerzpatient, nicht bestellte Patientin, zu spät gekommene Patientin, sehr erregte Patientin) auf nonverbale oder nicht geschriebene Art der Behandlerin verständlich zu machen, sollte man sich auf verschiedene Symbole (z. B. blaue Karte für nicht bestellte Patientin, rote Karte für Zuspätkommer) einigen.

Bestell- bzw. Terminbücher Früher verwendete man für die Aufzeichnung der Termine in der Tat nur Bücher, anfänglich ohne besondere Einteilung. Heute ist eine Vielzahl speziell auf die Anforderungen der Praxen zugeschnittener Terminbücher erhältlich →Abb. 1.

Ein Terminbuch sollte
- beim Aufschlagen mindestens die Woche im Überblick bieten. Das Format liegt dabei meist über DIN A4.
- für jeden Behandlungsraum eine eigene Spalte für Voreintragungen haben. Als zusätzliche Spalte bietet sich eine Möglichkeit für K(urz)-Termine an.
- die Wochentage, das Datum und die Uhrzeit vorgeben.
- Platz für den Namen, eventuell den Vornamen der Patientin und die Art der Behandlung in Kurzform bieten. Für unterschiedliche Behandlungen bieten sich unterschiedliche Farben an.
- Korrekturen (z. B. Änderungen eines Termins) ermöglichen (z. B. mit Überkleber).

Die Erfahrung zeigt, dass die Terminbücher und spezielle Terminsysteme immer mehr zugunsten von Praxisterminprogrammen zurückgedrängt werden.

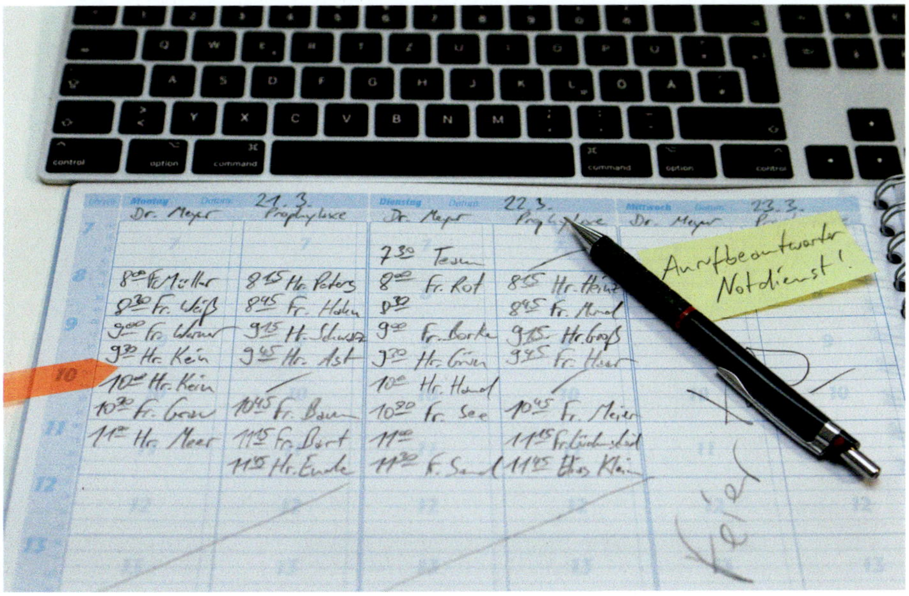

Abb. 1 Terminbuch mit Eintragungen

Störfaktoren des Terminsystems

Zeitüberschreitung infolge geänderter Behandlung Bei jeder zahnmedizinisch-therapeutischen Behandlung kann eine planabweichende Entwicklung eintreten (z. B. wenn sich eine einfache Füllung zu einer Caries-profunda-Behandlung wandelt, eine Extraktion zu einer Aufklappung wird, ein Patient kollabiert).

Sofort müssen die pünktlich erschienenen Patientinnen über die zeitliche Entwicklung unterrichtet werden. Gleichzeitig muss die zeitkompetente Zahnmedizinische Fachangestellte am Empfang Maßnahmen einleiten, um das Zeitversäumnis wieder aufzuholen.

Als Möglichkeiten bieten sich an:
- Umbestellen von Patientinnen: Hierbei ist genau zu überlegen, welche Patientin man umbestellt. Oft hat dies Konsequenzen für dessen weitere Behandlung.
- Unterbrechung der Wartezeit durch Platzieren der Patientin in ein freies Behandlungszimmer.
- Kurzfristige und vorübergehend schnellere Behandlung.
- Abkürzung der Behandlung bei bestellten Patientinnen: Auch dies wird im Einzelfall möglich sein.

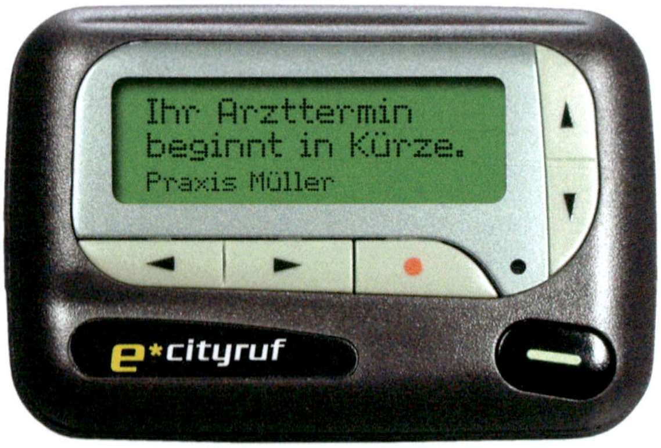

Abb. 1 Einsatz von Wartezimmer-Pieper

Möchten Patientinnen in der Zwischenzeit noch etwas erledigen, können sie mit einem Wartezimmer-Pieper ausgerüstet werden →Abb. 1. Die Patientin wird rechtzeitig vor der Behandlung über den Funkrufdienst e*Cityruf angepiept.

In verschiedenen Zahnarztprogrammen gibt es auch eine **Wartezimmermanagementfunktion**, oft auch Warteliste genannt. Sobald eine Patientin erscheint, wird sie hier eingetragen. Das Programm führt alle Patientinnen mit ihrer Wartezeit auf, sodass jederzeit ein Überblick ermöglicht wird. Falls eine bestimmte Wartezeit überschritten ist, kann man sich z. B. einen Hinweis oder eine Warnung anzeigen lassen →Abb. 2.

Nicht erschienene Patientinnen werden markiert. Kommt eine Patientin in das Behandlungszimmer oder verlässt sie die Praxis, wird ebenfalls in dem entsprechenden Feld ein Häkchen gesetzt.

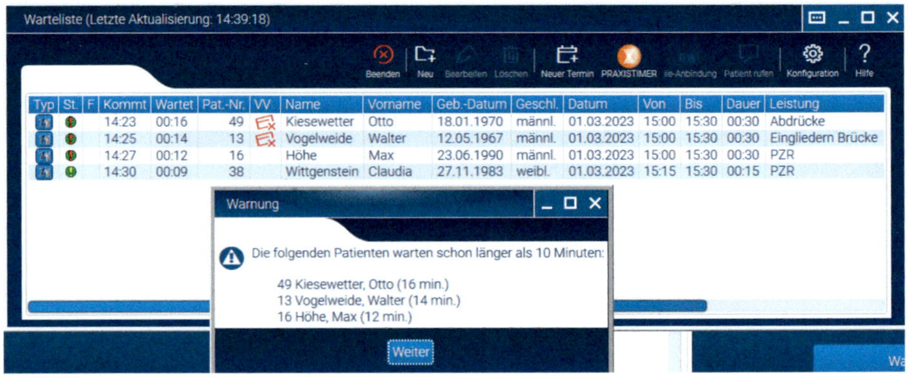

Abb. 2 Warteliste in einem Wartezimmerprogramm mit Hinweis auf Zeitüberschreitung

Notfall- und Schmerzpatientinnen Beide Patientengruppen erscheinen ungeplant in der Praxis. Als Notfall sieht man eine Patientin, bei der z. B. ein Frontzahnprovisorium oder gar eine Frontzahnkrone frakturiert ist. Ein Schmerzfall ist eine Patientin mit starken Schmerzen. Den Notfall als solchen zu erkennen, bereitet normalerweise keine großen Probleme. Schwieriger sind die Schmerzfälle. Hier gehören viel Fingerspitzengefühl und eine besondere Fragetechnik dazu, um die echten von den unechten Schmerzfällen zu unterscheiden.

Auf jeden Fall sollten für die echten Schmerzfälle Pufferzonen im Terminplan vorgesehen sein. Grundsätzlich sind die Schmerzfälle nach Wochenenden und Feiertagen besonders häufig. Versuchen Sie, hier eine praxisindividuelle Häufung herauszufinden.

Die Behandlung von Schmerzpatientinnen sollte sich nur darauf konzentrieren, der Patientin vorerst die Schmerzen zu nehmen. Der Behandlerin sollte deutlich gemacht werden, dass es sich um eine Schmerzpatientin ohne Termin handelt.

Ausbleibende Patientinnen Sagt die Patientin ab, gelingt es meist über eine Warteliste, eine Ersatzpatientin zu bestellen.
Bleibt die Patientin jedoch ohne Absage dem Termin fern, muss die Zeit anders genutzt werden (z. B. Mitarbeiterbesprechung, Heil- und Kostenpläne (HKP) bearbeiten, Zahnarztbriefe schreiben).

In jedem Fall sollte die Patientin informiert werden, dass ihr Ausbleiben von der Praxis bemerkt wurde. In der für die Patientin reservierten Zeit sind die Kosten der Zahnarztpraxis weitergelaufen. Die Praxis hatte keine Möglichkeit, die Kosten zu erwirtschaften. Für weitere Termine sollte deshalb eine Vereinbarung über die sogenannte Ausfallgebühr abgeschlossen werden. Die durchschnittlichen Kosten einer Zahnarztpraxis belaufen sich heute auf etwa 250,00 € pro Behandlungsstunde.

Wird dies alles beachtet, bietet das Terminsystem für Patientin und Zahnarztpraxis enorme Vorteile →Tab. 1.

Praxis	Patientin
– gleichmäßige Ausnutzung des Praxisapparates – kein stoßweiser Druck, der zur flüchtigen Behandlung verleitet – Zeit und Ruhe für die Patientin – Qualitätssteigerung – Freude am Beruf – geregelte Arbeitszeit	– keine oder geringe Wartezeiten – weniger Nervosität – weniger Sitzungen – Gefühl, das Team hat Zeit für mich – Zufriedenheit

Tab. 1 Vorteile des Terminsystems

Als besonders problematisch wird von Patientinnen angesehen, wenn später eintreffende Patientinnen früher behandelt werden. Dies kommt häufig bei mehreren Behandlerinnen in einer Praxis vor. Hier sollte es einen Hinweis im Wartezimmer geben.

Merksätze zur Technik der Terminvergabe

- Keine zu weit in die Zukunft reichenden Termine vergeben, sie werden leicht vergessen (maximal bis zu einem Monat).
- Alle Termine schriftlich für Patientin und Zahnarztpraxis fixieren (auch die Hausbesuche durch die Zahnärztin!).
- Der Patientin nicht zu viele Termine anbieten, höchstens zwei Alternativen.
- Zunächst die weniger attraktiven Termine vergeben.
- Planen Sie Schmerzpatientinnen ein, insbesondere nach Sonn- und Feiertagen. Führen Sie eine Strichliste, wann in Ihrer Praxis die Schmerzpatientinnen am häufigsten kommen.
- Planen Sie neue Patientinnen für eine Erstuntersuchung ein.
- Machen Sie eine Jahresplanung für z. B. Urlaub, Kongresse.
- Markieren Sie unterschiedliche Behandlungen in unterschiedlichen Farben.
- Planen Sie für jeden Behandlungsraum einzeln.
- Planen Sie Besuche von Pharmareferentinnen ein.
- Führen Sie eine Warteliste mit Patientinnen, die kurzfristig erreicht werden können, falls eine bestellte Patientin ausbleibt (z. B. wenn ein Termin für Schmerzpatientinnen nicht belegt wird oder wenn eine Patientin absagt).
- Markieren Sie „Zuspätkommer“ und „Terminsäumer“.
- Bestätigen Sie Langzeittermine noch einmal schriftlich oder telefonisch am Tag vor der geplanten Behandlung.
- Informieren Sie die Patientin bei Terminverzug. Beachten Sie dabei Ihre gewählte Formulierung. „Sie kommen schon in einer halben Stunde dran“ klingt positiver als „Sie müssen noch eine halbe Stunde warten“ oder „Es dauert noch einen Moment“.
- Planen Sie funktionell und der Arbeitsleistung des Praxisteams entsprechend. So sollten umfangreiche Präparationen möglichst morgens oder in den frühen Nachmittag gelegt werden, wenn die Leistungsfähigkeit am größten ist. Es sollten nicht mehrere 3-Stunden-Termine hintereinanderliegen. In einer Teambesprechung sollten dazu gemeinsam Regeln erarbeitet werden (z. B. bestimmte Eingriffe können auf bestimmte Tage gelegt werden).
- Zeitpuffer (z. B. Pausen) auch für die Mitarbeiterinnen einplanen.
- Bestellte Patientinnen haben stets Vorrang.
- Nicht bestellte Patientinnen müssen warten und sind über die ungefähre Wartezeit zu informieren.
- Bei Vergabe mehrerer Termine für prothetische Arbeiten berücksichtigen Sie die Laborfertigungszeiten.
- Die Termine eines Tages sollten auch im entsprechenden Behandlungsraum eingesehen werden können. Dieser sogenannte aktuelle Spiegel ist zur Feststellung von Zeitdefiziten und Einhaltung von Terminen wichtig.
- Informieren Sie die Patientinnen rechtzeitig über Praxisurlaub und Vertretung.

Recall

Der Begriff Recall stammt aus dem englischen Sprachraum und bedeutet „Rückruf" oder im weiteren Sinne „Erinnerung". Übertragen auf die Zahnarztpraxis heißt Recall, dass eine Patientin nach Abschluss einer Behandlung daran erinnert wird, zu einer Kontroll- bzw. Vorsorgeuntersuchung in die Praxis zu kommen. Dies geschieht innerhalb einer bestimmten Frist, die in der Regel der Behandlerin oder von Versicherungen festgelegt wird.

Einige Versicherungen und Dentallabore übernehmen nur dann die vereinbarte Garantie für bestimmte Leistungen (z. B. Zahnersatz), wenn eine regelmäßige Kontrolle erfolgt.

Mit dem Terminsystem lässt sich ein Recall-System sehr gut verbinden. Es wird auch als Patienten-Erinnerungs-System (PES), als Erinnerungsdienst (ED) oder Wiedereinbestellsystem bezeichnet.

Voraussetzungen zur Einführung eines Recalls sind:

- Praxis arbeitet mit einem Terminsystem (zumindest teilweise).
- Geringe Patientenfluktuation, d. h., die Praxis arbeitet mit einem prophylaxewilligen Patientenstamm.

Verfahren:

- Die Patientin wird nach Ende der Behandlung über die Vorsorgeuntersuchungen aufgeklärt.
- Der Patientin wird die Möglichkeit geboten, freiwillig am Recall-System der Praxis teilzunehmen.
- Die Patientin unterschreibt, dass er mit dem Recall einverstanden ist →Abb. 1.
- Die Praxis führt eine eigene Recall-Kartei, die chronologisch (zeitlich) geordnet ist.
  - Dies ist mit den meisten Praxisverwaltungsprogrammen möglich. Alternativ können die Patientinnen auf eine Liste geschrieben werden, die man im Terminbuch beim entsprechenden Monat einlegt.
- Ist der verabredete Termin verstrichen, erhält die Patientin eine Nachricht (z. B. Postkarte, E-Mail, SMS, Fax) mit der Erinnerung an die Vorsorgeuntersuchung.
- Die Patientin verabredet einen Termin zur Vorsorgeuntersuchung. Meldet sich die Patientin nicht, scheidet sie aus dem Verfahren aus.

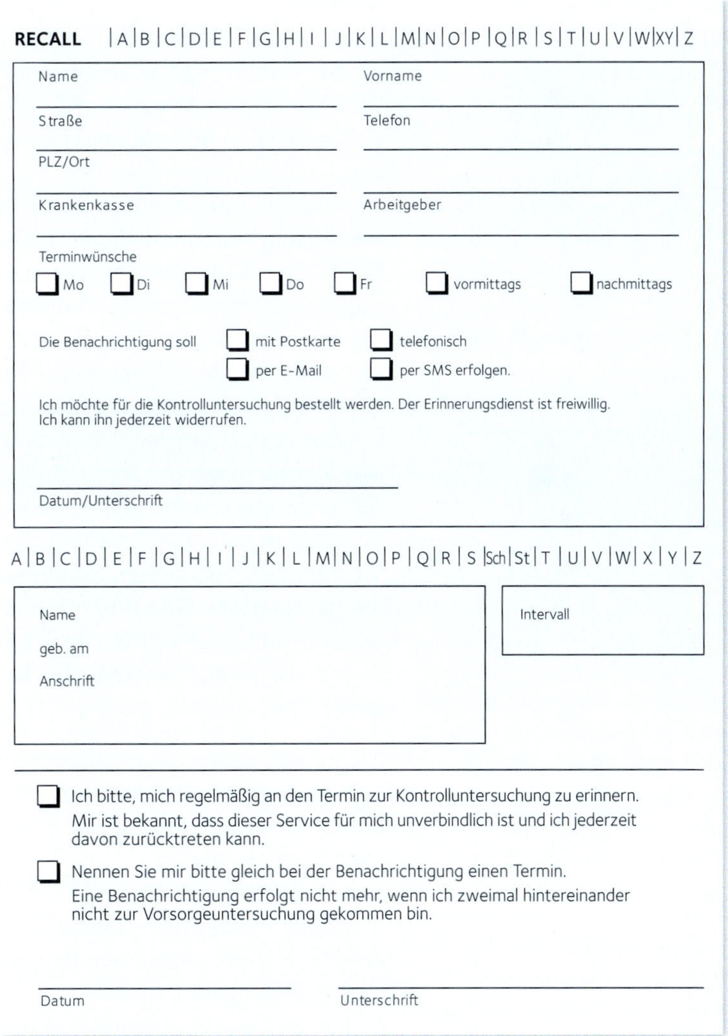
RECALL | A | B | C | D | E | F | G | H | I | J | K | L | M | N | O | P | Q | R | S | T | U | V | W | XY | Z

Name ______ Vorname ______
Straße ______ Telefon ______
PLZ/Ort ______
Krankenkasse ______ Arbeitgeber ______

Terminwünsche
☐ Mo ☐ Di ☐ Mi ☐ Do ☐ Fr ☐ vormittags ☐ nachmittags

Die Benachrichtigung soll ☐ mit Postkarte ☐ telefonisch ☐ per E-Mail ☐ per SMS erfolgen.

Ich möchte für die Kontrolluntersuchung bestellt werden. Der Erinnerungsdienst ist freiwillig. Ich kann ihn jederzeit widerrufen.

Datum/Unterschrift ______

A | B | C | D | E | F | G | H | I | J | K | L | M | N | O | P | Q | R | S | Sch | St | T | U | V | W | X | Y | Z

Name
geb. am
Anschrift

Intervall

☐ Ich bitte, mich regelmäßig an den Termin zur Kontrolluntersuchung zu erinnern. Mir ist bekannt, dass dieser Service für mich unverbindlich ist und ich jederzeit davon zurücktreten kann.

☐ Nennen Sie mir bitte gleich bei der Benachrichtigung einen Termin. Eine Benachrichtigung erfolgt nicht mehr, wenn ich zweimal hintereinander nicht zur Vorsorgeuntersuchung gekommen bin.

Datum ______ Unterschrift ______

Abb. 1 Recall-Vereinbarung

Auf keinen Fall sollten Patientinnen mehrmals an ihre Vereinbarung erinnert und fremde Patientinnen oder Patientinnen ohne Vereinbarung angeschrieben werden.

Wird der Recall in diesem Sinne angewandt, zeugt dies von einem verantwortungsbewussten Handeln der Zahnarztpraxis. Der Recall wird in vielen Praxen ebenfalls mit dem Zahnarztprogramm durchgeführt.

5.2.4 Elektronische Terminierung

Für die elektronische Terminierung gelten die gleichen Grundsätze für die Terminvergabe wie bisher auch. Es gibt aber einige Besonderheiten:
- Das Terminprogramm sollte mit dem PVS der Praxis verbunden sein.
- Die Terminierung ist per Mausklick möglich.
- Es gibt farbliche Kennzeichnungen von Behandlerinnen oder Leistungsarten.
- Es sind Zeitblöcke für verschiedene Behandlungen einstellbar – für jede Behandlerin unterschiedlich.
- Die Patientendaten liegen vor, wenn das PVS mit dem Terminprogramm vernetzt ist.
- Es ist eine Terminvergabe aus der Karteikarte möglich, Besonderheiten können bei der Terminvergabe bereits berücksichtigt werden.
- Durch eine Vernetzung der PCs können Termine von überall vergeben werden, z. B. bereits im Behandlungszimmer, und die Behandlerin kann von zuhause aus auf das Terminbuch zugreifen.
- Die Termine werden automatisch in der Karteikarte der Patientin gespeichert, Bemerkungen können eingetragen werden.
- In der Karteikarte sind vergangene und zukünftige Termine automatisch eingetragen, auch ist erkennbar, ob eine Patientin häufiger ihre Termine absagt oder gar nicht erscheint.
- Das Auffinden und Verlegen der Termine ist einfacher.
- Terminerinnerungen können aus dem Programm heraus per SMS an die Patientin abgeschickt werden (Unified Messaging). Die Mitarbeiterin erstellt einmal einen Standardtext, der Name der Patientin wird vom Programm eingesetzt. Die Terminerinnerungen können auch per E-Mail, Anruf oder Post erfolgen.
- Bestimmte Behandlungsarten können so eingestellt werden, dass sie nur zu bestimmten Tageszeiten terminiert werden, z. B. Arbeiten, die viel Konzentration (chirurgische Eingriffe) erfordern, werden eher auf den Vormittag gelegt. Beratungstermine werden eher ans Ende der Sprechstunde gelegt.
- Es besteht die Möglichkeit, den Patientinnen eine Online-Terminbuchung anzubieten. Das entlastet die Praxis (e-Termin-Funktion).

Als Voraussetzungen für die Arbeit mit einem elektronischen Terminsystem müssen einige Angaben erfasst werden →Abb. 1:
- Behandlerinnen, einschließlich selbstständig arbeitender Prophylaxefachkräfte
- alle Mitarbeiterinnen
- Anzahl der Behandlungsräume mit Benennung
- maximale Praxisöffnungszeiten
- Arbeitszeiten der einzelnen Behandlerinnen
- (fast alle) Behandlungsarten
- Zeiten, die für die einzelnen Leistungen notwendig sind, individuell für jede Behandlerin
- Laborfertigungszeiten

Das abgebildete Terminsystem verfügt über drei Behandlungsräume, einen Prophylaxeraum, einen Raum für Operationen und einen KFO-Raum →Abb. 1. Die unterschiedlichen Farben sind für unterschiedliche Behandlungen und für die Behandlerin reserviert.

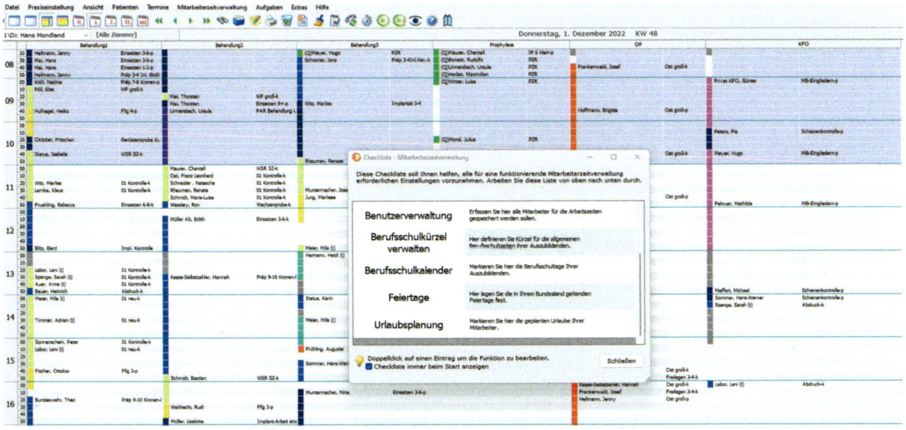

Abb. 1 Elektronisches Terminsystem

Durch die integrierte Mitarbeiterverwaltung ist jedes Terminsystem auch ein Personaleinsatzplan →Abb. 2. Es müssen eine Rahmenzeit für die maximal Öffnungszeit der Praxis, die Zeiten der Behandlerin und die Zeiten für die Mitarbeiterinnen mit den entsprechenden Pausen eingetragen werden. Auch Urlaubszeiten, Feiertage und Zeiten der Berufsschule der Auszubildenden müssen vorab festgelegt werden.

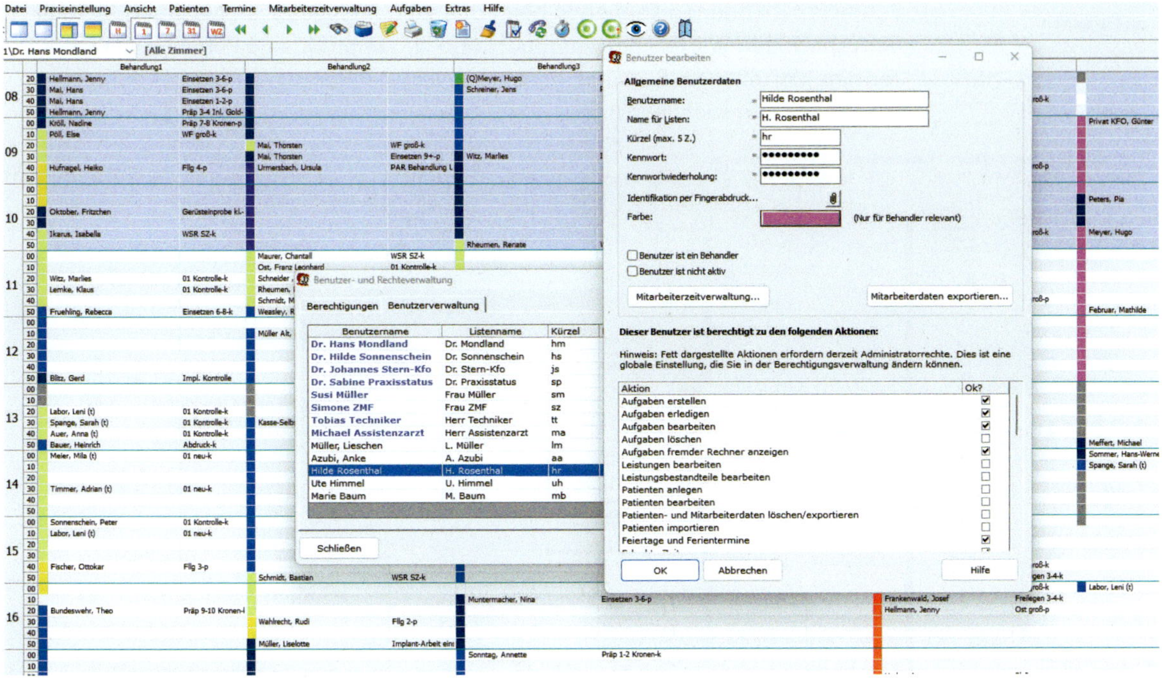

Abb. 2 Mitarbeiterverwaltung

Die Mitarbeiter können sich zu Beginn der Arbeitszeit mit Passwort, eGK oder Fingerabdruck einbuchen. So ist eine genaue Abrechnung der Arbeitszeit möglich. Für Teilzeitkräfte ist diese Funktion besonders wichtig.

Die Terminvergabe ist relativ einfach →Abb. 1. Entweder ist die Patientin im PVS vorhanden oder es handelt sich um eine Neupatientin. Sie wird mit Namen eingetragen und eine im Terminprogramm vorhandene Behandlung wird ihr zu einem freien Termin zugewiesen.

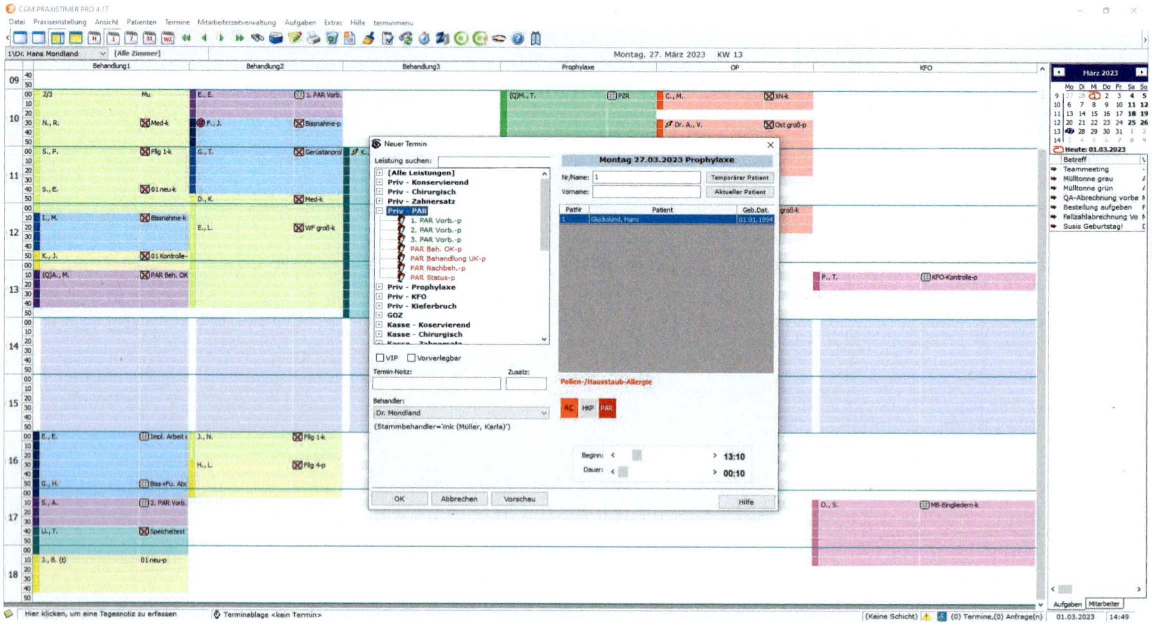

Abb. 1 Terminvergabe an Patienten

Schmerzpatientinnen können in den Pufferzeiten eingetragen werden oder in einem speziellen Wartezimmermodul →Abb. 2. Wenn für eine Patientin mehrere Termine anstehen, z. B. Wurzelbehandlungen, Zahnersatz, kann man sich diese vom Programm suchen lassen.

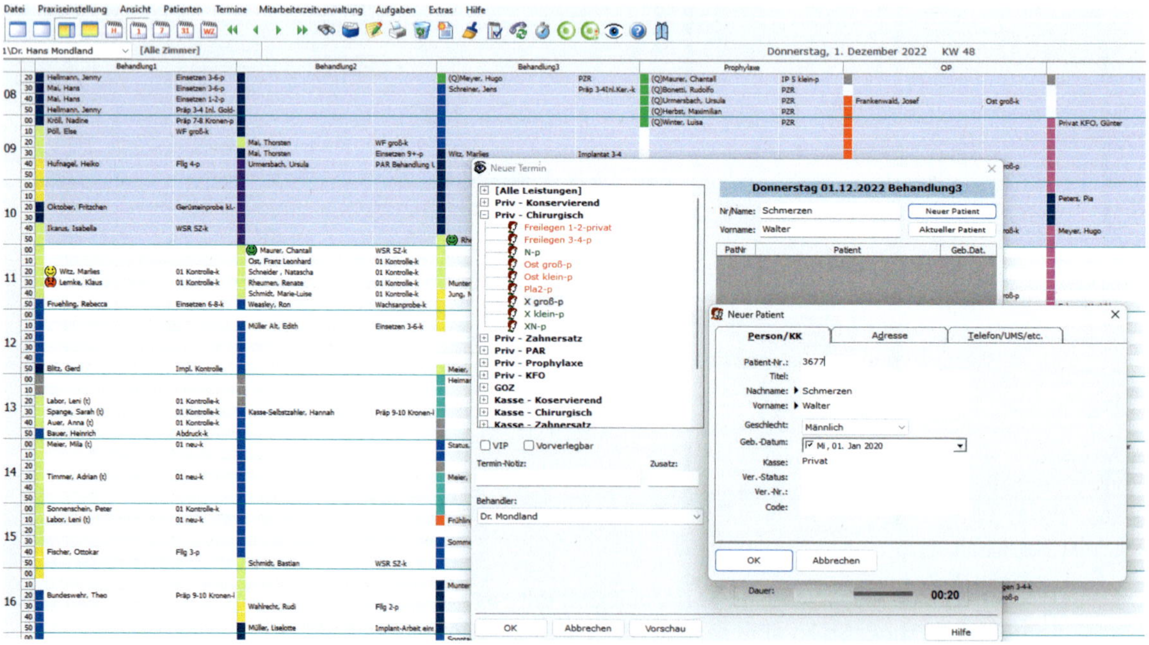

Abb. 2 Schmerzpatientinnen

Für Patientinnen können individuelle Terminkarten erstellt werden →Abb. 1.

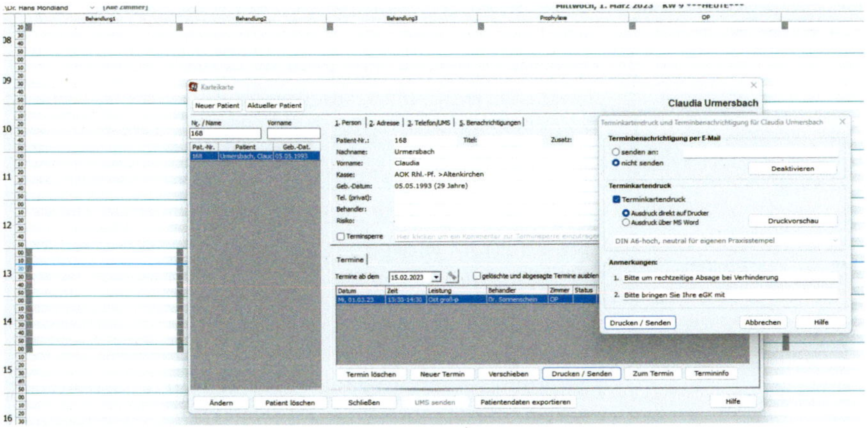

Abb. 1 Terminkarte erstellen

Für den Behandlungstag kann für jede Behandlerin eine Liste der Patientinnen erstellt werden →Abb. 2.

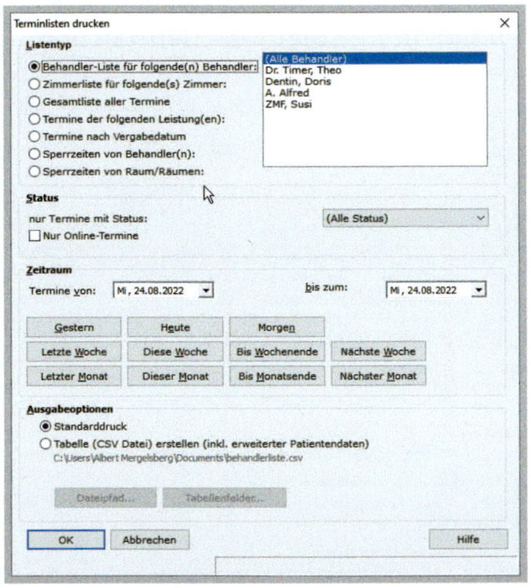

Abb. 2 Terminlistendruck

Mit einem Wartezimmerprogramm kann die Wartezeit der Patientinnen überwacht werden →Abb. 3.

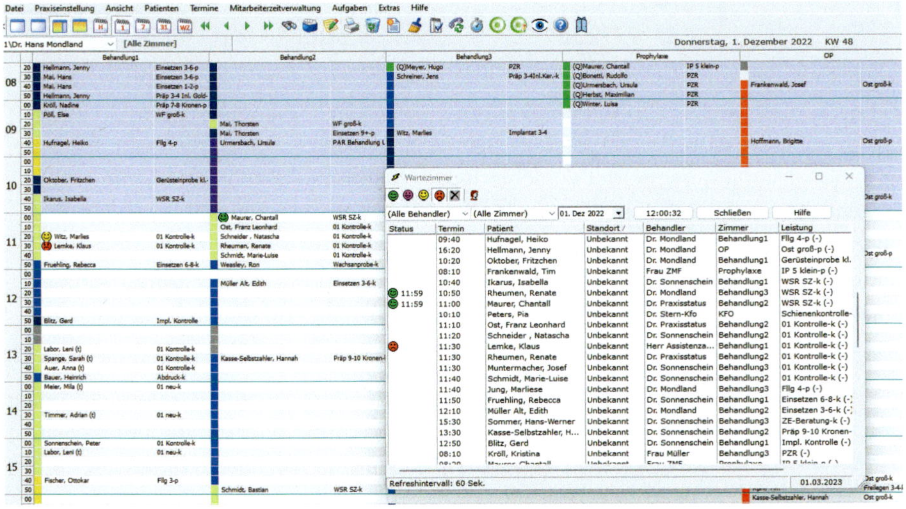

Abb. 3 Wartezimmerprogramm

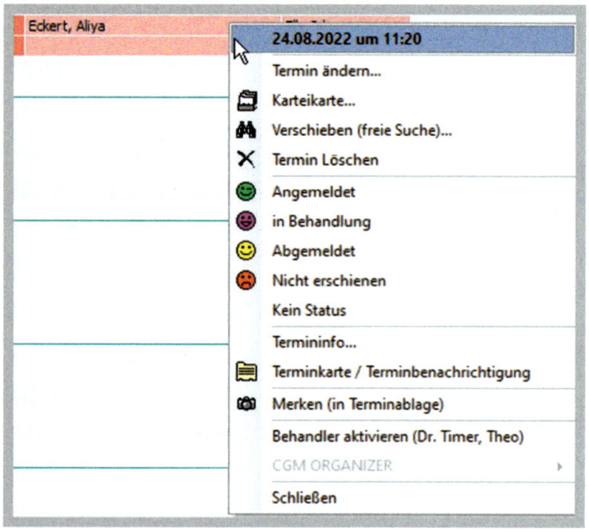

Abb. 1 Informationen bei der Patientin Aliya Eckert, die verschiedenfarbigen Smileys zeigen den Status an

Über verschiedenfarbige Symbole kann der Status der Patientin angegeben werden, also ob sie angemeldet, in Behandlung oder nicht erschienen ist →Abb. 1. Wenn eine Patientin länger wartet, erscheint ein Blitzsymbol.

Die Wartezeiten der Patientinnen werden festgehalten und können zur statistischen Auswertung im Rahmen des QM verwendet werden.

Terminänderungen (Verschiebungen) sind hier ebenfalls sehr leicht möglich.

In jedem Terminprogramm können den Mitarbeiterinnen auch Aufgaben zugewiesen werden →Abb. 2. Dazu müssen die Tätigkeit, die Zuständigkeit, die Priorität und die Fälligkeit definiert werden. Auch Serienaufgaben werden hier festgelegt. Wenn man eine Erinnerung haben möchten, stellt man den Tag und die Uhrzeit ein.

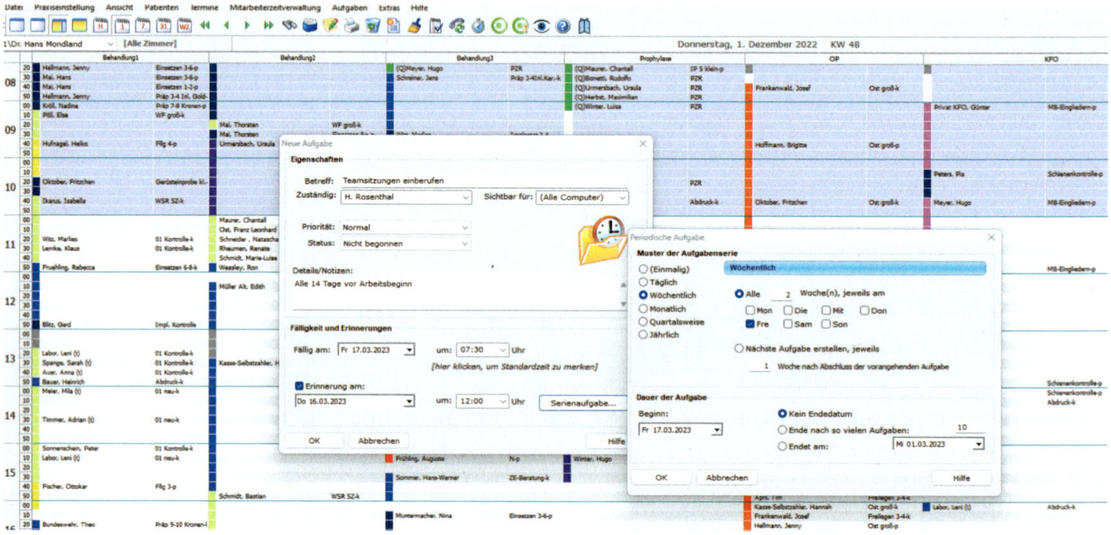

Abb. 2 Aufgabenzuweisung

Zahnärztinnen und Ärztinnen gehen immer mehr dazu über, auch Termine im Internet auf ihrer Website anzubieten. Dies wird von den Patientinnen sehr gut angenommen. Man unterscheidet verschiedene Varianten in der Onlineterminierung: Die Patientin kann auf der Website der Praxis bestimmte freigeschaltete Termine buchen. Dies ist für einen Anfangskontakt gut, z. B. 01-Untersuchung mit 15–30 Minuten. Es ist aber auch möglich, dass bereits registrierte Patientinnen von der Praxis die Anzahl und die Zeiten der nächsten Termine und die einzuhaltenden Zeitabstände erhalten, die dann selbstständig gebucht werden können.

In manchen Programmen kann die Patientin auch Alternativtermine eintragen oder online Hinweise geben. Die Praxis bestätigt der Patientin die Termine per E-Mail, auf der Webseite oder per SMS. Die Patientin benötigt hierfür ein Smartphone und/oder eine E-Mailadresse.

5.2.5 Kooperationen mit Partnern im Gesundheitswesen

Hierunter fällt die sogenannte „externe Kommunikation“ mit anderen Versorgungsbereichen. Damit sind andere Zahnärztinnen und Ärztinnen gemeint, eine Universitätszahnklinik oder ein Krankenhaus. Eine wichtige Kommunikation, die bereits erwähnt wurde, ist die mit dem Fremdlabor, mit dem eng zusammengearbeitet werden muss. Neuerdings werden viele Kooperationsvereinbarungen mit Alten- und Pflegeheimen abgeschlossen, damit bestimmte Besuchsgebührenziffern abgerechnet werden können. Die gute Kommunikation mit der Zahnärztekammer und der KZV sollte eine Selbstverständlichkeit sein.

5.2.6 Dokumentation der QM-Maßnahmen (Praxishandbuch)

Die Dokumentation der gesamten getroffenen Maßnahmen in einem Praxishandbuch, welches allen in der Zahnarztpraxis zugänglich sein sollte, ist ebenfalls ein wichtiges Instrument, welches in den QM-Richtlinien vorgeschrieben ist. Neben den Praxiszielen, der Festlegung der Aufgabenbereiche der Mitarbeiterinnen sowie den Arbeitsanweisungen (Checklisten) sollten die „Praxiskernprozesse“ (z. B. Patientenaufnahme, Recall, Kommunikation, Hygienedurchführung, Behandlungsplanung, Terminvergabe, Risikomanagement, Fehlerbehandlung, Messung der Patientenzufriedenheit) im Praxishandbuch dokumentiert sein →Abb. 1.

Ein gutes Praxishandbuch sollte
- die Praxis nach innen und außen darstellen,
- eine Loseblattsammlung sein,
- mittels EDV erstellt werden,
- verständlich sein,
- übersichtlich sein,
- immer greifbar sein,
- aktuell sein,
- allen bekannt sein,
- im Team entwickelt werden,
- schön gestaltet sein, sodass man es gerne in die Hand nimmt,
- das beschreiben, was wirklich getan wird,
- gelebt werden.

Kapitel	Thema	Seite
1	Leitbild der Praxis Dr. Muster	1
2	Qualitätspolitik und Qualitätsziele	2
3	Qualitätsmanagementsystem, Anwendungsbereich, gesetzliche Grundlagen	3
4	Aufbauorganisation (Verantwortung, Zuständigkeiten und Befugnisse)	5
5	Ablauforganisation	8
6	Verantwortung der Praxisleitung	10
7	Dienstleistungserbringung	12
8	Messung, Analyse und Verbesserung	15
9	Übersicht Systemdokumente, mitgeltende Unterlagen, Verweise	18
10	Begriffe und Abkürzungen	20

Abb. 1 Inhaltsverzeichnis eines Praxisbuches

Auch für das QM-Handbuch gilt der Leitspruch „so wenig wie möglich, so viel wie nötig“. Empfehlenswert ist ein Umfang von etwa 20 DIN-A4-Seiten.

Bei der Erstellung sollte man sich fragen:
- Was ist uns bei der Erstellung wichtig?
- Wie wollen wir vorgehen?
- Wie sieht unser Inhaltsverzeichnis aus?
- Was ist uns bei der Dokumentation wichtig?
- Wie und wo ordnen wir diese in unser Handbuch ein?

5.3 QM-Systeme und Zertifizierungen

ISO
International Organization for Standardization

Die Qualitätsmanagement-Normen der Reihe ISO 9000 sind 1987 eingeführt worden. Sie bilden weltweit für mehr als 1,5 Mio. Organisationen der verschiedensten Branchen die Basis für Qualitätssicherung und Qualitätsmanagement.

Die Bundeszahnärztekammer entwickelte zusammen mit einigen Landeszahnärztekammern 2001 das **Zahnärztliche Qualitätsmanagementsystem** (Z-QMS) als einen Vorschlag zur Qualitätssicherung. Das Z-QMS umfasst
- rechtliche Basisinformationen,
- Hilfen zur Dokumentation der organisatorischen Abläufe durch Checklisten,
- Bausteine für ein individuelles, umfassendes und systematisches Praxismanagement,
- Praxisleitbilder.

Weitere QM-Systeme sind z. B.:
- **EFQM-Modell** der Europäischen Stiftung für Qualitätsmanagement: Ein Schwerpunkt ist der Kontinuierliche Verbesserungsprozess (KVP) und die Verpflichtung zur ständigen Innovation und zum Lernen. Die Führungskräfte sind Vorbilder für die gesamte Organisation.
- **Qu.int.as** (Integriertes Qualitätsmanagementsystem Arbeitssicherheit): Ein ISO-basiertes QMS, das von der Berufsgenossenschaft für Gesundheitspflege und Wohlfahrt entwickelt wurde. Als sogenanntes integriertes QM liegt der Schwerpunkt im Gesundheitsschutz am Arbeitsplatz.
- **QEP** (Qualität und Entwicklung in den Praxen): Eine von der KBV und verschiedenen Kassenärztlichen Vereinigungen entwickelte Handlungsempfehlung, die in drei Phasen abläuft:
  - Bestandsaufnahme, Teamziele festlegen, Befähigung (= Schulung) des Teams
  - Bearbeitung und Umsetzung der Ziele
  - interne Qualitätsbewertung anhand von 400 Fragen

Alle diese QM-Systeme müssen für die Zahnarztpraxen angepasst werden, da sie sich sehr allgemein mit QM für Unternehmen befassen.

Zertifizierung
Bestätigung einer Überprüfungsstelle, dass die Praxis ein Qualitätsmanagementsystem eingeführt hat

Hat eine Praxis oder ein Unternehmen ein solches QM-System aufgebaut, kann es sich z. B. nach den ISO-Normen zertifizieren lassen. Dies geschieht durch entsprechend akkreditierte (zugelassene) Gesellschaften wie den TÜV oder die Deutsche Gesellschaft für Qualität (DGQ). Die Zertifizierung gilt drei Jahre und muss dann erneut beantragt werden.

Zahnarztpraxen müssen sich aktuell nicht verpflichtend zertifizieren lassen, Vertragszahnärzte sind lediglich verpflichtet, ein QM-System einzuführen.
Eine Zertifizierung kann aber ein Wettbewerbsvorteil bei der Gewinnung neuer Patienten sein, besonders wenn Wettbewerber bereits eine Zertifizierung haben oder Kunden dies verlangen.

Kann im Einzelfall von einem Unternehmen keine Qualität nachgewiesen werden, könnte dies zur Erschwerung bei der Kreditvergabe durch Banken führen (z. B. höhere Zinsen oder Ablehnung eines Kreditwunsches). Auch einige gewerbliche Dentallabors haben sich bereits zertifizieren lassen.

Viele **EDV-Systeme** in Zahnarztpraxen beinhalten oft auch in der Grundversion ein softwaregestütztes QM-System, welches dann auch ein Praxishandbuch erstellen kann. Zudem werden Zusatztools angeboten, mit denen man ein QM-System für die Zahnarztpraxis erstellen kann. Dies ist grundsätzlich aber nicht erforderlich und man sollte darauf achten, dass der Aufbau eines QM-Systems mittels EDV nicht noch einen größeren Aufwand verursacht, als man ohnehin dafür benötigt.

Aufgaben

1 Versuchen Sie aus Ihrer Sicht zu beschreiben, welche Qualität Sie erwarten, wenn Sie eine Reise mit der Deutschen Bahn unternehmen.

2 Begründen Sie, warum eine Zahnarztpraxis ein QM-System einführen muss.

3 Erläutern Sie die Bedeutung des „Fehlereisbergs“ (s. S. 333).

4 Was versteht man unter einem PDCA-Zyklus?

5 Stellen Sie ein Leitbild (Ziele einer Praxis) zusammen und präsentieren Sie dieses Leitbild als Aushang.

6 Betrachten Sie Ihre Ausbildungspraxis einmal „aus der Ferne“ und beantworten Sie folgende Fragen:
a Was erwarten Patientinnen von der Praxis?
b Welche Patientengruppen können Sie unterscheiden?
c Inwiefern wird in Ihrer Praxis auch nach dem Besuch noch Service geboten?

7 Was versteht man unter Checklisten (Prozessbeschreibungen)?

8 Nennen Sie Einsatzmöglichkeiten von Checklisten.

9 Entwickeln Sie eine Checkliste für Ihre kommenden Wochentage.

10 Stellen Sie eine Checkliste Ihrer Ausbildungspraxis im Unterricht vor (Erlaubnis des Praxisinhaberin einholen!).

11 Entwickeln Sie eine Checkliste für die Anfertigung einer OPG-Röntgenaufnahme.

12 Stellen Sie die Aufbauorganisation Ihrer Ausbildungspraxis inkl. Leitungssystem dar.

13 Wo sehen Sie mögliche Probleme in einer Zahnarztpraxis, die nach dem Mehrliniensystem organisiert ist (s. S. 339)?

14 Stellen Sie die Ablauforganisation Ihrer Ausbildungspraxis dar, wenn eine Patientin zum ersten Mal Ihre Praxis betritt.

15 Beschreiben Sie, wie Sie die Praxisorganisation an Ihrem ersten Ausbildungstag wahrgenommen haben.

16 Finden Sie zwei Beispiele für Risiken in Zahnarztpraxen und machen Sie Vorschläge zur Risikominimierung oder Ausschaltung des Risikos.

17 Bei der Lagerhaltung ist es zu einem Fehler gekommen. Materialien mit abgelaufenem Haltbarkeitsdatum können nicht mehr verwendet werden. Analysieren Sie, wie es zu dem Fehler gekommen sein kann. Wie soll das in Zukunft besser gemanagt werden?

18 Beschreiben Sie den Führungsstil in Ihrer Ausbildungspraxis.

19 Beschreiben Sie das Praxisklima in Ihrer Ausbildungspraxis.

20 Was ist Ihnen im Arbeitsleben wichtig?

21	Entwickeln sie einen kurzen Patientenfragebogen (höchstens sechs Fragen oder Aufträge), um die Qualität Ihrer Praxis aus Patientensicht zu ermitteln.
22	Nennen Sie Argumente für ein Sprechstundensystem.
23	Weshalb ergeben sich in einem Sprechstundensystem häufig Überstunden für das Praxisteam?
24	Nennen Sie Bedingungen, die beachtet werden müssen, wenn man nach einem Terminsystem behandelt.
25	Zeigen Sie an einem Beispiel, dass die Planung im Terminsystem flexibel gehandhabt werden muss.
26	Welche Vorschläge können Sie zur Verbesserung Ihres in der Ausbildungspraxis vorhandenen Systems machen?
27	Wie werden Schmerzpatientinnen und unangemeldete Patienten in Ihrer Ausbildungspraxis behandelt?
28	Führen Sie eine Strichliste über vier Wochen, wann die meisten Schmerzpatientinnen zu Ihnen in die Praxis kommen. Stellen Sie Regelmäßigkeiten fest?
29	Welche Organisationshilfsmittel zum Terminsystem werden in Ihrer Ausbildungspraxis verwendet? Bringen Sie je ein Exemplar davon mit in den Unterricht (Einverständnis der Praxisinhaberin einholen).
30	Ein Schmerzpatient erscheint ohne Ankündigung in Ihrer Ausbildungspraxis. Es ist 9:30 Uhr, der Arzt ist mit der Behandlung durch eine Komplikation in Verzug. Es warten bereits zwei bestellte Patienten im Wartezimmer. Wie reagieren Sie?
31	Ein Patient fährt Sie in barschem Ton an, weil er schon wieder seit einer Viertelstunde auf seine Behandlung warte. Früher wäre das alles anders gewesen, als noch die Helferin Carmen da gewesen wäre. Zudem hätten Sie ihn beim Eintreten nicht einmal bemerkt. Wie reagieren Sie?
32	Ein Schmerzpatient ist am Telefon und möchte einen Termin – noch heute. Wie reagieren Sie?
33	Was versteht man unter einem Recall-System?
34	Nennen Sie zwei Vorteile eines Beschwerdemanagements.
35	Welche gestalterischen Elemente finden Sie für ein Praxishandbuch wichtig?
36	Kann ein QM-System mit Ihrer Praxissoftware in Ihrer Praxis eingeführt werden?

6 Personaleinsatzplanung

Wie bereits im Kapitel „Elektronische Terminierung“ gezeigt, sind elektronische Terminsysteme immer mit einer Personaleinsatzplanung verbunden. Bevor man ein elektronisches Terminsystem einführt, sollten die folgenden Überlegungen abgeschlossen sein.

6.1 Arbeitszeitmodelle

Statistische Untersuchungen zeigen, dass Menschen in der Bundesrepublik immer weniger Zeit an ihrem Arbeitsplatz (z. B. Zahnarztpraxis) verbringen.
Die Ursachen sind unter anderem Arbeitszeitverkürzungen und die Zunahme der Urlaubstage in den letzten Jahrzehnten. Dass das Sozialprodukt dennoch immer weiter steigt, zeigt, dass wir produktiver arbeiten als früher. Dies hat viele Ursachen. Ein entscheidender Punkt ist, dass das Personal heute effektiver eingesetzt wird. Hieraus ergibt sich auch für Zahnarztpraxen neben dem individuellen Terminsystem die Notwendigkeit einer optimalen Einsatzplanung des Personals.

Hinzu kommt, dass der Beruf der Zahnmedizinischen Fachangestellten überwiegend von Frauen ausgeübt wird, die häufig aus familiären Gründen flexibel arbeiten möchten. Diese Flexibilität konnten in der Vergangenheit Zahnarztpraxen in der Regel nicht bieten, weshalb viele Frauen ihren Beruf aufgaben. Heute existieren zahlreiche Arbeitszeitmodelle, um Familie und Beruf unter einen Hut zu bringen.

Beispiel

Gleitzeitsystem

Vereinbarte Teilzeitarbeit von 25 Wochenstunden (entspricht 100 Monatsstunden) mit Gleitzeitregelung von 4 Monaten.

Monat Januar	Zeit	+/– Stunden
1. Woche:	20 Stunden	–5
2. Woche:	22 Stunden	–3
3. Woche:	25 Stunden	+–0
4. Woche:	20 Stunden	–5
Bezahlung von 100 Stunden		**–13**
		(noch zu leistende Sollstunden)

Monat Februar	Zeit	+/– Stunden
1. Woche:	27 Stunden	+2
2. Woche:	30 Stunden	+5
3. Woche:	30 Stunden	+5
4. Woche:	25 Stunden	+–0
Bezahlung von 100 Stunden		**–1**
		(Sollstunde)

Monat März	Zeit	+/– Stunden
1. Woche:	25 Stunden	+–0
2. Woche:	30 Stunden	+5
3. Woche:	30 Stunden	+5
4. Woche:	40 Stunden	+15
Bezahlung von 100 Stunden		**+24**
		(Guthabenstunden)

Monat April	Zeit	+/– Stunden
1. Woche:	frei	–25
2. Woche:	25 Stunden	+–0
3. Woche:	26 Stunden	+1
4. Woche:	25 Stunden	+–0
Bezahlung von 100 Stunden		**+–0**
		(Zeitkonto ausgeglichen)

Besondere Dienste, z. B. an Feiertagen, Wochenenden, müssen auch besonders vergütet werden. Die Vergütung kann auch über Zeitgutschriften erfolgen.

6.2 Personaleinsatzplan

Sind die Ausstattung der Praxis und die Anzahl der Mitarbeiterinnen sowie deren Arbeitszeitregelung festgelegt, kann mit der Personaleinsatzplanung begonnen werden. Die Durchführung einer Arbeitsanalyse und die anschließende Arbeitssynthese stellen die Grundlagen einer effektiven Planung dar.

In der **Arbeitsanalyse** werden die Tätigkeiten der einzelnen Teammitglieder notiert. Hierbei kann auch schon ein Zeitraster hilfreich sein. Ebenso muss geklärt werden, wer Aufgaben aufgrund seiner Vorbildung durchführen kann und seiner Neigung entsprechend gerne wahrnimmt.
Gleichzeitig ist es wichtig zu klären, wer die Aufgaben bei Ausfall der Arbeitskraft (z. B. Krankheit) durchführt. In diesem Zusammenhang ist festzulegen, welche Kompetenzen mit der Aufgabe verbunden sind und welche Kompetenzüberschneidungen und damit Konfliktpunkte sich ergeben können.

Die ermittelten Aufgaben werden nun in der **Arbeitssynthese** den einzelnen Teammitgliedern zugeordnet. Man spricht in diesem Zusammenhang von Stellenbildung. Hierbei ist darauf zu achten, dass die Person nicht überlastet, aber auch nicht unterfordert wird. Unter Umständen ergibt sich bei einer dauernden Überlastung die Frage, ob nicht eine zusätzliche Stelle erforderlich wird.

Stellenbeschreibungen →S. 337

Für neu in die Zahnarztpraxis eintretende Mitarbeiterinnen sowie auszubildende Zahnmedizinische Fachangestellte können diese Aufgaben- und Stellenbeschreibungen sehr hilfreich sein (z. B. Checkliste: „Aufgaben am Empfang“).

Aufgrund der Stellenbeschreibung kann nun ein Personaleinsatzplan erstellt werden. Im Personaleinsatzplan wird festgelegt, wer für welche Aufgaben wann zuständig ist. Der Personaleinsatzplan kann dabei nach einem starren System oder flexibel gehandhabt werden. Während beim starren System jeder seine Aufgabe über längere Zeit behält, wechseln beim flexiblen System diese Zuständigkeiten öfters („Alle müssen alles können.“).

Beispiel

Das Team einer Zahnarztpraxis setzt sich wie folgt zusammen: eine Behandlerin, eine Zahnmedizinische Fachassistentin, zwei Zahnmedizinische Fachangestellte, eine in Teilzeit arbeitende Zahnmedizinische Fachangestellte (wöchentlich 25 Stunden mit vierwöchigem Gleiten), zwei auszubildende Zahnmedizinische Fachangestellte. Es existieren drei Behandlungszimmer. Der auf S. 371 →Abb. 1 dargestellte Personaleinsatzplan ist eine Kombination aus einem starren und einem flexiblen System (pro Woche). Er ist mit dem elektronischen Terminsystem der Praxis und anderen Plänen gekoppelt. Auch müssen die einzelvertraglich bzw. tarifvertraglich festgelegten Arbeitszeiten und die gesetzlichen Regelungen beachtet werden. Hierbei kann es auch sein, dass eine schwangere Mitarbeiterin nur an der Rezeption beschäftigt werden darf.

gesetzliche Regelungen →LF 1

Die erste halbe Stunde täglich dient der Vorbereitung der Behandlung, Kurzbesprechungen oder bereits der Behandlung (bei Bedarf). Die für den jeweiligen Behandlungsraum eingetragenen ZFAs sind für die gesamte Assistenz einschließlich der Desinfektion bzw. Sterilisation und Röntgen verantwortlich. Im Raum 3 wird die Prophylaxeberatung und Behandlung von der ZMF durchgeführt. Teilweise assistiert sie bei prothetischer Behandlung und Parodontosebehandlung. Das Terminwesen sowie weitere Aufgaben liegen in der Hand der ZFA an der Rezeption. Mittwochnachmittag wechseln sich die ZFA in der Bereitschaft ab. Am Donnerstag findet eine Abendsprechstunde statt. Am Freitag ist die Praxis nachmittags geschlossen.

Personaleinsatzplanung

Aufgaben

1 Errechnen Sie die Arbeitszeit der ZFA Aysun anhand des Personaleinsatzplans →Abb. 1. Muss sie in der/den nächsten Woche(n) gleiten?

2 Errechnen Sie die Arbeitszeit der ZFA Petra.

3 Wo bestehen für die Praxis Pufferzonen, wenn es einen kurzfristigen Patientenandrang gibt? Wo sehen Sie langfristige Ausbaumöglichkeiten der Praxis?

4 Wo liegen vermutlich die Berufsschultage der Auszubildenden?

5 Steht die Arbeitszeit der Auszubildenden im Einklang mit dem Jugendarbeitsschutzgesetz oder müssen zusätzliche Pausen gewährt werden?

6 An welchen Stellen ist der Personaleinsatzplan flexibel, wo ist er relativ starr?

7 Werden die Auszubildenden nach diesem Plan in allen Bereichen der Praxis ausgebildet? Formulieren Sie ggf. Änderungsvorschläge.

Zeit	Montag				Dienstag				Mittwoch				Donnerstag				Freitag			
	1	2	3	R	1	2	3	R	1	2	3	R	1	2	3	R	1	2	3	R
8:00–8:30	BV · KB · B			alle	BV · KB · B			alle	BV · KB · B			alle	BV · KB · B			alle	BV · KB · B			alle
8:30 bis 12:30	Sd Ay A R DS	Sd Ch AMa A R DS	Sd Na PR BA A P PA	Pe T M C TE WTG	Sd Ay AMa	Sd Ch APe	Sd Na	Pe	Sd Ch	Sd Ay	Sd Na	Pe	Sd Ch	Sd Ay	Sd Na	Pe APe	Sd Ay AMa	Sd Ch APe	Sd Na	Pe
12:30–14:00	Pause				Pause				Pause				Pause				BN · ÜP · B			Ch, Na
14:00	Sd Na AMa	Sd Ch		Pe	Sd Na APe	Sd Ch AMa		Pe	B · BE · ÜP · C · T APe, Ay 14-tägig Pe vierwöchentlich Ch, Na vierwöchentlich				Sd Ch	Sd Na AMa		Pe	Geschlossen			
16:00–16:30													Pause							
bis 18:00													Sd Ch	Sd Na APe		Pe				
18:00–18:30	BN · ÜP · B			Ch, Na	BN · ÜP · B			Ch, Na	BN · ÜP · B			Ch, Na								
18:30–20:00	BN · ÜP · B			Pe, Ch	BN · ÜP · B			Pe, Ch	BN · ÜP · B			Pe, Ch								
20:00–20:30													BN · ÜP · B			Na, Pe				

Abb. 1 Personaleinsatzplan Praxis Dr. Hollister, A-Woche

Abkürzungsverzeichnis Räume

Behandlungsraum 1	1
Behandlungsraum 2	2
Behandlungsraum 3	3
Rezeption	R

Abkürzungsverzeichnis des Praxisteams

Behandler Dr. Schmid	Sd
ZMF Nadija	Na
ZFA Petra	Pe
ZFA Chylla	Ch
Teilzeit-ZFA Aysun	Ay
Azubi-ZFA Petra	APe
Azubi-ZFA Maritta	AMa

Abkürzungsverzeichnis Arbeitsbereiche

Prothetik	P
Parodontosebehandlung	PA
Behandlungsvorbereitung	BV
Behandlungsabschlussarbeiten	BN
Kurzbesprechung	KB
Betreuung der Azubis	BA
Prophylaxe	PR
Assistenz	A
Röntgen	R
Desinfektion/Sterilisation	DS
Terminwesen/Telefon	T
Materialbestellung	M
Computerarbeit	C
Wartezimmer-, Toiletten-, Garderoben-, Flurkontrolle	WTG
Techniküberwachung	TE
Überwachung der Putzarbeiten	ÜP
Behandlung bei Bedarf	B
Bereitschaft	BE

7 Fort- und Weiterbildung der Zahnmedizinischen Fachangestellten

Eine zeitgemäße Zahnheilkunde mit Schwerpunkt auf den Bereichen Zahnerhaltung und Prophylaxe ist ohne den Einsatz qualifizierter Hilfskräfte auf breiter Basis weder durchführbar noch bezahlbar. Dem wurde durch die Änderung des Zahnheilkundegesetzes 1993 Genüge getan. Im Absatz 6 zum § 1 wurde anerkannt, dass bestimmte Tätigkeiten auf die Zahnmedizinische Fachhelferin, die weitergebildete Zahnarzthelferin, die Prophylaxehelferin oder die Dentalhygienikerin delegiert werden können.

Entsprechend der neuen Berufsbezeichnung „Zahnmedizinische Fachangestellte" spricht man heute vom Berufsbild der fortgebildeten Zahnmedizinischen Fachangestellten (Prophylaxe oder Verwaltung), der Zahnmedizinischen Prophylaxeassistentin (ZMP), der Zahnmedizinischen Fachassistentin (ZMF), der Zahnmedizinischen Verwaltungsassistentin (ZMV) und der Dentalhygienikerin (DH). Seit 2018 gibt es die Fortbildung zum/zur Dental-Fachwirt/-in.

Der Ausbau der Fortbildung für ZFA ist ein wesentlicher Punkt für junge Leute, diesen Beruf zu ergreifen. Mit der Fortbildung ergibt sich ein größerer Verantwortungsbereich und natürlich ein besserer Verdienst. Zudem wird der Horizont erweitert und man qualifiziert sich auch für andere Aufgaben außerhalb der Zahnarztpraxis (z.B. bei Krankenkassen, Softwarefirmen).

7.1 Fortgebildete Zahnmedizinische Fachangestellte

Zahnmedizinische Fachangestellte können für Aufgaben eingesetzt werden, für die sie zusätzliche Kenntnisse und Fähigkeiten durch Fortbildung erworben haben (z. B. Prophylaxe). Dies gilt allerdings nur dann, wenn sie einen fachkundlichen Nachweis der Bezirks- oder Landeszahnärztekammer erlangt haben →Abb. 1. Diese Fortbildung wird auch als Anpassungsfortbildung bezeichnet. Hier existieren in den einzelnen Kammerbezirken noch unterschiedliche Regelungen, die aber in den nächsten Jahren angeglichen werden sollen.
Der Grundsatz, dass alle Tätigkeiten der Zahnmedizinischen Fachangestellten unter Aufsicht und nach Anweisung der Zahnärztin erfolgen müssen, gilt auch für die fortgebildete Zahnmedizinische Fachangestellte.
Voraussetzung für die Fortbildung ist der Abschluss der Ausbildung als ZFA.

Auf dieser Seite finden Sie Informationen zur Fortbildungs- und Prüfungsordnung:

www.lzk-bw.de
→ Praxisteam
→ Aufstiegschancen
→ ZMP

Aus dem Kursprogramm können Sie den Umfang der Fortbildung zur fortgebildeten Zahnmedizinischen Fachangestellten in Baden-Württemberg erkennen. Neben dem Kursteil I und II a kann eine Zahnmedizinische Fachangestellte auch über den Kursteil I und II b sowie über den Kursteil III fortgebildete Zahnmedizinische Fachangestellte werden. Nach bestandener Prüfung kann sie grundsätzlich zu den Hilfeleistungen herangezogen werden, in denen sie fortgebildet wurde.

Die fortgebildete Zahnmedizinische Fachangestellte erhält nach den Vergütungsempfehlungen der LZK Baden-Württemberg einen Gehaltszuschlag von ca. 10% (2300,- bis 2700,-€, Stand 2023). Manche Landeszahnärztekammern vergeben Fortbildungsstipendien bis zu 8000,- €, wenn Noten besser als 2,0 in der Abschlussprüfung erreicht werden.

7.2 Zahnmedizinische Prophylaxeassistentin (ZMP)

Für Baden-Württemberg gelten als Zulassungsvoraussetzungen neben dem Fachangestelltenbrief zur ZFA die Kursteile I, II a und II c. Daneben gilt es, ein Berufspraktikum mit 100 Stunden (Pflichtenheft) zu absolvieren. Der Aufbaukurs mit 170 Stunden umfasst folgende Themen:
- allgemeinmedizinische Grundlagen
- zahnmedizinische Grundlagen
- Ernährungslehre
- Oralprophylaxe
- klinische Dokumentation
- behandlungsbegleitende Maßnahmen
- Systematik und Ergonomie der Prophylaxe
- Rechts- und Berufskunde
- Psychologie und Kommunikation

7.3 Zahnmedizinische Fachassistentin (ZMF)

Seit 1974 gibt es die Möglichkeit für Zahnmedizinische Fachangestellte, sich zur ZMF weiterzubilden. In einigen Bundesländern gab es nur die Zahnmedizinische Prophylaxeassistentin (ZMP). Begonnen haben die Länder Hessen und Baden-Württemberg, heute bieten mehrere Länder diese **Aufstiegsfortbildung** an. Die ZMF-Fortbildungsordnung für Baden-Württemberg wurde 1991 reformiert und stellt seitdem eine **Stufenfortbildung** dar, die beginnen kann, wer bestimmte Voraussetzungen erfüllt →Abb. 1.

1. Ausbildungsvoraussetzung: gilt für alle Bundesländer	→	– bestandene Prüfung als Zahnmedizinische Fachangestellte – einjährige Tätigkeit als Fachangestellte nach Abschluss der Berufsausbildung – Kenntnisnachweis für Röntgen
2. Ausbildungsvoraussetzung: Gilt nur für Baden-Württemberg; durch den Nachweis der rechts angegebenen Kursteile sowie der Anwendung des Unterrichtsstoffes in der Praxis (Berufspraktikum) war es in Baden-Württemberg möglich, den erforderlichen ZMF-Aufbaukurs auf 220 Stunden zu kürzen. In den anderen Bundesländern beträgt die Kursstundenzahl 600 bis 800 Stunden.	→	– erfolgreicher Abschluss des Kursteils I (Gruppen- und Individualprophylaxe) – erfolgreicher Abschluss des Kursteils II a (Herstellung von Situationsabformungen und Provisorien) – erfolgreicher Abschluss des Kurses II c „Fissurenversiegelung bei kariesfreien Zähnen“ – erfolgreicher Abschluss des Kursteils III (Praxisverwaltung) – Nachweis des Berufspraktikums von mindestens 250 Stunden (Vorlage des Pflichtenheftes)

Abb. 1 Voraussetzungen für die Weiterbildung zur ZMF

In einigen Kammerbezirken wird noch ein Erste-Hilfe-Kurs (Herz-Lungen-Wiederbelebungskurs) sowie eine Aufnahmeprüfung verlangt. Die Landeszahnärztekammer Bayern verlangt zusätzlich die erfolgreiche Absolvierung des Prophylaxe-Basiskurses und des Kurses Prothetische Assistenz.

Die Handlungs- und Kompetenzfelder einer ZMF-Ausbildung (Baden-Württemberg):
- allgemeinmedizinische Grundlagen
- zahnmedizinische Grundlagen
- Ernährungslehre
- Oralprophylaxe
- klinische Dokumentation
- behandlungsbegleitende Maßnahmen
- Arbeitssicherheit, -systematik, Ergonomie, Strahlenschutz
- Kontrolle und Umsetzung ordnungsgemäßer Hygienemaßnahmen
- Psychologie und Kommunikation
- Abrechnungswesen
- Praxisorganisation/EDV
- Rechts- und Berufskunde
- Ausbildungswesen/Fortbildung/Pädagogik

Eine ZMF erhält nach den Vergütungsempfehlungen der LZK Baden-Württemberg einen Zuschlag von ca. 25% (2450,- bis 3300,-€, Stand 2023) zum Gehalt einer Zahnmedizinischen Fachangestellten.

7.4 Zahnmedizinische Verwaltungsassistentin (ZMV)

In den letzten Jahren haben die Verwaltungsarbeiten in den Zahnarztpraxen erheblich zugenommen. Nach Schätzungen glaubt man heute, dass in durchschnittlichen Zahnarztpraxen auf eine Behandlungsstunde eine Verwaltungsstunde kommt. Die Anforderungen sind durch den Umgang mit immer neuen und weiteren (auch elektronischen) Formularen, die Ausweitung des Schriftverkehrs, die ständigen Neuerungen bei technischen Geräten, Einführung neuer Medien, Einzug der Telematikinfrastruktur in die Zahnarztpraxis weiter gestiegen. Diese Tatsache hatte die Bayerische Landeszahnärztekammer bewogen den Weiterbildungsberuf Zahnmedizinische Verwaltungsassistentin (ZMV) zu schaffen, der sich zur Aufgabe macht, die Zahnarztpraxis verwaltungstechnisch zu führen.

Die Weiterbildung zur ZMV dauert in Kompaktkursen einschließlich Abschlussprüfung sechs Monate.

Voraussetzungen für die Weiterbildung zur ZMV sind:
- bestandene Abschlussprüfung als Zahnmedizinische Fachangestellte
- in Baden-Württemberg Absolvierung von Kursteil III Praxisverwaltung
- Ablegung eines Eignungstests (in manchen Bundesländern); hier werden fünf Fachgebiete konventionell geprüft:
  - Krankenkassenabrechnung: KCH, HKP
  - Deutsch/Schriftverkehr: Geschäftsbrief, Zeichensetzung
  - Wirtschafts- und Betriebskunde
  - Rechnungswesen
  - Allgemeinbildung

In Baden-Württemberg gilt auch hier eine Stufenausbildung. Voraussetzung ist die Absolvierung des Kursteils III (Praxisverwaltung) mit 100 Stunden sowie eine Bescheinigung des Arbeitgebers über eine zweijährige Tätigkeit in der Administration der Praxis. Anschließend erfolgt die Zusatzausbildung in fünf Unterrichtsblöcken von 60 Stunden. Zusätzlich sind zwei Praktikumsblöcke zu erbringen.

Eine Umfrage unter den ausgebildeten Zahnmedizinischen Verwaltungsassistentinnen hat deren Einsatzgebiete in Zahnarztpraxen deutlich gemacht:
- 92 % führen Krankenkassenabrechnung und Privatabrechnung fast eigenverantwortlich aus.
- 67 % führen die Buchführung teilweise durch (vorkontieren).
- 67 % führen die Registratur eigenverantwortlich.
- 58 % sind mit der Betreuung der Auszubildenden beauftragt.
- 50 % haben die gesamte Behandlungsablaufplanung übernommen.
- 43 % bewältigen den Schriftverkehr der Praxis eigenverantwortlich.
- 42 % sind für die Einstellung der Auszubildenden verantwortlich.
- 33 % sind für die Einstellung von Mitarbeiterinnen verantwortlich.

Die Verdienstmöglichkeiten entsprechen denen der ZMF.

7.5 Dentalhygienikerin (DH)

Nach der Änderung des Zahnheilkundegesetzes aufgrund der Anpassung deutscher Gesetze an die Gesetze der Europäischen Union wurde in Baden-Württemberg die Weiterbildung zur Dentalhygienikerin aus der Taufe gehoben. Heute ist die Ausbildung auch in Hamburg, Hessen und Nordrhein-Westfalen möglich.

Die Tätigkeitsbereiche der DH liegen in der Prophylaxe sowie der Betreuung der parodontal erkrankten Patientin. Sie arbeitet mit der Patientin eng zusammen, um sie zu motivieren, Mundhygieneinstruktionen zu erteilen und sie hinsichtlich der Ernährung zu beraten. Bei der orientierenden Befunderhebung verwendet sie Indizes, um die Gesundheit bzw. die Erkrankung der Patientin feststellen zu helfen. Röntgenbilder werden nach Anweisung der Zahnärztin erstellt. Die DH ist in der Lage, Mundfotografien und Modelle zu erstellen. Während der Initialbehandlungsphase und im Recall ist sie sowohl für die supra- und subgingivale Zahnsteinentfernung als auch für die Wurzelglättung zuständig. Motivation, Remotivation und Instruktionen finden in der Initialbehandlungsphase und im Recall statt.

Voraussetzungen für die Weiterbildung zur DH sind:
- ZMF- oder ZMP-Weiterbildung
- einjährige berufliche Tätigkeit als ZMF oder ZMP
- Teilnahme am Kurs „Maßnahmen im Notfall“
- Aufnahmeprüfung (Eignungsprüfung)

Der Stundenumfang der Fortbildung beträgt ca. 950 Stunden mit klinischen Bestandteilen. In Baden-Württemberg kann sich die ZMF in einem DH-Aufbaukurs (800 Stunden, d. h. 300 Stunden institutionell und 500 Stunden in der Ausbildungspraxis) zur DH weiterbilden lassen.

Einer DH steht nach den Empfehlungen der LZK Baden-Württemberg ein Zuschlag von ca. 30% (2650,- bis 3700,-€, Stand 2023) zum Gehalt einer ZFA zu.

7.6 Dentale Fachwirtin

Voraussetzung zur Zulassung an der Fortbildung ist der Nachweis einer mit Erfolg abgelegten Fortbildungsprüfung als ZMV oder eines gleichwertigen Abschlusses sowie eine gültige Erste-Hilfe-Ausbildung. Die Fortbildung umfasst mindestens 700 Unterrichtsstunden. Zeiten der Unterrichtsvor- und -nachbereitung sowie des Selbststudiums sind hierin nicht enthalten

Die Dentale Fachwirtin hat die Kompetenz zur selbstständigen Planung und Bearbeitung umfassender beruflicher Aufgabenstellungen, wobei die Umsetzung in der Zahnarztpraxis im Vordergrund steht.

Im Rahmen der Fortbildung werden hierfür die erforderlichen Handlungskompetenzen in den Bereichen Mathematik, Informations- und Kommunikationstechnologie, Buchführung, Statistik, Recht, Volkswirtschaftslehre sowie allgemeine, spezielle und strategische, praxisbezogene Betriebswirtschaftslehre vermittelt. Diese Fortbildungsinhalte qualifizieren insbesondere für Sach- und Organisationsaufgaben innerhalb des Unternehmens Zahnarztpraxis sowie darüber hinaus für die verantwortliche Übernahme von Führungsaufgaben.

Die Handlungsfelder im Einzelnen
- Grundlagen der Mathematik
- Informations- und Kommunikationstechnologie
- Buchführung kompakt
- Statistik
- Recht kompakt
- Volkswirtschaftslehre kompakt
- allgemeine Betriebswirtschaftslehre
- spezielle Betriebswirtschaftslehre
- strategische, praxisbezogene Betriebswirtschaftslehre
- betriebswirtschaftliche Praxisorganisation
- interne und externe Kommunikation
- Personalwesen
- Abrechnungswesen

Die Vergütungsempfehlung richtet sich nach der des DH-Abschlusses.

7.7 Organisation der Fort- und Weiterbildung

Die Fort- und Weiterbildungen sind in den einzelnen Kammerbereichen unterschiedlich organisiert. Vier Wege führen in der Regel zum Ziel:
- **Vollverschulung (Kompaktkurse):** Hierbei werden die erforderlichen Kenntnisse in einem Zeitraum von ca. 3 Monaten vermittelt, wie z. B. in Hamburg oder Bayern für die Weiterbildung zur ZMV. Für die Fortbildung stehen Klassen- und Seminarräume, Hörsäle, Phantomraum und ein Zahnarztlabor zur Verfügung. Eine Zahnarztpraxis für praxisnahen Unterricht ist angegliedert.
- **Duales System:** Hier werden, ähnlich dem Ausbildungssystem der Zahnmedizinischen Fachangestellten, die theoretischen und praktischen Inhalte parallel vermittelt.
- **Offene Bausteinfortbildung:** Berufsbegleitend wird ein Bausteinkurssystem angeboten. Es gibt ca. 12 Bausteine, die jeweils mit einer Prüfung abschließen. Eine vorgeschriebene Reihenfolge besteht nicht. Am Ende dieses „Baukastensystems“ steht nach etwa 2 Jahren die Abschlussprüfung.
- **Stufenausbildung/Bausteinfortbildung:** Hier kann die gesamte Weiterbildung bis zur DH in einzelnen Blöcken geleistet werden. Dies hat den Vorteil, dass die ZFA immer wieder mit der Praxis konfrontiert wird und nicht über längere Zeit an ihrem Arbeitsplatz (Zahnarztpraxis) ausfällt.

Auf den betreffenden Websites der Kammern finden Sie auch die Fort- und Weiterbildungsmöglichkeiten für ZFAs.

Auf den Websites der Landeszahnärztekammern finden Sie weitere Informationen:
www.zahnaerztekammer-sh.de
www.zkn.de
www.lzk-rheinland-pfalz.de
www.zaek-nr.de
www.blzk.de
www.zahnaerzte-wl.de
www.lzk-bw.de
www.hzn.de
www.zahnaerzte-in-sachsen.de

Fort- und Weiterbildung der ZFA

In der Abbildung wird die Zusammenarbeit von Zahnarzt, ZFA und fortgebildeter ZFA (ZMF/ZMP) sehr deutlich →Abb. 1.

Zahnärztin	ZFA	ZMF/ZMP
	1. Sitzung	
2. Evtl. Injektion; Kavitäten-Präparation 5. Legen der Unterfüllung 7. Abformung 11. Einsetzen des Provisoriums	1. Röntgenbilder auflegen, Füllungstray und Injektionsbesteck bereitstellen 4. Unterfüllung anmischen und anreichen 6. Abformmaterial anmischen 8. Material für Provisorien anmischen 10. Anmischen von prov. Zement	3. Kofferdam anlegen 9. Herstellen des Provisoriums, Ausarbeitung
	2. Sitzung	
12. Entfernen des Provisoriums 14. Einpassen des Inlays, Einschleifen, Randbearbeitung	15. Anmischen des Befestigungsmaterials	13. Kofferdam anlegen 16. Entfernen der Überschüsse, Entfernen des Kofferdams

Abb. 1 Checkliste für eine Inlaypräparation im Zusammenspiel zwischen Zahnärztin, ZFA und ZMF/ZMP

Aufgaben

1 Beurteilen Sie folgende Fälle:

a Eine nicht fortgebildete Zahnmedizinische Fachangestellte entfernt bei einer Privatpatientin Zahnstein. Ihre Chefin befindet sich auf Dienstreise. Die Patientin ist einverstanden.

b Bei einer Kassenpatientin präpariert die Zahnärztin eine Kavität, legt die Unterfüllung und lässt die definitive Amalgamfüllung von der ZMF legen.

c Eine fortgebildete ZFA führt mit einer Privatpatientin ein Motivationsgespräch, welches die Zahnärztin der Patientin nach GOZ in Rechnung stellt.

d Eine ZMF führt eine lokale Fluoridierung bei einer jugendlichen Kassenpatientin durch. Die Zahnärztin berechnet dies der Krankenkasse.

e Eine Privatpatientin betritt die Praxis vor der Anwesenheit der Zahnärztin. Aufgrund der „dicken Backe“ ordnet die fortgebildete Zahnmedizinische Fachangestellte eine Röntgenaufnahme an.

f Die Zahnmedizinische Fachangestellte fertigt nach Anweisung ihrer Chefin eine Bissflügelaufnahme an.

2 Vergleichen Sie die Fort- und Weiterbildung Ihrer Kammer mit derjenigen aus Baden-Württemberg. Wo liegen die Unterschiede? Wo sehen Sie Vor- und Nachteile?

8 Praxismarketing und patientenorientierte Praxisführung

Der Begriff „Marketing“ kommt aus der Betriebswirtschaft. Unter Marketing versteht man hier die Schaffung, Erhaltung und Beobachtung des Absatzmarktes. Auf die Zahnarztpraxis übertragen meint das die Ausrichtung der Praxis auf die individuellen Erfordernisse der Patientin. Die Patientin („Absatzmarkt“) muss im Mittelpunkt aller Überlegungen des Praxisteams stehen.

Heute beurteilen die Patientinnen eine Zahnarztpraxis nach Empfehlung, nach den menschlichen Qualitäten der Zahnärztin und etwa 80 % der Patientinnen nach dem Personal, das in der Praxis arbeitet.
Neben einer hohen Qualität der zahnärztlichen Behandlung und einer effektiven Praxisorganisation erwartet die Patientin Freundlichkeit, Zeit, Ruhe, Gelassenheit, Verständnis, Entgegenkommen und Menschlichkeit vom Praxisteam. Außerdem wünscht sie Ordnung, Sauberkeit und ein gepflegtes Äußeres von Zahnärztin und Mitarbeiterinnen sowie eine verständliche Sprache.

Ist der Kontakt zur Patientin einmal aufgebaut, darf er nicht wieder abreißen. Beachten Sie, dass eine Patientin durchschnittlich nur 3-mal weitererzählt, was sie bei Ihnen Positives erlebt hat, aber 33-mal von negativen Erlebnissen berichtet. Folgende Fragestellungen helfen Ihnen, Ihr Verhalten zu analysieren und Patientenorientierung zu trainieren.

- Wird die eintreffende Patientin überhaupt wahrgenommen? Wie wird die Patientin begrüßt, wenn die ZFA am Empfang gerade im Gespräch ist?
- In welcher Haltung wird die Patientin begrüßt? Wird Blickkontakt aufgenommen?
- Werden die Patientinnen mit Namen angesprochen bzw. begrüßt?
- Kann die Patientin die ZFA ansprechen? Trägt sie ein Namensschild?
- Lässt die ZFA die Patientin ausreden (sehr wichtig bei Reklamationen)?
- Kann sich die ZFA im Namen der Praxis entschuldigen?
- Versteht die Patientin die ZFA? Redet sie zu schnell, zu langsam, zu leise? Gebraucht sie zu viele Fremdworte? Sind die Informationen ausreichend? Spricht sie starken Dialekt?
- Ist die ZFA freundlich zur Patientin? In welchem „Ton“ spricht sie mit der Patientin? Was „sagen“ ihre Körperhaltung und ihr Gesichtsausdruck?
- Wirkt die ZFA gepflegt? Ist ihre Kleidung ordentlich und sauber? Hat sie gepflegte Zähne?

Kommunikation in der Zahnarztpraxis →LF 2

Rhetorik
Redekunst

Dialektik
Kunst der Gesprächsführung

Kinetik
Körperbewegung und -sprache

Räume und Funktionsbereiche einer Zahnarztpraxis →LF 1

Der Umgang mit Patientinnen bedarf somit rhetorischer, dialektischer und kinetischer Fähigkeiten. Dies gilt natürlich nicht nur für die ZFA am Empfang, sondern für das gesamte Praxisteam.

Die Patientin erwartet neben einer freundlichen und zuvorkommenden Behandlung eine harmonische und ruhige Atmosphäre in der Praxis.
Die Räume und Funktionsbereiche einer Zahnarztpraxis sollten hell, freundlich und nicht zu klein sein. Die Tapeten, Bodenbeläge, Wanddekoration sollten aufeinander abgestimmt, die Gerüche neutral und die Lautstärke der Musik angenehm und nicht störend sein.

Im Wartezimmer sollten bequeme Sitzmöbel bereitstehen, die angebotene Lektüre sollte aktuell und in gutem Zustand sein (→Abb. 1). Eine Schreibgelegenheit mit Schreibmaterial ist von Vorteil. Bilder sollten gelegentlich gewechselt werden. Hier können auch wichtige Informationen und ein Bild mit der Übersicht der Praxis und den Praxismitarbeiterinnen aushängen.
Weitere Anregungen für das Wartezimmer sind z. B.: Aquarium, Schwarzes Brett für Patienten, anonymer Beschwerdekasten, Obstschale, Fernsehgeräte, DVD-Player, Computer, zuckerfreie Bonbons, Saft-Bar, Kaffee.

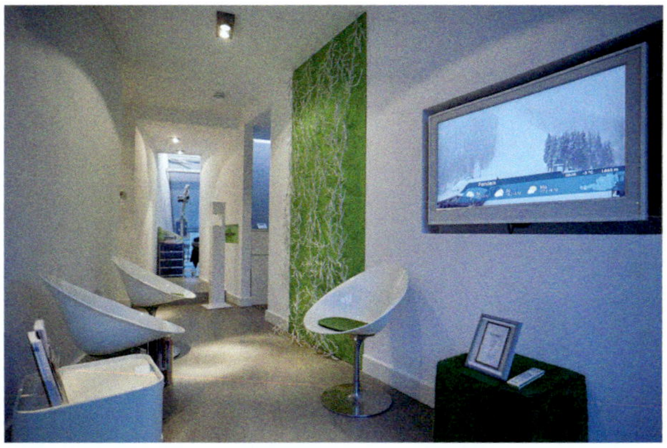
Abb. 1 Modernes Wartezimmer

Durch einheitliche Praxiskleidung, vielleicht sogar in den Farben der Praxis gehalten, erleichtert man den Patientinnen die Unterscheidung zwischen Praxispersonal und Patientinnen.
Wichtig für den Aufbau der persönlichen Beziehung zwischen Patientin und dem Praxisteam ist das Tragen von Namensschildern. Gerade in Gemeinschaftspraxen sollten auch die Zahnärztinnen Namensschilder tragen.
Auch Serviceleistungen zählen zu den wesentlichen Marketinginstrumenten, die Patientinnen binden. Dazu zählen z. B.:

- **Follow-up-Anrufe:** Die Patientin wird als besondere Serviceleistung der Praxis nach der Behandlung angerufen. Mögliche Fragestellungen:
  - Sind Sie mit der Anweisung zurechtgekommen?
  - Haben Sie noch Probleme mit der Wunde?
  - Gibt es Probleme mit der Prothese?
- **Recall- und Memory-Anrufe:** Um sich bei der Patientin wieder einmal in Erinnerung zu bringen, bietet sich ein Recall an. Auch längere Termine können am Tag vorher z. B. telefonisch bestätigt werden.

Recall →S. 359

Weitere Marketingideen:

- Kindertoiletten
- Samstagssprechstunde
- Regenschirmverleih
- Tag der offenen Tür
- Patientenseminare
- Belohnungen für Kinder (z. B. Aufkleber)
- Behandlungspässe, Röntgenpässe mit Praxiseindruck
- Kunstausstellungen
- kostenloses WLAN, Internetzugriff im Wartezimmer
- exklusiver Zugriff auf Onlinetermine

Wichtig ist es im Marketingkonzept einer Praxis, auch an behinderte Patientinnen zu denken und z. B. die Zugänge für die Rollstuhlfahrer passierbar und ebenso den Toilettenbereich und Wartebereich für Behinderte nutzbar zu machen. Gerade bei den Toiletten empfiehlt sich eine 2- bis 3-stündliche Kontrolle, die gut sichtbar dokumentiert wird. Dabei sollte immer durch einen Eintrag sichtbar gemacht werden, dass der Toilettenbereich kontrolliert worden ist. Einmalzahnbürsten sollten ebenfalls genügend vorhanden sein.

8.1 Corporate Identity (CI)

Werbung →LF 1

Werbung im klassischen Sinn ist der Zahnarztpraxis untersagt. Dennoch gibt es Möglichkeiten, sich mit entsprechendem Erfolg zu präsentieren. In diesem Zusammenhang gewinnt Corporate Identity in Zahnarztpraxen zunehmend an Bedeutung.

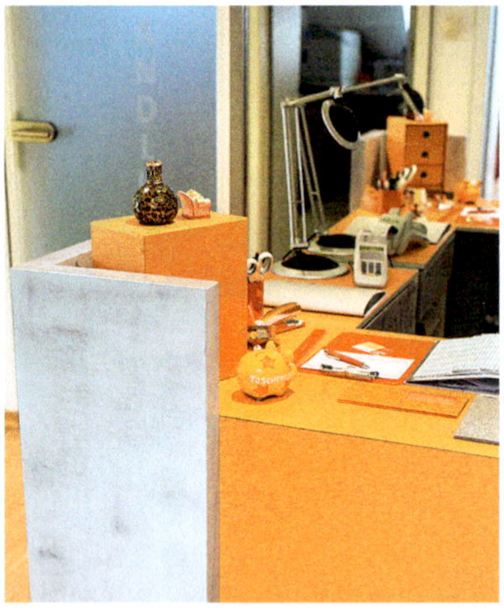

Den Begriff Corporate Identity kann man mit Firmenidentität übersetzen. Es ist der „Fingerabdruck" eines Unternehmens, etwas sehr Individuelles.

Corporate Identity setzt sich aus drei Elementen zusammen:
- Unternehmenskultur
- Erscheinungsbild
- Kommunikation

Die **Unternehmenskultur** (Corporate Culture) definiert das Verhalten, das Denken, die Kompetenz, das Wertesystem und den Führungsstil eines Unternehmens. In der Zahnarztpraxis stehen dabei folgende Fragestellungen im Vordergrund:
- Ziehen alle an einem Strang, um die Ziele der Praxis zu verwirklichen?
- Wie gehen die einzelnen Teammitglieder miteinander um?
- Wie gehen sie mit Patienten oder anderen Personen um?
- Welche Werte sind in der Zusammenarbeit wichtig?
- Wie ist das soziale Engagement?

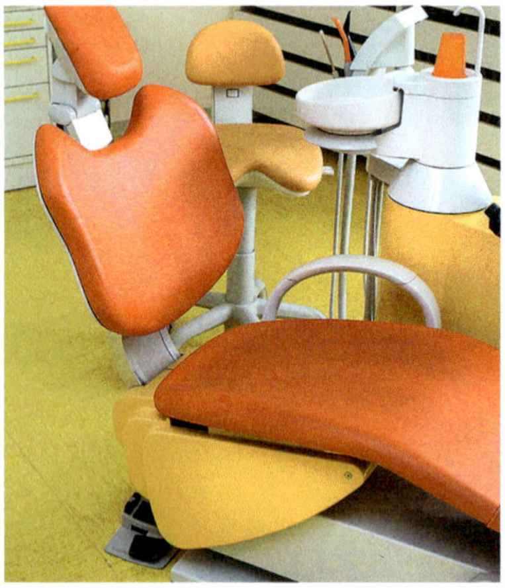

Das **Erscheinungsbild** (Corporate Design) visualisiert das Unternehmen mittels gestalterischer Signale wie etwa Farben und Formen, Schrifttyp und Gestaltungsraster, Zeichen und Symbole. Die Gestaltung lässt sich flexibel auf alle Bereiche der Praxis umsetzen: etwa auf die Architektur im Innen- und Außenbereich, alle Informationsmittel (z. B. Broschüre), Arbeitsmaterialien und auch das Aussehen des Teams (z. B. Kleidung).
Eine konsequente Umsetzung des Erscheinungsbildes bietet den Patientinnen ein einheitliches und professionelles Bild der Praxis sowie eine emotionale Orientierung, was sie von der Praxis erwarten können →Abb. 1.

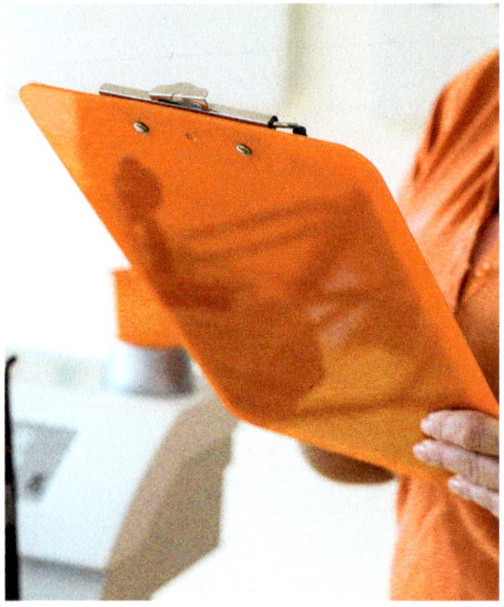

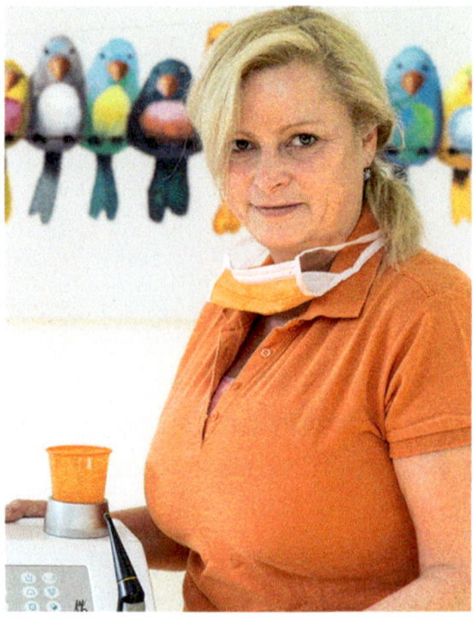

Die **Kommunikation** (Corporate Communication) umfasst die „gesprochene" Kommunikation zwischen Mitarbeiterinnen und Patientinnen sowie die „gelesene" Kommunikation, z. B. Broschüren, Praxiskompass, Neue Medien, Veranstaltungen. Die Kommunikation dient dazu, Mitarbeiterinnen (intern) und Patientinnen oder Lieferanten (extern) zu informieren, zu motivieren und zu binden.

Abb.1 Corporate Design einer Zahnarztpraxis

8.2 Zeitmanagement

Eine wichtige Maßnahme, die zur Optimierung des Praxiserfolges führt, ist ein gutes Zeitmanagement. Für die tägliche Arbeit stehen jeder Praxismitarbeiterin durchschnittlich 480 Minuten zur Planung zur Verfügung. Diese relativ kurze Arbeitszeit in der Praxis sollte effektiv genutzt (gemanagt) werden, denn verlorene Zeit kann nicht wieder zurückgeholt werden.
Tipp: Schreiben Sie über ein bis zwei Wochen die Zeiten auf, die Sie für bestimmte Arbeiten benötigten. Die benötigte Arbeitszeit wird häufig unterschätzt.

Jedes Teammitglied sollte positiv und entspannt den Arbeitstag beginnen. Dies erreicht man dadurch, dass sich morgens zu Beginn der Sprechstunde das gesamte Team einige Minuten versammelt, Stoßzeiten und Engpässe erkennt und sich gedanklich positiv darauf einstellt.
Empfehlenswert ist auch eine kurze Arbeitsplanung (Welche Arbeiten sollen heute erledigt werden?). Hierbei sollte unbedingt eine schriftliche Aufstellung der Tätigkeiten nach Prioritäten erfolgen. Dafür benötigt man ungefähr 10 Minuten, die aber nachweislich zu etwa 20 % Ersparnis bei der Arbeitszeit führen.

Ähnlich wie in der Terminplanung bei Patientinnen sollten unbedingt Pufferzeiten beachtet werden. Erfahrungen zeigen, dass nur 60 % der Arbeitszeit verplant und 40 % für unerwartete Mehrarbeit und Störfaktoren sowie spontane unumgängliche Arbeiten (z. B. vom Vortag) frei gehalten werden müssen. Auch Arbeitspausen sollten eingeplant werden.

Checklisten erleichtern wesentlich die Arbeitsvorbereitung und den Arbeitsablauf. Sie haben sich bewährt bei allen Arbeiten, die eine korrekte Abfolge von Teilarbeiten beinhalten, z. B. die Vorbereitung von operativen Eingriffen, die Annahme von Telefonanrufen, die Vorbereitung der Funktionsräume.

Checklisten →S. 335

Das Sammeln von gleichartigen Tätigkeiten, z. B. von Telefongesprächen, führt zu erheblicher Zeitersparnis.
Auch die persönliche Leistungskurve sollte, wenn möglich, in die Planung einbezogen werden. Arbeiten, die erledigt wurden, können im Plan abgehakt werden. Das ist auch psychologisch ein wichtiger Effekt.
Ebenso wichtig ist es auch, den Praxistag mit einem kurzen Abschlussgespräch zu beenden und die nicht erledigten Aufgaben in den Arbeitsplan des nächsten Tages zu übertragen.

Vermeiden Sie auch in Ihrem persönlichen Umfeld Hektik. Erscheinen Sie pünktlich und ausgeruht in der Praxis und legen Sie private Termine nicht unbedingt auf den genauen Sprechstundenschluss.

- Sind die Telefongespräche zu lang?
- Wann kommen die meisten Telefongespräche in die Praxis?
- Habe ich klare Prioritäten oder versuche ich, viele Aufgaben auf einmal zu erledigen?
- Habe ich für komplexe Aufgaben (z. B. HKP-Erstellung und Abrechnung) eine störungsfreie Umgebung?
- Verzettele ich mich zu sehr in Details?
- Kann ich nein sagen, wenn mich ständig jemand um einen Gefallen bittet, oder lasse ich mich von meiner eigentlichen Arbeit abhalten?
- Führt mangelhafte Kommunikation im Team zu Missverständnissen?
- Schiebe ich unangenehme Arbeiten auf?
- Kann ich bestimmte Arbeiten delegieren?

Abb.1 Analyse des Arbeitsverhaltens

Gerade zu Beginn der Einführung eines Zeitmanagements in der Praxis wird man viele „Zeitdiebe“ und „Störfaktoren“ ausmachen. Analysieren Sie Ihr Arbeitsverhalten anhand verschiedener Fragen →Abb. 1. Sie lernen damit, die Arbeitszeit zu beherrschen. Die Arbeitszufriedenheit der Praxismitglieder wird sich erhöhen und die Leistung verbessern.

8.3 Besprechungen des Praxisteams

Teambesprechung →S. 345

Marketing ist Teamarbeit. Die Gemeinschaft, den Kontakt und die Kommunikation unter allen Teammitgliedern zu pflegen, ist daher eine wichtige Voraussetzung für ein erfolgreiches Marketing. In Zahnarztpraxen bieten sich hierzu Kurz- und Teambesprechungen an.

Aufgaben

1 Besuchen Sie sich gegenseitig in der Praxis und spielen Sie Patientin (Erlaubnis der Praxisinhaberin einholen). Erstellen Sie vorher einen Bogen (s. S. 347) und halten Sie nach dem Besuch die Eindrücke fest, die sie hierbei gewonnen haben.

2 Was versteht man unter Praxismarketing?

3 Führen Sie ein Brainstorming über neue Ideen für das Praxismarketing durch.

4 Wo sehen Sie Schwachstellen im Marketing Ihrer Ausbildungspraxis? Machen Sie konkrete Verbesserungsvorschläge.

5 Was versteht man unter „Corporate Identity“?

6 Welche Dinge müssten nach Ihrer Ansicht durch die Lage Ihrer Ausbildungspraxis bedingt im Sinne des Marketing und einer Corporate Identity mehr berücksichtigt werden?

7 Geben Sie in grafischer Form ein Beispiel für die Umsetzung der Idee einer Corporate Identity mit zwei bis drei Beispielformularen.

8a Erstellen Sie für sich einen persönlichen Tagesplan in Ihrer Ausbildungspraxis. Haken Sie die Arbeiten ab, die Sie erledigen konnten. Notieren Sie sich die Störfaktoren und analysieren Sie diese. Tragen Sie die Ergebnisse der Klasse vor.

b Welche Konsequenzen ergeben sich für Sie daraus?

9 Weshalb sind Ihrer Meinung nach Teambesprechungen notwendig bzw. nicht notwendig?

10 Wo liegen die Probleme bei der Durchführung von Teambesprechungen?

11 Spielen Sie eine Teambesprechung im Unterricht nach (evtl. mit Videokamera). Themenvorschläge:

a Eine Patientin beschwert sich bei der Chefin über eine unfreundliche ZFA.

b Sie sind wiederholt zu spät gekommen.

c Die Schule hat in der Praxis angerufen.

d Eine neue Mitarbeiterin wird vorgestellt.

9 Die Zukunft der Zahnarztpraxis

Die Weiterentwicklung im Bereich der zahnmedizinischen Forschung ermöglicht zwar eine immer bessere Versorgung der Patientinnen, jedoch steht die Versorgung der Patientin auch unter dem Einfluss gesellschaftlicher und gesundheitspolitischer Rahmenbedingungen.

9.1 Gesellschaftliche Entwicklungen

Die Bevölkerungszahl der Bundesrepublik stagniert bzw. sinkt leicht und liegt bei ca. 82 Millionen Menschen. Diese Anzahl kann auch durch Zuwanderung kaum erhöht werden. Der Anteil der älteren Menschen steigt und die Lebenserwartung der Menschen steigt ebenfalls. Aktuell liegt sie bei durchschnittlich rund 82 Jahren für Neugeborene. Im Jahr 2050 wird es mehr ältere Menschen als jüngere geben. Das bedeutet, dass sich die ehemalige, unten breite und oben schmale Alterspyramide weiter „umdreht" →Abb. 1, was erhebliche Konsequenzen hat.

Die Gesellschaft ist gekennzeichnet durch ein zunehmendes Fitness-, Gesundheits- und Ästhetikbedürfnis weiter Bevölkerungskreise. Die Menschen haben hohe Ansprüche an Gesundheits- und technische Leistungen. Dafür sind sie auch bereit, Geld zu bezahlen – über Versicherungen oder direkt in den Praxen. Ebenfalls setzt sich immer mehr durch, dass sich Menschen einen Ausgleich von Freizeit und Berufsleben wünschen (Work-Life-Balance). Von den Vorteilen der Digitalisierung möchte man auch profitieren, z. B. ein Fahrzeug online An- und Abmelden.

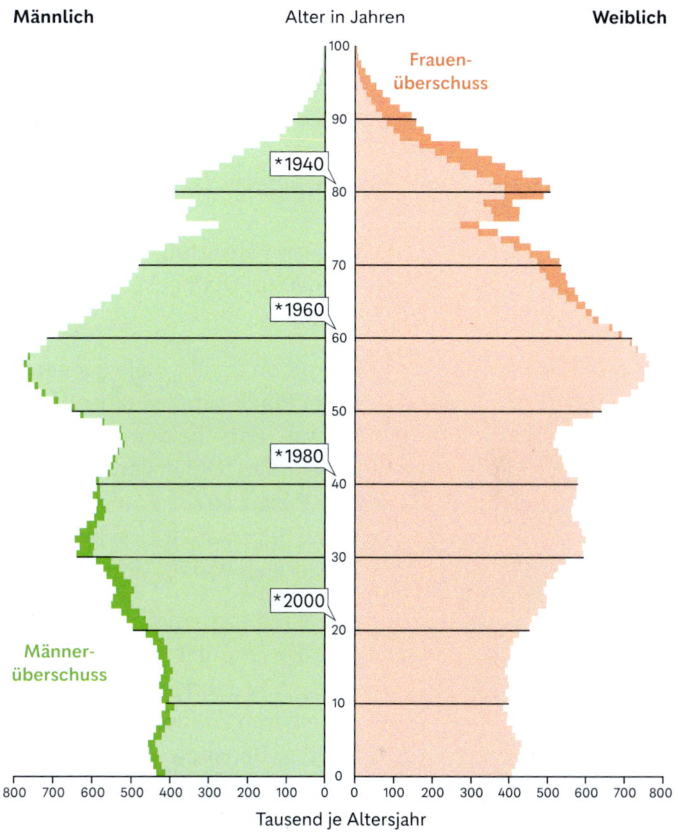

Abb. 1 Alterspyramide

9.2 Sicht der Praxis

Die Studentinnen der Zahnmedizin wünschen sich schon lange neben der fachlichen Ausbildung eine Ausbildung in Betriebswirtschaft, Abrechnung, Psychologie und Ergonomie. Über die Hälfte der Zahnmedizinstudierenden sind heute weiblich. Nach Prognosestudien bliebt die Zahl der Absolvierenden (jährliche Approbationszahl) bis 2030 in etwa konstant, bzw. nimmt leicht ab.

Die Anzahl der Vertragszahnärztinnen ist ebenfalls relativ konstant, bzw. geht leicht zurück. Dafür stieg die Zahl der angestellten Zahnärztinnen in Zahnarztpraxen und Medizinischen Versorgungszentren. Die Anzahl der Berufsausübungsgemeinschaften ging kontinuierlich zugunsten der MVZ zurück. Die Versorgung der Bevölkerung bleibt damit gleich. Die Zahnarztdichte ist seit 1995 gesunken und steht momentan bei ca. 1100 Einwohnern pro behandelnd tätiger Zahnärztin.

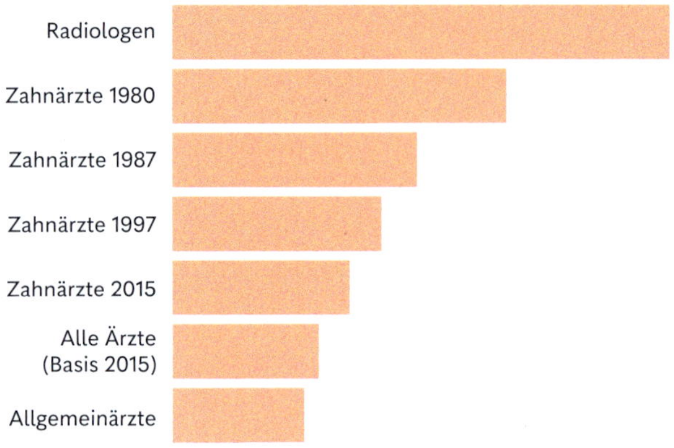

Abb. 1 Einkommenssituation von Zahnärzten (Quelle: KZBV-Handbuch 2021, Seite 113)

Zahnärztinnen wollen nicht mehr in eigener Praxis arbeiten, weil der immense Investitionsbedarf, die zunehmende Bürokratie und auch die Work-Life-Balance (mit Teilzeitarbeit) sie davon abhält. Hinzu kommt die Einkommenssituation, die sich immer weiter verschlechtert →Abb. 1. Die Gesamtarbeitszeit hat sich deutlich erhöht und liegt bei ca. 43–44 Stunden pro Woche.

In der **Entwicklung der zahnärztlichen Behandlung** der letzten 20–25 Jahre gibt es einen eindeutigen Trend: Der Anteil an Zahnersatzbehandlungen nimmt stetig ab und die KCH-Behandlung mit individualprophylaktischen Leistungen nimmt kontinuierlich zu. Das kann als Erfolg für das Gesundheitssystem und die Prophylaxeausrichtung der Zahnärzteschaft gesehen werden. Auch ist der DMF-T-Wert bei Jugendlichen stark gesunken.

Es werden immer mehr jüngere Senioren (65- bis 74-Jährige) mit eigenen Zähnen in der Praxis prophylaktisch behandelt werden. Wenn Zähne ersetzt werden müssen, entscheiden sie sich für festsitzenden Zahnersatz (Brücken, Kronen, Implantate). Dafür sind sie bereit, Zuzahlungen zu leisten. Oft haben sie dafür eine Zusatzversicherung abgeschlossen. Die Mundgesundheit der 75- bis 100-Jährigen stellt sich heute so dar, wie die Mundgesundheit der 65- bis 74-Jährigen vor 20 Jahren. das wird **Morbiditätsverschiebung** genannt.

Ältere Menschen mit Pflegebedarf weisen jedoch eine schlechtere Zahn- und Mundgesundheit auf und haben weniger eigene Zähne. Bei den Pflegebedürftigen 75- bis 100-Jährigen ist fast jeder Zweite zahnlos. Sie verfügen häufig über herausnehmbaren Zahnersatz. Die Therapiefähigkeit ist oft sehr eingeschränkt, was mit kürzerer Behandlungsdauer und mehr Terminen verbunden ist. Oft benötigen sie Hilfe bei der Zahnpflege und sind kaum noch in der Lage einen Zahnarzttermin zu organisieren. Die neuen Besuchs- und Behandlungsziffern für Pflegebedürftige im BEMA haben dem bereits Rechnung getragen. Auch die steigende Zahl der Kooperationsverträge mit Pflegeheimen weist in diese Richtung. Die technische Entwicklung und die Digitalisierung haben auch in die Zahnarztpraxis Eingang gefunden.

„Luxusleistungen“ werden zunehmend aus der vertragszahnärztlichen Behandlung ausgegliedert.

In größerem Umfang drängen immer mehr Zahnärztinnen in das **Angestelltendasein**. Hauptgrund ist hier der Wunsch nach einer ausgeglicheneren Work-Life-Balance und die Möglichkeit, in Teilzeit zu arbeiten.

Die Zahnarztpraxis ist ein sicherer und dankbarer Arbeitsplatz. Zahnmedizinische Fachangestellte üben einen helfenden Beruf aus, der eine große Kommunikationsfähigkeit erfordert. Aufgrund der angespannten Kostensituation müssen immer mehr nicht-zahnärztliche Leistungen delegiert werden. Das führt beim nicht-zahnärztlichen Personal zu einem hohen Fortbildungsbedarf in der Digitalisierung, der Kommunikation, der Hygiene und in der Medizintechnik. Die Bereitschaft, Verantwortung zu übernehmen, wird für die ZFA immer größer. Die Möglichkeit, in Teilzeit zu arbeiten, ist ein weiterer Grund für die Attraktivität des Berufes.

9.3 Sicht der Patientinnen

Das zunehmende Fitness-, Gesundheits- und Ästhetikbedürfnis der Patientinnen führt zu einem wachsenden Anspruchsdenken (Privat- und Kassenpatientinnen). Schöne Zähne sind hier ein wichtiger Aspekt. Die Grenze zwischen Schönheit, Behandlungsbedürftigkeit und „Kassenleistung“ wird dabei oft nicht erkannt. Die Zuzahlungsbereitschaft wird aber weiter ansteigen.

Patienten wünschen sich fortschrittliche Technik, z. B. „Laser-Bohren“ ohne Schmerzen, Röntgen ohne Strahlenbelastung, Abformung ohne Abformmassen und Qualität in der zahnmedizinischen Versorgung. Die Freundlichkeit des Personals wird dabei immer wichtiger, weil dadurch der erste Eindruck beim Patienten haften bleibt.

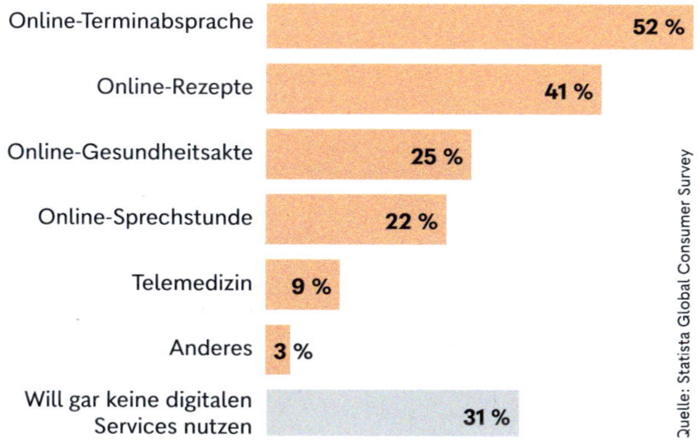

Abb. 1 Digitale Wünsche der Patientinnen (Mehrfachnennungen möglich, Quelle: Statista Global Consumer Survey 2019)

Natürlich wünschen sich Patienten möglichst schnelle Termine, auch in den Abendstunden (was zu einem Erfolg der MVZ geführt hat).

Die Online-Terminierung steht ganz oben auf der Wunschliste →Abb. 1, aber auch weitere digitale Angebote der Zahnarztpraxis, z. B. eAU oder eRezept.

Wie man in der Statistik der Ausgaben der Verbraucher erkennen kann, sind diese durchaus bereit, viel Geld für die „Gesundheitspflege“ auszugeben →Abb. 2.

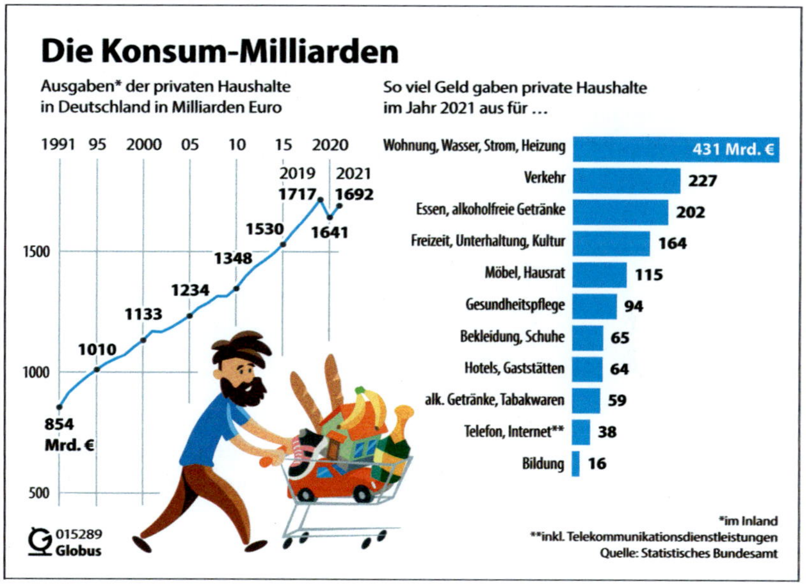

Abb. 2 Ausgaben der Verbraucherinnen

Aufgaben

1 Wie wird sich die Behandlungsart (KCH, ZE, PA, KFO...) in den Zahnarztpraxen in den nächsten 20 Jahren entwickeln?

2 Weshalb nimmt die Zahl der in eigener Praxis tätigen Zahnärztinnen immer mehr ab?

3 Wie entwickelt sich die Bereitschaft der Patientinnen zur zahnärztlichen Behandlung eine Zuzahlung aus eigener Tasche zu bezahlen?

4 Wie bereitet sich Ihre Praxis auf die in diesem Kapitel beschriebenen Entwicklungen vor?

10 Bewerbung

10.1 Bewerbungsschreiben

„Bitte senden Sie uns Ihre Bewerbungsunterlagen.“ Diesen Satz findet man sehr häufig in Stellenanzeigen. Gemeint sind damit die folgenden Unterlagen:
- Bewerbungsanschreiben
- Lebenslauf
- Lichtbild
- Zeugnisse
- Bescheinigungen

Grundlagen des Schriftverkehrs finden Sie unter:

www.deutschepost.de
→ Hilfe & Kontakt
→ Briefe schreiben und gestalten

Das **Bewerbungsanschreiben** ist das Erste, was die neue Praxis von Ihnen bekommt. Dies ist sozusagen Ihre persönliche Visitenkarte. Mit dem Bewerbungsanschreiben sollen Interesse an Ihrer Person geweckt und Argumente aufgeführt werden, die dafür sprechen, Ihnen die Stelle anzubieten. Gleichzeitig sollte der Brief „kurz und knackig“ sein und nie mehr als eine Seite umfassen.

Bewerbungsanschreiben sind formal nach folgendem Schema aufgebaut:

1 Eigener Name und Anschrift	2 Ort und Datum
3 Name und Anschrift der Zahnarztpraxis	4 Betreffzeile
5 Bezugszeile	6 Anrede
7 Text	8 Grußformel
9 Unterschrift	10 Anlagen (z. B. Lebenslauf)

Broschüren zur Bewerbung finden Sie unter:

www.ba-bestellservice.de/bestellservice/stichwortsuche
→ Bewerbung

Denken Sie über Ihre Stärken (und Schwächen) nach und reagieren Sie bereits im Betreff auf den Anzeigentext durch eine selbstbewusste Formulierung.

Im ersten Abschnitt des Textes sollten Sie versuchen, ein Band zur neuen Praxis zu knüpfen, z. B.: „ in der Zeitung vom ... beschreiben Sie die Stelle, die ich suche.“ Manchmal ist eine Nachfrage nach den Schwerpunkten und der genauen Anschrift der Praxis angebracht, wenn Sie z. B. auf eine Chiffre-Anzeige antworten. Auch das Durchsuchen des Internetauftritts der Praxis kann sich lohnen. Auch hier lassen sich Anknüpfungspunkte finden.

Im Hauptteil beantworten Sie die Frage: „Was kann ich bieten?“ Die Praxisinhaberin will wissen, warum sie gerade Sie einstellen soll, z. B.: „... in der jetzigen Praxis habe ich ein EDV-Terminsystem mit eingeführt ...“

Im letzten Abschnitt sollten Sie Ihren Wunsch formulieren, sich persönlich vorzustellen. Benutzen Sie dabei nicht den Konjunktiv: „Ich würde mich gerne“, sondern formulieren Sie z. B.: „Gerne stelle ich mich persönlich bei Ihnen vor ...“, „... ich freue mich auf eine Einladung zu einem persönlichen Gespräch ...“

Heute ist es üblich, den Lebenslauf tabellarisch abzufassen. Einen handschriftlichen ausführlichen Lebenslauf sollte man nur erstellen, wenn er ausdrücklich verlangt wird. Der Lebenslauf sollte folgende Punkte enthalten:
- den kompletten Namen mit Anschrift und Kommunikationsnummern
- Geburtsdatum und -ort
- Schul- und Berufsbildung
- Fortbildungen, Seminare, Schulungen
- persönliche und fachliche Qualifikationen, Sprachkenntnisse
- Praktika und Hobbys, soweit berufsrelevant

10.2 Bewerbungsgespräch

Erfolgt eine Einladung zum Bewerbungsgespräch, bedeutet das, dass man an Ihnen als künftige Mitarbeiterin interessiert ist. Sie haben durch Ihr Schreiben einen guten Eindruck hinterlassen. Diesen können Sie nun verstärken – aber natürlich auch verlieren.
Folgende Regeln helfen Ihnen, sich auf das Bewerbungsgespräch vorzubereiten.

Vorbereitung auf das Bewerbungsgespräch:
- Erscheinen Sie pünktlich zum Gesprächstermin.
- Suchen Sie Blickkontakt zu Ihrer Gesprächspartnerin.
- Setzen Sie sich entspannt hin (keinesfalls „hinlümmeln").
- Führen Sie Ihre Bewerbungsmappe mit den Originalzeugnissen mit sich (Ihre persönlichen Daten sollten Sie im Kopf haben).
- Informieren Sie sich schon vorher soweit wie möglich über die Praxis.
- Schreiben Sie sich Ihre Fragen auf einen Zettel (nicht mehr als fünf Fragen).
- Achten Sie auf Ihr Äußeres – sauber und ordentlich heißt die Devise.
- Stellen Sie sich mit Ihrem Vor- und Nachnamen vor.
- Wiederholen Sie keine Fragen Ihres Gegenübers – es ist immer ein Zeichen von Unsicherheit.
- Am Ende des Gesprächs wird in der Regel über die Bezahlung gesprochen.
  - Man kann sich auch auf eine gestaffelte Bezahlung einigen, z. B. während der Probezeit nach Tarif, danach eine vereinbarte Gehaltserhöhung bzw. Neuverhandlung. Sie sollten den Tarif natürlich im Kopf haben.
- Bei der Verabschiedung sollten Sie sich für das Gespräch bedanken.
- Innerhalb von zwei bis drei Wochen sollten Sie ein Ergebnis des Gesprächs erwarten. Ansonsten fragen Sie zurück.

Mit folgenden **Fragen** müssen Sie rechnen:
- „Warum haben Sie sich gerade bei uns beworben?"
  Hier können Sie auf die fachliche Ausrichtung der Praxis, die Lage der Praxis oder eine Empfehlung eingehen.
- „Haben Sie sich noch woanders beworben?"
  - Das kann man wahrheitsgemäß z. B. mit „Ich suche alle meine Chancen zu nutzen" beantworten.
- „Was macht Ihnen bei der Arbeit am meisten Spaß?"
  - Antworten Sie nie mit „alles" oder „nichts". Am besten finden Sie eine ehrliche Antwort bei sich selbst.
- „Weshalb haben Sie im Fach ... eine schlechtere Note bekommen?"
  - Analysieren Sie Ihr Zeugnis: Welche Fächer und Noten fallen auf? Warum?
- „Welchen Beruf übt Ihr Partner (Mutter, Vater) aus?"
- „Was machen Sie in Ihrer Freizeit?"
- „Haben Sie Kontakte zu Organisationen (z. B. Sportvereinen)?"
- „Haben Sie Behinderungen?"
- „Wie sieht Ihre Familienplanung aus?"

Sie können z. B. folgende **Fragen stellen:**
- „Wie sieht meine Zukunft in dieser Praxis aus?"
- „Wie sind die z. B. Arbeitszeiten, Urlaubszeiten, Rufbereitschaft organisiert?"
- „Welche Sozialleistungen erbringt die Praxis?"
- „Welche Fortbildungsmaßnahmen sind möglich?"

Aufgaben

1 Analysieren Sie das Bewerbungsschreiben →Abb. 1 und den Lebenslauf →Abb. 1, S. 389) unter folgenden Gesichtspunkten:

a Prüfen Sie, ob es Zeiten der Nichtbeschäftigung gibt.

b Nennen Sie Aspekte des Lebenslaufs, die als Arbeitgeberin Ihr Interesse an der Person wecken würden.

c Welche Fragen sollte die Arbeitgeberin bzw. die Bewerberin im Gespräch stellen?

d Würden Sie Frau Dampf zu einem Gespräch bitten? Begründen Sie Ihre Antwort.

Mathilde Dampf

In allen Gassen 4
12345 Musterhausen
Tel.: 064 066554
E-Mail: M.Dampf@example.com
18. Oktober 2023

Zahnarztpraxis
Dr. Christiane Sauter
Am Mehringdamm 3
08585 Chemnitz

Kommunikation ist alles

Liebes Praxisteam,

seit Jahren stelle ich fest, dass obiger Satz stimmt. Aus diesem Grund hat mich Ihre Anzeige im Chemnitzer Tageblatt vom 15.10.2023 angesprochen – deshalb bewerbe ich mich bei Ihnen.

Schon während meiner Ausbildung im Praxisteam Dr. Scherer in Lahr lernte ich die vielfältigen Facetten des Berufs kennen. Nach meiner Ausbildung habe ich während meiner Arbeit bei Dr. Weidenfels Fortbildungskurse in Kommunikation und Rhetorik besucht. Dabei habe ich festgestellt, dass meine Stärken in der Praxis auf diesem Gebiet liegen. Ich arbeite am liebsten in der Assistenz und Betreuung von Patienten. Mein jetziger Arbeitgeber, Dr. Weidenfels, hat mir dies auch in einem beiliegenden Zwischenzeugnis bestätigt.

Über meine Gehaltsvorstellungen möchte ich persönlich mit Ihnen sprechen.

Gerne stelle ich mich bei Ihnen vor.

Mit freundlichem Gruß

Mathilde Dampf

Anlagen:
Berufsschulabschlusszeugnis
Fortbildungszertifikate
Zwischenzeugnis
Lebenslauf

Abb. 1 Bewerbungsschreiben

Mathilde Dampf
In allen Gassen 4
12345 Musterhausen

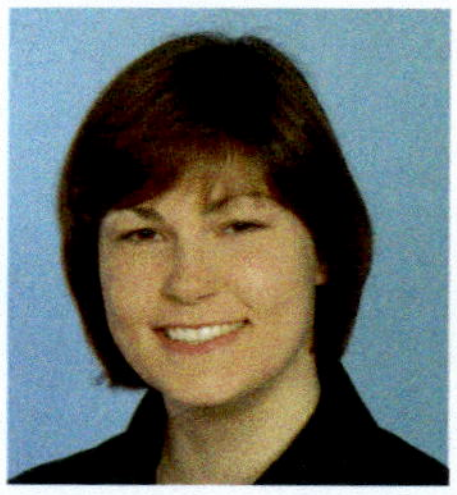

Lebenslauf

Persönliche Daten

18.04.1983	geboren in Freiburg im Breisgau
1989–1993	Reinhold-Schneider-Grundschule, Freiburg
1993–1999	Private Realschule St. Ursula, Freiburg Abschluss: Mittlere Reife mit der Note „gut“
2007	Verheiratung mit Hans Dampf, Chemnitz
2009	Zwillingsgeburt des Sohnes Ralf und der Tochter Marina

Berufsausbildung

1999–2002	Lehre als Zahnarzthelferin in der Praxis Dr. Scherer, Lahr im Schwarzwald

Berufstätigkeit

2002–2010	Zahnarzthelferin in der Praxis Dr. Scherer
2010–2018	Zahnarzthelferin in der Praxis Dr. Weidenfels, Chemnitz

Weitere Qualifikationen

Sprachkurse: Englisch: gut, Französisch: Grundkenntnisse
Fortbildungskurse in Kommunikation in der Praxis und Rhetorik
Fortbildungskurse in Prophylaxe und Fissurenversiegelung
Seminar: Richtig telefonieren
Internetschulung der T-Online AG

Mathilde Dampf

Musterhausen, 18.10.2023

Abb. 1 Lebenslauf

2 In einer Praxis wird eine Zahnmedizinische Fachangestellte mit Berufserfahrung gesucht.

Die bisherige Zahnarzthelferin verlässt nach 25-jähriger Tätigkeit in der Verwaltung die Praxis. Sie hatte sich um die gesamte Verwaltung einschließlich der Ausbildung der ZFAs, der Terminverwaltung und der Abrechnung gekümmert. Man war sehr zufrieden mit ihr.

Bilden Sie Gruppen mit jeweils sechs Personen. Drei Personen stellen dabei das Leitungsteam einer Praxis (Zahnärztin, ZMV, Assistenzärztin), die anderen drei die Bewerberinnen dar. Die Bewerberinnen suchen sich allgemeine Informationen über Bewerbungen (z. B. im Internet) und bereiten ihre Bewerbung vor, ohne dass noch ein Anzeigentext vorliegt. Parallel dazu entwickelt das Leitungsteam der Zahnarztpraxis den Anzeigentext. Nach Fertigstellung des Anzeigentextes wird dieser den drei Bewerberinnen ausgehändigt (Gestaltung mit PC). Daraufhin bewerben sich die drei Bewerberinnen auf die konkrete Anzeige in der entsprechenden Praxis. In der Zwischenzeit bereitet sich das Leitungsteam der Praxis auf das Bewerbungsgespräch vor. Nach Eingang der drei Bewerbungen entscheidet sich die Leitung der Praxis für eine Bewerberin, die eingeladen werden soll. Diese Entscheidung muss von der Leitung der Praxis begründet werden.

Zum Schluss findet in jeder Praxis das Bewerbungsgespräch mit der Kandidatin statt (maximal 10 Minuten).

3 Halten Sie einen Vortrag über die Weiterbildungsmöglichkeit einer ausgelernten ZFA, die in einer Praxis in der Nähe Ihres Wohnortes arbeitet. Sie soll möglichst nicht die ganze Zeit in der Praxis fehlen, höchstens zwei bis drei Wochen. Die Fortbildung sollte möglichst in der Nähe stattfinden. Beschreiben Sie den „Fortbildungsweg“ für die Ziele:

a Dentalhygienikerin

b Dentale Fachwirtin

Unbedingt sollte auch der zeitliche Horizont angesprochen werden. Wie lange dauert es, bis das Ziel erreicht ist? (alternativ: Verwenden Sie das Fortbildungsangebot von Baden-Württemberg.).

Wi & So
Wirtschafts- und Sozialkunde

1 Auf dem Weg zur Sozialen Marktwirtschaft

1.1 Das ökonomische Prinzip

Warum wirtschaften wir? Was heißt Wirtschaften? So lauten die Grundfragen. Der Mensch hat Bedürfnisse, die er zu befriedigen sucht. Die Bedürfnisse der Menschen sind höchst unterschiedlich, wenn man von den Grundbedürfnissen nach Essen, Trinken und Wohnen einmal absieht. Der US-amerikanische Psychologe Abraham Maslow hat die unterschiedlichen Ebenen der Bedürfnisse in einer Pyramide dargestellt →Abb. 1.

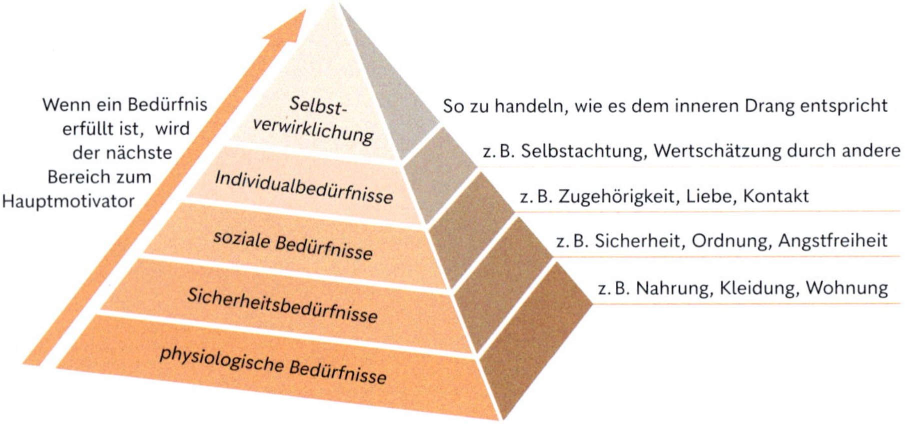

Abb. 1 Bedürfnispyramide nach Maslow

Egal, welche Bedürfnisse ein Mensch zu befriedigen versucht, er bedient sich des ökonomischen Prinzips: Er versucht, mit einem gegebenen Aufwand ein Maximum an Erfolg (Ergebnis) oder einen bestimmten Erfolg mit dem geringsten Aufwand zu erreichen. Man spricht auch von **Minimal- und Maximalprinzip.**

Beispiel

Sie wollen eine bestimmte Smartwatch kaufen. Sie suchen nach dem billigsten Angebot. Das ist das Minimalprinzip.
Für die Hälfte Ihrer Ausbildungsvergütung wollen sie die beste Smartwatch kaufen, die es gibt. Das ist das Maximalprinzip.

Heute spricht man auch vom sogenannten **Extremumprinzip.** Darunter versteht man eine Handlung, mit einem variablen Aufwand und Ergebnis das Verhältnis zwischen Aufwand und Ergebnis zu optimieren. Sobald ein (materielles) **Bedürfnis** in einem konkreten Wunsch mündet, den sich die jeweilige Person auch finanziell leisten kann, wird es zum **Bedarf.** Äußert die Person gegenüber einem Anbieter eine entsprechende Kaufabsicht, spricht man von **Nachfrage** →Abb. 2.

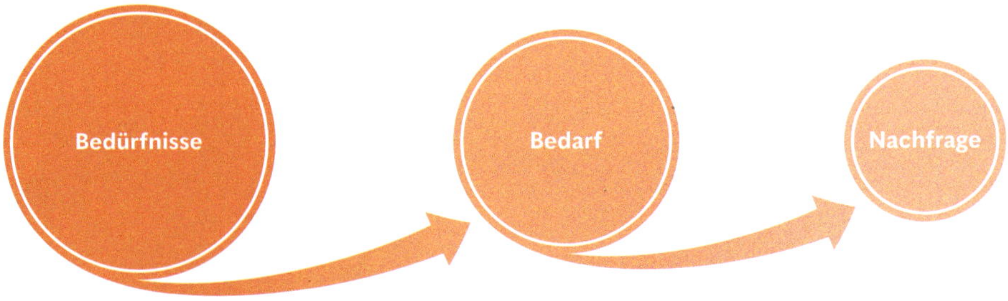

Abb. 2 Von den Bedürfnissen zur Nachfrage

1.2 Organisationsformen von Wirtschaften

Wie lässt sich die Bedürfnisbefriedigung am besten organisieren? Das ist die Frage nach den Wirtschaftssystemen und der Rolle der Gemeinschaft sowie des Staates. Die beiden Extreme einer (idealtypischen) Wirtschaftsordnungen werden hier kurz vorgestellt.

1.2.1 Freie Marktwirtschaft

Eigenschaften

Die freie Marktwirtschaft ist eine Wirtschaftsordnung, die durch die Entwicklung von Regeln des Zusammenlebens von Menschen entstanden ist. Bestimmte Regeln haben sich hierbei als gut erwiesen und sich durchgesetzt. Die sich hieraus ergebende Ordnung wird auch als „spontane Ordnung" bezeichnet. Jedes Individuum plant eigennützig nach seinen Wünschen und Bedürfnissen. Die **wirtschaftliche Freiheit des Individuums** ist das oberste Prinzip. Im Mittelpunkt steht das freie Spiel der wirtschaftlichen Kräfte am Markt. Der schottische Philosoph Adam Smith →Abb. 1 war einer der ersten, der diese Wirtschaftsordnung und ihre Merkmale beschrieben hat:

- Freie Preisbildung durch Angebot und Nachfrage auf allen Märkten.
- Die Verfolgung des Eigennutzes bildet die Grundlage für den Wohlstand aller, z. B.
  - Unternehmen: Gewinnstreben
  - Arbeitnehmer: hohe Löhne
  - Verbraucher: geringe Preise
- Am Markt werden die Gegensätze über wechselseitige Anpassung aneinander angepasst. Eine „unsichtbare Hand" reguliert.
- Privateigentum ist die Grundlage des Strebens nach Eigennutz.
- Freie wirtschaftliche Betätigung des Individuums wird garantiert.
- Jeder kann ein Unternehmen seiner Wahl gründen (Gewerbefreiheit).
- Jeder kann mit jedem jeden Vertrag abschließen (Vertragsfreiheit).
- Jeder kann den Beruf seiner Wahl ergreifen (Freiheit der Berufswahl).
- Jeder kann das konsumieren, was er möchte (Konsumfreiheit).
- Freihandel im Verkehr mit ausländischen Staaten. Keine Zölle oder sonstige Barrieren behindern den internationalen Handel.
- Der Staat verzichtet auf jede Einmischung in das wirtschaftliche Geschehen. Er garantiert lediglich das Rechtssystem und den Schutz des Wettbewerbs.

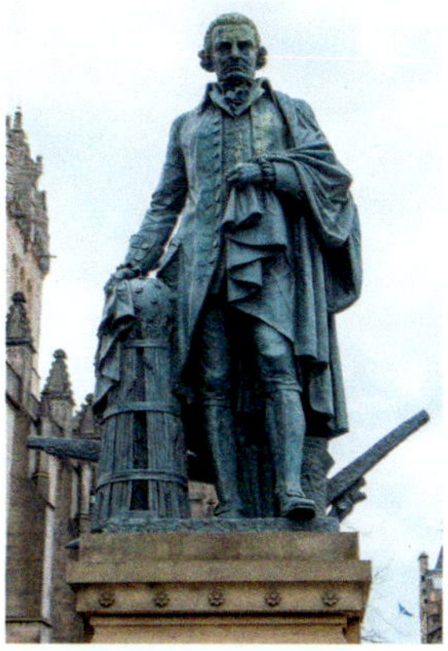

Abb. 1 Adam Smith (1723–1790)

Gefahren

Eine Wirtschaft, die nur nach dem Prinzip von Angebot und Nachfrage aufgebaut ist, birgt auch Gefahren. Es können zum Beispiel Monopole entstehen. Dabei können durch überhöhte Preise die Verbraucher ausgebeutet werden.

Monopol →S. 396

Eine weitere Gefahr liegt im harten Konkurrenzkampf, auch auf dem Arbeitsmarkt. Man bietet seine Arbeitskraft zu billig an und kann dann keine soziale Absicherung (Alter, Krankheit, Unfall) mehr bezahlen. Die soziale Kluft zwischen wirtschaftlich Starken und wirtschaftlich Schwachen wird größer. Da der Staat auch keine Konjunkturpolitik (Fiskalpolitik, Geldpolitik) betreibt, kommt es zu großen Konjunkturschwankungen mit großen sozialen Problemen, z. B. hohe Arbeitslosigkeit. Wichtige Produkte und Dienstleistungen werden nicht angeboten, weil sie keinen Gewinn erwarten lassen. Oder aber sie werden zu überhöhten Preisen angeboten, die sich niemand leisten kann, z. B. Bildung, Straßenbau, Kultur.

1.2.2 Zentralverwaltungswirtschaft

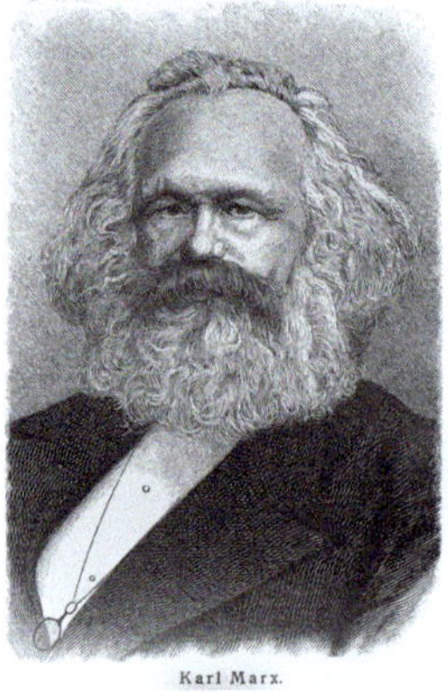

Abb. 1 Karl Marx (1818–1883)

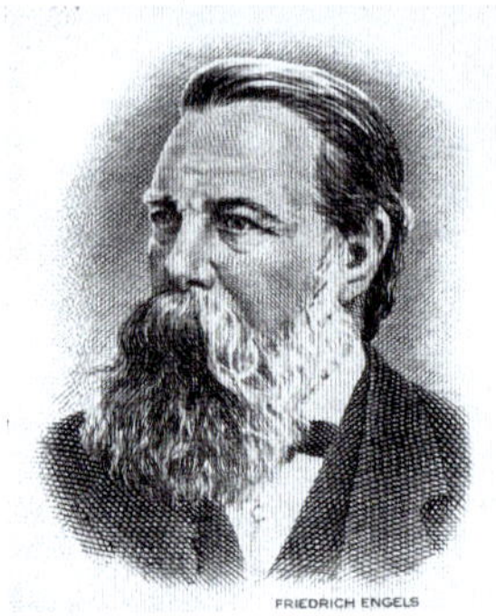

Abb. 2 Friedrich Engels (1820–1895)

Eigenschaften

Die Zentralverwaltungswirtschaft ist eine Wirtschaftsordnung, die sich Menschen ausgedacht haben, um ihr Zusammenleben besser als bisher zu gestalten. Die auf den Eigennutz zielenden Regeln und die damit verbundenen „Marktkämpfe – jeder gegen jeden" gilt es im Hinblick auf ein besseres Zusammenleben zu ersetzen. Diese neuen Regeln sind zielgerichtet. Die sich ergebende Ordnung bezeichnet man auch als „Organisation". Insbesondere die deutschen Philosophen und Ökonomen Karl Marx →Abb. 1 und Friedrich Engels →Abb. 2 entwickelten diese neuen Ideen vor dem Hintergrund des Elends großer Bevölkerungskreise im 18. und 19. Jahrhundert. Anstelle des Privateigentums muss das **gesellschaftliche Eigentum** treten. Die zentrale Planung des Staates nach den wirklichen Bedürfnissen der Menschen führt dazu, dass anstelle des Strebens nach Eigennutz, das Streben nach dem Wohl der Bevölkerung als oberstes Prinzip gilt:

- Jeder erhält die Güter entsprechend seinen Bedürfnissen.
- Jeder arbeitet so viel, wie es gesellschaftlich notwendig ist.
- Dadurch, dass allen alles gehört und das Privateigentum abgeschafft ist, streben alle nach dem höchsten gesellschaftlichen Wohl.
- Der Staat plant die wirklichen Bedürfnisse der Menschen, was die Güter als auch den Arbeitseinsatz betrifft. Über langfristige Pläne werden die Bedürfnisse mit den Gütern zu ihrer Befriedigung in Übereinstimmung gebracht.
- Lediglich in einer Übergangszeit werden Preise als staatliche Festpreise benötigt und ein kostspieliger Behördenapparat, der die Pläne aufstellt und überwacht.
- Haben die Menschen dann das „neue Bewusstsein", sind Preise und Überwachungsinstanzen nicht mehr vonnöten.

Gefahren

Schon bei Erscheinen dieser neuen Theorien äußerten viele Menschen Zweifel an diesen Gedanken, obwohl sie das Ziel, welches diese Theorie verfolgt, sicher als gut ansahen. Woher kennt der Staat die wirklichen Bedürfnisse der Menschen? Was passiert, wenn sich die Bedürfnisse kurzfristig ändern?

Wenn es dem Staat also nicht gelingt, die wirklichen Bedürfnisse der Menschen zu kennen, bedeutet dies Verlust von Berufs- und Konsumwahl, von wirtschaftlicher Freiheit und von Privateigentum.
Obwohl der Staat auf der einen Seite zwar dafür sorgt, dass keine starken Konjunkturschwankungen und Arbeitslosigkeit die Menschen treffen, sahen die Kritiker schon damals den Verlust der genannten Rechte als schwerwiegend an.

1.2.3 Heutige Entwicklungen

Alle realtypischen Wirtschaftsordnungen, die sich an die Zentralverwaltungswirtschaft bis heute angelehnt haben, konnten die auftretenden Probleme nur schlecht lösen.
Andere wiederum glauben, dass sich sämtliche Wirtschaftsordnungen der Welt aufeinander zubewegen. Das bedeutet, dass eher marktwirtschaftlich orientierte Länder größere Staatseingriffe zulassen werden und dass eher zur Zentralverwaltungswirtschaft orientierte Länder eine größere Marktöffnung zulassen. Das wird als Konvergenztheorie der Wirtschaftsordnungen bezeichnet.

1.3 Soziale Marktwirtschaft als reale Wirtschaftsordnung

1.3.1 Der Markt

Um ein Grundverständnis für die Soziale Marktwirtschaft zu erlangen, muss zunächst das Funktionieren des Marktes und der Preisbildung erklärt werden. Seit Jahrhunderten treffen sich z. B. auf dem Wochenmarkt Käufer und Verkäufer von Obst, Gemüse, Blumen usw. →Abb. 1. Das Angebot ändert sich, neue Gemüsezüchtungen kommen auf den Markt ebenso wie völlig neue Waren, manche verschwinden im Laufe der Zeit auch wieder. Das Recht auf Zutritt zum Markt ist für **Käufer** einfach zu erhalten. Er muss sich nur dorthin begeben.

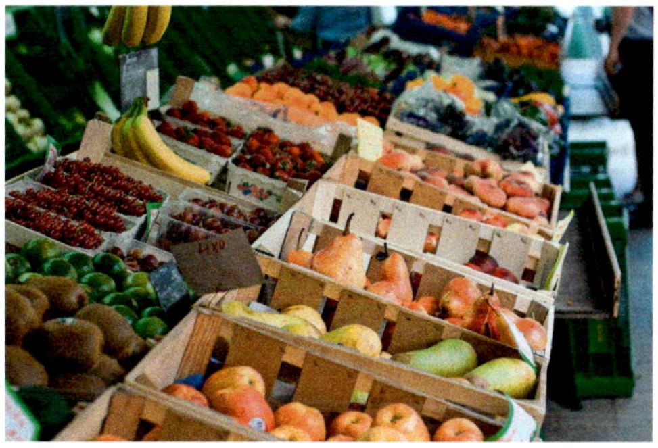

Abb. 1 Wochenmarkt

Verkäufer müssen ein Recht erwerben, dort anzubieten, und „Eintritt" (Standgeld) bezahlen.

Ein weiteres Beispiel ist der Arbeitsmarkt. Wer Arbeit anbietet (Arbeitgeber) trifft sich hier mit denen, die Arbeit nachfragen (Arbeitnehmer). Obwohl der Eintritt staatlich geregelt „umsonst" ist (Agentur für Arbeit), gibt es auch hier Vermittlungsinstitutionen (Personalberater), die den Aufbau eines Marktes gegen Entgelt leisten. Jeden Tag entdecken Menschen neue Märkte. Häufig im Bereich der Dienstleistungen, z.B. Windelwasch- und Bringdienst oder Kfz-Zulassungsdienst.

Der **Ort** des Wochenmarktes lässt sich noch relativ gut und verständlich bestimmen. Er findet auf dem Marktplatz statt. Bei der sachlichen Gliederung (Welche Produktarten werden dort gehandelt?) wird es schon schwieriger. Sicherlich kann man beim Wochenmarkt nicht sagen, dass es sich um den Konsumgütermarkt handelt. Genauso wenig wird man von dem Nahrungsmittelmarkt oder dem Obst- und Gemüsemarkt reden können. Die gleichen Schwierigkeiten bestehen, wenn man eine örtliche Gliederung versucht: z. B. der Markt einer Gemeinde, der baden-württembergische Markt, der deutsche Markt, der EU-Markt →Abb. 2.

Für alle Märkte lässt sich jedoch Gemeinsames feststellen: Überall dort, wo Angebot und Nachfrage aufeinandertreffen, spricht man von einem Markt. Das Recht auf Eintritt in einen solchen Markt kann für Anbieter und/oder Nachfrager durch Barrieren mehr oder weniger schwierig sein. Der Ausgleich der gegenseitigen Interessen von Anbietern und Nachfragern erfolgt über den Preis.

Wer hat nun größere Möglichkeiten, durch sein Verhalten den Preis auf dem Markt zu beeinflussen – Anbieter oder Nachfrager? Beobachtet man verschiedene Märkte, z. B. für Kopfsalat, Waschmittel, Flugzeuge, so ist bald festzustellen, dass
- Kopfsalat von vielen Gärtnern und Landwirten erzeugt und angeboten und von zahlreichen privaten Haushalten oder Gaststätten nachgefragt wird,
- Waschmittel jedoch nur von wenigen Firmen angeboten, aber von vielen Nachfragern nachgefragt werden,
- Flugzeuge von relativ wenigen Produzenten angeboten und nur von einigen Unternehmen nachgefragt werden.

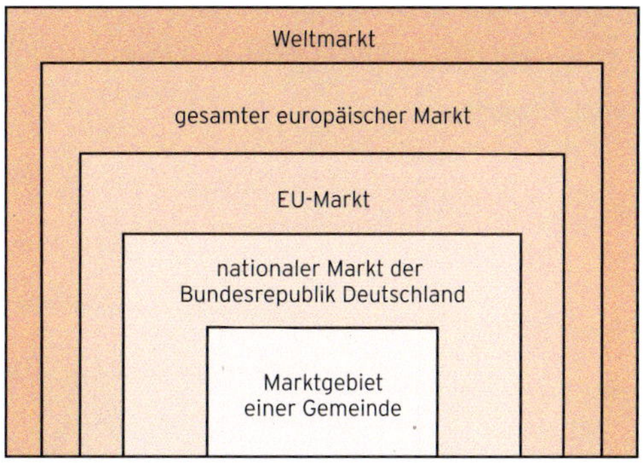

Abb. 2 Räumliche Gliederung der Märkte

Durch diese wenigen Beispiele wird deutlich, dass sich Märkte auch durch die Anzahl der konkurrierenden Anbieter und Nachfrager unterscheiden. Diese können durch unterschiedliche Möglichkeiten die Preise beeinflussen:

- **Vollständige Konkurrenz (Polypol):** Hier stehen viele Anbieter vielen Nachfragern gegenüber. Diese idealen Bedingungen eines Marktes sind selten gegeben. Keine der beiden Seiten hat hier eine größere Möglichkeit, durch ihr Verhalten den Preis zu beeinflussen. Ein Beispiel hierfür ist die Wertpapierbörse (Aktienmarkt).
- **Angebotsoligopol:** Auf der Anbieterseite finden sich nur wenige Anbieter. Nachfrager sind viele vorhanden. Diese Marktform gilt für viele Industrieerzeugnisse, auch z. B. auf dem Mineralölmarkt oder auf dem Pharmamarkt. Die Gefahr von Preisabsprachen ist auf diesen Märkten sehr groß.
- **Angebotsmonopol (Monopol):** Einem Anbieter stehen hier viele Nachfrager gegenüber. Der Monopolist kann den Preis weitgehend bestimmen. Er darf jedoch die Preise der →„Ersatzprodukte“ (Substitutionsgüter) nicht aus den Augen lassen. In Deutschland weit verbreitet sind Monopole unter staatlicher Aufsicht, z. B. Deutsche Bahn AG, Bildungswesen.
- **Nachfrageoligopol und Nachfragemonopol (Monopson):** Ähnlich wie bei der Verhärtung der Angebotsseite können hier die Nachfrager die größere Macht haben, die Preise zu beeinflussen. Nachfrageoligopole sind z. B. große Einzelhandelsketten, die einzelne Hersteller zu großen Preisabschlägen zwingen, weil sie deren Produkte sonst nicht in die Verkaufsregale lassen. Ein Nachfragemonopol besteht z. B. beim Staat als einzigem Nachfrager nach Rüstungsgütern.

Ersatzprodukte
Produkte, die geeignet sind, das ursprüngliche Produkt zu ersetzen

1.3.2 Preisbildung

Angebot und Nachfrage

Angebotene Gesamtmenge (Stück)	Erwartete Preise (€/Stück)
5	4,80
8	4,90
12	5,00
16	5,10
20	5,20
23	5,30

Tab. 1 Angebot

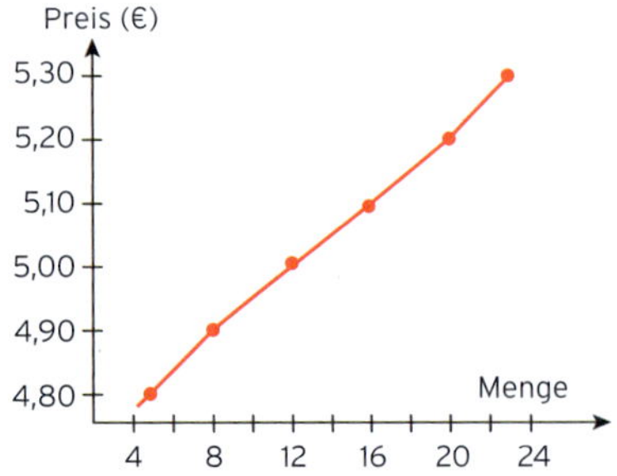

Abb. 1 Angebotskurve

Um die Preisbildung zu verstehen, wird wieder der Wochenmarkt betrachtet, und zwar als Erstes die Anbieterseite. Viele Händler kommen auf den Markt und bieten viele Produkte an. Als Beispiel wird im Folgenden der Markt für Frischhühner betrachtet. Der Einfachheit halber sollen diese alle dasselbe Gewicht und dieselbe Qualität haben (diese Faktoren sind weiter unten noch einmal von Bedeutung). Die verschiedenen Anbieter haben aufgrund ihrer Kosten (z. B. Hühnerhaltung, Transport, Standgebühren, Personal) und Gewinnerwartungen auch unterschiedliche Preisvorstellungen, wenn sie auf den Markt fahren.

Von diesen Preisvorstellungen lässt sich eine Tabelle ableiten, aus der hervorgeht, wie viele Frischhühner bei bestimmten erwarteten Preisen angeboten würden →Tab. 1. Man beachte: Anbieter mit einer Preiserwartung von 4,80 € würden natürlich auch zu einem höheren Preis verkaufen.

Die Tabelle lässt sich in ein Schaubild fassen. Die Verbindung der Punkte bezeichnet man als Angebotskurve →Abb. 1.

Man erkennt: Bei einem niedrigen Preis wird nur wenig Ware angeboten. Bei einem hohen Preis wird jedoch viel Ware angeboten.

Diese Preiserwartungen der Anbieter treffen nun auf die Preisvorstellungen der Nachfrager, die von vielen Überlegungen abhängen, z. B. Was kosten alternative Produkte wie Rind- oder Schweinefleisch? Was habe ich, hat die Familie schon lange nicht mehr gegessen?

Von der Preiserwartung lässt sich wieder eine zweite Tabelle ableiten, aus der hervorgeht, wie viele Frischhühner bei einem bestimmten Preis nachgefragt würden →Tab. 1. Man beachte: Nachfrager mit einer Preiserwartung von 5,30 € zahlen natürlich auch gerne weniger.

Nachgefragte Gesamtmenge (Stück)	Preisvorstellung (€/Stück)
2	5,30
6	5,20
8	5,10
12	5,00
16	4,90
20	4,80

Tab. 1 Nachfrage

Die Tabelle lässt sich wieder in ein Schaubild fassen. Verbindet man die gefundenen Punkte miteinander, ergibt sich die Nachfragekurve →Abb. 1.

Man erkennt: Bei einem hohen Preis ist die nachgefragte Menge gering. Bei einem niedrigen Preis ist die nachgefragte Menge hoch.

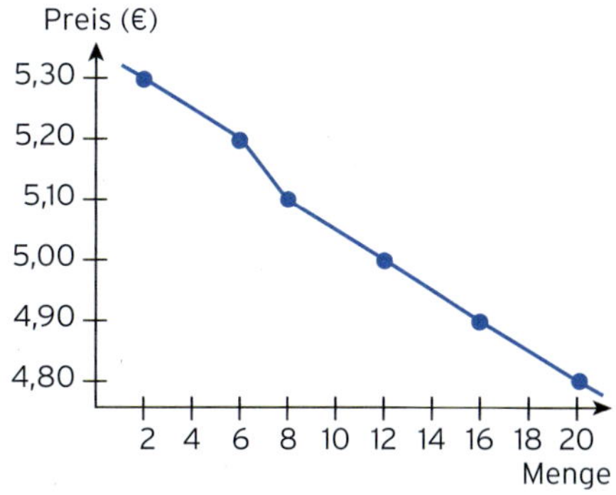

Abb. 1 Nachfragekurve

Bei den beiden Kurven handelt es sich um sogenannte typische Verläufe. Diese sehen anders aus, wenn z. B. die Kunden (Nachfrager) ein Gut zu jedem Preis kaufen würden (absolut lebensnotwendiges Gut) oder die Händler (Anbieter) trotz sinkender Preise ihr Angebot erhöhen (Anbieter haben starke Einkommenseinbußen erlitten). Bringt man die Nachfrager- und Anbietervorstellungen nun in **einem** Schaubild zusammen, erkennt man, dass sich die Kurven schneiden →Abb. 2.

Im Schnittpunkt der Angebots- und Nachfragevorstellungen liegt der sogenannte Gleichgewichts- oder besser der **Wettbewerbspreis**. Zu diesem Preis wird auf dem Markt der größte Umsatz erzielt. Der Umsatz ist die umgesetzte Menge mal dem Preis, z. B. zwölf Frischhühner zu 5,00 € ergeben einen Umsatz von 60,00 €. Bei jedem anderen Preis ist der Umsatz geringer. Die Preise tendieren auf den Märkten zu diesem Wettbewerbspreis.

Nehmen wir in unserem Beispiel den Preis von 5,30 € an, so erkennt man einen Angebotsüberhang. Dieser Angebotsüberhang drückt auf die Preise, d. h., er bewegt sich auf den Wettbewerbspreis zu. Nimmt man einen niedrigeren Preis als den Wettbewerbspreis an, sieht man, dass ein Nachfrageüberhang besteht. Ist die nachgefragte Menge größer als die angebotene Menge, ziehen die Preise an.

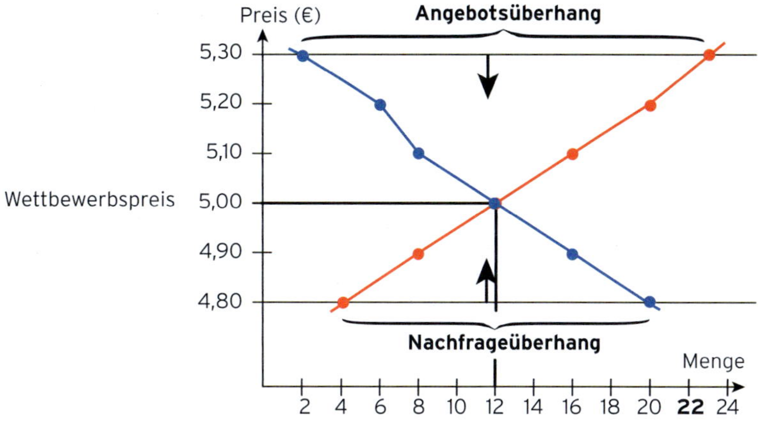

Abb. 2 Bildung des Wettbewerbspreises

Das bedeutet, dass sich die Preise ebenfalls auf den Wettbewerbspreis zubewegen. Angebot und Nachfrage bestimmen den Preis auf einem Markt. Hohe Preiserwartungen locken viele Anbieter an, Nachfrager schrecken sie jedoch ab. Niedrige Preiserwartungen halten Anbieter fern, Nachfrager werden jedoch angezogen. Die Abstimmung der Erwartungen erfolgt über den sich bildenden Wettbewerbspreis.

Voraussetzungen des Preisbildungsmodells

Zu Beginn des Kapitels wurden besondere Voraussetzungen für das Beispiel gemacht. Diese sollen noch etwas unter die Lupe genommen und ergänzt werden. Das Beispiel spielte sich auf einem sogenannten vollkommenen Markt ab. Voraussetzungen für solche vollkommenen Märkte sind:

- **Homogenitätsbedingung:** Es wurde unterstellt, dass es sich um Hühner von gleicher Qualität und gleichem Gewicht handelte. Man müsste noch ergänzen, dass es z. B. keine besondere Verpackung oder Werbung gab.
- **vollständige Konkurrenz:** Es gibt viele Anbieter und Nachfrager auf dem Markt.
- **freies Zutrittsrecht:** Anbieter und Nachfrager haben ein Recht auf Eintritt in den Markt und werden nicht beschränkt.
- **Markttransparenz:** Anbieter und Nachfrager kennen ihre Preiserwartungen untereinander.
- **fehlende Präferenzen:** Kein Nachfrager geht zu einem Anbieter, weil er dort z. B. besser oder schneller bedient wird.
- Der Staat greift nicht in den Preisbildungsprozess ein.

Schon bei dieser unvollständigen Aufzählung merkt man, dass es sich um ein **Modell der Preisbildung** handeln muss. Dennoch bleiben diese allgemeinen Merksätze bestehen. Für die Realität bleibt festzuhalten, dass der Preis offenbar nicht das einzige Entscheidungskriterium für Anbieter und Nachfrager ist. Geht ein Anbieter auf einen Markt, bewirbt er sich bei den Nachfragern nicht nur mit seinem Produkt und dessen Preis, sondern auch z. B. mit

- Werbetafeln,
- Zusatznutzen des Produktes,
- freundlicher Bedienung und Fachgesprächen,
- Standort des Ladens,
- Verpackung.

Diese Liste lässt sich beliebig fortführen. Jeden Tag entdecken Anbieter neue solcher „Wettbewerbsaktionsparameter". Auch der Nachfrager sucht auf dem Markt nicht bei irgendeinem Anbieter nur ein Produkt zu einem Preis, sondern achtet auch auf folgende Kriterien:

- umweltfreundlich verpacktes Produkt
- Form und Farbe des Produktes
- freundliche, schnelle Bedienung
- Neuartigkeit
- Kauf des Produktes muss ein Erlebnis sein

Auch diese Liste lässt sich weiter fortführen. Anbieter und Nachfrager bewirken mit diesen Überlegungen bewusst oder unbewusst eine Ausschaltung des reinen Preisbildungsmodells.

Letztlich müssen sie aber über den Preis zusammenfinden.

Aufgaben

1 Nennen Sie die beiden idealtypischen Wirtschaftsordnungen.

2 Nennen Sie zwei Gefahren der beiden idealtypischen Wirtschaftsordnungen, wenn man sie verwirklichen will.

3 Erklären Sie das "Ökonomische Prinzip". Gilt das auch für Sie?

4 Nennen Sie Märkte, auf denen Sie als Anbieter oder Nachfrager auftreten.

5 Woran erkennen Sie, dass jeden Tag neue Märkte entstehen?

6 Was ist allen Märkten gemein?

7 Nennen Sie die Marktform für folgende Märkte: Benzinmarkt, Informationstransportmarkt, Lebensmittelmarkt.

8 Wodurch kann der Zugang zu einem Markt beschränkt sein?

9 Welche Marktform ist hier skizziert?

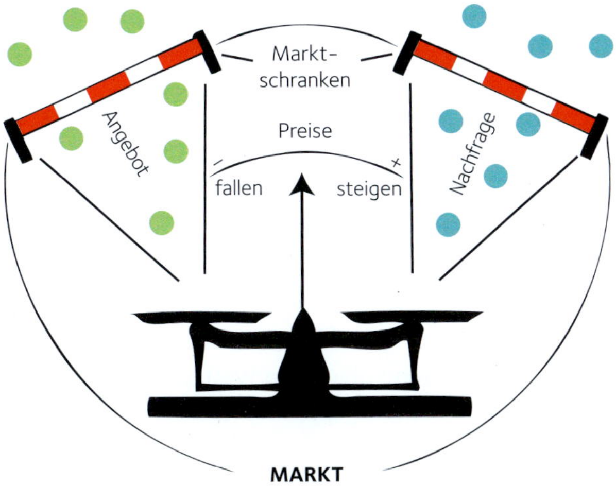

10 Auf dem Salatmarkt gibt es zwei Anbieter, die bereit sind, den Salatkopf für 0,50 € zu verkaufen. Drei Anbieter wollen 0,70 € für ihren Salat. Vier Anbieter wollen ihren Salat nicht unter 0,90 € abgeben. Drei Anbieter würden ihren Salat für 0,60 € verkaufen. Sie und zwei weitere Kunden sind nur bereit, 0,60 € für einen Salat zu bezahlen. Drei Nachfrager würden nur 0,50 € für einen Salat bezahlen. Zwei Kunden wären selbst bei einem Preis von 0,90 € noch willens zu kaufen. Zwei Nachfragern ist der Salat maximal 0,70 € wert. Vier Nachfrager würden auch 0,80 € bezahlen.

a Zeichnen Sie die Angebots- und Nachfragekurve für diesen Salatmarkt: Jeder Anbieter bietet nur einen Kopf Salat an, jeder Nachfrager fragt nur einen Kopf Salat nach.

b Beweisen Sie, dass eine Tendenz zum Gleichgewichtspreis besteht.

c Zu welchem Preis ist der Umsatz am größten?

11 Nennen Sie Bedingungen, die den Preisbildungsprozess in seiner reinen Form stören.

12 Auf welchen Märkten erfolgt die Preisbildung nicht nach dem Modell des vollkommenen Marktes?

13 Wie erfolgt die Preisbildung auf folgenden Märkten: Markt für Arzneimittel, Markt für ärztliche Behandlung, Markt für Blumen, Markt für DVDs, Markt für Snowboards, Markt für Gütertransport, Markt für Smartphones?

2 Die Soziale Marktwirtschaft der Bundesrepublik Deutschland

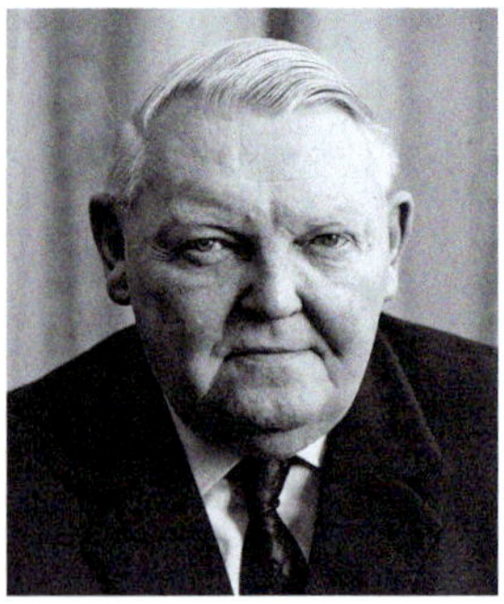
Abb. 1 Ludwig Erhard (1897–1977)

Der Begriff „Soziale Marktwirtschaft" wurde von Alfred Müller-Armack, einem Wirtschaftswissenschaftler, geprägt. Grundlegende Gedanken dazu machten sich auch der Wirtschaftswissenschaftler Walter Eucken und der spätere Bundeskanzler Ludwig Erhard →Abb. 1, der die Idee der Sozialen Marktwirtschaft in der Bundesrepublik vorantrieb. Man wollte die individuellen Freiheiten der freien Marktwirtschaft ohne ihre negativen Auswüchse verwirklichen. Die freie Marktwirtschaft wird zugunsten der sozialen Gerechtigkeit und der allgemeinen Sicherheit durch die Eingriffe des Staates eingeschränkt. Im Grundgesetz hat die Wirtschaftsordnung keinen direkten Niederschlag gefunden. Man findet lediglich eine Andeutung in Artikel 20: „Die Bundesrepublik Deutschland ist ein demokratischer und sozialer Rechtsstaat."

Die Soziale Marktwirtschaft ist demnach kein starres, definiertes System. Sie kann und muss sich weiterentwickeln können, um sich veränderten Lebensgewohnheiten und Regeln des Zusammenlebens von Menschen anzupassen.

2.1 Ordnungspolitik als Aufgabe des Staates

Kartell
Zusammenschluss selbstständiger Unternehmen zur Beschränkung des Wettbewerbs untereinander

Entsprechend den eigenen Erfahrungen lag den Vätern der Sozialen Marktwirtschaft insbesondere die Wettbewerbspolitik sehr am Herzen. Keine Marktwirtschaft funktioniert, wenn es den Wettbewerb nicht gibt. Deswegen lag ihnen viel an einem strengen Kartellgesetz, welches den Unternehmen Absprachen untersagte und Monopole verhindern sollte. Seit 1957 gibt es dafür ein spezielles Gesetz, das Gesetz gegen Wettbewerbsbeschränkungen (GWB).

Auch sonst sollte der Wettbewerb gegen Auswüchse und Missbrauch geschützt werden, z. B. durch das Gesetz gegen den unlauteren Wettbewerb (UWG). Ebenso sollte der Staat den rechtlichen und institutionellen Rahmen der Wirtschaft garantieren.

2.2 Sozialpolitik als Aufgabe des Staates

Der Staat soll wirtschaftlich Schwachen eine „angemessene Teilhabe am wirtschaftlichen Fortschritt" ermöglichen. Die Risiken des Lebens werden in einem kollektiven Sozialversicherungssystem aufgefangen. Einen Ausgleich zwischen wirtschaftlich Schwachen und wirtschaftlich Starken versucht der Staat durch bestimmte Gesetze zu regeln, z. B.
- Lohn- und Einkommensteuergesetz (Progression, Freibeträge),
- Bundeskindergeldgesetz,
- Sozialgesetze (SGB),
- Sparprämiengesetze.

Ebenso werden Arbeitnehmer in Betrieben durch zahlreiche Gesetze geschützt und ihre Mitarbeit bei betrieblichen Entscheidungen gewährleistet.

Die Sozialpolitik soll zugleich die Leistungsfähigkeit der Wirtschaftsordnung erhalten bzw. wiederherstellen sowie die Leistungsbereitschaft fördern und ermutigen.

2.3 Gesamtwirtschaftliche Verantwortung des Staates

Diese politische Aufgabe bewegt sich in drei Spannungsfeldern:

- **Spannungsfeld individuelle Freiheit und soziale Gebundenheit:** Der Staat greift in die individuelle Konsumfreiheit ein, wenn die Belastung der Gesellschaft zu groß ist (z. B. Alkohol). Der Staat greift in das Privateigentum ein, denn Eigentum verpflichtet (z. B. Enteignung). Die Gewerbefreiheit ist durch Auflagen des Staates zum Schutz der Bürger eingeschränkt (z. B. Hygieneverordnungen). Die Vertragsfreiheit ist durch zahlreiche Gesetze, insbesondere zum Schutz des Verbrauchers eingeschränkt.
- **Spannungsfeld Bedarfs- und Leistungsprinzip (soziale Absicherung und Eigenverantwortung):** Soll ein Mensch für seinen Lebensunterhalt so viel erhalten, wie er braucht, oder soll auch das von seiner Leistung abhängen? Soll es beispielsweise eine Ausbildungsförderung von Studenten ohne Rücksicht auf ihre Leistungen geben? Soll der Staat bei Krankheit alle Kosten übernehmen? Oder soll der Einzelne an seinen Krankheitskosten beteiligt werden?
- **Spannungsfeld direkte Steuerung und Marktwirtschaft:** Soll die Konjunktur den Regeln des Marktprozesses unterworfen werden? Seit den 1960er-Jahren greift der Staat in Deutschland durch Investitionsförderprogramme bzw. Beschäftigungsförderungsprogramme sowie Geld- und Fiskalpolitik in das Wirtschaftsgeschehen ein, um negative Auswirkungen von Konjunkturausschlägen zu dämpfen. Soll der Staat bestimmte Strukturen erhalten? Oder soll er sie dem Markt opfern? Auch hier greift der Staat seit den 1960er-Jahren durch seine Strukturpolitik ein. Gefährdete Industriezweige werden durch Subventionen erhalten. Wirtschaftlich benachteiligte Gebiete erhalten Steuervergünstigungen, um die Neuansiedlung von Betrieben zu fördern. Branchen, die eine große Zukunft erwarten lassen, werden ebenfalls staatlich gefördert. Vom Staat für besonders wichtig erachtete Branchen werden gleichfalls unterstützt, z. B. Solarindustrie (um Atomkraft und fossile Energieträger zu ersetzen), Werftindustrie, Stahlindustrie, Landwirtschaft.

Gerade die in den Spannungsfeldern angesprochenen Bereiche sind tatsächlich spannungsgeladen. Auf der einen Seite werden zunehmend weitere Staatseingriffe gefordert, weil die vorhandenen angeblich nicht ausreichen. Auf der anderen Seite fordert man den Abbau von Staatseingriffen, weil gerade sie es sind, die die Probleme erst schaffen oder größer machen.

Aufgaben

1 Wie heißt die Wirtschaftsordnung der Bundesrepublik Deutschland?

2 Nennen Sie Gesetze, die den Begriff „sozial“ deutlich machen.

3 Für das „soziale Netz“ wird in Deutschland sehr viel Geld benötigt. Woran erkennen Sie als Auszubildende dies bereits?

4 Recherchieren Sie: Für welche Sozialleistungen wird in Deutschland das meiste Geld ausgegeben.

5 Stellen Sie eine persönliche Reihenfolge der wichtigsten Sozialleistungen auf (die ersten 6 Plätze).

3 Umsetzung der Sozialen Marktwirtschaft

3.1 Das Stabilitätsgesetz

Schon 1967 wurden im Gesetz zur Förderung der Stabilität und des Wachstums der Wirtschaft (Stabilitätsgesetz) Bund und Länder auf vier Ziele verpflichtet: das **magische Viereck** aus
- Vollbeschäftigung,
- Preisstabilität,
- angemessenem Wirtschaftswachstum und
- außenwirtschaftlichem Gleichgewicht.

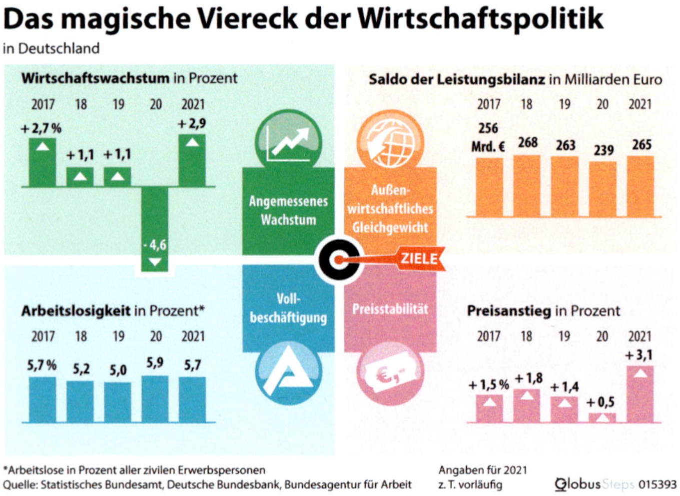

Die „Magie" besteht darin, alle Ziele gleichzeitig zu verwirklichen. Dies ist nahezu unmöglich, weshalb es in der Praxis immer dazu kommt, dass einem oder zwei Zielen Vorrang eingeräumt wird. Das führt dann häufig zu einer erheblichen Vernachlässigung eines oder mehrerer anderer Ziele.

Zusätzlich lassen sich leicht weitere wirtschaftspolitische Ziele finden. Kritiker behaupten hier: Staatlicher Interventionismus ist expansiv, d. h., hat der Staat erst einmal eingegriffen, folgen notwendigerweise weitere Eingriffe. Das ursprüngliche Viereck wird dann zum Vieleck.

3.1.1 Vollbeschäftigung

Der Zustand einer totalen Vollbeschäftigung ist in einer Volkswirtschaft unerreichbar. In einem gewissen Umfang muss stets mit Arbeitslosigkeit gerechnet werden. Laufend kündigen Mitarbeiter, um sich beruflich zu verbessern oder wegen Wohnungswechsels. Ebenso müssen Unternehmen aufgrund von Insolvenzen aufgeben oder Mitarbeitern wird wegen schlechter Leistung gekündigt.

Man spricht von einer „friktionellen Arbeitslosigkeit". Sie beträgt nach Schätzungen etwa 2 % aller arbeitswilligen und arbeitsfähigen Personen (Arbeitslosenquote). Liegt die Arbeitslosenquote zwischen 2 und 3 % bzw. bewegt sich die Zahl der offenen Stellen in derselben Höhe wie die Zahl der Arbeitslosen, kann man das Ziel Vollbeschäftigung als erreicht betrachten.

3.1.2 Preisstabilität

Darunter ist zu verstehen, dass die Preise im allgemeinen Durchschnitt weder steigen (Inflation) noch fallen (Deflation). Die Preise werden heute als verhältnismäßig stabil angesehen, wenn sie durchschnittlich nicht mehr als 1 bis 2 % jährlich steigen. Sowohl steigende als auch sinkende Preise können gravierende Folgen haben. Gemessen wird die Preisstabilität am Lebenshaltungskostenindex, der monatlich und jährlich vom Statistischen Bundesamt veröffentlicht wird.

3.1.3 Angemessenes Wirtschaftswachstum

In einer Volkswirtschaft wird das Wirtschaftswachstum an der Entwicklung des realen Bruttoinlandsproduktes gemessen. Als angemessen bezeichnete man lange Zeit ein Wachstum zwischen 2 und 4 %.

Ob man durch das Wachstum des Inlandsproduktes den Lebensstandard der Menschen steigern kann, wird auch kritisch gesehen. Zudem trifft man heute auf die Meinung, dass der Staat „Wirtschaftswachstum als Ziel" überhaupt nicht verfolgen kann. Letzten Endes ergibt sich dieses Ziel aus den Handlungen und dem Willen der Menschen eines marktwirtschaftlich orientierten Landes. Häufig wird es „missbraucht", um das Ziel Vollbeschäftigung zu erreichen.

3.1.4 Außenwirtschaftliches Gleichgewicht

Aktivsaldo
Von Aktivsaldo spricht man, wenn die Exporte größer sind als die Importe.

Dieses Ziel ist dann erreicht, wenn sich die Einnahmen und Ausgaben aus dem Wirtschaftsverkehr mit dem Ausland die Waage halten: Die Zahlungsbilanz muss dazu ausgeglichen sein.
Die Zahlungsbilanz enthält die →Abb. 1
- **Handelsbilanz:** Gegenüberstellung der ein- und ausgeführten Waren (Export und Import, Aktivsaldo)
- **Dienstleistungsbilanz:** Gegenüberstellung von Dienstleistungsexporten und -importen (z. B. Transport, Reiseverkehr)
- **Bilanz der Übertragungen:** enthält unentgeltliche Leistungen an und vom Ausland (z. B. Renten, Pensionen, Überweisungen der ausländischen Arbeitnehmer nach Hause)
- **Kapitalbilanz:** enthält die kurz- und langfristigen Kapitalbewegungen zum und vom Ausland (z. B. Kredite, Beteiligungen, Wertpapiere)

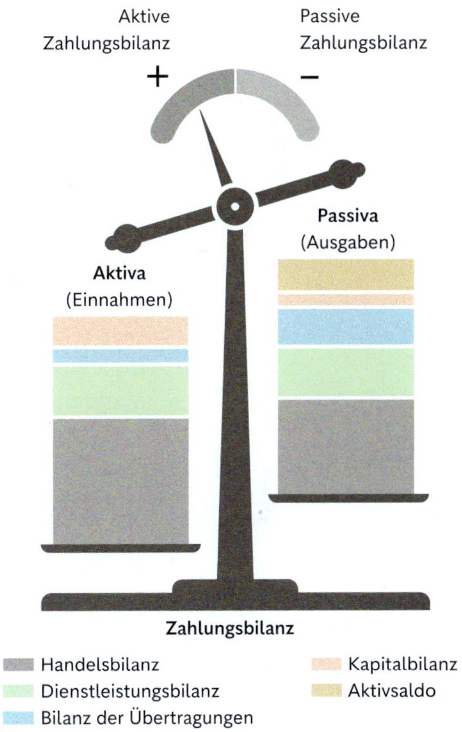

Abb. 1 Zusammensetzung der Zahlungsbilanz

Können beispielsweise deutsche Produkte preiswert angeboten werden, kauft auch das Ausland verstärkt ein, d. h., die Exporte steigen.

Die im Inland vorhandene Gütermenge nimmt ab. Die Nachfrage nach Euro auf den Devisenmärkten steigt. Dadurch kann es leicht zu inflationären Tendenzen kommen.

Kaufen wir umgekehrt im Ausland stärker ein, steigen die Importe und ausländische Produkte verdrängen die heimischen. Betriebsschließungen, Insolvenzen und Arbeitslosigkeit können die Folge sein. Aus diesen Gründen sollten sich Exporte und Importe eines Landes entsprechen.

3.1.5 Weitere Ziele

Neben den im Stabilitätsgesetz aufgeführten Zielen verfolgt der Staat eine Reihe weiterer Ziele, die auch teilweise in Gesetzen niedergelegt sind.
Kritiker meinen dazu, dass der Staat sich lieber darauf konzentrieren sollte, in allen Bereichen Märkte zu installieren. Das würde automatisch zur Durchsetzung der Ziele führen, die die Bevölkerung will. Die Staatsquote würde sich dadurch verringern. Weiter wird von Kritikern immer angemerkt, dass staatlich Eingriffe meist „expansiv" sind. Das bedeutet, wenn der Staat einen Bereich durch Gesetze oder Verordnungen regelt, werden dort immer weitere Gesetze folgen.

Staatsquote
Anteil der staatlichen wirtschaftlichen Aktivitäten an der gesamten Leistung einer Volkswirtschaft

Umweltschutz

Konsumorientierter technischer Fortschritt und Wirtschaftswachstum haben unsere Umwelt stark angegriffen. Langfristig gefährden und vernichten wir damit unsere natürlichen Lebensgrundlagen. Die Verschmutzung der Luft, der Flüsse und Meere bescheren uns weltweite Klimaveränderungen (Treibhauseffekt), Waldsterben und Artensterben. Das magische Viereck ist deshalb um ein weiteres Ziel zu erweitern: Erhaltung einer lebenswerten Umwelt.

In zahlreichen Gesetzen versucht der Staat, das Erreichen dieses Ziels zu gewährleisten, z. B. Umwelthaftungsrecht, Bundes-Immissionsschutzgesetz, Benzin-Blei-Gesetz, Kfz-Steuergesetz, Abwasserschutzgesetze, Waschmittelgesetze, Lärmschutzgesetze, Abfallbeseitigungsgesetz, Gesetz zur Förderung Erneuerbarer Energien. Viele Stoffe, die die Umwelt verschmutzen oder die im Verdacht stehen, die Umwelt zu schädigen, wurden verboten, z. B. FCKW.

Beim Verbraucher hat sich in den letzten Jahren ein neues **Umweltbewusstsein** entwickelt, das bei den Anbietern dazu führte, dass umweltschädigende Produkte heute kaum noch angeboten werden, weil sie nicht zu verkaufen sind. Der Verbraucher wird in Zukunft auch einen höheren Preis für Produkte zahlen (amerikanische Schätzung: bis 15 %), wenn sie umweltgerecht sind. Der Trend auf dem Agrarmarkt weist ebenfalls in diese Richtung. Das wird auch Rückwirkungen auf die Verpackung der Produkte haben: Recycling ist hier angesagt. Verpackungen der Zukunft müssen wiederverwendbar sein, um die Müllhalden zu entlasten. Neben einer Sozialbilanz werden Unternehmen der Zukunft wohl auch eine Umweltbilanz vorlegen müssen.

Gerechte Einkommens- und Vermögensverteilung

Die Einkommensverteilung vollzieht sich bei uns auf der einen Seite über den Markt nach dem Leistungsprinzip und auf der anderen Seite über den Staat nach dem Sozialprinzip. Ein Großteil der Einkommensverteilung spielt sich in den Verhandlungen zwischen Gewerkschaften und Arbeitgeberverbänden ab. Ob sich daraus eine gerechte Verteilung ergibt, ist zumindest fraglich. Die Gewerkschaften achten darauf, dass die Abstufung in Lohngruppen dem Prinzip der Gerechtigkeit genügt.

Ein Teil der Einkommen wird auch aus Vermögen erzielt (Zins, Dividende, Miete, Pacht). Auch hier strebt der Staat seit Jahren eine gerechtere Verteilung an (z. B. durch das Vermögens-bildungsgesetz).
Eingriffe des Staates in die Einkommens- und Vermögensverteilung sind z. B.:

- Progression der Lohn- und Einkommensteuer (d. h., höhere Einkommen werden stärker besteuert)
- Vermögensbildungsgesetz (Haushalte mit geringeren Einkommen können staatlich gefördert Vermögen bilden)
- Bürgergeld (bedürftige Erwerbsfähige werden vom Staat unterstützt)
- Wohngeld-, Kindergeld-, Elterngeldzahlungen, Ausbildungsförderung usw. enthalten alle eine einkommensabhängige Komponente

Mit diesen und weiteren Maßnahmen versucht der Staat, die Ergebnisse des Marktes in Richtung Gerechtigkeit zu korrigieren. Das wird heute als ein weiteres wirtschaftspolitisches Ziel angesehen. Kritiker behaupten, dass der Staat damit aussage, dass das Ergebnis des Marktprozesses ungerecht sei.

Sie vergleichen den Markt mit einem Spiel (z. B. Fußballspiel). Das Ergebnis ist eine Mischung aus Fleiß, Anstrengung und Zufall oder Glück. Niemand fragt nach einem gerechten Ergebnis, wenn alle fair gespielt und sich an die Regeln gehalten haben. Aufgabe des Staates wäre dann die des Schiedsrichters: Er passt auf, dass sich alle an die genau festgelegten Spielregeln halten. Das Ergebnis dürfe er auf keinen Fall korrigieren. Die, die nicht mitspielen können, werden direkt vom Staat unterstützt.

Mitbestimmung der Arbeitnehmer

Auch das ist ein wirtschaftspolitisches Ziel, was insbesondere in den 1970er-Jahren stark im Vordergrund stand. Die Mitbestimmung, Mitwirkung und Informationspflicht der Arbeitnehmer ist in verschiedenen Gesetzen, z. B. dem Betriebsverfassungsgesetz, aber auch im Aktiengesetz und weiteren Gesetzen, geregelt.

3.1.6 Zielkonflikte

Das Stabilitätsgesetz fordert von Bund und Ländern, die vier wirtschaftspolitischen Ziele gleichzeitig zu erreichen: „Die Maßnahmen sind so zu treffen, dass sie im Rahmen der marktwirtschaftlichen Ordnung gleichzeitig zur Stabilität des Preisniveaus, zu einem hohen Beschäftigungsgrad und außenwirtschaftlichem Gleichgewicht bei stetigem und angemessenem Wirtschaftswachstum beitragen“ (§ 1). Bezieht man noch die anderen wirtschaftspolitischen Ziele ein, grenzt es wahrlich an Zauberei, alle Ziele gemeinsam erreichen zu wollen. Dadurch können sich die verschiedensten Zielkonflikte ergeben.

Beispiel

Preisstabilität – Vollbeschäftigung

Bei **Arbeitslosigkeit** und **stabilen Preisen** werden sich Regierung, Parlament und Bundesbank fragen müssen: Soll das Ziel der Preisstabilität ohne Rücksicht auf die hohe Arbeitslosigkeit weiterverfolgt werden?

Bei Beharren auf unbedingter Preisstabilität ist es nicht ausgeschlossen, dass die Zahl der Arbeitslosen noch steigt.

Wird der Abbau von Arbeitslosigkeit als vordringlich angesehen, so führen Maßnahmen zur Förderung des Konsums und der Investitionen (= Nachfragesteigerung) evtl. zu einem Preisauftrieb.

Bei **Vollbeschäftigung**, aber erheblichen allgemeinen **Preissteigerungen** können vorsichtige, gezielte Maßnahmen die Nachfrage dämpfen und die Preissteigerungen allmählich verlangsamen. Zu harte Eingriffe können die Vollbeschäftigung gefährden.

Preisstabilität – außenwirtschaftliches Gleichgewicht

Sind die inländischen Preise relativ stabil, die ausländischen Preise jedoch stark ansteigend, kommt es zu Exportüberschüssen im Inland. Diese Exportüberschüsse führen auf dem Devisenmarkt zu einer verstärkten Euro-Nachfrage. Der Geldumlauf steigt, ohne dass mehr Güter im Inland zur Verfügung stehen. Es kommt zu inflationären Tendenzen („importierte Inflation“).

Angemessenes Wirtschaftswachstum – Erhalt einer lebenswerten Umwelt

Will man ein angemessenes Wachstum des Bruttosozialprodukts erreichen, zeigte sich in der Vergangenheit oft, dass dieses Bemühen mit starker Umweltverschmutzung einherging. Die Forderung lautet deshalb: ein ökologisch verträgliches, angemessenes Wachstum.

Es kann jedoch auch sein, dass sich Ziele nicht ausschließen. Denkt man z. B. an angemessenes Wirtschaftswachstum und Vollbeschäftigung, hat man zwei Ziele, die sich ergänzen.

Beim Ziel des angemessenen Wirtschaftswachstums geht es auch immer um die Definition des Ziels. Wenn bestimmte (kostenlose) Leistungen einbezogen werden und negative Auswirkungen abgezogen werden, ergibt sich hier eine andere „Zielgröße“.

Grundsätzlich ist es möglich, alle Ziele gleichzeitig anzusteuern. In der Praxis treten jedoch häufig Zielkonflikte auf. Die Regierung wird dann durch politische Entscheidungen das eine oder andere Ziel stärker verfolgen. Kritiker merken an, dass die Regierungen dabei nach einem 4-Jahres-Rhythmus je nach Stimmungslage in der Bevölkerung verfahren. Gleichzeitig soll die Staatsquote gesenkt werden, was nur über größere Privatisierung geht.

Ein wichtiges Ziel, welches aber kaum genannt wird, ist die Schaffung eines guten Investitionsklimas. Dies wird in erster Linie durch „Moral Suasion “ erreicht. Das bedeutet, dass man durch „Schönreden“ der Konjunktur und der wirtschaftlichen Verhältnisse dafür sorgt, dass sich die Unternehmen „wohlfühlen“. Dies wird regelmäßig durch den IFO-Geschäftsklimaindex gemessen. Wenn dieser steigt, wird investiert im Vertrauen auf die Zukunft. Als Folge steigt die Beschäftigung und die Wirtschaft wächst.

3.1.7 Ökonomie und Ökologie

Häufig wird von einem Gegensatz von Ökonomie und Ökologie gesprochen. Bei der Ökologie, so heißt es, versage der Markt und es komme zur Umweltverschmutzung. Die Konsequenz sind dann staatliche Eingriffe in den Marktmechanismus.

Bietet jemand ein Gut an, muss er jemanden suchen, der ihm dieses Gut abkauft. Fragt jemand ein Gut nach, muss er jemand suchen, der ihm dieses Gut verkauft. Normalerweise ist dies sehr einfach, wenn man an die Güter des täglichen Lebens denkt. Dass dies so gut funktioniert, liegt an der klaren Möglichkeit der Eigentumsregelung an den betroffenen Gütern – und natürlich auch daran, dass sich die beiden Kaufvertragsparteien an bestimmte Regeln halten. Für diese Regeln bietet der Staat mit seinem Rechtssystem die Gewähr. Die Kosten für das Zustandekommen eines solchen Marktes sind relativ gering. Der Nachfrager muss sich zu den Anbietern hinbewegen. Umgekehrt müssen sich die Anbieter auch zu den Nachfragern „bewegen“, z. B. durch Werbung, gute Innenstadtlage.

Wie sieht es nun mit Gütern aus, deren Eigentum nicht festgelegt ist? Sie gehören allen und keinem und wurden früher häufig als **„freie Güter“** bezeichnet. Hierzu gehören z. B. das Wasser der Ozeane und Flüsse, die Fische der Weltmeere, die Luft oder die Sonne.

Da das Eigentum an diesen Gütern nicht festgelegt ist, nimmt jeder so viel er kann und will. Sie werden hemmungslos verbraucht und es kommt zu Umweltverschmutzung oder sogar -zerstörung. Hieraus folgt unmittelbar, dass es überhaupt keinen Markt für diese Güter gibt. Der Aufbau eines Marktes müsste erst noch geleistet werden, um dann zu entscheiden, ob er wirklich versagt. Daher müssen zunächst die Eigentumsrechte an diesen „freien Gütern“ zugeteilt werden, damit sie auf dem Markt gehandelt werden können.

Der Ansatz: Über ein bestimmtes größeres Gebiet wird eine gedachte Glocke gezogen („bubble"). Alle Nachfrager nach Luftverschmutzung werden festgestellt. Die Verschmutzung wird auf Kosten der Verschmutzer durch Firmen gemessen (Status-quo-Feststellung). Die Nachfrager erhalten **Verschmutzungsrechte** (Emissionszertifikate) zugeteilt. Ein Emissionszertifikat berechtigt zum Ausstoß von z. B. einer Tonne CO_2-Äquivalente.

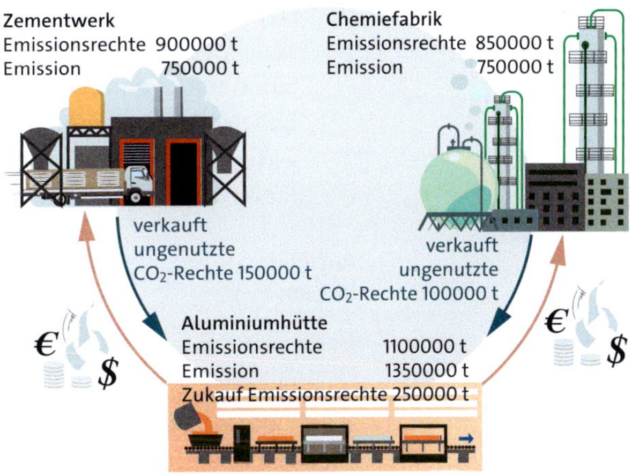

Abb. 1 Handel mit Verschmutzungsrechten

In einem bestimmten Zeitraum muss die Luftverschmutzung in der gesamten „bubble" um einen bestimmten Prozentsatz sinken. Firmen, die z. B. keine Filter einbauen wollen, müssen sich Verschmutzungsrechte von anderen Firmen kaufen, die einen Filter haben oder sauberer produzieren. Neue Firmen, die sich ansiedeln und Verschmutzung nachfragen, müssen sich Verschmutzungsrechte kaufen →Abb. 1. Jeder Handel mit Verschmutzungsrechten führt außerdem zu einer Erhöhung des Prozentsatzes (2–4 %), mit dem die Gesamtluftverschmutzung in der „bubble" in einem bestimmten Zeitraum gesenkt wird.

Diese Gedanken führen zu einer sauberen Umwelt durch den Markt. Die Installation eines solchen Marktes wird durch die Europäische Union geleistet und überwacht. Die Emissionszertifikate können auf dem Markt frei gehandelt werden („trade"). Dadurch bildet sich ein Preis für den Ausstoß von Treibhausgasen. Der Preis beträgt bis 2025 ca. 55,- €/Tonne. Die Einnahmen gehen an Klimafonds der Mitgliedstaaten. Bis 2050 wird der CO_2-Ausstoß in der EU damit auf Null gesenkt werden.

3.2 Beeinflussung der Konjunktur

Das Wort Konjunktur wird verwendet, um bestimmte Zustände der Gesamtwirtschaft zu kennzeichnen, z. B. Konjunkturtief, Hochkonjunktur, oder Veränderungen, also die Richtung einer gesamtwirtschaftlichen Entwicklung darzustellen, z. B. konjunktureller Ab- oder Aufschwung.

Die Wirtschaft entwickelt sich nicht gleichförmig, sondern in Wellenbewegungen, dem **Konjunkturverlauf.** Die Phase des Aufschwungs (Expansion) gipfelt in der Hochkonjunktur (Boom). Diese schlägt in einen Abschwung (Rezession) um, der schließlich im Konjunkturtief (Depression) endet. Ein solcher Konjunkturzyklus dauert erfahrungsgemäß 4 bis 8 Jahre →Abb. 2.

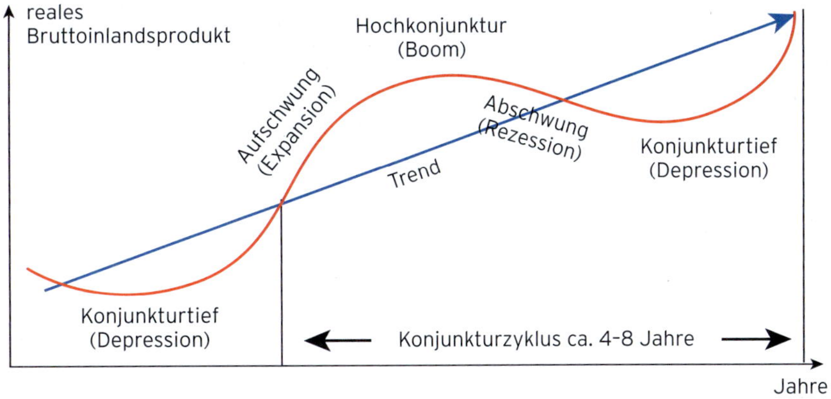

Abb. 2 Ablauf eines Konjunkturzyklus

Daneben gibt es noch kurzfristige Änderungen der Wirtschaftslage, die meist saisonal bedingt sind, z. B. in der Bauindustrie und Gastronomie, sowie langfristige Schwankungen über etwa 20 bis 30 Jahre. Gemessen werden die Schwankungen üblicherweise an der Entwicklung des realen Bruttoinlandsprodukts. In der Tabelle wird deutlich, wie sich die Konjunkturphasen auf Löhne, Gewinne, Nachfrage, Preise, Zinsen und andere wirtschaftliche Aspekte auswirken →Tab. 1.

	Aufschwung (Expansion)	**Hochkonjunktur (Boom)**	**Abschwung (Rezession)**	**Konjunkturtief (Depression)**
Löhne und Gewinne (real)	steigen anfangs langsam, dann rasch	erreichen Höchststand	beginnen zu fallen	auf Tiefststand, eventuell Verluste
Nachfrage allgemein	steigt anfangs langsam, dann rasch	erreicht Höchststand	fällt anfangs langsam, dann rasch	auf Tiefststand
Preise und Zinssätze	steigen anfangs langsam, dann rasch	erreichen Höchststand	fallen	auf Tiefststand
Produktion	steigt anfangs langsam, dann rasch	erreicht Höchststand	fällt anfangs langsam, dann rasch	auf Tiefststand
Investitionen	steigen anfangs langsam, dann rasch	erreichen Höchststand	gehen anfangs langsam, dann rasch zurück	auf Tiefststand
Beschäftigung	steigt anfangs langsam, dann rasch	erreicht Höchststand (Vollbeschäftigung)	rückläufig (konjunkturell bedingte Entlassungen)	auf Tiefststand (hohe Arbeitslosigkeit)
Steuereinnahmen des Staates	steigen anfangs langsam, dann rasch	erreichen Höchststand	gehen anfangs langsam, dann rasch zurück	auf Tiefststand

Tab. 1 Auswirkungen der Konjunkturphasen

3.2.1 Ursachen der Konjunkturphasen

Warum kommt es zu diesen Wellenbewegungen der Konjunktur? Dazu gibt es viele Theorien. Man unterscheidet grundsätzlich verschiedene **Indikatoren.**

Indikatoren auf der Angebotsseite sind:
- **Gewinnerwartungen der Unternehmer:** Sind diese für die Zukunft positiv, werden die Unternehmer investieren und es kommt zum Aufschwung.
- **Auftragslage:** Volle Auftragsbücher regen die Produktion an.
- **Produktionsvolumen** (Kapazitätsauslastung): Sind die Maschinen, Gebäude und Arbeitskräfte ausgelastet?
- **Investitionsfähigkeit:** Sind genügend Kreditmittel zu einem akzeptablen Preis (Zinsniveau) verfügbar?
- **Investitionsbereitschaft:** Sie ist abhängig von der Gewinnerwartung und auch vom politischen Klima.
- **Kostenentwicklung:** Zeigt sich eine stabile Kostenentwicklung (z. B. Rohstoffe, Löhne)?

Ergeben sich für das Unternehmen zu allen Punkten positive Aspekte, kommt es zu keinem Abschwung, sondern zu einem Aufschwung.

Indikatoren auf der Nachfrageseite sind:
- **Einkommen der Arbeitnehmer:** Ohne genügend hohes Einkommen können von der Nachfrage keine Impulse für die Konjunktur kommen.
- **Kauf- und Sparverhalten:** Geben die Nachfrager genügend Geld aus? Oder wird verstärkt gespart und herrscht dadurch nur eine geringe Nachfrage auf dem Markt?
- **Steuerbelastung:** Wird zusätzliches Einkommen durch die Steuer „aufgefressen", kann es sich nicht Konjunktur fördernd bemerkbar machen.
- **Lohnforderungen:** Einerseits können steigende Löhne die Konjunktur ankurbeln, auf der anderen Seite können Lohnforderungen die Investitionsbereitschaft der Unternehmen negativ beeinflussen.
- **Entwicklung der Binnennachfrage:** Stehen im Inland genügend zufriedenstellende Produkte für die Verbraucher zur Verfügung?

Auch auf der Nachfrageseite ergeben sich aus positiven Aspekten Einflüsse, welche die Konjunktur beleben.

Indikatoren auf Angebots- und Nachfrageseite sind:
- **Preisentwicklung:** Stark gestiegene Preise zehren gestiegene Einkommen auf. Das führt zu höheren Lohnforderungen und senkt die Investitionsbereitschaft. Das Preisniveau sollte deshalb möglichst stabil sein.
- **Beschäftigungsniveau:** Hohe Arbeitslosigkeit bedeutet Einkommensausfall und sinkende Nachfrage. Die Gewinnerwartungen der Unternehmen sind gering. Die Vollbeschäftigung sollte möglichst gegeben sein.
- **Außenhandel:** Hohe Importe bedeuten Nachfrage nach ausländischen Produkten. Das geht auf Kosten der heimischen Industrie und bedeutet für sie Nachfrageausfall, sinkende Gewinnerwartung und damit Abschwung. Importe und Exporte sollten deshalb möglichst ausgeglichen sein.
- **Wirtschaftswachstum:** Wächst das Sozialprodukt, wächst der materielle Wohlstand und damit oft auch der Lebensstandard. Die Menschen sind zufrieden, der Prozess unterstützt sich selbst.

Hinzu kommen sicherlich auch noch die allgemeinen Aussichten für die Zukunft, Vermutungen und Spekulationen. Damit ergibt sich eine Aufgabe für die Politik zur Förderung des Aufschwungs: „Rede vom Aufschwung, auch wenn er noch nicht da ist." Gemeint ist hier, dass man die Stimmung durch „gutes Zureden" anheizen kann, was dann zum Aufschwung führt. Der wirtschaftspolitische Fachausdruck hierfür heißt „Moral Suasion".

Je nachdem welcher Theorie man anhängt, gewichtet man einzelne Seiten und Faktoren stärker.

3.2.2 Instrumente zur Beeinflussung der Wirtschaft

Welche Maßnahmen können ergriffen werden, um die starken Wellenbewegungen der Konjunktur zu dämpfen? Grundsätzlich müssen alle Maßnahmen, die der Staat zur Verhinderung großer Ausschläge der Konjunktur ergreift, antizyklisch sein. Das bedeutet, dass bei einem herannahenden Aufschwung für eine Dämpfung der Konjunktur gesorgt werden muss. Bei einem drohenden Abschwung müssen verschiedene Maßnahmen zur Konjunkturförderung ergriffen werden →Abb. 1, S. 410.

antizyklisch
gegen den Zyklus

Der Staat kann das mit einer Ein- und Ausgabenpolitik versuchen, die man auch **Fiskalpolitik** nennt.

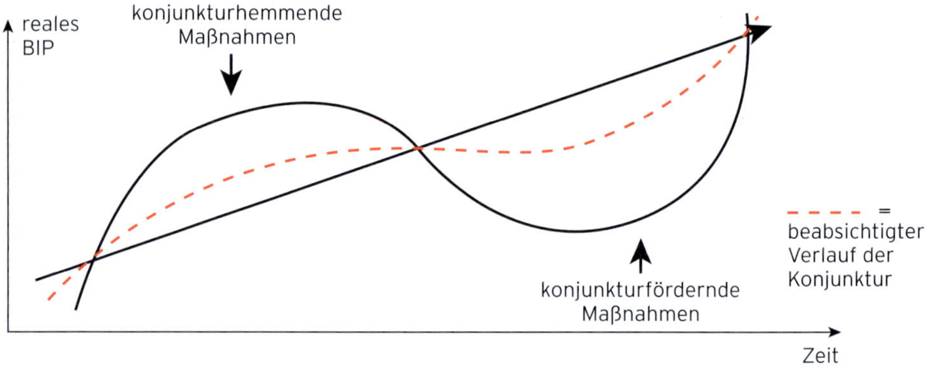

Abb. 1 Beeinflussung eines Konjunkturzyklus

Konjunktur fördernde Maßnahmen des Staates

Bei einer beginnenden Rezession versucht der Staat, die Wirtschaft anzukurbeln (die Konjunktur zu fördern). Dazu bieten sich ihm folgende Möglichkeiten:

- öffentliche Aufträge an die Wirtschaft, z. B. Bau von Straßen, Brücken, öffentlichen Gebäuden
- Steuersenkungen, z. B. Senkung der Lohn- und Einkommensteuer, um die private Nachfrage anzukurbeln
- verbesserte Abschreibungsmöglichkeiten für Unternehmen heben die Investitionsbereitschaft
- Investitionsförderung durch steuerliche Begünstigung oder günstige Staatskredite
- öffentliche Zuschüsse (Subventionen) einführen oder erhöhen (z. B. Kindergeld, Wohngeld, Förderung des Wohnungsbaus, Förderung der Stahlindustrie, Sonderprogramme für bestimmte Regionen)
- Auflösung von Konjunkturausgleichsrücklagen (in der Hochkonjunktur stillgelegte Einnahmen des Staates)

Konjunktur hemmende Maßnahmen

Dabei handelt es sich meist um den Gegensatz zu den vorher genannten Maßnahmen:

- Öffentliche Aufträge werden eingeschränkt oder „auf die lange Bank geschoben".
- Steuern werden erhöht oder der eingebaute Erhöhungsmechanismus (Progression der Lohn- und Einkommensteuer) wird nicht nach unten korrigiert.
- Die Abschreibungsmöglichkeiten werden stark eingeschränkt.
- Investitionen werden nicht mehr gefördert.
- Öffentliche Zuschüsse werden abgeschafft oder eingeschränkt.
- Stilllegung von Einnahmen (Konjunkturausgleichsrücklage).

Probleme der Fiskalpolitik

Grundsätzlich ist es für den Staat leichter, Konjunktur belebende Maßnahmen zu beschließen, da er hiermit fast überall in der Wirtschaft auf Zustimmung stößt. Problematisch sind aber insbesondere die Finanzierung und das Maß der Förderung. Wird über zusätzliche Staatskredite gefördert, erhöht sich die Staatsverschuldung mit Belastung der kommenden Generationen.

Außerdem treibt die zusätzliche staatliche Kreditnachfrage die Zinsen in die Höhe. In Erwartung der kommenden Hochkonjunktur sollen die Kredite über die erhöhten Steuereinnahmen dann wieder zurückgezahlt werden.

Konjunktur dämpfende Maßnahmen sind politisch meist schwer durchsetzbar. Bestimmte Ausgaben können nur schwer gekürzt, geschweige denn abgeschafft werden. So sind Personalausgaben des Staates kaum zu kürzen, bei öffentlichen Leistungen ist dies ebenfalls sehr schwierig.

Ein weiterer wichtiger Faktor ist das Timing. Wann soll der Staat die genannten Maßnahmen einsetzen? Wer kann genau sagen, in welcher Phase der Konjunktur man sich gerade befindet? Da man das erst hinterher genau weiß, muss man versuchen, den richtigen Zeitpunkt für die Maßnahmen vorsichtig zu finden, zudem sie meist erst nach einer gewissen Zeit („Timelag") wirken.

Ein letzter, nicht minder wichtiger Faktor ist die Politik der Europäischen Zentralbank. Da sie in ihren Entscheidungen autonom ist, muss der Staat darauf achten, sich mit ihr abzustimmen. Ihre Geld- und Kreditpolitik muss mit den Maßnahmen des Staates koordiniert sein.

Häufig werden durch fiskalpolitische Zielsetzungen die Ziele des magischen Vierecks gestört.

3.3 Das Sozialprodukt als Messgröße der gesamtwirtschaftlichen Lage

Beispiel

Drei Bäcker aus verschiedenen Ländern streiten sich, wer den größten Kuchen gebacken hat. Leider haben alle drei dasselbe Problem: Der Kuchen ist bereits weg und man kann ihn deshalb nicht mehr sehen.

Der erste Bäcker beschreibt seinen Kuchen: Mein Kuchen war so groß, dass mir sogar neben dem Handwerk die Industrie geholfen hat, ihn zu backen. Auch der Dienstleistungsbereich hat uns stark geholfen. Sogar Handel, Verkehr und der Staat sowie die Landwirtschaft haben beim Backen mitgewirkt. Ausländische Bäcker haben ebenfalls zu einem kleinen Teil mit Importstückchen ausgeholfen. Der Kuchen hat Tausende gekostet – uns geht es gut!

Der zweite Bäcker berichtet: Von meinem Kuchen haben massenhaft Privatverbraucher gegessen. Auch Unternehmen und der Staat haben sich große Stücke genommen. Einen Riesenhappen konnten wir noch an das Ausland verkaufen. Uns geht es viel besser!

Der dritte Bäcker: Durch das Backen meines Kuchens konnte ich meinen Angestellten gute Löhne und Gehälter zahlen. Ich kann jetzt endlich einen neuen Backofen kaufen. Auch habe ich noch einen beachtlichen Gewinn gemacht. Selbst an den Staat konnte ich davon noch Steuern zahlen. Uns geht es am besten!

Die Schilderungen der drei Bäcker, wie groß die Kuchen waren, die sie in der Vergangenheit gebacken haben, sind vergleichbar mit dem Bericht über das Sozialprodukt eines Landes. Als **Sozialprodukt** bezeichnet man alle Sachgüter, Dienstleistungen und Rechte (Patente und Lizenzen), die ein Land in einem Jahr produziert hat.

Damit alles miteinander verglichen werden kann, bewertet man es in Geldeinheiten: in der Bundesrepublik Deutschland in Euro, international meist in Dollar. Häufig spricht man deshalb auch vom Bruttosozialprodukt zu Marktpreisen. „Sozial" bedeutet in diesem Zusammenhang so viel wie „gemeinschaftlich". „Produkt" bedeutet so viel wie „Ertrag".

3.3.1 Nominales und reales Bruttoinlandsprodukt (BIP)

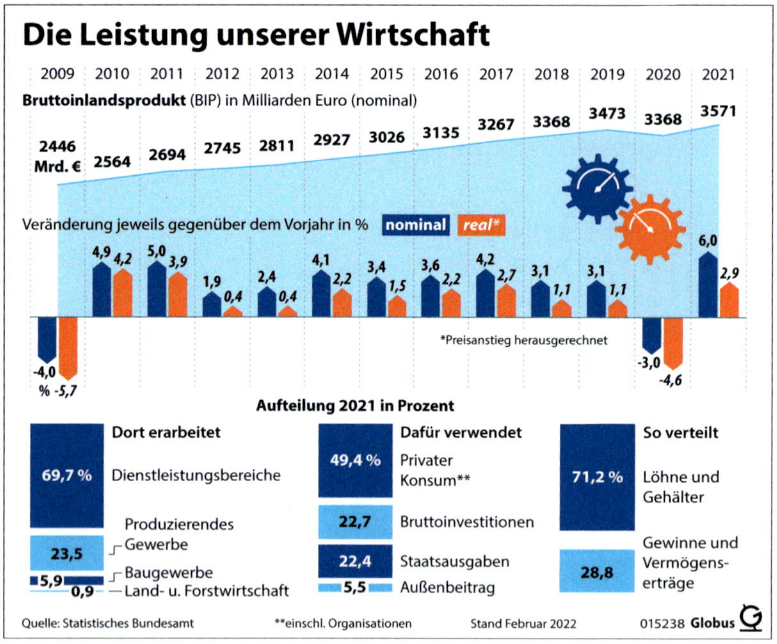

Wie aus der Abbildung ersichtlich wird, ist das nominale Bruttoinlandsprodukt (fast) immer gestiegen. Die jährlich in einer Volkswirtschaft hergestellten Güter bewertet man zu Preisen, die sie am Markt erzielen. Auch bei gleichbleibender Gesamtproduktion kann daher das Bruttoinlandsprodukt zu Marktpreisen von Jahr zu Jahr nominal steigen, wenn die Preise gestiegen sind. Aufgrund der Steigerung des nominalen Bruttoinlandsprodukts kann man aber nicht von einer tatsächlichen (realen) Mehrproduktion in einem Land sprechen.

Die Höhe des realen (tatsächlichen) Bruttoinlandsprodukts entscheidet darüber, ob im laufenden Jahr mehr Konsum- und Kapitalgüter bereitstehen als in den vergangenen Jahren. Um das reale Bruttoinlandsprodukt zu ermitteln, müssen also beim nominalen Bruttoinlandsprodukt die Preissteigerungen berücksichtigt werden.

nominal
Nominal bedeutet „dem Namen nach“ oder in der Wirtschaft „zum Nennwert“.

Steigerung des realen Bruttoinlandsprodukts = Steigerung des nominalen Bruttoinlandsprodukts – Preissteigerung

3.3.2 Berechnung des Sozialprodukts

Beim Eingangsbeispiel mit den Bäckern wurde die Größe eines Kuchens auf unterschiedliche Weise beschrieben. Der erste Bäcker zeigte auf, wer den Kuchen gebacken hatte. Der zweite Bäcker beschrieb, wer davon gegessen hatte. Der dritte erzählte von den Einkommen, die durch das Backen entstanden. Das sind im Grunde auch die drei Arten, nach denen man das Sozialprodukt berechnen kann:

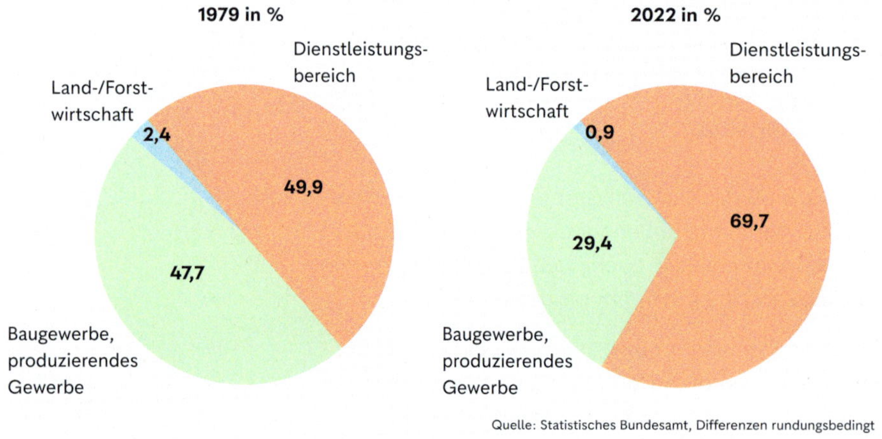

Abb. 1 Zusammensetzung des Sozialprodukts nach Entstehungsbereichen

Entstehungsrechnung
Dabei wird geklärt, in welchen Wirtschaftsbereichen das Sozialprodukt erarbeitet wurde, also wer den Kuchen gebacken hat. Heute stehen an erster Stelle die Dienstleistungen, deren Anteil immer größer wird. Es folgt das produzierende Gewerbe →Abb. 1.

Ein großes Problem bei der Berechnung ist, dass Doppelzählungen vermieden werden sollen. Zum Beispiel: Erfasst man die Reifenproduktion für Pkw separat, muss bei der Erfassung der Pkw-Produktion die Reifenproduktion abgezogen werden. Man erfasst nur die sogenannten Nettoproduktionswerte der einzelnen Unternehmen.

Ein weiteres Problem ist die Einordnung mancher Wirtschaftszweige.

Verwendungsrechnung

Hier geht es um die Frage, wer den Kuchen gegessen hat: Der private Verbrauch hat sich den größten Anteil des Kuchens herausgeschnitten. Aber auch der Staat und die Unternehmen verwenden Teile des Sozialprodukts. Die Anteile sind über die Jahre relativ konstant →Abb. 1. Die Verwendung des Sozialprodukts von Unternehmen bezeichnet man als **Investitionen.** Es handelt sich dabei um Neuinvestitionen von Unternehmen, die gravierend über die zukünftige wirtschaftliche Entwicklung des Landes entscheiden.

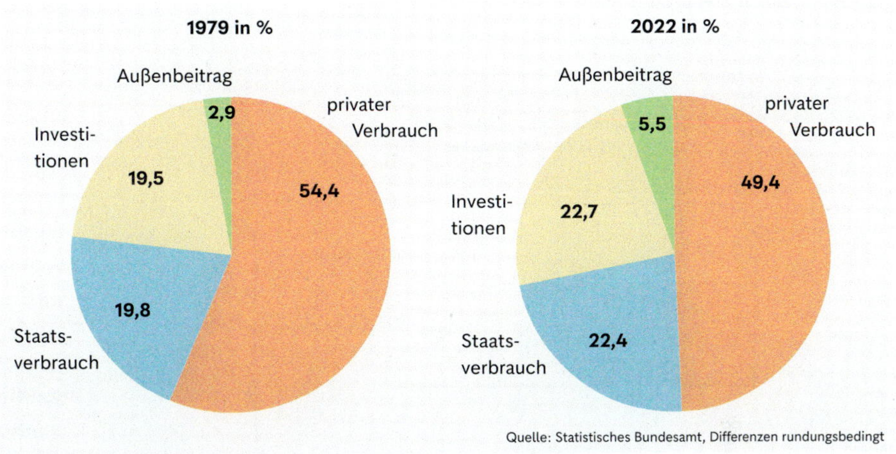

Abb. 1 Zusammensetzung des Sozialprodukts nach der Verwendung

Ein zunehmender Verbrauch des Staates muss mit kritischen Blicken verfolgt werden, geht er doch zulasten der Investition oder des privaten Verbrauchs. Ein Teil des Kuchens wird auch vom Ausland über Exporte in Anspruch genommen.

Verteilungsrechnung

Im Zuge der Erstellung des Sozialprodukts sind, wie z. B. vom dritten Bäcker geschildert, Einkommen angefallen, die dann wiederum ausreichen müssen, das Sozialprodukt zu kaufen. In der Statistik werden zwei Gruppen von Einkommen unterschieden: Löhne und Gehälter der Arbeitnehmer einerseits, Gewinne der Unternehmer sowie Vermögenserträge der Arbeitgeber und der Arbeitnehmer andererseits.

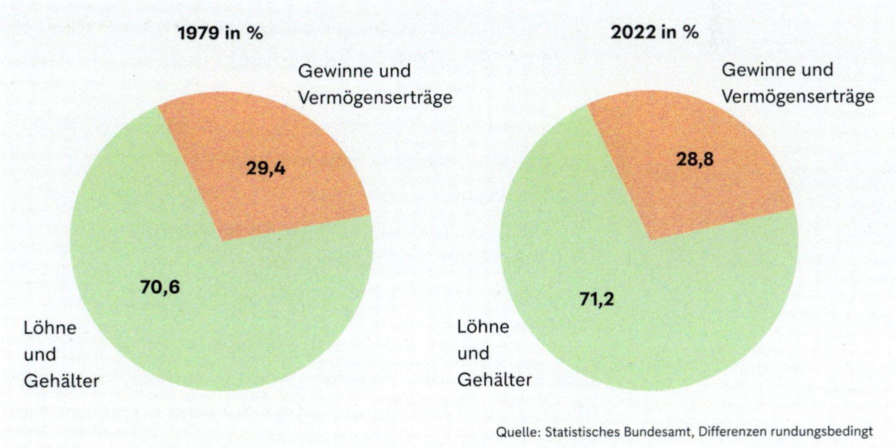

Abb. 2 Zusammensetzung des Sozialprodukts nach den Einkommensarten

Beide Einkommen zusammen bezeichnet man als **Volkseinkommen**. Die Anteile werden Lohn- bzw. Gewinnquote genannt. Die Verteilung von 70 : 30 ist relativ konstant →Abb. 2.

Ein Teil der Gelder, die durch die Produktion entstehen, werden auch durch den Staat in Form von indirekten Steuern abgeschöpft (insbesondere durch die Mehrwertsteuer). Hinzu kommt, dass ein Teil des Geldes in den Unternehmen in Form von Abschreibungen verbleibt, die bei Bedarf eine Ersatzinvestition möglich machen.

Ersatzinvestition
Investitionen, durch die ein bereits vorhandenes Gut ersetzt wird, z. B. Austausch eines defekten Sterilisators

Addiert man zum Volkseinkommen die Abschreibungen und die indirekten Steuern, erhält man wieder das Bruttoinlandsprodukt →Abb. 1.

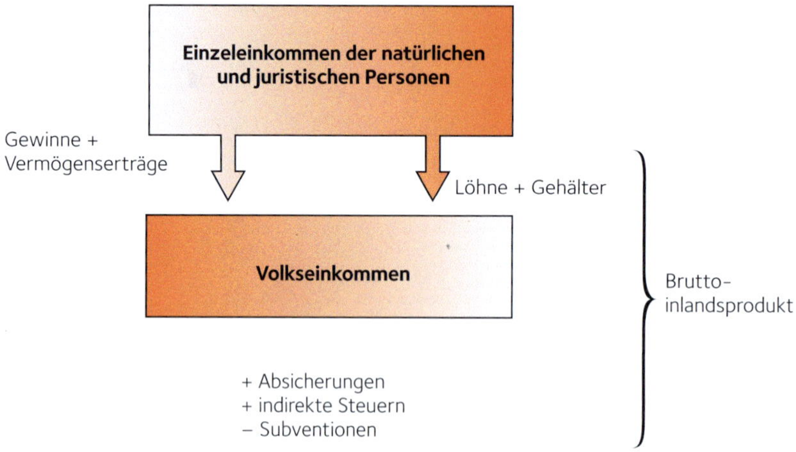

Abb. 1 Bildung des Bruttoinlandsprodukts

3.3.3 Aussagekraft des Sozialprodukts

Auch im Eingangsbeispiel versuchen die Bäcker, aufgrund der Größe des Kuchens auf ihren Wohlstand zu schließen. Ebenso wird es häufig mit dem Bruttoinlandsprodukt getan. Das Bruttoinlandsprodukt (BIP) wird vielfach als Messlatte des Wirtschaftswachstums und des Lebensstandards angesehen.

Selbstverständlich ist dabei immer das reale Wachstum des BIP gemeint. Aber auch das reale Wachstum um beispielsweise 5 % sagt noch nichts darüber aus, ob der Bevölkerung tatsächlich 5 % mehr Produkte oder Dienstleistungen zur Verfügung stehen. Es könnte ja auch sein, dass die Bevölkerung zwischenzeitlich um 5 % gewachsen ist, z. B. durch Geflüchtete, Aussiedler oder durch die Anwerbung ausländischer Arbeitskräfte.

Um zu einer genaueren Aussage zu kommen, muss das Sozialprodukt also pro Kopf der Bevölkerung ausgedrückt werden. Die Angabe in US-Dollar ist bei internationalen Vergleichen üblich.
Es sind jedoch viele Leistungen im BIP gar nicht erfasst. Dazu gehören insbesondere:
- Hausfrauen- bzw. -männerarbeit
- Staatsgüter ohne Preis
- Bemühungen um eine saubere Umwelt
- Pflege von Statussymbolen
- Freizeitaktivitäten
- Schwarzarbeit

Diese Aufzählung ließe sich noch erweitern, sie zeigt jedoch schon, dass das Sozialprodukt als Wohlstandsmesser nur eine untergeordnete Bedeutung einnehmen kann.

Häufig haben auch kleine Länder oder Entwicklungsländer ein hohes Sozialprodukt pro Kopf. Bei genauerer Untersuchung stellt man jedoch fest, dass das durch eine kleine Eliteschicht erbracht und verbraucht wird.

3.4 Verbraucherschutz

Ein Verbraucher ist jede natürliche Person, die ein Rechtsgeschäft zu einem Zwecke abschließt, der weder ihrer gewerblichen noch ihrer selbstständigen beruflichen Tätigkeit zugerechnet werden kann. Ein anderer Begriff für Verbraucher ist Konsument.

Der durchschnittliche Haushalt in Deutschland gibt sein Einkommen in verschiedenen Bereichen aus. Es besteht also eine immense Vielfalt wofür man sein Geld ausgeben kann. Es ist deshalb für einen Verbraucher nahezu unmöglich, sich in allen Bereichen auszukennen: Er müsste die Qualität und den Preis von Produkten vergleichen, Gesundheits- und Sicherheitsaspekte berücksichtigen, umweltgefährdende Produkte erkennen und rechtliche Besonderheiten des Bereichs durchschauen.

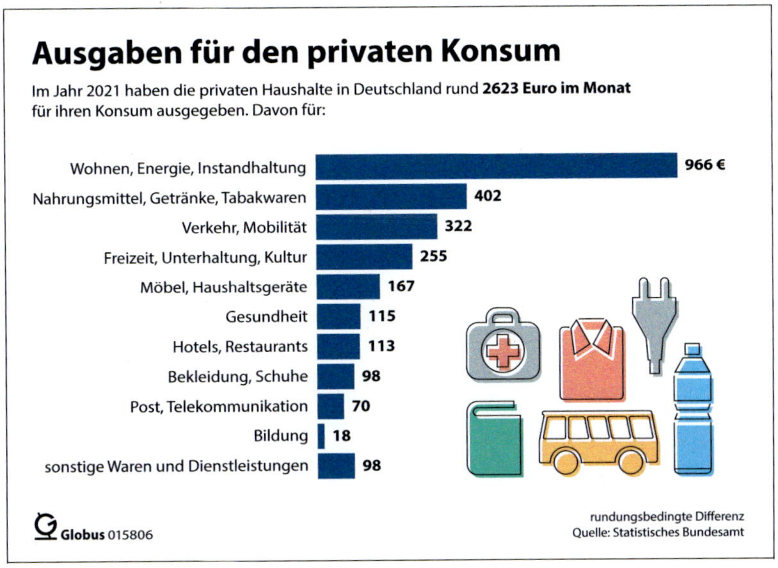

3.4.1 Ziele des Verbraucherschutzes

Der Verbraucher kann sieben Grundrechte für sich in Anspruch nehmen:

- **Sicherheit:** Der Verbraucher muss vor Waren, Herstellungsverfahren und Dienstleistungen geschützt werden, die – auch auf längere Sicht – seine Gesundheit beeinträchtigen oder gar sein Leben gefährden könnten.
- **Information:** Dem Verbraucher müssen objektive Informationen in ausreichendem Maße zur Verfügung stehen, damit er optimale Kaufentscheidungen treffen kann und nicht zu falschen Vorstellungen verleitet wird.
- **Angebot von Waren und Dienstleistungen:** Die dem Verbraucher angebotenen Waren und Dienstleistungen müssen in ausreichender Menge und Vielfalt, befriedigender Qualität und zu akzeptablen Preisen zur Verfügung stehen. Diesem Ziel dient ein funktionierender Wettbewerb.
- **Interessenvertretung:** Die Interessen der Verbraucher müssen bei der Festlegung und Verwirklichung wirtschaftspolitischer Ziele und bei Regelungen, die Verbraucher betreffen, gleichrangig berücksichtigt werden.
- **Entschädigung:** Bei berechtigten Reklamationen hat der Verbraucher das Recht auf faire Behandlung seiner Ansprüche und auf angemessenen Ersatz entstandener Schäden.
- **Ausbildung:** Der Verbraucher muss durch angemessene Aus- und Weiterbildung in die Lage versetzt werden, Kenntnisse und Fähigkeiten zu entwickeln, um seiner Rolle als informierter Verbraucher gerecht zu werden.
- **Umwelt:** Der Verbraucher hat das Recht auf eine geschützte Umwelt, damit die Lebensbedingungen für die Menschen der jetzigen und künftigen Generationen erhalten bleibt.

3.4.2 Formen des Verbraucherschutzes

Schutz durch Gesetze und Verordnungen

In der Bundesrepublik Deutschland gibt es kein einheitliches Verbraucherschutzgesetz. Der Staat schützt den Verbraucher durch eine Vielzahl von Gesetzen und Verordnungen mit speziellen Einzelbereichen, z. B.:

- **Gesetzliche Warenkennzeichnung, Preisangabenverordnung:** Ziel der Preisangabenverordnung ist es, für Preisklarheit und -wahrheit zu sorgen, um den Verbraucher auf einfache Art Preisvergleiche zu ermöglichen. Zusätzlich soll der Wettbewerb gefördert werden. Die angegebenen Preise müssen Endpreise sein.
- **Lebensmittelkennzeichnungsverordnung:** Ziel der Lebensmittelkennzeichnungsvorschriften (für Lebensmittel unterschiedlich) ist vor allem, den Verbraucher
  - über das betreffende Lebensmittel möglichst umfassen zu informieren,
  - vor gesundheitlichen Schäden zu bewahren,
  - zu befähigen, Qualitätsunterschiede zu erkennen.
- **Eichgesetz:** Das Eichgesetz und die auf seiner Grundlage erlassenen Verordnungen bewahren den Verbraucher vor manchen Nachteilen, die durch fehlerhaftes Messen, Wiegen und Zählen und durch gewisse Formen der Verpackung entstehen können.
- **Verordnung über Fertigpackungen:** Sie setzt für diese Form der Verpackung die Mengenkennzeichnung fest. Auf der Verpackung muss gut lesbar die Warenmenge nach Gewicht, Volumen, Stückzahl oder in einer anderen Größe angegeben sein.
- **Textilkennzeichnungsgesetz:** Das Gesetz bestimmt, dass Textilerzeugnisse nur dann an den Endverbraucher verkauft werden dürfen, wenn die Art der verwendeten textilen Rohstoffe und die Gewichtsanteile dieser Rohstoffe angegeben sind.
- **Vermarktungsordnungen (EG-Güteklassen):** Das Recht der Europäischen Gemeinschaft sieht vor, mittels Verordnungen oder Richtlinien direkt oder indirekt auf die Rechtsordnung der Mitgliedsländer einzuwirken.
  - EG-Verordnungen sind mit innerstaatlichen Gesetzen zu vergleichen. Sie haben in allen Mitgliedsstaaten allgemeine Geltung.
  - EG-Richtlinien schaffen kein unmittelbar geltendes Recht für alle. Sie verpflichten aber die Mitgliedstaaten, die entsprechenden Vorschriften zu erlassen.

Es gibt einige Gesetze, in denen nur wenige Paragrafen oder Abschnitte dem Verbraucherschutz dienen, z. B. im Bürgerlichen Gesetzbuch (beispielsweise das Reisevertragsgesetz), im Strafgesetzbuch und in der Gewerbeordnung.
Gesetze, die unmittelbar dem Verbraucherschutz dienen:

- Gesetz gegen den unlauteren Wettbewerb (UWG)
- Verbraucherinformationsgesetz.
- Telekommunikationsgesetz.
- Produktsicherheitsgesetz.
- Chemikaliengesetz.

Freiwillige Kennzeichnung

Neben den gesetzlich vorgeschriebenen Kennzeichnungen gibt es eine Vielzahl von Zeichen und Symbolen, die meist garantieren sollen, dass bestimmte Merkmale, besonders hinsichtlich Qualität und Sicherheit, eingehalten werden.

Warenzeichen (Markenzeichen) sind Symbole, die auf eine bestimmte Firma oder Marke oder nur auf einzelne Produkte hinweisen. Sie können nach dem Warenzeichengesetz geschützt und in die Zeichenrolle des Patentamtes eingetragen werden. Eine gleichbleibende gute Qualität garantiert das Warenzeichen nicht.

Anerkannte Kennzeichen sind Pflegezeichen für Textilien, die Gütezeichen, das DIN-Zeichen und die Prüfzeichen. Sie geben mittels Symbole eine Anleitung zur sachgemäßen Behandlung und Pflege (Textilien) oder verbürgen einen bestimmten Qualitäts- oder Sicherheitsstandard. Produkte, die diese Zeichen führen, werden vorher von neutralen Instituten geprüft. Auch nach Vergabe des Zeichens wachen unabhängige Prüfinstitute darüber, dass die garantierten Qualitäts- und Sicherheitsbedingungen eingehalten werden.

Produktinformationen (Bedienungsanleitung) liefern dem Verbraucher mittels einheitlicher Prüf- und Kontrollverfahren standardisierte technische Angaben, z. B. über Kühlgeräte, Kaffeemaschinen, Wasch- und Geschirrspülmaschinen. Die Daten sind in einem Tabellentext und im Informationsetikett übersichtlich und allgemeinverständlich aufgeführt. Sie sind Bestandteil des Kaufvertrags.

Richtlinien für Produktinformationen geben den Herstellern auf neutraler Basis die Möglichkeit, in ihren Prospekten die technischen Daten ihrer Geräte nach einem einheitlichen System darzustellen.

Gütezeichen

Gütezeichen sind Wort- oder Bildzeichen oder beides. Sie sollen dem Verbraucher einen genau abgegrenzten Qualitätsstandard garantieren und eine Orientierungs- und Einkaufshilfe geben, z. B. das Wollsiegel →Abb. 1 oder das deutsche Weinsiegel.

Die Vergabe des GS-Zeichens ist nur erlaubt, wenn eine genaue Bauartprüfung ergeben hat, dass das verwendungsfertige Erzeugnis in jeder Hinsicht den sicherheitstechnischen Erfordernissen des Gerätesicherheitsgesetzes entspricht.

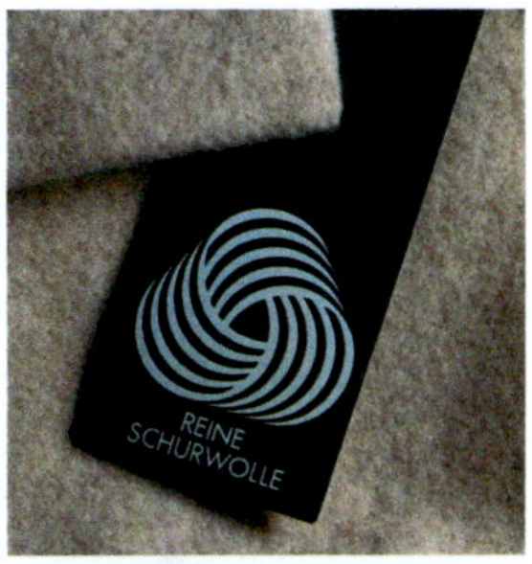

Abb. 1 Wollsiegel

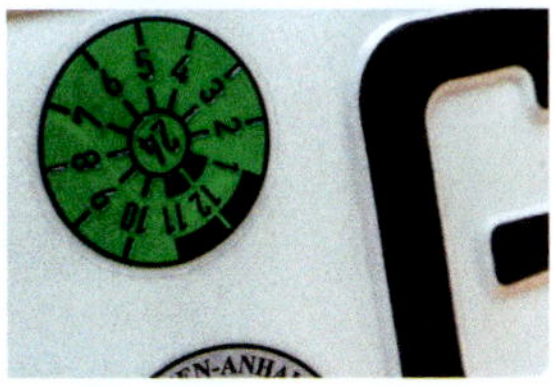
Abb. 2 Prüfplakette der Hauptuntersuchung

Prüfzeichen

- **TÜV/DEKRA-Prüfzeichen:** Diese Zeichen werden erteilt, wenn z. B. das überprüfte Fahrzeug den straßenverkehrsrechtlichen Bestimmungen entspricht (Hauptuntersuchung, →Abb. 2). Daneben gibt es weitere Fachbereiche, in denen TÜV/DEKRA und auch andere Prüfeinrichtungen überwachen und prüfen, z. B. Baumaschinen.
- **CE-Kennzeichen:** Mit dem CE-Kennzeichen sollen technische Handelshemmnisse europaweit abgebaut werden. Es ist die Abkürzung von „Conformité Européenne" und soll die Übereinstimmung eines Produkts mit den jeweils maßgeblichen Richtlinien darstellen. Es soll die unterschiedlichen Sicherheitsvorschriften innerhalb der EU vereinheitlichen.

Neben den hier genannten existieren weitere Quasi-Güte- bzw. Prüfzeichen, die von verschiedenen Organisationen herausgegen und überwacht werden, z.B. das Zahnmännchen für Süßigkeiten die zahnfreundlich sind.

Strafrechtlicher Schutz

Viele Gesetze und Verordnungen verlangen vom Erzeuger oder Händler, dass er bestimmte Handlungen vornimmt (z. B. Preisauszeichnung) oder unterlässt (z. B. unlautere Werbung) Diese Vorschriften sind jedoch wirkungslos, wenn den „Schwarzen Schafen" keine Strafe droht. So werden z. B. Verstöße gegen das Eichgesetz strafrechtlich verfolgt.

Die Strafverfolgung kann veranlasst werden durch
- den unmittelbar betroffenen Verbraucher mittels einer Strafanzeige,
- den Verbraucherverband mittels einer Strafanzeige,
- eine Behörde (Eichamt, Gewerbeaufsichtsamt),
- den Staatsanwalt, der von Amts wegen schwerer Straftaten verfolgen muss.

Schutz durch Sonderbehörden

Verschiedene besondere staatliche Behörden befassen sich aktiv mit dem Schutz des Verbrauchers. Die Verbraucherverbände beauftragen oft auch private Unternehmen, z. B. Labors, um zu kontrollieren, zu prüfen und zu untersuchen. Staatliche Behörden können Maßnahmen ergreifen, um ertappte Rechtsbrecher zur Vernunft zu bringen, z. B. Bußgeld, Auflagen, Betriebsschließung:
- Die **Eichbehörden** sichern die Einheitlichkeit unseres Messwesens, lassen Messgeräte zur Eichung zu und führen die Eichung durch.
- Das **Gewerbeaufsichtsamt** (Gewerbepolizei mit Wirtschaftskontrolldienst) ist eine besondere Behörde der Ortspolizei oder des Amtes für Öffentliche Ordnung. Sie nimmt Beschwerden der Bürger über nicht eingehaltene Vorschriften entgegen, z. B. bei Verstößen gegen die Gewerbeordnung.
- Das **Chemische Untersuchungsamt** prüft alle Lebensmittel – außer Wurst, Fleischwaren und Milch – auf Frischegehalt, Zusammensetzung und richtige Kennzeichnung im Sinne des Lebensmittelgesetzes.
- Das **Veterinärmedizinische Untersuchungsamt** untersucht Lebensmittel tierischer Herkunft nach hygienischen und bakteriologischen Gesichtspunkten und prüft sie auf Zusammensetzung und Kennzeichnung.

www.evz.de
Website des Europäischen Verbraucherzentrums mit zahlreichen Broschüren zum Download

www.vzbv.de
Website der Verbraucherzentrale Bundesverband

Schutz durch Information und Beratung

Jede Form des Verbraucherschutzes ist unvollständig, solange der zu Schützende die Schutzvorschriften nicht kennt und auch nicht weiß, wo er Information und Beratung bekommen kann. Zum eigentlichen Verbraucherschutz muss Information und Beratung hinzukommen. Nur so kann der Verbraucherschutz seine volle Wirkung entfalten. Nur wer seine Rechte kennt, kann im Alltag seine Rechte konsequent vertreten und durchsetzen. Verbraucherinformation und -beratung ist eine sehr wichtige eigenständige Form des Verbraucherschutzes.

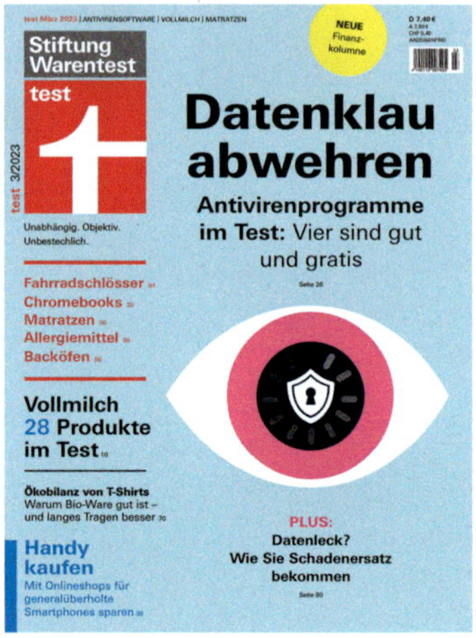

Abb. 1 Zeitschrift „test“

In Deutschland und Europa kümmern sich folgende **unabhängige Institutionen** um die Beratung und Information und helfen bei rechtlichen Problemen:
- Europäisches Verbraucherzentrum
- Stiftung Warentest, Berlin, gibt die Zeitschriften „test“ →Abb. 1 heraus
- Verbraucherzentrale Bundesverband (vzbv) in Berlin
- Die Verbraucherzentralen der Länder vertreten Verbraucherinteressen auf Landesebene. Sie beraten und geben Informationsschriften aus.
- Mieterschutzvereine existieren in fast allen Städten, um speziell die Interessen des Verbrauchers als Mieter zu vertreten.
- Deutscher Konsumentenbund
- Foodwatch
- Deutsche Umwelthilfe

3.4.5 Rechtliche Hilfen für Verbraucher

Jeder Verbraucher kann selbst rechtliche Schritte einleiten, wenn er bemerkt, dass unlautere Methoden im Wettbewerb angewendet werden. Die meisten Verbraucher verfügen jedoch nicht über genügend Rechtskenntnis, um die Rechtslage einwandfrei beurteilen zu können. Sie sind auf den Rat rechtskundiger Personen angewiesen, z. B. sachkundige Personen bei Behörden, Gerichten und Verbraucherverbänden.

Insbesondere die Verbraucherzentrale Bundesverband (VZBV) verfolgt das Ziel, den unlauteren Wettbewerb zu unterbinden. Auf der Internetseite werden zahlreiche Schreiben für Verbraucher angeboten.
Die Verbraucherzentrale kann zum Schutze des Verbrauchers

- außergerichtliche Unterlassungs-Vereinbarungen mit der angeschuldigten Firma treffen. Die betroffene Firma verpflichtet sich, die beanstandeten unlauteren Praktiken zu unterlassen oder zu unterbinden
- Vertragsstrafen für den Fall vereinbaren, dass die Firma ihre unlauteren Praktiken fortsetzt oder nach einiger Zeit wieder aufnimmt.
- auf Unterlassung klagen und/oder eine einstweilige Verfügung zu beantragen, wenn die Firma einer außergerichtlichen Vereinbarung einschließlich Vertragsstrafe nicht zustimmt oder die Unterlassungsvereinbarung nicht einhält.
- auf Vertragsauflösung zwischen Firma und Verbraucher drängen, sodass dem Verbraucher kein Schaden entsteht.
- Rechtsbeistand vor Gericht und Rechtsberatung für den betroffenen Verbraucher leisten.

3.5 Der Weg zur Verbraucherinsolvenz

Das auf den folgenden Seiten beschriebene Vorgehen gilt nur für Verbraucher.

3.5.1 Schuldnerberatung

In Deutschland ist etwa jeder zehnte Haushalt überschuldet. Egal ob Mietschulden, Handy-Schulden, Kredite oder Bürgschaften – die Gründe für eine Überschuldung sind genauso vielfältig wie die Schicksale der Betroffenen. Die Schuldnerberatung ist der erste Schritt in Richtung einer schuldenfreien Zukunft. Die Schuldnerberatung hilft den Betroffenen, Auswege aus ihrer Notlage zu finden und bietet Unterstützung in rechtlicher, finanzieller, aber auch psychosozialer Hinsicht an.

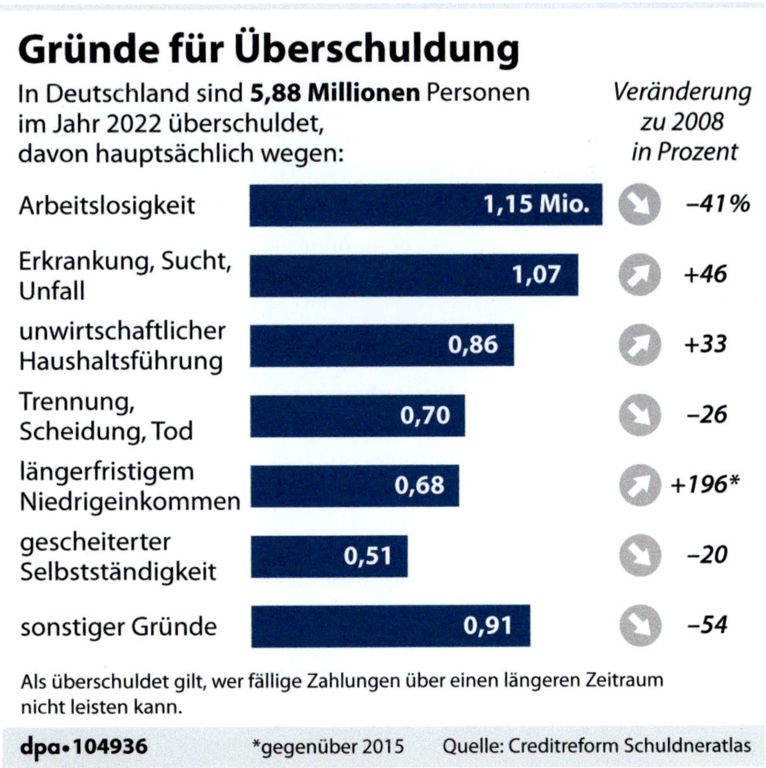

Wenn die eigenen monatlichen Einnahmen nicht mehr ausreichen, um die regelmäßigen Fixkosten wie z. B. Miete, Strom, Lebensunterhalt, Internet, Kredite, abzudecken, sollten Betroffene so schnell wie möglich fachkundige Hilfe in einer Schuldnerberatung suchen. Denn in diesem Fall liegt eine **Überschuldung** vor, die umso besser abgebaut werden kann, je frühzeitiger sich die Betroffenen professionellen Rat bei einer Schuldnerberatungsstelle einholen.

Für eine Schuldnerberatung gibt es folgende Stellen:
- staatliche Schuldnerberatung und staatlich geförderte Hilfe, z. B. die Schuldner- und Insolvenzberatung der Länder und Kommunen. Die ist gewöhnlich kostenlos und ist deshalb verstärkt nachgefragt.
- Schuldenberater der gemeinnützigen Träger und Wohlfahrtsverbände wie z. B. der Caritas. Auch die ist oft kostenlos.
- Schuldnerberatung durch einen spezialisierten Anwalt. Hier sollte man sich über die Kosten und die Grundlagen der Berechnung genau informieren.
- örtliche Arbeitsagentur bei (drohender) Lohnpfändung
- sonstige kostenpflichtige Schuldnerberatungsstellen

www.schufa.de

Sobald man einen Termin bei einer Schuldnerberatungsstelle vereinbart hat, sollte man mit der gründlichen Vorbereitung beginnen und sich einen genauen Überblick über seine Schulden verschaffen. Man sollte eine **Schuldenübersicht** und einen **Haushaltsplan** aufstellen. Der Haushaltsplan gibt eine Übersicht über die Einnahmen und Ausgaben und soll auch bereits eine Abzahlungsmöglichkeit an die Gläubiger enthalten. Auch eine Selbstauskunft bei der SCHUFA sollte vorliegen. Man sollte vor der Beratung keinen neuen Kredit aufnehmen und eventuell die Gläubiger informieren, dass man einen Termin in der Schuldnerberatung vereinbart hat.

Gewöhnlich wird zunächst eine außergerichtliche Einigung mit den Gläubigern angestrebt. Dieses Verfahren wird **außergerichtliche Schuldenregulierung** genannt und dient dem Schuldenabbau, ohne dass eine Verbraucherinsolvenz eingeleitet wird. Der Schuldner kann Beratungsstellen bevollmächtigen, die Verhandlungen mit den Gläubigern zu übernehmen. Dieses Verfahren ist verpflichtend vor einem Antrag auf Verbraucherinsolvenz. Wenn sich die Gläubiger darauf einlassen und der Schuldner die getroffenen Vereinbarungen einhalten kann, bleibt einem die Verbraucherinsolvenz erspart.

3.5.2 Verbraucherinsolvenz

Die Verbraucherinsolvenz, auch Privatinsolvenz genannt, ist ein vereinfachtes Insolvenzverfahren für Privatpersonen. Neben einer gleichmäßigen Befriedigung der Gläubiger gibt es dem Schuldner die Chance, sich gänzlich von seinen Schulden zu befreien. Eine Verbraucherinsolvenz ist nicht kostenlos. Es fallen z. B. die Gerichtskosten und die Kosten für den Insolvenzverwalter sowie Anwaltskosten an.

Vor dem Antrag auf eine Verbraucherinsolvenz benötigen man eine Bescheinigung von einer anerkannten Schuldnerberatungsstelle, dass eine außergerichtliche **Schuldnerregulierungsberatung** stattgefunden hat. Eine anerkannte Stelle bescheinigt den gescheiterten außergerichtlichen Einigungsversuch mit den Gläubigern.

Mithilfe des gerichtlichen Verfahrens können sich Privatpersonen, die nicht selbstständig arbeiten, entschulden. In Anschluss an die Verbraucherinsolvenz erteilt das Insolvenzgericht die Restschuldbefreiung. Damit sind sämtliche Schulden, die vor der Insolvenzeröffnung entstanden sind, gelöscht.

Die Verbraucherinsolvenz für Verbraucher dauert drei Jahre. Weiter Voraussetzungen →Abb. 1:
- Man darf maximal 19 Gläubiger haben.
- Man darf nicht selbstständig tätig sein.
- Man darf keine Schulden aus Arbeitsverhältnissen haben.

Mit Insolvenzeröffnung durch das Insolvenzgericht beginnt die Wohlverhaltensphase. In dieser Zeit muss der Schuldner den pfändbaren Anteil seines Einkommens abführen und seinen **Obliegenheiten** (z. B. keine neuen Schulden, Arbeitsaufnahme, Auskunftspflicht) nachkommen. Unpfändbares Einkommen darf der Schuldner behalten. Hierzu setzt das Gericht einen Insolvenzverwalter ein.

Nach der Eröffnung des Insolvenzverfahrens strebt das Insolvenzgericht eine gerichtliche Einigung mit den Gläubigern an, also einen Vergleich. Hierfür nutzt es den Schuldenbereinigungsplan (Haushaltsplan), den der Schuldner bereits für den außergerichtlichen Einigungsversuch erstellt hat. Wenn dieser Versuch ebenfalls scheitert, beginnt das vereinfachte Insolvenzverfahren.

3.5.3 Restschuldbefreiung

Hintergrund der **Obliegenheiten** ist es, dass sich der Schuldner nach Kräften bemüht, seine Schulden während der Verbraucherinsolvenz zu bezahlen, indem er unter anderem Geld verdient. Denn nur, wenn er das tut, ist eine Restschuldbefreiung, die immer mit Verlusten für die Gläubiger verbunden ist, gerechtfertigt.
Das Ziel der Restschuldbefreiung ist die Befreiung von allen restlichen Schulden. Das kann nur erreicht werden, wenn der Schuldner nach der Verteilung der Insolvenzmasse eine Wohlverhaltensphase absolviert hat. Diese Phase dauert drei Jahre ab Verfahrenseröffnung. Alle Forderungen, die bis zu diesem Zeitpunkt noch gegen den Schuldner bestehen, werden ihm erlassen. Der Betroffene ist wieder schuldenfrei und kann frei über sein gesamtes Vermögen verfügen. Gläubiger können ihm gegenüber keinen alten Forderungen mehr geltend machen.

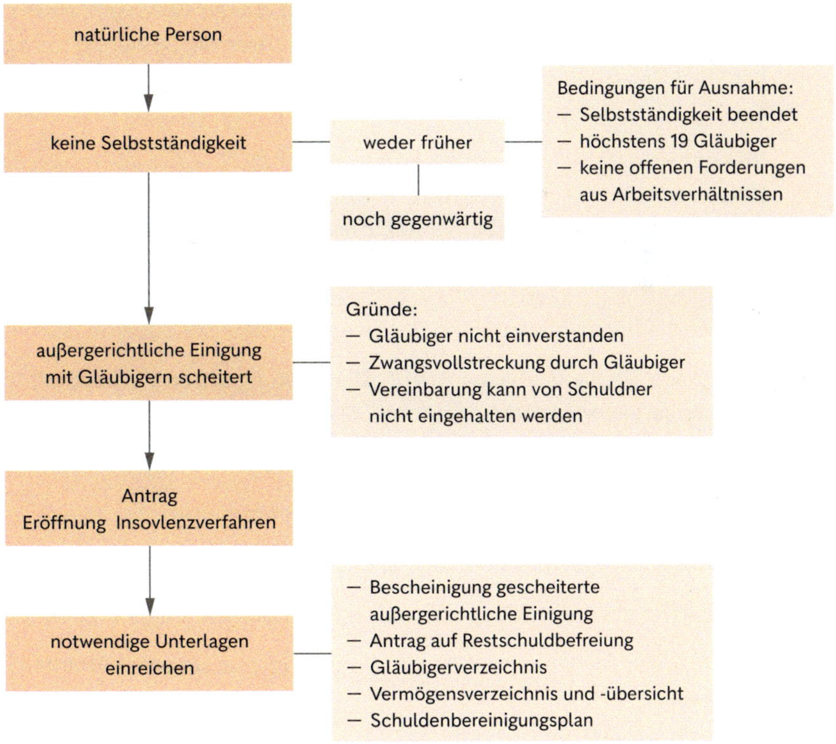

Abb. 1 Voraussetzungen für eine Verbraucherinsolvenz

Aufgaben

1 Weshalb wird das Stabilitätsgesetz als „magisches Viereck“ bezeichnet?

2 Wann ist das Ziel der Vollbeschäftigung erreicht?

3 Wie kann der Staat das Ziel „angemessenes Wirtschaftswachstum“ verfolgen?

4 Was versteht man unter „Konjunktur“?

5 Lesen Sie den folgenden Auszug aus dem Konjunkturbericht einer Tageszeitung:

> *Im neuesten Monatsbericht des Bundeswirtschaftsministeriums heißt es, die wirtschaftliche Aufwärtsentwicklung hätte auch im Sommer angehalten, Produktion und Auftragslage der Industrie hätten weiter deutlich zugenommen.*
> *Mehr als positiv wird auch das Stimmungsbild bei den Unternehmen bezeichnet, und die günstigen Aspekte beträfen sowohl den Arbeitsmarkt als auch die Preisentwicklung und den Außenhandel. ...*
> *Auf dem Arbeitsmarkt spricht der Lagebericht von einem Anhalten der leichten konjunkturellen Erholungstendenzen, was sich im Rückgang der Arbeitslosenzahl im September und in der Tatsache ausdrückte, dass die saisonübliche Zunahme von Kurzarbeit diesmal geringer ausfiel als in den letzten fünf Jahren. ...*
> *Die Erholung der Wirtschaft hat sich auch nach Ansicht des Deutschen Sparkassen- und Giroverbandes im 3. Quartal dieses Jahres mit verhaltenem Tempo fortgesetzt. Dabei stützte sich die konjunkturelle Belebung allerdings weiterhin vor allem auf den Export. Mehr und mehr trügen aber auch die gestiegenen Investitionen zum positiven Gesamtergebnis bei. Mittelfristig könnte sich die Bundesrepublik Deutschland jedoch nicht darauf verlassen, dass die Konjunktur im Wesentlichen vom Export angetrieben wird. Vielmehr müsste die Binnennachfrage zukünftig wieder stärker zum gesamtwirtschaftlichen Wachstum beitragen. Erste Ansätze hierfür wären bereits zu erkennen.*

a Wie entwickelte sich die Konjunktur?
b Was war dafür ausschlaggebend?
c Wie kann die Nachfrage (Binnennachfrage) zur Konjunkturförderung beitragen?

6 Nennen Sie Konjunktur fördernde und Konjunktur dämpfende Staatsmaßnahmen.

7 Welche staatliche Instanz kann die Investitionsfähigkeit beeinflussen?

8 Betrachten Sie die Grafik auf S. 412 „Die Leistung unserer Wirtschaft“. In welchen Jahren gab es große Preissteigerungen? Woran erkennen Sie das?

9 Nennen Sie die drei Berechnungsarten des Bruttoinlandsprodukts.

10 In welchen Bereichen wird das Sozialprodukt erarbeitet?

11 Ist es möglich, dass das nominale BIP steigt, das reale BIP aber sinkt? Begründen Sie Ihre Aussage.

12 Weshalb ist die Entwicklung des realen Sozialprodukts ein Gradmesser für das Wirtschaftswachstum?

13 Kann das Bruttoinlandsprodukt ein Wohlstandsmesser sein? Erläutern Sie Ihre Aussage anhand von drei Beispielen.

14 Kann man die Bruttoinlandsprodukte verschiedener Länder vergleichen?

15 Weshalb wächst das BIP seit Jahren kontinuierlich?

4 Steuern und Entgeltabrechnung

4.1 Staatseinnahmen

Zur Finanzierung seiner umfassenden Aufgaben benötigt der Staat Einnahmequellen. Zu den größten Ausgaben des Staates zählen die soziale Sicherung, die Verteidigung und das Verkehrswesen. Eine besondere Problematik besteht durch die Bundesschuld mit ihren ständig steigenden Zinsen für Staatskredite.

Weitere wichtige Staatsaufgaben werden von den Ländern (z. B. Bildung, Polizei, Justiz) und den Kreisen und Gemeinden (z. B. Straßenbau, Kultur, Schulen) wahrgenommen.

Die wichtigste Einnahmequelle für den Staat bilden die **Steuern**. Es sind einmalige oder laufende Geldleistungen ohne direkte Gegenleistung. Obwohl der Steuerzahler keine direkten Gegenleistungen empfängt, sind ohne diese Abgaben viele, zum Teil unentbehrliche und kostspielige öffentliche Leistungen nicht denkbar, z. B. Bau und Unterhaltung von Straßen und Schulen oder Sozialleistungen. Etwa 80 % der Staatsausgaben werden durch Steuern finanziert.

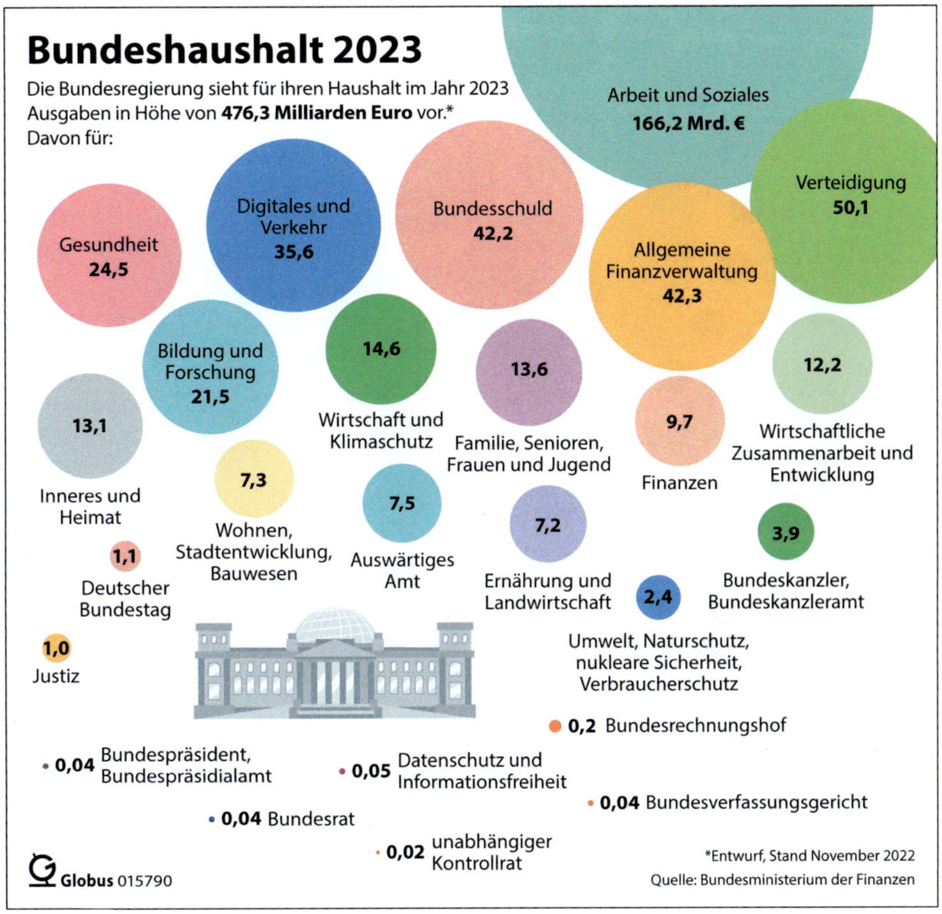

Daneben existieren noch Einnahmen aus

- Zöllen (in der EU abgeschafft),
- Gebühren und Beiträgen für spezielle staatliche Leistungen (z. B. Gebühr für das Ausstellen eines Bundespersonalausweises, Müllabfuhrbeiträge),
- Staatsunternehmen (z. B. Deutsche Bundesbank),
- Sonderabgaben (z. B. Bevorratungszuschläge, Solidaritätszuschläge) und
- der sogenannten Nettokreditaufnahme.

Unter der Nettokreditaufnahme versteht man die zusätzliche Kreditaufnahme des Staates im laufenden Jahr, wobei die Tilgung für die Altkredite schon abgegolten ist. Die Zinsen, die für die gesamten Staatskredite bezahlt werden müssen, nehmen bereits den vierten Platz in den Ausgaben des Staates ein.

In Deutschland werden sehr viele Steuern erhoben. Dabei gibt es **direkte Steuern,** deren Bezahlung man als Konsument direkt an eine staatliche Stelle leisten muss (z. B. die Kfz-Steuer), und auch sogenannte **indirekte Steuern,** die man als Konsument nicht direkt an den Staat bezahlt (z. B. Umsatz- oder Mehrwertsteuer). Gerade die indirekten Steuern werden vom Staat gerne genutzt, weil der Verbraucher deren Erhöhung nicht so gut realisiert, da sie beim Bezahlen im Preis eines Produktes eingerechnet sind.

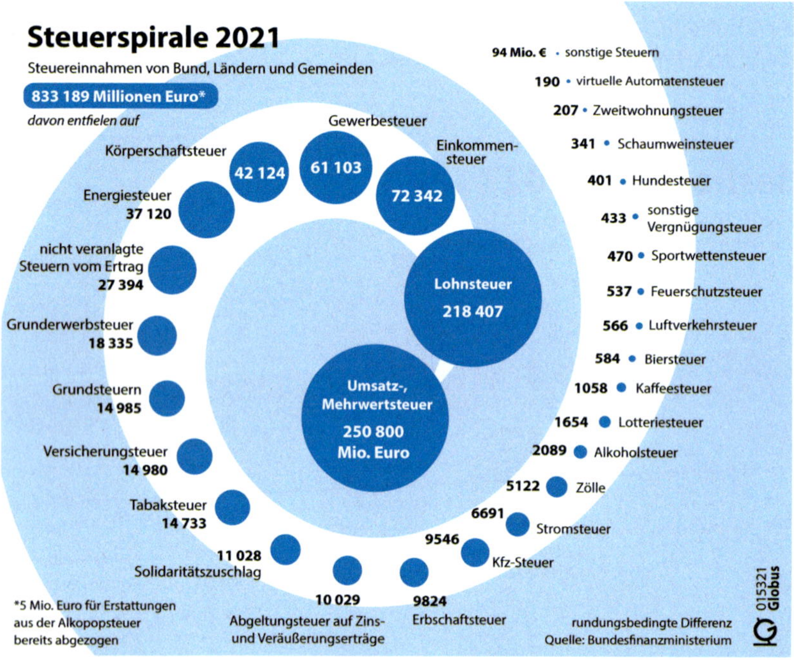

Bagatellsteuern sind solche Steuern, deren Erhebung mehr kostet, als sie dem Staat einbringen. Sie dienen häufig zur Steuerung politischer Beschlüsse (z. B. Hundesteuer, Spielautomatensteuer). Manche dieser Steuern sind mittlerweile durch gesellschaftliche oder wirtschaftliche Veränderungen veraltet. Will man aber eine Steuer abschaffen, trifft man immer wieder auf das alte Sprichwort „Alte Steuer – gute Steuer“.

Begründungen für neue Steuern oder Steuererhöhungen finden sich aus vielfältigen Gründen. Zum Beispiel erfolgte die Erhöhung der Tabaksteuer aus gesundheitspolitischen Gründen, die Erhöhung der Lohn- und Einkommensteuer aus sozialpolitischen Gründen und die Erhöhung der Mineralölsteuer sowie die Einführung der „Ökosteuer“ aus umweltpolitischen Gesichtspunkten.

4.2 Lohn- und Einkommensteuer

Die Lohnsteuer ist keine eigene Steuerart, sondern Teil der Einkommensteuer. Beim Lohn- und Gehaltsempfänger bedient sich der Staat des Arbeitgebers, um die Einkommensteuer zu erheben (Abzugsverfahren).

Wer nur Lohn oder Gehalt bezieht, hat in der Regel seine Einkommensteuerpflicht durch den Lohnsteuerabzug erfüllt. Steuerpflichtig sind alle natürlichen Personen, die ihren Wohnsitz in der Bundesrepublik Deutschland haben (die Einkommensteuer der juristischen Personen ist die Körperschaftsteuer).

Diese Steuer wird im sogenannten Steuerverbund erhoben (wie die Mehrwertsteuer). Das bedeutet, dass die Einnahmen nach einem Schlüssel verteilt werden. Der Großteil der Einnahmen aus der Lohn- und Einkommensteuer geht an den Bund (42,5 %) und die Länder (42,5 %). Aber auch die Gemeinden erhalten Anteile aus diesem Steueraufkommen (15 %) zur Finanzierung ihrer jeweiligen Aufgaben. Die Lohn- und Einkommensteuer, die Körperschaft- und die Mehrwertsteuer werden auch als Gemeinschaftssteuern bezeichnet.

Folgende Einkünfte unterliegen der Einkommensteuer:
- **Einkünfte aus Land- und Forstwirtschaft:** Darunter fallen auch die Einkünfte aus Wein-, Garten- und Obstanbau.
- **Einkünfte aus Gewerbebetrieb:** Besteuert werden die Einkünfte aus Betrieben, die keine juristische Person sind. Sie sind ebenfalls gewerbesteuerpflichtig.
- **Einkünfte aus selbstständiger Arbeit:** Dazu gehören die Einkünfte aus freiberuflicher Tätigkeit, z. B. die der Zahnärzte.
- **Einkünfte aus nicht selbstständiger Arbeit (Lohn- und Gehaltseinkommen):** Die Lohnsteuer stellt nur eine besondere Erhebungsform der Einkommensteuer dar. Der Arbeitgeber behält die Lohnsteuer ein und führt sie an das Finanzamt ab. Liegen keine Einkünfte aus anderen Einkommensarten vor und betragen die Einkünfte aus nicht selbstständiger Arbeit weniger als ca. 11 000,00 € pro Jahr (Grundfreibetrag plus weitere Freibeträge), muss eine Steuererklärung abgegeben werden. Liegen weitere Einkünfte vor oder wird diese Grenze überschritten, wird man veranlagt. Man spricht dann von einer Pflichtveranlagung. Werbungskosten dürfen in Ansatz gebracht werden (Pauschbetrag 1230,00 €).
- **Einkünfte aus Kapitalvermögen:** Darunter versteht man z. B. Zinsen, Dividenden, Gewinnanteile von Gesellschaftern. Für Sparer gilt ein Freibetrag von 1000,00/2000,00 € (ledig/verheiratet). Von den Zinseinnahmen werden 25 % als Abgeltungsteuer von den Banken an die Finanzämter abgeführt.
- **Einkünfte aus Vermietung und Verpachtung:** z. B. Einnahmen aus der Vermietung eines Hauses.
- **Sonstige Einkünfte:** Dazu zählen Einkünfte aus Spekulationsgeschäften (z. B. Gewinne aus Hausverkäufen innerhalb bestimmter Fristen), Gewinne aus Wertpapiergeschäften (innerhalb bestimmter Fristen), Rentenbezüge.

Für jeden Steuerpflichtigen werden diese sieben Einkunftsarten addiert und es ergibt sich der sogenannte Gesamtbetrag der Einkünfte. Bei manchen Einkunftsarten können auch Verluste entstehen (negative Einkünfte).

Steuerrechtlich ist es ohne Bedeutung, unter welcher Bezeichnung eine Einnahme erzielt wird. Nur in bestimmten Ausnahmefällen, die sich auch von Zeit zu Zeit ändern, sind Einnahmen lohnsteuerfrei bzw. begrenzt lohnsteuerfrei →Tab. 1.

Tab. 1 Steuerrechtliche Sonderfälle von Einnahmen

Voll zu versteuern	Begrenzt steuerfrei	Steuerfrei
– Überstundenzuschläge – Erschwerniszulagen – Leistungszulagen – Sondervergütungen (Urlaubs-, Weihnachtsgeld, 13. Monatsgehalt) – Prämien	– Zuwendungen aufgrund von Praxisjubiläum (Fünftelregelung) – Zuwendungen aufgrund einer Notsituation des Arbeitnehmers (bis 600,00 €) – Zuschlag für Sonn- und Feiertagsarbeit (50 %) – Fahrtkosten von der Wohnung zur Arbeitsstätte, wenn vom Arbeitgeber mit 15 % pauschal versteuert – Essenszuschüsse, wenn vom Arbeitgeber mit 25 % versteuert – Schenkungen – Erbschaften	– Überlassen typischer Berufskleidung – Reisekostenerstattung – Arbeitnehmersparzulage – Kindergartenzuschüsse – Trinkgelder – Geschenke bei Praxisveranstaltungen (max. zwei pro Jahr) bis 110,00 €/Mitarbeiter – Sachbezüge (z. B. Benzingutschein bis 50,00 €/Mitarbeiter/Monat) – Toto-/Lottogewinne – betriebliche Geschenke bis 60,00 € pro Anlass – Erholungsbeihilfe bis 364,00 € pro Jahr – Internetzuschuss 50,00 € monatlich – Gesundheitsförderung (bis 600,00 €/Jahr)

Nachdem der Gesamtbetrag der Einkünfte ermittelt ist, können noch weitere Abzüge vom Steuerpflichtigen gemacht werden.

4.2.1 Sonderausgaben und außergewöhnliche Belastungen

Bei den Sonderausgaben handelt es sich um bestimmte, im Einkommensteuergesetz genau definierte Aufwendungen, die vom Gesamtbetrag der Einkünfte abgezogen werden, wenn sie weder Betriebsausgaben noch Werbungskosten sind.

Unbeschränkt abzugsfähige Sonderausgaben

Zu den unbeschränkt abzugsfähigen Sonderausgaben zählen u. a.:
- bezahlte Kirchensteuer
- Unterhaltsleistungen
- Ausbildungskosten
- Spenden für politische Parteien und mildtätige Zwecke

Diese Kosten können mit Einschränkungen vom Gesamtbetrag der Einkünfte abgezogen werden. Werden keine dieser Ausgaben vom Arbeitnehmer nachgewiesen, zieht das Finanzamt automatisch 36,00 € bei Ledigen und 72,00 € bei Verheirateten ab (Sonderausgabenpauschbetrag).

Beschränkt abzugsfähige Sonderausgaben

Hierzu zählen Vorsorgeaufwendungen, z. B. eigene Beiträge zur Sozialversicherung, Lebens-, Unfall- und Haftpflichtversicherung.

Außergewöhnliche Belastungen

Es gibt Aufwendungen, die weder als Betriebsausgaben oder Werbungskosten noch als Sonderausgaben abzugsfähig sind, die aber wegen der besonderen außergewöhnlichen Belastung des Steuerpflichtigen berücksichtigt werden sollen. Dadurch will man Härten bei der Besteuerung mildern oder beseitigen. Dabei sind in der Regel die Ausgaben nicht in voller Höhe, sondern nach Anrechnung eines zumutbaren Eigenanteils (1–7 % des Gesamtbetrags der Einkünfte) abziehbar.

Für bestimmte außergewöhnliche Belastungen gelten statt Anrechnung eines zumutbaren Eigenanteils Höchstgrenzen, über die hinaus kein Abzug möglich ist.

Beispiele für **außergewöhnliche Belastungen:**
- Unterstützung Not leidender Familienangehöriger (auch Kinder über 25 Jahre in Ausbildung)
- Pflege behinderter Menschen
- Verlust durch Diebstahl
- Ehescheidungskosten
- Krankheitskosten
- Beschäftigung einer Haushaltshilfe (wenn Ehegatte über 60 Jahre = 624,00 €)
- Behindertenpauschalbetrag (abhängig vom Grad der Behinderung)

Daneben gibt es **besondere Freibeträge** (2023), wie z. B.:
- Kinderfreibetrag (6024,00 € alternativ zum Kindergeld)
- Freibetrag für Betreuungs- und Erziehungs- oder Ausbildungsbedarf (Bedarfsfreibetrag, 2928,00 € alternativ zum Kindergeld)
- Freibetrag (4260,00 €) für Alleinerziehende (mit einem Kind)
- Altersentlastungsbetrag (ab 65 Jahre = höchstens 646,00 €)

Nach Abzug aller steuerlich zugelassenen Abzugsbeträge ergibt sich das zu versteuernde Einkommen.

Beispiel

Schema zur Ermittlung des zu versteuernden Einkommens

Einkommen
+ aus Land- und Forstwirtschaft
+ aus Gewerbebetrieb
+ aus selbstständiger Arbeit
+ aus nicht selbstständiger Arbeit
+ aus Kapitalvermögen
+ aus Vermietung und Verpachtung
+ sonstige Einkünfte

= Gesamtbetrag der Einkünfte
– Sonderausgaben
– außergewöhnliche Belastungen
– besondere Freibeträge

= zu versteuerndes Einkommen

4.2.2 Der Einkommensteuertarif

Vom zu versteuernden Einkommen wird nun die Einkommen- bzw. Lohnsteuer berechnet. Der Einkommensteuertarif unterscheidet mehrere Besteuerungszonen:

- **Grundfreibetragszone (Nullzone):** Liegt das zu versteuernde Einkommen zwischen 0 und 10908,00 € (2023) muss keine Steuer bezahlt werden (steuerliches Existenzminimum).
- **Untere Progressionszone:** Bei einem zu versteuernden Einkommen ab 10909,00 € fällt Einkommensteuer an. Im Eingangsbereich gilt der Eingangssteuersatz von 14 %. Danach steigt der Steuersatz bis zu einem zu versteuernden Einkommen von 15999,00 € linear auf rund 24 % an.
- **Obere Progressionszone:** Ab einem zu versteuernden Einkommen von 16000,00 € bis zu 62,809,00 € steigt der Steuersatz dann ebenfalls linear von 24 bis auf 42 % an.
- **Obere Proportionalzone:** Ab einem zu versteuernden Einkommen von 62810,00 € bleibt der Steuersatz konstant bei 42 %. Dies gilt jedoch nur bis zum Betrag von 277825,00 € für Ledige.
- **„Reichensteuer“ (Proportionalzone 2):** Diese zweite Proportionalzone wird als sogenannte Reichensteuer bezeichnet. Ab einem zu versteuernden Einkommen von 277826,00 € (Ledige) beträgt der Steuersatz 45 %.

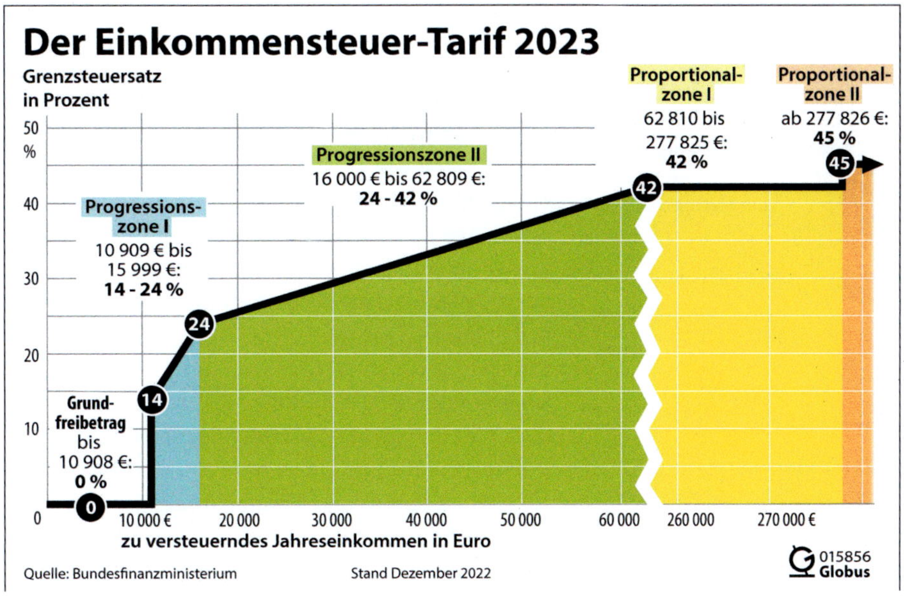

4.2.3 Veranlagung zur Einkommensteuer auf Antrag

Nach Abschluss eines Kalenderjahres empfiehlt es sich, einen Antrag auf Veranlagung zur Einkommensteuer zu stellen, wenn folgende Voraussetzungen gegeben sind:

- Im vergangenen Jahr wurde zu viel Lohnsteuer abgezogen. Das trifft zu, wenn der Arbeitnehmer
  - schwankenden Lohn bezogen hat (z. B. bei Überstunden oder Lohnerhöhungen),
  - nicht während des gesamten Kalenderjahres beschäftigt war (z. B. Krankheit, Arbeitslosigkeit, Beurlaubung, Fachschulbesuch).
- Der Arbeitnehmer kann besondere Freibeträge geltend machen, die bisher nicht berücksichtigt wurden.
- Erhöhte Werbungskosten oder Sonderausgaben, die über die Pauschalbeträge hinausgehen, sind angefallen.
- Es ist für den Arbeitnehmer eine günstigere Steuerklasse anzuwenden, z. B. wegen Eheschließung oder Geburt eines Kindes bis zum 31. Dezember des Jahres (rückwirkend).

Das Finanzamt führt die Antragsveranlagung nicht von Amts wegen durch (bei der Einkommensteuer wird man zur Abgabe des Antrags aufgefordert = Pflichtveranlagung bis zum 31.07. des Folgejahres):

- Der Arbeitgeber muss den Ausgleich unaufgefordert zum Jahresende vornehmen, wenn er mindestens zehn Beschäftigte hat.
- Der Arbeitnehmer kann ihn bis zum Ende des übernächsten Jahres abgeben. Man hat also zwei Jahre Zeit. Erwartet man eine Rückzahlung, z. B. wegen erhöhter Werbungskosten und Sonderausgaben oder außergewöhnlicher Belastungen, wird man den Antrag frühzeitig stellen, um keine Zinsen zu verlieren (der vom Arbeitgeber durchgeführte Ausgleich berücksichtigt diese nicht).
- Auch die Arbeitnehmersparzulage erhält nur, wer dies beim Finanzamt beantragt.

4.3 Entgeltabrechnung (Lohn- bzw. Gehaltsabrechnung)

4.3.1 Vom Bruttoentgelt (Gesamt-Brutto) zum Auszahlungsbetrag

Video

Eine Gehaltsabrechnung richtig lesen. Vom Brutto- zum Nettogehalt

Alle Einnahmen, die dem Arbeitnehmer aus einem Dienstverhältnis zufließen, bezeichnet man als Gesamt-Brutto. Es handelt sich dabei um das ungeschmälerte Arbeitseinkommen (Lohn, Gehalt, Ausbildungsvergütung) einschließlich zusätzlicher Leistungen wie

- Zulagen (z. B. Gefahren-, Lärm-, Hitze-, Schmutzzulagen, Arbeitserschwernisse),
- Zuschläge (z. B. Überstunden, Nacht-, Sonntags-, Feiertagsarbeit),
- Zuwendungen (z. B. Gratifikationen des Arbeitgebers, Jubiläums-, Heirats-, Geburts-, Weihnachts-, Urlaubsgeld, vermögenswirksame Leistungen durch den Arbeitgeber),
- Sachbezüge (z. B. Waren, Wohnung, Verpflegung, Wertpapiere),
- andere, sogenannte geldwerten Vorteile (z. B. verbilligtes Arbeitgeberdarlehen, Geschäftsfahrzeug, Wohnung des Arbeitgebers).

Der **Nettoverdienst** verbleibt dem Arbeitnehmer nach Abzug der gesetzlichen Entgeltabzüge (Lohn- und Kirchensteuer, Solidaritätszuschlag und Arbeitnehmerbeiträge zur Sozialversicherung).

Der **Auszahlungsbetrag** kann noch niedriger sein als der Nettoverdienst. Dies kann aufgrund einer Vereinbarung zwischen Arbeitnehmer und Arbeitgeber der Fall sein (z. B. Rückzahlung eines Arbeitgeberdarlehens, Abführung der Vermögensbildung durch den Arbeitgeber), gerichtlich angeordnet sein (z. B. Lohnpfändung) oder der Lohn wurde abgetreten →Abb. 1.

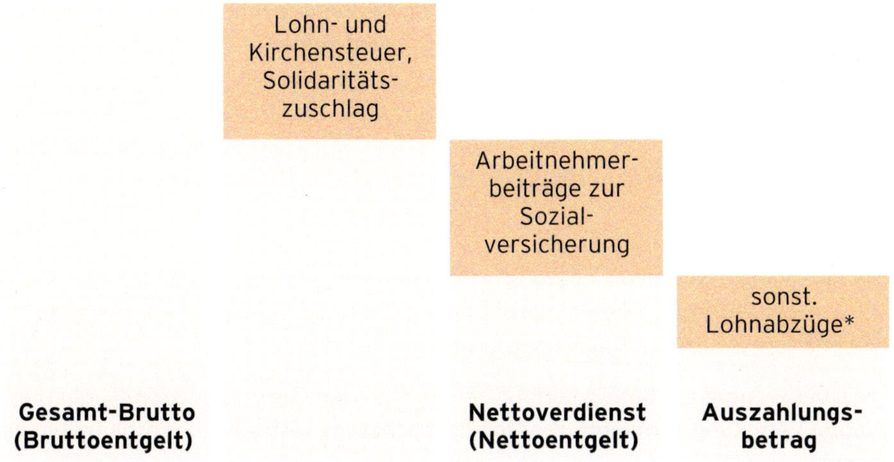

Abb. 1 Gesetzliche Entgeltabzüge (*gerichtlich angeordnete und vereinbarte Entgeltabzüge, z. B. gepfändete, abgetretene oder aufgerechnete Lohnanteile)

4.3.2 Gesetzliche Entgeltabzüge

Lohnsteuer

Entsprechend den Angaben auf der elektronischen Lohnsteuerbescheinigung muss der Arbeitgeber die Lohnsteuer vom Arbeitnehmer einbehalten und an das zuständige Finanzamt abführen. Alle Arbeitgeber haben Lohnsteuertabellen vorliegen, aus denen die monatliche Lohnsteuer je nach Steuerklasse hervorgeht →Tab. 1.
Seit 2002 kann die Lohnsteuerberechnung nach einer Formel oder nach Tabellen erfolgen. Kinder werden dabei in der Regel nicht berücksichtigt, für sie wird Kindergeld an die Berechtigten ausbezahlt.

Steuerklasse I	Gilt für ledige und geschiedene Arbeitnehmer sowie für verheiratete Arbeitnehmer, deren Ehegatte im Ausland wohnt oder die von ihrem Ehegatten dauernd getrennt leben. Verwitwete Arbeitnehmer gehören ebenfalls in die Steuerklasse I.
Steuerklasse II	Gilt für die in Steuerklasse I genannten Arbeitnehmer, in deren Wohnung mindestens ein Kind gemeldet ist, für das sie einen Kinderfreibetrag oder Kindergeld erhalten und für Alleinerziehende, damit der Freibetrag angerechnet wird.
Steuerklasse III	Gilt für verheiratete Arbeitnehmer, wenn beide Ehegatten im Inland wohnen, nicht dauernd getrennt leben und der Ehegatte des Arbeitnehmers keinen Arbeitslohn bezieht oder Arbeitslohn bezieht und in die Steuerklasse V eingereiht wird.
Steuerklasse IV	Gilt für verheiratete Arbeitnehmer, wenn beide Ehegatten Arbeitslohn beziehen, im Inland wohnen und nicht dauernd getrennt leben.
Steuerklasse V	Tritt für Ehegatten an die Stelle der Steuerklasse IV, wenn der andere Ehegatte in die Steuerklasse III eingeordnet wird.
Steuerklasse VI	Ist auf der zweiten oder weiteren Lohnsteuerkarte(n) von Arbeitnehmern zu bescheinigen, die nebeneinander von mehreren Arbeitgebern Arbeitslohn beziehen.

Tab. 1 Steuerklassen

Kirchensteuer

Die Kirchensteuer wird von verschiedenen Religionsgemeinschaften erhoben. Der Staat zieht im Auftrag der Kirche 8 oder 9 % der Lohnsteuer (nach Bundesländern verschieden) ein. Kinder ermäßigen die Kirchensteuer. Für die Erhebung der Kirchensteuer erhält der Staat ebenfalls eine Vergütung.

Gehört man einer Religionsgemeinschaft an, die keine Kirchensteuer erhebt, oder gehört man keiner Religionsgemeinschaft an, wird keine Kirchensteuer erhoben.

Solidaritätszuschlag

Der Solidaritätszuschlag in Höhe von 5,5 % der Lohnsteuer wird nur noch bei höheren Einkommen (ab ca. 100000,- € Buttoeinkommen) berechnet.

Sozialversicherungsbeiträge

Die Beiträge zur Sozialversicherung werden je zur Hälfte vom Arbeitnehmer und Arbeitgeber getragen. Auch die Arbeitnehmerbeiträge werden vom Arbeitgeber einbehalten und an die Träger abgeführt.

Die Überweisung der Beträge erfolgt seit 2011 an den Gesundheitsfonds, der die weitere Verteilung vornimmt. Die Unfallversicherung wird voll vom Arbeitgeber getragen.

Die Sozialabgabepflicht richtet sich häufig nach der Steuerpflicht, ist aber nicht damit identisch. So sind z. B. Abfindungen von der Sozialversicherungspflicht befreit, unterliegen aber der Lohn- und Einkommensteuer (Fünftelregelung).

4.3.3 Sonstige Entgeltabzüge

Gepfändete Lohnanteile

Liegt ein Pfändungs- und Überweisungsbeschluss nach einem Urteil vor, muss der Arbeitgeber bestimmte Lohnanteile zurückbehalten und an Dritte überweisen.

Abgetretene (übertragene) Lohnanteile

Tritt der Arbeitnehmer bestimmte Lohnanteile an einen Gläubiger ab, muss der Arbeitgeber diese Lohnanteile an den Gläubiger des Arbeitnehmers überweisen (Lohnabtretung nur über den pfändbaren Teil des Lohns). Grundlage dafür ist der Abtretungsvertrag zwischen dem Arbeitnehmer und seinem Gläubiger.

Aufgerechnete Lohnanteile

Der Arbeitgeber kann eine Forderung an den Arbeitnehmer gegen die Lohnforderung aufrechnen, d. h. ausgleichen. Es darf jedoch nur bis zum pfändbaren Lohnanteil aufgerechnet werden.

Vermögenswirksame Leistungen (VL)

Stellt der Arbeitnehmer beim Arbeitgeber den Antrag auf Sparen nach dem Vermögensbildungsgesetz, muss der Arbeitgeber jährlich 480,00 € bzw. monatlich 40,00 € vom Lohn einbehalten und auf ein Konto des Arbeitnehmers einzahlen. Dies ist vor allem dann interessant, wenn der Arbeitgeber freiwillig oder aufgrund von Betriebsvereinbarungen oder Tarifverträgen Teile des monatlichen Sparbetrags übernimmt.

Zusätzlich erhält der Arbeitnehmer am Jahresende auf Antrag eine Arbeitnehmersparzulage vom Finanzamt ausbezahlt (je nach Anlageform 10 oder 20 % des Sparbeitrags; hier gelten Einkommensgrenzen).

4.3.4 Entgeltauszahlung

Der Arbeitgeber hat dem Arbeitnehmer schriftliche Lohn- bzw. Gehaltsbelege auszuhändigen. Die Lohnabrechnung muss übersichtlich und dem Arbeitnehmer verständlich sein. Im Einzelnen muss Folgendes zu ersehen sein:
- Zusammensetzung des Bruttoentgelts
- die gesetzlichen und sonstigen Abzüge
- der Nettoverdienst
- der Auszahlungsbetrag

Die Auszahlung muss in bar und in Euro erfolgen. In vielen Arbeitsverträgen bzw. Tarifvereinbarungen wird heute die bargeldlose Zahlung des Arbeitsentgelts festgelegt. Die Zahlung erfolgt meist zum Monatsende. In manchen Wirtschaftsbereichen sind noch wöchentliche Abschlagszahlungen üblich.

Sachleistungen in Form von Kost, Wohnung, Waren und Dienstleistungen können dem Arbeitnehmer nur mit dessen Zustimmung und nur zum Selbstkostenpreis auf den Auszahlungsbetrag angerechnet werden. Bestimmte Höchstsätze sind zu beachten.

Beispiel

Zum 01.09. wurden zwei neue ZFA in der Praxis eingestellt, die beide das gleiche Bruttogehalt beziehen. Die Auszahlung für die beiden ZFA Andrea Hollstein →Abb. 1, S. 432 und Andreas Müller →Abb. 1, S. 433 unterscheidet sich jedoch erheblich →Tab. 1.

Position	Hollstein	Müller
Zuschlag PV	Nein	Ja
Steuerklasse	V	I
Überstunden	5 normal mit 25 %	4 normal mit 25 %
Altersvorsorge (Barlohnumwandlung)	Ja	Nein
Jobticket	Ja	Nein
Kindergartenzuschuss	Ja	Nein
Zusätzliche Vwl-Überweisung	Ja	Nein
Vorschussabzug	Ja	Nein

Tab. 1 Unterschiede in den Lohnabrechnungen

Abrechnung der Brutto-Netto-Bezüge — Januar 2023

Pers.-Nr. 01/20	Abteilung	Kst.-St	SV-Nummer	Steuer ID Nr.
Eintritt 01.09.2022	Austritt	Geb.datum 14.01.1991	Kasse BARMER	St.Kl. (Faktor)/ Kinder 5 / 0,0
		Personengruppe 101	KV / AN-Beitrag KV 14,60% / 8,05%	Konfession –
			PV-Zuschlag nein / -	Freibetrag mtl. / jährl.
			Übergangsbereich nein · MFB nein	Hinzurech. mtl. / jährl.

Dr. Dirk Hollister Zahnarzt, Kirchenstr. 4, 79100 Freiburg

persönlich / vertraulich
Frau
ZFA Andrea Hollstein
Lindenauallee 12
79117 Freiburg

	SV-Tage KV	RV	AV	PV	St.-Tage
monatlich	30	30	30	30	30
kumuliert	30	30	30	30	30
BGR	1	1	1	1	

Urlaub Vorjahr	28,00	Urlaub - monatlich genommen	0,00
Urlaubsanspruch	0,00	Resturlaub	28,00

Lohnart	Bezeichnung	bezahlte Menge	Faktor	% Zuschlag	St*	SV*	GB*	Betrag
2	Gehalt				L	L	J	2.950,00 EUR
9	Überstunden	5,00	18,0000		L	L	J	90,00 EUR
10	Überstundenzuschlag (25%)	5,00	4,5000	25,00	L	L	J	22,50 EUR
925	Kürzung aus Altersvorsorge				L	L	N	-50,00 EUR
926	Altersvorsorge Barlohnumwandlung				F	F	N	50,00 EUR
2902	Job-Ticket steuerfrei				F	F	J	70,00 EUR
9021	VWL 1 Zuschuss				L	L	J	40,00 EUR

VORLÄUFIG

Steuer / Sozialversicherung

Gesamtbrutto: 3.172,50 EUR

Steuer - Brutto	Lohnsteuer	Kirchensteuer	SolZ	KV - Brutto	PV - Brutto	Steuerrechtl. Abzüge
3.052,50 EUR	685,50 EUR	0,00 EUR	0,00 EUR	3.052,50 EUR	3.052,50 EUR	685,50 EUR
Σ 3.052,50 EUR	Σ 685,50 EUR	Σ 0,00 EUR	Σ 0,00 EUR	Σ 3.052,50 EUR	Σ 3.052,50 EUR	Σ 685,50 EUR
RV - Brutto	**AV - Brutto**	**KV - Beitrag**	**PV - Beitrag**	**RV - Beitrag**	**AV - Beitrag**	**SV - rechtl. Abzüge**
3.052,50 EUR	3.052,50 EUR	245,72 EUR	46,55 EUR	283,88 EUR	39,68 EUR	615,83 EUR
Σ 3.052,50 EUR	Σ 3.052,50 EUR	Σ 245,72 EUR	Σ 46,55 EUR	Σ 283,88 EUR	Σ 39,68 EUR	Σ 615,83 EUR

Σ Gesamtsumme

Nettoentgelt: 1.871,17 EUR

Aufgelaufene Jahreswerte	
Gesamtbrutto	Steuer - Brutto
3.172,50 EUR	3.052,50 EUR
Lohnsteuer	Kirchensteuer
685,50 EUR	0,00 EUR
SolZ	KV - Brutto
0,00 EUR	3.052,50 EUR
PV - Brutto	RV - Brutto
3.052,50 EUR	3.052,50 EUR
AV - Brutto	KV - Beitrag
3.052,50 EUR	245,72 EUR
PV - Beitrag	RV - Beitrag
46,55 EUR	283,88 EUR
AV - Beitrag	VWL - Gesamt
39,68 EUR	110,00 EUR
Betriebl. Altersversorgung	Auszahlungsbetrag
50,00 EUR	1.741,17 EUR

Nr.	Netto - Bezüge / Netto - Abzüge	
2902	Job-Ticket steuerfrei	-70,00 EUR
6003	Kindergartenzuschuss	100,00 EUR
6005	Vorschuss	-100,00 EUR
6902	Altersvorsorge Vertrag 1	-50,00 EUR
9024	VWL 1 Überweisung	-40,00 EUR
9025	VWL 2 Überweisung	-70,00 EUR

Summe Netto Be-/Abzüge: -230,00 EUR

IBAN:
BIC:
Bank:

Auszahlungsbetrag: 1.641,17 EUR

Abb. 1 Lohnabrechnung Hollstein

Abrechnung der Brutto-Netto-Bezüge — Januar 2023

Pers.-Nr. 01/21	Abteilung	Kst.-St	SV-Nummer	Steuer ID Nr.
Eintritt 01.09.2022	Austritt	Geb.datum 20.03.1991	Kasse DAK Gesundheit	St.Kl. (Faktor)/ Kinder 1 / 0,0
		Personengruppe 101	KV / AN-Beitrag KV 14,60% / 8,05%	Konfession rk
			PV-Zuschlag ja / 0,35%	Freibetrag mtl. / jährl.
			Übergangsbereich nein · MFB nein	Hinzurech. mtl. / jährl.

Dr. Dirk Hollister Zahnarzt. Kirchenstr. 4. 79100 Freiburg

persönlich / vertraulich

Herrn
ZFA Andreas Müller
Musterstraße 5
79098 Freiburg

	SV-Tage KV	SV-Tage RV	SV-Tage AV	SV-Tage PV	St.-Tage
monatlich	30	30	30	30	30
kumuliert	30	30	30	30	30
BGR	1	1	1	1	

Urlaub Vorjahr	28,00	Urlaub - monatlich genommen	0,00
Urlaubsanspruch	0,00	Resturlaub	28,00

Lohnart	Bezeichnung	bezahlte Menge	Faktor	% Zuschlag	St*	SV*	GB*	Betrag
2	Gehalt				L	L	J	2.950,00 EUR
9	Überstunden	4,00	18,0000		L	L	J	72,00 EUR
10	Überstundenzuschlag (25%)	4,00	4,5000	25,00	L	L	J	18,00 EUR
9021	VWL 1 Zuschuss				L	L	J	40,00 EUR

Gesamtbrutto: 3.080,00 EUR

Steuer / Sozialversicherung

Steuer - Brutto	Lohnsteuer	Kirchensteuer	SolZ	KV - Brutto	PV - Brutto	Steuerrechtl. Abzüge
3.080,00 EUR	360,08 EUR	28,80 EUR	0,00 EUR	3.080,00 EUR	3.080,00 EUR	388,88 EUR
Σ 3.080,00 EUR	Σ 360,08 EUR	Σ 28,80 EUR	Σ 0,00 EUR	Σ 3.080,00 EUR	Σ 3.080,00 EUR	Σ 388,88 EUR
RV - Brutto	**AV - Brutto**	**KV - Beitrag**	**PV - Beitrag**	**RV - Beitrag**	**AV - Beitrag**	**SV - rechtl. Abzüge**
3.080,00 EUR	3.080,00 EUR	247,94 EUR	57,75 EUR	286,44 EUR	40,04 EUR	632,17 EUR
Σ 3.080,00 EUR	Σ 3.080,00 EUR	Σ 247,94 EUR	Σ 57,75 EUR	Σ 286,44 EUR	Σ 40,04 EUR	Σ 632,17 EUR

Σ Gesamtsumme

Nettoentgelt: 2.058,95 EUR

Aufgelaufene Jahreswerte	
Gesamtbrutto	Steuer - Brutto
3.080,00 EUR	3.080,00 EUR
Lohnsteuer	Kirchensteuer
360,08 EUR	28,80 EUR
SolZ	KV - Brutto
0,00 EUR	3.080,00 EUR
PV - Brutto	RV - Brutto
3.080,00 EUR	3.080,00 EUR
AV - Brutto	KV - Beitrag
3.080,00 EUR	247,94 EUR
PV - Beitrag	RV - Beitrag
57,75 EUR	286,44 EUR
AV - Beitrag	VWL - Gesamt
40,04 EUR	40,00 EUR
Betriebl. Altersversorgung	Auszahlungsbetrag
0,00 EUR	2.018,95 EUR

Nr.	Netto - Bezüge / Netto - Abzüge	
9024	VWL 1 Überweisung	-40,00 EUR

Summe Netto Be-/Abzüge: -40,00 EUR

IBAN:
BIC:
Bank

Auszahlungsbetrag: 2.018,95 EUR

VORLÄUFIG

Abb. 1 Lohnabrechnung Müller

4.3.5 Arbeitgeberbelastung

Immer wieder hört man von Arbeitgebern oder von Arbeitgeberverbänden, dass es nicht die Verhandlungen über die Lohnhöhe sind, die ihnen Kopfzerbrechen verursachen, sondern die sogenannten Lohnnebenkosten. Hierunter versteht man folgende Kosten, die für einen Arbeitnehmer neben den „eigentlichen Lohnkosten“ zusätzlich anfallen:

- Arbeitgeberanteile zur Sozialversicherung (die Anteile des Krankenversicherungs-, Pflegeversicherungs-, Arbeitslosen- und Rentenversicherungsbeitrags, die Unfallversicherung voll)
- Lohnfortzahlung im Krankheitsfall nach „Aufwendungsausgleichgesetz“
- Lohnzahlung an gesetzlichen Feiertagen
- Lohnzahlung im Urlaub
- betriebliche Altersversorgung
- Sonderzahlungen (z. B. 13. Monatsgehalt, Weihnachtsgeld)
- „Umlageversicherungen“ U1 und U2
- Insolvenzgeldumlage
- pauschal versteuerte Zahlungen (z. B. Fahrgeld)

U1 und U2

Umlage für die Lohnfortzahlung im Krankheitsfall bzw. im Mutterschutz für alle Arbeitnehmer in Kleinbetrieben (bis 30 Arbeitnehmer)

Beispiel

Auch in der Arbeitgeberbelastung machen sich die unterschiedlichen Lohnabrechnungen von Andrea Hollstein und Andreas Müller bemerkbar. Erkennbar bleibt die hohe Belastung des Arbeitgebers gegenüber der Auszahlung an die Mitarbeiter →Abb. 1, → Abb. 1, S. 435.

Dr. Dirk Hollister Zahnarzt

Name: Hollstein, Andrea   Pers.Nr.: 01/20

Monat: (korrigiert im)   **Januar**

Brutto	3.172,50
Netto-Bezüge*	100,00
bAV Pflichtzuschuss	0,00
KV AG Gesamt	245,72
RV AG Gesamt	283,88
AV AG Gesamt	39,68
PV AG Gesamt	46,55
Pauschale LSt AG	0,00
Pauschale SolZ AG	0,00
Pauschale KiSt AG	0,00
Umlage U1 Gesamt	61,05
Umlage U2 Gesamt	18,01
Insolvenzumlage Gesamt	1,83
Arbeitgeberbelastung	**3.969,22**
abzgl. bAV Förderbetrag	0,00
Zusätzliche Informationen:	
KV-Brutto Gesamt	3.052,50
RV-Brutto Gesamt	3.052,50
VWL Überweisung	110,00
Auszahlung	1.641,17

Abb. 1 AG-Belastung Hollstein

Von Arbeitnehmern oder Arbeitnehmervertretern hört man immer wieder die Klage, dass es ihnen nicht so sehr um eine Nominallohnerhöhung gehe. Vielmehr gehe es darum, dass dem Arbeitnehmer real mehr Lohn zur Verfügung stehe.

Beispiel
Das Gehalt eines Arbeitnehmers beträgt 1500,00 € und wird um 5 % erhöht. Die nominale Erhöhung (5 % von 1500,00 €) beträgt somit 75,00 €.

Da in der Regel die Preise steigen, ist die Reallohnerhöhung geringer als die Nominallohnerhöhung.

	prozentuale Nominallohnerhöhung	**(5%)**
abzgl.	**prozentuale Preissteigerung**	**(3%)**
=	**prozentuale Reallohnerhöhung**	**(2%)**

Liegen die Preissteigerungen höher als die Nominallohnerhöhungen, kommt es zur Reallohnsenkung

4.3.6 Zukünftige Lohnentwicklung

Neben den Preissteigerungen und ihren Auswirkungen auf die Reallohnentwicklung darf man die zukünftige Entwicklung der **Sozialversicherungsbeiträge** nicht aus den Augen lassen. Momentan (2023) schätzt man, dass ungefähr 40 % des Bruttolohns (von Arbeitgeber und Arbeitnehmer) für Sozialabgaben gezahlt werden müssen. Nach einer Schätzung der Bertelsmann-Stiftung werden die Prozentsätze für die Krankenversicherung, die Pflegeversicherung und die Rentenversicherung in den nächsten Jahrzehnten zum Teil drastisch steigen. In einem Szenario werden bis 2040 dann 50 % für möglich gehalten.

Damit bleibt Arbeitnehmern immer weniger Netto von ihrem Bruttoeinkommen. Daraus können sich schwerwiegende Folgen ergeben, z. B. kein Anreiz auf Mehrverdienst, verstärkte Schwarzarbeit, Abwanderung von Arbeitskräften, Abwanderung von Unternehmen, um wettbewerbsfähig zu bleiben.

Dr. Dirk Hollister Zahnarzt

Name: Müller, Andreas — Pers.Nr.: 01/21

Monat: **Januar**
(korrigiert im)

Brutto	3.080,00
Netto-Bezüge*	0,00
bAV Pflichtzuschuss	0,00
KV AG Gesamt	247,94
RV AG Gesamt	286,44
AV AG Gesamt	40,04
PV AG Gesamt	46,97
Pauschale LSt AG	0,00
Pauschale SolZ AG	0,00
Pauschale KiSt AG	0,00
Umlage U1 Gesamt	67,76
Umlage U2 Gesamt	20,02
Insolvenzumlage Gesamt	1,85
Arbeitgeberbelastung	**3.791,02**
abzgl. bAV Förderbetrag	0,00
Zusätzliche Informationen:	
KV-Brutto Gesamt	3.080,00
RV-Brutto Gesamt	3.080,00
VWL Überweisung	40,00
Auszahlung	2.018,95

Abb. 1 AG-Belastung Müller

Aufgaben

1 Stellen Sie eine eigene Reihenfolge der Staatsauf- bzw. -ausgaben auf und vergleichen Sie diese mit dem Bundeshaushalt. Wo liegen die größten Abweichungen?

2 Nennen Sie die größten Ausgabenposten des Bundeshaushalts.

3 Wie werden diese Ausgaben finanziert?

4 Was versteht man unter Nettokreditaufnahme?

5 Wo liegt die Gefahr der Nettokreditaufnahme?

6 Diskutieren Sie das Für und Wider der 1999 eingeführten „Ökosteuer“.

7 Sind Lottogewinne auf alle Zeit von der Einkommensteuer befreit?

8 Kann man aufgrund der Höhe des Brutto- oder Nettolohnes etwas über die Höhe des zu versteuernden Einkommens sagen?

9 Welche beiden Sonderausgaben unterscheidet man?

10 Handelt es sich um außergewöhnliche Belastungen?
a Hochzeitsfeier
b 1500,00 € Zahnersatzkosten
c Fahrten zwischen Wohnung und Arbeitsstätte, 70 km pro Tag
d Sozialversicherungsbeiträge
e Adoptionskosten für ein Kind
f Gerichtskosten bei Ehescheidung
g Kauf eines teuren Autos für die Fahrt zur Praxis

11 Wie wird der steigende Lohnsteuersatz begründet?

12 Ein Steuerfachmann: „Auch Millionäre kann man nicht unendlich hoch besteuern!“ Wie ist dieser Satz zu erklären?

13 Unter welchen Voraussetzungen ist es für Sie „lohnend“, einen Antrag auf Veranlagung zur Einkommensteuer zu stellen?

14 Sie erhalten 3,00 € pro Tag Essensgeld von Ihrem Arbeitgeber. Ist dieser Betrag lohnsteuerpflichtig?

5 Umgang mit Geld

5.1 Geschichte des Geldes

Geld gibt es seit etwa 700 v. Chr., davor war dieses Zahlungsmittel unbekannt. Die Menschen waren Selbstversorger. Das, was zum Leben gebraucht wurde, mussten sie sich in mühevoller Arbeit z. B. suchen, jagen und fischen **(geschlossene Hauswirtschaft)**. Nach und nach entstand der Tauschhandel. Man stellt sich die Entwicklung so vor, dass eine Gruppe (Stamm, Sippe) von Menschen an der Grenze zu einer anderen Gruppe Waren abstellte (oder vergaß). Die andere Gruppe fand die Waren und stellte gleichzeitig andere, etwa gleichwertige Waren an der Stelle ab. Das war der Beginn des Tauschhandels, der den Menschen den Vorteil bot, sich auf bestimmte Arbeiten zu spezialisieren **(Arbeitsteilung)**.

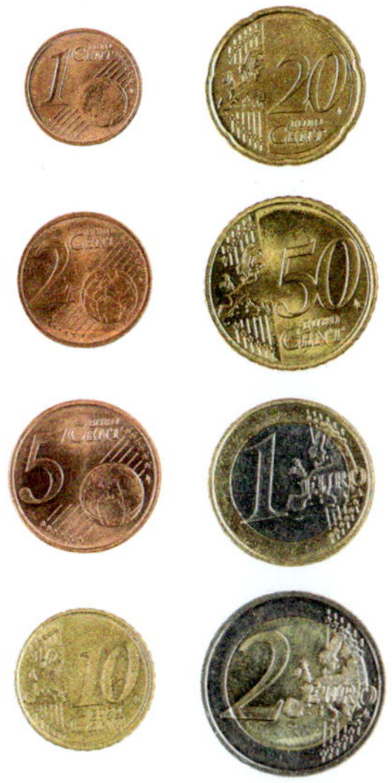

Abb. 1 Münzen des Euroraums

Auf diese Stufe fallen auch heute noch Länder zurück, wenn das Geld infolge von Katastrophen oder großen Inflationen nichts mehr wert ist. Über das Warengeld (leicht zu tauschende Waren übernehmen Geldfunktion) kam es zum **Metall- oder Münzgeld**. Hier wurden Stücken aus hochwertigem Metall (z. B. Gold, Silber, Bronze oder Kupfer) mit einem Stempel Wertangaben aufgeprägt. Jeder nahm sie als Tauschgegenwert **(Zahlung)** an. Heute noch verfügen wir in Europa über Münzen, z. B. im Wert von einem Cent bis zwei Euro →Abb. 1.

Das Münzregal (Recht, Münzen zu prägen) liegt bei der Regierung. Jedoch ist der Münzbestand in der Bundesrepublik Deutschland im Verhältnis zum Papiergeld sehr gering.

Aus England erzählt man die Geschichte, dass ein reicher Mann seine Goldmünzen zu einem Goldschmied brachte. Goldschmiede hatten schon damals Tresore und damit eine sichere Aufbewahrungsmöglichkeit. Der Mann erhielt mehrere „Quittungen“ für seine Goldmünzen, auf denen jeweils der Wert der Münzen vom Goldschmied bestätigt war. Zur Bezahlung verwendete der Mann von da an nicht mehr sein richtiges Geld, sondern diese Zettel, die er mit einem Vermerk an die Gläubiger weitergab.

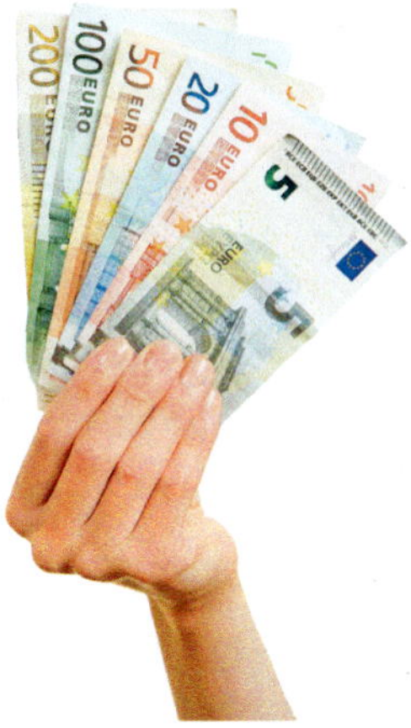

Abb. 2 Geldscheine des Euroraums

Diese konnten sie ebenfalls zur Bezahlung nutzen. Dies war die Geburtsstunde des **Papiergeldes**. Heute spricht man von Banknoten, z. B. in verschiedenen europäischen Ländern in Form von Scheinen von fünf bis zweihundert Euro →Abb. 2. Diese Scheine haben nur einen sehr geringen Materialwert. Das Recht zur Ausgabe von Banknoten **(Notenprivileg)** hat nur die Europäische Zentralbank.

Heute wird vielfach bargeldlos gezahlt und wir haben uns daran gewöhnt. Dieses Geld, das nur durch gebuchte Beträge in Erscheinung tritt, nennt man **Buch- oder Giralgeld**. Der Buchgeldumlauf wird von der Europäischen Zentralbank in Frankfurt kontrolliert. Eine neue Entwicklung bahnt sich durch das virtuelle Geld oder Kryptowährungen (z. B. Bitcoins) an.
Das Geld hat bei uns verschiedene Funktionen:
- **Zahlungsmittel:** Es muss als Bezahlung für Waren entgegengenommen werden.
- **Wertaufbewahrungsmittel:** Man kann es aufbewahren, d. h. sparen, es wird nicht weniger wert, man bekommt Zinsen.
- **Rechenmittel:** Die Werte von Gütern und Dienstleistungen können in Geld ausgedrückt und verglichen werden.
- **Wertübertragungsmittel:** Man kann es auf andere übertragen.

5.2 Der Wert des Geldes

Der Wert des Geldes ergibt sich nicht durch den aufgedruckten Wert, sondern dadurch, was man sich dafür kaufen kann. Man spricht von der **Kaufkraft** des Geldes. Zum einen hängt diese Kaufkraft von der Entwicklung der Preise in einem Land ab. Wenn die Preise stark steigen, wird das Geld immer weniger wert. Man spricht dann von **Inflation**. Mit dem Verbraucherpreisindex (VPI) misst man die durchschnittliche Preisentwicklung aller Waren und Dienstleistungen, die private Haushalte für Konsumzwecke kaufen. Darunter fallen zum Beispiel Nahrungsmittel, Bekleidung und Kraftfahrzeuge ebenso wie Mieten, Reinigungsdienstleistungen oder Reparaturen.

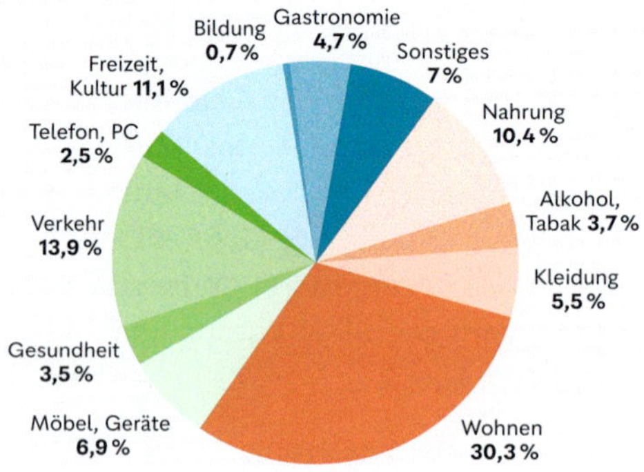

Abb. 1 Zusammensetzung des Verbraucherpreisindex

Die Veränderung des Verbraucherpreisindex zum Vorjahresmonat oder Vorjahr wird umgangssprachlich auch als **Inflationsrate** bezeichnet. Bei der Berechnung des Verbraucherpreisindex geht man von einem „Warenkorb" aus, der sämtliche von privaten Haushalten in Deutschland gekaufte Waren und Dienstleistungen repräsentiert →Abb. 1. Daher liegen im Warenkorb eben solche Produkte, die ein deutscher Durchschnittshaushalt mit mittlerem Einkommen nach den Vorgaben des Statistischen Bundesamtes im Durchschnitt benötigt Dieser umfasst rund 650 Güterarten wie beispielsweise Zucker, Kinderkleidung, Smartphones, PKW oder Reisen.

Diese Güterarten fließen **gewichtet** (Wägungsschema) in die jeweilige Preisentwicklung ein. Dadurch erreicht man, dass manche Produkte, die nur alle fünf bis zehn Jahre (z. B. Pkw) gekauft werden und andere, dafür täglich gekaufte (z. B. Salat), unterschiedlich gewichtet in den Index eingehen. Manche Produkte fallen dabei durch Verbrauchsentwicklungen aus dem Warenkorb raus (z. B. Röhrenfernseher, Videokassetten). Der Warenkorb einschließlich der Gewichtung bleibt über fünf Jahre konstant. Die Preise werden monatlich in mehr als 300000 Käufen manuell erhoben. Hierbei werden auch Mengen- und Qualitätsänderungen bei Produkten mit einem bestimmten Verfahren berücksichtigt.

Es existieren z. B. auch Verbraucherindices für Rentnerhaushalte, Single-Haushalte, der Kraftfahrerpreisindex sowie auch der Erzeugerpreisindex für Dienstleistungen. Einzelne Indizes können damit auch höher oder niedriger ausfallen, als der allgemeine Verbraucherpreisindex.

Der Anteil der Nahrungs- und Genussmittel geht dabei seit Jahren zurück. Der Anteil der Wohnungsmiete steigt.

Zum anderen hängt der Wert des Geldes auch davon ab, wie viel man davon zur Verfügung hat. Dies wird durch die Entwicklung der Löhne und Gehälter gesteuert. Dabei ist es wichtig zu wissen, wie viel man sich „wirklich" mehr von einem Lohnzuwachs kaufen kann. Man spricht hier von **Nominal- und Reallohnsteigerung**. Nominal sind die Löhne und Gehälter immer gestiegen (Brutto und Netto).

Von der Nominallohnsteigerung (Wie viel Euro bekomme ich nominal mehr?) muss die Preissteigerungsrate abgezogen werden, um die Reallohnsteigerung zu erhalten.

Merke
Reallohnsteigerung = Nominallohnsteigerung – Preissteigerung

In →Abb. 1 ist zu erkennen, dass die Reallöhne schwanken und nicht immer gestiegen sind. Um noch intensiver zu vergleichen, ob es den Arbeitnehmern heute real besser geht als vor 30 Jahren, verwendet man eine gütermäßige Betrachtung: Wie lange musste ein Arbeitnehmer durchschnittlich arbeiten, um ein bestimmtes Produkt kaufen zu können. Hier gibt es große Unterschiede. So muss heute länger gearbeitet werden, um das Geld für einen Liter Benzin oder eine Packung Butter zu verdienen. Für einen Liter Milch oder ein Kilo Zucker muss heute allerdings kürzer gearbeitet werden als noch vor 30 Jahren.

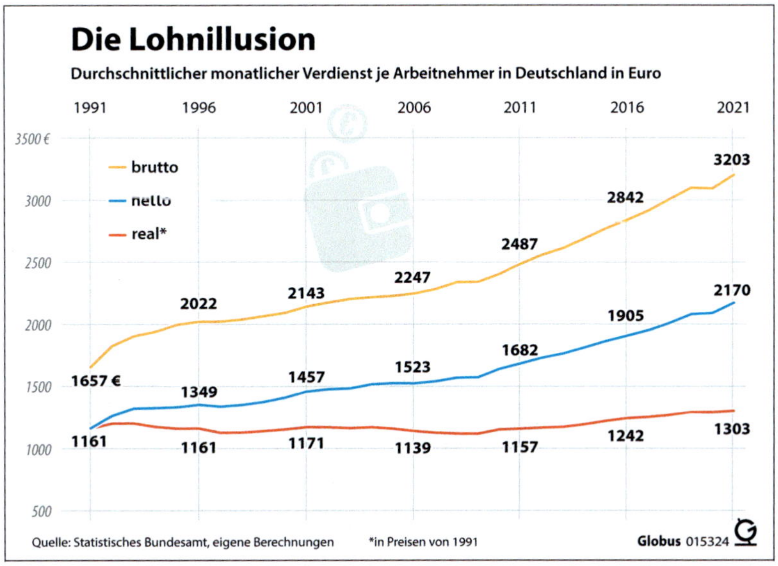

Abb. 1 Lohnentwicklung

Um die Inflation langfristig bei 2 % zu halten, versucht die **Europäische Zentralbank** (EZB), mit den Zentralbanken der europäischen Länder den Geldwert stabil zu halten, indem sie die Geldmenge in Europa dem Waren- und Dienstleistungsangebot anpasst. Dazu muss die EZB einerseits in der Wirtschaft Europas für genügend Geld in Umlauf sorgen, andererseits darf auch nicht zu viel Geld in Umlauf sein. Sind die Produktivität und Versorgung mit Gütern und Dienstleistungen in Europa hoch, benötigt das Wirtschaftssystem auch Geld, damit diese gekauft werden können. Hier droht eine Deflation. Ist die Produktivität niedrig, muss Geld abgeschöpft werden, weil sonst eine Inflation wahrscheinlich wird. Die EZB hat dazu im Wesentlichen traditionelle Instrumente zur Verfügung:

Sie legt vierteljährlich den **Basiszins** fest. An diesem Zins richten sich alle anderen Zinssätze aus. Je höher der Zins, desto weniger Kredite werden genutzt, bei niedrigen Zinsen fließt Geld in den Wirtschaftskreislauf.

Mit der **Offenmarktpolitik** kann die EZB Wertpapiere ankaufen und damit Geld in den Kreislauf pumpen. Mit dem Verkauf bewirkt sie das Gegenteil. Mit der **Mindestreservepolitik** kann sie das Bankensystem verpflichten, einen Teil ihrer Einlagen nicht für Kredite zur Verfügung zu stellen. Durch eine Erhöhung des Mindestreservesatzes entzieht sie der Wirtschaft Geld. Mit einer Senkung kann zusätzlich Geld in die Wirtschaft fließen.

Die Europäische Zentralbank ist bei ihrer Arbeit völlig unabhängig und an keinerlei Weisungen gebunden. Sie ist lediglich der Stabilität des Geldwertes verpflichtet.

5.3 Das europäische Währungssystem

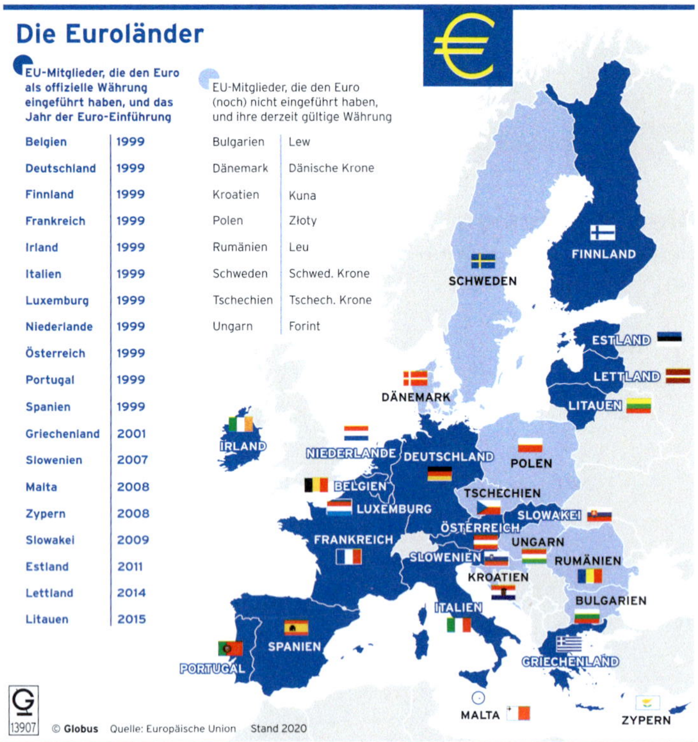

Abb. 1 Die Euroländer im Jahr 2022, seit 2023 ist auch Kroatien Mitglied

Nachdem in Europa am 1. Januar 1999 der Euro eingeführt wurde, bestanden zwischen den Teilnehmerstaaten feste Wechselkurse. Ab dem 1. Januar 2002 musste der Euro als Zahlungsmittel in den teilnehmenden Ländern verwendet werden.
Nicht in allen europäischen Ländern ist der Euro eingeführt →Abb. 1. Damit der Euro in einem Land eingeführt wird, müssen bestimmte Kriterien erfüllt sein (**„Maastricht-Kriterien“**), z. B.:

- Preisstabilität
- Staatsschulden bei maximal 60 % des Bruttoinlandsprodukts
- Das jährliche Haushaltsdefizit bzw. eine jährliche Neuverschuldung darf nicht über 3 % des Bruttoinlandsprodukts liegen.

Einige Länder erfüllen mittlerweile trotz großer Anstrengungen die Maastricht-Kriterien nicht mehr, obwohl sie Mitgliedsländer im Euro sind. Es bedarf der Anstrengung aller Euroländer und der Europäischen Zentralbank, diese Herausforderung zu bestehen.

Aufgaben

1 Manchmal wird behauptet, dass wir eigentlich kein Geld brauchen. Wir könnten doch Ware gegen Ware tauschen. Wo sehen Sie Schwierigkeiten?

2 Von welcher Geldart gibt es in Europa am meisten? Bringen Sie in eine Reihenfolge: Giralgeld, Münzgeld, Papiergeld.

3 Beschreiben Sie zwei Funktionen des Geldes.

4 Wer ist die oberste Hüterin über den Geldwert?

5 Sie erhalten eine Gehaltserhöhung von 50,00 €. Heißt das, dass Sie sich für 50,00 € mehr Waren kaufen können?

6 Wie war die Reallohnentwicklung in den letzten 10 Jahren?

7 Weshalb nimmt der Anteil der Nahrungs- und Genussmittel am Warenkorb der Durchschnittsfamilie immer mehr ab?

8 Suchen Sie in der Tageszeitung nach den letzten Tarifabschlüssen (Lohnsteigerungen) und vergleichen Sie sie mit der Steigerung des Verbraucherpreisindex. Haben die Arbeitnehmer real mehr bekommen?

9 Welches Gewicht hat für Sie die Erhöhung der Benzinpreise, der Preise des öffentlichen Nahverkehrs, der Preise für Haarschnitte, der Preise für Compact Disks, der Preise für Miete?

10 Stellen Sie Ihrer Gewichtung aus Aufgabe 9 der Gewichtung für eine Familie mit zwei Kindern gegenüber.

6 Sparen und Kredit

6.1 Bedeutung des Sparens

Sparen heißt vorübergehend auf Konsum verzichten. Es hat aber auch einen Selbstzweck: Man kann sich das spätere Leben erleichtern. Gleichzeitig ermöglicht das Sparen erst die Bildung von Kapital.

6.1.1 Vorsorgesparen

Der Wunsch, auch bei außergewöhnlichen Anlässen, z. B. bei Krankheit, Arbeitslosigkeit, Todesfällen, Unfällen, Hochzeiten, Geburten, ganz oder teilweise unabhängig von fremder Hilfe zu sein, ist ein wichtiger Grund zum Sparen.

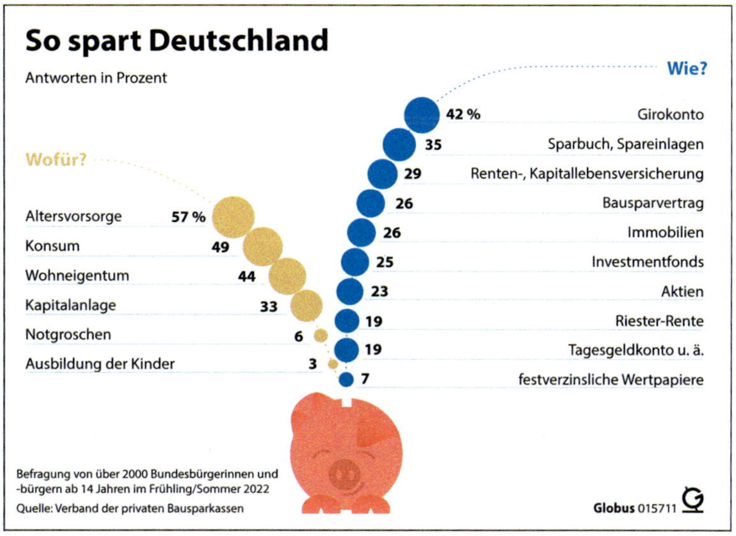

Insbesondere das **Sparen für die Versorgung im Alter** ist in den letzten Jahren stark in den Blickpunkt getreten. Durch die „Riester-Rente“ wird dieses Sparen bei zertifizierten Produkten auch staatlich gefördert.

Von den ca. 3500 zertifizierten Produkten sind ca. 90 % sogenannte Bankensparpläne, eine Art Sparkonto mit einem Basiszins und Bonuszahlungen. Hierauf werden auch die Zulagen des Staates gezahlt. Nach Ende der Laufzeit wird hieraus die Zusatzrente bezahlt. Die Gesamtrendite schwankt je nach Bank zwischen 0,5 und 1 % (2022).

Alle anderen Produkte (insbesondere Fonds) bringen häufig größere Rendite, sind aber auch mit größeren Risiken belastet. Achten Sie beim Abschluss darauf, dass das Produkt staatlich zertifiziert ist.

6.1.2 Zwecksparen

Größere Anschaffungen, z. B. Kraftfahrzeuge, Möbel, Urlaub, Haushaltsmaschinen, sind in der Regel erst möglich, wenn ein angemessener Anteil am Kaufpreis durch Eigenmittel gedeckt ist. Das stufenweise Rückzahlen eines Anschaffungskredits verlegt das Sparen in die Zeit nach dem Kauf.

6.1.3 Vermögensbildung

Auch die Bildung von Vermögen kann durch Sparen erreicht werden. Der Unternehmer hat seit jeher den Teil seines Einkommens, den er nicht für private Zwecke verwendet, überwiegend in seinem Unternehmen angelegt. Diese Anlage gilt einerseits als verhältnismäßig sicher gegen Geldentwertung, ist aber andererseits mit dem Unternehmerrisiko behaftet.
Der Arbeitnehmer bringt seine Ersparnisse meist zur Bank, Postbank oder (Bau-) Sparkasse. Mit entsprechendem Einkommen, Sparwillen und einer günstigen Finanzierung ist es heute möglich, z. B. ein Eigenheim zu erwerben.

6.2 Sparformen und Sparförderung

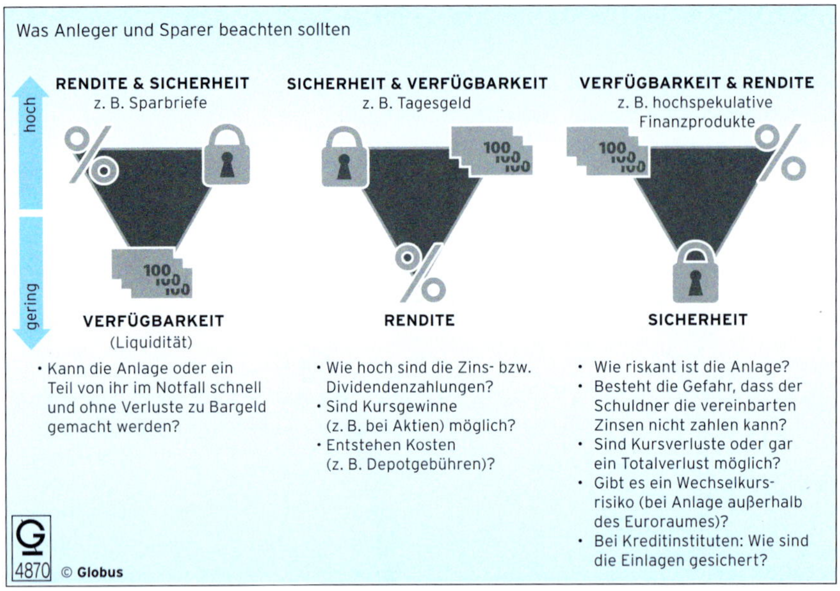

Es gibt heute eine Vielzahl von Möglichkeiten, sein Geld anzulegen. Dabei muss man immer für sich selbst einen Kompromiss zwischen verschiedenen Zielen finden:

- **Verfügbarkeit (Liquidität):** Wie lange will ich die Gelder anlegen? Wie lange will ich auf Liquidität verzichten?
- **Ertrag (Rentabilität):** Was bringt mir die Geldanlage an Zinsen?
- **Sicherheit (Risiko):** Mit welchem Sicherheitsrisiko ist die Geldanlage verbunden?

Diese Ziele bilden ein „magisches Dreieck", d. h., ein Ziel schließt häufig das andere aus. So erhalte ich z. B. eine hohe Sicherheit meiner Geldanlage nur auf Kosten einer geringeren Rentabilität.

6.2.1 Sparbuch (Sparkonto)

Der Banken „liebstes Kind" ist das Sparbuch. Im Sparbuch wird das Guthaben bei jeder Ein- und Auszahlung staffelförmig fortgeschrieben. Die Zinsen werden jährlich dem Sparkonto gutgeschrieben. Das Sparbuch kann auch elektronisch geführt werden.

Durch neue Sparvorschriften haben die Banken heute mehr Spielraum beim Sparbuch. Allerdings machen sie noch wenig Gebrauch davon. Einige Besonderheiten sind z. B. Bonus-, Prämien-, Mehr- oder Festzinssparen.

- **Verfügbarkeit:** Je nach vertraglicher Bindung und nach Ablauf einer vereinbarten Kündigungsfrist; Verfügbarkeit auch an Automaten möglich.
- **Ertrag:** Der Zinssatz ist variabel, d. h., er wird immer wieder der allgemeinen Zinsentwicklung angepasst. Je länger die Kündigungsfrist, desto höher der Zinssatz. Momentan macht sich wegen der vergleichsweise niedrigen Verzinsung eine Abkehr vom Sparbuch zugunsten von Fonds bemerkbar.
- **Risiko:** Kommt das Sparbuch abhanden, können Verluste drohen. Man sollte deshalb ein Kennwort vereinbaren, das bei Abhebungen genannt werden muss. Die Aufbewahrung in einem Bankschließfach ist empfehlenswert. das Geld ist durch den Einlagensicherungsfonds der Banken bis 100000,-€ gesichert.

6.2.2 Sparstrumpf und Spardose

Die Bedeutung des Sparstrumpfes oder der Spardose ist in den Jahrzehnten gesunken. Die ständige Geldentwertung hat sie fast gänzlich verdrängt. Dennoch ist die sofortige Verfügbarkeit des Geldes und relativ hohe Sicherheit (nicht unter dem Kopfkissen!) immer noch ein Argument für diese Sparform.

6.2.3 Sparbriefe

Sparbriefe wurden früher von Banken und Sparkassen herausgegeben (ab 500,00 €). Heute werden sie nur noch elektronisch bereitgestellt.
Die Zinsen werden halbjährlich oder jährlich ausbezahlt, es sei denn, es handelt sich um einen abgezinsten Sparbrief. Hier ist der Kaufpreis um den Zins abgemindert. Die Rückzahlung erfolgt dann zum sogenannten Nennwert.

Eine Variante des Sparbriefs sind die **Bundeswertpapiere**, die von der Bundesrepublik Deutschland (dem Staat) herausgegeben werden. Es gibt:
- Bundesanleihen, Laufzeit 10–30 Jahre
- Bundesobligationen, Laufzeit 5 Jahre
- Bundesschatzanweisungen, Laufzeit 2 Jahre

Die Zinsen variieren und werden halbjährlich oder jährlich ausgezahlt. Diese Wertpapiere werden an der Börse gekauft und man benötigt ein Depot bei einer Bank.
- **Verfügbarkeit:** Nach Ablauf der mehrjährigen Laufzeit; Verkauf möglich.
- **Ertrag:** Fester Zinssatz über die gesamte Laufzeit; allgemein steigende oder fallende Zinssätze beeinflussen den Zinssatz für bereits ausgegebene Sparbriefe nicht; je länger die Laufzeit, desto höher der Zinssatz.
- **Risiko:** Der Sparbriefinhaber nimmt an allgemein steigenden Kapitalmarktzinsen nicht teil, aber auch nicht an allgemein sinkenden Zinssätzen. Wie das Sparbuch sollten auch Sparbriefe sicher verwahrt werden, z. B. im Bankschließfach. Er ist durch den Einlagensicherungsfonds der Bank bis 100000,- € gesichert.

6.2.4 Termineinlagen (Festgeld)

Termineinlagen sind Geldanlagen für eine bestimmte Zeit (mindestens 30 Tage) und über eine bestimmte Höhe (mindestens 5000,00 €). Stehen größere Summen kurzfristig zur Verfügung, sollten sie zumindest als Termingeld angelegt werden.
- **Verfügbarkeit:** Sofort nach Ablauf.
- **Ertrag:** Je nach Länge der Anlage und Höhe des Geldbetrags steigend; höhere Verzinsung als Sparbuch.
- **Risiko:** Ähnlich dem des Sparbuches. Ist durch den Einlagensicherungsfonds der Bank bis 100000,- € gesichert.

6.2.5 Anlage nach dem Vermögensbildungsgesetz (470,00-€-Gesetz)

Das Vermögensbildungsgesetz fördert vermögenswirksame Leistungen, die der Arbeitgeber zusätzlich zum laufenden Arbeitslohn aufgrund von Tarifverträgen, Betriebsvereinbarungen oder Einzelarbeitsverträgen für seine Arbeitnehmer anlegt. Die Anlage kann für folgende Verträge erfolgen:
- Anlage in Produktivvermögen (Aktien, Aktienfonds)
- Anlage im Bausparvertrag

Beide Anlagen können kombiniert werden. Liegt eine dieser Anlageformen vor, zahlt der Staat dem Arbeitnehmer eine **Arbeitnehmersparzulage** von
- 20 % bei Anlagen in Produktivvermögen, höchstens bis zu einem Betrag von 400,00 € jährlich (34,00 € monatlich),
- 9 % bei Anlagen in Bausparverträgen, höchstens bis zu einem Betrag von 470,00 € jährlich (40,00 € monatlich).

Anspruch auf die Arbeitnehmersparzulage haben nur Arbeitnehmer, wenn ihr zu versteuerndes Einkommen 17 900,00 € (Ledige) bzw. 35 800,00 € (Verheiratete) nicht übersteigt. Die Auszahlung der Arbeitnehmersparzulage erfolgt auf Antrag am Ende des Jahres (u. U. auch erst Jahre später) durch das Finanzamt. Häufig bezahlen Arbeitgeber auch für Auszubildende zusätzlich freiwillig Teile oder den Gesamtbetrag zu einem Vertrag nach dem Vermögensbildungsgesetz.

Die Bindefrist der Verträge beträgt mindestens 6 Jahre (Produktivvermögen) bzw. 7 Jahre (Bausparen).

6.2.6 Bausparen

Das Bausparen wird von Bausparkassen organisiert. Ziel ist der Erwerb von Grund und Boden, Eigentumswohnungen, Renovierungen, Ausbauten sowie Modernisierungen von Wohnungen und Häusern.
Mit einer Bausparkasse wird ein Vertrag über eine bestimmte Bausparsumme geschlossen. In der Regel verpflichtet sich der Bausparer zur regelmäßigen Einzahlung auf sein Bausparkonto. Normalerweise muss der Bausparer 40 % der Bausparsumme ansparen, um über den Restbetrag zur Bausparsumme einen zinsgünstigen Kredit zu erhalten. Der Staat fördert das Bausparen durch Prämien.

Beispiel

Bausparsumme:	50 000,00 €
Einzahlungen, Zinsen, Prämien:	20 000,00 €
Darlehensanspruch:	30 000,00 €

- **Verfügbarkeit:** Die Bindefrist bei Prämienbegünstigung beträgt 7 Jahre.
- **Ertrag:** Die Guthabenzinsen von etwa 0,2 bis 2,3 %; dazu kommen evtl. noch Bausparprämie, Arbeitgeberleistungen, Arbeitnehmersparzulage. In Zeiten von niedrigen Zinsen ist diese Anlageform wenig attraktiv.
- **Risiko:** Kein Risiko.

6.2.7 Wertpapiersparen

Diese Sparform hat in den letzten Jahrzehnten zugenommen. Dabei sind **festverzinsliche Wertpapiere** (Rentenwerte) am beliebtesten. Pfandbriefe, Kommunalobligationen, Staatsanleihen und Industrieobligationen haben eine feste Verzinsung über eine bestimmte Dauer. Trotz fester Laufzeiten von 10 Monaten bis 10 Jahren werden festverzinsliche Wertpapiere auch gehandelt. Das bedeutet, man kann sie zum Kurswert an der Börse vorzeitig verkaufen. Die Anleger erwerben Gläubigerrechte.

Eine Besonderheit bilden die sogenannten **Zerobonds** (Zero = Null). Es handelt sich um abgezinste festverzinsliche Wertpapiere von Unternehmen. Der Zins wird erst am Ende der Laufzeit fällig, z. B. bei Kauf eines Zerobonds zu 3125,00 € erfolgt die Rückzahlung in Höhe von 5000,00 € inklusive Zinsen nach 10 Jahren.
- **Verfügbarkeit:** Jederzeit durch Verkauf an der Börse zum Tageskurs oder bei Fälligkeit des Wertpapiers.
- **Ertrag:** Fester Zinssatz über die gesamte Laufzeit; Kursgewinne möglich.
- **Risiko:** Eventuell Kursschwankungen, wenn sich das allgemeine Kursniveau ändert; wie z. B. Sparbuch im Bankdepot oder Bankschließfach verwahren.

6.2.8 Anlage nach dem Wohnungsbauprämiengesetz

Die Wohnungsbauprämie (Bausparprämie) wird gewährt für Alleinstehende bis zu einem jährlichen Sparbetrag von 700,00 € und für Verheiratete von 1400,00 €. Der Prämiensatz beträgt 10 %. Das zu versteuernde Einkommen darf hier 35000 € (Ledige) bzw. 70000 € (Verheiratete) nicht übersteigen. Die Bindefrist für die Prämienbegünstigung beträgt 7 Jahre. Ein Vertrag kann frühestens mit 16 Jahren abgeschlossen werden. Die Anlage nach dem Wohnungsbauprämiengesetz kann mit der Anlage nach dem Vermögensbildungsgesetz kombiniert werden.

Beispiel

Bausparen in Kombination mit dem 470,00-€-Gesetz:
400,00 € in Aktienfonds = 80,00 € Prämie
470,00 € in Bausparvertrag = 42,30 € Prämie
700,00 € in Bausparvertrag zusätzlich = 70,00 € Prämie
Gesamtjahresprämie = 192,30 € (ledig)
Annahme: Wenn der Arbeitgeber vermögenswirksame Leistungen von 40,00 € monatlich übernimmt, muss der Arbeitnehmer 91,66 € monatlich selbst bezahlen. Hierfür erhält er nach 7 Jahren, je nach Wertpapieranlage und Zins für den Bausparvertrag, ein Guthaben von ca. 21000,00 €.

6.2.9 Aktien

Aktien verbriefen Teilhaberrechte am Grundkapital einer Aktiengesellschaft. Der Ertrag der Aktie, die Dividende, richtet sich überwiegend nach dem Gewinn des Unternehmens. Gleichzeitig bildet sich an der Börse ein Kurs für die Aktie. Der Kurs bewertet das Gesamtunternehmen, seine Gewinnsituation, seine Zukunftsaussichten usw. Zusätzlich beeinflussen auch andere Dinge die Kurse, z. B. Kriegsgefahren, Erwartungen, Gerüchte. Massive Kursbewegungen nach unten und oben sind nie ausgeschlossen.

– **Verfügbarkeit:** Jederzeit durch Verkauf an der Börse zum Tageskurs.
– **Ertrag:** Die Höhe der Dividende richtet sich nach dem Gewinn der Aktiengesellschaft. Zur Dividende kommen eventuell zusätzlich Arbeitgeberleistungen beim Erwerb der Aktien und Arbeitnehmersparzulage; Kursgewinne möglich.
– **Risiko:** Je nach Ertragslage kann die Dividende auf null sinken. Erhebliche Kursschwankungen sind ebenfalls möglich (hohes Kursrisiko). Eine sichere Verwahrung ist zu empfehlen. Wird das Unternehmen insolvent, haftet man nur mit dem eingesetzten Aktienkapital.

6.2.10 Optionen (Terminkontrakte)

Erst seit 1990 ist in Deutschland der Handel mit Optionen möglich. Da dieser Handel erhebliche Gewinn- und Verlustmöglichkeiten bietet, müssen die Banken ihre Kunden vorher genau darüber aufklären. Der Kunde muss das durch Unterschrift bestätigen. Eine Option ist ein Recht, Aktien (immer 50 Stück) zu einem bestimmten Termin (15. Januar, 15. April, 15. Juni, 15. Oktober) zu kaufen oder zu verkaufen. Dieses Recht kann an der Börse zu einem relativ geringen Betrag erworben werden. Optionsgeschäfte beinhalten erhebliche Verlustgefahren, da die Kursentwicklung einer Aktie und damit ihr Wert nicht sicher vorhergesagt werden kann. Andererseits sind auch enorme Gewinne möglich.

6.2.11 Investmentzertifikate (Anteilscheine)

Bei Zertifikaten handelt es sich um Anteilscheine an einem Investmentfonds. Das Investmentfonds-Vermögen besteht aus Aktien und Wertpapieren verschiedener Branchen und Gesellschaften.

Über dieses Vermögen werden dann Anteilscheine (Zertifikate) verkauft →Abb. 1. Durch diese breite Streuung ist das Kursrisiko von Aktien weitgehend gebannt. Es gibt auch Spezialfonds:

- **Rentenfonds** (überwiegend festverzinsliche Wertpapiere)
- **Aktienfonds** (überwiegend Aktien)
- **Immobilienfonds** (Geldanlage in Grundstücken und Häusern)
- **Geldmarktfonds** (Geldanlage)

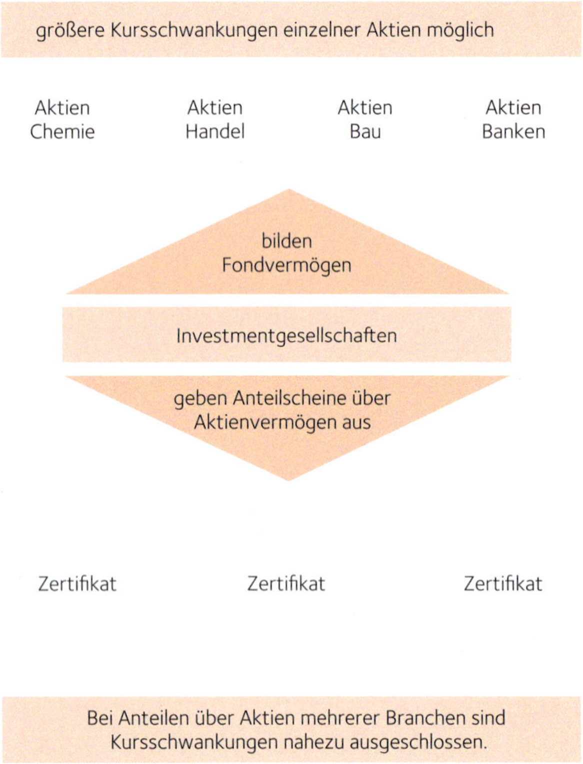

Abb. 1 Aufbau eines Investmentfonds

Eine große Besonderheit sind die hierzulande noch wenig bekannten **Ethikfonds** und **Ökofonds**. Sie legen ihr Geld nur für soziale und ökologische Zwecke an. Auf keinen Fall in Rüstungsfirmen. Anleger verzichten hier bewusst auf einen höheren Ertrag.

- **Verfügbarkeit:** Jederzeit durch Verkauf der Anteilscheine an die ausgebende Investmentgesellschaft zum Tageskurs.
- **Ertrag:** Hängt von den Erträgen der Wertpapiere ab, die im Investmentfonds zusammengefasst sind. Neben der Ertragsausschüttung des Fonds kann der Sparer evtl. zusätzlich Arbeitgeberleistungen zum Erwerb der Zertifikate und die Arbeitnehmersparzulage erhalten.
- **Risiko:** Das Kursrisiko ist wie bei Aktien erheblich abgeschwächt, weil die vom Fonds erworbenen Wertpapiere breit gestreut sind. Zertifikate sind sicher aufzubewahren.

6.2.12 ETF (Exchange Traded Funds)

Ein ETF ist ein börsengehandelte Indexfonds. Das bedeutet, dass diese Investmentfonds fortlaufend an der Börse gehandelt werden. Sie bilden die Wertentwicklung eines bestimmten Index (z. B. den Deutschen Aktienindex DAX) so genau wie möglich nach. Er entwickelt sich dann so wie der DAX. Steigt der DAX, erzielt der ETF-Anleger Kursgewinne, fällt der DAX, macht der ETF-Anleger Verlust.

Der Unterschied zu einem Aktienfond besteht darin, dass der Aktienfond gemanagt wird. Dadurch ist das Risiko beim Aktienfonds etwas größer, da sich die Fondmanager auch irren können.

- **Verfügbarkeit:** Jederzeit durch Verkauf von Anteilen zum Tageskurs
- **Ertrag:** Ein ETF bildet die Wertentwicklung eines Aktienindex ab. Man kann auch mit einem Sparplan von 25,- oder 50,- € monatlich oder bis zu 10 Jahren einsteigen. Die Gebühren sind preisgünstiger als beim Aktienfonds.
- **Risiko:** Relativ sicher, da der ETF aus vielen Aktien besteht. Verluste gleichen sich aus.

6.2.13 Versicherungssparen

Dies ist eine Sparform, deren Motive vor allen Dingen in der privaten Zukunftsvorsorge liegen. Aus dem Versicherungsvertrag und den Beiträgen, die der Versicherte entrichtet, erwirbt er einen Anspruch, wenn der Versicherungsfall eintritt (Tod, Unfall, Erreichen einer Altersgrenze, Heirat, Ausbildung, Schadenersatzansprüche).
- **Verfügbarkeit:** Bei Eintritt des Versicherungsfalls, z. B. Unfall, Tod.
- **Ertrag:** Dieser ist nur schwer messbar, z. B. erarbeiten Lebensversicherungen unterschiedliche Gewinne, die die Rentabilität beeinflussen.
- **Risiko:** Gilt als relativ gering, aber eine Lebensversicherung sollte dynamisiert sein, weil die Geldentwertung sie sonst „auffrisst".

6.2.14 Sachwerte

Der Erwerb von Sachwerten gehört nicht unbedingt zum Sparen. Manche Leute verzichten jedoch auf Konsum und legen ihr Geld in Bildern, alten Möbeln, historischem Spielzeug, Schmuck oder Ähnlichem an, in der Hoffnung, dass diese Sachwerte mit der Zeit noch an Wert gewinnen.

Verfügbarkeit, Ertrag und Risiko hängen vom Sachwert ab. Briefmarken, Eisenbahnen sowie Puppen sind hier wohl an erster Stelle zu finden. Aber es gibt auch noch hohe Sammlerwerte bei z. B. Münzen, Gemälde oder Oldtimer →Abb. 1.

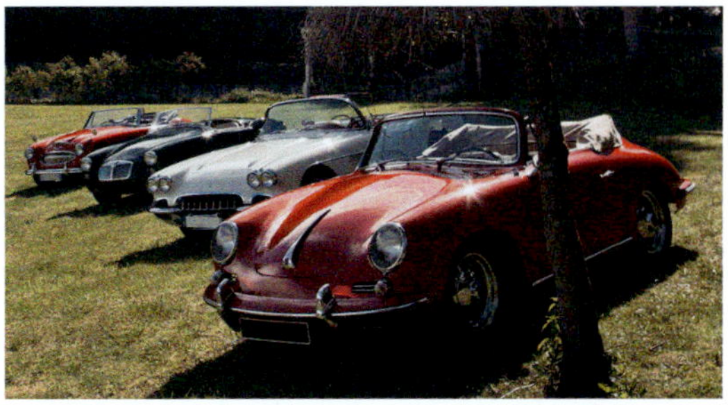

Abb. 1 Oldtimer als Geldanlage

Hierzu gehört auch der Kauf von Gold, weil nach Ansicht der meisten Menschen dieses Metall immer seinen Wert behalten wird. Diese Auffassung wird dadurch gestützt, dass viele Länder sogenannte Währungsreserven in Gold halten. Der Goldwert schwankt aber auch erheblich, sodass auch ein größeres Risiko für den Käufer besteht.

6.3 Kredit am Beispiel eines Anschaffungsdarlehens

6.3.1 Rechtsgrundlagen und Merkmale

Die rechtlichen Grundlagen für Darlehen finden sich in diesen Bestimmungen:
- Bürgerliches Gesetzbuch (BGB)
- Verbraucherschutzrechte (z. B. Verordnung über die Preisauszeichnungspflicht)
- Darlehensvertrag

Das Darlehen ist durch folgende Merkmale gekennzeichnet:
- **Übereignung von Geld:** Durch den Darlehensvertrag übereignet der Darlehensgeber (Gläubiger) dem Darlehensnehmer (Schuldner) Geld. Der Schuldner verpflichtet sich, den gleichen Betrag zu erstatten (Tilgung) und die Zinsen zu bezahlen.
- **Zinsen und Kündigung:** Das BGB schreibt jährliche Zinszahlungen und die Kündigungsfristen vor (grundsätzlich 3 Monate). Normalerweise werden in Darlehensverträgen andere Regelungen getroffen.
- **Sicherheiten:** Durch den Darlehensvertrag erhält der Schuldner Kredit. Der Gläubiger vertraut darauf, dass der Schuldner das Darlehen termingerecht zurückzahlt. Trotzdem werden in der Regel Sicherheiten verlangt, z. B. ein geregeltes Einkommen, Wertgegenstände, Hypotheken.

Kredit
lat. credere = Vertrauen schenken, glauben

6.3.2 Anschaffungsdarlehen (Verbraucherdarlehensvertrag)

Wird zwischen einem Unternehmer als Kreditgeber und einem Verbraucher als Kreditnehmer ein Darlehensvertrag geschlossen, der 200,00 € übersteigt, muss dieser schriftlich fixiert werden und besondere Bestimmungen enthalten:
- Rücktrittsrecht von 2 Wochen
- Nettodarlehensbetrag
- Gesamtbetrag aller Teilzahlungen inklusive Zins und Tilgung
- effektiver Jahreszins (Effektivzins)
- Sicherheiten

Das Anschaffungsdarlehen zeichnet sich durch nachfolgende Merkmale aus:
- **Laufzeit:** Sie erstreckt sich über einen Zeitraum von 6 Monaten bis 6 Jahren.
- **Verwendungszweck:** Anschaffung langlebiger Konsumgüter, z. B. Möbel, Pkw.
- **Eigenmittel:** Häufig verlangen Kreditinstitute, dass der Kreditnehmer einen angemessenen Anteil am Kaufpreis durch eigene Mittel aufbringt.
- **Darlehenshöhe:** Der Kredit liegt meist zwischen 2000,00 und 20 000,00 €. Oft werden Kleinkredite bis 2000,00 € als Dispositionskredite gewährt.
- **Tilgung:** Hierunter versteht man die Rückzahlung des Kredits in Teilbeträgen. Durch die monatliche Tilgung verringert sich der Kreditbetrag. Das bedeutet, dass bei nominal gleichem Zinssatz der Effektivzins immer höher wird.
- **Zins:** Dies ist der Preis für den Kredit. Der im Kreditvertrag angegebene Zinssatz bezieht sich in der Regel auf einen Monat, z. B. 0,5 % pro Monat. Bei diesen zunächst niedrig erscheinenden Zinssätzen ist Vorsicht geboten.
- **Sicherheiten:** Das Kreditinstitut kann vom Schuldner Sicherheiten verlangen.

6.3.3 Effektivzins

Wie beim Ratenkauf muss für ein Anschaffungsdarlehen auch der Effektivzinssatz angegeben werden. Wird der Zinssatz z. B. mit 0,5 % pro Monat veranschlagt und eine einmalige Bearbeitungsgebühr von 2 % des Darlehensbetrags verlangt, ergeben sich über die Laufzeit des Darlehens folgende monatliche Belastung:

Beispiel

Darlehensbetrag 25 000,00 €, Zinssatz 0,5 % pro Monat, Bearbeitungsgebühr 2 % vom Darlehensbetrag, Laufzeit 36 Monate, monatliche Tilgung:

Monatliche Tilgung: $\frac{25\,000{,}00\text{ €}}{36\text{ Monate}} = 694{,}44\text{ €}$

Zinsen: $\frac{0{,}5\,\% \cdot 25\,000{,}00\text{ €}}{100} = 125{,}00\text{ €}$

Bearbeitungsgebühr: $\frac{2\,\% \cdot 25\,000{,}00\text{ €}}{100 \cdot 36\text{ Monate}} = 13{,}89\text{ €}$

Monatliche Rate: $= 833{,}33\text{ €}$

Tipps zu Krediten finden Sie unter:

www.vergleich.de

→ Ratenkredit Vergleich

Bei oberflächlicher Betrachtung erscheint ein Zinssatz von 0,5 % pro Monat als sehr günstig, denn der Zinssatz auf das Jahr umgerechnet beträgt doch „nur" 0,5 % · 12 Monate = 6 %. Diese einfache Rechnung berücksichtigt jedoch nicht, dass mit jeder Ratenzahlung das obige Darlehen um 694,44 € abnimmt (jährlich um 694,44 € · 12 Monate = 8333,28 €). Die Zinsbelastung pro Monat (125,00 €) geht aber bei allen Raten von einem gleichbleibenden Darlehen (25 000,00 €) aus.

Die tatsächliche, effektive Zinsbelastung (Effektivzins) beträgt etwa das 24-Fache des Zinssatzes pro Monat. Ebenso wird hier die Bearbeitungsgebühr eingerechnet. Annähernd genau kann der Effektivzins mittels folgender Formel berechnet werden:

Beispiel

$$\text{Effektivzinssatz} = (24 \cdot \text{Zinssatz pro Monat}) + \frac{(24 \cdot \text{Bearbeitungsgebühr prozentual})}{(\text{Laufzeit in Monaten})}$$

Bei Verwendung der Werte aus dem genannten Beispiel ergibt sich:

$$\text{Effektivzinssatz} = 24 \cdot 0{,}5\,\% + \frac{24 \cdot 2\,\%}{36}$$

$$= 12\,\% + 1{,}33\,\% = \underline{13{,}33\,\%}$$

Die Kreditinstitute sind nach Preisangabenverordnung und Verbraucherkreditgesetz verpflichtet, dem Darlehensnehmer (Schuldner) den effektiven Jahreszins schriftlich, z. B. im Darlehensvertrag, bekannt zu geben.

Vorsicht ist geboten bei Zinsgleitklauseln: Nicht immer ist der Zinssatz über die gesamte Laufzeit fest. Wird vereinbart, dass sich der Zinssatz entsprechend der Marktlage ändert, so trägt der Verbraucher das Risiko einer Zinserhöhung. Der Darlehensgeber ist lediglich verpflichtet den „anfänglichen effektiven Jahreszins“ anzugeben.

Mit der Effektivzinsberechnung ist es möglich, die Kosten eines Kredites zu vergleichen. Oft spielen aber auch die anderen Wünsche des Verbrauchers eine entscheidende Rolle. Zum Beispiel möchte er die Höhe der Rate und die Länge der Rückzahlung selbst bestimmen.

6.3.4 Gefahren der Kreditaufnahme

Die Kreditaufnahme für die Anschaffung von Gebrauchsgütern ist heute nicht mehr schwierig. In allen Werbeanzeigen versprechen Kreditinstitute oder Makler eine unbürokratische Abwicklung der Kreditauszahlung.

Dies sollte jedoch den Konsumenten nicht über die Gefahren bei der Kreditaufnahme hinwegtäuschen. Vor einer Kreditaufnahme sollte sich jeder folgende Fragen beantworten:

- Können mit den laufenden Einkünften die anfallenden Monatsraten des Kredits zurückgezahlt werden?
- Inwieweit müssen die üblichen Aufwendungen für Güter des täglichen Bedarfs eingeschränkt werden?
- Können die Zahlungsverpflichtungen auch noch erfüllt werden, wenn wegen unvorhergesehener Ereignisse, z. B. Arbeitslosigkeit, Krankheit, Unfall, die laufenden Einnahmen erheblich gekürzt werden?
- Welche Personen (z. B. Eltern, Geschwister, Verwandte) können mir in Fällen größerer Not helfen? Werden sie dies tun?
- Habe ich die Kosten des Abzahlungskaufs beim Verkäufer genau mit den Kreditkosten der Bank verglichen? Gibt es unterschiedliche Kreditangebote? Vergleichen Sie die Bedingungen.
- Welche persönlichen Folgen ergeben sich bei einem finanziellen Zusammenbruch?

Ist man trotz aller Sorgfalt in finanzielle Schwierigkeiten geraten, sollte man sich zunächst an die Bank wenden, die den Kredit gewährt hat. In dieser Situation bestehen verschiedene Möglichkeiten:

- Aussetzen der Ratenzahlung
- Ermäßigung der Ratenzahlungen
- Kreditzusammenfassungen
- mit Angehörigen oder guten Freunden in Verbindung setzen und bei speziellen Hilfsorganisationen um Rat und Hilfe nachsuchen
- Verbraucherinsolvenz

6.4 Zusätzliche Sicherheiten

Um Kredite abzusichern, gibt es noch verschiedene andere Möglichkeiten – auch für Privatkredite.

6.4.1 Bürgschaft

Bei einer Bürgschaft handelt es sich um einen einseitig verpflichtenden Vertrag, bei dem sich der Bürge gegenüber dem Gläubiger eines Schuldners verpflichtet, für dessen Schulden einzustehen. Es gibt viele Unterarten von Bürgschaften. Die Bürgschaft muss schriftlich geschlossen werden (Ausnahme Kaufleute) Man unterscheidet grundsätzlich aber zwei Arten: die Ausfallbürgschaft und die selbstschuldnerische Bürgschaft →Abb. 1.

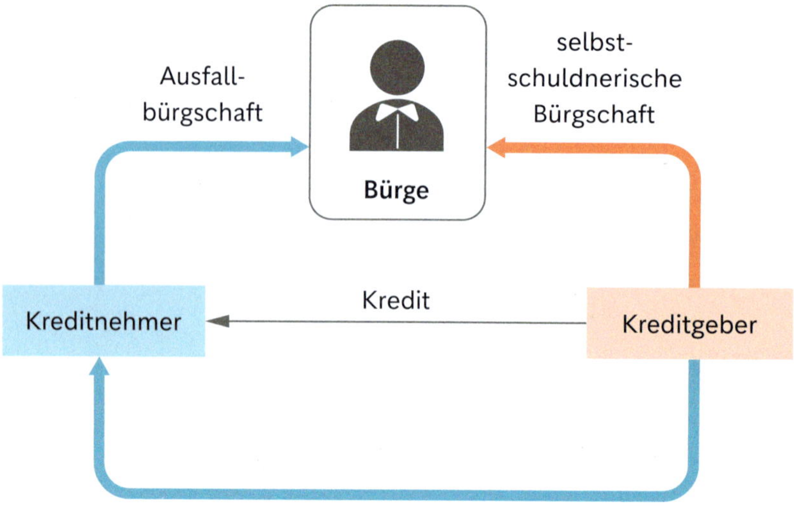

Abb. 1 Arten von Bürgschaften

Ausfallbürgschaft

Diese Bürgschaft regelt, dass der Bürge erst dann zahlungspflichtig wird, wenn der Schuldner gerichtlich für zahlungsunfähig erklärt wird. Sie wird auch „gewöhnliche Bürgschaft“ genannt. Der Gläubiger hat nicht das Recht die Zahlung vom Bürgen direkt zu verlangen, ohne sich an den Schuldner zu wenden.

Selbstschuldnerische Bürgschaft

Bei einer selbstschuldnerischen Bürgschaft verzichtet der Bürge auf die „Einrede der Vorausklage“. Das bedeutet, dass der Gläubiger sich direkt an den Bürgen wenden kann, wenn er erfährt, dass der Schuldner nicht zahlungsfähig ist. Banken wollen ausnahmslos eine selbstschuldnerische Bürgschaft. In der Regel werden hier auch Kosten von 1 bis 2 % der Kreditsumme fällig.

Merke
Geht es um eine private Bürgschaft unter Freunden oder Familienmitgliedern, empfiehlt sich eine Ausfallbürgschaft.

6.4.2 Lohnabtretung

Bei einer Lohnabtretung überträgt der Schuldner einem Gläubiger den pfändbaren Teil seines Lohns, falls er den gewährten Kredit nicht zurückzahlen kann →Abb. 1. Der Gläubiger muss die Lohnabtretung beim Arbeitgeber des Schuldners geltend machen. In Tarif- oder Betriebsvereinbarungen können Lohnabtretungen für unwirksam erklärt sein. Der pfändbare Teil des Lohns wird jährlich in Tabellen veröffentlicht (bis ca. 1200,- €/Monat bleiben 2023 unpfändbar). Die Lohnabtretung geht der Lohnpfändung voraus. Für eine Lohnpfändung muss ein Pfändungs- und Überweisungsbeschluss des Gerichts dem Arbeitgeber vorliegen.

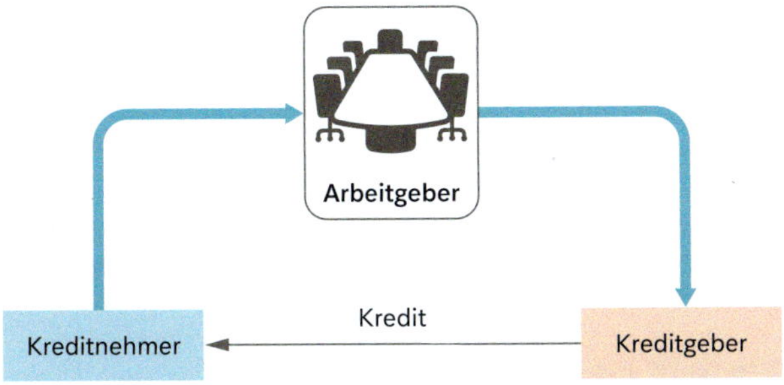

Abb. 1 Lohnabtretung

6.4.3 Sicherungsübereignung

Die Sicherungsübereignung ist eine typische Kreditsicherheit bei Raten- oder Waren- und Maschinenkrediten. Ein Schuldner überträgt seinem Gläubiger zur Sicherung einer Schuld das Eigentum an einer beweglichen Sache im Wege eines sogenannten Besitzkonstituts →Abb. 2. Das bedeutet, dass der Kreditgeber zur Sicherheit das Eigentum an einer wertvollen Sache übertragen bekommt, nutzen darf es aber weiterhin der Kreditnehmer. Der Kreditnehmer ist Besitzer, der Kreditgeber ist Eigentümer. Nach Tilgung des Kredits wird der Kreditnehmer automatisch oder durch Erklärung wieder Eigentümer.

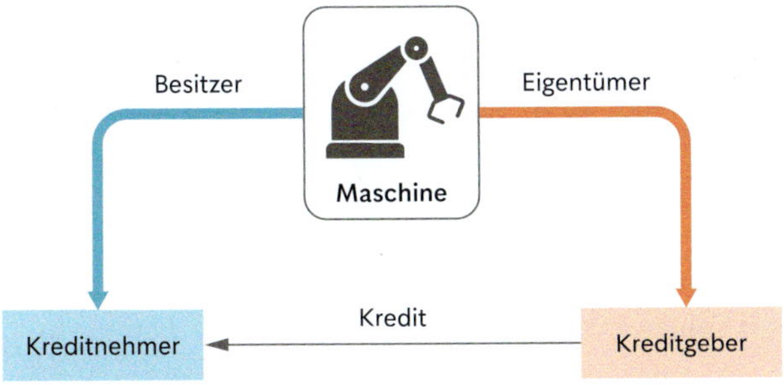

Abb. 2 Sicherungsübereignung

Der Kreditnehmer oder auch Sicherungsgeber verpflichtet sich, die Sache in ihrem Zustand zu erhalten und pflichtgemäß zu gebrauchen. Oft wird eine bestimmte Versicherung vorgeschrieben (beim Autokauf z. B. eine Vollkaskoversicherung). Ein Verkauf bedarf der Zustimmung des Eigentümers. Kann der Kreditnehmer seine Pflichten nicht erfüllen, wird die Sache dem Kreditgeber (Sicherungsnehmer) zur Verwendung zur Verfügung gestellt.

Aufgaben

1 Wie viel Prozent ihres monatlich verfügbaren Einkommens spart die Durchschnittsfamilie?

2 Trifft das für Sie auch zu? Wenn nein, warum nicht?

3 Welche Sparmotive werden durch die Fotos dargestellt?

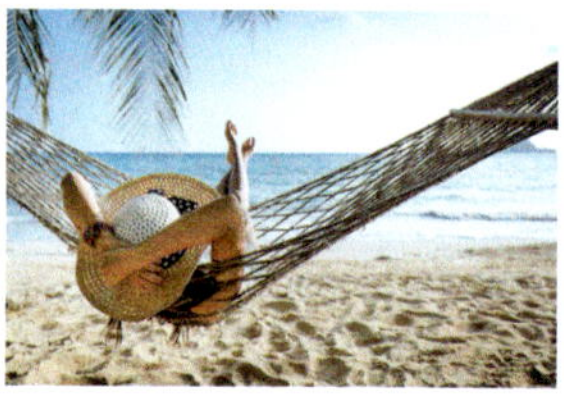
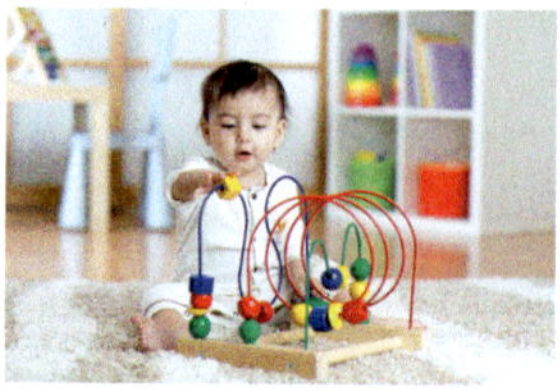
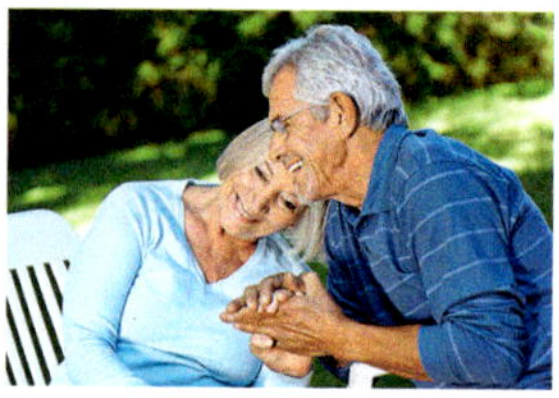

4 Was spricht für das Spardosensparen?

5 Was ist das „magische Dreieck“ der Geldanlage?

6 Sie erben völlig überraschend 50 000,00 € mit der Auflage, sie erst in 10 Jahren zu Konsumzwecken ausgeben zu dürfen. Welche Anlage wählen Sie?

7 In welcher Anlageform wird in Deutschland das meiste Geld angelegt? Warum ist das so?

8 Wo sind die größten Zuwächse zu verzeichnen?

9 Wann werden Sie Ihr Geld in einem Bausparvertrag anlegen?

10 Welche Vorteile bietet Ihnen ein Ökofonds?

11 Erklären Sie eine Form eines Sparbriefs.

12 Was spricht für die Geldanlage in Gold?

13 Weshalb sind Geldanlagen in Optionen mit größeren Risiken verbunden als eine Anlage in Aktien?

14 Warum verlangt der Gesetzgeber bei Anschaffungsdarlehen, dessen Zinssatz beispielsweise 0,6 % pro Monat beträgt, die Angabe des Effektivzinssatzes?

15 Was versteht man unter einer Zinsgleitklausel?

16 Welche Sicherheit werden Sie von einem Bekannten verlangen, wenn Sie ihm einen zinslosen Kredit über 10 000,00 € für drei Monate gewähren?

17 Was versteht man unter Tilgung?

18 Was verlangen Sie an zusätzlicher Information, wenn Ihnen jemand einen Kredit über 11 000,00 € zu einem Zinssatz von 0,5 % pro Monat anbietet, mit einer Laufzeit von 24 Monaten? Können Sie sich die Information selbst errechnen?

19 Ein Anschaffungsdarlehen von 18 000,00 € wird unter folgenden Bedingungen gewährt: 0,45 % Zins pro Monat, 2,5 % Bearbeitungsgebühr, 50 Monate Laufzeit.
a Wie hoch ist die monatliche Rate?
b Berechnen Sie den effektiven Jahreszins mit der Näherungsformel.

20 Jemand erhält von einem Verwandten ein Darlehen in Höhe von 20 000,00 € zu 4 % Zins. Der Kredit ist in zwei gleichen Jahresraten jeweils einschließlich Jahreszins zu tilgen. Wie hoch ist die gesamte Zinsbelastung?

21 Welche Überlegungen sollten Sie anstellen, bevor Sie einen Kredit aufnehmen?

Zahnmedizinische Fachsprache und -wörter

In der Zahnarztpraxis werden viele zahnmedizinische Fachausdrücke verwendet. Die meisten stammen aus der lateinischen oder griechischen Sprache. Häufig setzen sie sich aus einer Vor- bzw. Nachsilbe und einem Wort- stamm zusammen, z. B. Extraktion oder Gingivitis.
Wenn Sie die folgenden Vor- und Nachsilben kennen, können Sie viele zahnmedizinische Fachausdrücke leichter verstehen und behalten.
Im Anschluss finden Sie Erläuterungen zu den wichtigsten zahnmedizinischen Fachwörtern.

Vorsilben der zahnmedizinischen Fachsprache			
Vorsilben	**Bedeutung**	**Beispiele**	
a-, ab-	ab, weg, miss-	abnorm Anomalie	– abweichend von der Norm – Abweichung von der Norm
a-, an-	un-, los-, nicht	Adontie	– Zahnlosigkeit
ad-	an-, zu, nach	adäquat Adhäsion	– angemessen – Anhaften
anti-	gegen	antibakteriell	– gegen Bakterien wirkend
auto-	selbst-, eigen	autonomes Nervensystem	– vom Willen unabhängiges Nervensystem
bi-	beide, zwei	Bifurkation	– Zweigabelung; Gabelungsstelle der Wurzeln bei zweiwurzeligen Zähnen
bio-	lebens-	Biotop	– Lebensraum
contra-, kontra-	gegen	Kontraindikation	– Gegenanzeige, z. B. einer Behandlung, die nicht angewendet werden sollte
de-	von, weg, ent-	Demineralisation Deformation	– Entmineralisierung – Abweichung von der normalen Form
dis-	zwischen, zer-, miss-	Discus articularis	– Knorpelscheibe im Kiefergelenk
dys-	miss-, fehl-, von der Norm abweichend	Dysplasie	– Fehlbildung, Unterentwicklung
en-, endo-	innen, innerhalb	Endokard	– Herzinnenhaut
epi-	auf, über, durch, nach	Epithel	– äußere und innere Körperoberflächen überziehende Haut oder Schleimhaut
ex-	aus, heraus, weg	Exzision	– Herausschneiden von Gewebe
exo-	außerhalb, von außen	exokrin	– nach außen absondernd
extra-	außerhalb	extraoral	– außerhalb des Mundes
hetero-	verschieden, ungleich	heterogen	– verschiedenartig
homo-	gleich	homogen	– gleichartig
hyper-	über-, vermehrt	Hyperdontie	– Zahnüberzahl
hypo-	unter-, verringert	Hypodontie	– Zahnunterzahl
im-, in-	hinein, in	Implantat Inlay	– in Körpergewebe eingepflanztes Material – Einlagefüllung
	un-, nicht	inhomogen	– ungleichmäßig
inter-	zwischen	Interdentalraum	– Zahnzwischenraum
intra-	innerhalb	intraoral	– innerhalb der Mundhöhle
ko-, kom-, kon-	zusammen	Kompression	– (Kiefer) Zusammenpressung
kontra-	siehe „contra-"		

Zahnmedizinische Fachsprache und -wörter

leuko-	weiß	Leukozyten	– weiße Blutkörperchen
makro-	groß	Makrognathie	– übermäßig entwickelter Oberkiefer
mikro-	klein	Mikrognathie	– unterentwickelter Oberkiefer
myo-	Muskel	Myokard	– Muskelschicht des Herzens
ortho-	gerade, richtig	Orthodontie	– Beseitigung von Zahnfehlstellungen
osteo-	Knochen	Osteoblasten	– knochenbildende Zellen
para-	neben, darüber hinaus	parapulpär	– neben der Pulpa
per-	durch, über	Perforation	– Durchbohrung, Durchlöcherung
peri-	um, herum	periapikal	– um die Zahnwurzel herum
poly-	viel, zahlreich	Polysaccharide	– Vielfachzucker
post-	nach, hinter	postoperativ	– nach einer Operation
prä-	(zeitlich) vor	Prävention	– Vorbeugung
pro-	für, vor	Progenie	– Vorstehen des Unterkiefers
pseudo-	falsch, scheinbar	Pseudotumor	– Scheingeschwulst
re-	zurück, wieder	rezidivierend	– wiederkehrend
stoma-	Mund	Stomatitis	– Entzündung der Mundschleimhaut
sub-	unter, unterhalb	sublingual	– unter der Zunge
super-	über, übermäßig	Supersekretion	– vermehrte Absonderung, z. B. von Speichel
supra-	oben, oberhalb	supragingival	– oberhalb des Zahnfleischsaums
trans-	jenseits, hindurch	transparent	– durchscheinend
ultra-	darüber hinaus	Ultraschall	– Schallwellen jenseits der Hörgrenze des menschlichen Ohres

Nachsilben der zahnmedizinischen Fachsprache (In Klammern stehen die Mehrzahlendungen.)

Nachsilben	**Bedeutung**	**Beispiele**	
-algie(n) -algesie	Schmerz	Neuralgie Analgesie	– Nervenschmerz – Schmerzlosigkeit
-ektomie(n)	Ausscheiden	Gingivektomie	– Abtragen des Zahnfleischrandes
-gen	bewirkend	mutagen	– Mutationen bewirkend
-itis (-itiden)	Entzündung	Hepatitis Gingivitis	– Entzündung des Lebergewebes – Zahnfleischentzündung
-logie	Lehre	Pathologie	– Lehre von den Krankheiten
-meter	Messgerät	Dosimeter	– Gerät zur Messung der Strahlendosis
-metrie	Messung	Kaloriemetrie	– Messung des Energieverbrauchs
-om(e) -oma(ta)	Geschwulst	Fibrom	– gutartige Geschwulst des Bindegewebes
-ose(n)	degenerative, nichtentzündliche Erkrankung	Parodontose	– nicht entzündlicher Schwund des Zahnhalteapparates
-pathie(n)	Krankheit, Leiden	Hyperplasie	– überentwickeltes Gewebe oder Organ
-tomie	schneiden	Osteotomie	– operative Knochendurchtrennung
-zid	tötend, vernichtend	viruzid	– virenabtötend
-zyt	Zelle	Leukozyt	– weißes Blutkörperchen

Erläuterungen von Fachwörtern

A

Abrasion	Abrieb, Abnutzung der Zähne
Abszess	abgeschlossene Eiteransammlung
Alveole	Zahnfach
Alveolot omie	Operation des Alveolarkammes zur Lagerverbesserung vor der Versorgung mit Prothesen
Amputation	operatives Abtrennen eines Körperteiles
Analgesie	Schmerzlosigkeit
Anamnese	Vorgeschichte einer Krankheit
Anästhesie	Betäubung, Schmerzausschaltung
Anomalie	Abweichung von der Norm
Antagonist	Gegenspieler, Gegenbeißer
antibakteriell	gegen Bakterien wirksam
Antrum	Höhle
Apex	Wurzelspitze
Aphthe	schmerzhafte, weiße Schleimhautveränderung
apikal	im Wurzelspitzenbereich
approximal	zum Nachbarzahn
Approximalraum	Raum zwischen zwei benachbarten Zähnen
Artikulation	Ineinandergreifen der Zahnreihen während der Kaufunktion
atraumatisch	ohne Verletzung einhergehend

B

bukkal	zur Wange, wangenwärts

C

Caries profunda	tiefe Zahnfäule
chronisch	langsam verlaufend, länger verlaufend

D

Dekubitus	Druckstelle
dental	den Zahn betreffend
Dentin	Zahnbein
Dentitio	Zahnung
Dentitio difficilis	erschwerter Zahndurchbruch (meist beim Weisheitszahn)
devital	abgetötet, leblos
Devitalisation	Abtötung
Diagnose	Erkennen, Benennen einer Krankheit
distal	von der Zahnbogenmitte abgewandt
Dysgnathie	anomale Kieferstellung

E

Endodontie	Behandlung des Zahninnern
enossal	im Knochen
Epulis	gutartige Geschwulst (Tumor), die vom Zahnfleisch ausgeht
Exostose	Überbein, Knochenauswuchs
Explantation	Entfernen, z. B. von Implantaten
Exstirpation	Herausreißen, Entfernung der Pulpa
extrahieren	herausziehen, Zähne entfernen
Extraktion	Entfernen eines Zahnes
extraoral	außerhalb des Mundes
Exzision	Ausschneiden, Ausschneidung

F

fazial	zum Gesicht gehörend
Fibrom	gutartige Geschwulst des Bindegewebes
finieren	abschließendes Glätten, z. B. einen Füllungs- oder Kronenrand glätten
Fissur	Einschnitt, Spalte im Zahn
Fraktur	Knochenbruch
Frenektomie	Entfernung eines störenden Bändchens

G

Gangrän	Zersetzung von abgestorbenem Gewebe
Germektomie	Zahnkeimentfernung
Gingiva	Zahnfleisch
gingival	im Zahnfleischbereich
Gingivektomie	Abtragen des Zahnfleischrandes
Gingivitis	Entzündung des Zahnfleisches

H

Habits	Gewohnheiten, z. B. Nagelbeißen
habituell	gewohnheitsmäßig

I

Immediatprothese	Sofortprothese
impaktiert	eingeschlossen, von Knochen umgeben
Implantat	eingepflanzter Fremdkörper
Indikation	Anzeige
indiziert	angezeigt
Infiltration	Eindringung, Durchdringung
Infrarot	elektromagnetische Strahlung unterhalb der Wellenlänge des sichtbaren Lichtes (Wärmestrahlung)
Injektion	Einspritzung
Inlay	Einlagefüllung
interdental	zwischen den Zähnen
Interdentalraum	Zahnzwischenraum
Interimsprothese	zeitweiliger Zahnersatz zum Überbrücken der Heilungsperiode
interradikulär	zwischen den Wurzeln
intraligamentär	zwischen den Ligamenten
intrakanalär	im (Wurzel-)Kanal gelegen
intraoperativ	während der Operation
intraoral	in der Mundhöhle
inzisal	zur Schneidekante gehörend
Inzision	Einschnitt
irreversibel	nicht umkehrbar

K

Karies	Zahnfäule
Kavität	Hohlraum (im Zahn)
kinetisch	die Bewegung betreffend
Kofferdam	dünne Gummifolie, die gelocht und dann so über die Zähne gezogen wird, dass diese vor der Feuchtigkeit der Mundhöhle geschützt werden
konfektioniert	vorgefertigt
Kontraindikation	Gegenanzeige, z. B. einer Behandlung
Kürettage	Ausschabung

L

labial	lippenwärts, an der Lippe
lateral	zur Seite
lege artis	gemäß der (zahn)ärztlichen Kunst (wissenschaftlich anerkannte Behandlungsverfahren)
Ligatur	Anbindung
lingual	zur Zunge, zungenwärts
Liquidation	Kostenrechnung, Abrechnung freier Berufe
lokal	örtlich
Lokalanästhesie	örtliche Betäubung
luxieren	lockern, ausrenken

Erläuterungen von Fachwörtern

M

manuell	mit der Hand
marginal	zum Zahnfleischrand
Matrize	Band zum Legen einer Füllung
medial	zur Mitte
mesial	zur Zahnbogen-/Kiefermitte
mikroinvasiv	nur in geringem Maße eindringend
Minidam	kleines ovales Kofferdamstück
Molar	Mahlzahn, großer Backenzahn
Mortalamputation	Entfernung der toten Kronenpulpa
Mukogingival-chirurgie	chirurgische Maßnahmen zur Verbreiterung der angewachsenen Gingiva
Mukosa	Schleimhaut

N

Nekrose	Gewebstod

O

Obturator	Apparat zum Verschluss von Hohlräumen, z. B. Zystenhöhlen, Gaumenspalten
okklusal	auf der Kaufläche
Okklusion	Zahnreihenschlussbiss
Onlay	Einlagefüllung, die die Höcker des Zahnes einbezieht
oral	zur Mundhöhle
Orthodontie	Beseitigung von Zahnfehlstellungen
Orthopanto-mogramm	Röntgen-Panoramaschichtaufnahme zur Darstellung des Kauorgans
Osteomyelitis	Knochenmarkentzündung
Osteotomie	Abtragung von Knochensubstanz

P

palatinal	den Gaumen betreffend
Palpation	Abtasten
Parafunktion	unphysiologische, gewohnheitsmäßige Bewegungen des Kauorgans
parapulpär	neben der Pulpa
parodontal	das Zahnbett betreffend
Parodontitis	Zahnbettentzündung
Parodontium	Zahnbett, Zahnhalteapparat
Parodontologie	Lehre vom Zahnhalteapparat und der Behandlung seiner Krankheiten
Parodontopathie	Zahnbetterkrankung
Parodontose	chronische Erkrankung des Zahnhalteapparats
pathogen	krank machend
periapikal	in der Umgebung der Wurzelspitze
Periost	Knochenhaut
Phlegmone	flächenhaft fortschreitende, nicht abgegrenzte Entzündung des Zellgewebes
Plaque	bakterieller Zahnbelag
postoperativ	nach einer Operation
Prädilektionsstellen	bevorzugte Stellen
Prävention	Vorbeugung, vorbeugende Gesundheitspflege
präventiv	vorbeugend
profundus	tief liegend
Progenie	Vorstehen des Unterkiefers
Prognose	Vorhersage (des Krankheitsverlaufes)
Prophylaxe	krankheitsvorbeugende Maßnahme
Pulpa	Zahnmark
Pulpektomie	vollständige Entfernung der Pulpa (Vitalexstirpation)
Pulpitis	Entzündung des Zahnmarkes
Pulpotomie	Entfernung der vitalen Kronenpulpa (Vitalamputation)

Q

Quadrant	Viertel eines Kreises (Kieferhälfte)
Quartal	Vierteljahr
Quickdam	Kofferdam mit „eingebautem“ Einmalspannrahmen

R

radikulär	die Wurzel betreffend, an der Wurzel
Radix	Wurzel
Reimplantation	Wiedereinpflanzung
Resektion	operative Entfernung kranker Organteile
Residualzyste	zurückgebliebene Zyste
Retention	Zurückhaltung
retiniert	zurückgehalten
Retraktion	Zurückziehen, Zusammenziehen
retrograd	rückläufig
reversibel	umkehrbar
Rezidiv	Rückfall
rezidivierend	wiederkehrend

S

sagittal	von vorn nach hinten verlaufend
Sanierung	Heilung
separieren	trennen
Septum	Scheidewand
Sequester	abgestorbener Knochenteil
Sequestrotomie	Entfernung eines abgestorbenen Knochenteiles
Status	Zustand
Stomatitis	Entzündung der Mundschleimhaut
subgingival	unter dem Zahnfleischsaum
sublingual	unter der Zunge
submukös	unter der Schleimhaut
subperiostal	unter der Knochenhaut
subtotal	unvollständig
subtraktiv	entfernend
supragingival	oberhalb des Zahnfleischsaumes
Suprakonstruktion	Zahnersatz auf Implantaten

T

temporär	vorübergehend
Therapie	Krankheitsbehandlung
Transplantation	Überpflanzung von Gewebe, Verpflanzung
transversal	quer verlaufend
Trauma	Verletzung, Gewalteinwirkung
Trepanation	Durchbohrung, Eröffnung einer Mark- oder Schädelhöhle
Trifurkation	Dreigabelung der Zahnwurzel
Tuber	Höcker, Vorsprung

V

Veneers	dünne Keramikscheiben, die auf den Frontzähnen „aufgeklebt“ werden
vestibulär	zum Mundvorhof
Vitalexstirpation	Entfernung der gesamten lebenden Kronen- und Wurzelpulpa

Z

zentral	in der Mitte
zervikal	im Zahnhalsbereich
Zyste	Hohlgeschwulst, flüssigkeitsgefüllt
Zystektomie	Entfernung der gesamten Zyste (= Operation nach Partsch II)
Zystostomie	Fensterung einer Zyste, Weiterbehandlung mit Obturator (= Operation nach Partsch I)

Stichwortverzeichnis

Stichwortverzeichnis

Stichwortverzeichnis

Bildquellenverzeichnis

Cornelsen / Bernhard Alfter: S. 281, 286
Cornelsen / Gabriele Heinisch: S. 24, 64
Cornelsen / Adrian Koppold: S. 69, 70, 72, 73, 74, 75, 77, 79
Cornelsen / Angelika Kramer: S. 27, 71, 335, 407
Cornelsen / Werner Krüper: S. 19, 22, 23, 25, 41, 44, 46, 129, 131, 148, 149, 150, 279, 287, 290, 300, 301, 303, 346, 353, 355, 379, 380
Cornelsen / Jörg Mair: S. 18, 20, 21, 22, 25, 23, 31, 33, 34, 35, 42, 60, 62, 63, 64, 65, 76, 109, 110, 111, 113, 114, 115, 135, 140, 142, 143, 186, 188, 196, 205, 212, 218, 219, 224, 236, 238, 240, 242, 257, 265, 275, 276, 277, 279, 280, 281, 282, 283, 284, 285, 286, 287, 288, 298, 299, 302
Cornelsen / PER Medien+Marketing: S. 14, 34, 35, 36, 39, 40, 41, 42, 43, 45, 57, 69, 72, 81, 84, 112, 120, 297, 299, 307, 330, 342, 383, 384, 385, 392, 403, 412, 413, 421, 438, 450, 451
Cornelsen / Albert Mergelsberg: S. 169, 170, 174, 176, 178, 179, 182, 194, 195, 201, 202, 203, 207, 208, 210, 211, 214, 216, 218, 221, 222, 230, 231, 244, 245, 248, 306, 307, 308, 340, 354, 356, 361, 362, 363, 364, 432, 433, 434, 435
Cornelsen / Gerda Raichle: S. 47, 287, 291, 293
Cornelsen / Jens Schünemann: S. 74
Cornelsen / Straive: S. 365
Cornelsen / Vitaledesign: S. 28, 34, 312, 313, 314, 316, 317, 318, 319, 329, 334, 336, 337, 339, 343, 349, 354, 359, 371, 377, 395, 396, 397, 399, 407, 410, 414, 429, 435, 446

S. 15 (1): Shutterstock.com/blvdone; **S. 15 (2):** dpa Picture-Alliance/JOKER; **S. 15 (3):** Shutterstock.com/Robert Przybysz; **S. 17 (ob. li.):** Shutterstock.com/Subbotina Anna; **S. 17 (ob. re.):** Shutterstock.com/zlikovec; **S. 17 (un. li.):** Shutterstock.com/New Africa; **S. 17 (un. re.):** Shutterstock.com/Tatjana Baibakova; **S. 17 (un.):** Shutterstock.com/botazsolti; **S. 19 (2):** mauritius images/Science Photo Library; **S. 19 (3):** Procter & Gamble Service GmbH; **S. 21:** Shutterstock.com/Sergey Furtaev; **S. 23:** Shutterstock.com/Emanuele Ghirardelli; **S. 24 (1):** Shutterstock.com/IMG Stock Studio; **S. 24 (3):** stock.adobe.com/Christoph Hähnel; **S. 29:** mauritius images/Science Source; **S. 30 (1):** dpa Picture-Alliance/Pictures From History/CPA Media/CPA Media Co. Ltd; **S. 30 (2):** Shutterstock.com/NIPAPORN PANYACHAROEN; **S. 30 (3):** Shutterstock.com/Jenny Sturm; **S. 30 (4):** Shutterstock.com/mahirart; **S. 30 (5):** Shutterstock.com/Volosina; **S. 30 (6):** Shutterstock.com/Alexander Raths; **S. 31 (1):** Shutterstock.com/Dionisvera; **S. 31 (2):** Shutterstock.com/Valery121283; **S. 31 (3):** Shutterstock.com/Anna Kucherova; **S. 32 (1):** Shutterstock.com/Pat_Hastings; **S. 32 (2):** MARS GmbH; **S. 32 (3):** Aktion Zahnfreundlich e.V; **S. 32 (4):** Ricola AG; **S. 33 (3):** Shutterstock.com/Arctic ice; **S. 33 (4):** Shutterstock.com/thitinonjong; **S. 36:** Südwestdeutsche Salzwerke AG; **S. 38 (1-2):** Prof. Dr.med. dent. Stefan Zimmer; **S. 41:** Shutterstock.com/hightowernrw; **S. 44 (1-2):** Dr. Jochen Eble; **S. 46 (1):** Shutterstock.com/Bencemor; **S. 46 (2):** Shutterstock.com/Jaromir Chalabala; **S. 54:** Shutterstock.com/Siegi; **S. 55:** Shutterstock.com/Rabizo Anatolii; **S. 56:** Shutterstock.com/DmitryStock; **S. 58:** Shutterstock.com/Oleksandr But; **S. 61:** Shutterstock.com/Ev. Safronov; **S. 62 (2):** mauritius images/Science Source; **S. 62 (3):** Shutterstock.com/TRIG; **S. 63:** CompuGroup Medical (CGM) Deutschland; **S. 67 (1-2):** Cornelsen/Jörg Mair, bearbeitet durch Angelika Kramer; **S. 67 (3):** Dr. Hinz Dental- Vertriebsgesellschaft; **S. 69:** sciencephotolibrary/Steven Needell; **S. 69:** Shutterstock.com/itsmejust; **S. 71:** Cornelsen/Jörg Mair, bearbeitet durch Angelika Kramer; **S. 72:** Cornelsen / PER Medien+Marketing; Foto: stock.adobe.com/Marina Lohrbach; Foto: stock.adobe.com/Marina Lohrbach; **S. 75:** Waltraud Hollstein; **S. 76:** Cornelsen/Jörg Mair, bearbeitet durch Angelika Kramer; **S. 77:** Shutterstock.com/Alexis C; **S. 78:** Samuel Titus; Brent E. Larson; Thorsten Grünheid, 2021.; **S. 79:** Alraun Dental-Technik; **S. 79:** Shutterstock.com/John Steel; **S. 80 (1+3):** Waltraud Hollstein; **S. 80 (2):** Dr. Hinz Dental-Vertriebsgesellschaft; **S. 85 (1):** stock.adobe.com/euthymia; **S. 85 (2):** Shutterstock.com/Martin-Lang; **S. 87 (1-2):** CompuGroup Medical (CGM) Deutschland; **S. 88:** CompuGroup Medical (CGM) Deutschland; **S. 91:** stock.adobe.com/mateuszsiuta; **S. 93:** Shutterstock.com/Gelpi; **S. 94 (1):** Shutterstock.com/ANATOLY Foto; **S. 94 (2):** CompuGroup Medical (CGM) Deutschland; **S. 102:** Dr. Dr. Brigitte Nestle-Oechslin; **S. 104:** Permadental GmbH; **S. 108 (1):** Shutterstock.com/mezzotint; **S. 108 (2):** dpa Picture-Alliance/dpa-Zentralbild/Jan Woitas; **S. 108 (3):** Shutterstock.com/Sergii Kuchugurnyi; **S. 109 (4):** CompuGroup Medical (CGM) Deutschland; **S. 109 (2-3):** Prof. Dr. Jürgen Manhart; **S. 109 (1):** Shutterstock.com/botazsolti; **S. 110 (2-4):** Prof. Dr. Jürgen Manhart; **S. 111:** Dr. Jochen Eble; **S. 111 (4-5):** Prof. Dr. Jürgen Manhart; **S. 112 (1-2):** Prof. Dr. Jürgen Manhart; **S. 112 (3):** Dr. Jochen Eble; **S. 112 (4):** Dr. Friedrich Cleve; **S. 113:** Prof. Dr. Jürgen Manhart; **S. 114:** CompuGroup Medical (CGM) Deutschland; **S. 115 (1-2+4):** Prof. Dr. Jürgen Manhart; **S. 115 (3):** CompuGroup Medical (CGM)

Deutschland; **S. 115 (5-6):** Cornelsen/Angelika Kramer, nach Jörg Mair; **S. 116 (1-4):** Dr. Jochen Eble; **S. 117 (1-2):** VITA Zahnfabrik H. Rauter GmbH & Co. KG; **S. 117 (3):** Dr. Jochen Eble; **S. 118 (1-3):** Ivoclar Vivadent AG; **S. 119 (1-4):** Prof. em. Dr. Klaus-Peter Lange, Berlin; **S. 119 (5-6):** Dr. med. dent. Ludwig Hermeler; **S. 120:** Prof. em. Dr. Klaus-Peter Lange, Berlin; **S. 121 (1-4):** Dr. Jochen Eble; **S. 122 (1-3):** Dr. Jochen Eble; **S. 123 (1-3):** Prof. Dr. Jürgen Manhart; **S. 124 (1-2):** Prof. Dr. Jürgen Manhart; **S. 124 (3):** Dr. Jochen Eble; **S. 125 (1):** Dr. Jochen Eble; **S. 125 (2-3):** Prof. Dr. Jürgen Manhart; **S. 126 (1-5):** Dentsply Sirona; **S. 127 (1):** Dentsply Sirona; **S. 127 (2-4):** KaVo Dental GmbH, Biberach/Riss; **S. 129:** Dr. Jochen Eble; **S. 130:** Dr. Ulrich Lammert & Prof. Dr. Bernd Wöstmann; **S. 131:** Dr. Jochen Eble; **S. 132 (1):** Dr. Jochen Eble; **S. 132 (2-4):** Dr. Ulrich Lammert & Prof. Dr. Bernd Wöstmann; **S. 133 (1 +4-5):** Dr. Ulrich Lammert & Prof. Dr. Bernd Wöstmann; **S. 133 (2-3):** Dr. Jochen Eble; **S. 134 (1-3):** Dr. Ulrich Lammert & Prof. Dr. Bernd Wöstmann; **S. 137:** Shutterstock.com/vetkit; **S. 138 (1-2):** CompuGroup Medical (CGM) Deutschland; **S. 139 (1-3):** Dr. Jochen Eble; **S. 139 (4):** CompuGroup Medical (CGM) Deutschland; **S. 140 (1):** Prof. Dr. Anne Wolowski; **S. 140 (2):** CompuGroup Medical (CGM) Deutschland; **S. 141 (1-3):** Dr. Jochen Eble; **S. 141 (4):** CompuGroup Medical (CGM) Deutschland; **S. 142 (1-2):** CompuGroup Medical (CGM) Deutschland; **S. 142 (4-6):** Dr. Jochen Eble; **S. 145 (1):** Dr. Friedrich Cleve; **S. 145 (2):** Dr. Felix Blankenstein Charité - Universitätsmedizin Berlin, Centrum 03, Abteilung für zahnärztliche Prothetik, Alterszahnmedizin und Funktionslehre; **S. 145 (3):** Dr. Jochen Eble; **S. 146:** Dr. Jochen Eble; **S. 147 (1):** Prof. Dr. Anne Wolowski; **S. 147 (2):** Dr. Jochen Eble; **S. 148 (2):** Dr. Felix Blankenstein Charité - Universitätsmedizin Berlin, Centrum 03, Abteilung für zahnärztliche Prothetik, Alterszahnmedizin und Funktionslehre; **S. 148 (4):** Dr. Jochen Eble; **S. 149 (2):** N+W Zahnputzladen GmbH; **S. 149 (3):** © TePe Mundhygienprodukter AB; **S. 152 (1):** Shutterstock.com/Alex Mit; **S. 152 (2-4):** © Institut Straumann AG, 2020. Alle Rechte vorbehalten. Mit freundlicher Genehmigung der Institut Straumann AG; **S. 153 (1-3):** © Institut Straumann AG, 2020. Alle Rechte vorbehalten. Mit freundlicher Genehmigung der Institut Straumann AG; **S. 154 (1-4):** Greiten Dentallabor GmbH & Co. KG; **S. 154 (5):** Implasolutions GmbH; **S. 154 (6):** Gelencsér Dental Kft.; **S. 155:** Shutterstock.com/Aleksandra Gigowska; **S. 161:** Cornelsen/PER Medien+Marketing, Imago Stock & People GmbH/Ikon Images/xAndreaxEbertx 32590015 (Zahnarzt), stock.adobe.com/MG/Stockfotos/Stockfotos-MG (Gesundheitskarte); **S. 162:** Kassenärztliche Bundesvereinigung (KZBV); **S. 164:** CompuGroup Medical (CGM) Deutschland; **S. 166:** Gestaltung der Icons: Stan Hema, Berlin 2017/2018; **S. 166 (1-3):** Kassenärztliche Bundesvereinigung (KBV); **S. 171 (1-4):** CompuGroup Medical (CGM) Deutschland; **S. 172 (1+3):** Kassenärztliche Bundesvereinigung (KBV); **S. 172 (2):** CompuGroup Medical (CGM) Deutschland; **S. 175:** Kassenärztliche Bundesvereinigung (KBV); **S. 177 (1-2):** CompuGroup Medical (CGM) Deutschland; **S. 180:** stock.adobe.com/contadora1999; **S. 181:** stock.adobe.com/Michael Tieck; **S. 183:** stock.adobe.com/Yantra; **S. 186:** CompuGroup Medical (CGM) Deutschland; **S. 187 (1):** CompuGroup Medical (CGM) Deutschland; **S. 187 (2):** Kassenärztliche Bundesvereinigung (KBV); **S. 189:** Kassenärztliche Bundesvereinigung (KBV); **S. 192 (1-2):** CompuGroup Medical (CGM) Deutschland; **S. 193:** Kassenärztliche Bundesvereinigung (KBV); **S. 195:** CompuGroup Medical (CGM) Deutschland; **S. 200:** CompuGroup Medical (CGM) Deutschland; **S. 201:** CompuGroup Medical (CGM) Deutschland; **S. 203 (2-3):** CompuGroup Medical (CGM) Deutschland; **S. 204 (1-5):** CompuGroup Medical (CGM) Deutschland; **S. 206 (1):** CompuGroup Medical (CGM) Deutschland; **S. 206 (2):** Kassenärztliche Bundesvereinigung (KBV); **S. 207:** Kassenärztliche Bundesvereinigung (KBV); **S. 208:** CompuGroup Medical (CGM) Deutschland; **S. 209:** Kassenärztliche Bundesvereinigung (KBV); **S. 217 (1-2):** CompuGroup Medical (CGM) Deutschland; **S. 220:** CompuGroup Medical (CGM) Deutschland; **S. 221 (1-2):** Kassenärztliche Bundesvereinigung (KBV); **S. 222 (3):** CompuGroup Medical (CGM) Deutschland; **S. 226 (1-6):** CompuGroup Medical (CGM) Deutschland; **S. 227 (1-6):** CompuGroup Medical (CGM) Deutschland; **S. 228 (1-4):** CompuGroup Medical (CGM) Deutschland; **S. 231:** CompuGroup Medical (CGM) Deutschland; **S. 235:** Kassenärztliche Bundesvereinigung (KBV); **S. 239 (1+3-6):** Kassenärztliche Bundesvereinigung (KBV); **S. 239 (2):** CompuGroup Medical (CGM) Deutschland; **S. 243:** CompuGroup Medical (CGM) Deutschland; **S. 244:** Kassenärztliche Bundesvereinigung (KBV); **S. 247:** Kassenärztliche Bundesvereinigung (KBV); **S. 250:** Dr. Jochen Eble; **S. 251 (1-3):** CompuGroup Medical (CGM) Deutschland; **S. 253:** CompuGroup Medical (CGM) Deutschland; **S. 255:** Gestaltung der Icons: Stan Hema, Berlin 2017/2018; **S. 255 (1):** Shutterstock.com/sima; **S. 255:** **(3)** CompuGroup Medical (CGM) Deutschland; **S. 255 (2):** Kassenzahnärztliche Bundesvereinigung (KZVB); GKV-Spitzenverband; **S. 257:** Gestaltung der Icons: Stan Hema, Berlin 2017/2018; **S. 260:** Shutterstock.com/PHOTO FUN; **S. 264:** stock.adobe.com/Michael Tieck; **S. 274 (1):** Dr. Claudia R. Barthel-Zimmer; **S. 274 (2):** mauritius images/alamy stock photo/Historic Images; **S. 279:** Dentsply Sirona; **S. 280 (1-3):** DÜRR DENTAL SE, Bietigheim-Bissingen; **S. 282:** Dr. Jochen Eble; **S. 284 (3+5):** Dr. Jochen Eble; **S. 287:** Dr. Friedrich Cleve; **S. 289 (1-3):** Dr. Jochen Eble; **S. 290:** Dentsply Sirona; **S. 290:** mauritius images/alamy stock photo/StockPhotosArt – Health; **S. 290:** Shutterstock.com/Stokkete; **S. 291 (2-3):** Dr. Friedrich Cleve; **S. 292 (1):** sciencephotolibrary/Steven Needell; **S. 292 (2-3):** Dentsply Sirona; **S. 293 (3-4):** Dr. Friedrich Cleve; **S. 311:** BMJV/

Fassung v. 01.07.2017, veröffentlicht vom Bundesministerium für Justiz im Bundesanzeiger v. 01.02.2018 - BAnz AT 01.02.2018 B1.; **S. 313:** stock.adobe.com/Bjoern Wylezich; **S. 350:** Shutterstock.com/Monkey Business Images; **S. 356:** e*Message Wireless Information Services Deutschland GmbH; **S. 385:** dpa Picture-Alliance/dpa-infografik GmbH; **S. 389:** stock.adobe.com/picturemaker01; **S. 393:** stock.adobe.com/pixs:sell; **S. 394 (1):** Shutterstock.com/Nicku; **S. 394 (2):** Shutterstock.com/Prachaya Roekdeethaweesab; **S. 395:** Shutterstock.com/Bauer Alexander; **S. 400:** INTERFOTO/Friedrich; **S. 402:** dpa Picture-Alliance/dpa-infografik; **S. 412:** dpa Picture-Alliance/dpa-infografik GmbH; **S. 415:** dpa Picture-Alliance/dpa-infografik GmbH; **S. 417 (1):** mauritius images/André Pöhlmann; **S. 417 (2):** stock.adobe.com/MG-Stockfotos; **S. 418:** Stiftung Warentest; **S. 419:** dpa Picture-Alliance/dpa Grafik/dpa-infografik GmbH; **S. 423:** dpa Picture-Alliance/dpa-infografik GmbH; **S. 424:** dpa Picture-Alliance/dpa-infografik GmbH; **S. 427:** dpa Picture-Alliance/dpa-infografik GmbH; **S. 437 (1):** Foto: Shutterstock.com/graja; Urheber der Münzgestaltung (Wertseite): Luc Luycx aus Belgien; **S. 437 (2):** Shutterstock.com/Robert Kneschke; **S. 439:** dpa Picture-Alliance/dpa-infografik GmbH; **S. 440:** dpa Picture-Alliance/dpa-infografik/Globus/Grafik: Daniel Dytert, Karen Losacker, Redaktion: Dr. Bettina Jütte; **S. 441:** dpa Picture-Alliance/dpa-infografik GmbH; **S. 442:** dpa Picture-Alliance/dpa-infografik/Grafik: Annette Günzel; Redaktion: Wolfgang Fink; **S. 447:** Shutterstock.com/Andrey Nastasenko; **S. 452 (1):** Shutterstock.com/Peera_stockfoto; **S. 452 (2):** Shutterstock.com/Oksana Kuzmina; **S. 452 (3):** Shutterstock.com/Robert Kneschke

Übersicht über die Videos

Realfilme

Titel	Seite
Anfertigen eines Röntgenbildes in Paralleltechnik	288
Versorgung mit einer Krone (Instrumente bereitlegen, Ablauf)	109

Animationsfilme

Titel	Seite
Abrechnung Heil- und Kostenpläne	161
Aufbau des Verdauungssystems	28
Das gerichtliche Mahnverfahren	310
Die Mundschleimhaut und die verschiedenen Zahnbeläge	17
Eine Gehaltsabrechnung richtig lesen. Vom Brutto- zum Nettogehalt	428
Entstehung von Karies	18
Entstehung von Röntgenstrahlen	274, 276
Kündigung	328
Physikalische Grundlagen von Röntgenstrahlen	274
Verjährung von Geldansprüchen	316
Zusammensetzung und Funktionen von Speichel	28, 34

Abkürzungsverzeichnis

AHA	American Heart Association
AIDS	Acquired Immune Deficiency Syndrome
ALS	advanced life support
API	Approximalraum-Plaque-Index
ArbSchG	Arbeitsschutzgesetz
ASS	Acetylsalicylsäure
BEB	Bundeseinheitliche Benennungsliste für zahntechnische Leistungen, Privatgebührenverzeichnis für Zahntechniker
BEL II	Bundeseinheitliches Verzeichnis der abrechnungsfähigen zahntechnischen Leistungen (für Kassenpatienten)
BEMA	Einheitlicher Bewertungsmaßstab für zahnärztliche Leistungen
BG	Berufsgenossenschaft
BGB	Bürgerliches Gesetzbuch
BGR	Berufsgenossenschaftliche Regel
BGW	Berufsgenossenschaft für Gesundheitsdienst und Wohlfahrtspflege
BioStoffV	Biostoffverordnung
BKV	Bundeseinheitliches Kassenverzeichnis
BLS	basic life support
BMV-Z	Bundesmantelvertrag Zahnärzte
Btm	Betäubungsmittel
BtMG	Betäubungsmittelgesetz
BtMVV	Betäubungsmittel-Verschreibungsverordnung
BZÄK	Bundeszahnärztekammer
CHX	Chlorhexidin
CPR	kardiopulmonale Reanimation
CT	Computertomografie
DAJ	Deutsche Arbeitsgemeinschaft für Jugendzahnpflege
D-Arzt	Durchgangsarzt
DAZ	Deutscher Arbeitskreis für Zahnheilkunde
DGE	Deutsche Gesellschaft für Ernährung e. V.
DGK	Deutsche Gesellschaft für Kardiologie
DGZMK	Deutsche Gesellschaft für Zahn-, Mund- und Kieferheilkunde
DH	Dentalhygieniker*in
DPE	Datensatz Persönliche Erklärungen (auf eGK)
Drg.	Dragee
DVT	Digitale Volumentomografie
DVT	digitale Volumentomografie
eAU	(elektronische) Arbeitsunfähigkeitsbescheinigung
e-Bonusheft	elektronisches Bonusheft
EBZ	Elektronisches Beantragungs- und Genehmigungsverfahren Zahnärzte
eGK	elektronische Gesundheitskarte
eHBA	(elektronischer) Heilberufsausweis
eHKP	(elektronischer) Heil- und Kostenplan
eHKT	e-Health Kartenterminal (Lesegerät für eGK)
EKG	Elektrokardiogramm
eMP	elektronischer Medikationsplan (auf eGK)
Endo	Endodontie, Endodontologie
ePA	elektronische Patientenakte
ERC	European Resuscitation Council
eRezept	(elektronisches) Rezept
EWZ	Einwirkzeit
F.	Foramen
FAL	funktionsanalytische Leistungen
FDI	Fédération Dentaire Internationale
FFP	filtering facepiece (engl.); partikelfiltrierende Halbmaske
FRS	Fernröntgenseitenaufnahme/-bild
FZ	Festzuschuss
G-BA	Gemeinsamer Bundesausschuss
GefStoffV	Gefahrstoffverordnung
GHS	Global Harmonisiertes System
GIZ	Glasionomerzement
GKV	gesetzliche Krankenversicherung
GOÄ	Gebührenordnung für Ärzte
GOZ 12	Gebührenordnung für Zahnärzte von 2012
HIV	human immunodeficiency virus, Humanes Immunschwäche-Virus
HVM	Honorarverteilungsmaßstab
i. a.	intraarteriell
i. c.	intrakutan
i. m.	intramuskulär
i. v.	intravenös
ICD	Internationale Klassifikation medizinischer Diagnosen
IfSG	Infektionsschutzgesetz
INR	International Normalized Ratio
IP	Individualprophylaxe
ISO	International Organization for Standardization
ITN	Intubationsnarkose
KBR-Behandlung	Kieferbruchbehandlung
KCH-Leistungen	konservierend-chirurgische Leistungen
KFO	Kieferorthopädie
KFO-Leistungen	kieferorthopädische Leistungen
KIG	kieferorthopädische Indikationsgruppen
KIM	Kommunikation im Medizinwesen (über verschlüsselte Emails)
Kps.	Kapsel

KZBV	Kassenzahnärztliche Bundesvereinigung
KZV	Kassenzahnärztliche Vereinigung
LA	Lokalanästhetika
Lsg.	Lösung
LZÄK	Landeszahnärztekammer
M.	Musculus
MAV	Mund-Antrum-Verbindung
MIO	medizinisches Informationsobjekt (für e-Bonusheft, Untersuchungshefte, usw.)
MKV	Mehrkostenvereinbarung
Mm.	Musculi
MPBetreibV	Medizinprodukte-Betreiberverordnung
MPDG	Medizinprodukterecht-Durchführungsgesetz
MRSA	mulitresistenter Staphylococcus aureus, methicillinresistenter Staphylococcus aureus
N.	Nervus
NBS	Nursing-Bottle-Syndrom
NEM	Nicht-Edelmetall
NEM-Legierung	Nicht-Edelmetall-Legierung
NFD	Notfalldatensatz (auf eGK)
Nn.	Nervi
NNH	Nasennebenhöhlen
OK	Oberkiefer
OP	Operation
OPG	Orthopantomogramm
PA-	Parodontal-
PA(R)	Parodontalbehandlung/ Parodontalstatus
PBI	Papillen-Blutungs-Index
PKV	private Krankenversicherung
ppm	parts per million (Teile pro Million)
PSA	persönliche Schutzausrüstung
PSI	parodontaler Screening-Index
PVS	Praxisverwaltungssystem
PZR	professionelle Zahnreinigung
QES	qualifizierte elektronische Signatur (über KIM im EBZ)
RDA	Radioactive Dentin Abrasion, Relative Dentin-Abrasion
RDG	Reinigungs- und Desinfektions-Gerät
RKI	Robert Koch-Institut
RöV	Röntgenverordnung
s.c.	subkutan
s.m.	submukös
SBI	Sulkus-Blutungsindex
SGB V	Sozialgesetzbuch – Fünftes Buch
Supp.	Suppositorien ,-um
Susp.	Suspension
Sv	Sievert
TB, Tb, Tbc, TBC	Tuberkulose
Tbl.	Tablette, Tabletten
TI	Telematikinfrastruktur
TRBA	Technische Regeln für biologische Arbeitsstoffe
UK	Unterkiefer
UVV	Unfallverhütungsvorschriften
vdek	Verband der Ersatzkassen
VSDM	Versichertenstammdatenmanagement
WHO	World Health Organization, Weltgesundheitsorganisation
WSR	Wurzelspitzenresektion
ZA	Zahnarzt
ZE	Zahnersatz
ZFA	Zahnmedizinische*r Fachangestellte*r
ZMF	Zahnmedizinische*r Fachassistentin*er
ZMP	Zahnmedizinische*r Prophylaxeassistent*in
ZMV	Zahnmedizinische Verwaltungsassistent/in
ZNS	zentrales Nervensystem, Zentralnervensystem

Klassische
VESPA RESTAURIEREN

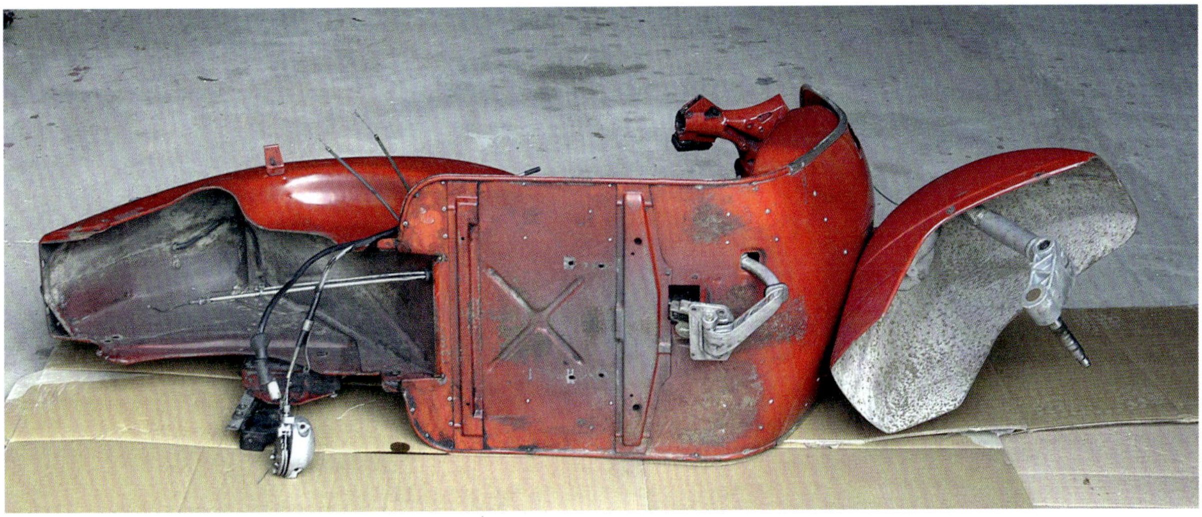

Links: startklar für die erste Frühlingsausfahrt – unsere in monatelanger Arbeit zerlegte, aufbereitete und wiederaufgebaute Vespa PX 200 E von 1985. Sie wurde nicht neu lackiert, sondern in der Patina restauriert. Das Foto links entstand am 14. April 2019, zehn Tage, nachdem der Motor zum ersten Mal angesprungen war. Die erste Probefahrt fand am 12. April statt.

Foto oben: der entkernte, teilweise vorgereinigte Roller auf dem Nullpunkt am 18. Januar 2019.

DEMONTAGE, ANALYSE, INSTANDSETZUNG, KOSTEN

Wie man eine historische Vespa fachgerecht, aber patinaschonend restauriert (am Beispiel PX)

HANS J. SCHNEIDER
SCHNEIDER MEDIA

Impressum

Klassische VESPA RESTAURIEREN beschreibt in allen Details am Beispiel einer PX 200 E von 1985 sämtliche Montage-, Instandsetzungs- und Restaurierungsarbeiten an den klassischen Vespa-Modellen der Baureihe PX. Im Prinzip sind die Hinweise auch für alle anderen Classic-Vespas anwendbar. Alle Angaben in diesem Buch erfolgen nach bestem Wissen. Das Nachvollziehen der beschriebenen Arbeiten geschieht auf eigene Gefahr. Beachten Sie dazu bitte auch die **Enthaftungserklärung** auf Seite 6.

2. Auflage 2025, Originalausgabe

Bildnachweis
Alle Fotos und zahlreiche Grafiken wurden von Hans J. Schneider eigens für dieses Buch erstellt, bis auf einige, von Werner Lechner gelieferte Ausnahmen, die mit einem Copyright-Hinweis kenntlich gemacht sind.

Herstellung
Titelgestaltung, Lektorat:
Dr. Valentin Schneider,
Bildbearbeitung, Produktion:
Vincent Schneider
Werkstatt, Foto, Text, Layout:
Hans J. Schneider
Technische Unterstützung und Beratung:
Zweiradmechanikermeister Rainer Schulz, Kommern/Rheinland
Mitarbeit Werkstatt: s. Dankadresse S. 254
Druck, Verarbeitung:
Westermann Druck Zwickau GmbH

Vertrieb
Delius Klasing Verlag GmbH
Siekerwall 21, D-33602 Bielefeld;
Tel.: 0521/5590, Fax: 0521/559115
E-Mail: info@delius-klasing.de

Verlag
SCHNEIDER MEDIA FRANCE SAS
E-Mail: info@schneider-media.eu
Website: www.schneider-media.eu

ISBN D, A, CH:
978-3-667-13248-2

Printed in Germany

MIX
Papier | Fördert gute Waldnutzung
FSC® C110508

Inhalt

Inhalt

Inhalt

Enthaftungserklärung

Unzureichende Sachkenntnis verpflichtet den Leser, die gezeigten Arbeiten nicht selbst in die Hand zu nehmen, sondern in einer Fachwerkstatt ausführen zu lassen. Alle Informationen, technischen Angaben und Anleitungen in diesem Buch wurden vom Autor mit der größten Sorgfalt zusammengetragen. Das Nachvollziehen der beschriebenen Arbeiten erfolgt in jedem Fall auf eigene Gefahr.

Der Verlag kann weder Garantie noch juristische Verantwortung oder irgendeine Haftung für Folgen, die auf fehlerhafte oder unvollständige Angaben oder falsche Interpretation der Hinweise oder fehlerhaftes Arbeiten zurückgehen, übernehmen. Auch verantworten Autor und Verlag nicht Fehler, die durch womöglich irrtümliche Angaben entstanden sind. Haftungsansprüche gegen Autor oder Verlag sind damit ausgeschlossen.

Hinweis:

Aussagen über Mängel an einzelnen Komponenten unseres Rollers sind im Text rot markiert.

Vorwort und Einführung

Präzise, aber kostengünstig restaurieren

Bereits Ende der 1970er Jahre veröffentlichte der Autor – damals Redakteur des Verbrauchermagazins DM in Düsseldorf – einen Bericht über die Geschichte der Vespa, die bereits 30 Jahre nach ihrem ersten Auftritt 1946 Kultstatus erlangt hatte. 1985 folgte die Erstausgabe des bis heute – inzwischen in der 21. Auflage erschienenen – Bestsellers **„Vespa Motorroller – Technik, Wartung, Reparatur."** Rund 130.000 Exemplare des reich illustrierten Buchs fanden bis 2025 ihre Käufer.

Das Erfolgsrezept war (und ist), daß jede beschriebene Arbeit selbst ausgeführt und genau dokumentiert wurde, damit auch für Schrauber-Novizen nachvollziehbar war. Im Anschluß daran brachte SCHNEIDER MEDIA weitere Schrauber-Bücher zu Piaggio- und Vespa-Modellen heraus, angefangen bei Sfera und ET bis hin zu den modernen Typen GT und GTS.

Die klassischen Vespa-Modelle der 1950er bis 1980er Jahre wurden mit der Zeit von den Fans regelrecht glorifiziert. Es entstanden Fanclubs und private Museen, es mangelt nicht an Treffen und Ausfahrten. Zu den Höhepunkten zählen die internationalen Meetings wie etwa die Vespa World Days vom 14. bis 17. Juni 2018 im nordirischen Belfast – genau dort, wo einst die Titanic gebaut wurde. Aber **die Vespa wird niemals untergehen,** allein deshalb nicht, weil mittlerweile selbst verrottete Exemplare liebevoll restauriert und wiederaufgebaut werden. Zahlreiche Firmen im In- und Ausland haben sich auf das Herrichten klassischer Wespen spezialisiert und damit ein einträgliches Auskommen gefunden. Das professionelle Aufarbeiten hat allerdings einen stolzen Preis, die Rechnung kann am Ende viele Tausend Euro betragen.

Eine Vespa aus dem Schwäbischen

Aber so teuer muß es gar nicht werden, zumindest dann nicht, wenn das ins Auge gefaßte Objekt noch anständig beieinander ist, dem Originalzustand entspricht und nur in seinen Details überholungsbedürftig ist. Genauso einen Roller hat der Autor in den 2010er Jahren in Schwäbisch Hall gefunden, eine weinrote PX 200 E, erstmals zugelassen am 15. Mai 1985 im schwäbischen Wiernsheim-Iptingen. Nach zwei Besitzerwechseln gelangte sie schließlich in die Hände des Vespa-Sammlers Werner Lechner, der uns das Fahrzeug dann zum Freundschaftspreis überließ.

Daß die **kompakten Abmessungen einer Vespa** zu ihren größten Vorzügen gehören, ist hinreichend bekannt und im Stadtverkehr von unschätzbarem Vorteil. Aber würde die PX 200 E auch in den engen Laderaum unseres BMW touring passen, mit dem wir die Rückreise in die 800 km entfernte Normandie antreten wollten? Mit Augenmaß stellten wir fest: Es müßte gehen. Wir nahmen Hauben und Rückspiegel ab, legten eine Matte über die Laderaumkante und setzten ein Brett an, über das wir den Roller mit dem Heck voraus auf die nötige Höhe brachten. Dann legten wir ihn einfach um und schoben ihn über den weichen Teppichboden bis zum Anschlag hinter die Rücklehnen der Vordersitze.

Transport im Kombiwagen

Bei abgewinkeltem Lenker paßte der Roller tatsächlich in den relativ flachen Laderaum – fast. Denn das Vorderrad lugte noch ins Freie. Nach Lösen der fünf Radmuttern wurde das Rad abgenommen und seitlich verstaut. Danach hieß es: Klappe zu und Abfahrt! Problemlos erreichten wir unseren Zielort, wo die Vespa sogleich aus dem Auto gezerrt und wieder auf die Räder gestellt wurde. Doch das war nur ein ganz kleiner Schritt zum Auftakt des Projekts.

Unsere Absicht war es, dieses Fahrzeug für ein Buchprojekt komplett zu zerlegen und nach erfolgter Bestandsaufnahme originalgetreu wieder aufzu-

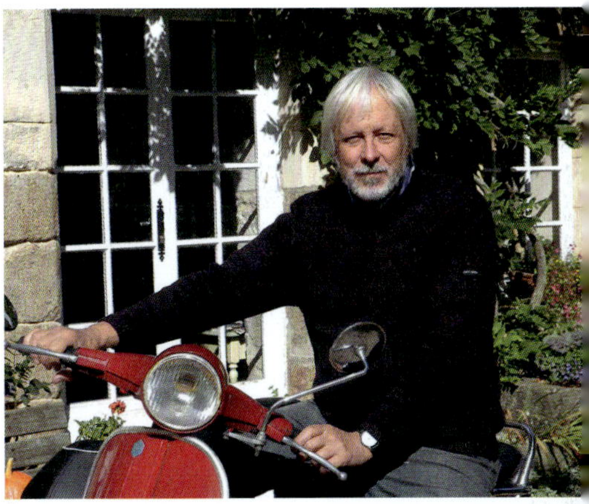

1

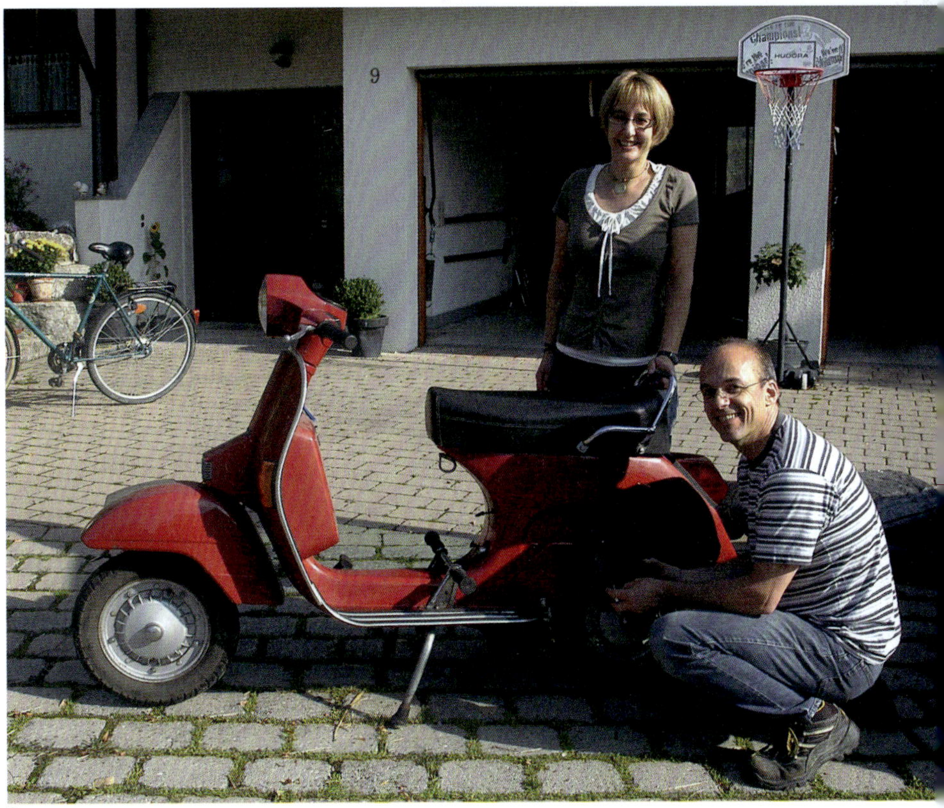

2

1: Autor H. J. Schneider mit der frisch erworbenen Vespa PX 200 E. 2: Andrea und Werner Lechner bereiten den Roller im Juli 2011 vor ihrem Haus in Schwäbisch Hall zum Abtransport vor.

bauen. Bei den Überlegungen stand im Vordergrund, daß die weinrote Vespa am Ende **auf keinen Fall „besser als neu“** dastehen sollte, sondern ihre **schöne Patina** überall dort, wo es zu vertreten war, behalten sollte. Teile sollten nur ausgetauscht werden, wenn es unbedingt nötig war – aus Sicherheits-, Funktions- oder optischen Gründen. Wir strebten eine **„Patina-Restaurierung“** an, bei der zwar jedes Details genau unter die Lupe genommen und aufbereitet oder ersetzt, der Gesamtcharakter des Fahrzeugs aber unbedingt erhalten werden sollte.

Indem wir zeigen, wie man eine alte Vespa möglichst ohne kostspielige Werkstattbesuche und ohne die Anschaffung teuren Spezialwerkzeugs selbst in Schuß bringen kann, vermitteln wir, wie die Kosten innerhalb eines überschaubaren Rahmens bleiben.

Nach diesem Konzept haben wir von 2006 bis 2010 bereits einen BMW 2002 Automatic von 1975 aufgebaut. Alle Arbeiten wurden im Buch **„Legende BMW 02“** dokumentiert. Die US-amerikanische Society of Automotive Historians zeichnete Verlag und Autoren dafür mit dem **Nicolas Cugnot-Award** für das international beste Auto-Buch des Jahres 2010 in nichtenglischer Sprache aus.

Wir waren also aus zahlreichen Gründen ausreichend motiviert, ein Vespa-Restaurierungsbuch zu realisieren. Nach dem bewährten Rezept unseres seit 1985 immer wieder neu aufgelegten Vespa-Wartungs-Bestsellers sollte auch bei der Restaurierung **jeder auch noch so kleine Arbeitsschritt fotografisch dokumentiert und genau erklärt** werden, angereichert mit tabellarischen Übersichten über das benötigte Werkzeug, die festgestellten Mängel, die benötigten Ersatzteile und Produkte inklusive ihrer Preise sowie den erforderlichen Drehmoment-Werten beim Zusammenbau.

Größerer Aufwand als gedacht

Die Arbeiten begannen im Oktober 2017 – einige Zeit nach dem Ankauf des Versuchsobjekts. Ort des Geschehens: die in einer restaurierten Scheune untergebrachte Werkstatt an unserem Wohnort in Frankreich.

Was wir zu diesem Zeitpunkt noch nicht wußten: Die Restaurierung sollte

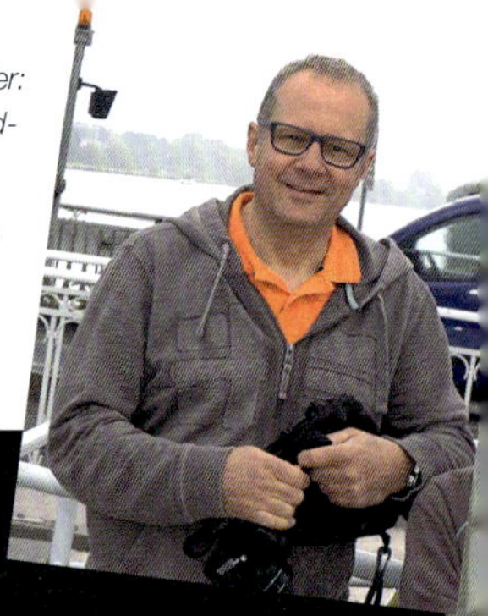

7: Freund, Berater, Helfer: Rainer Schulz, Zweiradmechanikermeister aus Kommern und seit fast 40 Jahren auf Vespa spezialisert, hat auch dieses Buch kräftig mit Rat und Tat unterstützt.

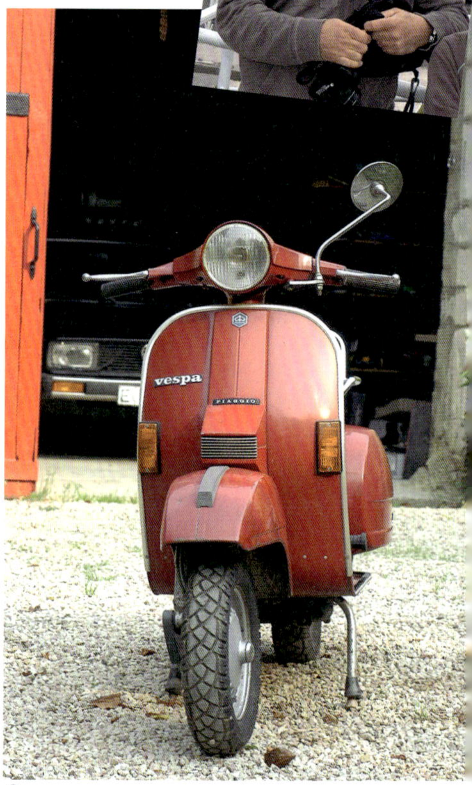

6

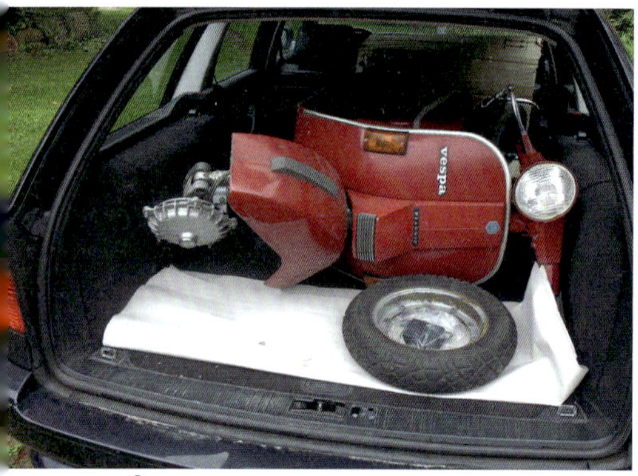

3

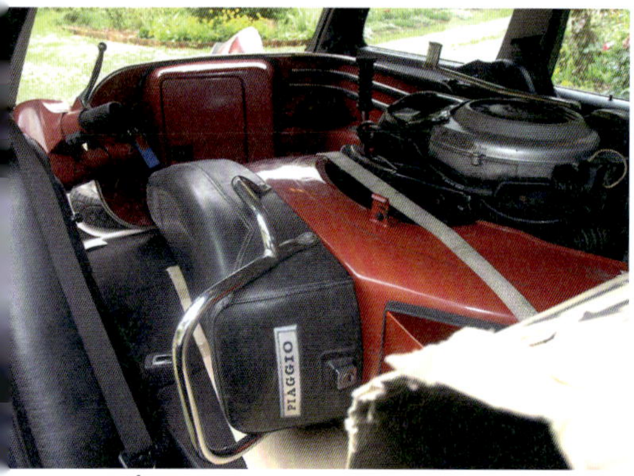

4

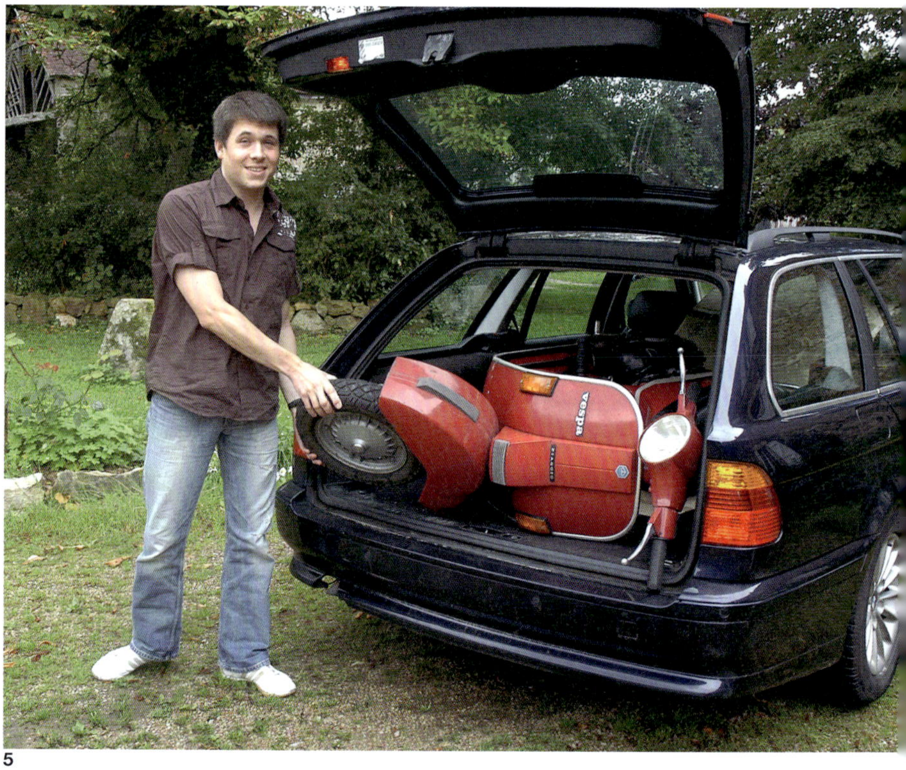

5

***3, 4:** Nach Abnehmen von Vorderrad, Hauben und Rückspiegel paßte die PX 200 E genau in den flachen Laderaum des BMW touring. Mit einem Gurt wurde sie gegen Verrutschen gesichert.*
***5:** Zuhause wird das Vorderrad angeschraubt, damit der Roller sofort richtig auf die Füße kommt. Valentin packt auch bei der digitalen Produktion und der Lektoratsphase kräftig zu.*
***6:** Das unrestaurierte Fahrzeug 2011 vor der hauseigenen Werkstatt, in der es dann zerlegt wird.*

sich als **schwieriger und aufwendiger erweisen als vermutet.** Es mußten alle Lager und Simmerringe in den Bereichen Motor und Fahrwerk erneuert werden, alle sieben Bowdenzüge und die Tachowelle waren verschlissen, die Karosserie zeigte überall und vor allem am Unterboden zahlreiche Roststellen und Macken.

Original-Teile von Piaggio

Die **Ersatzteilversorgung** war kompliziert, doch Rainer Schulz, langjähriger Freund der Familie und gewiefter Vespa-Mechanikermeister, half nicht nur mit Rat und Tat, sondern schaffte es auch, alle Teile just-in-time zu beschaffen, wobei er nur auf **Original-Piaggio-Teile** zurückgriff.

Beim Schrauben klemmte und hakte es oft, manches ging auf die Nerven, und geflucht wurde durchaus schon mal. Doch alle Familienmitglieder und viele Freunde packten mit an und halfen bei der Bewältigung der zahlreichen Probleme. Letztlich kam es aufs Durchhalten an. Am 4. April 2019 sprang der in penibler Kleinarbeit generalüberholte Motor wieder an, es folgte die erste Probefahrt – und alle waren happy.

Herzliche Grüße
Hans J. Schneider,
Normandie, im Frühjahr 2019
und im Herbst 2025 zur Neuauflage

***8:** Die Vespa GTS Super 300 i.e. von 2010 und die PX 200 E liegen konstruktiv mehr als ein halbes Jahrhundert auseinander. Modern: die GTS mit flüssiggekühltem Vierventil-Viertakt-Mittelmotor, Scheibenbremsen, Einspritzung und Katalysator; klassisch: die PX mit luftgekühltem Zweitakt-Drehschieber-Heckmotor, Vergaser, Getrenntschmierung, Trommelbremsen. **9:** Ankunft der PX in der Normandie.*

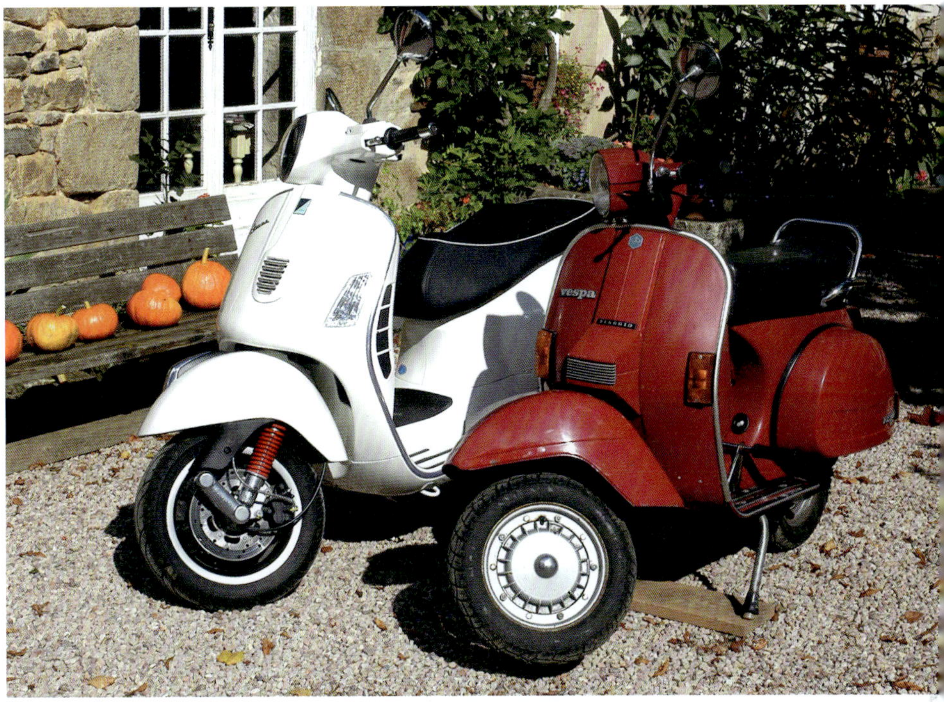

8

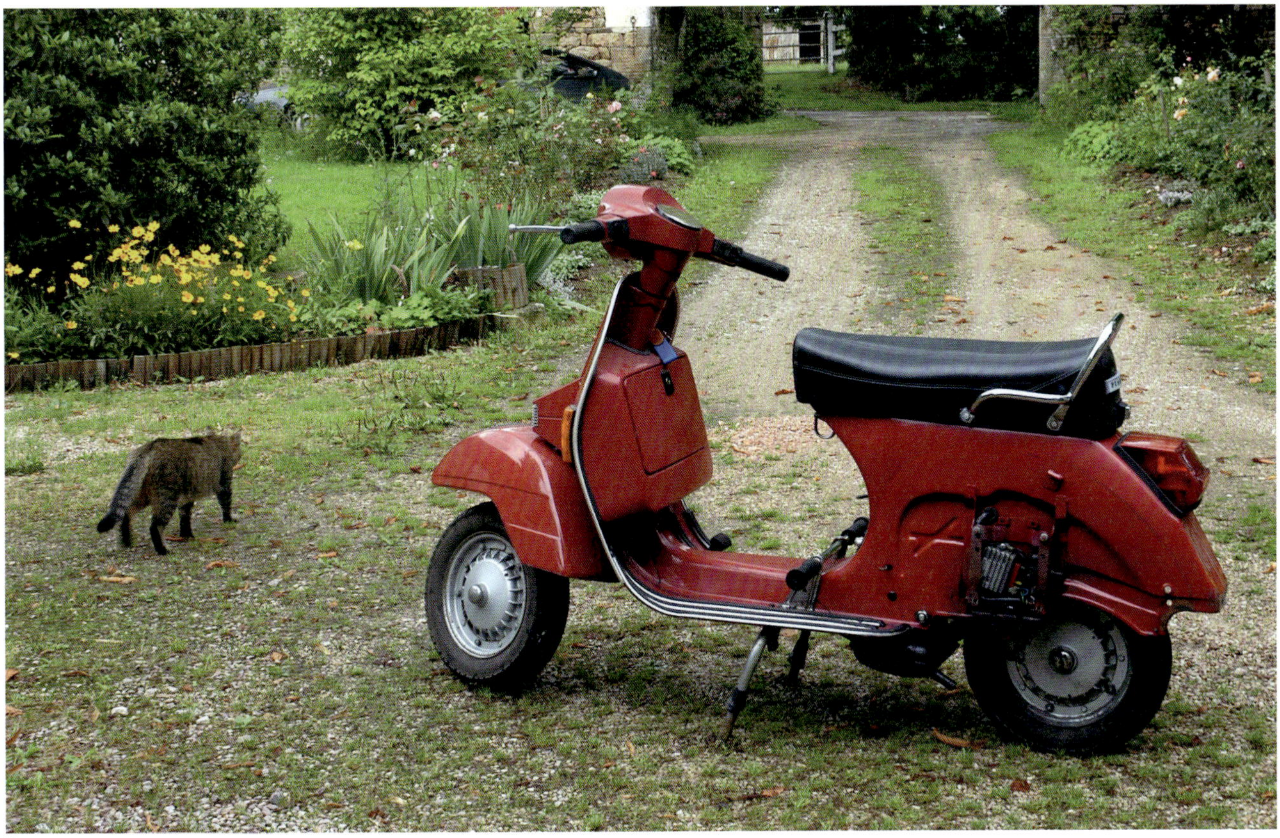

9

Dokumentation und erster Check

Papiere, Fahrgestell- und Motor-Identifikation

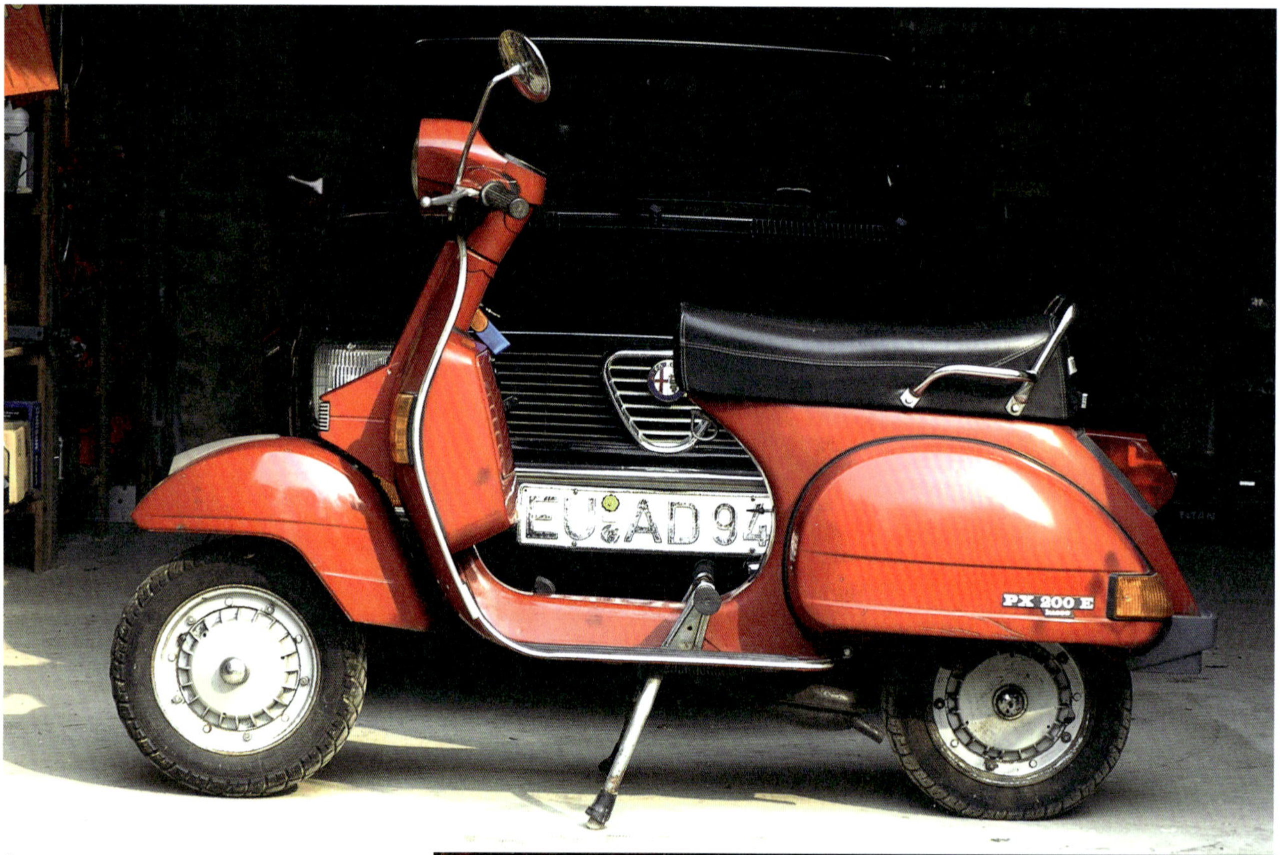

1

Es ist natürlich reizvoll, bei einem frisch erworbenen Oldtimer direkt auszuprobieren, ob der Motor läuft. Das Triebwerk unserer PX hätte per Kickstarter zur Arbeitsaufnahme gezwungen werden müssen: Es ist ein Modell ohne Batterie.

Jedoch gerade bei Zweitaktmotoren ist ein **Startversuch riskant,** wenn das Fahrzeug lange gestanden hat. Wenn der Öltank leer und womöglich die Ölpumpe samt Anschluß defekt oder verharzt ist, kann es schnell zu Kolben- und Lagerschäden kommen. Wie wir zudem später bei der Demontage sehen werden, ist **kein Öl im Getriebe,** und mehrere wichtige Schraubverbindungen im Fahrwerksbereich sind locker. Daher muß zunächst der Augenschein genügen. Wir beginnen mit der **Identifikation** der Maschine.

Unser Versuchsobjekt entspricht dem werksinternen Typ VSX1T mit dem Motor-Baumuster VDE1M. Als ABE-Typ P 200 E erhielt die Serie am 22. August 1978 die deutsche Typzulassung durch das Kraftfahrtbundesamt Flensburg. Der **Original-Kfz-Brief** und der Fahr-

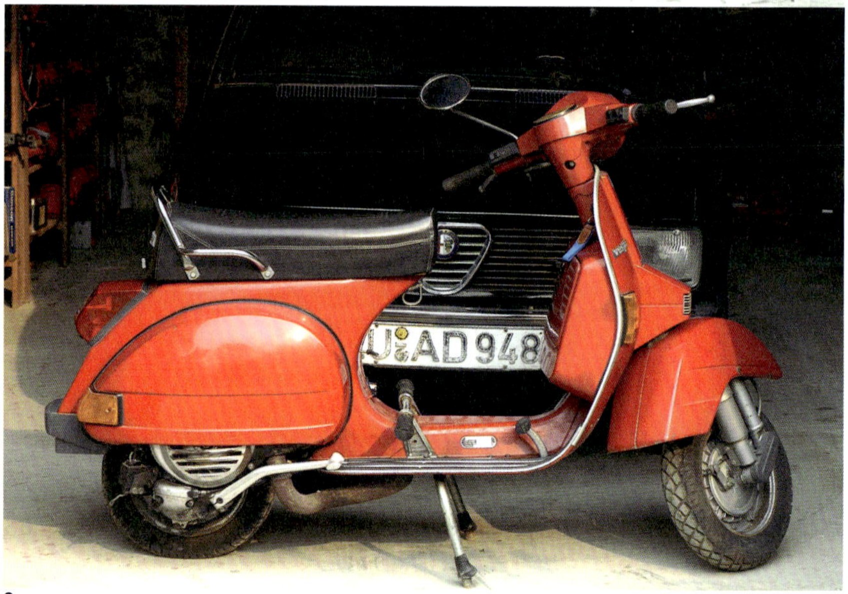

2

1, 2: *Unser Versuchsobjekt kurz vor Beginn der Demontage vor einem anderen italienischen Klassiker (Alfa Romeo Alfetta 2.0 Lusso Baujahr 1982). Auch wenn die 1985er PX 200 E auf den ersten Blick einen ordentlichen Eindruck macht, ist sie im Detail stark vergammelt und überholungsbedürftig. Vorteil: Sie ist völlig unverbastelt, befindet sich hundertprozentig im Originalzustand.*

3: *Der Kilometerzähler im Tachometer steht auf 26791– nicht übermäßig viel, wenn das die echte Laufleistung ist, denn die Tachowelle ist kaputt* ***(4)*** *und die Abdeckscheibe leicht vergilbt.*

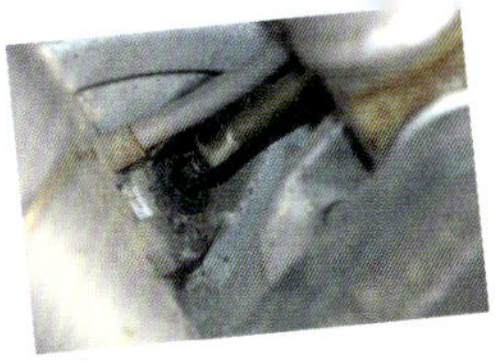
4

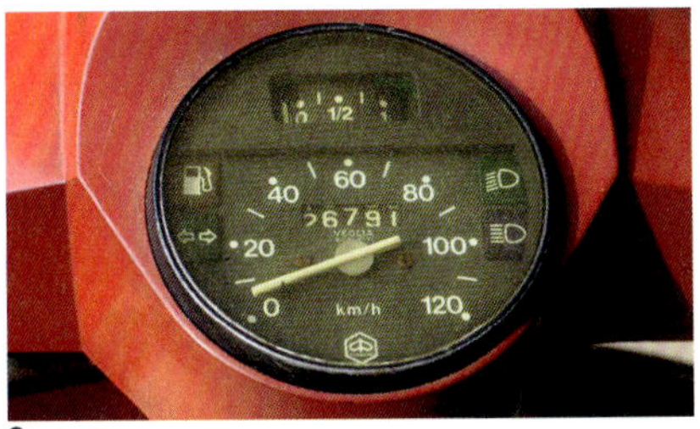

3

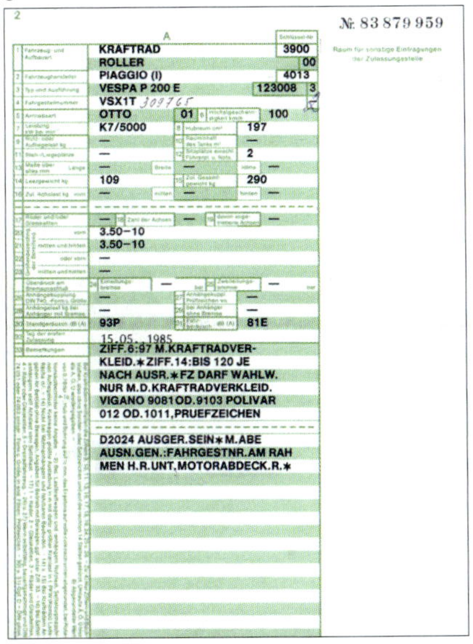
№ 83 879 959
KRAFTRAD 3900
ROLLER 00
PIAGGIO (I) 4013
VESPA P 200 E 123008 3
VSX1T 309765
OTTO 01 100
K7/5000 197
— —
— 2
109 290
3.50–10
3.50–10
93P 81E
15.05.1985
ZIFF.6:97 M.KRAFTRADVERKLEID.*ZIFF.14:BIS 120 JE NACH AUSR.*FZ DARF WAHLW. NUR M.D.KRAFTRADVERKLEID. VIGANO 9081 OD.9103 POLIVAR 012 OD.1011,PRUEFZEICHEN
D2024 AUSGER.SEIN*M.ABE AUSN.GEN.:FAHRGESTNR.AM RAHMEN H.R.UNT.MOTORABDECK.R.*

5

zeugschein weisen unsere Vespa nicht als PX 200 E, sondern als P 200 E aus. Die **Schlüsselnummern** lauten: 3900 für Fahrzeug und Aufbauart („Kraftrad", „Roller"), 4013 für den Fahrzeughersteller (Piaggio) und 123008/3 für den Fahrzeugtyp (P 200 E).

Der **Typ P 200 E** kam 1983 unter der Verkaufsbezeichnung PX 200 E Lusso auf den Markt und war („luxuriös"!) mit einem elektrischen Anlasser ausgerüstet; die **„Lusso"** war aber auch auch ohne Batterie und Anlasser zu haben (wie unser Exemplar). Das Modell wurde bis 1998 gebaut. Vorläuferin war die von 1977 bis 1982 produzierte P 200 X ohne Anlasser. Von 1999 bis 2003 lief die PX 200 Kat E2 vom Band, Typcode ZAPM18000.

8

Alle Grunddaten korrekt

Beim Kauf haben wir im Hinblick auf die Seriosität des Verkäufers nicht auf die Grunddaten geachtet, erst bei der Demontage wurde die **Fahrgestell-Nummer** mit dem Eintrag im Kfz-Brief abgeglichen: VSX1T 309765. Die Ziffern sind im Original-Brief alter Art handschriftlich eingetragen, was damals üb-

11: *Verkaufsbezeichnung auf der linken Haube.*
12: *Typschild im Fußraum rechts.* **13:** *Auch die Original-Betriebsanleitung hat die Jahre überdauert; das Fahrzeug hatte drei eingetragene Besitzer.*

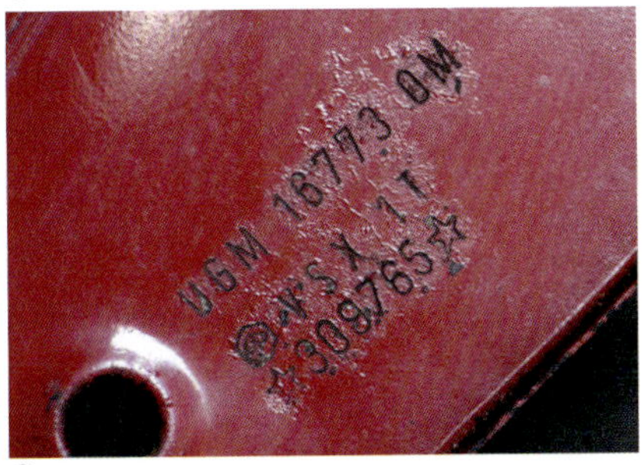

9

10

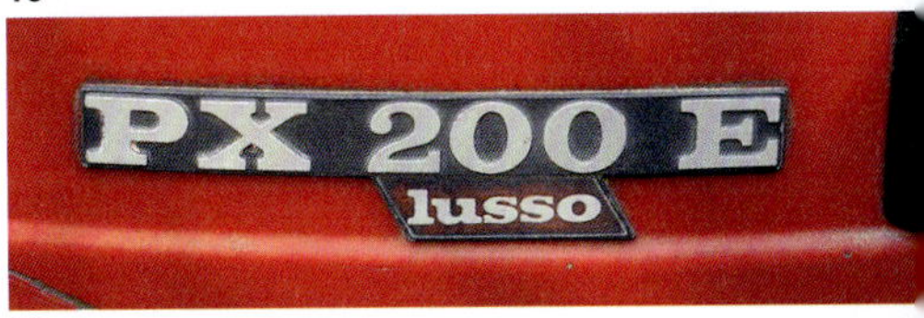

11

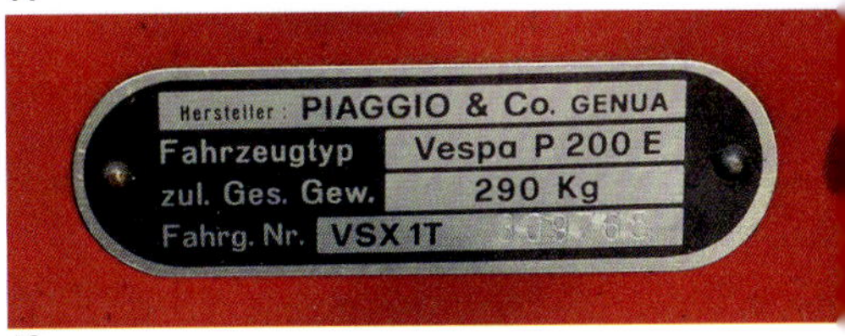

12

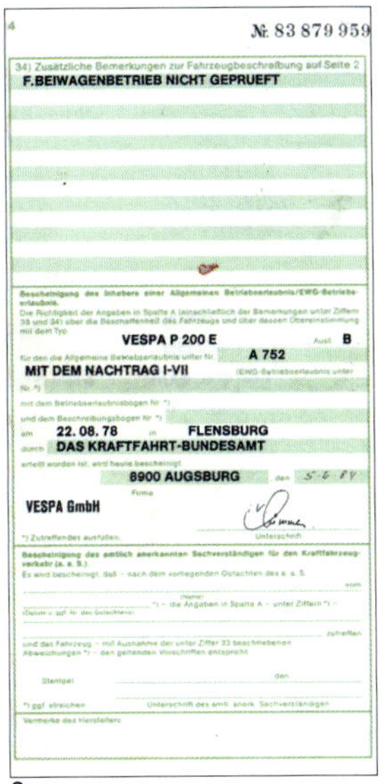
№ 83 879 959
34) Zusätzliche Bemerkungen zur Fahrzeugbeschreibung auf Seite 2
F.BEIWAGENBETRIEB NICHT GEPRUEFT
VESPA P 200 E B
A 752
MIT DEM NACHTRAG I-VII
22.08.78 FLENSBURG
DAS KRAFTFAHRT-BUNDESAMT
8900 AUGSBURG
VESPA GmbH

6

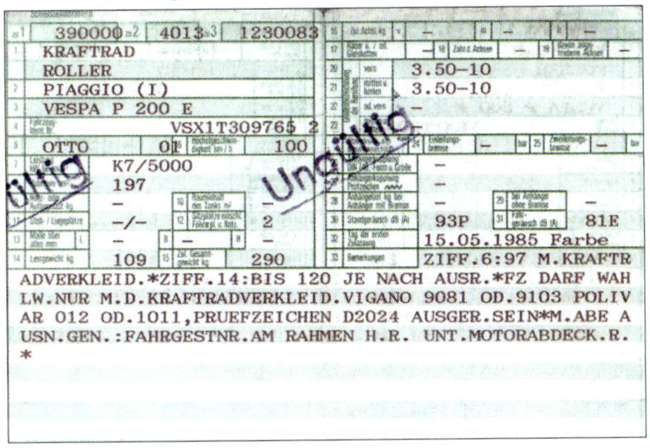
390000 4013 1230083
KRAFTRAD
ROLLER
PIAGGIO (I)
VESPA P 200 E
VSX1T309765 2
OTTO 01 100
K7/5000
197
3.50-10
3.50-10
-/- 2
93P 81E
109 290
15.05.1985 Farbe
ZIFF.6:97 M.KRAFTR
ADVERKLEID.*ZIFF.14:BIS 120 JE NACH AUSR.*FZ DARF WAH
LW.NUR M.D.KRAFTRADVERKLEID.VIGANO 9081 OD.9103 POLIV
AR 012 OD.1011,PRUEFZEICHEN D2024 AUSGER.SEIN*M.ABE A
USN.GEN.:FAHRGESTNR.AM RAHMEN H.R. UNT.MOTORABDECK.R.
*
Ungültig

7

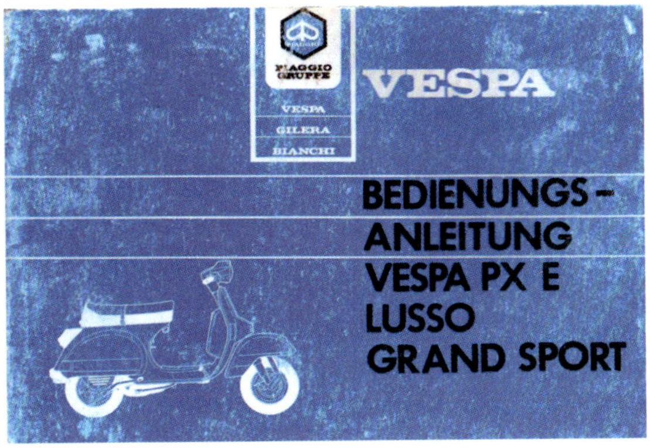

13

5-7: *Unsere PX 200 E Lusso ist das ideale Restaurierungsobjekt: Sie ist vollkommen original, sogar die alten Fahrzeugpapiere, ausgestellt am 15. Mai 1985, sind noch vorhanden. Die Typzulassung für das Vespa-Modell P 200 E wurde am 22. August 1978 erteilt.*

8: *Die Motornummer ist auf der Schwinge eingeschlagen; darüber der Motortyp VDE1M.*
Die Fahrgestellnummer befindet sich hinten rechts auf der Karosserie. **9:** *Angerostet und kaum lesbar.* **10:** *Angeschmirgelt und gefettet.*

lich, aber alles andere als fälschungssicher war. Die **Erstzulassung** der PX 200 E Lusso erfolgte, wie eingangs gesagt, am **15. Mai 1985.**

Zwischen 1988 und 1994 wurde der Roller sechsmal im Winter stillgelegt und im Frühjahr wieder zugelassen. Nach dem letzten eingetragenen Besitzerwechsel am 4. August 2000 erfolgte am 17. Mai 2006 die „vorübergehende" und seitdem nicht widerrufene Stillegung durch das Landratsamt Schwäbisch Hall.

Verkäufer Lechner hat die PX 200 E nie auf seinen Namen zugelassen, sondern sie mit den Papieren des zuletzt eingetragenen Eigners an uns verkauft, nicht ohne im Kaufvertrag vom Juli 2011 zu vermerken: *„III. Hand, Gesamtlaufleistung ca. 27 000 km, unter Ausschluß jeglicher Gewährleistung. Die Vespa ist nicht fahrbereit (...). An der Vespa sind vielfache Instandsetzungsarbeiten an Motor und Karosserie erforderlich."* Für unsere Zwecke also genau das Richtige.

Typschild unten im Fußraum

Der Kfz-Brief alter Art enthält die üblichen Grundinformationen: Antriebsart Otto, Höchstgeschwindigkeit 100 km/h, Leistung 7,0 kW (9,5 PS) bei 5000 min-1, Leergewicht 109 kg, zulässiges Gesamtgewicht 290 kg, Reifengröße vorn und hinten 3.50 x 10, Standgeräusch 93 dB (A), Fahrgeräusch 81 dB (A).

Und es gibt einen Hinweis zur Zusatzausrüstung: *„Fahrzeug darf wahlweise nur mit der Kraftradverkleidung Vigano 9081 oder 9103 Polivar ausgerüstet werden".* Es folgt noch die obligate Anmerkung zur Identifizierung: *„Fahrgestellnummer am Rahmen hinten rechts unter der Motorabdeckung".*

Dort haben wir sie auch gefunden, allerdings durch Rosteinwirkung und abblätternden Lack ziemlich unleserlich. Nach dem Abziehen mit 240er Schmirgel und dem Aufsprühen von Kriechöl traten die eingeschlagenen Codes dann deutlich zutage (s. Fotos). Beruhigend: Die in das **Typschild** rechts unten im Fußraum eingeschlagenen Ziffern sind mit denen am Aufbau identisch. Wir empfehlen jedem, der eine alte Vespa an Land zieht, auf die Übereinstimmung der Daten im Brief, hinten am Aufbau und auf dem Typschild zu achten. Anderenfalls gibt es womöglich unüberwindliche Probleme bei der Zulassung.

Motortyp und Motornummer werden im Kfz-Brief schon lange nicht mehr

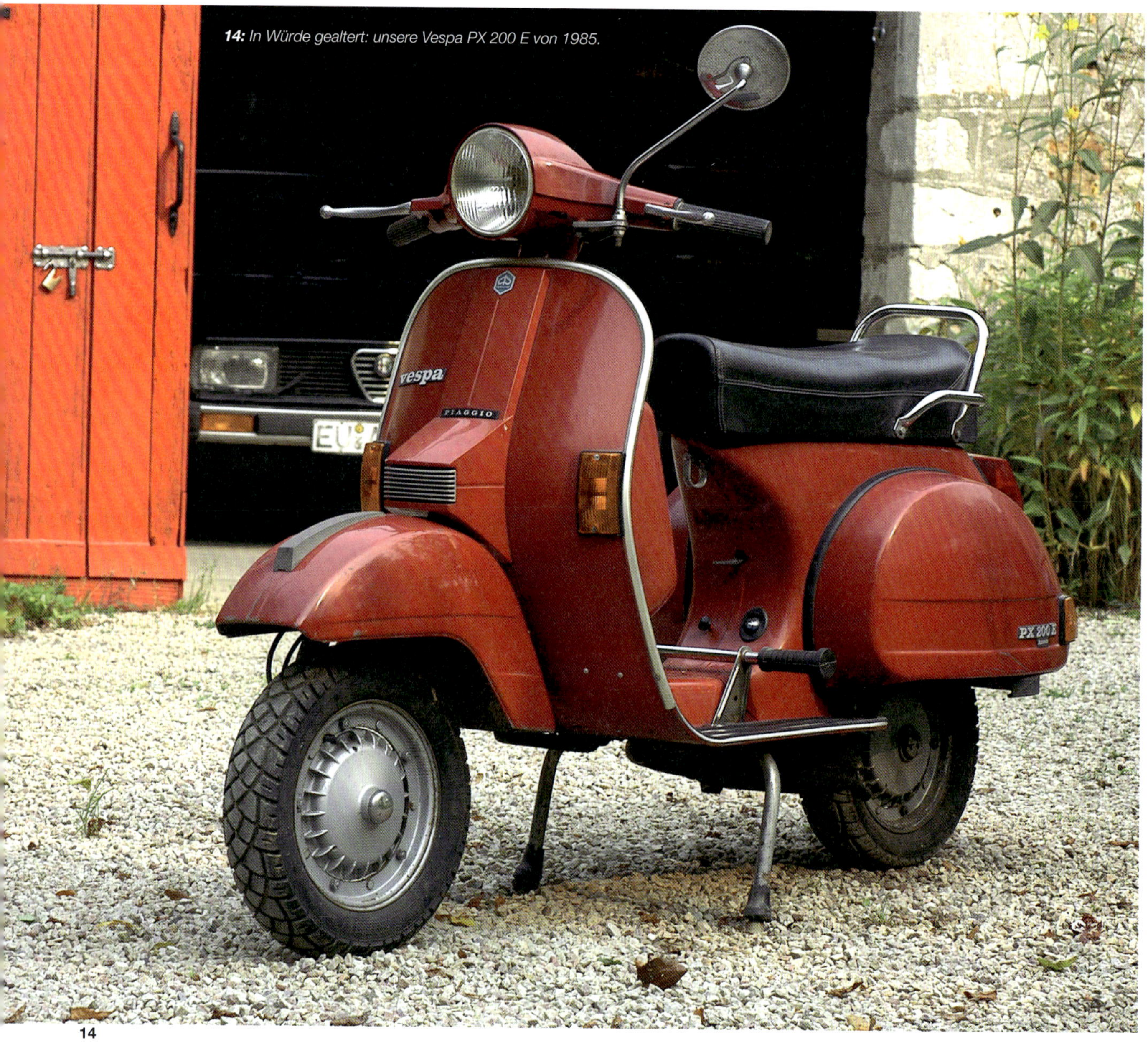

14: *In Würde gealtert: unsere Vespa PX 200 E von 1985.*

14

angegeben. Wir haben die Daten nach dem Entfernen einer dicken Schmutzschicht vorn rechts an der Schwinge lesbar gemacht: **VDE1M und 18112.** Das bedeutet, daß es sich um die originale, vom Werk eingebaute Antriebseinheit handelt – eine für unser Projekt sehr wichtige Information. Allerdings haben wie die Vespa „blind" gekauft, der Verkäufer war absolut seriös.

Wichtig und aufschlußreich ist natürlich der **Kilometerstand.** Der Kilometerzähler unserer PX zeigt 26 791 km an, was vor dem Hintergrund der (zwar immer wieder durch Stillegungsphasen unterbrochenen) Laufzeit über 21 Jahre (1985 bis 2006) eine Jahresfahrleistung von durchschnittlich nur 1275 km ergibt. Nicht viel, vor allem angesichts des verwahrlosten Zustands der Antriebseinheit (wie wir sehen werden). Auch die defekte Tachowelle läßt Zweifel aufkommen. Die Vorderseite des Kfz-Scheins ist stark verschmutzt, er wurde wohl viele unzählige Mal in die Brieftasche gesteckt und wieder herausgenommen.

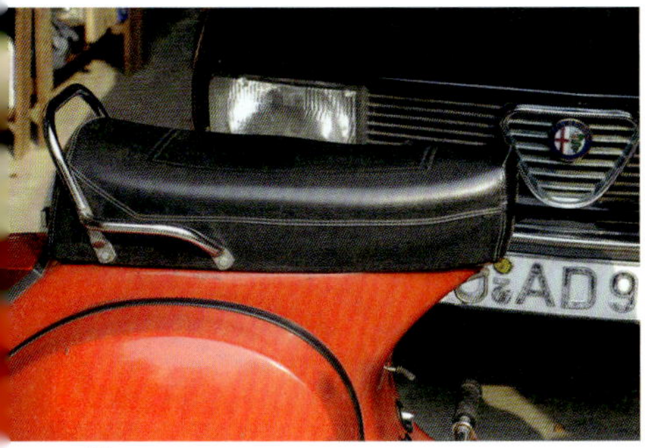

15

15: Die kunstledergepolsterte Doppel-Sitzbank befindet sich in bemerkenswert gutem Zustand. Auch der Beifahrer-Haltegriff ist nicht vergammelt, der Chrom muß nur aufpoliert werden.

Fahrzeug-Chiffrierung PX-Modelle

Modell *	Fgst.-Typ	Motor-Typ
PX 80 E	V8X1T	V8X1M
PX 125 E	VNX2T	VNX2M
PX 150 E	VLX1T	VLX1M
PX 200 E	VSX1T	VDE1M
PX 200 E Grand Sport	VSSX1T	VSE1M

** Verkaufsbezeichnung, zusätzlich Einstufung „Lusso"; Werksbez. und ABE: nur P 200 E z.B.*

Gesamtzustand auf den ersten Blick

Ob die Laufleistung höher ist als vom **Kilometerzähler** angezeigt, läßt sich im Rahmen des Außen-Checks, wie bereits angedeutet, nicht sagen. Wir werden der Sache näher kommen, wenn wir den Motor zerlegen. Positiv: Die **Gummi-Schutzleisten** im Trittbrettbereich und die **Lenkergriffe** weisen keine überdurchschnittlichen Beanspruchungsspuren auf. Der Bremspedalgummi aber ist gerissen. Daß die **Gummipuffer** des Ständers im Bereich der Aufstandsflächen verschlissen sind, ist normal und rührt vom ständigen Auf- und Abbocken her.

Die **Schlösser** von Staufach und Sitzbank klemmen; sie lassen sich nur mit kräftigen Handkantenschlägen öffnen. Sie wurden wohl nie gefettet oder geölt. Später werden wir sehen, daß das Staufachschloß schon mal ausgebohrt wurde.

Andererseits befindet sich die **Sitzbank** – auch an der Unterseite – in bemerkenswert gutem Zustand. Sie ist nicht durchgesessen und weist keine Risse oder Schäden am Unterbau auf. **Vorderradbrems- und Kupplungshebel** scheinen noch zur Erstausrüstung zu gehören, sind weder verbogen, noch verkratzt. Dies gilt auch für den **Rückspiegel,** dessen Chrom sich noch aufpolieren läßt.

Eine erfreuliche Feststellung ist, daß die Vespa augenscheinlich **nie einen Unfall** hatte und offensichtlich nicht einmal umgefallen ist, denn sonst wären die Extremitäten, die **Blinker** und die **Zierleisten am Beinblech** beschädigt. Auch diese Elemente scheinen noch original zu sein. Dementsprechend fehlen größere Beulen an Vorbau und Heck völlig.

Die **Karosserie** befindet sich einschließlich des **Vorderkotflügels** und der beiden rückwärtigen **Hauben** in einem guten Zustand. Ein paar kleine Dellen und zentimetergroße Roststellen dürften sich leicht ausbessern lassen. Der **Unterbodenbereich** ist sehr stark öl- und dreckverschmutzt. Außerdem zeigt sich hier **Oberflächenrost.** Uns gefällt, daß der Roller **nie überlackiert** oder im Lack ausgebessert wurde. Die

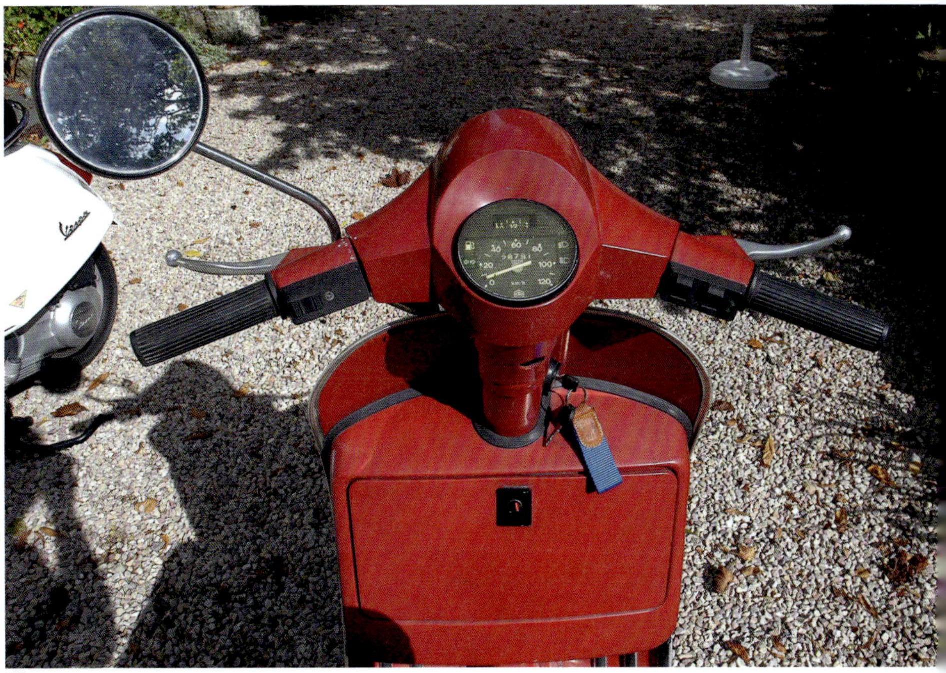

16

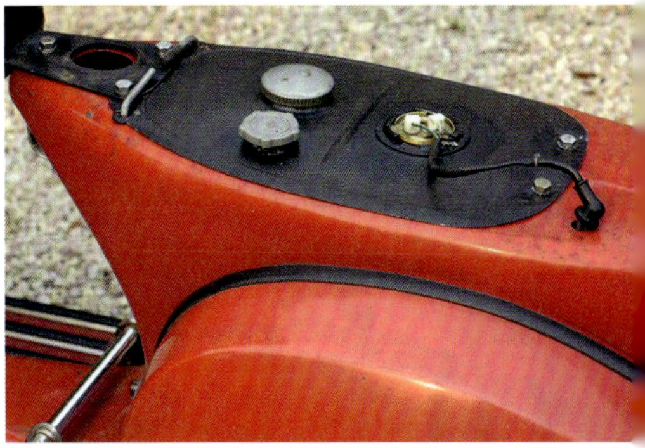

17

16: Optisch weisen Cockpit, Schalter und Armaturen keine gravierenden Mängel auf, sieht man von der vergilbten Tachoscheibe ab.
17: Blick auf die Einfüllstutzen für Öl und Benzin, die Elektrikanschlüsse des Sensors für die Benzinstandsanzeige und die Haubenverriegelungen, bei denen ein Gummi fehlt.

weinrote Originallackierung glänzt zwar nicht mehr besonders, läßt sich aber mit Sicherheit aufarbeiten, wobei wir Wert darauf legen werden, daß die schöne **Patina** erhalten bleibt. Der seit einigen Jahren zu beobachtende Trend geht bei Oldtimern ohnehin in Richtung der Konservierung des Originalzustands. Oft werden inzwischen originale Fahrzeuge mit Patina teurer gehandelt als vollrestaurierte, wie neu dastehende Exemplare, bei denen alle Spuren der Vergangenheit getilgt wurden. Schönheitsoperationen sind ja sowieso oft vergeblich oder fragwürdig.

Ins Auge fallen bei unserer Vespa natürlich der **angerostete Auspuff** und die **vergammelten Felgen** bzw. Räder.

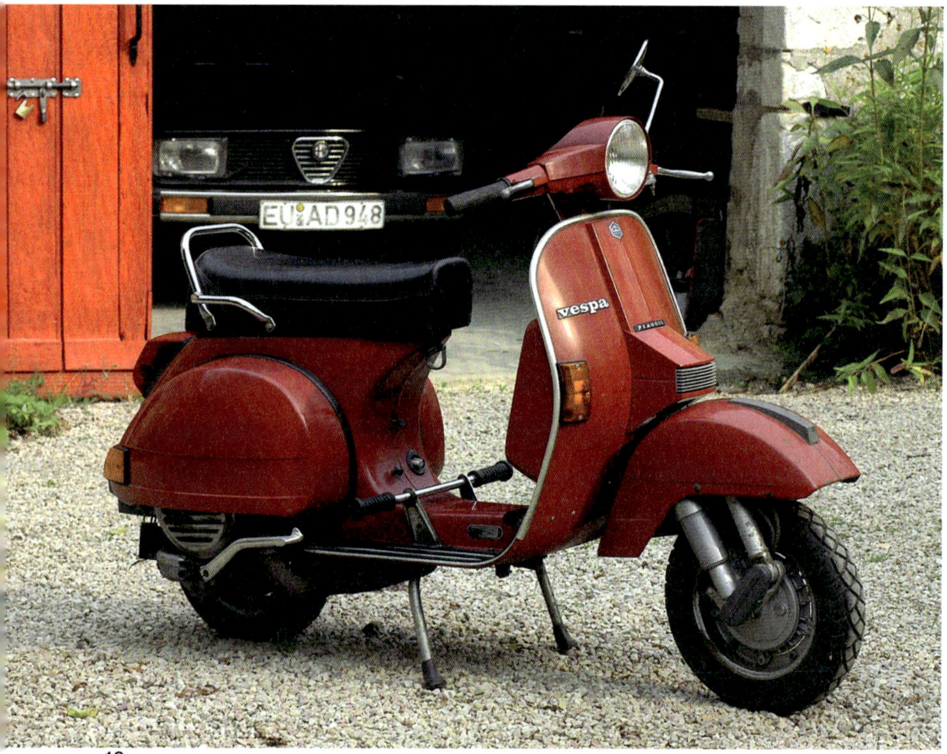

18

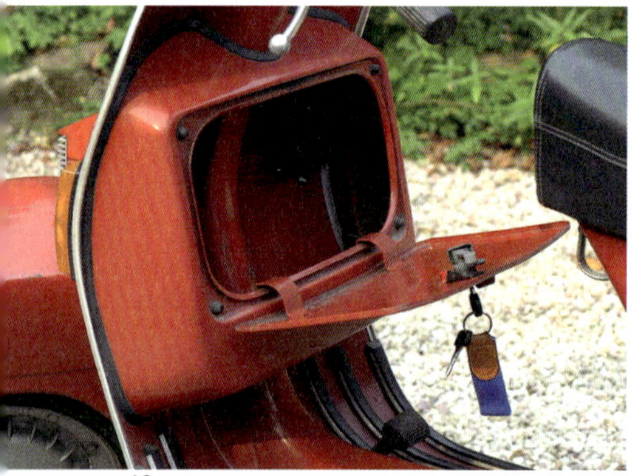
19

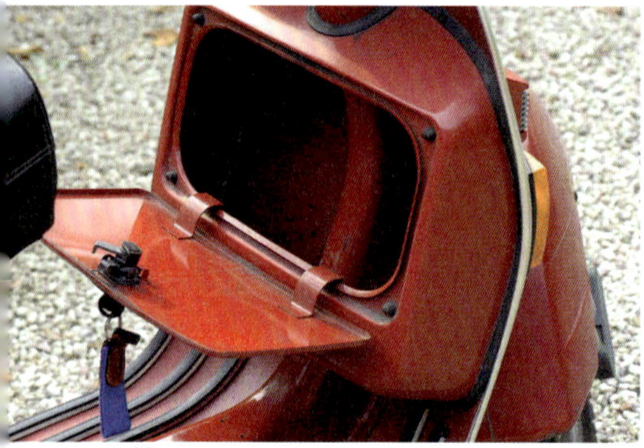
20

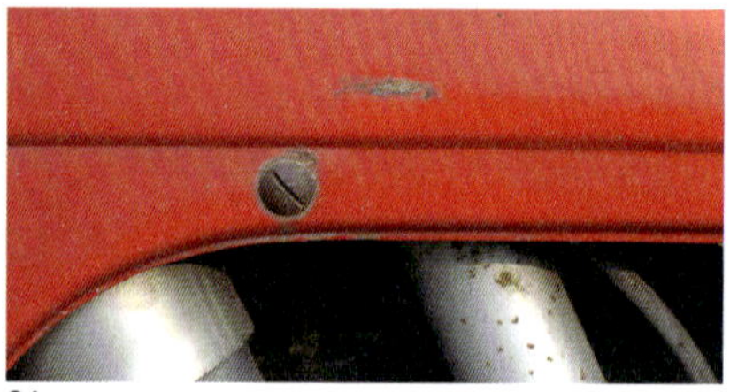
21

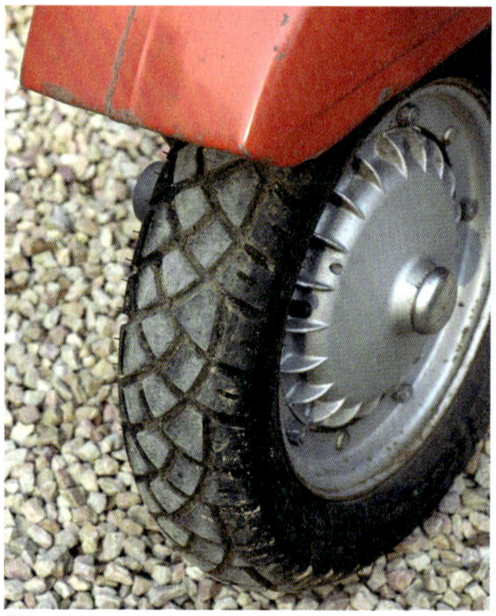
22

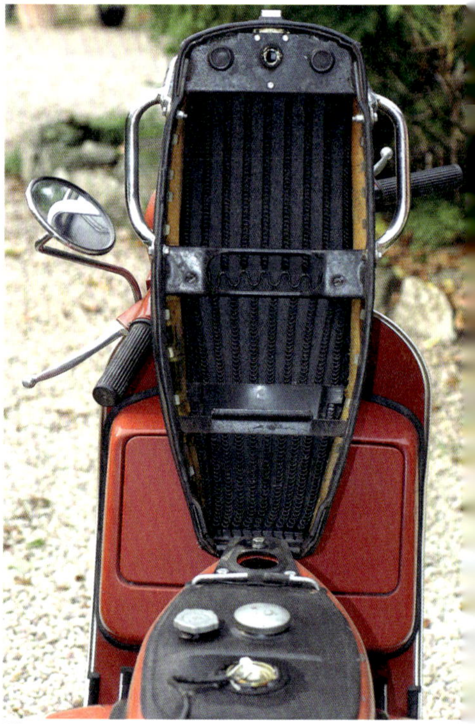
23

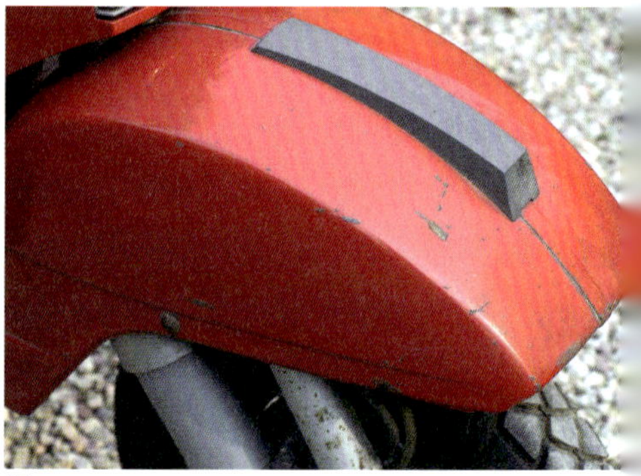
24

__18:__ Der Originallack ist lückenlos vorhanden, aber stumpf und muß daher aufpoliert werden, so weit es möglich ist. Über Teil-Nachlackierungen entscheiden wir später. __19, 20:__ Blick in das Staufach; Deckel und Scharniere sind unbeschädigt, das Schloß aber ist defekt. __21:__ rostige Schraube und Kratzer am Vorderkotflügel.

__22:__ Die Reifen (Marke Heidenau, Größe 3.50 x 10 59J tubeless) gehören auf den Müll. Sie sind uralt, ausgehärtet und weisen ein viel zu grobes Profil auf. __23:__ Die Unterseite der Sitzbank weist keine Beschädigungen auf. Doch auch hier klemmt das Schloß. __24:__ Mit dem Vorderkotflügel ist kein Staat mehr zu machen, er hat zahlreiche Roststellen und muß komplett überholt werden.

Aber das werden wir in den Griff bekommen. Die dicke **Schmutzschicht aus Öl und Straßendreck,** die sich am Antrieb und hinten im Radhaus festgesetzt hat, ist bei montierten Hauben nicht zu sehen. Die **Bremsanlage** prüfen wir im Detail später, sie wird ohnehin komplett überholt.

Erneuert werden auch die **Reifen.** Aufgezogen sind völlig ausgehärtete Pneus der Marke Heidenau in der Standardgröße 3.50 x 10. Das grobe Profil ist eher für Feldwege geeignet als für asphaltierte Straßen und dürfte damals Unruhe vor allem in den Geradeauslauf gebracht haben. Spiel an **Lenkkopf-, Rad- und Schwingenlagern** ist im Sand kaum festzustellen. Doch wir werden später alle Lager austauschen. Wir gehen mit Optimismus ans Werk, werden uns aber noch schwer wundern...

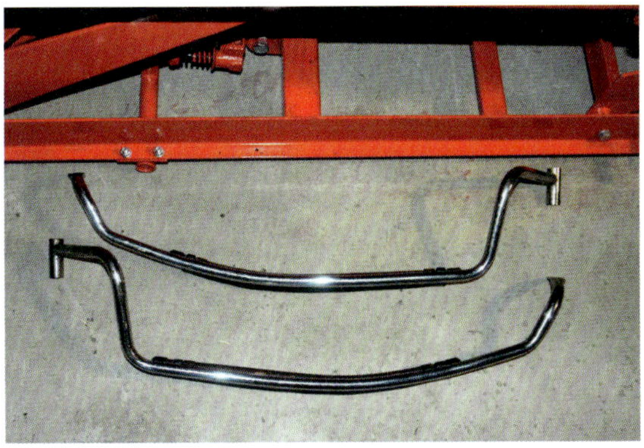
25

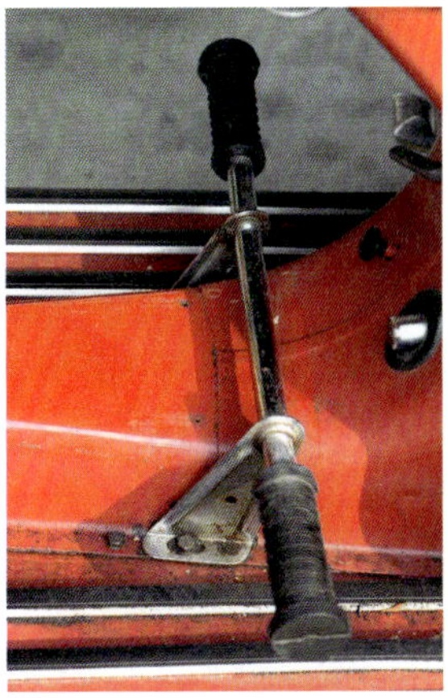
27

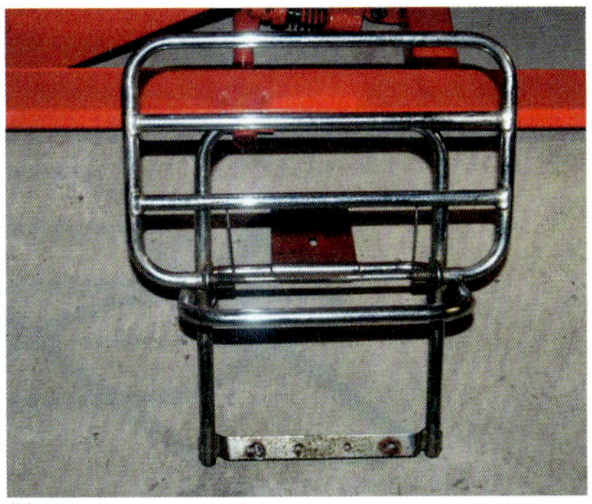
26

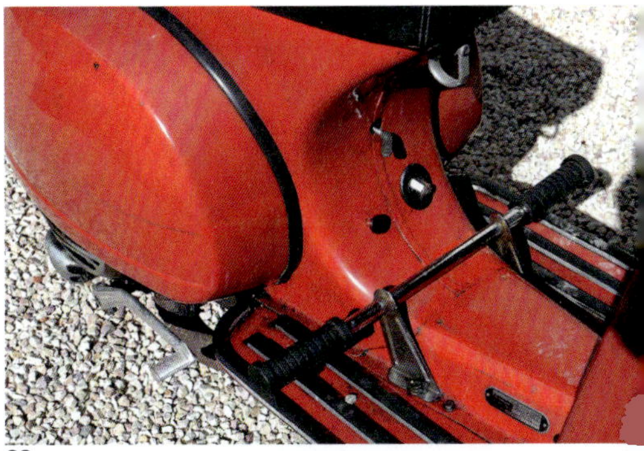
28

*25: Die beiden gut erhaltenen seitlichen Schutzbügel gab uns der Verkäufer mit. **26:** Auch ein Heck-Gepäckträger war dabei; der Federmechanismus funktioniert einwandfrei, das bißchen Rost läßt sich leicht bekämpfen. **27, 28:** Ein zeitgemäßes Sonderzubehör ist auch der Fußrastenbügel; die Gummis sind kaum abgenutzt. Etwas Rost ist vorhanden. Das ganze Chromzubehör werden wir vorerst aber nicht wieder montieren.*

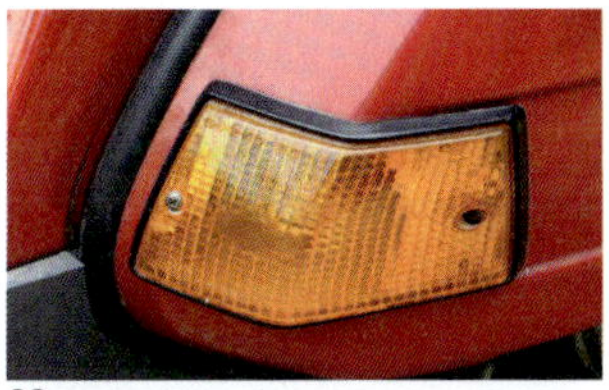
29

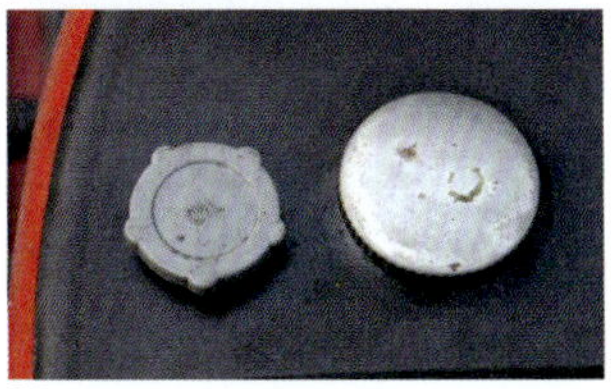
30

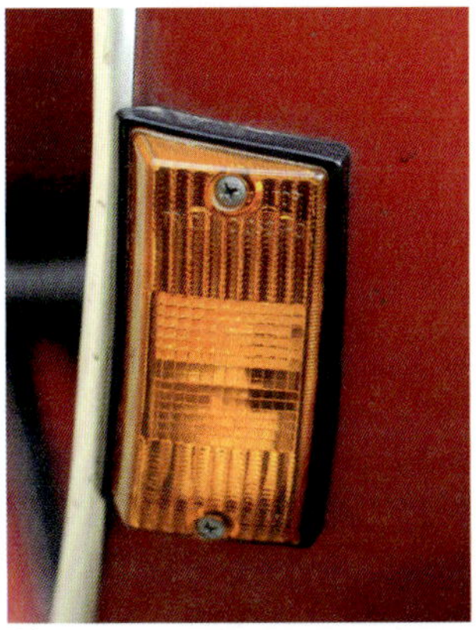
31

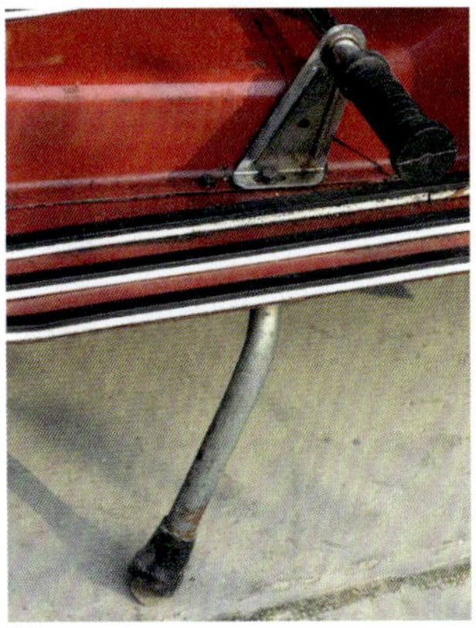
32

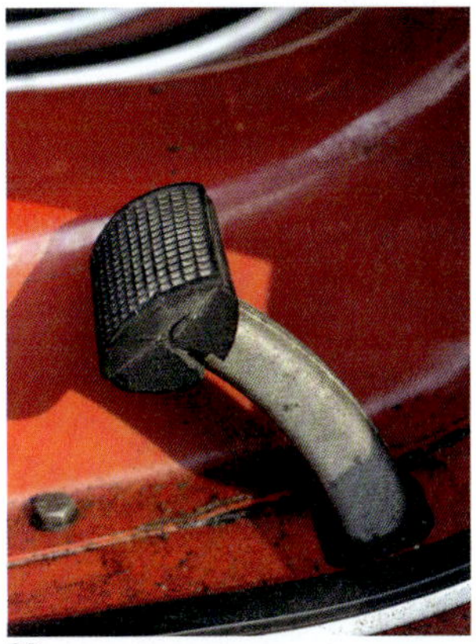
33

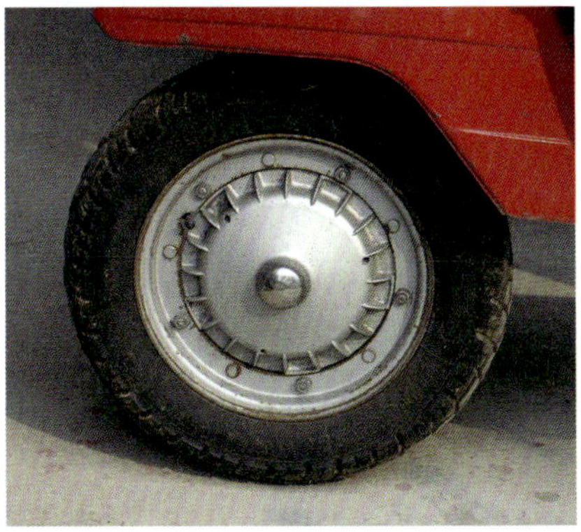
34

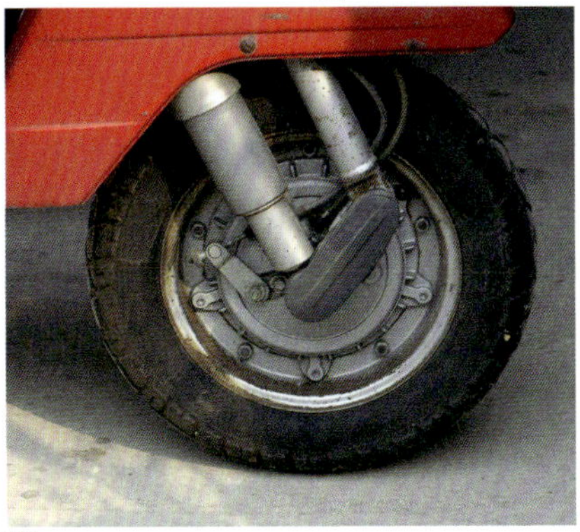
35

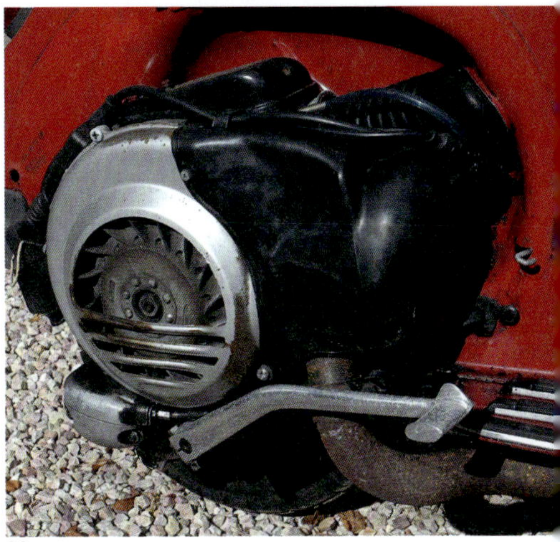
36

***29** und **31:** Die vorderen Blinkergläser müssen ersetzt werden, die hinteren sind in Ordnung. **30:** Öleinfüll-Deckel okay, Tankdeckel undicht und etwas angegriffen. **32:** Der Mittelständer braucht eine Generalüberholung, die Gummis sind hinüber. **33:** kaputter Pedalgummi, Rost an den Nähten.*

***34, 35:** Das Vorderrad muß entrostet und optisch gründlich aufgearbeitet werden. Die Trommelbremsanlage sieht noch gut aus, aber es kommt auf das Innenleben an, das wir genau prüfen werden. **36:** Der Einzylinder-Zweitakt-Motor wurde vor dem Verkauf nur grob vorgereinigt.*

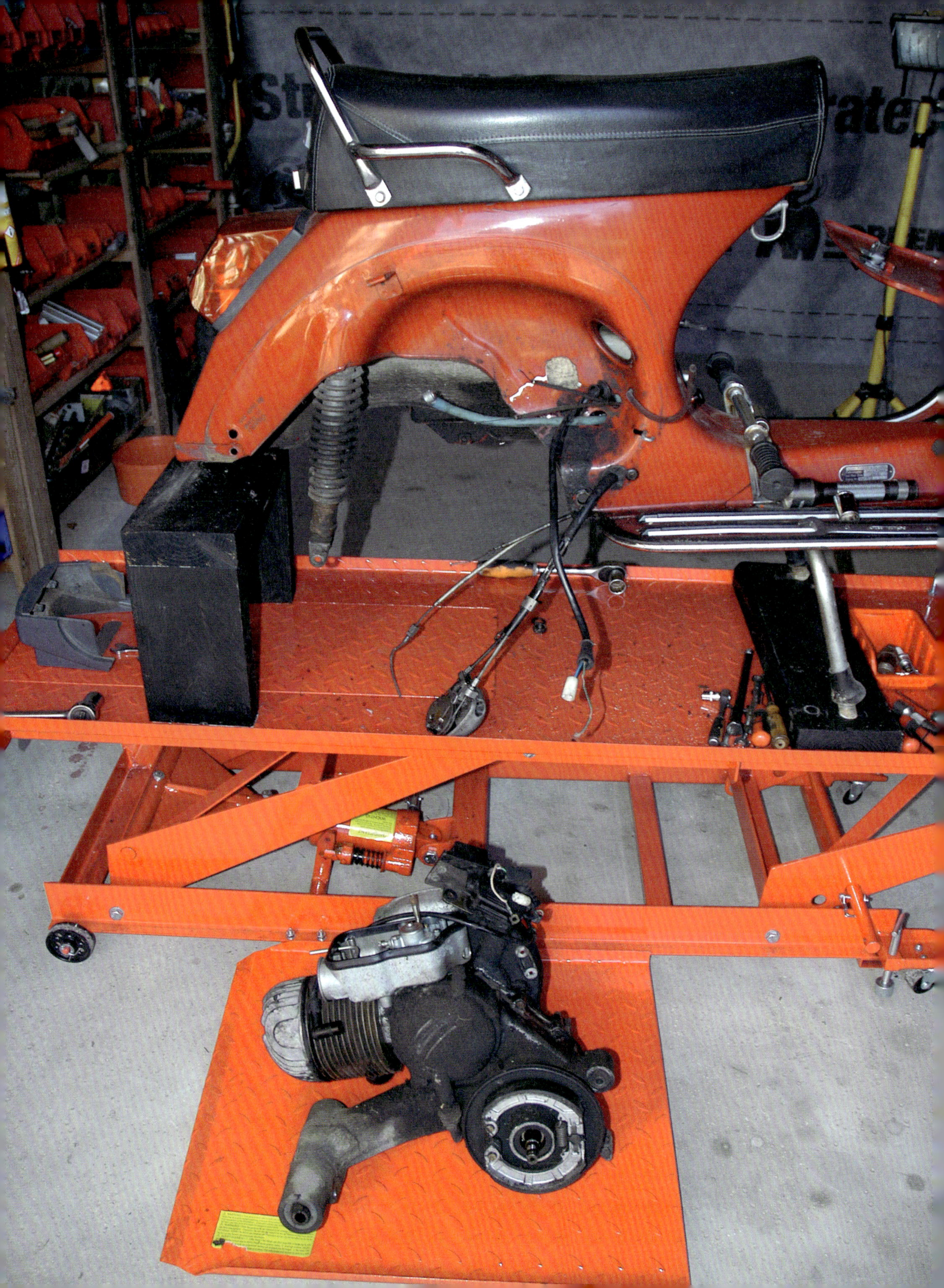

Teil 1

Demontage und Befund Motor/Antrieb

Motor-/Getriebeblock: Demontage und Analyse

Kabel, Züge, Schläuche, Auspuff, Motor abklemmen/ausbauen

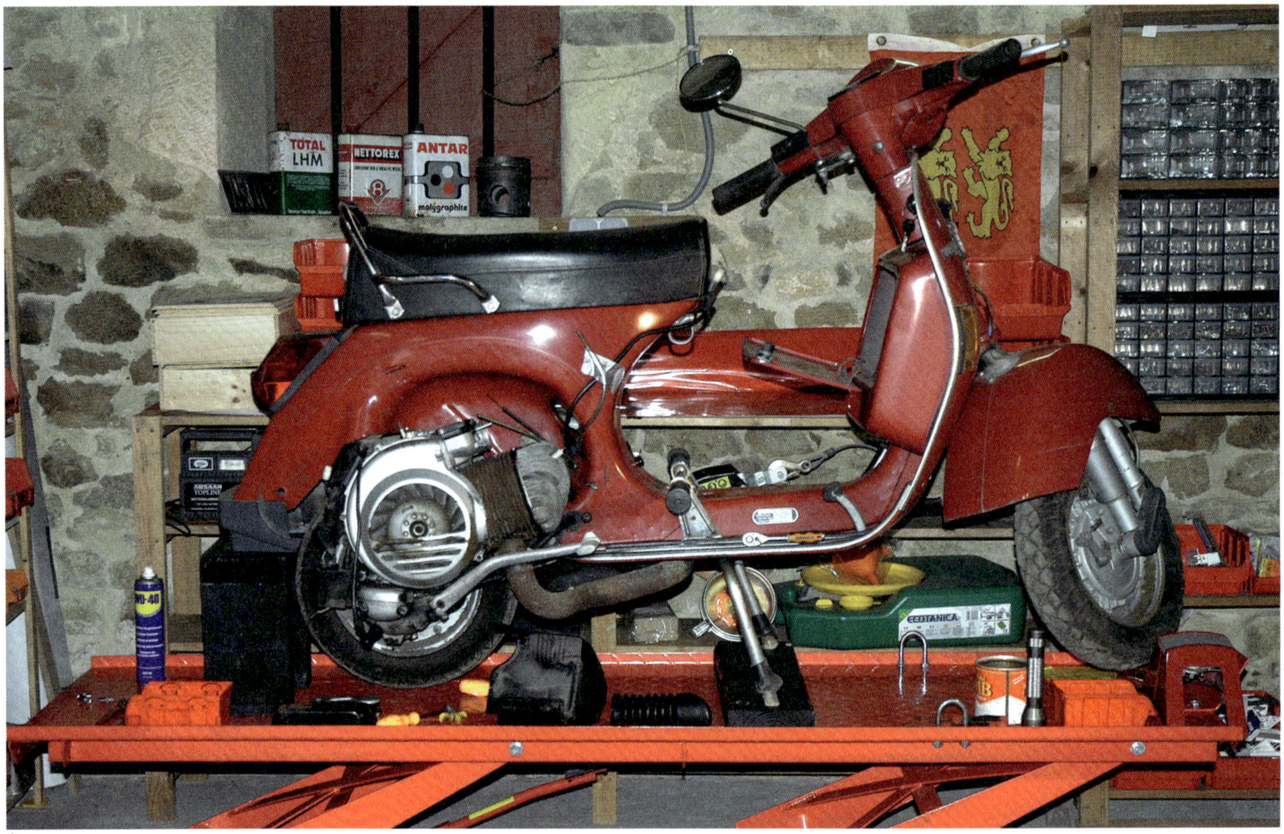

1

Zentrale Operation jeder Restaurierung sind Begutachtung und Revision des ***Einzylinder-Zweitaktmotors*** inklusive aller Aggregate und des mit dem Kurbelgehäuse verblockten Antriebs. Auch für die Ausführung zahlreicher Wartungs- und Reparaturarbeiten muß der Vespa-Motor ausgebaut oder zumindest ***abgesenkt*** bzw. teilweise ***demontiert*** werden.

Dies ist zum Beispiel erforderlich, wenn die Motorleistung abfällt und daher die vom Verbrennungsvorgang beanspruchten Teile des Zylinders abgebaut und gereinigt werden müssen (Piaggio empfiehlt für ältere Modelle eine Reinigung alle 4000 km).

Bei der Verbrennung des dem Treibstoff zugesetzten Schmieröls entstehen nicht nur gasförmige, sondern auch ***feste Rückstände.*** Die Schlacke setzt sich am Kolbenboden, an der Innenseite des Zylinderkopfs und im Auspuffkanal fest. Mit der Zeit können sich millimeterdicke Schichten bilden. Werden die Rückstände nicht entfernt, nehmen Startfreudigkeit und ***Leistungsfähigkeit*** des Motors stark ab. Inwieweit der Motor unserer Vespa in diesem Sinne betroffen ist oder nicht, werden wir beim Ausbau von Zylinderkopf, Zylinder und Kolben feststellen,

Wir beschreiben in diesem Kapitel zunächst alle nötigen ***Vorarbeiten*** zum ***Ausbau des Motors:*** Abbau des Hinterrads, Abklemmen bzw. Ausbau der Batterie, Ausbau von Luftfilter und Auspuff, Trennen der Kabelverbindungen, Abschließen der Seilzüge und des Schaltsegments, Lösen der Verbindungen Motor-Fahrwerk.

Gut arbeiten läßt sich, wenn der Roller auf einer ***Motorrad-Hebebühne*** mit Montageöffnung im hinteren Bereich steht. Die einzelnen Schritte werden in logischer Reihenfolge gezeigt.

Anmerkung: *rot im Text markierte Stellen weisen auf festgestellte Mängel hin; sie werden in Kästen zusammengefaßt.*

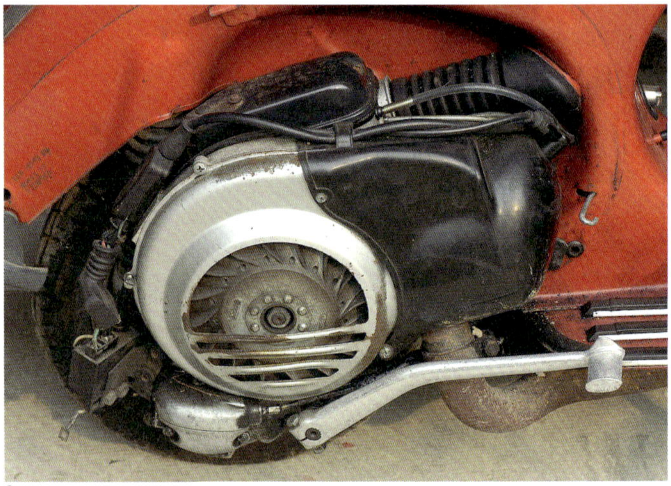

2

1: *Blick in unseren Workshop. Die PX 200 E steht auf einer hydraulisch zu betätigenden Hebebühne mit abdeckbarer Montageöffnung hinten. Das Heck ist mit einem selbst gebauten Bock abgestützt.*
2: *die PX-Antriebseinheit vor der Zerlegung.*

Werkzeug Motor- und Vergaser-Ausbau
Hebebühne
Stützbock (eigene Herstellung)
Schlitz-Schraubendreher div.
Kreuzschlitz-Schraubendreher div.
Spitzzange
Stecknüsse SW 10, SW 11, SW 13, SW 14, SW 17, SW 22, SW 23
Umschaltschlüssel
Gabelschlüssel SW 7, SW 8, SW 11, SW 13
Radkreuz
Verlängerung
Kunststoff-Hammer und Dorn
Inbusschlüssel SW 8
Montierhebel
Nylon-Pinsel
Dreikant-Schaber
Klebeband
Auffangwanne Öl
Dreiecksschleifer
Dremel-Schleifgerät
Drehmomentschlüssel für Einbau

Hinterrad mit Bremstrommel abnehmen:

Das Hinterrad stört beim Ausbau der Antriebseinheit. Soll auch die **Bremstrommel** abgenommen werden, zuerst die Zentralverschraubung der Trommel lösen; dazu Hinterrad aufsetzen und belasten sowie mit der Fußbremse blockieren. **Schutzkappe** abhebeln, **Splint** aufbiegen und mit Seitenschneider oder Zange herausziehen; später erneuern. **Kronensicherung** abziehen. Dann mit Stecknuß SW 24 die **Mutter** lösen (normales Rechtsgewinde), also gegen den Uhrzeigersinn ausdrehen. Bei unserer PX ist die Mutter locker. Weitere Einzelheiten zum Radausbau s. Kapitel „Fahrwerk/Hinterrad".

Hinterrad solo ausbauen:

Mit einer Stecknuß SW 13 die fünf Muttern lösen. Befund: Eine Mutter kommt zusammen mit dem an ihr festgerosteten Stehbolzen raus, die anderen sind äußerlich angerostet und locker. Auch die Felgenhälften zeigen starke Rostspuren und zahlreiche Kratzer. Mehr dazu im Kapitel „Fahrwerk/Hinterrad".

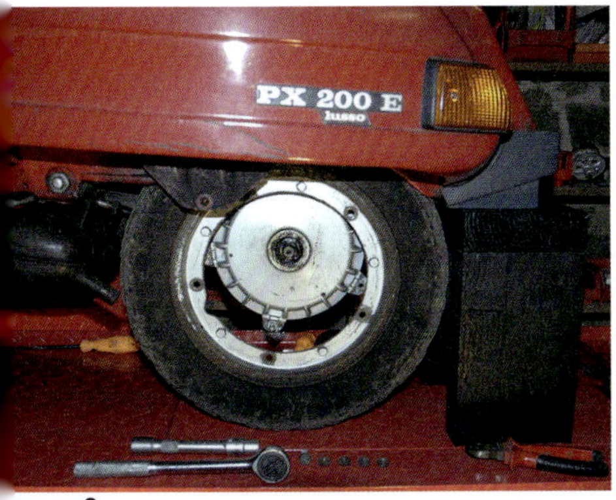

3

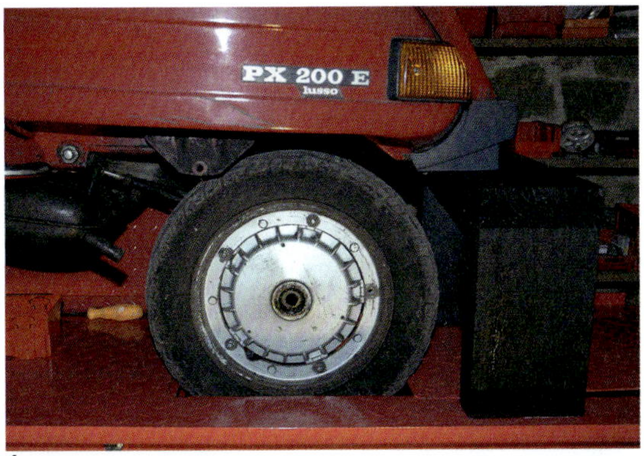

4

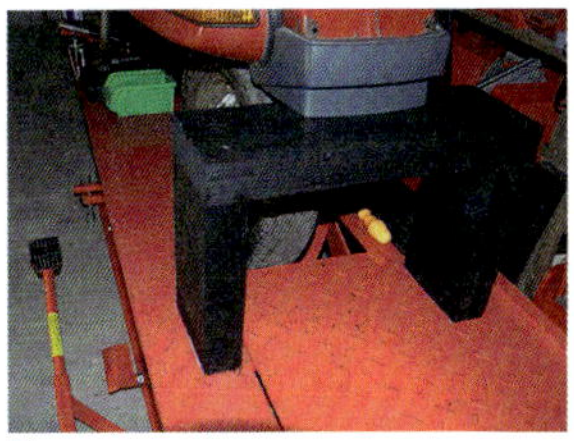

5

*3: Ausbau des Hinterrads solo und mit Bremstrommel **(4)**. Das Heck muß abgestützt werden **(5)** (selbst gebauter Bock) . Das Rad wird durch die Montageöffnung der Hebebühne abgesenkt.*

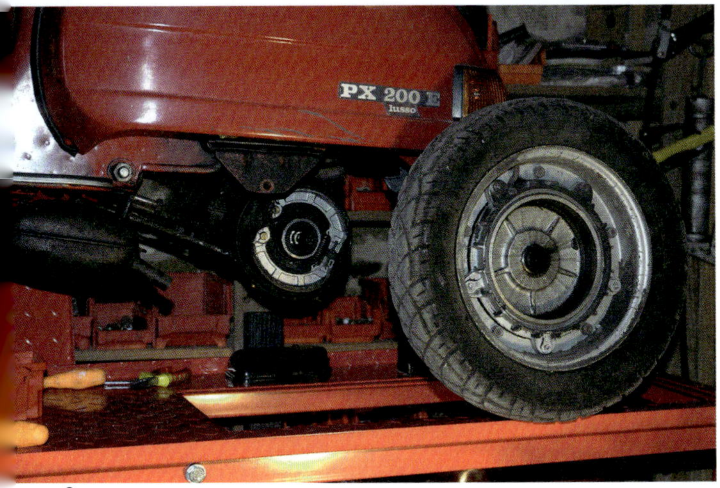

6

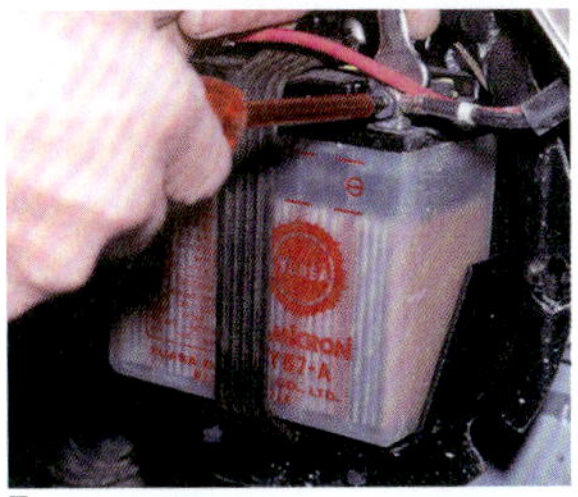

7

*6: Das ausgebaute und umgedrehte Hinterrad samt Bremstrommel; im Hintergrund Radnabe und Bremsankerplatte mit Bremsbelägen. **7, 8:** Allgemeiner Hinweis: Batterie ausbauen, falls vorhanden (hier bei einer Vespa PK); zuerst das schwarze Minus- **(7)**, dann das rote Pluskabel abschrauben **(8)**. Gummiband aushängen, Batterie abnehmen. Einbau umgekehrt.*

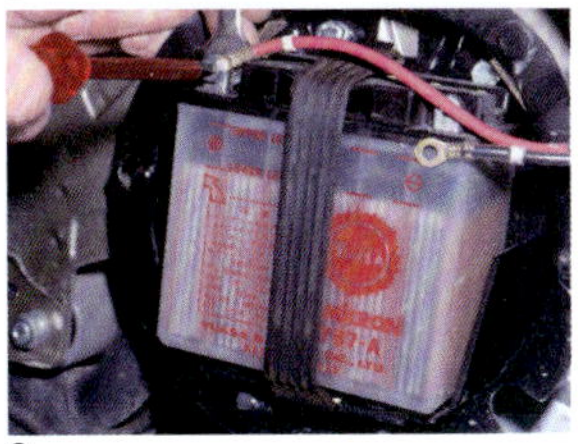

8

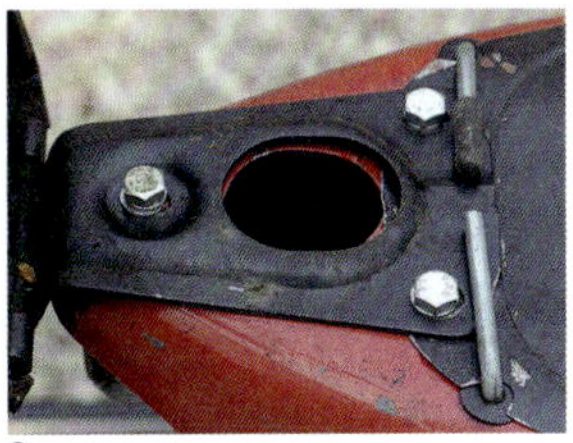

9

9: Durch Drehen der Sperrhebel unter der Sitzbank um 180° werden die Hauben entriegelt. Haube vorne, dann hinten aushaken.

Ausbau Hinterrad mit oder ohne Bremstrommel:

Zum Abnehmen des Hinterrads muß der Roller seitlich **umgelegt** werden (Helfer nötig). Oder er wird auf der Bühne hinten zusätzlich **aufgebockt.** Dann kann es durch die Montageöffnung nach unten abgesenkt werden. Wir haben uns einen **Stützbock** gebaut: 2 Bauholzstücke 5 x 15 x 26 cm, 1 Querholz 5 x 15 x 42 cm, 4 Nägel 100 x 3 mm . Dieser Bock erweist sich auch bei weiteren Arbeiten als nützlich.

Motorhaube abnehmen:

Bei unserem Restaurierungsobjekt klemmen alle Schlösser, auf das Sitzbankschloß muß mit der Faust geschlagen werden. An der linken Haubenverriegelung und am Führungssteg unten an der Haube fehlen die Gummitüllen. Nach einigem hin und her kommt die Motorhaube frei. Sie zeigt innen etwas Rost und Scheuerspuren. Mehr zu Hauben und Schlössern später.

Luftfilterabdeckung und Luftfilter abnehmen:

Die beiden Schlitzschrauben ausdrehen, die Abdeckung ist außen angerostet. Die beiden Schrauben ausdrehen, dann den (verschmutzten) Luftfilter abnehmen.

Starterzug, Gaszug aushängen:

Beide Seilzüge lassen sich leicht aushängen; die kompletten Bowdenzüge aus dem Vergasergehäuse ziehen. Beide Seilzüge sind leichtgängig, die Aussenhüllen sind in Ordnung; die Züge

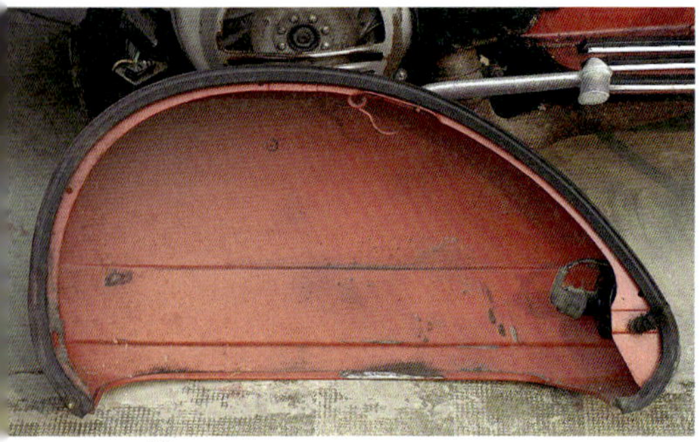

10

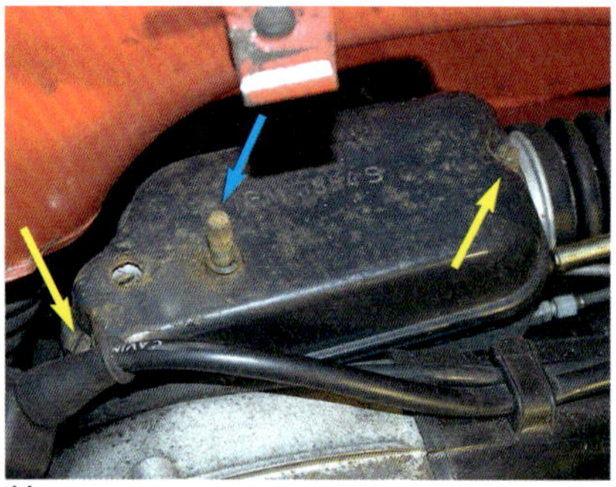

11

__10:__ Nach Trennen der Blinkerkabel kann die Motorhaube der PX 200 E abgenommen werden. __11:__ Luftfiltergehäuse abschrauben (2 x Schlitzschraube bzw. SW 8; gelbe Pfeile). Blauer Pfeil (auch Bilder 12, 13): Die oben stark angerostete Gasschieber-Anschlagschraube.

__12:__ Luftfilter abschrauben (Pfeile); __13:__ die beiden ausgedrehten Luftfilter-Befestigungsschrauben.

__14:__ Gaszug mit Rundnippel (unten, blauer Pfeil), Chokezug mit Stahldrahtschleife (gelber Pfeil). __15:__ Beide Züge mit einer Spitzzange aushängen.

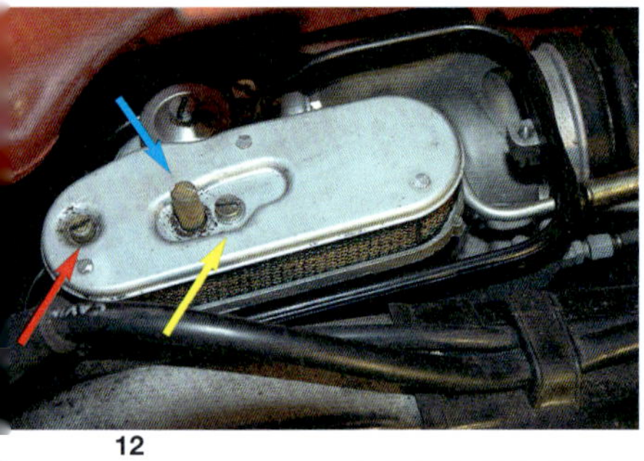

12

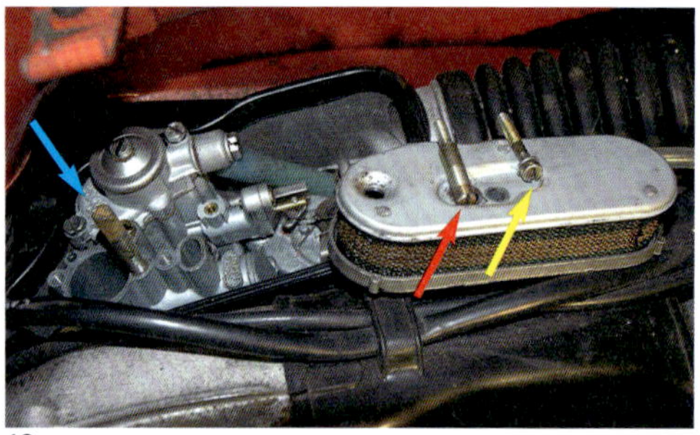

13

Benzinschlauch abnehmen:

Benzinhahn schließen, Auffangbehälter bereitstellen. Die Fixierschraube oben am Vergaser (SW 10) ausdrehen, den Schlauch samt dem **Metallanschluß** abziehen. Bei unserem Fahrzeug ist der Schlauch so ausgehärtet, daß er nur aus dem Gehäuse gezogen werden kann, wenn der Motor ganz abgesenkt wird. Er wird später ausgetauscht.

Gummitülle Saugrohr abnehmen:

Die Gummitülle einfach von der Karosserie und vom Vergasergehäuse abziehen. Die Tülle ist noch ausreichend flexibel und zeigt keinerlei Beschädigungen. Sie wird später mit **Glycerin** behandelt, was die Elastizität verbessert.

Kerzenstecker abziehen:

Dies geht ohne Werkzeug; der Stecker unserer PX ist (ab Werk) nicht funkentstört. **Zündkabel** aus der Klammer oben an der Lüfterhaube ziehen.

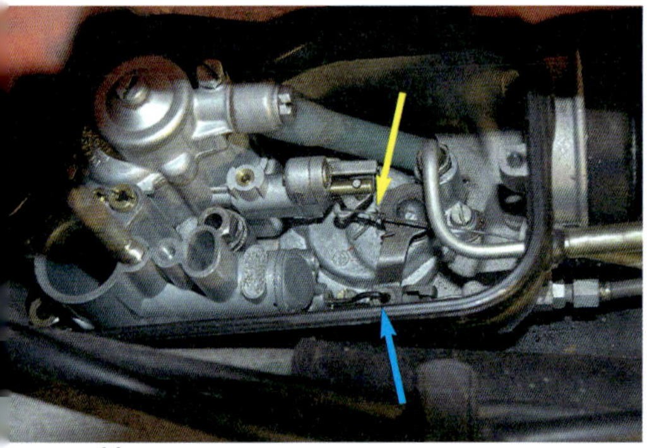

14

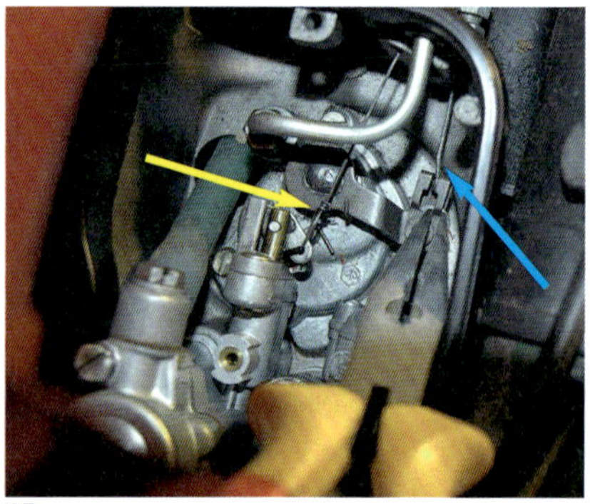

15

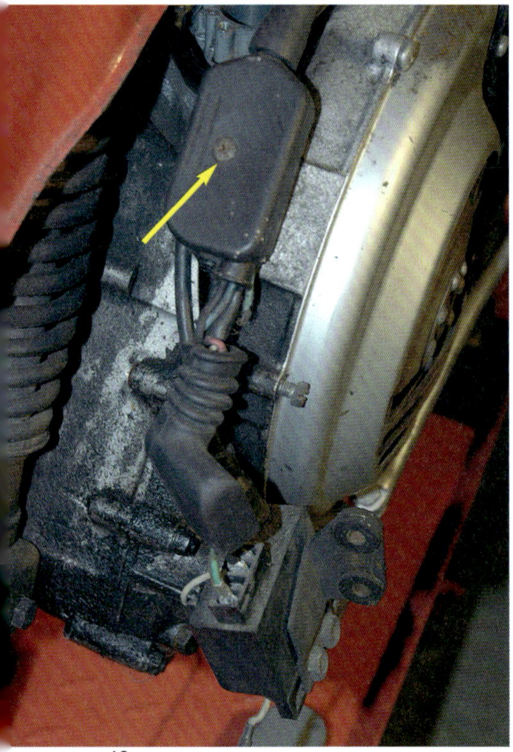

16

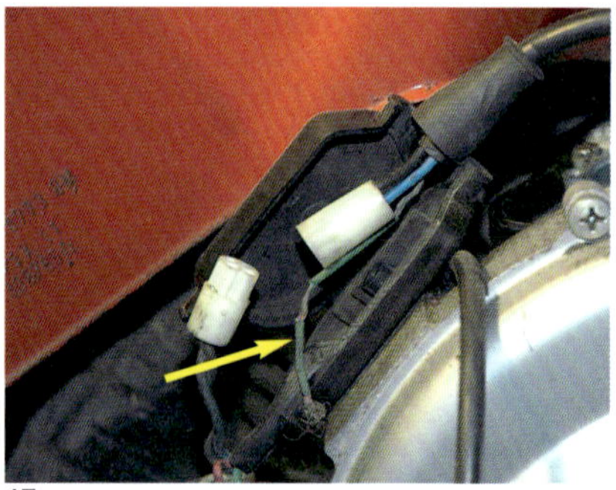

17

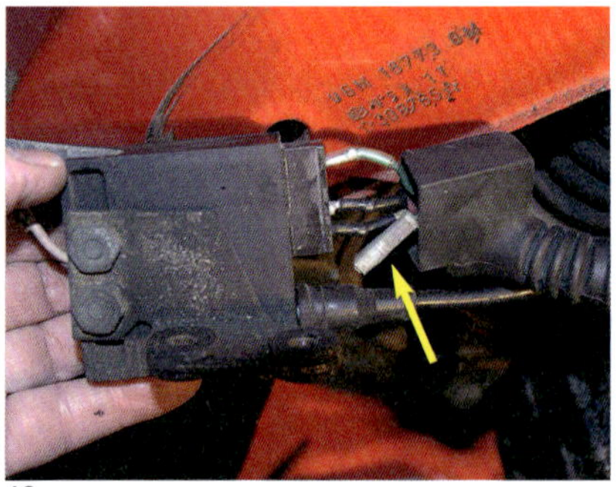

18

müssen daher nicht ausgewechselt, sondern vor dem Zusammenbau nur geölt werden.

Ölschlauch abziehen:

Bei Fahrzeugen mit Getrenntschmierung wie unserer PX 200 E wird der Ölschlauch abgezogen und bei Ölaustritt mit einer Blechschraube verschlossen. Unser Ölschlauch ist ausgehärtet und sitzt nur lose auf dem Zuleitungsrohr, hätte also abrutschen können. Die erforderliche Spreizklammer fehlt.

__16:__ Das Getriebegehäuse ist undicht und zeigt Ölverkrustungen; die Zündelektronik baumelt lose herab. Zum Öffnen des Verteilerkastens Kreuzschlitzschraube ausdrehen (Pfeil).

__17:__ Grünes Kabel verschmort und abgerissen (Pfeil). Den weißen Rundstecker trennen, Kabelbaum nach vorne legen und an der Karosserie mit Band festkleben. __18:__ Kabelstecker nicht mit Zündbox verbunden (Pfeil).

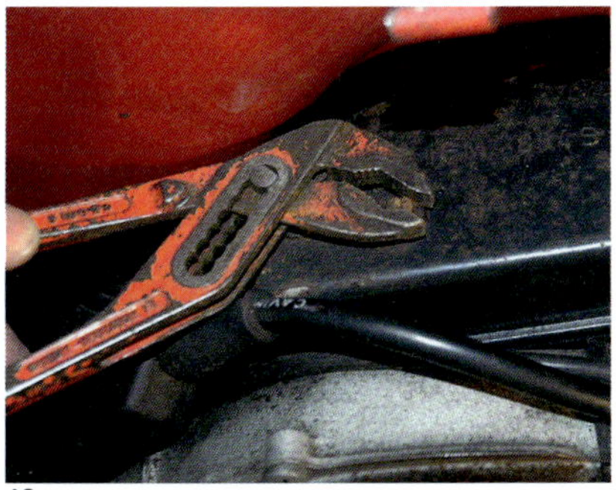
19

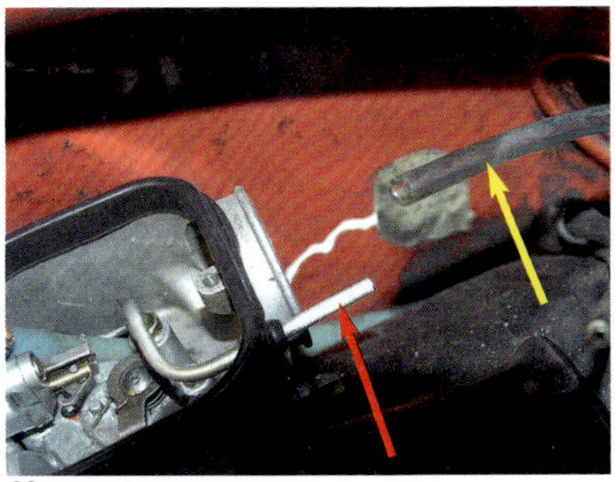
20

19: *Die Gasschieberanschlagschraube ist im Schlitzbereich abgenutzt und kann nur mit einer Wasserpumpenzange verdreht bzw. ausgebaut werden.* ***20:*** *Der Ölschlauch (gelber Pfeil) ist ausgehärtet und läßt sich viel zu leicht vom Rohr (roter Pfeil) abziehen; er hätte abrutschenn können.*

21: *Der Benzinschlauch (gelber Pfeil) ist ebenfalls ausgehärtet; er kommt nach Ausdrehen der Schraube SW 10, die den Adapter fixiert (roter Pfeil) frei. Die beiden Fiberdichtungen sind verschlissen.* ***22:*** *Zündkerzenstecker und Ansaugtülle lassen sich ohne Werkzeug abziehen. Kabelbaum und Zündkabel aus dem Clip (Pfeil) drücken.*

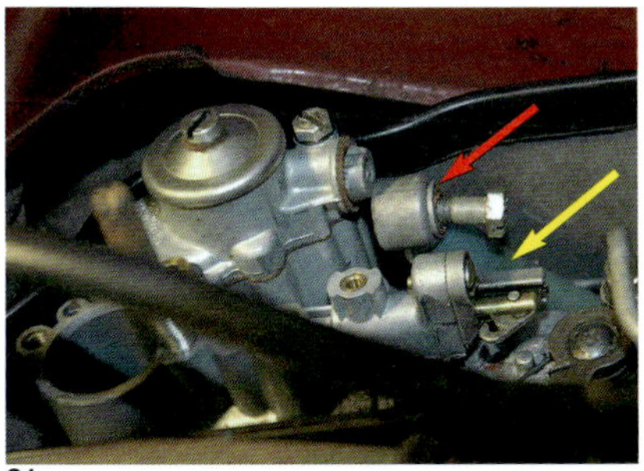
21

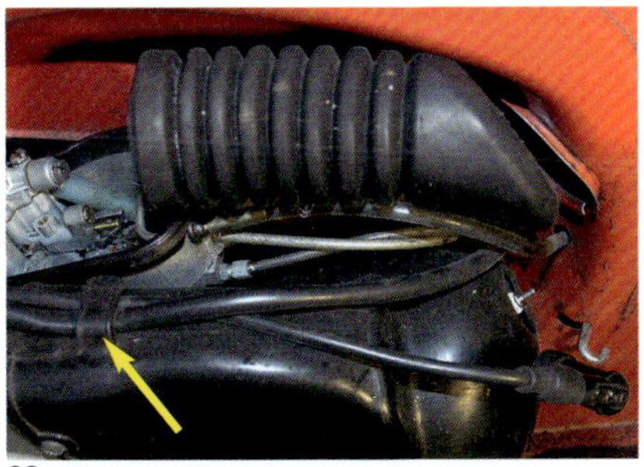
22

Verteilerkasten öffnen, Kabelbaum trennen:

Der schwarze Verteilerkasten sitzt hinten am Motor. Kreuzschlitzschraube ausdrehen und Deckel öffnen. Die Kabelbaumverbindung durch Auseinanderziehen des **weißen Rundsteckers** trennen. Kabelbaum aus der Lasche an der Lüfterhaube ziehen, nach vorne legen und mit Klebeband an der Karosserie festkleben, am besten zusammen mit dem Ölschlauch. Das außenliegende **grüne Kabel** von der **Zündspule** bzw. Elektronikzentrale abziehen. Das grüne Kabel ist teilweise verschmort und unten völlig abgerissen. Ein Kabelstecker ist aus der Box herausgerutscht.

Gebläsehaube abnehmen:

Es ist sinnvoll, vor dem Auspuff-Ausbau die Gebläsehaube aus schwarzem Kunststoff auszubauen. Sie ist vorne mit einer großen Schlitz-, seitlich mit zwei Kreuzschlitzschrauben befestigt und läßt sich nach Lösen derselben nach vorne abziehen.

Auspuff ausbauen:

Wir lösen mit einem Schlüssel SW 13 die Mutter der Schelle, die den **Auspuffkrümmer** am Auspuffstutzen des Zylinders festhält. Mutter dreht durch (Vierkant der Schloßschraube auf der anderen Seite abgenutzt), aber Schelle lockert sich. Unten ist der gesamte Auspuff mit einem einzigen **Bolzen SW 17** an der Schwingentraverse fixiert. Er läßt sich zwar mit einem Ringschlüssel lokkern, aber nicht ganz herausdrehen, weil zunächst noch das **Hinterrad** störte. Dessen Ausbau wurde weiter oben gezeigt. Danach den **Bolzen** mit einer Stecknuß **SW 17** ganz ausdrehen. Am Krümmer sitzt der Auspuff noch fest; er kommt dort frei, wenn mit Flach-

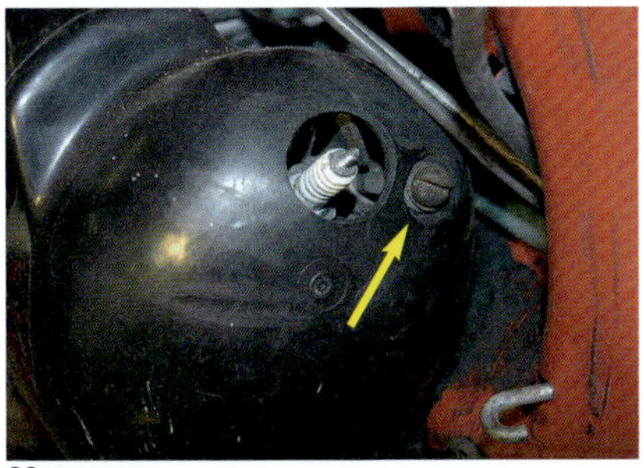
23

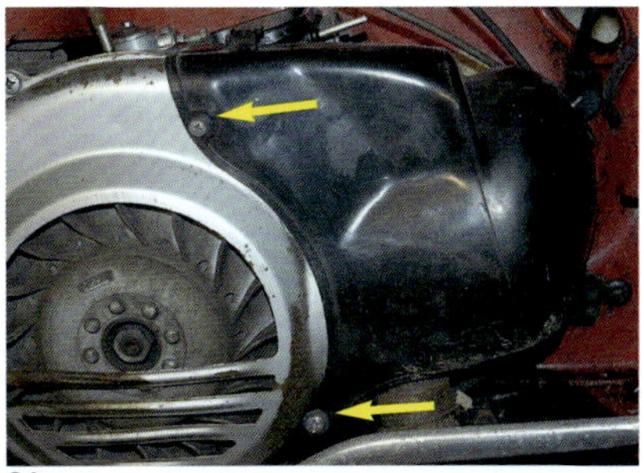
24

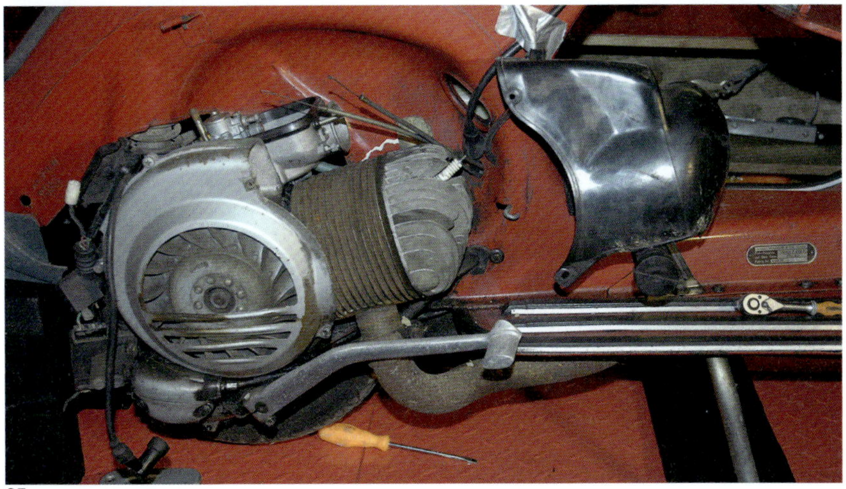
25

23: *Schlitzschraube oben an der Haube.* ***24:*** *Schrauben vorne rechts.* ***25:*** *der bereits von diversen Elementen befreite Motorblock.* ***26:*** *Zum Auspuffausbau zuerst die Mutter SW 13 vorne am Zylinderflansch lösen.* ***27:*** *Den Bolzen, der den Auspuff an der Traverse fixiert, mit SW 17 lockern.*

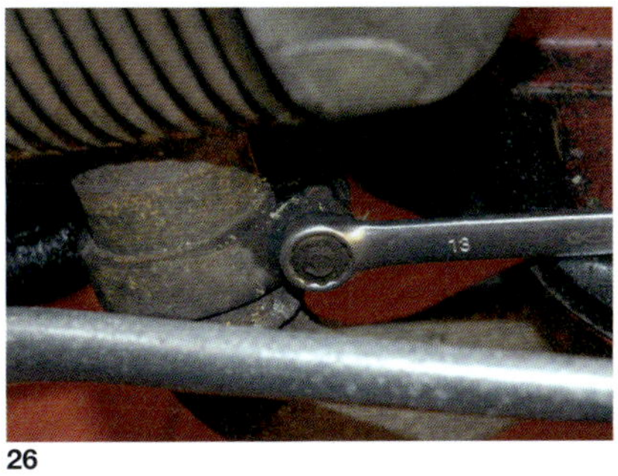
26

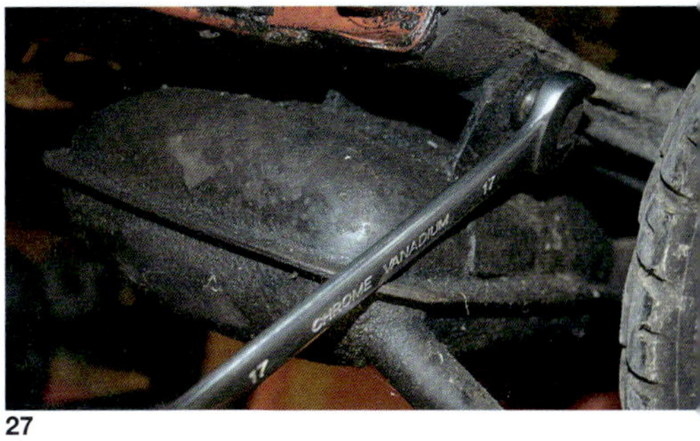
27

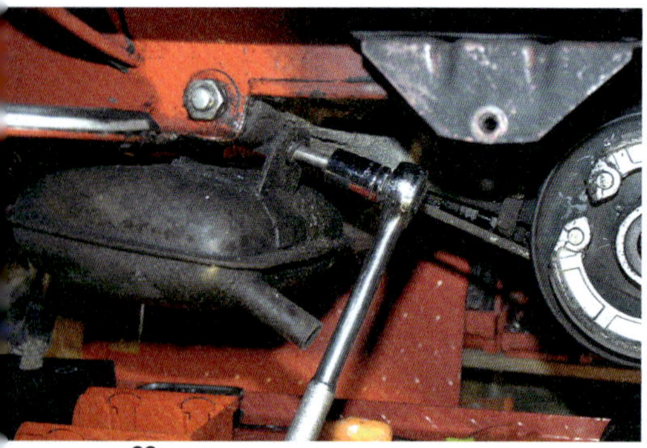

28

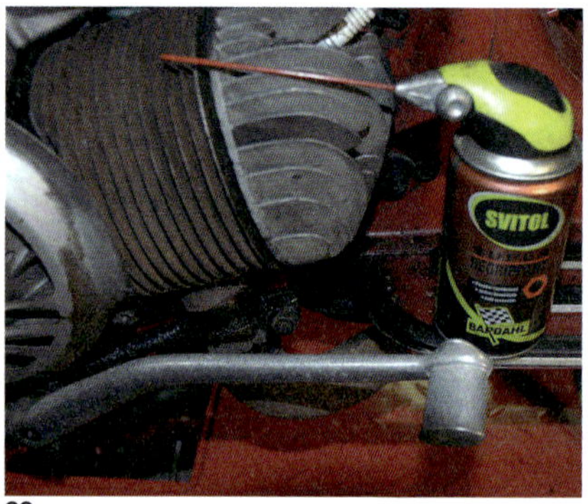

29

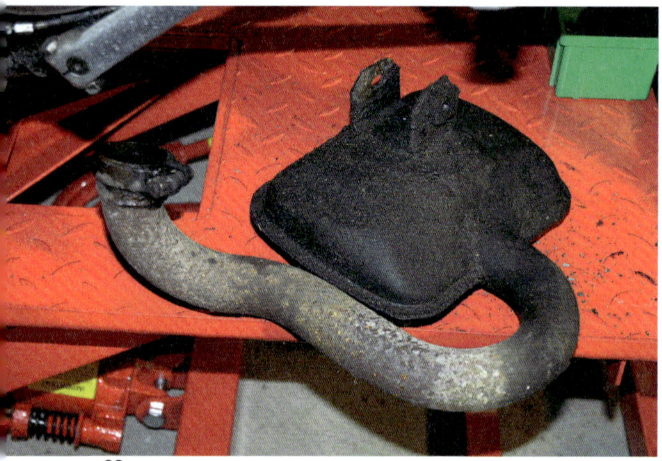

30

__28:__ Nach dem Ausbau des Hinterrads läßt sich der Haltebolzen mit einer Stecknuß SW 17 ganz herausdrehen.
__29:__ Krümmeranfang mit Rostlöser einsprühen; dann mit einem passenden Flacheisen leicht auf den Rand des Rohrs schlagen, damit sich der Krümmer vom Abgasstutzen löst.
__30:__ Der Auspuff zeigt im Krümmerbereich starken oberflächlichen Rost, der Topf wurde aber durch die dicke Ölverkrustung geschützt. Da keine Durchrostungen vorhanden sind, läßt sich der Auspuff mit bewährten Mitteln aufarbeiten. Einzelheiten dazu im Kapitel „Motor Aufbereitung".

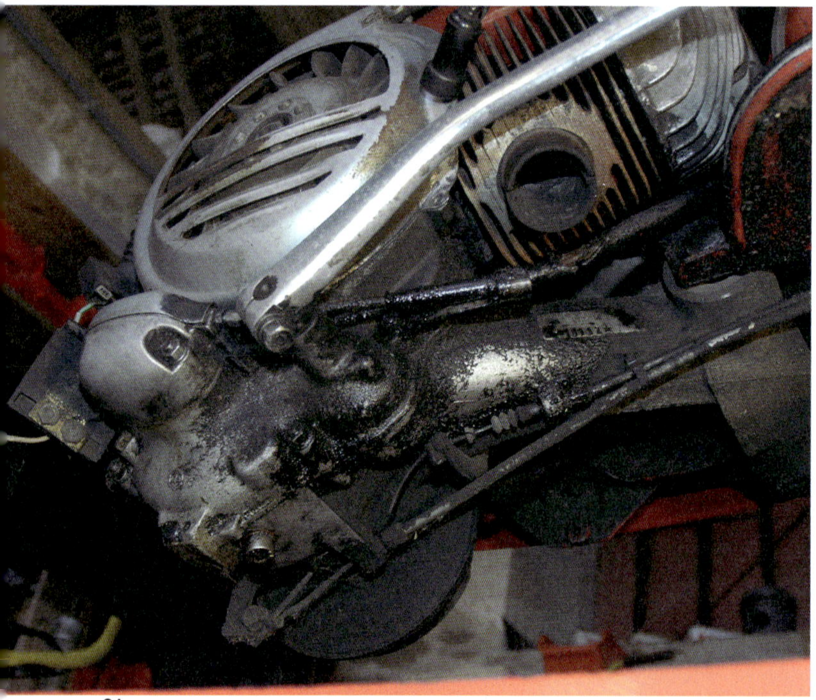

31

__31:__ die total ölverkrustete Unterseite der Antriebseinheit. Um die Details erkennen und die Einsteller ausdrehen zu können, haben wir das Ganze erst einmal gereinigt, so gut es in diesem Stadium ging (__32__). Die Sicken und Ecken können erst gesäubert werden, wenn der Motor ganz ausgebaut ist.

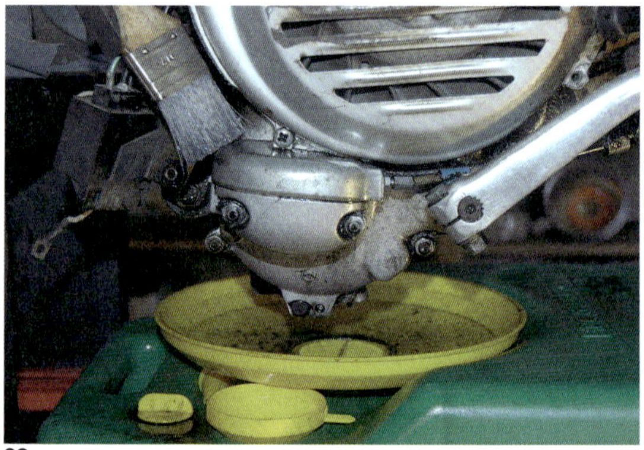

32

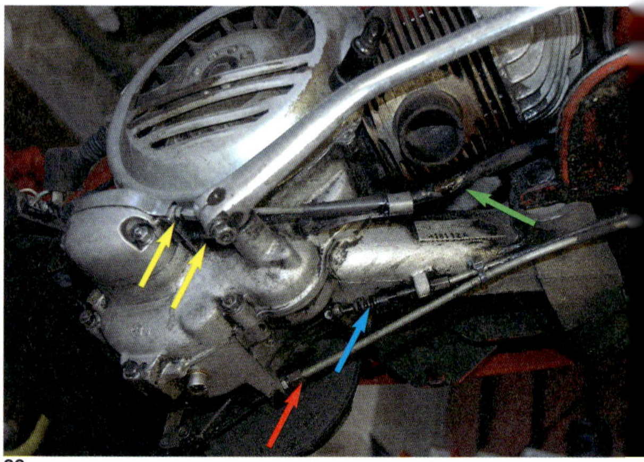

33

__33:__ Die verschiedenen Seilzüge: die beiden Schaltzüge und ihre Einsteller (gelbe Pfeile); das Schutzrohr der Schaltzüge ist völlig defekt (grüner Pfeil); der Kupplungs-Seilzug mit Einsteller (blauer Pfeil); der Brems-Seilzug mit Einsteller (roter Pfeil). Sämtliche Züge werden später durch Neuteile ersetzt.

eisen und Hammer leicht auf den Rand des Rohrs geschlagen wird; zuvor **Rostlöser** aufsprühen. Auspuff hin- und herbewegen und abnehmen. Er ist im Krümmerbereich oberflächlich stark angerostet. Der Topf wurde von einer dikken Ölschlammschicht vor Korrosion geschützt, sogar der Lack ist noch erhalten. Also muß der Auspuff nur aufgearbeitet werden.

Hinterrad-Bremszug abklemmen:

Der zwei Millimeter starke **Seilzug** ist mit einer Mutter SW 13 am **Bremshebelgelenk** befestigt. Gelenk mit einer Kombizange festhalten oder einem Montierhebel (wie auf dem Bild) blockieren. Seilzugende aus der Führung nehmen.

Normalerweise wird der Zug durch den **Einsteller** nach vorn gezogen. Weil das Ende aber abgeknickt und starr ist, geht dies nicht. Daher muß der Einsteller entsichert (Gabelschlüssel SW 8) und zusammen mit dem Bowdenzug aus der Führung gezogen werden (nochmals mit Gabelschlüssel SW 8).

Kupplungszug abklemmen:

Das hintere Ende ist mit einem altmodischen **Schraubnippel** am Ausrückhebel gesichert. Den Nippel mit einem Gabelschlüssel SW 8 festhalten, Verschraubung mit einem Gabelschlüssel SW 7 lösen. Den kompletten Seilzug ganz aus dem Einsteller herausziehen.

Wir stellen fest, daß am Ende des Zugs einzelne Drähte abstehen. Dies bedeutet, daß sich der Zug später nicht mehr in den Nippel führen läßt (wir

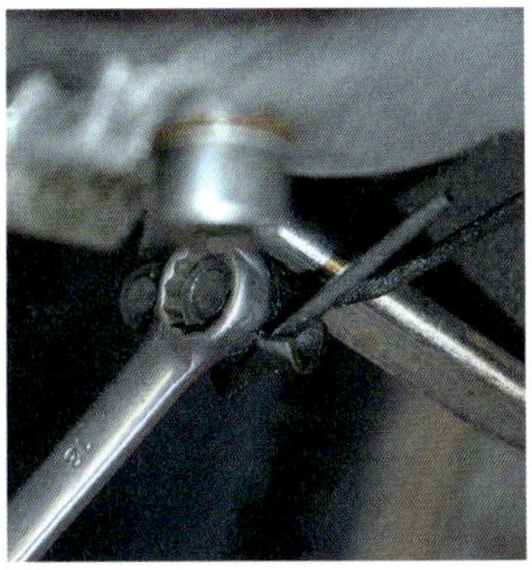
34

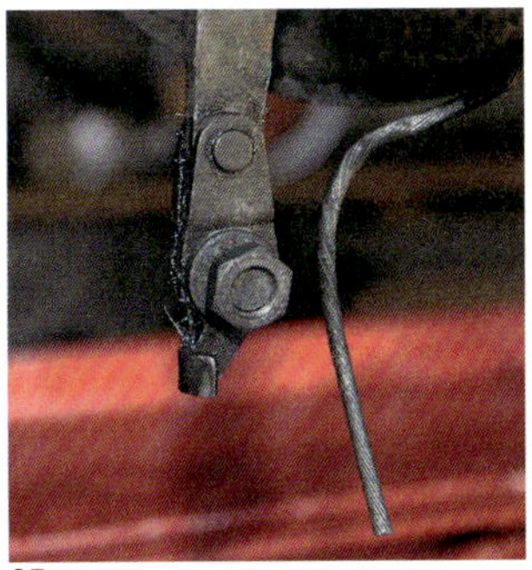
35

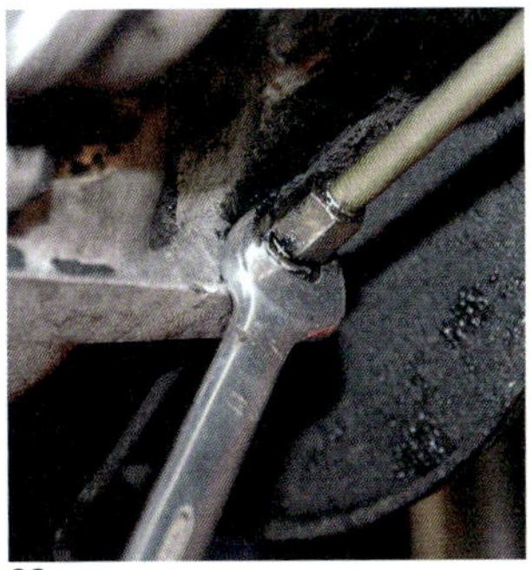
36

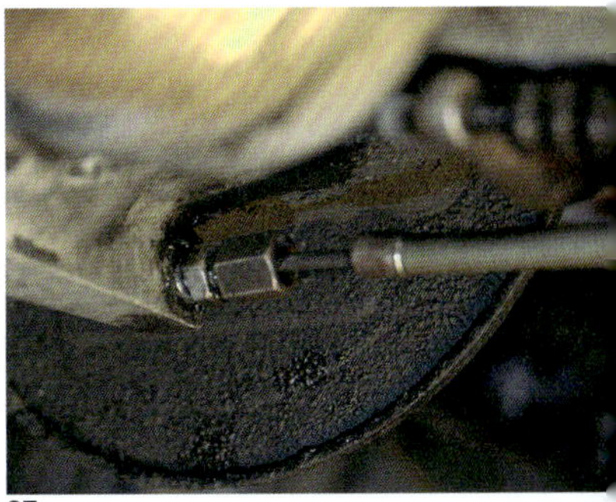
37

__34__ links oben bis __38__ links unten: Mutter des Klemmbolzens lösen, nicht ausdrehen, dabei das Gelenk mit Montierhebel blockieren; das aus Bolzen und Führung gezogene Seilzugende; Sicherungsmutter SW 8 des Einstellers lösen; Bowdenzughülle herausziehen; Einsteller ganz herausdrehen, weil der Knick am Ende des steifen Seilzugs sich nicht durch den Einsteller ziehen läßt. Bremsseilzug hinten aushängen.

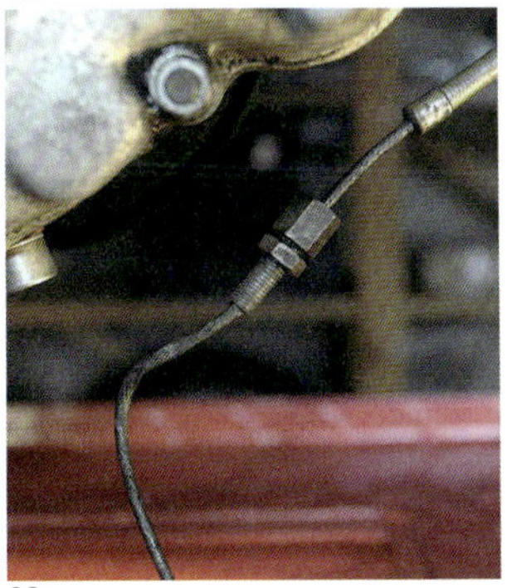
38

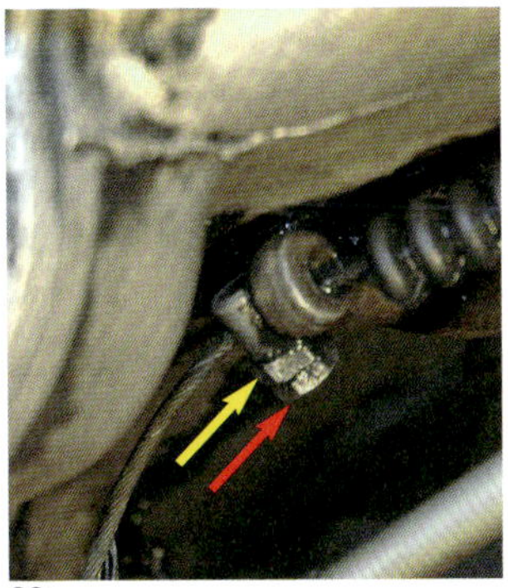
39

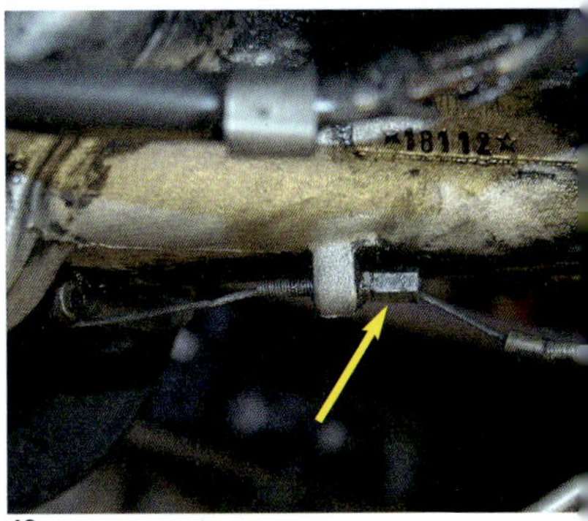

40

haben es vergeblich versucht). Abknipsen bringt nichts, dann ist der Zug zu kurz. Also muß der Bowdenzug komplett ersetzt werden.

Getriebeöl ablassen:

Dies ist vor dem Ausbau des Schaltsegments notwendig (s. weiter unten). Wanne unterstellen und mit einem Inbusschlüssel SW 8 die Verschlußschraube ausdrehen und samt Fiberdichtung abnehmen. Unangenehme Überraschung: Es tritt kein einziger Tropfen Öl aus, das **Getriebe ist vermutlich trockengelaufen** – wir werden später genau sehen können, ob der Ölmangel Folgen für die Antriebseinheit hatte.

Lüfterhaube ausbauen:

Dies empfiehlt sich, bevor das Schaltsegment abgenommen wird. Die restlichen beiden Schrauben und die Elektronikbox-Befestigung ausdrehen, Haube abnehmen. Sie ist angerostet, angescheuert und teilweise verbogen.

__39:__ Den Klemmnippel des Kupplungs-Seilzugs mit einem Gabelschlüssel SW 7 lösen (roter Pfeil), Nippel dabei mit Schlüssel SW 8 festhalten (gelber Pfeil). __40:__ Der Kupplungs-Seilzug läßt sich leicht aus dem Einsteller ziehen. Die Gummitülle ist defekt. Der Seilzug muß erneuert werden, weil das Ende aufgesplisst ist und sich nicht mehr in den Nippel schieben läßt.

__41, 42:__ Öffnen der Ölablaßschraube Inbus SW 8. Böse Überraschung: Nach Ausdrehen des Stopfens läuft kein einziger Tropfen Öl aus, Getriebe und Antrieb liefen zuletzt trocken! Wir sind gespannt, in welchem Zustand sich Kupplung, Getriebe und Lager befinden!

__43:__ Vor dem Ausbau des Schaltsegments empfiehlt sich die Demontage von Metallgebläsehaube und Kickstarter. Die zwei verbliebenen Kreuzschlitzschrauben und die Schlitzschraube lösen; die untere KS hält auch den Deckel des Schaltsegments. Bolzen Kickstarter: SW 13.

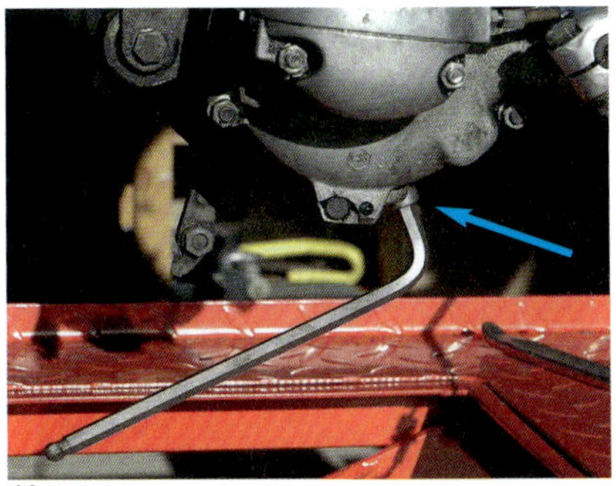
41

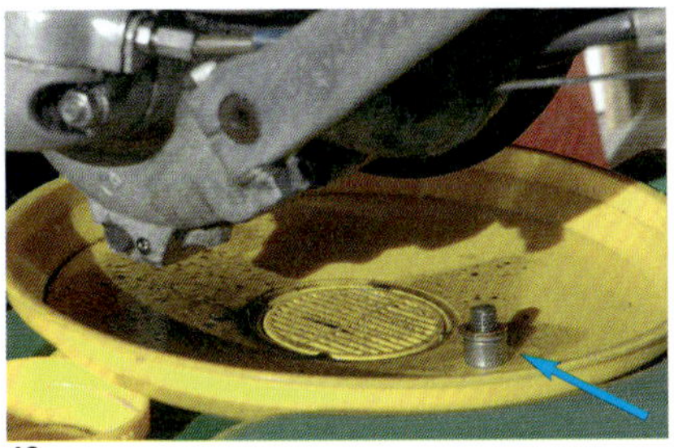
42

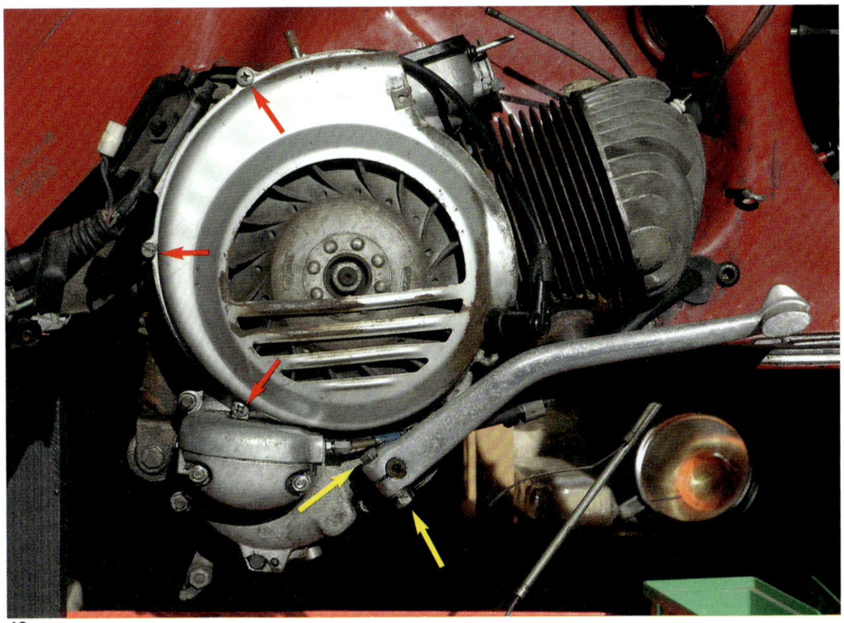
43

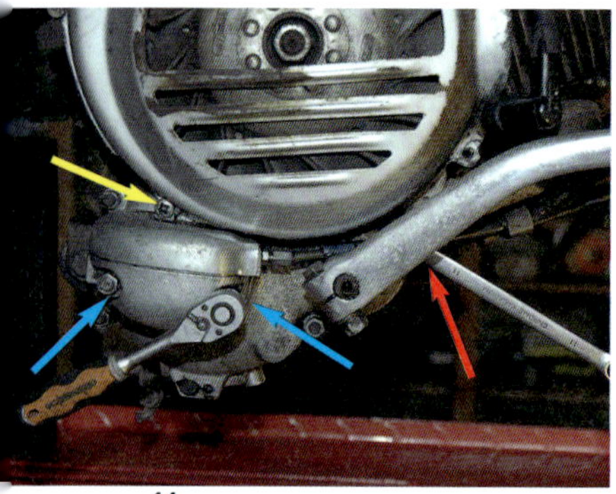
44

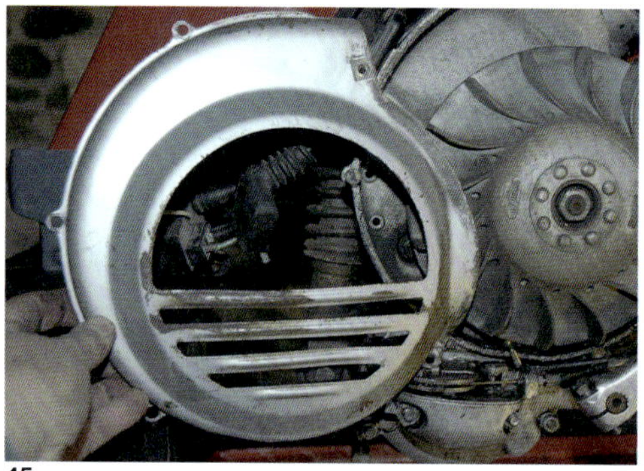
45

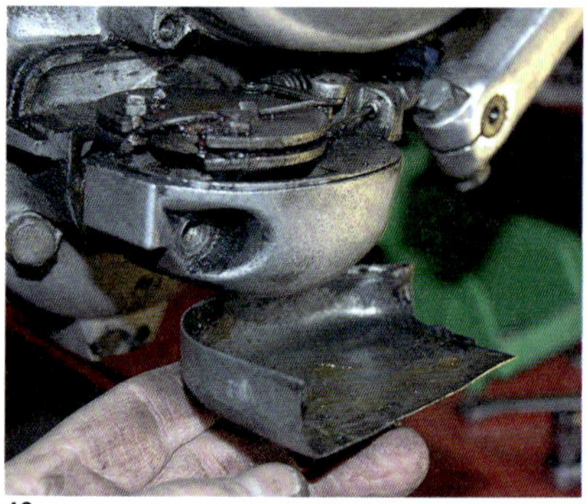
46

*44: Der gelbe Pfeile zeigt auf die Schraube, die gleichzeitig Lüfterhaube und Schaltsegmentdekkel hält. Der rote Pfeil weist auf die Mutter, die den Halter der Seilzüge fixiert. Die blauen Pfeile zeigen auf die beiden Muttern SW 11 der Segment-Befestigung. **45:** Lüfterhaube abgenommen, Rost und deutliche Scheuerspuren.*
***46:** Segmentdeckel abgenommen, Muttern gelöst.*

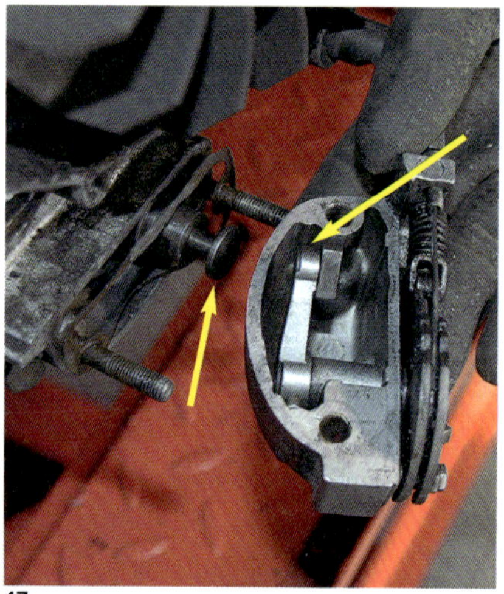
47

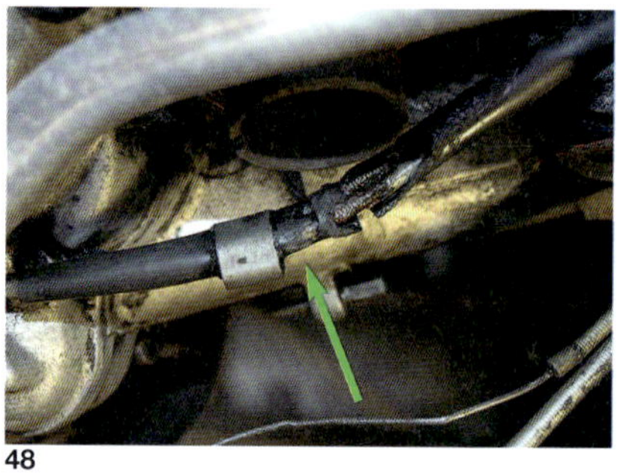
48

*47: Die Pfeile zeigen auf den Keil und die Aussparung an der Schaltwelle, in die der Keil eingreifen muß. **48:** die stark beschädigte Schutzhülle der beiden Schaltzüge; sie muß ersetzt werden.*

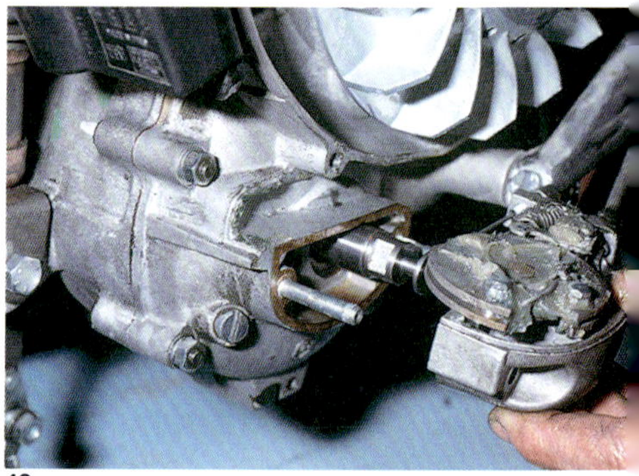
49

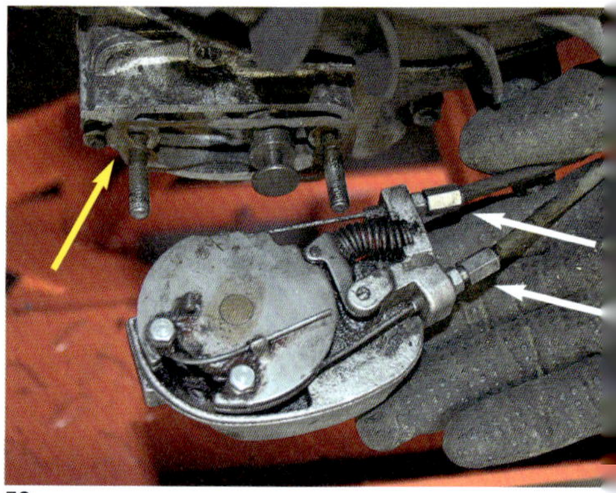
50

***49:** gefettetes Schaltsegment und intakte Dichtung bei einem Neufahrzeug; Foto von 1984.*
***50:** Schaltsegment und Fixierung der Schaltzüge samt Feder; die Fettung ist bei unserer Restaurierungs-Kandidatin verschwunden. Gut zu sehen sind die beiden Einstellschrauben SW 8 mit den Sicherungsmuttern (weiße Pfeile). Gelber Pfeil: die durchlässig gewordene Alt-Dichtung aus Papier.*

Kickstarthebel ausbauen:

Empfiehlt sich ebenfalls vor Ausbau des Schaltsegments; ansonsten verklemmen sich die beiden Schaltzüge und das Segment kommt nicht heraus. **Mutter SW 13** lösen und mit Sprengring und Unterlegscheibe abnehmen: **Bolzen SW 13** nach oben herausziehen (geht nur bei abgenommener Lüfterhaube). Hebel und Welle müssen nicht mit Reißnadel markiert werden, die **Verzahnung ist vorgegeben.**

Schaltsegment ausbauen:

Dies geht nur dann problemlos, wenn Lüfterhaube und Kickstarthebel demontiert wurden. Zuerst den **4. Gang einlegen.** Daran hatten wir aber vorher nicht gedacht. Wir müssen daher Bremstrommel und Hinterrad wieder aufstekken und das Rad ein wenig drehen – schon rastet nach Betätigen des Drehgriffs der 4. Gang ein.

Zuerst den hinter dem Kickhebel liegenden **Halter** abschrauben – Gabelschlüssel SW 11. Dann den **Deckel** des Schaltsegments entfernen, dazu Mutter SW 13 ausdrehen. Wir stellen eine Wanne unter, weil etwas Öl austreten kann. Dies ist aber nicht der Fall, da das Getriebe mangels Wartung mit der Zeit trockengefallen ist.

Das **Segment** ist mit zwei Muttern SW 11 am Getriebeblock befestigt. Muttern mit Stecknuß oder Steckschlüssel lösen; es fehlen Sprengringe und Unterlegscheiben. Das Abziehen des Schaltsegments ist schwierig, es gelingt nur mit Kraft und unter ständigem Hin- und Herbewegen. Grund: der sich frei bewegende Keil, der in die Schaltwelle eingreift. Die Papierdichtung an der Trennfläche ist durchlässig. Das Getriebeöl ist hier zumindest teilweise ausgetreten und auf die Straße getropft.

Verbindung Federbein-/ Antriebsblock trennen:

Mit einem Ringschlüssel SW 13 die **Mutter** auf der linken Fahrzeugseite lösen, mit einem Schlüssel SW 14 den **Bolzen** gegenhalten. Befund: Bolzen hatte sich gelockert, Mutter ist lose. Kantholz unter den Motor legen und Antriebsblock mit der Hand abfangen. **Federbeinbolzen** ganz aus dem Lager ziehen (u.U. Helfer), Antriebsblock absenken und auf das Kantholz setzen.

Traversenachse ausbauen:

Vorn sind Antriebsblock und integrierte Schwinge über eine 30 cm lange und 2 cm dicke **Achse** mit dem Aufbau verbunden. In die Schwinge sind **Gummilager mit Metallkern** eingepreßt, die es ermöglichen, daß der Antriebsblock aus- und einfedern kann. Wir haben zunächst versucht, die Schwinge quer zur Fahrzeugachse hin- und herzubwegen, um ein mögliches Spiel festzustellen. Ergebnis: Es ist **kein Spiel** vorhanden. Wenn die Achse ausgebaut ist, kann der Motorblock komplett aus dem Rahmen gezogen werden.

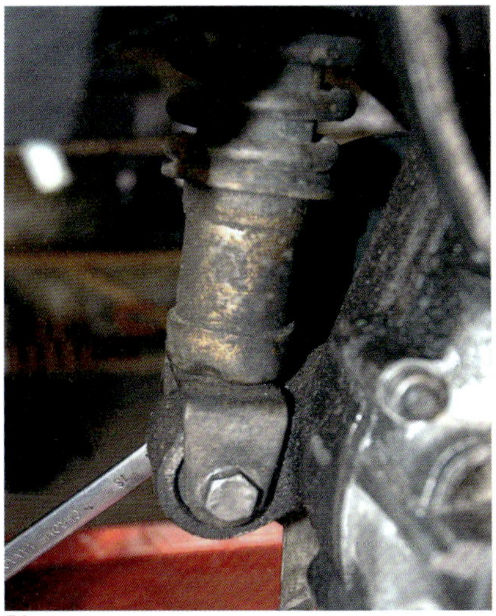
51

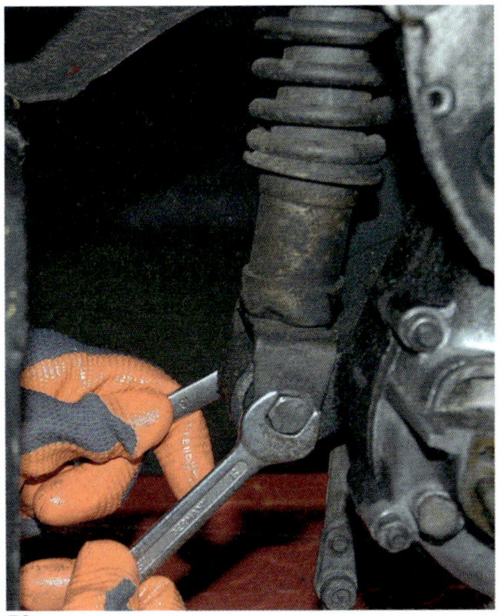
52

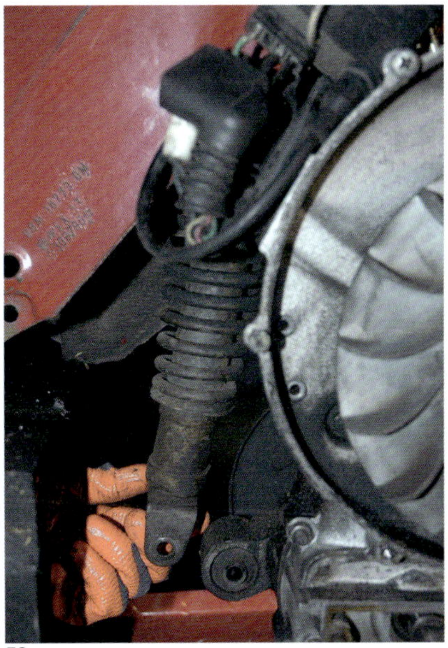
53

__51:__ Lösen der Verbindung Federbein/Antriebsblock; Blick auf den Bolzen SW 14. __52:__ Bolzen blockieren, auf der gegenüberliegenden Seite Mutter SW 13 lösen. __53:__ Motor mit Kantholzstücken unterfangen, Federbein abziehen. __54:__ Nach Lösen des Federbeins Motorblock langsam absenken und auf Kantholz setzen.

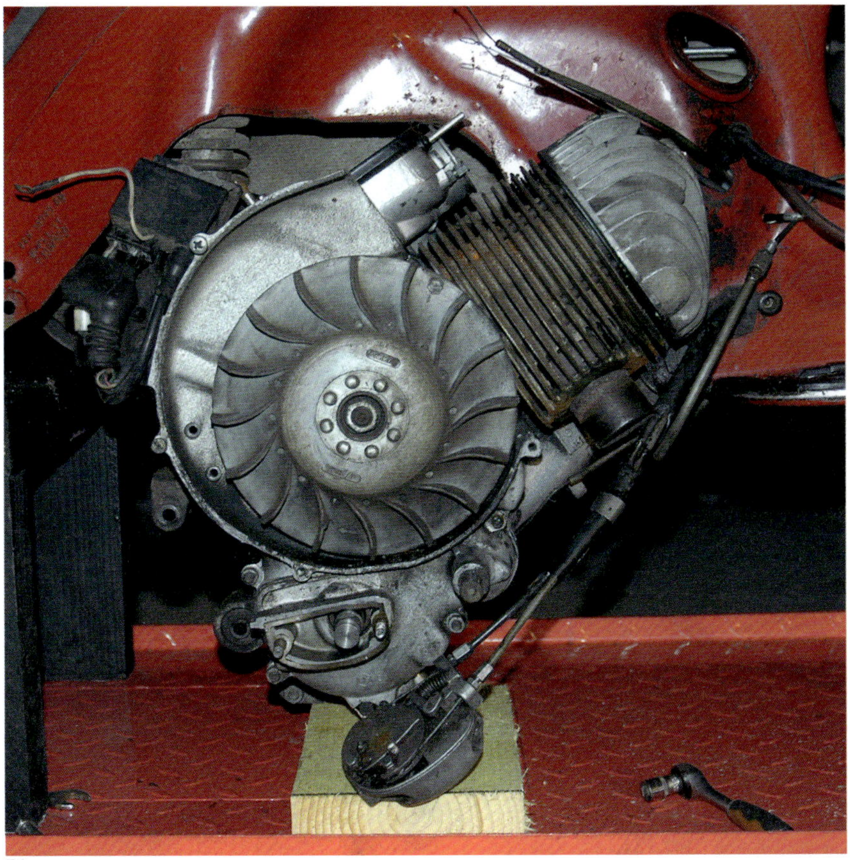
54

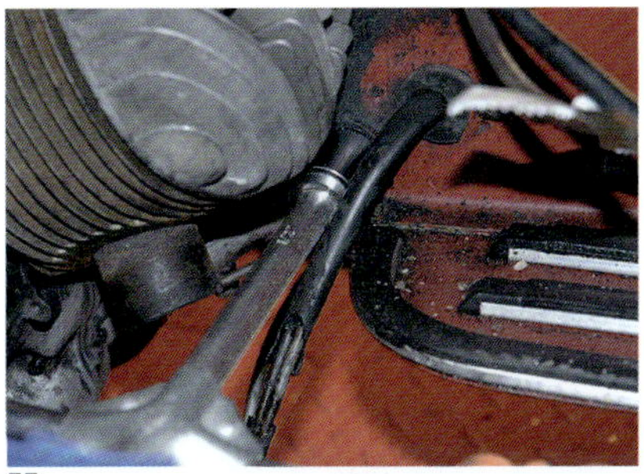
55

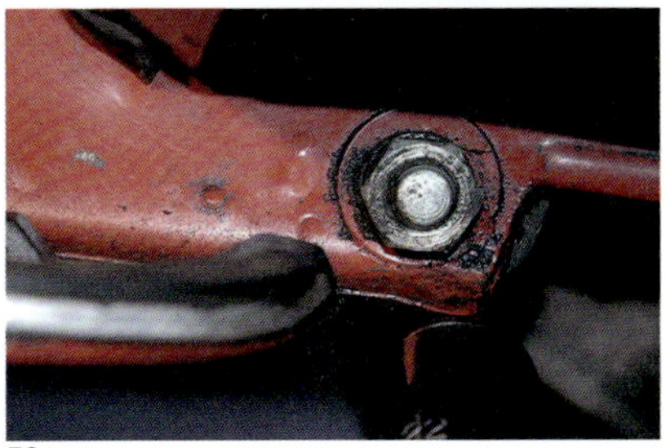
56

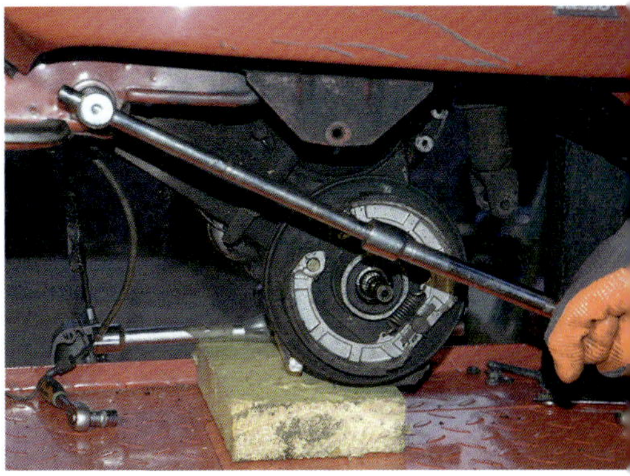
57

__55:__ Zum vollständigen Motorausbau die Traversenachse ausbauen. Auf der rechten Rollerseite mit Stecknuß SW 22 und Radkreuz gegenhalten (Helfer). __56:__ Auf der linken Seite ist die Achse mit einer Mutter SW 22 gesichert. __57:__ die Mutter läßt sich nur mit Verlängerung lösen.

Nun mit einer **Stecknuß SW 22** die Mutter auf der linken Fahrzeugseite lösen, mit einem zweiten **Schlüssel SW 22** (am besten Radkreuz mit Stecknuß) den Bolzen auf der rechten Seite gegenhalten (**Helfer** erforderlich). Die Mutter läßt sich nur unter Einsatz einer Verlängerung lösen. Sie ist unbeschädigt.

Schwinge abfangen und Traversenachse nach rechts unter Zuhilfenahme eines passenden Dorns herausschlagen. Dabei nicht das **Gewinde** beschädigen (Dorn im Durchmesser kleiner als das Achsgewinde). Ein Helfer hält gleichzeitig den Motor fest, damit er nicht herunterkracht. Nach Entfernen der Achse kann der Motor-/Getriebeblock vom Fahrzeug abgenommen und zur Seite gelegt werden; er wiegt 26,5 kg.

Auf der Radhausseite ist der Antrieb total verdreckt und mit einer dicken Öl-

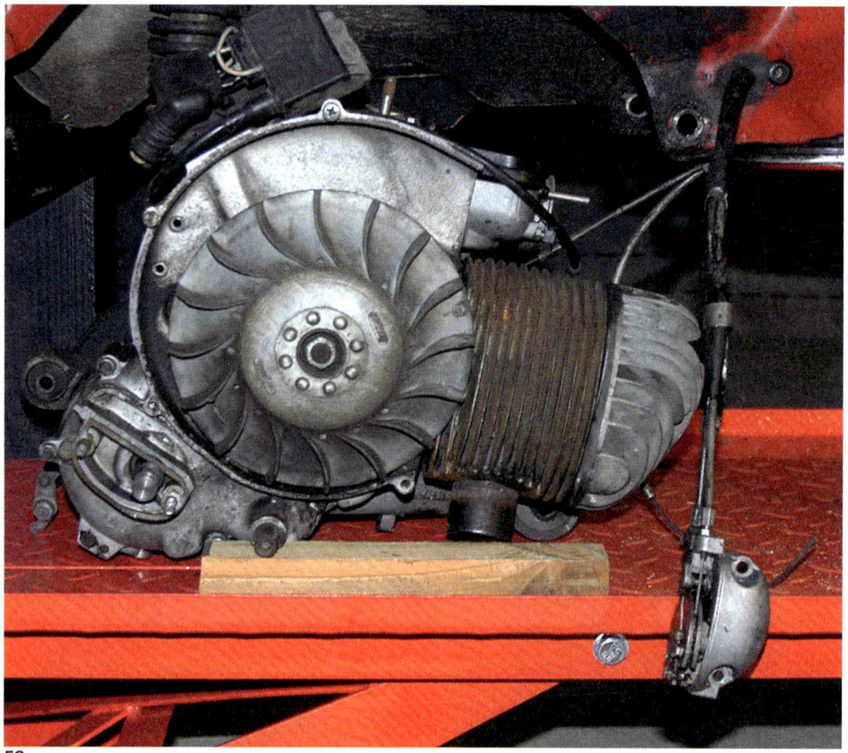

58

Produkte Motorausbau

Reinigungs-Petroleum
Rostlöser

58: Der komplett vom Fahrzeug getrennte PX-Motor wird auf einem Kantholz abgesetzt. 59: Er kann leicht von einer Person gehoben werden; Gewicht ohne Anbauteile: 26,5 kg.

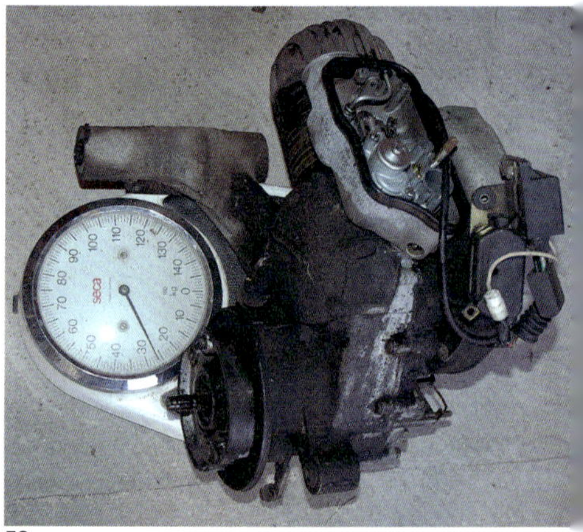

59

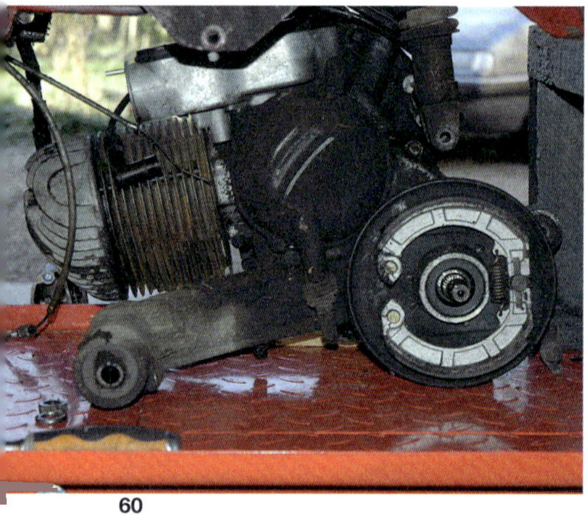

60

60: Die komplette Antriebseinheit inkl. Bremsankerplatte. Schwinge und Motor-Innenseite (Kupplungsgehäuse) sind dick mit ausgehärtetem Ölschlamm verkrustet. 61: Werkstattszene am 12. Januar 2018 nach dem Motorausbau.

schlammschicht überzogen. Das Öl ist bis ins Bremsgehäuse eingedrungen. Nachlässige Wartung und undichte Trennfugen haben diesen unappetitlichen Zustand herbeigeführt.

Vergaser und Luftfiltergehäuse ausbauen:

Einige Arbeiten zu diesem Thema haben wir bereits weiter vorn gezeigt. Wir fassen hier noch einmal zusammen und zeigen den Rest anhand bereits aufbereiteter Bauteile. Zuerst wird der **Gehäusedeckel** abgenommen; er ist mit

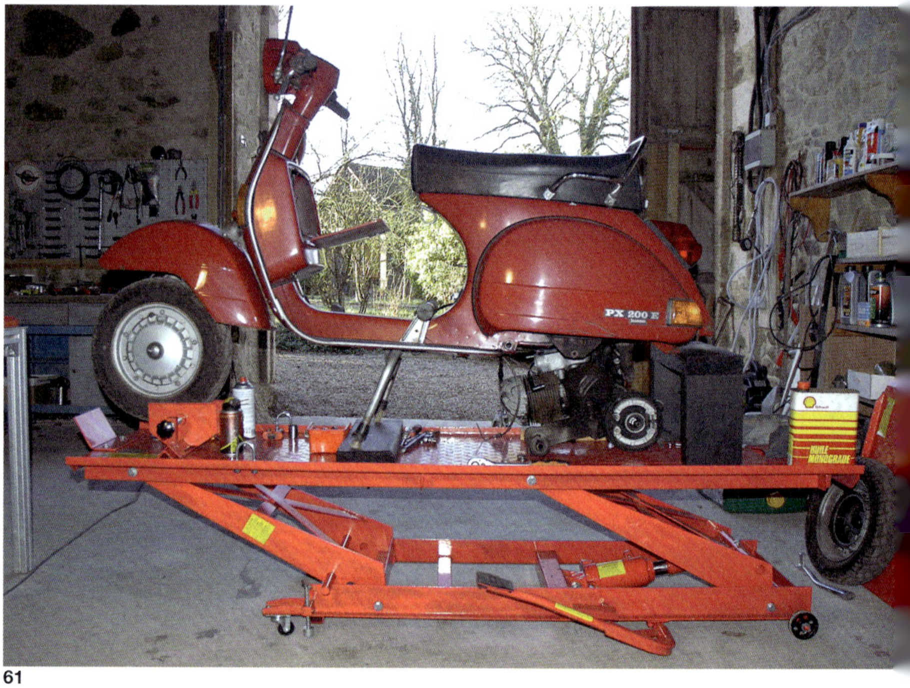

61

Produkte und Kosten

Während der gesamten Restaurierung werden Reinigungs- und Schleifmittel sowie Farben benötigt. Die Kosten für die einzelnen Produkte, deren Gebinde meist sehr ergiebig sind, werden erst am Schluß aufgeführt. Pro Kapitel macht dies keinen Sinn. Die erforderlichen Mittel und Farben werden mitunter nur einmal gekauft und reichen dann für das ganze Projekt. So ist das z.B. bei Lack- und Farbsprühdosen oder auch Rostlösern oder Dichtungsmaterialien. Wir geben daher die eingesetzen Mittel zwar in den blau unterlegten Kästen an, zählen aber erst am Ende zusammen, was an Gebinden wirklich gebraucht wurde.

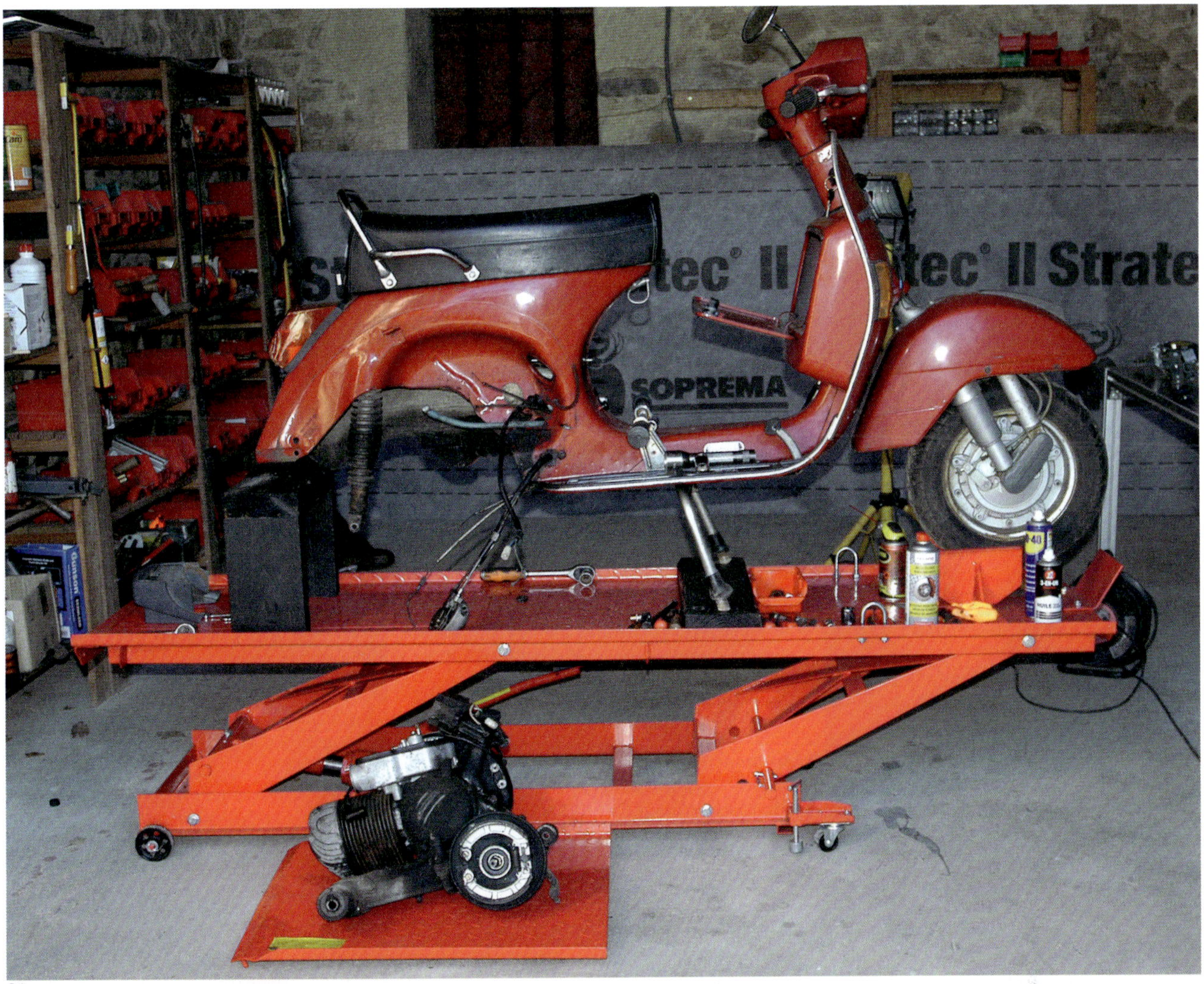

61

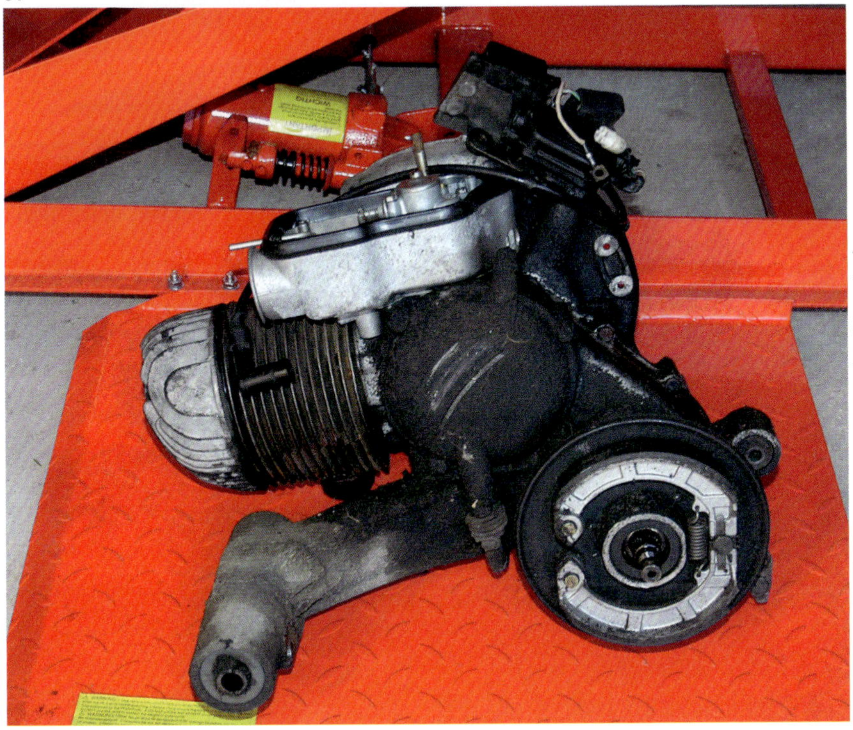

62

Foto rechts: Werner Lechner

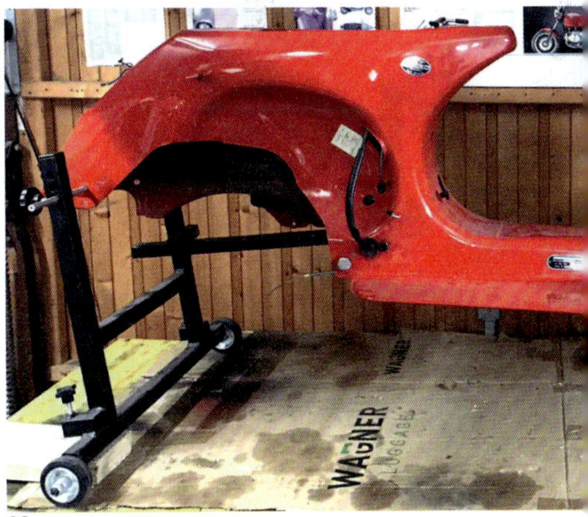

63

61: *Der Motor ist vom Fahrzeug getrennt und wartet auf seine Zerlegung. wir sind gespannt, in welchem Zustand sich die inneren Komponenten befinden.* ***62:*** *das völlig verdreckte, mit ausgehärtetem Ölschlamm überzogene Motor- und Antriebsgehäuse. Das Öl ist bis in die Trommelbremsanlage eingedrungern.*
63: *Das Heck einer bereits restaurierten PX des Sammlers Werner Lechner, abgestützt mit einem äußerst praktischen Montagebock.*

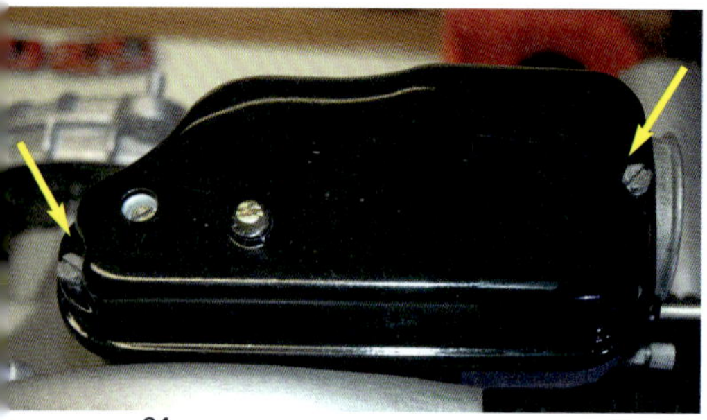

64

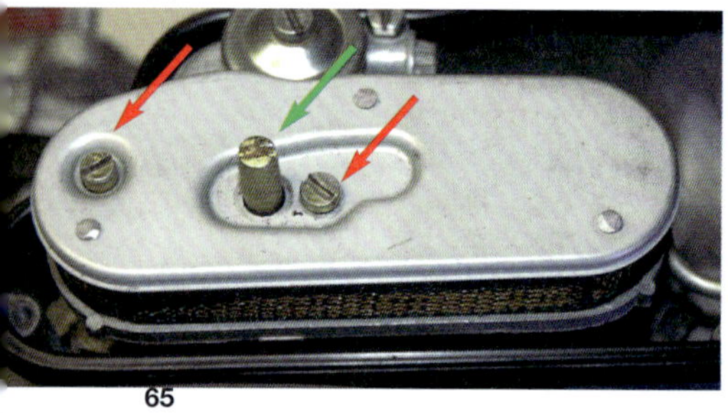

65

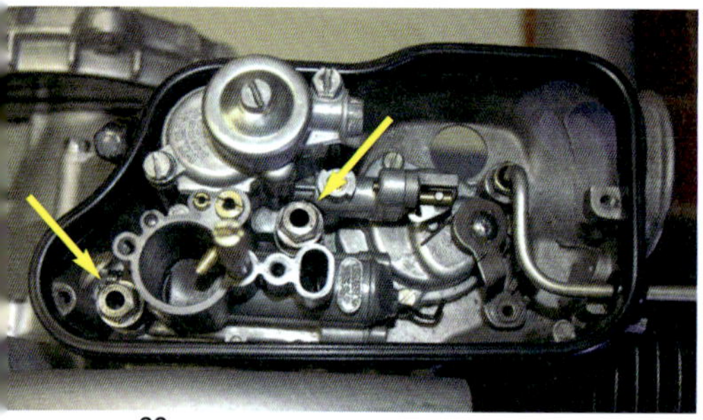

66

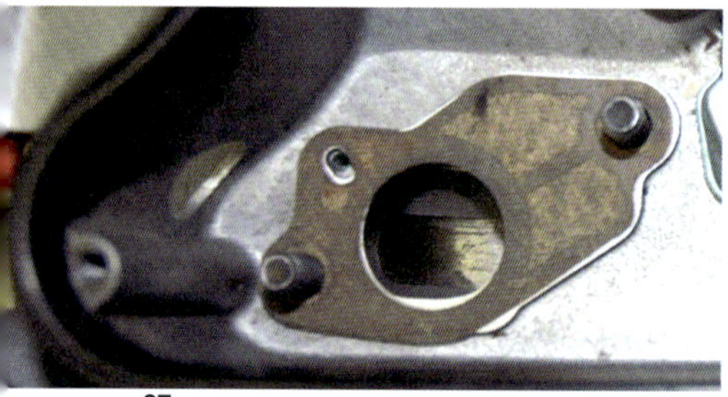

67

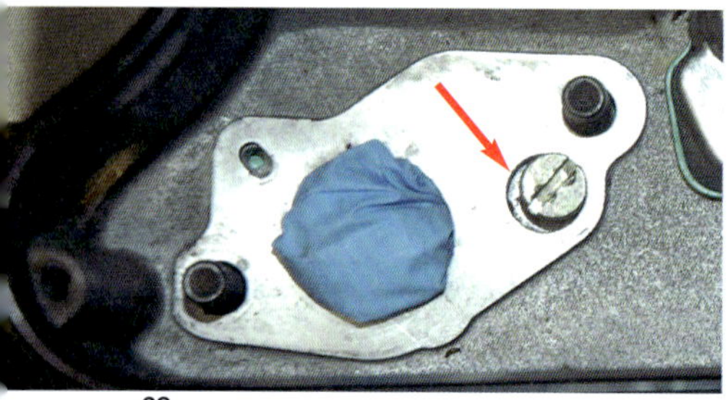

68

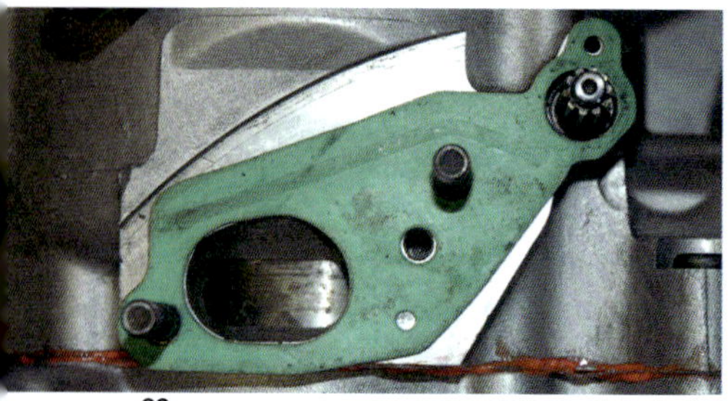

69

zwei Sechskant-Schlitzschrauben befestigt. Der **Luftfilter** wird von zwei unterschiedlichen Schrauben gehalten: Die linke setzt in einer Vertiefung auf, die rechte flach auf dem Blech.

Der **Vergaser Dell'Orto SI 24/24 E** ist solide mit zwei Hülsenmuttern festgeschraubt, die mit einem Umschaltschlüssel nebst Verlängerung und Stecknuß SW 11 ausgedreht und zusammen mit Federringen und Unterlegscheiben abgenommen werden. Nach dem Herausheben des Vergasers kommt die eingeölte **Papierdichtung** zum Vorschein. Sie wird abgenommen. Darunter sitzt die **Schlitzschraube** der Gehäusebefestigung. **Achtung:** Einlaßöffnung zur Kurbelwange zustopfen, damit die Schraube nicht in den Kurbeltrieb fallen kann! Nach Lösen der Schraube kann das **Gehäuse samt Ölpumpe** (s. weiter hinten im Buch) abgehoben werden. Zuletzt die grüne Papierdichtung entfernen.

64: *Der Luftfilterdeckel ist mit zwei Sechskant-Schlitzschrauben befestigt.* ***65:*** *rote Pfeile: Luftfilterbefestigung; grüner Pfeil: Stellschraube.*
66: *Zwei Langmuttern SW 11 mit Scheiben und Federringen halten den Vergaser.* ***67:*** *alte Vergaserfußdichtung.* ***68:*** *Gehäuseschraube;* ***Achtung:*** *Sie darf nicht in den Drehschieber fallen!* ***69:*** *Fußdichtung des Luftfiltergehäuses.*
70: *Die Kompression wurde vor dem Ausbau des Motors gemessen: Sie lag bei 8,9 bar und damit leicht über der Minimalgrenze von 8,5 bar. Piaggio gibt als maximalen Wert für einen Motor im Neuzustand 12,0 bar an.*
71: *Alle abgeklemmten Kabel, Schläuche und Bowdenzüge noch einmal auf einen Blick – wichtig für den Wiedereinbau: 1 = Benzinschlauch mit Anschluß-Adapter, 2 = Gaszug, 3 = Starterzug, 4 = Ölschlauch, 5 = Kabelbaum der Elektronikbox, 6 = die beiden Schalt-Bowdenzüge mit Einstellern und Schaltsegment, 7 = Bremsseilzug zum Hinterrad, 8 = Kupplungs-Seilzug.*
72: *Auch das Radhaus der Vespa ist mit einer dicken Schicht aus Öl und Straßendreck bedeckt.*

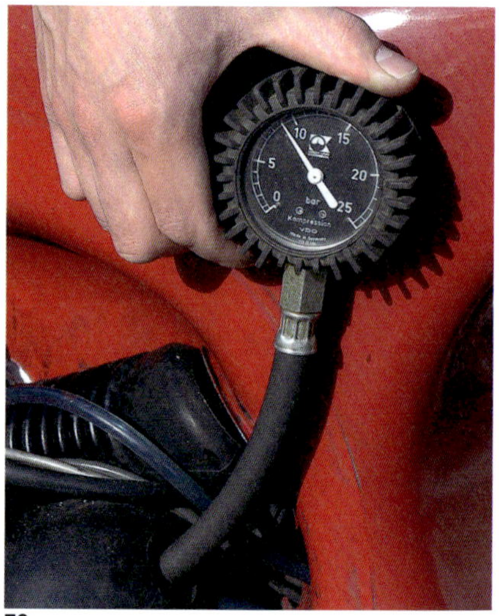

70

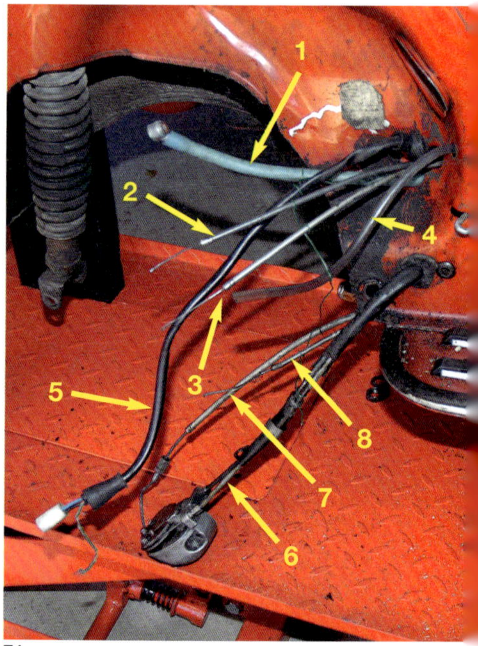

71

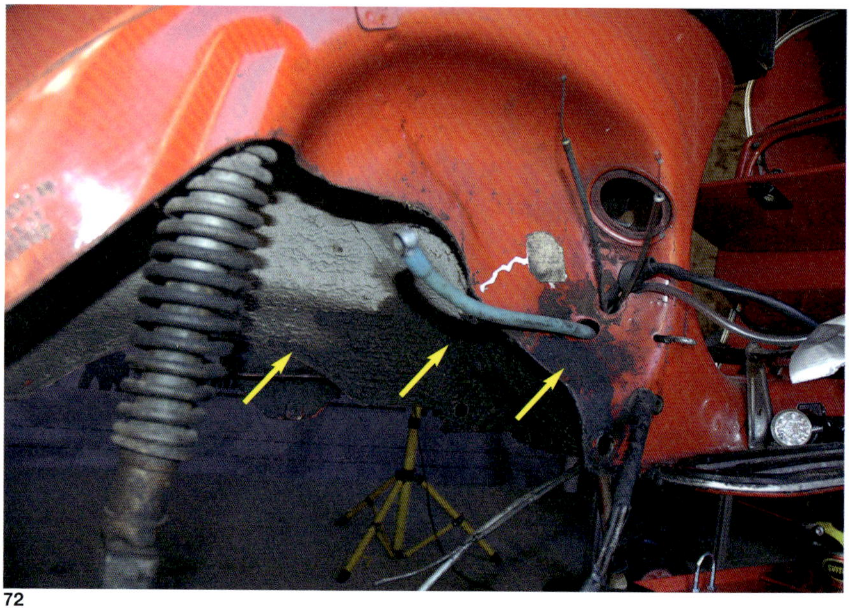

72

Festgestellte Mängel Motor-Peripherie

Hinterradführung

Hinterradfelgen: angerostet, auch die 5 Muttern; ein Bolzen dreht sich mit Mutter heraus. Muttern nicht festgezogen.

Bremstrommel mit Hinterrad: nach Abnahme der Sicherung festgestellt, daß Mutter SW 24 lose war.

Motorhaube

Verankerungen: klemmen beide, Gummitüllen fehlen.

Blech: Rost- und Scheuerspuren innen.

Vergasergehäuse

Deckel: leicht angerostet, Schrauben leicht abgenutzt.

Luftfilter: verschmutzt, Schrauben leicht abgenutzt.

Gasschieber-Anschlagschraube: verrostet, Schlitz abgenutzt, nur mühsam mit Wasserpumpenzange ausdrehbar.

Ölschlauch: nicht gesichert, konnte abrutschen, ausgehärtet; Klammer fehlt.

Benzinschlauch: ausgehärtet, kann nur beim Absenken aus dem Vergasergehäuse gezogen werden. Fiberdichtringe an Fixierschraube defekt.

Elektrik

Verkabelung Elektronikbox: grünes Kabel verschmort, abgerissen; Flachstecker ohne Kontakt; Probleme Zündschalter und Bordelektrik gesamt s.a Kapitel 11 Elektrik.

Zündkabel mit Kerzenstecker: ab Werk nicht funkentstört.

Auspuff

Befestigung: Schraube SW 13 am Zylinderausgang dreht durch, Vierkant abgenutzt.

Auspufftopf: teilweise angerostet, unten stark ölverkrustet.

Seilzüge, Schaltung

Bremsseilzug Hinterrad: funktionstüchtig, am Ende aber abgeknickt und verhärtet.

Kupplungs-Seilzug: funktionstüchtig, am Ende aber aufgesplisst; Tülle defekt.

Getriebe: kein Öl mehr im Gehäuse.

Schaltsegment: Es tritt kein Öl aus (was es aber sollte), Fettpackung völlig aufgebraucht; Dichtung am Gehäuse verbraucht und undicht, Sprengringe und Unterlegscheiben fehlen. Ansonsten keine Schäden sichtbar. Hüllrohr für die beiden Schaltzüge im Kickstarterbereich aufgerissen.

Motoraufhängung: Befestigung Federbein-Motorblock locker.

Motorgehäuse und Radhaus: dick mit ausgehärtetem Ölschlamm überzogen.

Allgemein

Optik: für das Alter der übliche (verdreckte) Zustand im Motorbereich. Rostspuren oben an der Metall-Gebläsehaube. Zylinder und Auspuff angerostet.

Anbauteile: Kunststoff-Gebläsehaube in gutem Zustand, Metall-Lüfterhaube teilweise korridiert, verbogen und mit Scheuerspuren.

Schrauben: z.T. korrodiert und im Schlitzbereich abgenutzt.

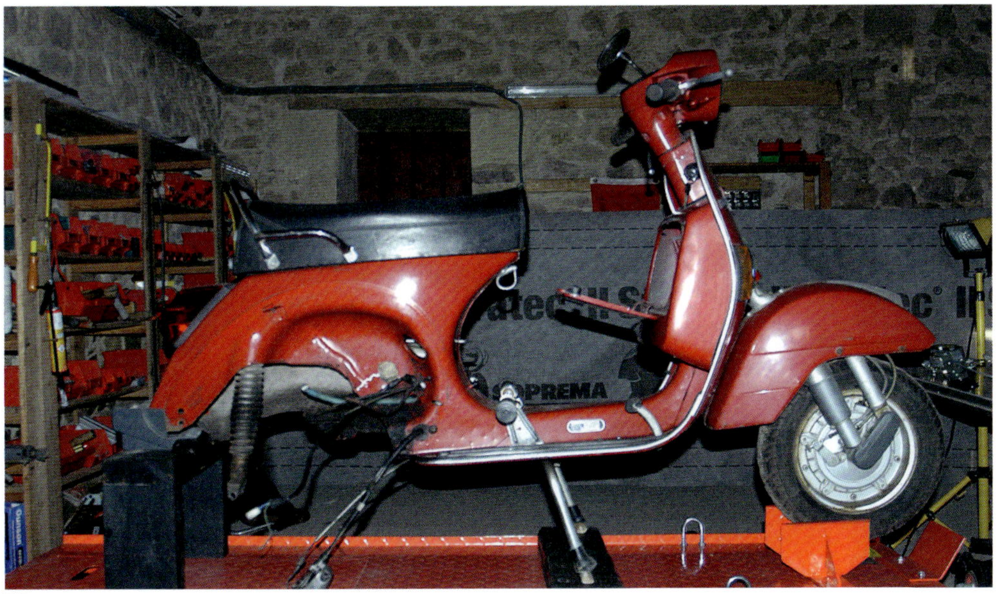

73

73: Der im Heckbereich entkernte PX 200 E im Spätwinter 2018. Obwohl der Schmutz im Radhaus noch nicht entfernt ist, läßt sich bereits erkennen, daß sich die Karosserie in einem guten Zustand befindet. Wir werden sie später nicht komplett neu lackieren, sondern die schöne Patina erhalten und nur die kleinen Macken Punkt für Punkt ausbessern, Mit dem weniger schönen Unterboden der PX befassen wir uns später.

Zylinder und Kolben: Ausbau, Reinigung, Analyse

Vorreinigung der Antriebseinheit

Ölschlamm, Dreck entfernen: Bevor an der Antriebseinheit gearbeitet werden kann, muß sie **von grobem Schmutz befreit** werden. Wir sind erstaunt darüber, wie stark Gehäuse und Anbauteile mit einem zähen Gemisch aus abgetrocknetem Getriebeöl und Straßenschmutz verkrustet sind. Manche Befestigungselemente wie die Verschraubung des Kupplungsdeckels sind kaum noch auffindbar. Auch ist die **Kurbelgehäuse-Entlüftung völlig verstopft,** was sich früher im Fahrbetrieb negativ auf die Emissionen ausgewirkt haben dürfte.

Die **extrem starke Verschmutzung** ist jedenfalls der Beleg dafür, daß der Roller über viele tausend Kilometer und viele Jahre hinweg nicht mehr gepflegt und gewartet wurde. Darauf hat ja bereits hingedeutet, daß sich kein Getriebeöl mehr im Gehäuse befand. Wir sind noch mehr gespannt darauf, wie es im Inneren von Motor und Getriebe aussieht.

Auf den gut zugänglichen Flächen ziehen wir den Schmutz zunächst mit einem **Dreikantschaber** ab, dessen Kanten bereits leicht abgenutzt sind, so daß keine Kratzer auf den Gehäuseflächen entstehen können. Aus den Ecken holen wir den Dreck mit der (ebenfalls nicht allzu scharfen) **Klinge eines Schraubendrehers** heraus. Schließlich wird eine schmale **Drahtbürste** eingesetzt. Am Ende können wir ein halbes Kehrblech voll Schmutz aufsammeln.

Den vorgereinigten Motorblock setzen wir in eine ausreichend große Wanne und pinseln ihn mit einem geeigneten **Reinigungsmittel (Kaltreiniger)** aus dem Zubehörhandel ab; am besten eignet sich dazu ein spezieller Pinsel mit steifen Nylonborsten. Mit **Bremsenrei-**

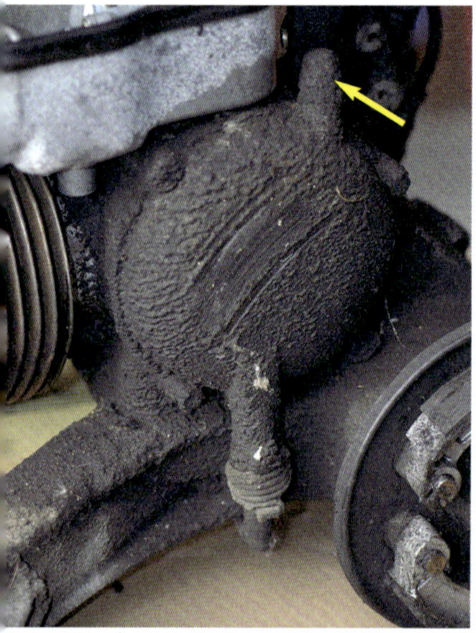

1

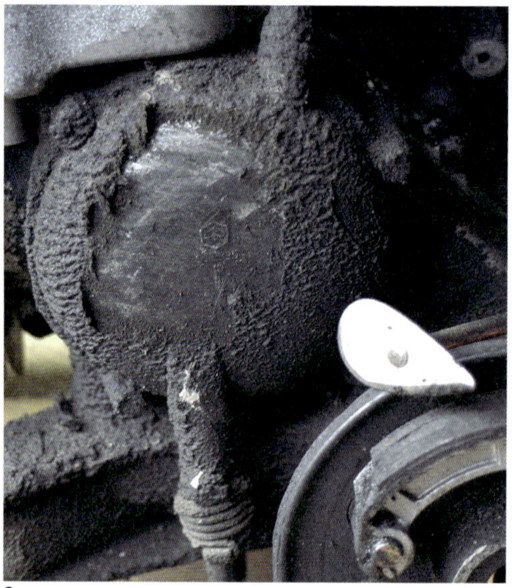

2

1: Ein millimeterdicker, pastöser Mix aus Getriebeöl und Straßenschmutz bedeckt nahezu den ganzen Motorblock. Auf dem Kupplungsgehäuse sitzt der Dreck so dick, daß das Hinterrad beim Ein- und Ausfedern Schleifspuren hinterlassen hat! Die Befestigungsschrauben des Kupplungsdeckels sind nicht mehr zu erkennen, und die Gehäuseentlüftung (Pfeil) ist völlig verstopft.
2: Zuerst tritt der Dreikantschaber in Aktion.
3: Mit Schaber, Schraubendreherklinge und Drahtbürste wird die Schmutzschicht so weit wie möglich entfernt (Vergaser und Luftfiltergehäuse noch montiert, Ausbau s. weiter vorn). 4: Auf der Pappe sammelt sich immer mehr Dreck an.

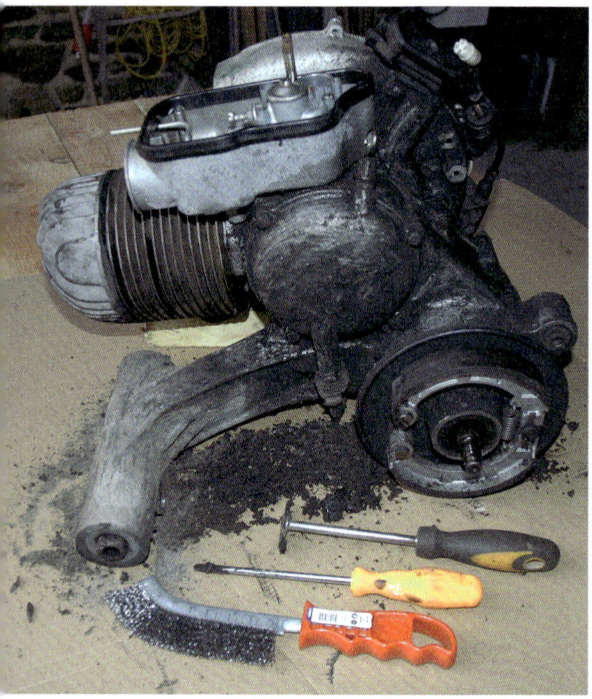

3

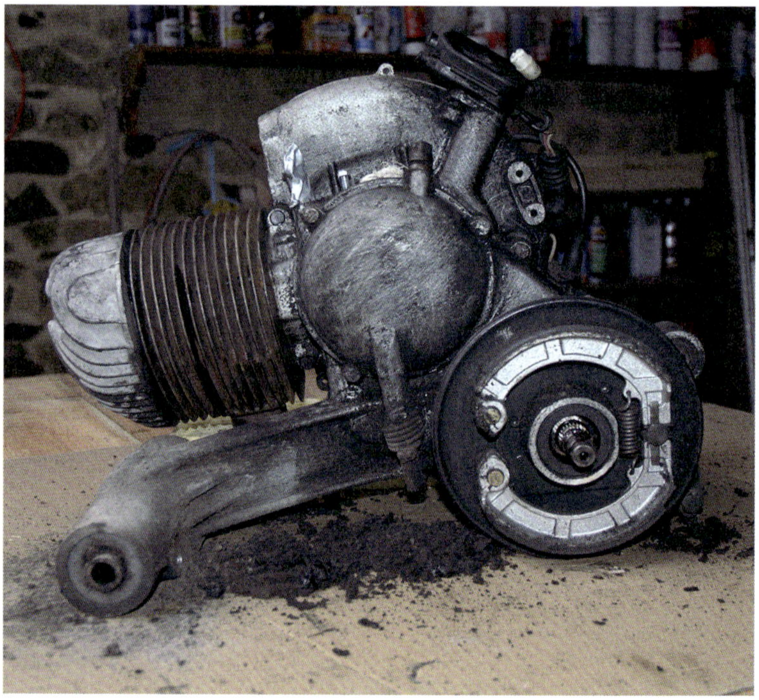

4

__5:__ Auch die Unterseite (die wir beim Motorausbau bereits teilweise gereinigt haben) hat es in sich, vor allem im Bereich des Hinterradantriebs.
__6, 7:__ Eine halbe Kehrschaufel voll öligem Schmutz ist beim Abkratzen zusammengekommen.

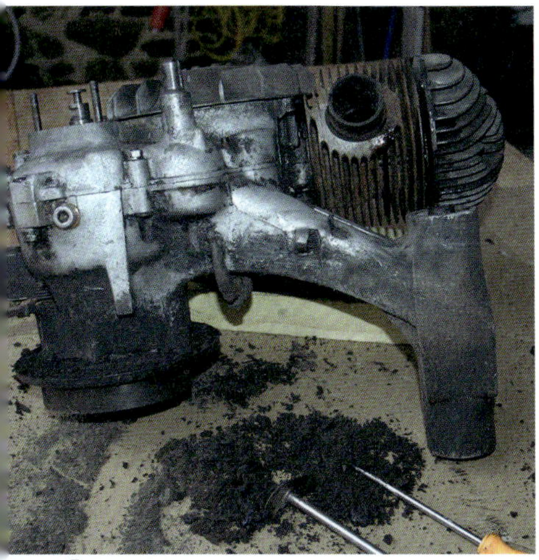

5

Werkzeug und Produkte Reinigung Antrieb

Dreikantschaber
Schraubendreher
schmale Drahtbürste
Nylonpinsel, Wanne, Lappen
Reinigungsmittel Petroleum
Bremsenreiniger

niger wird der letzte Dreck abgespült, ein Lappen nimmt die Rückstände auf. Dann kann der Motor demontiert werden, ohne daß Schmutz nach innen dringt und ohne daß man sich die Hände allzu schmutzig macht.

__8:__ Der Motor wird in eine Wanne gestellt und mit Reinigungsmitteln behandelt, Kaltreiniger oder Petroleum etwa; zum Auftragen eignet sich am besten ein Nylonpinsel mit harten Borsten. Abgespült wird mit Bremsenreiniger.
__9:__ Auch die Unterseite wird entsprechend behandelt. __10, 11:__ Der Antriebsblock ist noch nicht völlig clean, sieht aber schon appetitlicher aus.

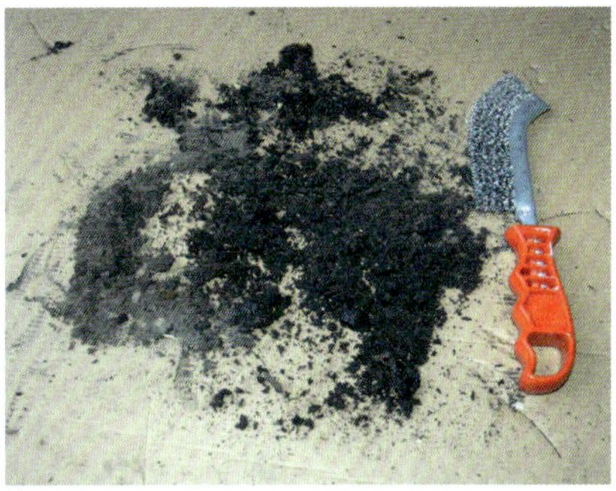

6

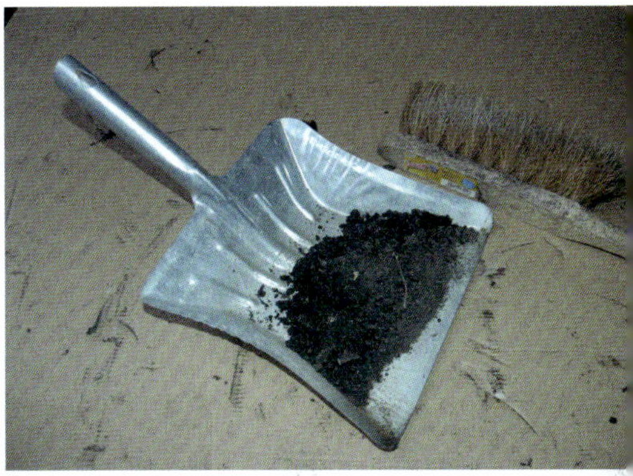

7

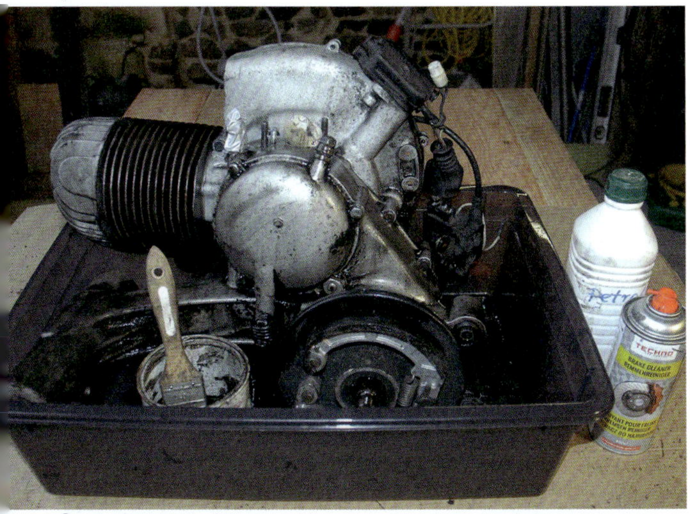

8

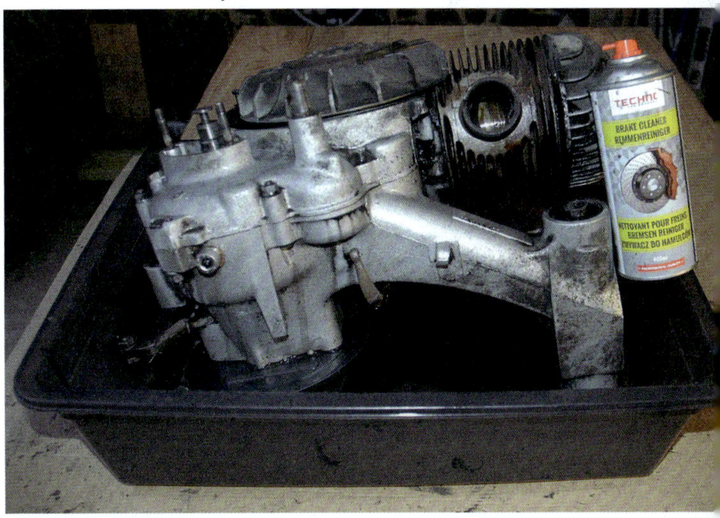

9

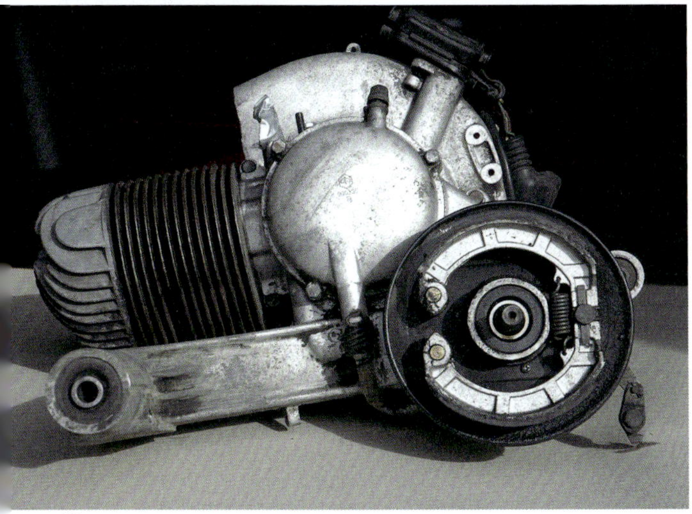

10

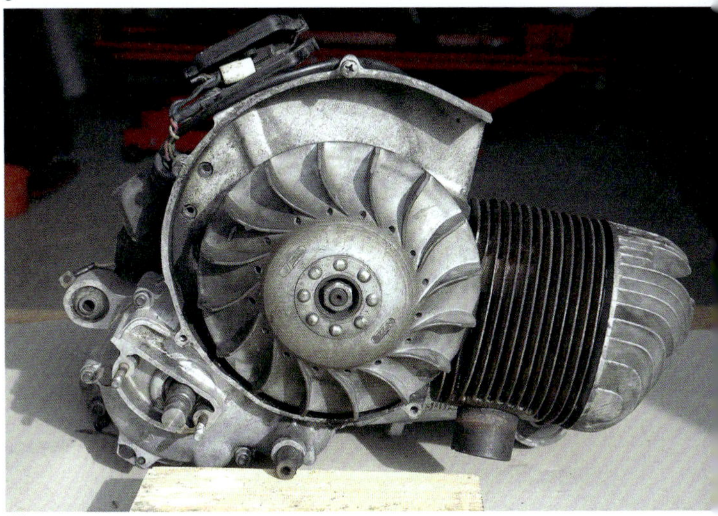

11

Zylinderkopf, Zylinder: Demontage

Vorbemerkungen:

Der Einzylinder-Motor der Vespa ist eine legendäre und geniale Konstruktion, die auf die 1940er Jahre zurückgeht (genau: auf 1946). Er ist unkompliziert, leicht zugänglich und einfach demontierbar. Als **Zweitakter** kommt er mit wenigen Bauteilen aus, Ventile und Nockenwelle wie beim Viertakter gibt es nicht.

Das Benzin-Öl-Luftgemisch wird nach dem **Drehschieberprinzip** über die Kurbelwangen in den Brennraum gesaugt. Zu den Stärken des Vespa-Motors gehört das **hohe Drehmoment bei niedrigen Drehzahlen;** entsprechend gut ist die Durchzugskraft „von unten heraus". Bei unserer PX 200 E wird die maximale Leistung von **9,5 PS** bereits bei 5500/min^{-1} erreicht. Das Verdichtungsverhältnis beträgt 1 : 8,8. Die **Getrenntschmierung** mit von der Kurbelwelle angetriebener Ölpumpe erfordert das separate Befüllen von Öl- und Benzintank. Wer das Nachfüllen des Öl vergißt, riskiert einen „Kolbenfresser" und Schäden am Zylinder. Im Extremfall kann die Pleuelstange reißen und das Motorgehäuse durchschlagen. Wir sind gespannt, in welchem Zustand sich Zylinder und Kolben unserer PX befinden.

Ausgangsbasis:

Motor ausgebaut und vorgereinigt. Die beiden Lüfterhauben und der Vergaser samt Luftfiltergehäuse sind bereits demontiert. Das Triebwerk wird auf drei **Holzböcke** gesetzt, die wir zurechtgesägt und schwarz gestrichen haben; die Maße: 10 x 12 x 14 cm vorn, 11 x 10 x 8 cm in der Mitte und 14 x 10 x 12 cm hinten.

Zündkerze ausbauen:

Zuerst wird der **Kerzenstecker** abgezogen, dabei nicht am Kabel reißen. Die Zündkerze wird mit einem Kerzenschlüssel der Größe 21 13/16 ausgedreht. Sie sitzt nicht sonderlich fest, was aber besser ist als festgebrannt. Der relativ lockere Sitz deutet auf nachlässige Wartung hin. Das **Zündkerzengewinde** im Zylinderkopf ist nicht beschädigt.
Es handelt sich um eine Kerze von NGK des Typs B6ES. Der Elektrodenabstand beträgt 0,85 mm und damit deutlich mehr als der empfohlene Wert von 0,6 mm. Immerhin sind die Elektroden nicht abgebrannt, sie lassen sich nachstellen. Mehr zum Thema Zündkerze im Kapitel Elektrik.

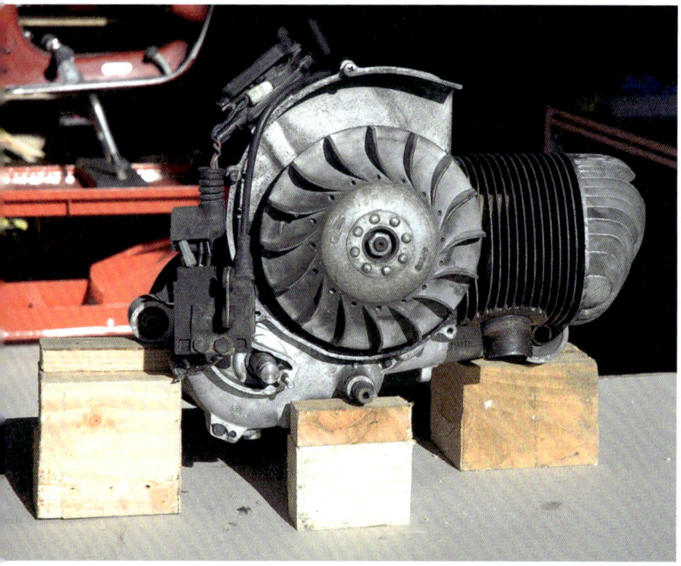

1

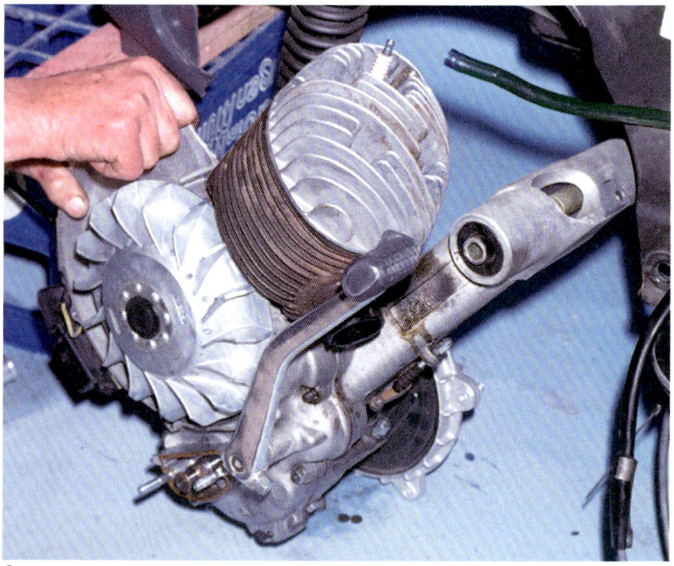

2

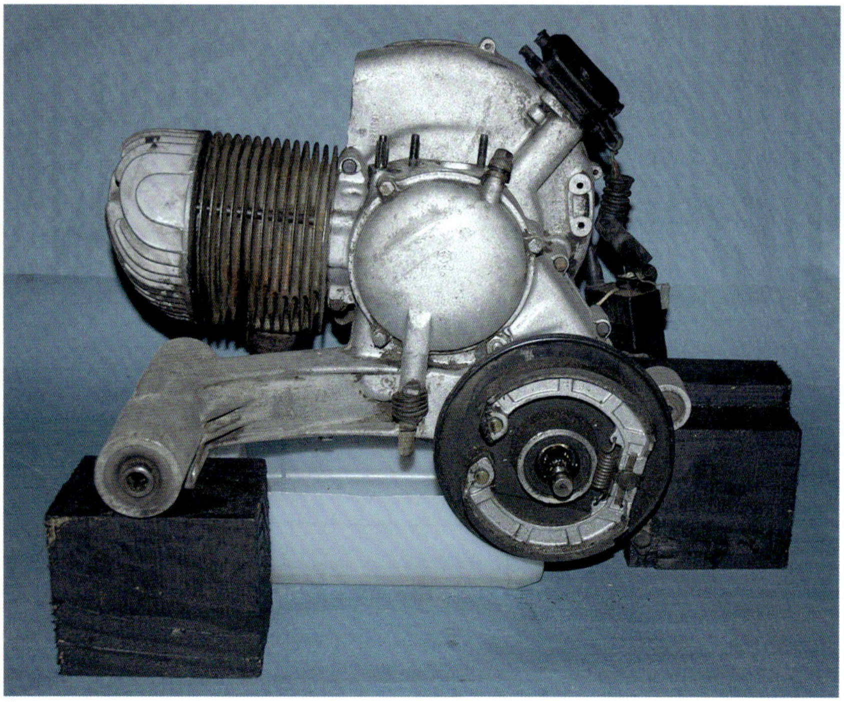

3

__Arbeitsvorbereitung 1:__ Wir sägen drei Holzklötze zurecht, damit der Motor fest aufsteht und von allen Seiten zugänglich ist. __2:__ Rückblick 1985: Schon damals hat der Autor eine PX 200 E auseinandergenommen. Bemerkenswert: Obwohl der Roller nur wenige Kilometer auf dem Tacho hatte, war der Zylinder bereits verrostet. __3:__ der aufgebockte Motor; darunter befindet sich ein Auffangbehälter für Öl.

Werkzeug

Zündkerzenschlüssel SW 21 13/16
Stecknuß SW 13 mit Schlüssel

4: Kerzenstecker abziehen; Schlüssel mit Stecknuß SW 21 13/16 liegt bereit. 5: Die Zündkerze läßt sich mühelos ausdrehen, sie sitzt nicht richtig fest. 6: Das Gewinde der NGK-Kerze ist leicht verölt, der Elektrodenabstand ist mit 0,85 mm zu groß. Gewinde im Zylinderkopf völlig unbeschädigt.

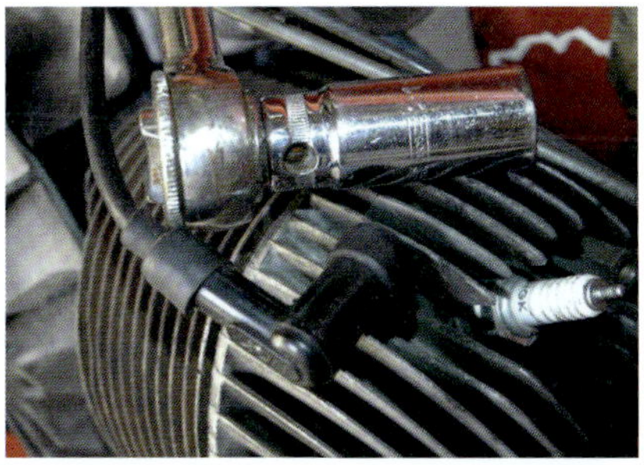

4

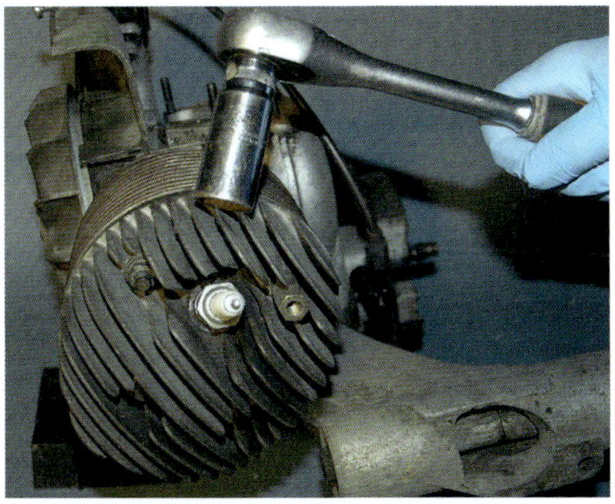

5

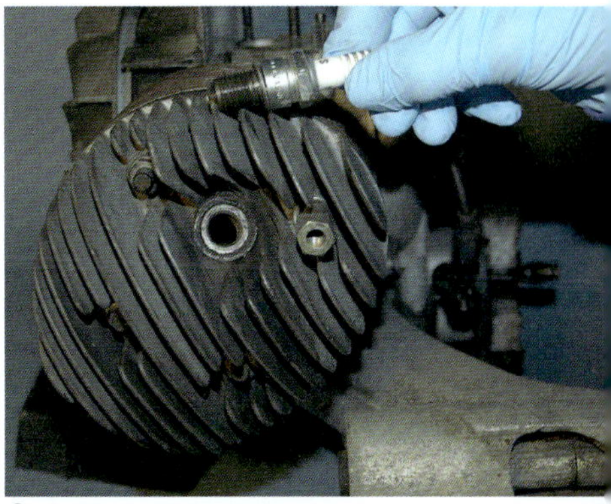

6

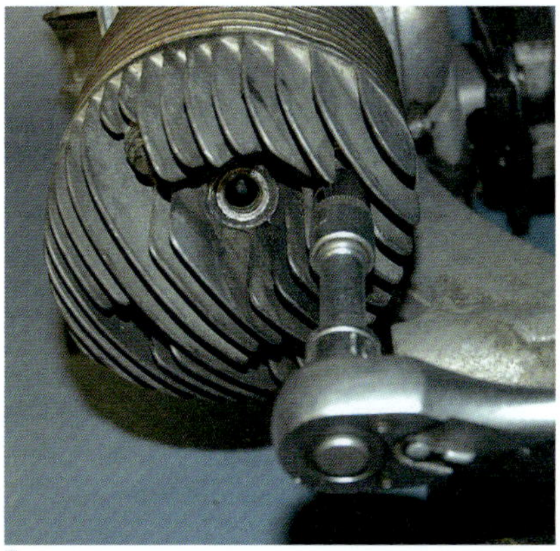

7

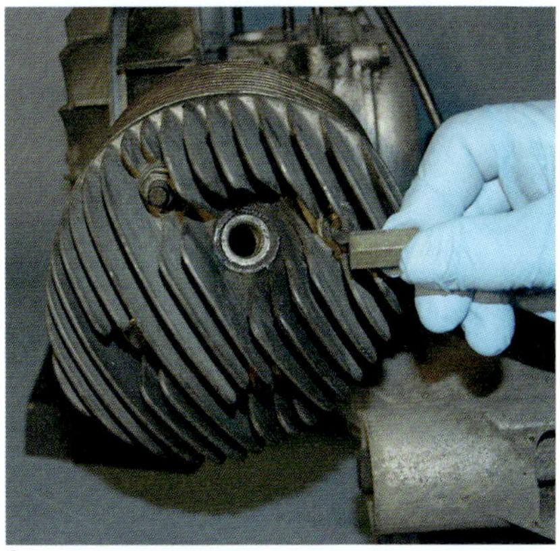

8

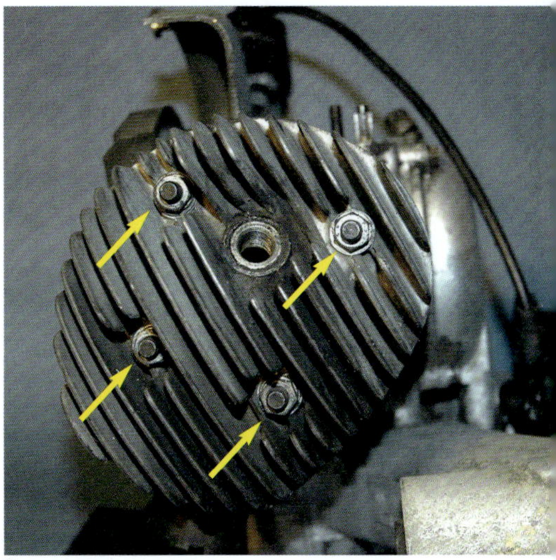

9

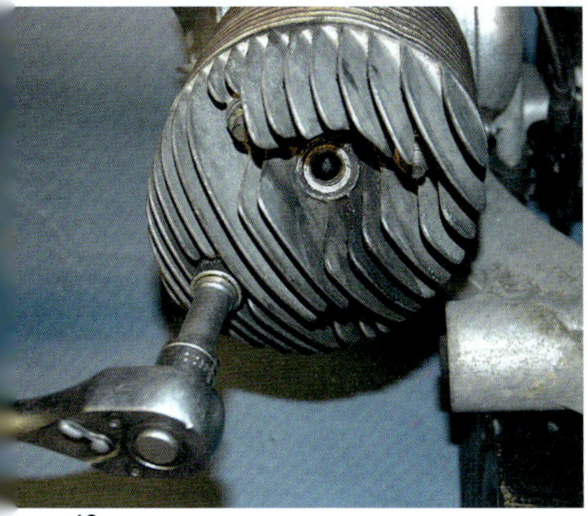

10

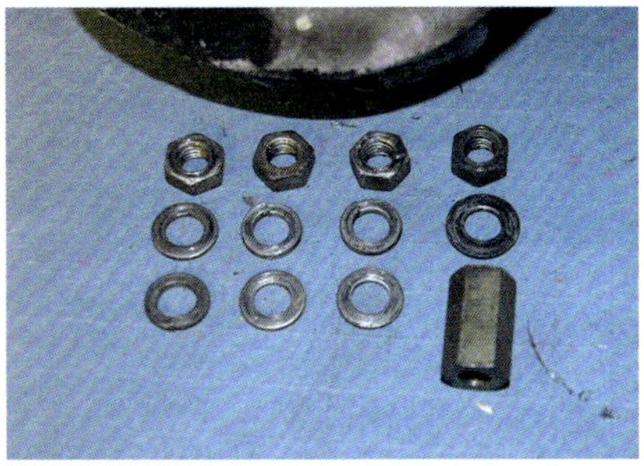

11

7: Zunächst muß der Bolzen SW 13 ausgedreht werden, der die Lüfterhaube abstützt.
8: Der 3 cm lange Bolzen ist unbeschädigt und noch korrekt gelbverzinkt. 9: Die Pfeile zeigen auf die vier Kopfmuttern M8 SW 13. 10: Die Muttern werden mit der Stecknuß SW 13 ausgedreht, sind aber fast lose. 11: Das ganze Sortiment an Muttern, Bolzen, Federringen und Druckscheiben.

Zylinderkopf ausbauen:

Der stark verrippte **Zylinderkopf** (auch „Zylinderdeckel") besteht aus Leichtmetall. Die **Rippen** sind nicht beschädigt und nicht tiefgründig korrodiert, sondern lediglich angelaufen. Der Kopf ist asymmetrisch mit vier Muttern M8 SW 13 befestigt. (Piaggio setzte bis 1984 Muttern SW 14 ein). Bevor die Muttern gelöst werden, ist der **Distanzbolzen** zu entfernen, der die Lüfterhaube abstützt; er wird mit einer Stecknuß SW 13 abgeschraubt. Der Bolzen sitzt locker, ist aber an den Kanten nicht beschädigt. Darunter liegt eine Druckscheibe; ein Federring ist nicht vorhanden.

Nun die vier **Zylinderkopfmuttern** SW 13 abschrauben sowie die darunterliegenden Federringe und Scheiben abnehmen. Die Muttern weisen an den Kanten keine Schäden auf. Federringe und Scheiben müssen ersetzt werden. Bemerkenswert ist auch hier, daß die Muttern nicht fest genug sitzen, was zu unangenehmen Folgen im weiteren Fahrbetrieb hätte führen können.

Jetzt kann der **Zylinderkopf** abgehoben werden. Er sitzt völlig locker, Hilfsmittel zum Lösen (Gummihammer) sind nicht erforderlich. Eine **Zylinderkopfdichtung** gibt es beim PX-Motor nicht, sie ist werksseitig nicht vorgesehen.

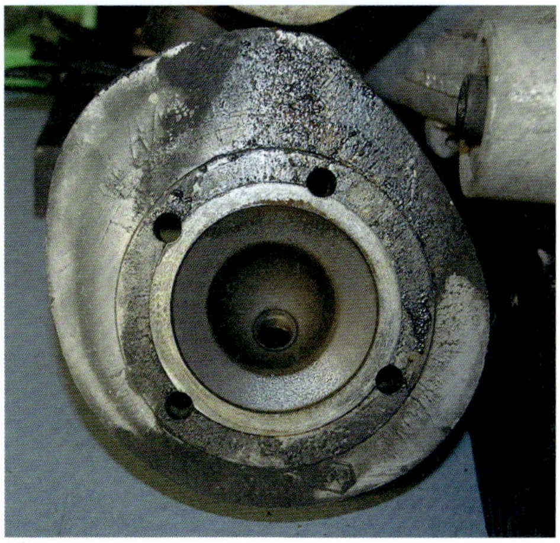

12

12: Die Unterseite des Zylinderkopfs ist stark verölt – einschließlich Dichtfläche. Die Ölkohleablagerung im Brennraum ist indes gring.

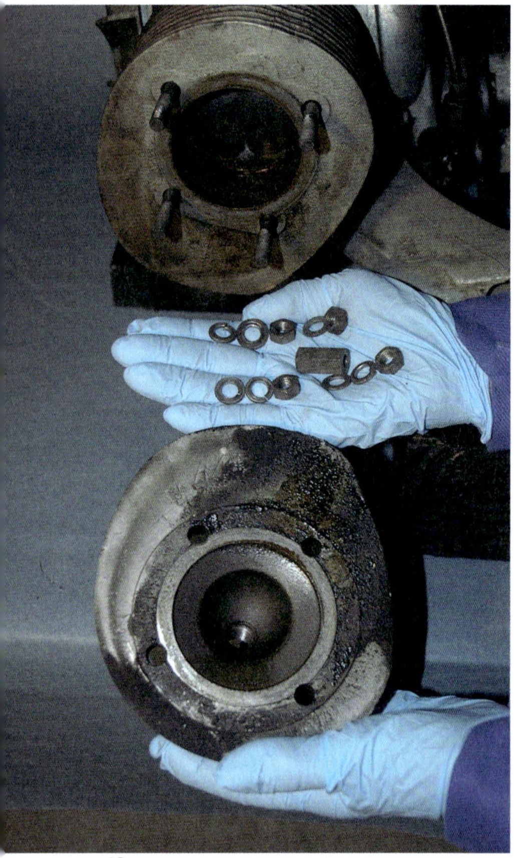
13

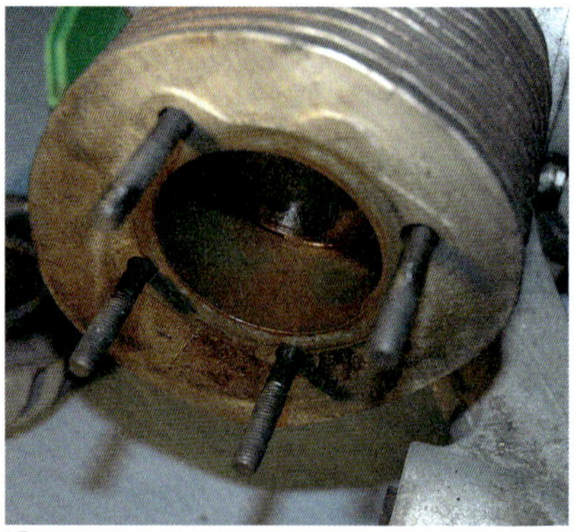
15

13: Der abmontierte Zylinderkopf mit Muttern, Federringen, Scheiben. 14: weiterer Blick auf Kopf-Unterseite und Zylinder-Oberseite; die Ölspuren sind deutlich zu sehen. 15: Rostrot und ölig: Zylinderwand und Kolbenrand. 16: Beginn des Zylinder-Abziehens. 17: Der verölte Kolben erscheint. 18: Die Unterseiten der Kühlrippen schimmern metallisch, die Dichtfläche ist in Ordnung, aber leicht verölt. 19: Blick in die Laufbüchse.

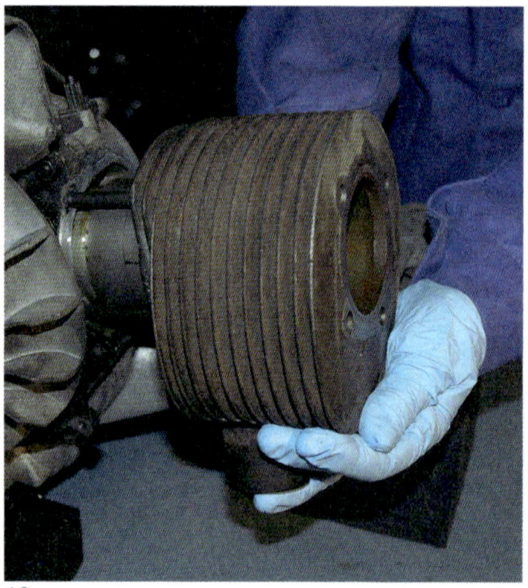
16

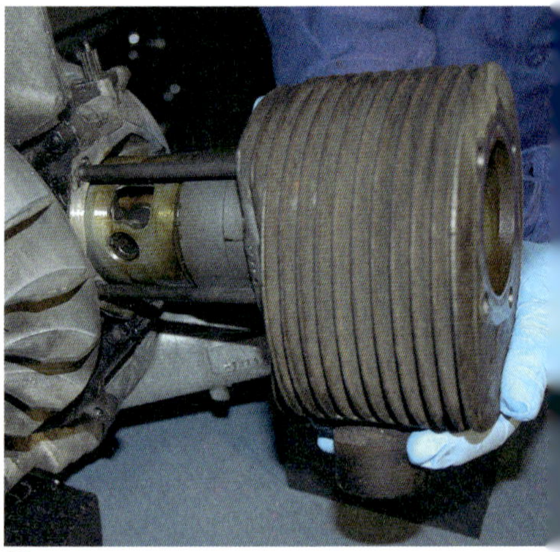
17

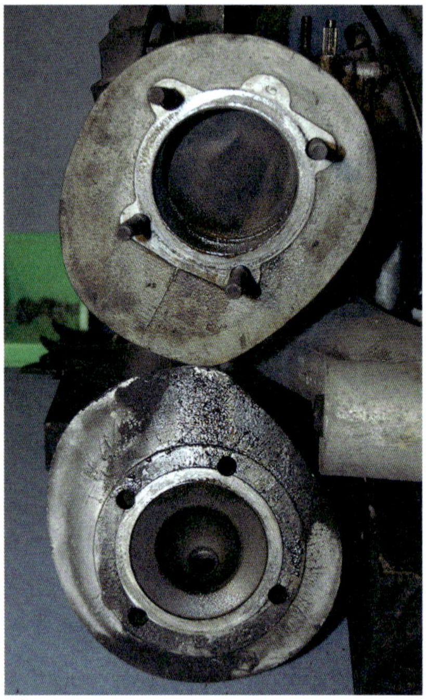
14

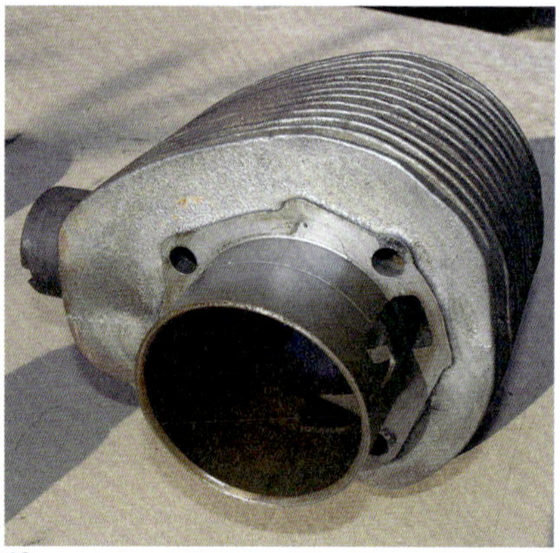
18

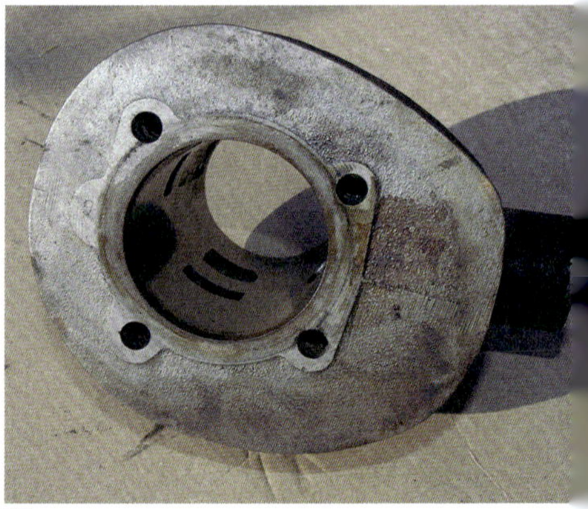
19

Die **Dichtflächen** und die unten liegenden Zonen von Kopf- und Zylinder-Oberseite sind verölt, was ein klarer Hinweis für fortgeschrittene Undichtigkeit infolge der lockeren Muttern ist. Trotzdem haben wir bei eingebautem Motor eine relativ **gute Kompression** von 8,9 bar festgestellt; nach der Überholung müßte sie deutlich höher sein. Die Dichtflächen selbst sind völlig unbeschädigt, es gibt keine Brandspuren.

Zylinder ausbauen:

Der PX-Zylinder besteht aus **Grauguß** (aus Leichtmetall bei Modellen des Typs Cosa FL) und macht inklusive der Bohrung einen guten Eindruck, sieht man von leichtem, völlig unerheblichem Flugrost an den völlig intakten Kühlrippen ab. Von unten betrachtet schimmert der Zylinder an den meisten Stellen metallisch blank.

Die **Zylinderwände** befinden sich in gutem Zustand, sie sind völlig glatt, zeigen keine Hon- oder Kreuzschliffspuren mehr wie bei einem neuen oder ausgebohrten Zylinder. Weil die Laufflächen aber augenscheinlich verglast sind, sollten sie später feingeschliffen werden.

Der Bereich des oberen **Kolben-Totpunkts** zeigt nur minimale, ringförmige Arbeitsspuren. (Bei stark beanspruchten Motoren mit hoher Laufleistung hat sich hier die Kolbenkante stark eingearbeitet.) Am **Zylinderfuß** zeigt sich beidseitig der dünnen, sich leicht lösenden (nicht wiederverwendbaren) Metall-Fußdichtung eine geringe Undichtigkeit.

Der **Zylinder** ist nicht gesondert am Motorblock befestigt; er kann nach Lösen der Zylinderkopfmuttern mühelos von den Stehbolzen abgezogen werden. Beim Vorziehen des Zylinders mit dem Lüfterrad die Kurbelwelle blockieren, damit der Kolben nicht mitkommt. Der **Kolben** unseres Probanden sitzt nicht fest und gleitet daher gut in der Zylinderbohrung. Daher kann der Zylinder leicht komplett abgezogen werden. Die vier **Stehbolzen** ragen 143 mm über das Gehäuse hinaus und sind oben mit einem Gewinde M8 versehen, das in unserem Fall keinerlei Beschädigungen aufweist.

Wir stellen fest, daß Zylinderwand und Kolben weitgehend mit einem rostbraunen und öligen Film bedeckt sind. Es könnte sich um Konservierungsöl handeln, das sich mit Flugrost vermischt hat. Genau läßt sich das nicht sagen.

Auffällig ist, daß der **Brennraum** im Zylinderkopf keine Ölkohleablagerungen, sondern nur eine ölige Rußschicht zeigt. Das haben wir uns angesichts des äußeren Triebwerkzustands anders vorgestellt. Größere Schäden sind im Zylinderbereich nicht zu beobachten, was uns eine Neubeschaffung erspart.

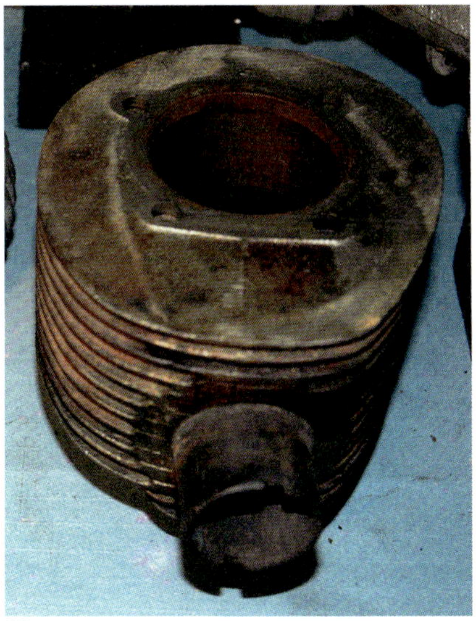

20

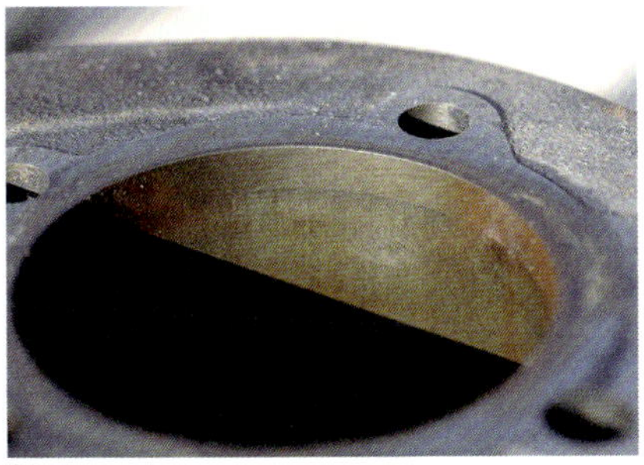

21

__20:__ Der Zylinder ist oben stark verölt, das Öl hat sich bis zum (unbeschädigten) Auspuffstutzen verbreitet. __21:__ Der Kolben hat sich oben kaum eingearbeitet. Die Lauffläche ist aber glatt und verglast. __22:__ Die Zylinderfußdichtung aus Metall muß ersetzt werden, sie ist nicht wiederverwendbar.

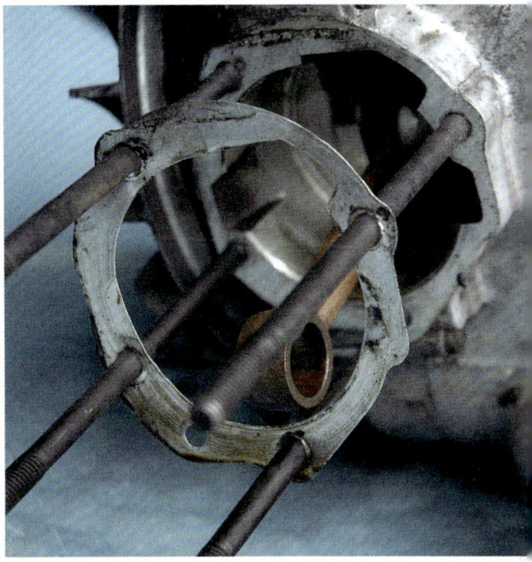

22

Zylinderkopf, Zylinder: Reinigung

Zylinderkopf reinigen:

Nach der Demontage von Zylinderkopf, Zylinder und Kolben traten bereits bestimmte Mängel zutage. Präzisere Aussagen können getroffen werden, wenn diese Elemente von grobem Schmutz befreit sind.

Zunächst reinigen wir den **Zylinderkopf innen** und zwischen den **Kühlrippen** mit Nylonpinsel und Kaltreiniger. Als Unterlage eignet sich perfekt eine **Ölauffangwanne** aus dem Zubehörhandel. Grobe Fettablagerungen werden mit einem Hartholzspan abgeschabt, damit das Metall nicht verkratzt wird. **Leichte Kratzspuren** an der Peripherie rühren von Montagearbeiten her, die u.U. bereits im Rahmen der Produktion im Werk entstanden sind. Der **Brennraum** zeigt keine Ölkohleablagerungen, sondern nur eine dünne Schicht von öligem Ruß, der sich leicht abspülen läßt. Der mit dem Kaltreiniger gelöste Dreck wird schließlich mit Bremsenreiniger abgesprüht. Mit einem Lappen wird abgetrocknet. Die dann noch vorhandenen Schmutzpartikel werden bei der Aufarbeitung beseitigt (weiter hinten im Buch).

Schäden können wir auch jetzt nicht festellen, keine **Kühlrippe** ist gebrochen, die ringförmige **Dichtfläche** befindet sich in einem tadellosen Zustand. Vernachlässigt werden können die kleinen Gußfehler außerhalb der Dichtfläche.

An der Kopf-Unterseite ist neben einer „3“, einem eingekreisten „B“, dem Piaggio-Logo und der Ziffer „99536“ das Kürzel **U.S.A.** zu erkennen. Das Teil war vermutlich für den Export vorgesehen.

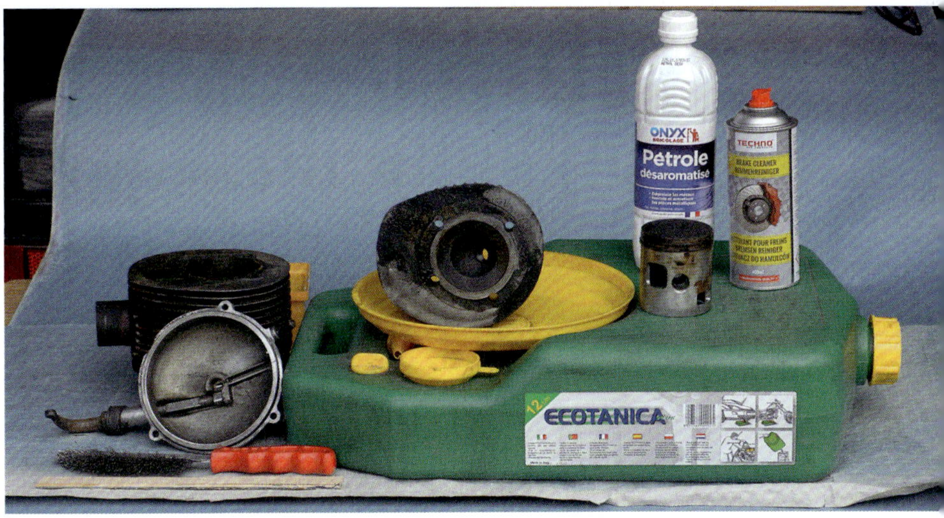

1

__1:__ Zylinder, Zylinderkopf, Kolben, Kupplungsdekkel werden mit Kalt- und Bremsenreiniger von grobem Schmutz befreit. Mit der Drahtbürste wird der verrostete Auspuffstutzen bearbeitet.

Werkzeug und Produkte
Ölauffang-Wanne, Nylonpinsel, Drahtbürste, Lappen, 600er Schmirgel, Kalt- und Bremsenreiniger

Zylinder reinigen:

Den Zylinder reinigen wir nach der gleichen Methode. Die **Kanäle** weisen keine Ablagerungen auf. Sollte dies bei einem anderen Zylinder der Fall sein, werden sie mit einem Span aus Holz oder Kunststoff gelockert. Auch hier kümmern wir uns später um eine erhebliche Verbesserung des Erscheinungsbilds.

Nachdem der rostbraune **Ölfilm** abgespült worden ist, glänzt die Lauffläche glatt und riefenfrei. Wir werden die Bohrung vermessen und dann entscheiden, ob der Zylinder nachgearbeitet werden muß. Bei der Renigung bemerken wir, daß der Auspuffstutzen lose ist; er läßt sich von Hand herausdrehen. Das darf eigentlich nicht sein...

__2:__ Zuerst wird die Kopf-Unterseite mit Kaltreiniger „eingeweicht“ und abgepinselt. __3:__ Mit dem Nylonpinsel geht's ans Reinigen der Kühlrippen.

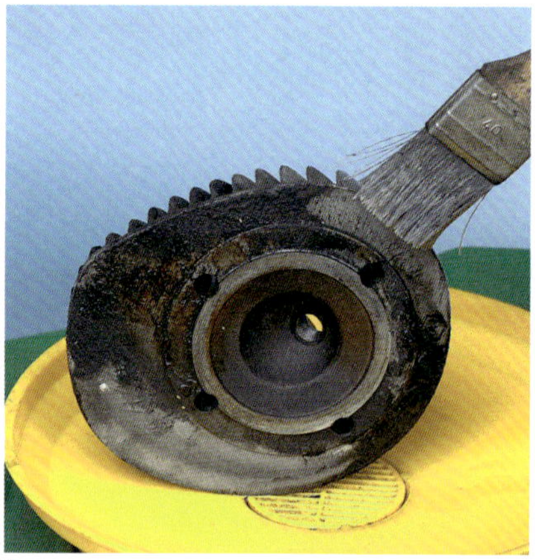
2

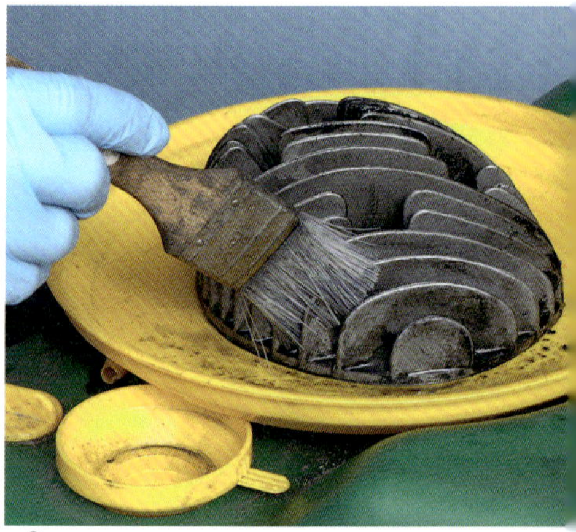
3

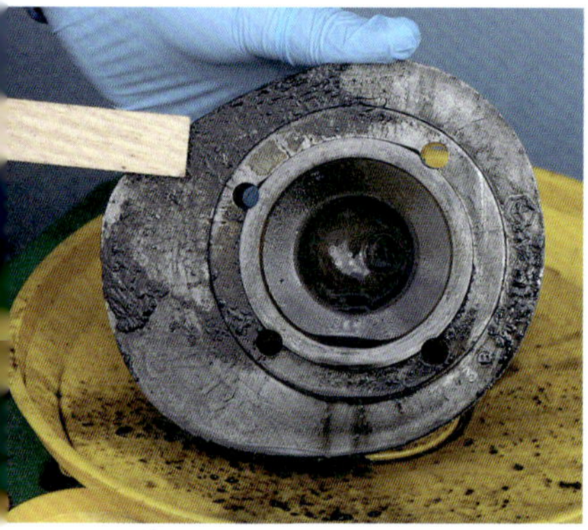
4

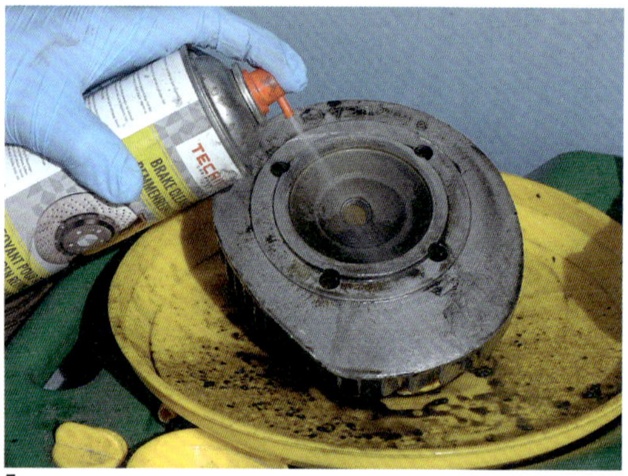
5

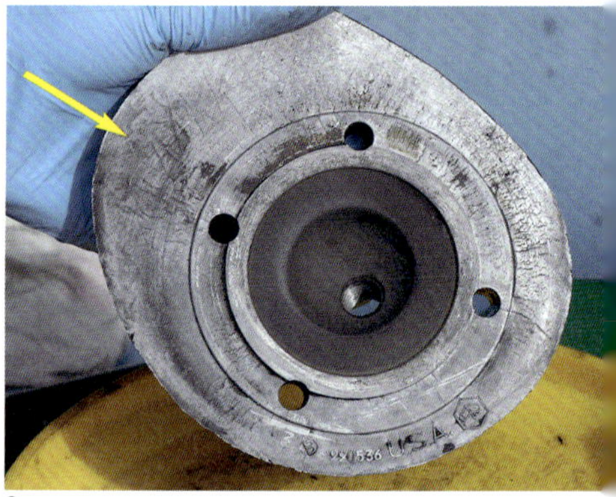
6

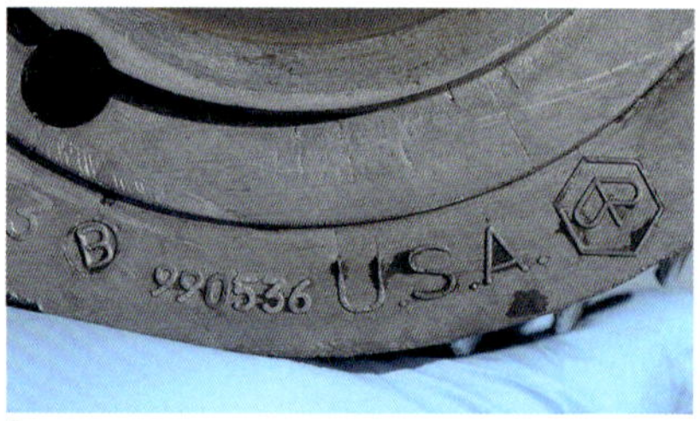

7

__4:__ Hartnäckiger Schmutz wird mit einem Holzspan gelöst. __5:__ Bremsenreiniger ist ideal, um die Rückstände abzuspülen. __6:__ der saubere Kopf; Pfeil: Fehlstellen im Guß. __7:__ Die Markierungen an der Unterseite geben Rätsel auf. __8:__ Falls die Schlitze verkrustet sind, werden sie grob mit einem Holzspan, dann mit Kaltreiniger gesäubert. __9:__ Der Abgasstutzen unseres Zylinders ist weitgehend rückstandsfrei. __10:__ Der Abgasstutzen verträgt auch grobes Einwirken mit der Drahtbürste. __11:__ Mit Pinsel, Kalt- und Bremsenreiniger rücken wir dem Schmutz auch im und am Zylinder zu Leibe. __12:__ Der Auspuffstutzen sitzt so locker, daß er sich mit der Hand herausdrehen läßt. Das ist aber besser, als wenn er festgebrannt wäre...

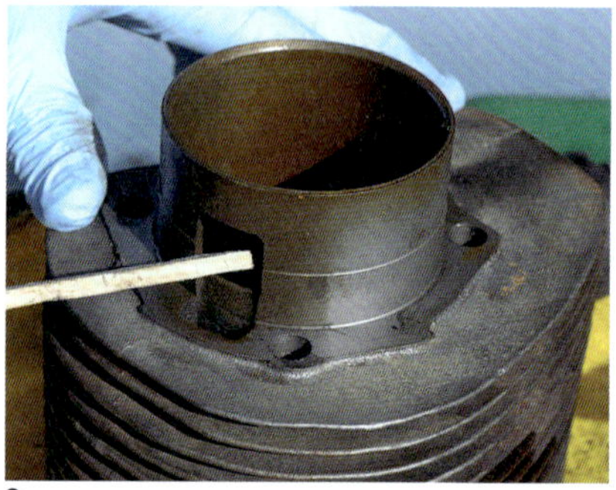
8

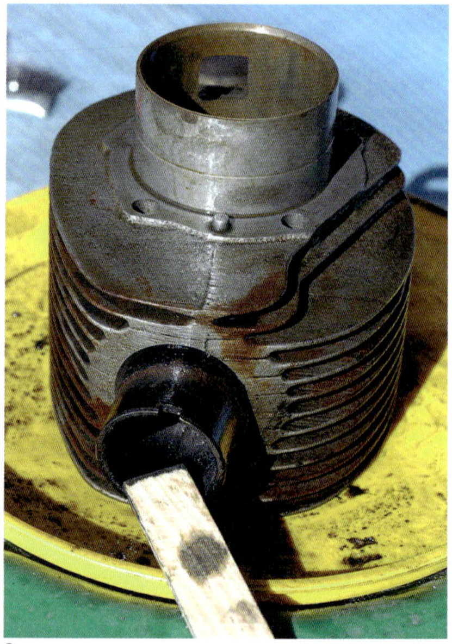
9

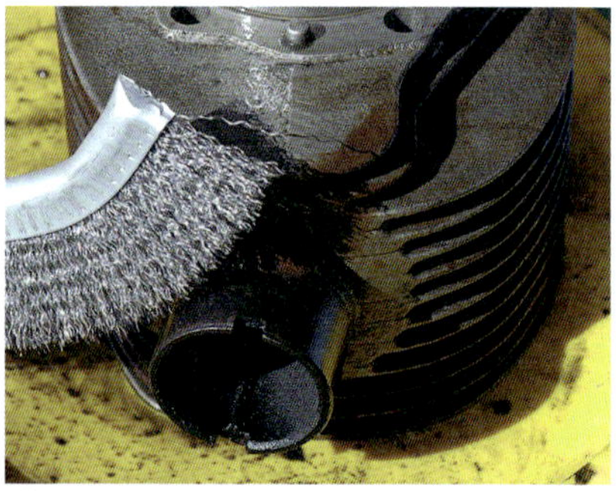
10

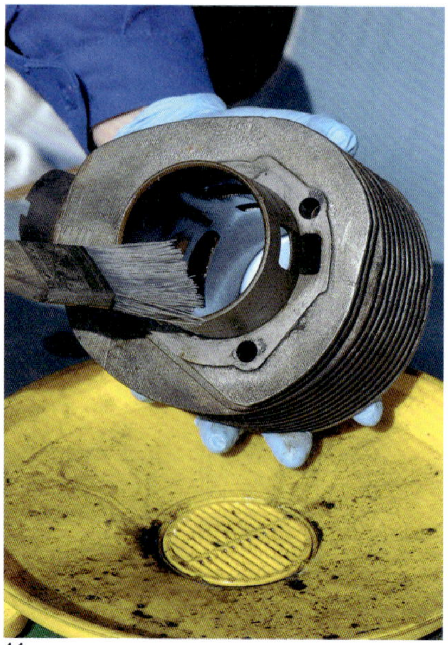
11

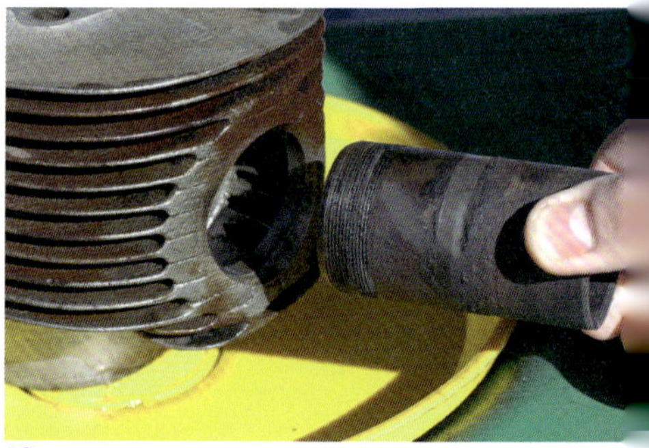
12

Zylinder: Vermessung

Zylinderbohrung vermessen: Dazu ist ein **Innen-Feinmeßgerät** mit Uhr erforderlich (ab 50 Euro im Internet). Eine erste Messung kann auch mit einer digitalen **Schieblehre** erfolgen. Für unseren Zweck muß sich der Meßbereich bis 100 mm erstrecken.

Die **Meßwerte:** Piaggio empfiehlt für den 200er Motor, den Fühler 30 mm unterhalb der Zylinderoberkante anzusetzen (s. Tabelle und Zeichnung unten). Die **Sollmaße** für Standardbohrung und drei Übermaße stehen in der Tabelle (66,5 bis 67,1 mm).

Wir haben uns mit einer Messung nicht begnügt, sondern vier jeweils um 90° versetzte Messungen mit folgenden Ergebnissen durchgeführt: **1.** am oberen Totpunkt des Kolbens = 66,75 mm; **2.** 30 mm unter Zylinder-Oberkante = 66,73 mm; **3**. zwischen den Überströmkanälen = 66,75 mm; **4.** 10 mm über der Unterkante der Laufbuchse = 66,75 mm. Runden wir ab, was bei der einmaligen Abweichung von 2/100stel mm zulässig ist, erhalten wir einen einheitlichen Wert von 66,75 mm, was fast dem Sollwert des 1. Übermaßes entspricht. **Folgerung:** Die Zylinderbohrung hat sich nur um 0,25 mm gegenüber dem Grundmaß 66,5 mm auf 66,75 mm erweitert. Dies ist ein **Verschleiß,** der als normal bezeichnet werden kann. Sollte die auf dem Kilometerzähler angegebene **Laufleistung** von 26 791 km stimmen (was nicht ganz sicher ist, wie wir später sehen werden), könnte es sich bei unserem Zylinder (und damit bei dem ganzen Motor) um das originale, 1985 im Werk montierte Bauteil handeln.

Eine **zusätzliche Messung oberhalb des OT** (außerhalb des Arbeitsbereichs der Kolbenringe) am äußersten oberen Rand des Zylinders legt zusätzlich nahe, daß es der im Werk verbaute Original-Zylinder ist: 66,5 mm Durchmesser. Positiv ist, daß die Zylinderwände absolut gleichmäßig abgenutzt sind und keinerlei Riefen zeigen. Außerdem hat sich der Laufbahn-Querschnitt nicht ins Ovale hin verändert.

Maßnahmen: Nach Einschätzung unseres Piaggio-Werkstattmeisters Rainer Schulz kann der Zylinder ohne wei-

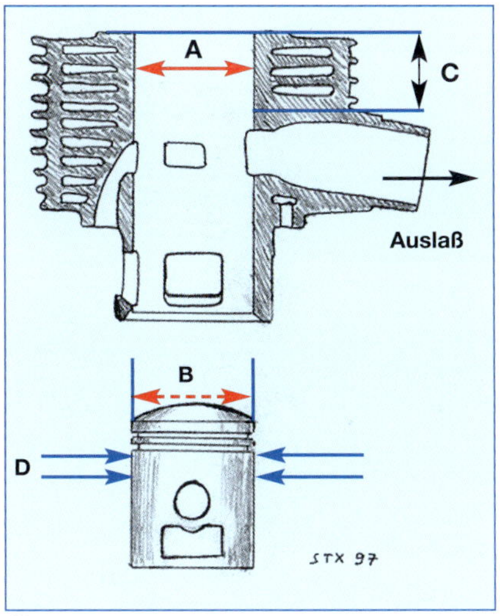

13

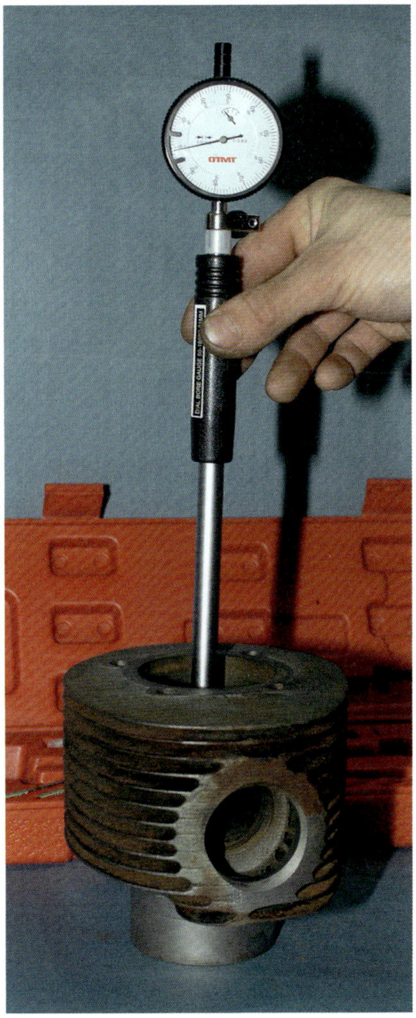

14

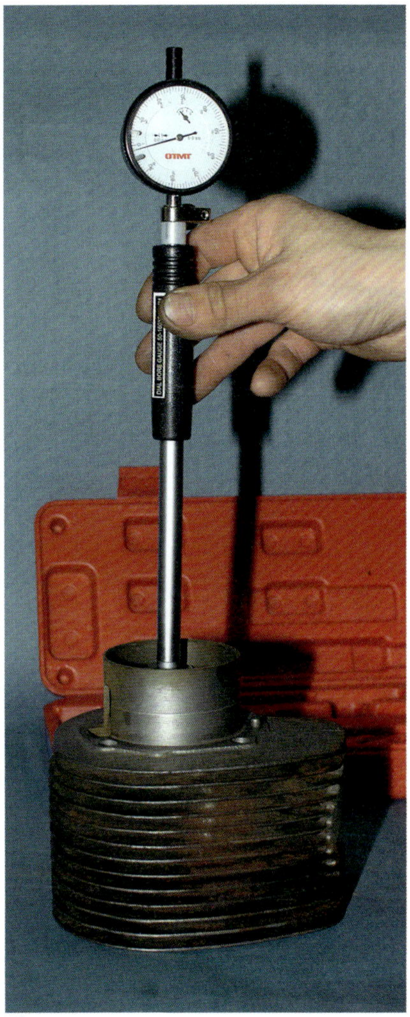

15

13: Maßzeichnung für Kolben- und Zylindervermessung der Vespa-Motoren;
A = Zylinderdurchmesser, B = Kolbendurchmesser, Angaben s. untenstehende Tabelle;
C und D: Hier genau müssen die Meßuhren angesetzt werden.
Abstand C** beträgt 25 mm bei PX 80, 125 und 150, **30 mm** bei **PX 200/E/GS;
Abstand** generell **D = 5 mm.
***14, 15:** Mit der Innenmeßuhr wird die Zylinderbohrung mehrfach ausgemessen, unter dem OT, über und unter dem Bolzenauge, ganz oben. Die bei unserer PX ermittelten Werte siehe Lauftext.*

Kolben- und Zylindermaße
Werte fürs Auswechseln und Ausschleifen

Maße und Übermaße in mm

PX-Reihe, Cosa: cm³		**80**	**125**	**150**	**200**
Zylinder normal	A =	46,0	52,5	57,8	66,5
Zylinder 1. Übermaß	A =	46,2	52,7	58,0	66,7
Zylinder 2. Übermaß	A =	46,4	52,9	58,2	66,9
Zylinder 3. Übermaß	A =	46,6	53,1	58,4	67,1
Kolben normal	B =	45,820	52,330	57,585	66,295
Kolben 1. Übermaß	B =	46,020	52,530	57,785	66,495
Kolben 2. Übermaß	B =	46,220	52,730	57,985	66,695
Kolben 3. Übermaß	B =	46,420	52,930	58,185	66,895

teres wiederverwendet werden. Er muß nicht ausgeschliffen, sondern nur mit einem Spezialgerät gehont werden, was zuverlässig die Verglasung der Zylinderwände aufbricht. Wir zeigen das im Abschnitt „Motoraufbereitung“weiter hinten.

Wichtig ist jetzt, ob sich der **Kolben** noch in brauchbarem Zustand befindet Hat er zu viel Luft, ist er riefig, muß er daher ersetzt werden? Alle Einzelheiten dazu im nächsten Abschnitt.

Werkzeug Zylindervermessung

Innen-Feinmeßgerät bis 100 mm
digitale Schieblehre

***16:** Braucht eine ruhige Hand, mißt aber durchaus präzise: elektronische Schieblehre. Wir ermitteln am zylinder 66,5 mm oberhalb des Kolben-OT; das läßt vermuten, daß es sich um den ersten, im Werk verbauten Zylinder handelt.*
***17:** Saubere Angelegenheit: zerlegter PX-Motor aus der Sammlung des Restaurierungsexperten von Werner Lechner aus Schwäbisch Hall*

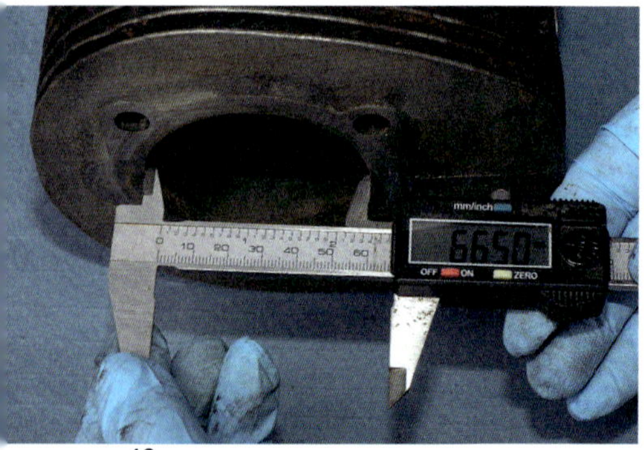

16

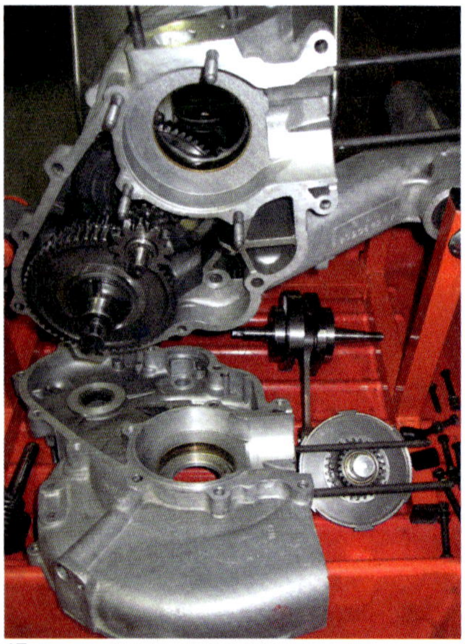

17

Kolben, Kolbenringe, Kolbenbolzen wechseln, Zylinder ausschleifen – allgemeine Tips:

Kolben, Kolbenringe und Zylinder sind auch beim Vespa-Motor der härtesten Belastung und dem größten **Verschleiß** ausgesetzt. Die Palette der möglichen Schäden ist groß. Die schlimmsten Beschädigungen werden von **Schmierölmangel** hervorgerufen. Auch wer mit falschem Öl fährt, ruiniert seinen Motor. Oft sind auch Defekte im Bereich von Ölförderung und Ölpumpe schuld.

Hat der Motor einen **Kolbenklemmer** erlitten, weil der Ölfilm kurz abriß, ist es in der Regel damit getan, den Kolben zu wechseln und den Zylinder ausschleifen zu lassen. Untrüglicher Hinweis auf Ölmangel und **Überhitzung** durch erhöhte Reibung sind mehr oder weniger starke Riefen an Kolben und Zylinderwand. Reißt der Ölfilm dauerhaft bei hoher Drehzahl, kann es zu einem Totalschaden kommen: Verschmelzen von Kolben und Zylinderwand, Abreißen des Pleuels, Kurbelwellenlagerzerstörung.

Fehlerhafte oder falsche **Zündkerzen** können zu Löchern im Kolbenboden und Lagerschäden als Folgedefekt führen. Auch unter normalen Bedingungen unterliegen Kolben und Zylinder fortschreitendem Verschleiß. Mangelhafte Leistung, erhöhter Benzin- und Ölverbrauch, schließlich metallische Geräusche durch **„Kolbenkipper“** und **Kolbenbolzenspiel** machen einen **Austausch des Kolbens** und ein **Ausschleifen des Zylinders** erforderlich. Piaggio und diverse Anbieter halten für alle PK-, PX- und Cosa-Modelle Kolben bis zum 3. Übermaß bereit; d.h. der Zylinder kann bis zur Mindestwandstärke dreimal ausgeschliffen werden. Zum **Vermessen** von Kolben und Zylinder sind Präzisionsinstrumente nötig, wie sie die Fachwerkstatt besitzt (s. vorige Seite und links).

Wenn Zylinder und Kolben von der Oberflächenbeschaffenheit her noch in Ordnung sind, ist es auch schon mal damit getan, nur die **Kolbenringe** auszuwechseln; Ersatz gibt's bei Piaggio oder Motorinstandsetzern. Festgebrannte Ringe brechen meist beim Lösen und müssen dann sowieso ersetzt werden. Gebrochene Ringe führen sofort zu starkem Leistungsverlust und lassen den Treibstoffverbrauch merklich ansteigen.

Zweitaktmotoren, die länger nicht gelaufen sind, zeigen mitunter starke **Korrosionsschäden.** In leichteren Fällen verkleben Kolbenringe und Zylinderwand miteinander; Lösung des Problems: Zylinderdeckel abnehmen, Rostlöser oder Universalschmiermittel auf den Kolben geben und ein paar Tage einwirken lassen. Dann mit einem zwischengesetzten Holzhammer oder passendem Stück Weichholz den **Kolben vorsichtig freiklopfen** (s.a. Kasten folgende Seite). Wenn das nicht klappt, ist meist der Kolben komplett mit dem Zylinder verbacken. Dies kann unter Umständen bedeuten, daß der ganze Motor reif für den Schmelzofen ist.

Beim Kolbenausbau wird automatisch auch der **Kolbenbolzen** ausgebaut; er ist bei den großen Vespa-Modellen nadelgelagert, was den Verschleiß enorm minimiert. Beide Elemente müssen schon bei minimalem Spiel ausgewechselt werden. **Achtung:** Neue Kolben und frisch ausgeschliffene Zylinder müssen **sorgfältig eingefahren** werden. Faustregel: Auf den ersten 500 km nur mit zwei Drittel Gas/Drehzahl fahren, bei den grossen Modellen im vierten Gang 70 km/h nicht überschreiten. Während des Einfahrens niemals Vollgas geben.

Festgestellte Mängel Zylinderkopf, Zylinder

Zylinderkopf

Befestigung: alle Muttern nicht fest genug angezogen; Federring oben rechts fehlt
Brennraum: leichte Ölkohleablagerungen
Dichtfläche: leichter Ölaustritt
Zusätzlicher Befund nach Reinigung:
Markierung „99536 U.S.A.“ erklärungsbedürftig. Kleine Fehler im Guß, Kratzspuren neben der Dichtfläche

Zylinder

Verankerung: wegen der losen Kopfschrauben nicht ausreichend befestigt
Dichtfläche oben: stärkerer Ölaustritt, Ölspuren auch in der Verrippung
Dichtfläche unten: leicht verölt; Metall-Fußdichtung erneuerungsbedürftig
Lauffläche in der Bohrung: verglast, extrem glattflächig, rostroter Ölfilm
Leichte Einarbeitungsspuren des Kolbens am OT; deutlicher Verschleiß
Kühlrippen: an Kanten und vor allem an Oberseiten leicht angerostet
Zusätzlicher Befund nach Reinigung:
Abgasstutzen in der Verschraubung locker

Kolben, Kolbenbolzen: Demontage

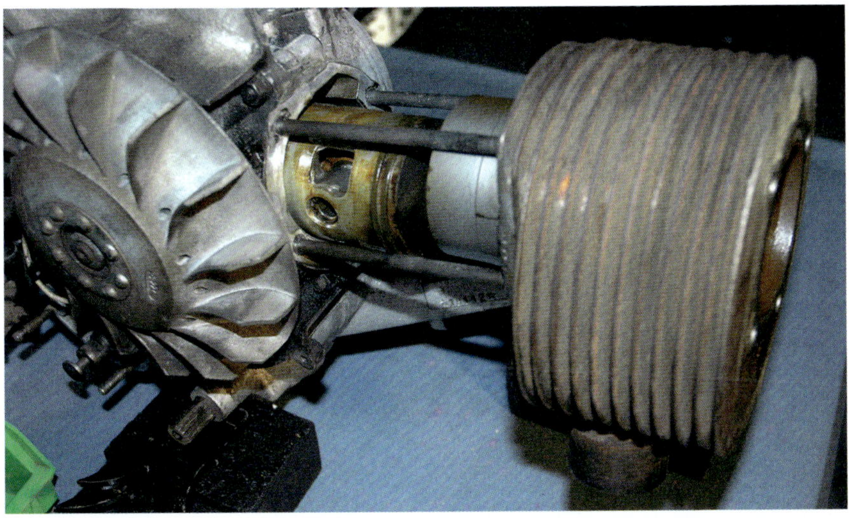

1

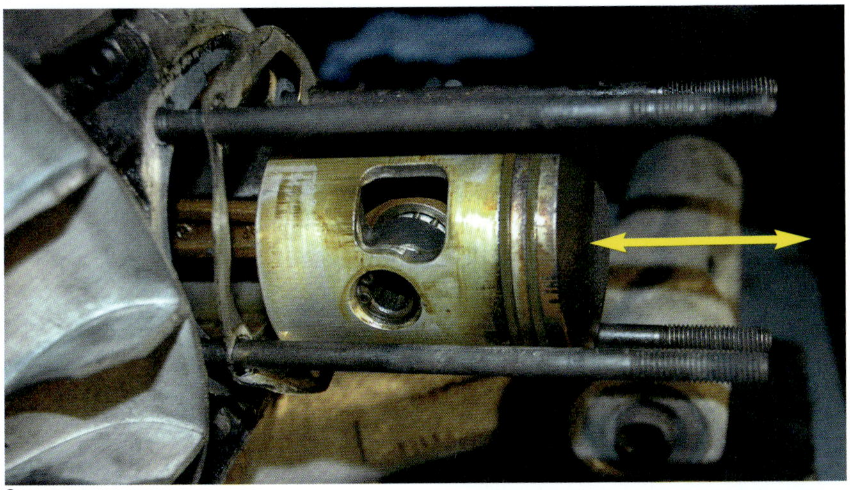

2

Kolben, Kolbenbolzen ausbauen:

Der Kolben darf beim Ausbau nicht verkratzt werden. Der **Kolbenbolzen** ist durch zwei **Seegerringe** gesichert; sie werden mit einer Seegerringzange abgenommen. Die Ringe kommen nur frei, wenn sie gleichzeitig in den Augen mit der Seegerringzange zusammengedrückt und auf der anderen Seite mit einem oder zwei schmalen Schraubendrehern aus der Nut gehebelt werden (Helfer erforderlich).

Der 16 mm dicke **Kolbenbolzen** wird mit einem 14 bis 15 mm dicken Dorn herausgeschlagen; vorher Tuch zwischen Kolben und Zylinder-Stehbolzen legen. Ein **Helfer** hält den Kolben dabei so fest, daß er nicht gegen Kurbelgehäuse oder Stehbolzen schlägt. Möglichst passendes Stück Holz zwischen Stehbolzen und Kolben setzen, um die Schläge abzufangen, denn es darf kein übermäßiger Druck auf die Pleuelstange ausgeübt werden. In der Regel sind nur einige leichte Hammerschläge nötig.

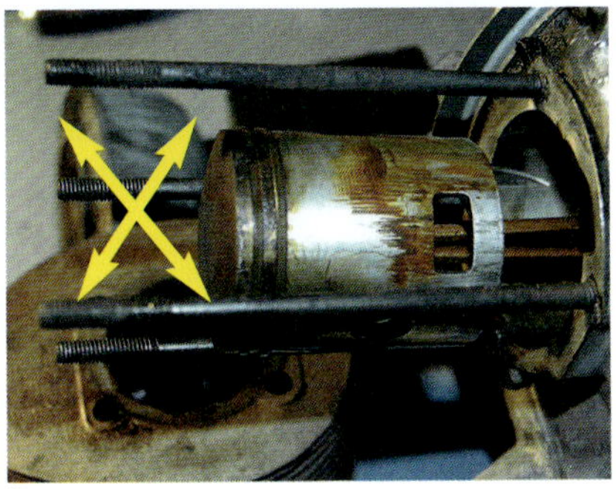

2

1: *Der Zylinder sitzt nur noch auf den Gewindegängen der Stehbolzen, der Kolben ist frei.*
2, 3: *Der Kolben ist ölverschmiert, weist leichte Riefen und Brandspuren auf (mehr dazu später). Gut zu sehen: die leicht vorgezogene Zylinder-Fußdichtung.* ***Pfeile:*** *Vor dem Ausbau wird durch ruckartiges Ziehen in Längs- und Querrichtung geprüft, ob Pleuelauge, Kolbenbolzen und Pleuelfuß Spiel haben. In unserem Fall können wir an allen Punkten nicht das geringste Spiel feststellen.*

Kolben fest – was tun?

Bei Motoren von Fahrzeugen, die lange Zeit nicht bewegt wurden, womöglich jahrzehntelang nicht, kann es vorkommen, daß der Kolben im Zylinder festsitzt. Man kann dann versuchen, ihn zu lösen, indem man einen passenden Holzhammer oder Holzklotz aufsetzt und auf diesen mit einem Stahlhammer einschlägt – aber mit Gefühl und nicht zu stark. Zuvor Brennraum und Kolbenboden mit reichlich Rostlöser einsprühen und das Mittel ein paar Stunden, besser über Nacht, einwirken lassen. In harmlosen Fällen kommt der Kolben frei, und der Zylinder läßt sich abziehen. Oft entstehen dabei allerdings Riefen, auch können unter Umständen die Kolbenringe brechen.

Löst sich der Kolbe nicht, den Zylinder mit der Lötlampe erhitzen und danach das Prozedere wiederholen. Hilft auch dies nicht, haben wir ein großes Problem: Stahl und Aluminumlegierungen haben sich durch Korrosion miteinanderverschweißt. Da sich Zylinder und Kolben nicht von der Kurbelwelle trennen lassen, muß ein kompletter Ersatzmotor beschafft werden. Brutale Alternative: den Zylinder mit einem großen Winkelschleifer aufflexen und damit den Kolben „befreien". Das ist billiger als ein Austauschmotor – vorausgesetzt, der restliche Motor ist noch brauchbar. Nur Zylinder und Kolben müssen dann ersetzt werden.

1: *In besonderen Fällen hilft nur die Holzhammer-Methode, um den Kolben zu lokkern; dies ist unter Umständen dann nötig, wenn das Fahrzeug über einen langen Zeitraum hinweg nicht bewegt wurde.*

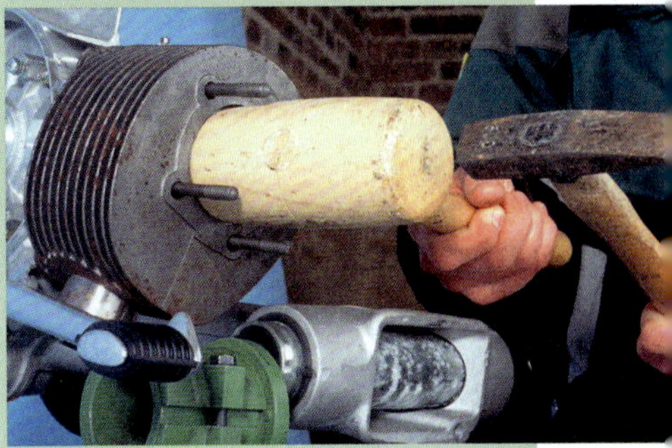

1

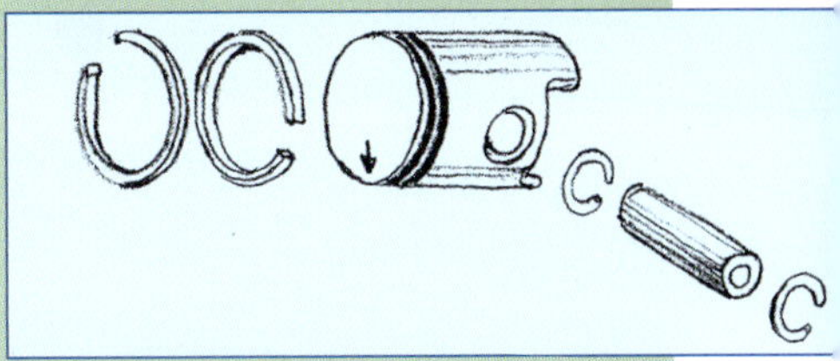

2

2: *Der Kolben und seine Elemente: Kolbenringe (versetzt), Kolbenbolzen mit Sicherungsringen. Der Bolzen dreht sich auf einem Nadellager. Einbaurichtung beachten.*

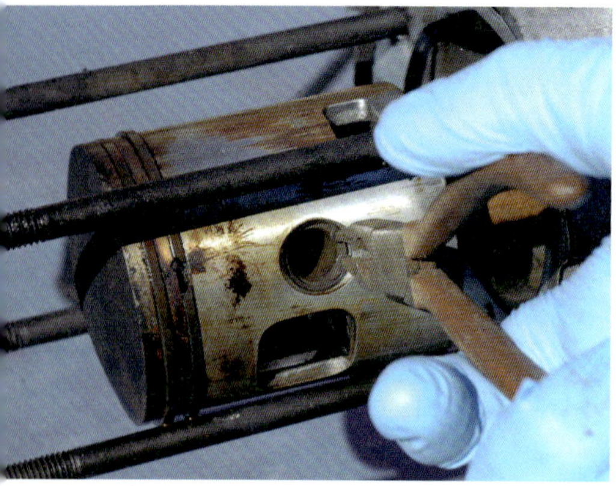

4

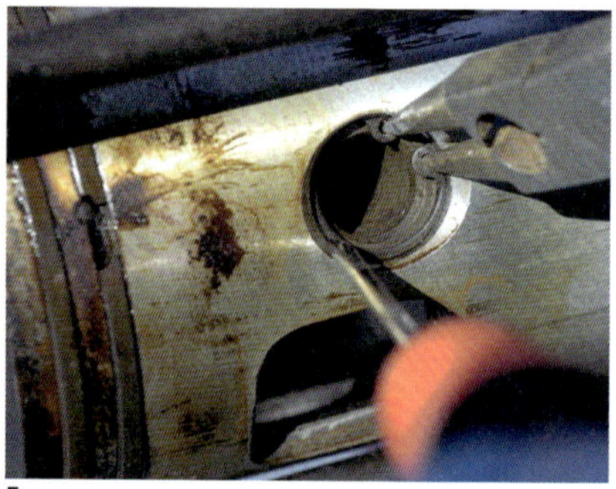

5

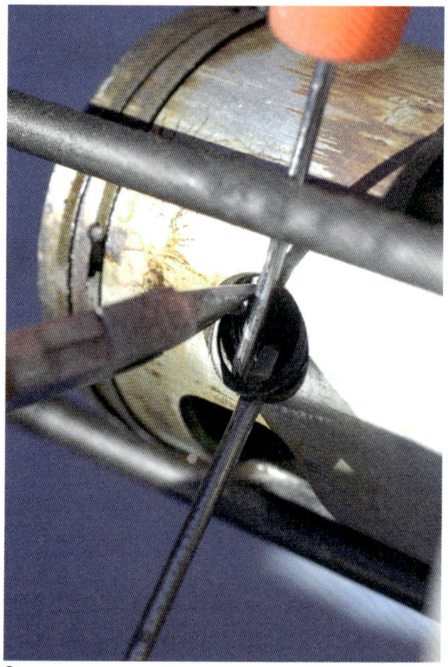

6

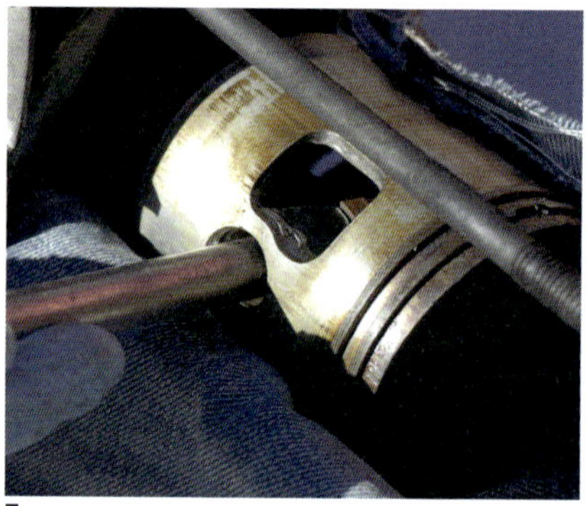

7

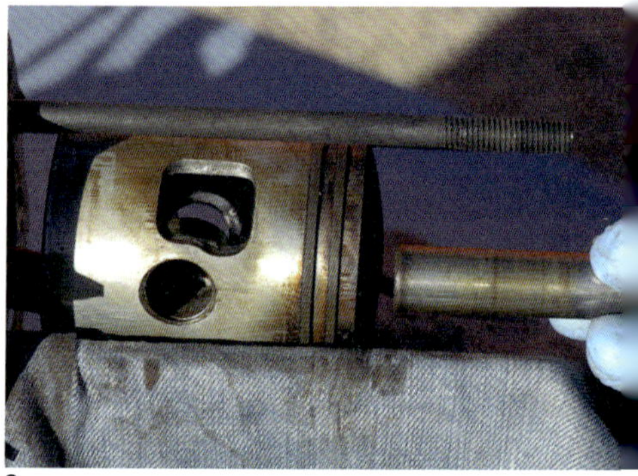

8

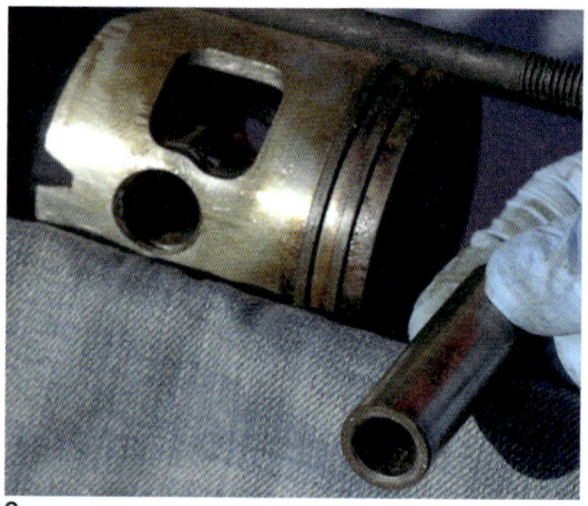

9

__4:__ Erster Schritt ist der Ausbau der beiden Seegerringe, die den Kolbenbolzen fixieren. Mit einer speziellen Zange werden die beiden Augen zusammengedrückt. __5, 6:__ Wenn der Ring nicht freikommt, muß ein Helfer mit einem oder zwei Schraubendrehern eingreifen. __7:__ Der Kolbenbolzen wird mit einem passenden Dorn ausgetrieben; immer nur leicht mit dem Hammer auf die Stahlstange schlagen. __8, 9:__ der ausgebaute Bolzen, der lediglich leichte Lagerabdrücke zeigt.
__10:__ Blick auf den Kolben und das Pleuelauge mit dem Nadellager. __11:__ Das Nadellager läßt sich einfach aus dem Pleuelauge nehmen. Es weist noch Ölspuren auf, ist nicht verharzt oder schadhaft.
__12:__ Für einen mögliche Wiederverwendung wird das Lager markiert. __13:__ Das Pleuelauge ist innen leicht verölt, aber offenbar ohne Schäden. Der Durchmesser beträgt 16,0 mm = korrekt.

Unser **Kolbenbolzen** sitzt ziemlich fest, entsprechend kräftig muß geklopft werden. Schließlich kommt er frei; er ist nicht eingelaufen. Dann nehmen wir das spielfrei sitzende, nicht klemmende **Nadellager** aus dem Pleuelauge; es ist unversehrt und wird zwecks möglicher Wiederverwendung markiert (Klebeband, Stift). Wir werden es trotzdem durch ein neues Teil ersetzen. Generell dürfen Kolbenbolzen und Nadellager nur dann wiederverwendet werden, wenn sie keinerlei Spiel und keine Schäden aufweisen.

Der **Kolben** befindet sich in einem mittelprächtigen Zustand. Er präsentiert sich ölverschmiert und zeigt Spuren festgeklebter Rückstände, vor allem oberhalb der **Kolbenringe,** aber stellenweise auch am Kolbenhemd. Der

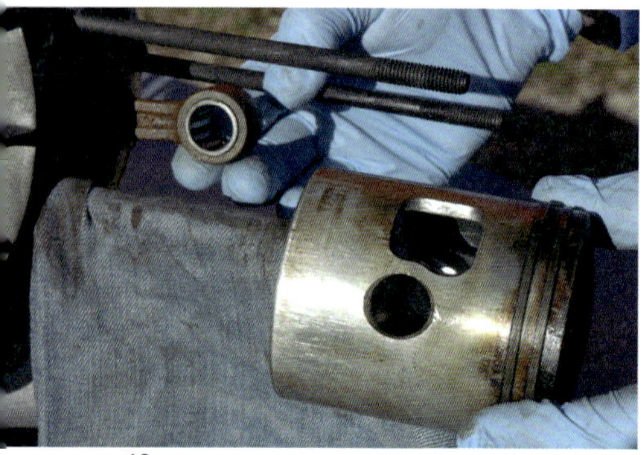

10

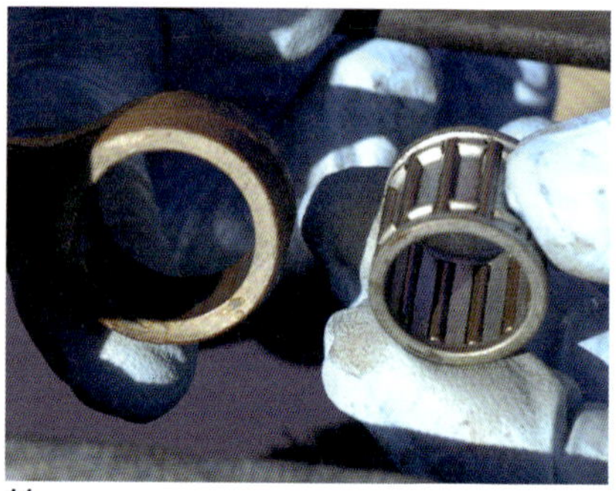

11

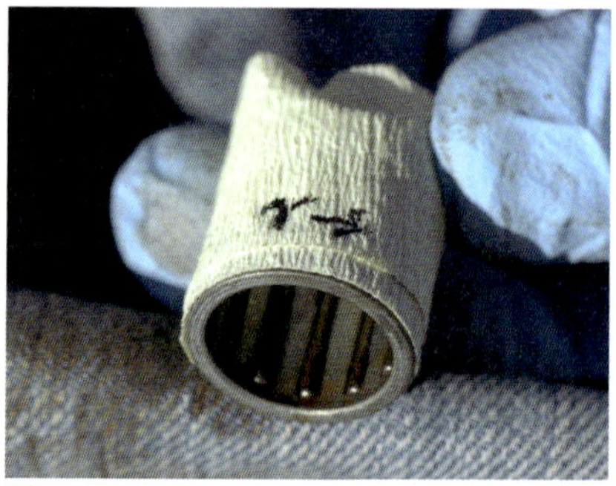

12

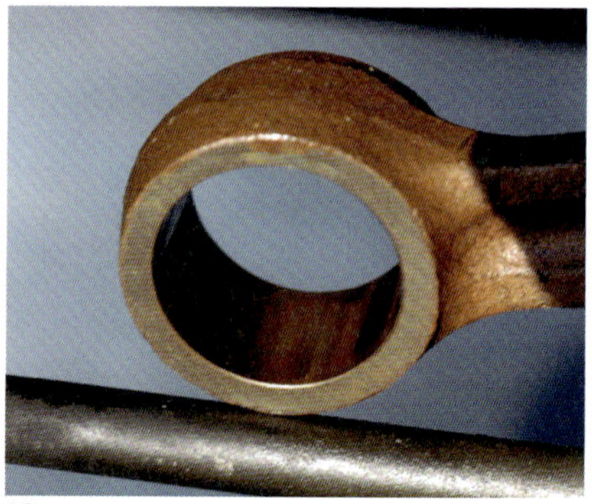

13

Werkzeug Kolbenausbau
Seegerring-Zange
2 kleine Schraubendreher
Hammer
Durchschlag 14 mm Durchmesser
Lappen, Stift, Klebeband

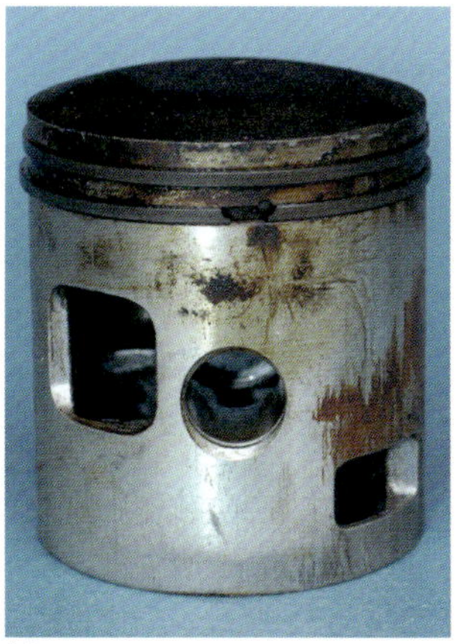
14

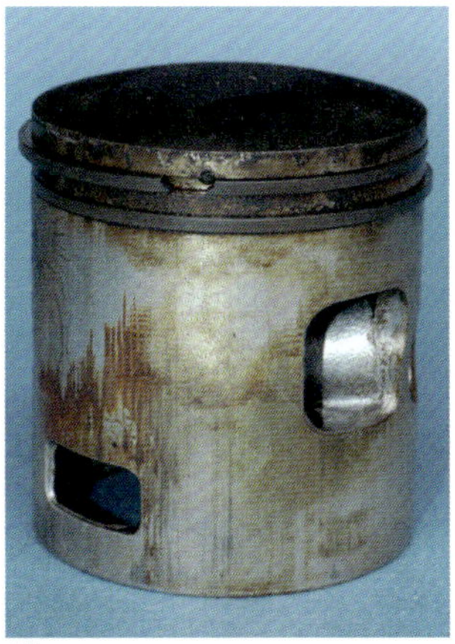
15

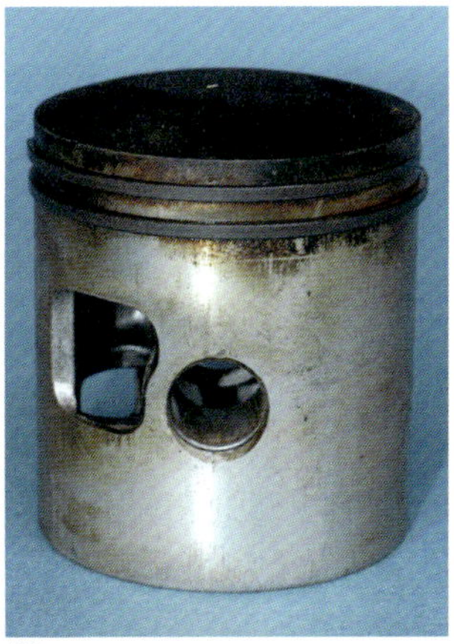
16

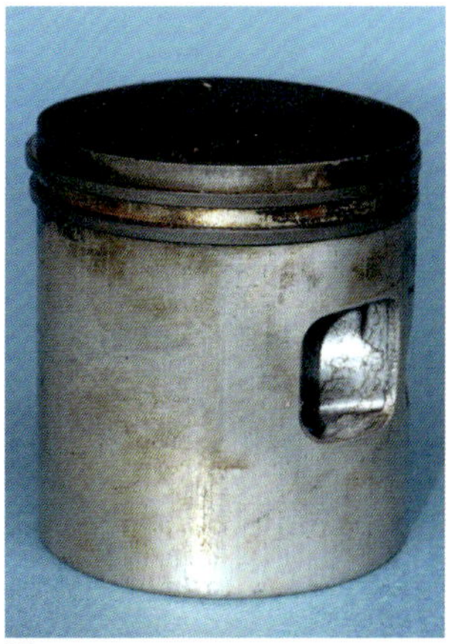
17

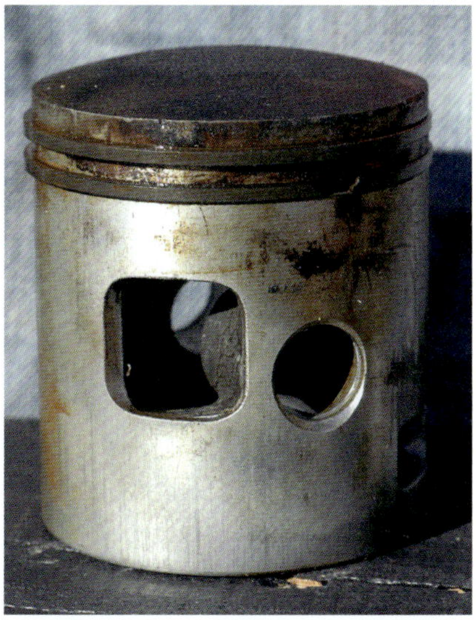
18

Kolbenboden weist nur in der Mitte eine hauchdünne Schicht Ölkohle, ansonsten nur einen leichten Rußfilm auf. Die beiden Kolbenringe sind teilweise festgebrannt und sitzen im Bereich der Trennpunkte nicht mehr korrekt. Sie müssen auf jeden Fall erneuert werden. Deutlich zu sehen sind die Einkerbungen und Schleifspuren am oberen Kolbenrand. Sie könnten davon herrühren, daß beim Zündkerzenwechsel feste Partikel in den Brennraum gefallen sind, die sich dann in das Leichtmetall eingearbeitet haben und dort zu den Schäden geführt haben.

Was wirklich die (bemerkenswerte) **Ursache** war, werden wir genau bei der Demontage von Motorgehäuse und Kurbelwelle sehen. Alle Einzelheiten dazu in den folgenden Kapiteln.

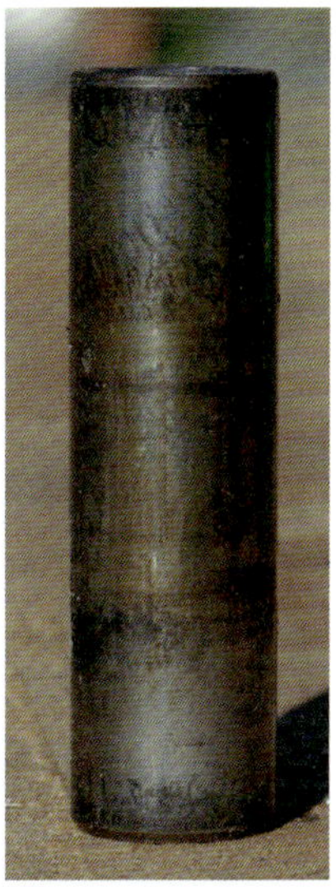
19

14-17: *Der ausgebaute Kolben zeigt leichte Riefen und Brandspuren, vor allem im Kopfbereich.* ***18:*** *Der stark verschmutzte Kolben aus einer anderen Perspektive.* ***19:*** *Verölt und mit geringen Einlaufspuren: Kolbenbolzen.* ***20:*** *Ablagerungen und Brandspuren am oberen Kompressionsring.* ***21:*** *Der untere Kolbenring ist stellenweise festgebrannt.* ***22:*** *Blick auf die augenscheinlich intakte Pleuelstange, das Kurbelgehäuse und die Wangen der Kurbelwelle.*

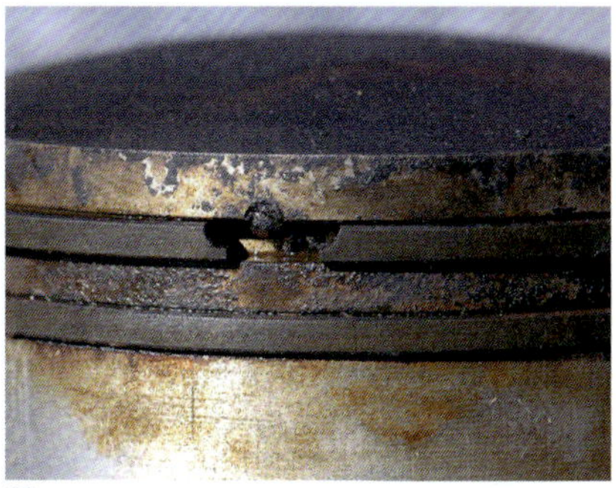
20

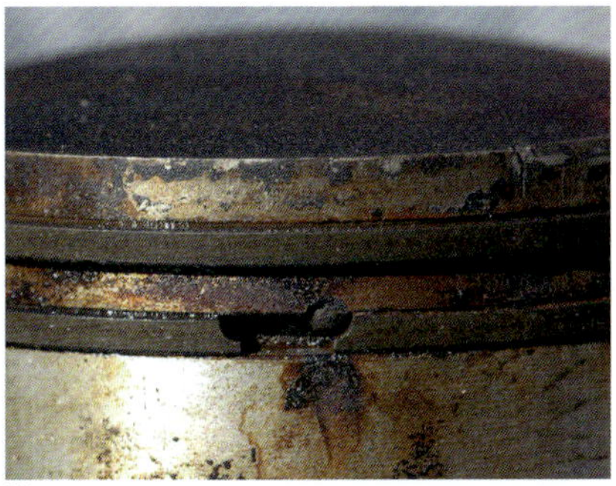
21

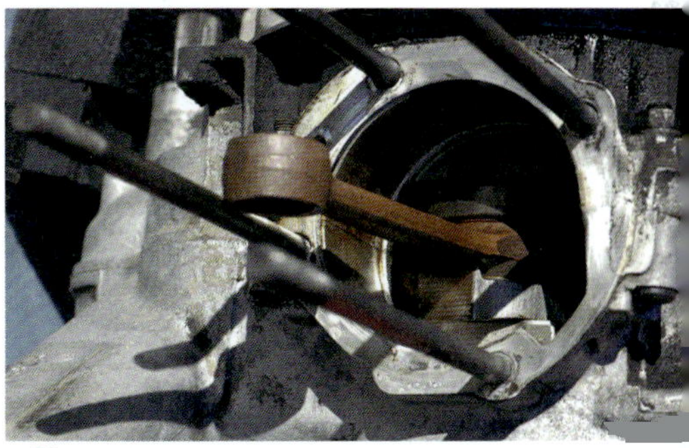
22

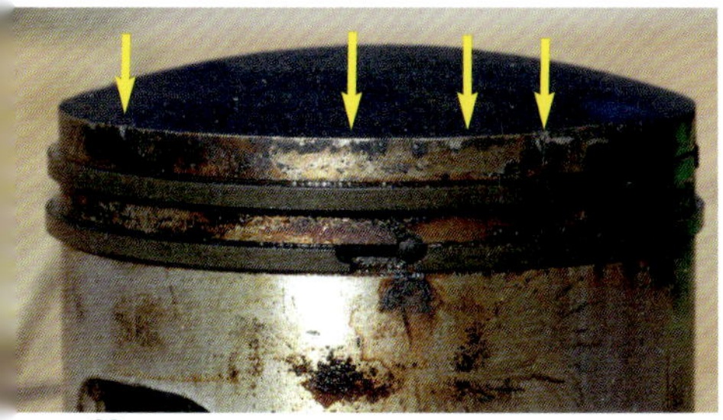
23

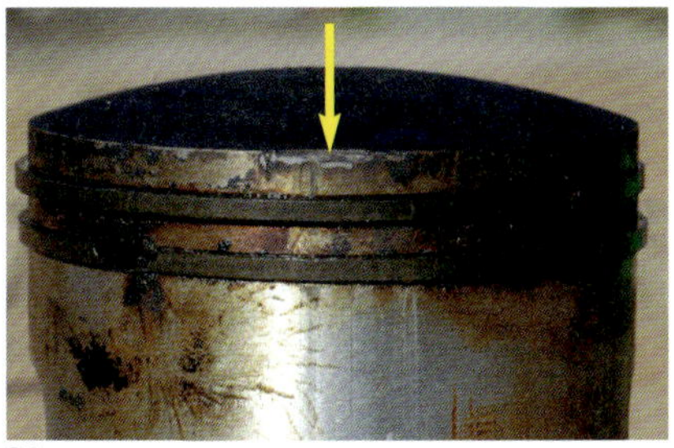
24

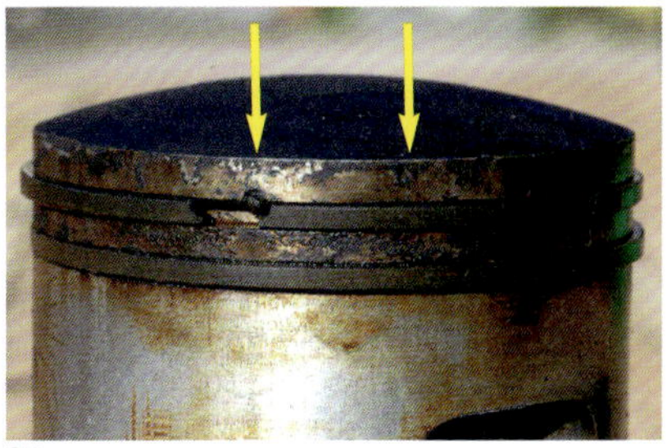
25

23-25: *Die Kolben-Oberkante bietet mit ihren Einkerbungen, Verformungen und Brandspuren einen unschönen Anblick. Nach Reinigung und Vermessung werden wir entscheiden, ob der Kolben komplett ersetzt werden muß. Auf jeden Fall wird es einige Überraschungen geben.*

Kolben, Kolbenbolzen: Reinigung, Vermessung

Kolben, Kolbenbolzen reinigen:

Mit Pinsel, Holzspan, Kalt- und Bremsenreiniger werden **ölige und feste Ablagerungen** entfernt. Dabei zeigt sich, daß die meisten dunklen Partien am Kolbenhemd, die man zunächst für Brandspuren hätte halten können, nichts anderes als eine **angetrocknete Mischung aus Öl und Ruß** sind – der Belag löst sich fast vollkommen auf. Lediglich im Bereich zwischen und oberhalb der Kolbenringe bleiben Brandspuren und die weiter vorn erwähnten Einkerbungen zurück.

Eine hauchdünne **Schicht Ölkohle** ist nur in der Mitte des Kolbenbodens festzustellen; die öligen Ablagerungen rundum lassen sich problemlos abwaschen. Zurück bleibt ein fester schwarzer Film, den wir mit 600er Schmirgel abschleifen. Überraschung: Darunter sieht der **Kolbenboden** aus wie eine **Mondlandschaft:** Er ist komplett mit kleinen Kratern übersät. Hat es hier Kavitationserosion durch Überhitzung gegeben? Das müssen wir klären. Aber die Lösung wird sich auch hier bei der Demontage des Motorgehäuses finden.

Der **Kolbenbolzen** präsentiert sich nach dem Abspülen mit blau verfärbten Zonen im Bereich der Auflagen im Kolben und mit leichten Laufspuren in der Mitte. Da die Maße aber stimmen und keine Riefen festzustellen sind, wird der Bolzen wiederverwendet.

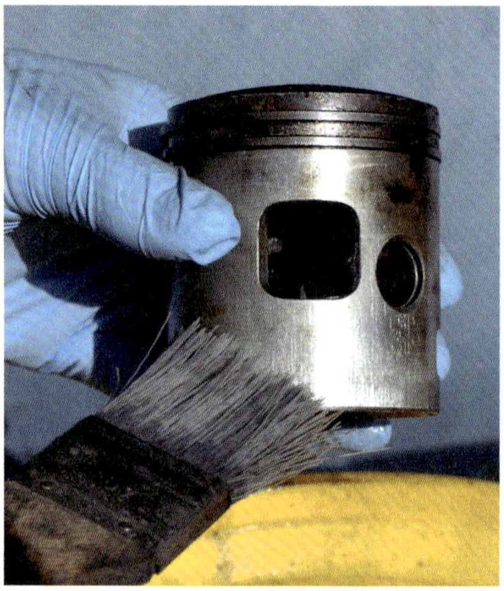
1

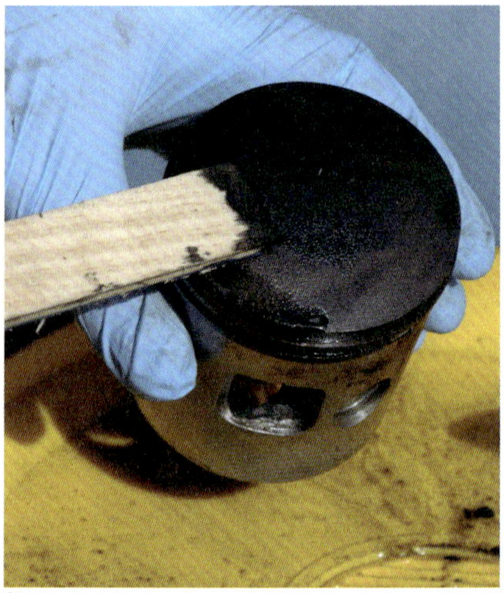
2

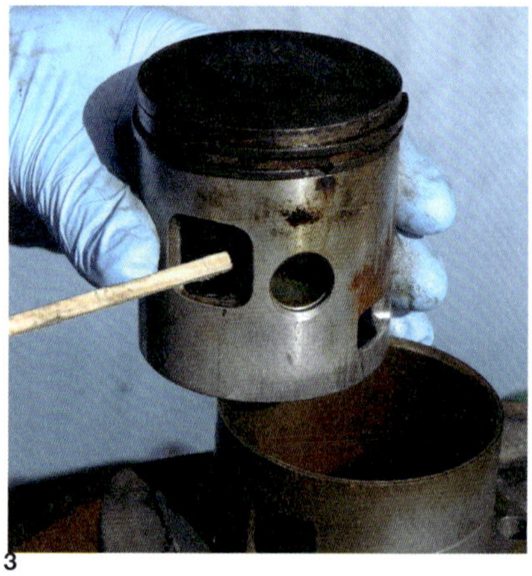
3

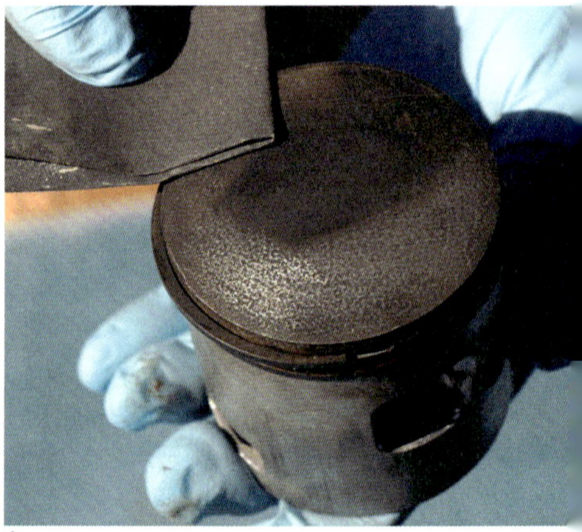
4

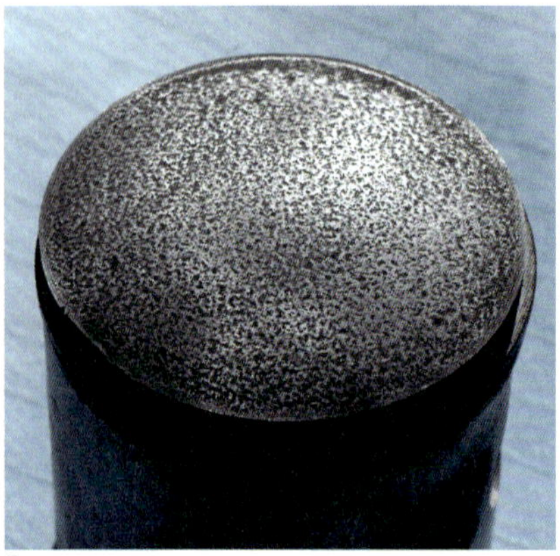
5

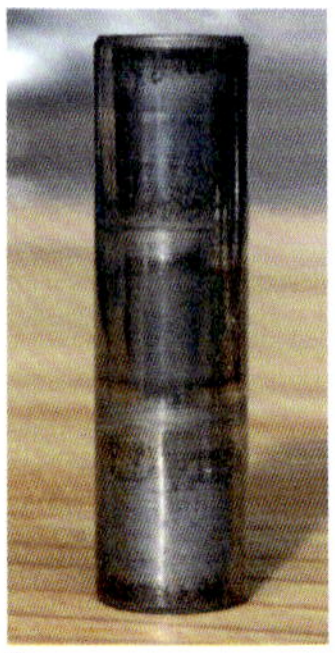
6

__1:__ Reinigung mit dem Pinsel. __2:__ Abschaben grober Rückstände mit dem Holzspan. __3:__ Die Schlitze sind sauber. __4:__ Abziehen des Kolbenbodens mit 600er Schmirgel. __5:__ Die Oberfläche zeigt Hunderte kleine Krater. __6:__ leichte Blauverfärbung und leichte Laufspuren am Kolbenbolzen.

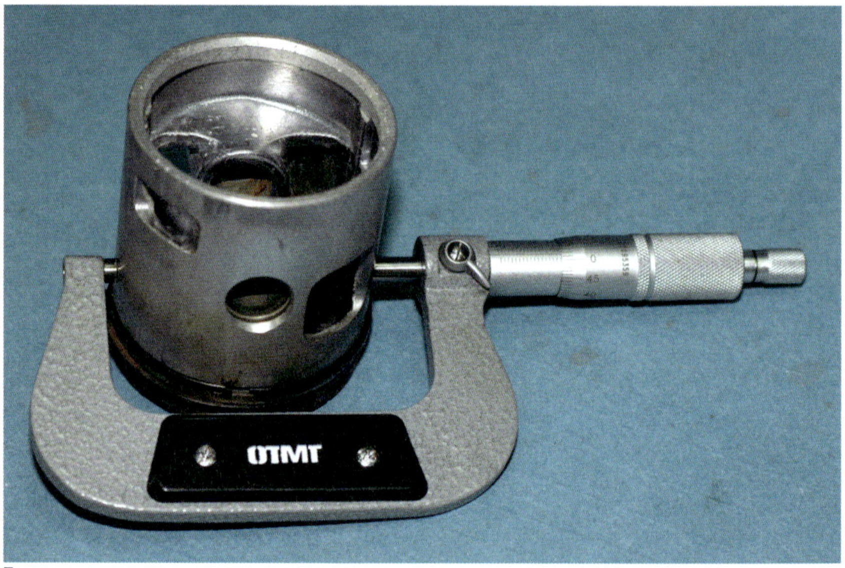

7

__7:__ Mit der Bügelmeßschraube wird der Außendurchmesser des Kolbens gemessen. Ermittelter Wert 5 mm unterhalb des oberen Kolbenrings: 66,60 mm. Das paßt zum durchschnittlichen Innenmaß des Zylinders (66,75 mm) und bedeutet, daß das Spiel zwischen den beiden Elementen mit 0,15 mm sogar kleiner ist als maximal zulässig (0,205 mm, siehe Tabelle). Daher kann der Kolben wiederverwendet werden.

Kolben und Kolbenbolzen vermessen:

Auch der **Durchmesser des Kolbens** wird an mehreren Stellen gemessen. Dazu wird eine **Bügelmeßschraube** mit ausreichender Spannweite benutzt. Dieses Feinmeßgerät liefert die Maße bis auf 1/100stel mm genau. Vorteil auch: Der Rändelmechanismus erlaubt ein exaktes „und „wackelfreies" Ansetzen der beiden Meßstifte.

Präzise messen läßt sich auch mit einer **elektronischen Schieblehre,** doch erfordert die Handhabung mehr Fingerspitzengefühl. Bei Innemessungen (Zylinderbohrung, Kolbenauge) ist es schwierig, die Meßzungen exakt an den Maximaldurchmesser anzulegen.

Piaggio empfiehlt für den 200er Kolben eine Messung 5 mm unterhalb des unteren Kolbenrings. Wir haben hier einen Wert von **66,60 mm** ermittelt. Unterhalb der Bolzenaugen, und 1 cm oberhalb der Kolben-Unterkante betrug der Wert 66,54 mm. Es ist normal, daß der Kolben sich infolge des durch die Kurbelwelle erzeugten Kraftversatzes unten etwas stärker abarbeitet. Zwischen Zylinderbohrung und Kolbenhemd beträgt der Abstand durchschnittlich 0,15 mm. Dies bewegt sich unterhalb der Toleranz von 0,205 mm, der Kolben kann, ausgerüstet mit **neuen Kolbenringen,** wiederverwendet werden.

Wir spekulieren aber ein wenig: Theoretisch haben wir hier eigentlich einen leicht abgenutzten Kolben mit dem 2. Übermaß (66,695 mm) in einem stärker abgenutzten Original-Zylinder, der oben 66,5, darunter 66,75 mm mm mißt. **Vermutung:** Der Kolben wurde schon einmal ersetzt, nicht aber der Zylinder.

Festgestellte Mängel Kolben, Kolbenbolzen

Kolben

Kolbenboden: leichte Ölkohleablagerungen
Kolbenrand oben: starke Brandspuren, mehrere Kerben und Riefen
Kolbenhemd: leichte Riefen, stellenweise feste Ablagerungen und Brandspuren
Kolbenringe: unterer Ring teilweise festgebrannt, Nuten im Kolben durch feste Ablagerungen verdreckt
Zusätzlicher Befund nach Reinigung:
starke Kavitationserosion auf dem Kolbenboden, Pfeil für richige Lage bei der Montage nicht vorhanden

Kolbenbolzen

Oberfläche: verölt, minimale Laufspuren
Augen für Kolbenbolzen: leichte Schlagspuren womöglich von früherem Ausbau herrührend
Zusätzlicher Befund nach Reinigung:
Überhitzungs- und Einlaufspuren im Bereich der Auflagen im Kolben

Werkzeug Vermessung Kolben, Kolbenbolzen
Innen-Feinmeßgerät mit Uhr
Bügelmeßschraube bis 25 mm
Bügelmeßschraube bis 100 mm
elektronische Schieblehre

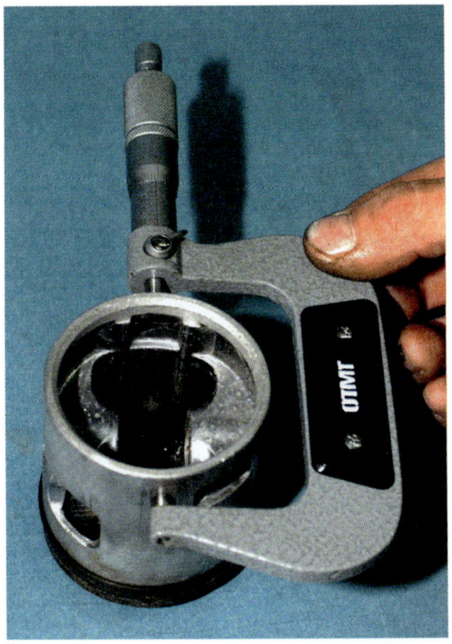

8

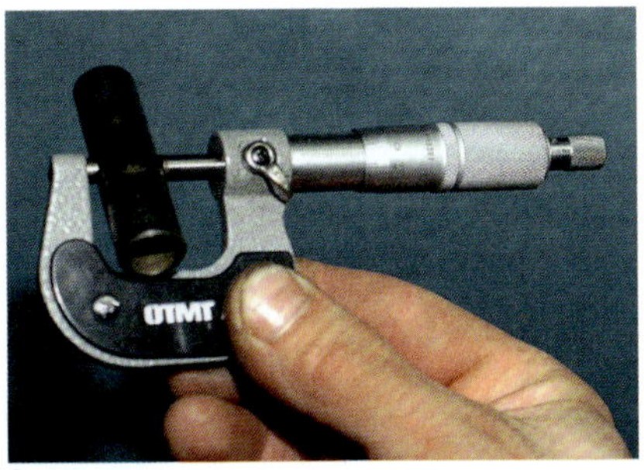

9

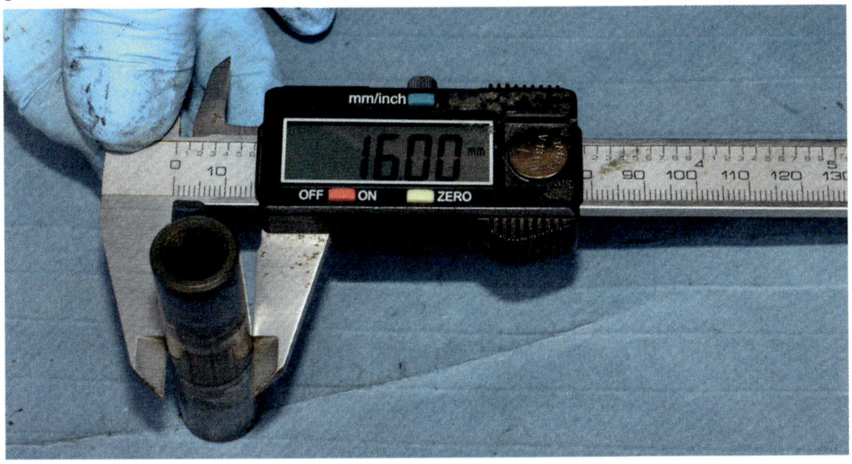

10

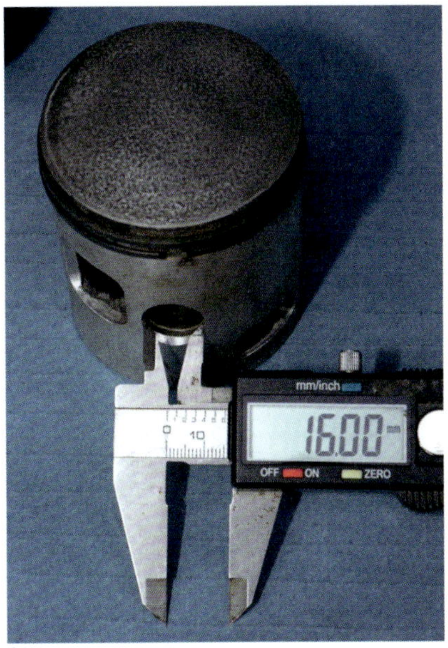

11

Die Maße der **Kolbenaugen** innen und des Kolbenbolzens außen sind mit jeweils 16 mm identisch und damit korrekt; auch der Bolzen kann wiederverwendet werden.

__8:__ 1 cm oberhalb der Kolben-Unterkante messen wir 66,54 mm. __9:__ Die Bügelmeßschraube ermittelt einen Außen-Durchmesser des Kolbenbolzens von 16 mm. __10:__ Von der elektronischen Schieblehre wird dieser Wert bestätigt. __11:__ Die Bolzenaugen haben einen Innen-Durchmesser von ebenfalls 16 mm, es ist kein unzulässiges Spiel vorhanden.

Kupplung, Ölpumpe, Lichtmaschine: Demontage

Kupplungsdeckel, Kupplung: Ausbau, Befund

Im Rahmen einer Restaurierung muß die Kupplung ausgebaut, überholt oder auch komplett ersetzt werden. Unabdingbar ist der Einbau neuer Reibscheiben, sie sind meist verschlissen. Gerade bei Restaurierungsobjekten mit hoher Laufleistung läßt sich das Kupplungsseil nicht mehr nachstellen, die Kupplung rutscht beim Beschleunigen durch (hohe Drehzahl, kein Vorwärtskommen).

Die ***Kupplung*** *befindet sich bei allen Vespa-Modellen auf der linken Seite des Antriebsblocks (in Fahrtrichtung gesehen), und zwar hinter einem Leichtmetalldeckel. Zur Demontage muß der* ***Motor abgesenkt*** *oder – besser – ausgebaut sein. Wie die Kupplung aufgebaut ist und wie sie funktioniert, erklären wir weiter hinten (Kasten).*

__1:__ Die drei Schrauben SW 10 ausdrehen. __2:__ Deckel mit leichten Holzhammerschlägen lösen. __3:__ Kupplungsdeckel von innen gesehen mit Ausrückmechanismus. __4:__ die vorgereinigte Abdeckkappe des Entlüftungsventils. __5:__ das total zugesetzte und verdreckte Entlüftungsventil.

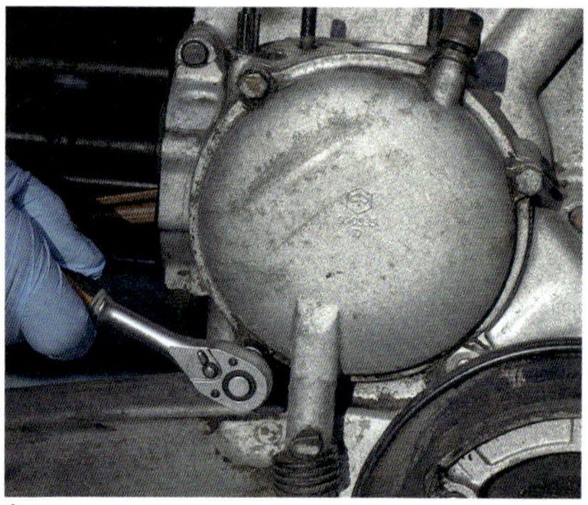
1

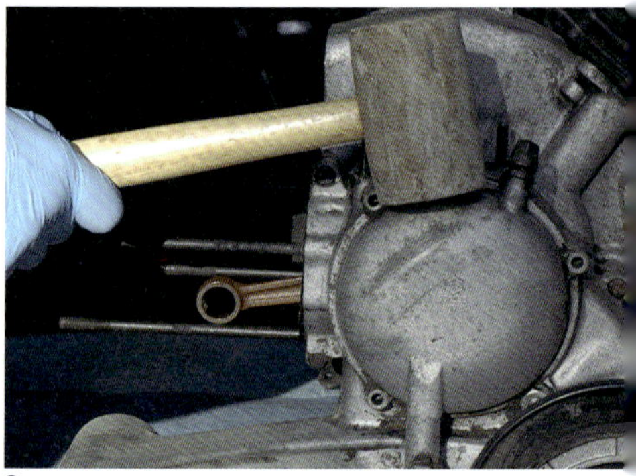
2

Kupplungsdeckel Ausbau:

Der **Kupplungsdeckel** ist mit drei Schrauben M6 am Motorgehäuse befestigt. Die Schrauben werden mit einem Schlüssel SW 10 ausgedreht und mit ihren Federringen und Unterlegscheiben abgelegt. Sollte der Deckel festsitzen, mit einem Kunststoff- oder Holzhammer leicht auf den äußeren Rand schlagen. Wenn der Motor nicht weiter zerlegt werden soll, empfiehlt es sich, den **Drehschiebereinlaß** mit einem Lappen zu verstopfen, damit keine Kleinteile ins Kurbelgehäuse fallen können.

Der Deckel stützt den federgelagerten **Ausrückhebel** ab, der sich als Gestänge nach oben bis zur Lagerung fortsetzt und in einem **Nocken** endet. Dieser Nocken wirkt von hinten auf den **„Pilz"** aus Bronze. Der eigentliche, außen liegende Hebel ist oberflächlich angerostet. Hebellager, Welle, Nocken und Pilz weisen keine sichtbare Abnutzung auf. Die ungleichmäßge Oberfläche am oberen Ende der Stange hat keine Bedeutung.

Elementar wichtig: der Ausbau der **Betätigungswelle.** Denn sie ist unten, wo sie im Deckel gelagert ist, mit einem **O-Ring** abgedichtet. Deiser O-Ring ist meist verschlissen, was zur Folge hat, daß sich das gesamte Getriebeöl mit der Zeit verflüchtigen kann. Bei unserem Fahrzeug war, wie bereits festgestellt, überhaupt kein Öl mehr im Antriebsblock. Der defekte O-Ring der Betätigungswelle war mitverantwortlich dafür, daß das gesamte Öl austrat und zusamen mit dem Straßenschmutz eine dicke Dreckkruste am Antriebsblock und unter der Karosserie bzw. im Hinterradkasten bildete.

Zum Ausbau der Welle mit einem Schraubendreher die **Rückfholfeder** aushängen, dann Welle zusammen mit der Feder aus dem Deckel ziehen (Fotos auf der übernächsten Seite).

Entlüftungsventil ausbauen:

Das Entlüftungsventil oben am Deckel ist völlig mit Schmutz verstopft und kann nicht mehr „atmen". Die **Abdeckkappe** wird mit einem Ringschlüssel SW 14 gelöst. Dann säubern wir das Ventil mit Bremsenreiniger und blasen die Bohrungen mit Druckluft aus. Die Innenseite des Deckels reinigen wir gleich mit. Das Ventil selbst läßt sich mit einer Kombizange ausdrehen; dabei auf den Sockel einwirken.

Kupplungskorb ausbauen:

Jetzt liegt die Kupplung bzw. der **Kupplungskorb** frei. An der Dichtfläche am Kurbelgehäuse finden sich nur verwitterte Reste von Flüssigdichtung. Der große **O-Ring** ist aufgeweicht und

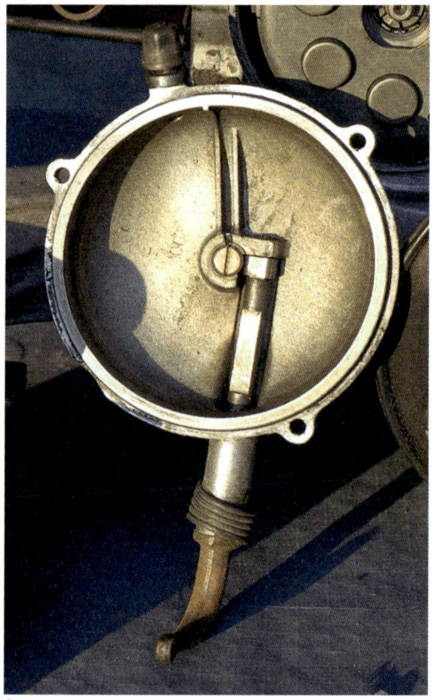
3

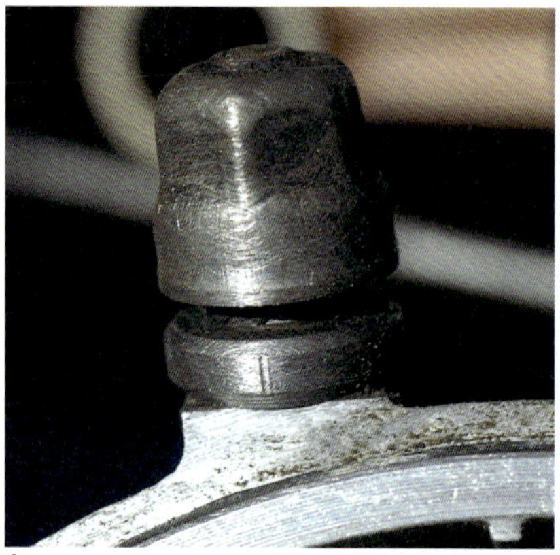
4

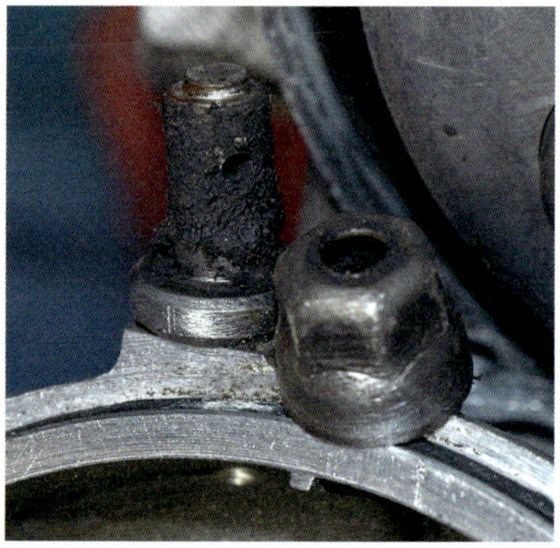
5

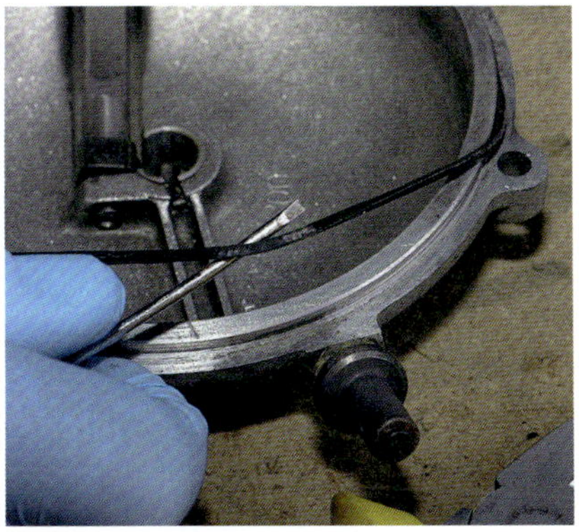
6

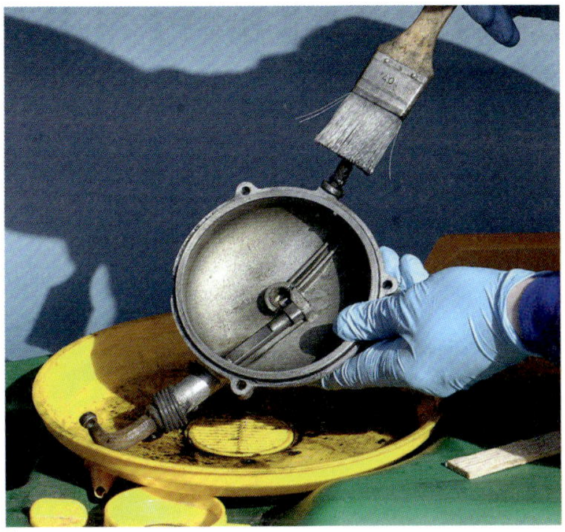
7

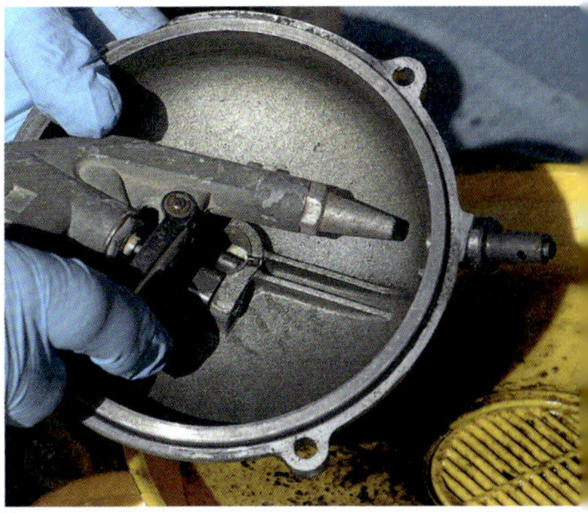
8

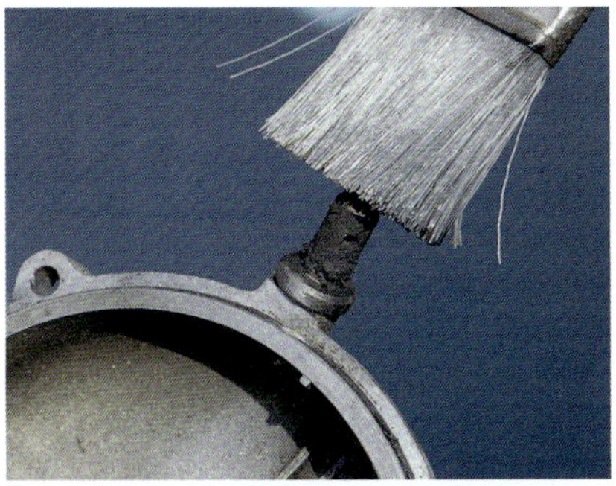
9

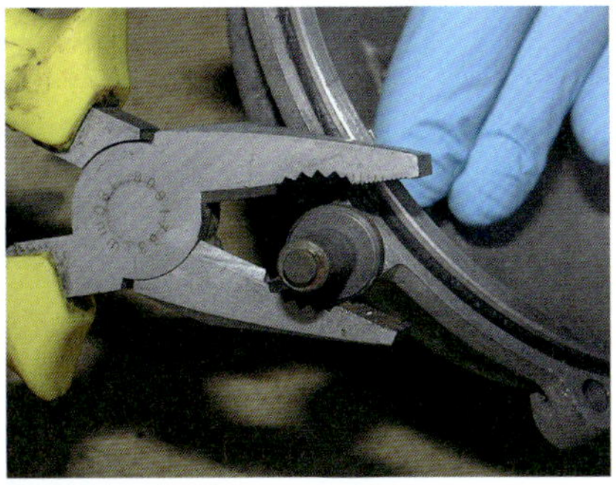
10

__6:__ Die alte Deckeldichtung aus Gummi ist defekt und wird mit einem Schraubendreher abgehebelt. __7:__ Reinigung des Kupplungsdeckels und der Ausrückelemente. __8:__ Deckel und Ventil werden mit Druckluft ausgeblasen. __9.__ Reinigung des Ventils mit Nylonbürste und Petroleum. __10:__ Mit der Kombizange wird das Ventil ausgedreht. __11:__ Kupplungsdeckel und Kupplungskorb.

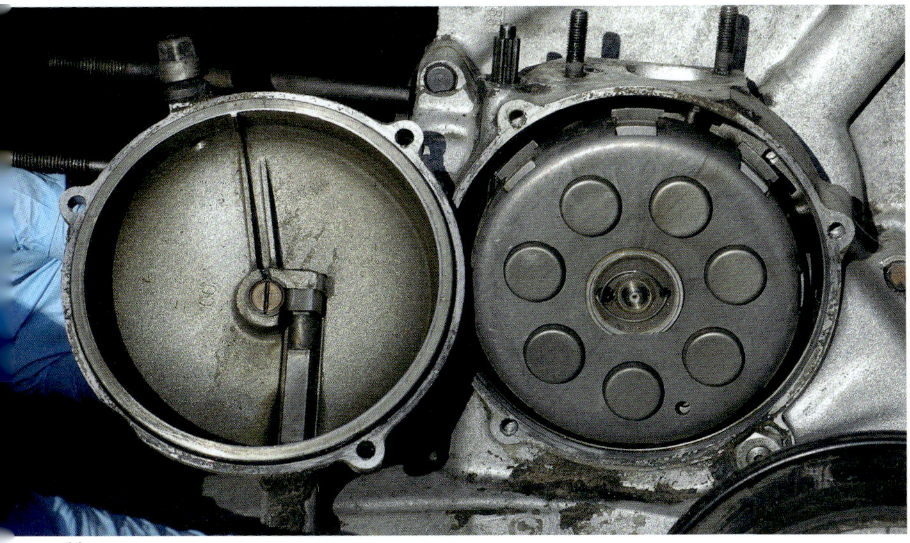
11

nicht mehr zu gebrauchen. Restlicher Schmutz am Gehäuse und außen am Deckel wird weitgehend mit der Drahtbürste entfernt.

Die **Feder** an der kleinen **Ausrückplatte** in der Mitte aushängen; dazu mit einem passenden Schraubendreher in das größere der beiden Löcher fahren und Feder zur Mitte hin drücken. Feder und Platte abnehmen.

Mit einem schmalen Schraubendreher das gezahnte **Sicherungsblech** an der **zentralen Kronenmutter** aufbiegen, und zwar am äußeren Rand und an der Nut in der Kurbelwelle.

Die **Kronenmutter,** mit der Druckplatte und Kupplungskorb auf der Kurbelwelle befestigt sind, weist nicht die

__12:__ Der Ausrücknokken greift von hinten in den Schlitz des Druckstücks aus Bronze ein („Pilz“; Element zur Veranschaulichung oben aufgesetzt). __13:__ Das Nokkenlager weist Fehlstellen im Guß auf. __14:__ Mit dem Schraubendreher wird die Feder der Welle ausgehängt. __15:__ Danach kann die Welle aus dem Lager im Deckel gezogen werden.

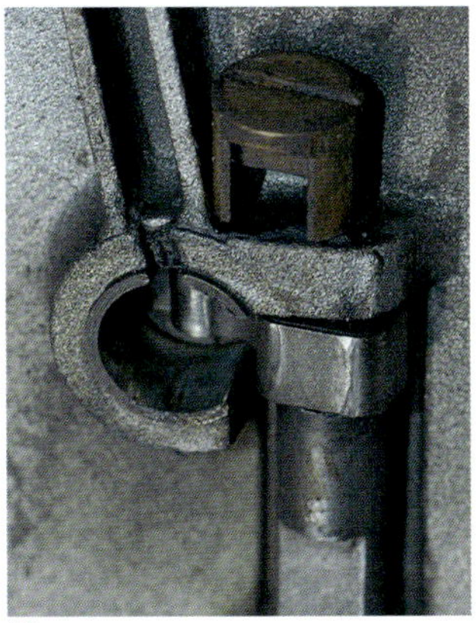
12

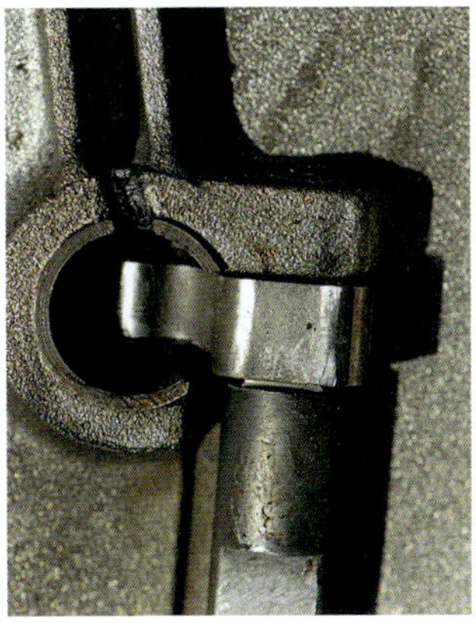
13

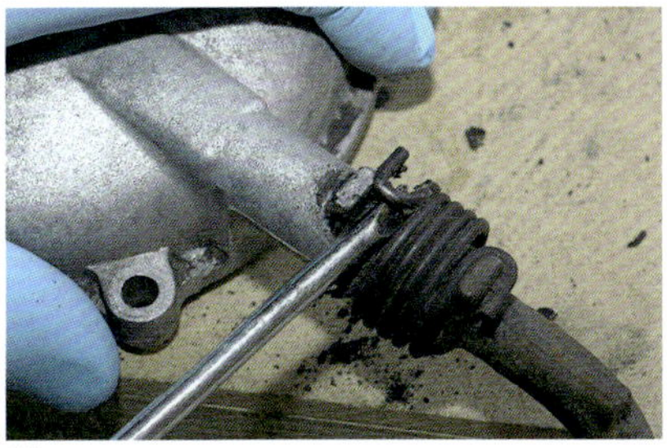
14

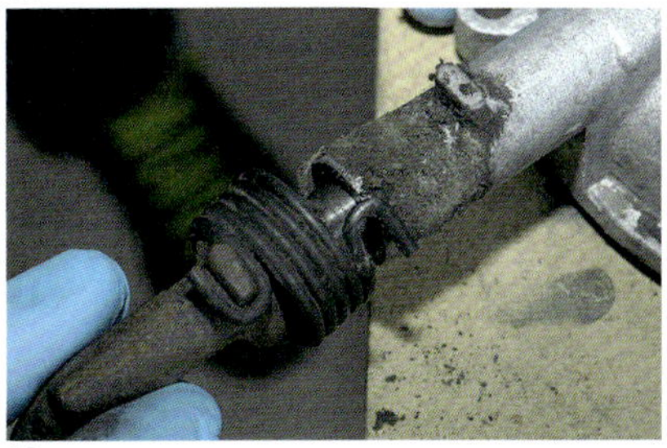
15

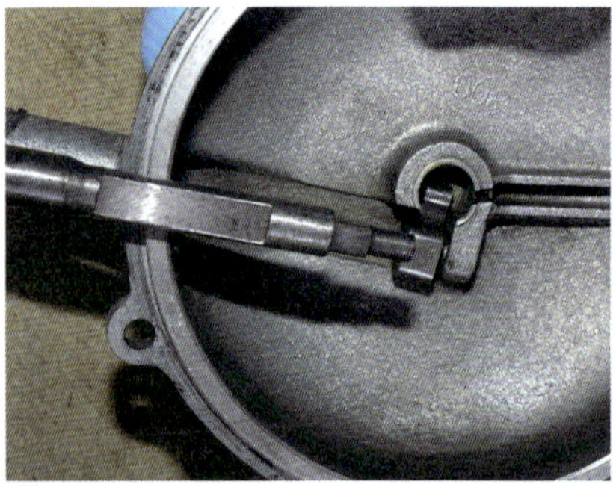

16

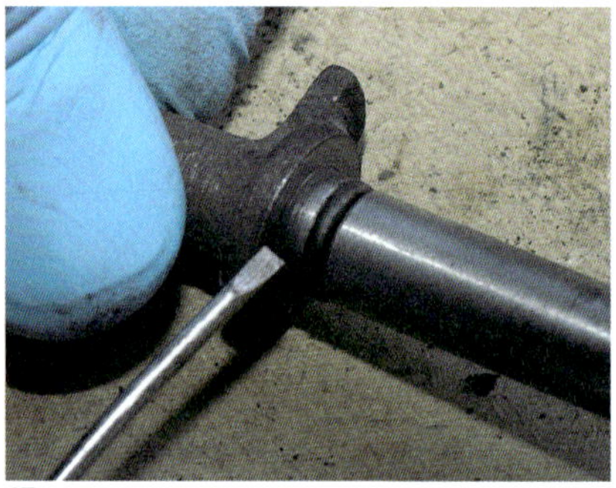

17

19: *Vor dem Ausbau der Kupplung werden grobe Schmutzreste am Gehäuse mit der Drahtbürste entfernt.* ***20:*** *Am Gehäuse kleben noch Reste von nachträglich aufgebrachter Flüssigdichtung.*

16: *Blick auf die ausgebaute Ausrückwelle. Der Nokken darf nicht abgenutzt sein, die Lagerung im Deckel darf keine Riefen und kein Spiel zeigen.* ***17:*** *Der O-Ring unten muß in jedem Fall gewechselt werden, auch wenn er äußerlich noch intakt zu sein scheint; bei unserem Motor war er völlig undicht.* ***18:*** *Kupplungsdekkel mit Ventil und Ausrückwelle mit Feder und Nocken in zerlegtem Zustand.*

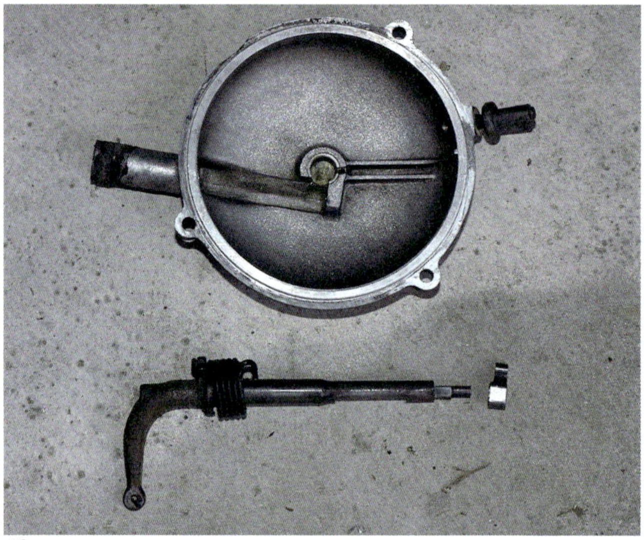

18

übliche Sechskantform auf. Das Werkzeug muß vielmehr an den **Nuten** angesetzt werden, mit denen die Mutter versehen ist. Die Werkstätten besitzen einen Spezialaufsatz (den man auch bei Piaggio erwerben kann). Gelegenheitsschrauber können sich jedoch den nötigen **Spezialschlüssel** aus einem Stück Flacheisen **selbst herstellen** (s. Kasten nächste Seite oben).

Anwendung des Spezialschlüssels: Flacheisen wie auf den Abbildungen gezeigt an der Mutter ansetzen, Kupplungskorb mit einem weiteren Flacheisen (oder dem Sperrbügel von Piaggio) gegen die Gehäuseverrippung blockieren und Mutter durch Drehen des Eisens **gegen den Uhrzeigersinn** lösen. Sollten sich die Zähne des Eisens aufgrund zu schwachen Materials verbiegen, kann man die Mutter auch durch leichte Schläge auf einen passenden Dorn lösen. Wie im Kasten erläutert, sollte man für das selbst hergestellte Werkzeug kein billiges Baueisen, sondern härteren Stahl verwenden.

Kronenmutter und dahinterliegende **Sicherungsscheibe** abnehmen und **Kupplungskorb** komplett abziehen. Sollte sich der Kupplungskorb nicht sofort lösen, einen Dorn in die Vertiefung des Kurbelwellenendes setzen und einige leichte Hammerschläge ausführen.

Alle bis hierhin ausgebauten Elemente weisen keine sichtbaren Schäden auf. Lediglich am Vorgelege-Zahnrad im Antriebsgehäuse zeigen sich in der Mitte der Verzahnung leichte Kratzspuren.

Kupplung Zerlegung:

Zum Zerlegen der Kupplung muß der großen **Sprengring** auf der Rückseite ausgehängt werden, wobei die Kupplung gleichzeitig **zusammengedrückt** werden muß. Die Fachwerkstatt besitzt eine spezielle Druckvorrichtung. Von Hand geht das kaum. Aber mit einem Hebel von 50 bis 70 cm Länge (Hartholzlatte) ist das Niederhalten kein Problem. Wir benutzen einen **Schraubstock** als Widerlager. Gleichzeigigt hebelt ein Helfer den Sprengring aus. **Federpaket** langsam entlasten und Kupplung in ihre Einzelteile zerlegen. Dabei die ursprüngliche Lage und Reihenfolge beachten, Seiten nicht verdrehen (s. Fotos und Kasten weiter hinten).

Abnahme der Teile kurz zusammengefaßt:

(Von der Rückseite der Einbaulage her): Sicherungsring, Basisplatte mit Innenbeschichtung, Mitnehmerscheibe 2, Reibscheibe 2 (= eigentliche Kupplungsscheibe mit beidseitiger Lamellenbeschichtung), Mitnehmerscheibe 1, Reib-

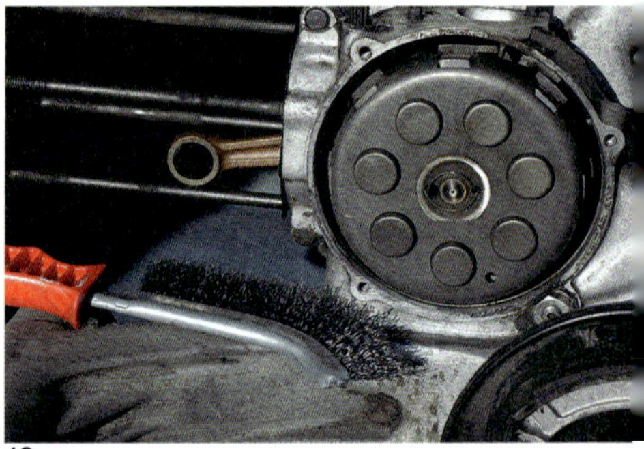

19

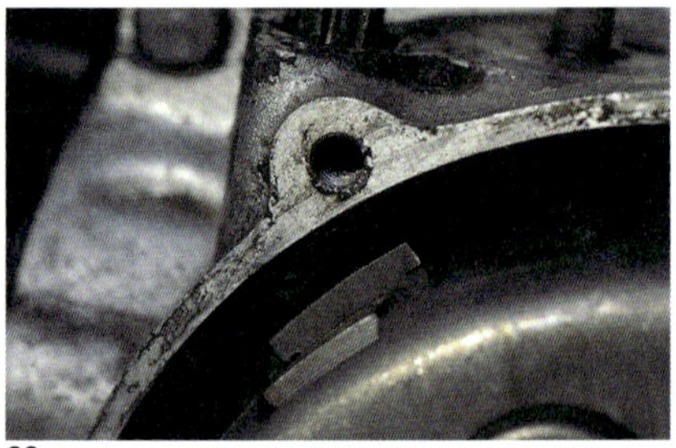

20

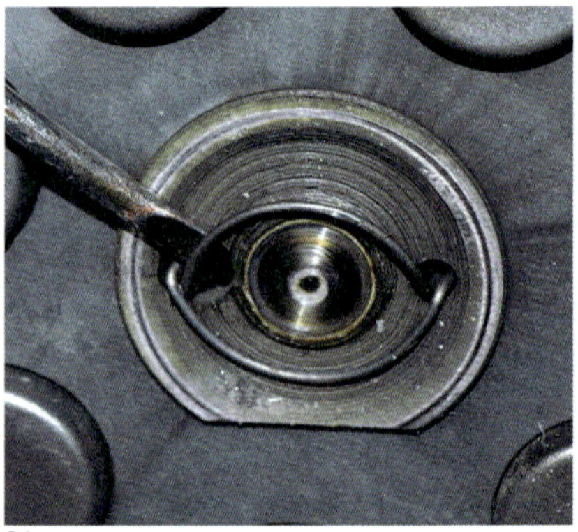

21

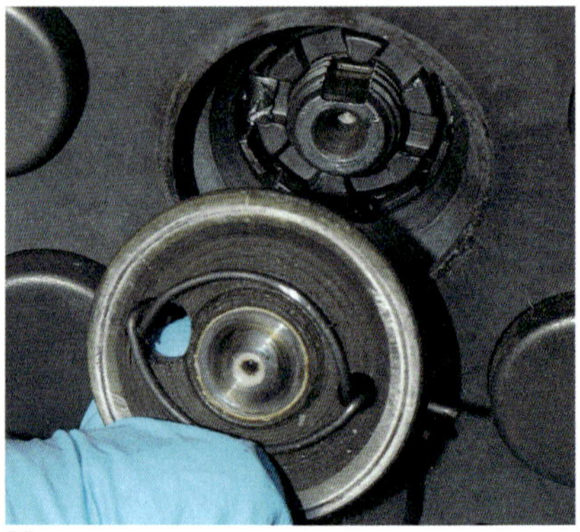

22

21: *Aushebeln der Feder an der kleinen Ausrückplatte.* ***22:*** *abgenommene Zentralplatte.*

Ausbau Kupplungskorb: Werkzeug herstellen

Der Kupplungskorb ist mit einer Kronenmutter auf der Kurbelwelle arretiert. Die Mutter ist durch ein Sicherungsblech gesichert, bei dem die Blechzungen umgebogen werden. Da wir den originalen Piaggio-Spezisalschlüssel zum Zeitpunkt der Zerlegung noch nicht besitzen, fertigen wir ein passendes Werkzeug selbst an. Zuerst wird die **Zentralmutter vermessen;** bei der Vespa PX 200 E hat sie einen Außendurchmesser von 20 und einen Innendurchmesser von 12 mm. Die Nuten sind 4 mm breit. Als Basismaterial muß demnach ein 20 mm breites und 4,0 mm dickes **Flacheisen** verwendet werden. Doch Achtung: Flacheisen aus dem Baumarkt ist zu weich, es verbiegt sich zu schnell. Daher im Fachhandel nach Material aus Stahl fragen. Die Rohlänge sollte 40 cm betragen.

Das Ende des Eisens rotglühend erhitzen (Schweißbrenner, offenes Feuer) und auf dem Amboß oder im Schraubstock mit einem schweren Hammer im rechten Winkel auf ca. 4 cm Länge umbiegen. Aus dem Ende der umgebogenen Partie wird nun ein Stück herausgesägt, das dem Innendurchmesser der Kronenmutter bzw. dem Außengewinde auf der Kurbelwelle entspricht: 12 mm; die Schnittiefe muß 8 mm betragen, d.h. die beiden Zähne am Ende des Flacheisens müssen am Ende 8 mm lang sein. Das Material zwischen den beiden Schnitten wird mit dem Winkelschleifer abgetragen. Den fertigen Schlüssel anlegen und durch Schleifen anpassen, falls nötig.

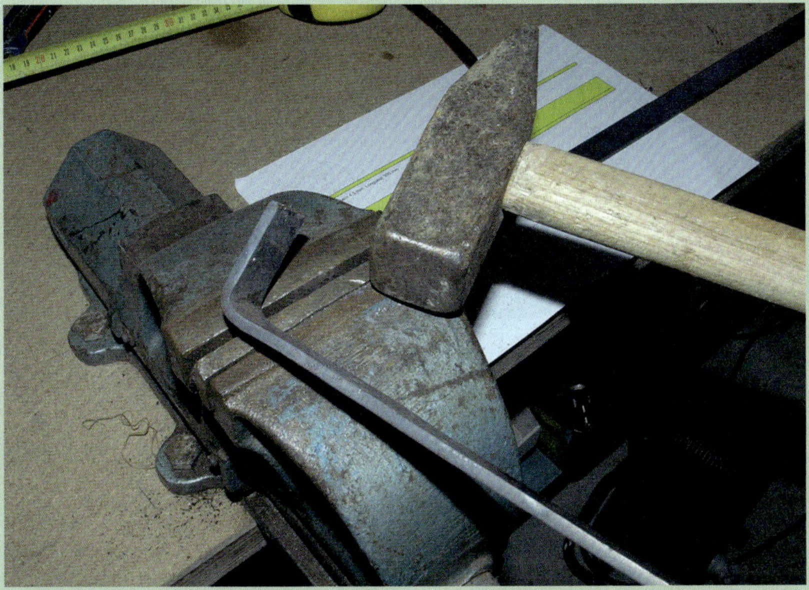
1

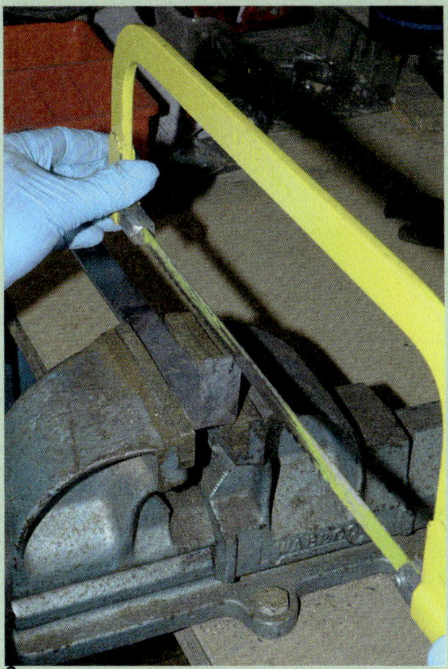
2

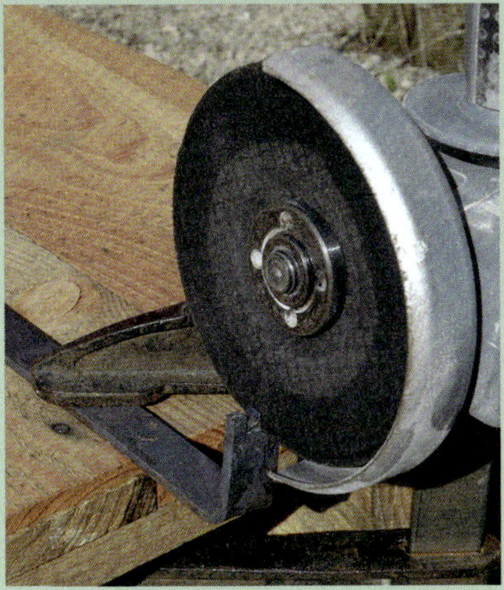
3

1: das 40 cm lange Flacheisen auf 4 cm Länge umbiegen; zuvor rotglühend erhitzen.
2: Zwei 8 mm tiefe Schnitte sägen, so daß zwei 4 mm breite Zähne stehen bleiben.
3: Material zwischen den Zähnen wegflexen.

scheibe 1, doppelverzahnter Primärantrieb, Bronze-Gleitbuchse, Messing-Zwischenring, Druckscheibe, Kupplungskorb mit sieben Federn und sieben Tellern.

Alle Elemente aus Stahl inklusive der Federn zeigen nur leichte Arbeits-, aber keine Abnutzungsspuren oder Riefen. Die Mitnehmerscheiben sind leicht blau angelaufen (sicher auch wegen des Ölmangels). Die Bronzebuchse hat auf der Hohlwelle der Druckscheibe und in der Hohlwelle des Primärantriebs kein feststellbares Spiel, der Distanzring aus Messing zeigt Laufspuren

Die beiden Kupplungs-Reibscheiben und die einseitige Lamellenbeschichtung sind schwarz verfärbt, aber noch nicht am Limit, die Segmente sind noch

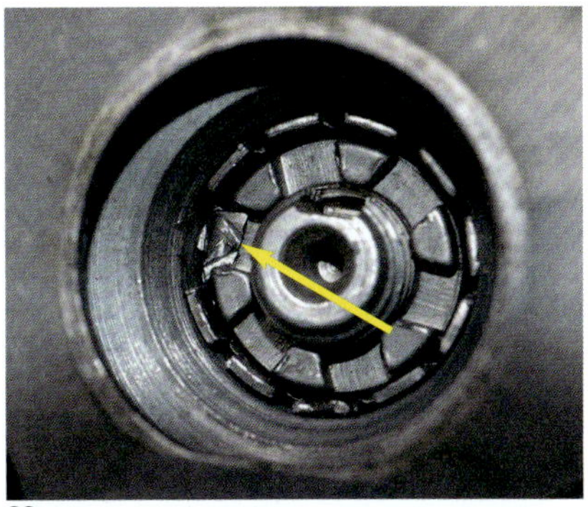
23

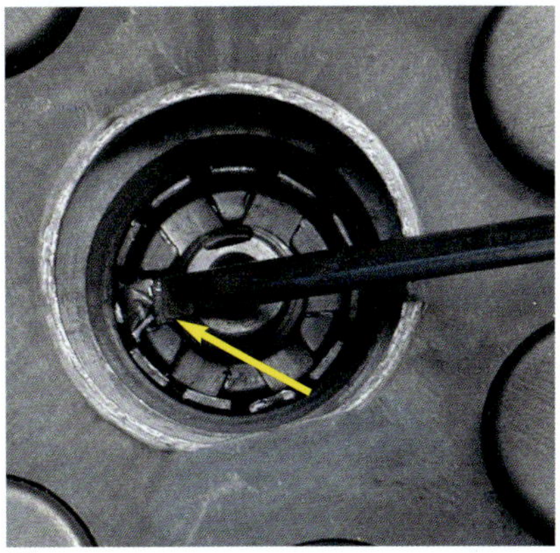
24

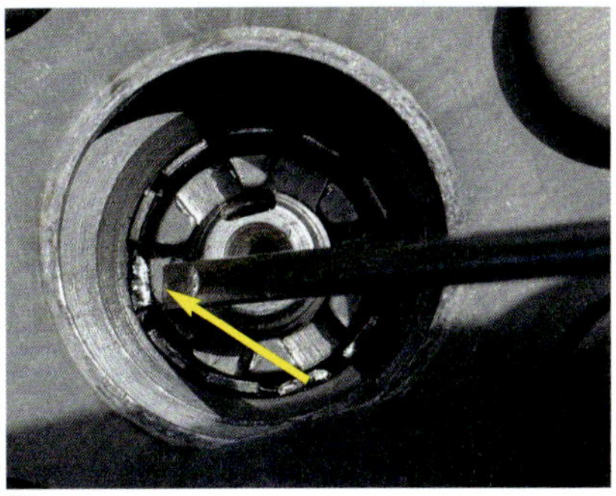
25

23: Die spezielle Kronenmutter ist mit einer Blechzunge gesichert. 24: Mit einem kleinen Schraubendreher die Zunge aufbiegen. 25: Die Blechzunge ganz zurückbiegen.

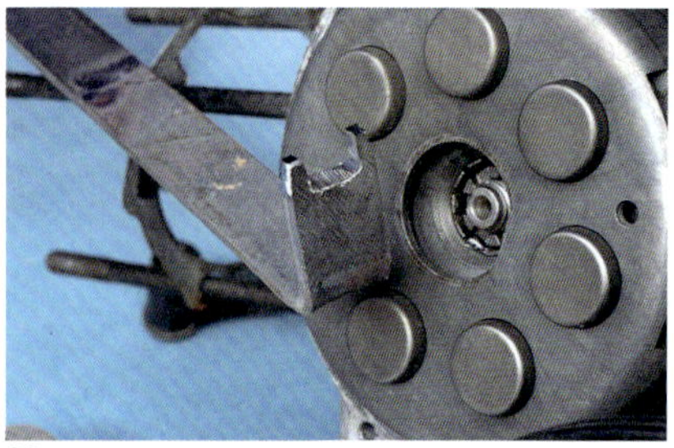

26

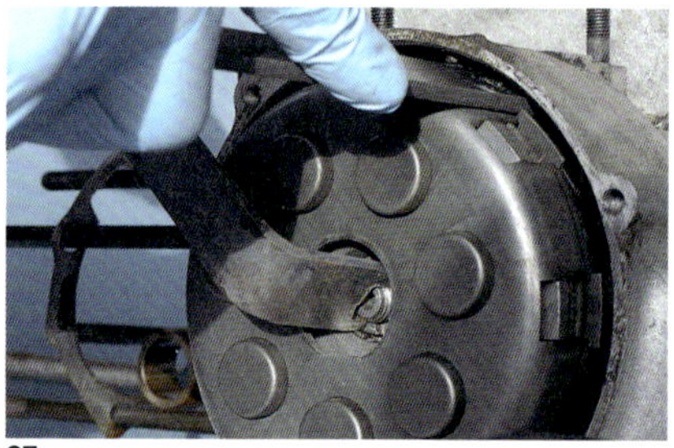

27

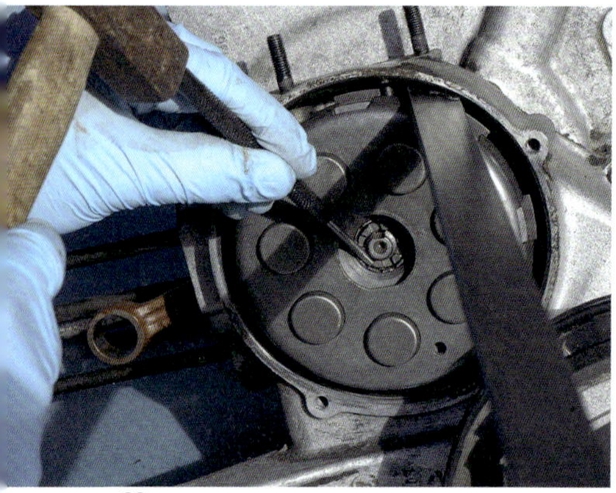

28

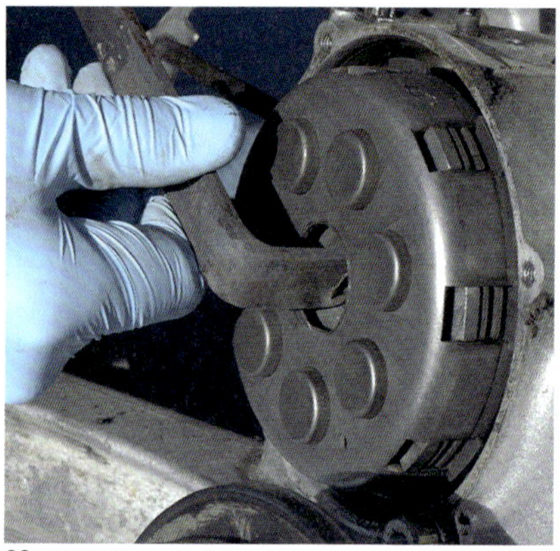

29

26: So sieht der Spezialschlüssel aus, den wir hergestellt haben. 27: Der Schlüssel wird in die Zähne der Kronenmutter gesetzt. 28: Falls das Material des Schlüssels zu weich ist und er sich verbiegt oder wenn die Mutter zu fest sitzt, helfen ein Dorn und ein paar Hammerschläge auf einen Zacken – die Mutter öffnet sich gegen den Uhrzeigersinn, also „normal". Gleichzeitig muß die Kupplung über einen Zahn der Basisplatte und einen Steg am Gehäuse blockiert werden (Helfer). 29: Mit dem Schlüssel wird die Mutter ganz herausgedreht. 30: Die komplette Kupplung wird einfach abgezogen; Blick von hinten auf den Primärantrieb; rechts: Ölpumpenantrieb, Kurbelwelle, Vorgelegezahnrad. 31: So sitzen der Sicherungsring und die Mutter auf der Kurbelwelle. 32: Der Keil garantiert, daß die Kupplung sich spielfrei zusammen mit der Kurbelwelle dreht.

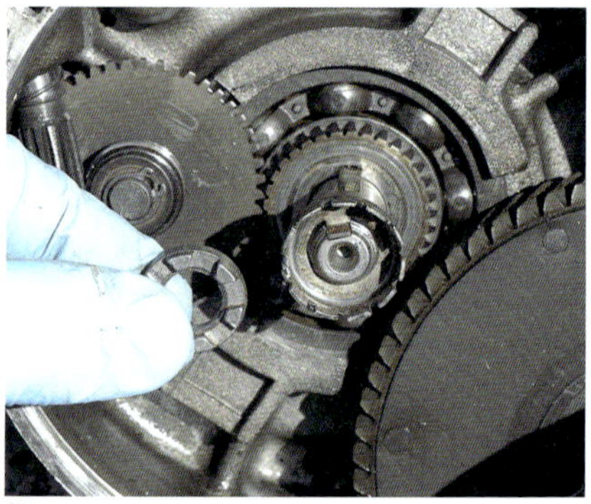

31

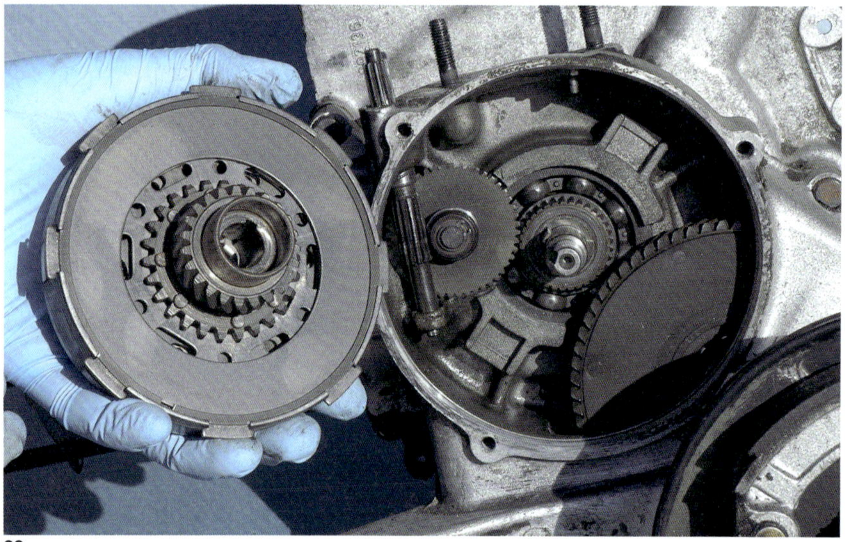

30

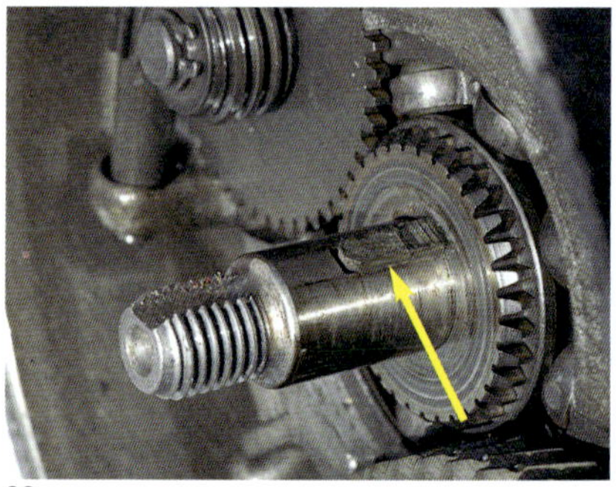

32

deutlich differenziert. Wir werden später die Mitnehmer-, die Reibscheiben und die Federn ersetzen.

Die häufigsten Kupplungsschäden:

Gerissener oder festsitzender Seilzug, undichter O-Ring am Ausrückhebel, Lagerschaden Ausrückwelle, abgenutzter Ausrücknocken, gebrochene oder erlahmte Federn, abgenutzte oder verbrannte Reibscheiben.

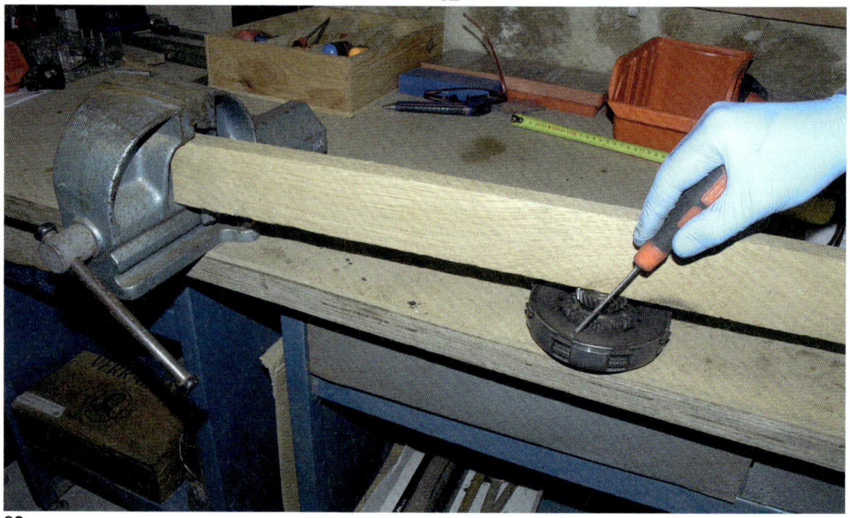

33

33: Zum Zerlegen muß (von einem Helfer) auf den Primärantrieb gedrückt werden, der dann von hinten auf die Druckscheibe wirkt, wodurch die Federn zusammengepreßt werden. Der Schraubstock dient als solides Widerlager für das Kantholz.

Festgestellte Mängel Kupplung

Ausrückhebel: angerostet, verdreckt, O-Dichtring defekt
Kupplungsdeckel: O-Ring defekt
Entlüftungsventil Deckel: verdreckt, verstopft
Reibscheiben: dunkle Verfärbung
Mitnehmerscheiben: leicht blau angelaufen
Distanzring: leichte Laufspuren
Vorgelegezahnrad: Kratzer mittig auf Zähnen

Werkzeug Kupplung

Schlitz-Schraubendreher, diverse
Kombizange
Stecknüsse SW 10
Umschaltschlüssel
Spezialschlüssel für Kronenmutter Kupplungskorb
Kunststoff-Hammer
Nylon-Pinsel
Auffangwanne Öl
Kantholz
Schraubstock

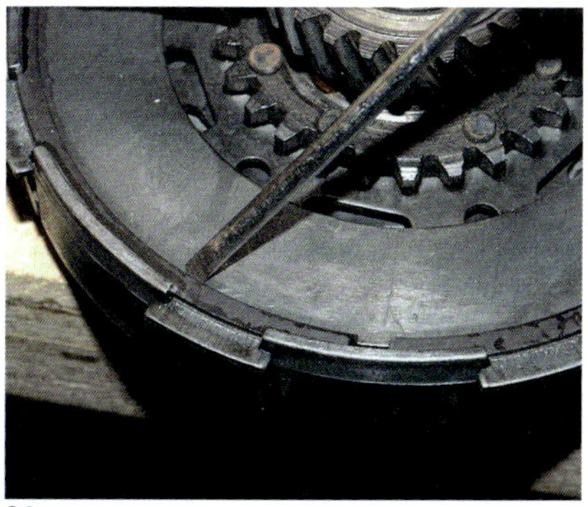

34

34: Mit einem kleinen Schraubendreher wird der entlastete Sperr-Ring ausgehebelt. ***35, 36:*** *die völlig entlastete Kupplung.* ***37:*** *Einbaufolge der Elemente von der Motorseite her; gelbe Pfeile: Teile drehen sich mit der Kurbelwelle; weiße Pfeile: Teile drehen sich mit der Vorgelegewelle.* ***38:*** *Kupplungs-Elemente von der Außenseite her gesehen.*

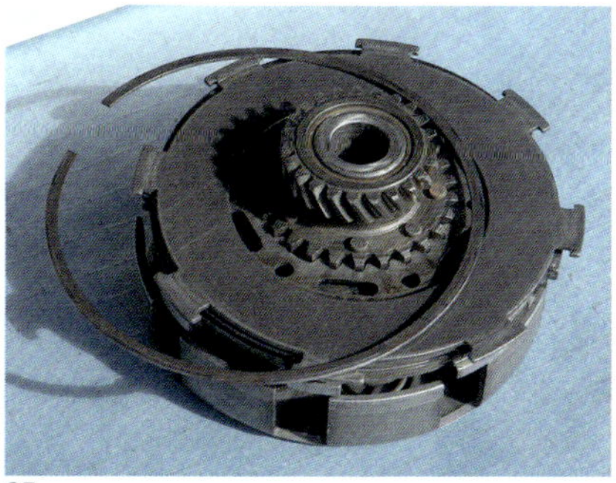

35

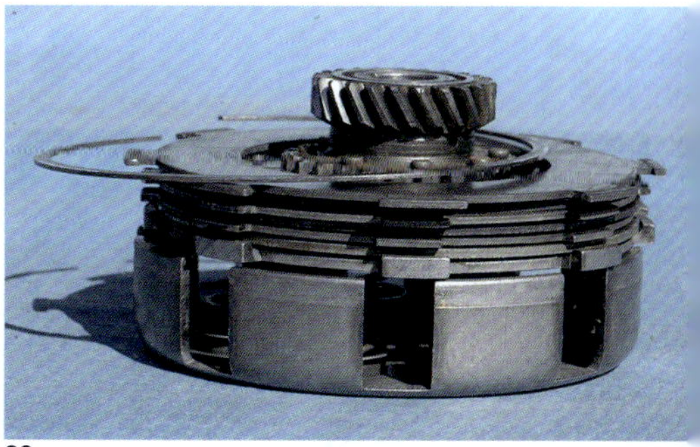

36

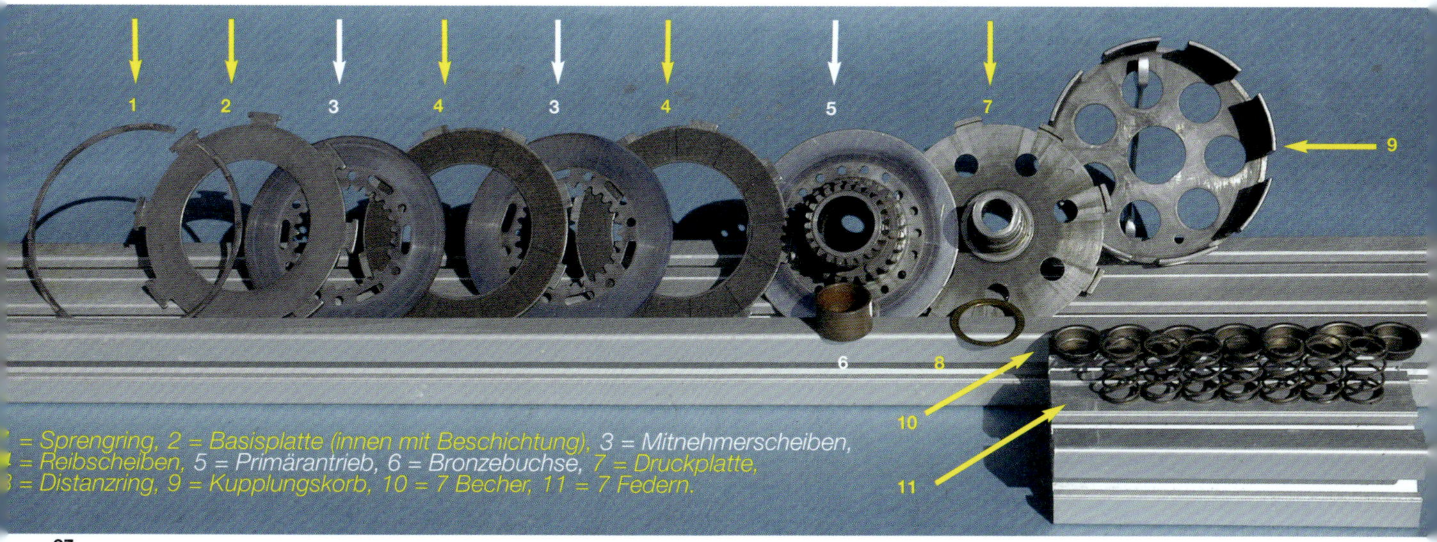

37

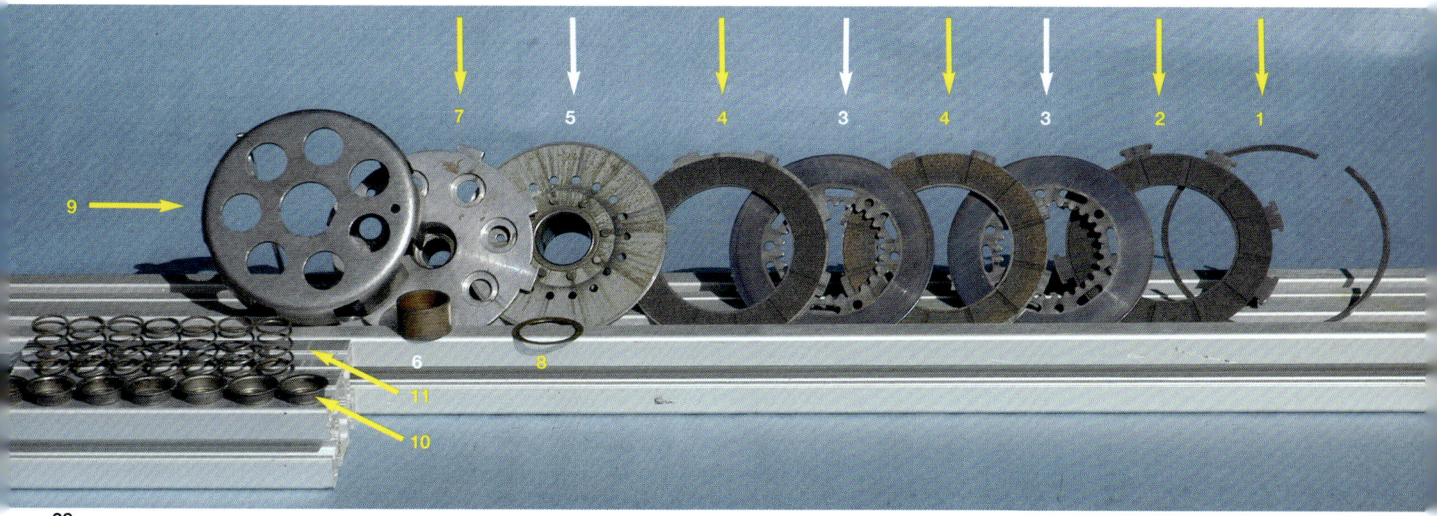

38

So funktioniert die PX-Kupplung

Bei einem Motorroller wie der Vespa PX mit mechanischem Getriebe und Handschaltung stellt die Kupplung die Verbindung zwischen Kurbelwelle und Vorgelegewelle und von dort zum Getriebe her. Der Kupplungshebel am Lenker wirkt über einen Seilzug auf den Ausrückhebel am Kupplungsdeckel. Wird der Hebel gezogen, drückt der Nocken des Ausrückhebels über den „Pilz" aus Bronze auf den federgelagerten Kupplungskorb. Dadurch werden die Reibscheiben entlastet, die Verbindung zum Getriebe ist unterbrochen, es kann geschaltet werden. Die Vespa PX verfügt über eine **Zweieinhalbscheiben-Kupplung, die im Ölbad läuft (Getriebeöl SAE 30).** Die Kupplung ist folgendermaßen aufgebaut:

1. Betätigung: Handhebel, einstellbarer Seilzug, Kupplungsdeckel, Ausrückhebel mit Nocken, Zwischenstück aus Bronze, Druckplättchen mit Feder.
2. Kupplungskorb mit 8 Schächten: Er ist über die Nocken der Druckplatte fest mit der Kurbelwelle verbunden; jeweils sieben Teller und Federn; mitlaufend; Druckplatte mit acht Nocken und Hohlwelle mit Aussparung für Keil; zwei Reibscheiben mit beidseitigen Kupplungsbelägen (Lamellen) und je acht Nocken, Basisring mit acht Nocken und Reibschicht innen, Sprengring. Die Druckplatte ist in ihrer Hohlwelle durch einen Keil auf der Kurbelwelle gegen Verdrehen gesichert und mit einer blechzungengesicherten Kronenmutter befestigt; Kupplungskorb, Reibscheiben und Basisring werden über die Nocken in den Schächten automatisch mitgedreht.
3. Kupplungsnabe mit Primärantrieb: Ist über Schrägverzahnung mit der Vorgelegewelle verbunden (permanenter Eingriff); läuft über Gleithülse lose auf der Kurbelwelle; Zwischenring zur Druckplatte hin aus Bronze; über Innenverzahnung mitlaufend: zwei Mitnehmerscheiben.
4. Abfolge der Kupplungselemente von außen: Kupplungskorb, 7 Teller, 7 Federn, Druckplatte, Kupplungsnabe mit Primär-Zahnrad (starr), Mitnehmerverzahnung (starr), Zwischenring und Gleithülse, Reibscheibe 1, Mitnehmerscheibe 1, Reibscheibe 2, Mitnehmerscheibe 2, Basisring mit Reibschicht innen, umlaufender Sprengring.
5. Funktionsweise im Detail: Bei nicht gezogenem Kupplungshebel stellen die Reibscheiben aufgrund des Federdrucks eine feste Verbindung zwischen Kurbelwelle und Vorgelegewelle des Getriebes her. Kupplungskorb, Becher, Federn, Reibscheiben und Basisring bilden eine Einheit; über ihre jeweils acht Nocken können die Reibscheiben und der Basisring axial innerhalb der Aussparungen am Kupplungskorb gleiten. Den Gegenpart spielen der Primärantrieb und die beiden Mitnehmerscheiben, die über ihre Innenverzahnung mit dem größeren Zahnkranz des Primärantriebs und damit mit der Vorgelegewelle verbunden sind. Wir halten fest: Druckscheibe und Primärantrieb drehen sich, sitzen aber axial fest; Kupplungskorb, Mitnehmer- und Reibscheiben sowie Basisplatte können sich axial verschieben.
Wird nun durch Ziehen des Kupplungshebels über den Ausrückhebel Druck auf den Kupplungskorb ausgeübt, verschiebt sich dieser mit allen innenliegenden Scheiben axial zur Motormitte hin; dabei werden die vorgespannten Federn noch stärker gegen die feststehende Druckplatte gepreßt. Durch die Verschiebung des Kupplungskorbs (maximal um ca. 3 mm) bekommen Reibscheiben und Mitnehmerscheiben „Luft", sie reiben sich nicht mehr aneinander. Dadurch wird die Verbindung zwischen Kurbelwelle/Druckscheibe/Kupplungskorb und Primärantrieb unterbrochen; der Primärantrieb wird (während das Fahrzeug rollt) nur noch von der Vorgelegewelle mitgenommen, dreht frei auf der Gleitbuchse. Der Kupplungskorb dreht sich mit seinem Innenleben abgekoppelt weiter auf der Kurbelwelle.

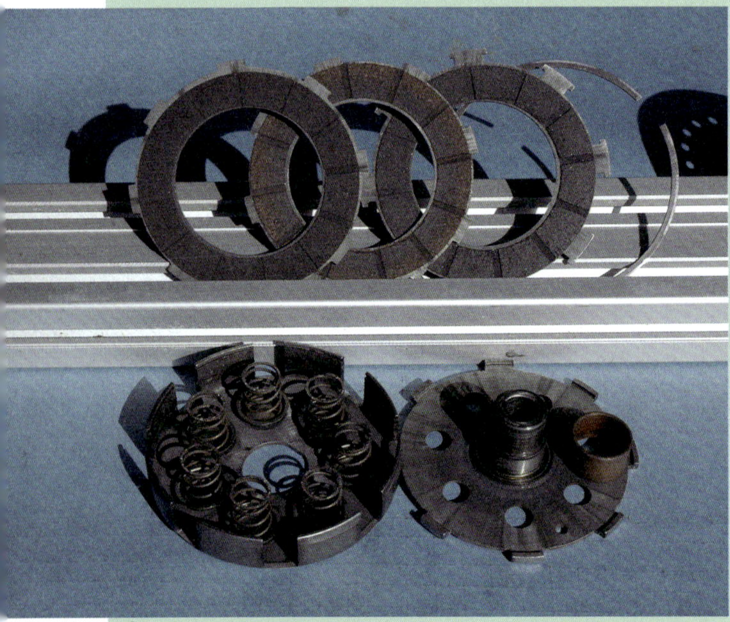
1
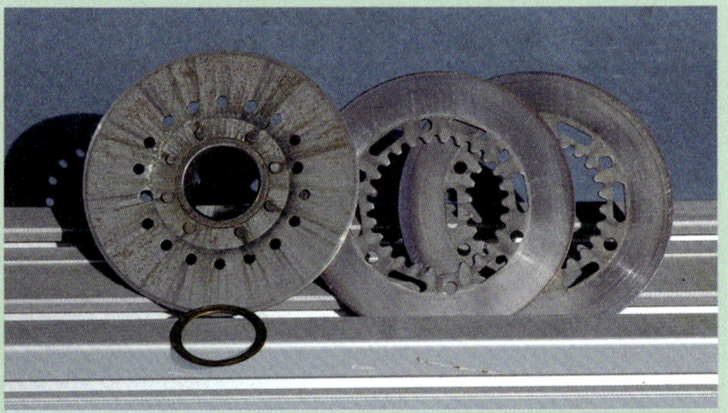
2
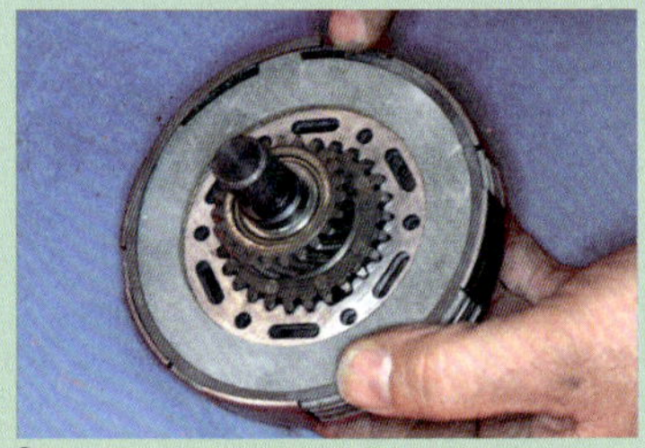
3
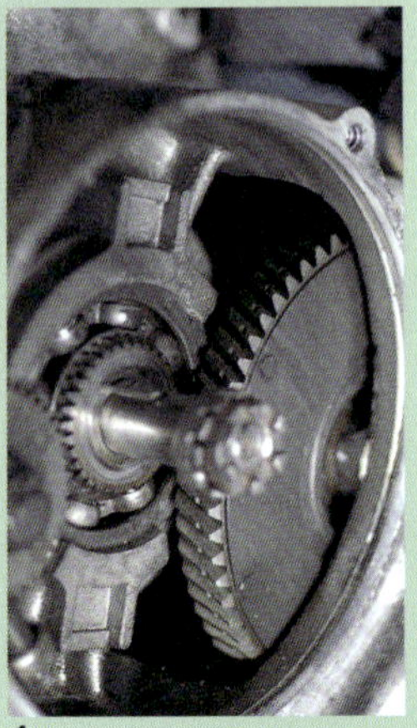
4

__1:__ Die Elemente der aktiven Kupplungspartie; die Reibscheiben oben (rechts die Rückseite der Basisplatte) sorgen für den Kraftschluß zwischen Kurbelwelle, Vorgelegewelle, Getriebe und Hinterrad, wenn der Kupplungshebel nicht gezogen ist und der Roller fährt. Unten: Der Kupplungskorb wirkt mit den in den Tellern gelagerten Federn auf die Druckplatte (rechts), die mit der Verzahnung in den Korb greift und sich mitdreht. Die Bronzebuchse ermöglicht den Freilauf des Primärantriebs bei gezogener Kupplung. __2:__ Dei passive Partie besteht aus Primärantrieb (hier die Rückseite), dem Zwischenring und den beiden Mitnehmerscheiben. __3:__ Der Sprengring wird bei zusammengepreßter Kupplung abgenommen. __4:__ Auf dem Vorgelegezahnrad ist eine umlaufende Rille zu sehen, die von der Produktion im Werk herrührt.

Ölpumpenantrieb: Ausbau, Kontrolle

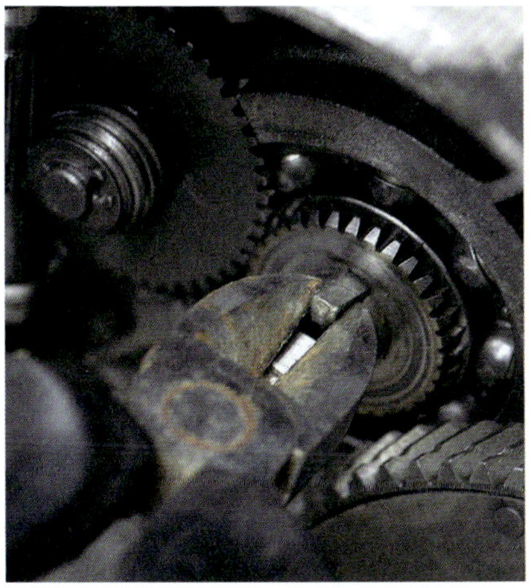
1

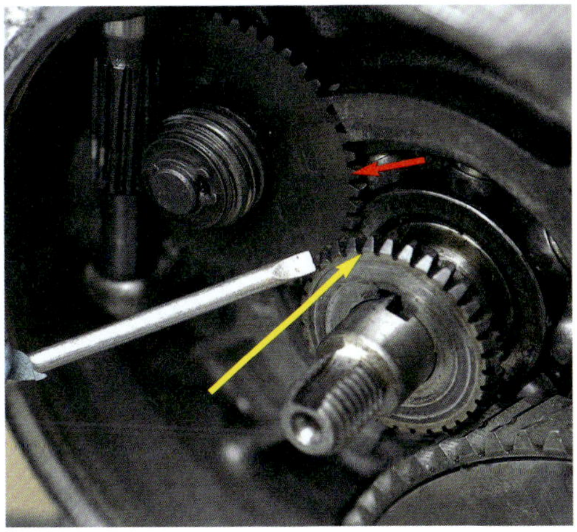
2

Werkzeug Ölpumpenantrieb

Schlitz-Schraubendreher
Seegerringzange

Festgestellte Mängel

Antriebswelle:
leichte Abnutzung der Spiralverzahnung.

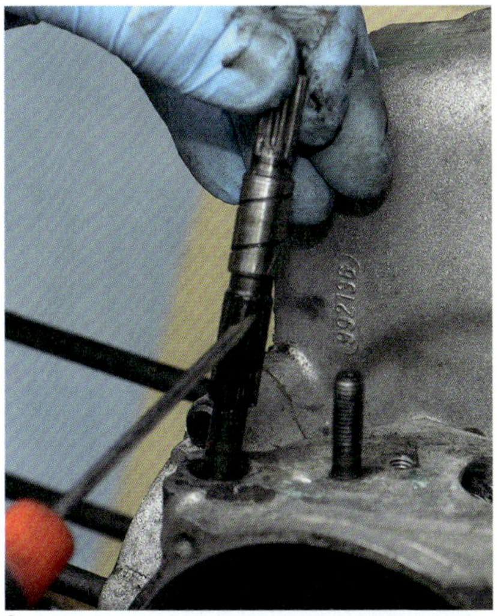
3

Ölpumpenantrieb ausbauen, prüfen:

Nach Ausbau der Kupplung liegt der **Ölpumpenantrieb** frei. Er besteht aus dem **Antriebsritzel,** einem **Zwischenritzel** mit **Schneckensegment** und der spiralverzahnten **Welle,** die nach oben durchs Vergasergehäuse zur Ölpumpe führt. Schäden können durch Abnutzung über extrem lange Laufzeiten oder Materialfehler auftreten. Ein leichtes Spiel ist normal. Aber Achtung: Die **Verzahnung der Welle** darf nicht „angefressen" oder ausgebrochen sein.

Zuerst den **Keil** von der Kurbelwelle nehmen, der für die Sicherung der Kupplung da ist. Dann das primäre Antriebsritzel von der **Kurbelwelle** abziehen. Die angeschrägte Seite der Verzahnung muß nach außen zum Deckel hin zeigen (s. Foto 2).

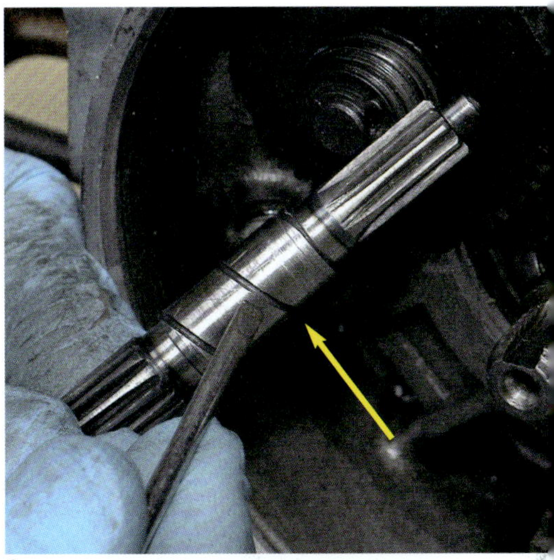
4

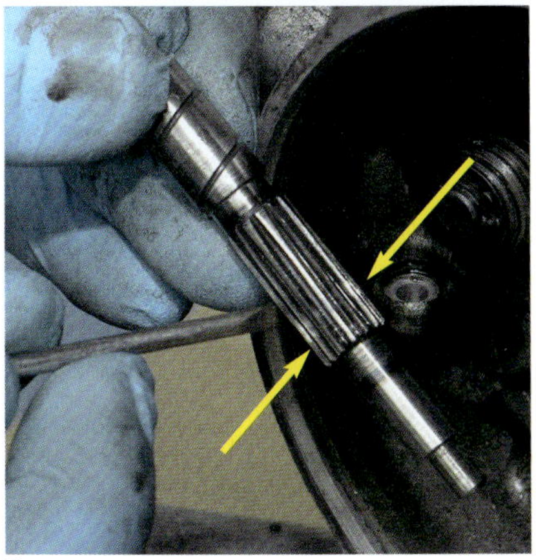
5

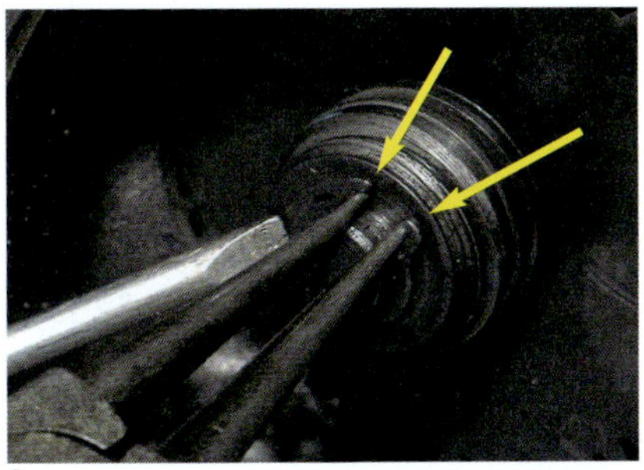
6

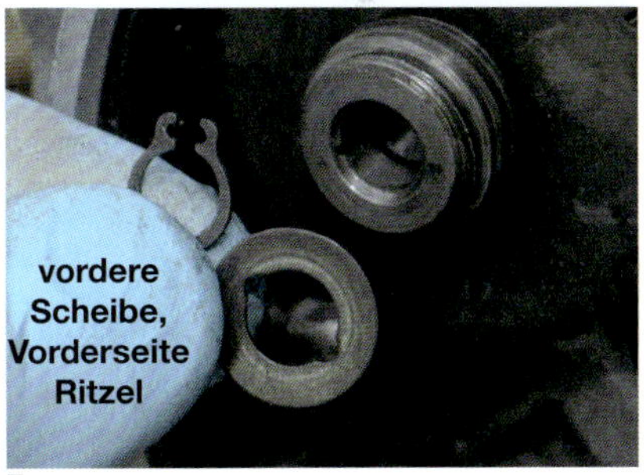

7

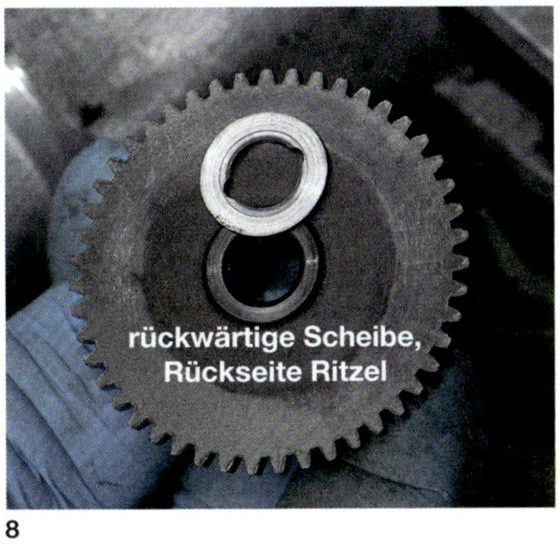

8

__1:__ Entfernen des Keils auf der Kurbelwelle. __2:__ Antriebsritzel der Ölpumpe abziehen; roter Pfeil: Antriebsschnecke. __3:__ Welle mit Spiralverzahnung nach oben aus dem Gehäuse ziehen. __4:__ Die umlaufende Rille für die Wellenschmierung ist frei von Rückständen. __5:__ Die Spiralverzahnung zeigt leichte Abnutzungsspuren. __6, 7:__ Sprengring und Scheibe des Sekundärritzels entfernen. __8:__ Rückseite des Sekundärritzels mit Anlaufscheibe.

Das **sekundäre Ritzel** mit dem Schneckenantrieb ist durch einen Seegerring mit Scheibe gesichert; Ring mit Spezialzange entfernen, Sekundärritzel mit Schneckenantrieb abziehen. Foto 8: Rückseite des Sekundärritzels mit der vor dem Schneckenantrieb liegenden Scheibe (s.a. Foto 7). Weitere Details zum Ölpumpenantrieb s. Kapitel „Motor-Zusammenbau".

Lichtmaschine: Ausbau, Kontrolle

*Im Rahmen einer Motorinstandsetzung oder Restaurierung müssen die Hauptelemente der Lichtmaschine, bzw. des Schwungradmagnetzünders, ausgebaut werden. Die „LiMa“, wie sie gemeinhin abgekürzt wird, sitzt auf dem rechten Kurbelwellenstumpf und besteht aus dem sich drehenden **Rotor** mit dem **Gebläserad** und dem am Gehäuse festgeschraubten **Stator.***

Lichtmaschinenrotor ausbauen: Nach Ausführung der gezeigten Arbeiten kann der **Rotor** abgezogen werden. In der Regel ist die Rotorverschraubung mit einer **Kappe** abgedeckt – sie fehlt bei unserem Muster. Rotor mit einem etwa 2 cm starken Kant- oder Rundholz (oder Piaggio-Spezialwerkzeug) gegen den Zylinderfuß **blockieren** und mit einer Stecknuß SW 19 die Haltemutter lösen. Die Mutter samt der Zahnscheibe abnehmen.

Gewinde mit **Kriechöl** (WD-40 zum Beispiel) einsprühen. Der ausgeliehene oder selbst hergestellte Abzieher (s. nebenstehender Kasten) wird wie folgt eingesetzt: **Rohrstück** mit Gewinde 28 mm in den Rotor bis zum Anschlag einschrauben. Die **Abdrückschraube** des Abziehers von Hand so weit eindrehen, bis sie auf dem Kurbelwellenstumpf aufsitzt. Dann mit einem Schlüssel SW 32 das **Rohrstück blockieren** und gleichzeitig mit einem Schlüssel SW 19 die Schraube in den Abzieher hineindrehen. In der Regel löst sich der Rotor dann problemlos mit vernehmlichem Knacken von der Kurbelwelle. Tut er dies nicht sofort, einige leichte Hammerschlage auf die Abdruckschraube geben. Bei unserem Muster war die Mutter nicht richtig festgezogen, sie löste sich sofort. Der Rotor hätte sich über kurz oder lang selbständig gemacht!

Beim Abnehmen auf den **Keil zur Rotorsicherung** achten, der ein Verdrehen auf der Kurbelwelle verhindert; er muß unbeschädigt sein und darf nicht verlorengehen.

Nach der Demontage des Rotors können bei älteren Modellen die **Unterbrecherkontakte** und die **Schleifkohlen** geprüft und gewechselt werden, inklusive anschließender **Zündeinstellung.** Dieses Thema und Vieles mehr wird ausführlich in unserem Longseller „Klassische Vespa Motorroller“ behandelt, der 2023 in der 21. Auflage erschienen ist.

Abzieher für den Lichtmaschinenrotor selbst herstellen

Den für den Lichtmaschinenrotor erforderlichen **Abzieher** findet man im Internethandel oder leiht ihn beim Vespa-Vertreter aus. Alternativ kann man den Abzieher auch von einem geübten Dreher oder Schlosser anfertigen lassen. Wir haben aus einem dickwandigen **Rohrstück** und einer starken **Maschinenschraube** (mindestens 12er Schaft) den Rotorabzieher herstellen lassen.

Zunächst wird mit einer Gewindelehre die **Steigung** des Gewindes messen. Bei der PX 200 E beträgt die Steigung **1 mm.** Auch der **Durchmesser** des Gewindes muß exakt bestimmt werden – in unserem Falle sind es **28 mm.** Diese Daten genügen dem Dreher, um das Abziehergewinde in das Rohrstück zu schneiden. Am anderen Ende wird eine große **Sechskantmutter** festgelötet, SW 32 zum Beispiel. In die Mutter wird eine **Maschinenschraube** mit passendem Schaft (12 mm Durchmesser) und kräftigem Sechskant (SW 19 zum Beispiel) eingesetzt.

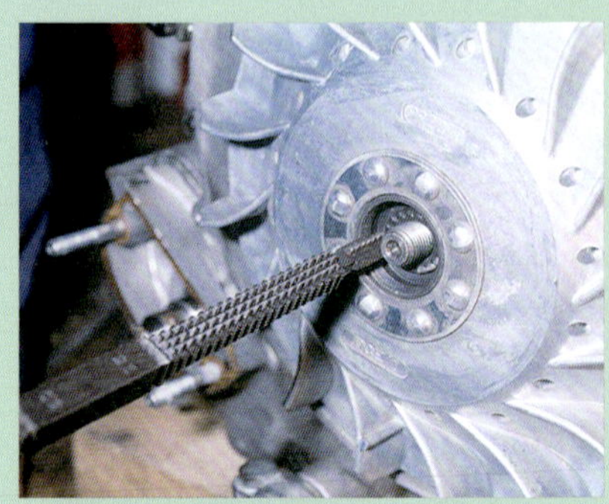

1

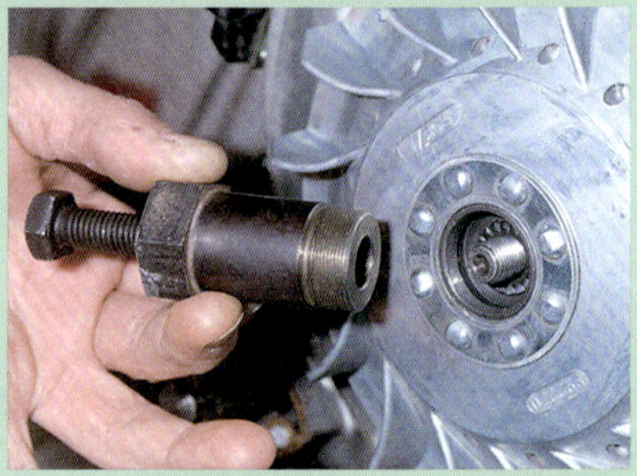

2

__1:__ Mit einer Lehre wird die Steigung des Gewindes ermittelt; sie beträgt 1,0 mm.
__2:__ In ein 28 mm dickes Rohrstück wird das passende Gewinde geschnitten. Auf das Ende wird eine starke Mutter harrtgelötet. In ihr Gewinde wird eine Schraube gedreht, mit der der Rotor dann abgedrückt wird.

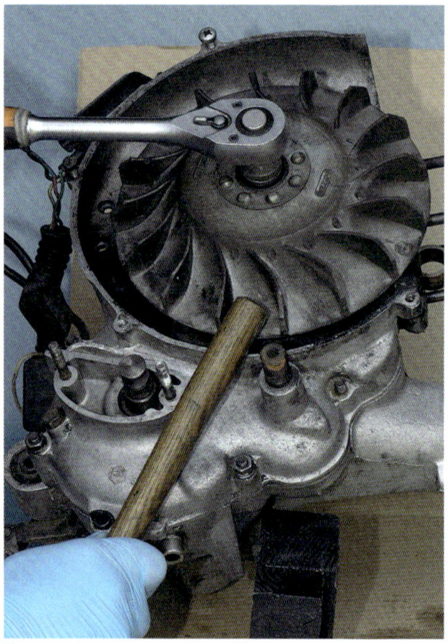

1

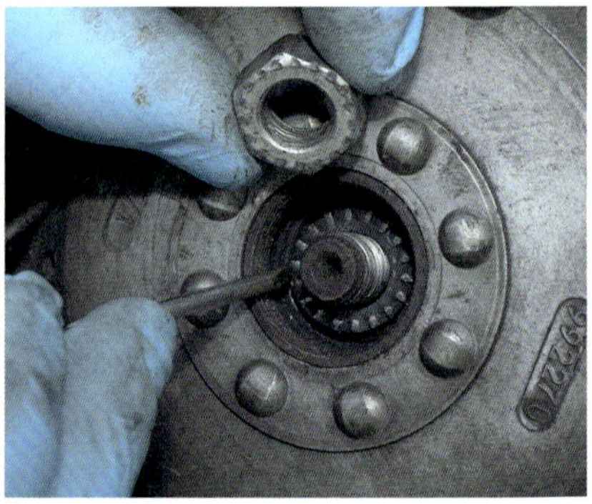

2

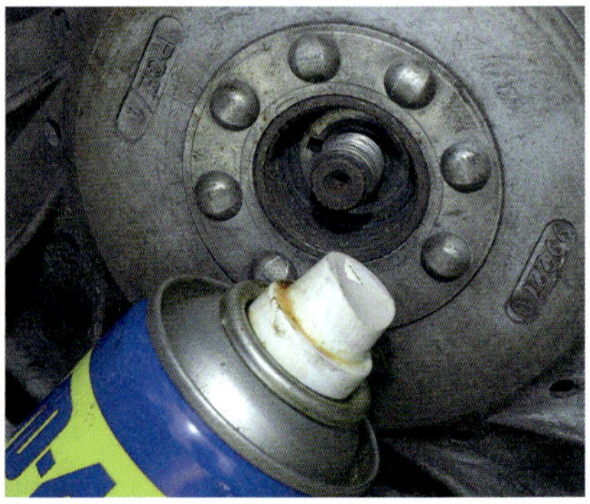

3

__1:__ Der Rotor wird (mangels Piaggio-Werkzeug) über eine Gebläseschaufel mit einem passenden Holz oder Hammerstiel blockiert. Gleichzeitig wird die Mutter SW 19 gelöst. __2:__ Unter der Mutter sitzt eine Federscheibe. __3:__ Gewinde leicht einsprühen.

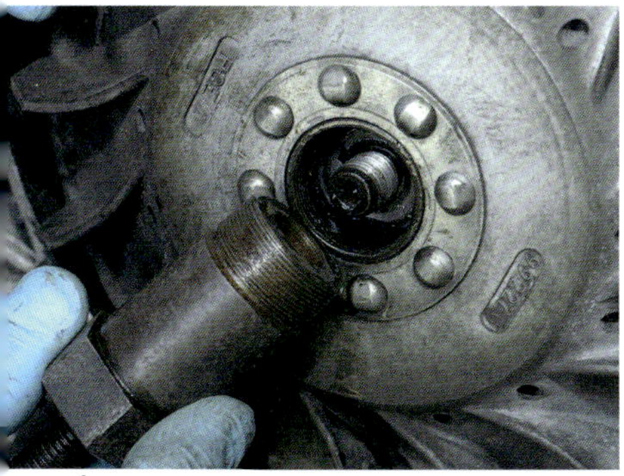

4

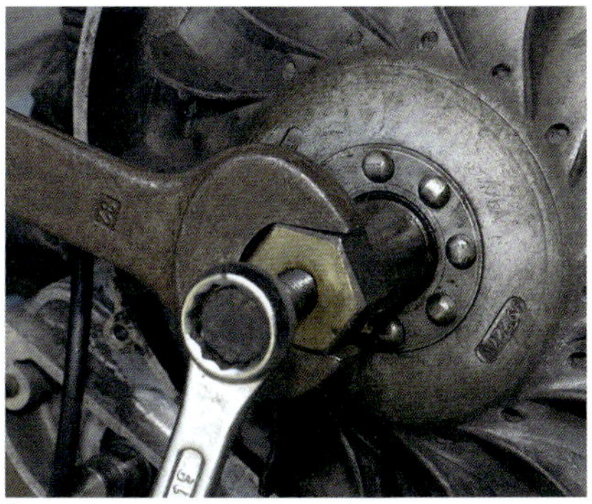

5

Festgestellte Mängel Lichtmaschine, Kabelbaum

Rotor: Abdeckkappe fehlt, Verschraubung locker
Stator: Verschraubung locker, wurde schon mal gewechselt
Kabelbaum: verdeckte Schäden; das grüne Kabel vom Zündschloß zur E-Zentrale ist gebrochen; Motor läßt sich nicht abstellen.
Gleichrichter oder Spannungsregler: defekt, kein Bordstrom

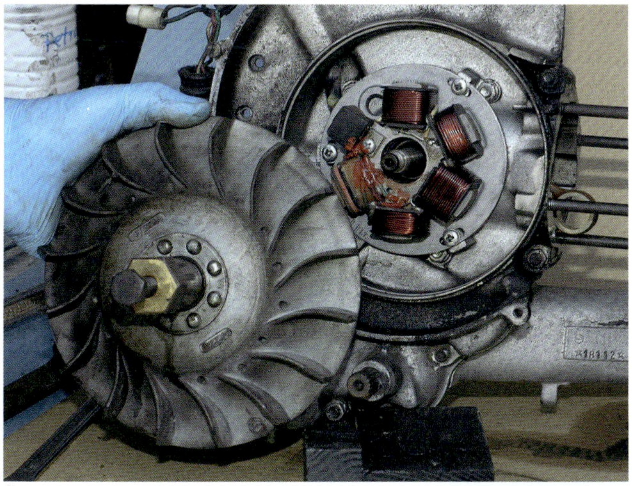

6

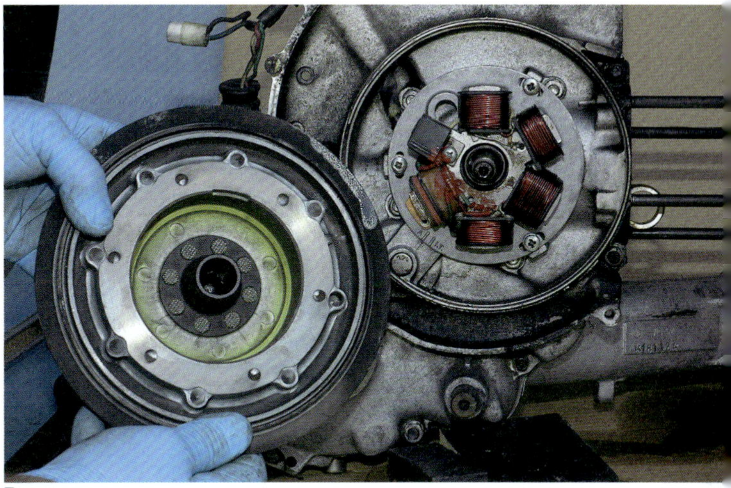

7

Lichtmaschinenstator ausbauen:

Der unter dem Rotor (auch als Polrad bezeichnet) liegende **Lichtmaschinenstator** ist mit drei oder vier Schlitz- oder Kreuzschlitzschrauben am Gehäuse befestigt und kann nach Lösen derselben zur Seite geklappt werden. Bei neueren Modellen wie unserer PX wird der **Kabelbaum** einfach aus dem Motorgehäuse gezogen. **Vorsicht:** Spulen des Stators nicht anschlagen und damit beschädigen. Zunächst per **Sichtkontrolle** nach verdeckten Defekten suchen (ein Kabel offenbar gebrochen, muß ersetzt oder repariert werden), Motor läßt sich nicht abstellen. Das **Pickup** ist mit ein bis zwei Schrauben befestigt.

Vor dem Ausbau des Stators bzw. der Zündspulenplatte die **Position** derselben am Gehäuse beachten und notieren bzw. fotofgrafieren (s. Foto 8). Stator später wieder genau in dieser Position einbauen.

Bei unserem Motor waren die Schrauben der Statorbefestigung teilweise nicht richtig festgezogen. Auch fiel uns eine lose Schraube entgegen, deren Herkunft nur eine Erklärung zuließ: die Ankerplatte wurde 1992 oder später schon einmal ausgetauscht, wie Foto 11 beweist; dabei wurde diese Schraube vergessen.

Defekte Spulen können durchgemessen und gegebenenfalls ersetzt werden, siehe Schemata auf der folgenden Seite. Bei älteren Modellen sind, falls die Arbeit denn nötig ist, zur Spu-

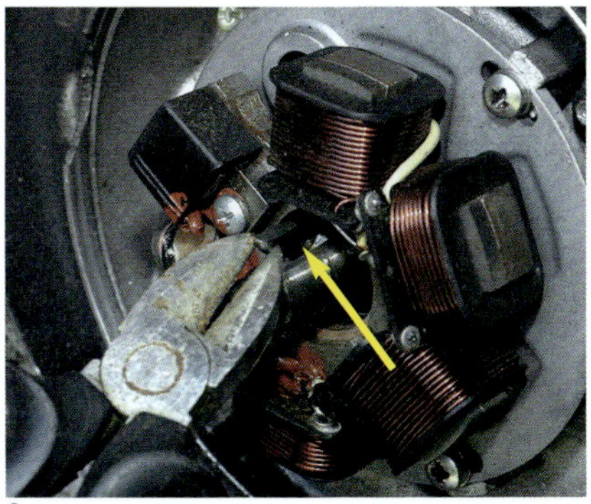

9

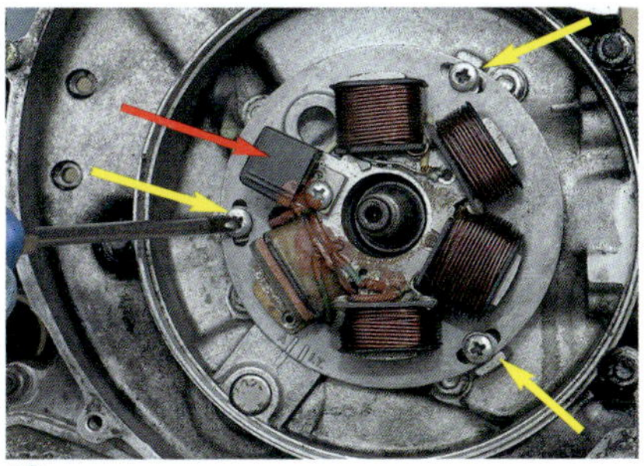

10

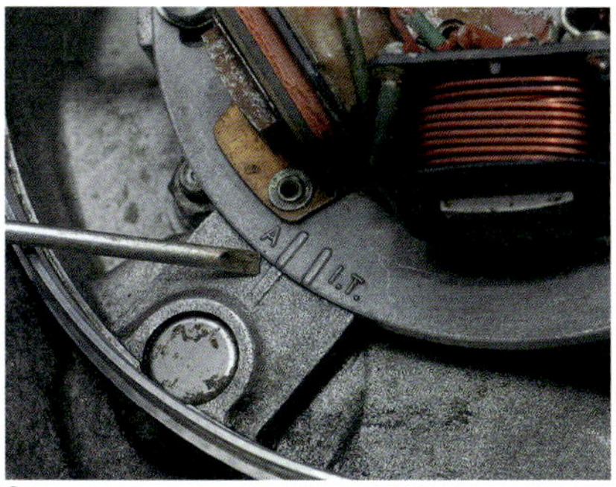

8

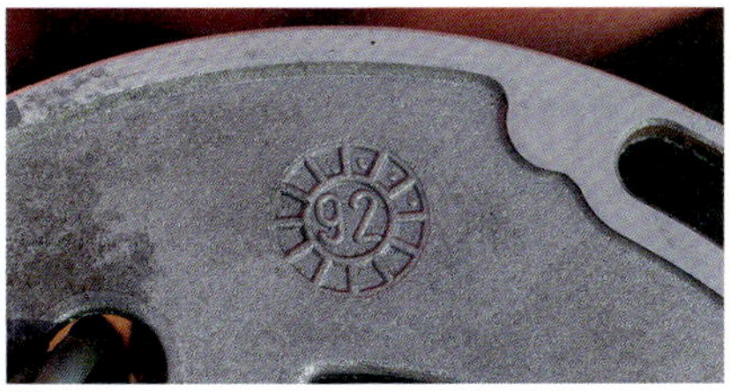

11

__4:__ Der Rotor-Abzieher wird bis zum Anschlag in das Gewinde geschraubt. __5:__ Mit dem Ringschlüssel SW 19 wird die Abdrückschraube gegen den Kurbelwellenstumpf gedreht, bis der Rotor mit einem Knacken freikommt. __6:__ Rotor mit Abzieher und freiliegendem Stator. __7:__ Blick auf die Innenseite des Polrads und auf den noch befestigten Stator. __8:__ Markierung der Zündgrundeinstellung beachten und für den späteren Einbau festhalten. __9:__ Den Keil, der den Rotor gegen Verdrehen sichert, mit einem Seitenschneider vom Kurbelwellenstumpf abziehen und sorgfältig aufbewahren. __10:__ Roter Pfeil: Pickup. Gelbe Pfeile: Befestigungsschrauben des Stators. Man sieht die Schlitze für das Verdrehen des Stators zur Zündeinstellungskorrektur. __11:__ Verräterisch: die Ankerplatte der Lichtmaschine stammt vom April 1992; sie wurde also schon einmal ausgetauscht.

lenmontage Piaggio-Spezialwerkzeuge erforderlich. Bei neueren Typen müssen nur die Sicherungsbleche der betreffenden Spulen aufgebogen und die Kabelanschlüsse abgelötet werden.

Bevor der Stator vom Gehäuse getrennt werden kann, müssen die **Steckverbindungen des Kabelbaums** aus dem Verteiler genommen und von der Zündbox abgezogen werden. Ein Stekker fehlt, das Kabel ist lose, das grüne Kabel ist defekt. Besonderes Augenmerk gilt dem Rundstecker: Die Verbindungen sollten mit einem Multimeter auf Durchgang geprüft werden. **Neuteil:** Elektronikteile altern mit der Zeit und sind oft nicht mehr reparabel.

Elektronisch gesteuerte Vespa-Motoren sind entweder mit vier- oder sechspoligen Generatoren ausgerüstet. Unser Restaurierungsobjekt verfügt über einen sechpoligen Generator.

Sechspoliger Generator: Er ist als Schwungradmagnetzünder ausgelegt und mit einem elektronischen Steuergehäuse ausgerüstet. Er hat wie eine Lichtmaschine mit kontaktgesteuerter Zündung einen sechspoligen Läufer. Die Anker-

Werkzeug Lichtmaschine

Abzieher Rotor
Schlüssel mit Stecknuß SW 19
Ringschlüssel SW 19
Blockiervorrichtung
Kreuzschlitzschraubendreher

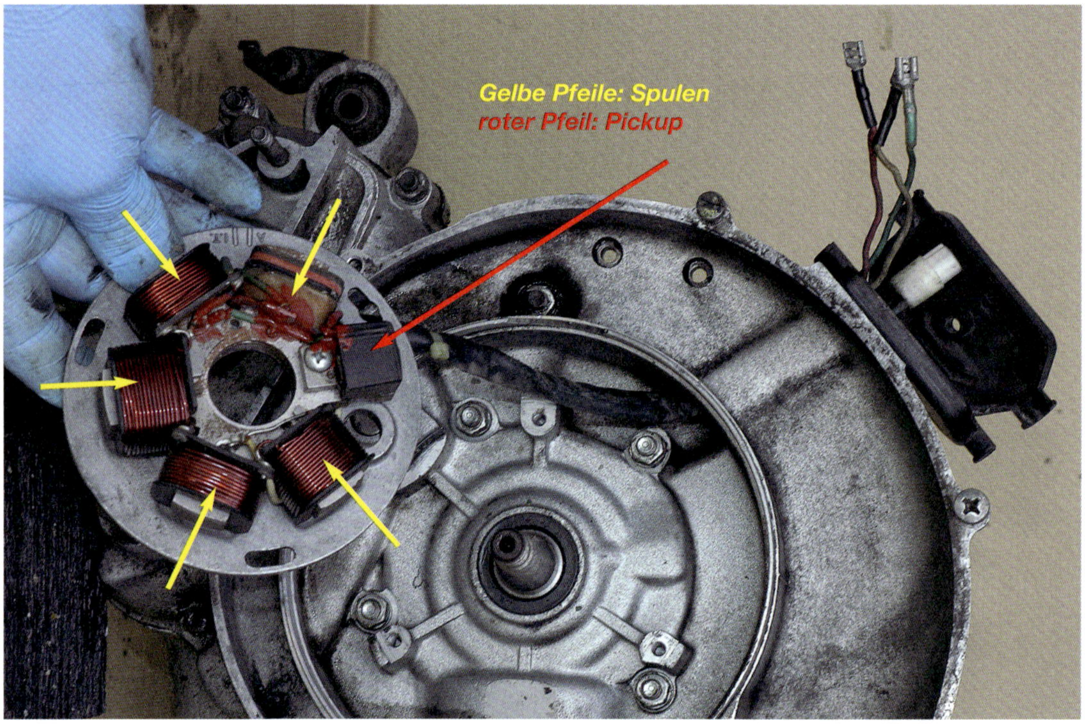

12

12: Nach dem Abschrauben wird der Stator zusamem mit dem Kabelbaum vom Gehäuse abgezogen. Rechts oben das Verteilergehäuse für die Zündelektrik. Die Stecker der Kabel wurden von der Zündbox abgezogen. 13: Das Schaltschema für die Überprüfung des Schwungradmagnetzünders (Rotor) führt alle Elemente auf, die dazu nötig sind.

Lichtmaschine für elektronische Zündung – allgemeine Hinweise:

Gegenüber traditionellen Batterie- oder Magnetzündungen haben elektronisch gesteuerte Zündanlagen zahlreiche **Vorzüge.** Weil bei äußerst schneller Entladung in extrem kurzer Zeit eine höhere Spannungsspitze erreicht wird, arbeitet der Motor regelmäßig auch bei verschmutzter Zündkerze oder zu großem Elektrodenabstand. Die Elektroden brennen nicht so schnell ab, die Zündkerze hält länger. Die Gefahr, daß die Elektroden überbrückt werden, ist geringer als bei kontaktgesteuerten Zündanlagen. Auch springt der kalte Motor leichter an.

Darüber hinaus ergeben sich durch das **Fehlen von Verschleißteilen** bestimmte **Vorteile** mechanischer Art: Die Zündeinstellung bleibt über einen langen Zeitraum hinweg konstant, ist unabhängig von Witterungseinflüssen, arbeitet regelmäßig auch bei Dauervollgas und nach längerem Motorstillstand. **Nach-**

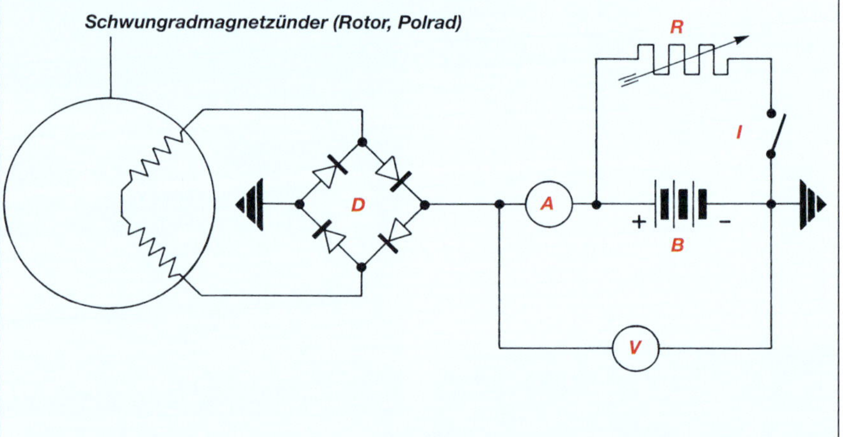

***Schaltschema zur Überprüfung des Rotors P 200 E. A:** Amperemeter für Gleichstrom, 5A Vollausschlag; **B:** Batterie 12V 5,5A voll geladen; **D:** Diodengruppe Nr. 145222; **R:** Rheostat 0,2-22Ω; **V:** Voltmeter für Gleichstrom, 20V Vollausschlag; **I:** Schalter. Quelle: Werkstatt-Handbuch Vespa P125X, P150X, P200E, Piaggio & C. Pontedera 3500/8103.*

13

platte ist, wie auf den Fotos zu sehen, mit **fünf Spulen** versehen: vier dienen der Versorgung des Bordnetzes, eine der Ladung des Kondensators. Auf der stählernen **Ankerplatte** ist das Pickup angebracht, das von den zugeordneten Polschuhen erregt wird und so den Zündstrom steuert. Auch hier erzeugt der Laufer in der Spule B einen Wechselstrom, der von der Diode D2 gleichgerichtet wird und den Kondensator C1

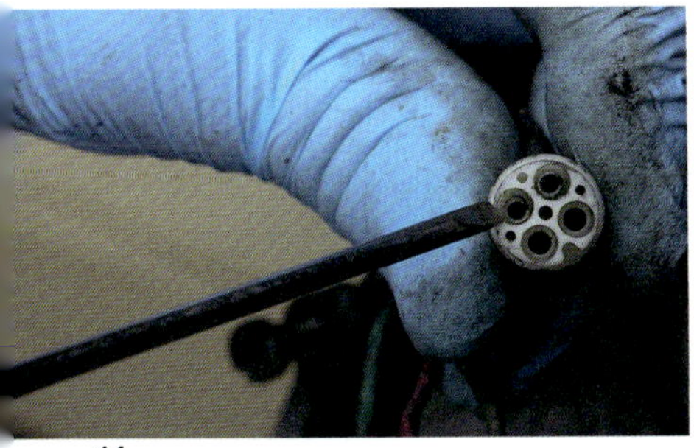

14

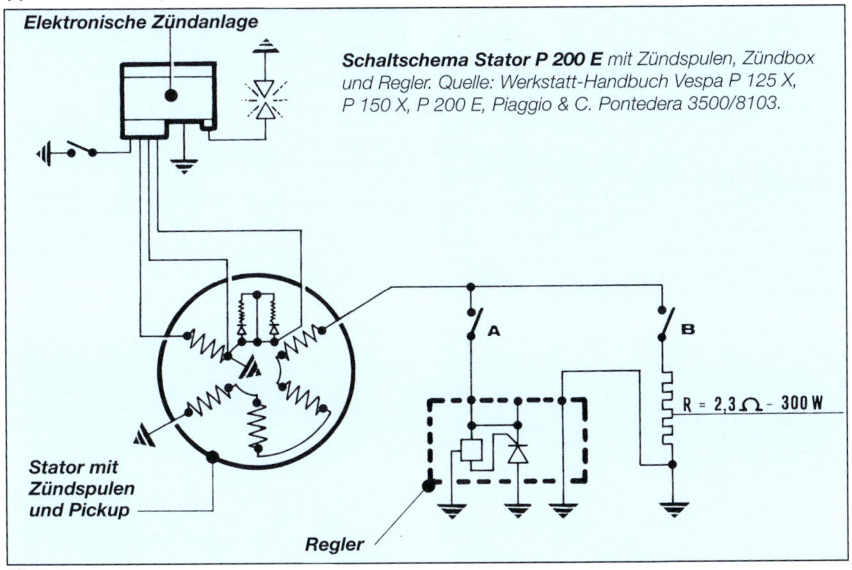

Schaltschema Stator P 200 E mit Zündspulen, Zündbox und Regler. Quelle: Werkstatt-Handbuch Vespa P 125 X, P 150 X, P 200 E, Piaggio & C. Pontedera 3500/8103.

15

***14:** Auf Deformationen innerhalb des Rundsteckors achten. **15:** Prüfanordnung für die Kontzrolle des Lichtmaschinen-Stators bei der 200er Vespa.*

lädt. Das Pickup liefert genau zum Zündzeitpunkt das Signal zum Schließen des Thyristors; dieser bewirkt die Entladung des Kondensators auf die Zündspule. So entsteht der Zündstrom.

Elektronische Zündung – Fehlersuche Verbindungen, Elektronikzentrale, Zündkerze:

Was ist zu tun, wenn die elektronische Zündanlage nicht richtig arbeitet? Wenn Kabel zur Kontrolle der Verbindungen und Bauelemente abgezogen werden, darf dies **nur bei abgeschaltetem Motor** durchgeführt werden (erübrigt sich hier, weil alles bereits ausgebaut wurde). Anderenfalls kann die Elektronikzentrale beschädigt werden. Zudem **Vorsicht:** Die Spannungsspitzen sind nicht ungefährlich. Bei allen Arbeiten an der Verkabelung die **Farben** beachten, notfalls die Verbindungen markieren.

Funktioniert die Zündung nicht korrekt (Aussetzer bei laufendem Motor, kein Zündfunke bei Kerzenprüfung, kein Abstellen des Motors möglich), liegt's an defekten Kabeln (bei uns am grünen Kurzschlußkabel) oder an der **Elektronikzentrale.** Die Box befindet sich hinten am Motor und ist über grüne, rote und weiße Kabel mit den Spulen auf der Ankerplatte sowie über das Zündkabel mit der Zündkerze verbunden. Dieses Teil kann nur komplett ausgetauscht werden (KS-Schrauben oder Schrauben mit Muttern und Gummilagern). Funktioniert die Zündung nach Austausch der Elektronikzentrale immer noch nicht, müssen sämtliche **Kabelverbindungen,** Stecker und Elemente der Ankerplatte zunächst auf sichtbare, dann per Multimeter auf versteckte Beschädigungen überprüft werden. Bei unserer PX waren Gleichrichter oder Spannungsregler defekt; Ausfall der Bordelektrik mit Scheinwerfer, Rücklicht, Hupe und Blinkern.

Lichtmaschinen-Stator und Pickup Prüfung – Modelle mit Elektronik:

Bei abgezogenem Rotor werden die **Spulen** mit einem **Ohmmeter** durchgeprüft. Von außen unsichtbare Schäden lassen sich nur mit dem Ohmmeter feststellen, das einen Meßbereich von 1 bis 1000 Ohm hat. Bei **sechspoligen Generatoren** wie bei unserer PX 200 E muß der Widerstand zwischen dem grünen und weißen Kabel 500 +/- 5 Ohm betragen, zwischen dem roten und weißen Kabel 110 +/- 5 Ohm.

Ist dies nicht der Fall, defekte Spulen oder die ganze **Ankerplatte** ersetzen. Steht kein Meßgerät zur Verfügung und wurde bereits festgestellt, daß die Störung weder von der Elektronikzentrale noch von defekten Kabeln oder Verbindungen ausgeht, muß ebenfalls die komplette Ankerplatte ausgetauscht werden. **Hinweis:** Immer zuerst die **Zündkerze** prüfen; oft ist sie schuld an einem ernsten Defekt.

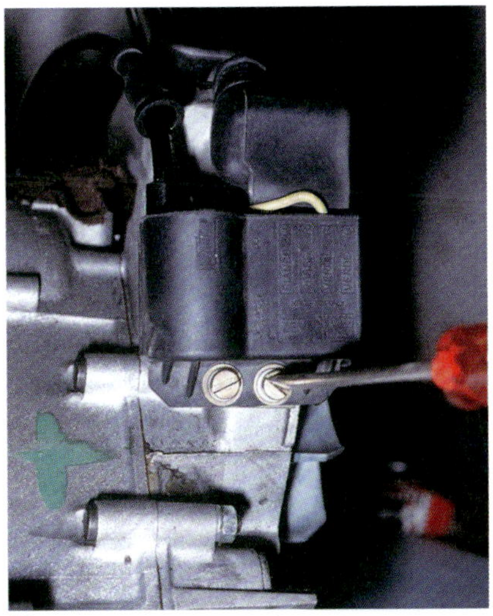

16

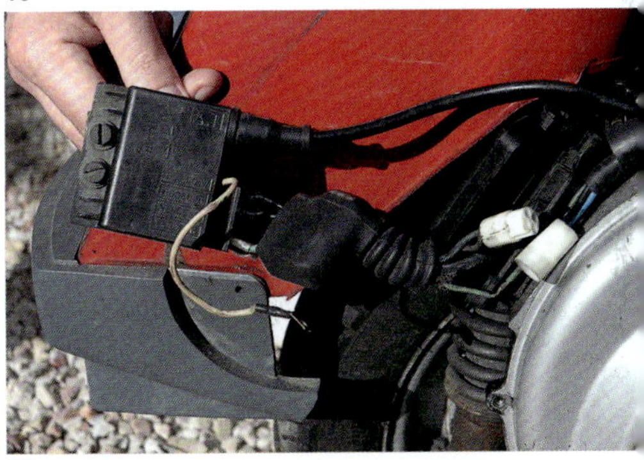

17

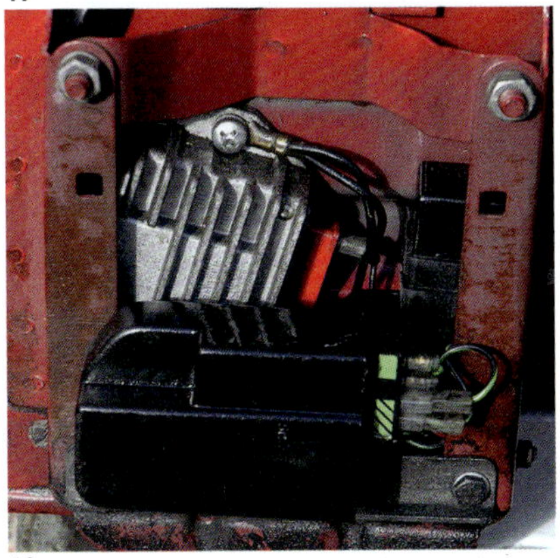

18

***16:** Die gummigelagerte Elektronik-Zündbox bei einer anderen PX 200 E. **17:** abgenommene Zündbox bei unserer PX 200 E von 1985 mit einigen defekten Kabeln. **18:** Spannungsregler (verrippt) und Gleichrichter (darunter) bei unserer Vespa.*

Hinterradbremse: Demontage, Analyse

Hinterradbremse demontieren, prüfen

Hinterradbremse demontieren: Bevor die Motorgehäusehälften getrennt werden, demontieren wir die Elemente der Hinterradbremse, weil sie sonst später hinderlich wären: Backen mit Belägen, Federn, Dichtringe, Bremsankerplatte. Zuerst **säubern** wir die Bremsanlage mit Petroleum oder Bremsenreiniger.

Die beiden Bremsbacken sind in Fahrtrichtung durch zwei **Federklammern** gesichert, die mit einer Spitzzange abgezogen werden. Die **obere Backe** wird rechts mit einem starken Schraubendreher vom **Nocken** abgehebelt und mit einem zweiten Schraubendreher vorn aus der Lagerung gedrückt. Danach kann sie ganz abgezogen werden. Das System ist nun entspannt, die **untere Backe** läßt sich ohne weiteren Aufwand zusammen mit der (intakten) **Rückholfeder** abnehmen.

Der **Bremsnocken** weist keine Abnutzungserscheinungen, wird aber trotzdem ausgebaut (s. folgende Seite). **Die Bremsbeläge** hingegen sind total verölt, was auf den verschlissenen Wellendichtring im Antriebsgehäuse zurückzuführen ist. Die **Belagstärke** beträgt zwar noch 3,0 mm (ohne Unterlage) und wäre noch ausreichend (Mindeststärke 1,5 mm). Gleichwohl werden beide Backen später gegen Neuteile ausgewechselt. Nun kann die **Bremsankerplatte** abgeschraubte werden: drei Kreuzschlitzschrauben. Dahinter werden **vier O-Ringe** sichtbar: ein umlaufender im Zentrum, ein kleinerer zur Abdichtung des Bremsnockens und ein Doppelring an den vorderen Backenlagerungen.

Alle Ringe sind undicht und müssen erneuert werden. Auch diese Ringe waren dafür verantwortlich, daß sich das Getriebeöl verflüchtigt hat, in diesem Bereich Richtung Bremsbacken, was die Bremswirkung beträchtlich reduziert haben dürfte. Weitere undichte Stelle: der Wellendichtring an der Antriebswelle. Ring und Kugellager werden später ausgebaut und erneuert.

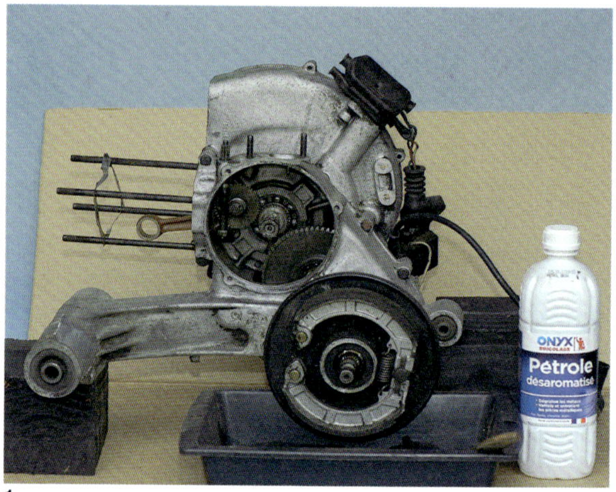

1

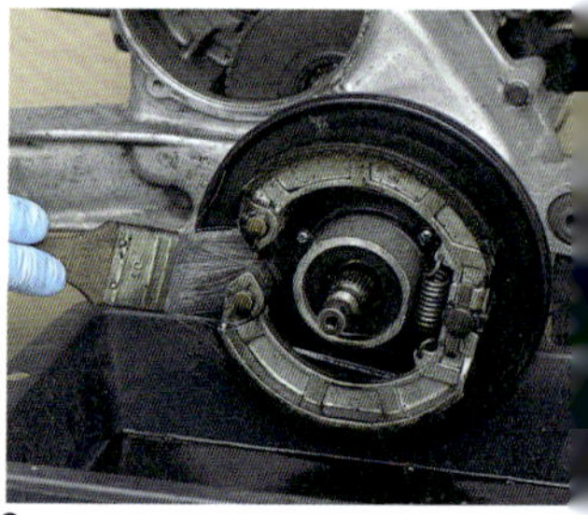
2

1, 2: Die von Öl und Abrieb stark verschmutzte Trommelbremsanlage muß zunächst sorgfältig gereinigt werden.

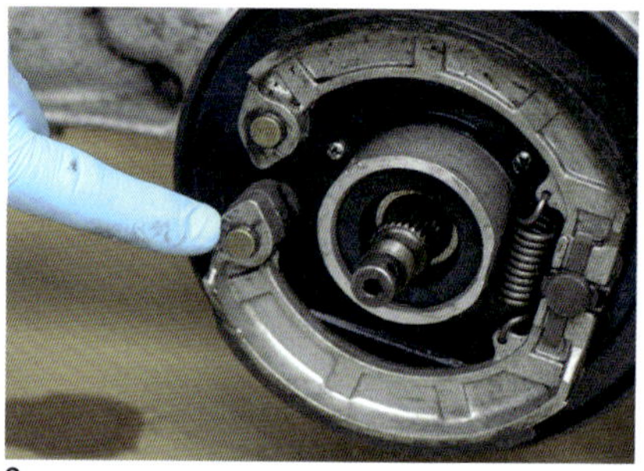
3

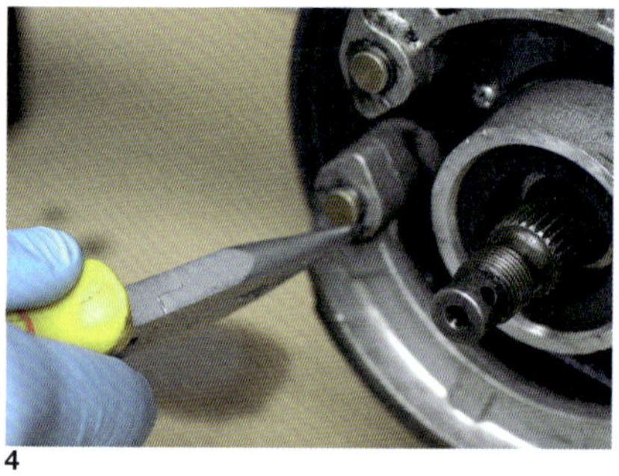
4

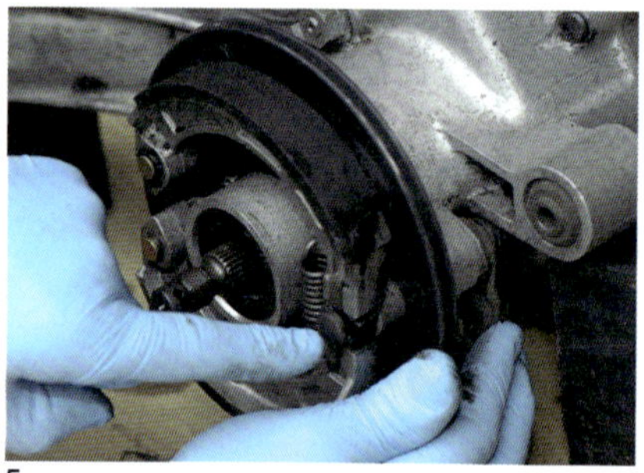
5

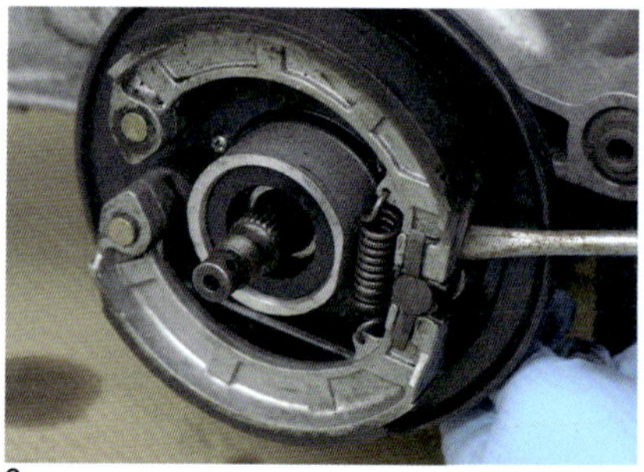
6

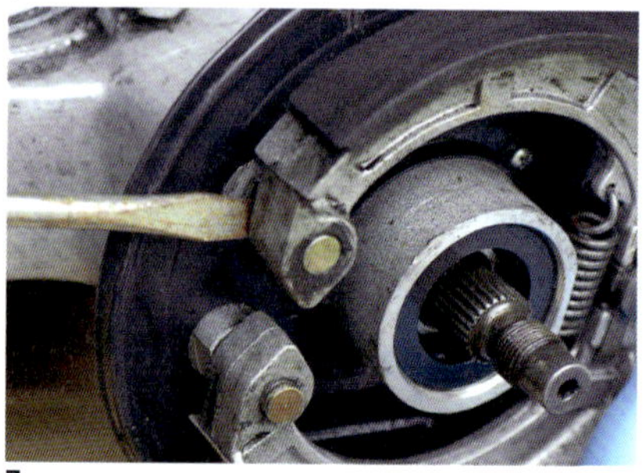
7

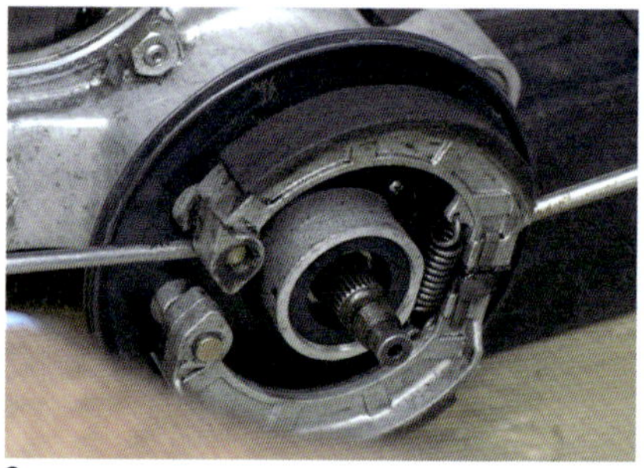
8

3, 4: Zunächst die Federklammern an den vorderen Backenlagern abziehen (Spitzzange). 5, 6: Die obere Bremsbacke wird zuerst mit einem Schraubendreher vom Bremsnocken abgehebelt. 7: So wird der Schraubendreher vorne angesetzt. 8: Mit zwei Schraubendrehern die obere Backe nach vorn hebeln.

Werkzeug Hinterradbremse

Spitzzange
zwei Schlitz-Schraubendreher
Kreuzschlitz-Schraubendreher

Produkte Hinterradbremse

Bremsenreiniger
Kaltreiniger

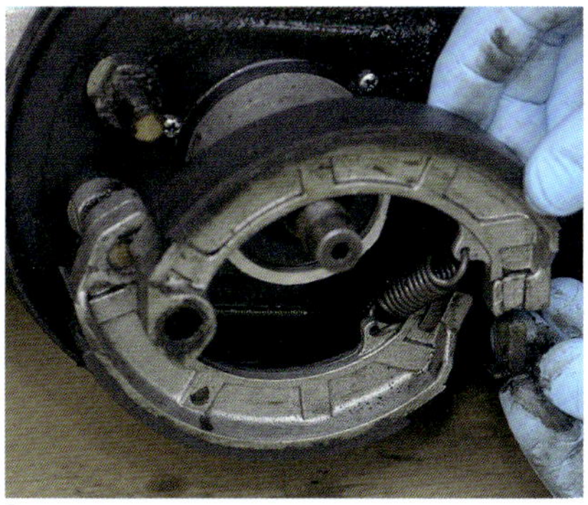

9

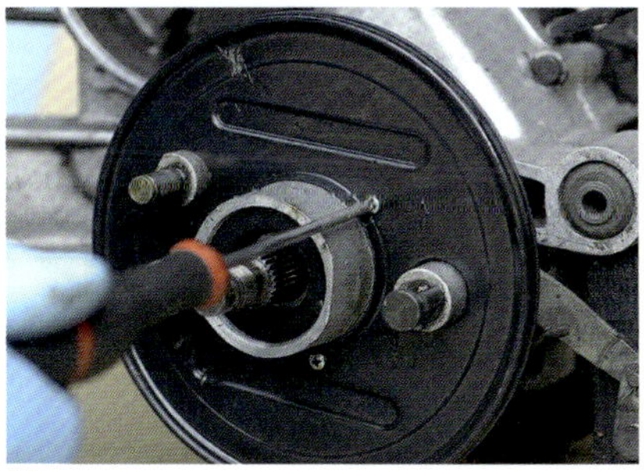

11

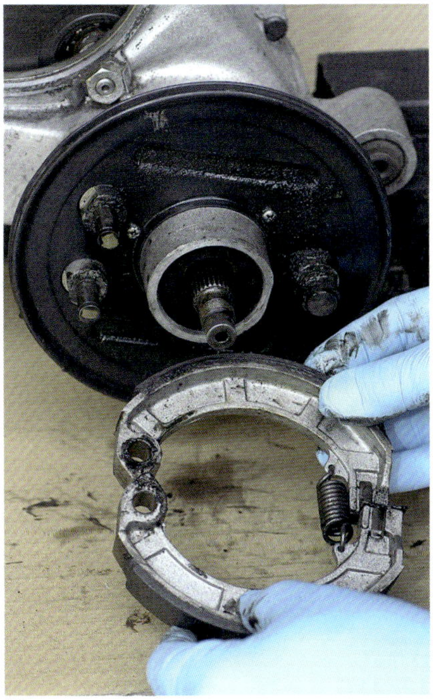

10

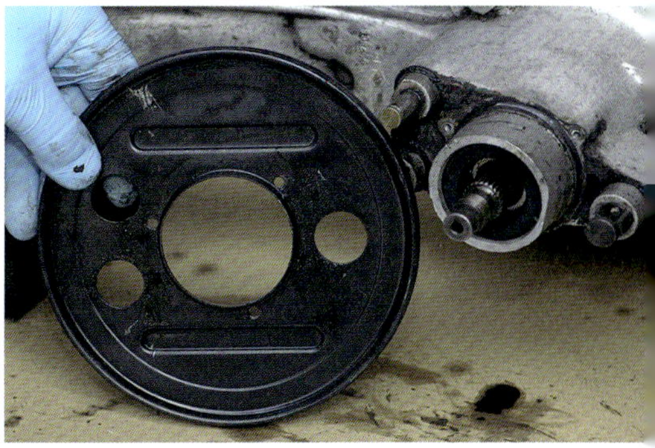

12

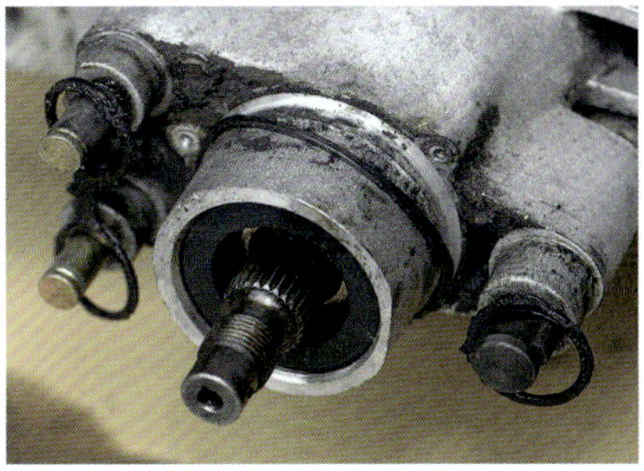

13

Festgestellte Mängel Hinterradbremse
O-Ringe: undicht (ein großer, drei kleine)
Wellendichtring: undicht
Bremsbeläge: verölt

__9:__ Die beiden nach vorn gezogenen Bremsbacken der Hinterradbremse.
__10:__ Die Bremsbacken werden zusammen mit der Rückholfeder abgenommen.
__11:__ Die Bremsankerplatte ist mit drei Kreuzschlitzschrauben befestigt.
__12:__ Die noch gut aussehende Bremsankerplatte und die Radantriebswelle (gleichzeitig Getriebehauptwelle). __13:__ Vier O-Ringe dichten gegen das Gehäuse ab.

Bremsbetätigung Hinterradbremse demontieren, prüfen

Bremshebel und Bremsnockenwelle ausbauen:
Die Elemente der rückwärtigen Bemsbetätigung müssen komplett demontiert werden. Dazu zuerst mit einem Schraubendreher die **Rückholfeder** aushängen. Dann mit einem kleinen Schraubendreher den **Sicherungssplint** aufbiegen und ihn mit einer Spitzzange herausziehen. Mit dem großen Schraubendreher die Bremsnockenwelle aus ihrer Lagerung nach außen drücken und ganz aus dem Antriebsgehäuse ziehen. **Bremshebel** und Rückholfeder liegen jetzt frei. Die **Bremsnockenwelle** ist noch gefettet, die beiden O-Ringe haben das Austreten des alten Fetts verhindert.

__1:__ Aushebeln der Rückholfeder. __2:__ Feder zurückschieben. __3:__ Sicherungssplint aufbiegen. __4:__ Sicherungssplint herausziehen __5:__ Die Bremsnockenwelle aus dem Gehäuse drücken. __6:__ Feder und Bremshebel entnehmen.

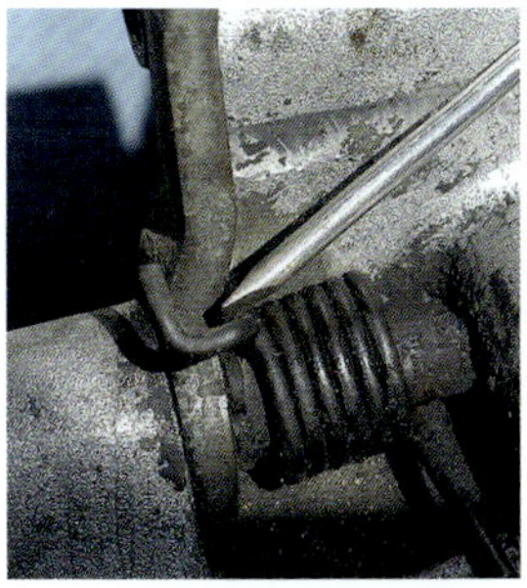

1

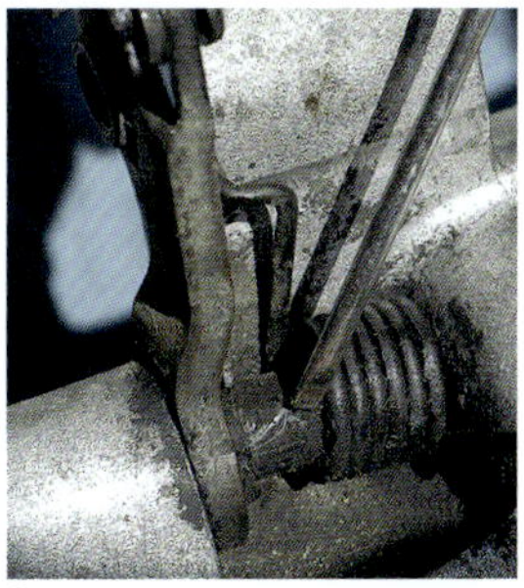

2

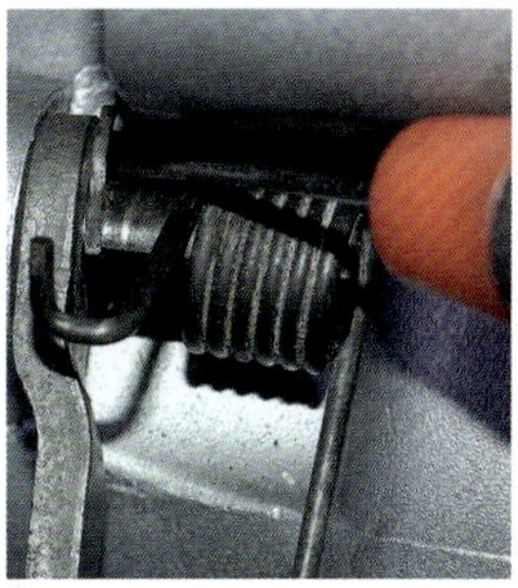

3

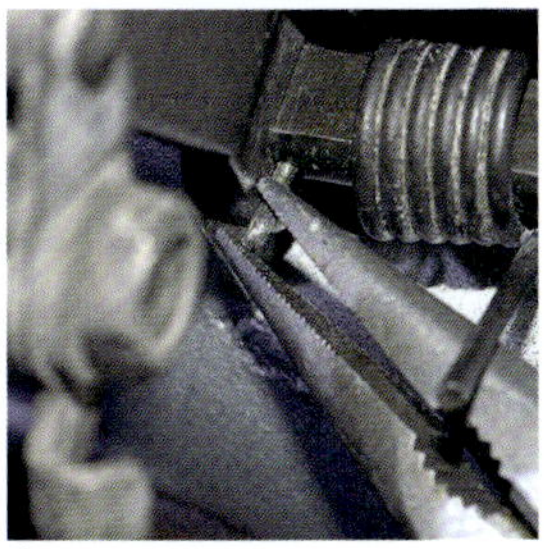

4

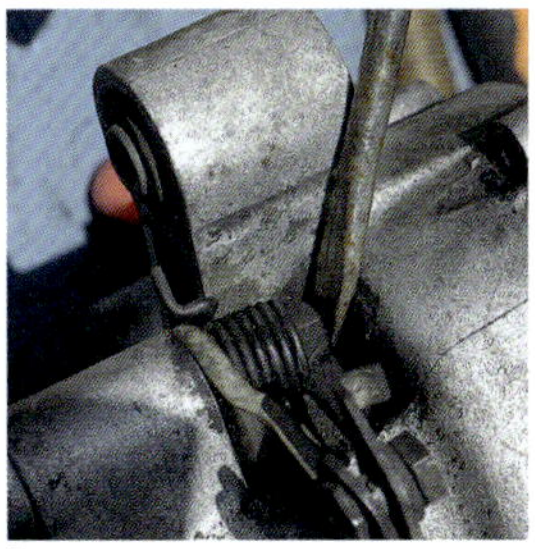

5

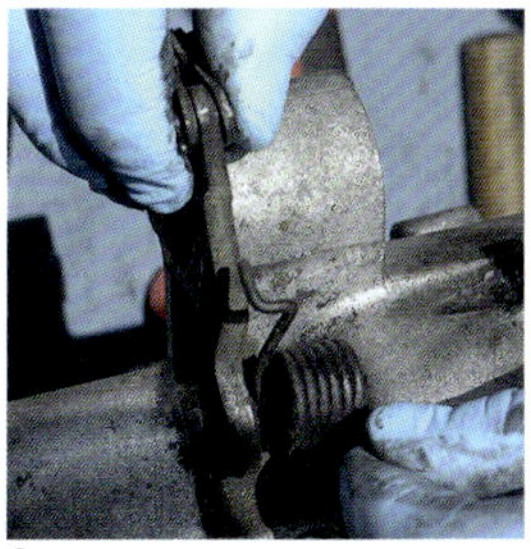

6

Werkzeug Bremsbetätigung
Spitzzange
2 Schlitzschraubendreher

Mängel Bremsbetätigung
O-Ringe: erneuerungsbedürftig

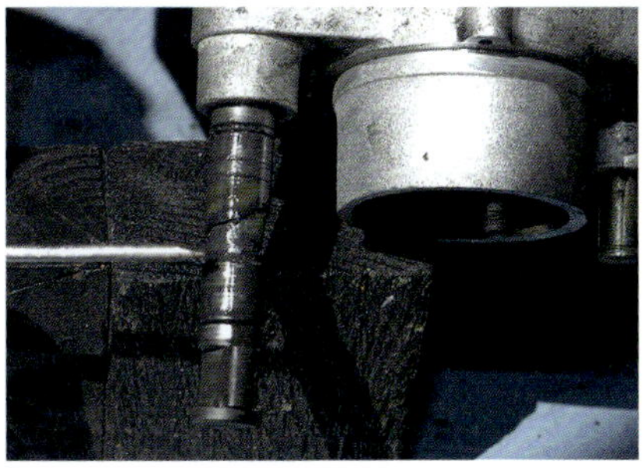

7

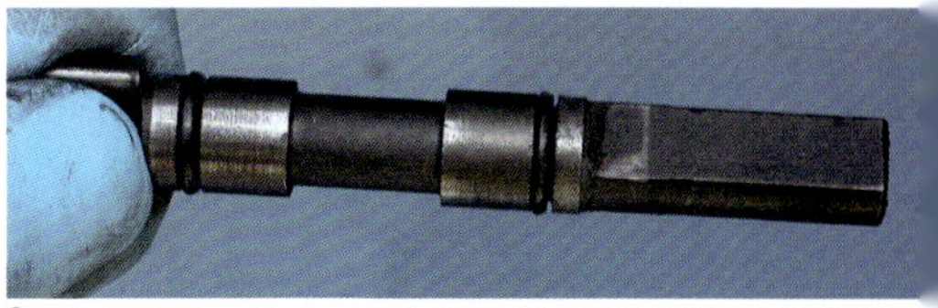

8

__7:__ Die herausgedrückte Bremsnockenwelle mit der alten Fettfüllung. __8:__ die gereinigte, intakte Nockenwelle mit den zwei alten O-Ringen.

Motorgehäuse, Getriebe: Demontage, Analyse

Motorgehäuse trennen

Motorgehäuse trennen:
Wir haben, wie es erforderlich ist, zuvor Zylinder, Kolben, Kupplung, Lichtmaschine, Schaltsegment, Ölpumpe, Vergaser und Kickstarthebel ausgebaut. Um das **Gehäuse trennen** zu können, müssen **zwölf Muttern** SW 11 mit Scheiben und Federringen abgenommen werden. Vier Muttern liegen innen im Bereich der Lichtmaschine, acht Muttern außen am Gehäuserand. Dazu gehören acht Bolzen. Die am weitesten unten und vor der Ölablaßschraube liegende Mutter ist von der Kupplungsseite aus erreichbar und stark fettverschmiert. Alle anderen Muttern liegen auf der Lichtmaschinenseite.

Der **Bolzen,** der in Höhe des Übergangs zur Schwinge liegt, ist festgerostet. Er liegt im Spritzwasserbereich und hat auf der ganzen Länge Kontakt zum Leichtmetallgehäuse. Die Korrosion zwischen den unterschiedlichen Metallen führte dazu, daß der Bolzen festsitzt.

Wir lockern zunächst die Mutter und drehen sie so weit heraus, bis das Gewinde vorne voll abgedeckt ist. Dann setzen wir einen **Durchschlag** mit 10 oder 12 mm Stärke an und geben darauf so lange leichte Hammerschläge, bis der Bolzen nachgibt. Dann nehmen wir die Mutter ab und schlagen den Bolzen mit einem **Bronzedorn** bis an den Gehäuserand zurück. Anschließend kommt ein Durchschlag mit 8 mm Stärke zum Einsatz: Mit diesem treiben wir den Bolzen ganz aus dem Gehäuse. Er wird aufbereitet und wiederverwendet.

Ansonsten lassen sich nach dem Lösen der Muttern **acht Bolzen M7** mit verdrehgesicherten Köpfen aus dem Gehäuse ziehen: vier 50 mm lange oben, drei 60 mm lange unten, ein 100 mm langer vorn an der Schwinge (Anordnung wichtig für den späteren Einbau).

Jetzt mit einem Gummihammer die **Gehäusehälfte** auf der LiMa-Seite vorsichtig **lockern;** keine Gewalt anwenden. Löst sich die Gehäusehälfte nicht von ihrem Gegenüber, mit einem Kunststoffhammer kurz und trocken auf das Ende der Kickstarterwelle schlagen. Haben sich die Hälften etwas voneinander getrennt, werden sie mit einem starken Schraubendreher so weit auseinander gedrückt bis sie sich von Hand abnehmen lassen.

Die **Papierdichtung** klebt teilweise fest, ist komplett verölt, zerreißt beim Abnehmen hat also ihre Funktion nicht mehr erfüllt – weitere Ursache für den Ölverlust neben dem defekten O-Ring unten an der Kupplungsbetätigung. Zusätzlich aufgebrachte Dichtpaste ist nicht feststellbar.

In den Gehäusehälften sitzen die beiden **Nadellager** für die Kurbelwelle und

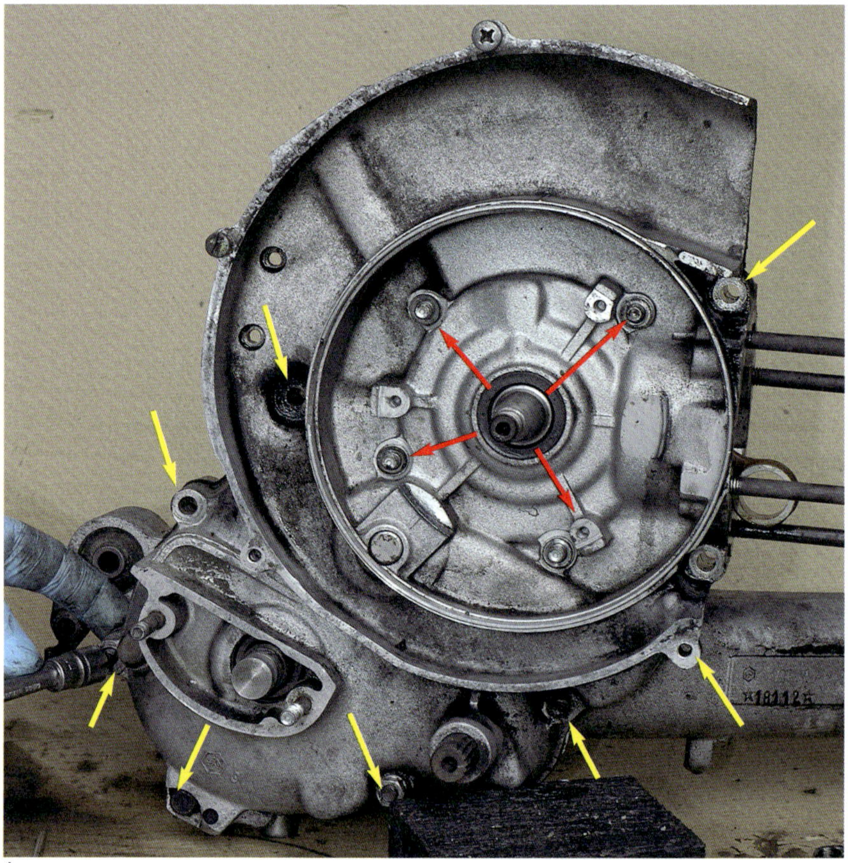

1

1: Die beiden Gehäusehälften sind mit zwölf Schrauben und Muttern SW 11 samt Unterlegscheiben und Federringen miteinander verbunden. Rote Pfeile: im LiMa-Bereich liegende Muttern; gelbe Pfeile: außenliegende Muttern bzw. Bolzen. Die Muttern sind hier teilweise bereits abgenommen. ***2, 3:*** *Elf Muttern können von der Lichtmaschinenseite aus gelöst werden.*

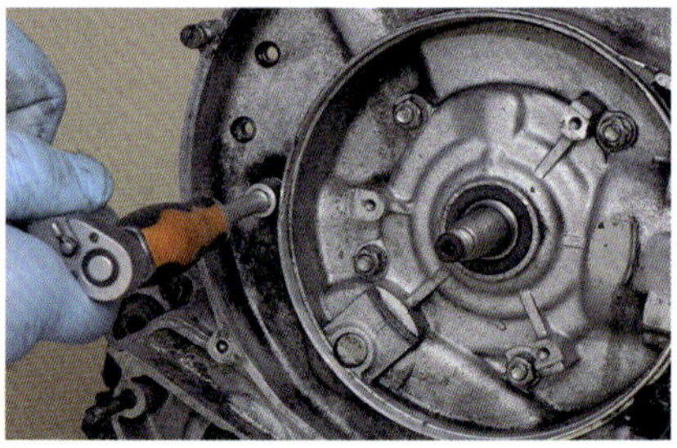

2

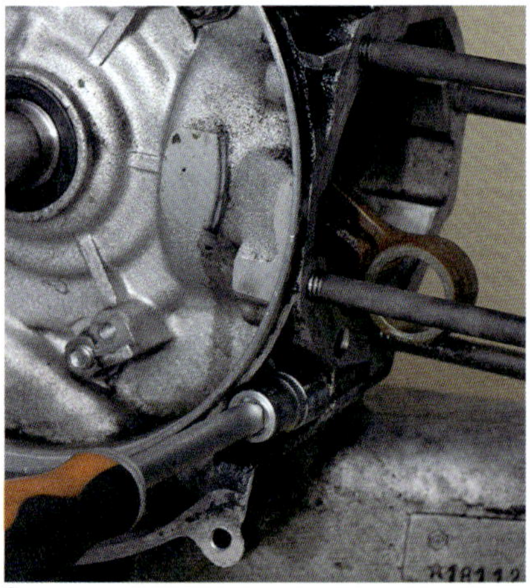

3

Werkzeug Gehäusehälften

Stecknuß SW 11
mit Umschaltschlüssel
Schlosserhammer
Gummihammer
Durchschläge 8, 10, 12 mm
Bronzedorn
starker Schlitzschraubendreher

die Antriebswelle. Auf den ersten Blick scheinen die Lager in Ordnung zu sein, dem ist aber nicht so, wie wir bald sehen werden.

Der **Innenring des Kurbelwellenlagers** bleibt auf der Welle zurück. Wir

4: Der Bolzen vor der Ölablaßschraube liegt mit dem Kopf auf der LiMa-Seite. 5: Die Mutter wird von der Kupplungsseite aus gelöst.

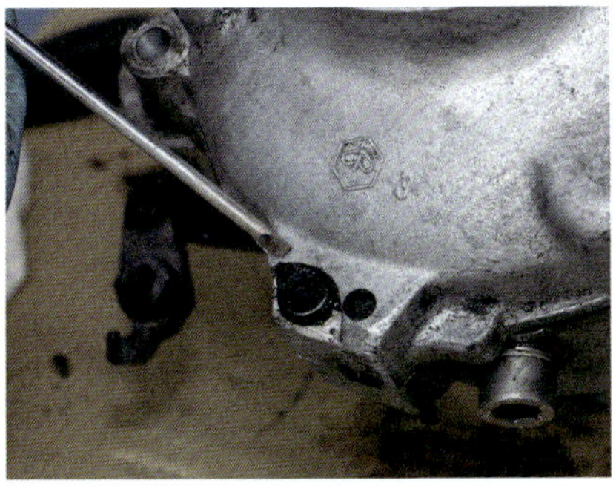

4

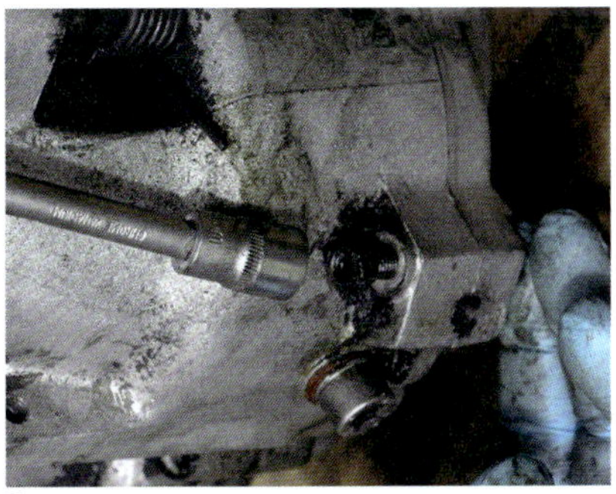

5

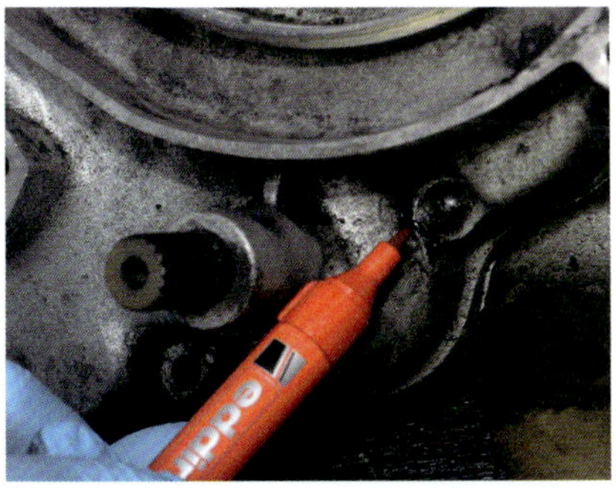

6

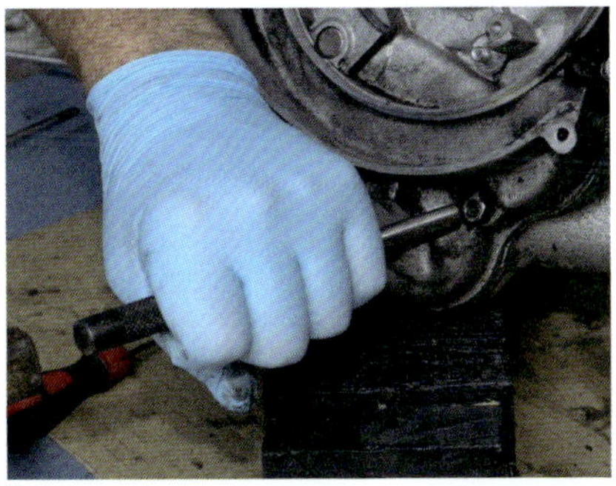

7

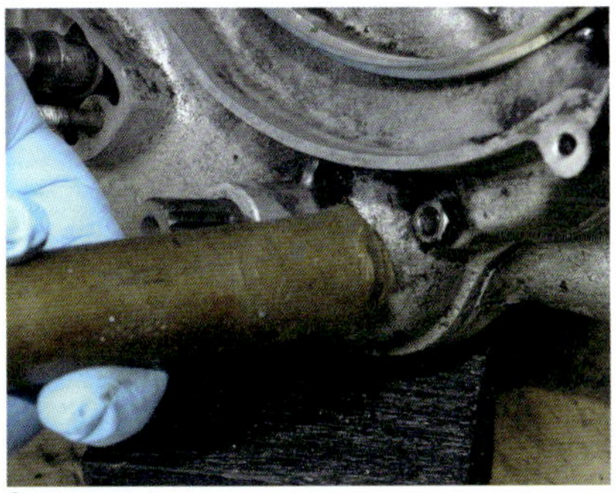

8

6: Der Bolzen vor der Kickstarterwelle ist festgerostet (Mutter bereits abgenommen). 7: Mutter wieder aufsetzen und mit einem Durchschlag 12 mm den Bolzen etwas zurückschlagen. 8: Es geht auch mit einem Schlagdorn aus Bronze. Mit einem Durchschlag 8 mm den Bolzen ganz aus dem Gehäuse schlagen. 9, 10, 11: Der verrostete Bolzen kommt schließlich frei.

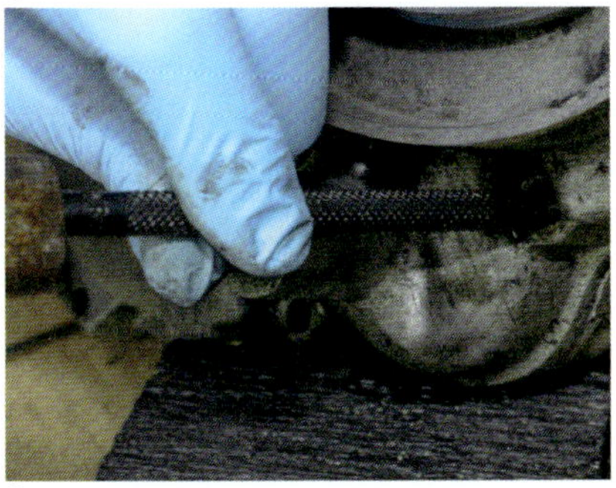

9

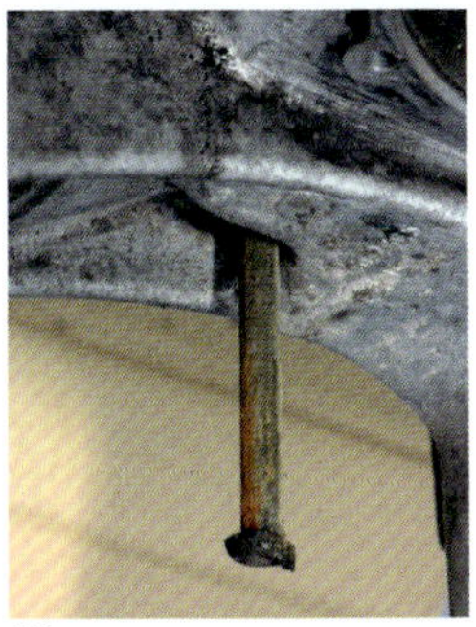

10

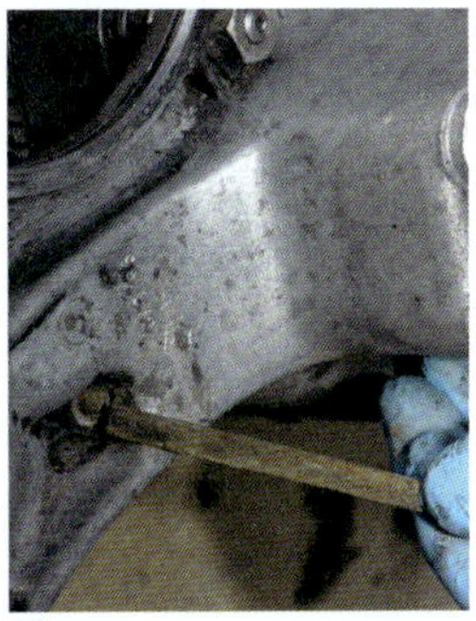

11

stellen fest, daß er schlüssig an der Kurbelwange sitzt, was er nicht darf. Dies beweist, daß hier schon einmal unfachmännisch gewerkelt wurde.

Kurbelwelle, Vorgelege und Antriebswelle mit Zahnrädern und Schaltautomat bleiben zunächst in der kupplungsseitigen Gehäusehälfte; den Ausbau beschreiben wir Schritt für Schritt in den folgenden Abschnitten.

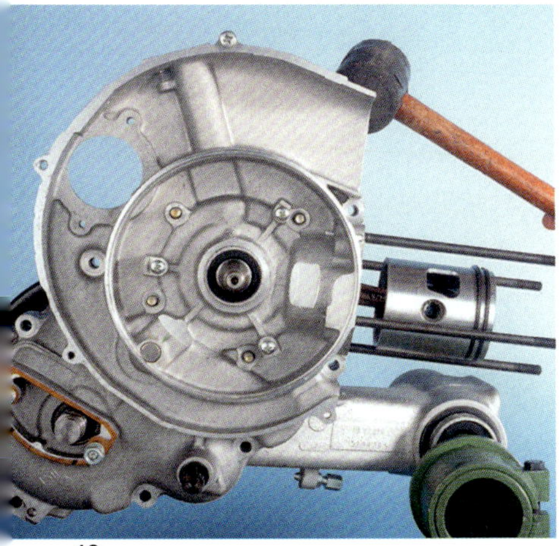

12

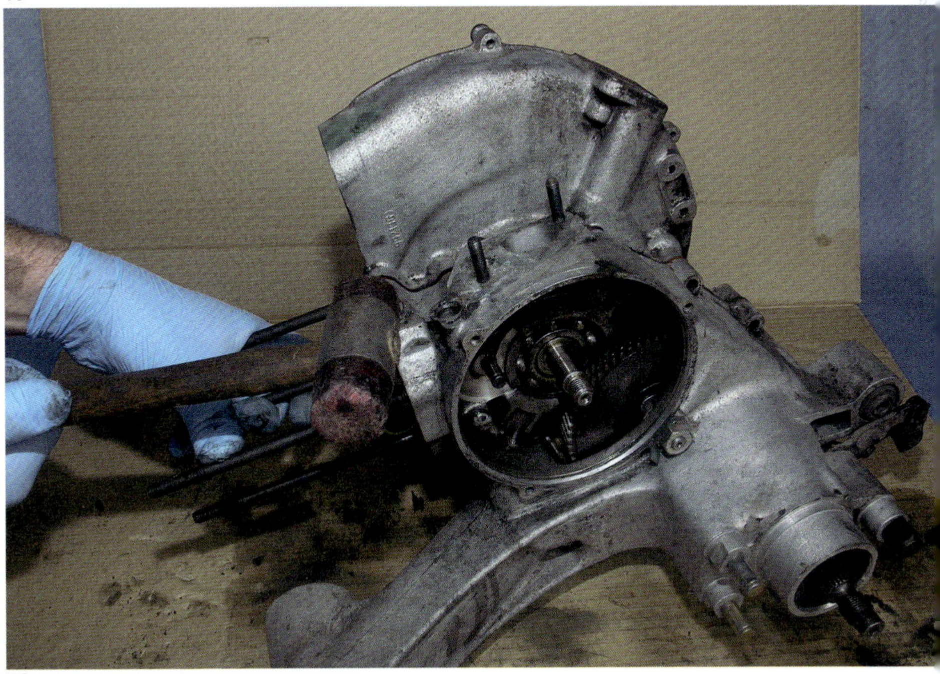

13

12, 13: Mit einem Gummi- oder Kunststoffhammer leicht auf die lichtmaschinenseitige Gehäusehälfte schlagen, um sie von der Kurbellwelle zu separieren; links: Arbeiten an einem Neumotor.

Material Gehäusehälften

Rostlöser

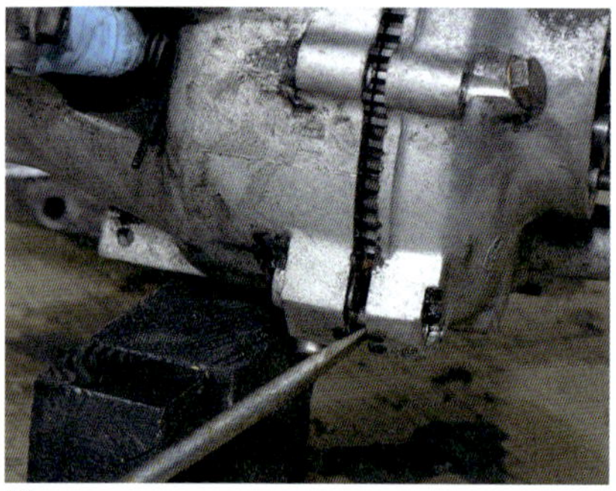

14

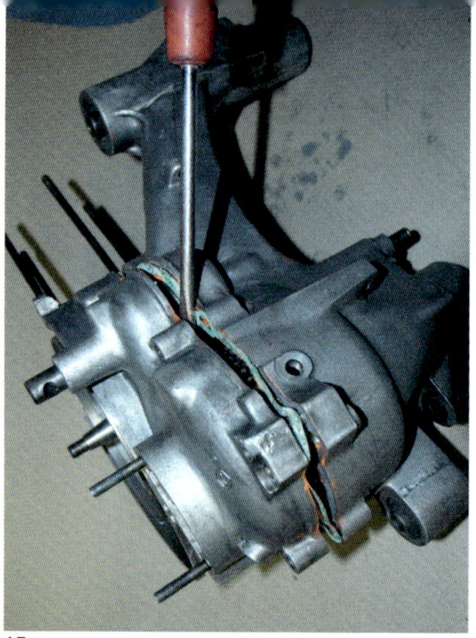

15

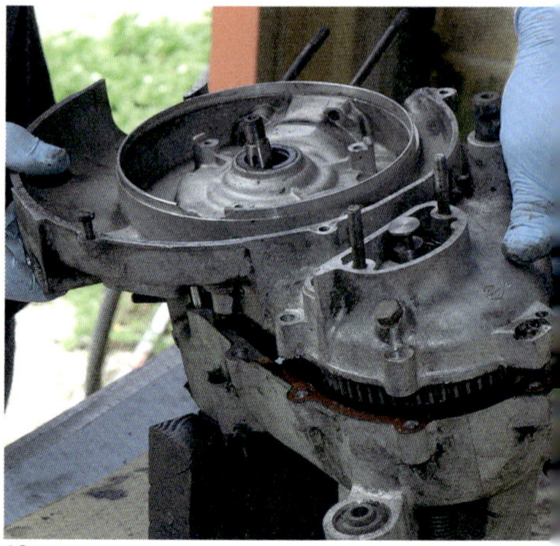

16

14, 15: *Nach dem Lockern der Hälften mit dem Gummihammer werden die Hälften mit einem starken Schraubendreher auseinandergedrückt.* ***15:*** *lichtmaschinenseitige Hälfte durch Hin- und Herbewegen von Kurbel- und Getriebewelle lösen.* ***17:*** *Nach Abheben der LiMa-Hälfte liegen die Innereien frei; 1= Kickstarterritzel, 2 = Kickstarterwelle mit Zahnsegment und Rückholfeder, 3 = Vorgelege, 4 = Getriebe, 5 = Kurbelwelle, Pleuel.*

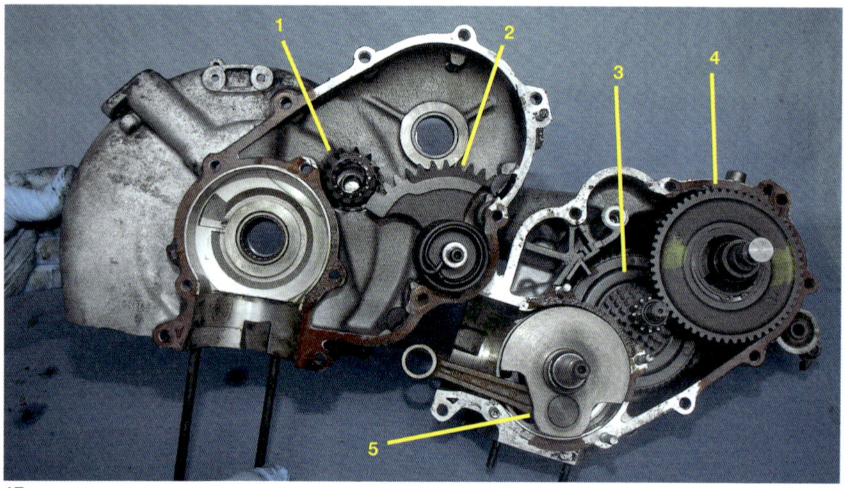

17

Festgestellte Mängel Gehäusehälften

Gehäusedichtung: defekt
Verschraubung: Bolzen im Schwingenbereich festgerostet

Kurbelwelle Ausbau, Befund

Kurbelwelle ausbauen:
Die Kurbelwelle läuft auf der Kupplungsseite auf einem kräftig dimensionierten **Kugellager,** auf der Lichtmaschinenseite in einem **Nadellager.** Der Außenring dieses Nadellagers mit den Nadeln verbleibt beim Trennen der Gehäusehälften auf der Kurbelwelle.

Die Kurbelwellenhälfte auf der Lichtmaschinenseite löste sich beim Trennen der Gehäusehälften von selbst aus dem Nadellager. Aus dem Kugellager kann die Kurbelwelle entweder mit einer **Abdrückvorrichtung,** wie sie Werkstätten haben (u. U. ausleihen), ausgebaut werden oder mit dem **Holzhammer** von der Kupplungsseite her. Bei unserem PX-Motor kam die Welle nach wenigen leichten Hammerschlägen frei.

1: *Die Holzhammermethode funktionierte bei unserem Motor einwandfrei.* ***2:*** *Die Vespa-Werkstatt verfügt über eine Abdrückvorrichtung, die am Gehäuse festgeschaubt wird.* ***3, 4:*** *der gebrochene Dichtring zwischen Kurbelwange und Kugellager – Ursache von Schäden vor allem am Kolben, die wir im Vorfeld nicht erklären konnten.*

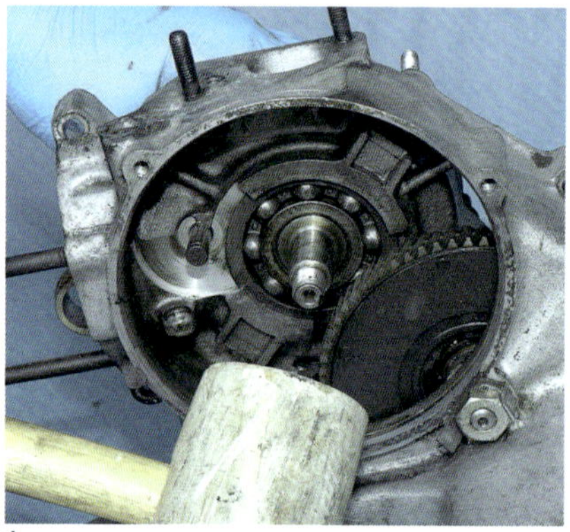

1

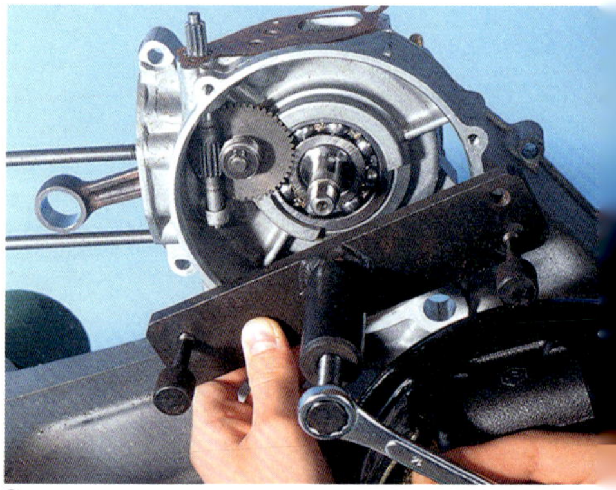

2

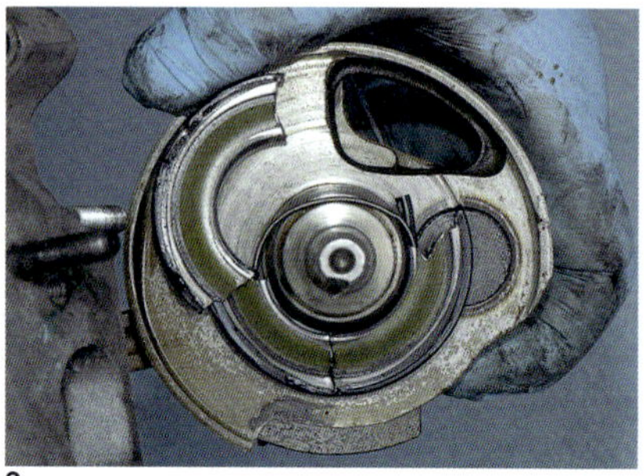

3

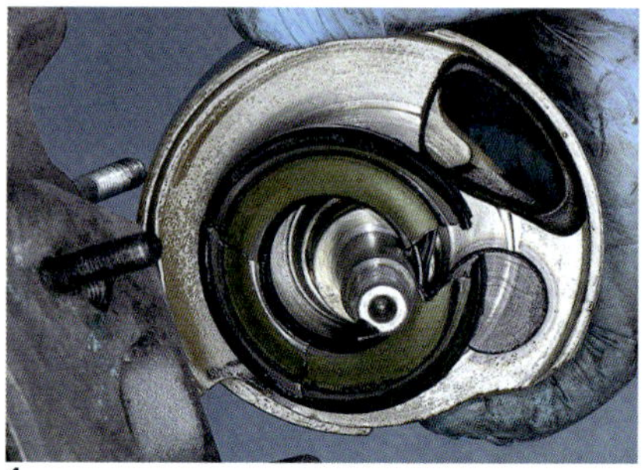

4

Große und **böse Überraschung** nach dem Abziehen der Kurbelwelle: Der aus Kunststoff- und Metallelementen bestehende **Dichtring** zwischen Kurbelwange und Kugellager ist **völlig zerbrochen!** Es fehlen Teile, die letztlich über das Kurbelgehäuse ihren Weg in Zylinder und Brennraum gefunden haben. Sie haben die **Riefen** oberhalb der Kolbenringe und die **Kraterbildung** oben auf dem Kolbenboden verursacht.

Wir stellen außerdem fest, daß der defekte Ring tiefe Schleifspuren an Kurbelwange und Kurbelgehäuse, außerdem im Auflagebereich an der Welle verursacht hat. Wir diskutieren die Frage, ob die Welle ersetzt werden muß. Da aber kein Öleintritt im Bereich der Lichtmaschine feststellbar ist, beschließen wir, lediglich den Dichtring zu erneuern.

Kurbelwelle prüfen

Sonstige Schäden stellen wir an Kurbelwelle und Pleuel nicht fest, das Pleuelfußlager zeigt weder axiales noch radiales Spiel. Sollte dies im Rahmen einer Motorrevision der Fall sein, kann die Kurbelwelle in einer Fachwerkstatt überholt werden. Heute dürften aber nur noch wenige Piaggio- und Vespa-Vertretungen über das nötige Spezialwerkzeug und das Know-how verfügen.

Im Prinzip geht das so: Zunächst wird die Welle für 20 Minuten und bei einer Temperatur von 90 bis 95 °C in ein **Ölkohle-Lösungsmittel** gesetzt (Typ HDS Houseman & Thompson Ltd.) und danach mit fließendem Wasser gründlich abgespült. Dann wird die Welle mit der

Werkzeug Kurbelwelle und Lager

Abdrückvorrichtung, Holzhammer
Schraubendreher
Auszieh- und Abdrückwerkzeuge für Lager.
Sprengringzange (gerade)

Festgestellte Mängel Kurbelwelle

Nadellager: nicht defekt, werden aber erneuert
Kugellager: Spiel, hakeliger Lauf; muß erneuert werden
Dichtring vor Kugellager: falscher Sitz, gebrochen
Kurbelwangen: Schleifspuren durch Dichtringteile, kein Abstand zum Innenring des Nadellagers
Kurbelgehäuse: Schleifspuren durch Dichtringteile, Schlagspuren ungeklärter Herkunft

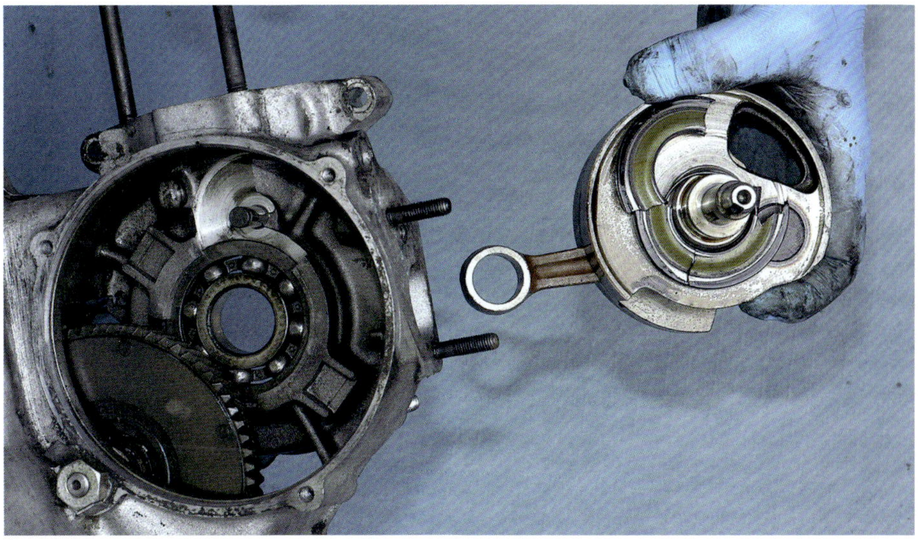
5

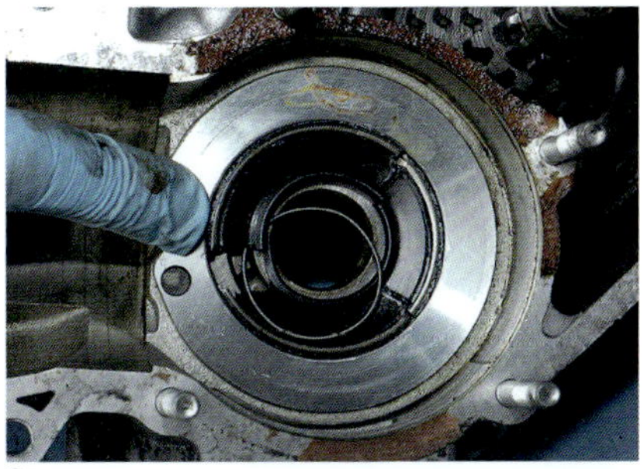
6

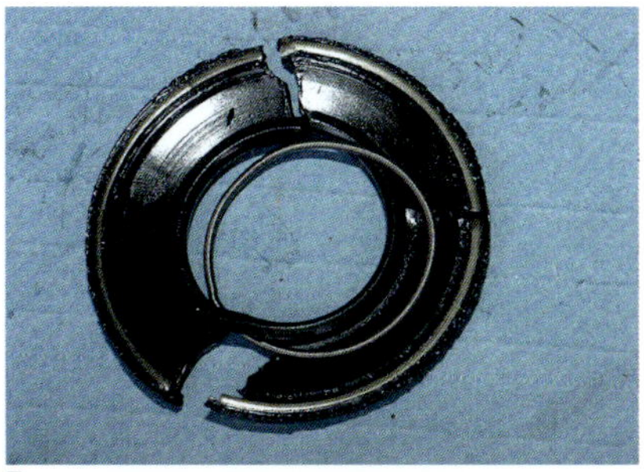
7

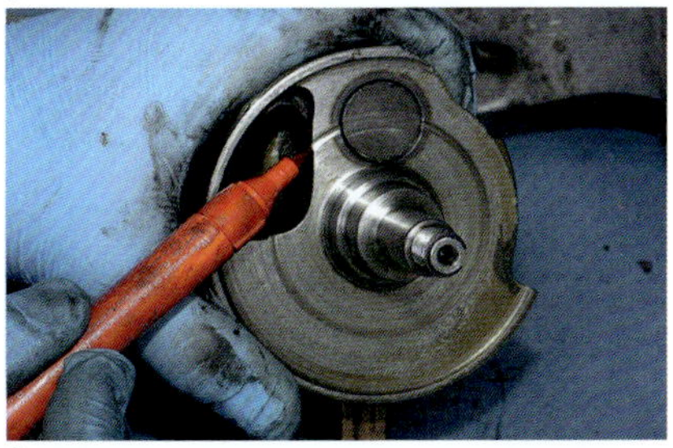
8

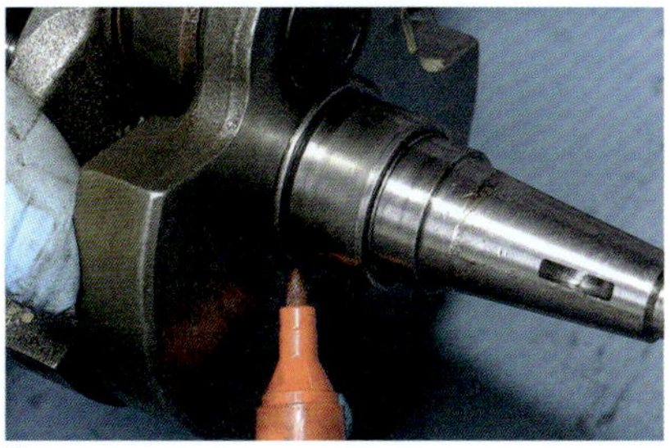
9

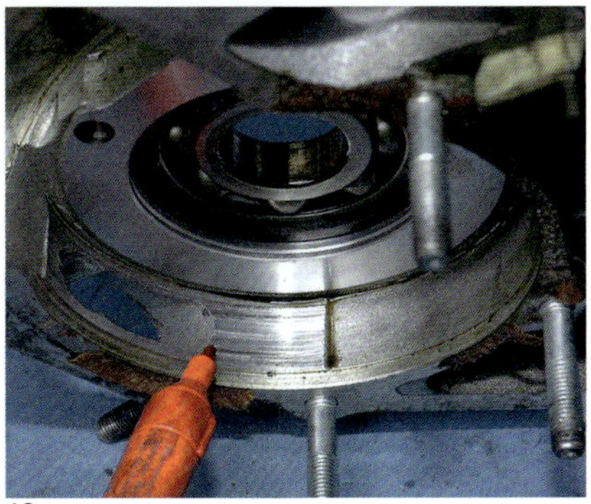
10

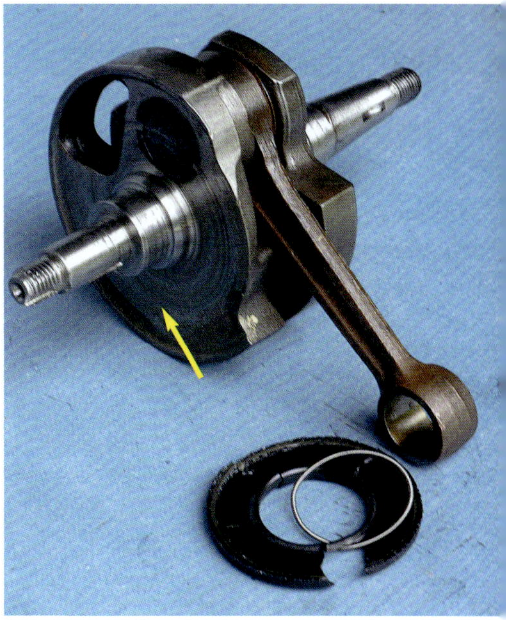
11

5: Kurbelgehäuse mit Kugellager und Vorgelege, Kurbelwelle mit gebrochenem Dichtring – seitenrichtig. 6: der noch im Gehäuse sitzende Dichtring, bereits in seine Bestandteile aufgelöst. 7: der gebrochene Kunststoffring und die herausgerutschte Ringfeder. 8,9: Schleifspuren an Kurbelwange und Lagersitz. 10: Auch das Kurbelgehäuse hat gelitten. 11: Kurbelwelle mit Pleuel und Dichtring, bei dem ein Stück fehlt; kein Abstand zum Innenring des Nadellagers (Pfeil).

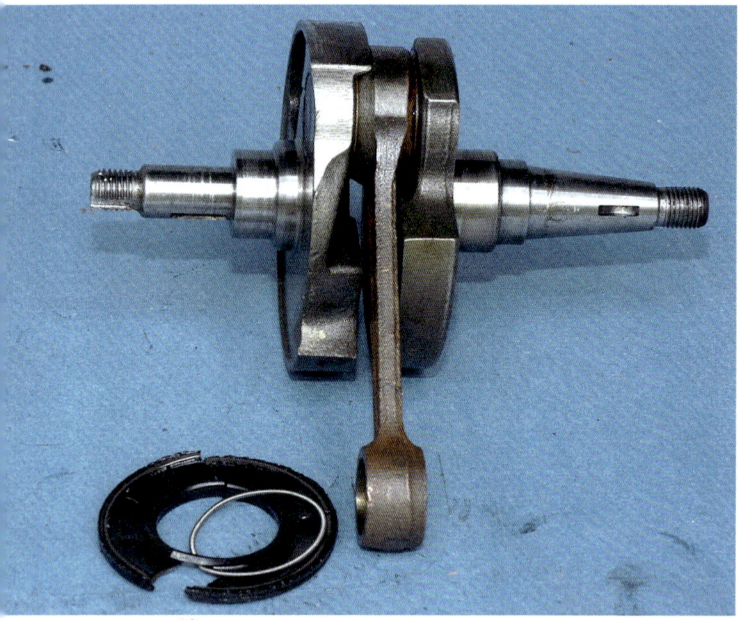

12

12: Die ausgebaute Kurbelwelle unseres PX-Motors zeigt, abgesehen von den Schleifspuren des defekten Dichtrings (unten) an den Wangen, keine Schäden und kein unzulässiges Spiel; links die Kupplungs-, rechts die Schwungradseite. ***13, 14:*** *In der Fachwerkstatt kann die Kurbelwelle zwecks Überholung zerlegt werden; dazu sind ein Prüflager T.19559/C (13: Schwungradseite,* ***14:*** *Kupplungsseite) und eine Presse erforderlich; 1 = Stempel der Presse, 2 = Kurbelzapfen, 3 = Prüflager.*

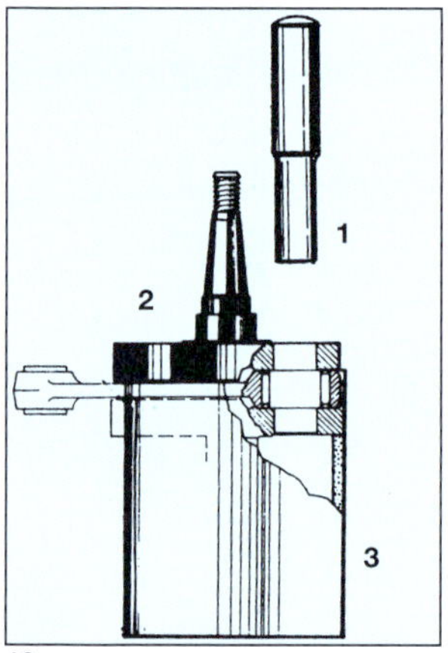

13

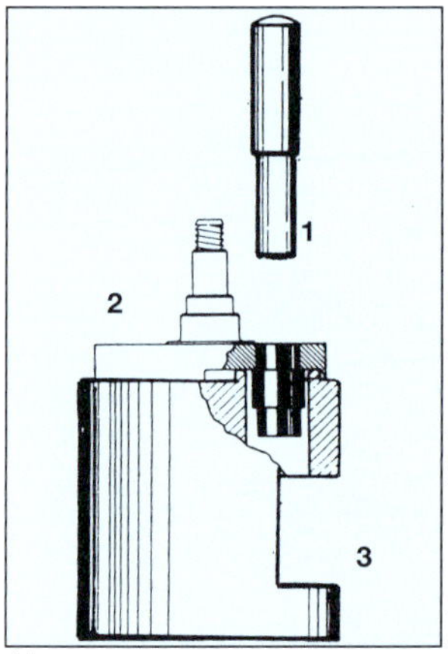

14

Zeichnungen: Werkstatt-Handbuch Vespa P 200 E, Piaggio & C./Corradino Mori

Schwungradseite nach oben in einen Montagebecher gesetzt (Piaggio-Teile-Nr. T.0021472). Mit der Presse und passendem Stempel wird die obere Wellenhälfte abgebaut. Im zweiten Schritt kommt ein anderer Montagebecher zum Einsatz (Teile-Nr. T.024448). Die Welle wird mit der **Kupplungsseite** nach oben aufgesetzt, die Presse drückt die zweite Wellenhälfte ab.

Nadellager KW ausbauen:

Der **Wellendichtring des Nadellagers** auf der Lichtmaschinenseite wird von außen mit einem geeigneten Schraubendreher ausgehebelt. Der Ring ist abgenutzt und wird ersetzt. Für das Abziehen des beim Gehäusetrennen auf der Welle verbliebenen **Nadellager-Innenrings** ist ein Spezialwerkzeug erforderlich. Wir greifen aber zu traditionellen Methoden - siehe weiter hinten.

Die Umgebung des **eigentlichen Nadellagers** wird auf 150 °C erhitzt, dann mit Dorn und Hammer nach innen ausgetrieben. Daß der Motor schon mal auseinander war (inklusive Lagerwechsel), beweisen klar die **Schlagspuren** am Gehäusekranz des alten Nadellagers. Das alte Nadellager scheint noch in gutem Zustand zu sein, wird aber später trotzdem durch ein Neuteil ersetzt.

Kugellager der Kurbelwelle ausbauen:

Das **Kugellager auf der Kupplungsseite** liegt nach Ausbau von (defektem) Dichtring und Kurbelwelle frei; es ist mit einem großen **Sprengring** gesichert. **Vorsicht** beim Ausbau: Der Ring muß komplett zusammengepreßt, dann abgehoben werden; wenn die Zange abrutscht, fliegt der Ring unkontrolliert

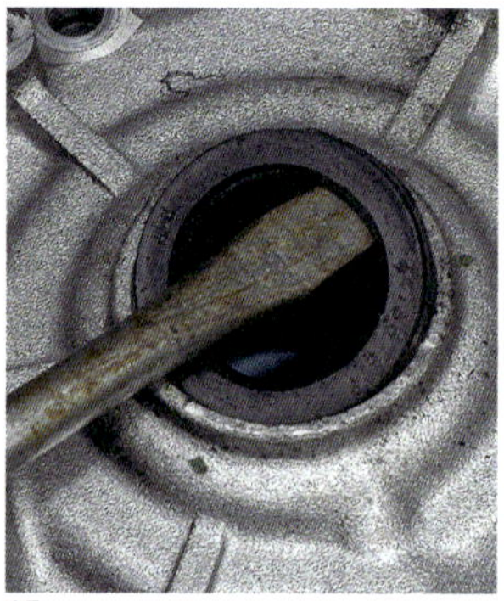

15

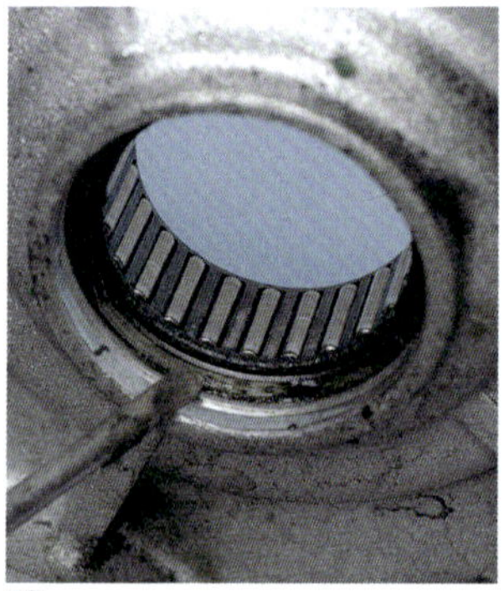

16

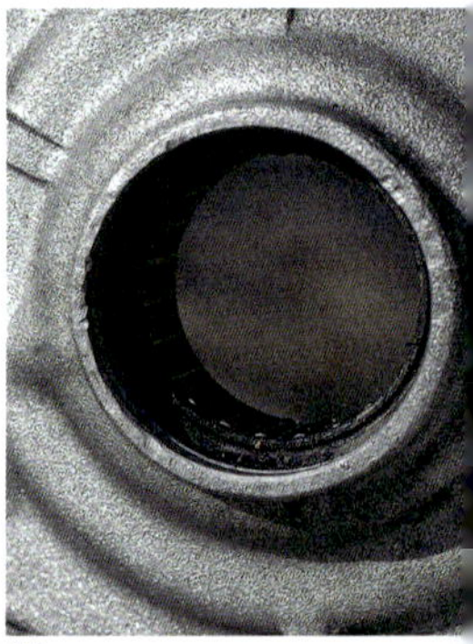

17

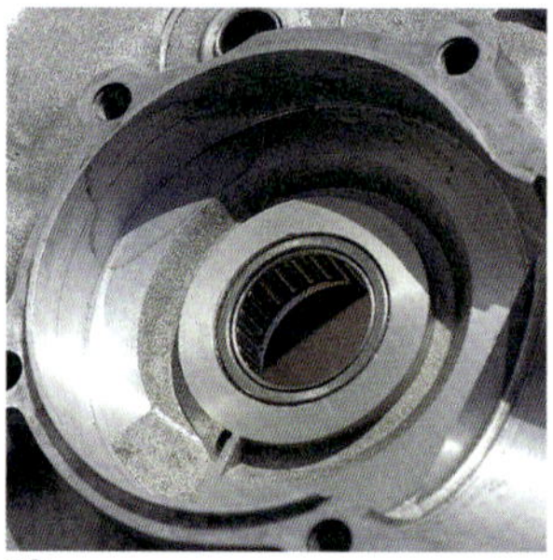

18

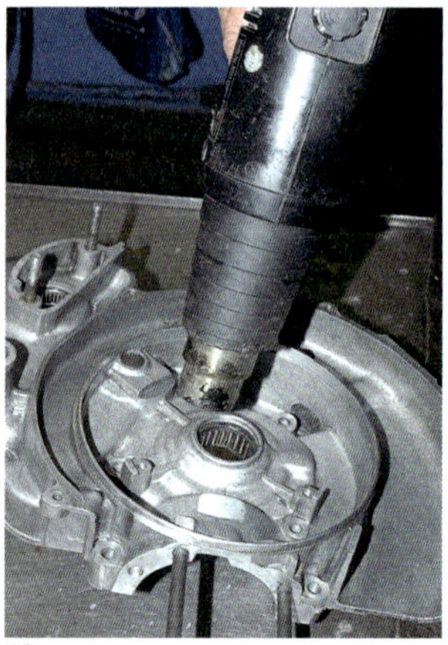

19

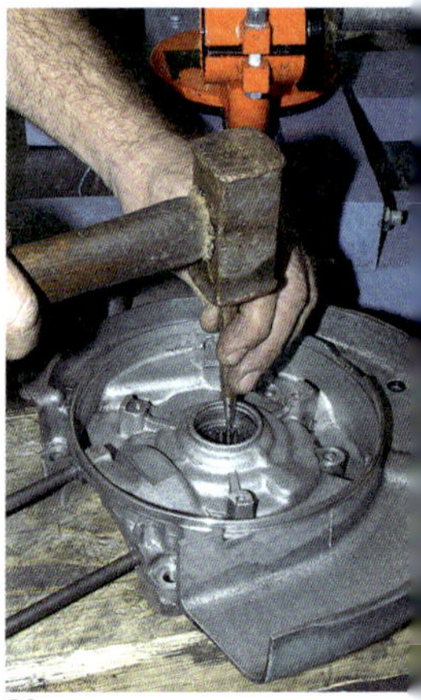

20

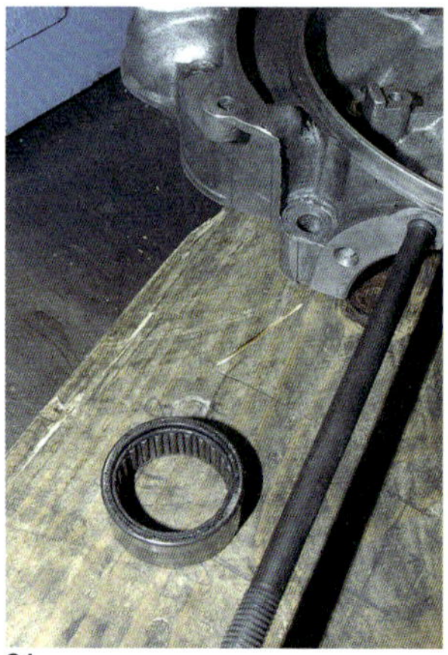

21

15: *Der Wellendichtring der Kurbelwelle auf der Lichtmaschinenseite wird von außen mit einem Schraubendreher ausgehebelt.* ***16:*** *Blick auf den Dichtringsitz und den Außenring des Nadellagers.* ***17:*** *Schlagschäden am Kragen des Nadellagers; es wurde früher schon einmal ersetzt, und der Schrauber hat gepfuscht.* ***18:*** *Nadellager Kurbelwelle auf der Lichtmaschinenseite von innen.* ***19:*** *Zum Ausbau des KW-Nadellagers zunächst Gehäuse auf ca. 150 °C erhitzen.* ***20:*** *Ringsum mit einem Dorn auf den Außenring des Lagers schlagen.* ***21:*** *Das ausgebaute Nadellager.*

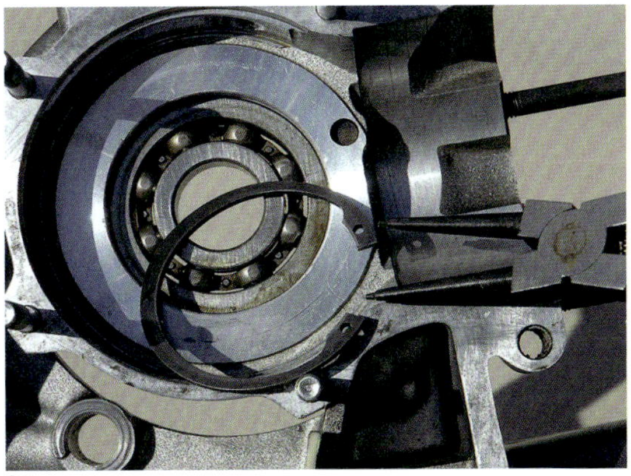

21

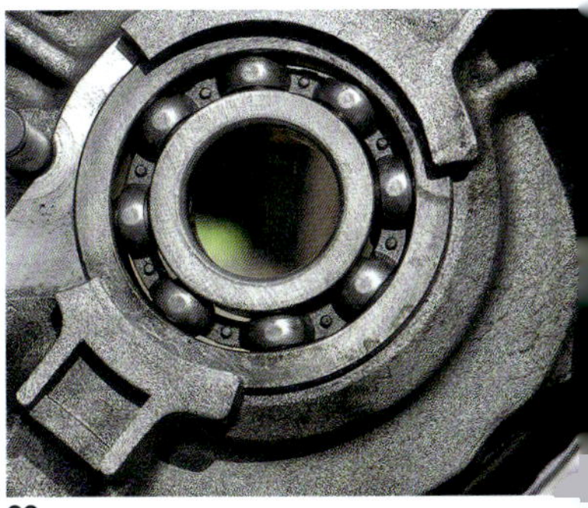

22

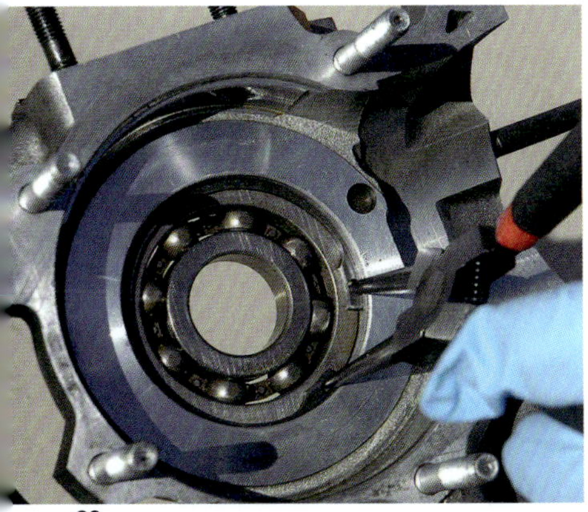

20

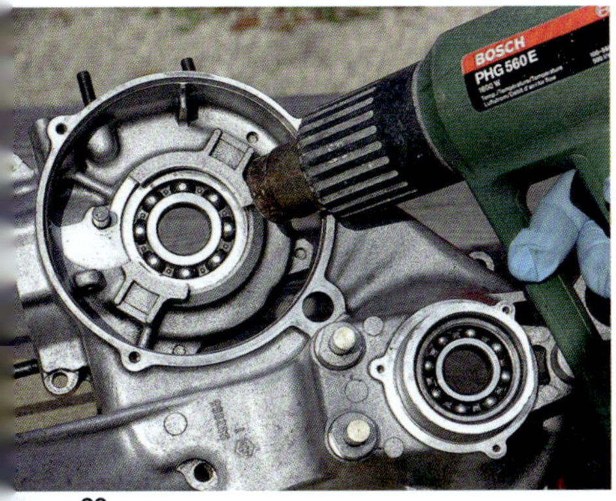

23

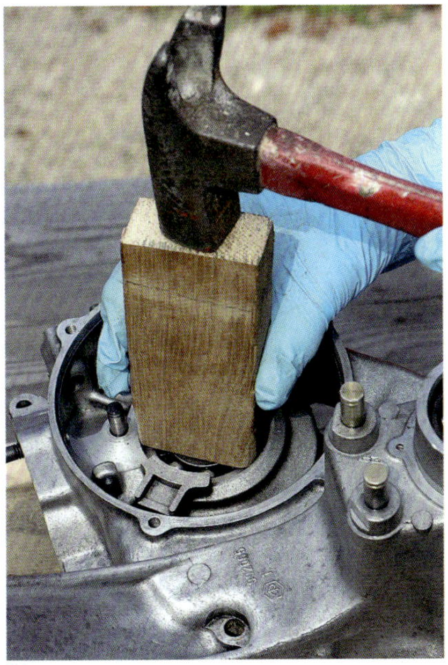

24

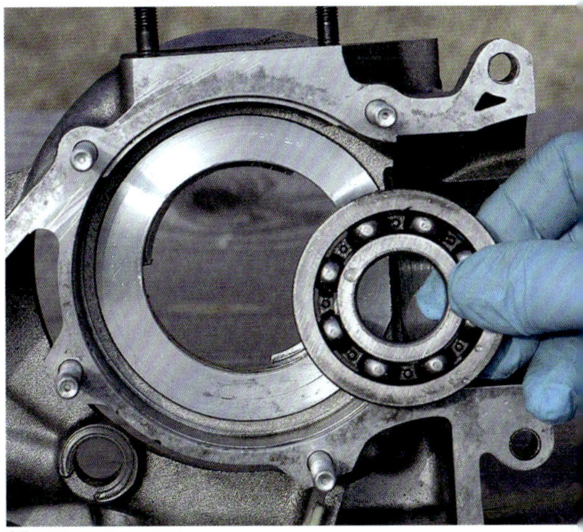

25

__22:__ Der Außenring des Kugellagers stützt sich gegen Widerlager ab. __23:__ Gehäuse mit einem Heißluftgerät auf ca. 150 °C erwärmen. __24:__ Austreiben des Lagers von der Gehäuse-Kupplungsseite her mit einem zurechtgesägten Hartholzstück (Querschnitt 27 x 58 mm) oder Spezialwerkzeug. __25:__ das ausgebaute Kugellager; es wird durch ein Neuteil ersetzt.

__20:__ Ansetzen der Zange an den Augen des Seegerrings; völlig zusammenpressen, dabei Vorsicht. __21:__ der ausgebaute Sprengring.

durch die Gegend, was im wahrsten Sinne des Wortes ins Auge gehen kann.

Nach dem Ausbau des Rings wird das Lager von der Kupplungsseite her herausgeschlagen. Am besten geht das mit einem Spezialwerkzeug. Es funktioniert auch mit einem passend zurechtgesägten **Brettstück aus Hartholz** (Breite 58, Stärke 27, Länge ca. 15 cm, Herstellung s. Kasten). Die Ecken müssen leicht abgerundet werden, damit's paßt.

Zuvor wird das Gehäuse mit einem Heißluftgerät auf ca. 150 °C erhitzt. Auf keinen Fall zusätzlich Vereisungsspray für das Lager verwenden, das Gehäuse könnte Risse bekommen. Unser Kugellager hat leichtes Spiel, läuft unrund und wird später durch ein Neuteil ersetzt. Genaue Informationen dazu weiter hinten im Kapitel „Motormontage".

Holz für das Austreiben des KW-Lagers herstellen

Sicher: Die Vespa-Werkstatt hat die passenden Spezial-Werkzeuge. Beim Do-it-yourself aber ist Phantasie gefragt. Die Lösung: Herstellung eines Kantholzes aus harter Eiche oder Esche, das genau auf den Außenring des Kurbelwellen-Kugellagers paßt.

Wir sägen ein Brett mit 27 bis 30 mm Stärke auf die Breite von 58 mm und kürzen es dann auf ca. 15 cm. Die Kanten werden so gebrochen, daß sie am Außendurchmesser des Kugellagers anliegen.

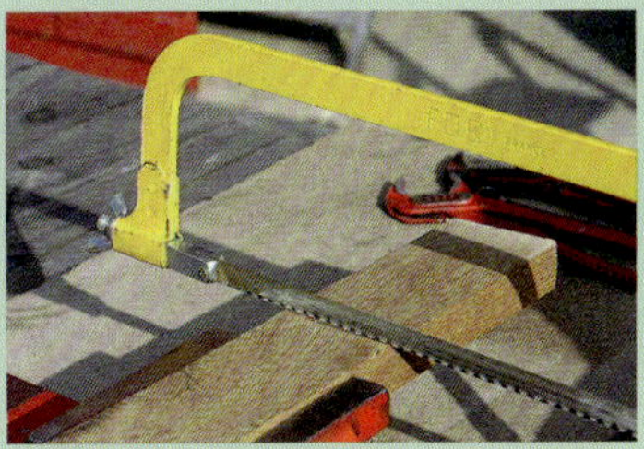

1

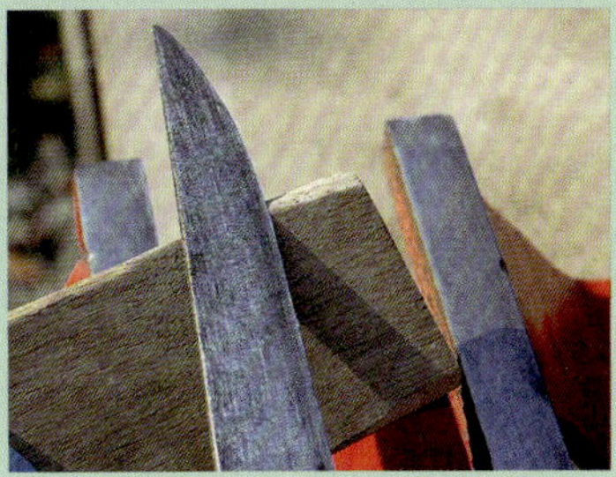

2

__1:__ Das Brett 27 x 58 mm auf 15 cm Länge kappen.
__2:__ Mit einem scharfen Messer die Kanten brechen.

Getriebe, Schaltvorrichtung Ausbau, Befund

Getriebe komplett ausbauen: Die vier Getriebezahnräder sitzen zusammen mit dem **Schaltkreuz** auf der **Antriebswelle** (gleichzeitig **Radachse).** Der Zusammenhalt der Getriebeeinheit wird von einem großen **Sprengring** garantiert. Bei der Antriebswelle wird der Kraftschluß zum Rad über die **Kerbverzahnung** auf der Bremsenseite der Welle hergestellt.

Mit einem Holz- oder Kunststoffhammer von der Bremsenseite her auf die **Radachse** schlagen, bis der Getriebesatz aus dem Gehäuse tritt. Sollte sich die Welle dabei nicht bewegen, greifen wir zu einem Stück Hartholz und einem Eisenhammer; die Welle schiebt sich dann auf jeden Fall wie gewünscht aus dem Innenring des **Kugellagers,** das ins Ge-

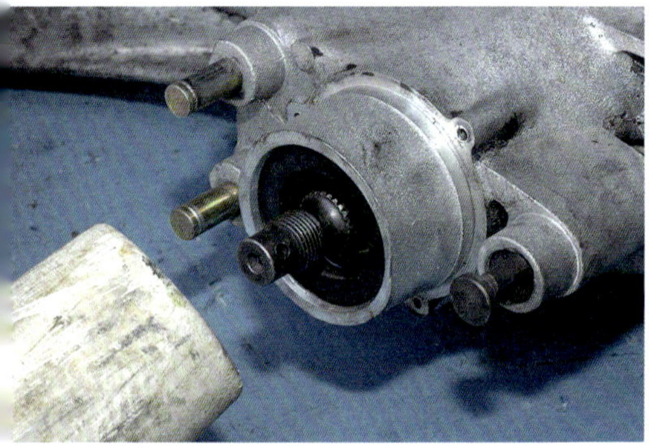

1

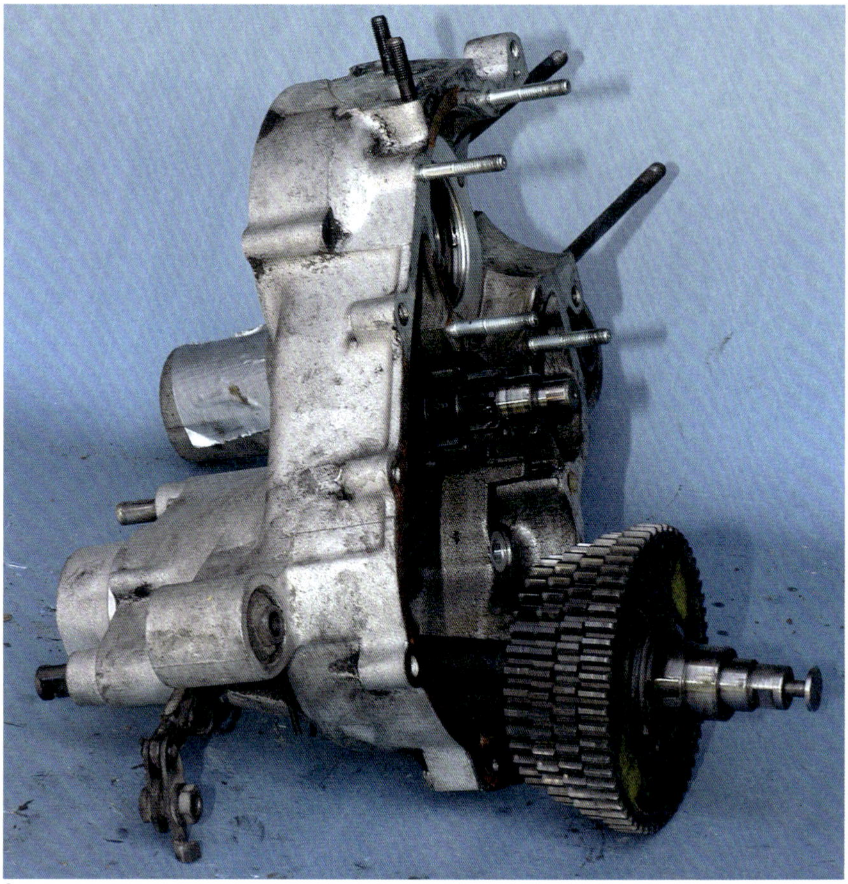

2

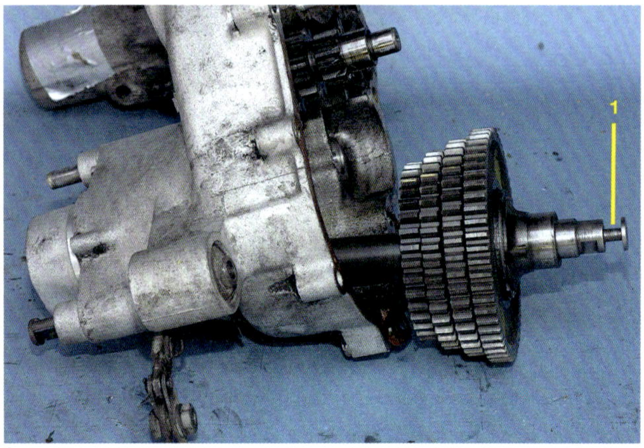

3

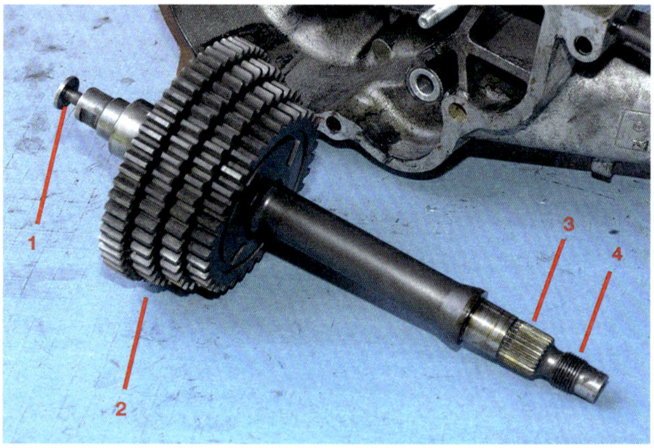

4

__1:__ Mit dem Holz- oder Kunststoffhammer leicht auf die Antriebswelle schlagen. __2:__ Nach wenigen Schlägen kommen Antriebswelle und Getriebezahnräder vom Gehäuse frei. __3, 4:__ Nach dem Herausschlagen liegen Getriebe-Zahnradsatz und Abtriebswelle frei. 1 = Eingriff des Schaltsegments, 2 = Getriebe-Zahnradsatz (von links 1., 2., 3., 4. Gang), 3 = Endantriebswelle mit Radverzahnung, 4 = Radmuttergewinde. __5:__ Zum Zerlegen des Getriebes wird der große Seegerring mit einer gekröpften Zange zusammengedrückt.

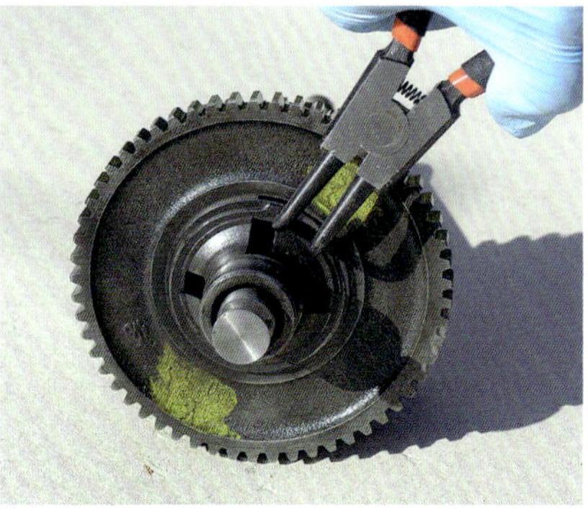

5

Werkzeug Getriebe

Holz- oder Kunststoffhammer
u.U. Eisenhammer und Hartholz
67 x 30 mm, Rundholz 47 mm
Dorn und Bronzehammer
Heißluftgerät
zwei Seegerringzangen
Schraubstock
Wasserpumpenzange
Gabelschlüssel SW 13

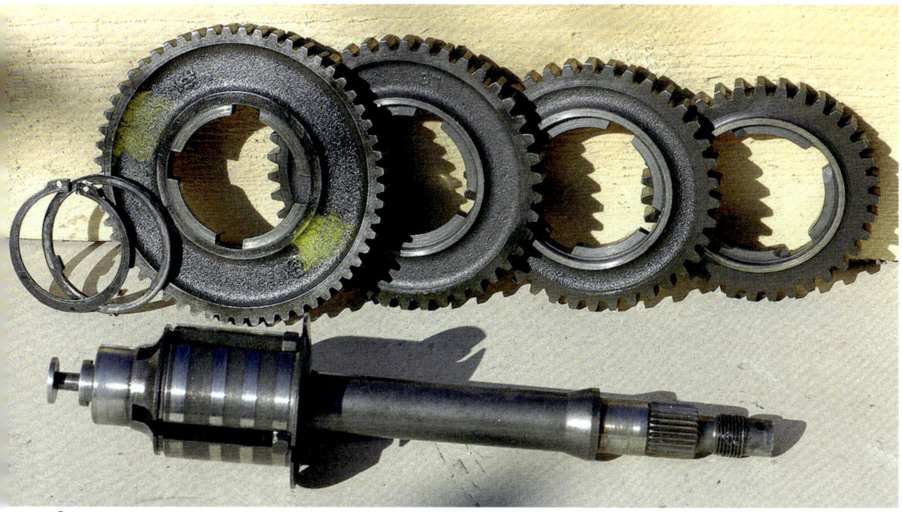

6

6: Die Elemente des Getriebes von links: Seegerring, Schulterring, Getriebezahnräder 1., 2., 3., 4. Gang. Insgesamt gibt es keinen auffälligen Verschleiß. Unten im Bild: Getriebe- und Antriebswelle mit Schaltvorrichtung. ***7:*** *Damit Seiten und Reihenfolge nicht verwechselt werden, binden wir die Elemente zusammen.*

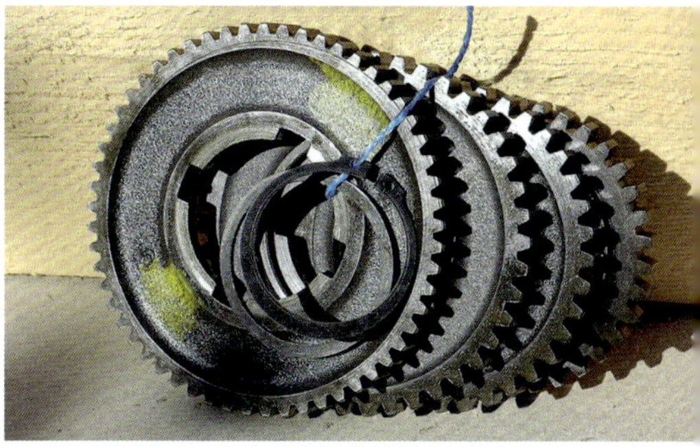

7

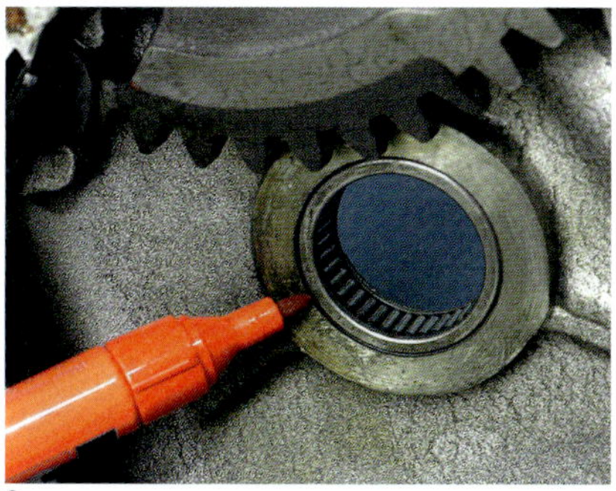

8

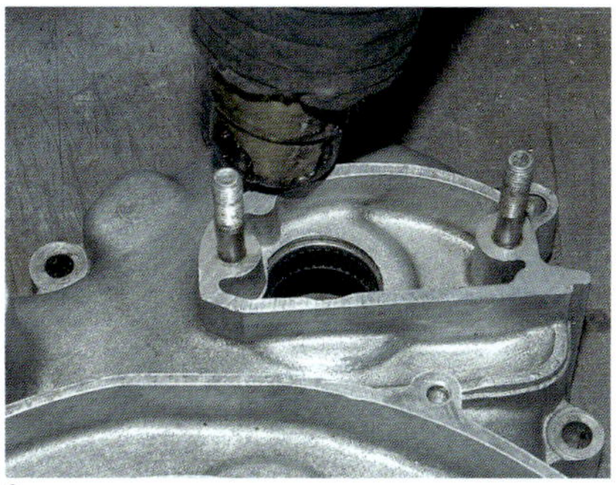

9

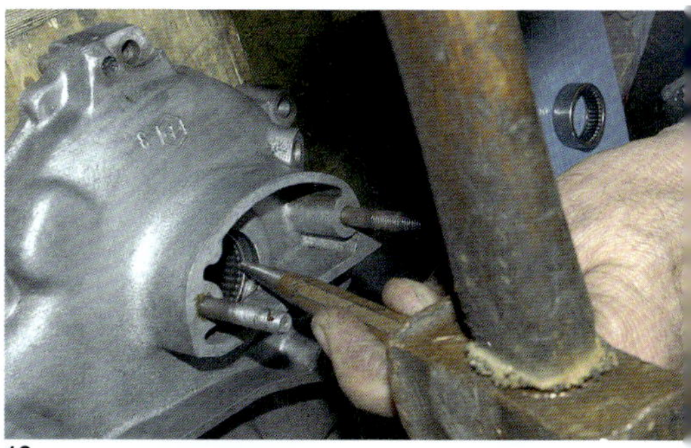

10

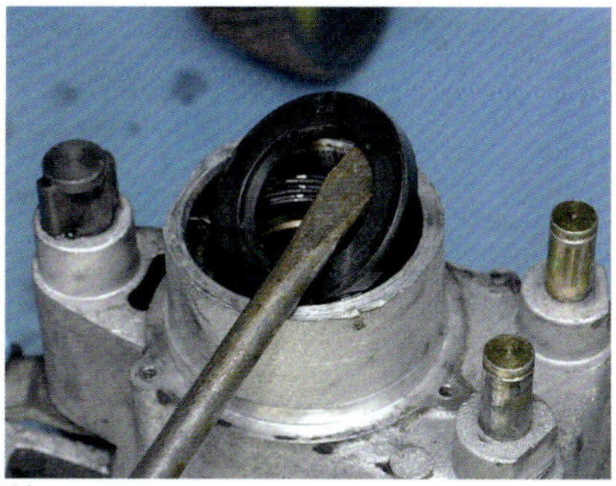

11

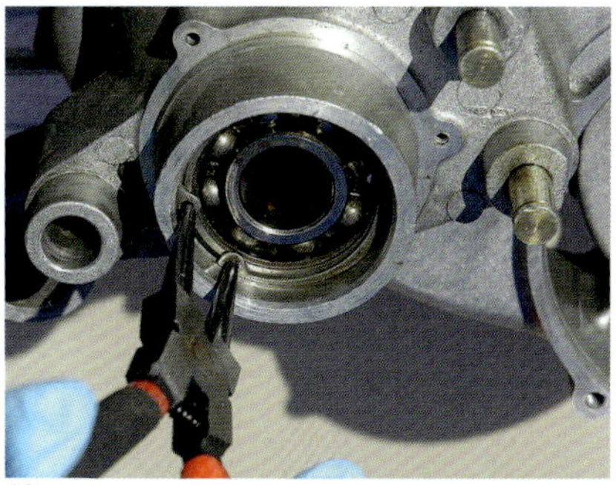

12

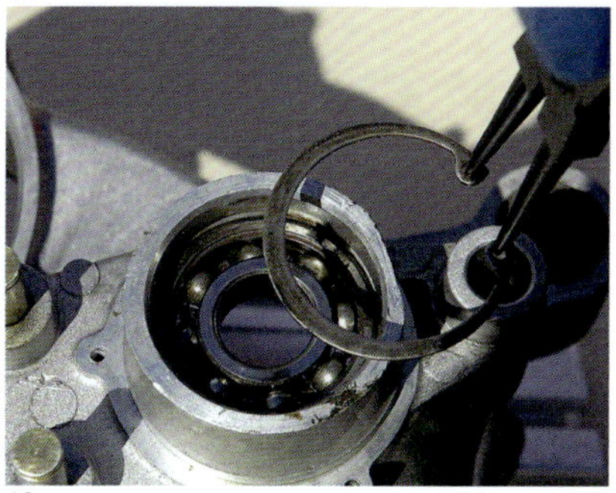

13

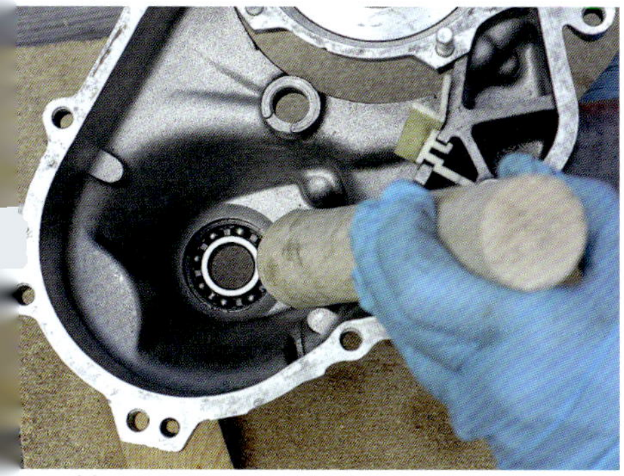

14

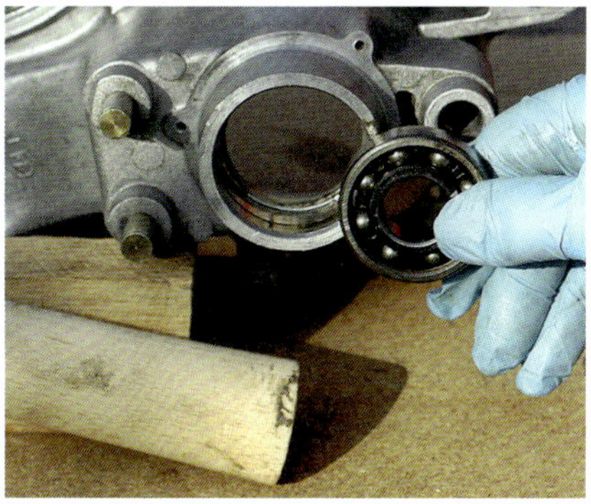

15

8: *Blick auf das Nadellager der Getriebewelle; ein Wellendichtring ist innen nicht vorhanden, die Welle wird außen durch die Schaltbox abgedichtet.* ***9:*** *Das Gehäuse wird auf 150 °C erhitzt.* ***10:*** *Das Nadellager wird ringsum mit Dorn und Bronzehammer nach innen ausgetrieben.* ***11:*** *Zum Aushebeln des Wellendichtrings am Achsantrieb Schraubendreher innen ansetzen und Dichtring ganz aus dem Gehäuse hebeln.* ***12, 13:*** *Der Sprengring wird mit einer geraden Zange zusammengepreßt; Vorsicht beim Abnehmen, sonst fliegt er weg.* ***14:*** *Das Achskugellager schlagen wir mit einem 42 mm dicken Rundholz nach außen raus.* ***15:*** *das ausgebaute Achskugellager.*

häuse eingelassen ist. **Achtung:** Niemals direkt mit einem Eisenhammer auf Antriebswelle und Achsgewinde schlagen, immer Hartholz als Schutz zwischenlegen!

Anschließend wird das Getriebe in seine Einzelteile zerlegt. Dazu zuerst den **Seegerring** so weit wie möglich spreizen und zusammen mit dem dahinter liegenden **Schulterring** abnehmen. Auch hierbei **Vorsicht:** Ring langsam entspannen, sonst fliegt er davon. **Zahnräder** nacheinander abnehmen und in der richtigen Reihenfolge ablegen (siehe Foto oben); dies ist wichtig für den Zusammenbau, der weiter hinten noch genau erklärt wird. Der bei neueren Motoren montierte hintere Distanzring und der rückwärtige Sprengring sind bei unserem 1985er Motor nicht vorhanden, was korrekt ist. An den Getriebe-

Holz für das Austreiben des Achslagers herstellen

Auch für das Austreiben des Lagers für die Getriebe- bzw. Antriebsachse kommt man mit einem selbst hergestellten Stück Holz prima zurecht. Bestens geeignet ist ein konisch zulaufender Gerätestiel aus Esche, wie er für Spitzhacken für rund fünf Euro zu haben ist. Mit der Schieblehre wird die Position ermittelt, an der der Stiel genau 42 mm Durchmesser hat. Die Position wird angezeichnet, und im Schraubstock wird der Stiel genau dort auf ca. 25 cm Länge abgesägt. Die Piaggio-Werkstatt verfügt über passende Stempel aus Stahl.

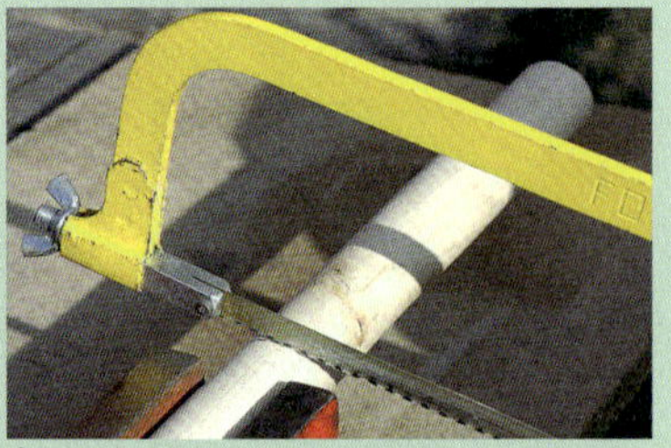

1

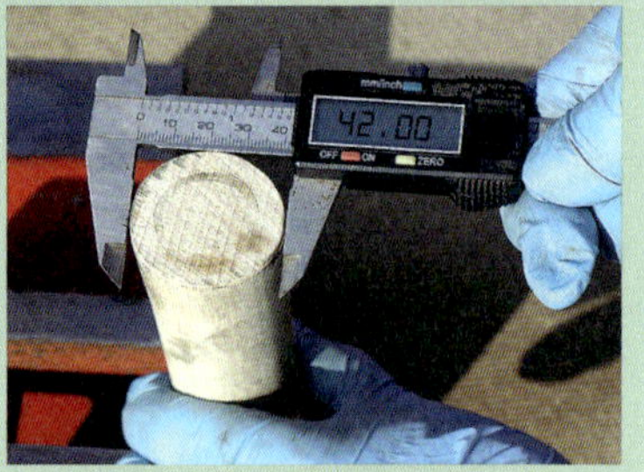

2

1: Absägen des Stiels auf 15 cm Länge.
2: Der Kopf hat einen Durchmesser von 42 mm.

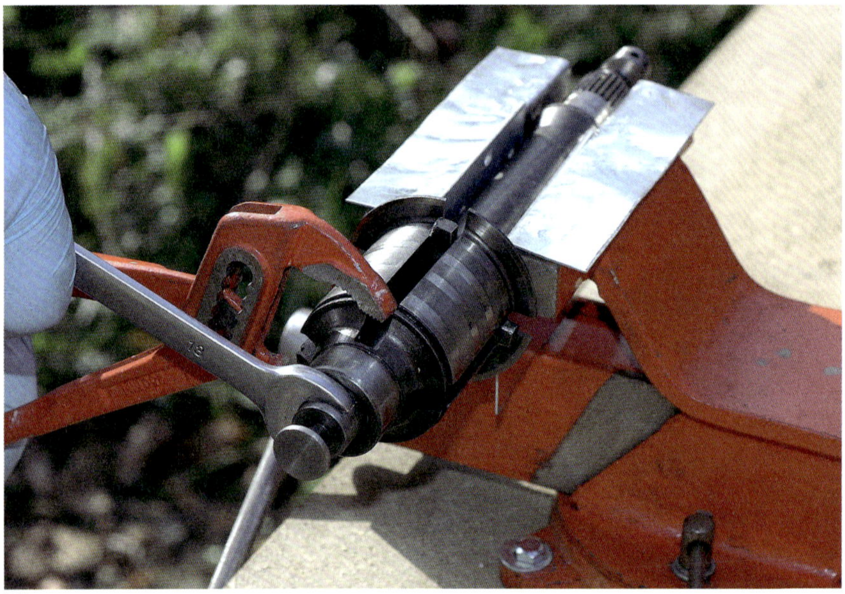

16

zahnrädern ist auf den ersten Blick kein Verschleiß festzustellen. Beim Zusammenbau werden wir aber das Spiel des Zahnradsatzes überprüfen.

Achskugellager und **Dichtring** müssen aber erneuert werden. Wellendichtring abhebeln, Sprengring zusammenpressen (Vorsicht) und Kugellager mit einem passenden Dorn oder Rundholz (42 mm Durchmesser, Länge ca. 25 cm, abgesägter Gerätestiel z.B., siehe Kasten) von innen nach außen austreiben. Das **Nadellager auf der LiMa-Seite** wird nach Erhitzung auf 150 °C mit Dorn und Bronzehammer ausgetrieben.

Schaltvorrichtung zerlegen:

Die **Schaltvorrichtung** wird zusammen mit der Antriebswelle bzw. Radachse abgenommen; sie besteht aus einer beweglichen **Schaltkreuzwelle** und dem **Schaltkreuz.** Das Schaltkreuz wird in einem zylindischen Führungselement, das fester Bestandteil der Antriebswelle ist, über das Schaltsegment und die Schaltzüge hin- und hergeschoben. An den Ecken ist das Schaltkreuz etwas abgenutzt; es wird ersetzt, wobei das wichtige Teil von Piaggio nicht mehr lieferbar war. Aber wir werden fündig werden. Mehr dazu beim Zusammenbau.

Zum **Zerlegen** (oder wenn das Schaltkreuz defekt oder verschlissen ist) wird es wie folgt ausgebaut: Antriebswelle fixieren (Schraubstock mit Alubacken und Distanz blechen, Wasserpumpenzange) und mit einem Gabelschlüssel SW 13 zunächst die Schaltkreuzwelle lösen. **Achtung: Linksgewinde** (also Losdrehen **im Uhrzeigersinn);** vorsichtig drehen, das Gewinde der Schaltkreuzwelle ist mit 6 mm Durchmesser recht schwach dimensioniert und zudem mit Schraubensicherungsmittel verklebt! Schaltkreuz verkanten, seitlich herausziehen und später auswechseln. Dabei **Seiten nicht vertauschen;** genaue Erklärung dazu im Kapitel „Montage Antrieb“.

***16, 17:** Zum Ausbau des Schaltkreuzes muß die Schaltkreuzwelle gelöst werden; Achtung: sehr empfindliches M6-Linksgewinde (zum Ausbau im Uhrzeigersinn drehen). Welle in Schraubstock spannen; Alubacken (gelbe Pfeile) und Distanzstücke (blaue Pfeile) zwischenlegen, um Welle nicht zu beschädigen. Zusätzlich mit Wasserpumpenzange fixieren wie gezeigt; Schaltkreuzwelle mit Gabelschlüssel SW 13 rechts herum (!) aus dem Schaltkreuz drehen. **18:** Schaltkreuz verkanten und abnehmen; rechts: Achse mit Gewinde M6, die aus dem Schaltkreuz gedreht wurde.*

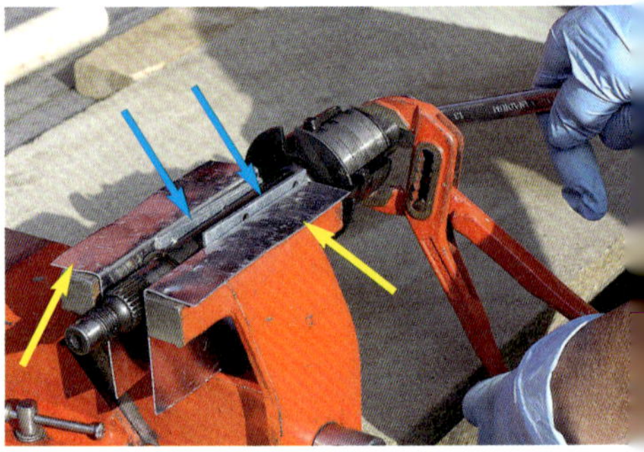

17

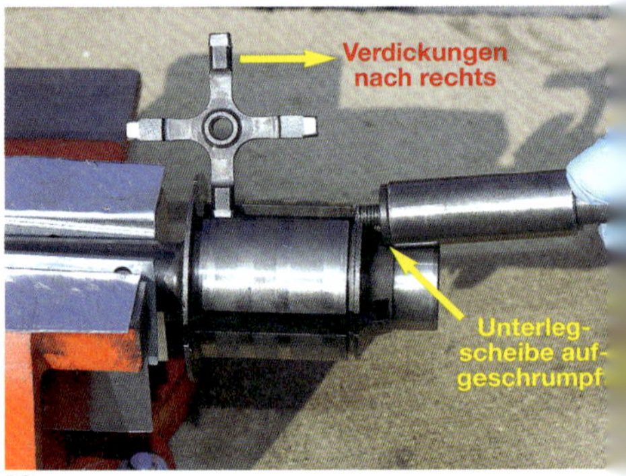

18

Material Getriebeausbau

Bremsenreiniger

Festgestellte Mängel Getriebe

Kugellager Welle: Spiel
Dichtring Kugellager: ermüdet
Schaltkreuz: leicht abgenutzt

Vorgelege Ausbau, Befund

Vorgelege ausbauen, zerlegen:

Von der Kurbelwelle wird die Kraft direkt auf die Kupplung und von da auf das **Vorgelege** übertragen. Es ist mit einem großen, schrägverzahnten **Antriebsrad** ausgerüstet, das von dem rückseitig auf dem Kupplungsgehäuse montierten Ritzel in Drehung versetzt wird. Auf der **Schrägverzahnung** ist bei unserem Motor eine umlaufende Rille zu sehen, die von der Produktion herrührt und keine technische Relevanz hat.

Ferner verfügt das Vorgelege über vier geradverzahnte, aus dem Vollen gefräste **Zahnräder** für die einzelnen Gangstufen, die in die verschiebbaren Getriebezahnräder eingreifen. Von diesen fließt die Kraft dann direkt auf die **Hinterachse.** Zahnräder und Außenwelle bilden zusammen das Vorgelege. Die Flanken des Zahnrads für den 4. Gang sind durch die Einwirkung des Kickstartritzels leicht abgenutzt.

Die **Innenwelle** des Vorgeleges ist auf der Kupplungsseite fest verschraubt und steckt auf der anderen Seite in einer gepanzerten Gehäusebohrung. Das Vorgelege mit seinem Zahnradsatz dreht sich über ein Kugellager und ein Nadellager auf dieser **Innenwelle.**

Zum Ausbau des **Vorgeleges** muß zunächst die Mutter unterhalb der **Kupplungskammer** entsichert werden; dazu die Blechzunge aufbiegen. Dann mit einem Schlüssel SW 17 die Mutter lösen und zusammen mit der **Sperrscheibe** und dem **Sicherungsblech** abnehmen.

Die **Innenwelle** wurde beim Trennen des Gehäuses bereits aus der Führung in der lichtmaschinenseitigen Gehäusehälfte gezogen. **Achtung:** Die Laufrollen des **Nadellagers liegen frei;** sie sind lose eingelegt, nur mit Fett fixiert und können leicht verlorengehen. Unsere PX verfügt über 21 Rollen. Wir prüfen das **radiale Spiel** bezüglich der Außenwelle mit ihren Zahnrädern und stellen keinen Verschleiß fest. Daher fixieren wir die Nadeln für den späteren Wiedereinbau mit Isolierband (fürs Foto nehmen wir sie später aber heraus). Zuletzt das komplette **Vorgelege** samt Innenwelle aus dem Gehäuse nehmen.

Zum **Zerlegen** des Vorgeleges den Seegerring vor dem Antriebsrad mit der Spezialzange spreizen und abnehmen. Außenwelle komplett und Kugellager von der Innenwelle ziehen; **Kugellager** austreiben und falls nötig ersetzen. Das **Primärrad** ist auf das Vorgelege **aufgenietet.** Zum Ausbau ist Spezialwerkzeug nötig, mit dem die Nieten entfernt werden können. Wir können darauf aber verzichten, weil das Kugellager spielfrei rundläuft.

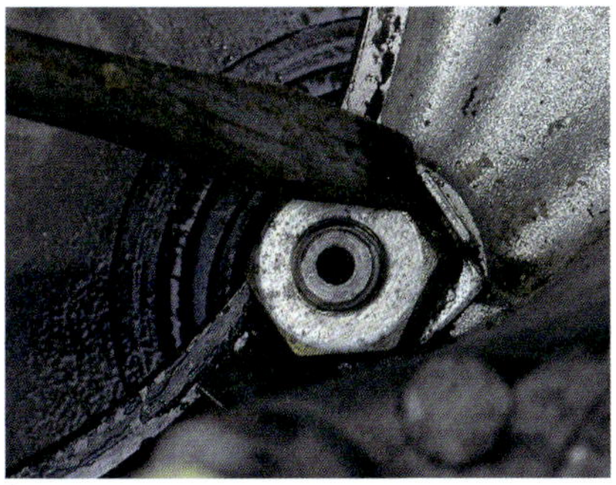
1

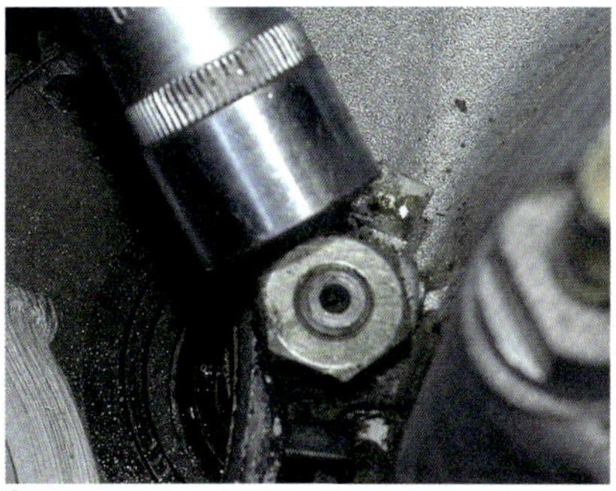
2

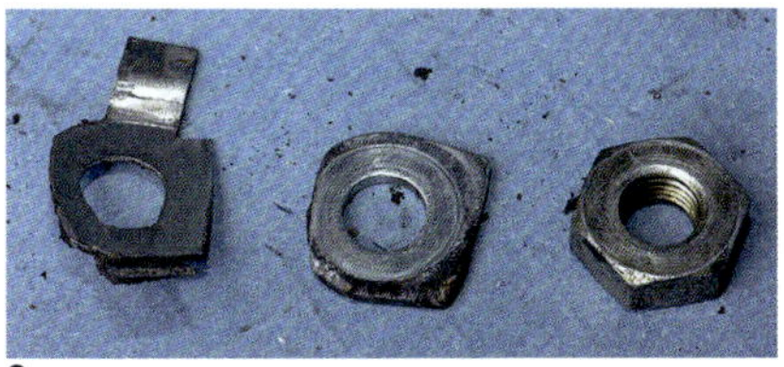
3

__1:__ Die Verschraubung der Vorgelege-Innenwelle ist mit einer Metallzunge gesichert; sie läßt sich mit einem Schraubendreher aufbiegen. __2:__ Die Mutter wird mit einem Schlüssel SW 17 gelöst. __3:__ Sicherungsblech, Sperrscheibe, Mutter. __4:__ Die umlaufende Rille auf dem Hauptzahnrad (gelber Pfeil) rührt nach Auskunft alter Werkstattmeister von der Produktion her und hat keine technische Relevanz. Mit dem Kunststoffhammer wird das Vorgelege einfach nach rechts aus dem Gehäuse geschlagen.

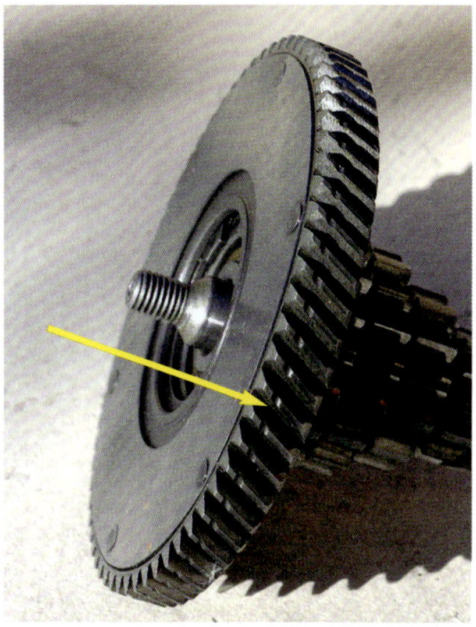
4

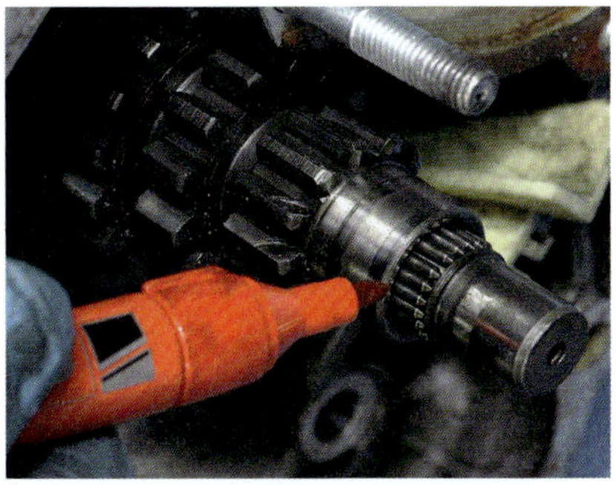
5

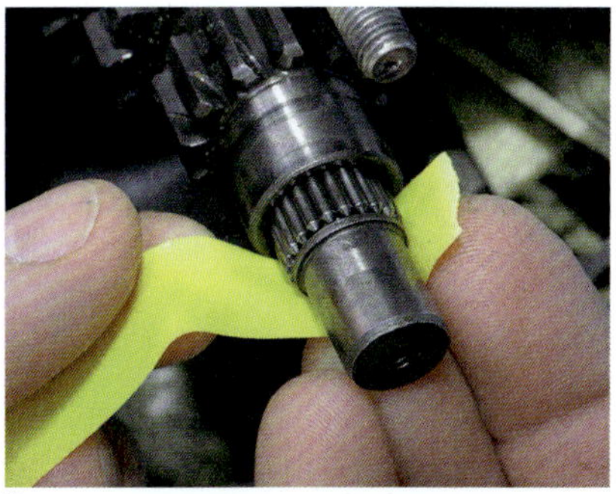
6

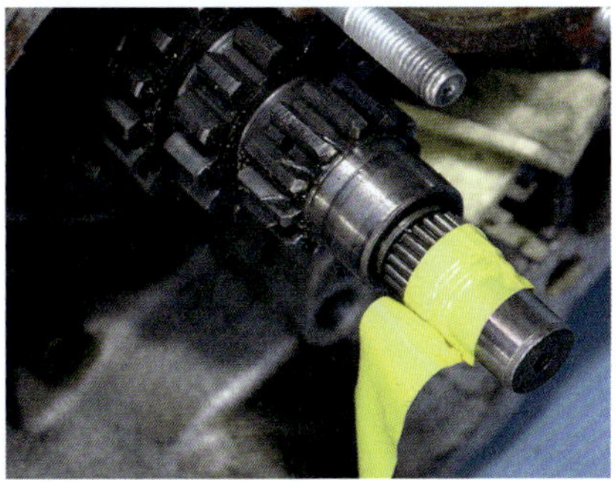
7

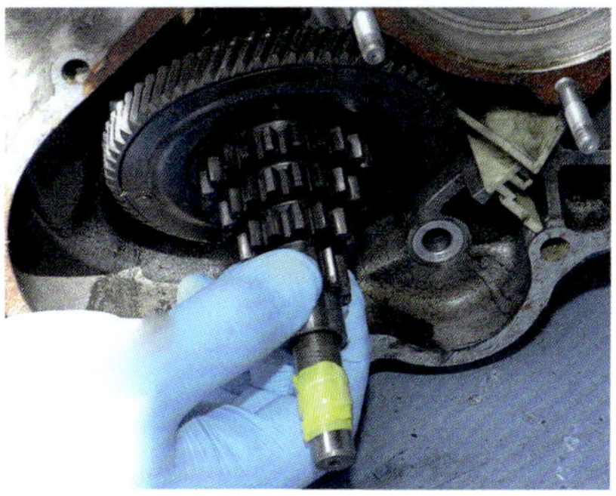
8

__5:__ Vorsicht beim Herausnehmen des Vorgeleges, sonst fallen die Nadeln heraus. Die Flanken des Zahnrads für den 4. Gang sind durch die Einwirkung des Kickstartritzels leicht abgenutzt. __6, 7:__ Die Innenwelle etwas vorziehen und Nadeln mit Isolierband fixieren. __8:__ Das Vorgelege ganz aus dem Gehäuse ziehen.

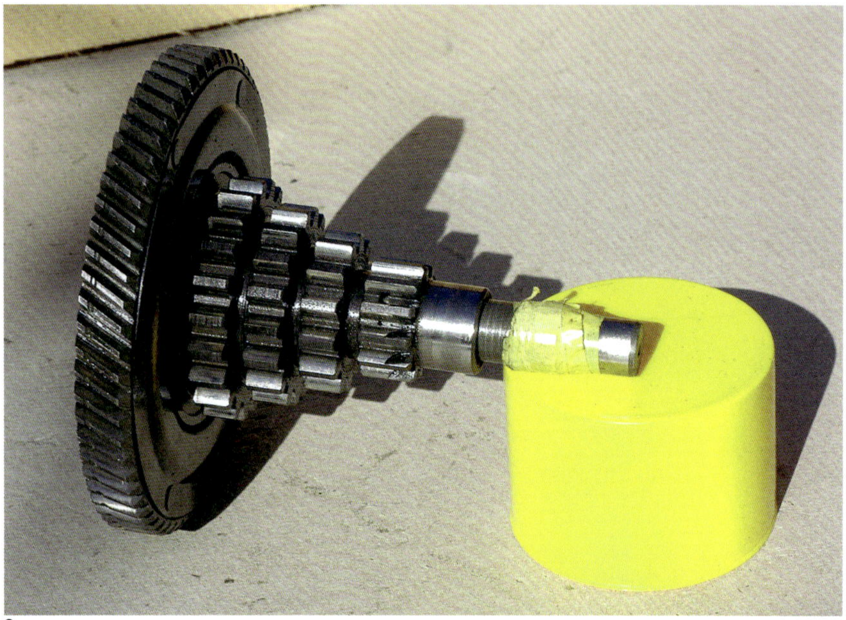

9

Werkzeug Vorgelege

Ringschlüssel SW 17
Schraubendreher
Seegerringzange gekröpft

Festgestellte Mängel Vorgelege

Primärzahnrad: unerhebliche Produktionsspuren
Zahnrad 4. Gang: leichte Abnutzung durch Eingriff Kickstartritzel

__9:__ Vorgelege mit großem, in die Kupplung greifendem Primärrad und Gangrädern 1 bis 4 (von links). __10:__ Die Rückseite des Antriebsrads mit Sprengring und Nietkranz. __11:__ Lager und Vernietung des Primärrads. __12:__ Mit der gekröpften Zange den Sprengring abnehmen; Ring dabei komplett zusammendrücken.

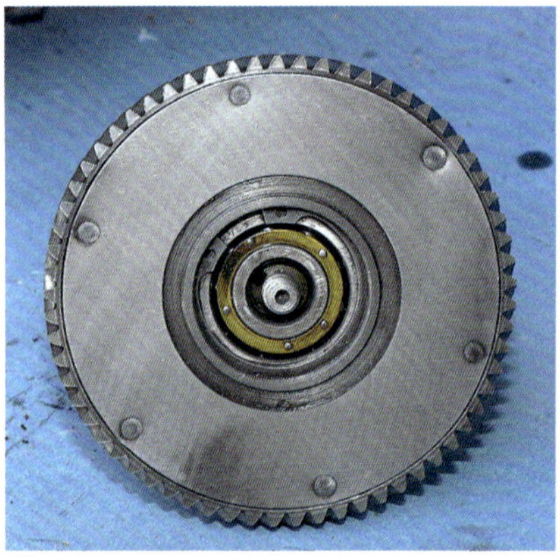

10

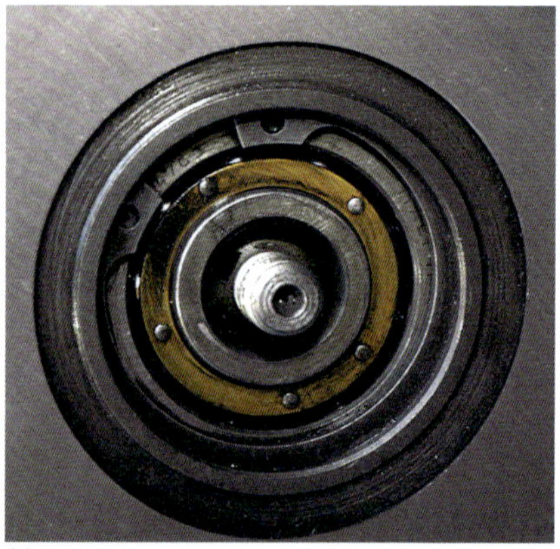

11

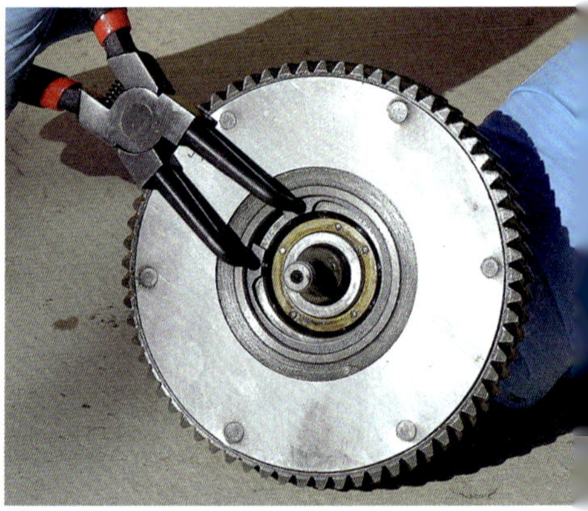

12

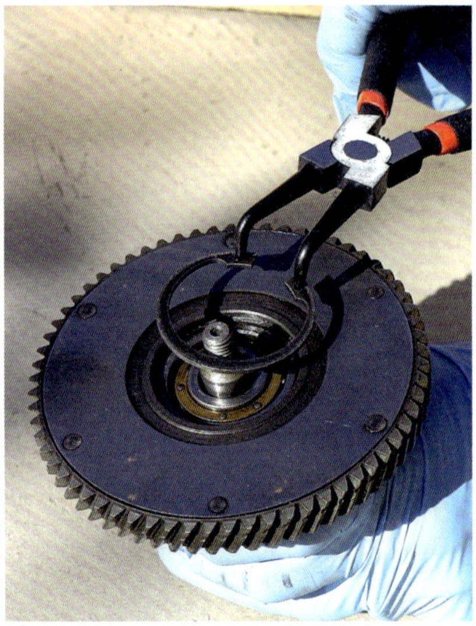

13

__13:__ So wird der große Sprengring abgenommen; Vorsicht dabei, damit er beim Entspannen nicht wegfliegt. __14:__ Auf der Lichtmaschinenseite läuft die Innenwelle des Vorgeleges in einem Lager aus lose in ein Fettbett eingelegten Rollen mit je 1 mm Durchmesser. Beim PX-Motor haben wir 21 Rollen. Unten der Sprengring.

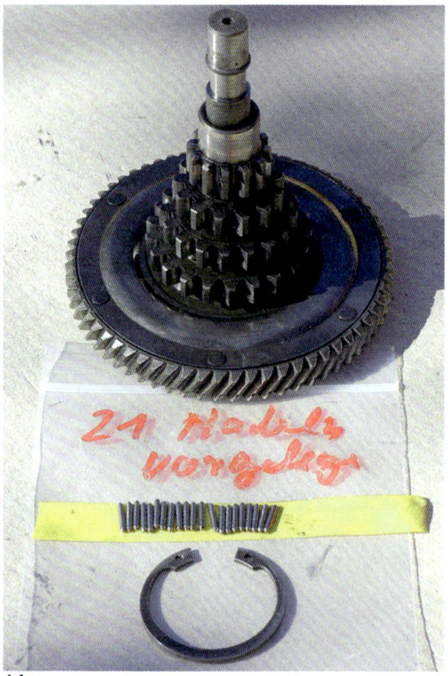

14

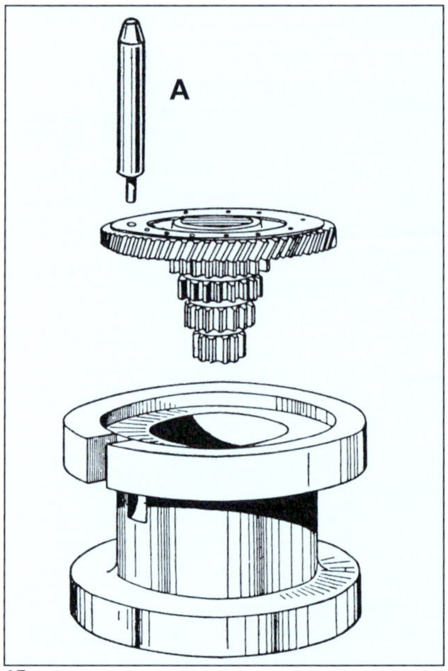

15

Zeichnungen: Werkstatt-Handbuch Vespa P 200 E, Piaggio & C./Corradino Mori

__15:__ Wenn das Kugellager ausgewechselt werden muß (bei unserem Motor nicht nötig), wird das Vorgelege auf einen Stahlbock gesetzt. Die sechs Nieten (s.a. Bild 11) werden abgeschliffen (mit dem Dremel z.B.) und dann mit einem passenden Dorn oder dem Spezialdorn von Piaggio (A) ausgeschlagen.

Kickstarterwelle Ausbau, Befund

Kickstartvorrichtung ausbauen:

Die **Kickstartwelle** ist direkt im Gehäuse gelagert und zeigt dort keinen besonderen Verschleiß. Der Dichtring muß später ausgewechselt werden. Deutliche Abnutzungsspuren offenbaren die beiden Anschlagpuffer aus Gummi. Das Ritzel hat bis zuletzt ordentlich seinen Dienst verrichtet, zeigt aber deutliche Abnutzungsspuren. Also werden wir es später ersetzen.

__1:__ Die Elemente der Kickstarteinrichtung (bei einem Motor mit elektrischem Anlasser): 1 = Welle mit Zahnsegment, 2 = Rückholfeder, 3 = Anschlagpuffer, 4 = Feder des bereits ausgebauten Starterritzels. __2:__ Das nach der Gehäusetrennung lose sitzende Starterritzel wird einfach vorgezogen; es zeigt starke Abnutzungserscheinungen. __3:__ Das Starterritzel steht unter Federdruck. __4-6:__ Die beiden Anschlaggummis sind abgenutzt und werden aus dem Gehäuse gezogen. __7, 8:__ Die Rückholfeder kann ohne weiteres ausgehängt werden. __9:__ Die Kickstarterwelle wird mit leichten Holzhammerschlägen ausgetrieben. __10:__ Die Welle ist direkt im Gehäuse gelagert. __11:__ Der Dichtring wird ausgehebelt und erneuert.

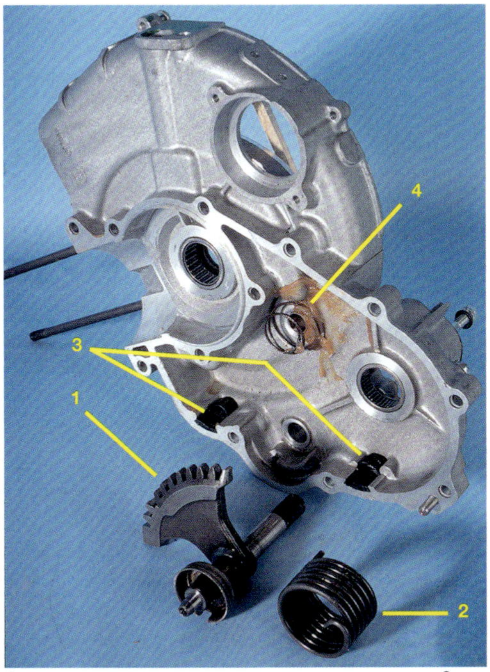

1

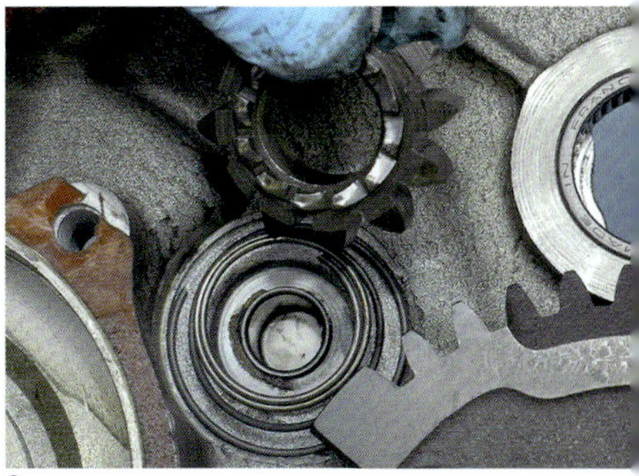
2

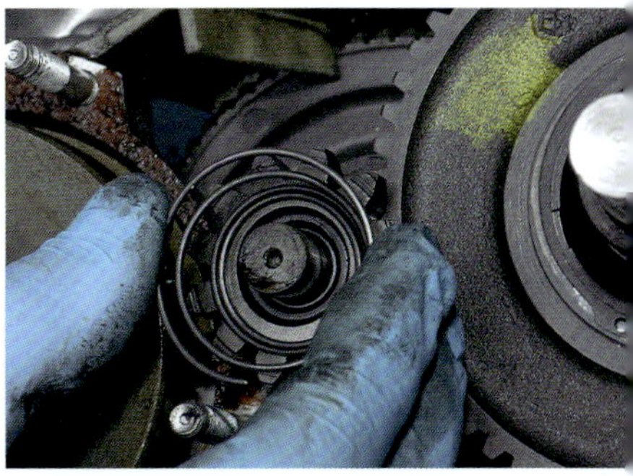
3

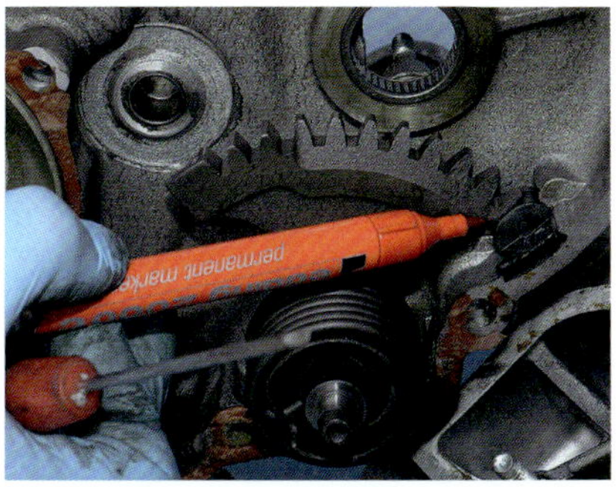
4

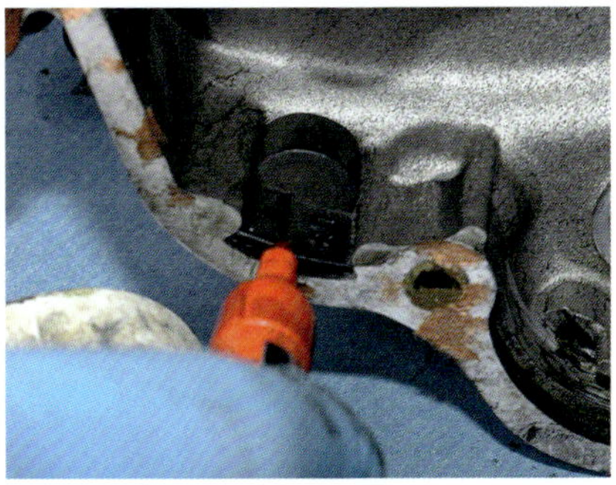
5

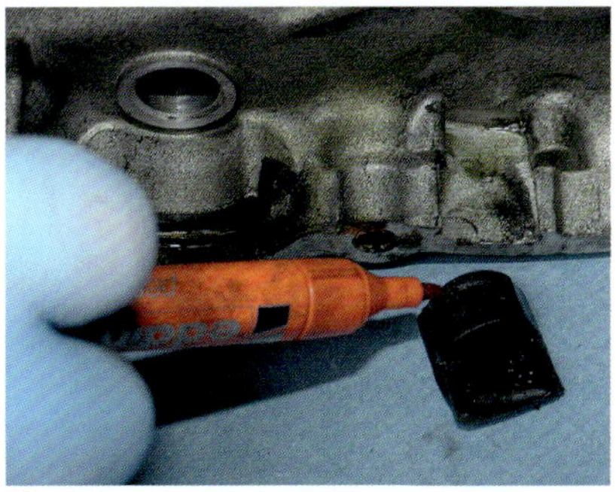
6

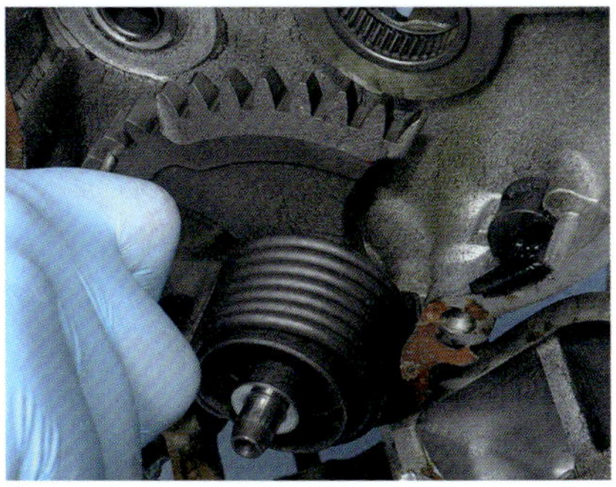
7

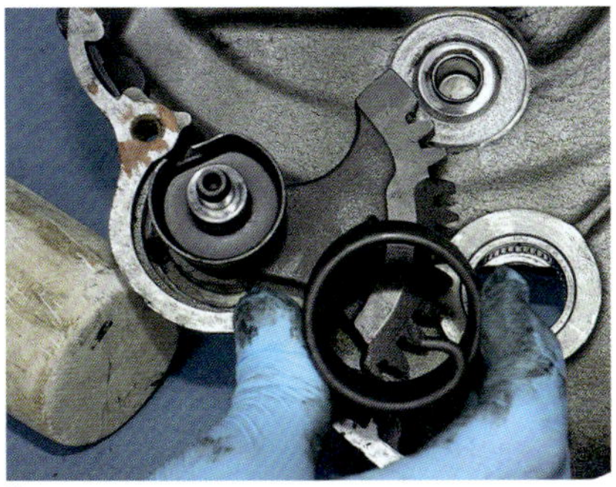
8

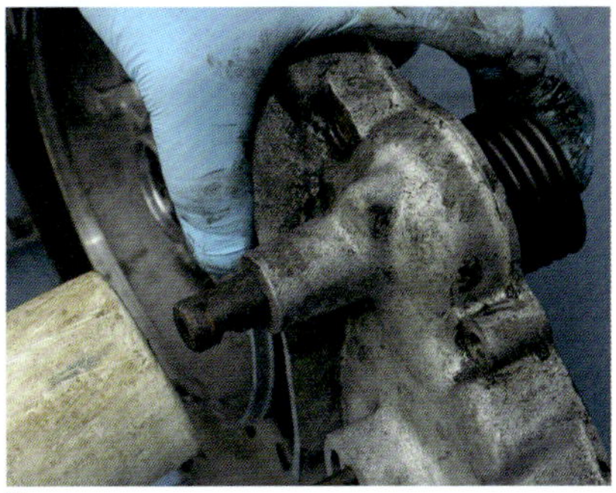
9

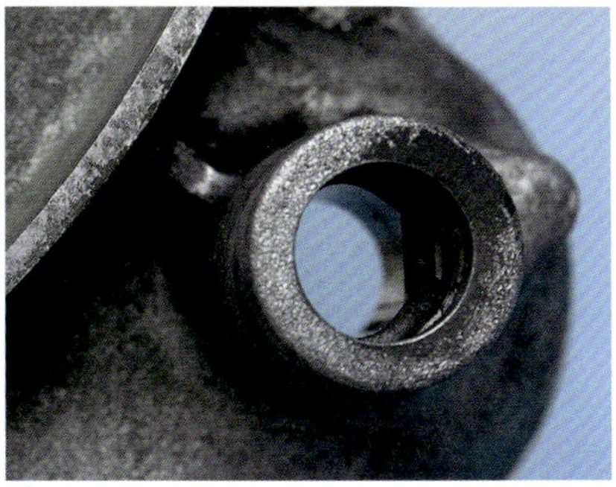
10

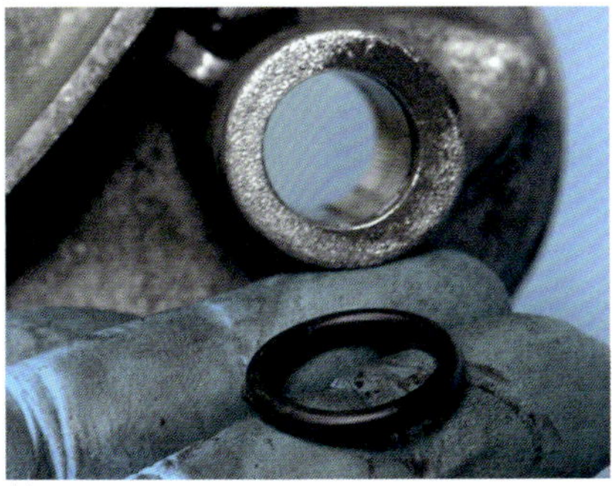
11

Werkzeug Kickstarter

Holz- oder Kunststoffhammer
Schraubendreher

Mängel Kickstarter

Dichtring Lagerung: abgenutzt
Anschlagpuffer: beide abgenutzt
Ritzel: deutlich abgenutzt

Überblick zerlegte Antriebseinheit

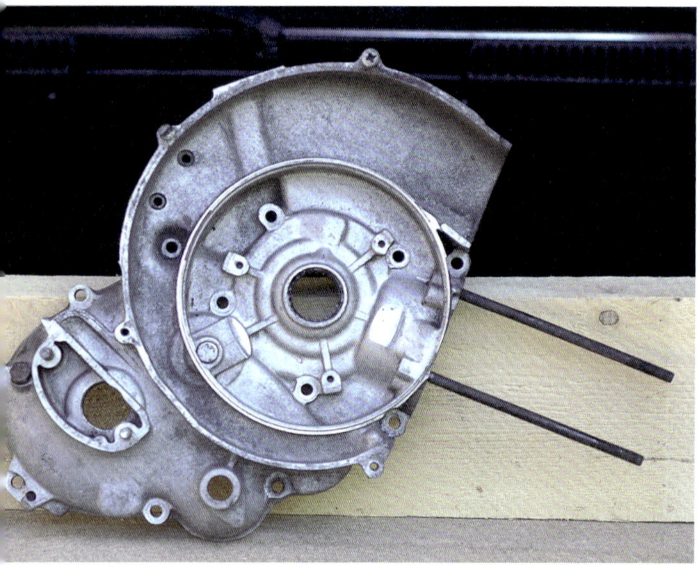

1

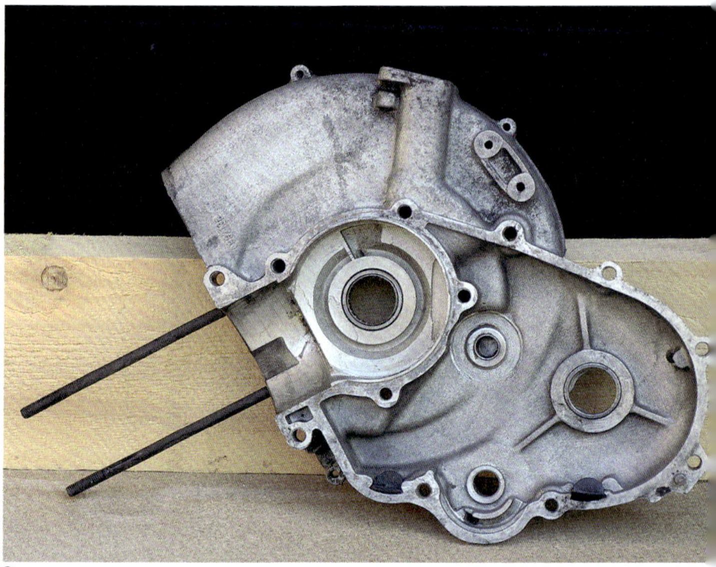

2

Stand der Dinge nach Demontage: Die Antriebseinheit unserer zu restaurierenden Vespa PX 200 E wurde bis auf die letzte Schraube zerlegt. Alle **Kleinteile** befinden sich in beschrifteten und verschlossenen Klarsichttüten. Die beiden Kugellager sind hier bereits ausgetrieben worden (s. vorige Seiten).

Die beiden **Gehäusehälften** müssen noch feingereinigt und aufbereitet werden, s. Folgekapitel. Sie weisen keine Schäden auf, die einer Wiederverwendung entgegenstehen würden. Beachtlich: Die **Silentblöcke** von Federbein-Lagerung und Traverse befinden sich in gutem Zustand, sind nicht vom ausgetretenen Öl angefressen.

1-4: *Bildreihe oben auf dieser Doppelseite: die beiden noch nicht feingereinigten Motorgehäusehälften im demontierten Zustand; die Nadellager (links, Lichtmaschinenseite) und Kugellager (rechts, Kupplungsseite) sind hier noch nicht ausgebaut.* ***5, 6:*** *das Gummilager für die Aufnahme des Federbeins ist völlig in Ordnung und muß nicht ausgewechselt werden.* ***7, 8:*** *dies gilt auch für die beiden Gummilager vorn an der Traverse; gut sichtbar: die Motor-Nr. Defekte Lager müssen mit Spezialwerkzeug aus dem Gehäuse gezogen werden.* ***9:*** *Die teilweise bereits aufbereiteten Einzelteile des von uns zerlegten PX 200 E-Motors Ende Oktober 2018; alle Kleinteile werden für Aufbereitung und spätere Montage in beschrifteten Klarsichttüten aufbewahrt. Dies stellt sicher, daß nichts verlorengeht und erleichtert enorm das Auffinden der Elemente beim Zusammenbau.*

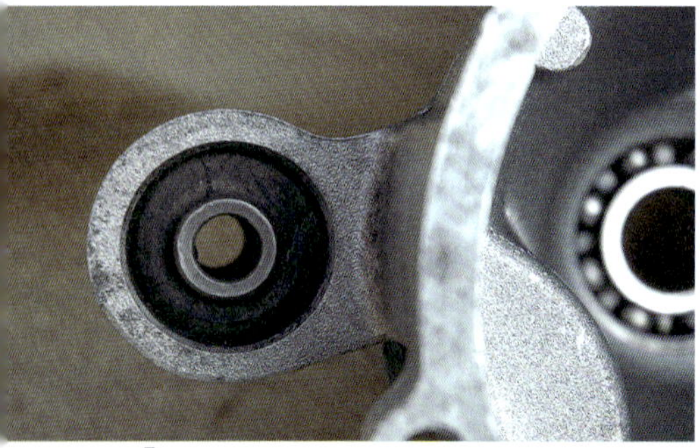

5

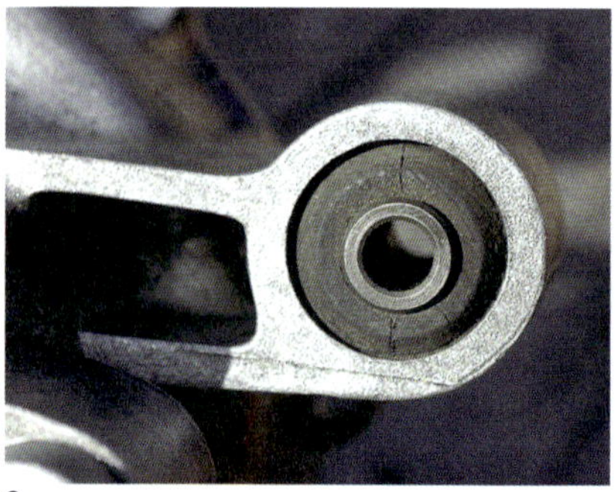

6

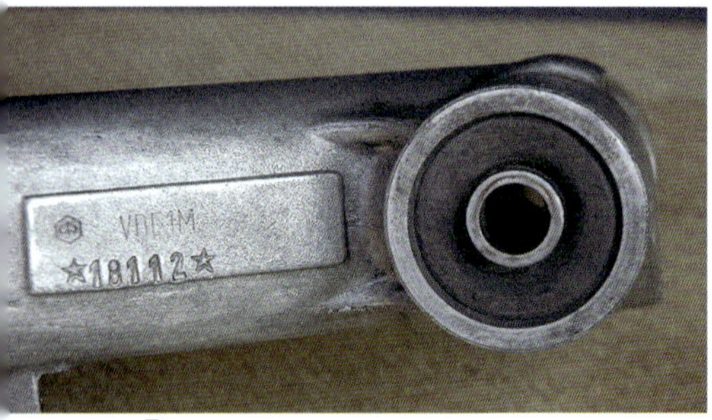

7

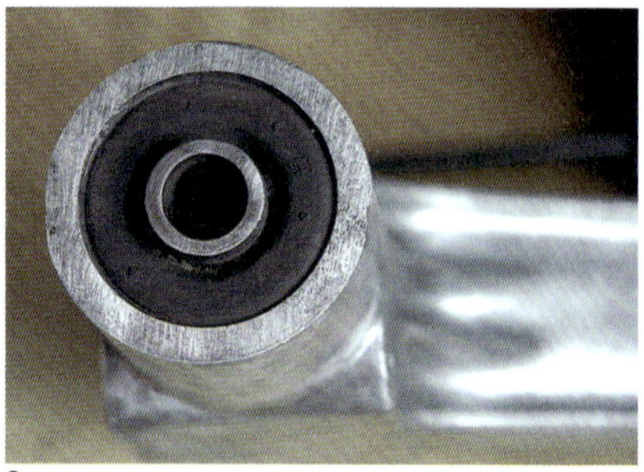

8

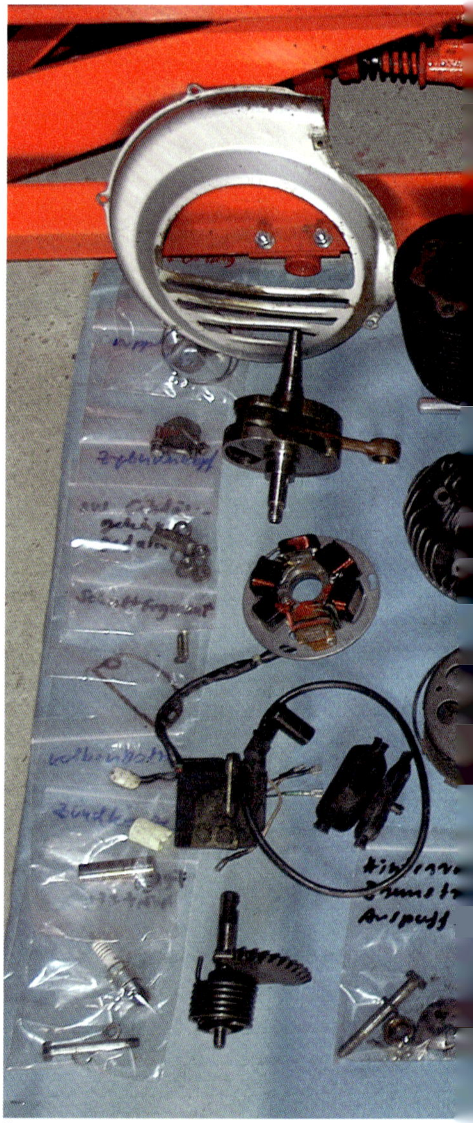

9

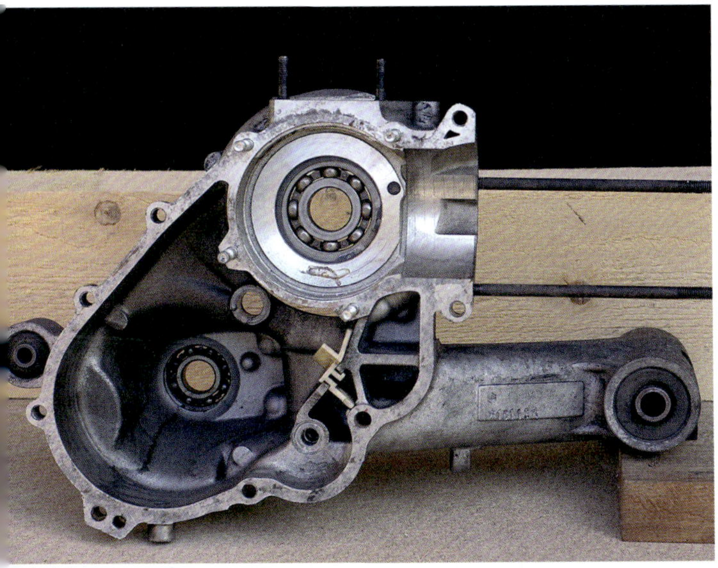

3

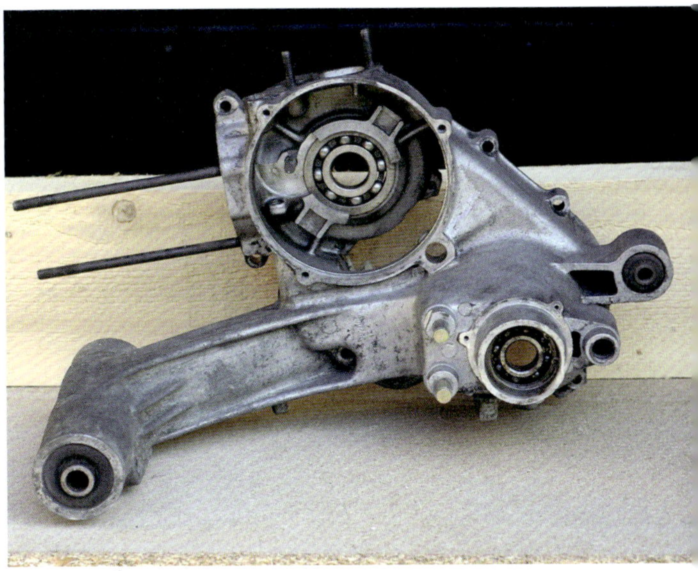

4

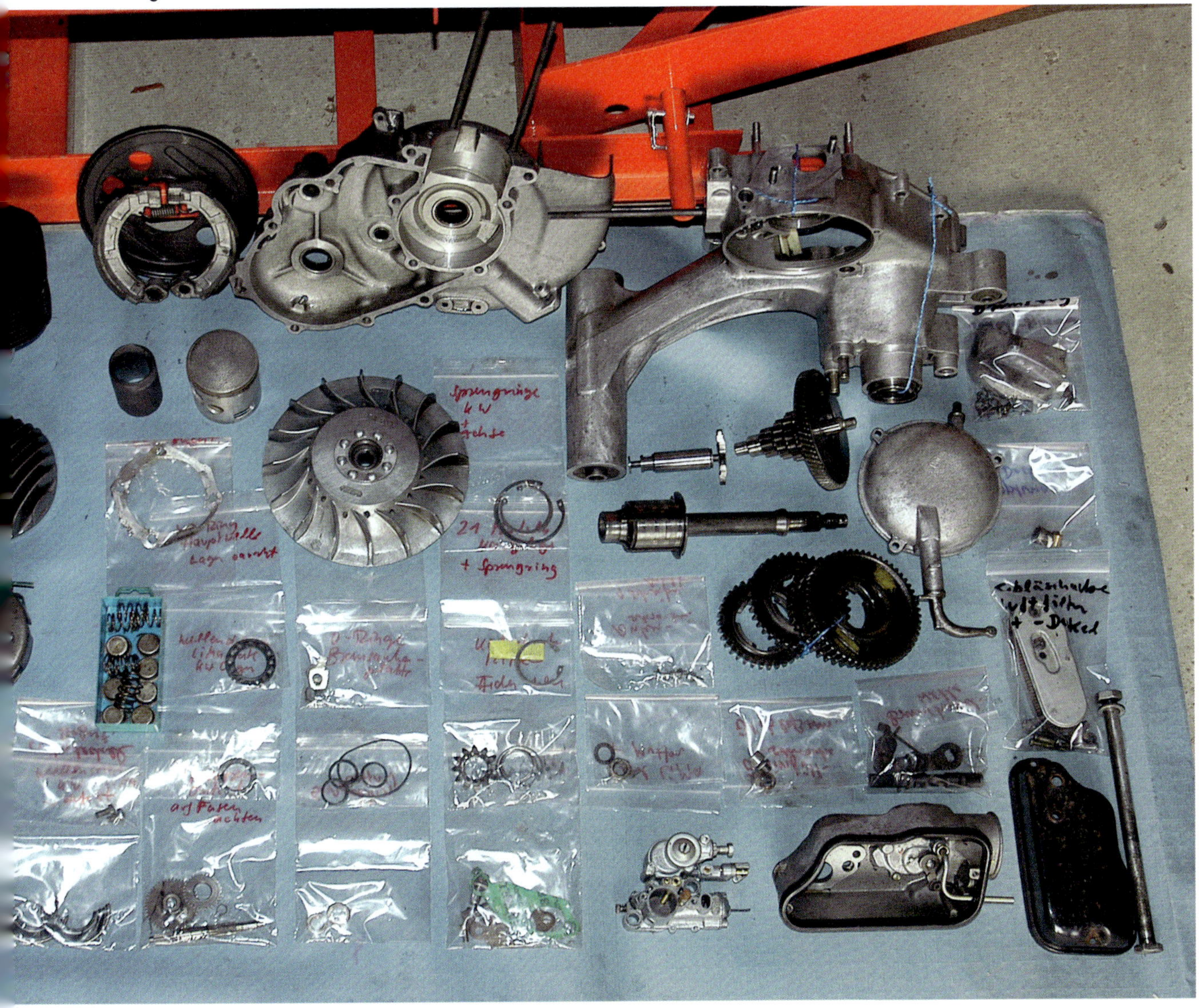

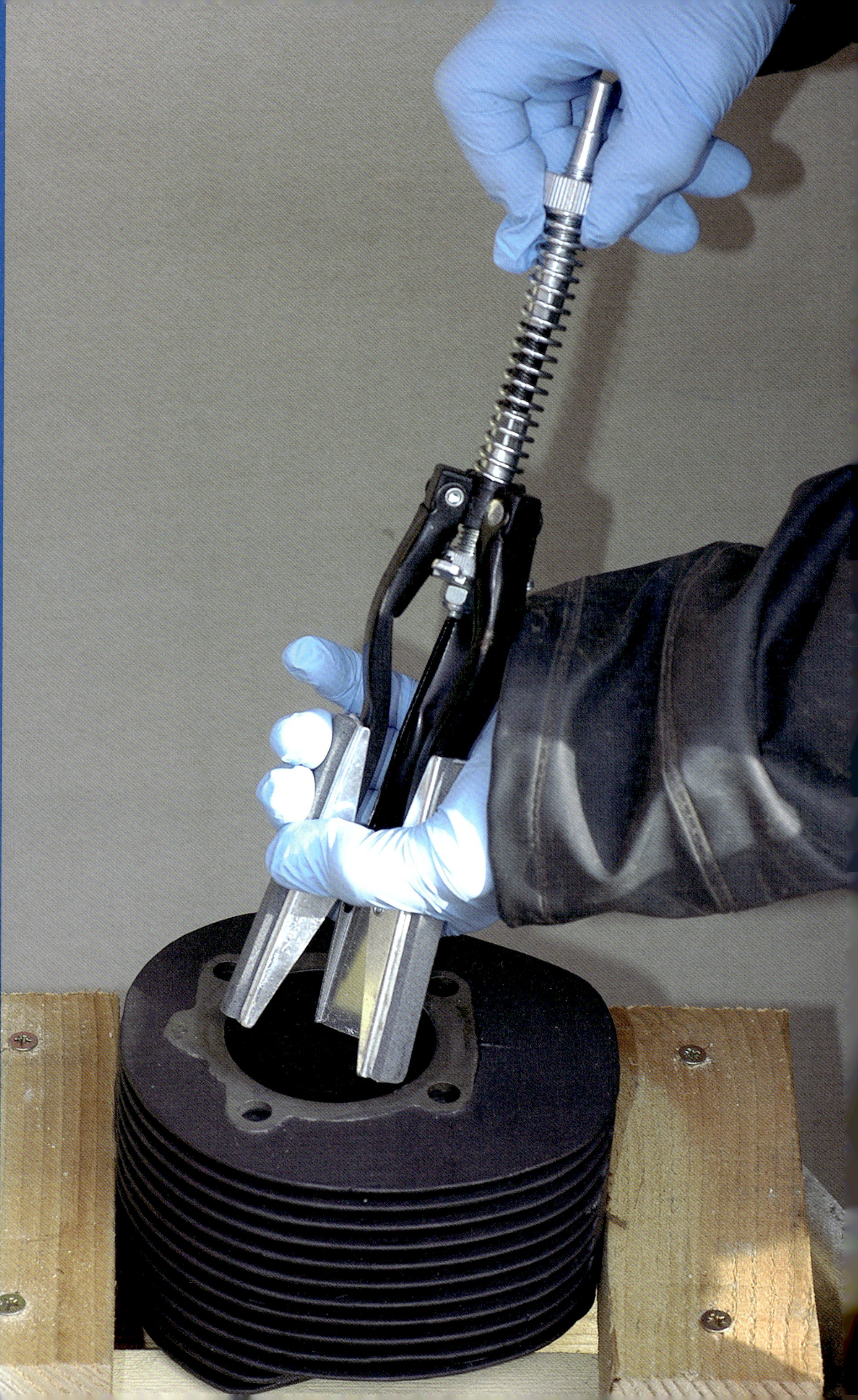

Teil 2

Aufbereitung Motor, Getriebe, Antrieb

Antriebsgehäuse und Motorteile: Aufarbeitung

Strahlen: Vor- und Nachteile

Problematik Strahlen

Das häufig angewandte **Sandstrahlen** ist ein traditionelles, aber sehr aggressives und gesundheitsschädliches Verfahren, das sich als die schlimmste aller Behandlungsmethoden erweisen kann, wenn man etwas falsch macht. Heute ist **Sand** (Quarzsand z.B.) **als Strahlmittel verboten,** weil das Einatmen von Sandstaub Silikose verursachen kann, eine unheilbare Lungenerkrankung. Aber auch beim Strahlen mit modernen Mitteln (Korund, Glaskügelchen, Trockeneis z.B.) sind ein dichter Schutzanzug mit verglastem Kopfschutz, Atemschutzmaske und dichte **Schutzhandschuhe** zwingend erforderlich. Beim Strahlen in abgeschlossenen Kästen genügen Schutzhandschuhe.

Strahlen: für Gehäuseelemente nicht ideal

Das inwischen übliche Korundstrahlen ist sicher eine probate Methode, korrodiertes Aluminium, Rost und Lackreste gründlich zu entfernen und gleichzeitig das Ausmaß verdeckter Schäden schnell sichtbar zu machen. Aber die im Folgenden aufgeführten **Nachteile** dieses Verfahrens schränken die Anwendung deutlich ein. Eine Ausnahme kann man bei Kleinteilen aus Stahl machen, die stark angerostet sind. Dafür empfehlen sich **Tischgeräte** wie das unten abgebildete (ab 189 Euro im Internet-Handel).

Bei unserem Vespa-Triebwerk haben wir **nur drei Teile** zum Strahlen gegeben: den Zylinder, den in diesen geschraubten Auspuffstutzen und den Auspuff. Bei Karosserie und Rädern setzen wir später andere, weniger aggressive Verfahren ein.

Wir raten aus fünf Gründen vom Strahlen der Gehäuseteile ab:

1. Das Strahlen nimmt den Altteilen die **Seele,** sie sehen nachher keineswegs wie neu aus, sondern rauh und viel zu gleichmäßig; jede Patina, die das Alter optisch belegen könnte, geht verloren.

2. Strahlpartikel und Abrieb dringen bis in die kleinste Ritze, Fuge oder Nut vor und lassen sich anschließend kaum oder nicht mit hundertprozentiger Sicherheit entfernen. Folge: Die **Partikel** geraten später in den Ölkreislauf und können Schäden an Lagern, Zylinderlaufbahn und Kolben hervorrufen. Beim PX-Zylinder, der aus Grauguß besteht, ist Strahlen unproblematisch, da sich hier nichts festsetzen kann.

3. Beim Strahlen der Gehäuseteile besteht die Gefahr, daß Lagersitze, Gleit- und **Dichtflächen mitgestrahlt** und damit porös und durchlässig werden; Kugel- und Nadellager haben später womöglich Außenspiel.

4. Die durch das Strahlen angerauhte Oberfläche des Antriebs ist **schmutz- und korrosionsanfällig.** Straßendreck und Ölspuren setzen sich leicht fest, und eine einzige Fahrt durch winterliches Streusalz ruiniert die Optik innerhalb eines Tages: Die Korrosion hat leichteres Spiel als bei einem originalen Motor.

5. Ab Werk sind bestimmte Leichtmetalloberflächen glatt oder sind mitunter mit einer **Schutzschicht** versehen (Coating); die verschwindet natürlich beim Strahlen.

Wir gehen daher anders vor und bedienen uns **mechanischer Methoden,** um alten Schmutz und häßliche Korrosion zu beseitigen. Später setzen wir auch **Chemie** ein.

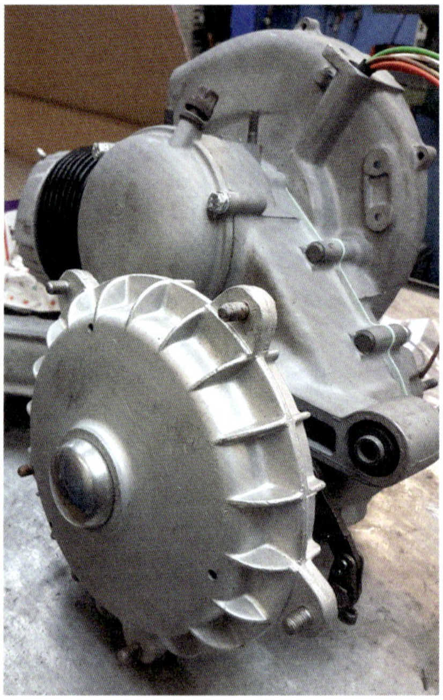

Foto: Rainer Schulz

1

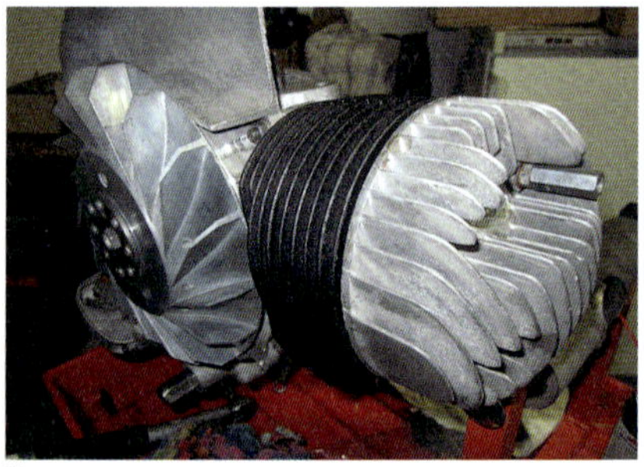

Foto: Werner Lechner

2

__1:__ Sauber, aber recht matter Teint: gestrahlter Motor mit Bremstrommel einer PX 80. __2:__ Je nach Geschmack kann man es auch so machen: gestrahlter Zylinderkopf, poliertes Schwungrad.

Kleinteile strahlen mit Tischgerät

Die Firma Pro-Lift-Montagetechnik bot z.B 2020 für 189 Euro die 30-Liter-Sandstrahlkabine SB03AJ inklusive Zubehör an, groß ge- nug für Teile wie Zylinder und Anbauelemente.

Merkmale: pulverbeschichteter Stahl, Gehäuse mit transparentem Sichtfenster, fest eingebaute Sandstrahlpistole, Saugschlauch, Druckluftschlauch, fest mit dem Gehäuse verbundene Handschuhe, Ablagegitter im Inneren der Kabine, drei transparente Ersatzklebefolien für Deckelinnenseite, obere Gehäusetüre mit umlaufender Gummidichtung, Innenbeleuchtung, Druckregler und Manometer, Bedienung per Fußpedal, Ersatzdichtungsband.

Technische Daten:

Elektrischer Anschluss für Beleuchtung 220V/50Hz, Ausgangsspannung vom Adapter für Beleuchtung 12 Volt, Kapazität 30 Liter, Arbeitsdruck 5,5-8,1 bar, Lufteinlaß ¼ Zoll, Innenabmessungen B x T x H: 400 x 300 x 240 mm, Außenabmessungen B x T x H: 470 x 360 x 380 mm, Gewicht: 12,5 kg

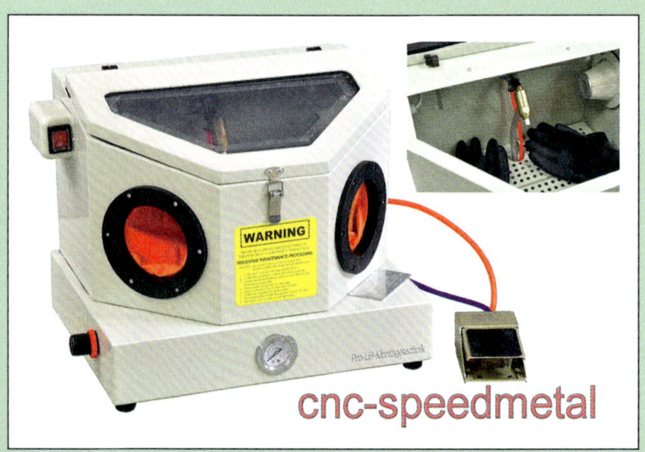

Abb.: Pro-Lift-Montagetechnik/Fa. Schimmack e.K. Viersen

Zylinder, Zylinderkopf und Auspuff aufarbeiten

Zylinder aufbereiten:

Wie bereits erwähnt, gehören Zylinder und der herausgeschraubte Abgasstutzen zu den wenigen Teilen, die wir strahlen. Marc-Antoine Prével, Betreiber einer Oldtimer-Werkstatt in Tinchebray/Normnandie, war so nett, die beiden Elemente spontan und kostenlos in seiner **Strahlkabine** vom Rost zu befreien. Das Gewinde am Stutzen bereitete er zusätzlich mit der **rotierenden Drahtbürste** auf. Bei der Arbeit achtete er darauf, daß Dichtflächen, Laufbahn und Zylinderhemd nicht mitgestrahlt wurden, was später zu Undichtigkeiten hätte führen können.

Wichtig ist, daß gestrahlte Teile aus Eisen und Stahl spätestens **vier Stunden später** gegen erneutes Rosten geschützt werden. Daher lackierten wir den Zylinder – bis auf die erwähnten Bereiche – und den Stutzen kurze Zeit nach dem Strahlen mit einem besonders hitzefesten Industrielack in Mattschwarz. Dichtflächen und Zylinderlaufbahn wurden anschließend leicht eingeölt, damit auch hier keine Korrosion auftreten konnte.

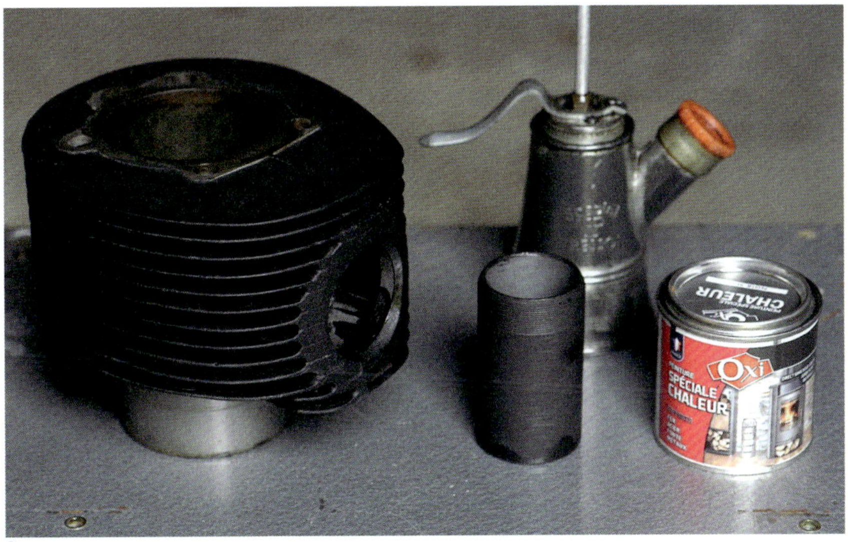

2

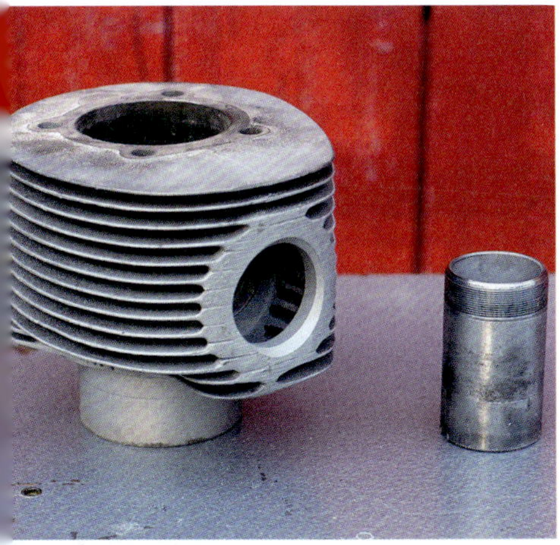
1

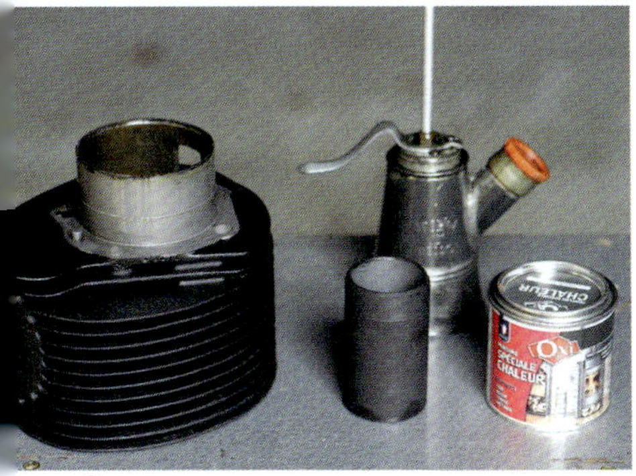
3

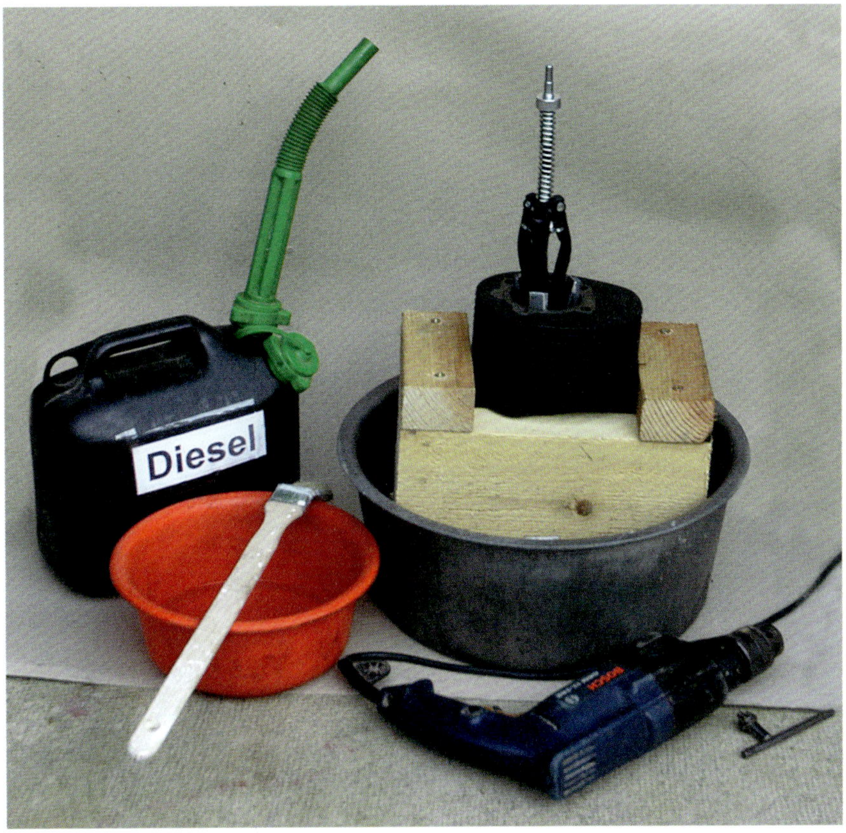

4

1: Zylinder und Abgasstutzen nach dem Korundstrahlen; Stutzengewinde zusätzlich poliert.
2, 3: Zylinder und Stutzen wurden zwei Stunden nach dem Strahlen mit hitzefestem Lack beschichtet (bis auf die Dicht- und Laufflächen, die sofort mit Öl gegen Korrosion geschützt wurden).
4: Anordnung für das Honen des Zylinders; Auflage- und Klemmbock, Metallwanne, Diesel, flexibles Hongerät mit Bohrmaschine.

Zylinderlaufbahn honen:

Wenn der alte Zylinder später zusammen mit einem neuen Kolben oder zumindest mit neuen Kolbenringen wiederverwendet werden soll, muß die **Zylinderlaufbahn** leicht aufgerauht, bez. **gehont** werden.

Da der Zylinder fest stehen und nach unten Luft haben muß, haben wir zunächst einen speziellen **Holzbock** gebaut: dabei wurden zwei Auflagehölzer

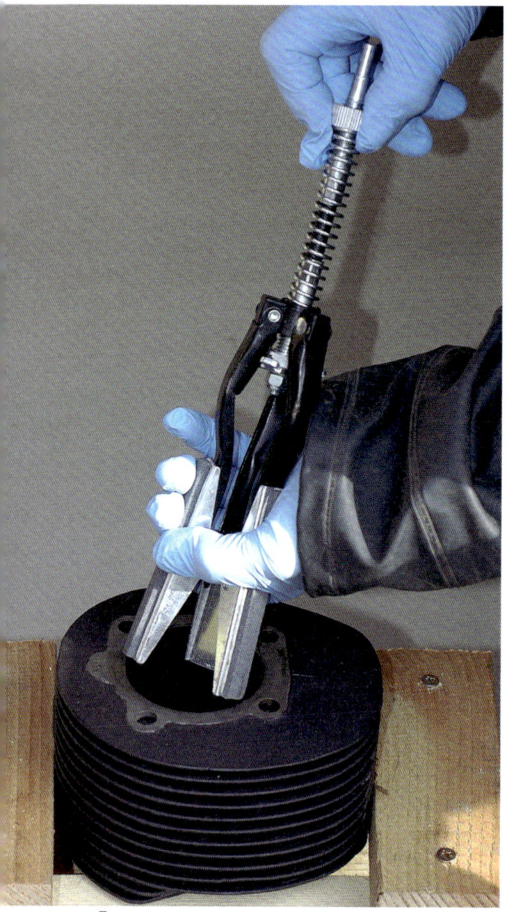

5

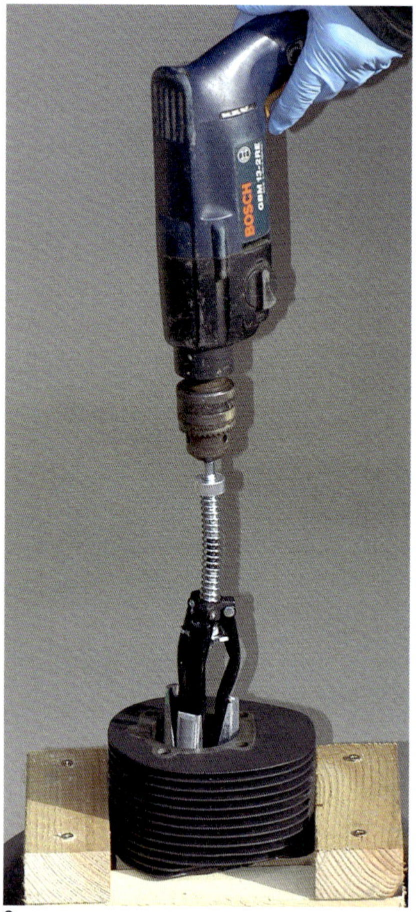

6

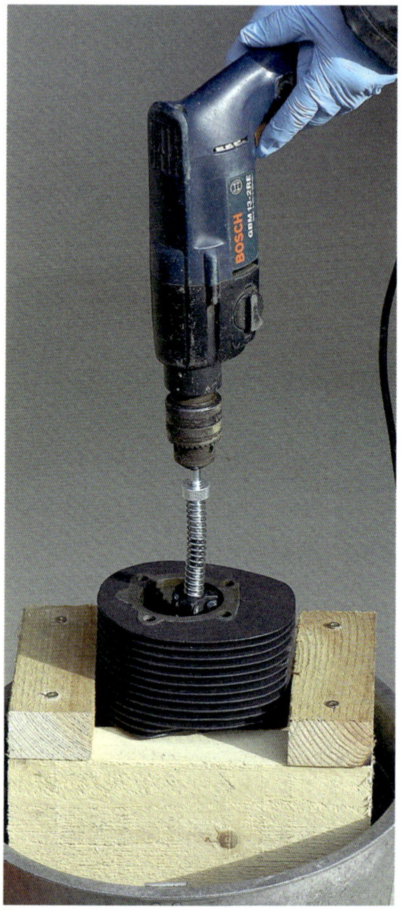

7

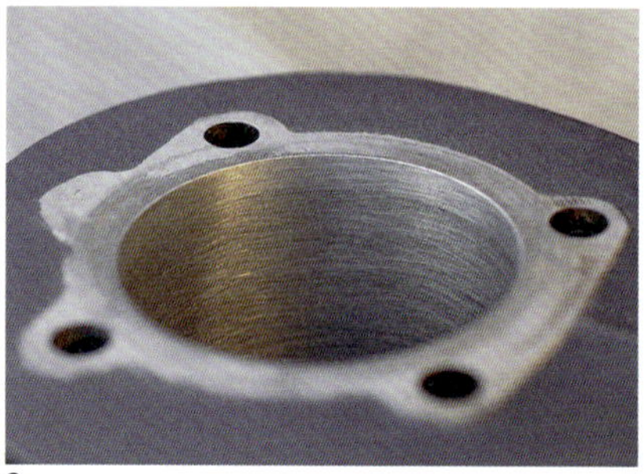

8

5: *Hongerät mit drei doppelt gewinkelten, selbstzentrierenden Schleifklötzen; mit der Rändelmutter wird der Durchmesser an die Lauffläche des Zylinders angepaßt.* ***6, 7:*** *Das Hongerät wird in eine Bohrmaschine gespannt und bei niedriger Drehzahl fünf bis zehn Minuten lang von oben nach unten und umgekehrt über die Lauffläche geführt. Dabei die Lauffläche immer wieder mit Diesel benetzen.*

17 x 15 x 5 cm und zwei Sperrhölzer 12,5 x 7,5 x 5 cm miteinander verschraubt wie auf den Fotos zu sehen. Die Holzkonstruktion wurde zusammen mit dem eingeklemmten Zylinder in eine Wanne gesetzt.

Dann haben wir die Zylinderlaufbahn ordentlich mit **Diesel** benetzt und dann gehont, indem das in die Bohrmaschine gespannte Doppelgelenk-**Hongerät** je-

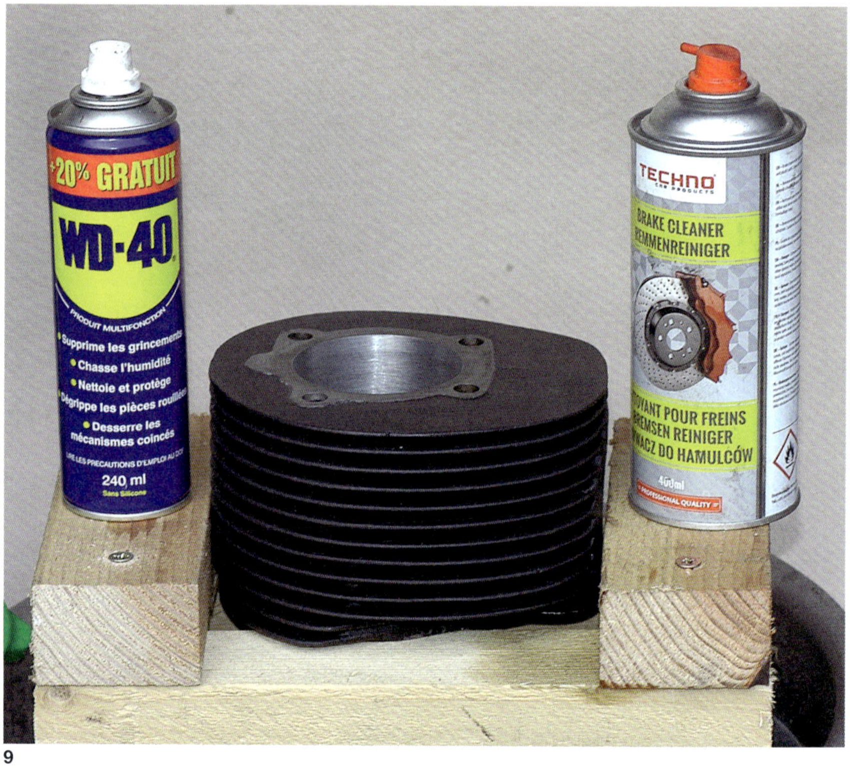

9

8: *Nach dem Honen zeigt die Lauffläche den typischen Kreuzschliff. Oben ist der Bereich oberhalb des oberen Totpunkts zu erkennen.* ***9:*** *Diesel mit Bremsenreiniger abspülen, dann Lauffläche mit WD-40 oder anderem Kriechöl einsprühen, um Korrosion zu verhindern.*

weils einige Minuten lang von oben nach unten durch die Laufbahn geführt wurde. Dabei wurde ständig Diesel aufgebracht. Nach zehn Minuten war der erwünschte **Kreuzschliff** hergestellt.

Sind **Riefen** vorhanden (war bei unserem Zylinder nicht der Fall), werden diese weggeschliffen, bis die Bahn rundum gleichmäßig aufgeraut ist. Im Bereich des oberen und unteren Totpunkts bleiben normalerweise leichte **Einlaufringe** sichtbar, was aber nicht bedenklich ist (und bei unserem Zylinder so gut wie nicht zu sehen war). Nach dem Honen haben wir die Laufbahn ausgewaschen, ausgeblasen und dann satt mit WD-40 eingeölt.

Zylinderkopf aufbereiten:

Hier griffen wir auf Anraten von Zweiradmechanikermeister Rainer Schulz aus Kommern/Rheinland, der seit vielen Jahren klassische Vespa-Roller aufarbeitet

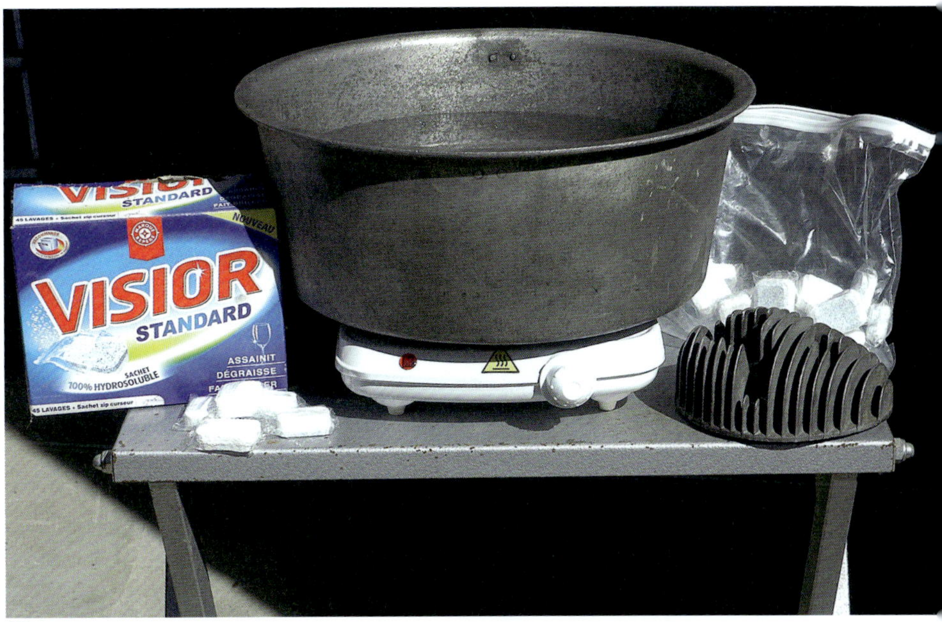

10

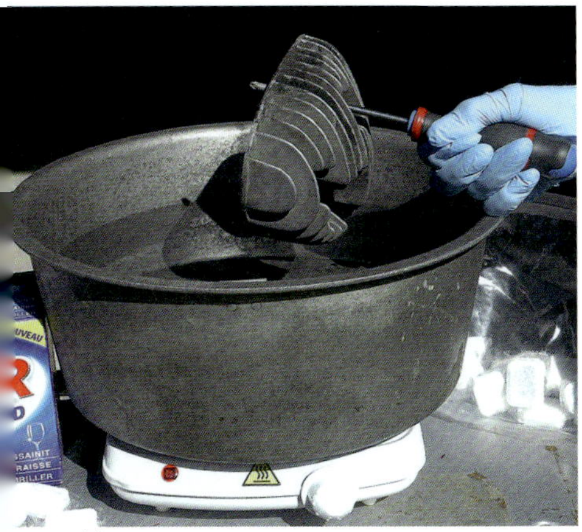

11

10, 11, 12: Unkonventionelle Reinigungsmethode für den Zylinderkopf – Auskochen mit Geschirrspültabletten. 13, 14: Polieren des Zylinderkopfs mit Feinstahlwolle. 15: Mit Kriechöl wird der gereinigte Zylinderkopf gegen Korrosion geschützt.

und uns bei der Buchproduktion seit den 1990er Jahren berät und unterstützt, zu einer unkonventionellen Methode: Wir **kochten den Zylinderkopf** in einer Wanne mit **Wasser,** in die wir vier Würfel **Geschirrspülmittel** gegeben hatten, eine halbe Stunde lang aus. Unglaublich, wieviel Dreck sich dabei löste. Letzte Verkrustungen zwischen den Kühlrippen wurden mit einem feinen Schraubendreher abgekratzt.

Den **Brennraum** haben wir mit Feinstahlwolle aufpoliert. Auch an den Kühlrippen verbesserte die **Mikrostahlwolle** die Optik. Nötig war dies nicht – alles verschwindet ja später unter der Gebläsehaube und der Motorabdeckung. Der klassisch matt schimmernde Zylinderkopf wurde anschließend mit **Kriechöl** gegen Korrosion geschützt.

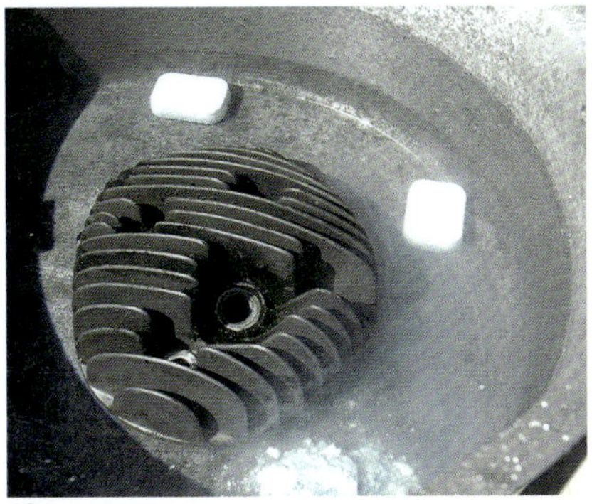

12

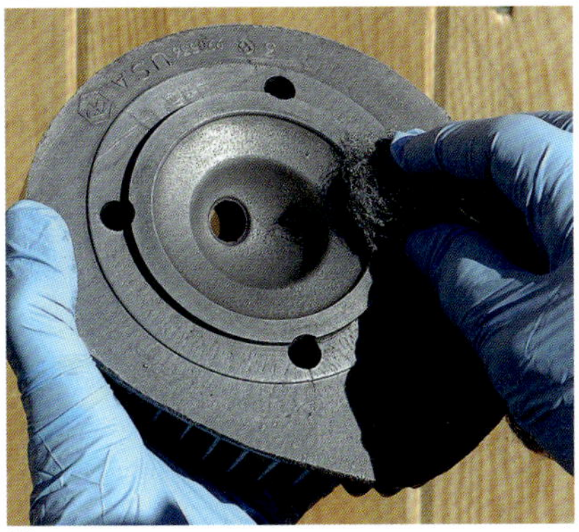

13

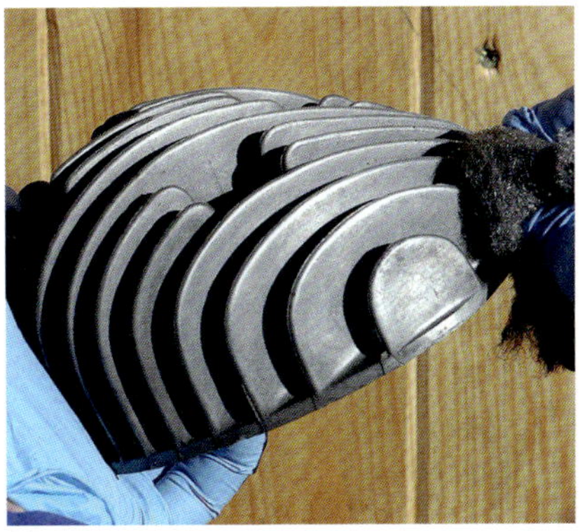

14

Werkzeug für die Aufbereitung von Zylinderkopf, Zylinder, Abgasstutzen

Strahlkabine
Pinsel schmal
Q-Tips
Klemm- und Stützbock
Hongerät
Bohrmaschine
Wanne
Kochplatte

Produkte für die Aufbereitung von Zylinderkopf, Zylinder, Abgasstutzen

Wasser mit Geschirrspültabletten (vier)
Bremsenreiniger
Diesel
Kriech- oder Konservierungsöl
Feinstahlwolle
Hitzefeste Farbe schwarz matt
Motoröl (Korrosionsschutz innen)

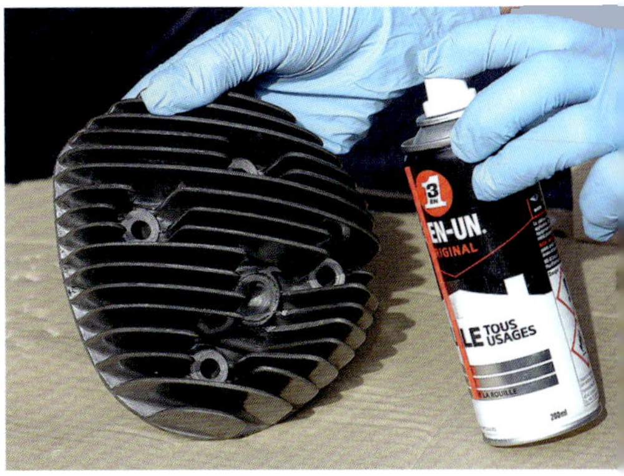

15

Kolben aufarbeiten

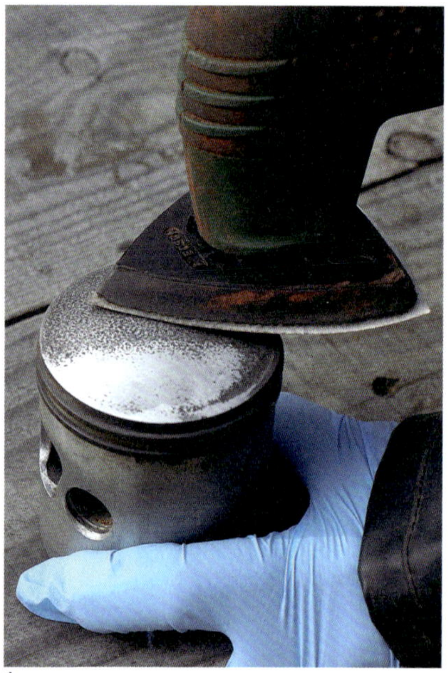
1

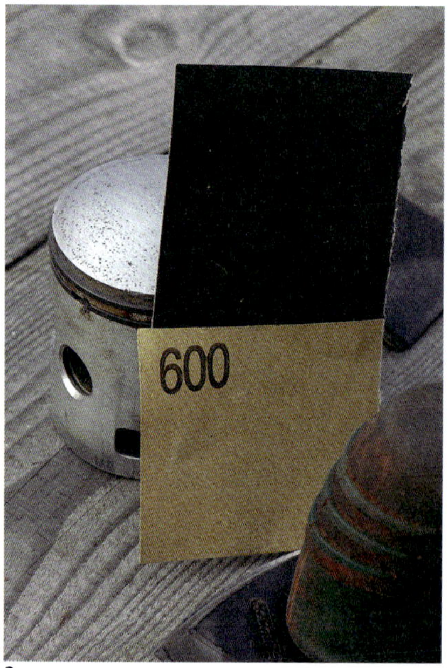

2

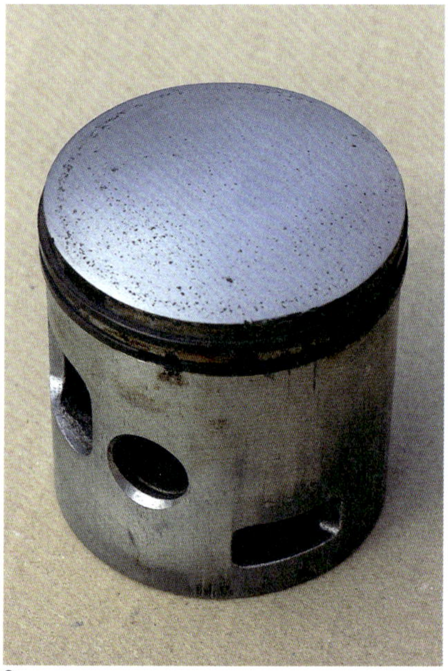
3

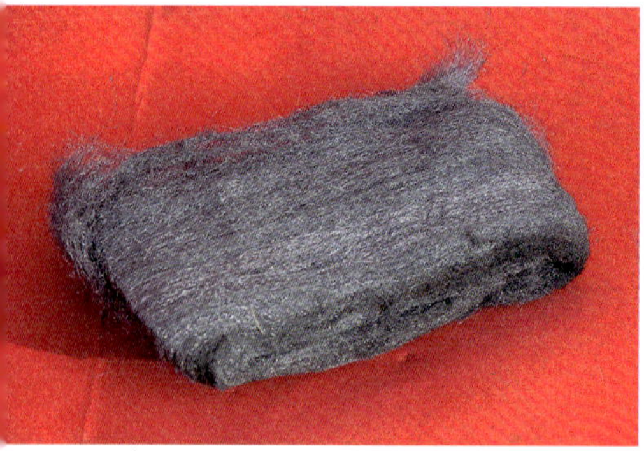
4

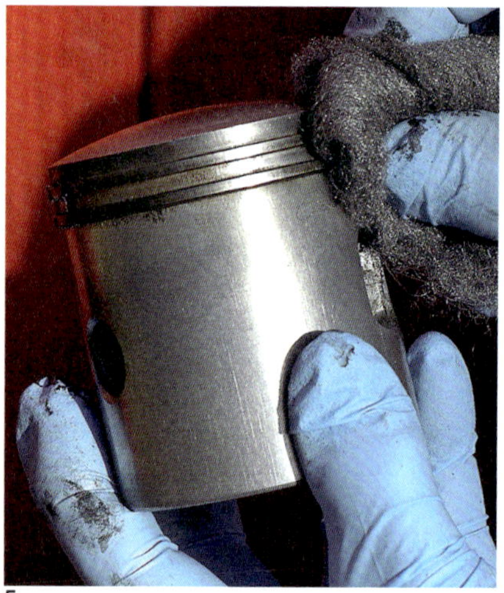
5

__1:__ Der mit einer Scheibe Korn 120 bestückte Dreieckschleifer läßt die Krater bis auf wenige Reste verschwinden. __2:__ Mit 600er Schmirgel wird weiter geglättet. __3:__ So sieht der Kolbenboden nach dem Schleifen aus. __4:__ Feinstahlwolle leistet beste Dienste. __5:__ Nach wenigen Minuten Polieren sieht der Kolben aus wie neu.

Kolben aufbereiten:

Nach reiflicher Überlegung beschließen wir, den alten **Kolben** und den **Zylinder** wiederzuverwenden. Die Maße beider Teile befinden sich innerhalb der Toleranzen. Am Kolben sind zwar, wie gezeigt, bestimmte Abnutzungsspuren zu erkennen, sie sind aber nicht gravierend und haben später keinen Einfluß auf die Kompression. Von vornherein steht aber fest, daß die beiden **Kolbenringe** erneuert werden müssen.

Den kleinen Kratern auf dem Kolbenboden, die von Resten des defekten und in den Brennraum gelangten Kurbelwellen-Simmerrings herrühren, rükken wir mit dem **Dreieckschleifer** zu Leibe. Mit **Korn 120** verschwinden die Krater bis auf wenige unbedeutende Reste. Anschleißend polieren wir die Fläche noch einmal mit **600er Schmirgel** auf. Das **Kolbenhemd** sieht nach der Behandlung mit **Feinstahlwolle** wie neu aus.

Die **Kolbenringe** werden abgenommen, einer wird zerbrochen; mit der scharfen Kante werden die **Nuten** abgezogen. Danach kommt im Bereich der Ringe noch einmal die Feinstahlwolle zum Einsatz. Druckluft beseitigt den entstehenden Abrieb. Dann werden die **neuen Kolbenringe** eingesetzt. Dabei zeigt sich, daß das **Stoßspiel** mit 0,35 mm unterhalb der Tolerenzgrenze von 0,45 mm liegt – gut für optimale **Kompression.** Mehr zum Aus- und Einbau der Kolbenringe im Kapitel **„Endmontage".**

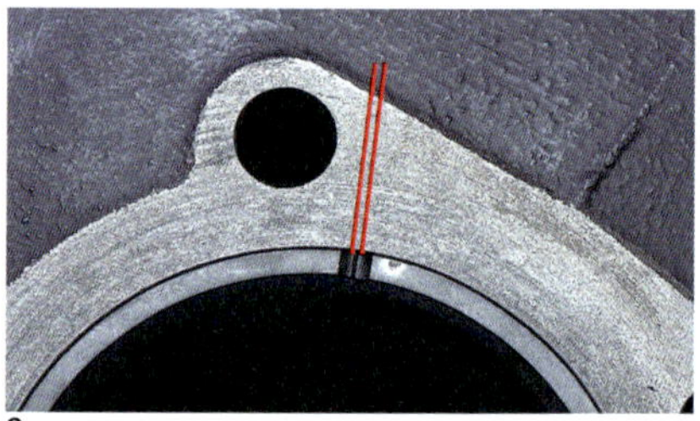
6

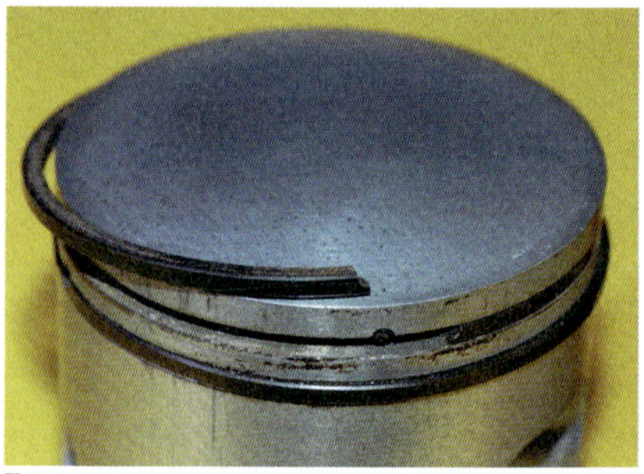
7

Werkzeug, Material, Produkte
Aufbereitung Kolben

Dreieckschleifer
Schleifdreieck Korn 120
Schleifpapier Korn 600
Feinstahlwolle
Reinigungsmittel
2 Kolbenringe neu

__6:__ Die roten Striche markieren das Stoßspiel eines neuen Kolbenrings der Standardgröße; es liegt hier mit 0,35 mm innerhalb der Toleranz. __7:__ Die alten Kolbenringe werden abgenommen, und zwar ohne den Kolben zu verkratzen.

Auspuff strahlen, lackieren:

Der Auspuff präsentiert sich optisch in einem miserablen, vom Blech her aber in einem **sehr guten Zustand.** Nach grobem Entfernen der öligen Schmutzkruste mit dem Dreieckschaber sind weder Durchrostungen, noch Schweißstellen zu sehen. Das anschließende **Strahlen** in einem Spezialbetrieb (24,- Euro) bestätigt den guten Eindruck: Topf und Krümmer sehen aus wie neu und müssen nur noch mit **hitzefestem Lack** in Mattschwarz beschichtet werden. Nach zweimaligem Lackieren ist der Auspuff einbaufertig. Man kann vorher auch eine Phospatierung aufbringen.

Anmerkung: Lackieren von Hand macht Spaß und **ist nachhaltiger** als Sprühen mit der Dose. Ein Farbtopf mit 125 ml Inhalt für 6,50 Euro reicht für mehrere Töpfe oder andere Teile und ist jahrelang haltbar. Moderne Farben wie das von uns verwendete Produkt der Emissionsklasse **A+** enthalten keine schädlichen Lösungsmittel. Außerdem gelängt kein Aerosol in die Luft, und die Beschichtung ist dicker. Sprays sind teurer, die Reste muß man nach einiger Zeit entsorgen. Wir werden in einigen Bereichen trotzdem nicht um den Einsatz von Sprays herumkommen, z.B. beim Lackieren der Felgen.

1, 2: *Ausbau des Auspuffs bei einer 1985 fabrikneuen PX 200 E (Fotos aus unserem Bestseller „Vespas Moptorroller", 21. Auflage 2023).*

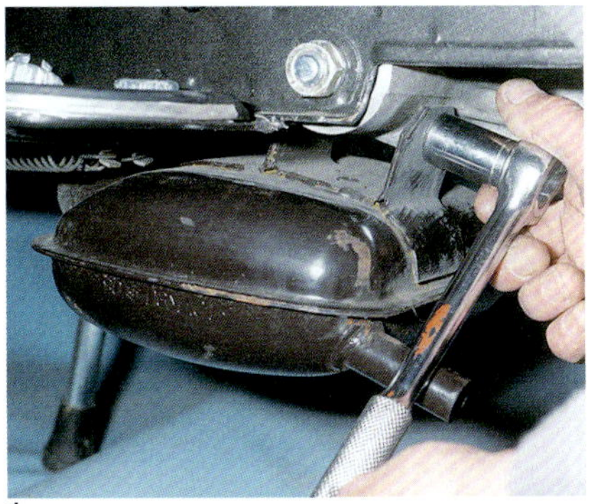

1

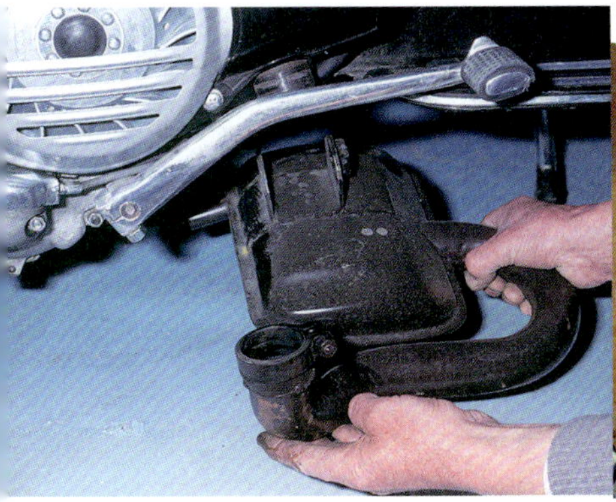

2

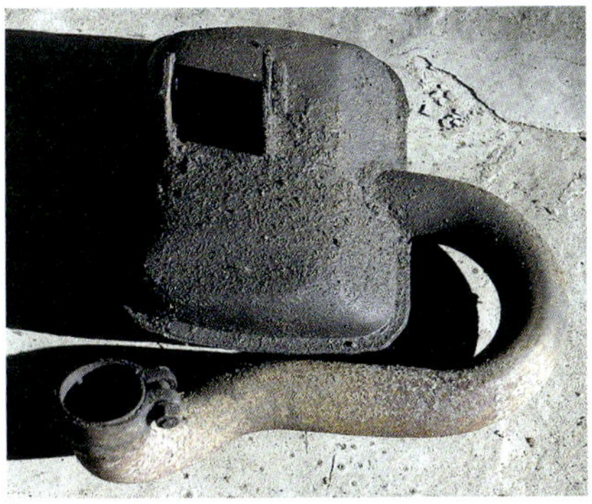

3

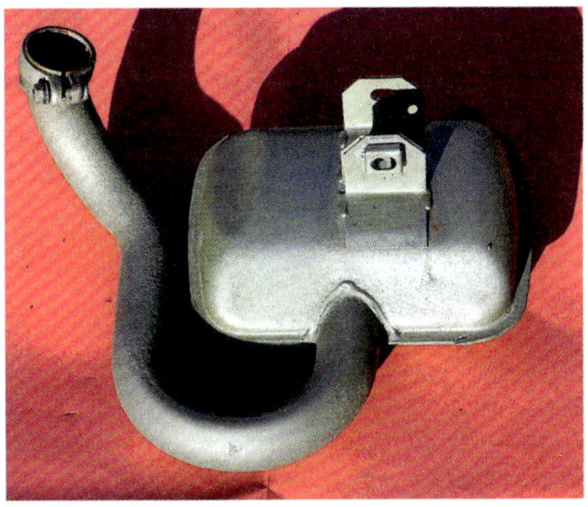

4

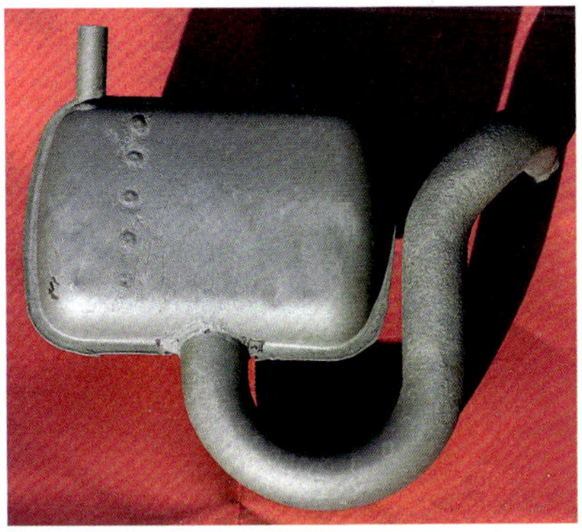

5

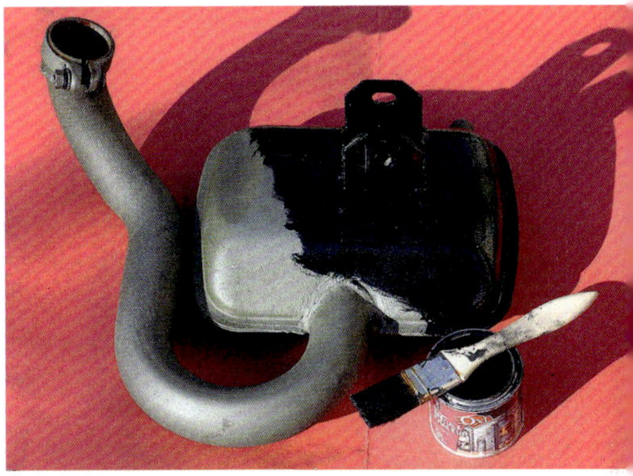

6

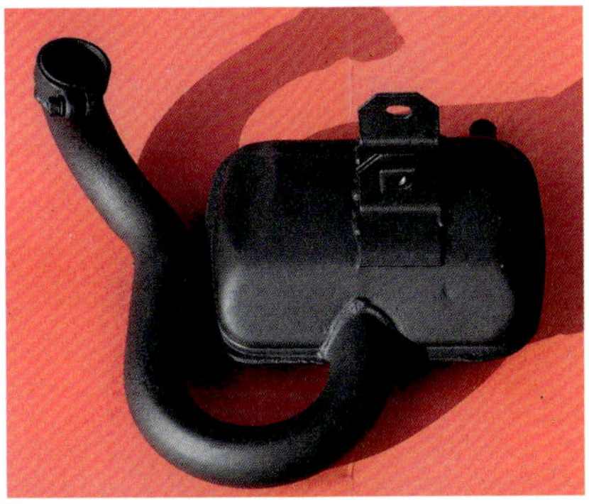

7

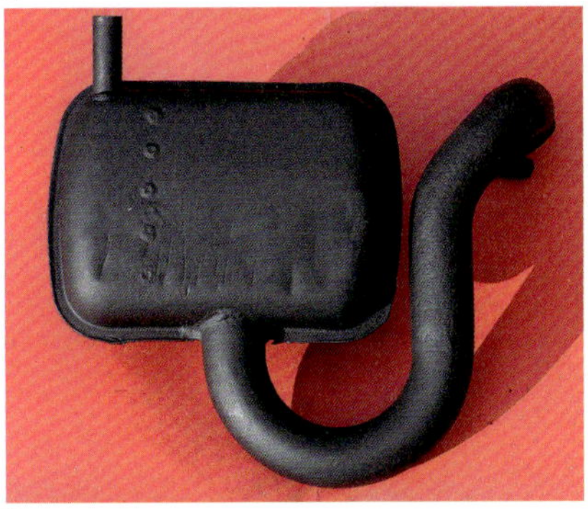

8

3: *Der völlig verdreckte und angerostete Auspuff unseres Restaurierungsobjekts von 1985 ist die Ausgangsbasis.* ***4, 5:*** *Nach dem Strahlen mit Korand sieht er jedoch aus wie neu.* ***6:*** *Auftragen des hitzefesten Lacks mit dem Pinsel.*
7, 8: *Nach zweimaligem Beschichten ist der alte Vespa-Ausspuff einbaufertig.* ***9:*** *Vespa-Sammler und -Restaurator Werner Lechner in Schwäbisch Hall lackiert Auspufftöpfe gleich in Serie.*

Werkzeug, Produkte Aufbereitung Auspuff

Strahlgerät
Drahtbürste
hitzefeste Farbe schwarz matt

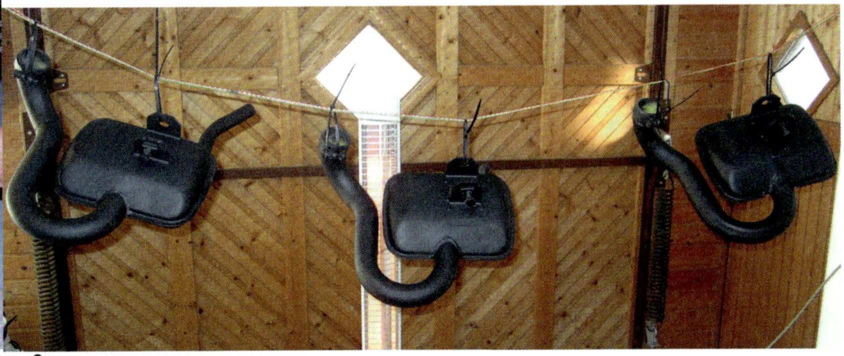

9

Foto: Werner Lechner

Motor-/Antriebsgehäuse aufbereiten

Bolzenführungen reinigen:
Bevor wir die empfindlichenn Dichtflächen der Gehäusehälften behandeln, müssen die **Bolzenführungen** gecheckt werden. Sie sind sauber, bis auf eine – die Bohrung unten, in der die lange Schraube festkorrodiert war. Die Führung ist noch voller korrodiertem Material und muß daher mit einem 8 mm starken Bohrer **ausgebohrt** werden. Die Reste sehen aus wie Goldstaub, sind aber wirklich nichts wert...

Dichtungsreste entfernen:
Nach dem Trennen des Gehäuses hat sich gezeigt, daß die **alte Papierdichtung** völlig kaputt und durchlässig ist; sie hat sich bereits beim Trennen weitgehend abgelöst. Die defekte Dichtung ist eine weitere Ursache für den festgestellten Totalverlust des Getriebeöls. Zusätzlich irgendwann aufgebrachte Dichtpaste ist nicht festzustellen.

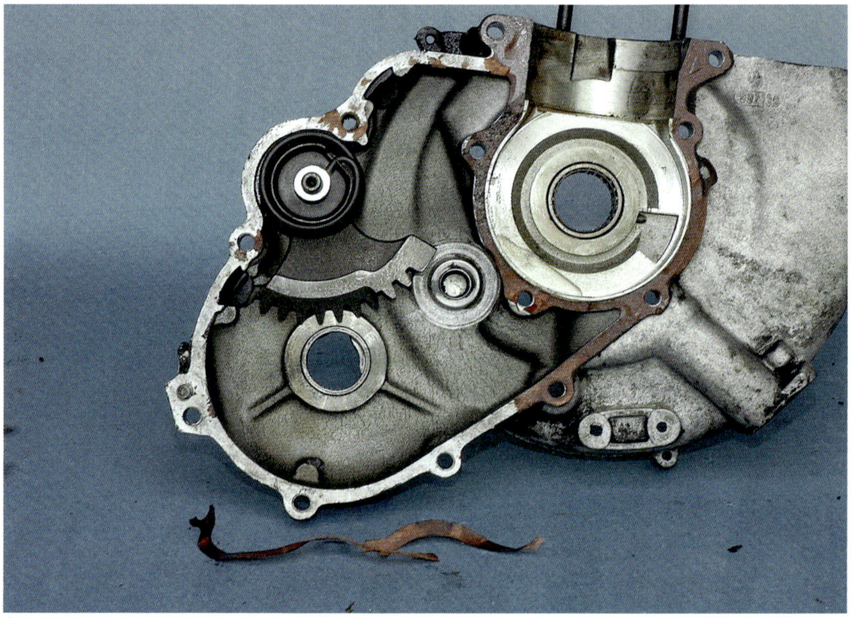
1

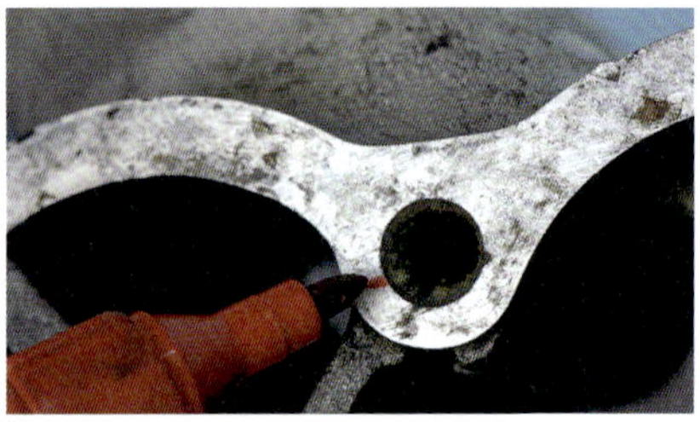
2

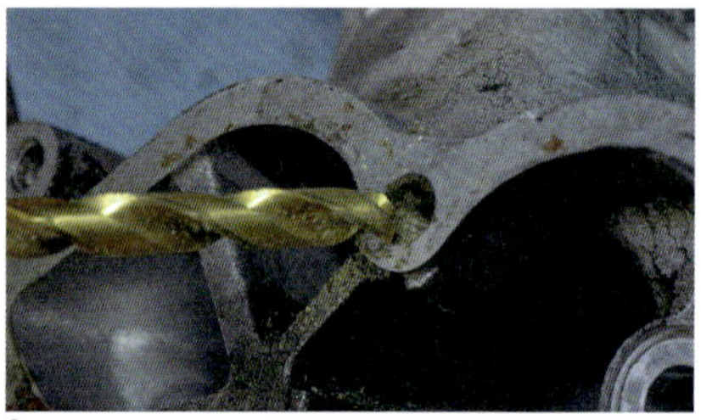
3

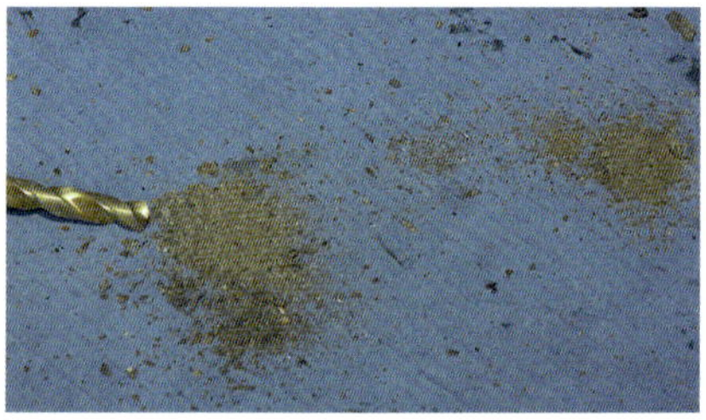
4

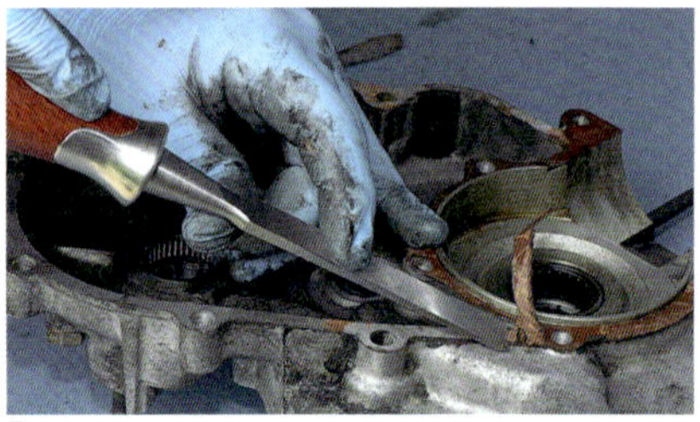
5

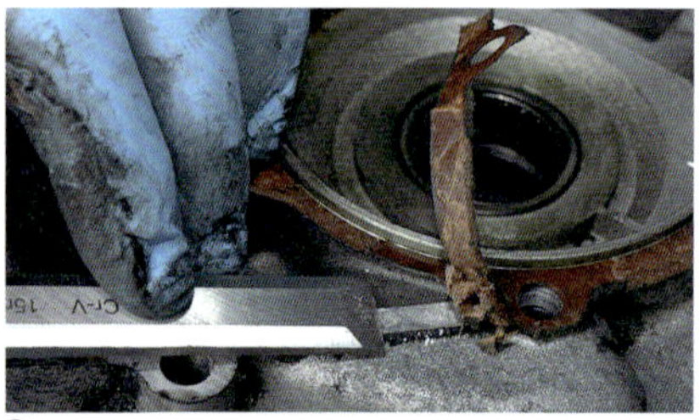
6

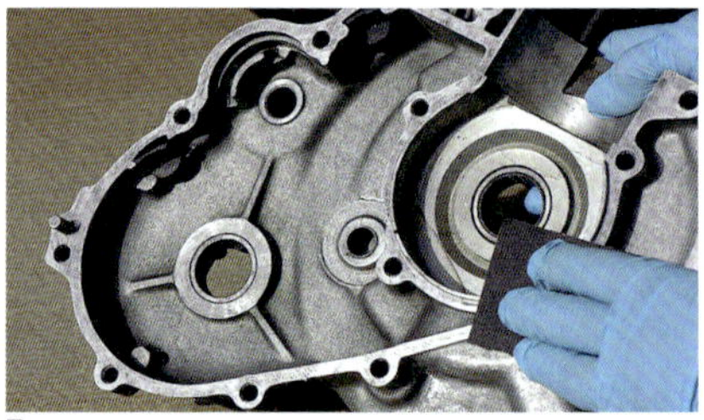
7

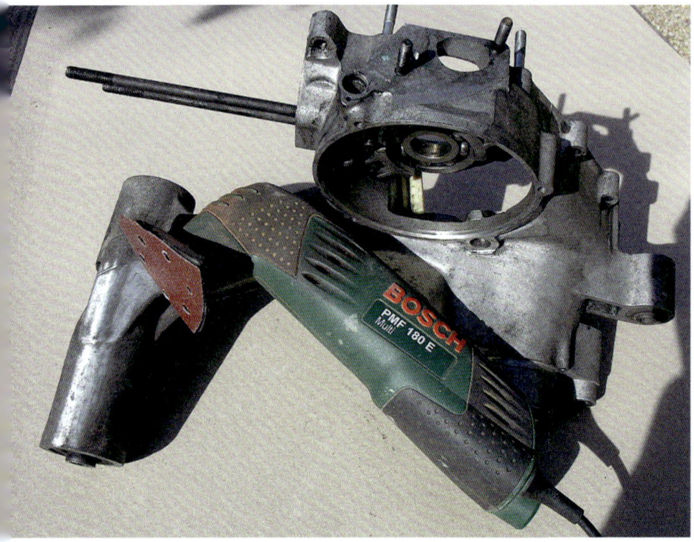

8

__1:__ Beim Trennen der Gehäusehälften fallen Teile der Papierdichtung heraus; sie ist überwiegend zerbröselt. __2:__ Die Führung des langen, unten aus dem Gehäuse getriebenen Bolzens ist mit Korrosionsrückständen zugesetzt. __3:__ Ausbohren mit 8-mm-Bohrer. __4:__ Es fällt viel „Goldstaub" an...
__5, 6:__ Die festsitzenden Reste der Dichtung werden vorsichtig mit einem Stechbeitel abgeschabt. __7:__ Die Dichtflächen werden mit 600er Schmirgel geglättet. __8, 9:__ Die Korrosion auf der Gehäusetraverse wird mit dem Dreieckschleifer abgetragen (Körnung der Scheibe: 120).

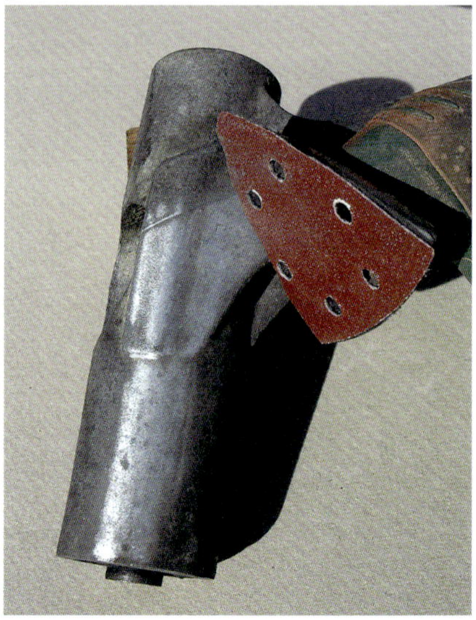
9

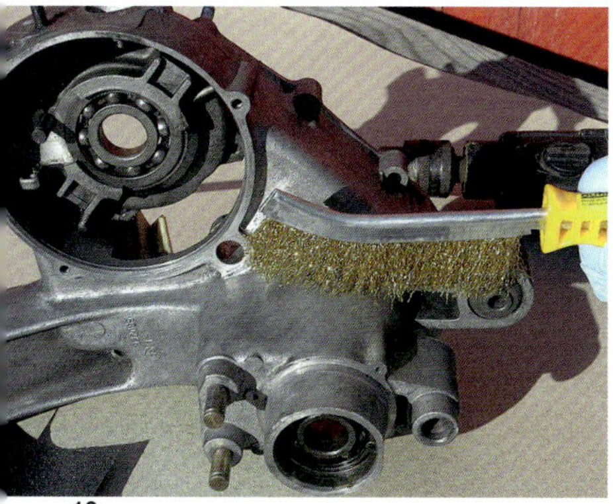
10

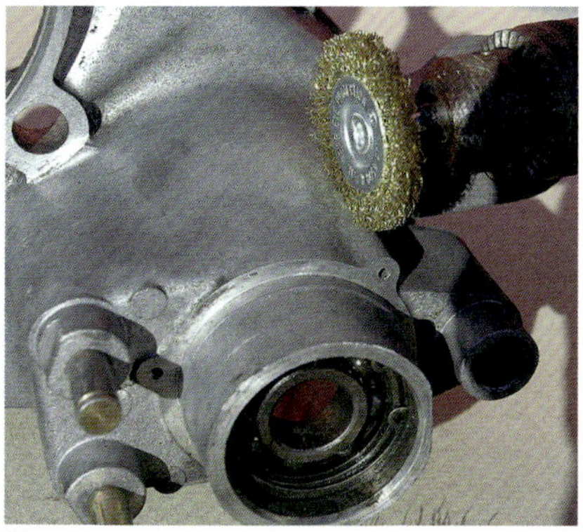
11

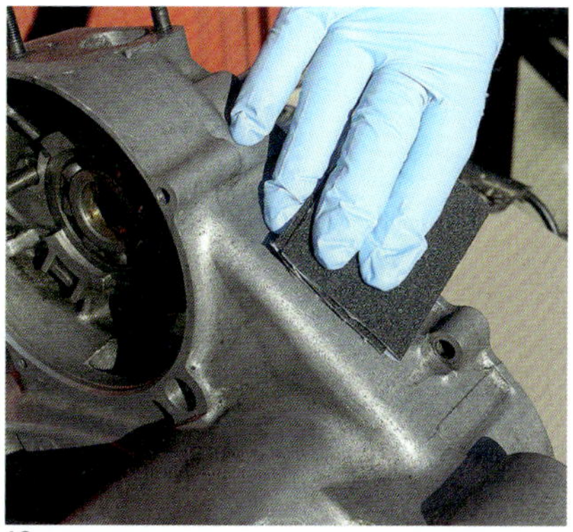
12

***10:** Drahtbürste für wenig korrodierte Partien. **11:** Vorsicht mit der rotierenden Bürste, Riefengefahr. **12:** grob strukturierte Flächen mit 120er Schmirgel abziehen. **13-16, 19:** Gehäuseteile und Schwungrad abschließend in Wanne mit Waschbenzin reinigen. **17:** Gebläsestruktur mit schmaler Drahtbürste behandeln. **18, 19:** Nur Schwungrad-Außenbereich mit Drahtbürste reinigen; innen mit Waschbenzin. Es bleibt eine schöne Patina zurück, die mit etwas Kriechöl geschützt wird.*

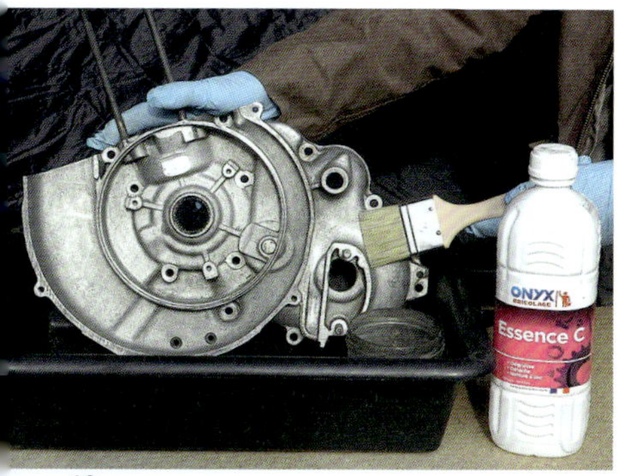

13

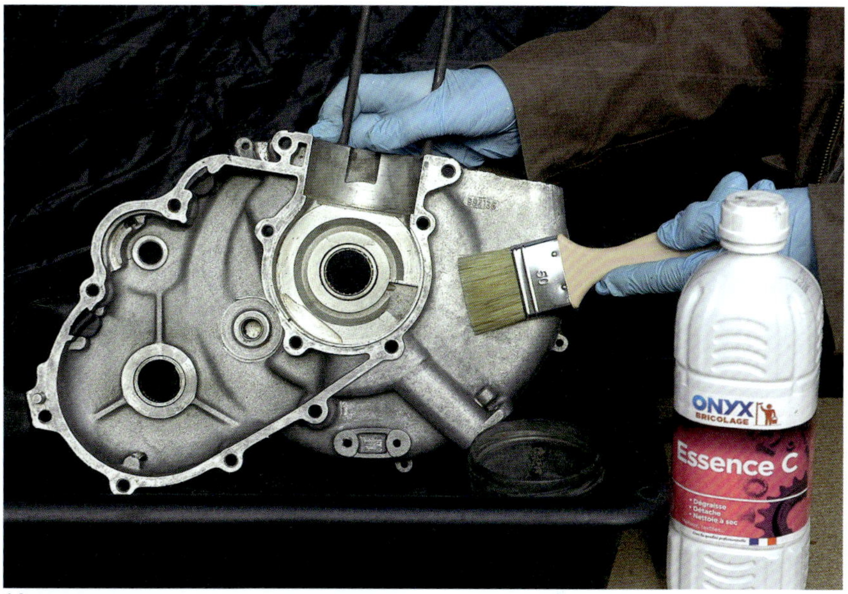

14

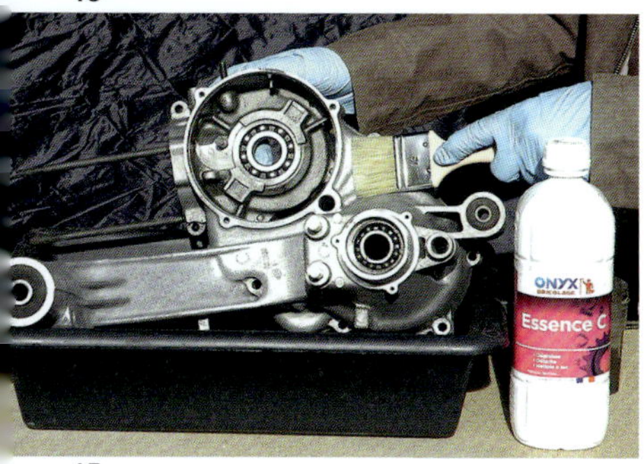

15

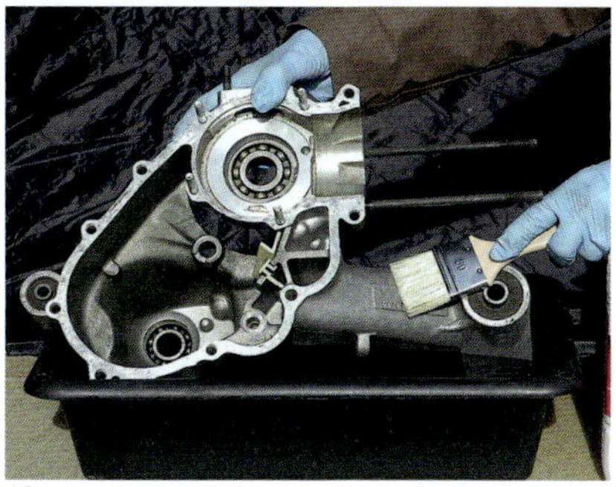
16

Werkzeug, Material Aufbereitung Gehäuse, Schwungrad

Bohrmaschine mit 8-mm-Bohrer
Stechbeitel, Drahtbürsten
Schmirgel 120er und 600er
Dreieckschleifer mit 120er Scheiben
kleiner Schraubendreher
Waschbenzin, Pinsel, Wanne
Kriechöl (WD 40)

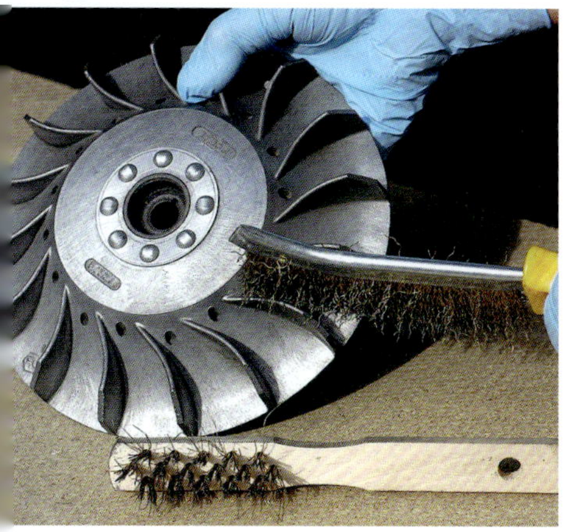
17

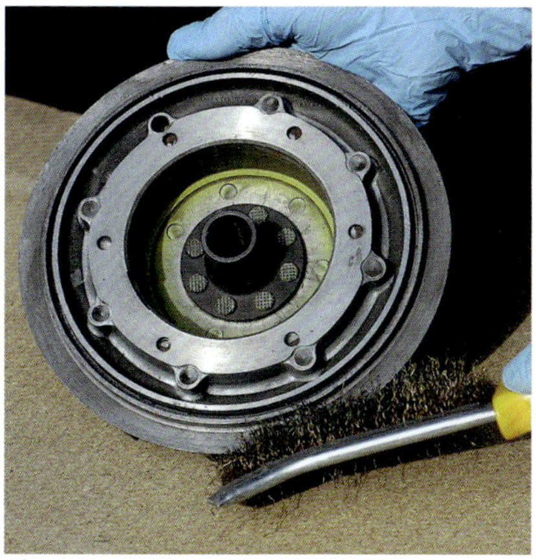
18

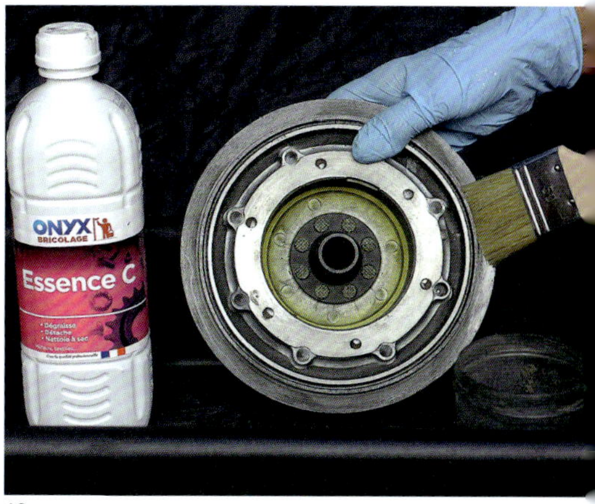

19

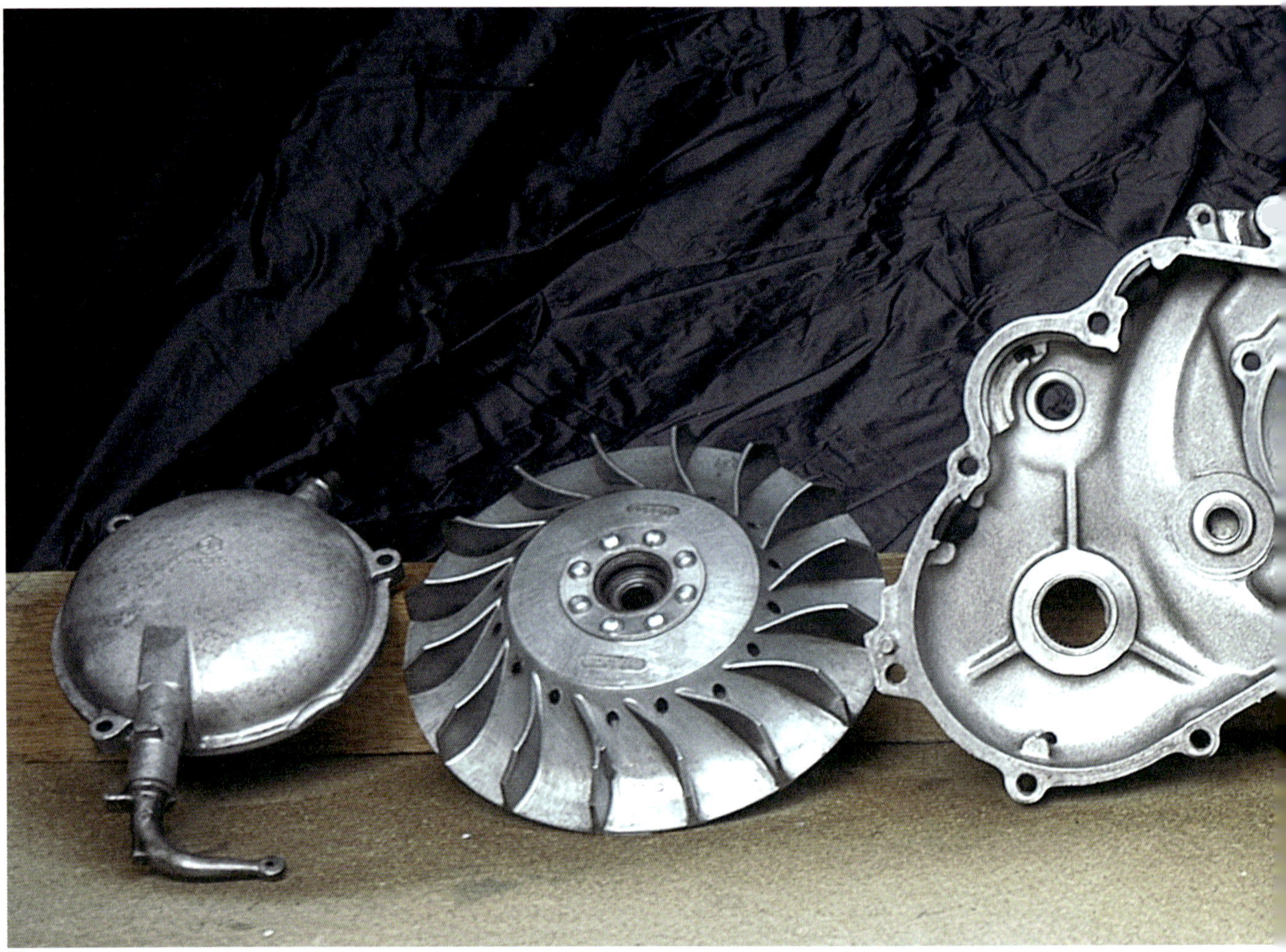

20

__20:__ Nach gründlicher Reinigung und Konservierung durch Kriechöl präsentieren sich die Leichtmetall-Elemente mit matt schimmernder Patina. Die Lager sind hier noch nicht ausgebaut.
__21-23:__ die Teile von der anderen Seite.

Jetzt müssen die noch verbliebenen **Reste der Papierdichtung** entfernt werden. Dabei sehen wir gleichzeitig nach, ob die Dichtflächen keine Riefen zeigen, durch die später wieder Öl austreten könnte. Zum Glück sind die **Dichtflächen** vollkommen intakt. Die zum Teil sehr festsitzenden Reste der Papierdichtung werden vorsichtig mit einem **Stechbeitel** abgeschabt. Dabei achten wir peinlich genau darauf, daß die Dichtfläche des Gehäuses nicht beschädigt bzw. verkratzt wird. Abschliessend wird die Dichtfläche mit **600er Schmirgel** abgezogen. Sie ist nun perfekt für den Zusammenbau mit einer neuen Dichtung vorbereitet. Feinstahlwolle empfehlen wir hierfür nicht, da sie einen Abrieb erzeugt, der sich in Lagern festsetzen kann.

Gehäusehälften und Schwungrad blank machen:

Da wir uns entschieden haben, das Gehäuse nicht zu strahlen und ihm damit die Patina zu nehmen, rücken wir den Oberflächen mit altmodischen Verfahren zuleibe – mit **Schleifpapier** und diversen **Drahtbürsten.** Das ist zwar etwas mühsam und zeitaufwendig, das Ergebnis aber ist überzeugend.
Über die Anwendung der Schleifmethode entscheiden die Oberflächen der verschiedenen Gehäusepartien. Wir nehmen uns zuerst die kupplungsseitige Gehäusehälfte vor; der **Bereich der vorderen Aufhängung** mit ihren Silentblöcken ist stärker von Korrosion befallen. Diese entfernen wir bis in die Ecken mit einem elektrischen **Dreieckschleifer** und Blättern mit 120er Körnung.

Bei mittelstark korrodierten Partien und beim Schwungrad setzen wir neuwertige **Drahtbürsten** ein. Auch der Gebläsebereich bekommt die Drahtbürste zu spüren. **Vorsicht** allerdings bei elektrisch betriebenen und schnell rotierenden Bürsten: Sie sind aggressiv und können Riefen hinterlassen. Ansonsten und überall da, wo Anflüge von Korrosion zu sehen sind (und dies hält sich in Grenzen, weil alles so schön ölverkrustet war), arbeiten wir mit **120er Metallschleifpapier** und von Hand, ausgenommen Bereiche, die sauber und glatt sind sowie die empfindlichen Gleit-, Lager- und Dichtflächen, die, wie gesagt, mit **600er Schmirgelpapier** abgezogen werden.

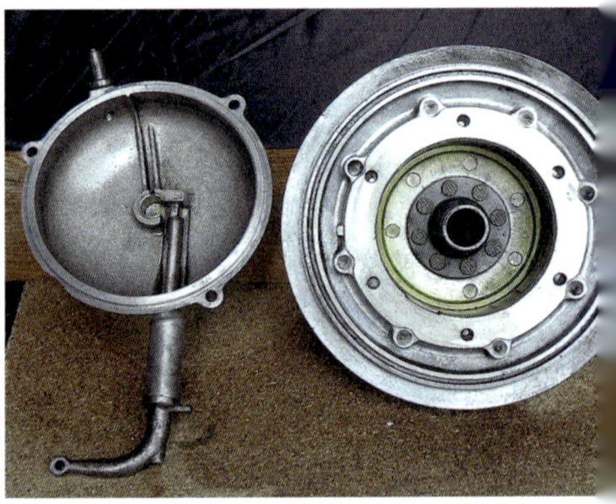

21

Anschließend werden alle Elemente in einer Wanne mit **Waschbenzin** gereinigt. Auch die inneren Bereiche werden mit Benzin von Schmutz und Abrieb befreit. Sammler und Restaurator Werner

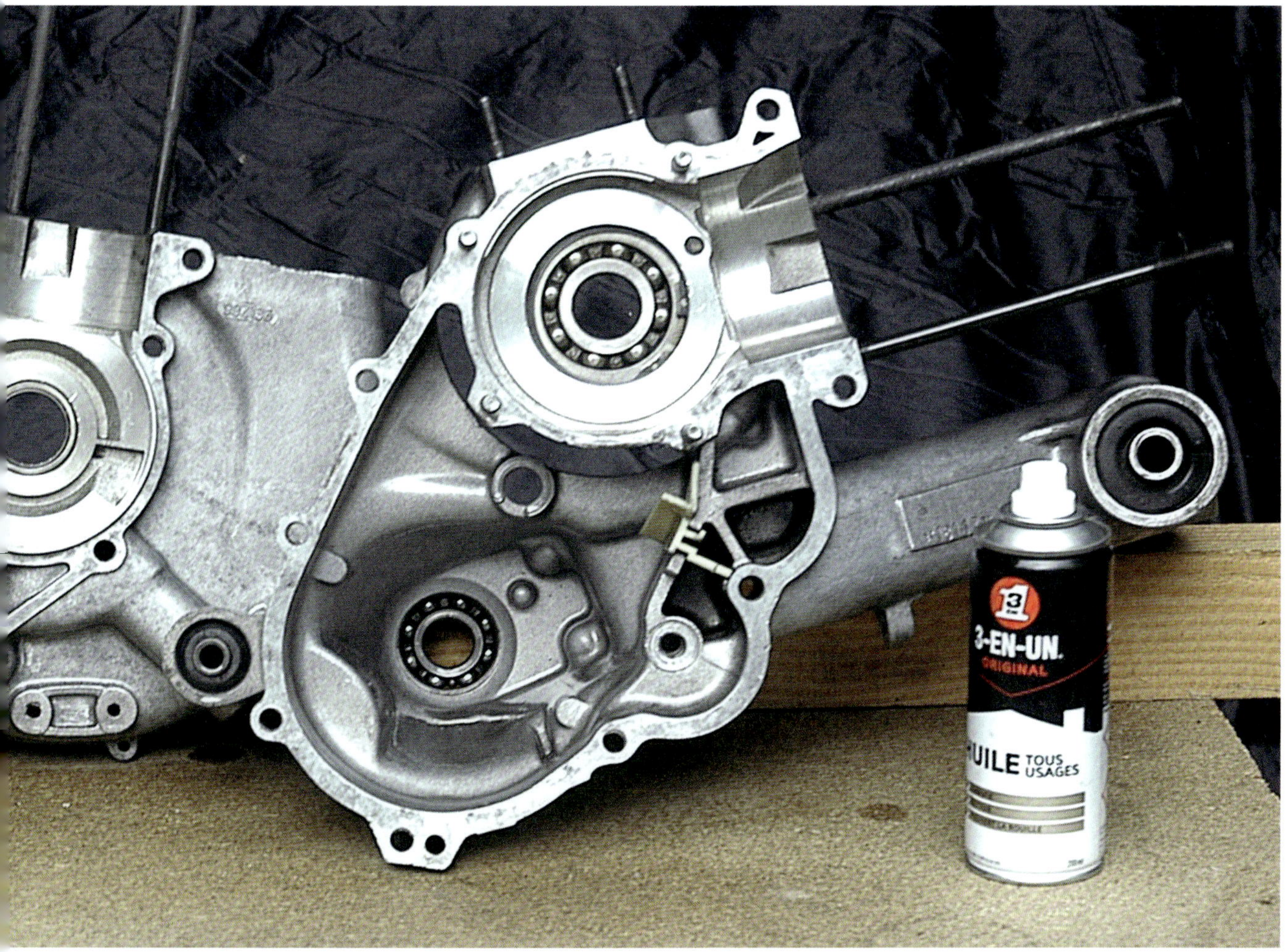

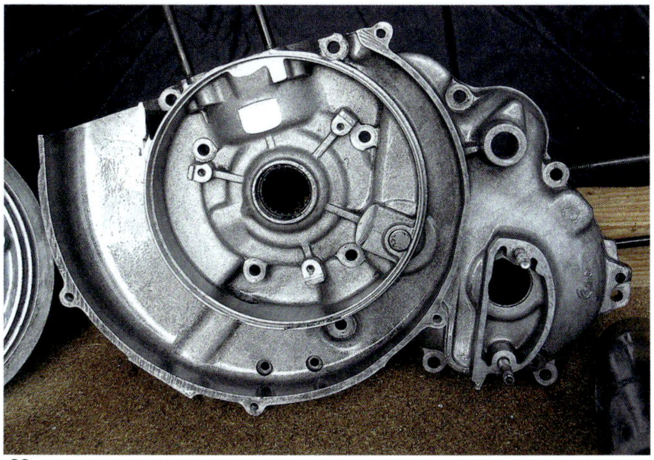

22

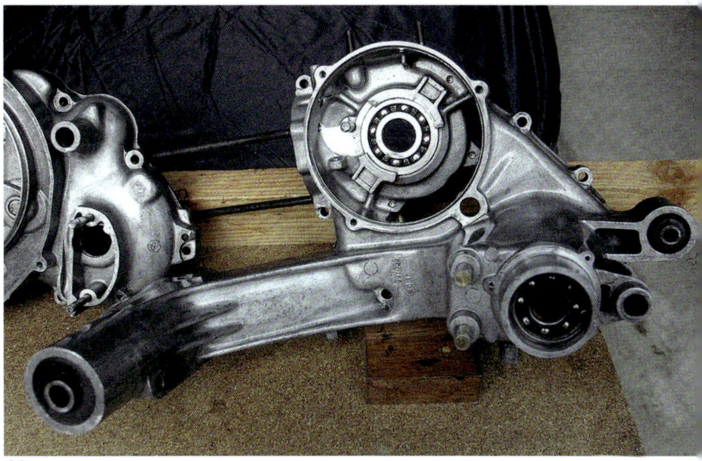

23

Lechner aus Schwäbisch Hall hat noch einen Tipp: Zum Schluß die Aluteile **mit Aceton abspülen.** Und es funktioniert: letzte Schmutzpartikel lösen sich auf. Nun haben wir mattschimmernde Leichtmetallteile vor uns, die allerdings wieder korrosionsanfällig sind. Wie verhindern wir dies? Ganz einfach: Wir sprühen sie mit einem **Kriechöl** (WD 40 z.B.) ein. Der Film schützt zuverlässig und über Wochen hinweg vor Korrosion.

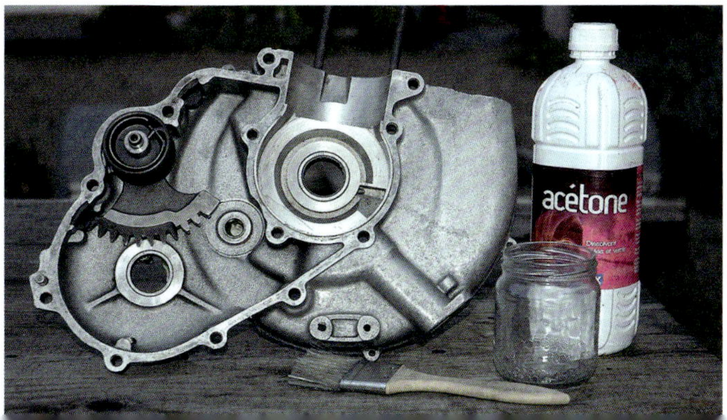

__24:__ Tipp vom Sammler: Zum Schluß die Aluteile mit Aceton abspülen bzw. abreiben. Das Produkt löst die letzten Schmutzpartikel auf.

24

Ankerplatte, Schwingenachse, Kleinteile behandeln:

Die meisten Anbauelemente unserer PX 200 E befinden sich in akzeptablem Zustand, aber auch kleinere Mängel werden beseitigt. Die **Ankerplatte** der Lichtmaschine ist nur leicht verstaubt und wird von beiden Seiten mit **Waschbenzin** gereinigt. Daß sie von 1992 stammt und damit mindestens sieben Jahre jünger als der Roller ist, wurde bereits erwähnt. Der **Luftfilter** wird ebenfalls mit Benzin ausgewaschen und dann mit Druckluft getrocknet.

Die **Schwingenachse** (A, B Bild 5, 6) hat teilweise Oberflächenrost, der weggeschmirgelt und mit **Rostumwandler** bekämpft wird. Die geringen Einlaufspuren können vernachlässigt werden. Der Umwandler wird auch bei diversen Kleinteilen wie der **Einstellschraube des Vergasers,** dem **Kupplungs-Ausrückhebel** und dem **Entlüftungsventil** eingesetzt. Nach einer Trockenzeit von 24 Stunden reiben wir die behandelten Stellen mit einem feuchten Tuch ab und schützen sie mit **Lack** oder **Zinkstaubfarbe** gegen neue Korrosion. Auch Schrauben und Scheiben werden optimiert.

Dies ist nur **eine von mehreren Möglichkeiten** der Aufarbeitung. Eine weitere mit anderen Produkten zeigen

__1:__ Kleinere Elemente wie der Stator werden mit Waschbenzin gereinigt. __2:__ Die Rückseite des Spulenträgers verrät, daß das Teil 1992 (oder später) schon einmal ausgetauscht wurde. __3:__ Auch der Luftfilter läßt sich gut mit Waschbenzin säubern; anschließend mit Druckluft ausblasen. __4:__ Die Leerlaufeinstellschraube ist oben verrostet und wird abgebürstet. __5:__ Alle von grobem Rost befreiten Teile, auch die Schwingenachse, werden mit Rostumwandler behandelt; das Foto zeigt Teile nach der Behandlung. __6:__ Nach der Rostumwandlung werden Ausrückhebel und Entlüftungsventil lackiert, die Achse mit Zinkstaubfarbe besprüht. __7:__ Einstellschraube und Schraubenköpfe sehen nach der Behandlung wieder sauber aus.

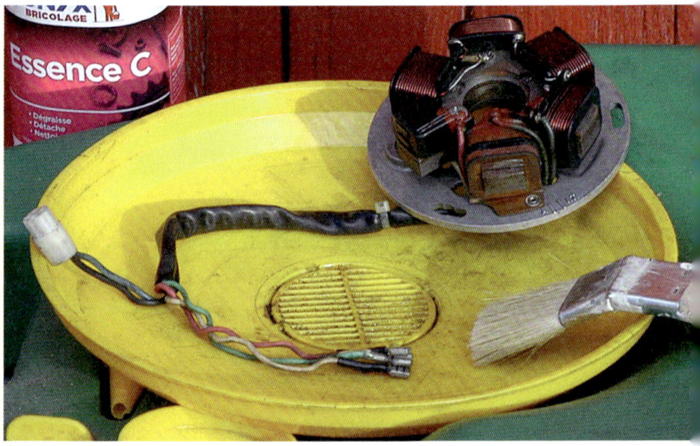

1

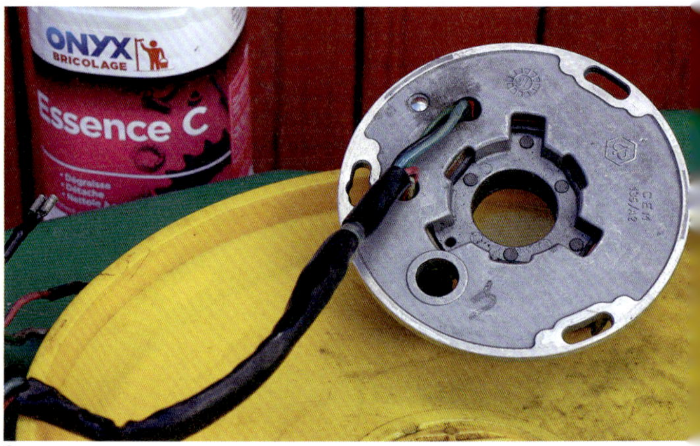

2

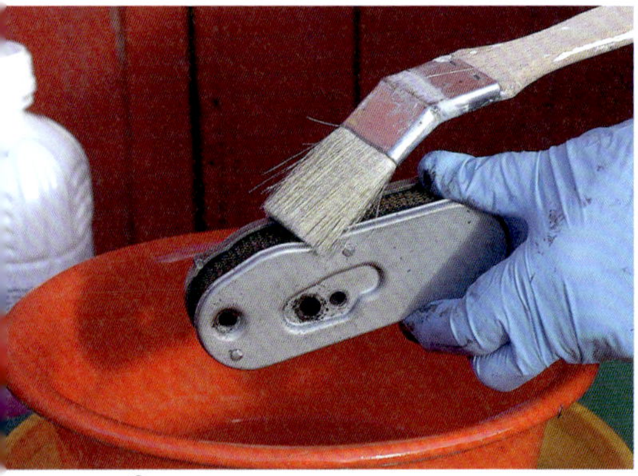
3

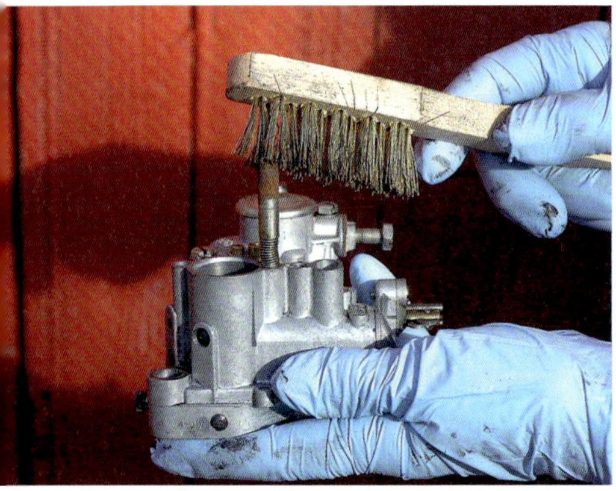
4

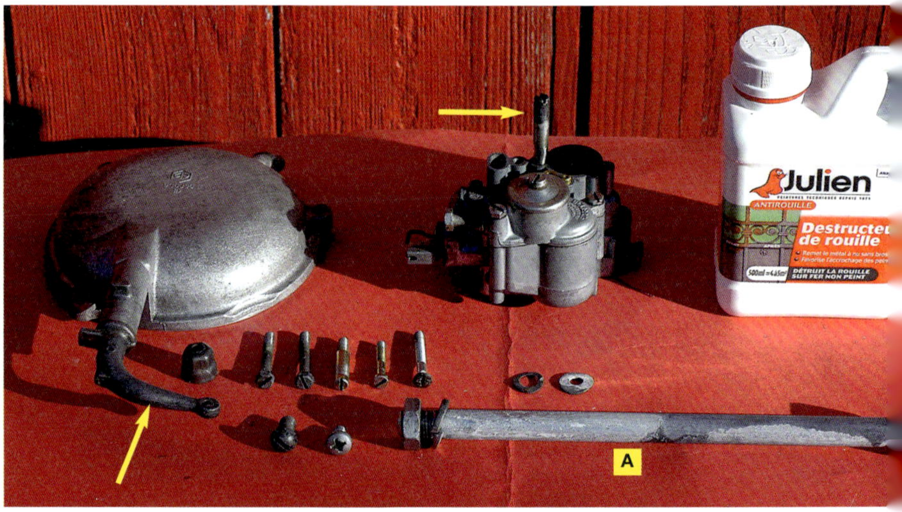

5

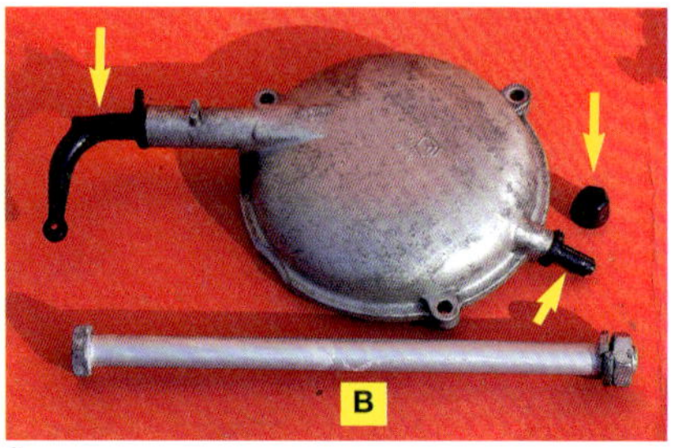

6

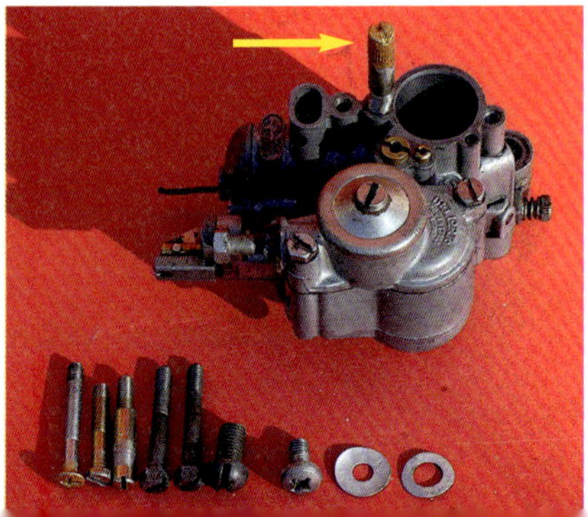
7

wir im nächsten Abschnitt unten. Man kann Teile auch **verzinken** oder **gelbverzinken** lassen; dies halten wir im Rahmen unseres Projekts aber für übertrieben, weil der Zeit- und Geldaufwand bei den wenigen Kleinteilen in keinem Verhältnis zum Ergebnis stehen würde.

Bolzen, Abdeckungen, Bremsbetätigung behandeln:

Zunächst werden alle Kleinteile von der Schraube über Scheiben und Muttern bis zu den Bolzen des Motorgehäuses, der Auspuff- und Federbeinbefestigung sowie der Blechabdeckung der Schaltvorrichtung mit **Waschbenzin** gereinigt und mechanisch mit der **Drahtbürste** entrostet, wo es erforderlich ist (unabhäng davon, ob wir bestimmte Schrauben und Scheiben später ersetzen). Der korrodierte **Langbolzen** des Gehäuses wird zusätzlich **abgeschmirgelt.** Die übrigen Bolzen befinden sich noch in sehr gutem Zustand. Nach dieser Behandlung zeigen die meisten Teile bereits einen akzeptablen Glanz.

Es zeigt sich jetzt auch anhand eindeutiger **Werkzeugspuren** vor allem an Muttern, daß fast alles an unserer Vespa **schon einmal auseindergeschraubt** worden ist. Wir haben jedenfalls vor, bestimmte Muttern und Scheiben später durch Neuteile zu ersetzen, auch wenn man die kleinen Befestigungselemente nach der nebenstehenden Behandlung wiederverwenden könnte.

Um zu zeigen, wie man auch die kleinen Dinge retten kann, setzen wir kräftig wirkende **Chemie** ein. Dazu haben wir einige Produkte des französischen Restaurierungsspezialisten **Restom** gekauft. Restom ist ein Spezialbetrieb, der in F-71500 Louhans (Region Bourgogne-Franche-Comté) angesiedelt ist und auch einen Vertrieb in Deutschland hat (s. Internet).

Zuerst verwenden wir das Produkt **PAC. 2030**, das gleichzeitig **entrostet** und **phosphatiert.** Es wird zu 50 % mit Wasser verdünnt und in einem kleinen Schraubdeckel angemischt, denn die benötigten Mengen sind in unserem Fall sehr gering. Schon nach wenigen Minuten beginnt sich der Rost ins Schwärzliche zu verfärben. Nach knapp einer Stunde ist der Prozeß beendet, und die Teile werden mit **Wasser** gründlich **abgewaschen.** Zurück bleiben Kleinteile, die appetitliche **Patina** aufweisen und frei von Korrosion sind.

Damit diese nicht wieder auftritt, setzen wir im zweiten Durchgang **Phosprim 4090** ein, das mit einem kleinen Pinsel dünn aufgetragen wird und sofort trocknet. Die Abdeckung der Schaltvorrichtung polieren wir am Schluß mit etwas **Feinstahlwolle** auf – Neuverzinken nicht nötig.

Überhaupt wird beim Restaurieren **oft zu viel des Guten** getan. Es ist meiner Meinung nach sinnlos, ein Kleinteil, das technisch in Ordnung ist und später

__9, 10:__ Dei Mutter der Hinterradbefestigung samt Kappe und Krone wird wiederverwendet, der Splint ist neu. Mitte: Federbeinbefestigung; links: Auspuffbefestigung. Rechts: die gründlich aufgearbeitete Abdeckkappe der Schaltvorrichtung.

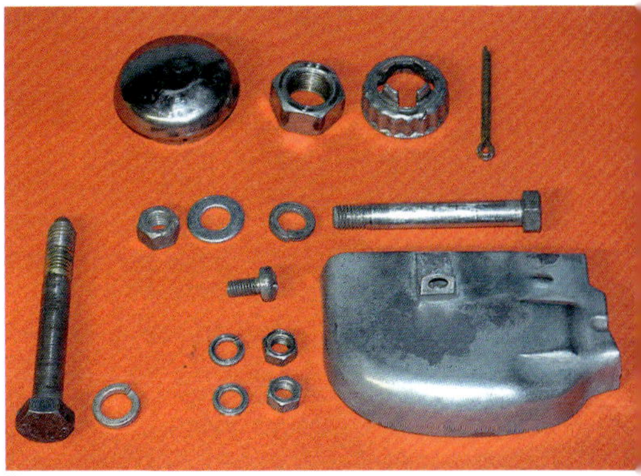

9

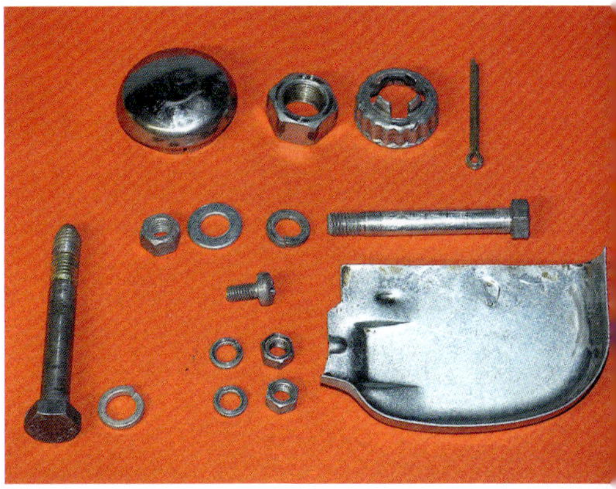

10

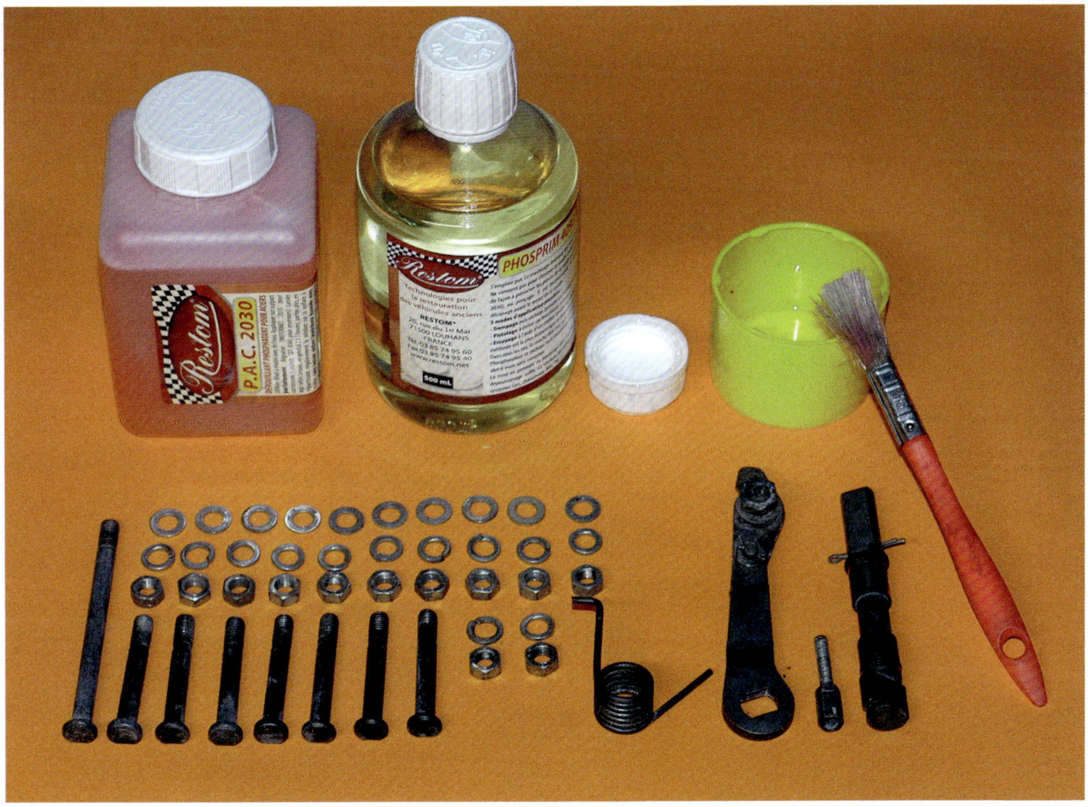

8

__8:__ Die Kleinteile wie Gehäusebolzen und Bremsbetätigung haben wir zuerst mit PAC 2030 von Restom entrostet, dann mit Phosprim 4090 gegen weitere Korrosion geschützt. Die Teile sehen anschließend fast aus wie ab Werk, jetzt aber mit etwas Patina. PAC 2030 wird mit 50 % Wasser verdünnt und mit dem Pinsel aufgetragen. Die weiße Verschlußkappe ist genau das richtige Maß für die kleine Menge an Produkt und Wasser.

in den Tiefen der Mechanik verschwindet, nur aus Prinzip neu zu verzinken oder zu verchromen. Nur sollte man es, wie beschrieben, **von Korrosion befreien** und vor künftigem Befall schützen.

Lüfterraddeckel aufarbeiten:

Ob man die Lüfterabdeckung aufarbeitet oder durch ein Neuteil ersetzt, ist eine Frage der Philosophie. Ein Neuteil bewegt sich zwischen 25 und 30 Euro, aber dabei handelt es sich meist um eine Nachfertigung, was den Originalcharakter des Fahrzeugs verfälschen würde. Daher halten wir uns wieder an den Grundsatz: **So viel wie möglich von der originalen Substanz erhalten,** auch bei lackierten Kleinteilen. Da die Abdeckung vor allem außen noch gut erhaltenen Lack zeigt, scheidet auch Korundstrahlen aus. Wenn man nicht

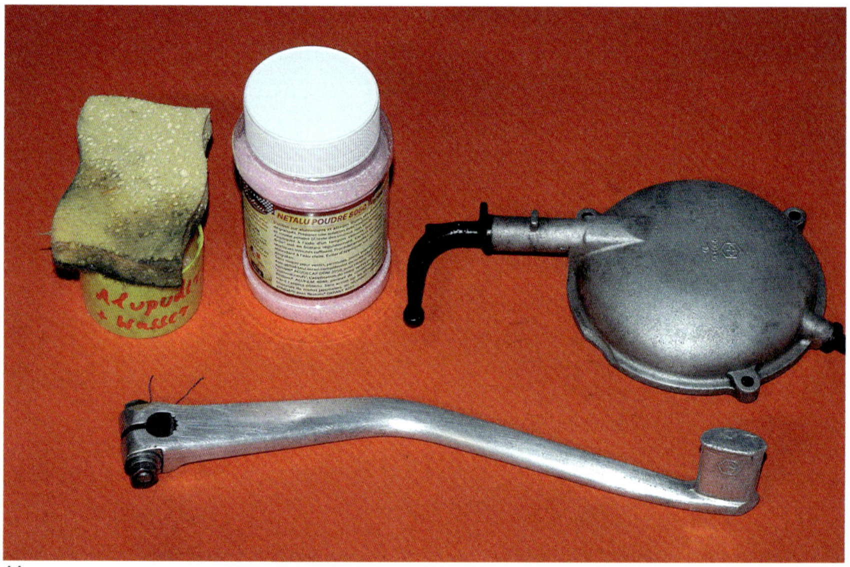

11

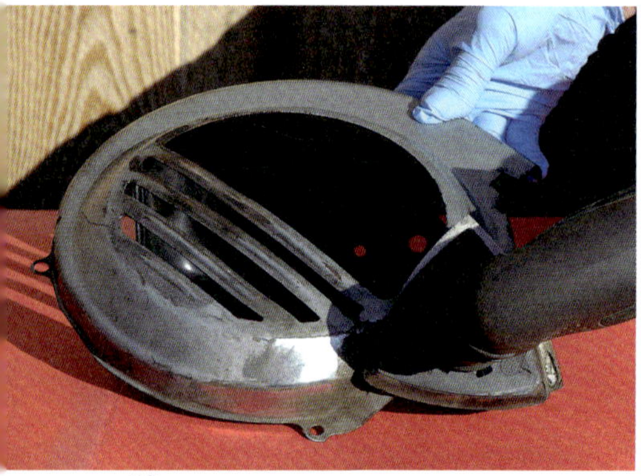

12

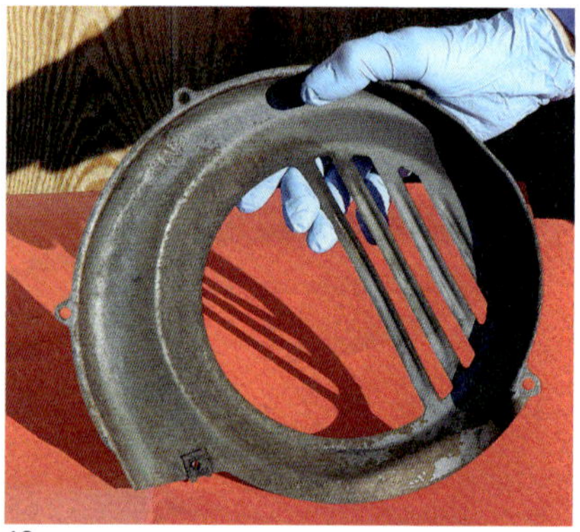

13

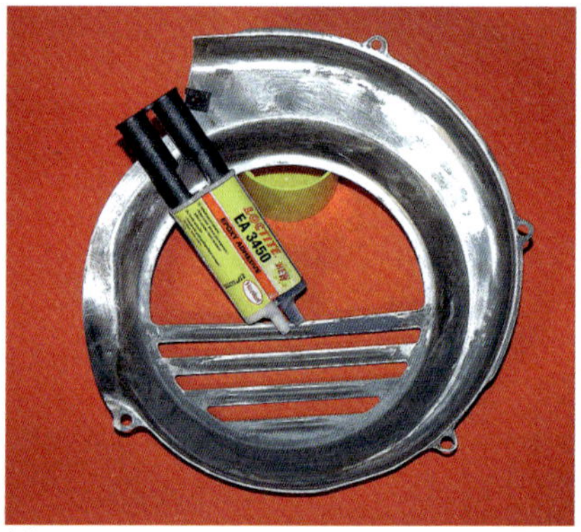

14

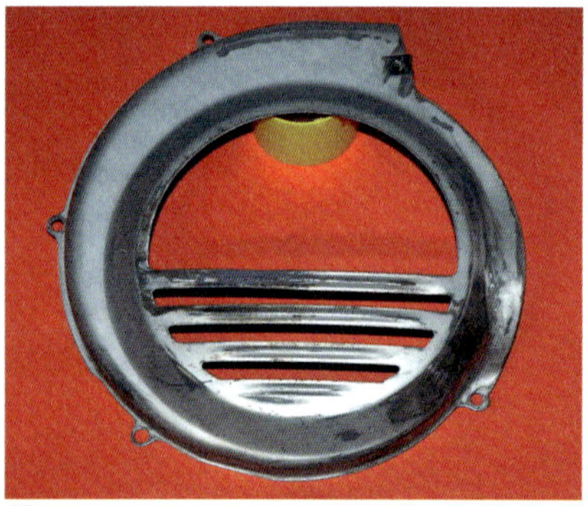

15

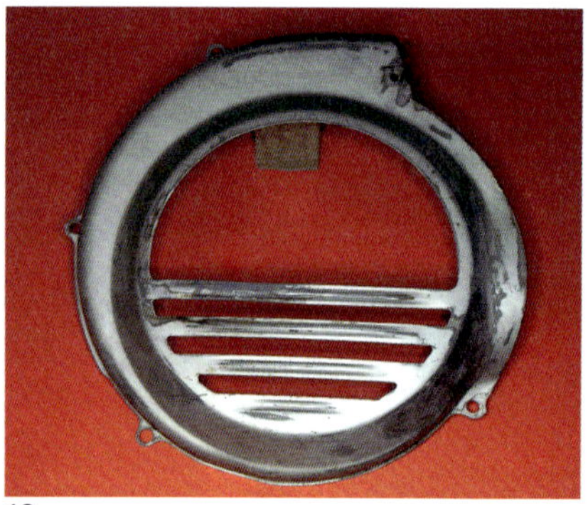

16

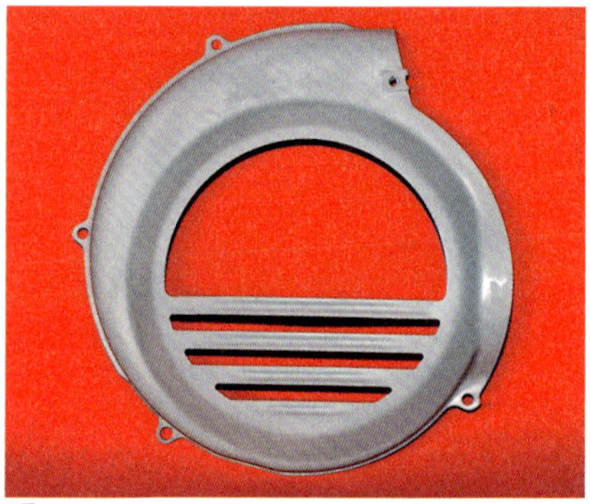

17

selbst strahlen kann, fallen Wege, Wartezeiten und Kosten an. Also schleifen wir den **Rost** einfach mit dem **Dreieckschleifer** ab (Schleifdreiecke innen 80er, außen 160er Korn). Nach einer halben Stunde ist alles blank.

Kleine **Deformationen** werden mit einem Hämmerchen gerichtet. Eine Strebe ist auf 3 cm Länge durchgescheuert (warum auch immer), wir schließen die Lücke mit Zweikomponenten-**Kaltmetall** von Loctite. Nach dem Trocknen wird die **Phosphatierung** Phosprim 4090 von Restom aufgebracht. Am nächsten Tag sprühen wir das Teil innen und außen mit **Grundierung,** dann mit **Decklack** und Klarlack, alles von Motip auf Acrylbasis. Diese Produkte vertragen sich bestens mit der Phosphatierung. Bei der **Luftfilterabdeckung** gehen wir genauso vor, nur ohne Klarlack.

Die **Ansaugtülle** aus Gummi ist noch tadellos, wird aber mit **Glycerin** behandelt. Die **Zylinderabdeckung** aus PVC

11: Aluteil-Behandlung mit Netalu 8060 bringt leichte Verbesserung. ***12:*** *Rostabschleifen mit Dreieckschleifer.* ***13:*** *Lüfterdeckel innen ziemlich verrostet.* ***14:*** *Innenseite blank, Riß mit Loctite EA 3450 verschlossen.* ***15:*** *Außenseite blank.* ***16:*** *Außenseite phospahiert.* ***17:*** *Grundierung.* ***18:*** *Decklack, Klarlack auf Acrylbasis.*

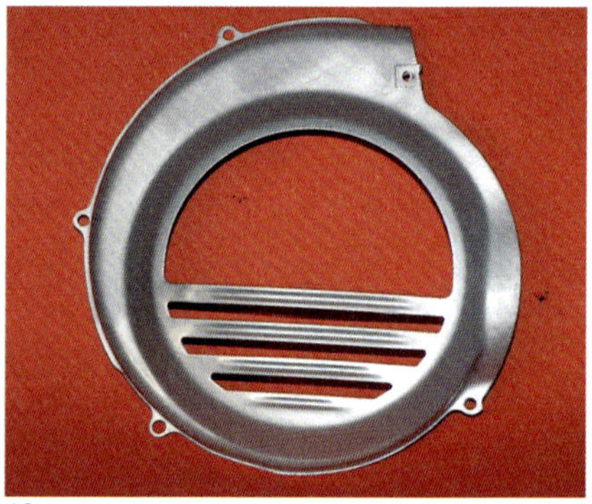

18

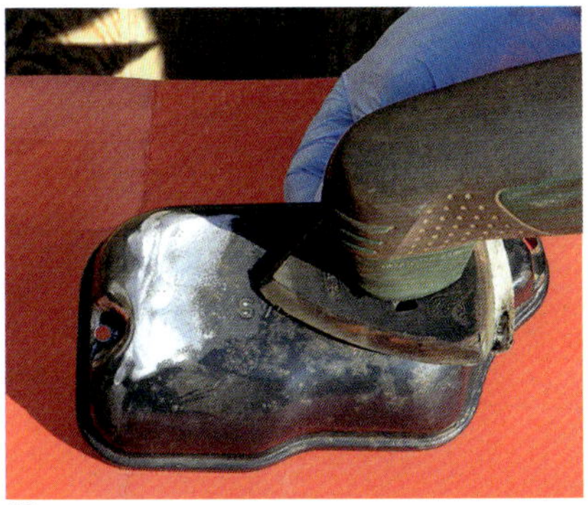
19

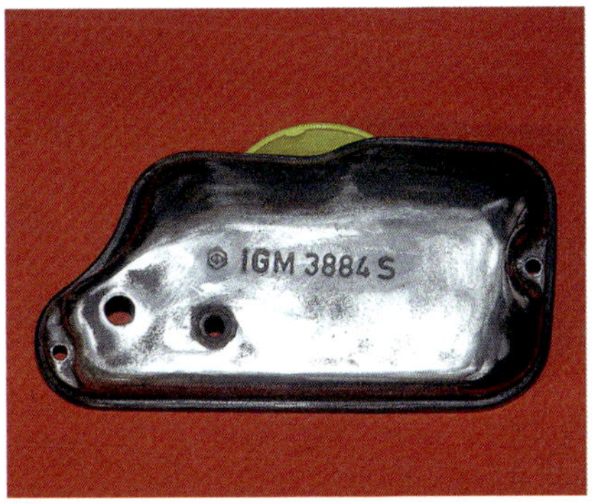

20

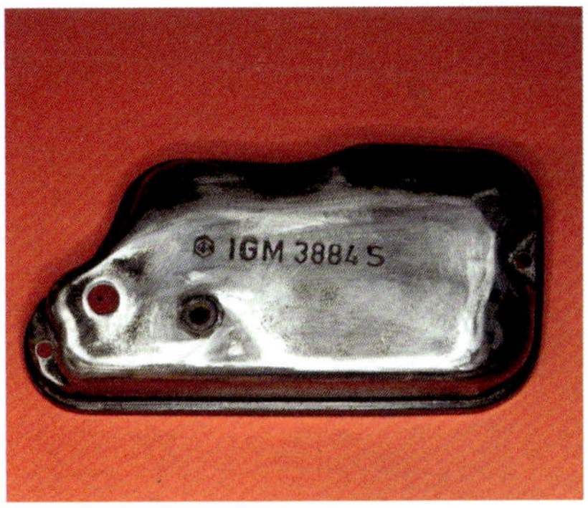

21

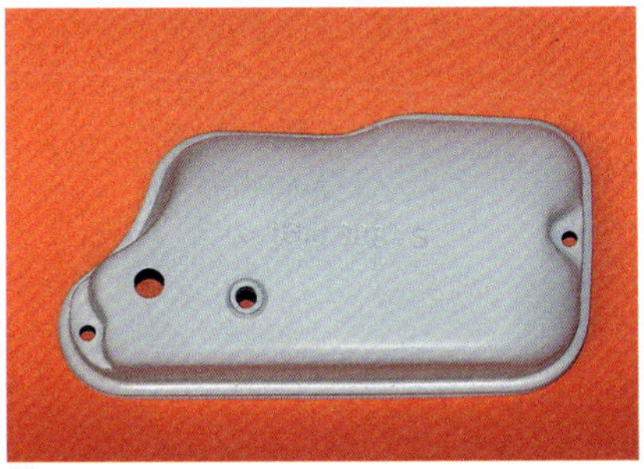
22

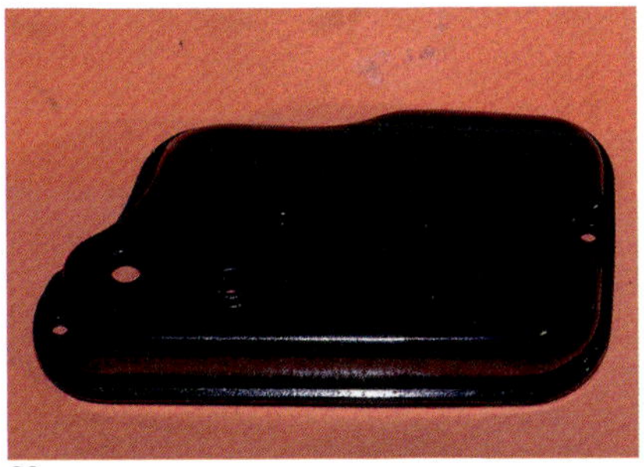
23

bekommt eine Reinigung mit einem neuartigen, biologisch abbaubaren Fettlösemittel von Onyx (das allerdings nicht besonders wirksam ist). Generell probieren wir im Rahmen der Restaurierung unserer Vespa alle möglichen **Produkte** aus, um deren **Wirkung** beurteilen zu können.

Nicht besonders begeistert sind wir vom teuren **Aluminiumreiniger** Netalu 8060 von Restom. Das rosafarbene Salz wird 1:1 in Wasser aufgelöst und mit einem neuen „Kratzschwamm" aus der Küche aufgetragen, indem einige Minuten lang kräftig geschrubbt wird. Beim **Versuchsmuster Kupplungsdeckel** bleiben deutlich sichtbare Narben zurück. Der **Kickstarthebel** war vorher schon blank, ist halt jetzt noch ein bißchen blanker.

Produkte Aufbereitung Kleinteile

Waschbenzin
Kriechöl aus der Sprühdose, WD-40
industrieller Rostumwandler
Zinkstaubfarbe, Sprühdose
Rostumwandler/Phosphatierung PAC 2030 Restom
Phosphatierung Phosprim 4090 Restom
Alureiniger Netalu Puder 8060 Restom
Bremsenreiniger
Schleifdreiecke 80er, 160er, Kit
Loctite EA 3450 Zweikomponenten-Kaltmetall
Grundierung, Spray
Lack schwarz, Spray
Lack silber, Spray
Glycerin
Ölschlammlösemittel Petroleum

Werkzeug Aufbereitung Kleinteile

Pinsel, Wanne,
Kratzschwamm, Lappen,
Sprühdosendeckel, div.
Drahtbürste, Schmirgel
Feinstahlwolle
Dreieckschleifer
Staubschutzmaske
Schutzhandschuhe

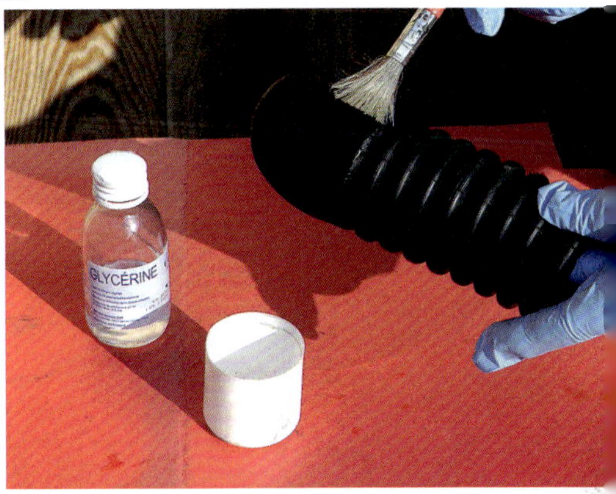

24

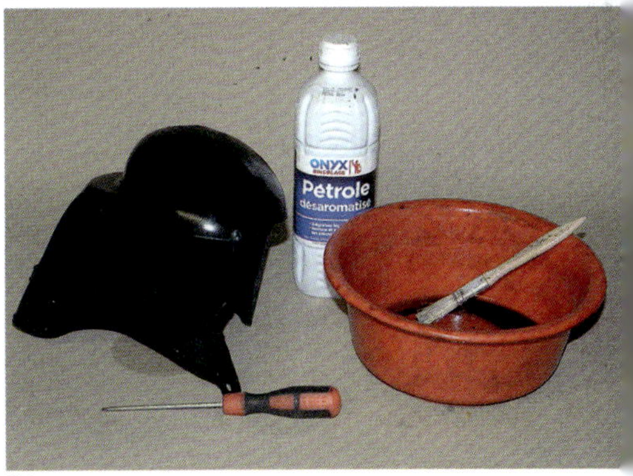

25

__19:__ Luftfilterdeckel mit Dreieckschleifer entrosten. __20:__ Rost abgeschliffen, guter Lack bewahrt. __21:__ Phosphatiert, __22:__ Grundiert. __23:__ Lackiert. __24:__ Tülle mit Glycerin behandelt. __25:__ Zylinderhaube mit Fettlöser Onyx gereinigt. __26:__ Idealzustand des Deckels bei einem Neumotor von 1985.

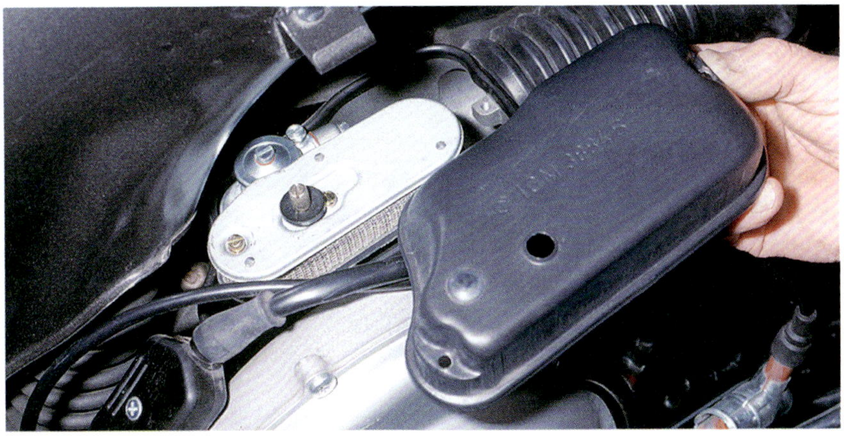
26

Kleinteile: keine Aufbereitung nötig oder später Ersatz

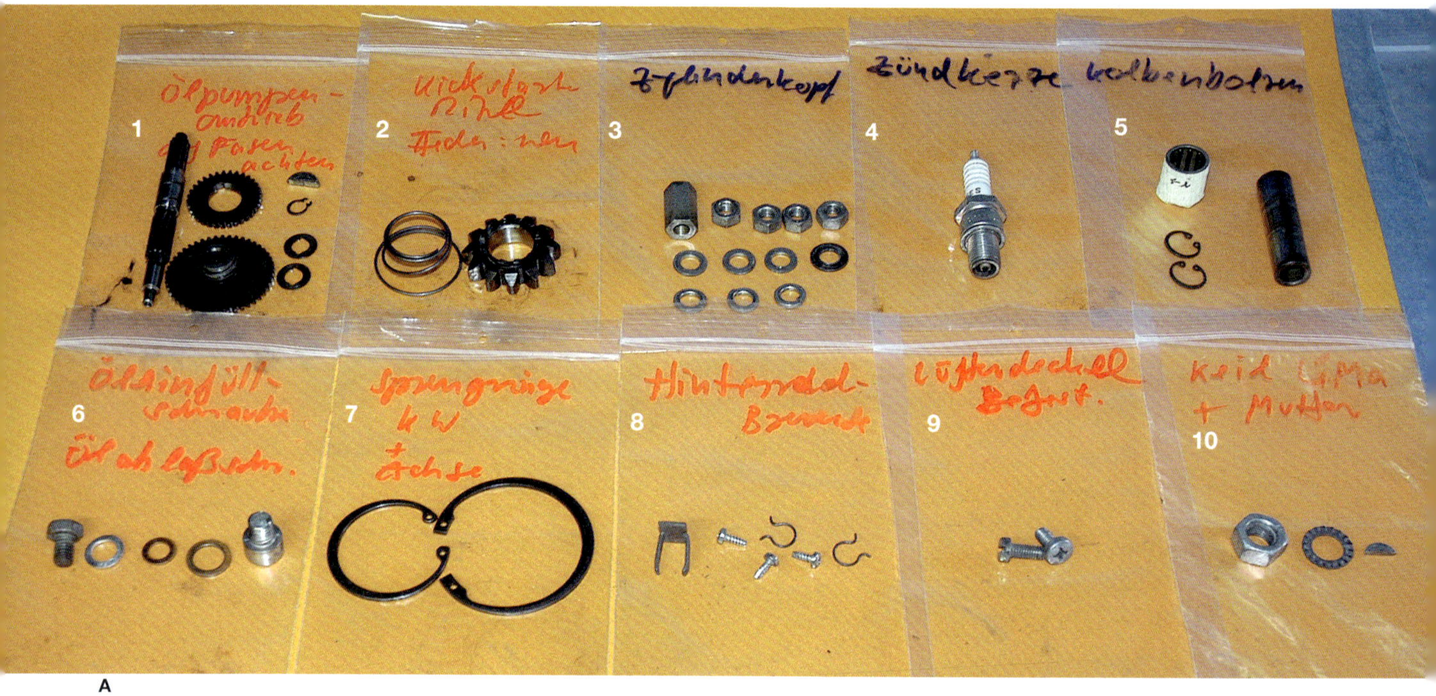

A

A: *Die meisten Teile können ohne Aufarbeitung wiederverwendet werden; Hinweise auf nötigen Ersatz in Rot. 1 = Ölpumpenantrieb, Keil, 2 = Kickstarterritzel mit Feder, 3 = Zylinderkopfbefestigung (eine Scheibe fehlt), 4 = Zündkerze, 5 = Kolbenbolzen und Nadellager, 6 = Öleinfüll- und Ablaßschraube, Dichtringe, 7 = Sprengringe von Kurbelwelle und Hinterradachse, 8 = Details Hinterradbremse, 9 = Befestigung Lüfterabdeckung (unvollständig), 10 = Befestigung, Zahnscheibe und Keil Lichtmaschine.*
B: *11 = Kupplung Pilz, Druckstück, Hebel-Rückholfeder, 12 = Mutter Kupplungskorb, Kronensicherung, Gummitülle Seilzug, Schraubnippel, 13 = Kupplungs-Ausrückplatte, Deckelschrauben, 14 = Vergaserbefestigung, 15 = Nadellager (eingeklebt) und Sprengring Kugellager Vorgelege, 16 = Mutter und Scheibe Vorgelegeachse, Sicherungsblech, 17 = Befestigung Ankerplatte Lichtmaschine (eine Scheibe fehlt).*

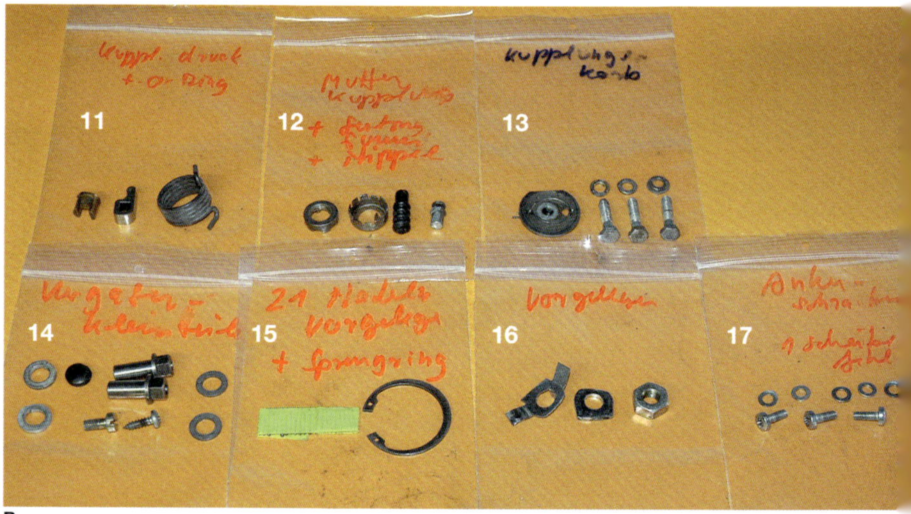

B

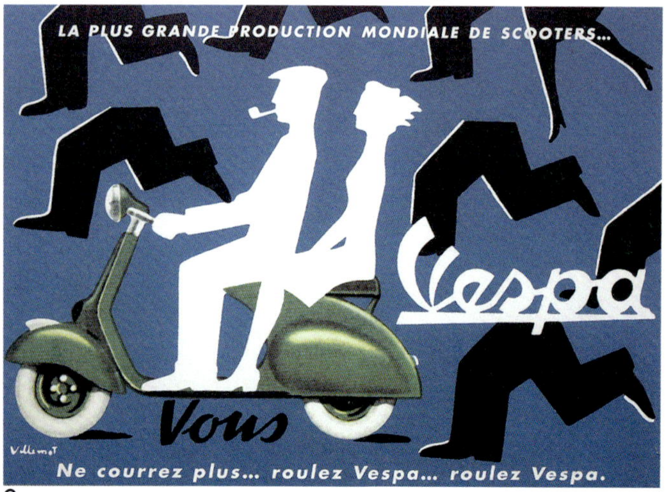

C

C: *Selbst historische Vespa-Werbung hat heute Kultstatus. „Die weltweit größte Rollerproduktion", heißt es da schon in den 1950er Jahren. Und die Werbesprüche sind witzig: „Laufen Sie nicht mehr, fahren Sie Vespa."*
D: *Locheisenset für die Dichtungsherstellung 5 bis 35 mm von Henkel für 24 Euro.*

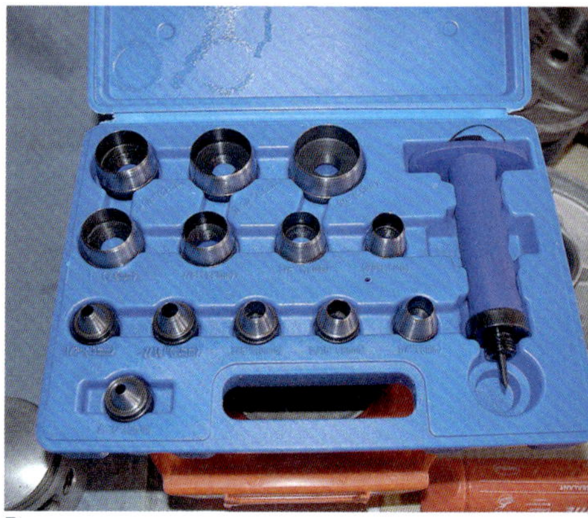

D

Papierdichtungen selbst herstellen

Ausgangslage
Wenn die alte Dichtung gerissen, spröde und undicht ist (was im Motorbereich unserer Vespa PX 200 E fast überall der Fall ist) und kein Ersatz ab Werk zur Verfügung steht (was bei einem Oldtimer nicht unwahrscheinlich ist), kann man die Papierdichtungen selbst herstellen - etwas Geschicklichkeit und Geduld vorausgesetzt.

Früher war es üblich, alle Papierdichtungen selbst anzufertigen. Aber seit es Beutel mit vorgefertigten Ersatzdichtungen gibt, haben die meisten Leute das traditionelle Do-it-yourself verlernt. Das ist schade, denn das Selbermachen kostet (fast) nichts und kommt notfalls mit Bleistift und Schere aus. Generell erneuert man eine Papierdichtung nur dann, wenn ein Aggregat oder der Motor generalüberholt werden müssen oder wenn eine Undichtigkeit festgestellt wird, was darauf hindeutet, daß die Dichtung gerissen, porös geworden oder ausgetrocknet ist, was zum Bruch führt.

Wie es geht, zeigen wir am Beispiel der Fußdichtung des Vergasers. Im Prinzip läuft die Herstellung einer Papierdichtung genauso bei allen anderen Dichtungstypen ab, auch wenn dies z.B. beim Fabrizieren einer umlaufenden Gehäusedichtung wesentlich mehr Arbeit macht.

Material
Wer perfektes Dichtmaterial haben möchte, kauft im Fachhandel oder im Internet Spezial-Dichtungspapier als Meterware oder in Bogen A4 oder A3 (von Elring z.B. für 10 bis 22 Euro); es gibt verschiedene Ausführungen und Stärken für die unterschiedlichsten Zwecke. Nützlich ist es, beim Kauf die alte Dichtung als Muster zur Hand zu haben. Wichtig: Man darf kein Papier verwenden, das deutlich zu dick oder zu dünn ist.

Eine bewährte Notlösung ist die Verwendung von etwa 0,5 mm starkem Pappdeckel, wie er für das Sortieren von Unterlagen und Dokumenten verwendet wird; das hat man im Büro oder findet es beim Schreibwarenhändler. Die Pappe bricht zwar schneller und ist poröser als Original-Dichtungspapier, aber hilft im Falle einer Panne zuverlässig weiter.

Zum Ausschneiden benutzt man am besten eine leicht gebogene Nagelschere, sie folgt gut den Rundungen. Für die geraden „Strecken" reicht dann eine normale Schere. Ein Cutter ist weniger praktisch, denn er erzeugt schnell zu lange Schnitte und birgt eine gewisse Verletzungsgefahr. Im Internet kann man auch Sets mit Locheisen mit Durchmessern von 5 bis 35 mm ordern (rund 24 Euro); mit diesen Werkzeugen lassen sich die unterschiedlich großen Löcher einfach aus dem Papier schlagen.

Zusätzliche Dichtmittel
Bei der Montage der neuen Dichtung sollte zusätzlich beidseitig dünn Dichtungspaste aus der Tube aufgetragen werden: Loctite 510, wenn die Dichtung nur mit Öl in Berührung kommt oder Hylomar, wenn Benzin im Spiel ist (Benzinpumpe, Vergaser); mit Hylomar läßt sich sogar die Membran einer Benzinpumpe abdichten, was mit keinem anderen uns bekannten Mittel gelingt. Auf der anderen Seite ist Hylomar nicht beständig gegen Kühlmittel und Hydrauliköl; hier empfehlen sich andere seit langem bewährte Produkte, wie Kuril z.B. Ideal ist das Material der Traditionsfirma Elring: http://www.elring.de/de/produkte/dichtungswerkstoffe.html

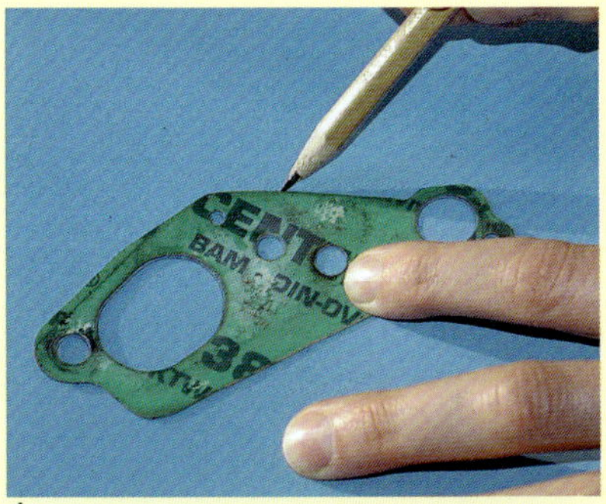

1

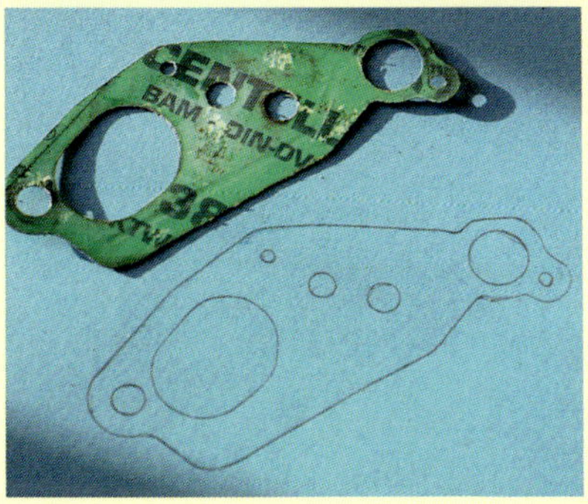

2

1: Die alte Dichtung, hier die Vergaserfußdichtung der PX 200 E, wird auf dem Aktendeckel mit einem gut gespitzten Bleistift angezeichnet. 2: So sieht die fertige Zeichnung aus.

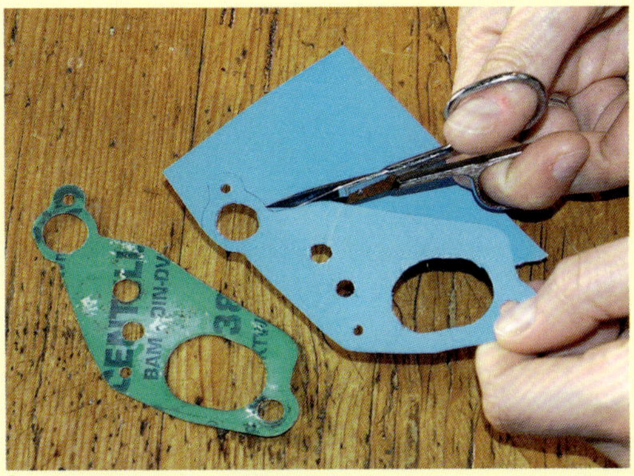

3

Ausschneiden per Schere
Um die Umrisse der neuen Dichtung festzulegen, wird das Papier auf den betreffenden Flansch oder die abzudichtende Gehäusekante gelegt; dann werden mit einem flach angesetzten, breiten Bleistift die Konturen gezeichnet, indem fest auf die Dichtfläche gedrückt wird. Dann kommen Nagel- und Papierschere zum Einsatz, die erste für die Löcher und Rundungen, die zweite für die geraden Kanten.

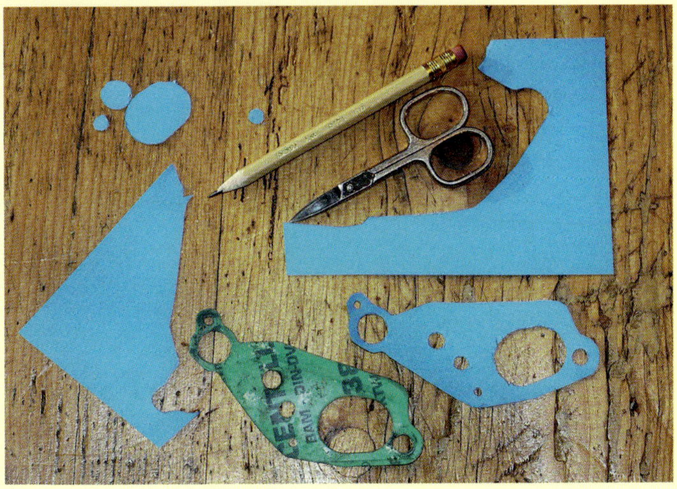

4

3: Zuerst werden die Löcher ausgeschnitten, dann folgt die Nagelschere den Rundungen. 4: alte und neue Dichtung, Werkzeuge, Reste. Am Ende aber setzen wir eine originale, fabrikneue Dichtung ein.

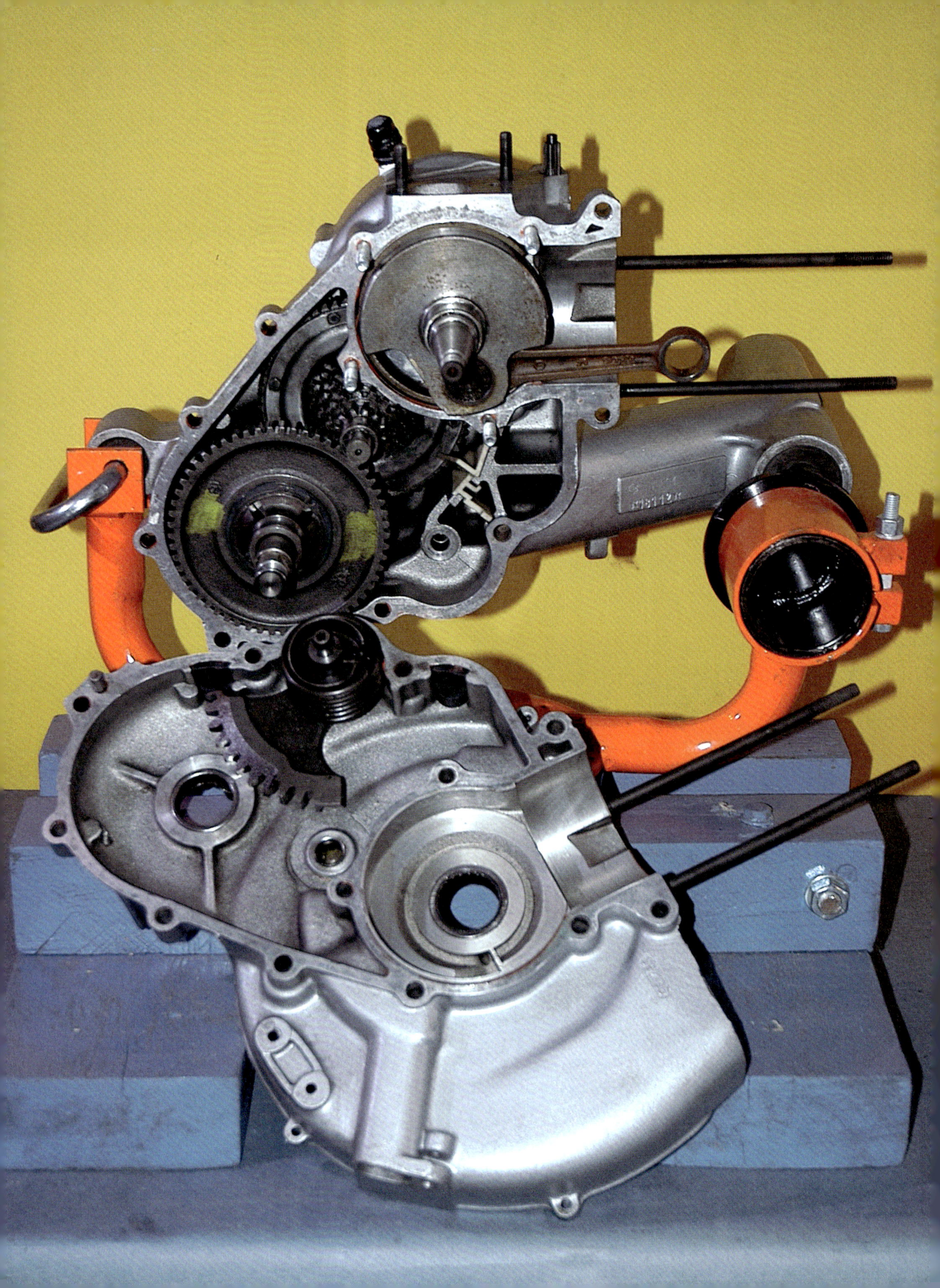

Teil 3

Montage Motor, Getriebe und Antrieb

Motor und Getriebe mit Neuteilen montieren

Kugellager und Dichtringe einbauen

Vorbereitungen:
Man kann einen Vespa-Motor auf der Werkbank oder einem Tisch zusammenbauen. Eleganter und praktischer aber ist es, einen **Motorständer** anzuschaffen, wie er speziell für Vespa-Triebwerke im Internet angeboten wird. Wir haben ihn bei einer Bergheimer Firma für 89,00 Euro gekauft (zusätzlich nur 7,90 Euro Versandkosten). Weil das Gerät einstellbar ist, paßt es für fast alle klassischen Vespa-Motoren.

Der Ständer verfügt über eine einstellbare **Walze** für die Aufnahme des Schwingenbereichs und einen **Haltebügel** für die rückwärtige Federbeinaufnahme am Triebwerksblock. Nach Lockern der Zentralmutter SW 24 läßt sich der Ständer um 360° drehen.

Die **Grundplatte** ist mit einem angeschweißten Profil ausgerüstet, das in den Schraubstock gespannt werden kann. Wir haben allerdings den aus Holz hergestellten Bock wiederverwendet, den wir bereits 1998 im Rahmen der Arbeiten an unserem Longseller *„Klassische Vespa Motorroller“* hergestellt hatten.

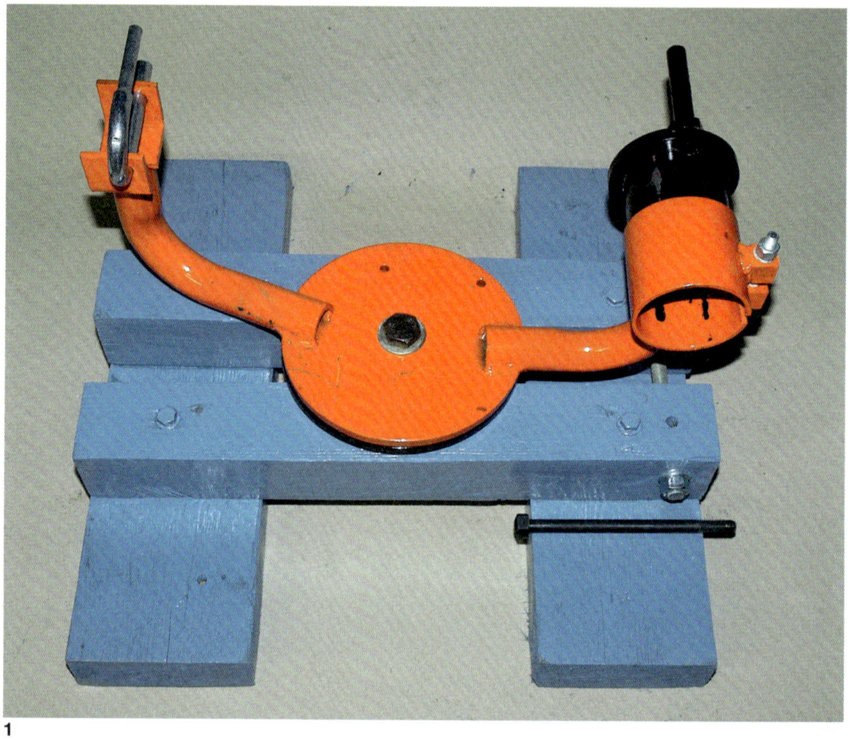

1

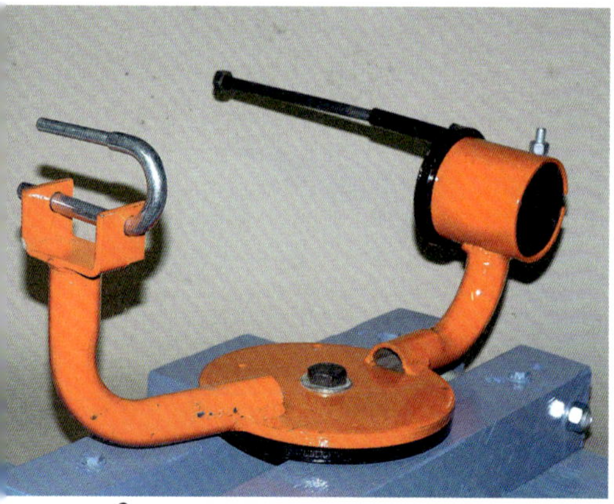

2

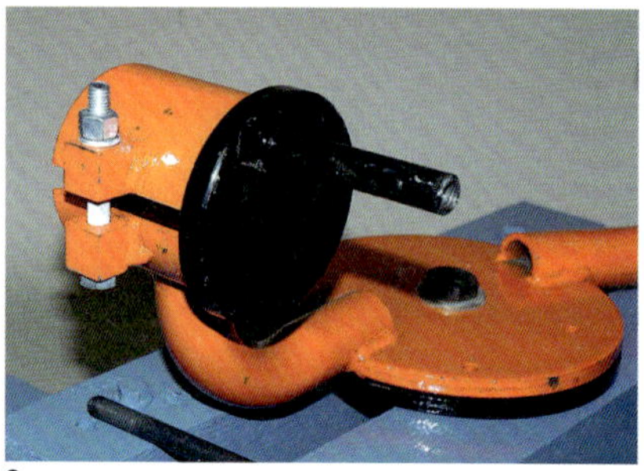

3

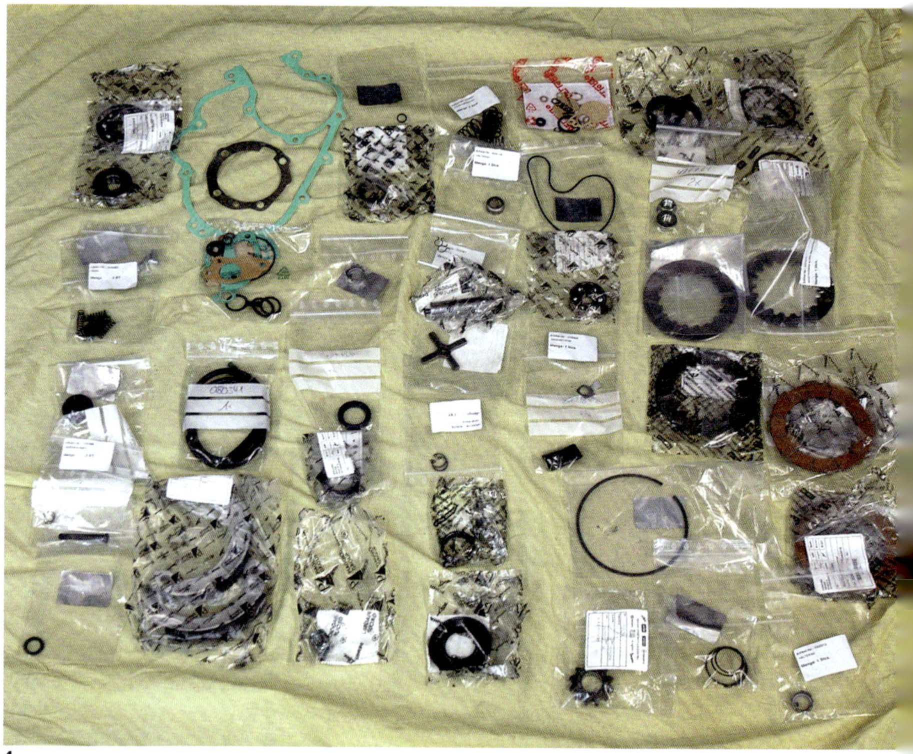

4

1: Praktischer Motorständer aus dem Internethandel, selbst gebaute Auflage aus Holz mit Klemmvorrichtung. 2: Blick auf drehbare Walze mit Sicherungsbolzen, Haltebügel. 3: Die Walze läßt sich mit einer Mutter SW 13 sichern.

*4: Blick auf einen Teil der benötigten Ersatzteile, vor der Montage zur Auffindbarkeit ausgebreitet. Es sind über 60 einzelne Elemente von diversen O-Ringen über Sicherungsklammern, Kugellager, Nadellager, Dichtringe und Kolbenringe bis zu Bremsbacken, Kupplungsscheiben, Dichtungsatz und neuer Gehäusedichtung. Später kommen noch viele Teile hinzu. Wir haben **nur Original-Piaggio-Teile** verwendet und diese über die Firmen Schulz in Kommern sowie Niemann und Frey (Stefan Hüncke) in Krefeld bezogen (s.a. Dank auf Seite 254)*

Er besteht aus zwei Basishölzern 45 x 12,5 x 5 cm und zwei Traghölzern 45 x 6,5 x 6,5 cm mit einer Klemmvorrichtung (Gewindestange M12 mit Scheiben und Muttern). Die mit Holzschrauben M8 befestigten Traghölzer werden so angeordnet, daß sie das Profil der Grundplatte in die Zange nehmen; durch Anziehen der Muttern SW 19 an der Klemmstange wird für festen Halt gesorgt. Mit einer mitgelieferten Maschinenschraube SW 17 wird der Motor an der Schwinge gesichert.

Kugellager Kurbelwelle, Dichtring einbauen:

Für den Einbau des Kurbelwellen-Hauptlagers muß zunächst die **kupplungsseitige Gehäusehälfte** im Bereich des Lagersitzes mit einer handelsüblichen Heißluftpistole auf ca. 150 °C erwärmt werden. **Tipp** vom Meister: Nach circa 15 Minuten auf den Lagersitz spucken; wenn die **Spucke** kocht, ist das Gehäuse heiß genug. **Achtung: Gehäuse** jetzt vom Ständer nehmen und **flach** auf ein Stück Holzbohle legen, damit richtig geschlagen werden kann. Dann das Kugellager einsetzen und mit einem passenden **Stempel,** einer **Hülse** oder einem **Hartholz** in den Lagersitz hineinschlagen. Es geht auch mit einem alten Kugellager, das angeschliffen und

__5:__ Die kupplungsseitige Gehäusehälfte sitzt in der Werkstatt der Firma Schulz im rheinischen Kommern auf dem Montageständer. Zweiradmechanikermeister Rainer Schulz ist seit 1983 auf Piaggio-Fahrzeuge spezialisiert. Foto: Das alte Kugellager ist bereits lose und wird abgenommen.

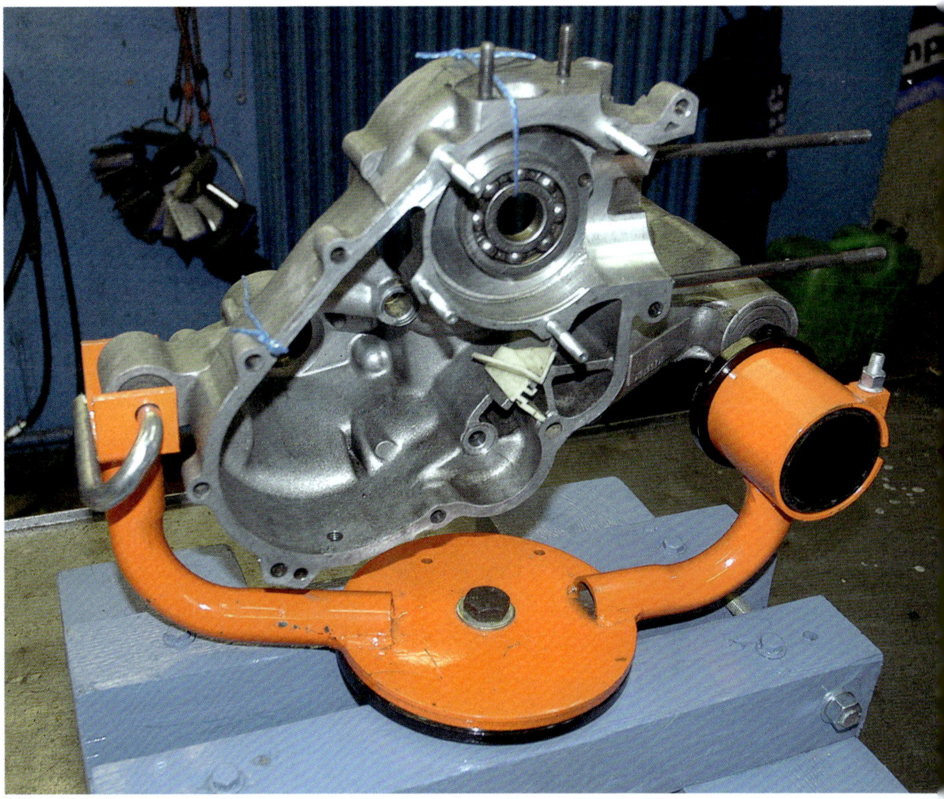

5

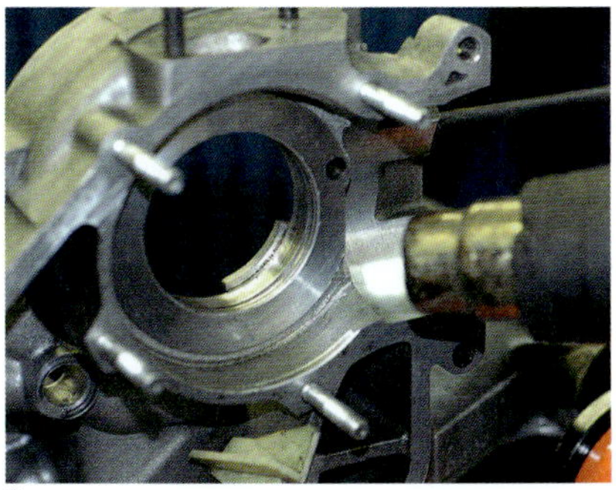

6

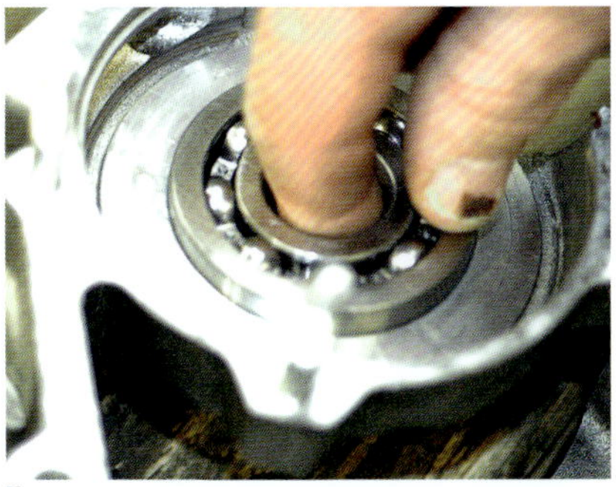

7

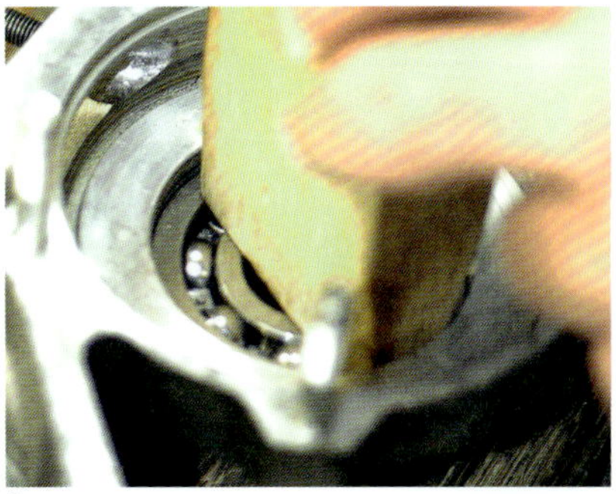

8

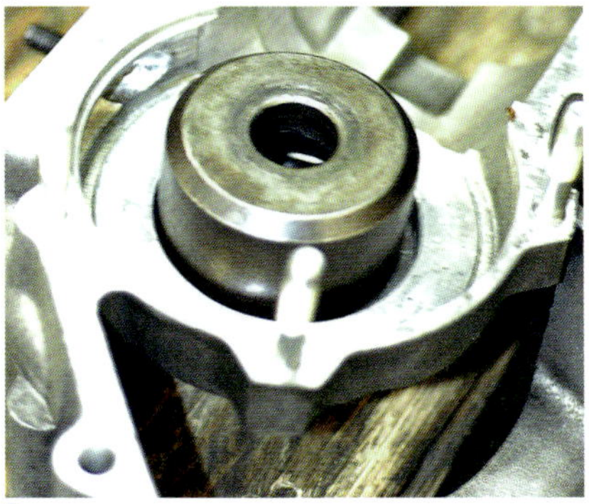

9

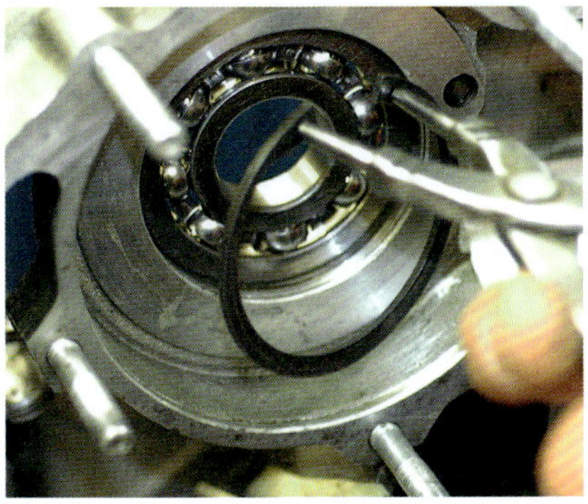

10

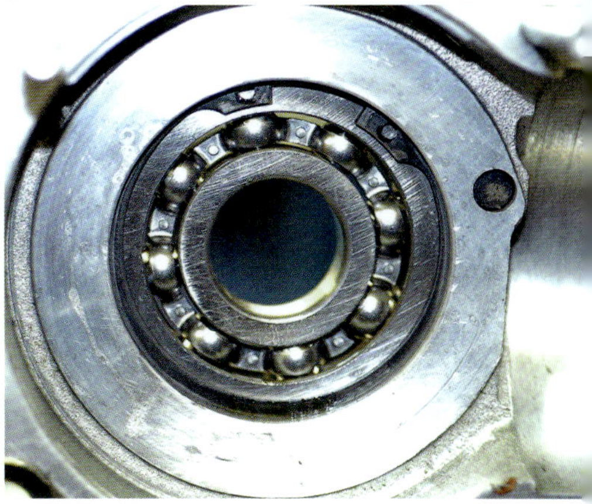

11

__6:__ Die Umgebung des Lagersitzes 15 Minuten lang auf 150 °C erwärmen. __7:__ Danach geht das Kugellager leicht in den Sitz. __8:__ Mit unserem selbst angefertigten Hartholzstück wird es bis zum Anschlag eingetrieben. __9:__ Eintreiben mit der passenden Hülse von Piaggio. __10:__ Einsetzen des Seegerrings mit der Zange. __11:__ Der Ring muß perfekt in der Nut sitzen; ihn zum Testen über die Ösen etwas drehen.

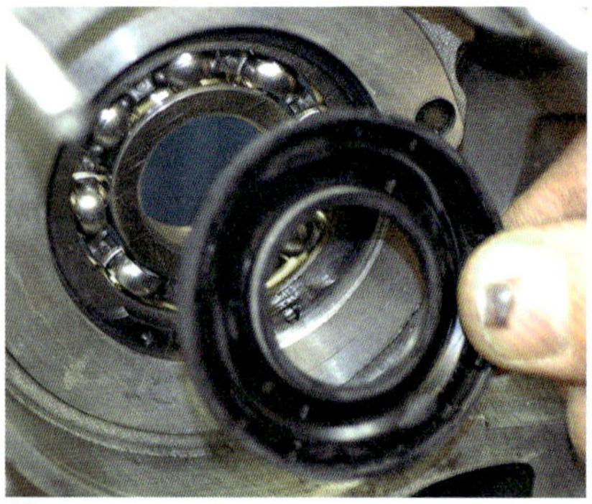
12

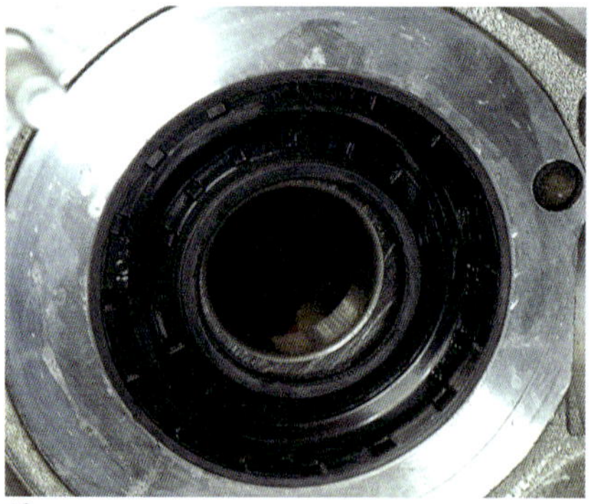
13

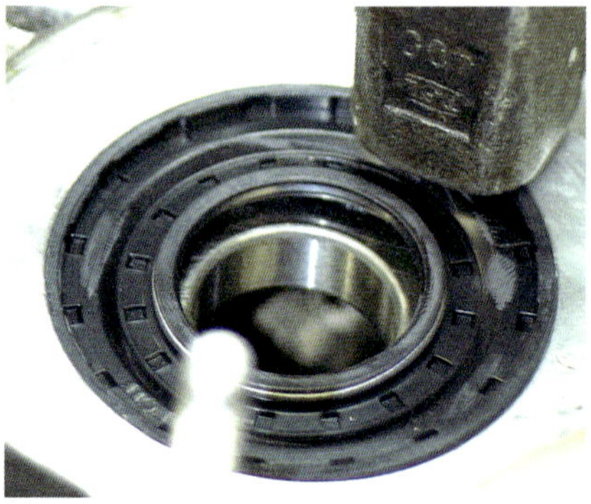
14

12: Der große Wellendichtring wird mit der schwarzen Seite nach außen eingesetzt; wir erinnern uns: Der alte Ring war gebrochen. 13: Der Ring muß rundum perfekt anliegen. 14: Zur Sicherheit wird er mit dem Hammer rundum angeklopft. Nur leicht schlagen und Gehäuse nicht berühren und beschädigen.

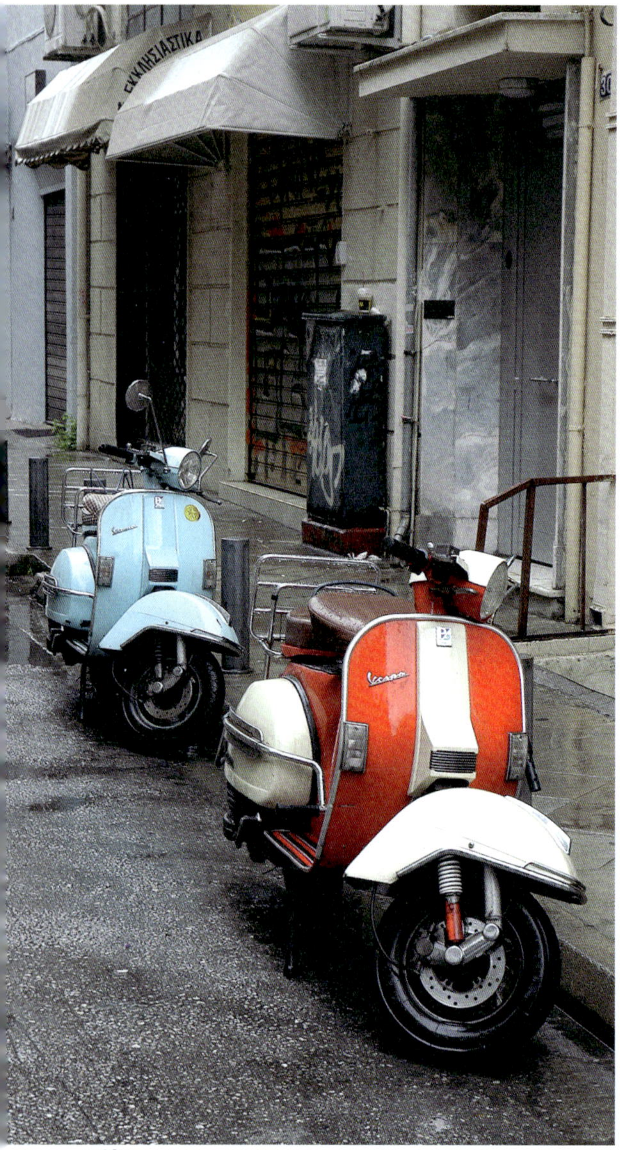
19

19: Zwei schöne PX-Exemplare der neuesten Generation mit Scheibenbremse vorn, offenliegender Feder und moderner Bereifung im Zentrum von Athen, aufgenommen im April 2017. Die Sitzbank und die Zweifarblackierung sind individuell.

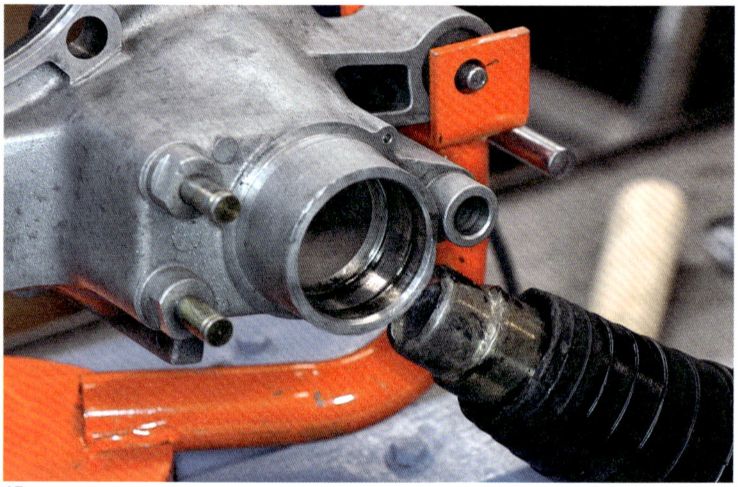
15

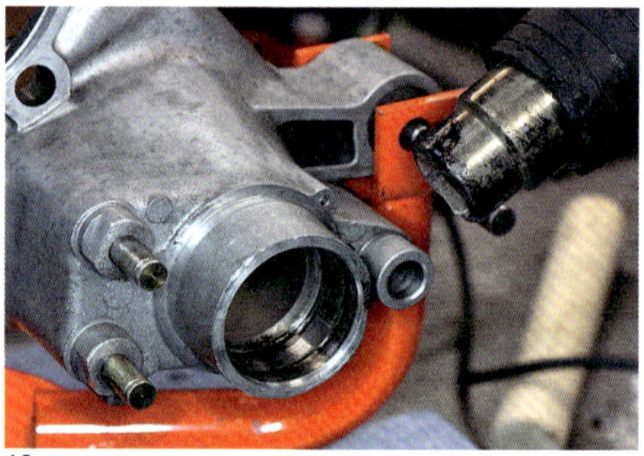
16

15, 16: Auch die Umgebung des Achslagers wird mit dem Heißluftgerät auf circa 150 °C erhitzt. Wenn die Spucke kocht, ist die Temperatur hoch genug. 17: Das moderne, abgedichtete Lager wird eingesetzt; das geht nach dem Erhitzen mühelos. 18: Das Lager wird mit der passenden Hülse aus dem Spezialwerkzeug-Sortiment von Piaggio bis zum Anschlag eingeschlagen.

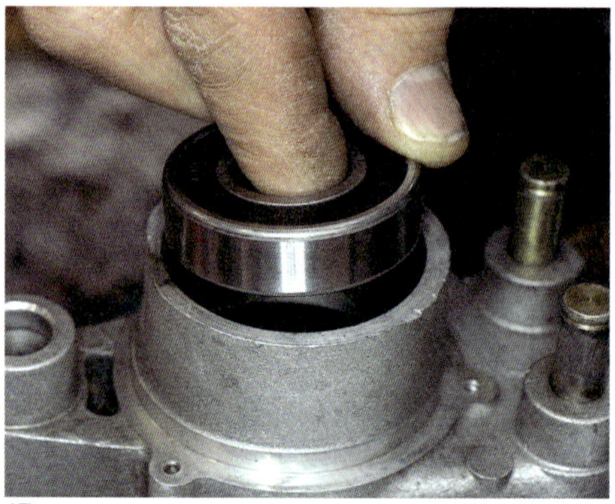
17

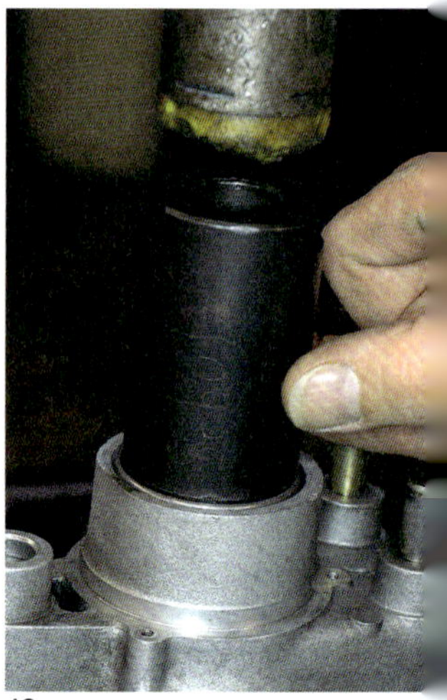
18

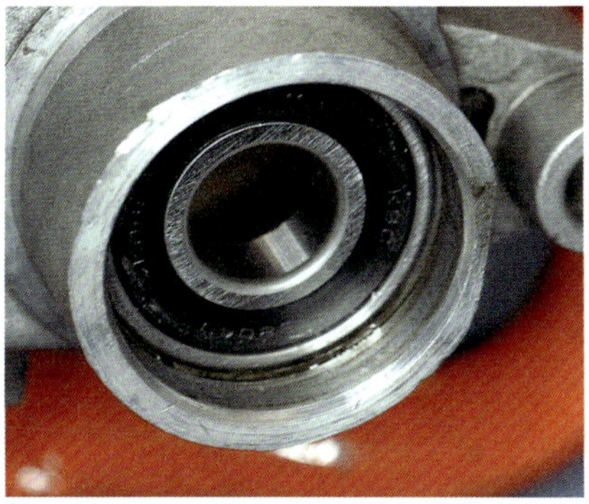

20

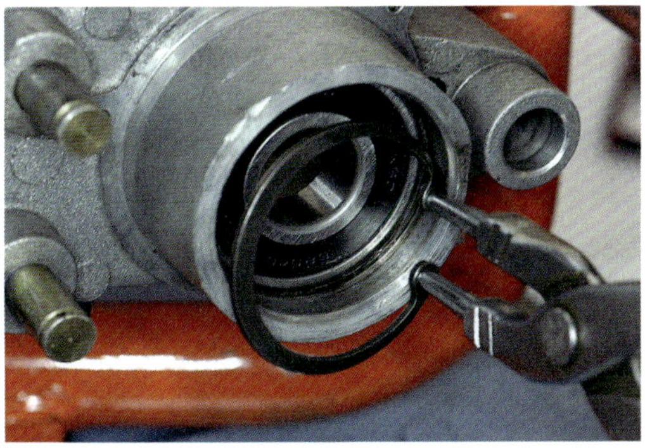

21

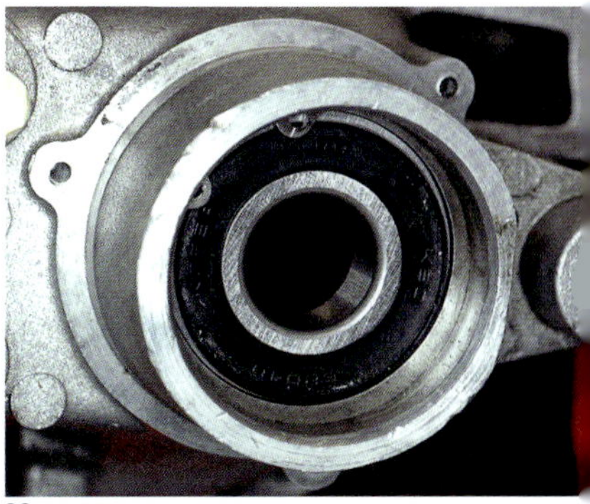

22

aufgesetzt wird, wie im untenstehenden Kasten beschrieben. **Achtung:** Niemals auf den Innenring oder den Kugelkranz schlagen, das Lager würde zerstört.

Nach dem Einbau wird das Lager mit dem großen **Seegerring** gesichert. Der Ring muß mit der scharfen Kante nach außen weisen. Dann testen wir, ob er richtig sitzt, indem er über eine Öse etwas weitergedreht wird.

Es folgt der Einsatz des neuen **Wellendichtrings,** dessen Dichtlippen zur Kurbelwelle weisen müssen; anders gesagt: helle Seite zum Lager hin, schwarze Seite nach außen. Mit dem Hammer leicht festklopfen.

Kugellager, Dichtring Achswelle einbauen:

Auch hier wird der Umgebungsbereich des Lagersitzes mit der **Heißluftpistole** bis auf 150 °C erwärmt. Nach dem „Spucktest" Gehäuse flach aufs Holz legen, neues Lager einsetzen und mit passender Hülse bis zum Anschlag **eintreiben.** Gehäuse wieder auf den Ständer setzen und **Seegerring** anbringen, scharfe Kante nach außen. Testen wie oben beschrieben.

Achtung beim Einsetzen des **Wellendichtrings** (schwarze Seite nach außen): Er darf nicht bis zum Lager eingeschoben werden, sondern muß vorne bündig abschließen, weil er sonst nicht richtig abdichtet.

Werkzeug Kugellager, Wellendichtringe

Dorn, Hülse, Hartholz in zwei unterschiedlichen Größen
Bronzehammer
Holzbohle als Unterlage
Heißluftpistole
Seegerring-Zange

Neuteile Kugellager, Wellendichtringe

Kugellager Kurbelwelle
Simmerring Kugellager
Kugellager Antriebswelle
Simmerring Antriebswelle

***20:** Blick auf das perfekt im Gehäuse sitzende Lager für die Getriebehauptwelle, die ja auch die Radantriebswelle ist. **21:** Der Seegerring wird mit der Spezialtzange eingesetzt, scharfe Kante auch hier nach außen. **22:** Der Sicherungsring muß perfekt sitzen; wir prüfen das, indem wir ihn mit einem feinen Dorn über eine Öse leicht drehen. **23:** Der Wellendichtring wird so eingesetzt, daß er außen bündig mit dem Gehäuse abschließt. Den Ring auf keinen Fall ganz bis zum Lager eintreiben, sonst dichtet er nach den Erfahrungen von Meister Schulz später nicht richtig ab.*

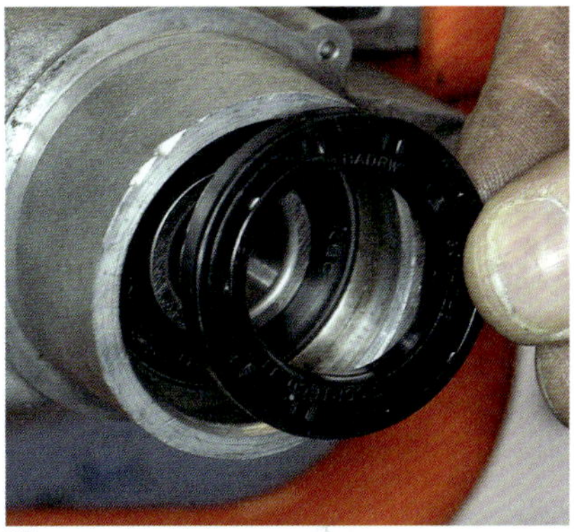

23

Altes Kugellager als Einsetz-Werkzeug benutzen

Um ein neues Kugellager einzusetzen, kann man einem Bronzestempel benutzen, wie wir es gezeigt haben. Aber sehr gut geht es auch, wenn man das alte Kugellager zum Einpressen ins Gehäuse benutzt.

Aber **Achtung:** Man sollte vorher den Durchmesser des äußeren Rings des alten Lagers verringern, damit man es leichter wieder herausbekommt, wenn das neue Lager eingesetzt ist; es kann sich sonst verklemmen. Dazu den äußeren Ring einfach etwas abschleifen.

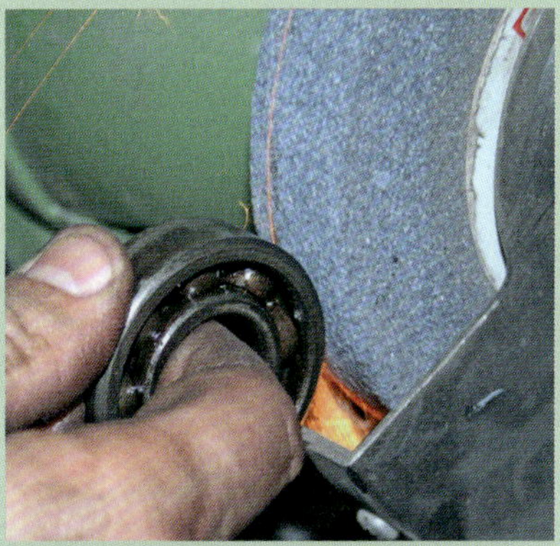

1

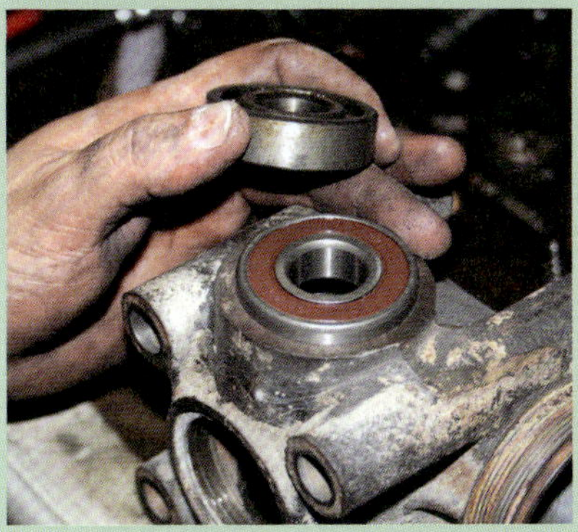

2

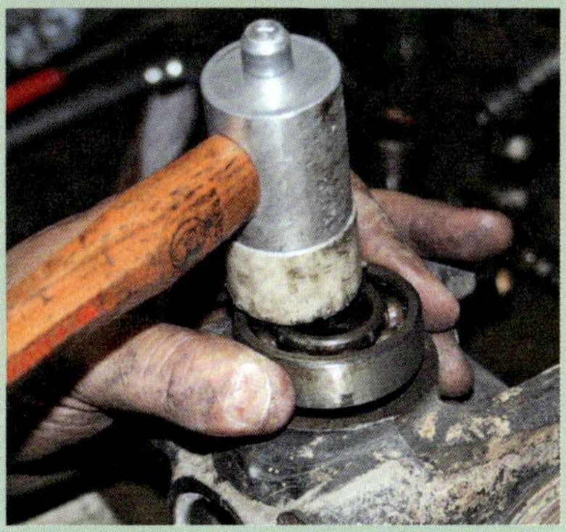

3

***1:** Abschleifen des alten Lagers, damit es später leicht wieder herauskommt. **2:** Das neue Kugellager von Hand positionieren, das alte bündig aufsetzen. **3:** Durch leichte Schläge mit dem Kunststoffhammer rundum so lange das neue Teil eintreiben, bis ein metallischer Ton zu hören ist, der entsteht, wenn das Lager auf dem Grund des Sitzes angekommen ist. Die Fotos stammen aus dem Schneider Media-Buch „Restaurieren wie die Profis" Band 1.*

Vorgelege komplettieren und einbauen

Vorgelege montieren, einbauen:
Das **Kugellager** des Vorgeleges auf der Kupplungsseite ist noch in Ordnung und wird nicht ausgetauscht. Also setzen wir den **Sprengring** wieder korrekt ein. Anschließend wird die **Innenwelle** so weit wie möglich vorgezogen, damit die **21** herausgenommenen **Lagernadeln** wieder eingesetzt werden können. Die umlaufende Lagernut wird mit **Heißlagerfett** beschichet. Dann setzen wir die losen Laufrollen des Außenlagers rundum in die Fettpackung, indem wir die Welle immer weiter drehen. Danach wird die Innenwelle mit den anhaftenden Laufrollen unter leichten Drehbewegungen vorsichtig in die Außenwelle zurückgeschoben, und zwar so weit, bis die Nadeln nicht mehr herausfallen können.

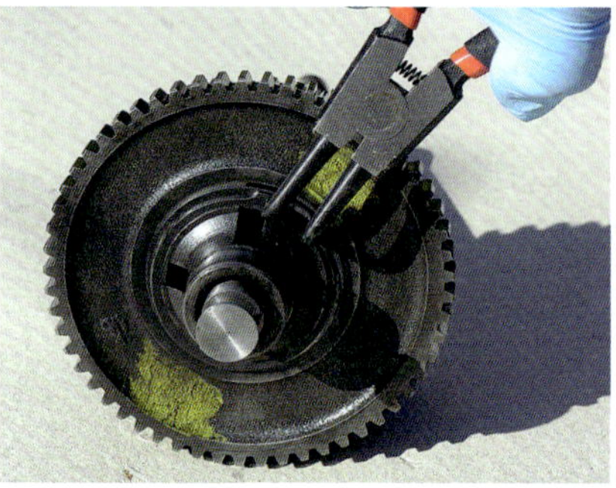
1

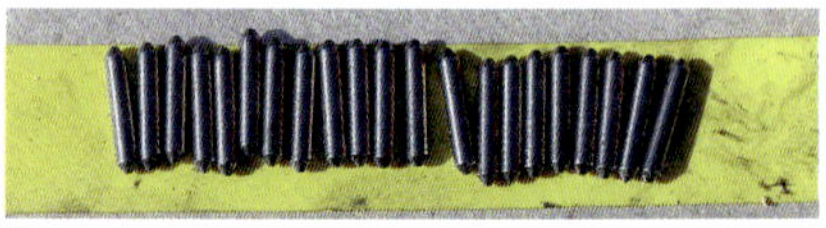
2

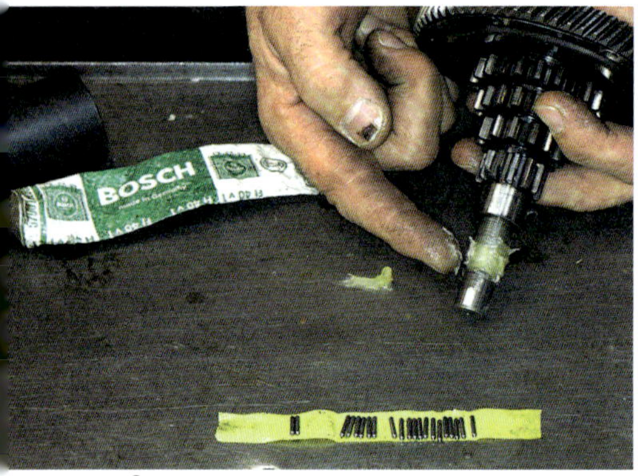

3

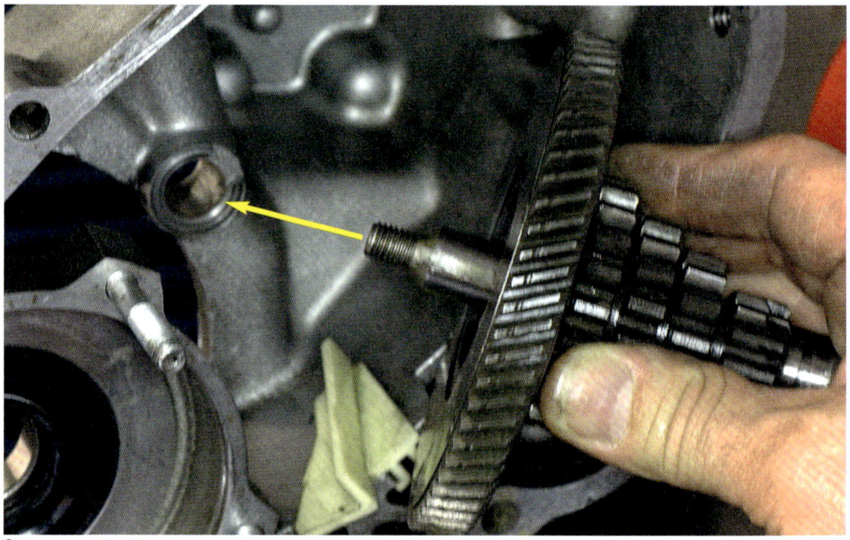
6

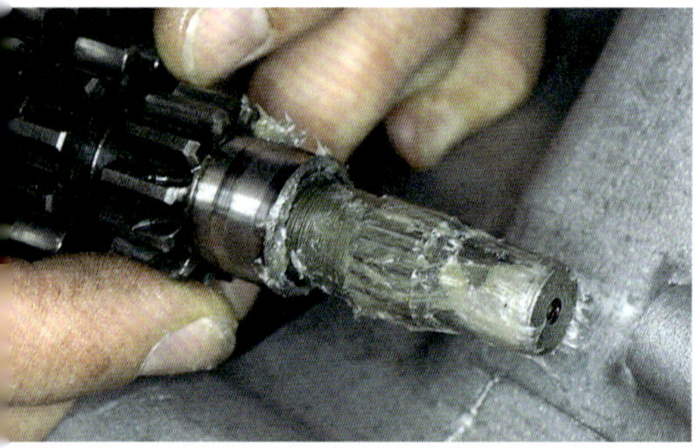
4

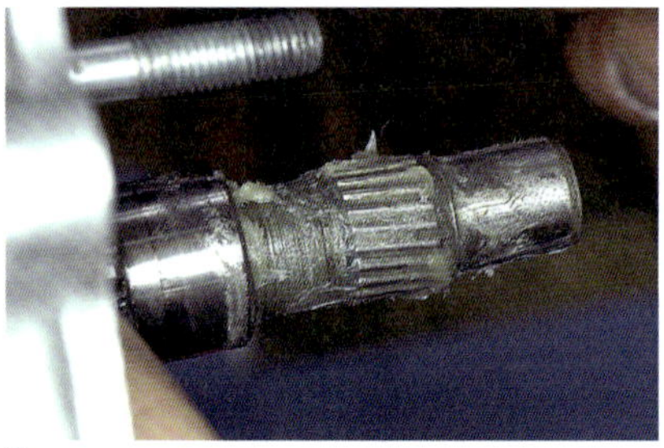
5

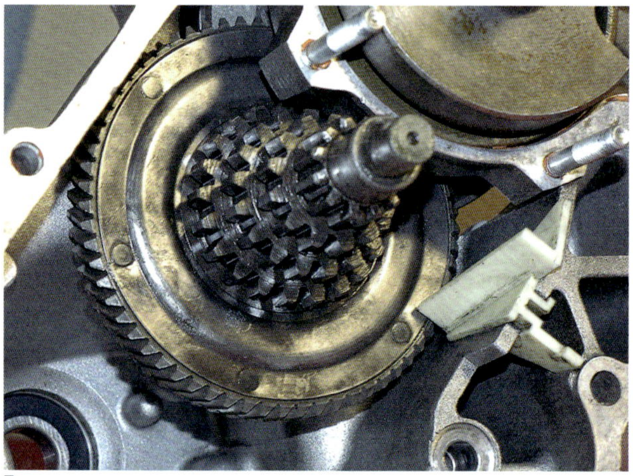
7

__1:__ Das alte, noch gute Lager bleibt drin, der Sprengring kommt wieder drauf. __2:__ Die 21 Nadeln des Vorgelegelagers. __3:__ Die umlaufende Nut wird mit Heißlagerfett bestrichen.
__4, 5:__ 21 Nadeln kleben im Fett der vorgezogenen Innenwelle. __6:__ Das komplettierte Vorgelege wird eingesetzt, indem die Innenwelle in die Lagerstelle des Gehäuses geschoben wird.
__7:__ Das eingesetzte Vorgelege unseres Motors.

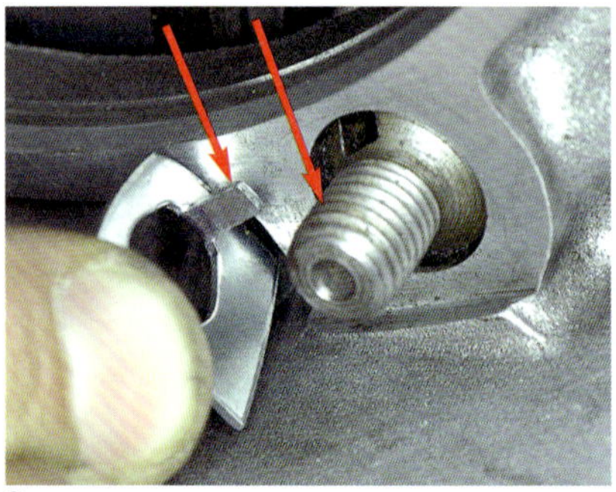
8

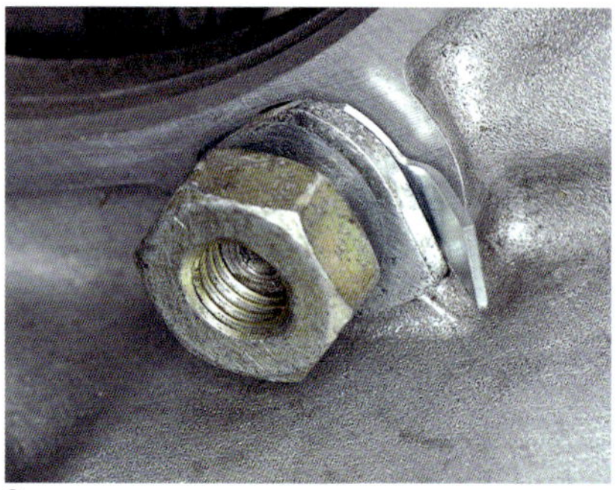
9

__8:__ Auf der Kupplungsseite wird die Innenwelle arretiert. Das Sicherungsblech muß so positioniert werden, daß a) die Lasche in die Kerbe der Welle eingreift und daß sie b) nicht ins Kupplungsgehäuse ragt. __9:__ Drei Elemente werden montiert; Sicherungsblech (neu), Sperrscheibe (neu) und Mutter (gebraucht).

Nun kann das **komplettierte Vorgelege** in die kupplungsseitige Gehäusehälfte gesetzt werden. Zuletzt wird das Vorgelege am Rand des Kupplungsgehäuses gesichert. Wir nehmen ein neues **Sicherungsblech** und eine neue **Sperrscheibe,** aber die alte, völlig intakte **Mutter SW 17.** Dabei **unbedingt beachten:** Welle im Gehäuse so drehen, daß die Nut im kupplungsseitigen Gewinde nach vorn zeigt – anderenfalls kommen sich später Sicherungsblech, Sperrscheibe und Kupplungsdeckel in die Quere; die Innenlasche der Sicherung muß in diese Nut greifen.

Mutter mit einer **Stecknuß SW 17** und **Drehmoment Nm 35** festziehen, **Zunge** des Sicherungsblechs **umbiegen,** am besten mit einer Wasserpumpenzange. Zunge und Sperrscheibe müssen so liegen, daß der Kupplungsdeckel bündig aufgesetzt werden kann.

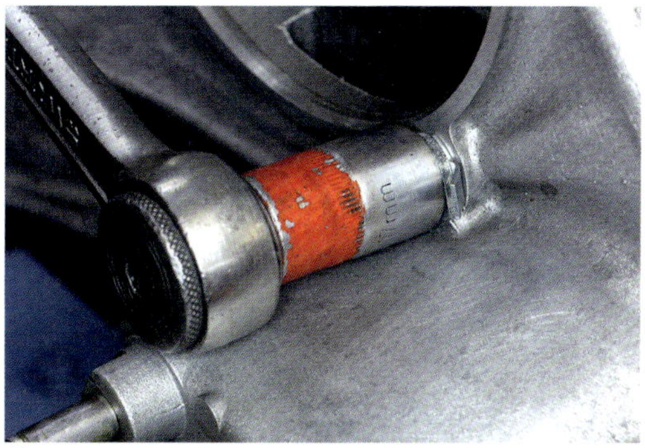
10

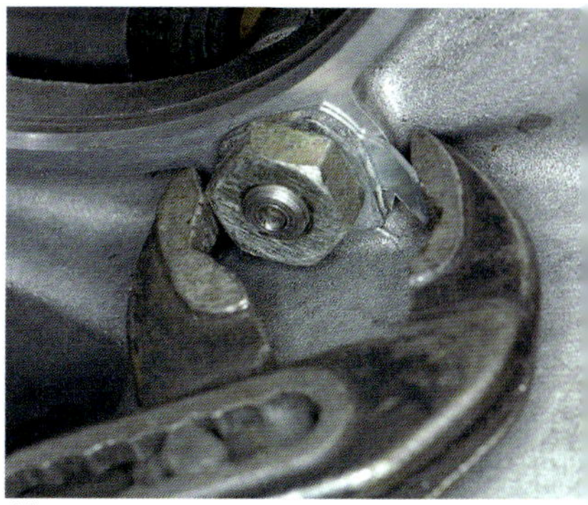
11

Werkzeug, Neuteile Vorgelege

- Sprengringzange
- Heißlagerfett
- Drehmomentschlüssel mit Stecknuß SW 17
- Wasserpumpenzange
- Federring, Sicherungsblech neu

10: *Mit Drehmoment Nm 35 und Stecknuß SW 17 wird die Mutter angezogen (hier noch Vorziehen mit normalem Umschaltschlüssel).*
11: *Die Außenlasche des Sicherungsblechs wird mit der Wasserpumpenzange so umgebogen, daß sie fest an einer Kante der Mutter anliegt.*

Viergang-Getriebe und Achswelle einbauen

Schaltwelle montieren, einbauen:

Die **Antriebswelle** ist gleichzeitig die **Schaltwelle.** Die Zerlegung haben wir bereits gezeigt. Wie wir gesehen haben, zeigt das **alte Schaltkreuz** an den Ecken leichte Abnutzungsspuren an den Kanten. Daher wird es ersetzt. Auch der **Schaltzapfen** wird erneuert, da der alte Zapfen sich nur schwer ins neue Kreuzgewinde drehen läßt, wobei ein **neuer Zapfen** ab Werk nicht mehr lieferbar ist und nur über gute Beziehungen aufgetrieben werden kann. Das neue **Schaltkreuz** verkanten und so in den Schaltautomaten einführen, daß die Wölbung zu den Getriebezahnrädern hin zeigt, also Richtung Schaltraste/Lichtmaschine.

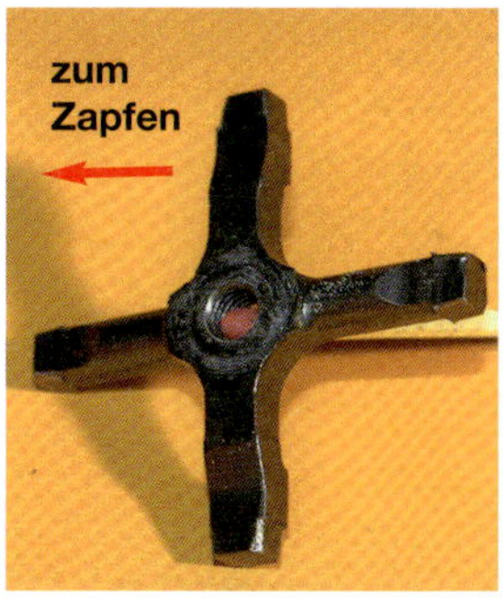

1

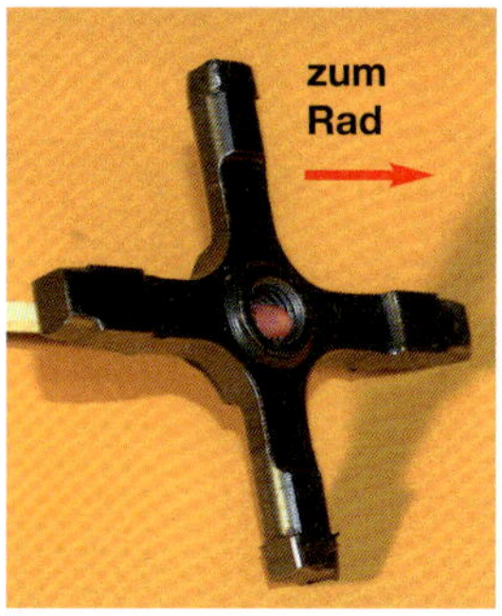

2

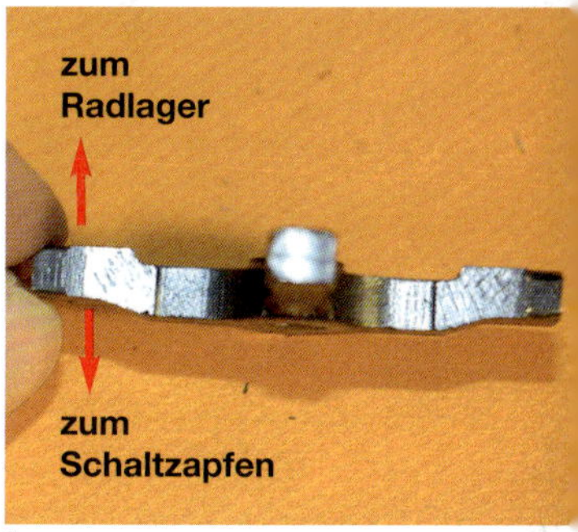

3

ntriebswelle alt für unsere PX 200 E von 1985 mit Zahnrädern und Zubehör

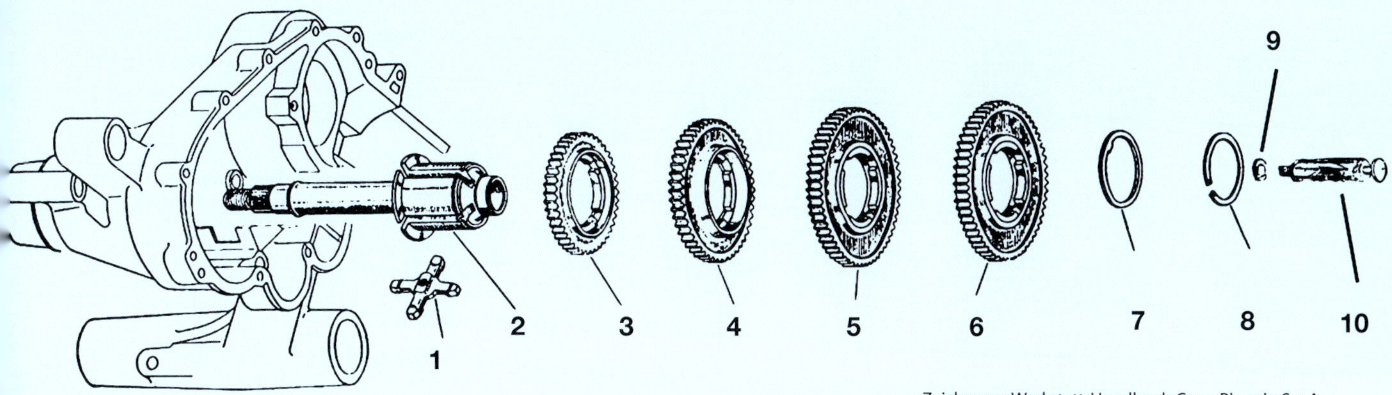

Zeichnung: Werkstatt-Handbuch Cosa, Piaggio S.p.A.

4

1: *Schaltkreuz Schaltrastenseite.* ***2:*** *Schaltkreuz Hinterradseite.* ***3:*** *Schaltkreuz Querschnitt (Fotos: Altteil).* ***4:*** *Elemente des Getriebes; 1 = Schaltkreuz, 2 = Antriebswelle, 3 = Zahnrad 4. Gang, 4 = Zahnrad 3. Gang, 5 = Zahnrad 2. Gang, 6 = Zahnrad 1. Gang, 7 = Schulterring, 8 = Sprengring, 9 = Unterlegscheibe, 10 = Schaltzapfen.*
Zur Orientierung: *4. Gang (kleinstes Zahnrad) mit der glatten Seite nach hinten, mit dem erhöhten Innenring nach vorn; 3. Gang mit dem Piaggio-Signet nach hinten, dem Innenring nach vorn; 2. Gang mit niedrigerem Innenring nach hinten, dem Piaggio-Signet und dem erhöhten Ring nach vorn; 1. Gang (größtes Zahnrad) mit der Vertiefung nach hinten, der glatten Seite nach vorn.*

Dann **Welle** in Schraubstock spannen. Gewinde des Schaltzapfens mit **Schraubensicherung** benetzen, Unterlegscheibe ansetzen und Zapfen in das Schaltkreuz drehen. Dabei **Achtung: Linksgewinde M6,** also **gegen den Uhrzeigersinn** festschrauben!

Getriebe montieren, ausmessen:

Das **Getriebe** wird nach der Montage des Schaltkreuzes und des Schaltzapfens **komplettiert.** Dazu werden die Getriebezahnräder auf die Antriebswelle geschoben, dabei mit dem kleinsten (4. Gang) beginnen.

__5:__ Links das alte (Pfeile = abgenutzte Ecken), rechts das neue Schaltkreuz. __6:__ Das neue Schaltkreuz wird um 90° gedreht und in die Aussparung gesetzt, dann wieder zurückgedreht. __7:__ Das Schaltkreuz in seiner Position, Wölbungen nach vorn. __8:__ Der Schaltzapfen wird mit Loctite 271 eingesetzt. __9:__ Verschrauben von Zapfen und Kreuz – Achtung, Linksgewinde!

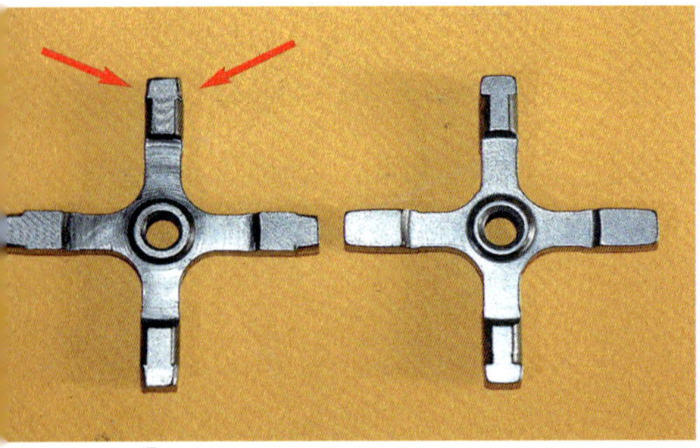

5

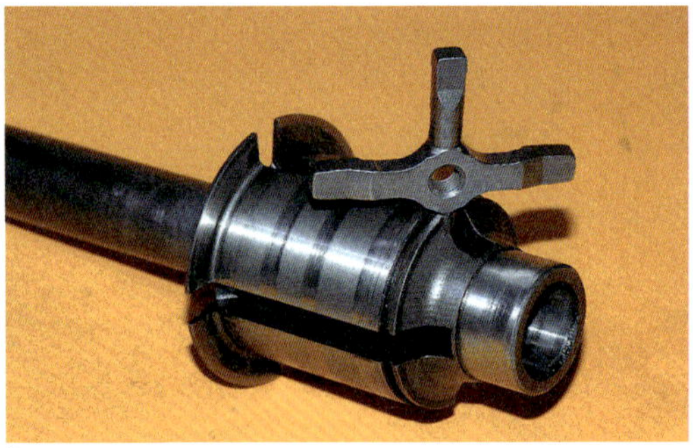

6

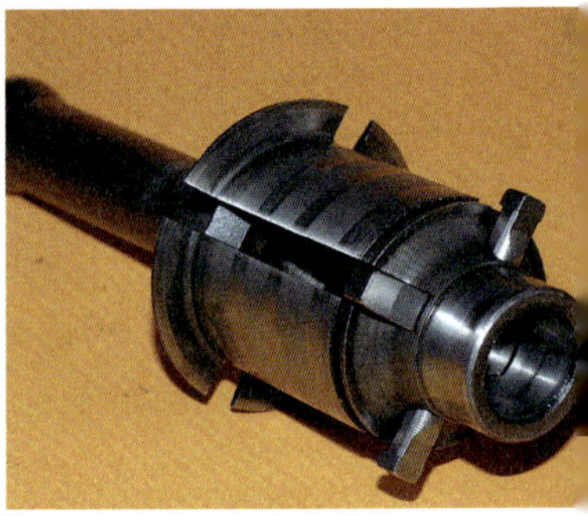

7

__10:__ die vier Getriebezahnräder von hinten aus Richtung Achslager gesehen. __11:__ Alle Getriebeelemente von vorne, also von der Lichtmaschinenseite her gesehen; die Unterlegscheibe am Schaltzapfengewinde nicht vergessen (Pfeil).

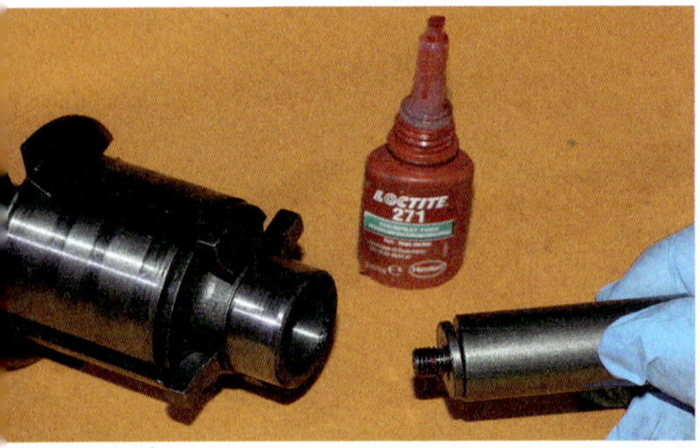

8

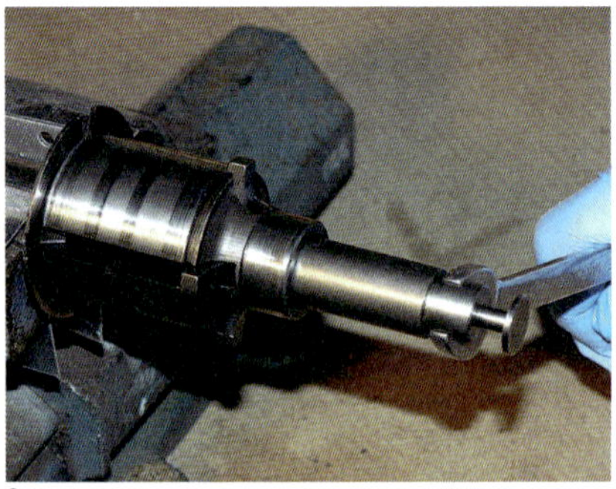

9

Achtung: Die **Zahnräder** haben **ungleiche Seiten,** sie dürfen nicht vertauscht werden! Zur Orientierung: 4. Gang (kleinstes Zahnrad) mit der glatten Seite nach hinten, mit dem erhöhten Innenring nach vorne einsetzen; 3. Gang mit dem Piaggio-Signet nach hinten, dem Innenring nach vorn; 2. Gang mit niedrigerem Innenring nach hinten, dem Piaggio-Signet und dem erhöhten Ring nach vorn; 1. Gang (größtes Zahnrad) mit der Vertiefung nach hinten, der glatten Seite und der Teilenummer nach vorn. Zuletzt den oder die **Schulterring(e)** aufsetzen und den großen **Sicherungsring** montieren.

Piaggio empfiehlt, vor dem Einbau der Antriebswelle das axiale **Spiel** zwischen dem kleinen Zahnrad für den 4. Gang und der Innenplatte bei komplett

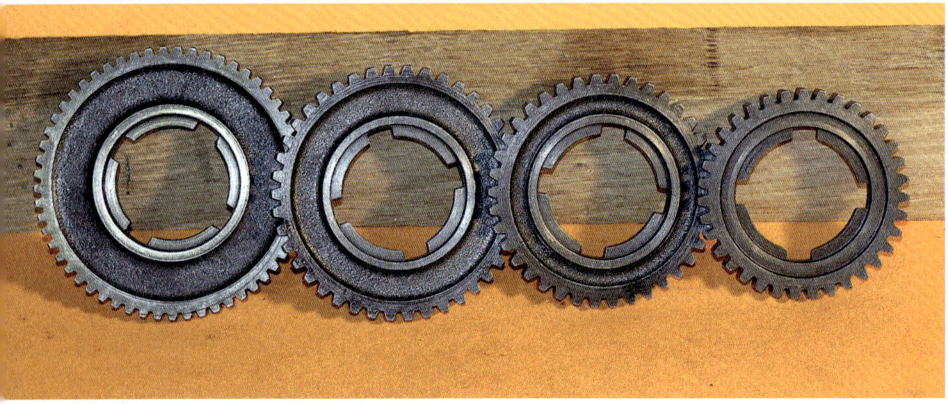

10

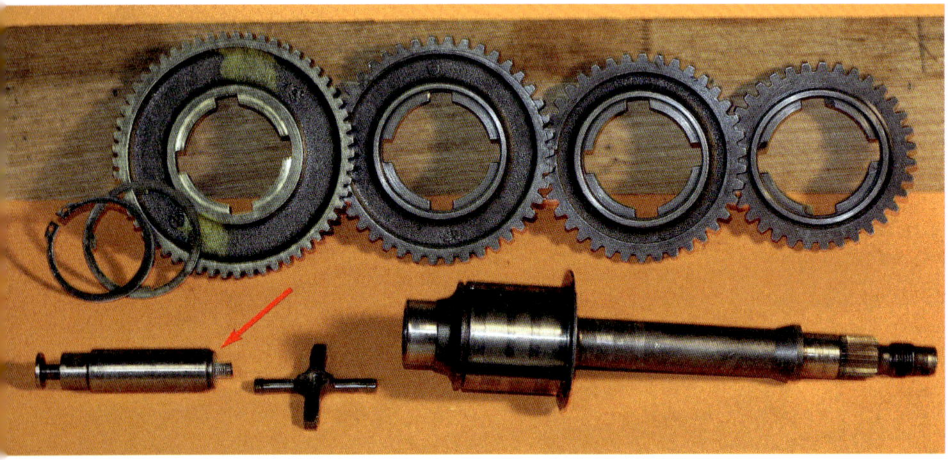

11

Werkzeug Getriebe

Gabelschlüssel SW 13
Schraubstock
Sprengringzange
Spezialwerkzeug T 0018119
zum Einziehen der Antriebsachse
Gabelschlüssel SW 17 und 30
Fühlerlehre
Mikrometerschraube

Neuteile, Produkte Getriebe

Schaltkreuz neu
Schaltzapfen neu
2 Schulterringe à 1,04 mm Stärke
Loctite 271 Schraubensicherung

aufgeschobenen **Zahnrädern** zu **messen** (zuerst das kleine, zuletzt das große). Dies ist aber unpraktikabel, w eil dort die Fühlerlehre zu stark abknickt. Das hat auch der Hersteller erkannt und empfiehlt ab der Cosa das Messen vorn zwischen Schulterring und dem großem Zahnrad des 1. Ganges.

Das Einbauspiel liegt zwischen 0,15 und 0,40 mm; das zulässige **Mindestspiel beträgt 0,15 mm, das maximal zuässige Spiel 0,50 mm.** Wir stellen ein erhöhtes Spiel von 0,6 mm fest, bei einer Schulterringstärke von 1,63 mm. Dies deutet auf einen gewissen **Verschleiß** der seitlichen, aus dem Vollmaterial gefrästen Ringe an den Zahnrädern hin. Mit zwei Schulterringen à 1,04 mm können wir das Spiel aber voll ausgleichen, es bleibt das **Mindestspiel von 0,15 mm,** die Räder drehen frei auf der Schaltwalze.

Getriebe einbauen:

Es gibt **zwei Möglichkeiten,** das komplettierte Getriebe in das Achskugellager einzuführen. Die **erste** haben wir hier **nicht durchgeführt,** die **Montage ohne Getriebezahnräder:** Die Welle wird vereist und mit leichten Gummihammerschlägen in das Kugellager eingeführt; damit's besser rutscht, den Lagerbereich dünn mit Fett bestreichen. Die Welle muß bis zum Anschlag ins Lager getrieben, besser: gezogen werden (s.a. unten). Die Achse mit der **Kerbverzahnung** für die Bremstrommel muß am Ende rund 36 mm vom Radlagergehäuserand abstehen. **Achtung:** Nie auf den Innenring des Lagers und den Kugelkäfig einwirken!

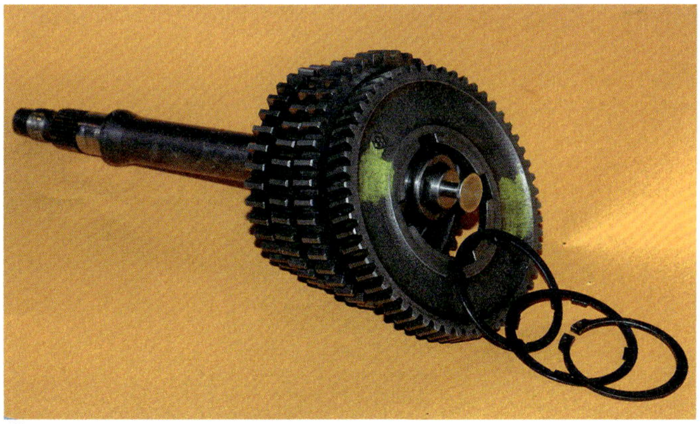

12

__12:__ Getriebezahnräder, Schulterringe und Sprengring vor dem Zusammenbau. __13:__ Ausmessen der Schulterringstärke. __14:__ Zwei Ringe sind zum Spielausgleich erforderlich. __15:__ Setzen des Sprengrings. __16:__ Messen des Gesamtspiels. __17:__ Das einbaufertige Getriebe.

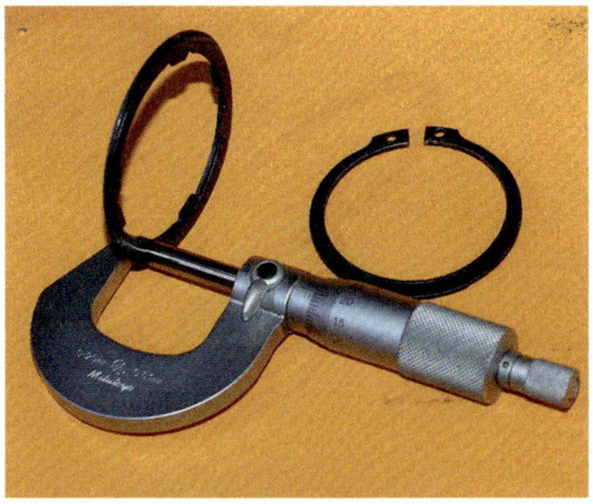

13

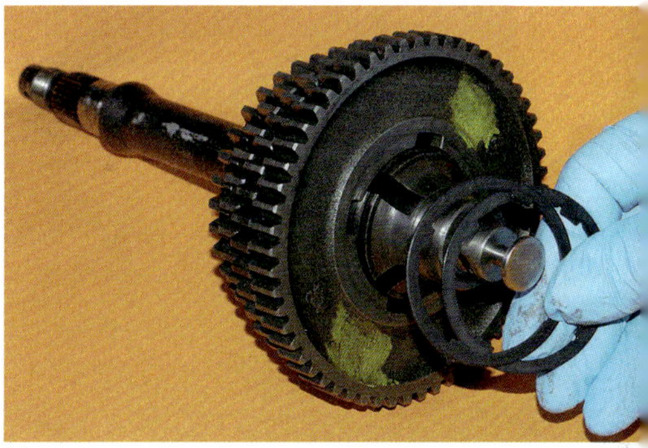

14

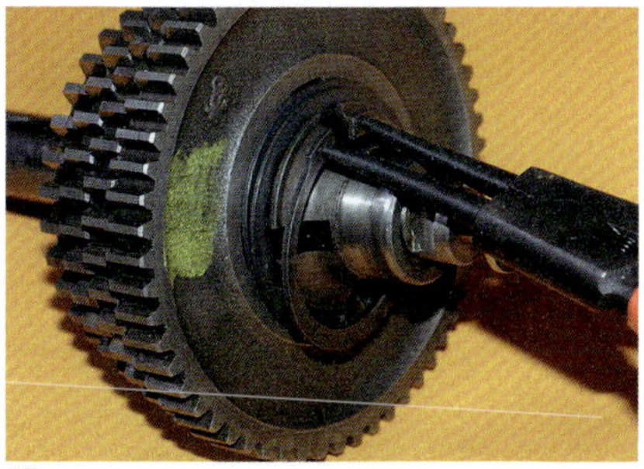

15

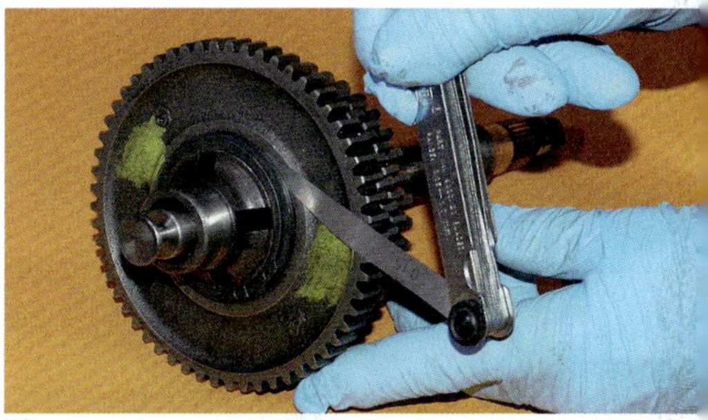

16

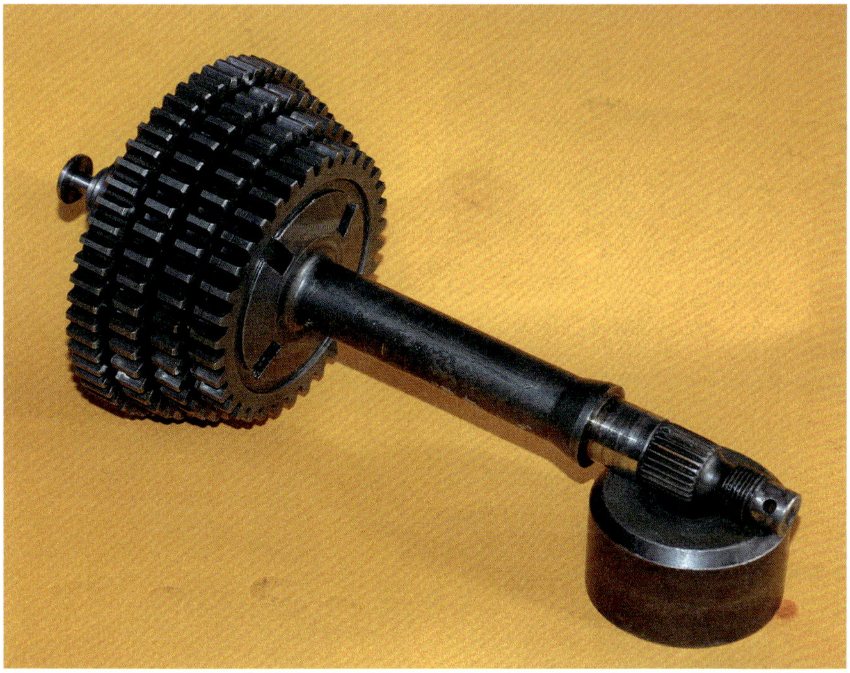

17

Wie funktioniert das Getriebe?

Die vier Zahnräder drehen sich frei auf der untrennbar mit der Antriebswelle verbundenen Walze. Über die beiden Schaltseilzüge und die unten rechts am Motorblock angeflanschte Schaltbox werden der Schaltzapfen und damit das mit ihm verschraubte Schaltkreuz in den Führungen hin- und hergezogen. Je nach gewählter Gangstufe blockiert das Schaltkreuz ein Zahnrad auf der Walze der Antriebswelle, während die übrigen Räder weiter antriebslos sind.

Das blockierte Zahnrad greift in sein Gegenüber auf der ständig von der Kurbelwelle (über die Kupplung) angetriebene Vorgelegewelle ein – damit ist die Kraftübertragung zum Hinterrad gewährleistet.

Bei unserem Motor haben wir **Methode 2** angewandt, den Einbau des **komplett vormontierten Getriebes** inklusive Antriebswelle: Dazu wird das vierteilige Piaggio-Spezialwerkzeug T 0018119 an die Welle geschraubt: zuerst das kurze Gewindestück SW 17, dann die Widerlagerhülse mit 57 mm Durchmesser, die lange Distanzhülse, den Knebel mit Gewinde und Stellmutter SW 30. Falls kein Gabelschlüssel SW 30 zur Hand ist, Ringschlüssel nehmen und vor der Positionierung des Knebels aufschieben. Dann die Welle von der Bremsseite her in das Lager gezogen.

Dabei **Achtung:** Wenn es hakt, keine Gewalt anwenden, sonst wird u.U. großer Schaden angerichtet. Die Getriebezahnräder müssen sich gleitend in die Vorgelegezahnräder schieben können. Wenn es klemmt, das betreffende Zahnrad mit einem Schraubendreher in seine Position drücken. Nicht weiterdrehen, wenn der Knebel beim Einziehen der Achse blockiert, sondern die Ursache suchen!

Anschließend **Kickstarterritzel** (mit den Mitnehmerzähnen nach innen) auf die Vorgelegewelle stecken (bei neueren Motoren sitzt sie fest auf dem Vorgelege). Wir ersetzen das alte, leicht abgenutzte Ritzel durch ein **Neuteil.** Die **Druckfeder** für das Ritzel wird später zusammen mit der zweiten Gehäusehälfte montiert (Kickstartermontage im Detail s. weiter unten).

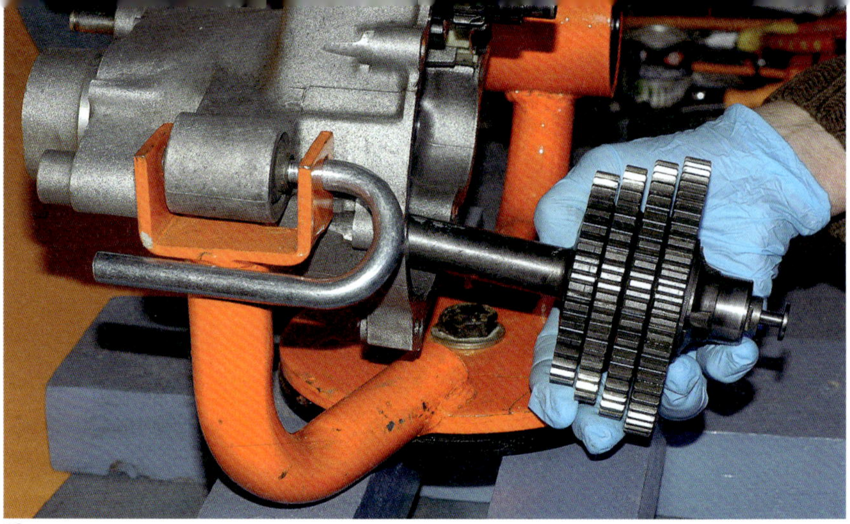
18

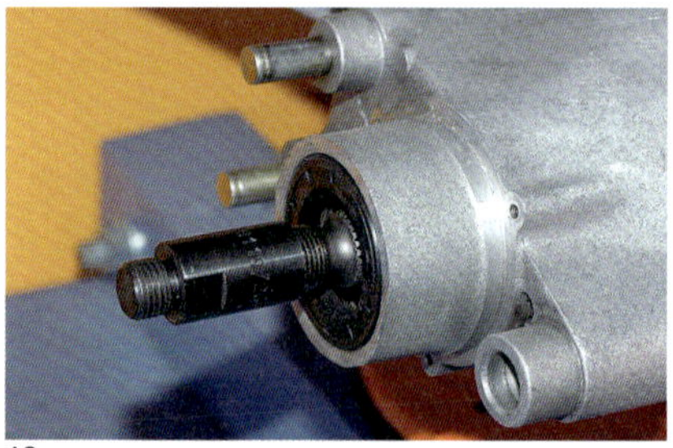
19

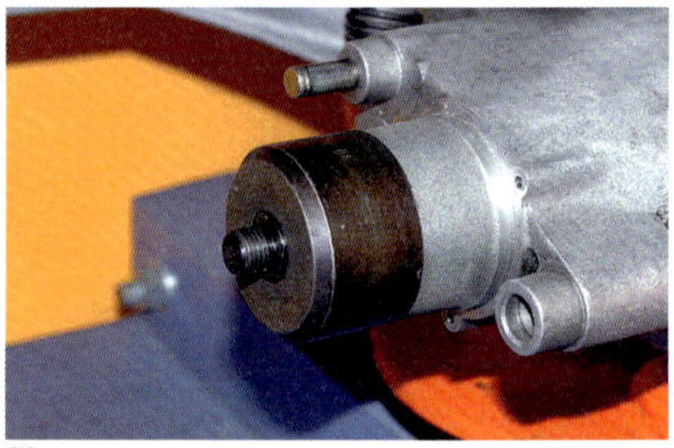
20

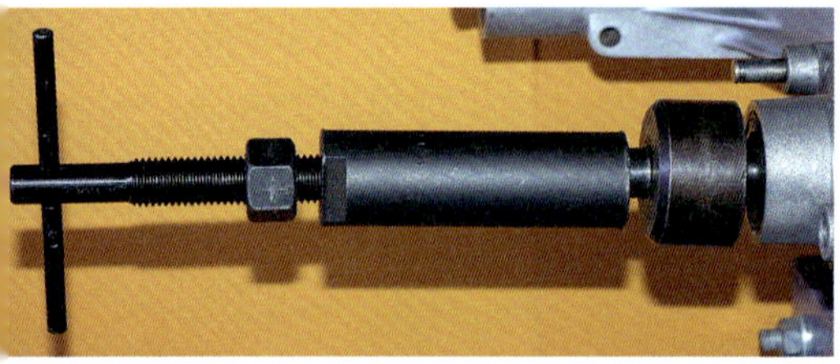
21

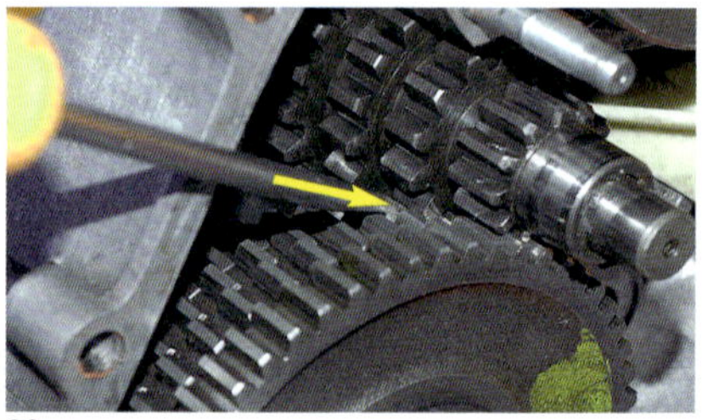
22

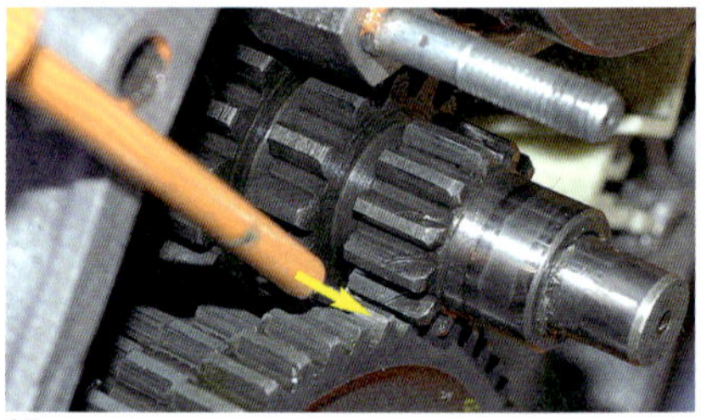
25

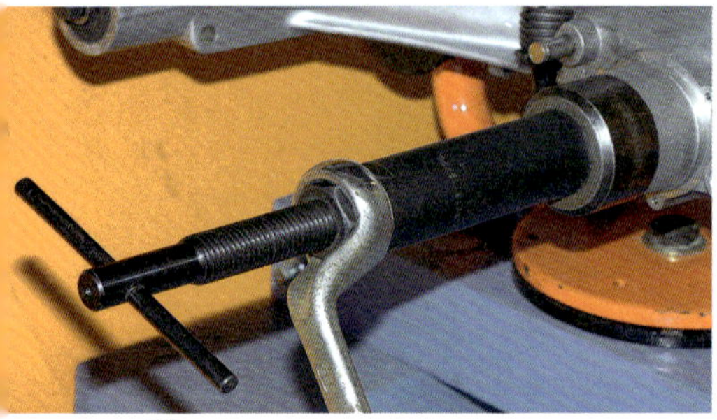
23

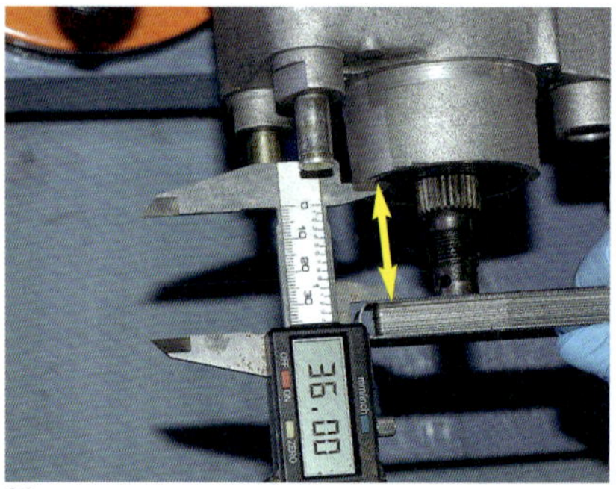

26

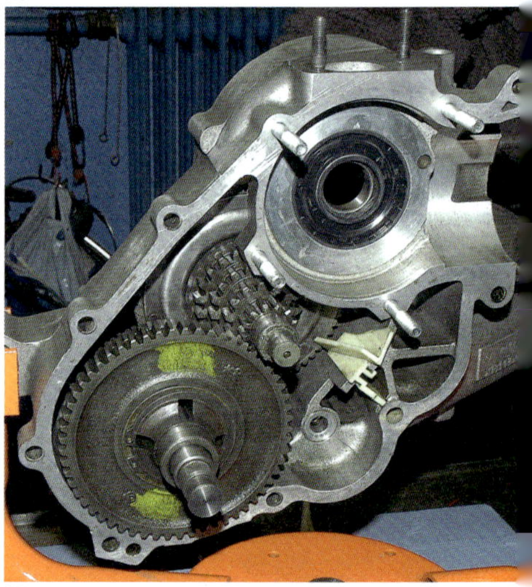
27

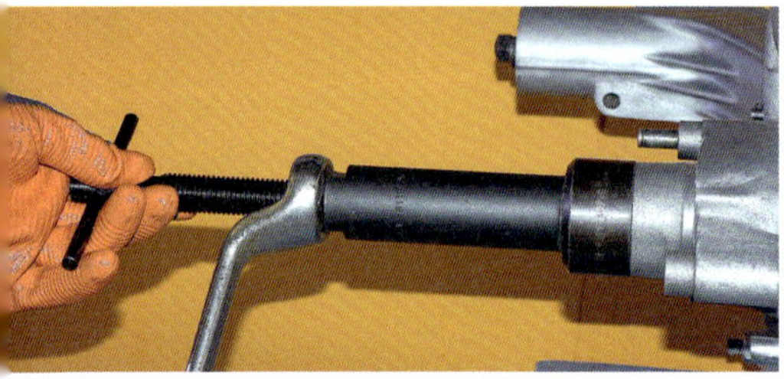
24

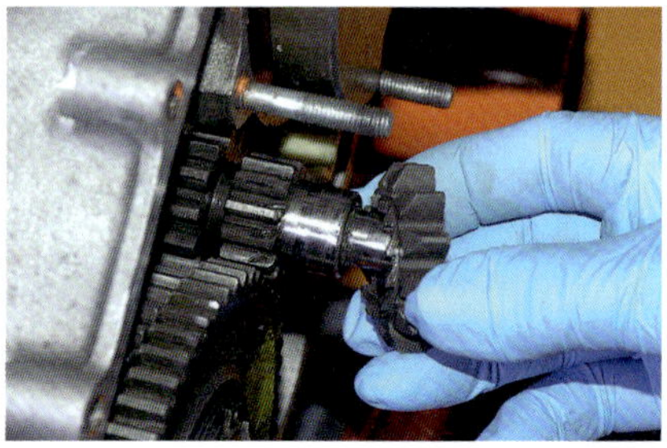
28

18: *Ansetzen des vormontierten Getriebes.* *19.* *Einziehen der Antriebswelle mit dem Getriebe – zuerst Einschrauben des Gewindestücks.* *20:* *Widerlager aufsetzen.* *21:* *das ganze, noch lose angesetzte Einziehwerkzeug mit Knebelschraube, Einziehmutter und Distanzrohr.* *23, 24:* *zuvor gegebenenfalls Ringschlüssel SW 30 aufschieben; Achse durch Anziehen der Mutter bis zum Anschlag einziehen.* *22:* *Zahnräder u.U. positionieren; sie dürfen nicht Zahn auf Zahn stehen, sondern Zahn auf Raum zwischen den Zähnen (Pfeil); Foto: Getriebe vor dem kompletten Einziehen.* *25:* *Position des 1. Gangs nach dem Einziehen;* *26:* *Die Achse muß zuletzt rund 36 mm vorstehen (Pfeile). Die Zähne der Getrieberäder und diejenigen des Vorgeleges müssen paßgenau übereinanderstehen (u.U. Ausgleich durch Schulterringe).* *27:* *das fertig eingezogene Getriebe.* *28:* *Aufschieben des Kickstarterritzels.*

Kurbelwelle präparieren, einbauen

Nadellager-Situation:

Der **Innenring** des **Kurbelwellen-Nadellagers** auf der LiMa-Seite blieb bei der Demontage unverrückbar auf der Kurbelwelle, was normalerweise immer der Fall ist. Bei unserem Motor fehlt der nötige Abstand zwischen Ring und Kurbelwange – ein weiterer Mangel durch früheres unfachmännisches Arbeiten. **Konsequenz:** Wir müssen den alten Ring abnehmen und durch einen neuen ersetzen – keine einfache Aufgabe. Der Austausch des Nadellagers ist in diesem Stadium bereits erledigt, s. weiter oben.

Ausbau des alten Innenrings:

Die Kurbelwelle wird in den **Schraubstock** gespannt, und zwar unbedingt zwischen **Alubacken,** um Beschädigungen zu vermeiden. Dann wird der Ring mit dem **Dremelschleifgerät** quer aufgeschlitzt, aber nicht bis runter auf die Welle; ein kleiner Rest bleibt stehen. Beim Schleifen wegen des Funkenflugs unbedingt **Schutzbrille** anlegen.

Neben dem Ring wird anschliessend dick **Isolierband** um die Welle gewickelt, als Schutz vor Beschädigungen beim Sprengen. Anschließend wird der Ring mit **Hammer** und scharfem **Meißel** gesprengt. Nun Kurbelwelle läppen, also mit feinem 600er **Schmirgelleinen** Arbeitsspuren entfernen.

Die Kurbelwelle wird danach über Nacht ins **Gefrierfach** gelegt und am nächsten Morgen sofort wieder in den **Schraubstock** gespannt; dabei wieder **Alubacken** zwischensetzen, damit die Welle nicht verkratzt wird. Zuvor wurde der neue Innenring im **Ölbad** auf **180 °C** erhitzt – Vorsicht bei der Handhabung, **Verbrennungsgefahr!**

Achtung: Der neue Ring darf nicht ganz bis zum Anschlag geschlagen werden; es muß vielmehr das **Distanzstück** T 0060007 von Piaggio aufgelegt werden, das Meister Schulz auch im Regal hat. (Zwischen die Kurbelwangen kann der Keil T 0025127 gesteckt werden, damit es nicht zu Beschädigungen kommt. Den **erhitzten neuen Ring** mit der Zange aus dem Ölbad nehmen und auf die vereiste Kurbelwelle schieben, was prima klappt. Mit einer **Hülse** wird der Ring bis zum Distanzstück getrieben. Dieses erst entfernen, wenn der Lagerinnenring sich etwas abgekühlt hat. Dabei **nicht anfassen,** sondern Kombizange nehmen – das Distanzstück ist noch heiß.

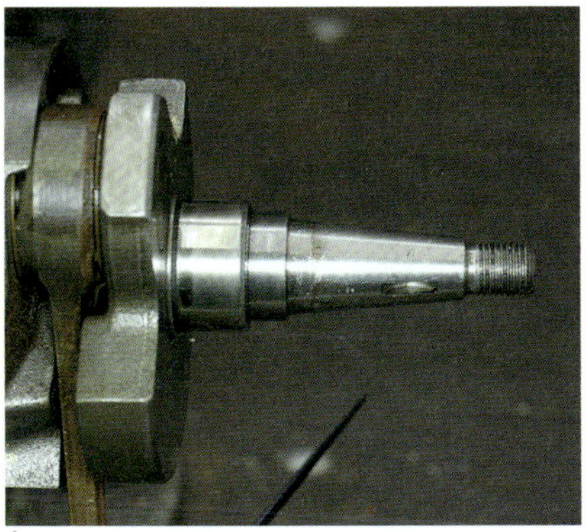
1

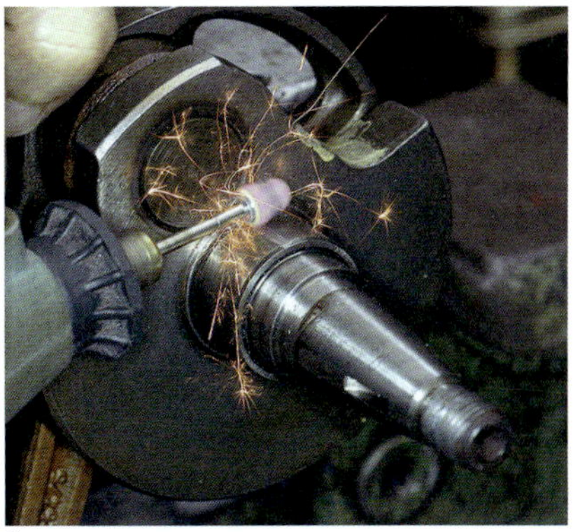
2

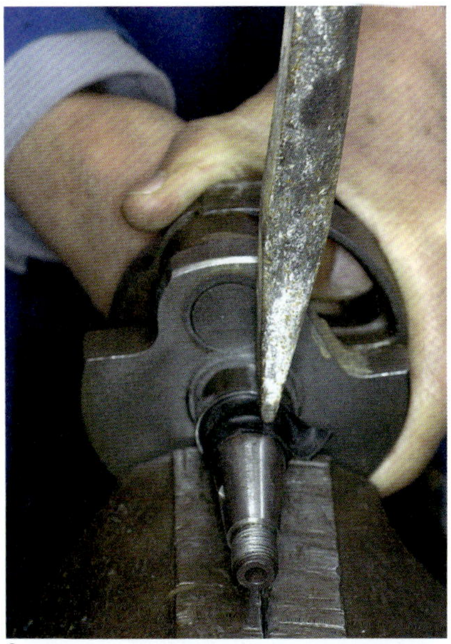
3

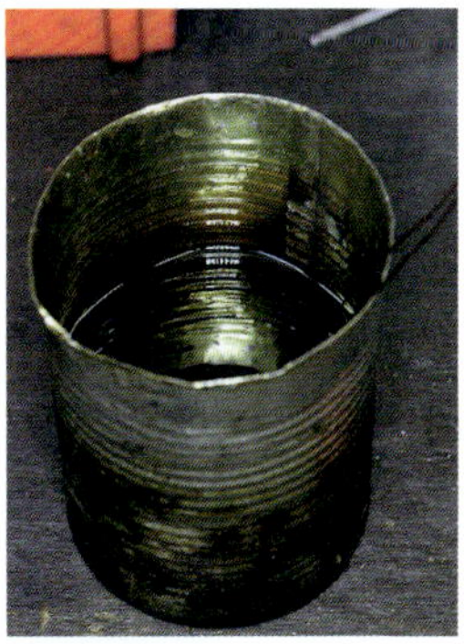
4

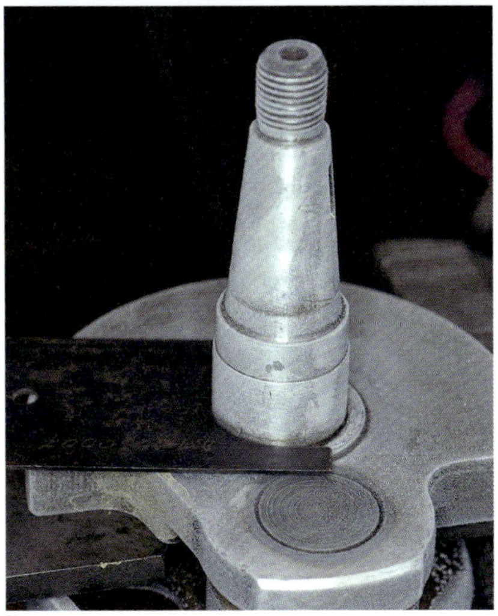
5

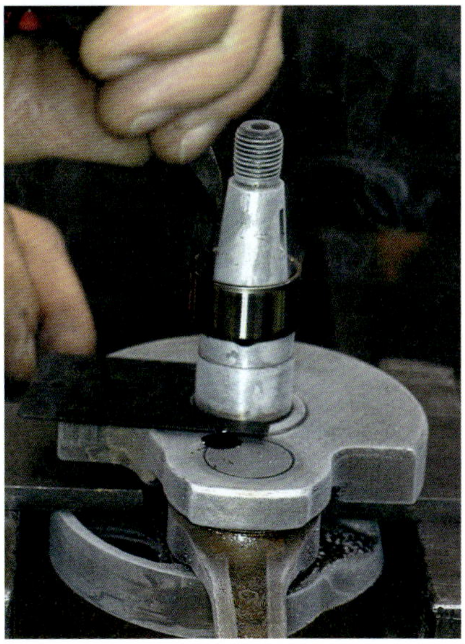
6

1: Kurbelwelle im Schraubstock mit altem Innenring ohne Abstand zur Wange. 2: Auftrennen mit dem Dremel. 3: Sprengen mit Hammer und Meißel. 4: Der neue Ring wird im Ölbad auf 180 °C erhitzt. 5: Das Distanzstück wird auf die vereiste Kurbelwelle gelegt. 6: Mit der Zange wird der neue Ring übergestülpt.

Werkzeug, Neuteile Kurbelwelle

- Dremelschleifer
- Ölbad
- Tiefkühlfach
- Hammer und Meißel
- Bronzehammer und Hülse Piaggio
- Kombizange
- Distanzblech Piaggio
- Innenring Nadellager

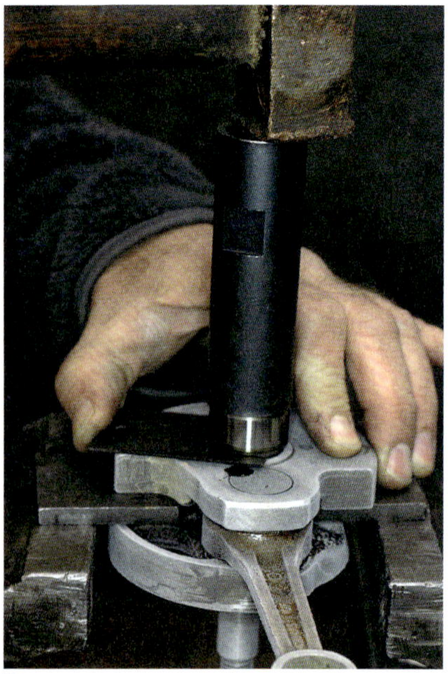

7

Einbau der Kurbelwelle:

Jetzt kann die **Kurbelwelle** in die kupplungsseitige Gehäusehälfte und in das Kugellager geschoben werden, was in unserem Falle leicht geht, weil sie noch eiskalt ist. Die Kurbelwelle kann in der Werkstatt auch mit dem Piaggio-**Spezialwerkzeug** T 0018119 von der Kupplungsseite her ins Lager gezogen werden.

Bevor die zweite, bereits mit den Nadellagern ausgerüstete Gehäusehälfte aufgesetzt wird, muß die Kurbelwelle **trockengeföhnt** werden: beim Warmwerden an der Luft hat sich **Kondenswasser** gebildet, das sonst im Gehäuse bleibt und dort Korrosiion hervorrufen kann.

Nach Einbau der Kurbelwelle und vor dem Zusammenfügen der Gehäusehälften wird das **neue Kickstarterritzel** auf die Vorgelegewelle geschoben. Damit die **Feder** später richtig sitzt, muß die Gehäusehälfte flach gelegt werden, s. folgende Seiten.

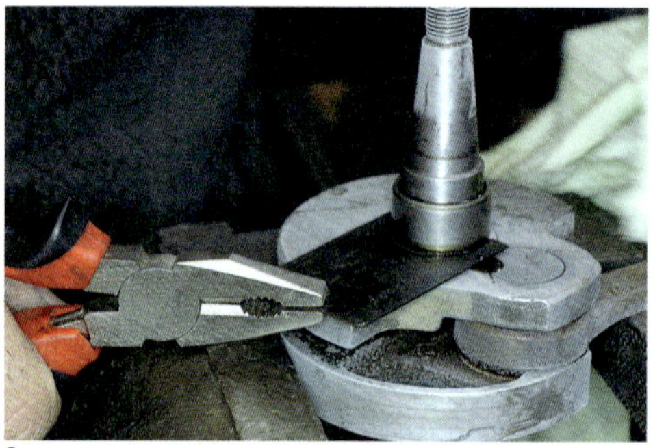

8

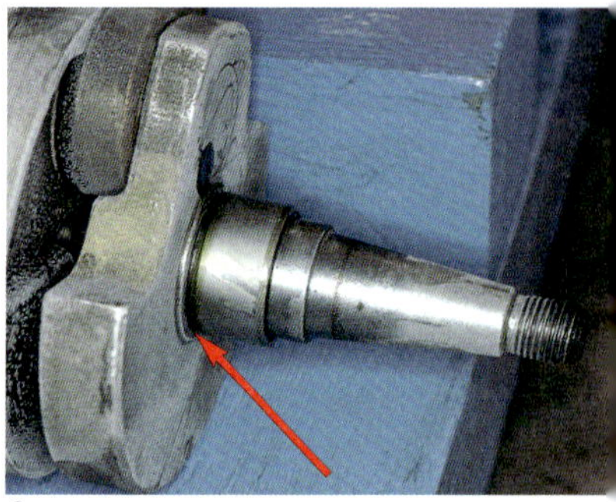

9

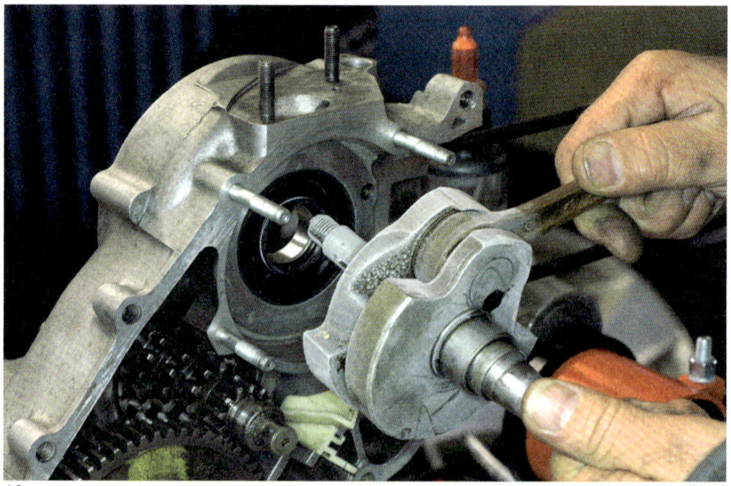

10

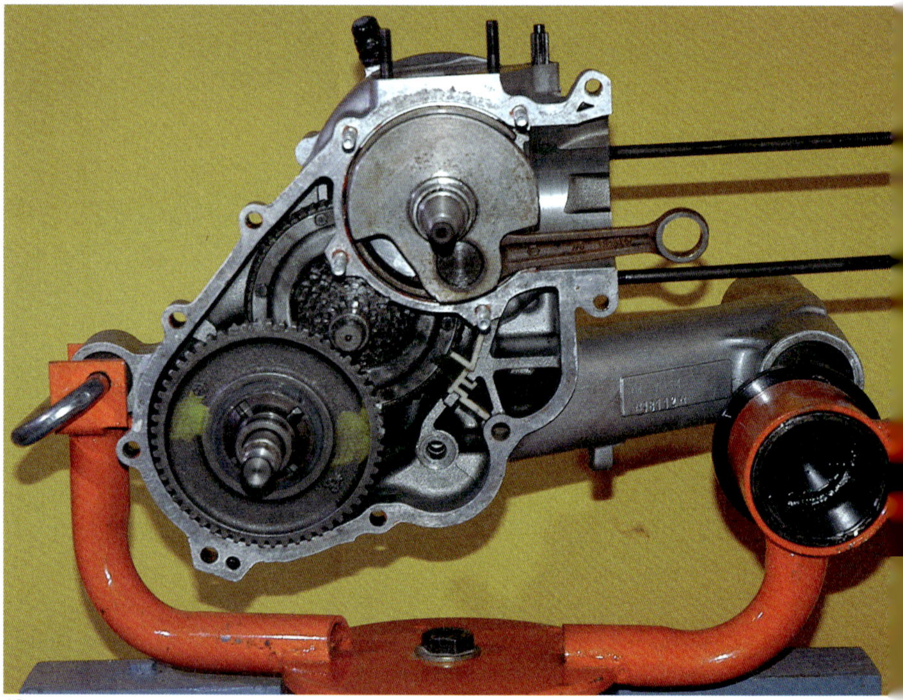

12

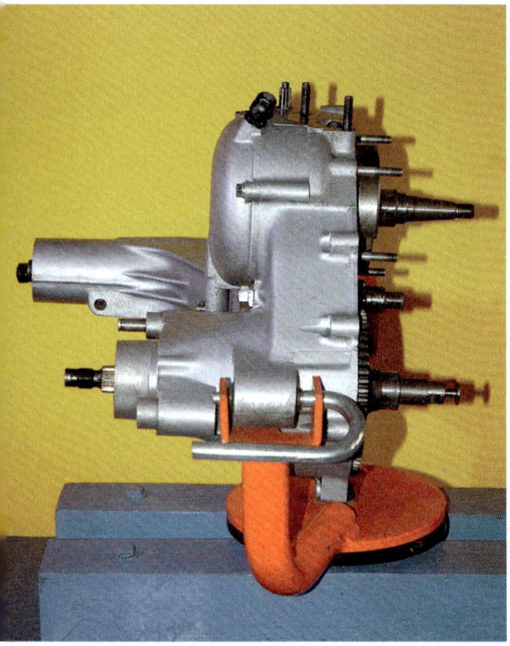

11

*7: Bei aufgesetztem Distanzstück wird der Ring mit einer Hülse aufgeschlagen. **8:** Das aufgeheizte Blech wird mit der Zange abgezogen. **9:** Der Pfeil zeigt auf den erzielten Abstand zur Wange. **10:** Die noch vereiste Kurbelwelle wird in das Hauptlager eingesetzt. **11, 12:** fertig montierte und optisch feinbearbeitete Gehäusehälfte.*

Nadellager in lichtmaschinenseitige Gehäusehälfte einbauen

Nadellager Kurbelwelle und Achswelle einbauen:

Wie bereits gezeigt, wurden die auf der Lichtmaschinenseite sitzenden **Nadellager** für **Kurbelwelle** und **Achswelle** ausgebaut. Sie befanden sich noch in passablem Zustand, werden aber jetzt durch Neuteile ersetzt.

Zunächst werden die beiden Lagersitze mit der **Heißluftpistole** auf ca. 150 °C erhitzt. Ein wenig Spucke auf den jeweiligen Lagersitz zeigt, ob das Gehäuse heiß genug ist: Wenn die Spucke kocht, kann das Lager eingesetzt werden.

Beide Lager passen exakt und rutschen leicht in ihre Sitze. Mit einem **Dorn** aus Kunststoff oder einem zurechtgeschnittenen Stück Hartholz wird noch einmal kurz auf die Außenringe geschlagen, damit die Lager auch hundertprozentig bündig sitzen. Mit einem Durchschlag wird anschließend leicht auf die Außenringe geklopft; klingt es metallisch, ist alles in Ordnung. Damit die Lager später beim ersten Motorstart nicht trocken laufen, werden sie innen mit **Universalfett** bestrichen.

Werkzeug, Material Neuteile Nadellager

Heißluftgerät
Bronzehammer
Kunststoff-Stempel
Universalfett
Nadellager Kurbelwelle
Nadellager Getriebe

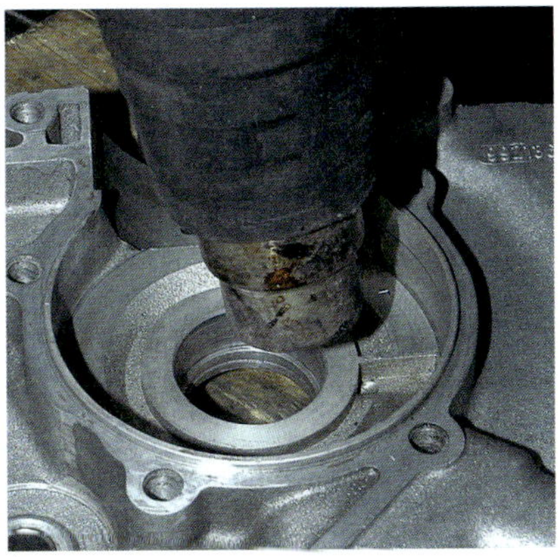
1

__Nadellager Kurbelwelle – 1:__ Erhitzen des Lagersitzes auf 150 °C. __2:__ Das neue Nadellager schließt bündig mit dem Gehäuse ab. __3, 4:__ Innen wird Universalfett aufgetragen.

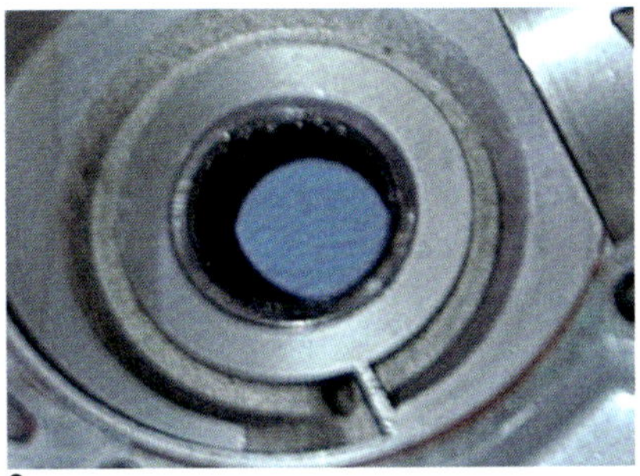
2

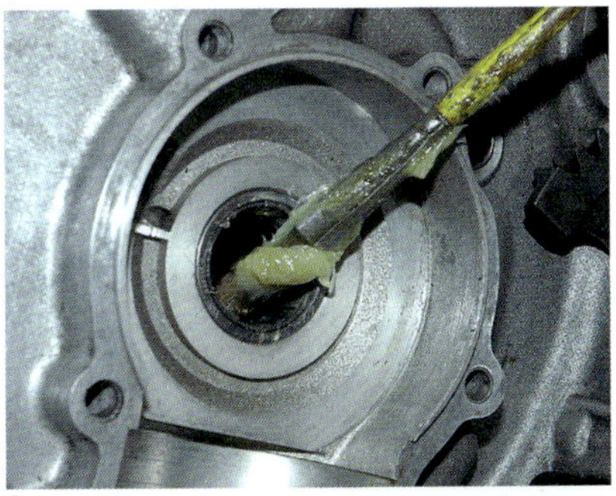
3

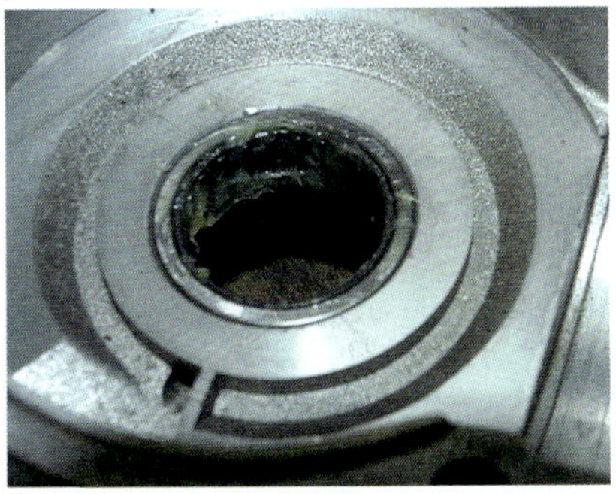
4

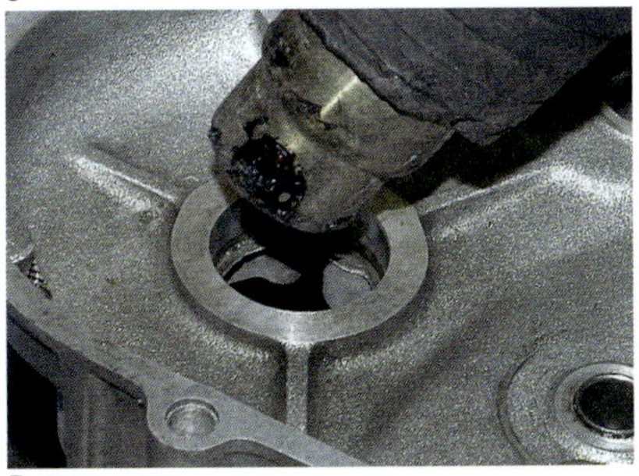
5

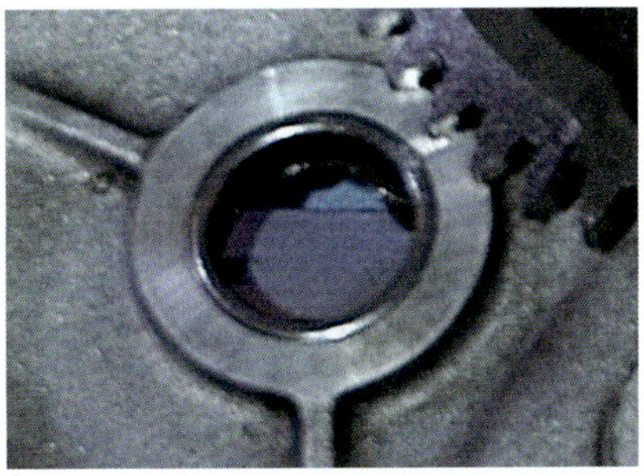
6

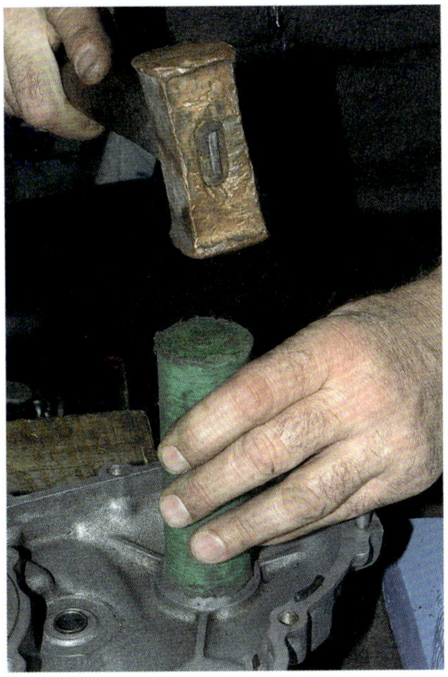
7

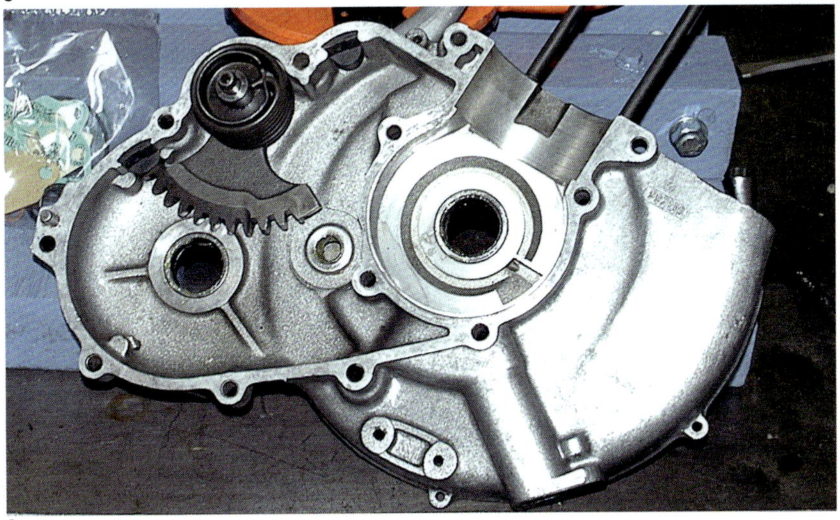
8

__Nadellager Antriebs-/Getriebeachswelle – 5:__ Auch hier wird das Gehäuse auf 150 °C erhitzt. __6:__ Das neue Lager sitzt an seinem Platz. __7:__ Mit dem Plastikstempel wird das Lager bis zum Anschlag in den Sitz der Gehäusehälfte getrieben. __8:__ Blick auf den Innenbereich der lichtmaschinenseitigen Gehäusehälfte mit eingesetzten Nadellagern; der Kickstartanlage ist hier bereits montiert.

Kickstartmechanismus einbauen

Kickstarter einbauen:

Zuerst setzen wir neue **Anschlaggummis** ein, die alten sind verschlissen. Die letzten Millimeter werden sie mit der breiten Klinge eines starken Schraubendrehers in ihre Sitze gedrückt.

Zweiter Schritt: einen neuen **O-Dichtring** in die **Nut** des Lagers für die Kickstarterwelle einsetzen. Zuerst wird die Nut gesäubert, dann mit **Heißlagerfett** gefüllt. Auch die Welle wird mit etwas Heißlagerfett bestrichen. O-Dichtring einsetzen und die Welle des **Kickstartersegments** so in das Gehäuse einführen, daß die Verzahnung zum Lager der Antriebswelle weist.

Zuletzt die **Rückholfeder** einfügen; sie muß von Hand etwas **vorgespannt** und dann zuerst mit dem **unteren, geraden Ende** in die entsprechende Bohrung im Gehäuse gesteckt werden. (Foto Nr. 5 zeigt die eingesetzte Welle mit der bereits eingefügten Feder. Foto Nr. 6 zeigt die Feder-Positionierung, zur Verdeutlichung ohne eingesetzte Welle.)

Dann wird das **obere, abgewinkelte Ende** der Feder in die Segmentnabe eingehängt, wozu eine Wasserpumpenzange benutzt wird. **Achtung:** Die Feder muß glatt im Gehäuse sitzen. Die Segmentwelle muß bis zum Anschlag im Gehäuse stecken, sonst lassen sich Kickstarterhebel und Sicherungsbolzen nicht montieren. Das **Kickstartersegment** muß vor der Gehäusemontage mit seinem äußeren Ende auf dem Höker des **Gummianschlags** anliegen.

Auf der folgenden Seite zeigen wir, wie das **Kickstarterritzel** mit seiner **Feder** letztlich auf der Vorgelegewelle sitzen muß. Wir ersetzen das alte Ritzel und die Feder durch **Neuteile.**

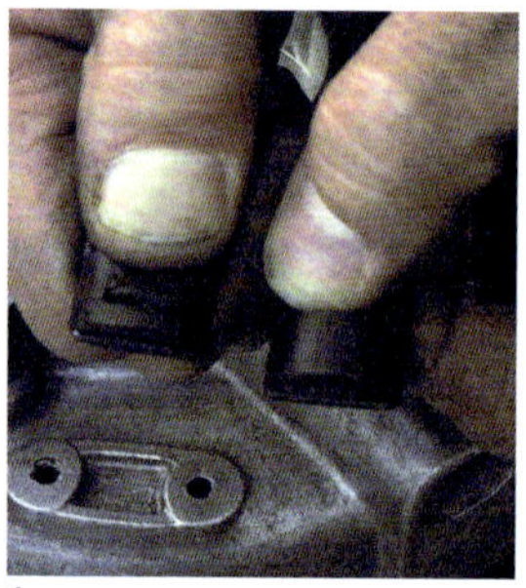
1

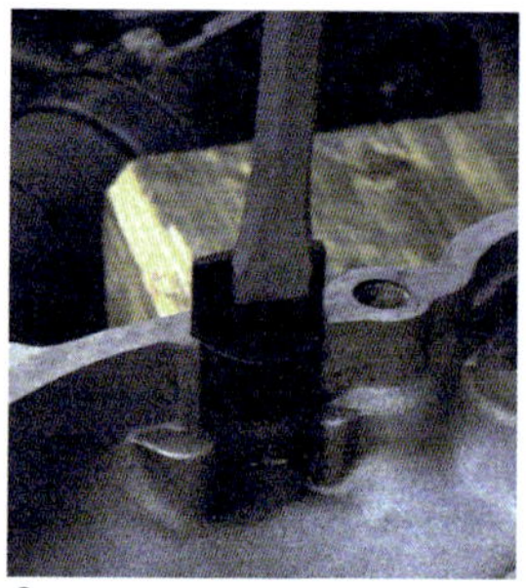
2

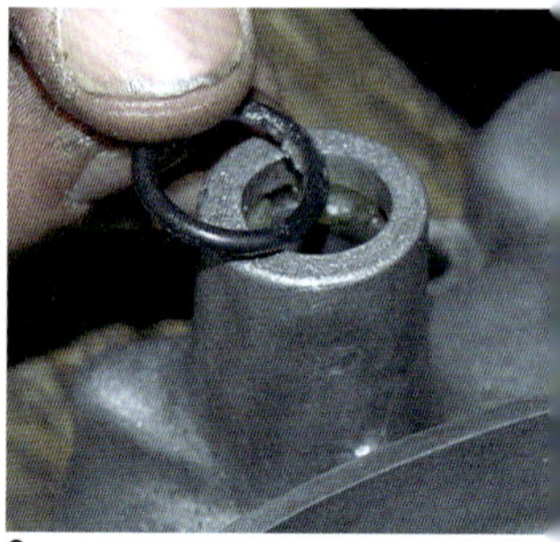
3

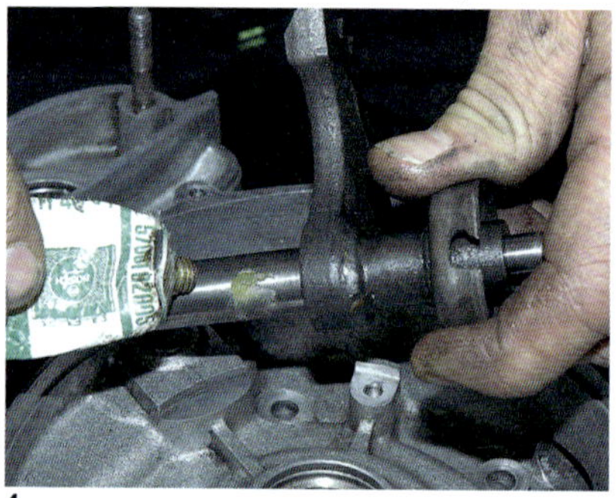
4

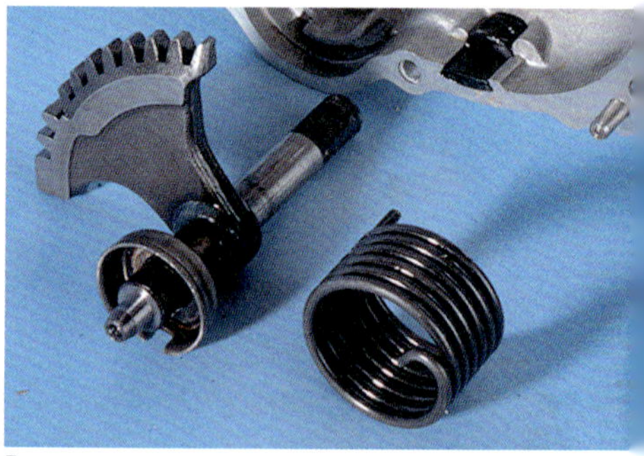
5

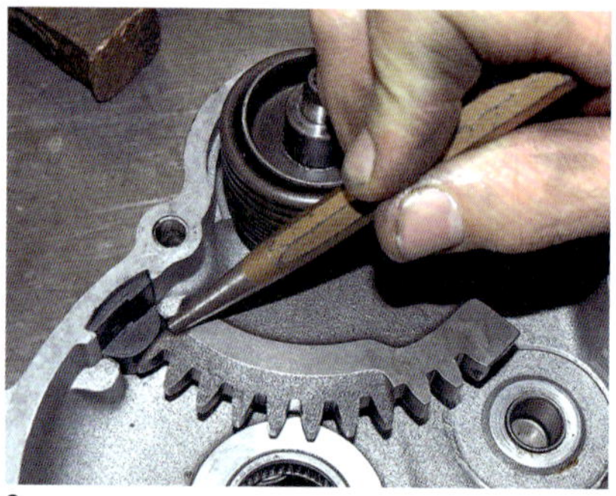
6

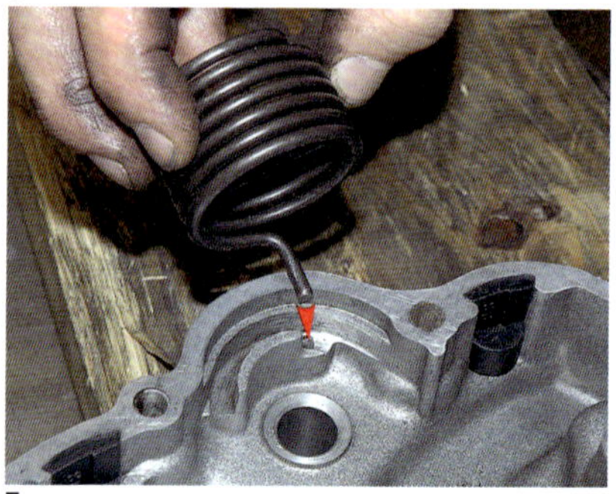
7

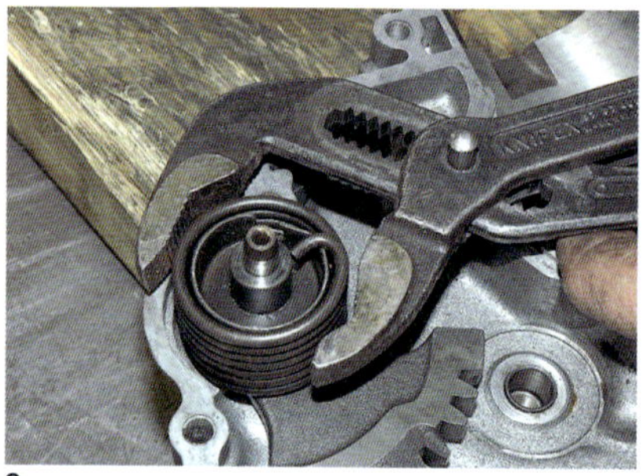
8

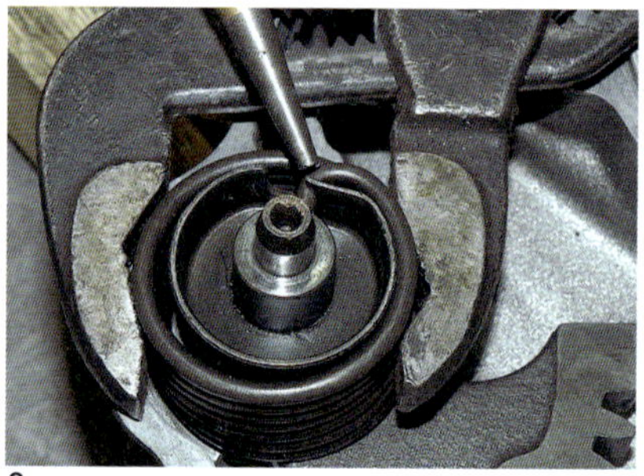
9

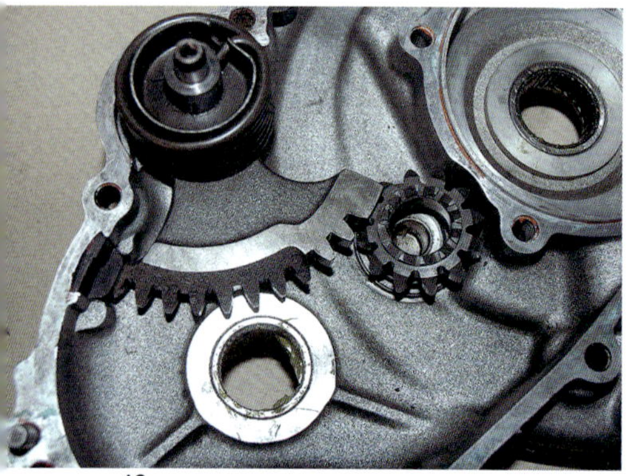
10

Achtung: Das **Zusammenfügen der Gehäusehälften** kann nicht auf dem Montageständer erfolgen; die Hälften müssen **liegend angeordnet** sein. Ein Grund dafür: Kickstarterritzel und Feder fallen sonst herunter (s. a. Bild 14).

Werkzeug, Material, Neuteile Kickstarter

Wasserpumpenzange
Schraubendreher breit
Heißlager- und Mehrzweckfett
Kickstarterritzel + Feder neu
2 Anschlaggummis neu
O-Ring neu
Bolzen, Scheibe, Federring, Mutter SW 13 für Hebel

__1:__ Links ein verschlissener, rechts ein neuer Anschlaggummi. __2:__ Die beiden Gummis werden mit einem Schraubendreher bis zum Anschlag runtergedrückt. __3:__ Der Lagersitz der Starterwelle wird mit Heißlagerfett gefüllt und mit einem neuen O-Ring bestückt. __4:__ Auch die Welle wird mit Heißlagerfett beschichtet. __5:__ Welle mit Zahnsegment und Feder vor dem Einsetzen. __6:__ Das Segment muß wie gezeigt am Anschlaggummi anliegen. __7:__ Zur Verdeutlichung die Position des unteren Federendes über der Bohrung. __8:__ Spannen der Feder mit Rohrzange. __9:__ So muß die Feder eingehängt werden. __10:__ Position des Ritzels später im Gehäuse; es sitzt letztlich auf der Vorlegegelewelle.

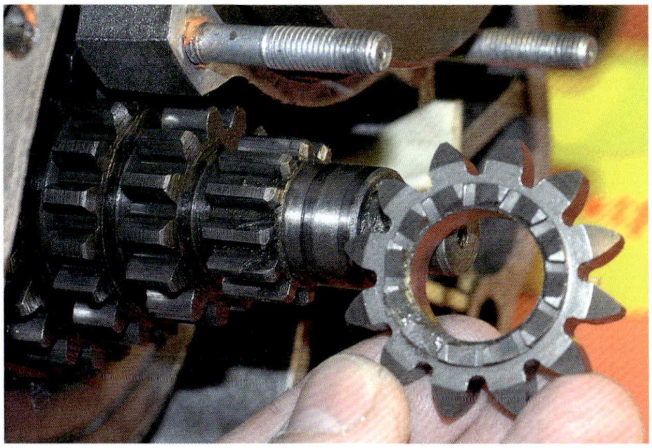

11

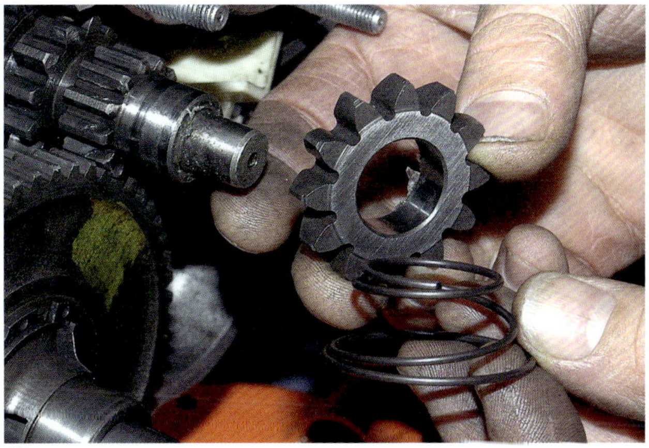

12

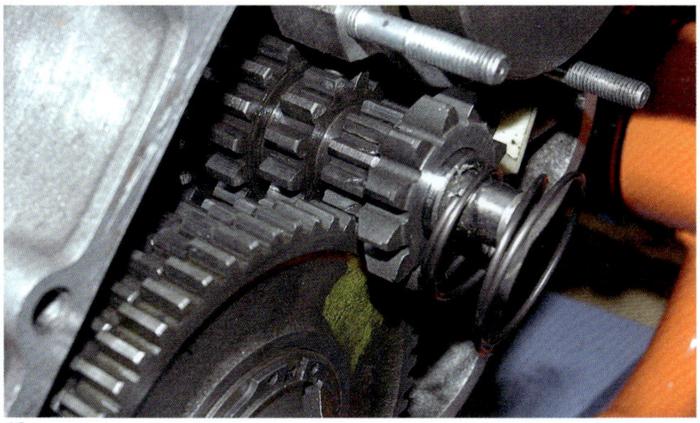

13

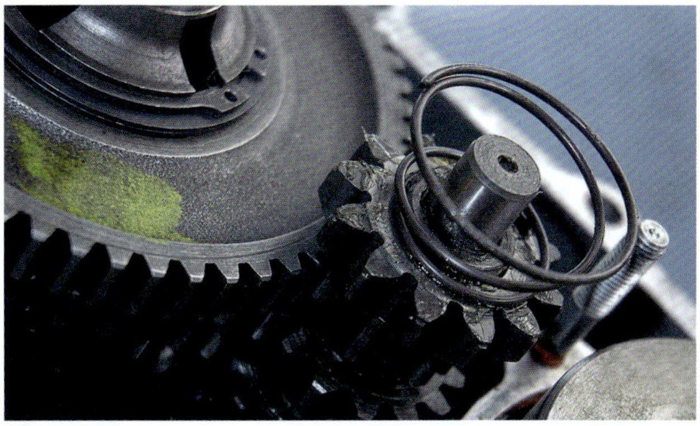

14

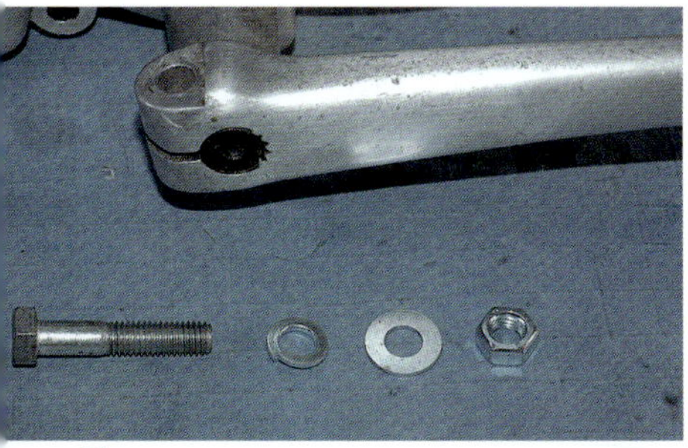

15

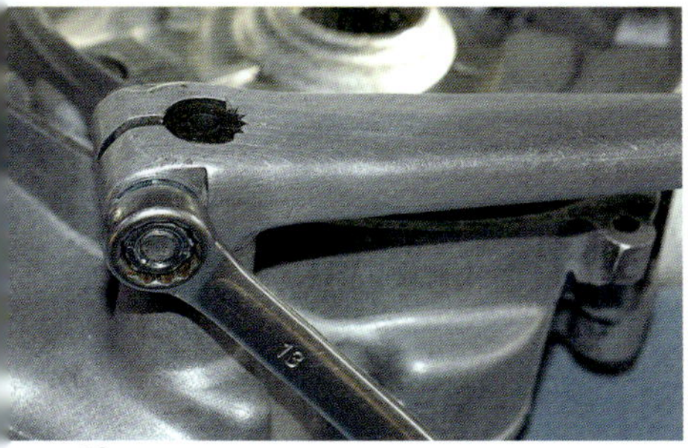

16

Auch muß der **Kickstarterhebel** jetzt angebracht werden (Erklärung s. weiter unten). Wir sichern ihn mit neuem Bolzen, neuer Scheibe, neuem Federring und neuer Mutter SW 13; Segment und Rückholfeder können jetzt nicht mehr herausspringen.

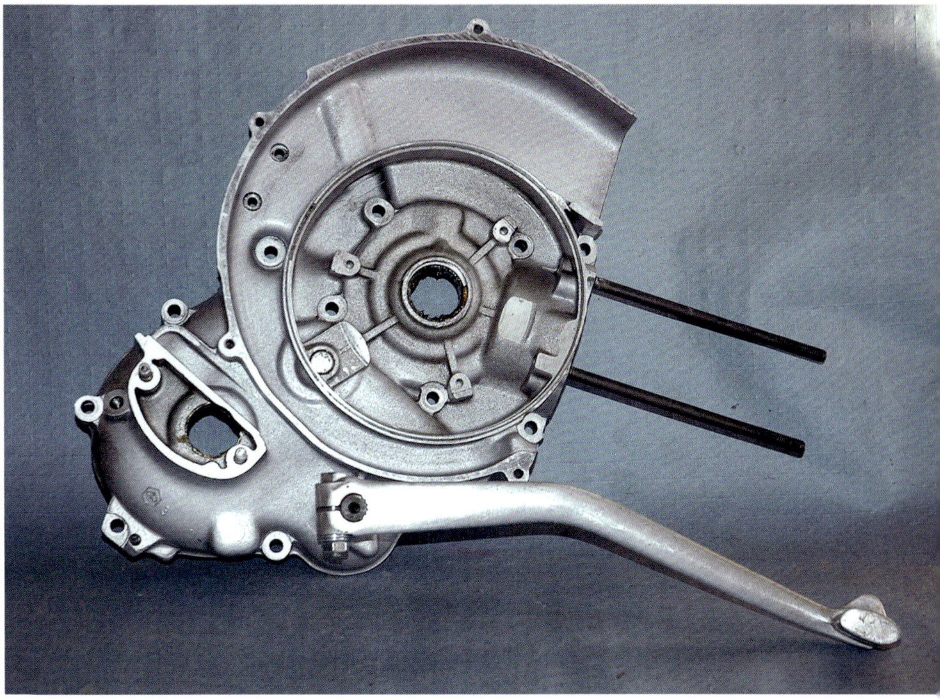

17

__11:__ Die Mitnehmerverzahnung des Kickstarterritzels muß zum Vorgelege hin weisen. __12, 13:__ Genauso müssen Ritzel und Feder letztlich liegen. __14:__ Beide Teile werden aber vor der Endmontage auf die flach liegende kupplungsseitige Gehäusehälfte gesetzt wie im Bild gezeigt; dabei fixieren wir die Feder mit etwas Universalfett, damit sie nicht herunterfällt. __15:__ aufgesetzter Kickstarterhebel und seine Befestigungsteile SW 13. __16:__ Die Mutter wird handfest angezogen. __17:__ die fertig vormontierte lichtmaschinenseitige Gehäusehälfte inklusive der beiden etwas eingefetteten Nadellager.

Gehäusehälften zusammenfügen

Gehäusehälfte Kupplungsseite:

Wegen der vorab nötigen Positionierung von **Kickstarterritzel** und **Feder** muß die vormontierte Gehäusehälfte mit Kurbelwelle, Vorgelege und Getriebe flach hingelegt werden. Dann wird die Feder aufgelegt; so kann sie beim Aufsetzen der anderen Gehäusehälfte in ihren Sitz gleiten (enge Windung nach unten gegen das Ritzel). Mit etwas Fett wird sie „festgeklebt".

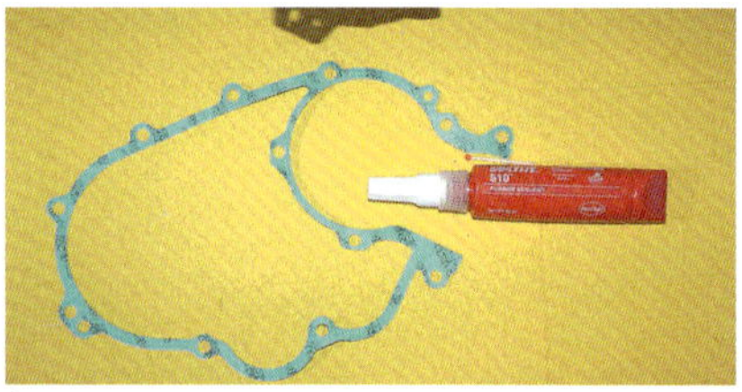

1

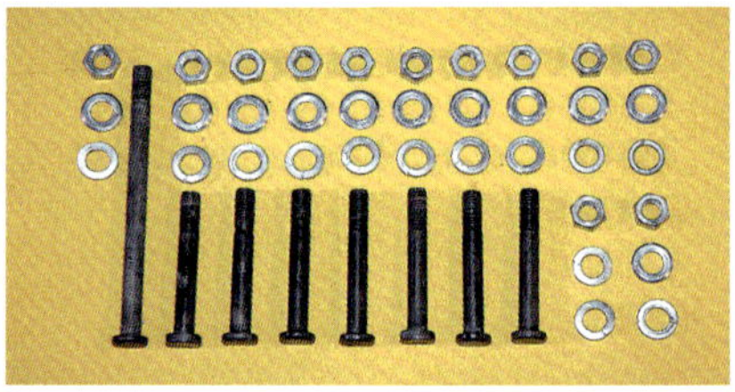

2

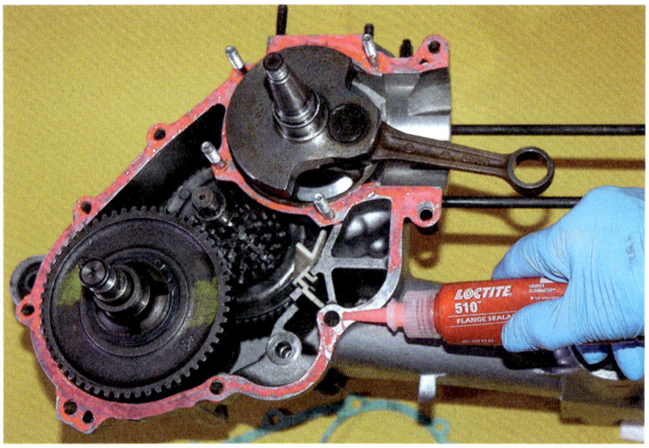

3

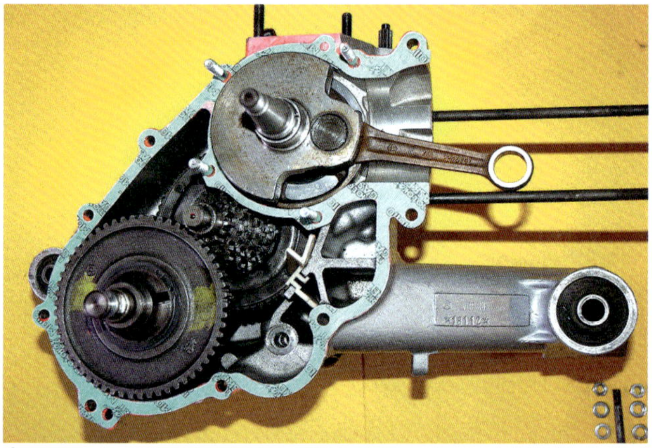

4

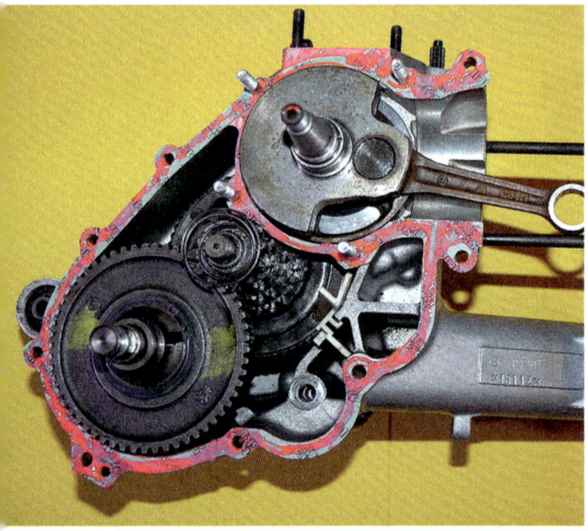

5

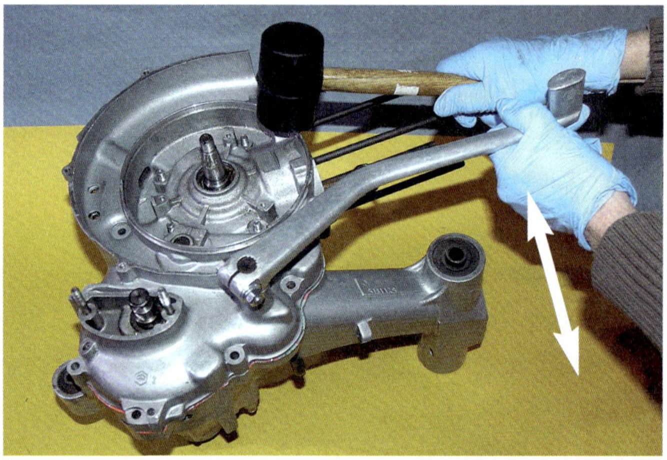

6

1: Neue Papierdichtung und Loctite 518. 2: acht Bolzen, frisch phosphatiert, mit Scheiben und Muttern SW 7. 3: erste Schicht Loctite auf den Dichtflächen. 4: Dichtung auflegen. 5: zweite Schicht Loctite. 6: die beiden Hälften liegend zusammenfügen. 7: Kickhebel hin- und herbewegen, leicht auf das Gehäuse klopfen.

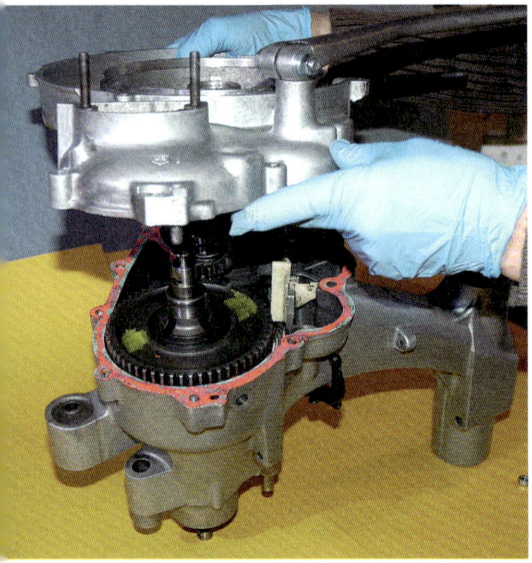

7

Früher hat man die gereinigte Dichtflache dünn mit Universalfett bestrichen, bevor die neue **Papierdichtung** aufgelegt wurde. Wir nehmen eine moderne und bewährte **Flüssigdichtung: Loctite 518.** Mit der Spezialtube wird rundum und auch rund um die Bohrungen für die Bolzen eine feine und gleichmäßige **Linie** des Mittels aufgetragen, anschließend mit dem Finger geglättet; vom Gehäuseinnenraum wegbleiben. Dann wird die **grüne Papierdichtung** aufgelegt und leicht angedrückt. Eine **zweite Linie** Loctite 518 komplettiert das Abdichtungsprogramm.

Achtung: Eventuell **überstehende Dichtungskanten** im Zylinderbereich unbedingt mit einem Reißmesser abschneiden, sonst dichtet der Zylinder später nicht richtig ab. Dies ist etwas fummelig, Verletzungsgefahr!

Werkzeug, Material Gehäusehälften

Kunststoffhammer
Drehmoment-/Umschaltschlüssel, mit Stecknuß SW 11
Loctite 518 Flüssigdichtung

Neuteile Gehäusehälften

neue Papierdichtung
12 neue Unterlegscheiben M7
12 neue Federringe M7
12 neue Muttern M7

Gehäusehälften zusammenfügen:

Jetzt die beiden **Gehäusehälften zusammenfügen,** dabei keine Gewalt anwenden, vor allem nicht auf die Kurbelwelle schlagen. Antriebs- und Kurbelwelle müssen mit Nachdruck in die Nadellager der äußeren Gehäusehälfte gedrückt werden.

Den **Kickstarterhebel** haben wir bereits vormontiert wie gezeigt. Hebel etwas nach unten drücken; jetzt greifen Segment und Ritzel ineinander, die Gehäusehälften finden mit einem Ruck zueinander. Wenn es klemmt, ist das Kickstarterritzel schuld; die Feder muß ganz in ihrem Gehäuse liegen, das Ritzelsegment muß auf dem Anschlaghökker des Gummipuffers liegen, die Welle muß ganz im Gehäuse stecken.

Die **zweite Gehäusehälfte** bis zum Anschlag aufschieben. Mit einem Gummihammer behutsam nachhelfen. In das liegende Gehäuse drei bis vier Bolzen setzen und die Muttern leicht anziehen. Dann das Gehäuse auf den Montageständer setzen.

Nun rundum die **acht** jeweils passenden, von uns zuvor sorgsam aufbereiteten und neu phosphatierten **Bolzen M7** einsetzen (s.a. Abschnitt „Zerlegung"). Die **Bolzenköpfe** sind asymmetrisch und blockieren sich automatisch am Gehäuse. Wir legen **neue Scheiben** und **neue Federringe** auf, verwenden auch **neue Muttern SW 11.**

Vier Muttern sitzen auf den Stehbolzen rund um die Kurbelwelle im Gehäusekranz für die Lichtmaschine. Diese werden zuerst leicht vorgezogen. Die übrigen acht Muttern liegen außerhalb, die untere auf der Rückseite. Der ehemals stark verrostete und festsitzende **Langbolzen** unten rechts wurde aufbereitet und wird jetzt mit Fett bestrichen, damit er nicht mehr korrodieren kann. Bevor die Muttern angezogen werden, setzen wir mit einem passenden Rohr einen leichten **Schlag auf den Gehäusebereich** um die Kurbelwelle herum, damit die Welle ihre perfekte Position findet und nicht zu stramm dreht. Jetzt können alle Muttern festgezogen werden, und zwar über Kreuz zweistufig mit einem **Drehmoment** von **24-27 Nm.** Der Kernbereich der Antriebseinheit ist nun fertig montiert.

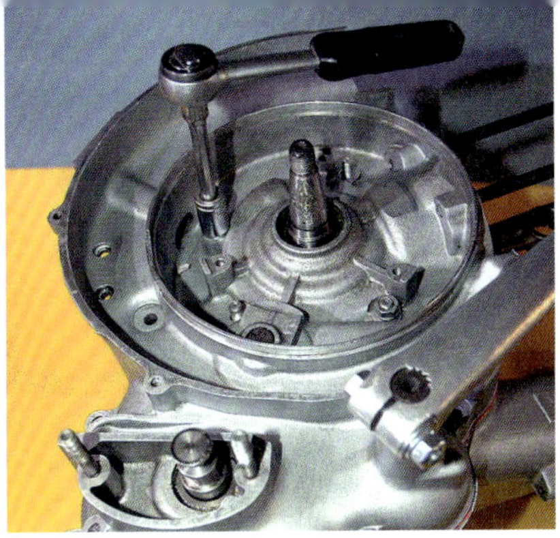
8

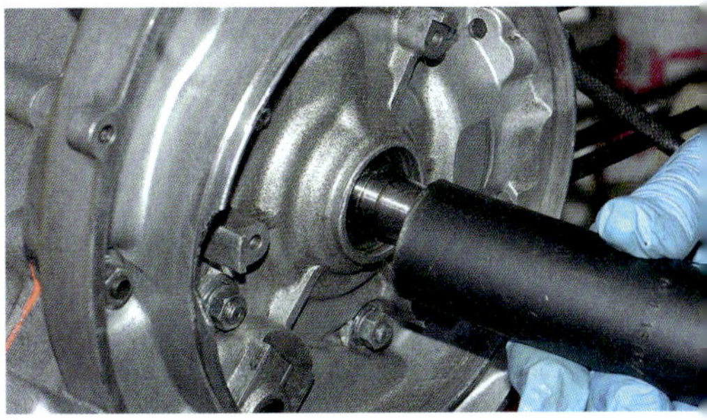
9

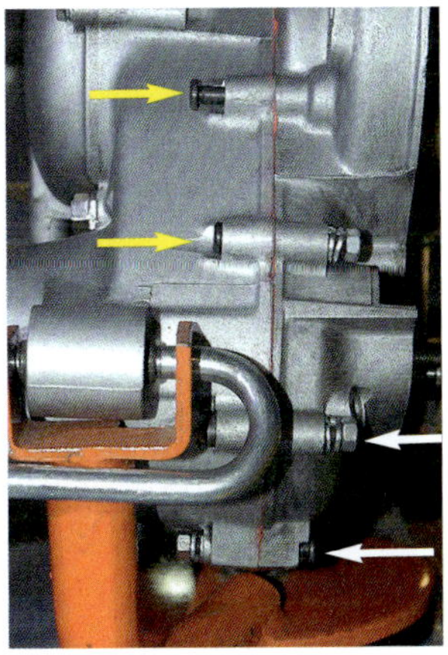
10

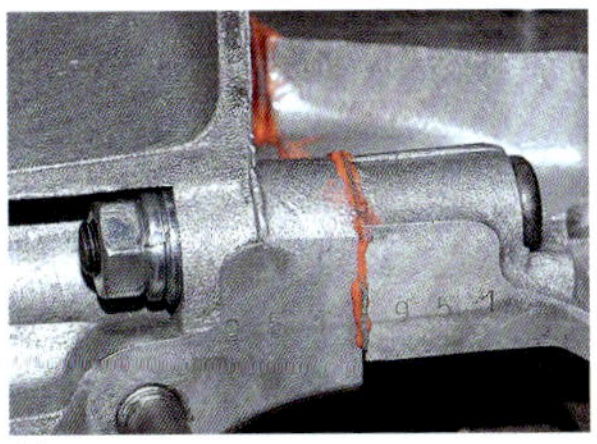
11

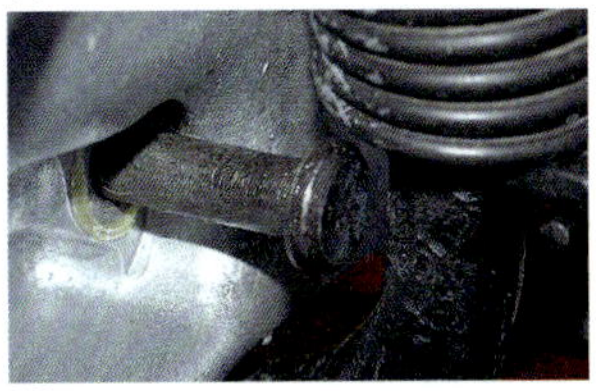
12

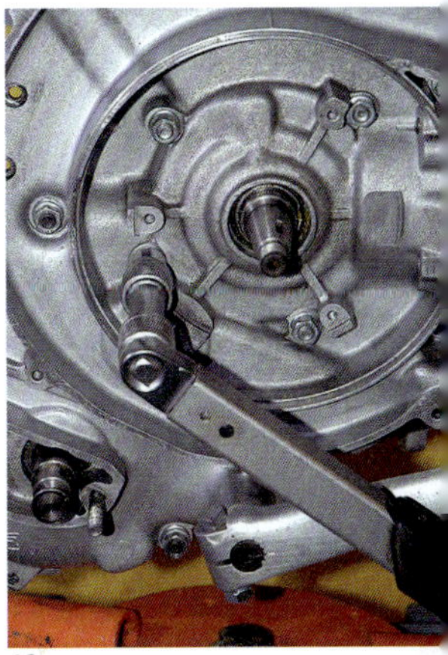
13

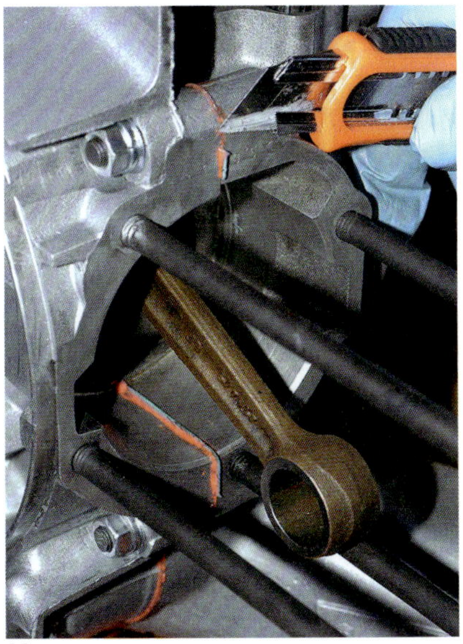
14

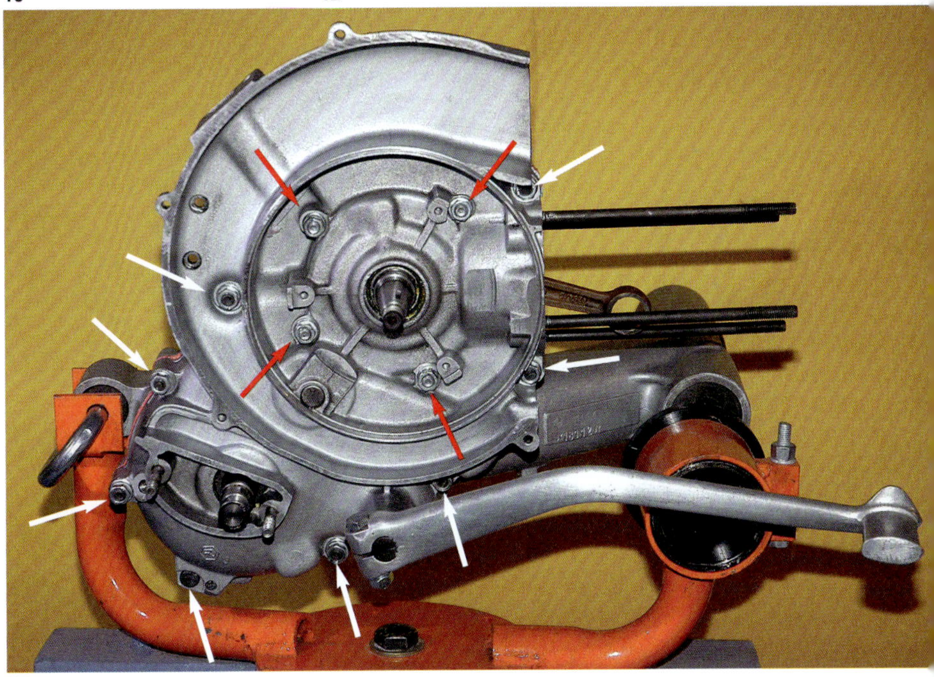
15

***8:** Vor dem Setzen des Gehäuses auf den Ständer drei bis vier Bolzen am liegenden Gehäuse einsetzen und vorziehen. **9:** Mit der passenden Hülse und dem Hammer leicht auf den Sitz des Nadellagers schlagen, damit das Gehäuse sich setzt. **10:** Positionierung der vier rückwärtigen Bolzen. **11:** Bolzen vorne oben. **12:** der restaurierte und gefettete Langbolzen. **13:** Man muß die Muttern mit Drehmoment 24-27 Nm anziehen. **14:** Wichtig: überstehendes Dichtpapier abschneiden. **15:** Die fertig montierte Gehäusehälfte mit Pfeilen für die vier Muttern innen und die acht Bolzen außen.*

Ölpumpe, Kupplung, Lichtmaschine: Montage

Ölpumpenantrieb: Einbau

Ölpumpenantrieb montieren:

Ausgangsbasis: die zusammengefügten Gehäusehälften. Bevor die überholte Kupplung eingebaut werden kann, muß der Ölpumpenantrieb montiert werden. Wie bereits im Kapitel „Demontage“ gezeigt, besteht er aus dem **Antriebsritzel,** einem **Zwischenritzel** mit dem **Schneckensegment** und der spiralgefrästen **Welle,** die nach oben durchs Vergasergehäuse zur Ölpumpe führt. Die Konstruktion ist solide und hat auch bei unserem Motor über die lange Laufzeit keine Schäden davongetragen.

Damit keine Kleinteile ins Gehäuse fallen können, decken wir es mit einem **Tuch** ab. Dann werden die Elemente in folgender Reihenfolge aufgeschoben:

1. die **hintere Anlaufscheibe,** 2. das **große Ritzel** mit dem **Schneckensegment** (dieses nach vorne), 3. die **vordere Anlaufscheibe,** 4. der **Sprengring,** 5. der **Keil** auf der Kurbelwelle, der mit einer Wasserpumpenzange in seinen Sitz gedrückt wird, 6. das **kleine Antriebsritzel,** das mit der angefasten Seite nach vorn über den Keil auf die Kurbelwelle geschoben wird, 7. die **Spiralantriebswelle** der Ölpumpe, die von oben durchs Gehäuse bis runter zu ihrem Basislager gesteckt wird. Anschließend kann die vormontierte Kupplung aufgesetzt werden.

Achtung: Der kleinste Fehler beim Zusammenbau des Ölpumpenantriebs kann zu Motorschäden führen. Vor allem muß der kleine Sprengring am Schluß hundertprozentig sitzen. Mit einem spitzen Gegenstand den Ring an den Ösen probeweise in der Nut drehen.

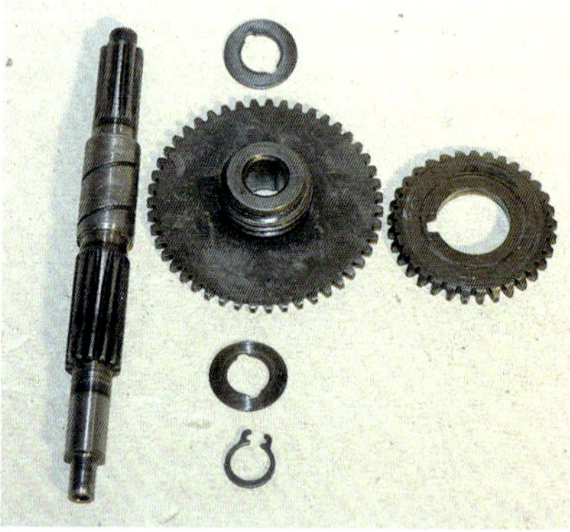
1

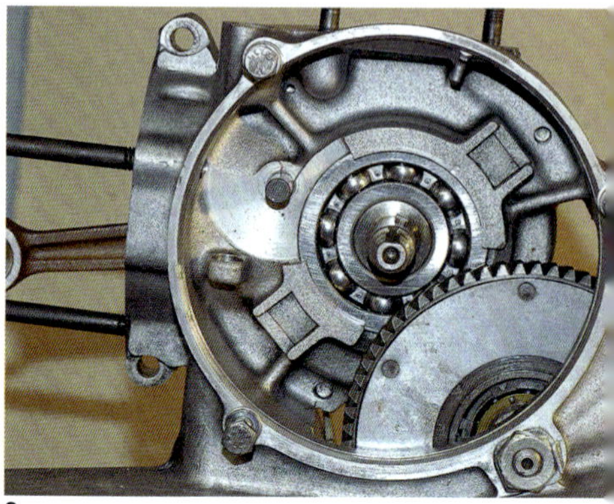
2

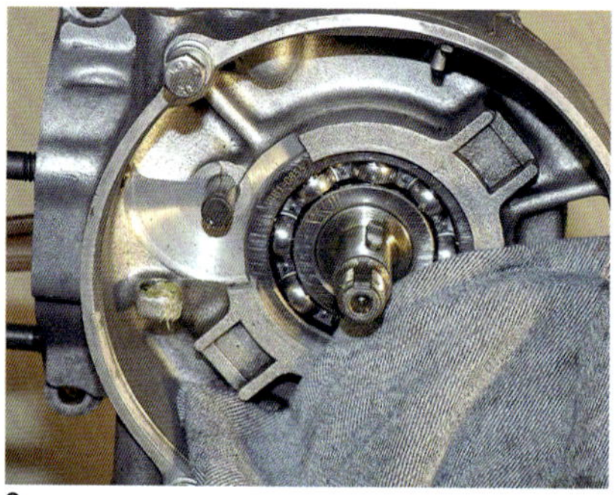
3

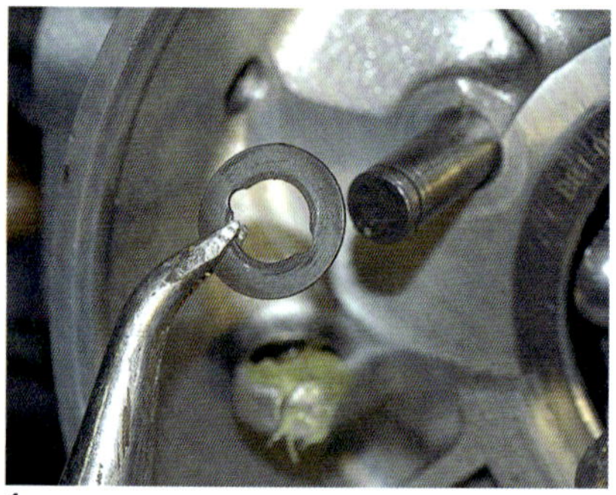
4

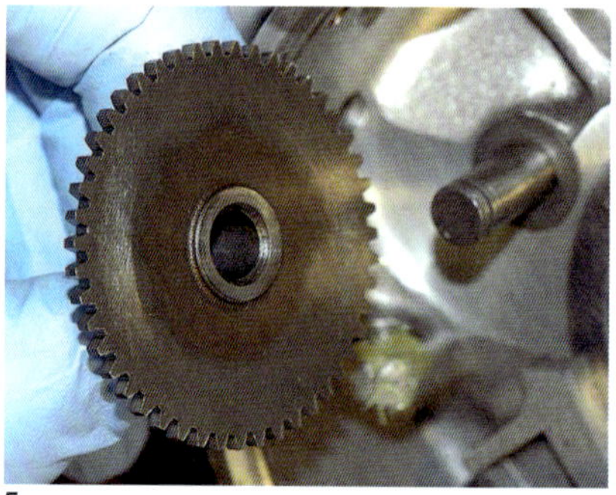
5

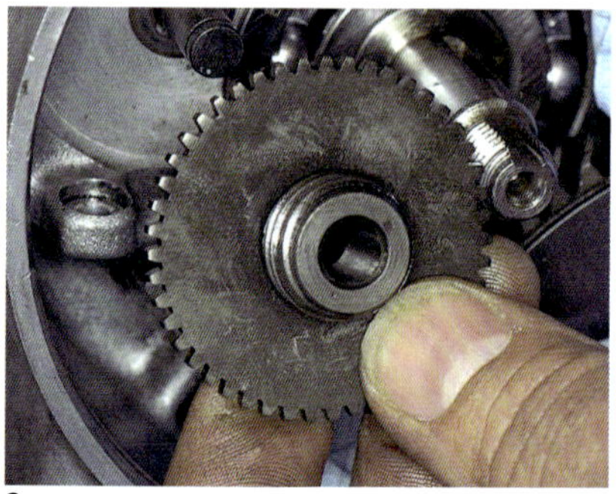
6

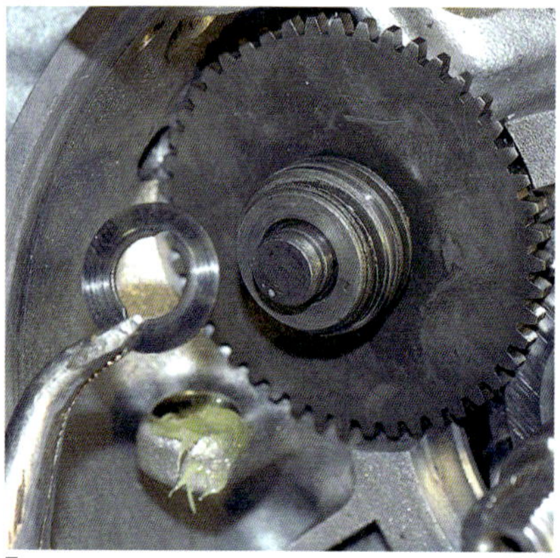
7

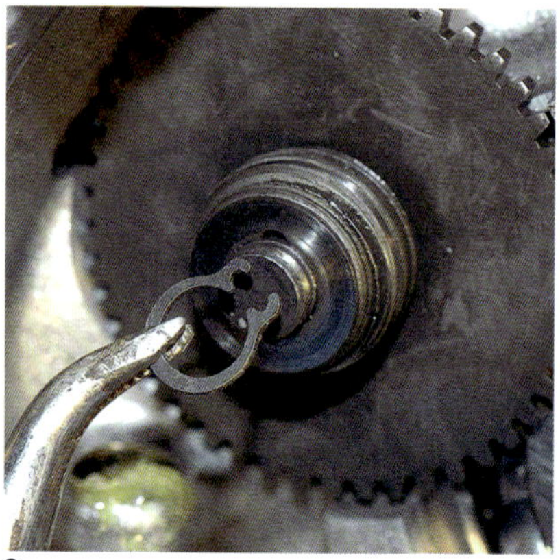
8

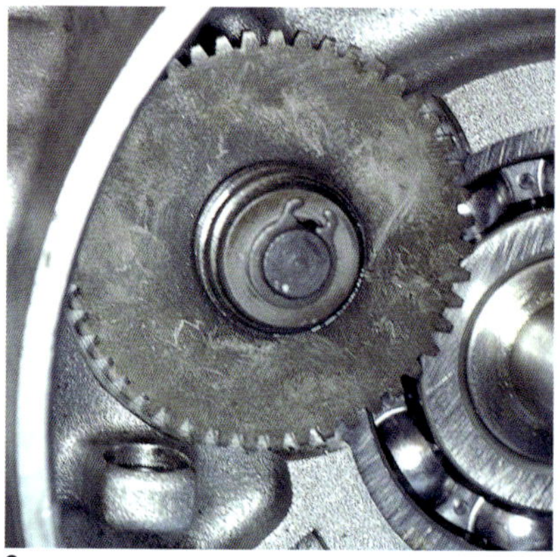
9

__1:__ Die Elemente des Ölpumpenantriebs werden unverändert wieder eingebaut; Welle, 2 Ritzel, 2 Anlaufscheiben, Sprengring. __2:__ Blick auf Kurbelgehäuse und Vorgelege. __3:__ Einen Lappen einlegen, damit Kleinteile nicht ins Gehäuse fallen können. __4:__ etwas Fett ins Basislager geben, hintere Anlaufscheibe aufsetzen. __5:__ großes Ritzel von hinten, Anlaufscheibe eingesetzt. __6:__ großes Ritzel in der richtigen Position. __7:__ äußere Anlaufscheibe einsetzen. __8:__ Sprengring einsetzen. __9:__ das gesicherte Ritzel.

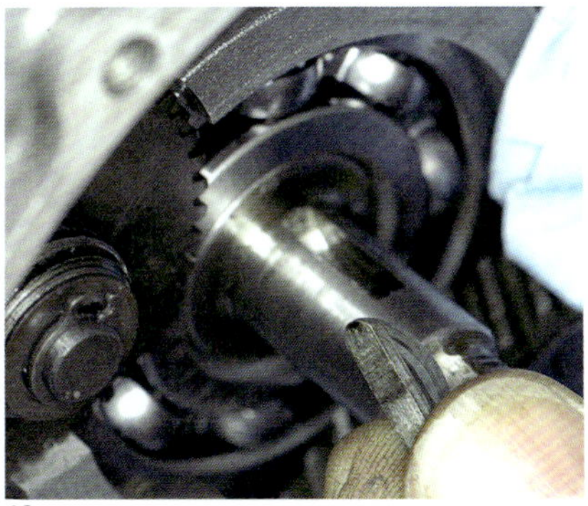

10

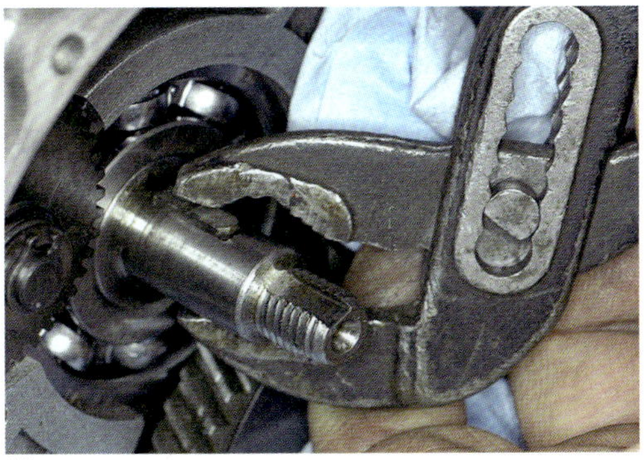

11

__10:__ Ganz wichtig: den Keil einsetzen, der das Antriebsritzel und den Kupplungskorb sichert und mitnimmt. __11:__ Der Keil wird mit einer Wasserpumpenzange festgedrückt. __12:__ das kleine Antriebsritzel mit seiner glatten Rückseite von hinten gesehen. __13:__ So wird das Antriebsritzel aufgesetzt, mit den abgeschrägten Zähnen nach vorn. __14:__ Der Keil fixiert das kleine Ritzel auf der Kurbelwelle, die Zähne greifen perfekt in das große Ritzel ein. __15:__ Die spiralverzahnte Welle wird von oben eingeführt. __16:__ der fertig montierte Ölpumpenantrieb.

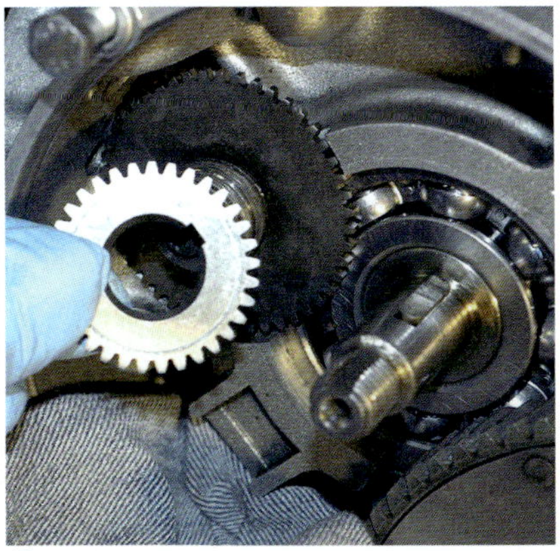

12

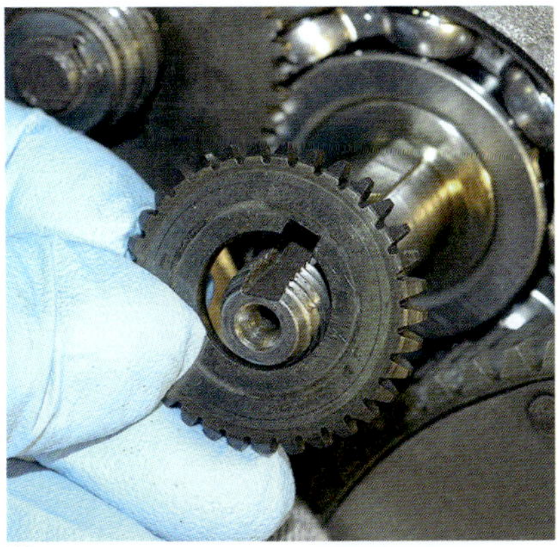

13

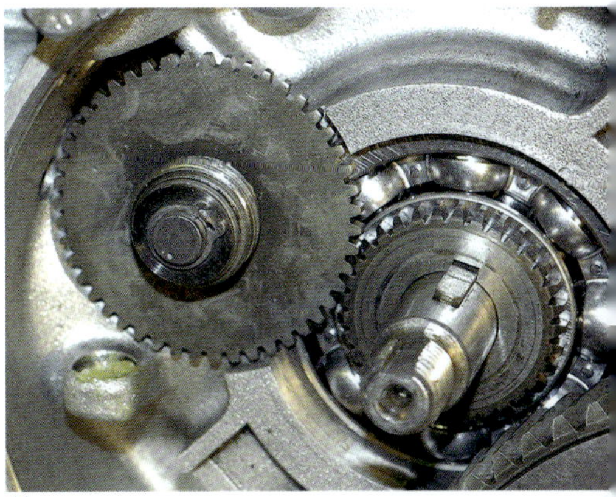

14

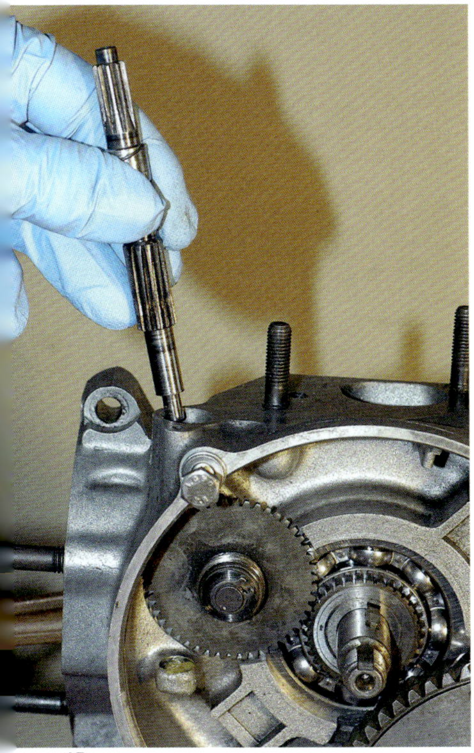

15

Werkzeug, Material Ölpumpenantrieb

Spitzzange
Wasserpumpenzange
Lappen
Mehrzweckfett

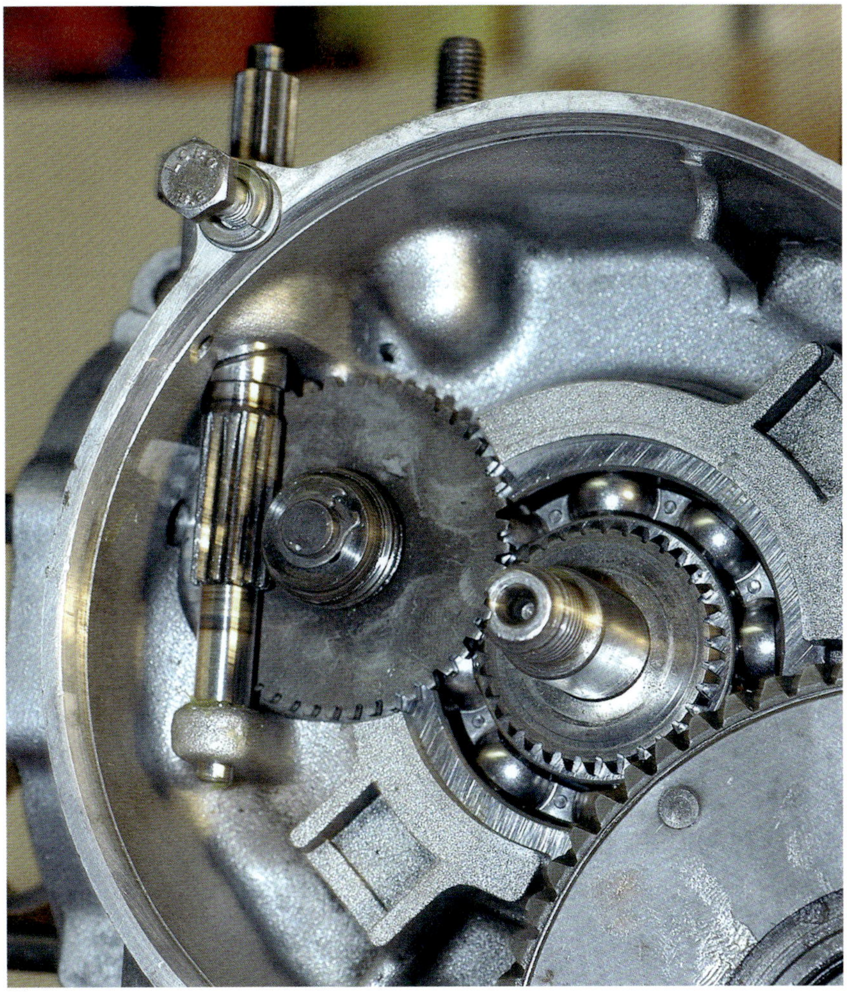

16

Kupplungskorb: Montage, Einbau

Kupplungskorb zusammenbauen:

Wie die Kupplung ausgebaut und zerlegt wird, haben wir bereits im Kapitel „Demontage“ gezeigt. An **Neuteilen** bauen wir ein: **Sicherungsring, Basisplatte** mit **Reibbelag,** zwei **Reibscheiben,** zwei **Mitnehmerscheiben,** sieben **Federn, Sicherungskrone, Spezial-Kronenmutter.**

Zuerst werden die **sieben Becher** und die **sieben neuen Federn** in den **Kupplungskorb** gesetzt. Dann folgen **Druckplatte, Distanzring** und **Bronzebuchse.** Über die Buchse wird der **Primärantrieb** geschoben, der in das große Zahnrad des Vorgeleges eingreift. Weitere Abfolge: **neue Reibscheibe Nr. 1, neue Mitnehmerscheibe Nr. 1, neue Reibscheibe Nr. 2, neue Mitnehmerscheibe Nr. 2, neue Basisplatte mit Reibbelag** zur Mitnehmerscheibe hin. Die **Innenverzahnung** der Scheiben sowie die Sprossen der Mitnehmerscheiben müssen ohne Verspannung in den Kupplungskorb eingepaßt werden.

Zum Einsetzen des neuen **Sperr-Rings** muß die Kupplung zusammengepreßt werden, entweder mit einem Kantholz gegen den Schraubstock wie bei der Demontage gezeigt oder mit Hilfe des Spannwerkzeugs von Piaggio Nr. T.0020322. **Achtung:** Der **Stoß** des auf der Basisplatte liegenden **Sicherungsrings** muß hinter einem Steg des Kupplungskorbs sitzen, nicht im Gleitraum dazwischen. Kupplung entspannen.

Kupplung einbauen:

Die fertig vormontierte Kupplungseinheit auf die Kurbelwelle setzen und vorsichtig über den **Sicherungskeil** schieben, der bereits zusammen mit dem Ölpumpenantrieb eingesetzt wurde. Der **Primärantrieb** auf der **Kupplungsrückseite** muß in das große **Zahnrad der Vorgelegewelle** greifen; notfalls mit leichten Gummihammerschlägen etwas nachhelfen.

Die neue **Sicherungskrone,** dann die **Spezial-Kronenmutter** SW 17 ansetzen; die Innenlasche der Krone muß in die Nut an der Kurbelwelle greifen. **Kupplung** mit starkem Schraubendreher oder Spezialbügel T.0031729 gegen das Gehäuse **blockieren** (Bügel in eine Schraube links oben und den Kupplungskorb einhängen, s. Foto 16) und Mutter mit der (käuflich zu erwerbenden) Spezialnuß von Piaggio T.0030627, kombiniert mit einer Stecknuß SW 17 und mit angemessenem Drehmoment im Uhrzeigersinn anziehen (mit Gefühl, nicht zu stark anziehen!). Eine **Außenzunge der Kronensicherung** nach innen biegen. Nun die Feder mit dem Druck-Zwischenteller einsetzen. Sperrbügel abnehmen.

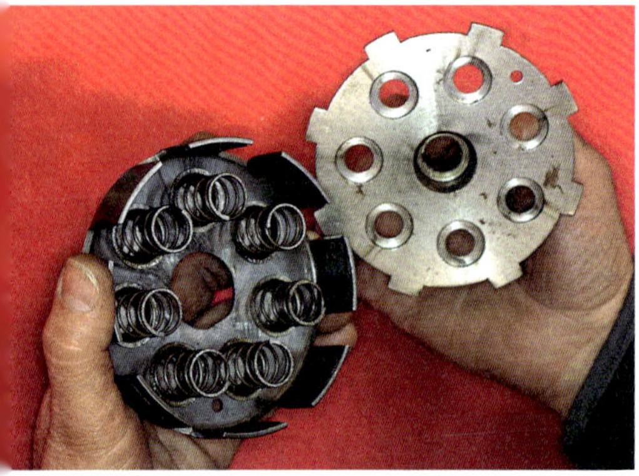
1

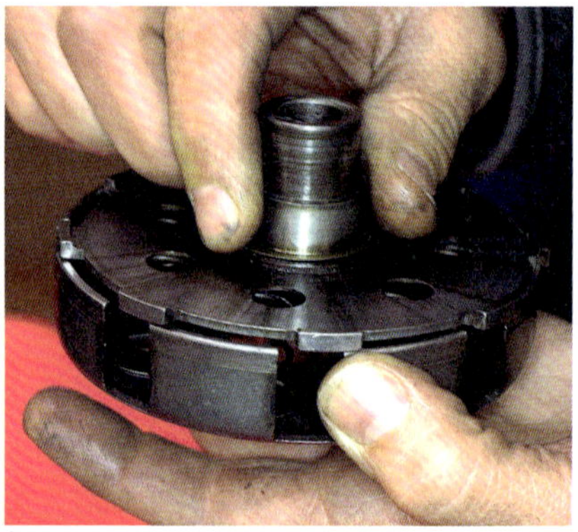
2

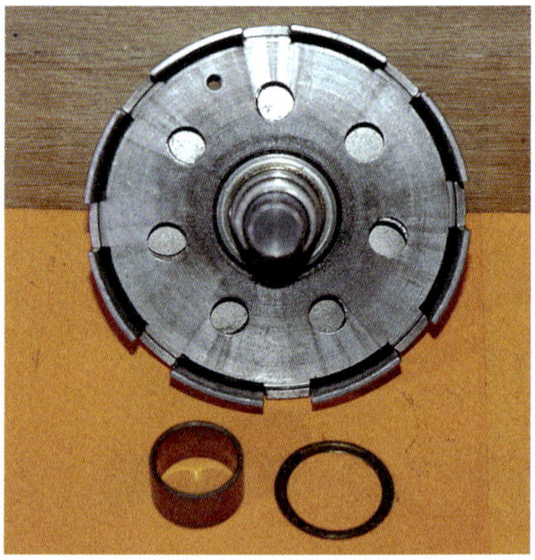
3

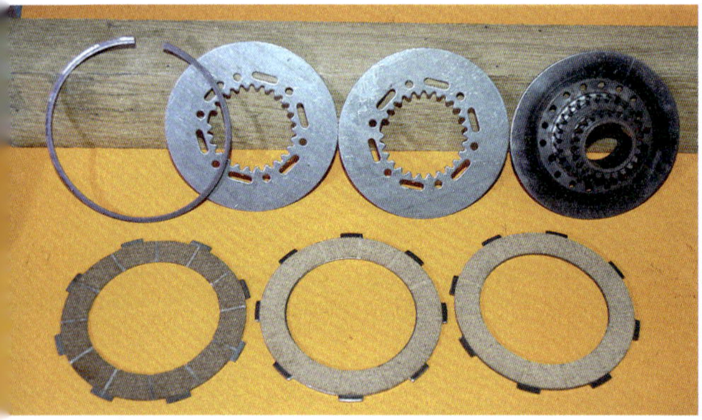
4

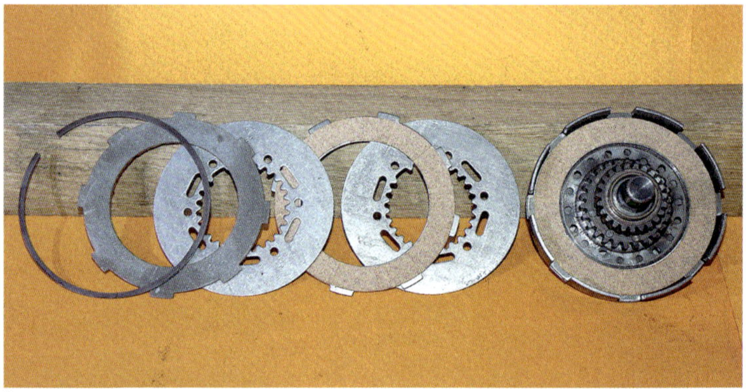
5

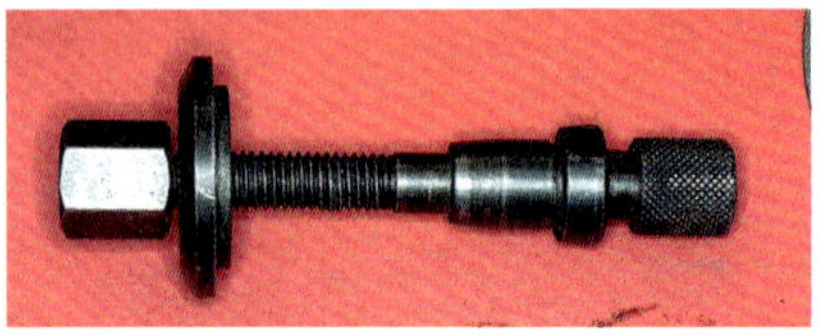
6

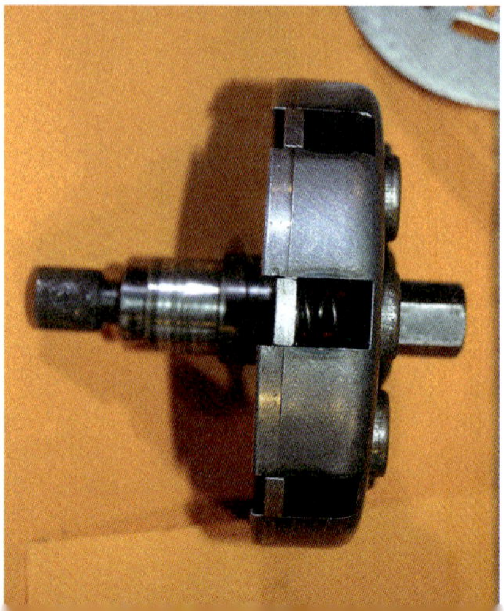
7

__1:__ Kupplungskorb mit neuen Federn, Druckplatte. __2:__ Aufsetzen der Druckplatte. __3:__ Distanzring und Bronzebuchse werden auf die Druckplatte geschoben. __4:__ die Neuteile auf einen Blick; oben Sprengring, 2 Mitnehmerscheiben, unten Basisplatte mit 2 Reibscheiben; rechts oben der Primärantrieb. __5:__ Einbaufolge von links nach rechts übereinander. __6.__ Piaggio-Spannwerkzeug. __7:__ Beginn des Zusammenpressens, Federn noch entlastet.

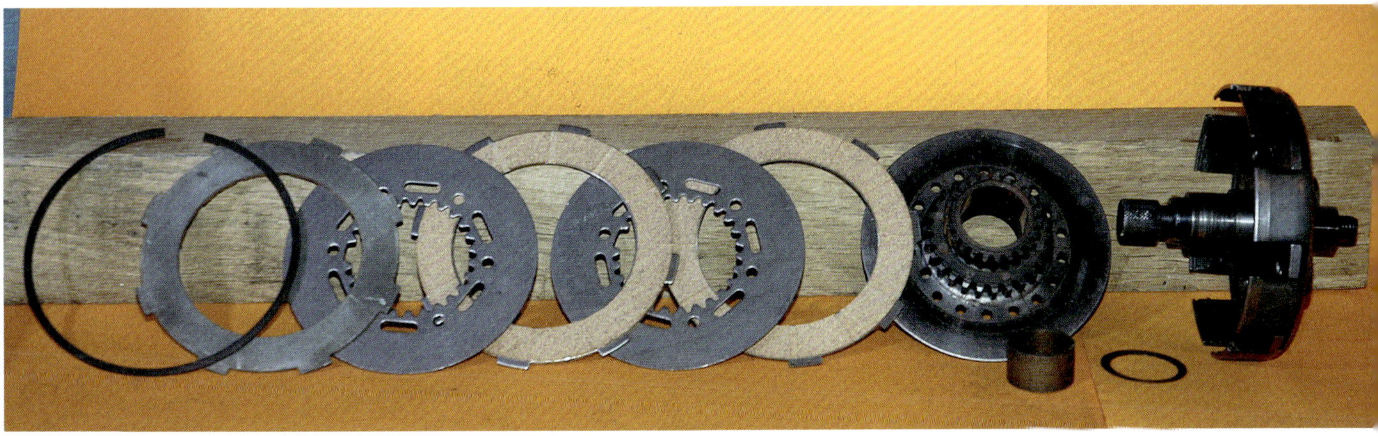

8

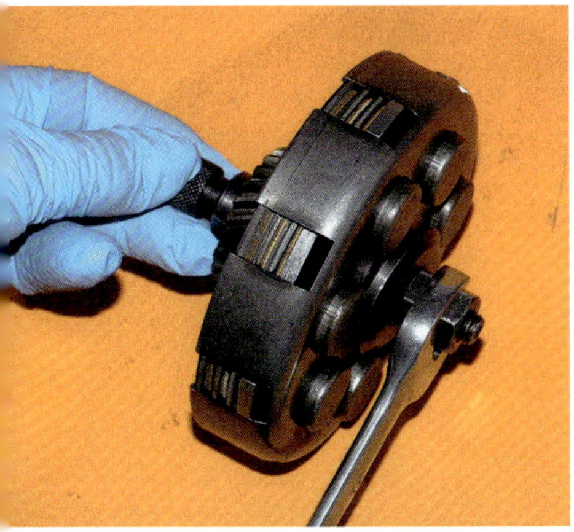

9

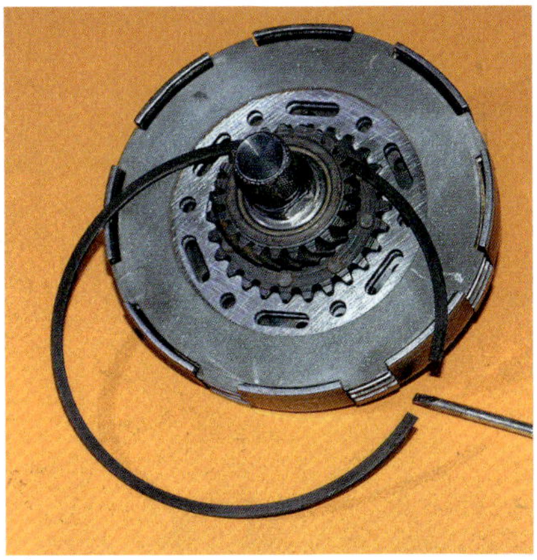

10

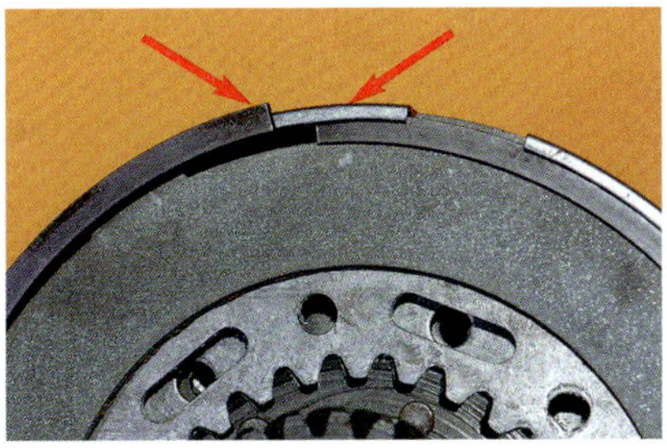

11

8: Einbaureihenfolge mit Primärantrieb und probeweise runtergepreßter Druckplatte. 9: Zusammenpressen des gesamten Scheibenpakets mit Schlüssel SW 17. 10: Auflegen des Sprengrings bei gepreßter Kupplung. 11: Der Stoß muß innerhalb eines Stegs des Kupplungskorbs liegen.

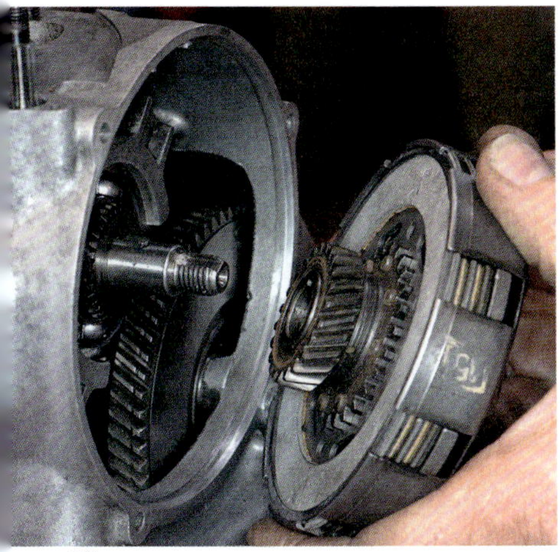

12

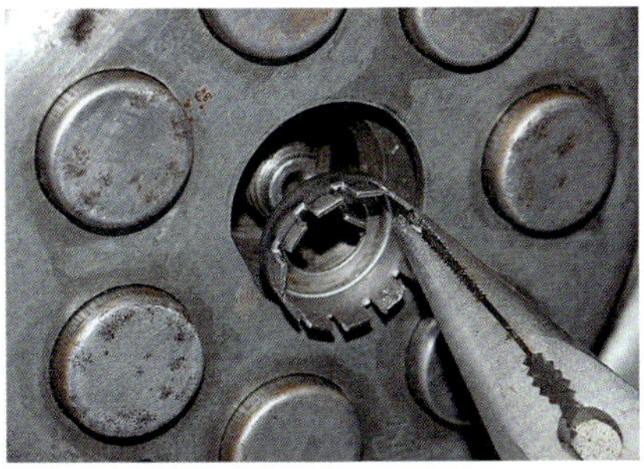

13

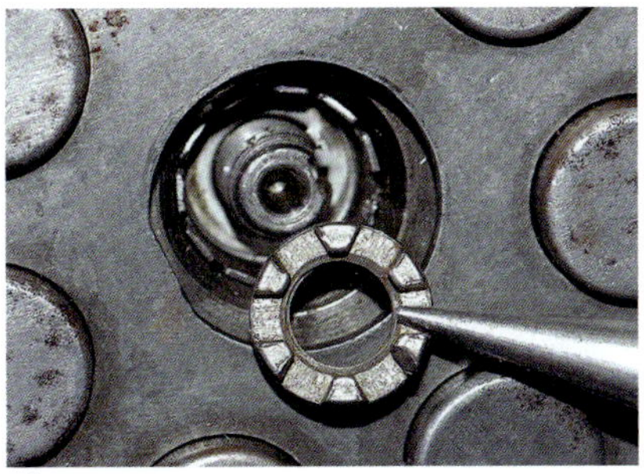

14

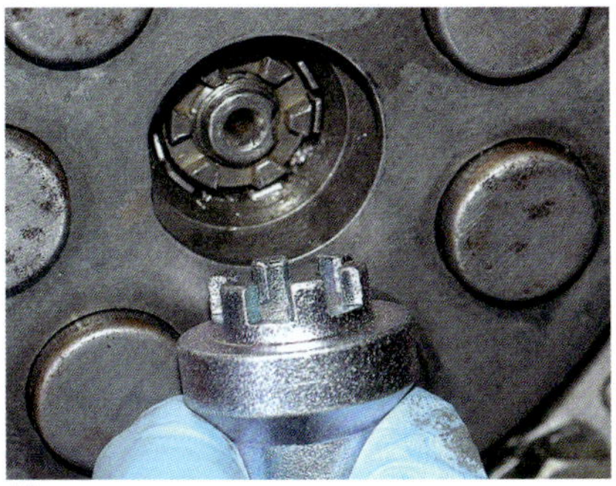

15

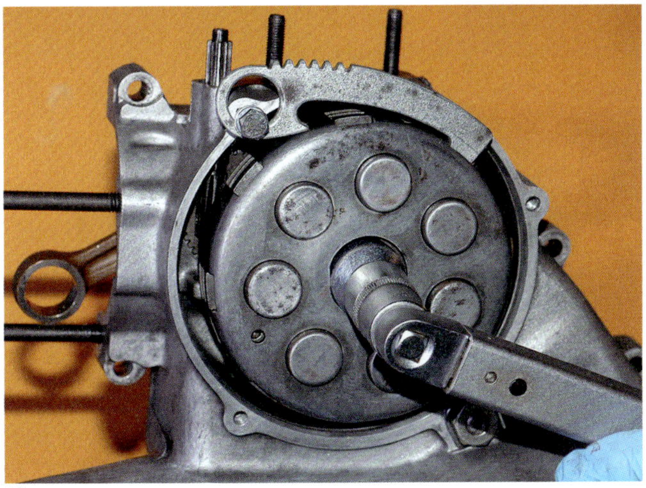

16

*12: Aufschieben der Kupplung auf die Kurbelwelle und den Keil. 13: Aufsetzen der neuen Kronensicherung, Lasche in die Nut einführen. 14: Einsetzen der Kronenmutter. 15: Fürs Festschrauben empfiehlt sich die Spezialnuß von Piaggio. 16: Die Kronenmutter wird über den Sechskant **SW 17** und mit dem Drehmomentschlüssel (vorsichtig) festgezogen; oben ist der eingehängte Sperrbügel zu sehen.*

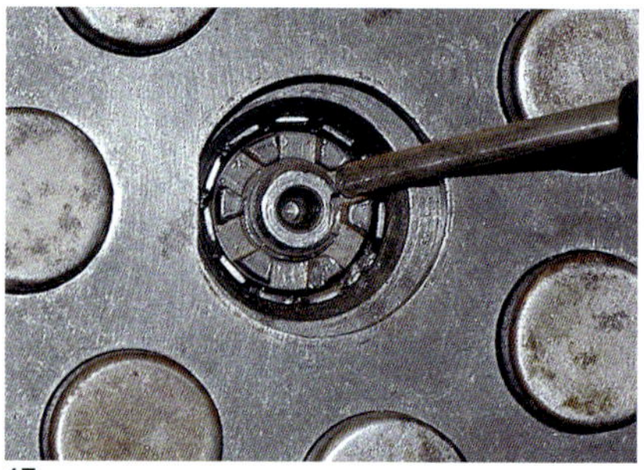

17

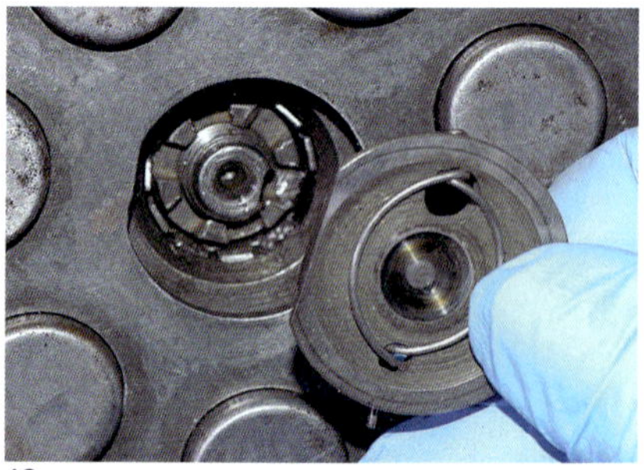

18

__17:__ Die Kronenmutter der Kupplungsbefestigung wird gesichert, indem eine Lasche der Kronensicherung mit Hilfe eines Durchschlags in eine Vertiefung der Mutter geschlagen wird. __18:__ Zuletzt wird der Teller mit der Feder eingehängt; dabei die Abflachung links an die Kupplung anpassen.

Kupplungsdeckel: Montage, Einbau

Kupplungsdeckel montieren:

Zuerst wird der Ausrückhebel herausgezogen, Dann setzen wir einen **neuen O-Ring** unten in den Lagerbereich für den Hebel; zuvor Lagerbereich etwas einfetten. **Achtung:** Wird der Ring nicht erneuert, verliert der Antrieb an dieser Stelle Öl. Jetzt die frisch phosphatierte **Rückholfeder** einsetzen wie auf dem Foto gezeigt. **Druckhebel** und **Pilz** einsetzen. Neuen **O-Ring** in den Deckelrand legen, und zwar trocken, keine zusätzliche Flüssigdichtung verwenden.

Kupplungsdeckel mit Ausrückhebel, Druckhebel und Pilz aufsetzen und festschrauben; dabei darauf achten, daß der Deckel perfekt abdichtet (er darf nicht im Bereich der Vorgelegesicherung klemmen). **Drei Schrauben SW 10** mit neuen Unterlegscheiben und Federringen einsetzen und mit **Dremoment 13-15 Nm** festziehen. Zuletzt die **Kappe** auf das gereinigte **Entlüftungsventil** setzen; wir haben sie mit Zweikomponentenkleber fixiert.

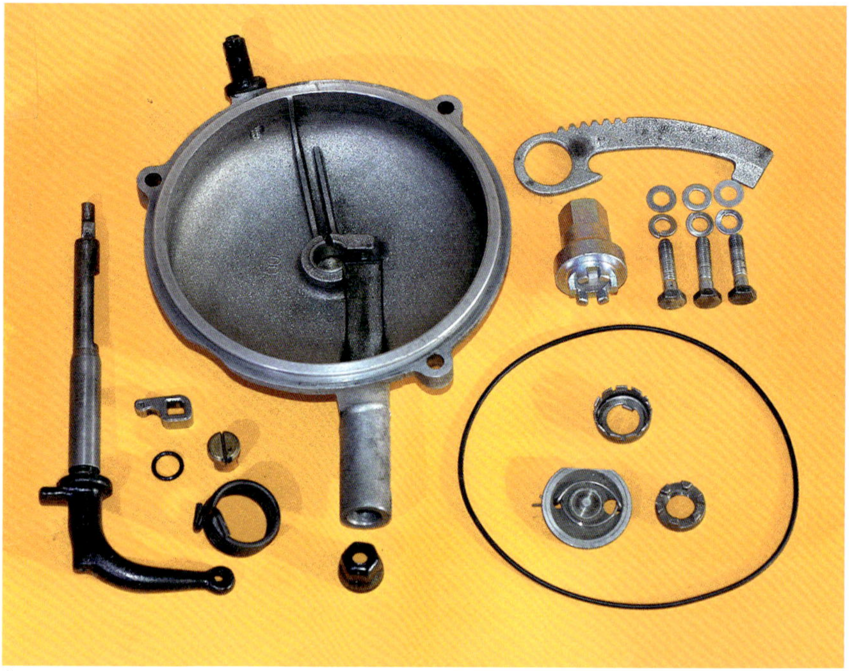

1

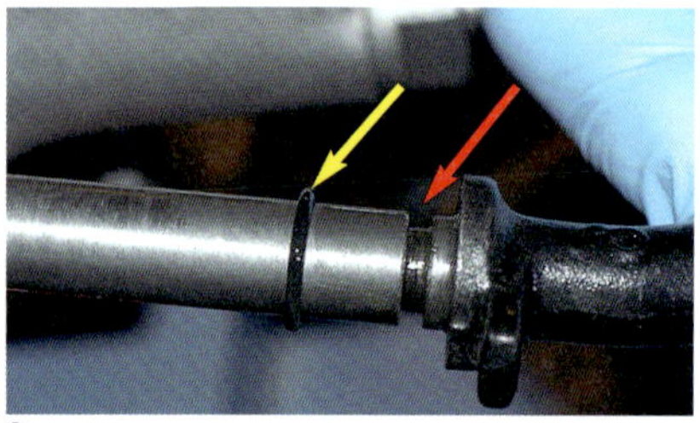

2

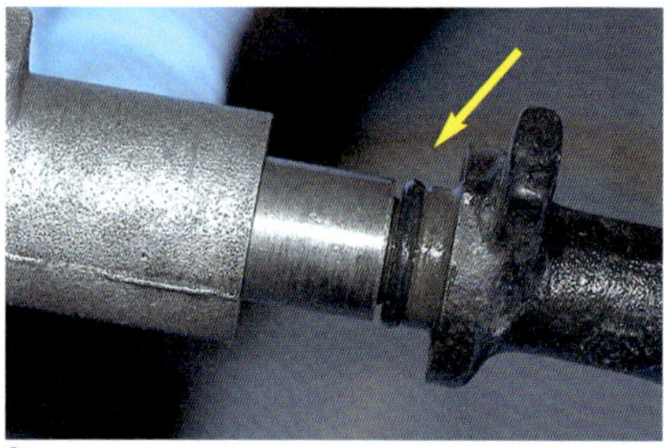

3

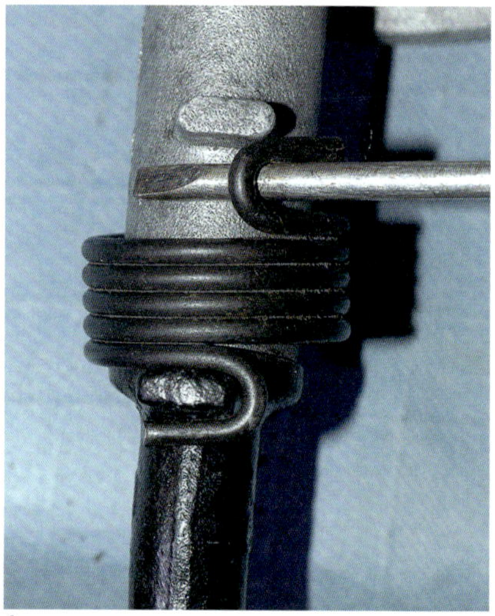

4

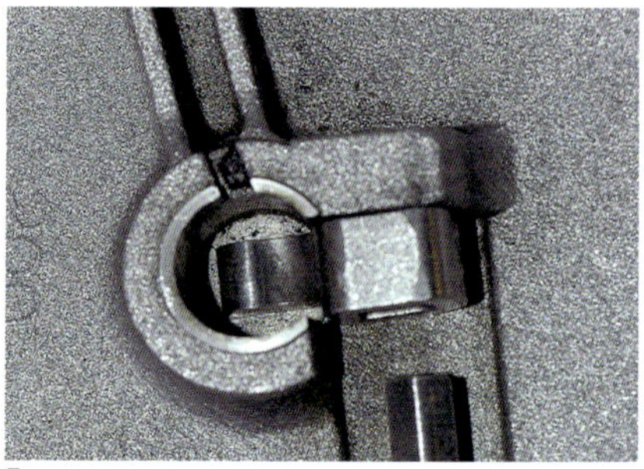

5

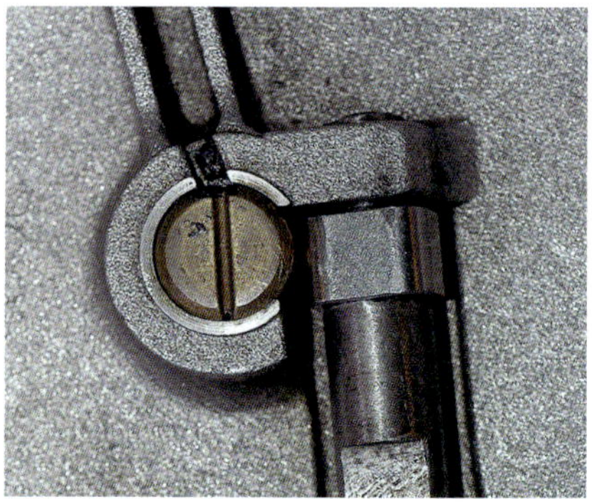

6

__1:__ Einzelteile des Kupplungsdeckels und die Werkzeuge zum Kupplungseinbau (oben rechts); Ausrückhebel mit Zubehör, Deckel mit Entlüftungsventil, O-Ring, Verschraubung, Druckplättchen.

__2, 3:__ Der neue O-Ring wird eingeölt, übergeschoben und in die Nut gedrückt; er ist dünner als diese, damit er sich beim Zusammenbau dehnen kann. __4:__ Vor dem Einführen des Hebels Rückholfeder aufschieben und später einhängen.
__5:__ Ausrückhaken mit eingeführter Ausrückstange.
__6:__ Zuletzt den Druckpilz aus Bronze einsetzen.

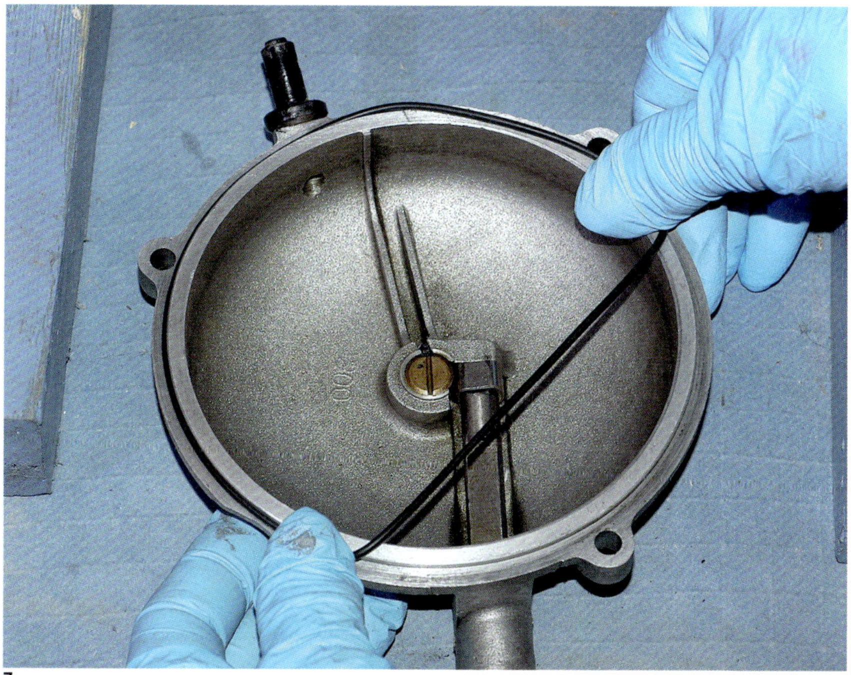

7

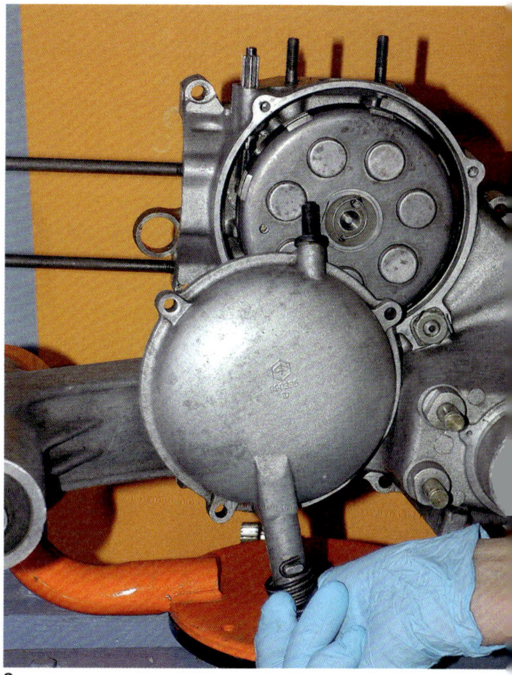

8

7: Der große (neue) O-Ring wird trocken um den Deckelrand gezogen; keine zusätzliche Flüssigdichtung aufbringen. ***8:*** *Der Kupplungsdeckel samt Ausrückmechanismus ist fertig zum Einbau.* ***9:*** *Der Deckel wird mit drei Schrauben M6 SW 10 befestigt; wir behalten die alten (gereinigten) Schrauben, legen aber neue Scheiben und Federringe unter.* ***10:*** *Die Kappe des Entlüftungsventils mußte abgenommen und muß jetzt mit Spezialkleber fixiert werden.* ***11:*** *So präsentiert sich die fertig montierte Kupplungsseite des Motors, auch optisch auf den letzten Stand gebracht.*

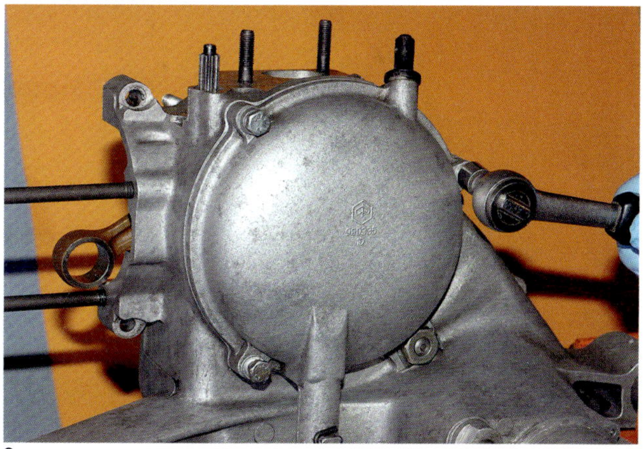

9

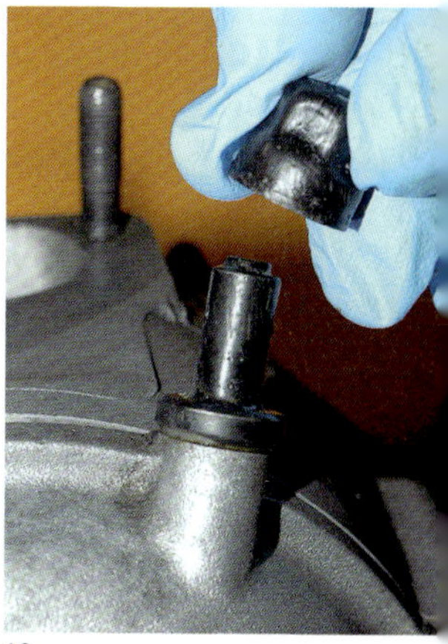

10

Werkzeug Kupplung

Spannwerkzeug T.0020322
Sperrbügel T.0031729
Spezial-Nuß für Kronenmutter T.0030627
Drehmomentschlüssel

Neuteile Kupplung

2 Reibscheiben
1 Basisplatte mit Reibbelag
2 Mitnehmerscheiben
7 Federn,
1 Sicherungsring
Spezialmutter
Spezial-Kronensicherung
O-Ring Kupplungsdeckel
O-Ring Ausrückhebel
3 neue Unterlegscheiben M6
3 neue Federringe M6

Produkte Kupplung

Universalfett
Zweikomponentenkleber

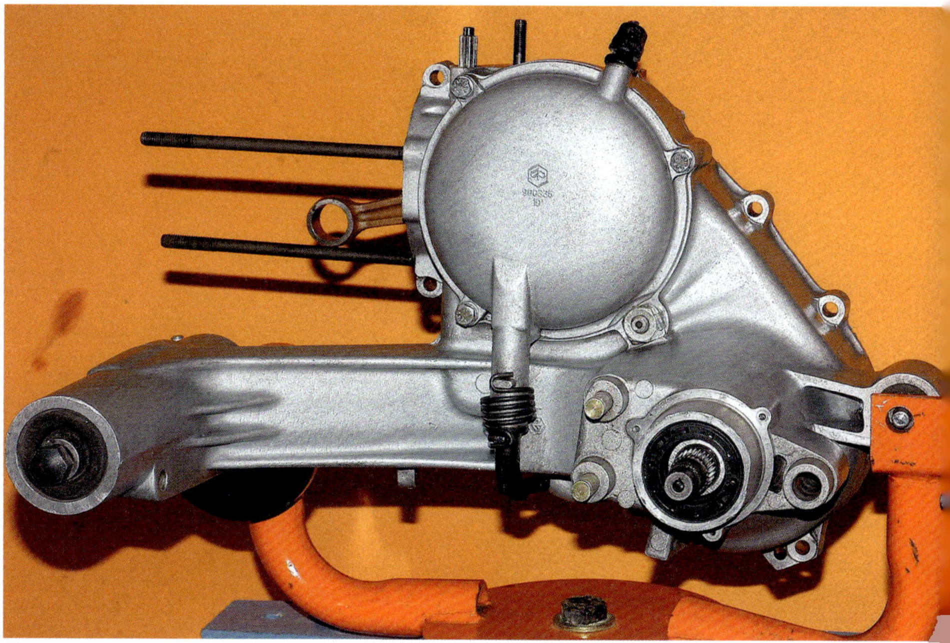

11

Lichtmaschine, Abdeckungen: Montage

Lichtmaschinenstator einbauen: Zuerst wird der **neue Wellendichtring** auf die Kurbelwelle gesetzt, die glatte Seite nach außen. Außen und innen etwas **einfetten,** dann vorsichtig ringsum mit Hülse, Holzstück und leichtem Hammer in den Sitz treiben. **Achtung:** Die Dichtlippen dürfen dabei nicht hängen bleiben, der Ring muß zuletzt bündig mit dem Gehäuse abschließen.

Der **Stator** bzw. der **Spulenträger** ist mit drei, der Pickup mit zwei Kreuzschlitzschrauben befestigt. Zuerst den durchgeprüften **Kabelbaum** oben ins Gehäuse einfädeln (das grüne Kurzschlußkabel ist defekt und muß erneuert werden). Stator und Pickup plazieren und Schrauben mit ihren Unterlegscheiben und Federringen festdrehen. **Achtung:** die **Markierung** für die Vorzündung am Motorgehäuse muß, wie beim Ausbau gesehen, mit der Markierung an der Ankerplatte übereinstimmen.

Lichtmaschinenrotor Einbau: Zuerst den **Sicherungskeil** auf die Kurbelwelle setzen und leicht festklopfen. Dann den gereinigten und blank polierten Rotor vorsichtig über Kurbelwellenstumpf und Keil schieben, eine **neue**

1, 2: Präsentation der Lichtmaschinen-Komponenten vor dem montierten Gehäuse; neuer Wellendichtring für die Kurbelwelle, neue Zahnscheibe, Keil, Mutter SW 19, Stator.

Werkzeug, Neuteile Lichtmaschine
Drehmomentschlüssel mit Stecknuß SW 19
Sperrvorrichtung
Kreuzschlitzschraubendreher
Wellendichtring Kurbelwelle 24-35-6
neue Zahnscheibe
Kunststoffkappe, grünes Kabel

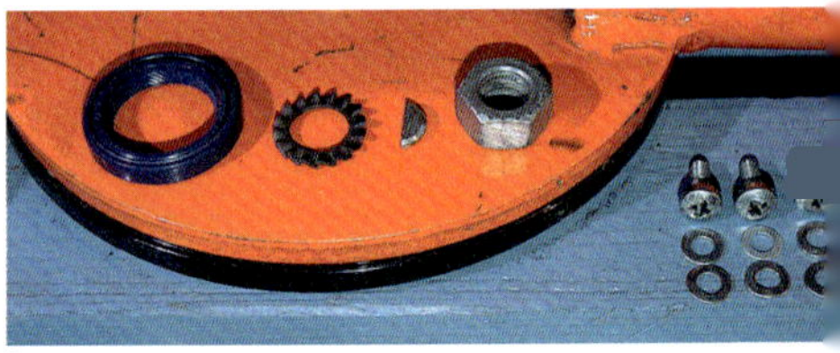

2

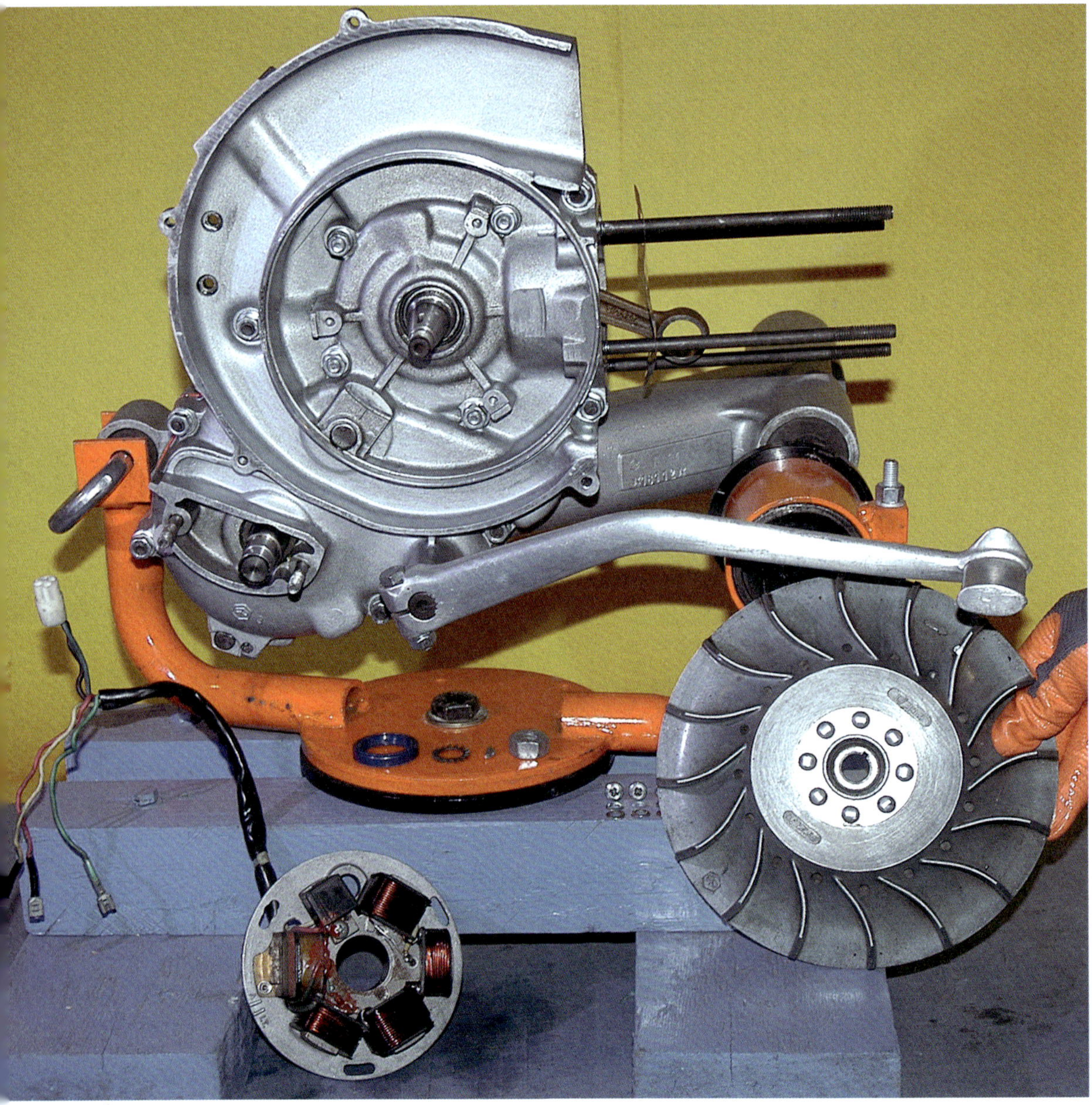

1

Folgende Seite:
***3:** Ansetzen des neuen Wellendichtrings 24/35/6 mm. **4:** Vorsichtig mit Hülse oder leichtem Hammer eintreiben, dabei immer ringsum schlagen. **5:** Die glatte Seite des Rings muß bündig mit dem Gehäuse abschließen. **6:** Den Keil einsetzen und leicht festklopfen. **7:** Die Markierungen an Stator und Gehäuse müssen mit dem übereinstimmen, was wir beim Ausbau vorgefunden haben. **8:** Achtung: Kabel auf Schäden prüfen, durchmessen, u.U. ersetzen. Kabel durchfädeln und Stator mit den drei Schrauben samt je zwei Scheiben montieren. **9:** Es wird eine neue Zahnscheibe angebracht. **10:** Die alte Mutter SW 19 wird wiederverwendet. **11:** mit dem Sperrbügel von Piaggio wird der Rotor blockiert. Die Mutter wird mit Drehmoment 60-65 Nm festgezogen.*

Zahnscheibe und die noch brauchbare **Mutter SW 19** ansetzen. Anschließend Rotor blockieren (Piaggio-Spezialwerkzeug). Mutter zweistufig mit **Drehmoment 60-65 Nm** anziehen. Zuletzt neue **Kunststoffkappe** aufsetzen. Informationen zur Motorelektrik s. weiter vorn und weiter hinten.

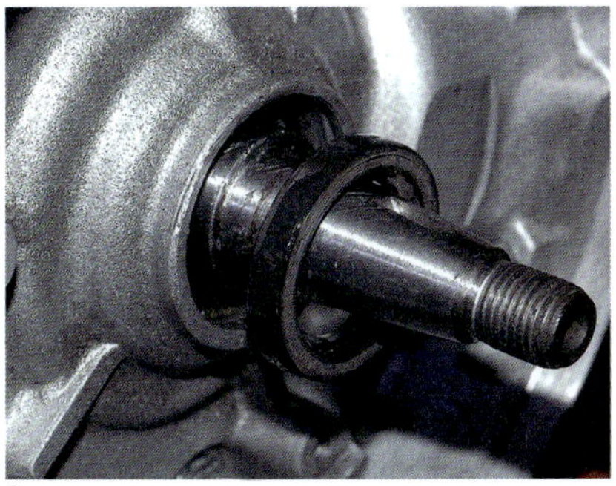
3

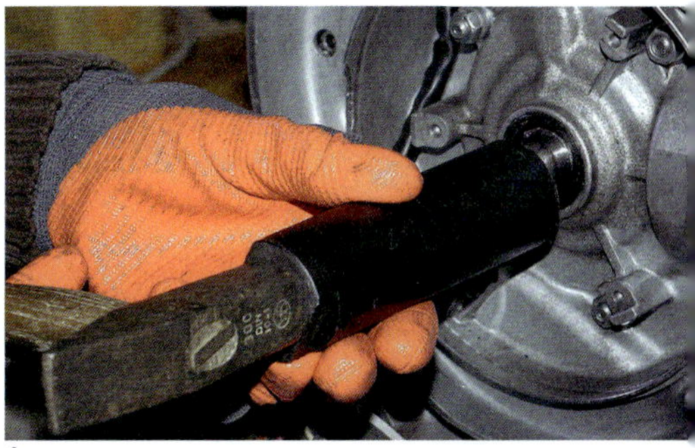
4

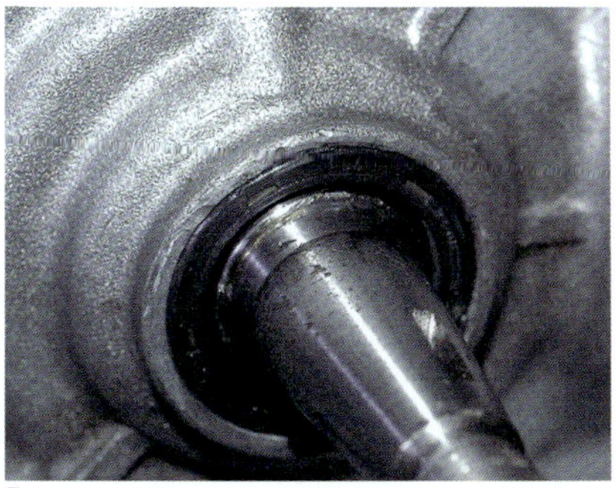
5

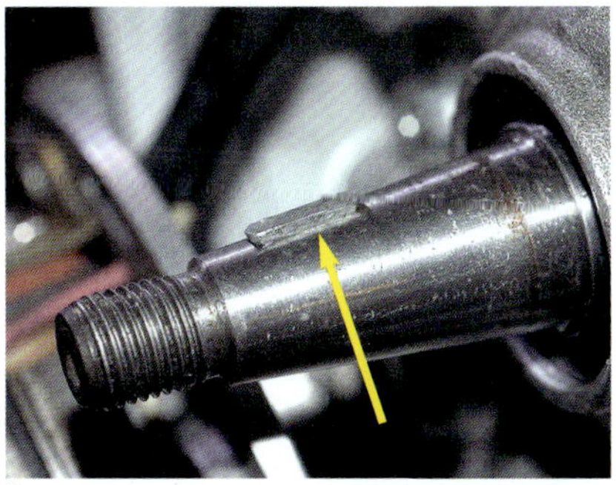
6

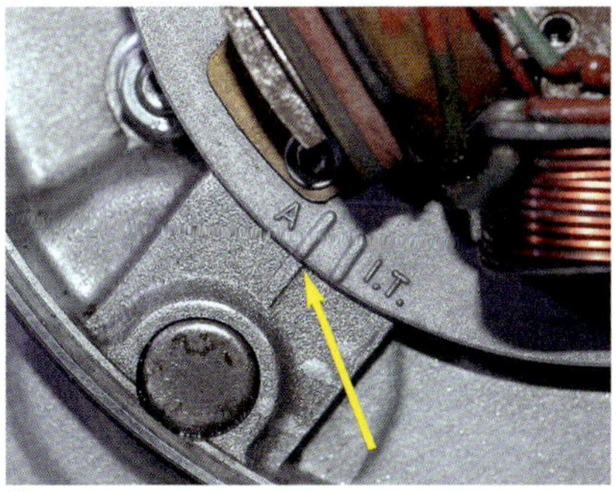
7

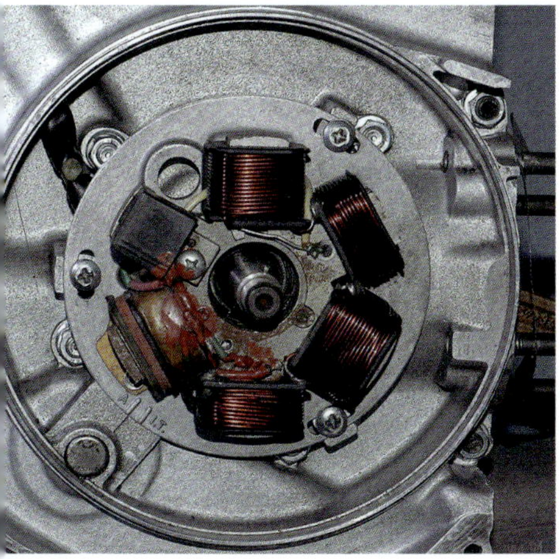
8

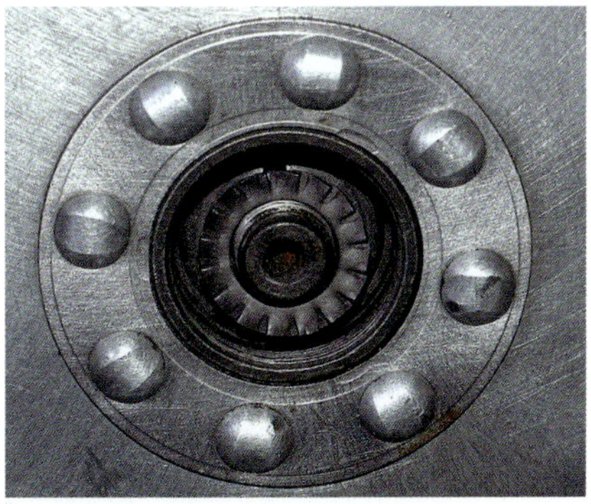
9

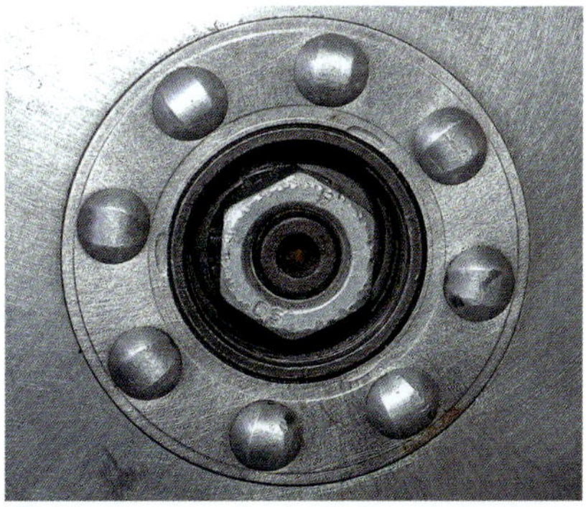
10

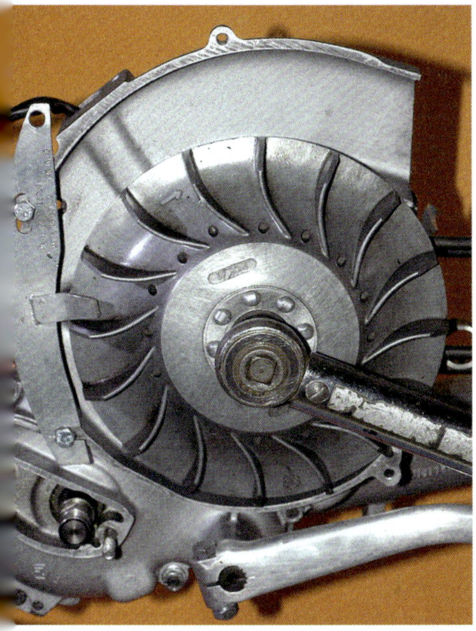
11

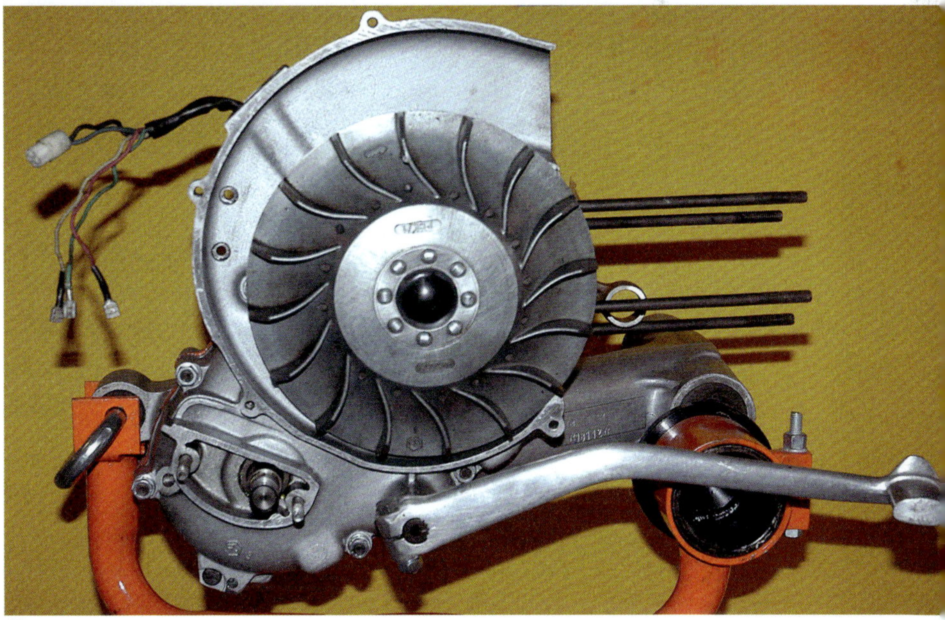
12

__12:__ Ansicht des montierten Antriebsgehäuses, das noch mit Kolben, Zylinder, Gebläsehauben und Schaltsegment komplettiert werden muß. Zuletzt wurde die schwarze Schutzkappe auf die Mutter gesetzt.

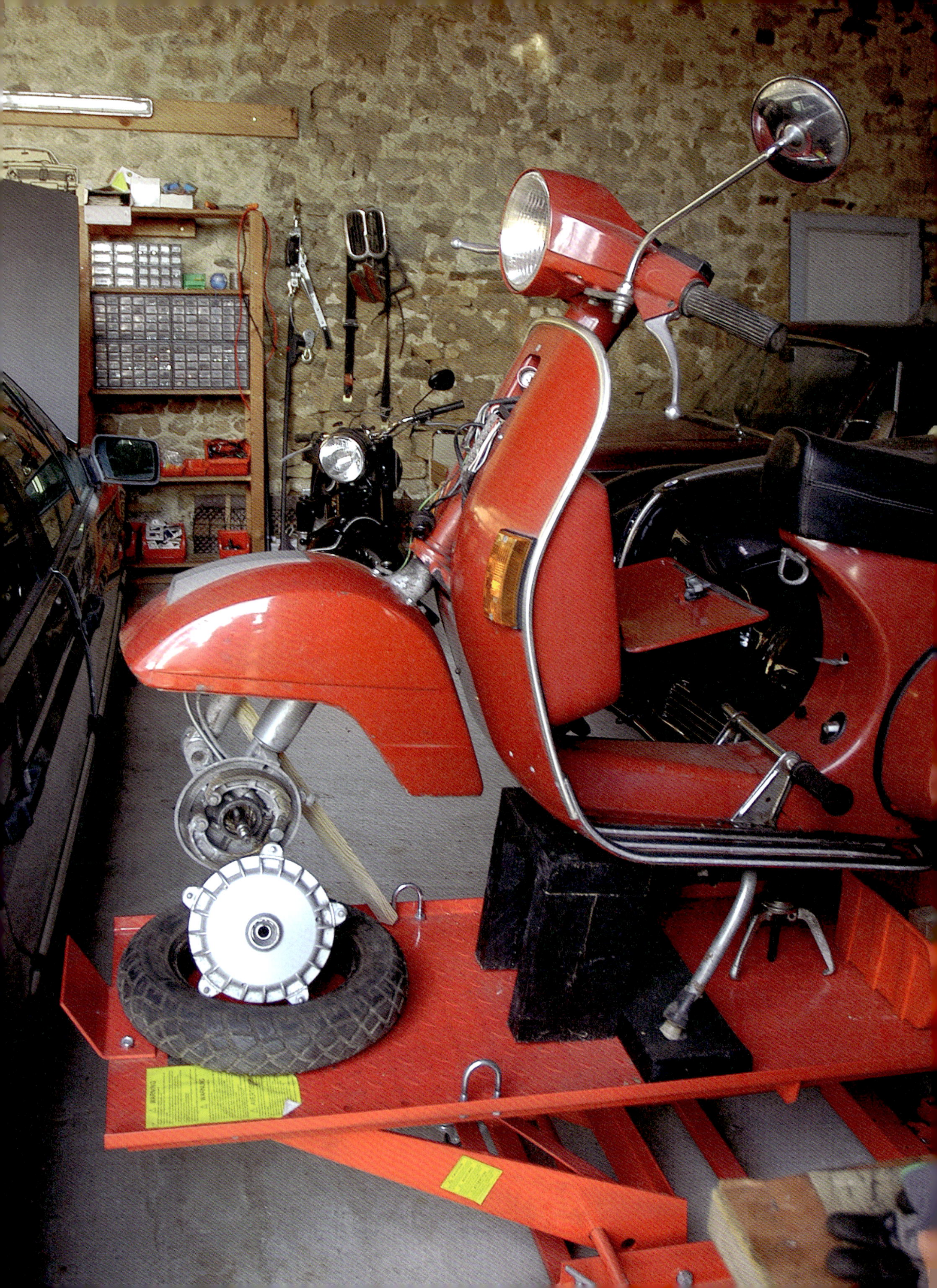

Teil 4

Überholung Räder, Bremsen, Fahrwerk

Hinterrad und Bremse: Demontage, Analyse, Montage

Hinterrad Ausbau, Zerlegung, Begutachtung

Hinterrad mit Nabe ausbauen: Im Kapitel „Motorausbau“ haben wir bereits grob gezeigt, wie das Hinterrad ausgebaut wird. Dieser Schritt ist nötig, wenn der Motor vom Fahrzeug getrennt werden soll. Hier zeigen wir den Ausbau des **Hinterrads** zusammen mit der aus Spezial-Gußstahl hergestellten **Bremstrommel** mit der **Nabe** im Detail. Warum das Hinterrad zuerst? Weil Trommel, Nabe und Rad direkt an den Triebwerksblock angedockt sind. Nabe und Trommel bilden eine Einheit. Eingearbeitet ist die **Verzahnung** für die Antriebswelle/Achse.

Zuerst wird die **Schutzkappe** mit einem starken Schraubendreher abgehebelt; sie ist etwas verbeult, aber frei von Korrosion. Dann wird der **Splint** mit einem Seitenschneider aufgebogen und aus der Bohrung der Achse gezogen; er wird später erneuert. Er blockiert die

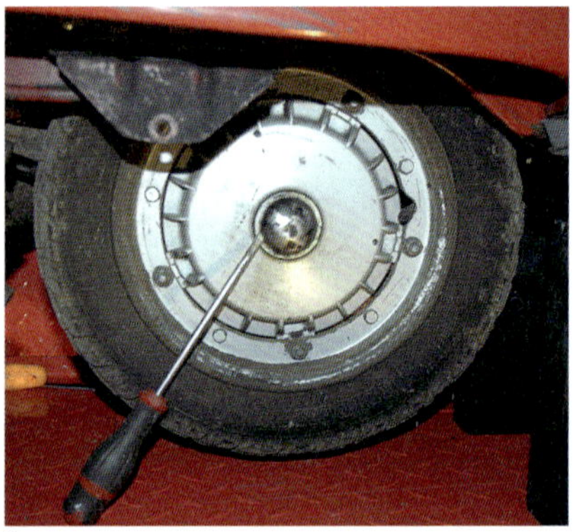

1

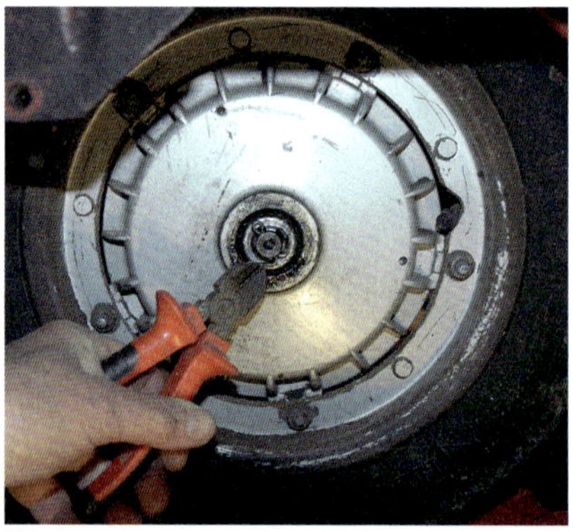

2

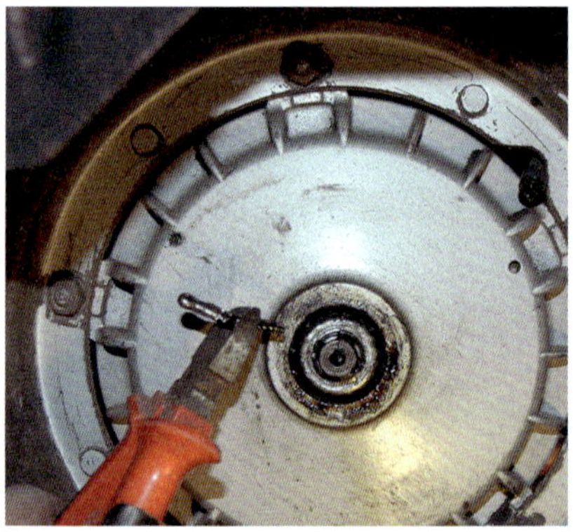

3

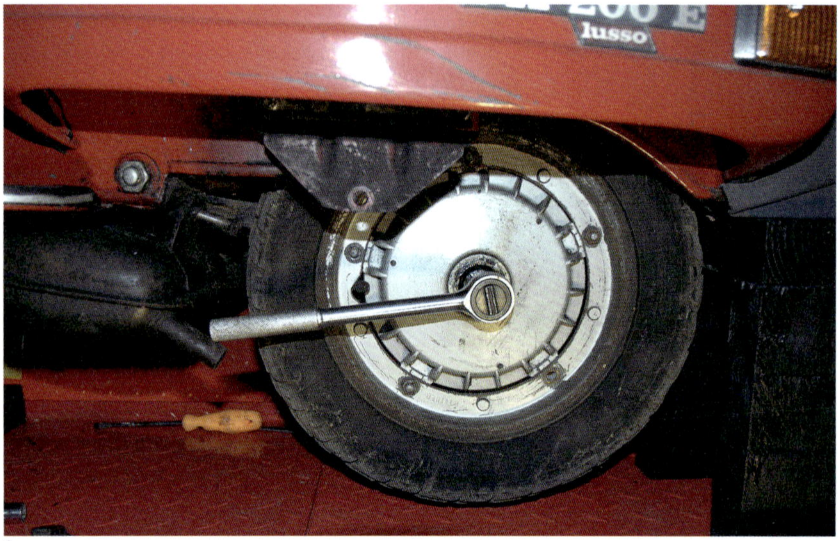

4

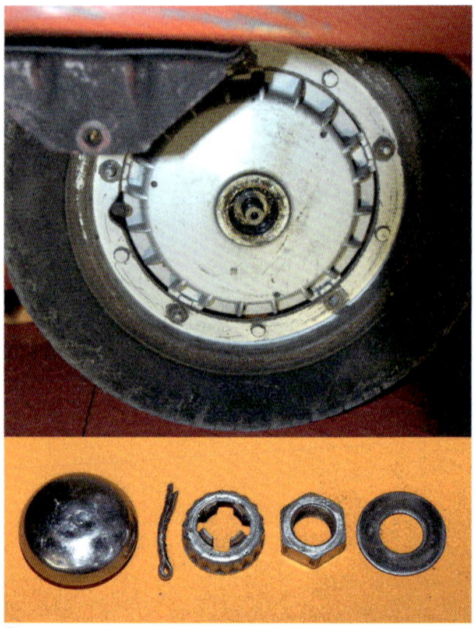

5

__Ausbau Hinterrad zusammen mit der Bremstrommel. 1:__ Zuerst haben wir die Vespa hinten angehoben und mit einer selbst gebauten Holzbrücke abgestützt. Mit einem Schraubendreher wird die Schutzkappe abgehebelt. __2:__ Der Splint wird mit dem Seitenschneider aufgebogen. __3:__ Dann wird er herausgezogen. Nicht im Bild: Das Abnehmen der Kronensicherung. __4:__ Mit einer Stecknuß SW 24 die Mutter lösen; bei unserer PX ist sie locker! __5:__ Hinterrad und Trommel können abgenommen werden. Unten: Abdeckkappe, Splint alt, Kronensicherung, Mutter, Anlaufscheibe. __6:__ Durch die Luke in der Montagebühne läßt sich das Rad leicht nach unten absenken, der Roller muß nicht geneigt werden.

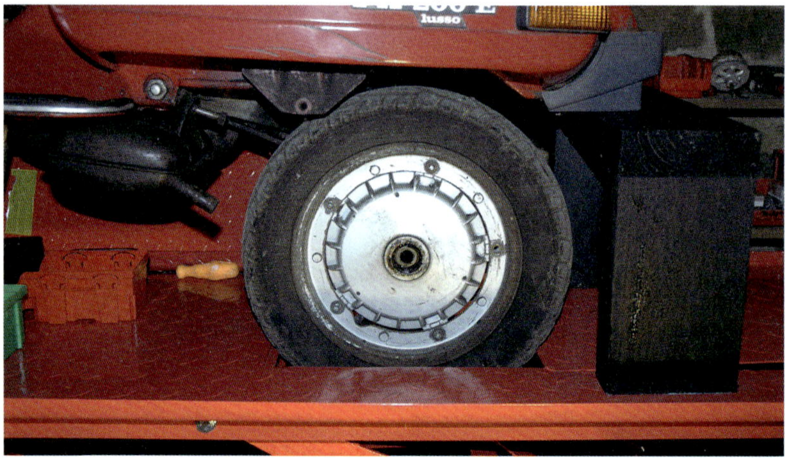

6

Kronensicherung an ihren abgewinkelten Zungen; sie läßt sich von Hand abnehmen. Die **Achsmutter** wird mit einer Stecknuß SW 24 gelöst (normales Rechtsgewinde), also gegen den Uhrzeigersinn ausdrehen. Bei unserer PX ist die Mutter locker, es bestand Unfallgefahr. Die fettverklebte **Anlaufscheibe** kommt mit der Trommel heraus.

Steht das Fahrzeug auf dem Boden, muß es von einem Helfer nach rechts geneigt werden, damit das Hinterrad freikommt. Einfacher geht es bei der

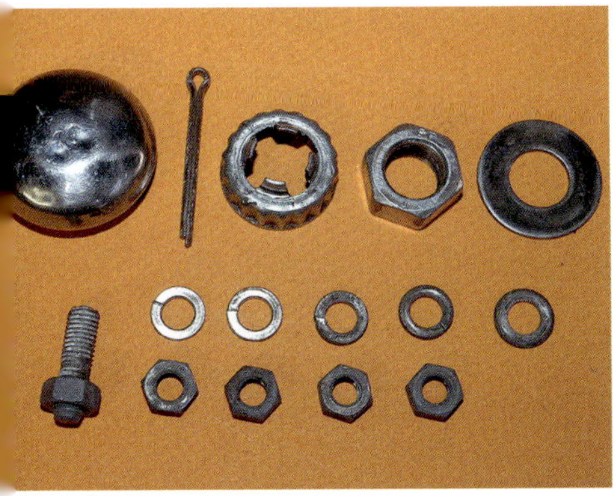
7

Hinterrad ohne Bremstrommel ausbauen

Für einen einfachen **Wechsel** von **Reifen** und **Schlauch** genügt es, die fünf Muttern SW 13 auszudrehen, mit denen das Hinterrad an der Bremstrommel befestigt ist. In unserem Fall sind die Muttern locker, ein Stehbolzen kommt zusammen mit der Mutter heraus.

Um das Rad aus dem Radlauf zu ziehen, muß es leicht angewinkelt werden. Schon auf den ersten Blick zeigt sich, daß der **Reifen erneuert** werden muß und daß die **Felgenhälften** dringend eine gründliche **Aufarbeitung benötigen**. Beim Trennen der Felgenhälften und Abnehmen des Reifens treten unerwartete Schwierigkeiten auf, s. nächste Seite.

11a: Die fünf Muttern SW 13 lassen sich problemlos ausdrehen, da sie nicht richtig angezogen waren! 11b: Das Rad ist von der Bremstrommel getrennt. Deren Verschraubung hatten wir bereits gelöst.

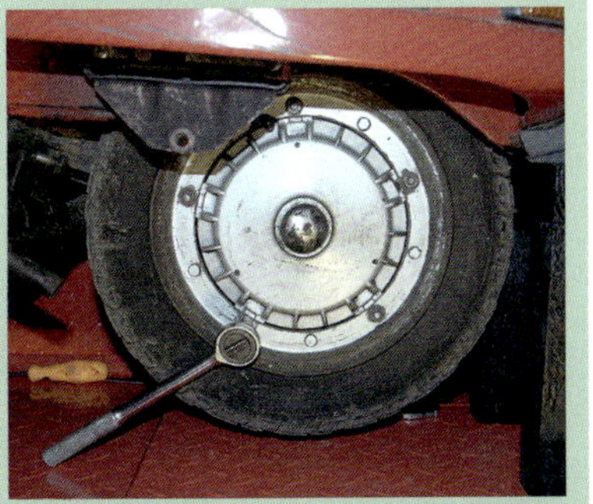
11a

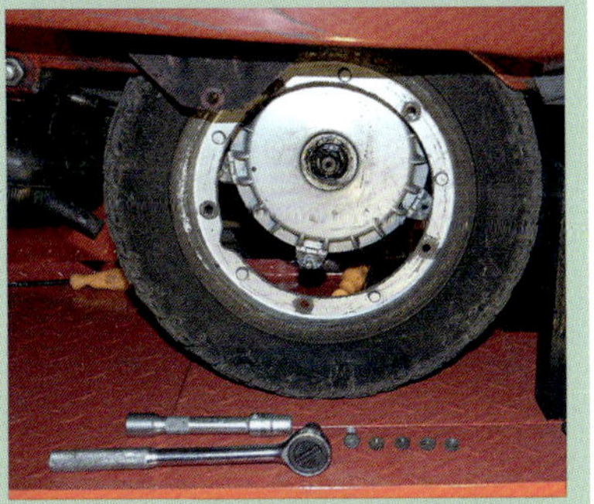
11b

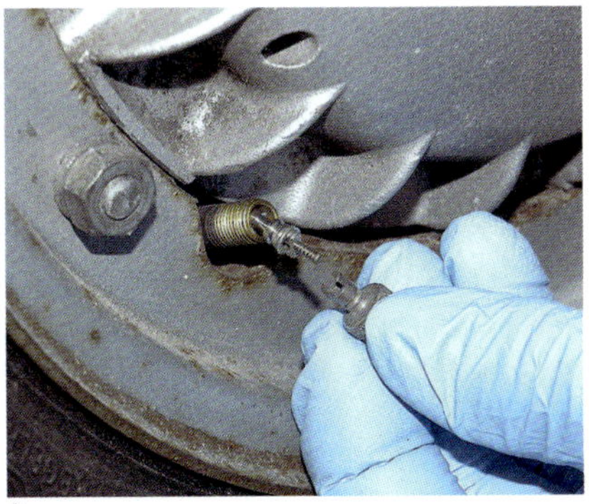
8

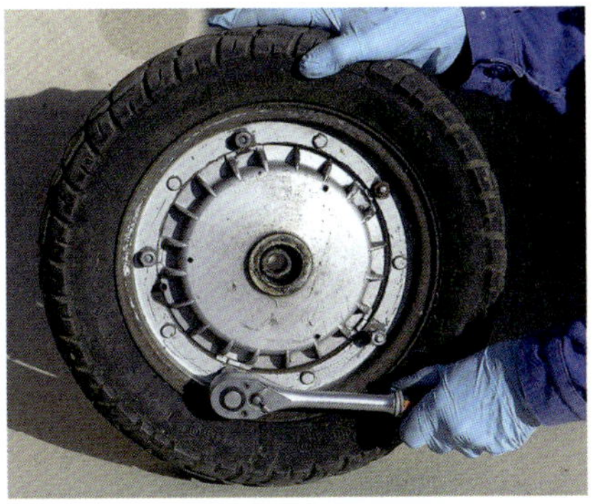
9

Werkzeug Hinterrad und Bremstrommel

- Abstützung für das Heck
- Schraubendreher
- Seitenschneider für den Splint
- Stecknuß SW 24
- Stecknuß SW 13 für die Felgentrennung und wenn nur das Rad abgenommen werden soll
- Bei festsitzenden Felgenhälften:
  - Hammer mit Bronze-Schlagdorn
  - Schraubendreher groß
  - Montierhebel
  - Rostlöser
  - Balken und kurzes Kantholz
  - Reifen-Demontiermaschine
- Für die Radmontage:
  - Seife
  - Drehmomentschlüssel mit Nuß SW 13
  - Kompressor für Luftdruck

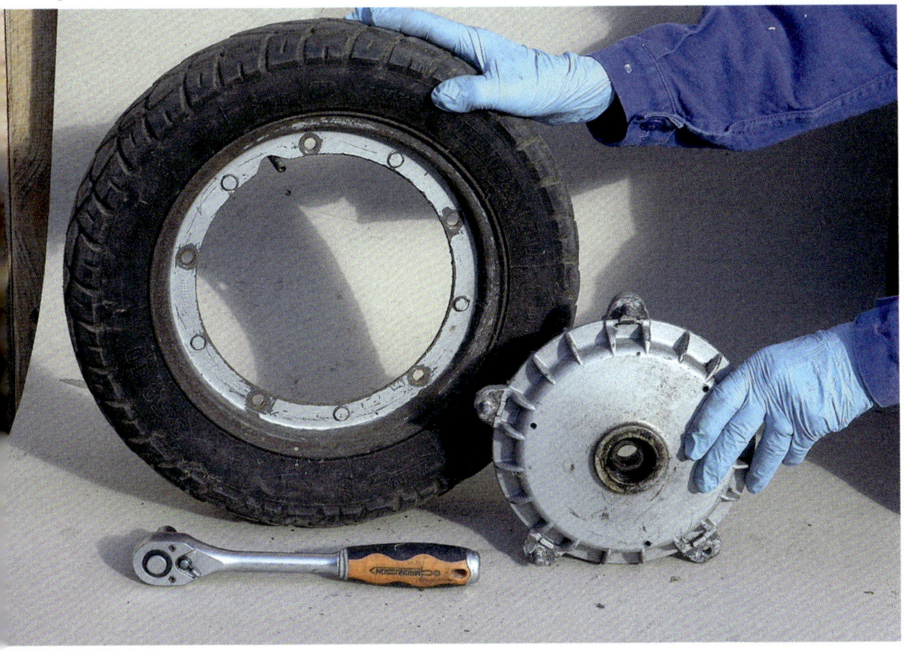
10

7: Alle alten Elemente der Naben-, Bremstrommel- und Radbefestigung; oben: Abdeckkappe, neuer Splint, Kronensicherung, Mutter SW 24, Anlaufscheibe, Radmuttern SW 13, Federringe, ein herausgedrehter Bolzen der Radbefestigung an der Trommel. 8: Mit einer antiken Ventilkappe aus Metall, die auch als Ausdreher dienen kann, drehen wir das Ventil heraus und lassen damit die Luft aus dem Schlauch. 9: Die Bremstrommel mit der Antriebsverzahnung ist mit fünf Muttern SW 13 am Rad befestigt (s.a. Kasten oben). 10: Rad und Trommel sind nun getrennt.

Montagebühne: Sie besitzt eine **Luke,** durch die das Rad mit der Trommel nach unten abgesenkt werden kann.

Die **Bremstrommel** mit der Antriebsverzahnung ist mit **fünf Muttern SW 13**

12: *Die fünf Muttern M8 der Felgenverschraubung; Federringe fehlen. Das Ventil ist noch intakt.* ***13, 14:*** *Die Muttern lassen sich problemlos mit der Stecknuß SW 13 lösen.* ***15:*** *Das Trennen der Felgenhäften stellt sich indes als nahezu unmöglich heraus; wir versuchen zuerst, mit dem Bronzedorn auf die Stehbolzen zu schlagen.* ***16:*** *Weil dies nicht hilft, setzen wir mittig einen starken Schraubendreher als Hebel an – umsonst.* ***17, 18:*** *Auch mit dem Montierhebel kommt der Reifen nicht von der Felge los.* ***19:*** *Wir tragen Rostlöser auf – auch das bringt nichts.*

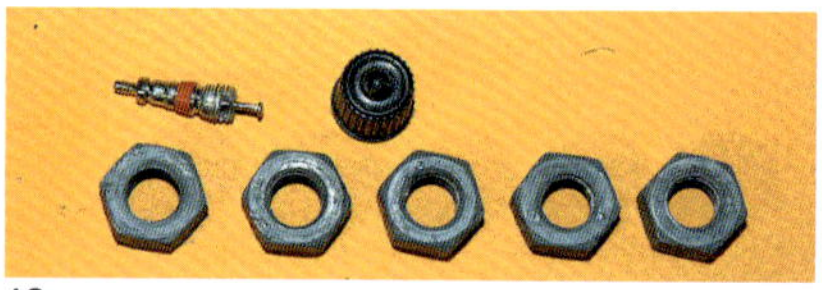

12

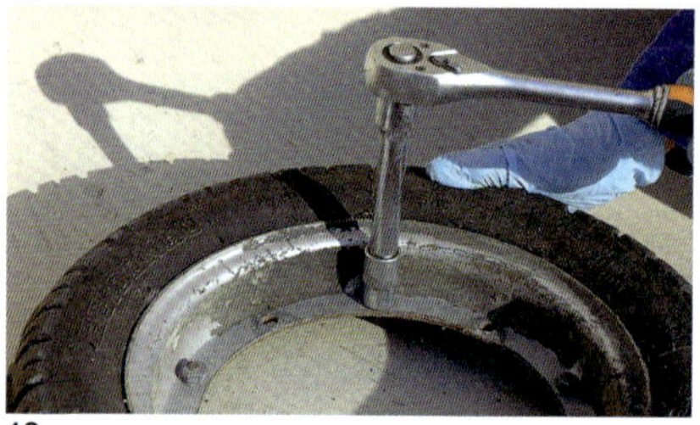

13

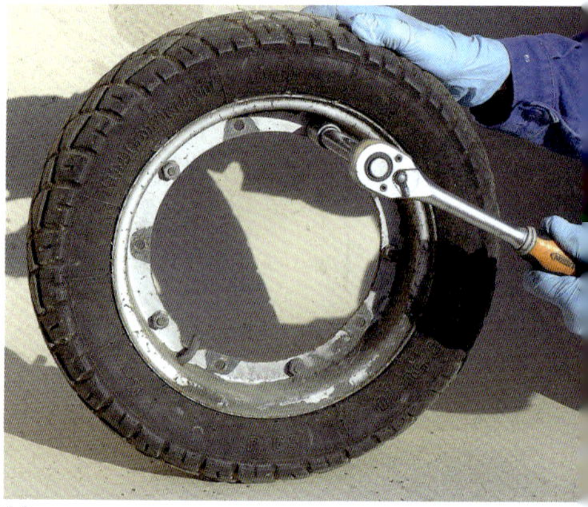

14

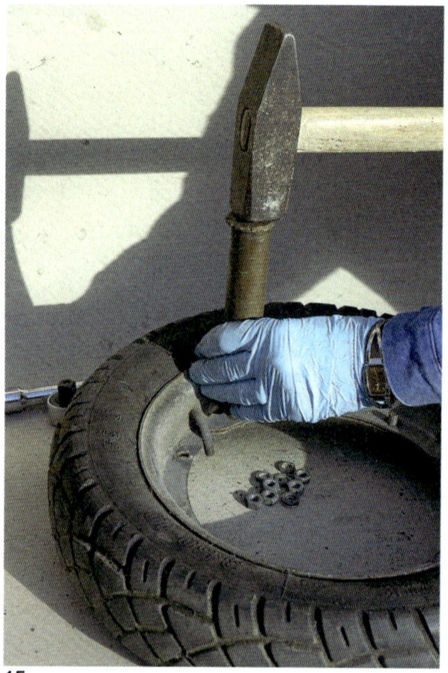

15

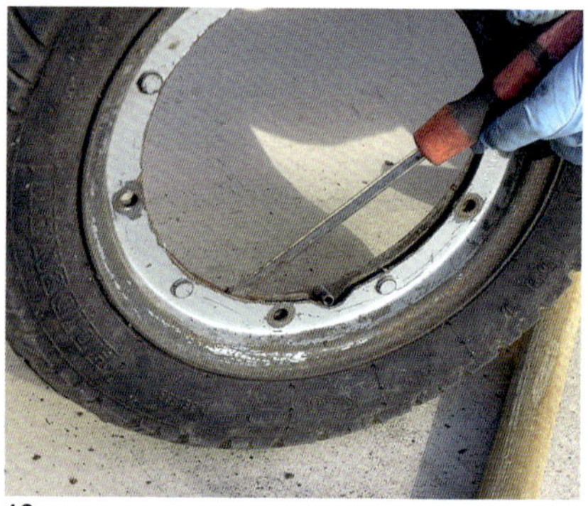

16

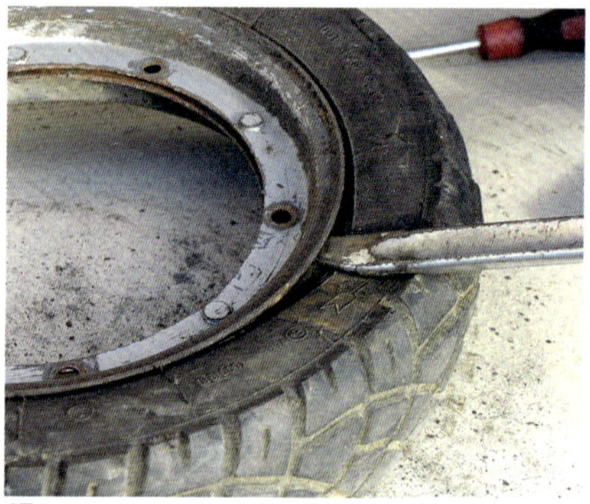

17

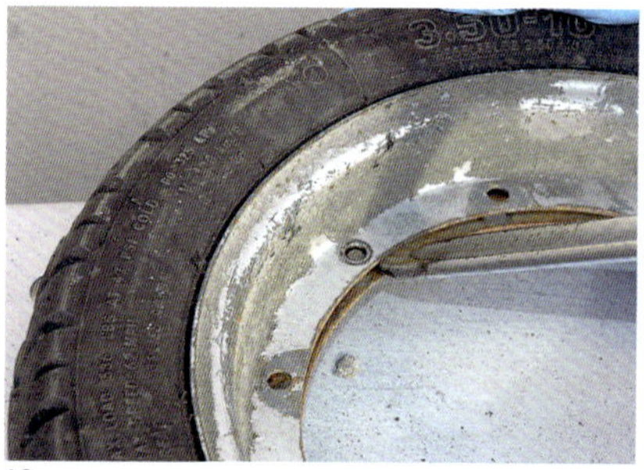

18

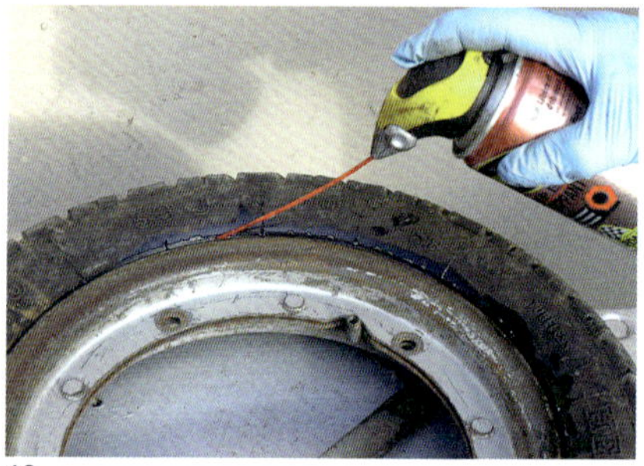

19

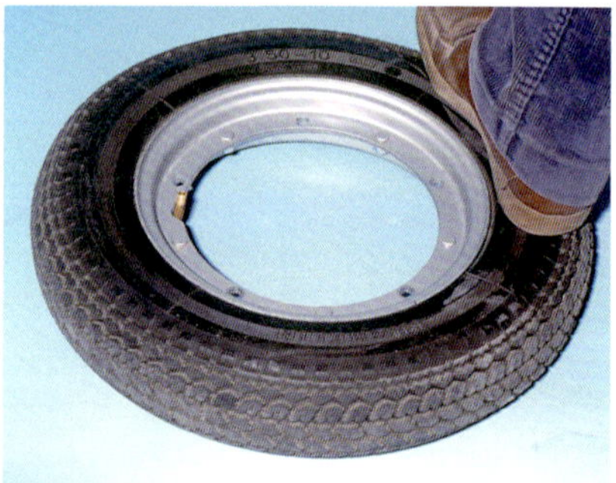

20

am Rad befestigt (s.a. Kasten vorige Seite). Sie werden ausgedreht, wobei ein Stehbolzen mit herauskommt. Rad und Trommel sind nun getrennt.

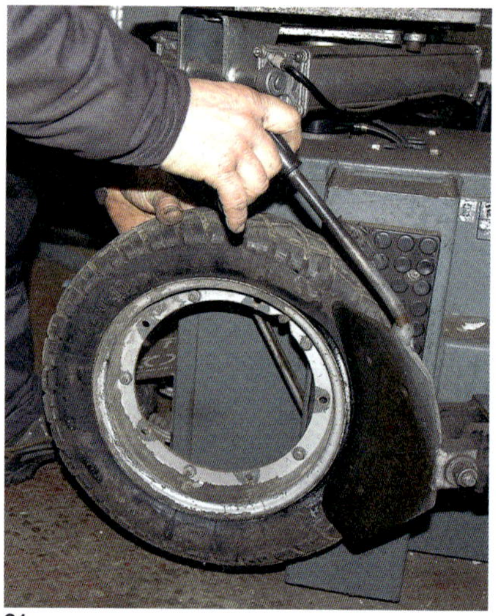

21

20: *Bei einem neuwertigen Fahrzeug löst sich der Reifen von den Felgenhälften mit einen kräftigen Fußtritt.* ***21:*** *Letzte Möglichkeit: der Besuch in der Werkstatt. Hier wird das Preßwerkzeug außen am Reifen angesetzt.*

Hinterrad zerlegen:

Jetzt wird die Verschraubung der beiden **Felgenhälften** gelöst. Zuerst drehen wir mit einer antiken Ventilkappe aus Metall das Ventil heraus und lassen so die **Luft** aus dem Schlauch. Die **fünf Muttern** werden wieder mit einer Stecknuß **SW 13** ausgedreht; sie sind nicht festgerostet. Sie lassen sich wie die Trommelmuttern wiederverwenden und werden später aufbereitet und phosphatiert werden. Die fünf Federringe sind erneuerungsbedürftig.

Bei neuwertigen Fahrzeugen trennen sich die Felgenhälften, wenn das Rad auf den Boden gelegt und der Reifen mit dem Fuß nach unten gedrückt wird. Doch bei unserem Rad funktioniert das nicht, denn Felgen und Reifen sind durch starken Rost regelrecht miteinander verbacken. Alle Versuche, die Hälften zu trennen, schlagen fehl, siehe Fotos. Schlagen mit dem Bronzedorn auf die Stehbolzen bringt ebensowenig wie das Ansetzen von Schraubendreher und Montierhebel innen/außen. Auch das Einsprühen mit Rostlöser hilft nicht.

Wir fuhren daher mit dem Rad in die **Werkstatt** und baten Joël, Mechaniker beim ehemaligen Reparaturbetrieb Bethembos, es einmal mit der **Reifenmontiermaschine** zu versuchen. Aber

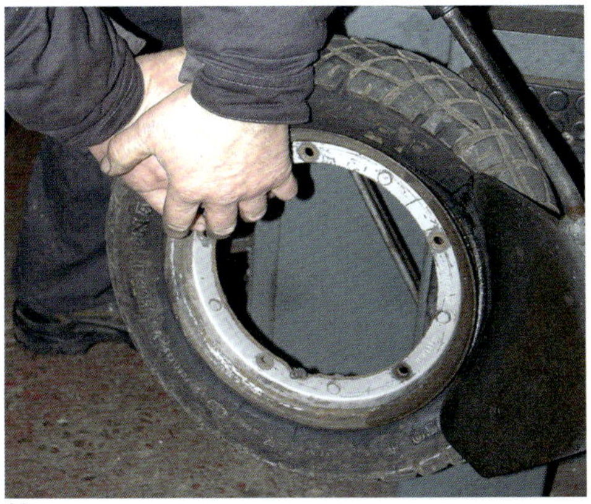
22

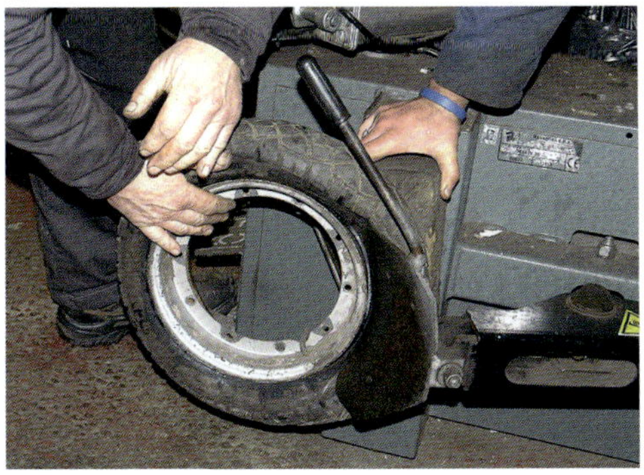
23

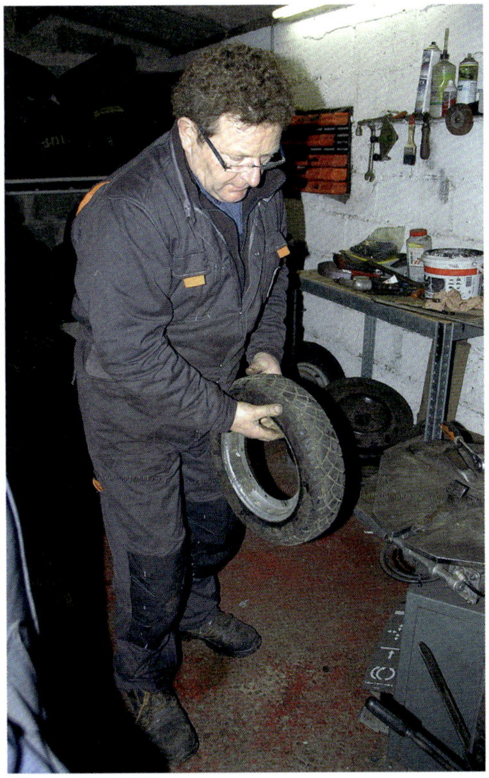
24

22: *Auch auf der Innenseite sind mehrere Versuche nötig.* ***23:*** *Ein Helfer muß einen Holzklotz dahintersetzen, damit genügend Druck aufgebaut werden kann.* ***24:*** *Nach zehn Minuten hat Joël den Reifen endlich von den Felgenhälften getrennt.*

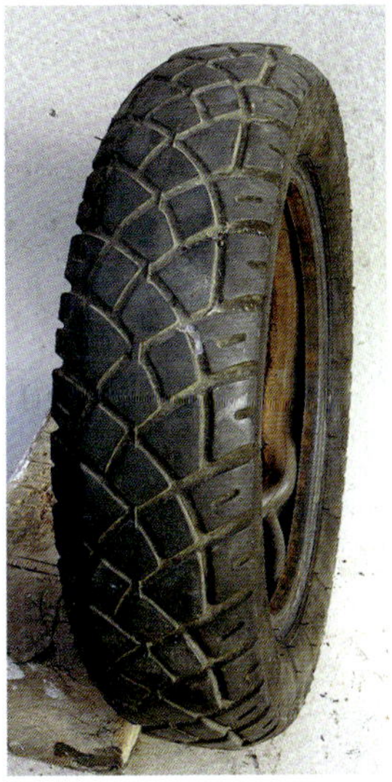
25

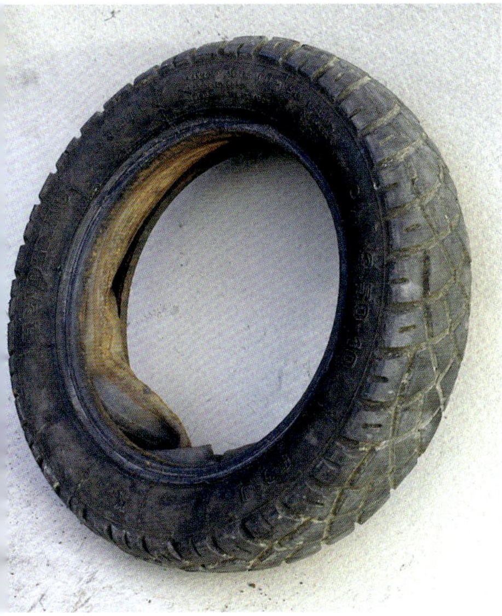
26

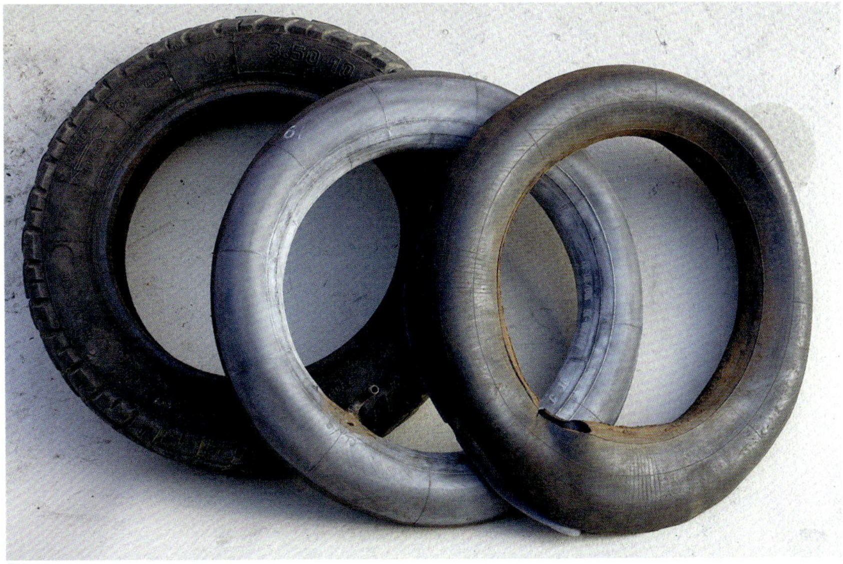
27

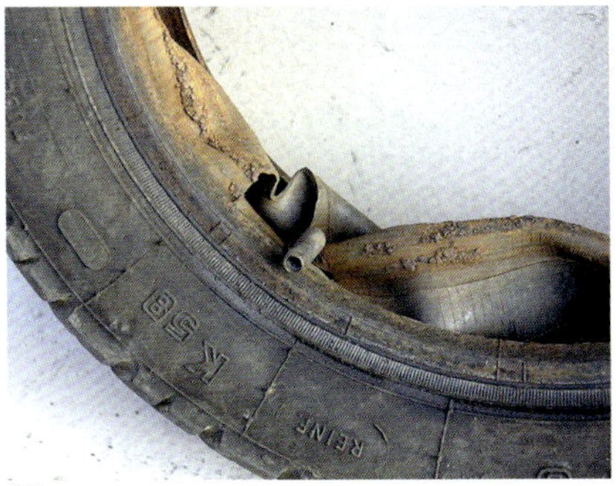
28

selbst dies erweist sich als schwierig. Erst nach mehreren Versuchen trennt sich der Reifen von den Felgenhälften – erst links, dann rechts.

Die **Felgenhälften** sind nicht nur aussen (teilweise) angerostet, sondern besonders innen stark von der braunen Pest befallen. Hier zeigt sich der Nachteil der geteilten Hälften: Es kann Wasser eindringen. Da hilft nur eine radikale Entrostungsmethode, denn Neuteile wollen wir möglichst nicht verwenden. Die **alten Muttern** zeigen an den Kanten **Werkzeugspuren** und an den Innenseiten **Riefenbildung** durch die Einwir-

25: *Der Zehn-Zoll-Reifen hat zwar noch ausreichend Profil, ist aber aus Altersgründen völlig ausgehärtet.* ***26:*** *Hier sieht man, daß der Reifen mittig stärker abgefahren ist. Der von einem früheren Besitzer selbst gebastelte Schutzmantel aus Gummi ist mit Felgenrost bedeckt.* ***27:*** *Reifen, Schlauch, Schutzmantel.* ***28:*** *Der Rost an Mantel und Schlauch ist deutlich zu sehen. Vor allem in der Umgebung des Ventils hat sich viel Rost abgelagert.*

***29, 30:** Die Innenseiten der Felgenhälften sind sehr stark verrostet, vor allem wohl durch die Einwirkung von winterlicher Streusalzbrühe. **31:** Die Außenseiten sind ebenfalls stark angegriffen. **32:** Die Innenbereiche der Hälften sehen schlimm aus und brauchen eine Spezialbehandlung.*

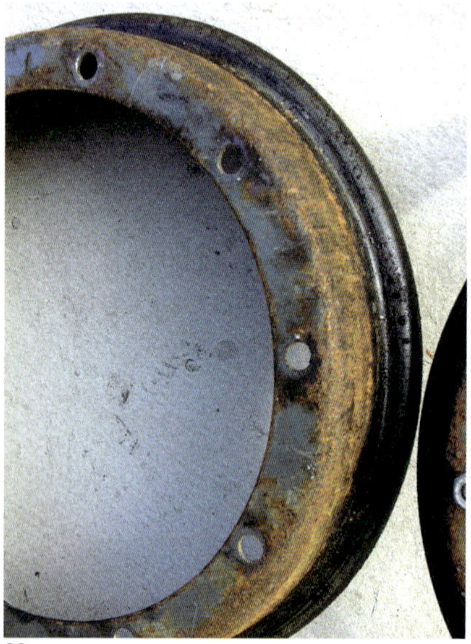

29

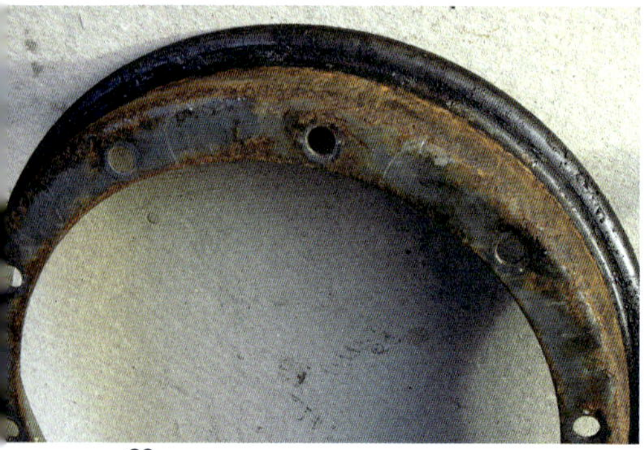

30

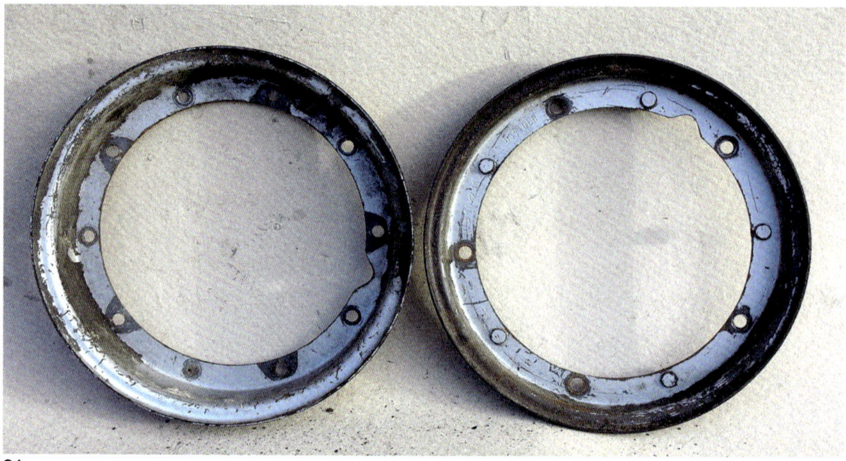

31

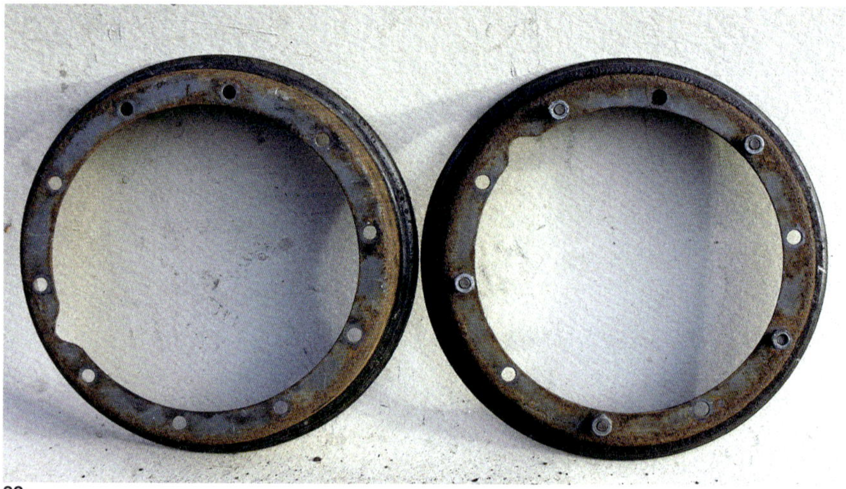

32

Festgestellte Mängel Hinterrad

Rad/Felgen

Befestigung: Muttern SW 13 an Bremstrommel nicht richtig angezogen und leicht korrodiert, 5 Federringe fehlen, die übrigen sind verdrückt; Zentralmutter SW 24 locker; ein Stehbolzen defekt
Schutzkappe: leicht verbeult
Felgenhälften: außen und innen stark verrostet, mit Reifen fest verbacken; Hälften lassen sich nur mit der Montiermaschine trennen

Reifen, Schlauch

Reifen: Marke Heidenau 3.50 x 10; mindestens 20 Jahre alt, völlig verhärtet, mittig stärker abgefahren
Schlauch: noch dicht, aber überaltert
Selbst gebastelter Schutzmantel: stark mit Felgenrost belegt

kung der Federringe (die früher einmal vorhanden waren, jetzt aber einfach fehlen). Nach reiflicher Überlegung beschließen wir, die alten Muttern aufzuarbeiten, die **Federringe** aber zu erneuern. Gebrauchte Federringe dürfen ohnehin nicht wiederverwendet werden, da sie ihre Elastizität eingebüßt haben. Den ausgedrehten **Stehbolzen** ersetzen wir durch einen neuen Bolzen mit 32 mm Länge, den wir aus einer Schraube M8 selbst herstellen. Er wird zusammen mt einem neuen Federring wieder in die Trommel geschraubt und mit **Loctite 271** fixiert.

Der **Reifen** der weitverbreiteten Marke Heidenau in der Größe 3.50 x 10 zeigt zwar noch Profil, ist aber völlig ausgehärtet und daher reif für die Entsorgung. Überalterte Reifen sind vor allem bei Nässe gefährlich, sie rutschen weg. Mit Sicherheit ist der Pneu älter als 20 Jahre. Das Profil taugt sowieso eher für den leichten Geländeeinsatz als für die Straße. Risse sind augenscheinlich nicht vorhanden, doch ist das Profil mittig viel stärker abgenutzt.

Der **Schlauch** hält zwar noch die Luft, wird aber erneuert; im Ventilbereich ist er mit Felgenrost bedeckt. Ein aus einem alten Schlauch selbstgebastelter **Schutzmantel** ist rundum mit Rostpartikeln verklebt.

Altteile: aufbewahren oder nicht?

Teile, auch Muttern und Scheiben, die ersetzt werden, werfen wir nicht weg. Sie gehören zur Geschichte des Fahrzeugs und werden aufbewahrt. Reifen und Schläuche aber entsorgen wir.

Hinterrad: Aufarbeitung

Felgen entrosten:

Da wir so viele **Originalteile** wie möglich erhalten wollen, kaufen wir nicht einfach neue Felgen, sonden bereiten die alten auf, auch wenn das etwas mühsam ist. Es ist unmöglich, den ganzen Rost bis auf's blanke Metall abzuschleifen, daher bringen wir die Felgen zu einem Spezialisten. Der empfiehlt, die Teile nicht zu strahlen, sondern durch **Pyrolyse** zu entlacken und zu entrosten.

Bei der Pyrolyse handelt es sich um ein **thermisches Verfahren,** bei dem das Metall unter Sauerstoffausschluß sehr hohen Temperaturen von bis zu maximal 400 °C ausgesetzt wird. Das Fachmagazin *„Lackiererblatt"* schreibt: *„Alle organischen Materialien, die sich noch an der Karosserie befinden, wie Lack, Spachtel und Unterbodenschutz werden dabei zersetzt, sodass lediglich die reine Stahlsubstanz bestehen bleibt."*

Auch **Rost** wird vollkommen eliminiert, wie wir nach der Behandlung der Vespa-Felgen feststellen konnten: Nach der Pyrolyse wird der Stahl mit einem Hochdruckreiniger gewaschen, in einem Tauchbad nachentlackt, in einer phosphorhaltigen Lösung entrostet und anschließend neutralisiert.

Das Pyrolyse-Verfahren, das immer häufiger anstatt des aggressiven Strahlens auch bei Oldtimer-Karosserien angewandt wird, ist preisgünstiger, schneller und ressourcenschonender als herkömmliche Methoden. Wir haben für das Entrosten der vier Vespa-Felgen nur 20 Euro bezahlt.

Der **größte Vorteil** dieser Methode besteht darin, daß der Prozeß selbst in schwierige Bereiche wie Ecken, Falze und Hohlräume vordringt. Laut *„Lackiererblatt"* lassen sich mit der thermischen Entlackung im Gegensatz zum Strahlen, bei dem federnde Materialien wie Spachtel oder Kunststoffe zu Problemen führen, einwandfreie Ergebnisse erzielen, ohne daß die Oberfläche verformt oder ausgedünnt wird.

Aluminium, Verklebungen oder Kunststoffteile halten der Pyrolyse allerdings

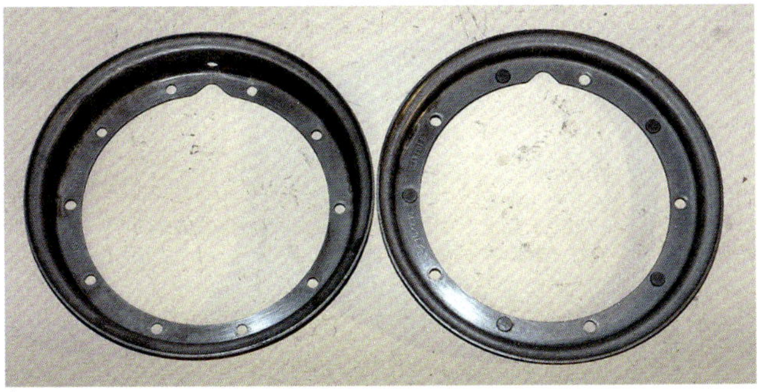

1

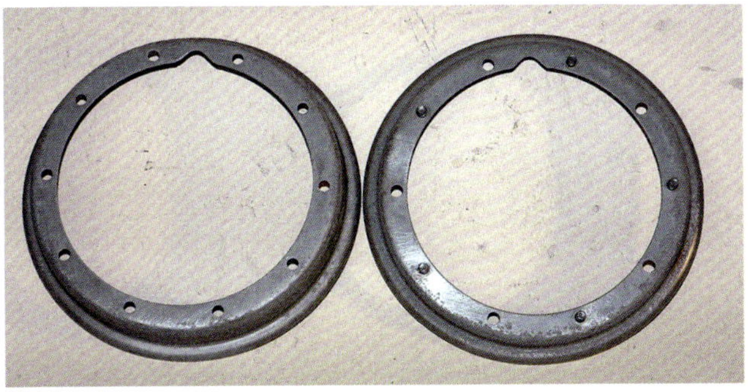

2

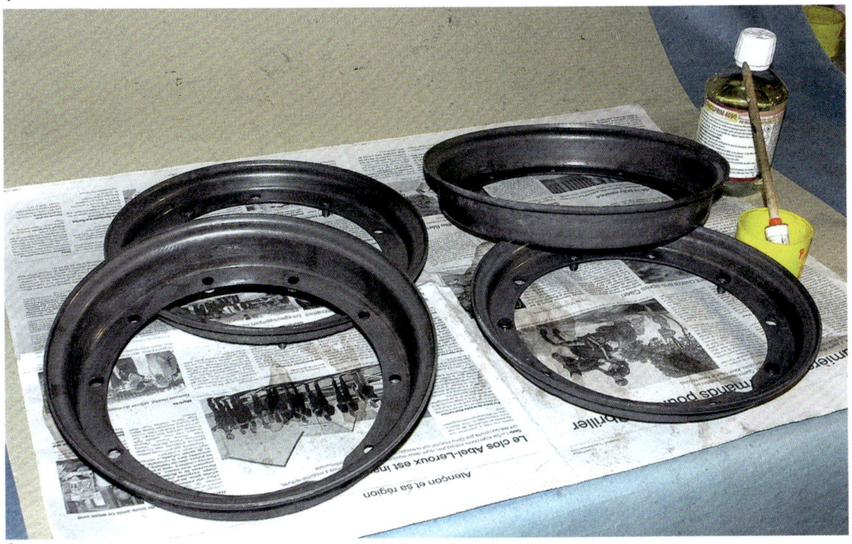

3

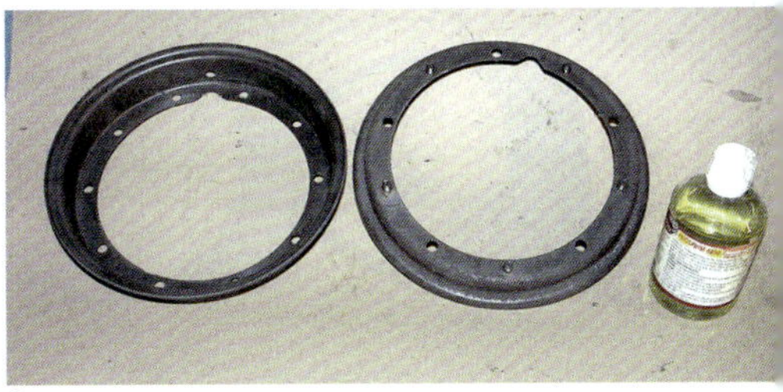

4

__1:__ Nach der Pyrolyse sind die Felgenhälften metallisch blank, zeigen nicht mehr den geringsten Rost und keinerlei Lackspuren. __2:__ Felgen nach der Grundbehandlung mit PAC 2030. __3:__ In unserem Workshop wird die Phosphatierung gleich auf alle Felgen aufgetragen. __4:__ Die Hinterradfelgen nach der Behandlung mit Phosprim 4090. __5:__ Der Primer von MOTIP haftet bestens und wird in zwei Schichten lackiert. __6:__ Nach dem zweimaligen Sprühen mit dem passenden Silberlack glänzen die Felgenhälften wie neu.

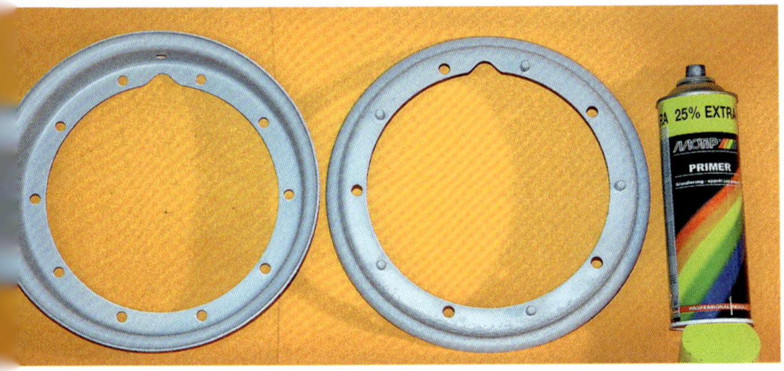

5

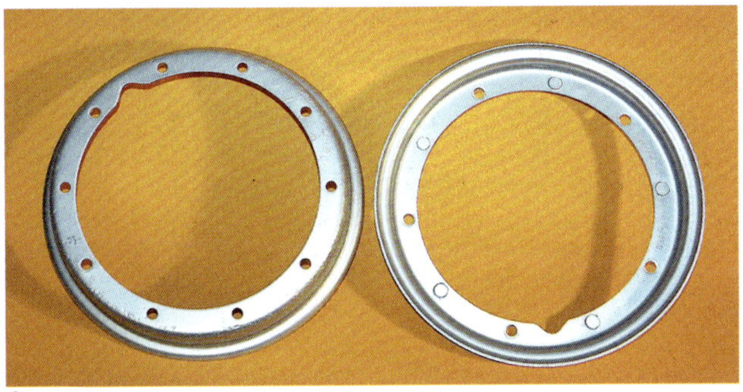

6

nicht stand. Doch das ist bei unserer Vespa in selbsttragender Stahlbauweise ja ohnehin kein Thema.

Felgen aufbereiten:

Nach der Pyrolyse (gilt auch fürs Strahlen) müssen die Felgen schnellstens gegen erneute Korrosion geschützt werden. Hierbei greifen wir, wie bereits weiter vorn im Buch beschrieben, wieder auf **PAC 2030** von Restom, angemischt mit 50 % Wasser, zurück, das gleichzeitig **entrostet** und **phosphatiert.** Nach dem Trocknen und Abwaschen mit **Wasser** und abermaligem Abtrocknen wird dünn die Phosphatierung **Phosprim 4090** aufgetragen, die sofort trocknet.

Anschließend erfolgt die Lackierung mit drei MOTIP-Produkten: **Primer, Acryl-Alulack** „Quartz" und **Klarlack,** jeweils in zwei Schichten aufgesprüht. Der Lack entspricht im Ton der Originalfarbe von Piaggio. Zu beachten ist, daß sich nicht jeder Primer und jeder Lack mit der Phosphatierung verträgt. Im Zweifelsfall eine Spezialgrundierung wie 1 K Aerosol Primer D 8421 von Deltron auftragen. Das Ergebnis unseres Lackaufbaus überzeugt rundum.

Reifen montieren, Rad komplettieren

Bei der **Reifenwahl** stellt sich die Frage: sportlich-modern oder allwettertauglich-klassisch. Unser Händler bot uns zunächst Heidenau-Reifen des Typs K80SR an, die mit ihrer sparsamen Profilierung eine gewisse Ähnlichkeit mit Slicks haben. Dies schien uns bei unserer alten PX aber nicht angemessen zu sein. Wir suchten im Internet nach einem klassisch profilierten Reifen der Größe 3.50 x 10 und wurden bei Pirelli (Typ SC 30), Shinko (Typ SR 550) und **Continental (Typ Classic)** fündig, wobei wir uns für die Contis entschieden und 30 Euro pro Stück zahlten, „reinforced Tube Type", made in Vietnam. Die Schläuche kamen von Michelin (Typ Airstop Butyl).

Im Gegensatz zum Heidenau haben die Contis keine Fahrtrichtungsanzeige. Bei der Montage wird zuerst der **Schlauch** in den Reifen gelegt und etwas aufgepumpt, um zu verhindern, daß er eingeklemmt wird. Beide Innenringe des **Reifens** leicht **einseifen. Dann** Reifen mit Schlauch in die untere Felgenhälfte drücken, danach die zweite Hälfte aufsetzen, dabei **Ventil** durch das Loch führen; Felgen zusammenschrauben. **Muttern** über Kreuz vor-, dann zweistufig mit Drehmoment 20-27 Nm festziehen. Zuletzt den Schlauch ganz aufpumpen: **Reifenluftdruck** zuerst auf 3,0 bar bringen, damit sich der Reifen setzt, dann auf 1,75 bar ablassen. Bei der Radmontage sitzt die tiefere Felgenhälfte über der Bremstrommel.

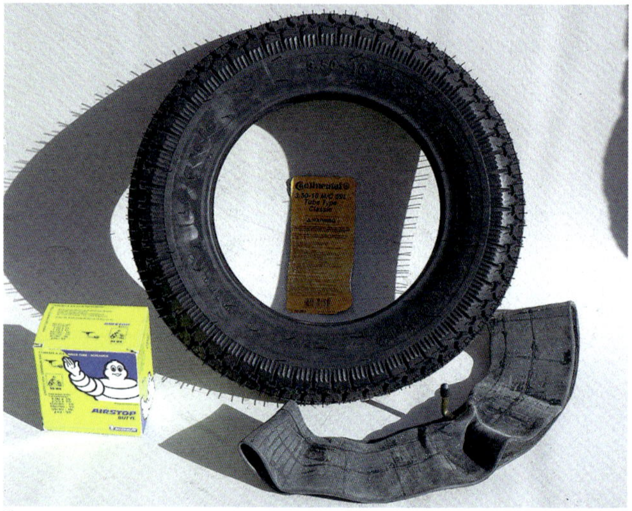
7
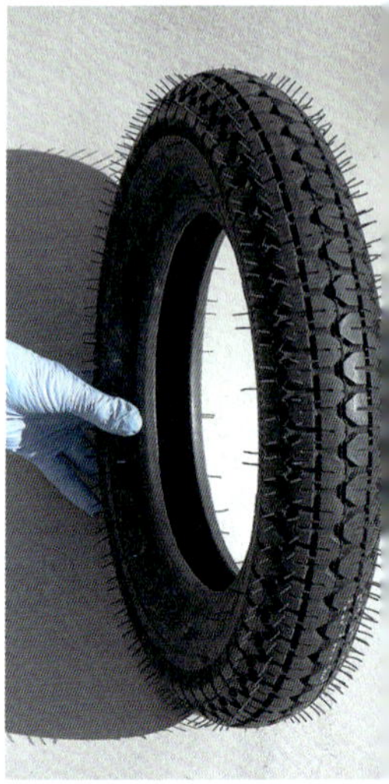
8
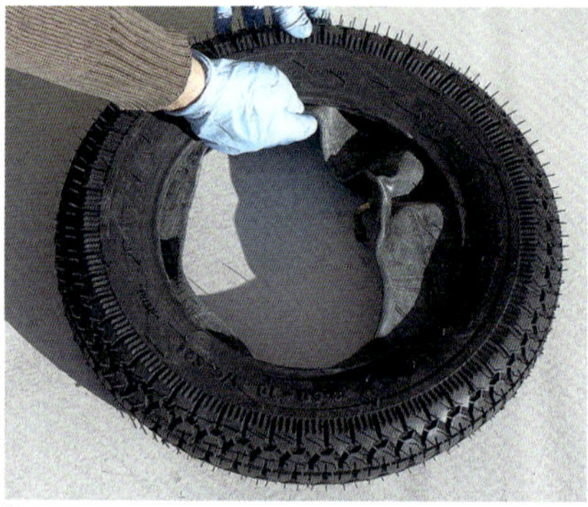
9
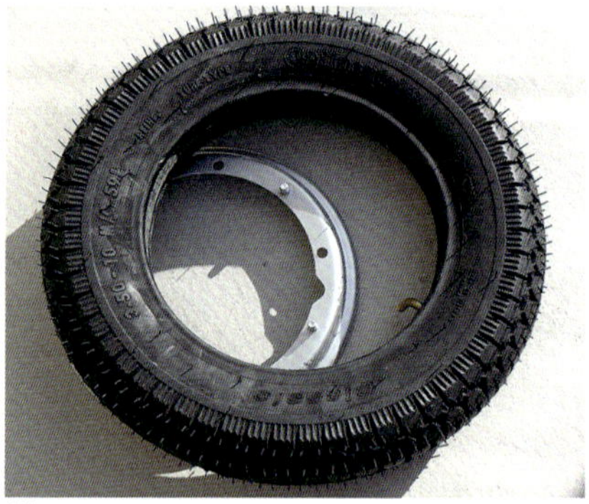
10
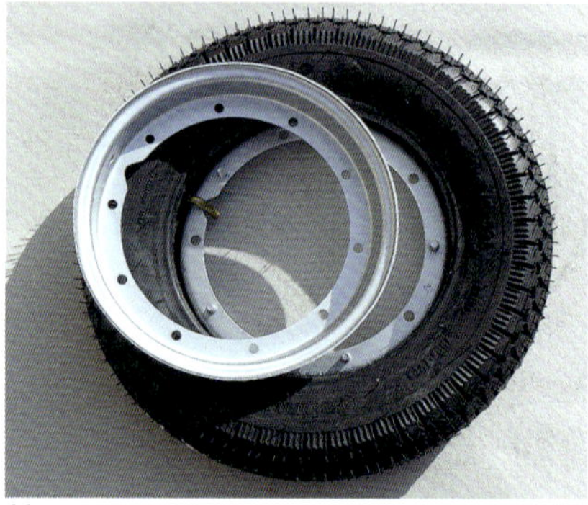
11
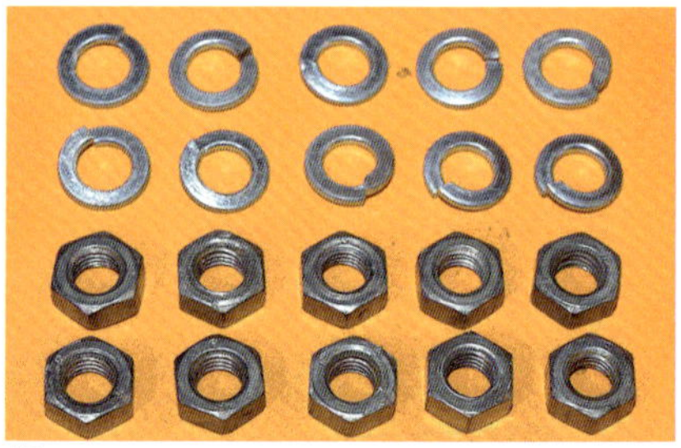
12
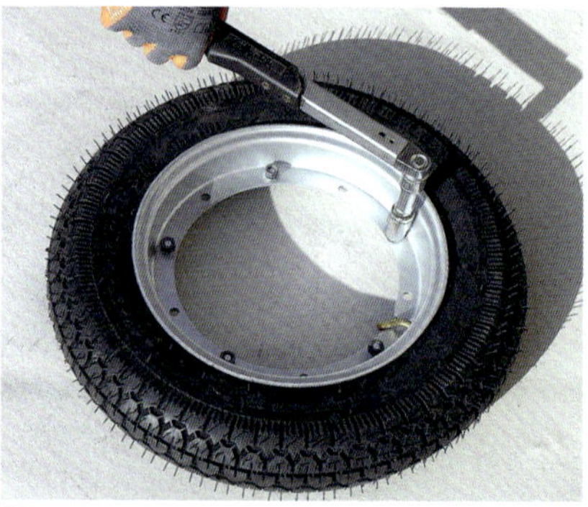
13
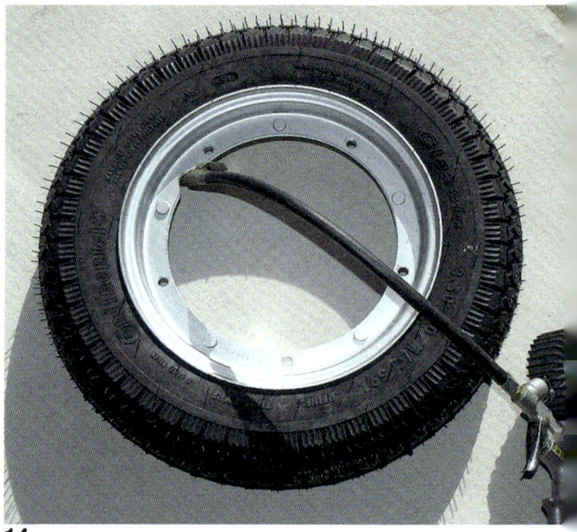
14

*7: alles neu: Reifen „Classic" in 3.50 x 10 von Continental, Schlauch von Michelin. **8:** Der Conti-Pneu hat das klassische Allwetterprofil der 1980er Jahre. **9:** Der Schlauch wird eingelegt und leicht aufgepumpt. **10:** Reifen an den Innenkanten leicht einseifen und mit dem Schlauch auf die schmale Felgenhälfte drücken; Ventil muß dabei nach unten zeigen. **11:** obere, breite Felgenhälfte aufsetzen, dabei Ventil durchstecken. **12:** die phosphatierten Originalmuttern SW 13 für Rad und Bremstrommel mit neuen Federringen. **13:** Muttern kreuzweise mit 20-27 Nm anziehen. **14.** Zuletzt Schlauch auf 1,75 bar aufpumpen.*

Hinterradnabe/Bremstrommel prüfen, reinigen

Hinterradnabe mit Bremstrommel prüfen:

Wie die gesamte Antriebseinheit ist auch die Hinterradnabe mit ihrer integrierten Bremstrommel **total verschmutzt,** aussen von Fett- und Ölrückständen, innen von Öl und Bremsbelagabrieb. Über den defekten Wellendichtring ist Öl aus dem Getrieberaum in die Trommel eingedrungen und hat dort die Bremsbeläge getränkt. Ergebnis: Fast keine Bremswirkung mehr. Hinzu kommt, daß auf der Reibfläche Riefen zu sehen sind. Wie die Trommel ausgebaut wird, haben wir bereits weiter vorn gezeigt.

Zunächst **reinigen** wir die Trommel innen und außen mit Waschbenzin und Bremsenreiniger. Dann ziehen wir die Reibfläche gründlich und gleichmäßig mit 240er Schmirgelleinen ab, was den

Werkzeug, Produkte Hinterrad-Bremstrommel

Schlüssel SW 13 für Kontermutter
Drahtbürste
Schraubendreher
Schmirgel 240er, 600er Körnung
Bremsenreiniger
Waschbenzin
Grundierung
Felgenlack silbern

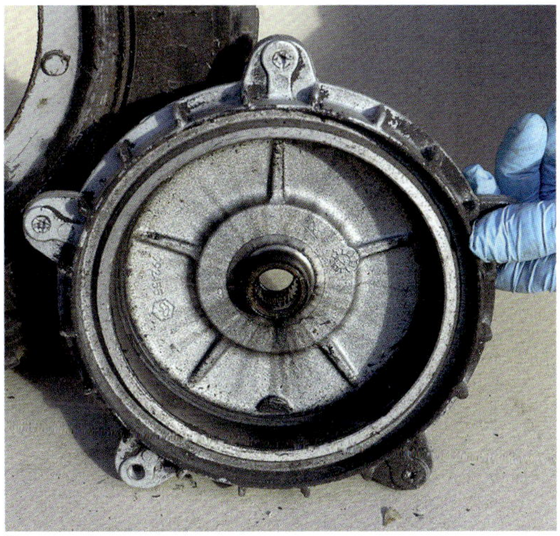

1

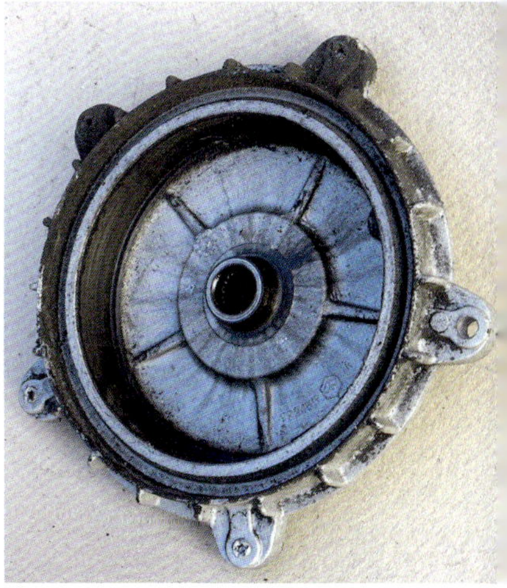

2

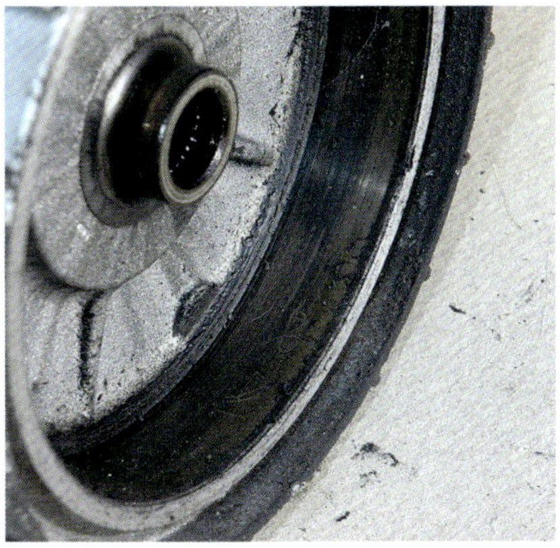

3

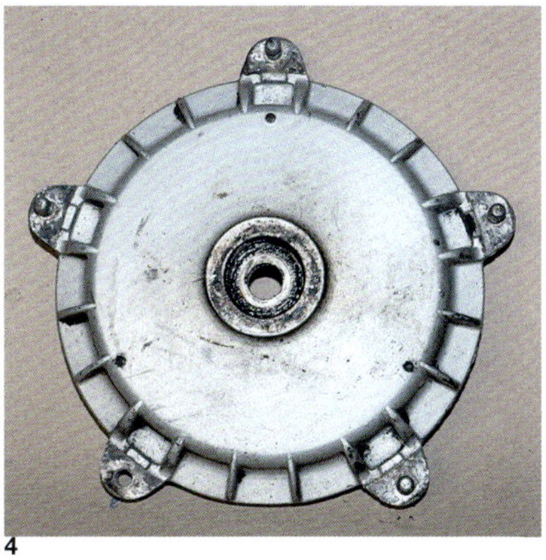

4

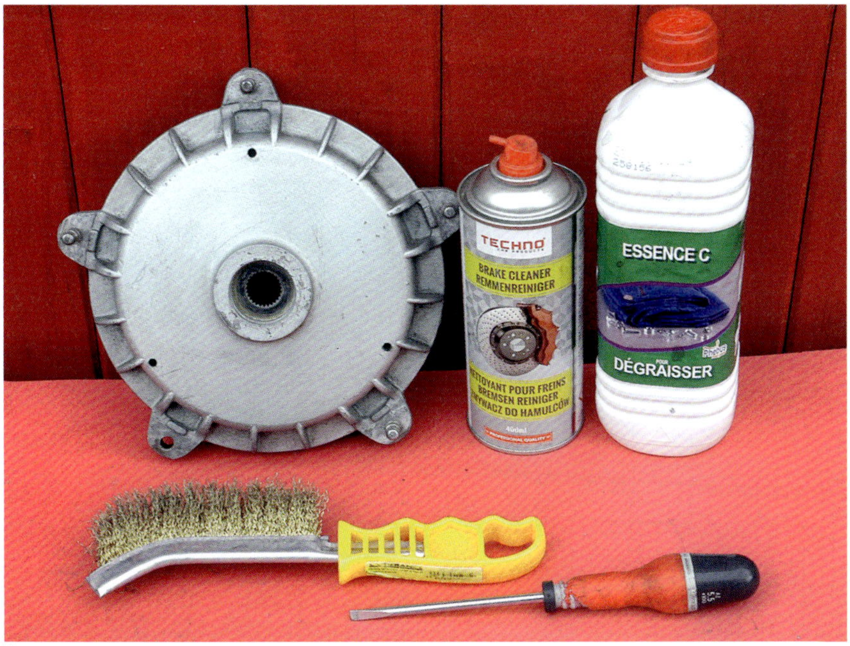

5

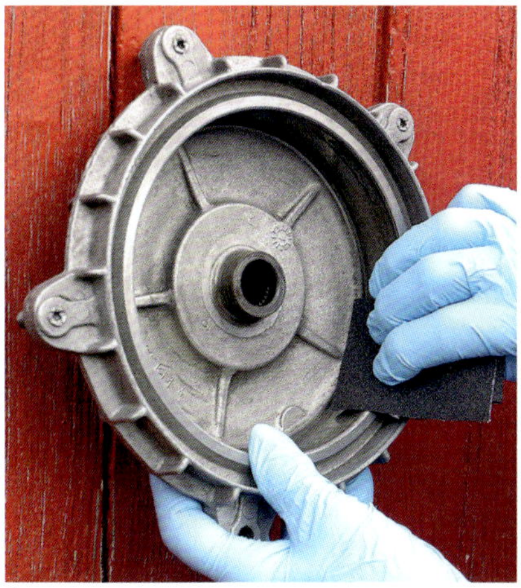

6

1, 2: Die Hinterrad-Bremstrommel ist innen total verölt und mit Bremsbelagabrieb verschmutzt. 3: Die Bremsfläche zeigt deutliche Riefen. 4: Auch außen bietet die Trommel keinen schönen Anblick. 5: Nach der Reinigung mit den gezeigten Werkzeugen und Mitteln sieht die Trommel schon ganz anders aus. 6: Innen wird die Bremsfläche sorgfältig mit 240er Schmirgelleinen abgezogen.

Grip verbessert. Außen wird die Trommel mit Drahtbürste, Schraubendreher für die Ecken, 240er, dann mit 600er Schmirgel bearbeitet. Nach abermaligem Abspülen kann die Trommel partiell abgeklebt, dann **grundiert und lackiert** werden, wobei wieder Produkte von MOTIP eingesetzt werden. Zuletzt wird der selbst hergestellte **Stehbolzen** phosphatiert, in seinen Sitz geschraubt und mit Loctite 271 festgeklebt.

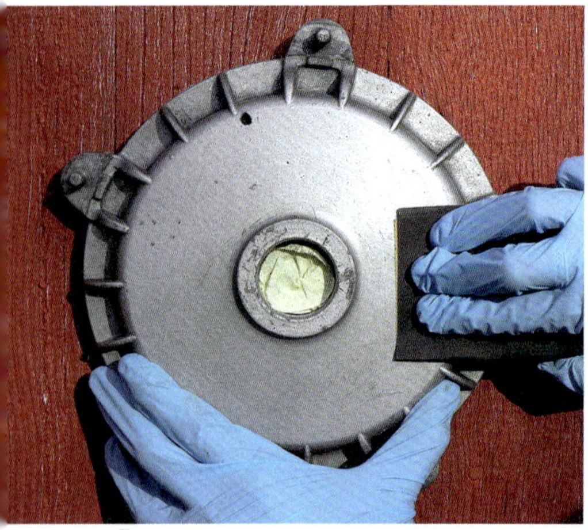

7

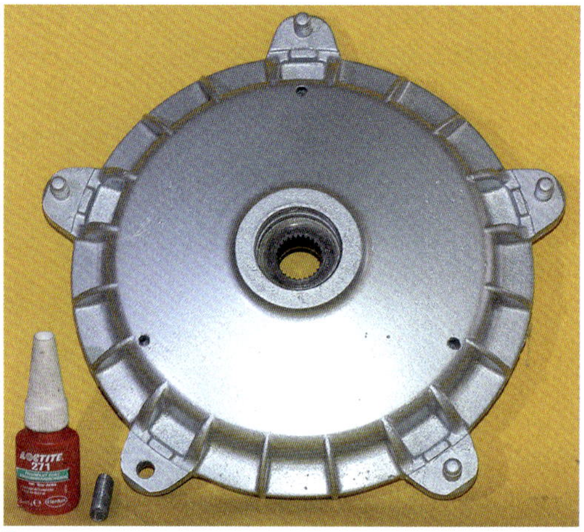

8

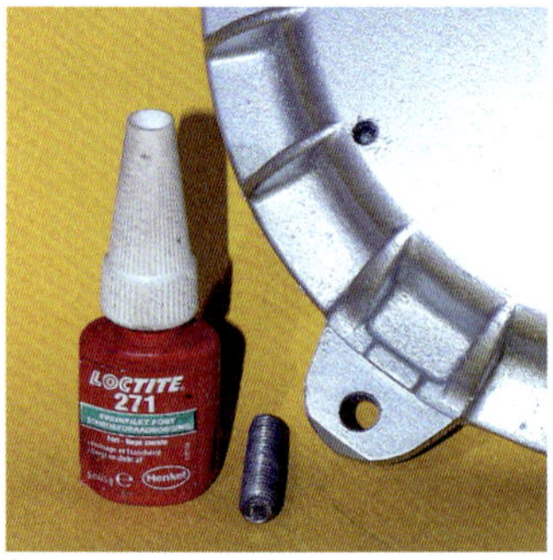

9

7: Abschmirgeln der Vorderseite.
8: die neu lackierte Bremstrommel.
9: der selbst hergestellte Stehbolzen mit der Schraubensicherung Loctite 271.

Bremsbetätigung Hinterradbremse: aufbereiten, montieren

Bremsbetätigung einbauen:

Bremsnockenwelle, Bremshebel und Rückholfeder haben wir bereits früher aufbereitet und phosphatiert. Die Teile müssen vor der Montage der Bremsbacken eingebaut werden.

Zuerst werden die beiden **O-Dichtringe** erneuert. Innen wird die Nockenwelle mit **Universalfett** versehen. Dann wird sie so ins Gehäuse gesetzt, daß die Nockenfläche parallel zur Mittelachse der Bremsanlage verläuft. Der **Bremshebel** wird aufgesteckt, gefolgt von der **Feder.** Jetzt kann die Welle ganz durchgeschoben werden. Sie wird mit dem wiederverwendeten **Splint** gesichert. Zuletzt wird der Bremshebel hochgedrückt, damit die Feder eingehängt werden kann.

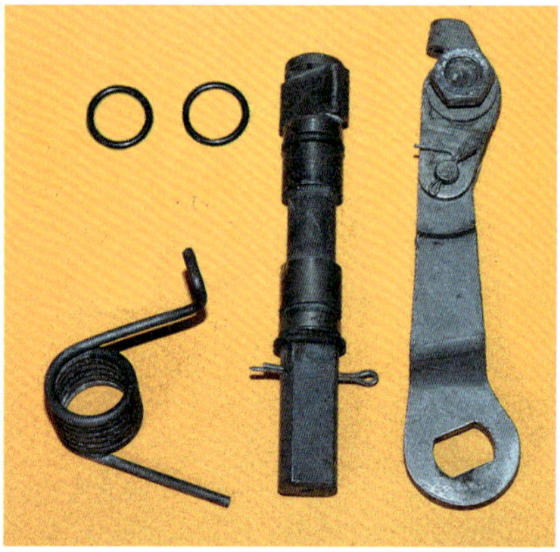

1

1: Rückholfeder, Nockenwelle und Bremshebel werden wiederverwendet, die O-Ringe sind neu.
2: Dei Vertiefung wird mit Universalfett gefüllt.

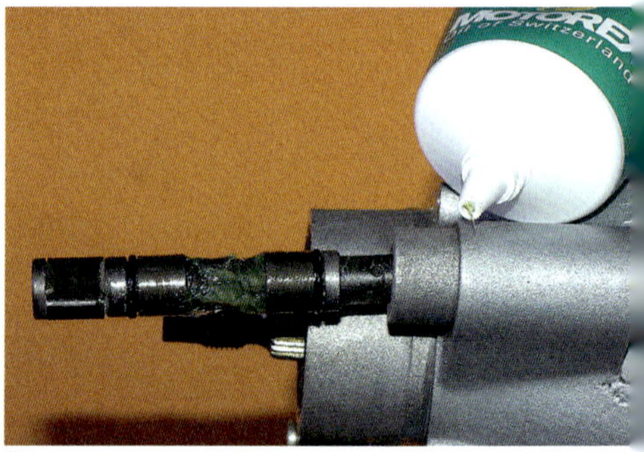

2

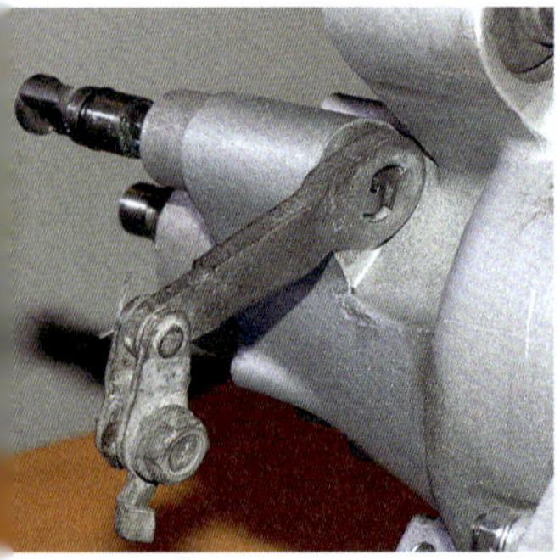

3

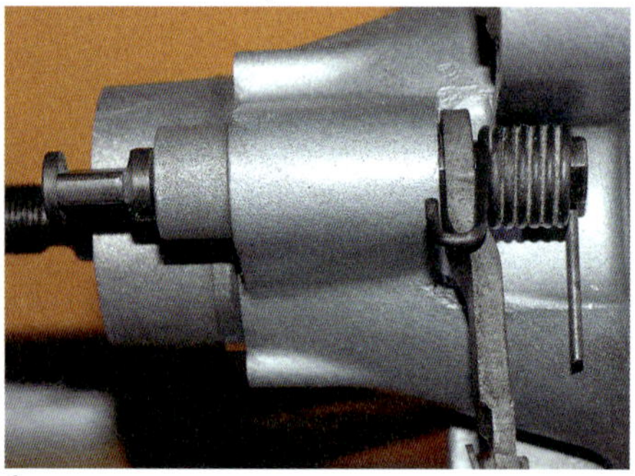

4

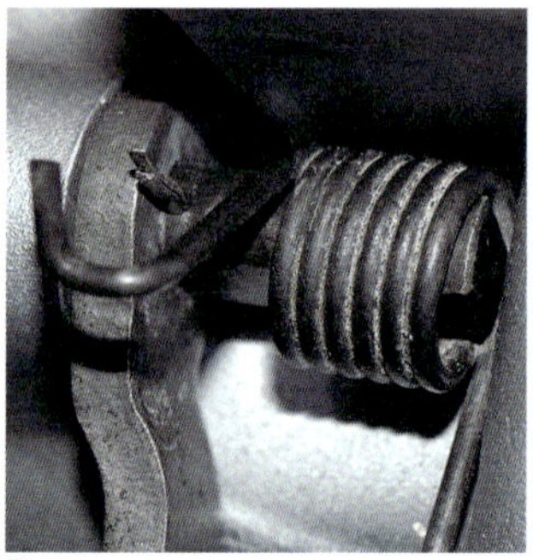

5

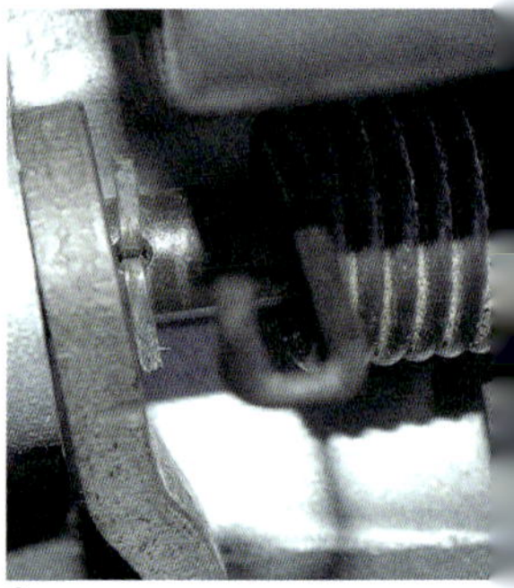

6

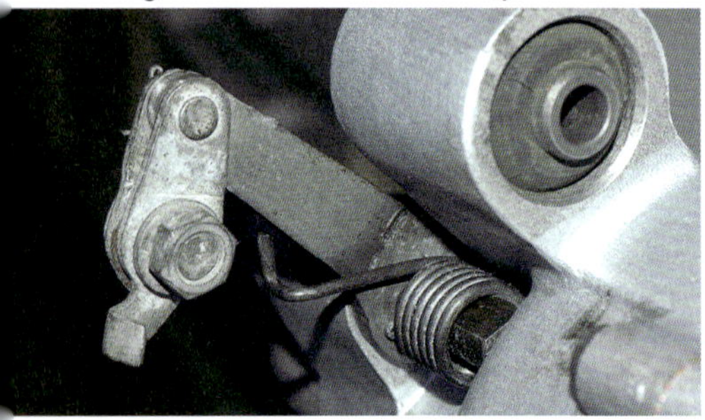

7

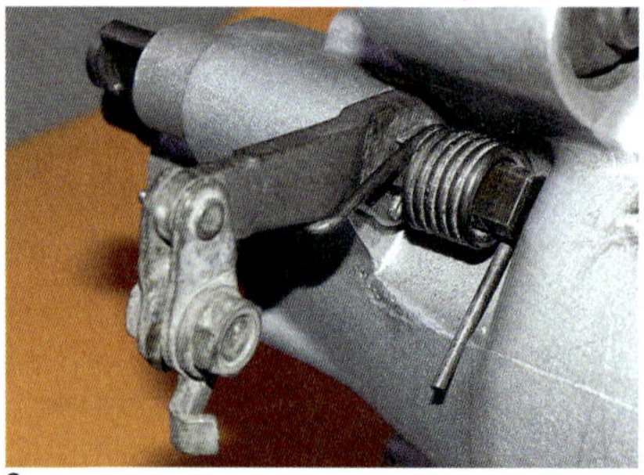

8

3: So wird der Bremshebel aufgesteckt. 4: jetzt die Rückholfeder positionieren. 5: von unten den Splint durchstecken. 6: den Splint umbiegen. 7: den Bremshebel hochdrücken. 8: Zuletzt wird die Feder eingehängt; Widerlager beachten.

Werkzeug, Produkte Hinterrad-Bremse

Schraubendreher, diverse Spitzzangen
Grundierung, Schwarzlack
Mehrzweckfett, Keramikpaste

Neuteile Hinterrad-Bremse

2 Bremsbacken
2 Klammern
1 Feder
4 O-Ringe + 1 Doppel-O-Ring
2 O-Ringe Bremsnocken

Hinterrad-Bremselemente aufbereiten, erneuern, einbauen

Bremsbeläge montieren:

Die Bremstrommel und die Bremsankerplatte haben wir aufbereitet wie gezeigt, die ölgetränkten alten Bremsbeläge, Klammern, O-Ringe und die Feder müssen erneuert werden (Fotos 1, 2).

Wie man beim Vergleichen der Fotos sehen kann, hat sich ein Haken der **Rückholfeder** verbogen; die Feder darf deshalb nicht wieder eingesetzt werden. Nach Montage von Bremsnocken und Bemshebel werden **neue O-Ringe** aufgeschoben: der Doppel-Ring links auf die Lagerbolzen, der große Ring zentral und der letzte Ring auf das Bremsnokkengehäuse. Dann wird die frisch lackierte **Bremsankerplatte** aufgesetzt und mit den alten, bestens erhaltenen Kreuzschlitzschrauben befestigt. Platte und O-Ringe dichten die Bremse perfekt gegen das Gehäuse ab.

Lagerbolzen und Bremsnocken werden mit **Keramik-Gleitpaste** von Liqui Moly bestrichen, nicht zu dünn, aber auch nicht so, daß Überstände entstehen. Dann werden die **beiden neuen Bremsbacken** mit der **neuen Rückholfeder** verbunden und links so weit wie möglich auf die Lagerbolzen geschoben. Es folgt die schwierigste Aktion, das Aufschieben der **Gleitschuhe** rechts auf den Bremsnocken, der ja einen überstehenden Kragen hat. Dabei wird der obere Gleitschuh auf den Kragen gesetzt wie auf Bild 44 gezeigt.

Da wir keine spezielle Rückholfederzange zur Hand haben, schieben wir die Klinge eines möglichst breiten **Schraubendrehers** zwischen die beiden Gleitschuhe und hebeln sie mit Geschick und Kraft so weit auseinander, bis auch der untere Gleitschuh auf dem **Kragen** sitzt. Von Hand läßt sich die Feder unmöglich auseinanderziehen. Liegen beide Gleitschuhe auf, sorgt ein leichter Hammerschlag dafür, daß sie auf den Nocken springen – geschafft! Zuletzt werden mit einer Spitzzange zwei **neue Sicherungsklammern** positioniert, wobei man höllisch aufpassen muß, daß sie nicht wegspringen. Die Klammern verhindern, daß sich die Bremsbacken von den Lagerbolzen schieben können.

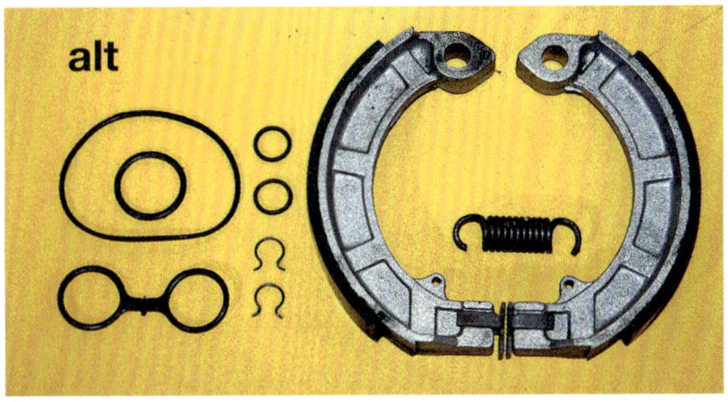

1

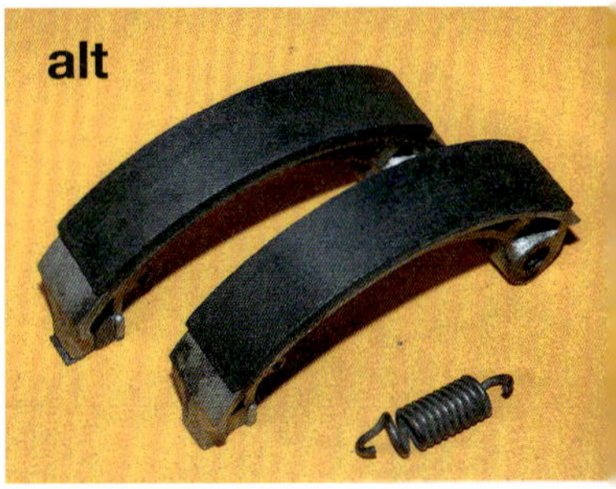

2

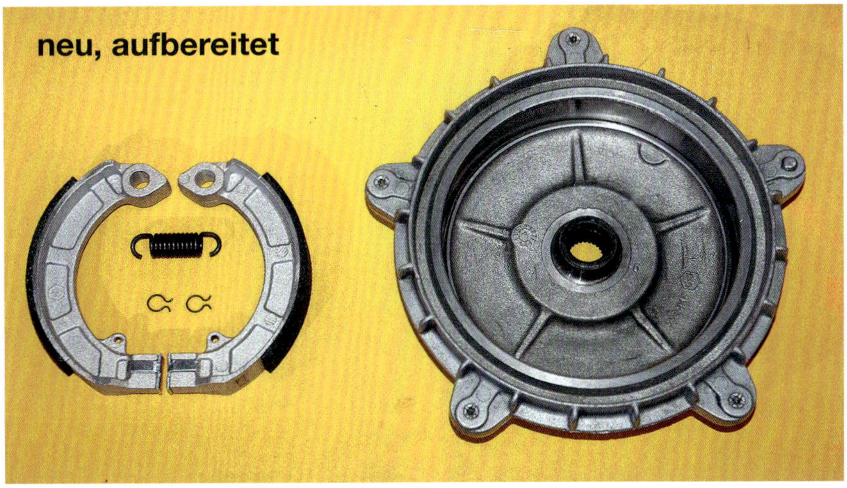

3

1, 2: alle abgebildeten Altteile werden ersetzt – Bremsbacken, Feder, O-Ringe und (die geweiteten) Sicherungsklammern. 3, 4: Die neuen Bremsbeläge haben ab Werk auch neue Gleitschuhe (unten); rechts die aufbereitete Trommel. 5: Ein Satz neuer O-Ringe war zwingend nötig; rechts die alten Kreuzschlitzschrauben. 6: die aufgeschobenen O-Ringe. 7: die neu lackierte Bremsankerplatte; grüne Pfeile: die Befestigungslöcher. 8: die montierte Ankerplatte mit den Schrauben.

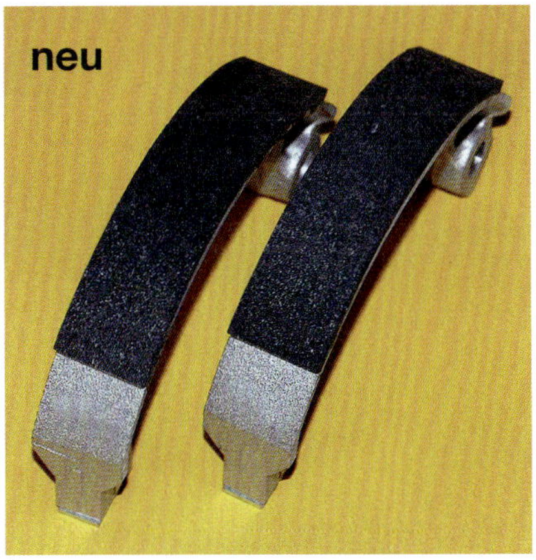

4

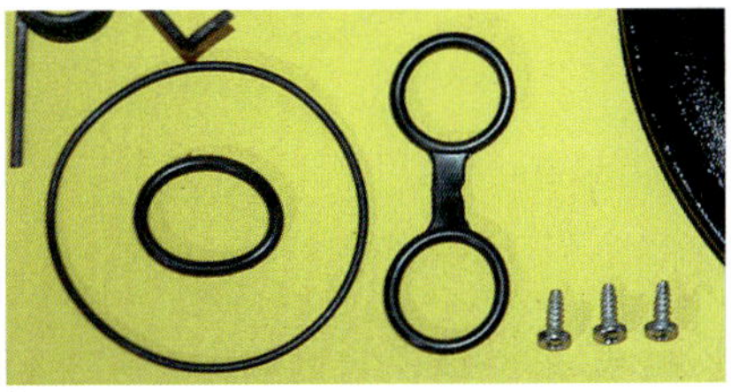

5

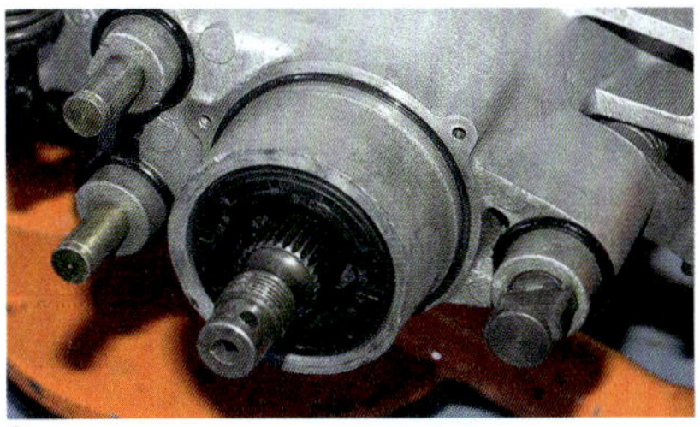

6

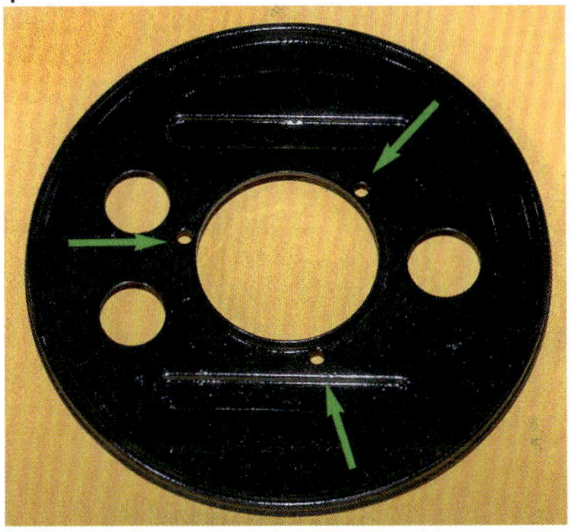

7

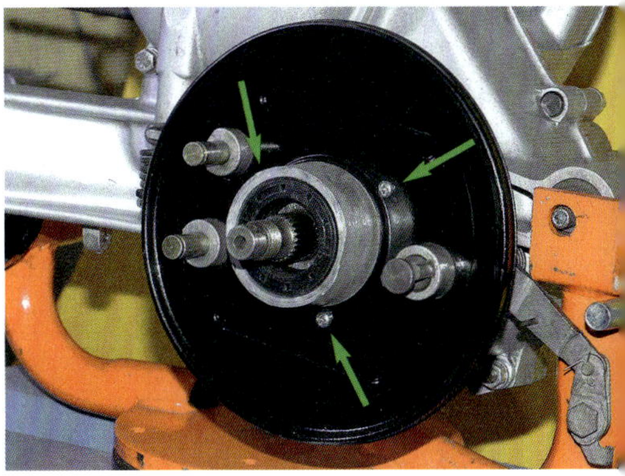

8

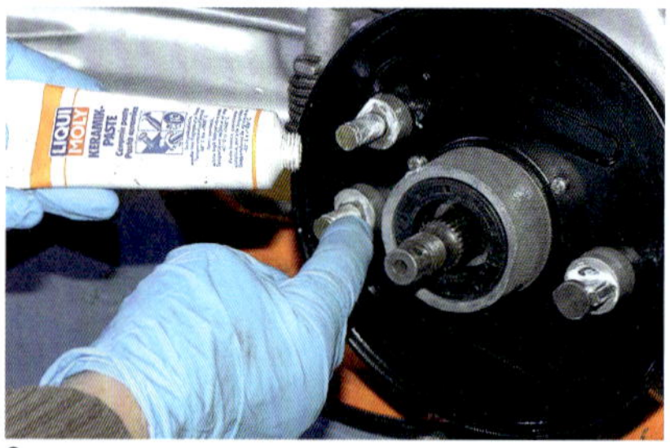

9

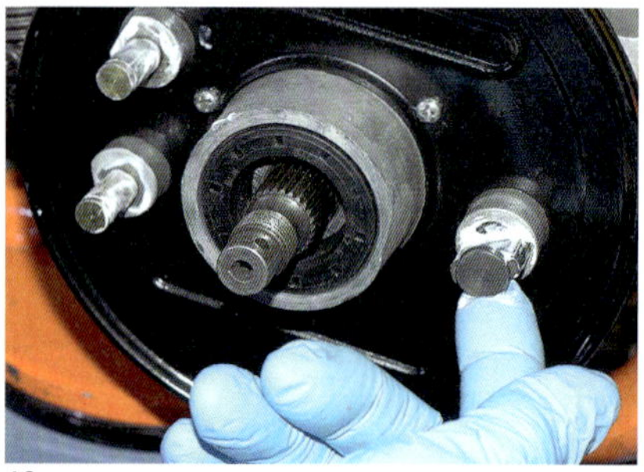

10

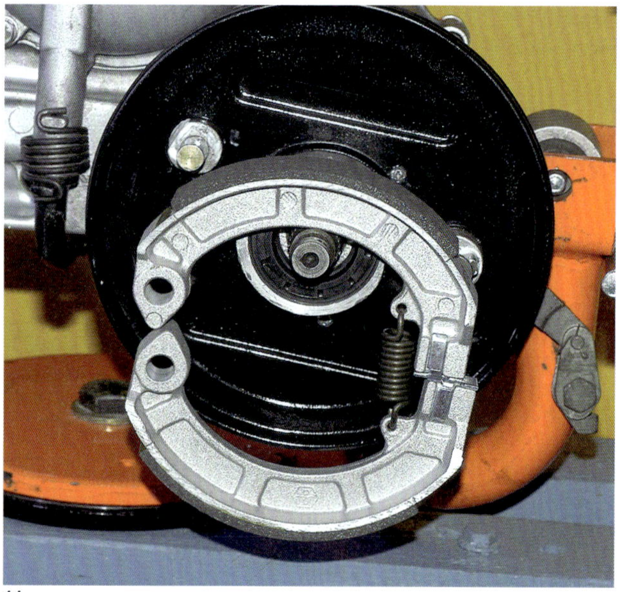

11

__9, 10:__ Aufbringen von Keramikpaste auf Lagerbolzen und Bremsnocken. __11:__ neue Bremsbacken mit neuer Feder fertig zum Einbau. __12:__ Aufsetzen der oberen Backe auf den Nokkenkragen. __13:__ Spreizen der Backen mit breitem Schraubendreher. __14:__ Positionieren der Gleitschuhe auf dem Bremsnocken. __15:__ Aufschieben der beiden Sicherungsklammern mit einer Spitzzange; sie haben die Tendenz, wegzuspringen. __16:__ die fertig montierten Hinterrad-Bremsbacken.

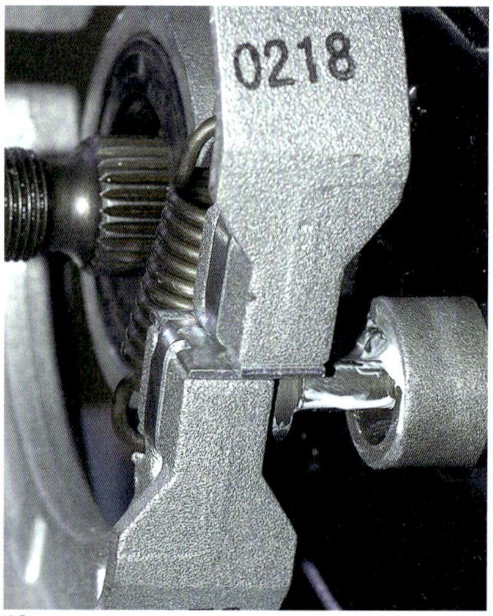

12

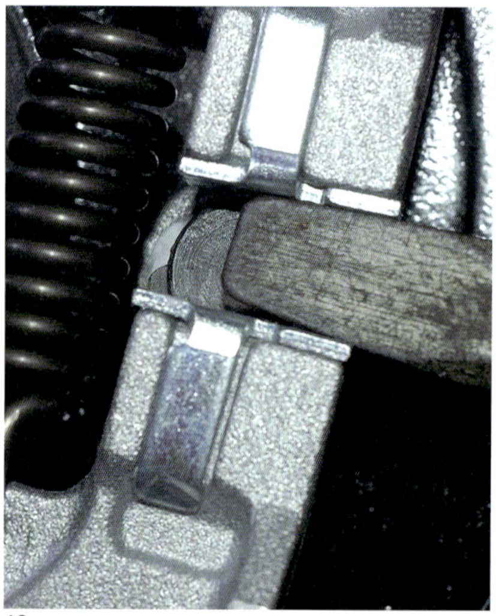

13

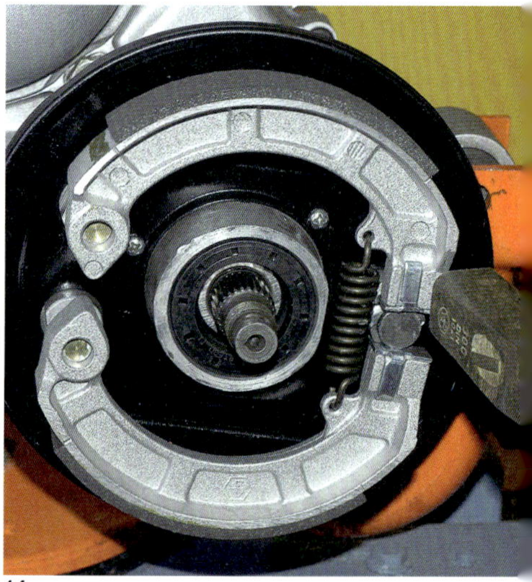

14

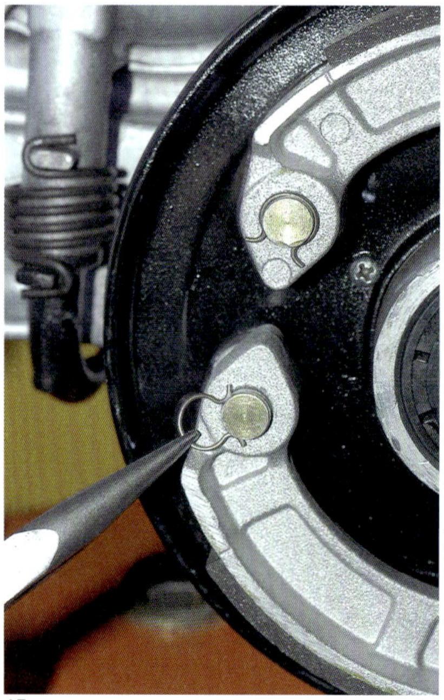

15

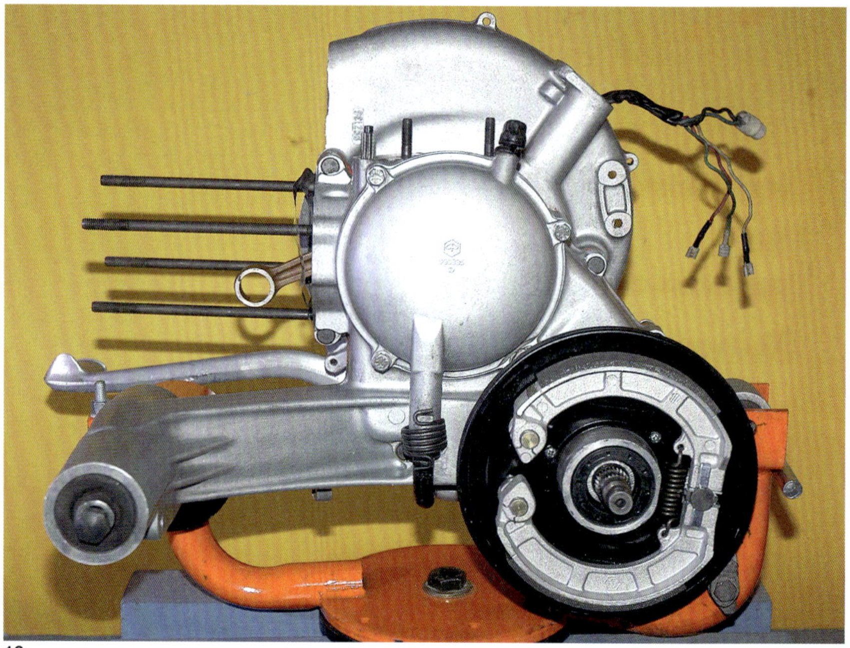

16

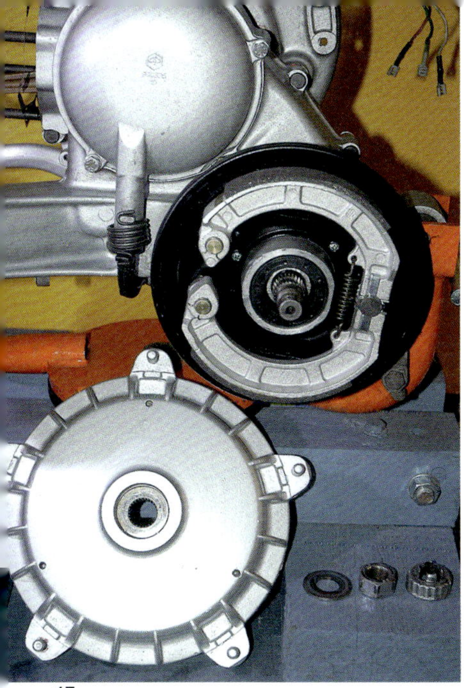

17

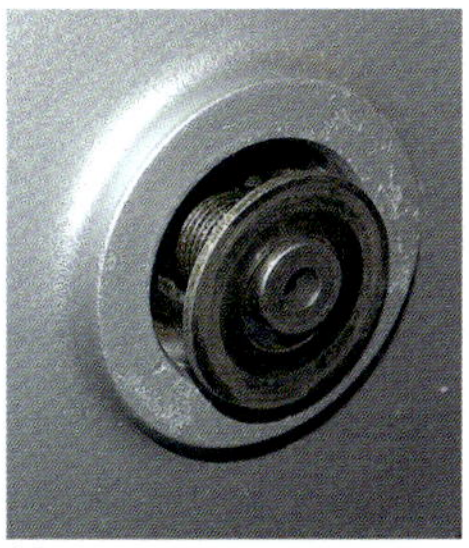

18

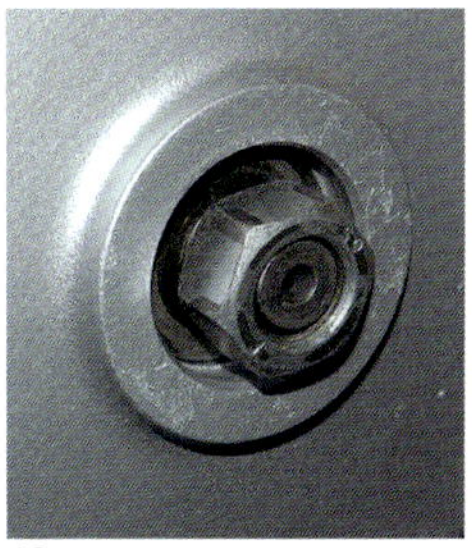

19

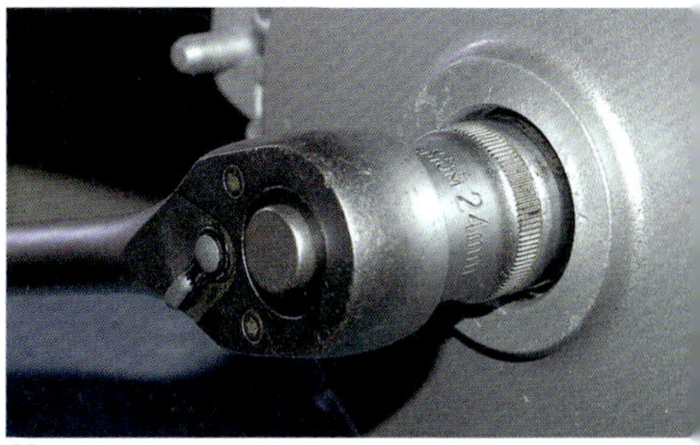

20

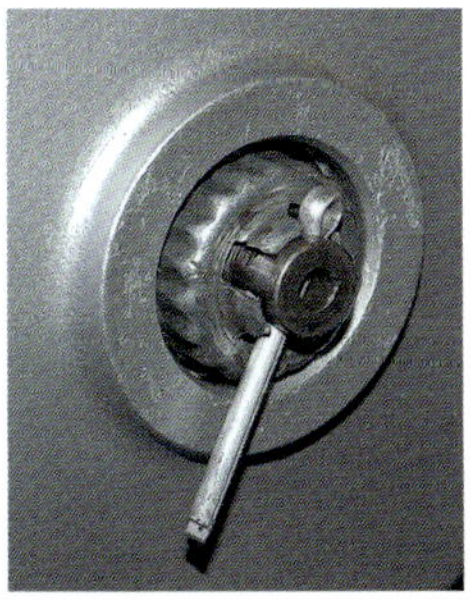

21

17: Präsentation der Bremstrommel mit Scheibe, Mutter, Krone. 18: Aufschieben der Anlaufscheibe. 19: aufgesetzte Mutter. 20: die Mutter wird vorgezogen. 21: provisorisches Anbringen von Sicherung und Splint.

Bremstrommel einbauen:

Nachdem geprüft wurde, ob alles gut funktioniert, wird die aufbereitete **Bremstrommel** bis zum Anschlag aufgeschoben, wobei sie in die **Achsverzahnung** eingreift. Nacheinader werden die (alte) **Anlaufscheibe** und die gebrauchte **Mutter SW 24** aufgesetzt. Die Mutter wird nur leicht, erst später mit Drehmoment angezogen. **Kronensicherung** und **neuer Splint** werden provisorisch angebracht.

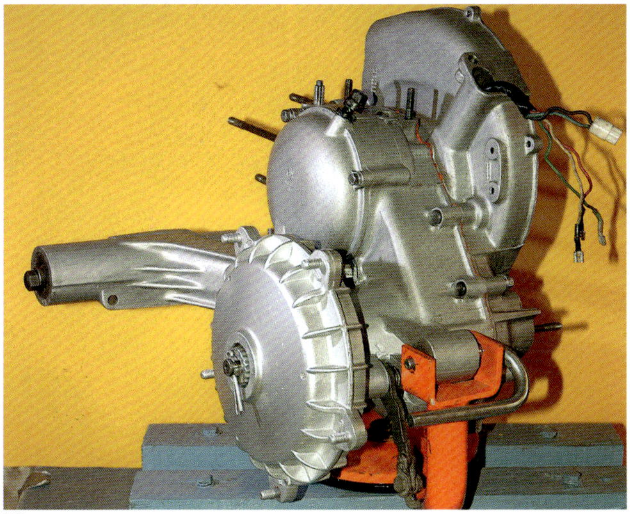

22

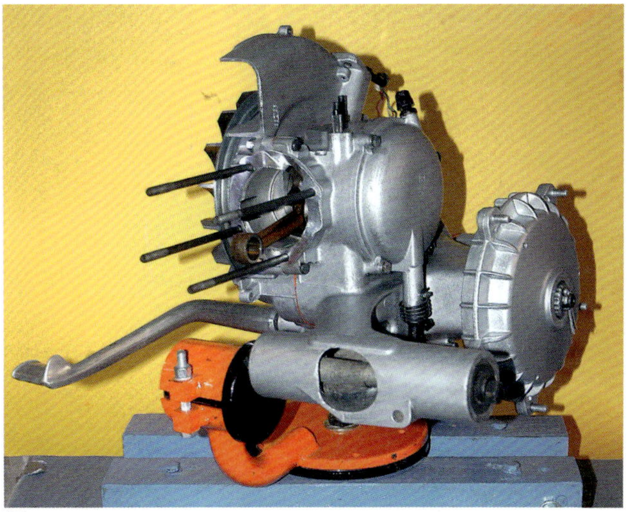

23

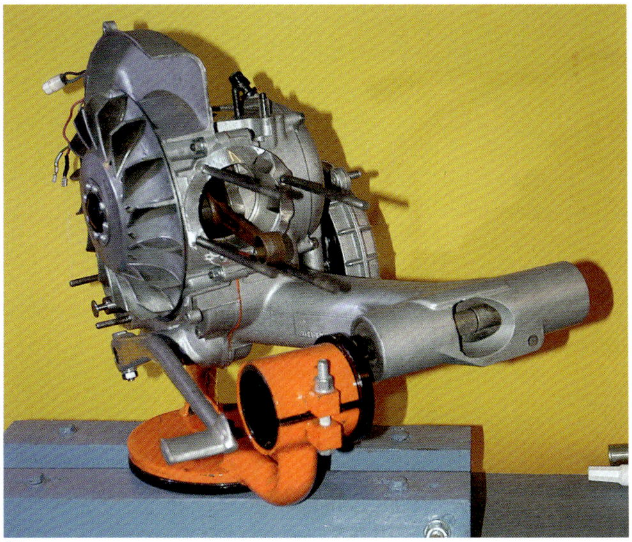

24

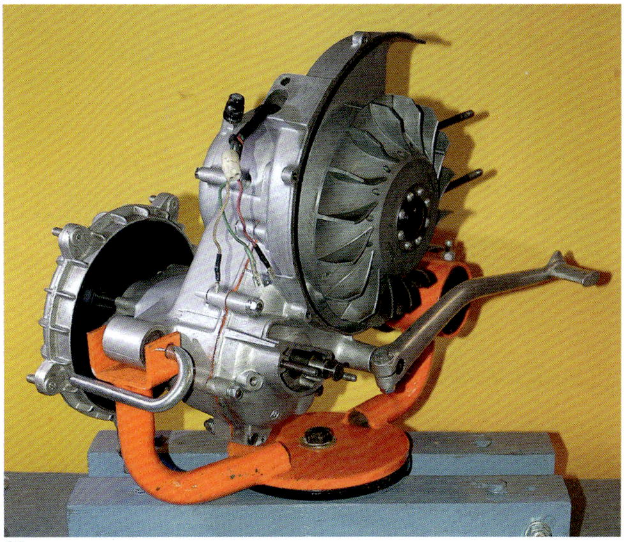

25

22-25: Die mit Hinterrad-Bremsanlage, Kupplung und Lichtmaschine fertig montiere Antriebseinheit unserer Vespa PX 200 E. Der schöne Anblick und die geprüfte Funktionsfähigkeit entschädigen für die vielen Stunden kniffliger Arbeit. Kolben, Zylinder, Gebläseelemente und Vergaser müssen noch installiert werden. Als genial und unverzichtbar erwies sich der drehbare Montageständer. Die selbstgebaute Holzkonstruktion ersetzte den Schraubstock.

Vorderrad und Bremse: Demontage, Analyse, Montage

Vorderrad: Ausbau, Zerlegung, Begutachtung, Aufbereitung

Vorderrad-Ausbau:

Beim Ausbau des Vorderrads muß das Fahrzeug stabil auf dem **Mittelständer** stehen. Nützlich ist, wenn ein Helfer das Vorderrad auf den Boden drückt und mit der Vorderradbremse blockiert. Mit einer Stecknuß SW 13 lassen sich die **fünf Muttern** leicht lösen, die das Rad an der Bremstrommel fixieren; Muttern samt Federringen sowie Rad abnehmen.

Vorderrad-Zerlegung:

Zum Reifen- und Schlauchwechsel zuerst die Luft ablassen. Dann mit einem Steckschlüssel SW 13 die **fünf Muttern** lösen, mit denen die zwei **Felgenringe** verbunden sind. Rad so auf den Boden legen, daß das Ventil nach oben zeigt.

Wir haben nun versucht, die beiden **Felgenhälften** zu trennen. Gleiches Bild wie beim Hinterrad: Was bei Neuteilen gut funktioniert, klappt bei unserem Altroller absolut nicht, nämlich den Reifen durch einen kräftigen Tritt mit dem **Fuß** von der Felge zu **lösen.** Denn wie beim Hinterrad sind die Felgen an vielen Stellen stark verrostet und daher fest mit dem Reifen verbacken.

Wir greifen zur brachialeren Mitteln, legen das Rad vor eine schwer bepackte Palette, setzen ein kurzes Holzstück auf die Reifenschulter und versuchen mit der **Hebelwirkung eines längeren Balkens** den Reifen abzudrükken. Auch hier Fehlanzeige. Bleibt wieder nur der Gang zur Werkstatt mit dem **Montierapparat.**

Weil Joël keine Zeit hatte, mußten wir das Rad dalassen. Als wir zurückkamen, waren Reifen und Felgen zwar getrennt, aber der Schlauch fehlte. Auf Nachfrage meinte der Mechanikus leicht verlegen: *„Da war jemand, der schnell ein Stück Gummi brauchte, das habe ich aus dem Schlauch geschnitten und den Rest weggeworfen."* Schlauch weg: nicht schlimm, wird sowieso ersetzt. Aber es gibt nun halt von dem Teil kein Foto. Er wird genauso überaltert gewesen sein wie der des Hinterrads.

Auch beim **Vorderreifen** handelt es sich um einen Heidenau der Größe 3.50 x 10. Das grobe Profil ist zwar noch ausreichend, doch auch dieser Pneu ist völlig ausgehärtet und würde bei weiterer Benutzung ein **Unfallrisiko** darstellen, vor allem bei Nässe gefährlich. Risse und Beulen sind aber auch hier nicht vorhanden

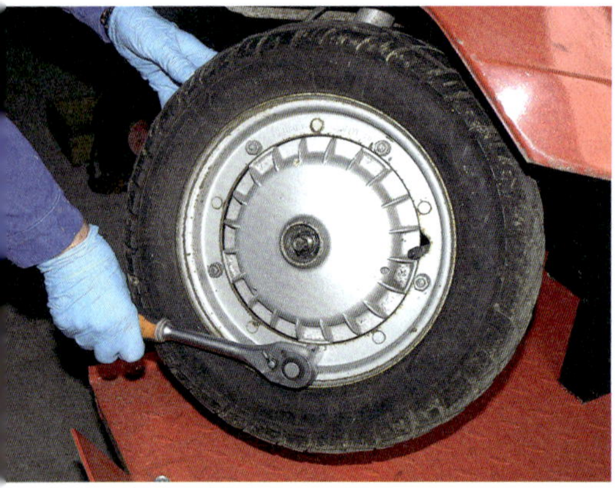
1

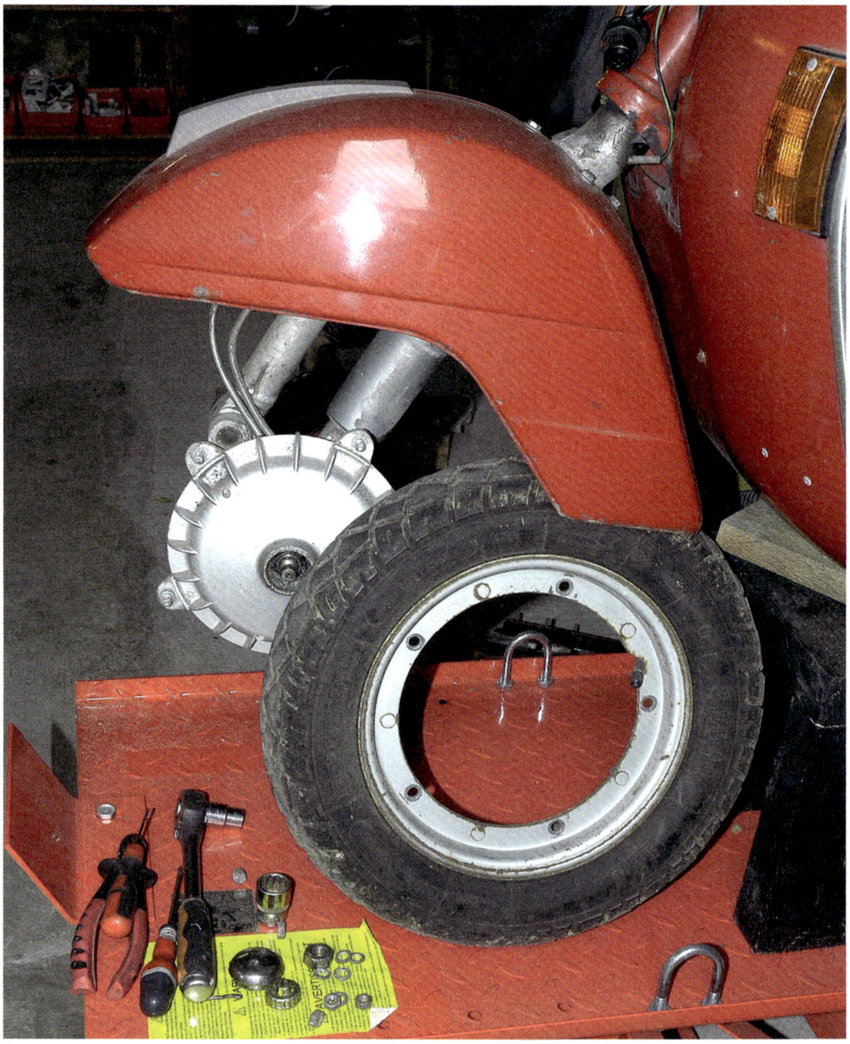
2

1: Mit Stecknuß SW 13 werden die fünf Radmuttern von der Trommel gelöst. 2: Rad abgenommen; im Vordergrund die Kleinteile, hier auch inklusive der Trommelbefestigung.

Festgestellte Mängel Vorderrad

Rad/Felgen

Felgenhälften: außen leicht, innen stark verrostet, mit Reifen fest verbacken; Ringe lassen sich nur mit Montiermaschine trennen

Reifen, Schlauch

Reifen: Marke Heidenau 3.50 x 10; mindestens 20 Jahre alt, völlig verhärtet

Schlauch: überaltert

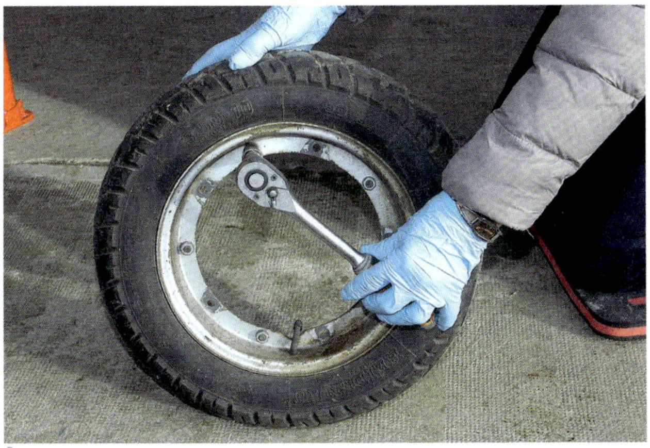

3

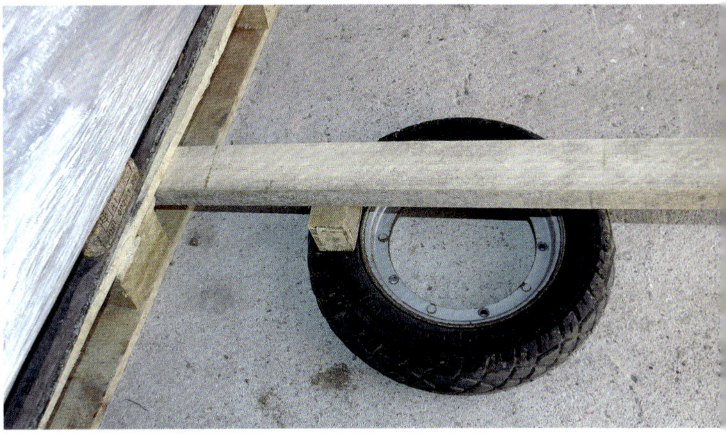

4

3: Die Felgenhälften werden durch Abschrauben der Muttern SW 13 getrennt. 4: Mit langem Kantholz und einem Holzklotz kann man versuchen, den Reifen von den Felgen zu trennen; in unserem Fall funktionierte das aber leider nicht.

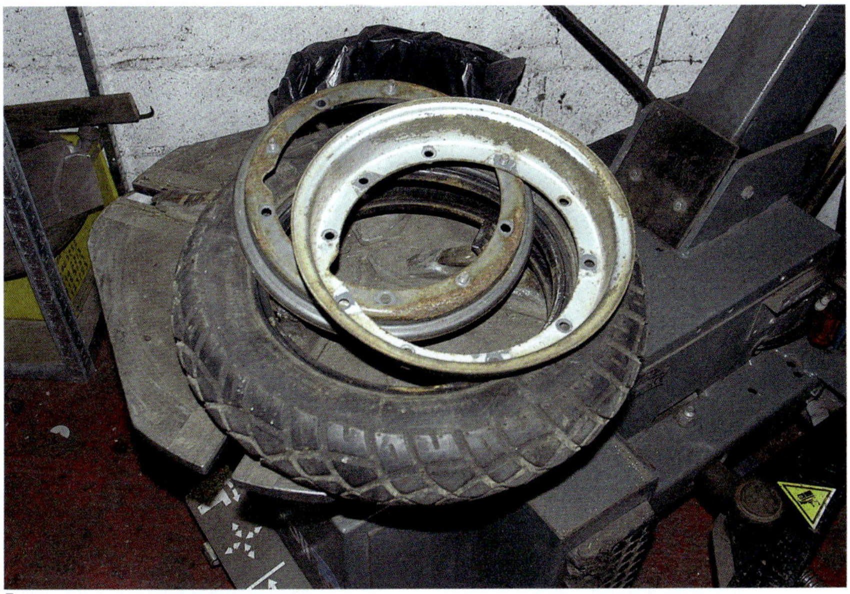

5

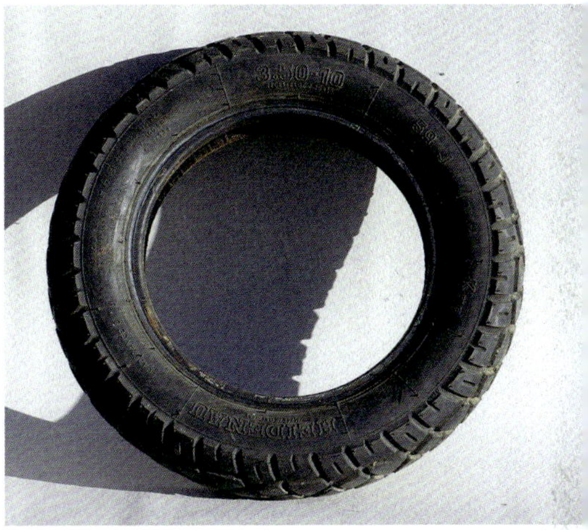

6

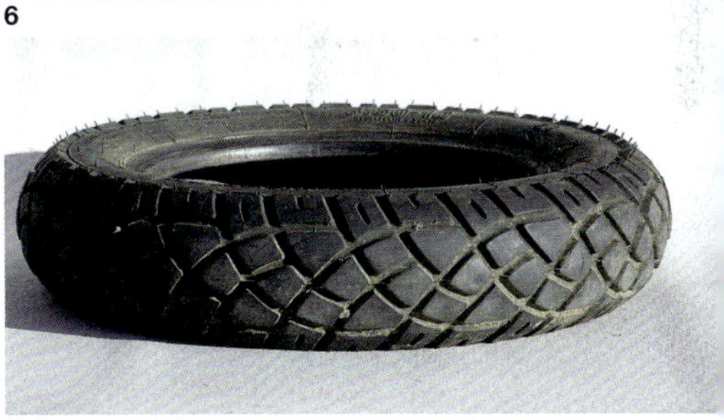

7

5: Wie beim Hinterrad mußte auch beim Vorderrad die Werkstatt helfen; im Bild die von der Maschine zerlegten, teilweise stark angerosteten Felgen und der alte Reifen. 6, 7: Der Reifen der Größe 3.50 x 10 der Marke Heidenau hat noch gutes Profil, ist aber überaltert und steinhart. 8: Die durch Pyrolyse völlig entlackten und entrosteten Vorderrad-Felgen. 9: Phosphatierung beidseitig mit einer dünnen Schicht Phosprim 4090.

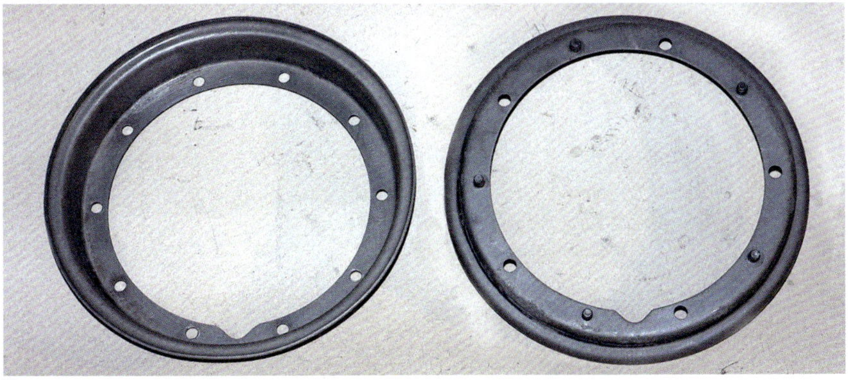

8

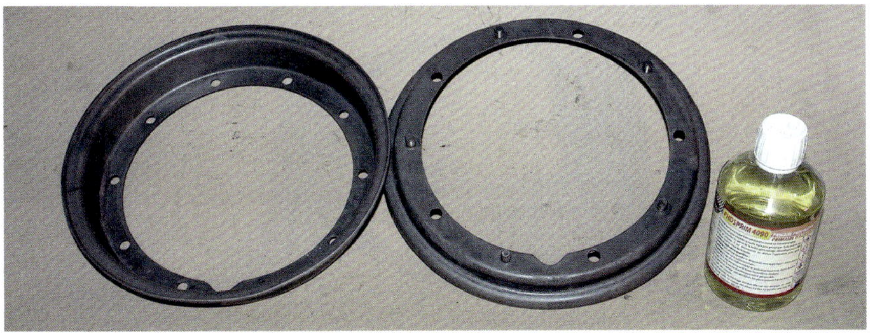

9

Vorderrad Aufbereitung:

Die Felgenhälften des Vorderrads haben wir zusammen mit den Hinterrad-Felgen durch **Pyrolyse** von Rost und Altlack befreien lassen. Wie das funktioniert, haben wir bereits im Hinterrad-Abschnitt ausführlich beschrieben.

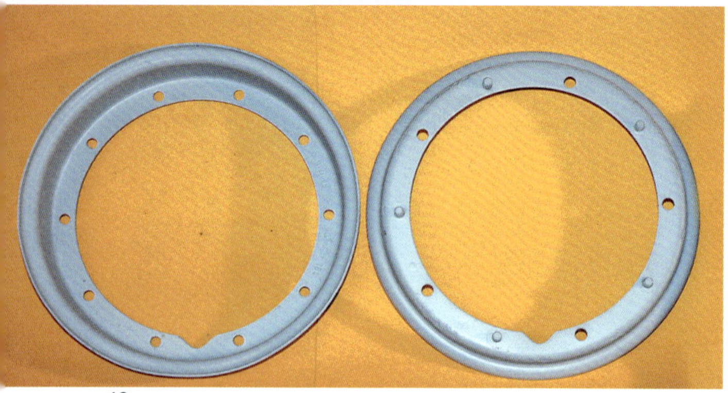

10

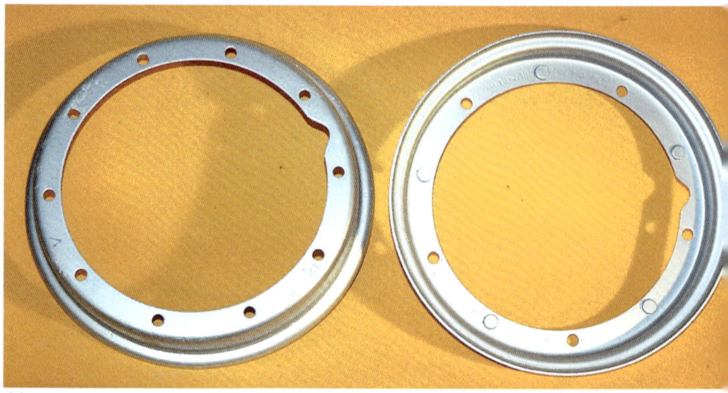

11

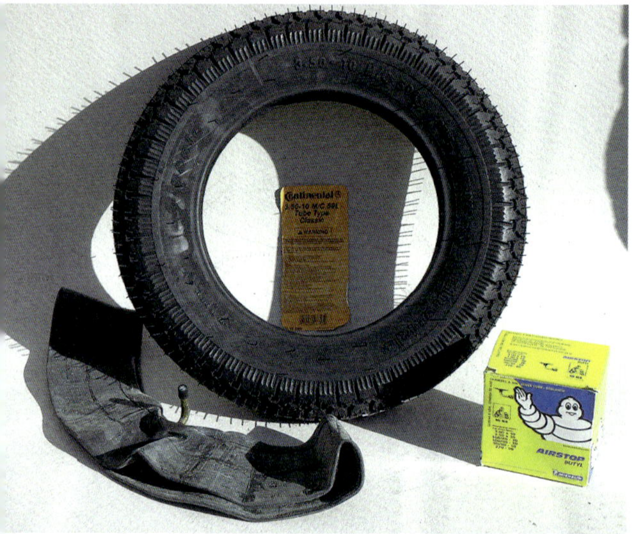

13

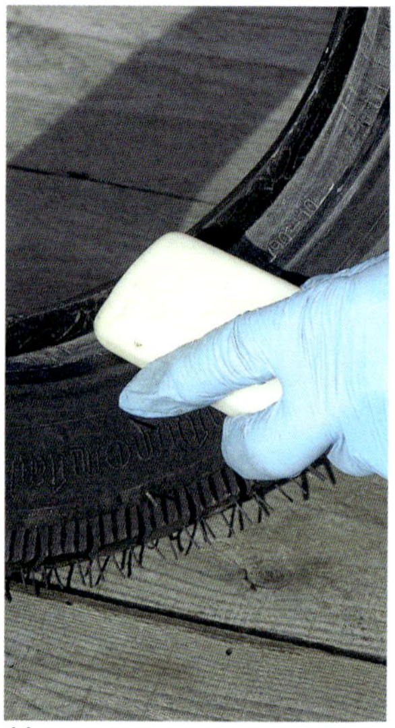

14

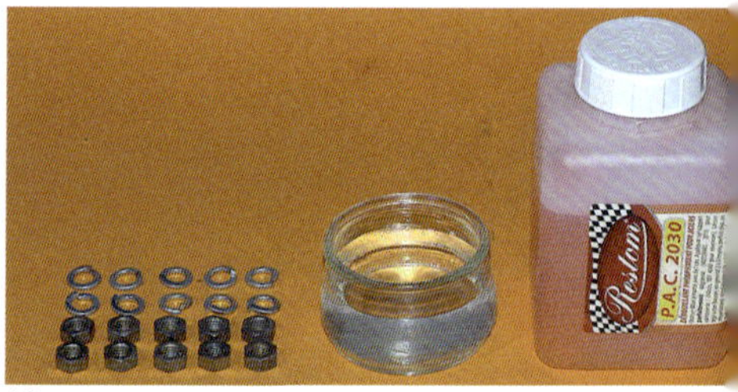

12

10: die mit MOTIP-Primer grundierten Felgen.
11: Lack und Klarlack sind aufgebracht.
12: phosphatierte Altmuttern, neue Federringe für Felgen- und Radbefestigung. 13: neuer Reifen „Classic" in 3.50 x 10 von Continental, Schlauch von Michelin. 14: Einseifen der Innenkanten.
15: Der Schlauch wird eingelegt und leicht aufgepumpt. 16: Reifen auf die schmale Felgenhälfte drücken; Ventil nach unten. 17: obere, breite Felgenhälfte aufsetzen, dabei Ventil durchstecken.
18: Muttern kreuzweise mit 20-27 Nm anziehen.
19: Zuletzt Schlauch auf 1,50 bar aufpumpen.

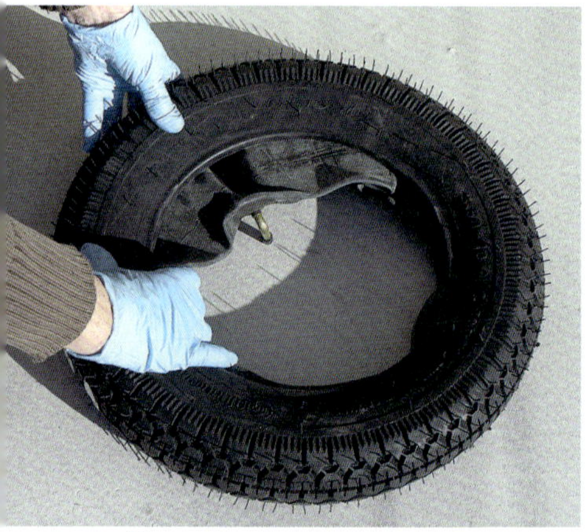

15

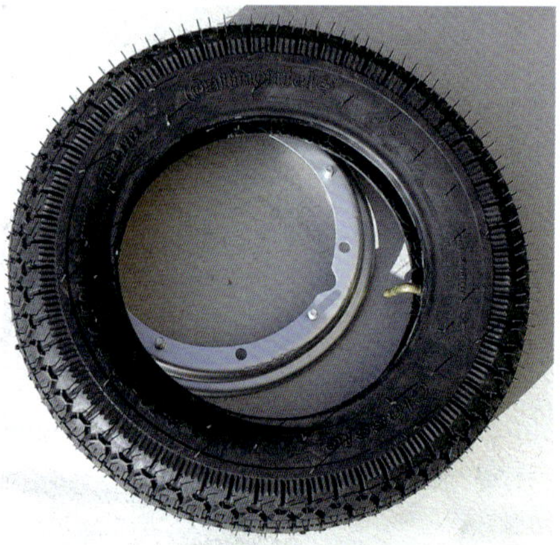

16

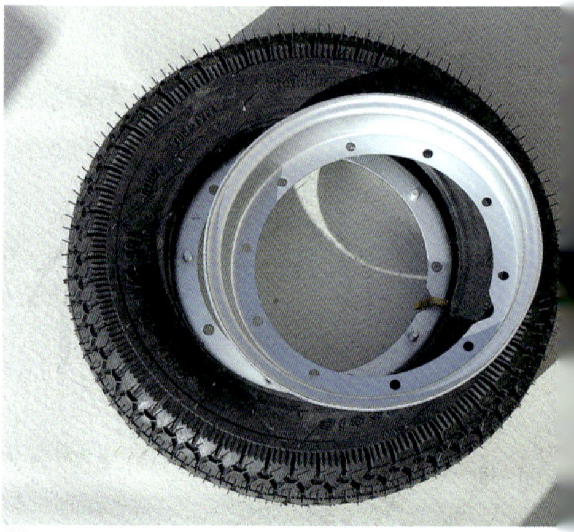

17

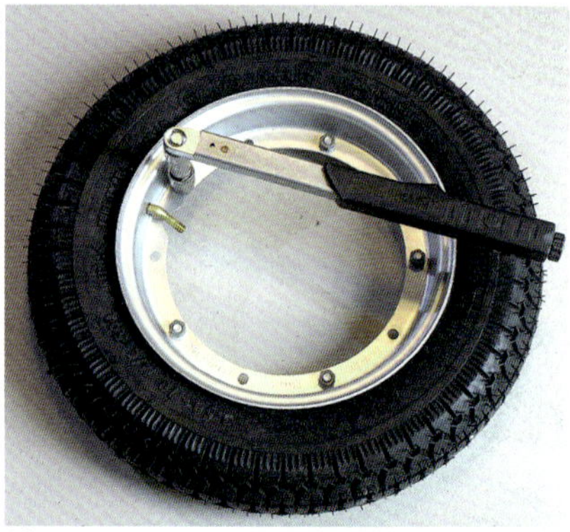

18

Auch die Aufarbeitung ist identisch: **Feinentrostung** mit PAC 2020, **Phosphatierung** mit Phosprim 4090, **grundieren, lackieren** und **versiegeln** mit Primer, Silberspray und Klarlack von MOTIP in zwei Schichten.

Auch die **Montage** des Schlauchs von Michelin und des Conti-Reifens der Dimension 3.50 x 10 erfolgt genauso wie beim Vorderrad. Nach **Verschrauben** der beiden Felgenhälften mit 20-27 Nm wird der **Luftdruck** auf 3,0 bar erhöht, dann auf 1,50 bar abgesenkt. Ans Fahrzeug setzen wir das Rad später.

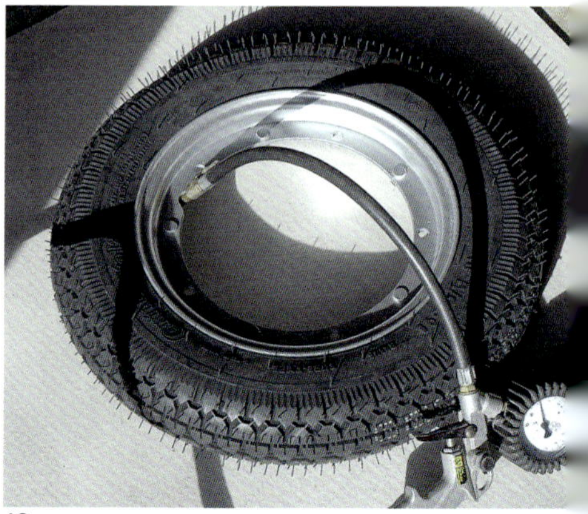

19

Vorderrad-Bremstrommel: Ausbau, Aufbereitung

Vorderrad-Bremstrommel abnehmen:

Die **Radlager** sind in die **vordere Bremstrommel** eingelassen und werden zusammen mit dieser abgenommen. Vor der Abnahme des Vorderrads haben wir die Zentralmutter gelöst. Dazu wurde das Vorderrad mit der Bremse blockiert. Die einzelnen Handgriffe: Mit einem Schraubendreher die **Abdeckkappe** in Nabenmitte abhebeln. Ausgetretenes Fett abwischen und mit einem Seitenschneider den **Splint** am Achszapfen aufbiegen. Splint herausziehen und dahinterliegende **Kronensicherung** abnehmen. Mit einer Stecknuß **SW 22** die **Achszapfenmutter** lösen (normales Rechtsgewinde, also gegen den Uhrzeigersinn drehen; vordere Mutter kleiner als die hintere mit SW 24).

Bei unserem Fahrzeug läßt sich die **Trommel** nicht von Hand abnehmen oder mit einem kräftigen Hebel abdrükken. Hammerschläge von hinten verbieten sich, Beschädigungsgefahr. Wir haben daher einen **Dreiklauen-Abzieher** mit über 200 mm Spreizung angesetzt; ein solches Werkzeug kostet im Internethandel rund 30 Euro.

Der Abzieher wird so angesetzt, daß die Klauen die **Kühlrippen** der Bremstrommel nicht beschädigen können. Die Klauen dürfen auch nicht an den Radbolzenträgern angesetzt werden – **Bruchgefahr!** Gewindestange so ansetzen, daß die Spitze exakt auf die Mitte des Achszapfens zeigt. Die dort angebrachte Vertiefung verhindert, daß die Stange abrutscht.

Nun mit einem **Ringschlüssel** (hier: SW 19) die Gewindestange im Uhrzei-

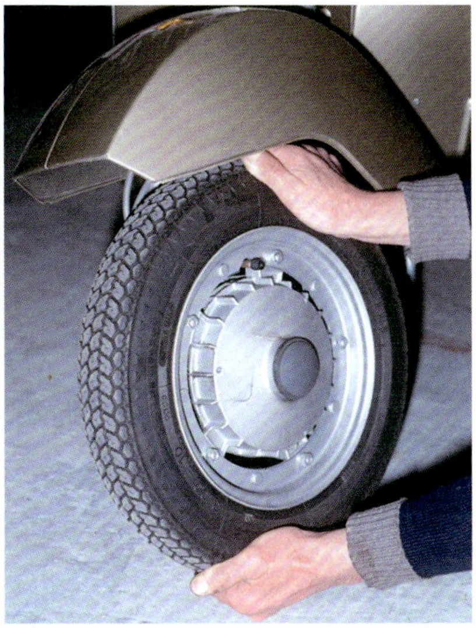

1

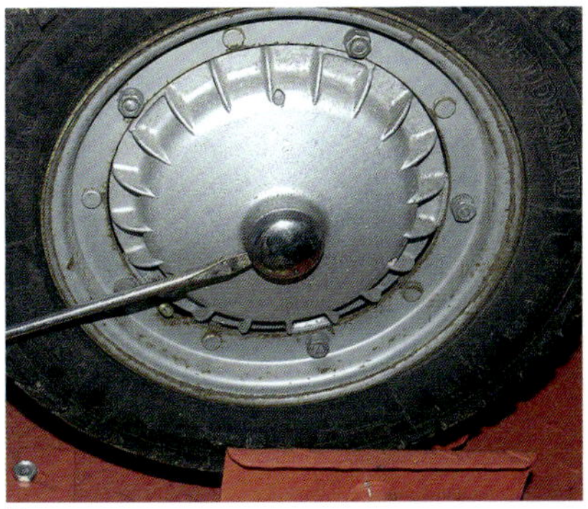

2

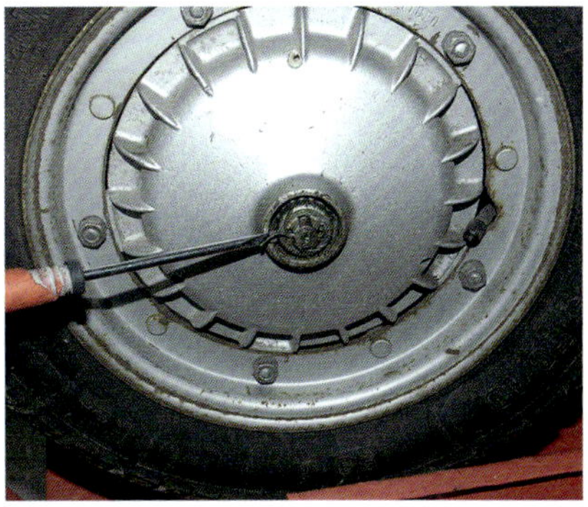

3

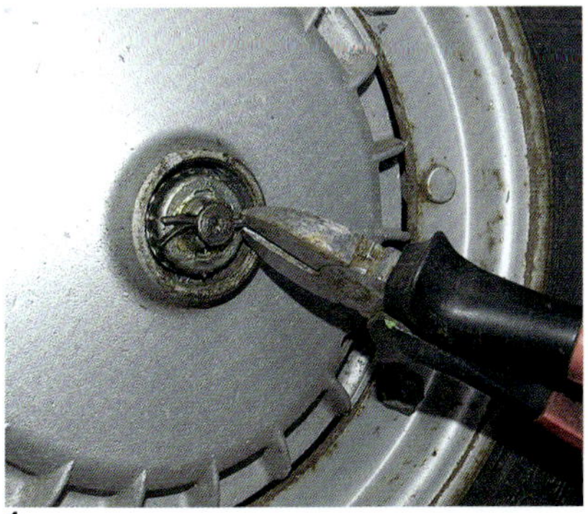

4

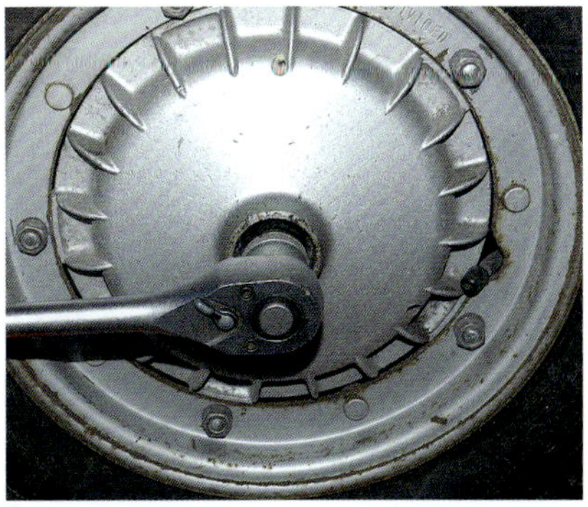

5

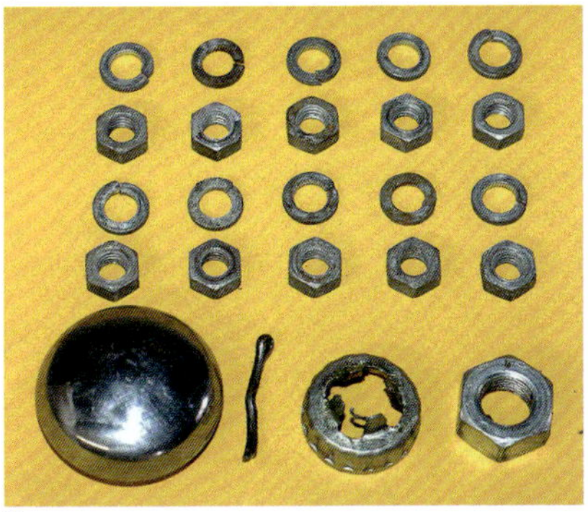

6

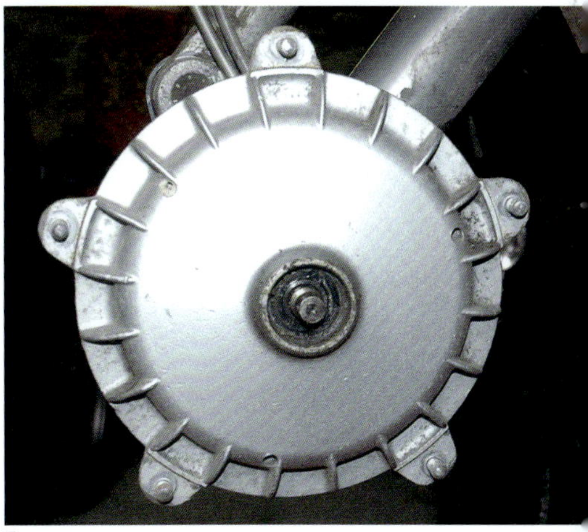

7

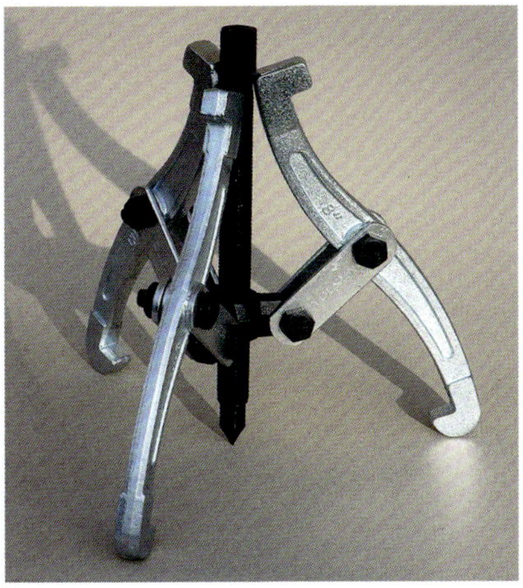

8

__1:__ Prüfung des Radlagerspiels vorn (am Beispiel einer PK 80 S): Maschine auf den Mittelständer stellen und das frei hängende Vorderrad quer zur Achse hin- und herbewegen wie auf dem Bild gezeigt. __2:__ Abhebeln der Schutzkappe.
__3:__ Aufbiegen des Splints. __4:__ Abziehen des Splints.
__5:__ Lösen der Mutter mit Stecknuß SW 22.
__6:__ Radmuttern und Felgenmuttern jeweils mit ihren Federringen, die erneuert werden müssen; Abdeckkappe, alter Splint, Kronensicherung, Mutter SW 22. __7:__ Die Trommel ist bereit zum Abziehen; eine Druckscheibe gibt es hier im Gegensatz zu hinten nicht. __8:__ der nötige Dreiklauenabzieher.

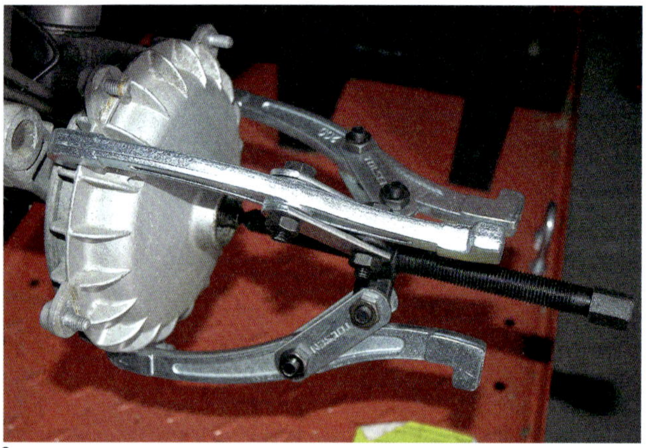

9

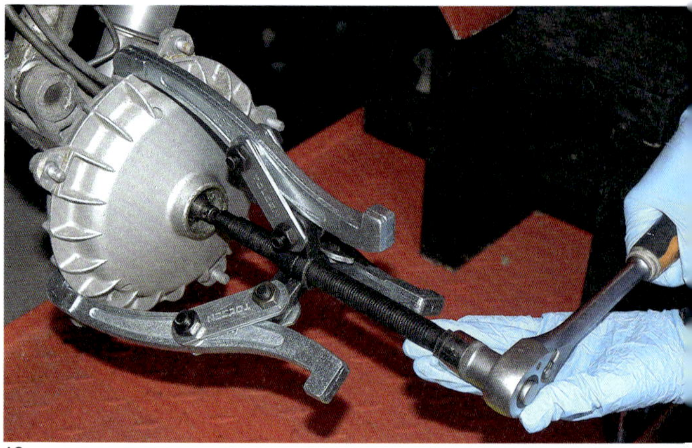

10

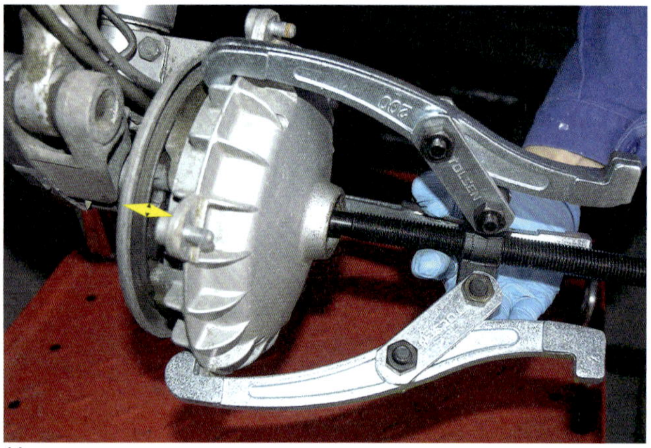

11

__9:__ Den Abzieher so ansetzen, daß die drei Klauen hinter die Trommel greifen, auf keinen Fall aber hinter die Bolzenlager.
__10:__ Der Dorn muß gegen den Achszapfen drücken (Spitze in die Vertiefung); mit einer Stecknuß (hier: SW 19) den Dorn eindrehen und so die Trommel vom Achszapfen ziehen; Abzieher mit einer Hand unterstützen.
__11:__ Die Trommel ist frei, was auch der gelbe Doppelpfeil zeigt. __12:__ Die Trommel aus Leichtmetallguß ist ab Werk lackiert.
__13:__ Trommel mit ihren Lagern abgenommen; links die Bremsankerplatte mit Bremsbakken und Lagerung.
__14, 15:__ Mit Petroleum und Bremsenreiniger säubern wir die Trommel außen und innen.

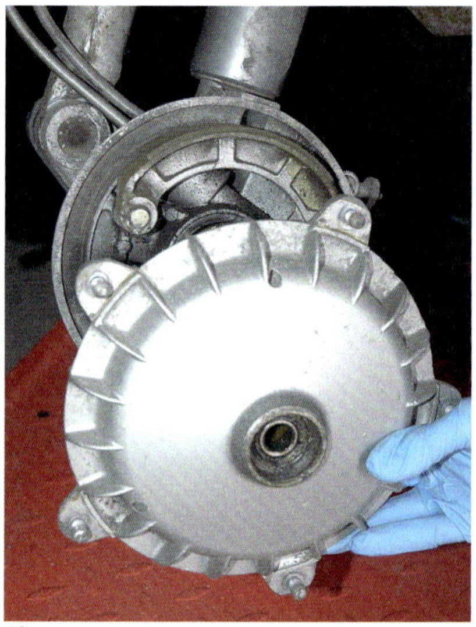

12

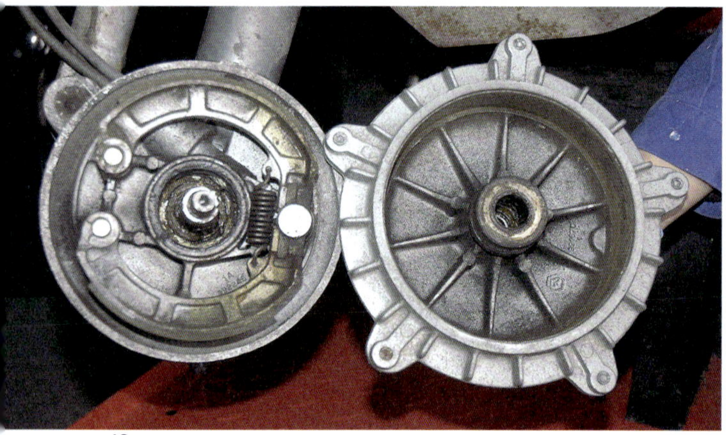

13

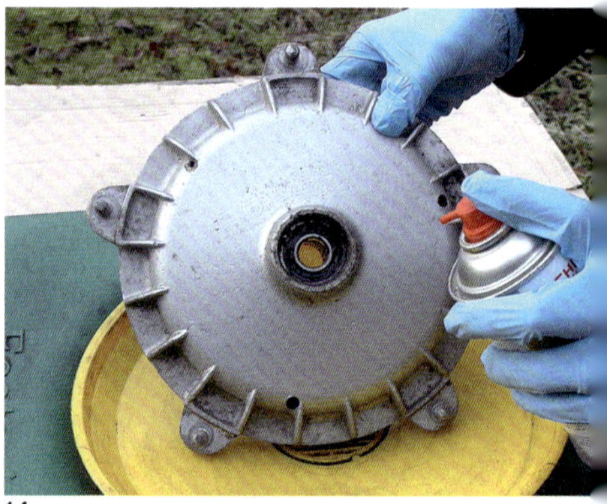

14

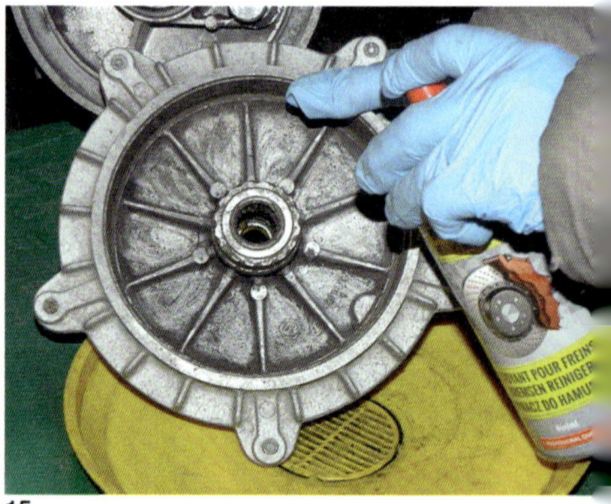

15

gersinn drehen. Bei Neufahrzeugen springt die Trommel meist schon nach einer halben bis ganzen Umdrehung mit vernehmlichem Knacken vom Achszapfen.

Beim unserem Fahrzeug löst sich die Trommel gleitend über etwa 3 cm hinweg; entsprechend lange muß die Druckstange gedreht werden. Auf dem Achszapfen befindet sich ein feiner **Fettfilm,** der sich von den Lagern her ausgebreitet hat und vom alten Dichtring nicht zurückgehalten wurde. Abzieher aushängen und Bremstrommel zusammen **mit den Radlagern** abnehmen.

Trommel reinigen, schmirgeln

Die Bremstrommel ist im Prinzip in gutem Zustand, bietet aber einen unerfreulichen Anblick. Zunächst **reinigen** wir sie innen und außen gründlich mit Petroleum und Bremsenreiniger. Für die Ecken benutzen wir einen mit einem Lappen umwickelten Schraubendreher. Eine Drahtbürste tut an bestimmten Stellen ebenfalls gute Dienste. Die **Schnecke** für den Antrieb der Tachowelle ist in Ordnung, aber stark verschmutzt und mit Fett verklebt. Der Bereich wird besonders sorgsam gesäubert.

Der **Bremsring** innen zeigt deutliche Anrostungen und leichte Riefen. Wir beseitigen Rost und Riefen zuerst mit 120er,

Werkzeug, Produkte Trommelbremse vorn

Schraubendreher
Seitenschneider
Stecknuß SW 22
Dreiklauen-Abzieher
Seegerring-Zange
Schlagstempel oder Stecknüsse mit 18, 24, 25, 35 mm Ø außen
Schlosserhammer
Heißlufterzeuger
Bremsenreiniger
Chlorhaltiges Reinigungsmittel
Schleifpapier 120er und 300er Körnung
Universalfett
Lackspray silber
Klarlack-Spray

Neuteile Trommelbremse vorn

Kugellager neu

dann mit 300er Schmirgel. Die angerauhte Fläche wird später die **Bremswirkung** verbessern.

Die aus Spezial-Leichtmetall-Druckguß bestehende Trommel ist außen ab Werk silbergrau lackiert. Wir rauhen die Oberfläche mit 250er Schmirgel leicht an und lakkieren sie dann mit einem passenden Silberton aus der Sprühdose, den wir abschließend mit Klarlack überziehen.

Festgestellte Mängel Vorderradbremse

Bremstrommel

Bremsfläche: leicht angerostet, leicht riefig
Bremstrommel: verschmutzt, verharztes Fett, Außenlackierung abgenutzt
Kugel- und Nadellager Trommel: deutlich beansprucht; Dichtring Nadellager gebrochen

Bremsbacken

Belagzustand: verglast
Feder: Haken unten zu flach

Tachowellenantrieb

Schnecke Vollmaterial: Fettfüllung verschmutzt und verharzt
Halterung Welle: Schraube M6, Scheibe und Fixierplättchen fehlen

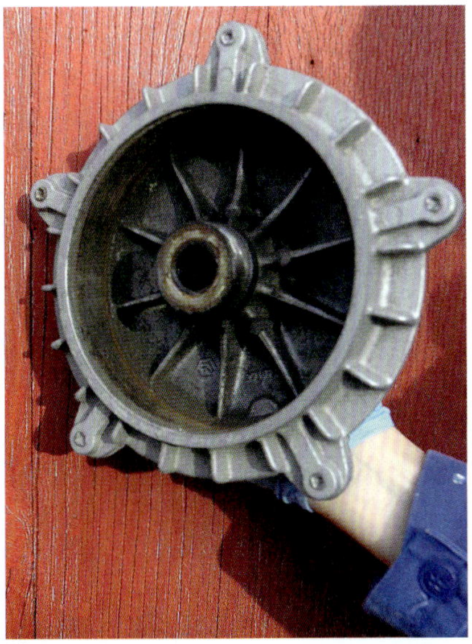
16

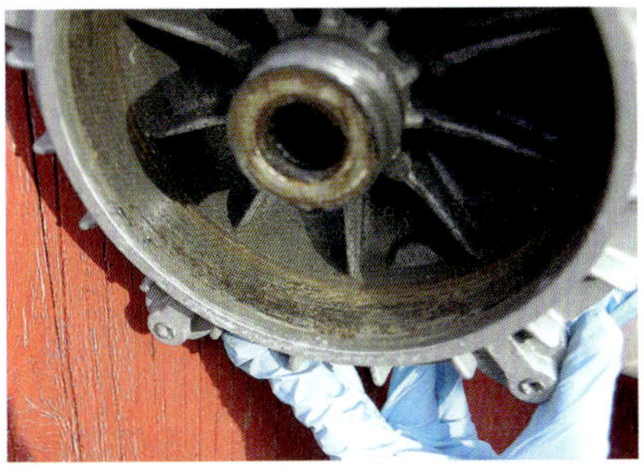
17

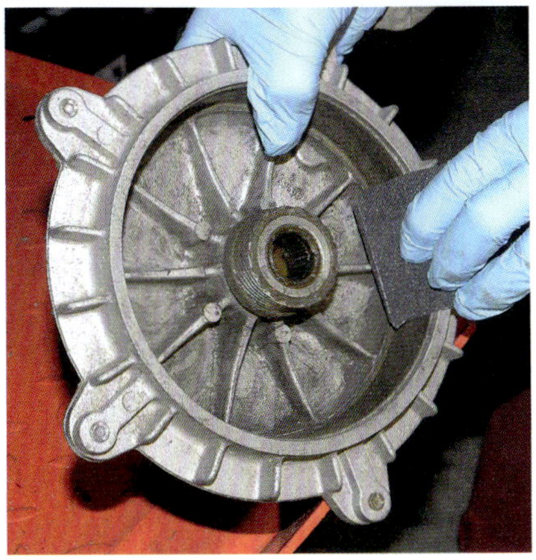
18

16, 17: Die Bremsfläche ist leicht riefig und vom langen Stehen her stark angerostet. 18: Aufrauhen der Bremsfläche mit 120er, 300er Schmirgel.

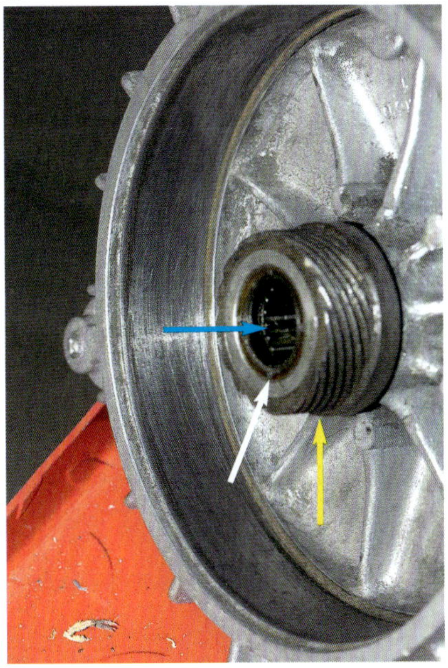
19

19: Das entrostete, geschmirgelte Bremsband. Blauer Pfeil: Nadellager; weißer Pfeil: Dichtring; gelber Pfeil: die auf die Trommel geschrumpfte Schnecke des Tachowellenantriebs. 20: Reinigen der Trommel mit chlorhaltigem Mittel. 21: Die gereinigte Trommel wird außen leicht angeschrmirgelt. 22: die silber- und klarlackierte Trommel.

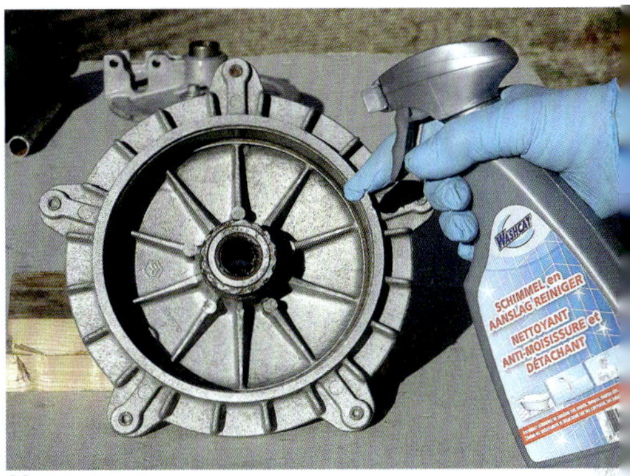
20

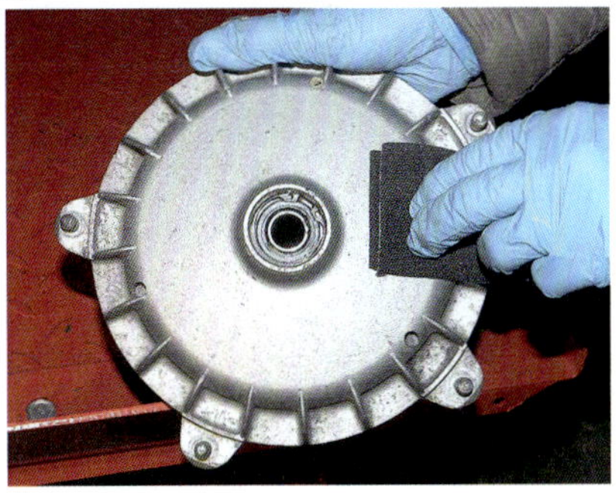
21

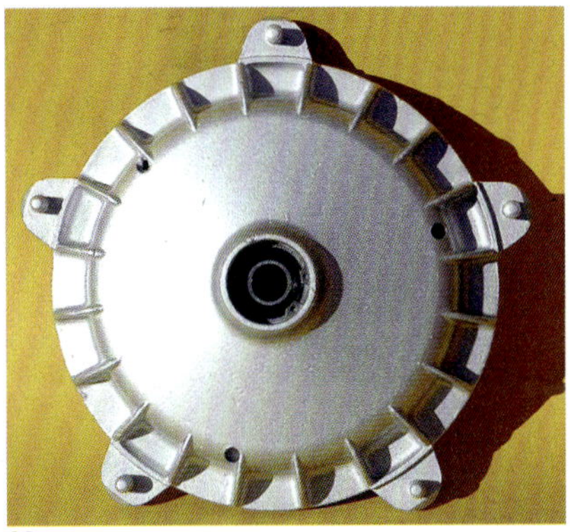
22

Vorderrad-Bremstrommel: Auswechseln der Lager

Bremstrommel: Zustand

Bei den in der Bremstrommel sitzenden Lagern handelt es sich um ein **Kugel-** und ein **Nadellager.** Beide Lager drehen noch ordentlich rund, zeigen aber doch schon gewisse Alterungserscheinungen. Daher werden wir beide Lager gegen Neuteile auswechseln. Zum Ein- und Ausbau verwendet die Piaggio-Werkstatt spezielle Schlagstempel mit den Durchmessern 18, 25 und 35 mm. Wir nehmen ein 18er Rohr, einen 25er Alustempel und verschiedene Stecknüsse, die probeweise aufgesetzt werden, um zu sehen, ob sie vom Außendurchmesser her passen.

Trommel-Radlager vorn Ausbau:

Zuerst mit einer geraden Sprengringzange den **Sicherungsring 2** herausnehmen. Trommel erwärmen, ein Rohrstück mit Außendurchmesser 18 mm durch den **Nadelkäfig** stecken und unter leichten Hammerschlägen das **Kugellager 3** ausstoßen. Von der anderen Seite das **Nadellager 4** zusammen mit dem **Dichtring 1** austreiben; dazu einen 25 mm dicken Stempel aus Eisen oder Aluminium verwenden. Unbedingt **Distanzhölzer** unter die Trommel legen, damit sie fest aufliegt und nicht beschädigt wird.

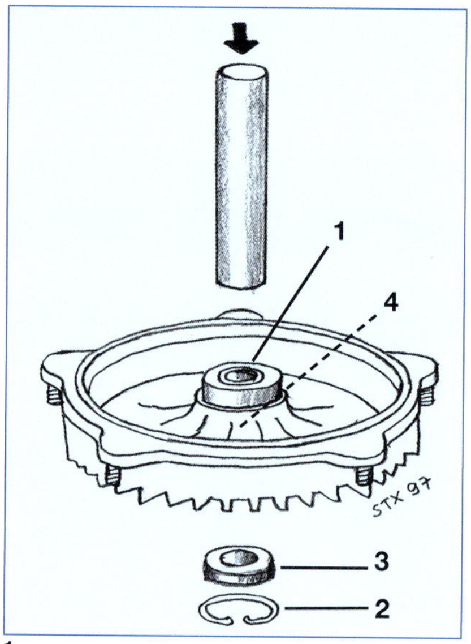

1

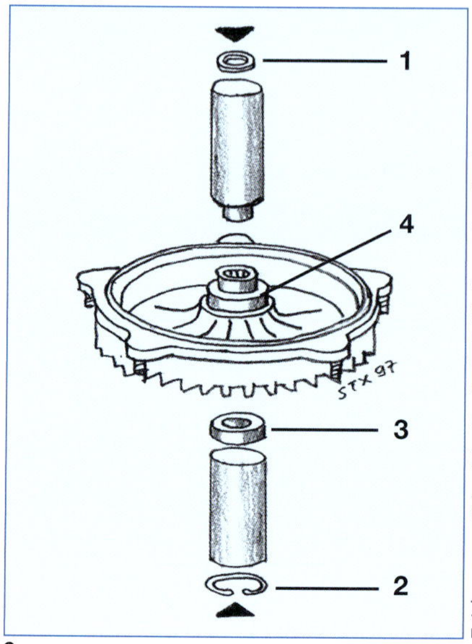

2

Zeichnungen: Schneider Media; Basis: Werkstatt-Handbuch Vespa P 200 E, Piaggio & C. /Corradino Mori

1: *Aufbau der Vorderrad-Bremstrommel der Vespa und Ausbau der Lager; 1 = Wellendichtring, 2 = Sprengring, 3 = Kugellager, 4 = Nadellager (verdeckt). Das Kugellager wird mit einem Rohr mit 18 mm Ø herausschlagen, der Nadelkäfig mit einem Stempel mit 25 mm Ø.*

2: *Einbau neuer Lager in die Bremstrommel; von innen zuerst Nadelkäfig 4, dann Dichtring 1 einbauen; von außen Kugellager 3 mit Schlagstift einpressen, Sicherungsring 2 mit Seegerringzange einsetzen.*

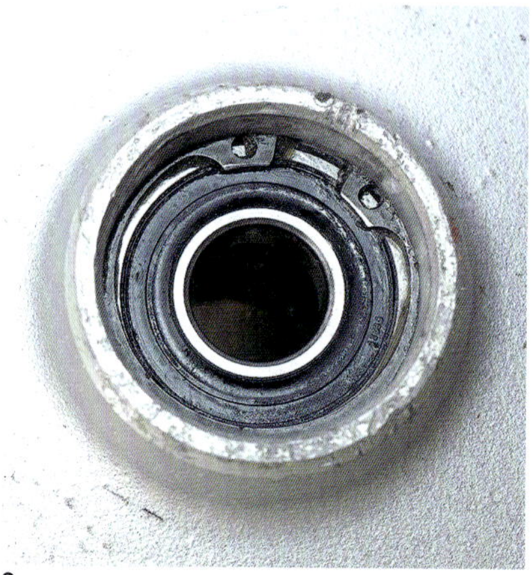

3

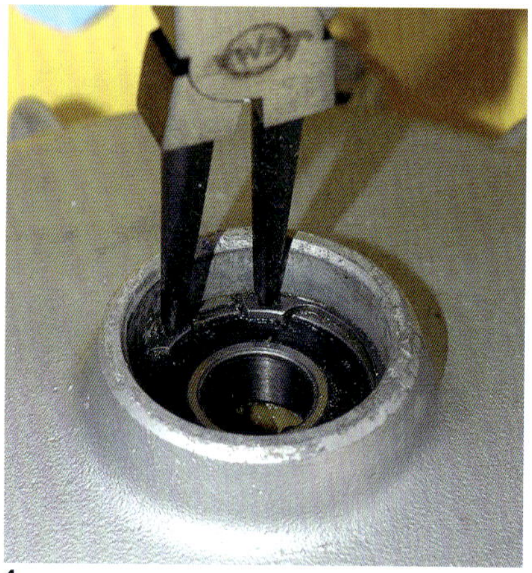

4

3: *Der Seegerring sichert das Kugellager.* ***4:*** *Ring mit der geraden Zange zusammenpressen.*
5: *Bremstrommel auf über 100 °C erwärmen.*
6: *Kugellager mit Stange 18 mm Ø austreiben (Distanzhölzer unterlegen).* ***7:*** *Dichtring und Nadellager mit 25 mm Rundeisen austreiben.* ***8:*** *Neuteile Dichtring, Nadellager, Kugellager, Sprengring.*

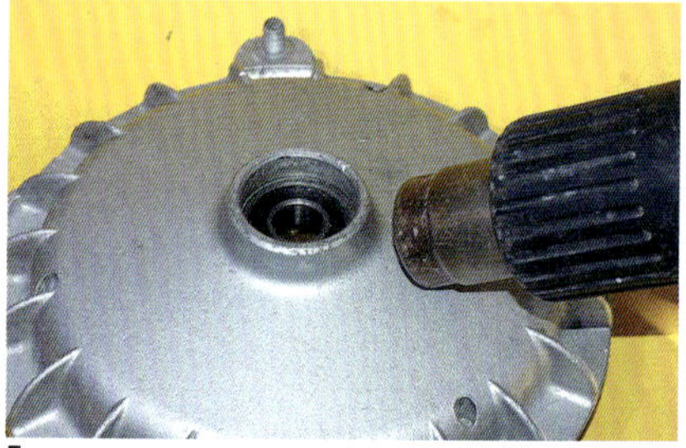

5

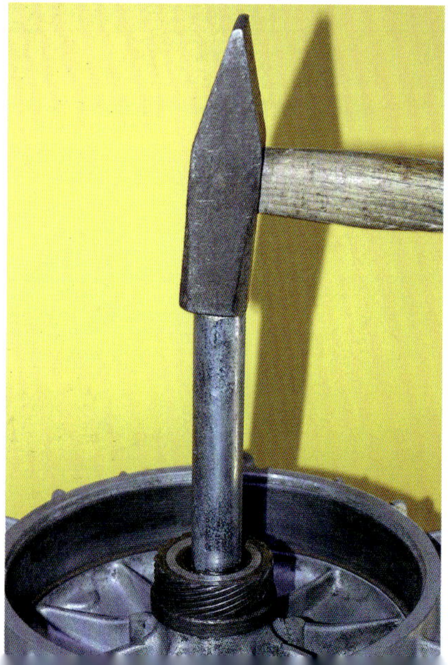

6

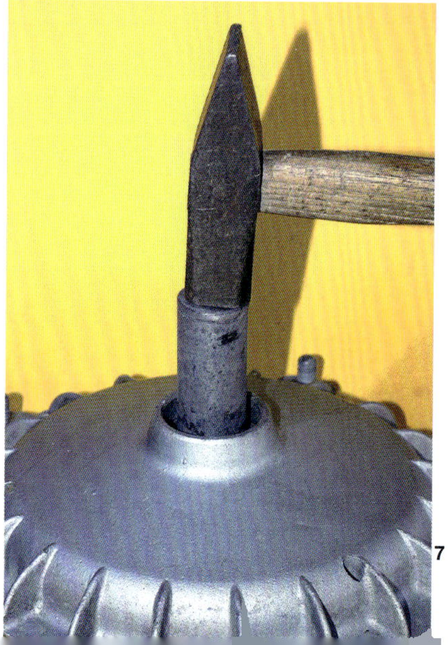

7

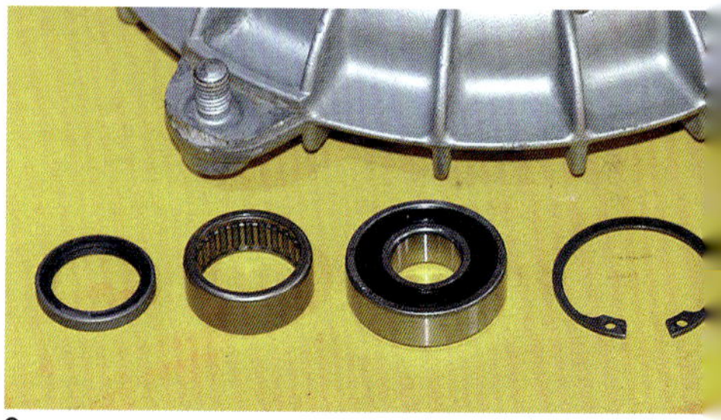

8

Radlager vorn Einbau:

Den neuen **Nadelkäfig 4** (Bild 2) eine halbe Stunde lang ins Kühlfach legen, dann auf der Trommelinnenseite in die zuvor erhitzte Trommel setzen und mit dem 25er Schlagstift einschlagen. Neuen **Dichtring 1** aufsetzen (Lippe nach außen) und rundum in Position klopfen.

Das **Kugellager 3** wird ebenfalls eine halbe Stunde lang ins Tiefkühlfach gelegt. Dann wird **innen gefettet,** in die erhitzte Trommel gesetzt und von außen mit einem Schlagrohr, Außen-DM idealerweise 35 mm, in die Trommel geschlagen. Die **offene Flanke** des Lagers mit den Kugeln muß **nach innen** zeigen. Wir haben eine im Außen DM passende Stecknuß zum Einschlagen bis auf den Boden der Trommelnabe benutzt. Wenn es metallisch klingt, sitzt das Lager perfekt. Dann wird der **Sicherungsring 2** mit der geraden Seegerringzange in die umlaufende Nut gesetzt und zur Prüfung abschließend etwas gedreht. Wenn er nicht richtig sitzt, fliegen Rad und Trommel beim Fahren davon!

Vor dem Einbau der Trommel auf den Achszapfen muß der Innenraum der Nabe mit **Universalfett** gefüllt werden. Das Gleiche gilt auch für die Bremsankerplatte mit dem Tachowellenantrieb (s. nächster Abschnitt).

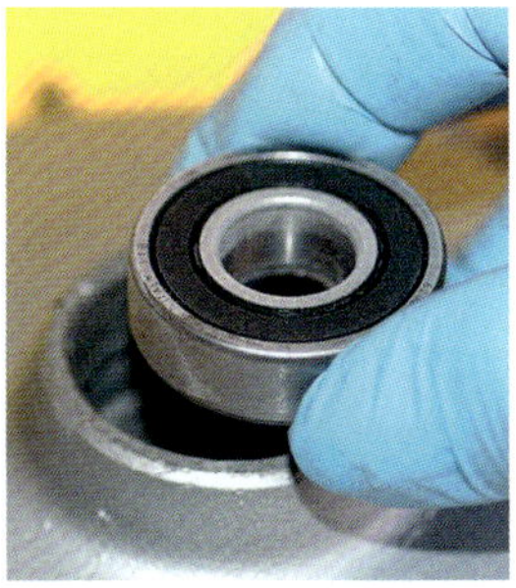
9

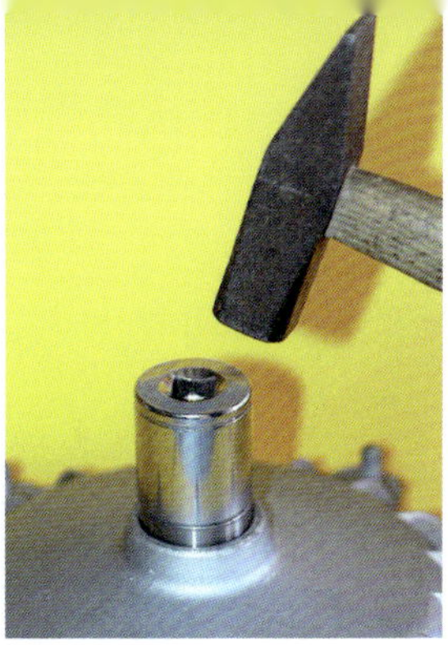
10

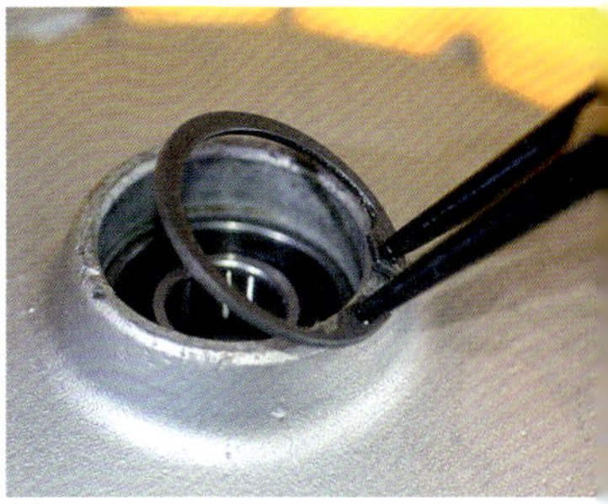
11

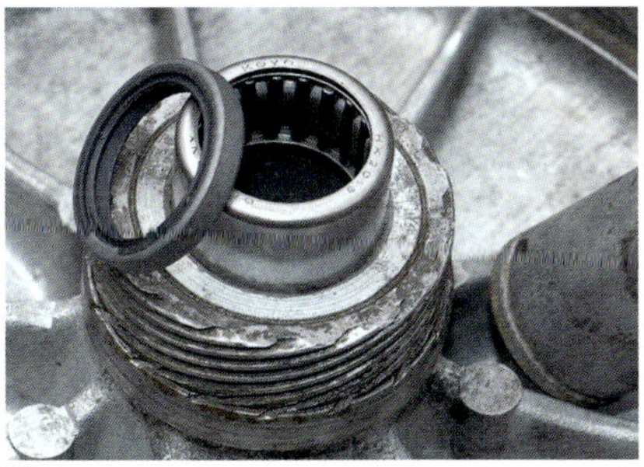
12

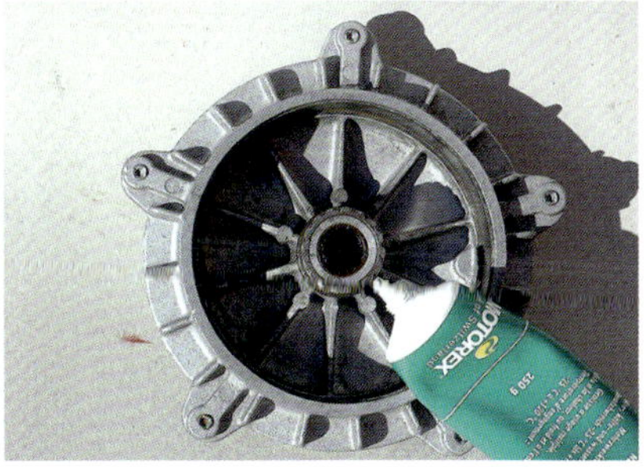
13

__9:__ Das Kugellager wird mit der geschlossenen Seite nach oben eingesetzt. __10:__ Lager bis zum Anschlag eintreiben. __11:__ Den Sprengring präzise in die Nut setzen. __12:__ Neuteile Simmerring und Nadelhülse. __13:__ Raum mit Universalfett füllen.

Vorderrad-Bremsbacken: Ausbau

Bremsbacken ausbauen:

Die Bremsbacken sind nicht verölt, aber die Beläge sind etwas verglast und daher nicht mehr griffig genug. Die **Stärke** der aufgeklebten Beläge beträgt **noch knapp 3 mm.** Wir werden sie durch Neuteile ersetzen (Einbau im Rahmen der Endmontage des Rollers). Wir säubern zunächst wieder alles mit Bremsenreiniger.

Zum Ausbau der Backen werden die beiden **Federsicherungen** abgenommen, was am besten geht, wenn an den Enden ein Schraubendreher gegendrückt. Dann werden die **Backen ab-**

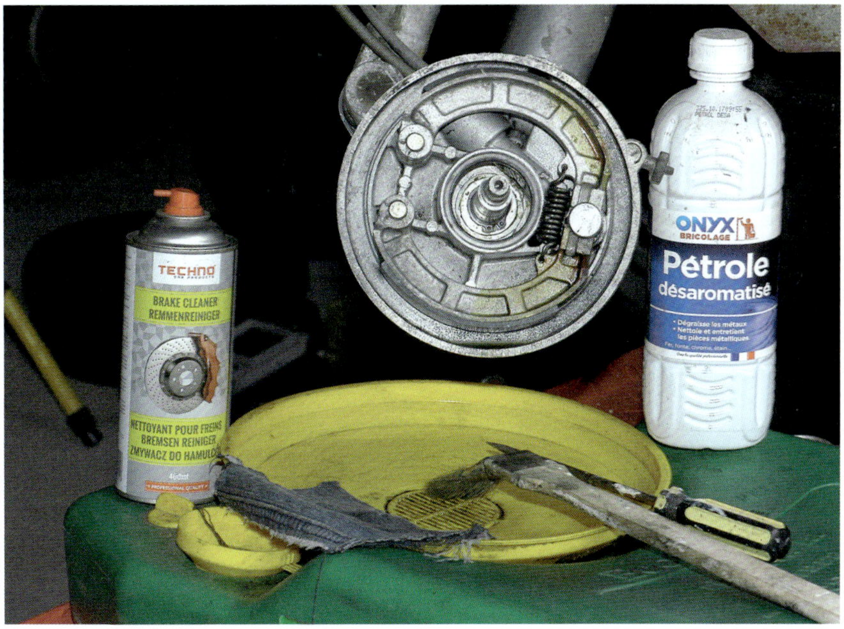

1

__1:__ Zuerst werden Ankerplatte und Bremsbacken mit Petroleum und Bremsenreiniger gesäubert. Das alte Fett wird aus dem Tachoantrieb entfernt. __2:__ Die Beläge sind noch brauchbar, aber stark verglast und daher nicht mehr griffig genug. __3, 4:__ Die Belagstärke (ohne Metallunterlage) beträgt oben und unten relativ gleichmäßig 3 mm.

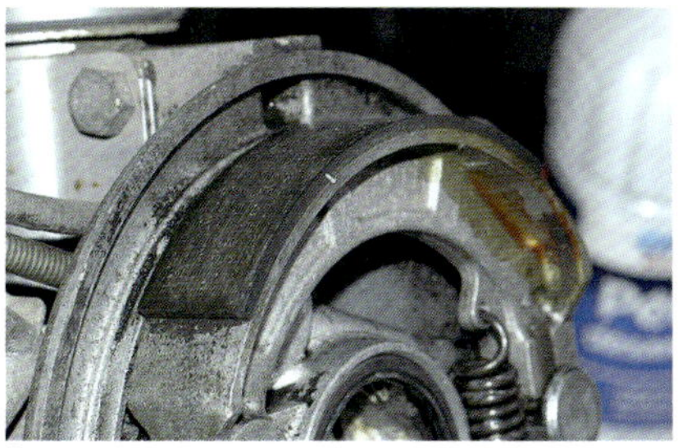
2

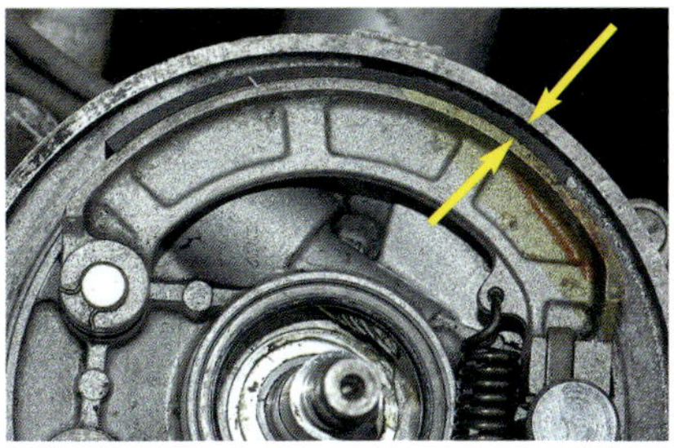
3

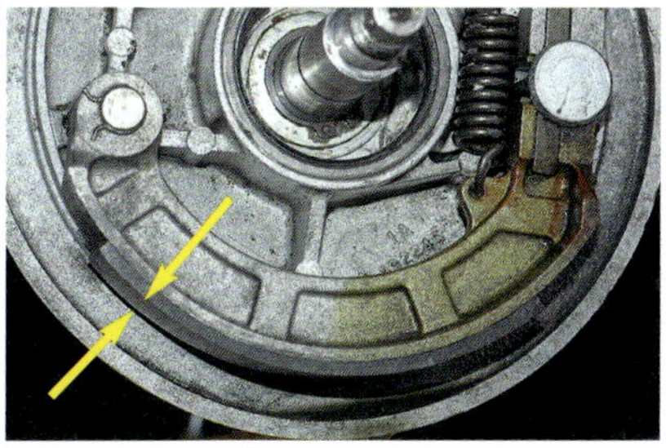
4

gehebelt. Zuerst heben wir den Gleitschuh des oberen Backens mit einem starken Schraubendreher vom **Bremsnocken** ab. Dann ziehen wir mit zwei Schraubendrehern gleichzeitig beide Backen aus ihren Lagern. Die **Feder** wird dadurch automatisch entlastet. Weil der untere Haken zu flach steht, wird sie ersetzt. Bei den Bremsen kann man keinen Kompromiß zulassen, zumal die vordere Vespa-Bremse gerne zu giftig zupackt.

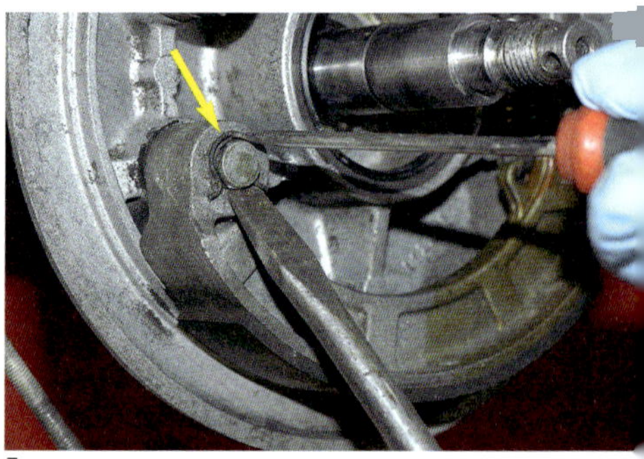
5

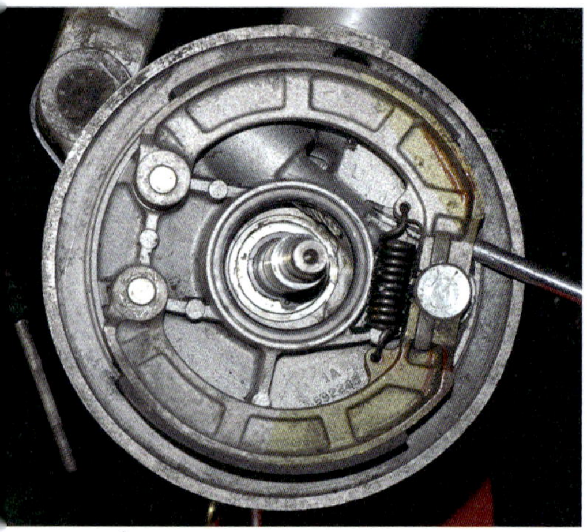
6

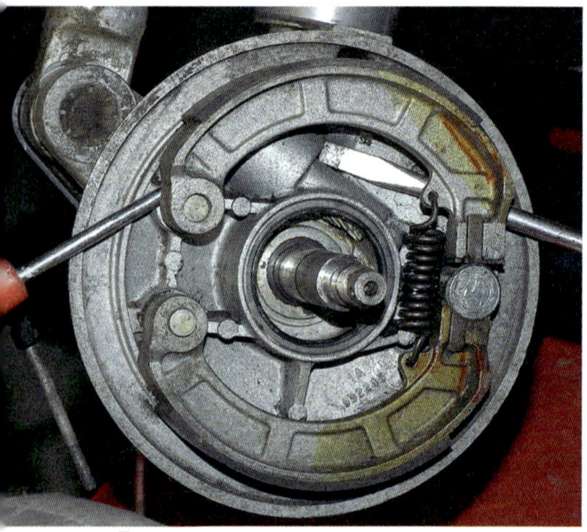
7

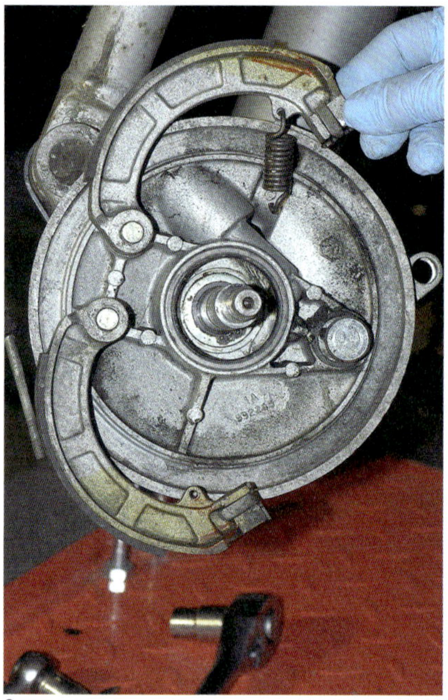
8

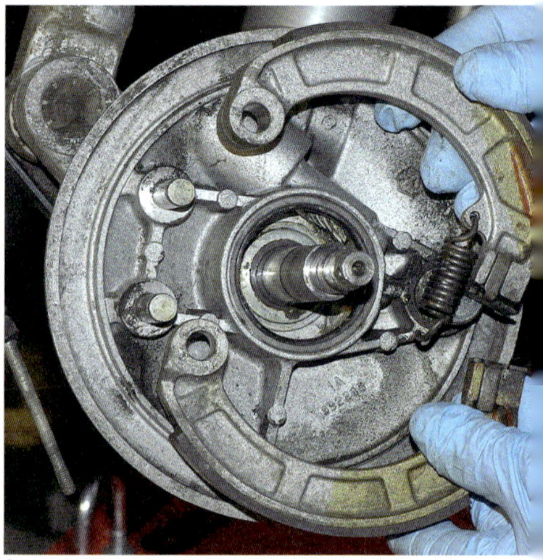
9

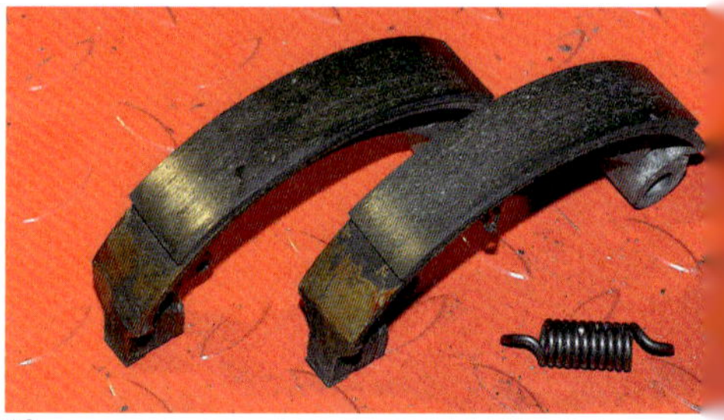
10

5: Zum Ausbau der Bremsbacken zunächst die beiden Sicherungsklammern (Pfeil) aushebeln; dabei von unten drücken und oben hebeln. 6: Dann mit einem starken Schraubendreher das Drucklager der oberen Backe nach vorn über den Nocken hebeln. 7: Jetzt kann die Backe mit zwei Schraubendrehern aus ihrer Position gedrückt werden. 8: Die Feder wird unten ausgehängt; fürs Foto obere Backe noch einmal angedockt. 9: Beide Backen sind abgenommen. 10: die beiden alten Backen mit der Feder; alle drei Elemente werden ausgewechselt.

Tachowelle, Bremsseilzug: Abnahme am Radträger

Tachowelle, Bremszeilzug: Abnahme

Zum Ausbau der **Bremsankerplatte** zunächst **Bremsseilzug** und **Tachowelle** aushängen. Zuerst Seilzug unten am Vorderrad vom Bremshebel abnehmen. Dazu die **Rändelmutter** ganz ausdrehen und Seilzug aus dem beweglichen **Lager** ziehen; unter Umständen Gewindestange festhalten.

Das untere Ende der **Tachowelle** kommt nach Lösen der Schraube M6 SW 10 und des Halteplättchens frei (beides fehlt an unserem Fahrzeug). Während sich der auf die Nabe aufgeschrumpfte **Schneckenantrieb** in der **Bremstrommel** in gutem Zustand befindet, ist das oben in der Ankerplatte sitzende **Schneckenritzel** aus weissem Plastik kaputt; es wird erst in der

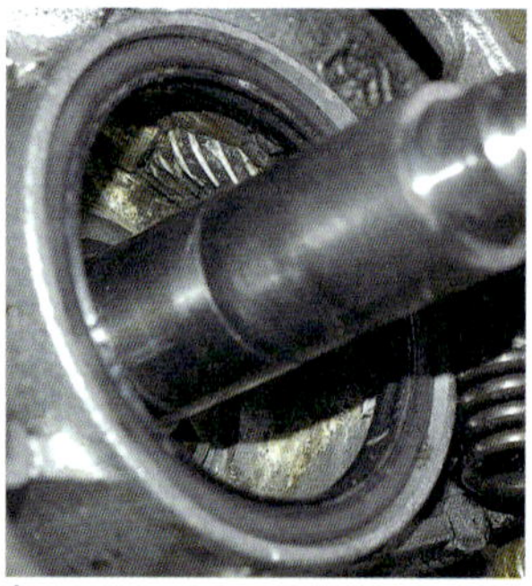
1

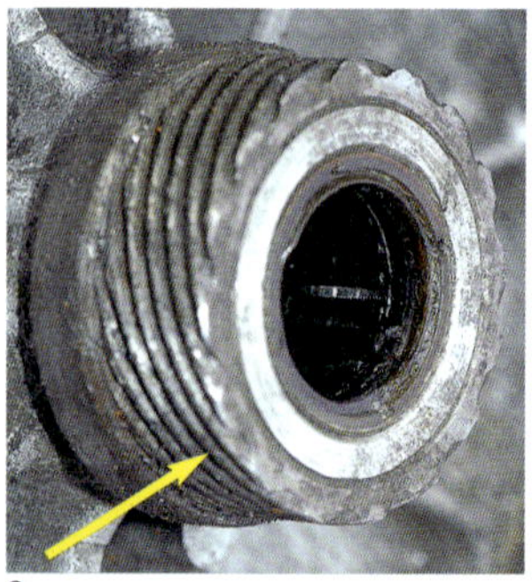
2

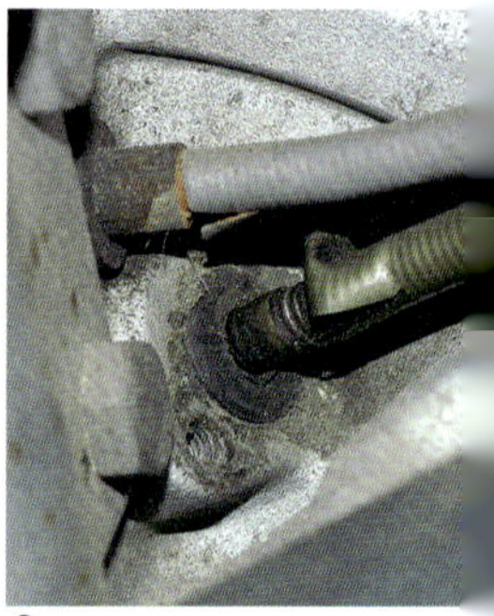
3

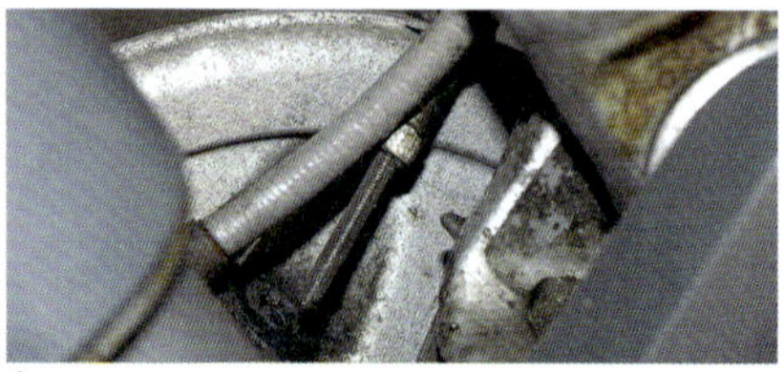
4

1: das verschlissene Plastikritzel für den Tachowellenantrieb. 2: Schnecke auf der Trommel, Dichtring (Pfeil). 3: beschädigte Außenhüllen von Bremsseil und Tachowelle. 4: Hier ist die Tachowelle bereits aus dem Antrieb gezogen worden.

Mängelliste des nächsten Abschnitts aufgeführt, inklusive der Details.

Ursprünglich waren Ankerplattenlager und Tachoantrieb wohl mit wasserfestem Fett gefüllt. Dieses ist völlig verharzt und muß mit Waschbenzin entfernt werden. Es wird später durch Universalfett ersetzt.

Werkzeug, Produkte Tachowelle, Bremsseilzug

Gabelschlüssel SW 10
Waschbenzin

Neuteile

Bremsseilzug komplett
Tachowelle komplett

Festgestellte Mängel Tachowelle, Bremsseilzug

Tachowelle
Außenhülle: beschädigt,
Klemmvorrichtung fehlt
obere Plastiverriegelung gebrochen

Bremsseilzug
Außenhülle: beschädigt,
Gummitülle spröde

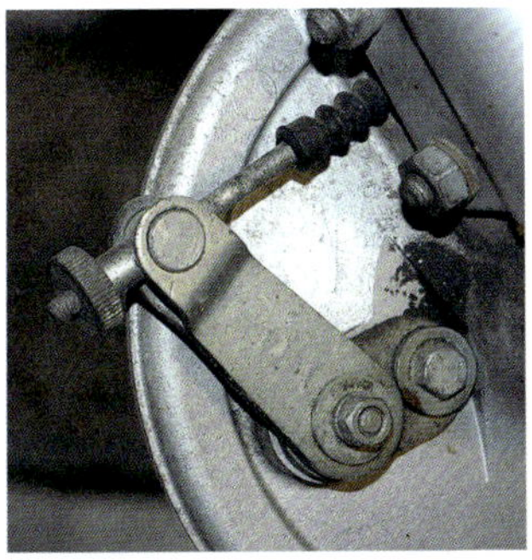
5

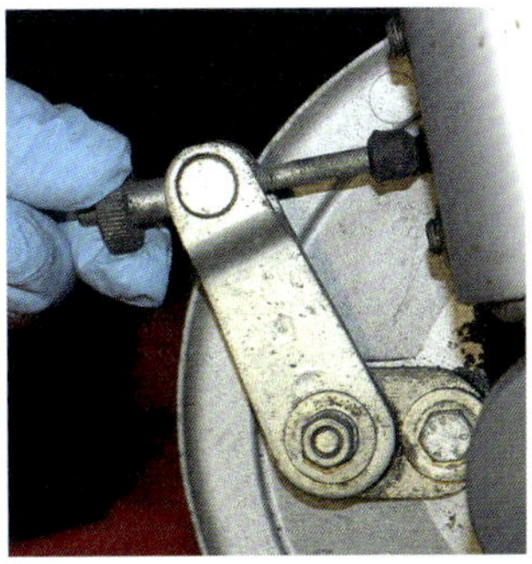
6

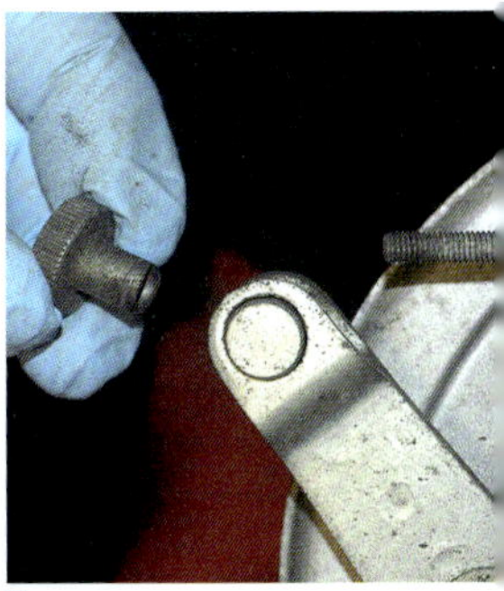
7

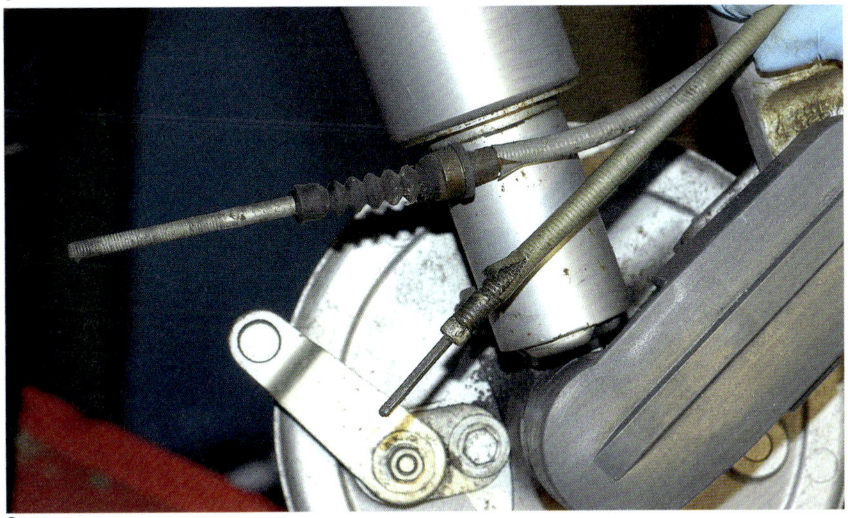
8

5: Bremshebel mit Seilzuganschluß. 6: Ausdrehen der Einstell-Rändelmutter. 7: Rändelmutter und Seilzug sind getrennt. 8: Bremsseilzug (oben) und Tachowelle sind unten abgenommen.

Bremsankerplatte: Ausbau, Analyse

Bremsankerplatte: Allgemeines

Nach Demontage der Bremstrommel und der Abnahme von Bremsbelägen, Federbein, Tachowelle und Bremsseilzug können die **Bremsankerplatte** und die beiden darin eingelassenen **Nadellager** ausgebaut werden. Wir stellen fest, daß beide Lager durch ausgehärtetes Spezialfett völlig verharzt sind und sich kaum noch drehen. Also werden sie gegen neue, schon bereitliegende Lager ausgewechselt.

Verschlissen sind die beiden Ankerplattenlager in der Regel nur bei sehr hohen Laufleistungen. Denn sie laufen ja nicht rund wie die Trommellager, sondern folgen lediglich der **Auf- und Abbewegung der Kurzschwinge** innerhalb des Federwegs. Vorzeitiger Verschleiß kann aber auftreten, wenn das Fahrzeug häufig mit hohem Druck dampfgestrahlt wurde. Dann kann Wasser von der Rückseite der Bremsanker-

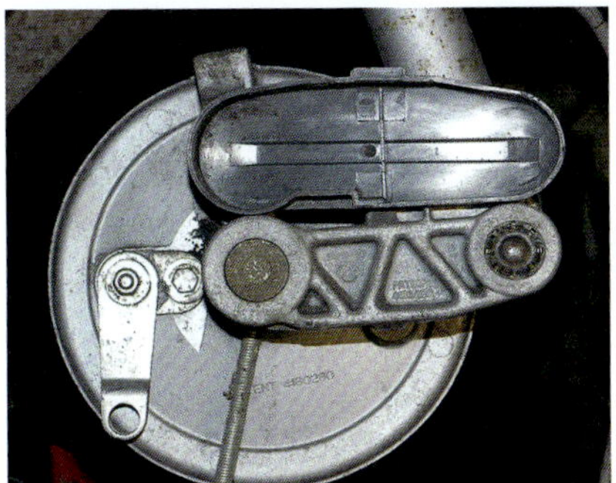
1

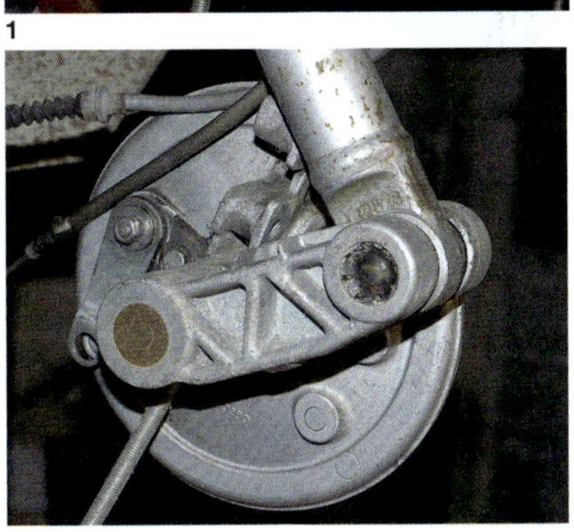
2

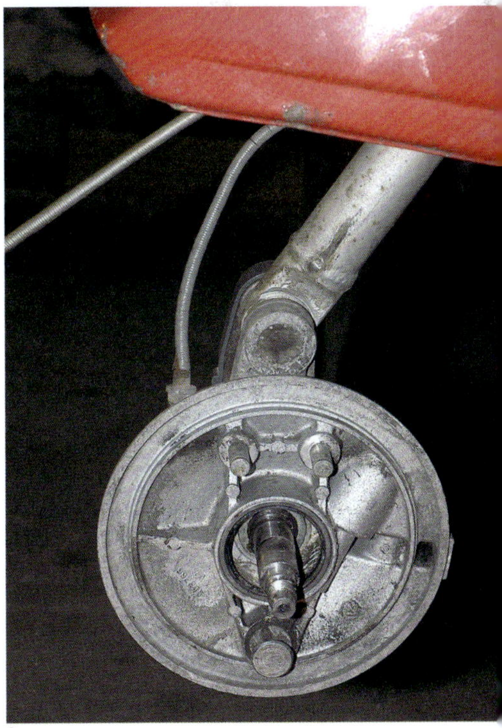
3

1: Abdeckkappe der Schwinge abgehebelt. 2: Blick auf die (abgestützte) Schwinge. 3: Ankerplatte und Seilzüge fertig zum Abbau vom Lenkrohr.

platte her eindringen und im äußeren Nadellager für **Korrosion** sorgen. Im Extremfall quietscht es dann beim Ein- und Ausfedern der Vorderradführung. Bei unserer Ankerplaltte ist offenbar kein Wasser eingedrungen, die Abdichtung hat funktioniert, es gibt keinerlei Korrosion im Lagerbereich.

Bremsankerplatte: Ausbau

Nach dem Abziehen der Bremstrommel liegt der **Achszapfen** frei. Das **Nadellager der Trommel** läuft direkt auf dem Achszapfen; hier ist kein Verschleiß feststellbar. Leichte Kratzer im vorderen Bereich aber deuten darauf hin, daß hier schon einmal mit groben Mitteln gearbeitet wurde. Aber es können auch Spuren der Produktion sein.

Zum Ausbau der Bremsankerplatte müssen zunächst der **Seegerring** und die dahinter liegende **Druckscheibe** abgenommen werden. Dann wird der unentbehrliche **Dreiklauenabzieher** angesetzt. Der Sechskant der mit der Spitze auf den Achszapfen gesetzten Gewindestange wird mit einer passenden Stecknuß im Uhrzeigersinn so weit gedreht, bis sich die Ankerplatte von der Achse gelöst hat. In unserem Fall kam sie wegen des vorhandenen Fettfilms ganz leicht heraus, konnte zum Schluß mit der Hand vorgezogen werden.

Auf dem Achszapfen bleiben ein **Form-Dichtring** mit 27 mm Ø außen, ein **O-Dichtring** mit 36 mm Ø außen und eine **Gleitscheibe** zurück, die mit einem spitzen Gegenstand von der Schwinge abgenommen wird. Sie ist leicht angerostet, was aber kein Problem darstellt; etwas Schmirgel schafft schnell Abhilfe.

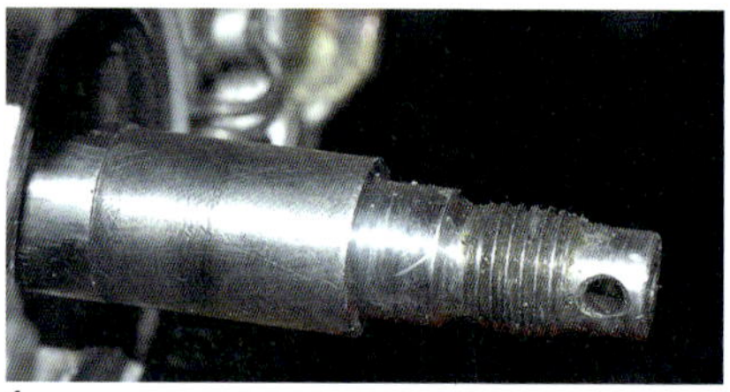
4

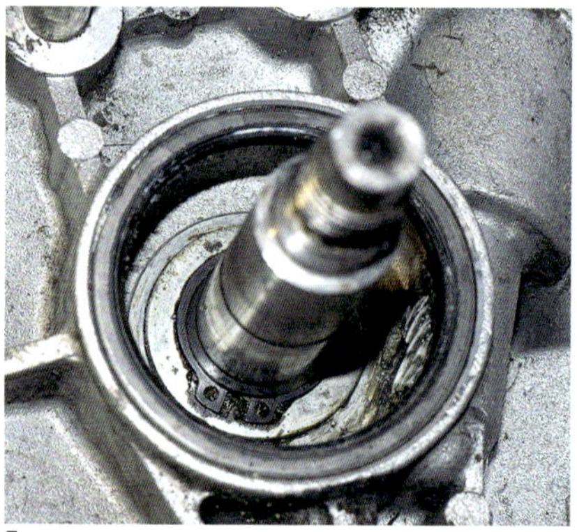
5

*4: Tragbild der Trommelbremslager; Kratzer deuten darauf hin, daß hier schon einmal mit groben Mitteln gearbeitet wurde. **5:** Der Sprengring sichert die Bremsankerplatte. **6:** Der Sprengring wird mit der Spreizzange ausgebaut. **7:** Abziehen der Ankerplatte mit dem Dreiklauenabzieher und Stecknuß (hier: SW 19). **8:** Ankerplatte und Achszapfen sind getrennt. **9:** abgezogene Ankerplatte von vorn mit Druckscheibe. **10:** Bremsankerplatte und Kleinteile. 1 = Gleitscheibe an der Schwinge, 2 = O-Dichtring 39 mm, 3 = Form-Dichtring 27 mm, 4 = Wellendichtring 56 mm, 5 = äußeres Nadellager, 6 = inneres Nadellager, 7 = Druckscheibe, 8 = Sprengring.*

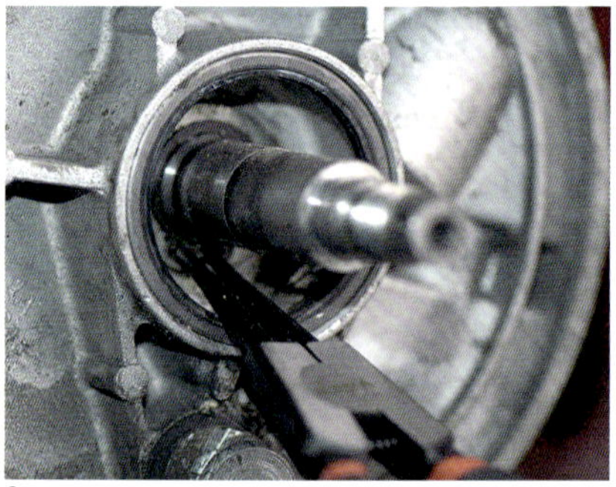
6

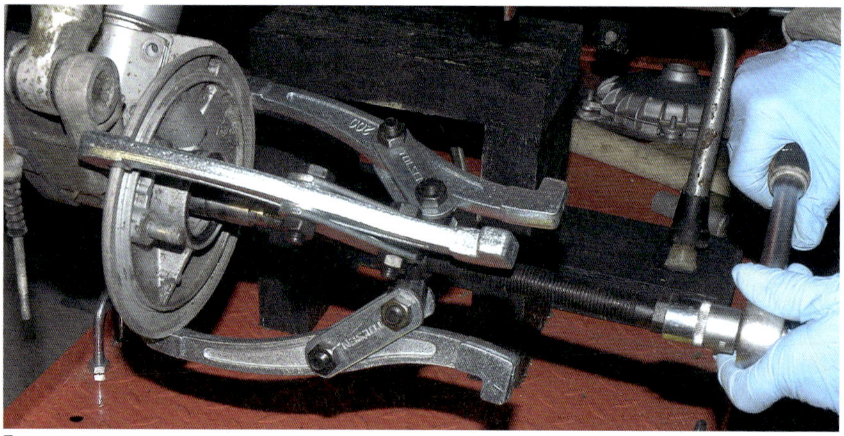
7

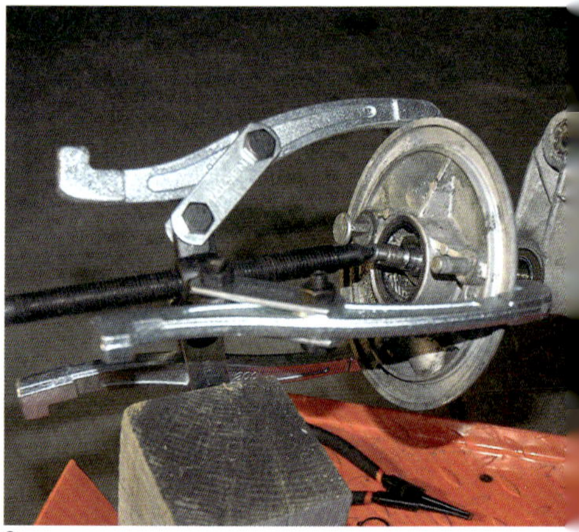
8

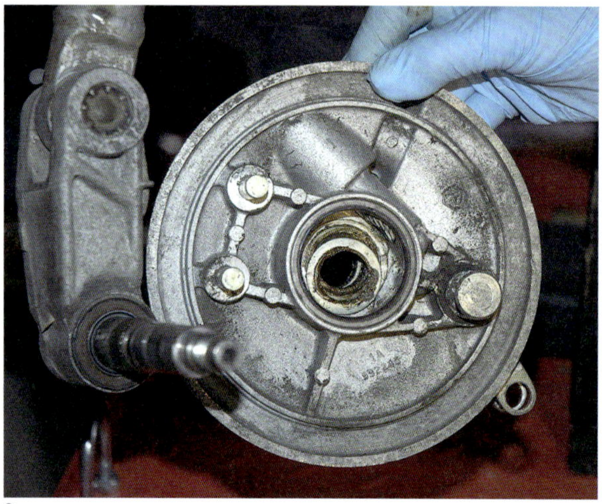
9

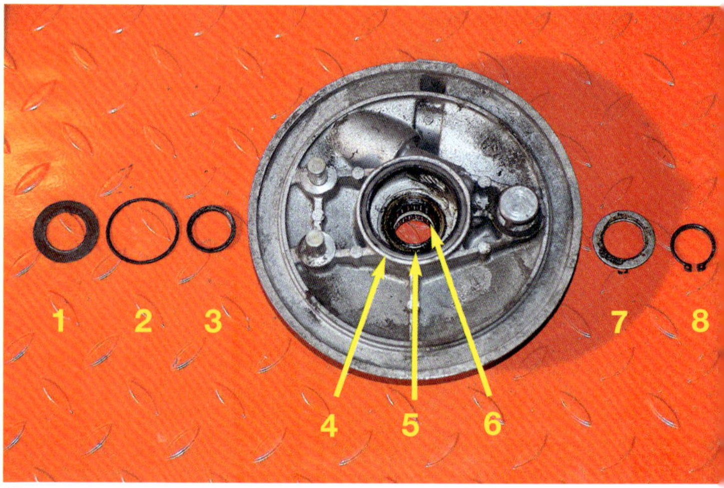

10

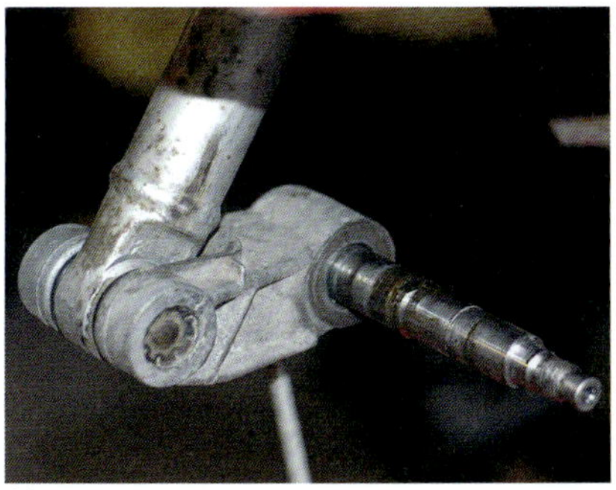

11

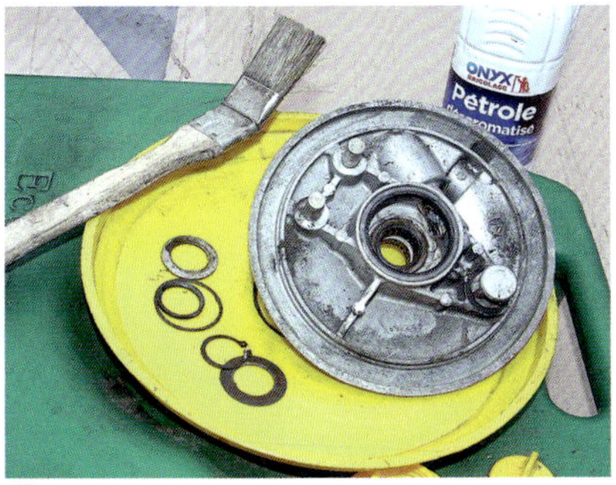

12

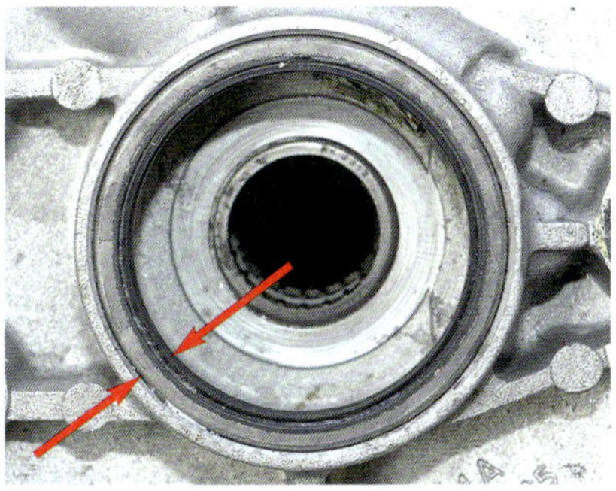

13

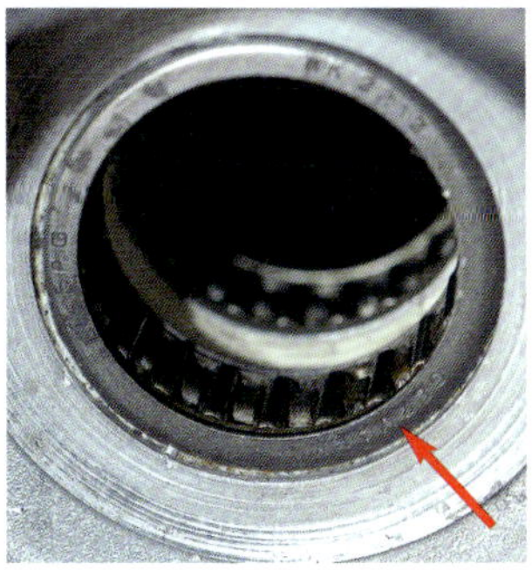

14

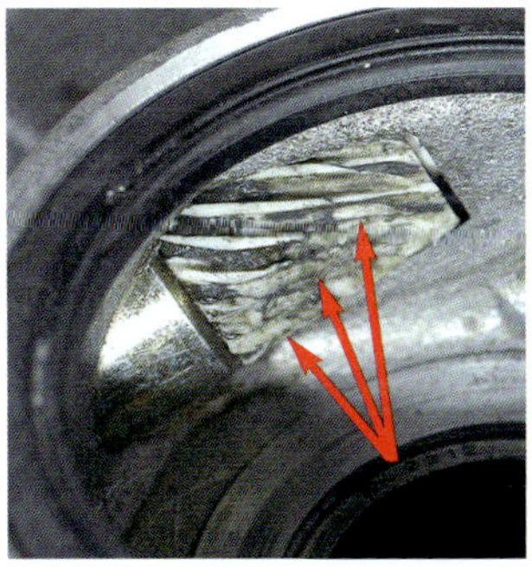

15

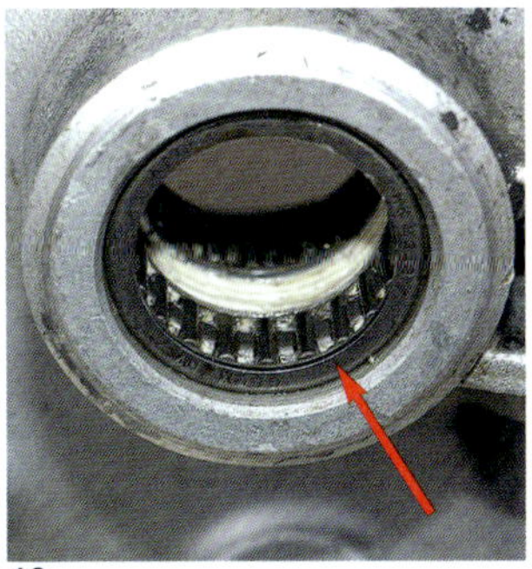

16

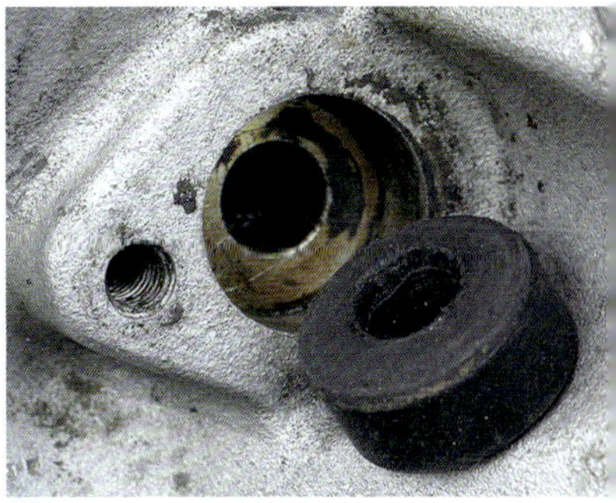

17

11: Schwinge mit dem noch gut gefetteten und rostfreien Achszapfen (ohne Ringe und Scheiben). 12: Reinigung der Platte und der Kleinteile mit Petroleum. 13: Wellendichtring Trommelseite. 14: Nadellager Trommelseite. 15: Die Kunststoffschnecke des Tachoantriebs ist verschlissen. 16: Nadellager Schwingenseite. 17: Stopfen und Drucklager Plastikschnecke.

Werkzeug, Produkte Bremsankerplatte

Stecknuß (z.B. SW 19)
Dreiklauen-Abzieher
Seegerring-Zange
Petroleum, Universalfett
Hammer, Dorn 3 und 25-27 mm

Neuteile Bremsankerplatte

Wellenstaubschutzring
kleiner und großer O-Ring
2 Nadellager neu

Bremsankerplatte, Tachowellenantrieb: Zerlegung, Aufarbeitung

Ritzel Tachowelle aus, einbauen:

Unschön ist, daß das in die Ankerplatte eingelassene **Ritzel der Tachowelle,** das in die Schnecke auf der Trommel eingreif, teilweise völlig abgenutzt ist. Wir stellen uns nun die Frage, ob die Tachonadel zuletzt überhaupt noch korrekt angetrieben wurde. Der Schaden ist so groß, daß möglicherweise gar kein Antrieb mehr stattfand, zumindest zeitweise. Dies würde bedeuten, daß der angezeigte Kilometerstand von 26 791 nicht stimmt und unser Roller in Wirklichkeit womöglich viel mehr Strecke auf dem Buckel hat. Klären läßt sich das nicht.

Zum **Ausbau** des Ritzels wird zunächst der **Gummistopfen** auf der Rückseite der Ankerplatte ausgehebelt. Dann wird der **Metallzylinder**, der als Widerlager dient, von innen mit einem Schraubendreher nach links gedrückt und abgenommen. Danach kann das **Plastikritzel** herausgezogen und durch ein neues Teil ersetzt werden, das erfreulicherweise noch in der richtigen Größe lieferbar ist. Teile wie diese können bereits im 3-D-Druckverfahren nachgefertigt werden.

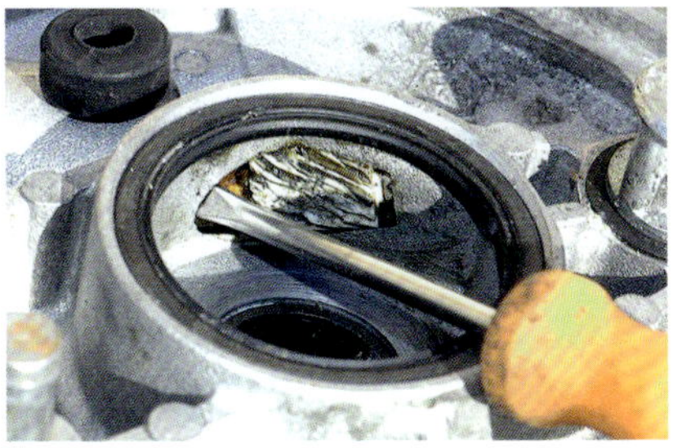

1

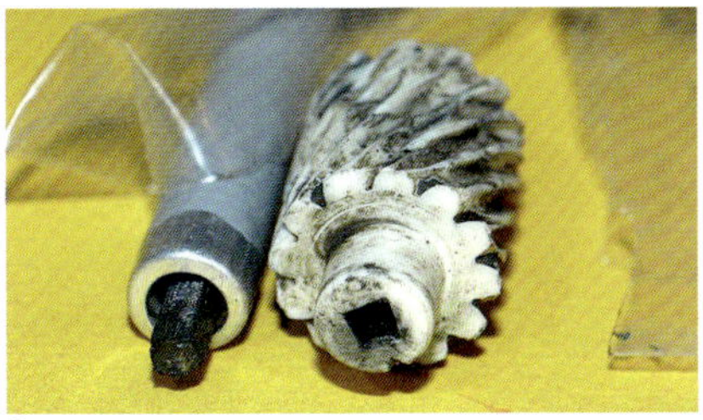

2

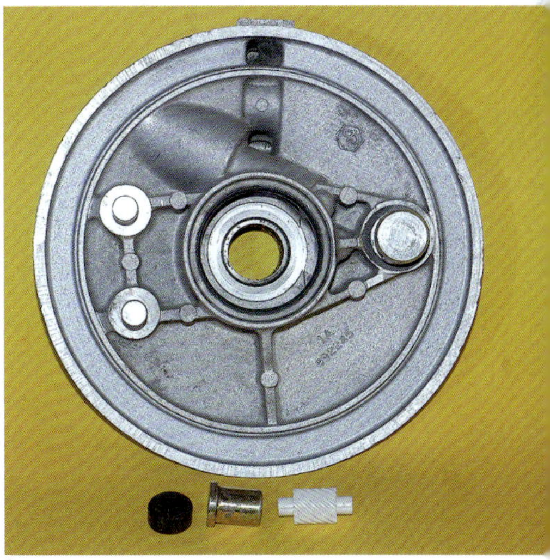

3

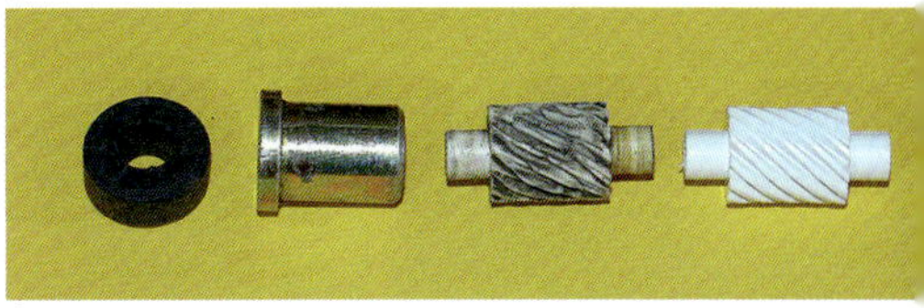

4

1: Zum Ausbau des Ritzels den Druckzylinder mit dem Schraubendreher nach links schieben. 2: neue Welle und altes Ritzel; der Vierkant des Ritzels muß beim Einbau Richtung Welle zeigen. 3: die gereinigte Ankerplatte von innen mit Dichtring und Tachowellen-Antriebselementen. 4: Gummistopfen (auch Wellen-Widerlager), Führungszylinder, kaputtes und neues Ritzel.

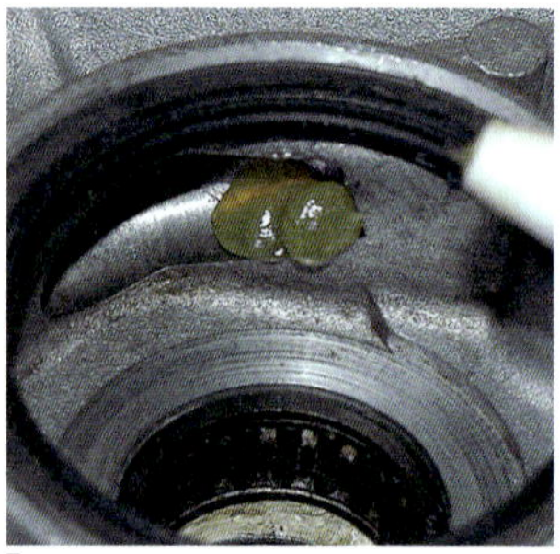
5

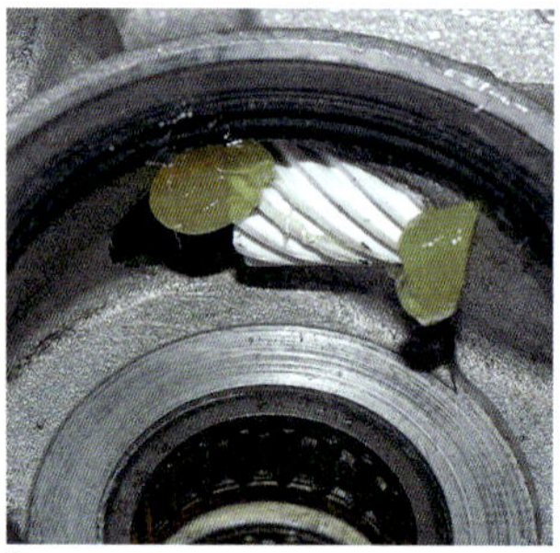
6

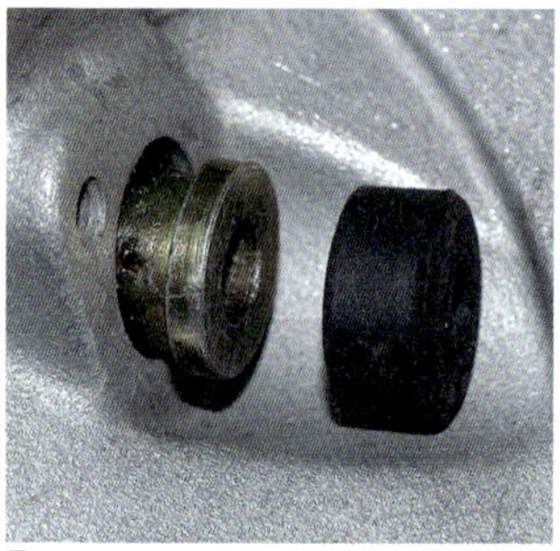
7

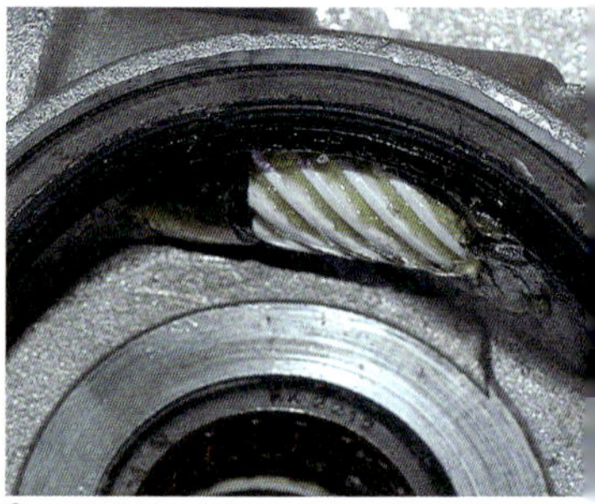
8

__5:__ etwas Universalfett in die rechte Ritzelaufnahme geben. __6:__ neues Ritzel einsetzen (Vierkant nach links) und Fett aufbringen. __7:__ auf der Rückseite Zylinder einpassen, Gummistopfen einsetzen. __8:__ Ritzel in der Endlage, Fett abgewischt. __9:__ Der alte Staubschutz- und Dichtring wird mit einem kräftigen Schraubendreher ausgehebelt. Klinge links ansetzen, Platte festhalten und einen trockenen Schlag auf den Griff geben.

Vor der (späteren) Montage der Ankerplatte wird der Lagerbereich mit Universalfett gefüllt. Auf die **richtige Position** des Ritzels achten, die kleine Vierkantöffnung muß links liegen, damit die Seele der Tachowelle hier eingreifen kann. Überschüssiges Fett abwischen. Zuletzt den **Metallzylinder** einsetzen, und zwar mit dem Kragen nach außen; die Bohrung muß sich exakt in den Ritzelzapfen schieben. **Gummidichtung** aufsetzen und festklopfen.

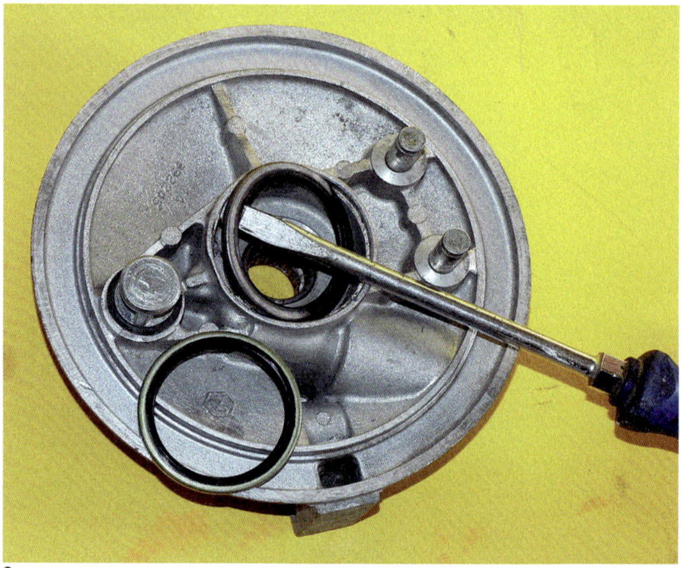
9

__10:__ Zum Einbau des neuen Dichtrings Platte auf min. 100 °C erhitzen. __11:__ neuer Ring eingesetzt, Hammer, Durchschlag 3 mm für die Ränder. __12:__ Trommelseite Ankerplatte mit Wellendichtring, Nadellager, Druckscheibe, Sprengring. __13:__ Schwingenseite Bremsankerplatte mit Anlaufscheibe, zwei O-Ringen, Nadellager.

Wellendichtring Ankerplatte aus- und einbauen

Nach Reinigung der Ankerplatte und der Kleinteile mit Petroleum sind erkennbar: der **Wellendichtring** auf der Trommelseite mit 56 mm Ø außen und dahinter **die beiden verharzten Nadellager.** Zunächst wird der verschlissene Dichtring mit einem Schraubendreher **ausgehebelt.** Dessen Klinge wird innen angesetzt, der Schaft auf die Plattenkante gelegt. Dann Platte festhal-

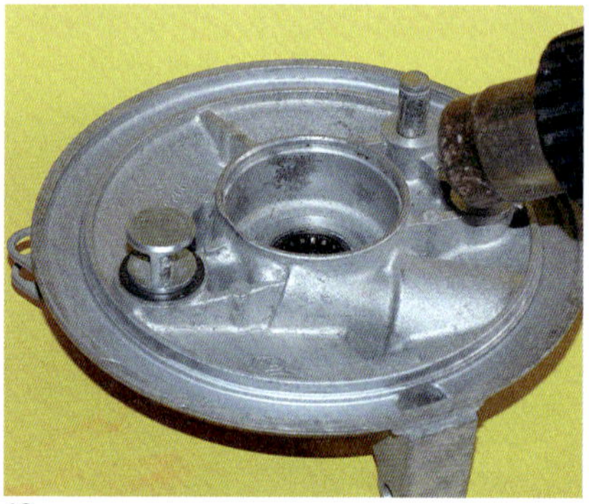
10

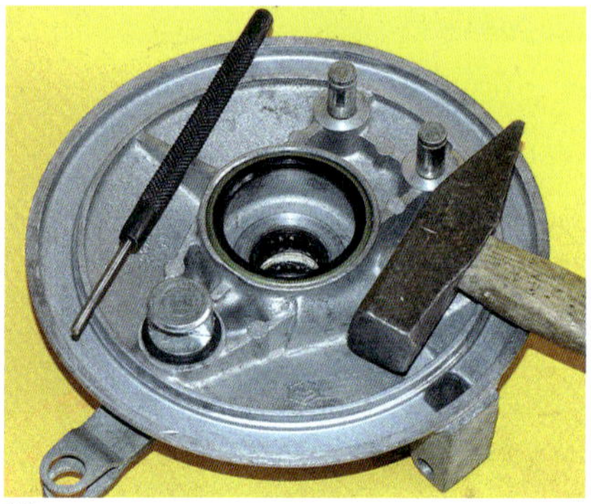
11

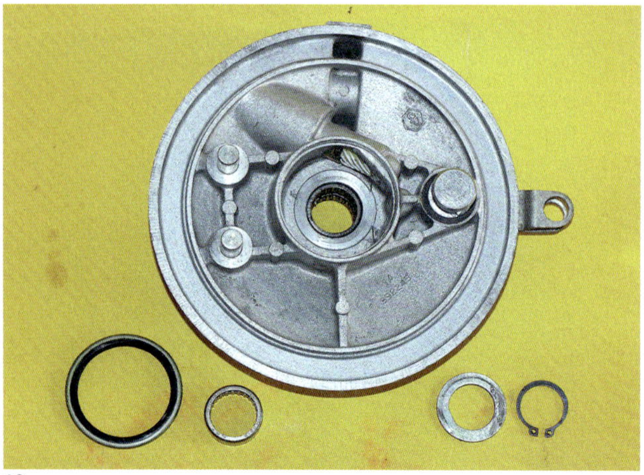
12

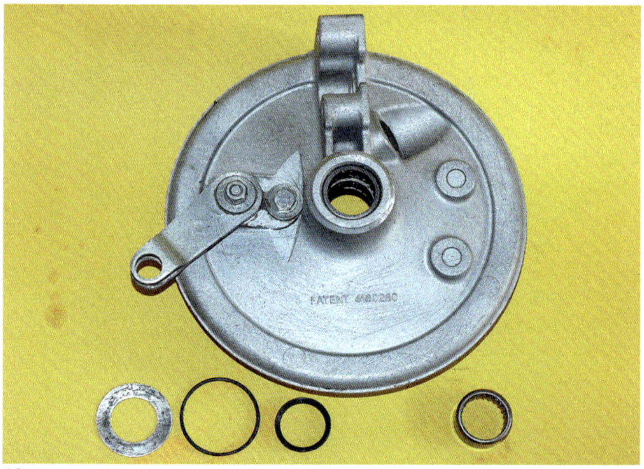
13

Zeichnung: Schneider Media; Basis: Werkstatt-Handbuch Vespa P 200 E, Piaggio & C./Corradino Mori

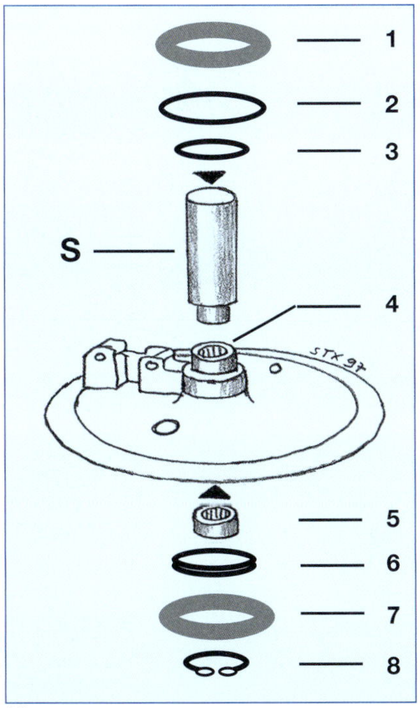

14

14: Elemente der vorderen Bremsankerplatte; mit passendem Schlagstempel (S) die beiden Nadellager 4 und 5 von oben bzw. unten in die zuvor erwärmte Platte schlagen; den Wellendichtring 6 einsetzen. ***Montage später:*** *auf den Achszapfen die Gleitscheibe 1 und die Dichtringe 2 und 3 schieben; die komplettierte Platte mit den gefetteten Lagern bis zum Anschlag aufschieben, Druckscheibe 7 einsetzen, alles mit dem Sprengring 8 sichern.*

ten und einen trockenen Schlag auf den Griff geben. Der Ring springt aus der Einfassung. Der Sitz des Rings wird sorgfältig gereinigt.

Zum **Einbau** die Einfassung mit einem Heißluftgerät erhitzen. **(Achtung:** Falls nicht geschehen, dazu Tachoritzel rausnehmen.) Dann den **neuen Dichtring** einsetzen und ihn rundum behutsam mit einem leichten Hammer in seine Position klopfen. Zuletzt mit einem 3 mm starken Durchschlag den Außenring aus Metall rundum vorsichtig ganz in die Einfassung schlagen. Wenn es metallisch trocken klingt, liegt der Ring perfekt an.

Nadellager Ankerplatte ausbauen:

Die beiden verharzten **Nadellager** der Bremsankerplatte lasssen sich mühelos ausbauen. Die Platte mit einem elektrischen Heißlufterzeuger erwärmen und dann mit einem außen 25-27 mm messenden Stempel und leichten Hammerschlägen die beiden **Nadellager zusammen austreiben**. Wir haben einen altgedienten, materialschonenden Alustempel benutzt

Nadellager Ankerplatte einbauen:

Die neuen Lager am besten sofort in die noch heiße Bremsankerplatte einbauen.

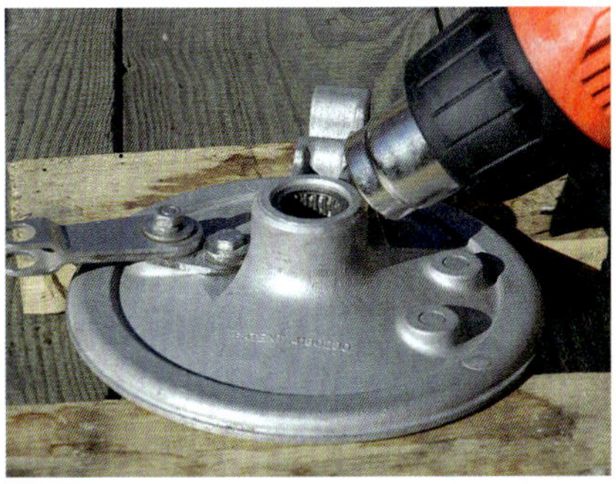

15

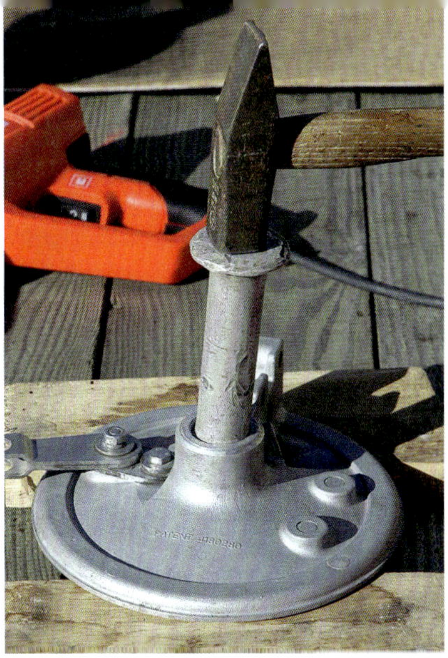

16

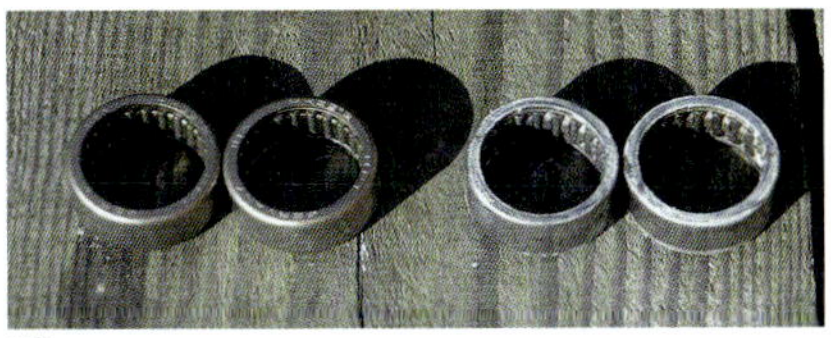

17

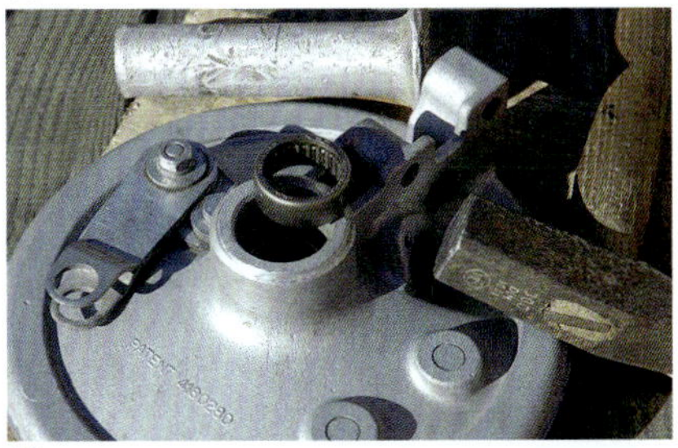

18

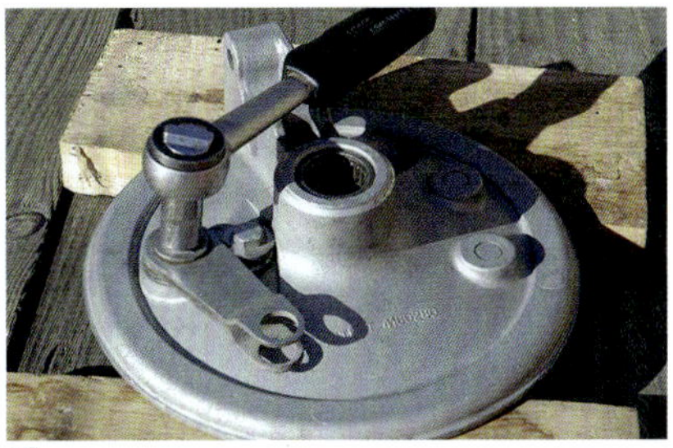

19

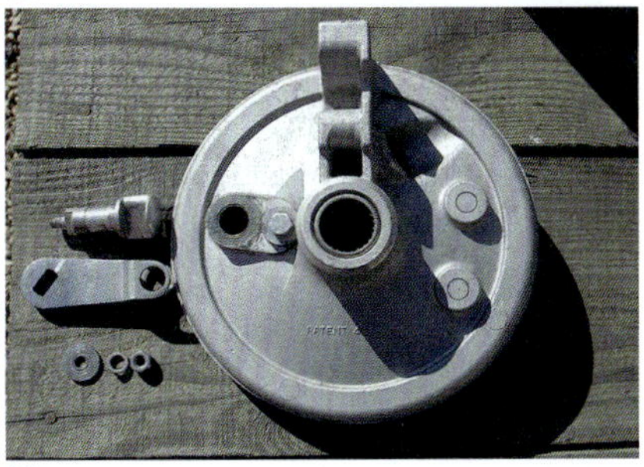

20

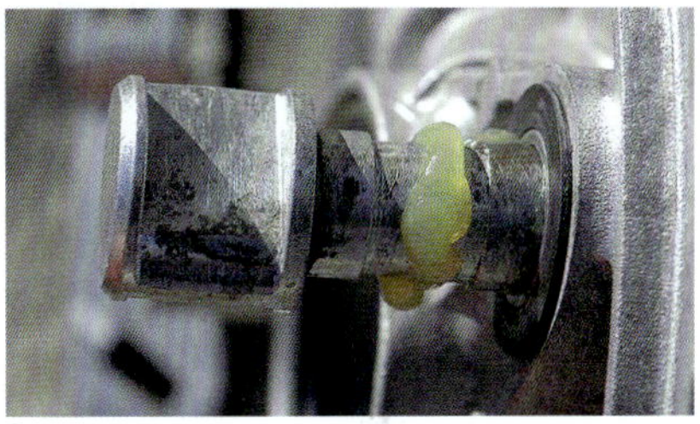

21

15: *Erwärmen der Ankerplatte auf mindestens 100 °C.* ***16:*** *Austreiben beider Nadellager zusammen mit Alustempel 25 mm Ø.* ***17:*** *links die neuen, rechts die ausgetriebenen Lager.*
18: *neues Nadellager aufgelegt, Alustempel zum Eintreiben in die noch heiße Platte, Hammer.*
19: *Demontage Bremshebel.* ***20:*** *Einzelteile Bremsbetätigung.* ***21:*** *Gefettete Bremsnockenwelle.*

Mit unserem Alustempel (Ø 25 mm) haben wir zuerst die **Nadelhülse 4** (Bild 14) von der äußeren Seite her in die Ankerplatte eingeschlagen, und zwar so weit, bis der gefaste Ring der Nabe ganz zu sehen war. Die **Nadelhülse 5** wird von der anderen Seite in die erwärmte Platte geschlagen, und zwar bis knapp 1 mm unterhalb des Nabenrandes. Vor der (späteren) Montage an den Achszapfen muß der innere Raum der Bremsankerplatte mit Universalfett gefüllt werden.

Bremsnockenwelle vorn fetten:

Der vordere **Bremshebel** ist mit einer Mutter M6 SW 10 auf der **Bremsnokkenwelle** befestigt. Mutter ausdrehen, Federring und Scheibe abnehmen. Hebelstellung auf der Welle markieren. Dann Welle herausziehen und reinigen bzw. abbürsten. Die Vertiefung mit **Universalfett** füllen und Welle wieder einsetzen. Hebel mit Scheibe, neuem Federring und Mutter M6 befestigen.

Festgestellte Mängel Bremsankerplatte

Achszapfen:
Oberfläche: leichte Kratzer
Abdichtung:
2 Dichtringe Federbeinseite:
erneuerungsbedürftig
Wellendichtring Trommelseite:
erneuerungsbedürftig
Tachowellenantrieb:
Ritzel: verschlissen
Fettfüllung: verschmutzt,verharzt
Nadellager:
Rollen im Käfig: verharzt, blockiert

Federbein, Schwinge, Lenkrohr: alle Arbeiten

Federbein vorne: Ausbau; Bremsankerplatte: Vorbereitung Ausbau

Federbein vorn Ausbau, Vorbereitung Ausbau Bremsankerplatte:

Wie bereits im vorigen Abschnitt beschrieben müssen zunächst **Tachowelle** und **Vorderrad-Bremsseilzug** von der Ankerplatte abgenommen werden. Anschließend ist die **untere Federbeinbefestigung** zu lösen: zwei **Bolzen M8** und **Muttern SW 13** mit Federringen. Dies ist aber schwieriger als gedacht, zumindest bei aufgebocktem Fahrzeug und nicht belastetem Vorderrad. Denn der untere Befestigungsbolzen stößt beim Ausdrehen gegen das Lenkrohr.

Daher **spannen** wir die Vorderradaufhängung **mit einem Nylon-Spanngurt vor.** Wir greifen auf einen Gurt zurück, wie er von der französischen Spezialfirma GPI Forankra für die Sicherung von Ladung in Transportflugzeugen hergestellt wird. Das paßt doch: Schließlich orientierte sich Vespa-Konstrukteur Corradino d'Ascanio 1946 an der **Bugradführung der Piaggio-Flugzeuge,** als er den ersten Roller konzipierte.

1, 2: *Bolzenköpfe M8 SW 13 und Muttern SW 13 der unteren Federbeinaufnahme.* ***3:*** *Muttern lösen, Bolzen gegenhalten.* ***4:*** *Schneller geht es mit der Stecknuß.* ***5:*** *Die Schwinge wird mit Holzbock und Brett unterfangen.* ***6, 7:*** *Sie wird mit einem starken Nylongurt vorgespannt.* ***8:*** *Der untere Bolzen muß mühsam ausgedreht werden.* ***9:*** *obere Federbeinbefestigung.* ***10:*** *Lösen der linken Mutter mit dem gekröpften Ringschlüssel.*

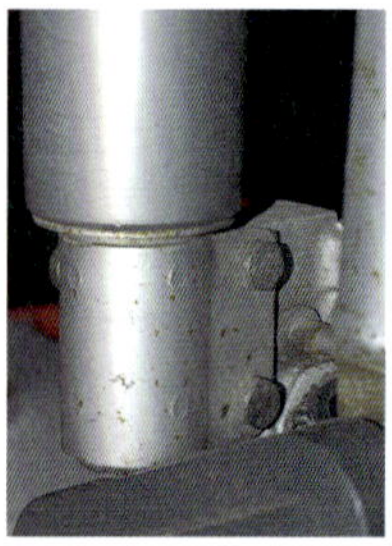
1

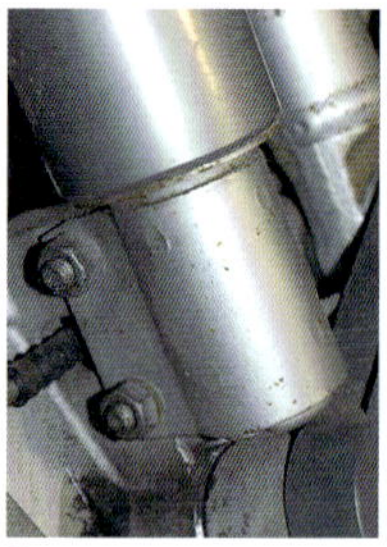
2

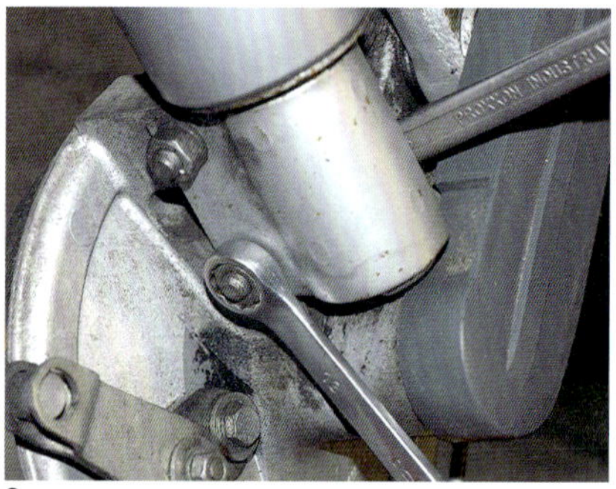
3

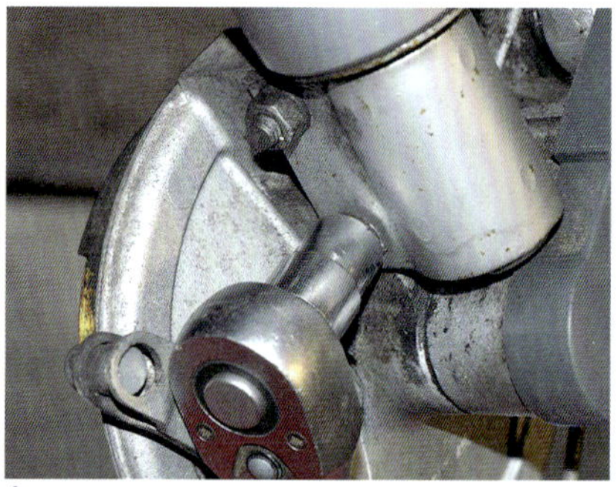
4

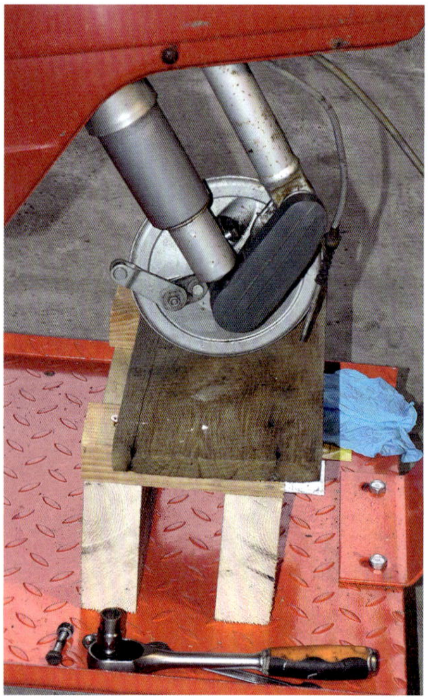
5

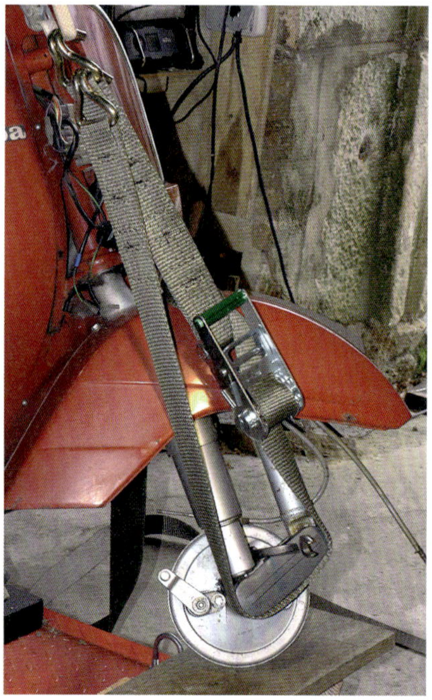
6

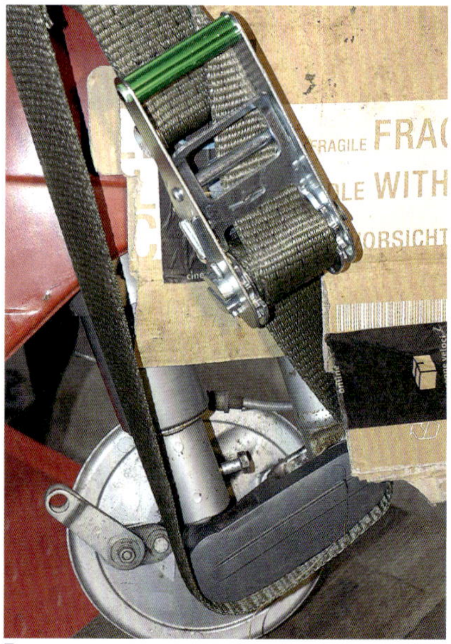
7

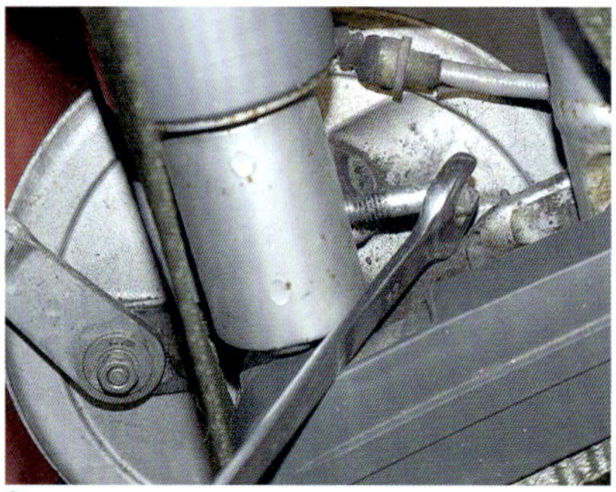
8

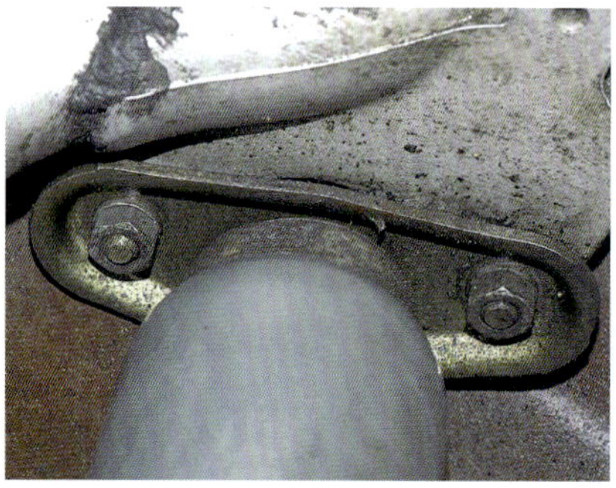
9

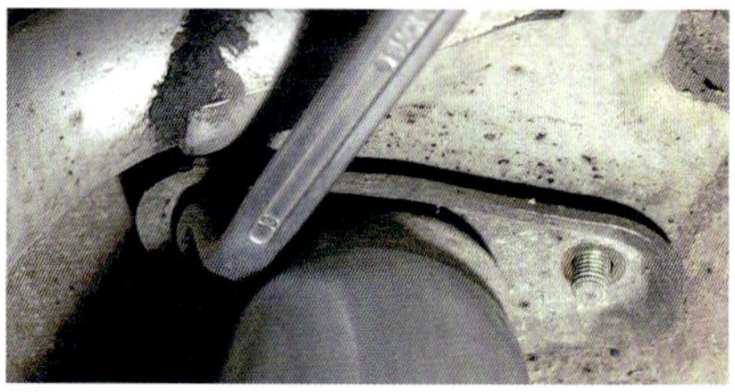
10

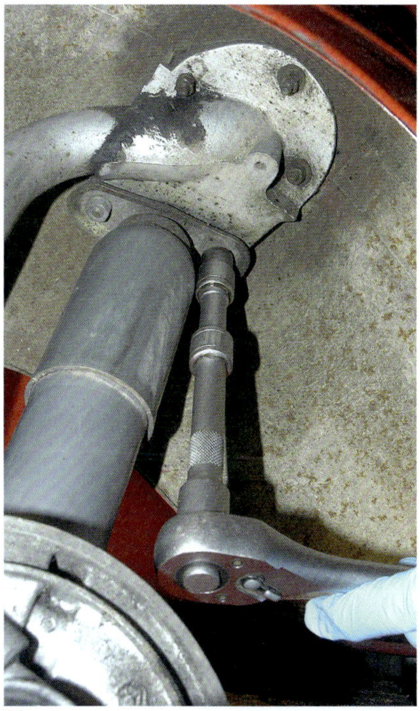

11

__11:__ Lösen der rechten Mutter mit Stecknuß SW 13 und Verlängerung. __12:__ das ausgebaute Federbein mit den Befestigungselementen; in der Mitte Rändelrmutter und Lager des Bremsseilzugs. __13:__ Federbein aus anderer Perspektive. __14:__ Feder und Dämpfer werden von einer Mutter SW 17 zusammengehalten. Der Schlitz in der Dämpferstange dient zum Gegenhalten. __15:__ Nach optischer Aufbereitung ist das Original-Federbein bereit zum Wiedereinbau.

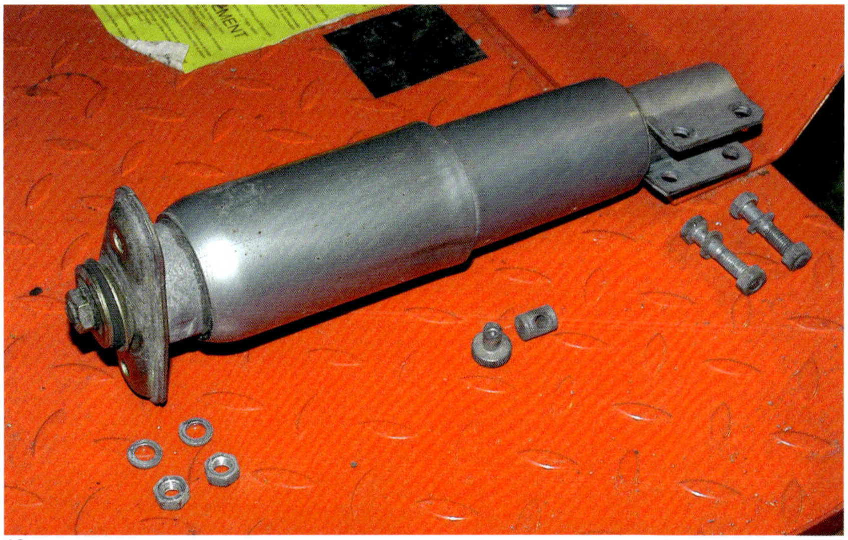

12

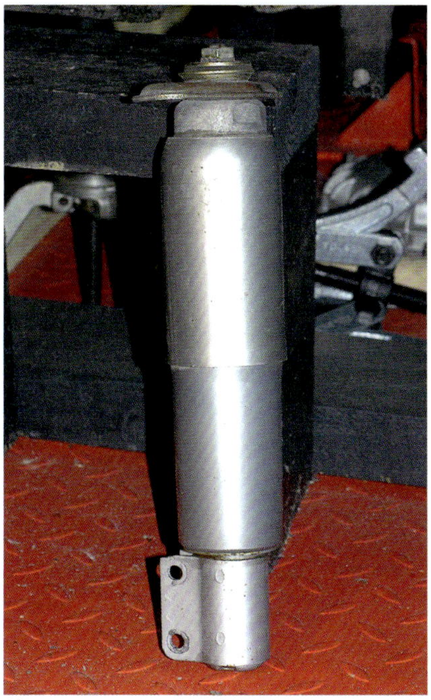

13

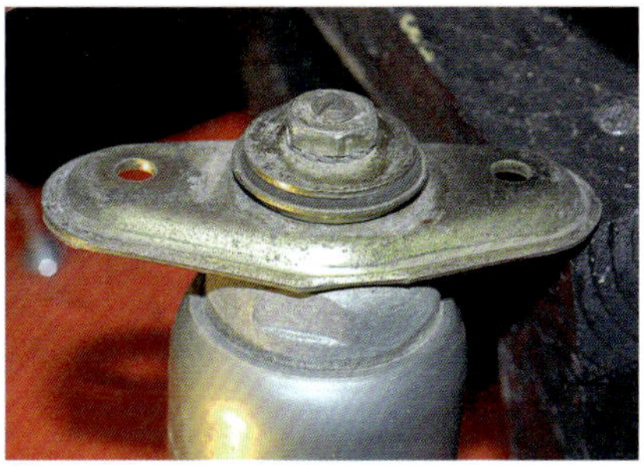

14

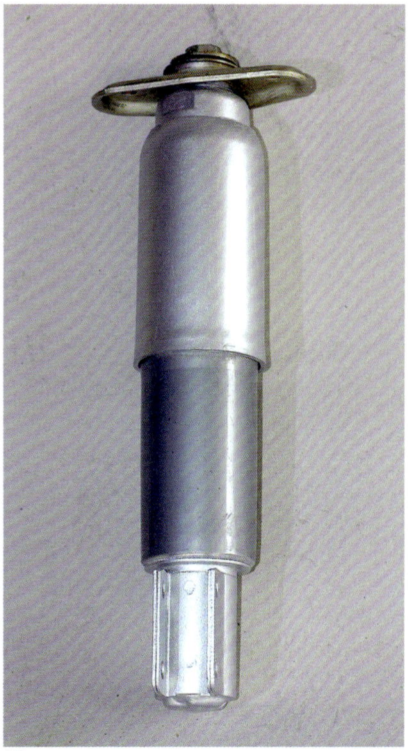

15

Mit einem schmalen **Hilfsriemen** bilden wir eine Schlaufe um das rechte Lenkerende. Dann führen wir den **Gurt** von unten um die Kurzschwinge herum und haken ihn mit seinen beiden Enden in der Schlinge ein. Mit der Ratsche wird dann das Federbein so weit gespannt, bis sich der **Bolzen** entfernen läßt. Er kommt wegen des Spanndrucks nur raus, wenn er mit einem Ringschlüssel immer weiter gedreht wird. Damit die Gabel beim Entlasten des Gurts nicht nach unten springt, haben wir sie mit einem **Holzbock** und einem Brett unterfangen.

Das Federbein ist **oben** mit zwei Muttern SW 13 am Lenkrohr befestigt. Die rechte Mutter wird mit Stecknuß und Verlängerung ausgedreht, die linke läßt sich nur mit einem gekröpften Ringschlüssel lösen. Danach kann das Federbein nach unten abgenommen werden. Es befindet sich – abgesehen von ein paar Kratzern an der Plastikhülle – in tadellosen Zustand. Wir lackieren die Plastihülle neu, womit das Federbein für den späteren Wieder einbau vorbereitet ist.

Das **Federbein** besteht aus einerm **hydraulischen Stoßdämpfer,** einer diesen umringenden **Schraubenfeder** und der **Umhüllung aus Kunststoff.** Man kann es zerlegen (Mutter SW 17 oben, Kreuzschlitz zum Gegenhalten der Dämpferstange, Schlüsselweite SW 44 zum Lösen der Plastikhülse). Aber eine Überholung lohnt sich nicht, da es identisch aufgebaute Federbeine für rund 68 Euro im Handel gibt. Oft wird die PX auch mit dem Federbein mit offenliegender Feder der Modelle ab 2011 nachgerüstet. Einstellbare Federbeine kosten zwischen 50 und 150 Euro. Wir belassen unsere PX 200 E aber auch hier im Originalzustand.

Werkzeug, Material Tachowelle, Bremsseilzug, Federbein

Ringschlüssel, Stecknuß SW 13 mit Verlängerung
4 neue Federringe M8

Schwinge: Ausbau, Überholung

Bei unserer Vespa ist der Ausbau der Schwinge nicht erforderlich, denn sie hat keinerlei Spiel, und die beiden Lager zeigen keine Korrosion. Der **Ausbau** ist wegen der zahlreichen nötigen Spezialwerkzeuge Werkstattsache. Wir erklären aber kurz das Wichtigste.

Die beiden gezahnten **Sicherungskränze** auf beiden Seiten mit einem Schlagstempel zerdrücken und mit einem spitzen Gegenstand entfernen. Dann das Piaggio-Werkzeug T 0060472 ansetzen und die beiden Lager mit den O-Ringen und dem Zapfen zur Bremstrommelseite hin ausstoßen, indem der Knebel im Uhrzeigersinn gedreht wird.

Der **Einbau** ist kompliziert und langwierig und kann hier nur kurz umrissen werden. Die mit Molicote-Fett beschichteten Zapfen mit dem Werkzeug in die Schwinge setzen. Die leicht mit Mineralöl benetzten **Dichtungsringe, Nadelhülsen** und **Sicherungskränze** zusammen auf den Bolzen schieben und mit dem Werkzeug einpressen. Zwischenräume mit Spezialfett füllen, Staubschutzringe einsetzen, Sicherungskränze festklemmen.

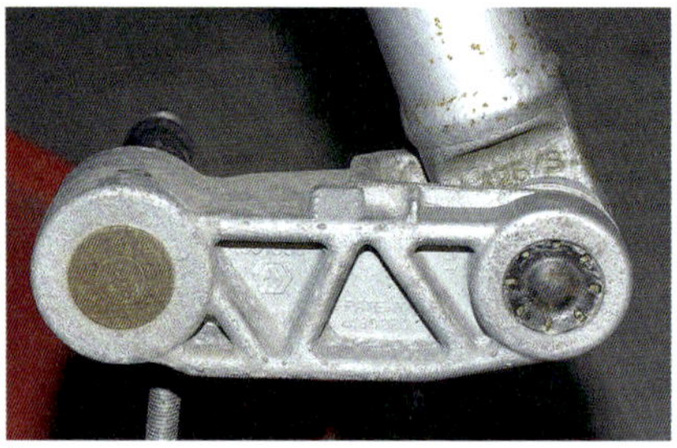
1

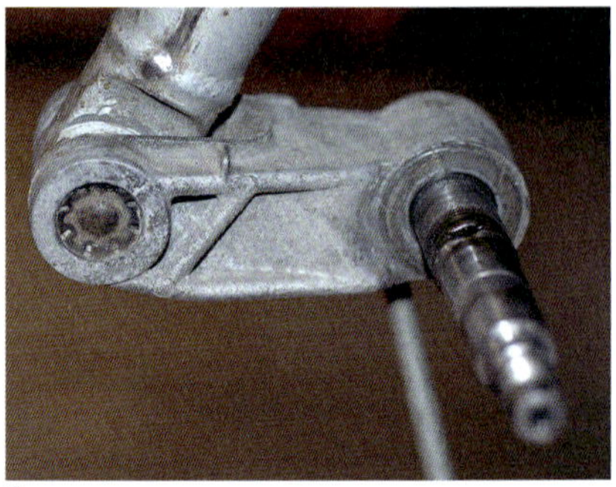
2

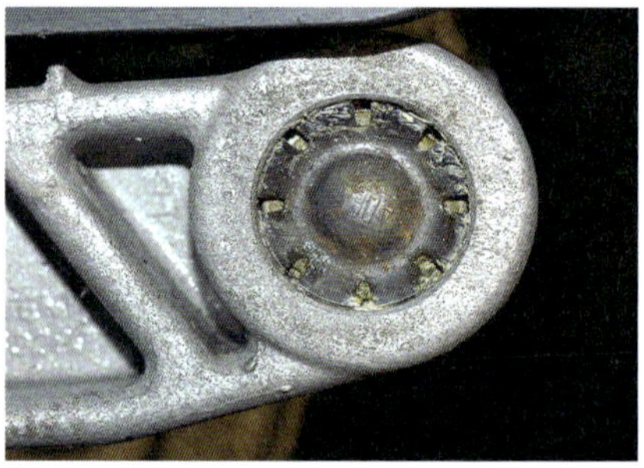
3

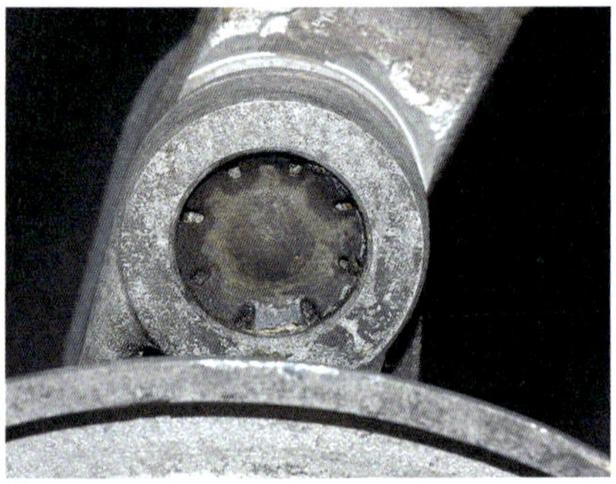
4

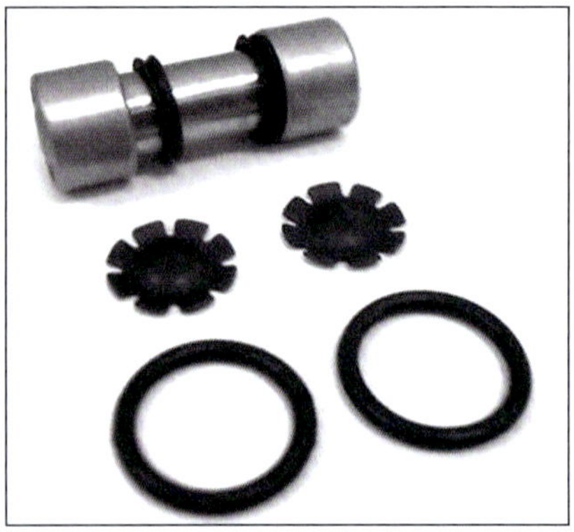
5

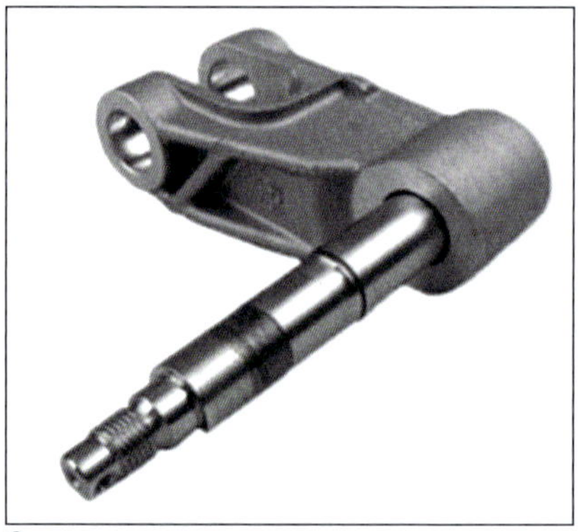
6

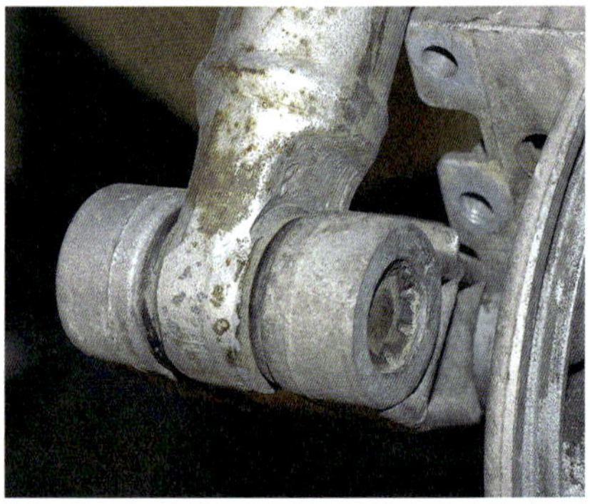
7

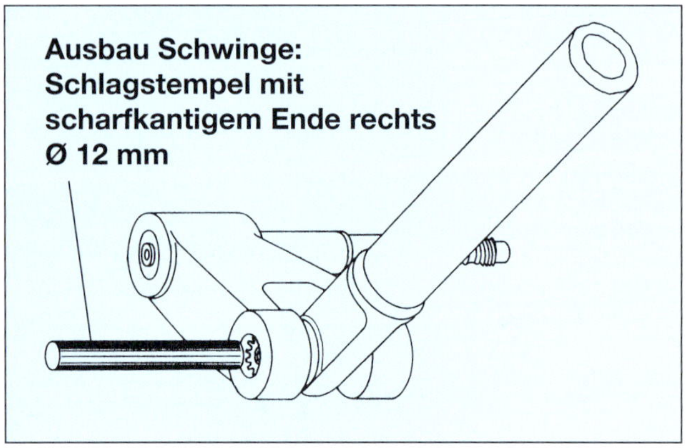

8

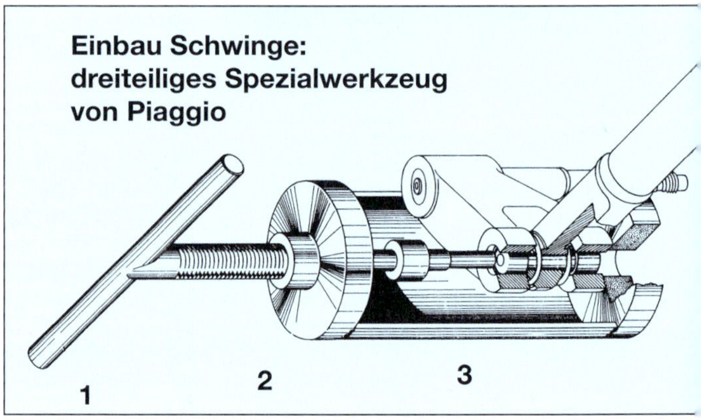

9

Zeichnungen: Handbuch Vespa P 200 E, Piaggio & C./Corradino Mori

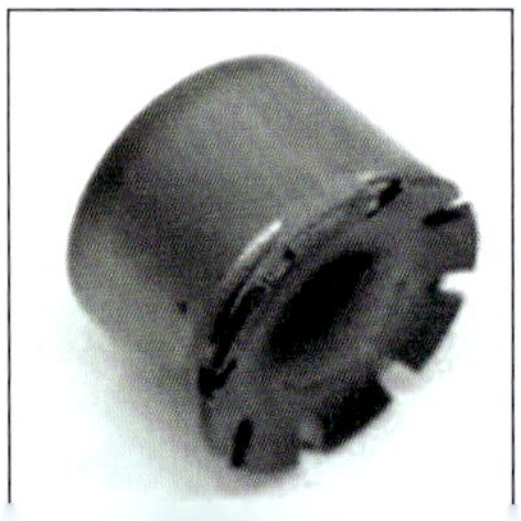
10

__1:__ Schwinge auf der Federbeinseite; unbedeutender Rost auf dem eingepreßten Achszapfen. __2:__ Schwinge auf der Bremstrommelseite, keine besonderen Auffälligkeiten, kein Spiel, Spezialfett noch am Platz. __3, 4:__ beide Sicherungskränze von Nahem gesehen. __5:__ Reparaturkit mit Zapfen und je zwei Nadellagern, Dichtringen, Staubschutzringen. __6:__ fabrikneue Schwinge mit Achszapfen. __7:__ Schwingenlagerung von halbschräg vorne gesehen. __8:__ Mit dem Schlagstempel wird die Lagerung ausgetrieben. __9:__ Der Wiedereinbau von Zapfen und Lagern ist kompliziert und erfordert ein Spezialwerkzeug sowie mehrere Zusatzstücke. Selbst Piaggio-Werkstätten haben diese Teile nur selten auf Lager. __10:__ neue Nadelhülse mit Sicherungskranz.

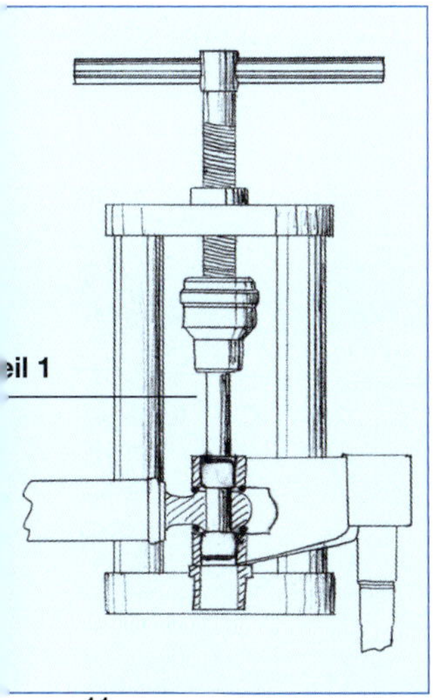

11

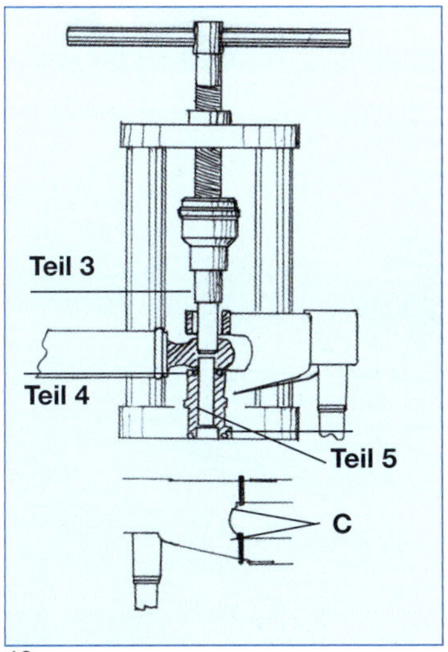

12

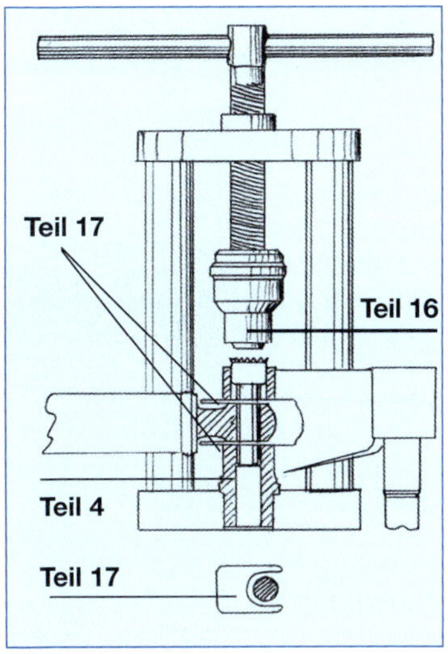

13

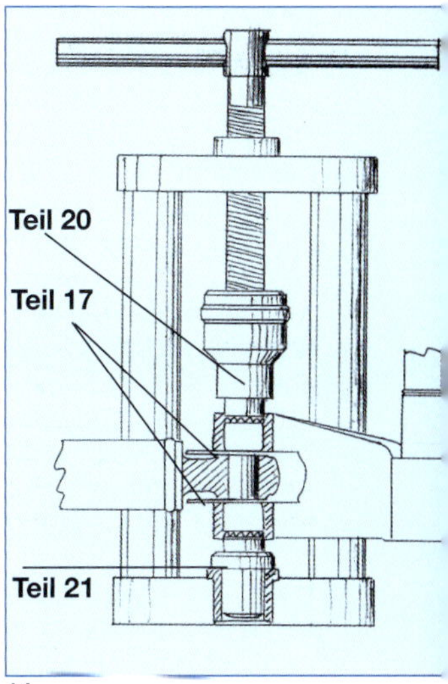

14

Zeichnungen: Schneider Media auf Basis Werkstatt-Handbuch Cosa, Piaggio & C. S.p.A.

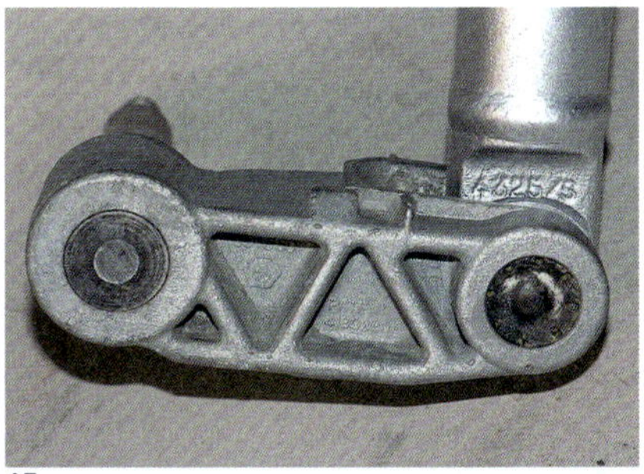

15

***11:** Auspressen des Schwingenbolzens samt Nadelkäfigen mit Spezialwerkzeug 19.1.20021. **12:** Einbau eines neuen Bolzens in die Kurzschwinge. **13:** Einbau neuer Nadellager, Dichtringe und Sicherungsbleche. **14:** Ausrichtung der Nadellager auf dem Bolzen. Da die Arbeiten schwierig auszuführen sind und zudem teures Spezialwerkzeug erfordern, ist von Reparaturversuchen in Eigenregie abzuraten. Die Zeichnungen und die Erklärungen im Text auf der vorigen Seite sollen nur einen Eindruck von der Komplexität der Aktionen vermitteln. **15:** die aufbereitete und im Bereich der Wellen neu phosphatierte Schwinge.*

Werkzeug Schwinge

Spezialwerkzeuge von Piaggio:
T.0060472 mit Zusatzteilen
19.1.20021 mit div. Zusatzteilen

Zünd- und Lenkschloß: Ausbau

Zündschloß ausbauen:

Voraussetzung wie gezeigt: Abbau von Piaggio-Plakette und Kaskade. Das Zündschloß wird lediglich von einer **Madenschraube SW 2,5** gehalten. Der Siegellack, den Neufahrzeuge hier haben, ist nicht mehr vorhanden, also war das Schloß schon mal draußen. Schraube herausdrehen und Zündschloß vom Steuerrohr abziehen. Bei Bedarf Kabelbaum vom Klemmbrett abziehen (hier nicht nötig) (u.U. grünes Kabel erneuern).

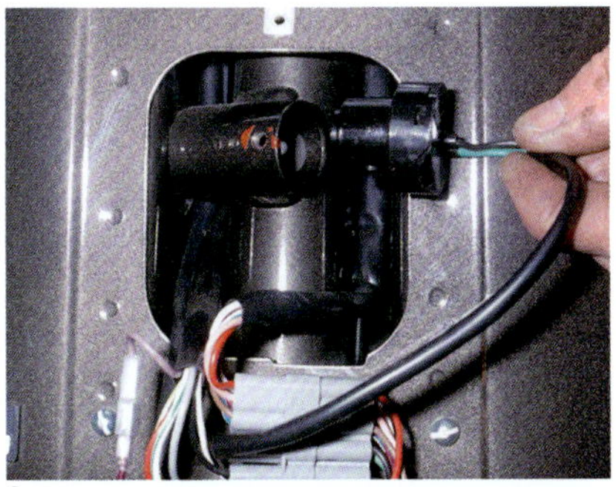

2

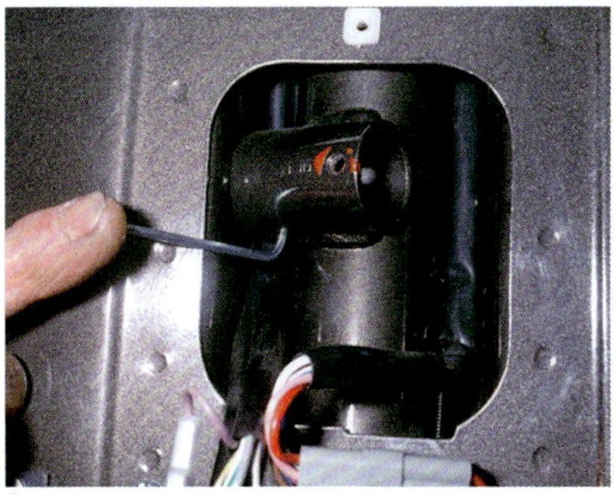

3

__2:__ Zündschloß vom Steuerrohr, Kabelstrang vom Klemmbrett abziehen. __3:__ Zum Ausbau des Schließzylinders zuerst mit dem Innensechskantschlüssel SW 2,5 von unten in die kleine Bohrung fahren und die Sperrklinke hochdrücken. __4:__ Zuletzt den Schließzylinder mit dem Zündschlüssel vom Steuerrohr ziehen (s.a. Infos weiter hinten im Buch).

Schließzylinder ausbauen:

Falls die Schlüssel verloren wurden (ist bei unserer PX nicht der Fall) und sich das kombinierte Zünd-Lenkerschloß in

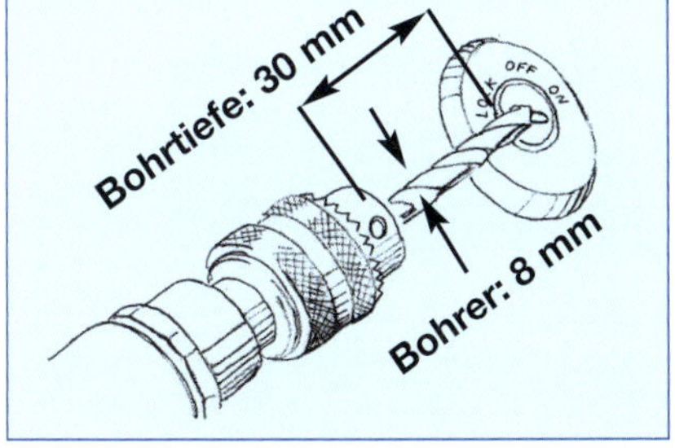

1

***1:** Zeichnung: Ein defektes Zündschloß wird mit einem 8-mm-Titan-Bohrer ausgebohrt.*

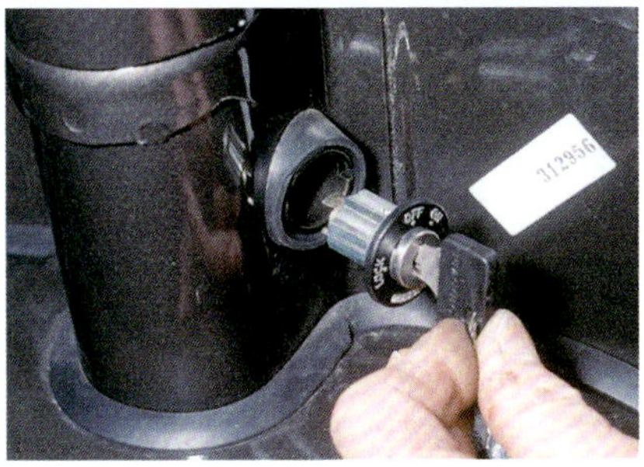

4

Stellung **„Lock“** befindet, muß der Schließzylinder mit einem Titanbohrer 8 mm bis zu einer Tiefe von 30 mm aufgebohrt werden. Damit wird die Vorrichtung, die den Zylinder und den äußeren Schloßkörper zusammenhält, zerstört (s. Zeichnung). Anschließend läßt sich der Zylinder mühelos herausziehen. Befindet sich der Schlüssel in Stellung **„Off“**, den Inbusschlüssel SW 2,5 in die Bohrung stecken, die unten am Zylinderrohr angebracht ist. Mit dem Schlüssel von unten die **Sperrklinke** am Schließzylinder hochdrücken. Gleichzeitig den **Zündschlüssel** in Stellung **„On“** drehen. Wenn die Klinke ausrastet, läßt sich der Schließzylinder mit dem Zündschlüssel aus dem Zylinderrohr ziehen. Dabei auf die kleine **Blattfeder** achten.

Oberes Lenkrohrlager und Lenkrohr ausbauen:

Nach Abnahme der Lenkerverkleidung sowie Ausbau und Abklappen des Lenkmoduls ist das obere Lenkkopflager frei zugänglich. Als noch alles montiert war, drehte sich die Lenkung zwar problemlos von Anschlag zu Anschlag, und auch war bei der Prüfung der Vorderradführung (s. Foto unten) kein Spiel erkennbar. Doch nun stellen wir fest, daß das **obere Lager** völlig verrostet und defekt ist – es fehlen einige Kugeln. Also muß alles demontiert und erneuert werden. Der **Ausbau des Lenkrohrs** ist ohnehin erforderlich, weil der Kotflügel zur Überholung abgenommen werden muß, und dies geht nicht ohne Demontage des Lenkrohrs.

Das **obere Lenkrohrlager** besteht aus folgenden Elementen (von oben nach unten): obere **Nutmutter, Gleitscheibe** mit Sicherungsnase, **untere Nutmutter** (gleichzeitig **obere Lagerschale), Kugelkäfig, untere Lagerschale.** Die oberen Bestandteile sind festgerostet und lassen sich in unserem Fall nur mit dem **Nutmutterschlüssel** Nr. 19.1.20055 von Piaggio lösen, der uns freundlicherweise von der Firma Schulz zur Verfügung gestellt wurde. Von Schlagstiften und Rohrzangen raten wir ab, ihr Einsatz ist nur etwas für den Notfall, weil dabei der obere Ring beschädigt wird.

Zuerst sprühen wir **Rostlöser** auf das Lager und lassen ihn eine Weile einwirken. Dann schlagen wir die **Lenkung**

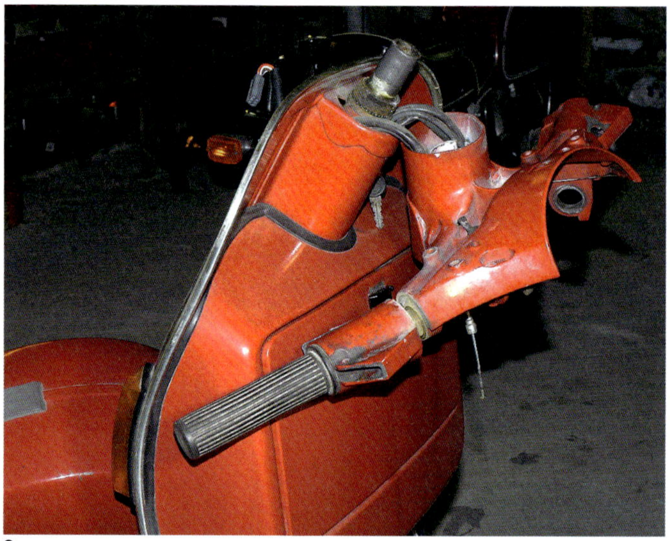
2

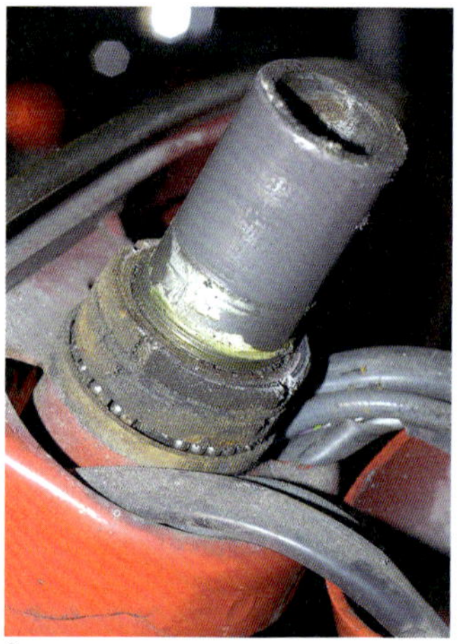
3

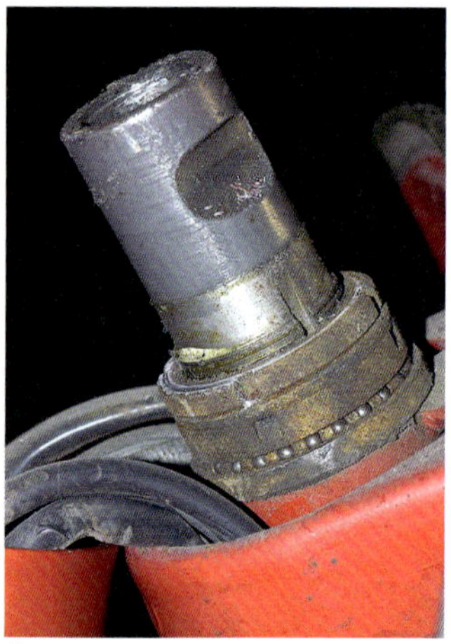
4

__1:__ Prüfen des Lagerspiels an einer neuen PX 200 E im Jahr 1985 durch Willi Rodenwald, der bei den ersten Auflagen der Vespa-Wartungsbücher hilreich zur Stelle war. ***2:*** *Der abgeklappte Lenker gibt das obere Lenkrohrlager frei.* ***3, 4:*** *Das Lager ist verrostet und verschlissen, es fehlen Kugeln.* ***5:*** *Einsprühen mit Rostlöser.* ***6:*** *das Spezialwerkzeug von Piaggio mit seinen vier Zapfen.* ***7:*** *Lösen des oberen Nutrings mit Umschalt- und Spezialschlüssel.* ***8:*** *Die Nutmutter hat sich gelöst und wird herausgeschraubt.*

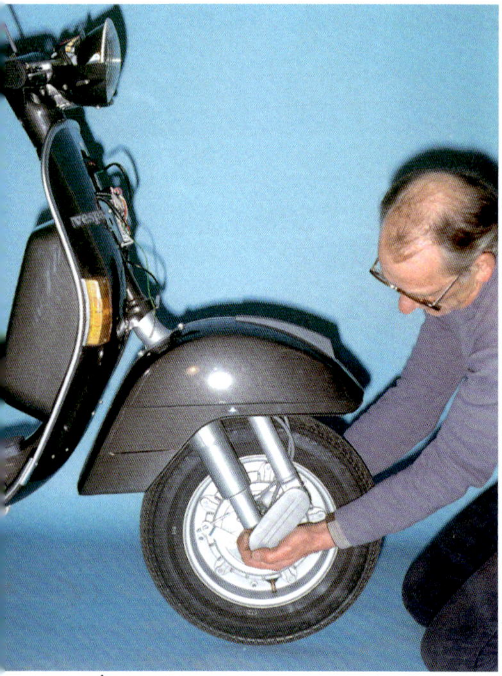

1

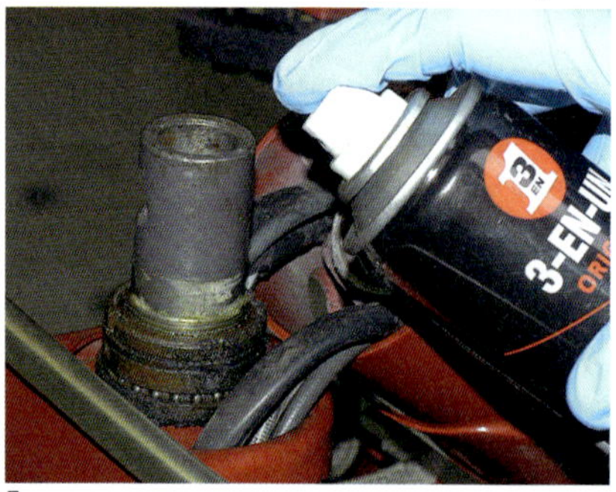

5

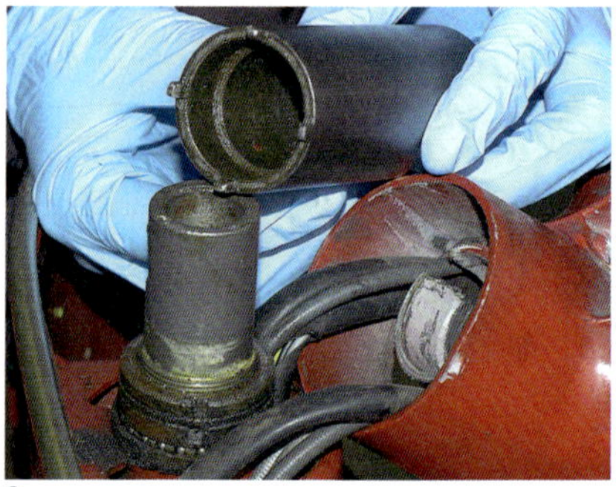
6

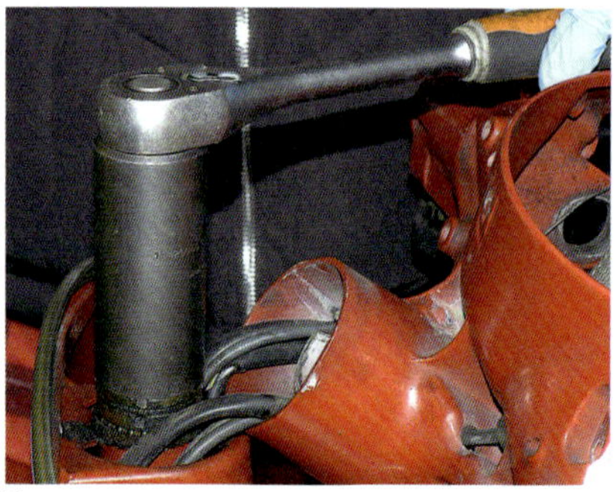
7

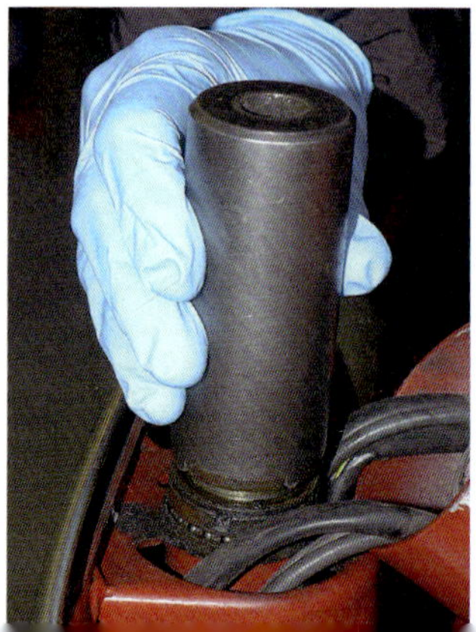
8

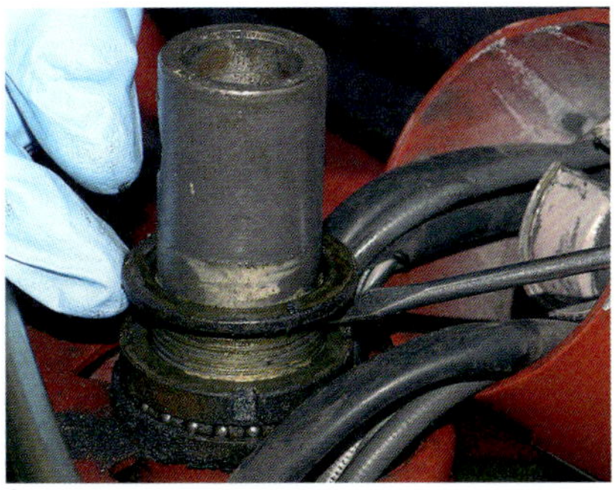

9

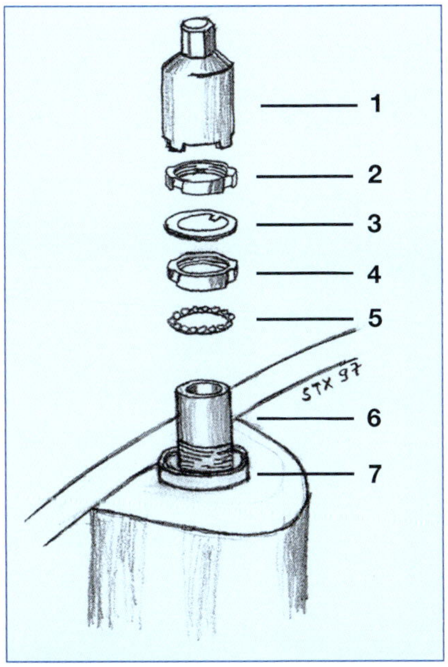

10

Zeichnung: STX auf Basis Werkstatt-Handbuch Vespa Cosa, Piaggio & C.S.p.A.

__9:__ Aushebeln der Gleitscheibe mit dem Schraubendreher. __10:__ Aufbau des oberen Lenkrohrlagers; 1 = Spezialschlüssel (hier mit Außensechskant), 2 = obere Nutmutter, 3 = Gleit- und Sicherungsscheibe, 4 = untere Nutmutter, auch oberer Lagerring, 5 = Kugelkäfig, 6 = Lenkrohr, 7 = untere Lagerschale. __11:__ Abschrauben von unterer Nutmutter/oberer Lagerring. __12:__ Der Ring läßt sich schließlich von Hand ausdrehen. __13:__ Der Kugelkäfig ist zerstört, es fehlen zahlreiche Kugeln. __14:__ Nach Absenken des Lenkrohrs kommt das untere Lager frei; der Kugelkäfig ist völlig verharzt. __15:__ Die Karosse wurde so auf die Bühne gesetzt, daß sich das Lenkrohr leicht nach unten abziehen läßt.

Werkzeug Ausbau Lenkrohrlager, Lenkrohr

Nutmutterschlüssel Nr. 19.1.20055 von Piaggio
Piaggio-Werkzeug 19.1.20004
Eisenrohr 50 cm lang
Eisenhammer, Schraubendreher

Produkte, Neuteile Lenkrohr, Lenkrohrlager

Rostlöser, Waschbenzin
Nitroverdünnung
Drahtbürste, 600er Schmirgel
oberes Lager neu (beide Schalen, Kugelkäfig)

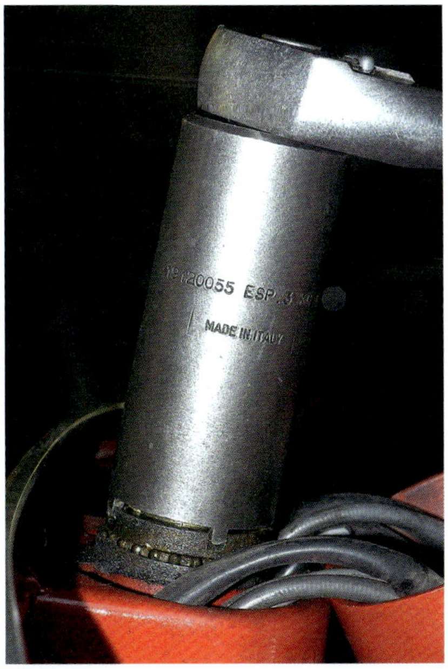

11

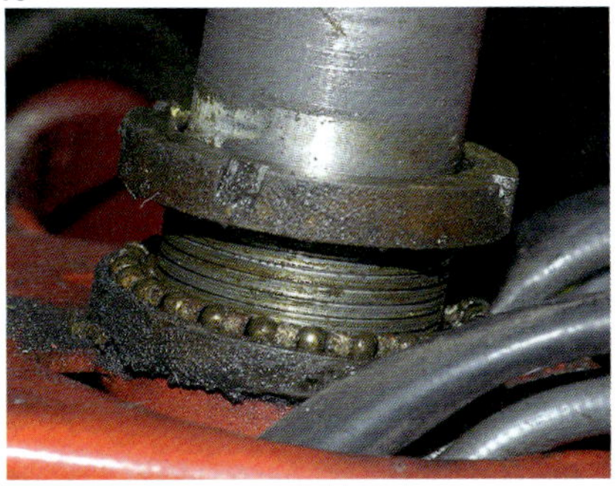

12

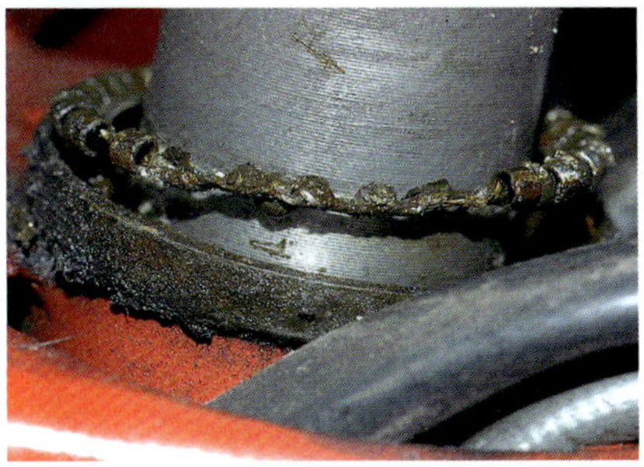

13

bis zum Anschlag nach links ein und setzen den Nutmutterschlüssel mit seinen vier Zapfen in den die **obere Nutmutter** ein. Der Umschaltschlüssel wird oben in den Vierkant gesetzt und mit einem kräftigen Schlag gegen den Uhrzeigersinn gedreht. Dank des Rostlösers kommt die Mutter gut frei. Die ersten Gewindegänge erfordern Kraft, doch zuletzt läßt sich die Nutmutter von Hand ganz herausdrehen.

Nach dem Abnehmen der **Gleitscheibe** wird der **obere Laufring** ausgedreht, der als Nutmutter ausgelegt ist und ebenfalls den Einsatz des Piaggio-Schlüssels erfordert. Der **Kugelkäfig** ist fast völlig zerstört, zwei Kugeln liegen frei herum, das Fett ist aufgebraucht.

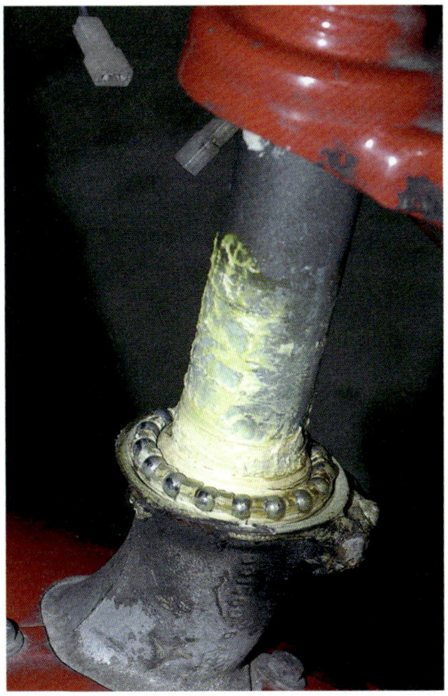

14

Zum Ausbau des unteren Lagerrings muß das **Lenkrohr** nach unten gezogen werden. Vor Beginn der Arbeiten haben wir die Karosserie so auf die Hebebühne gesetzt, daß der **Vorbau frei**

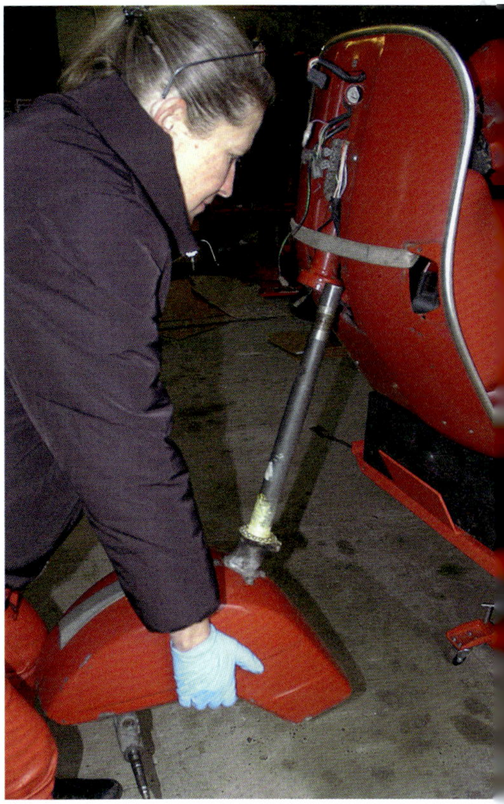

15

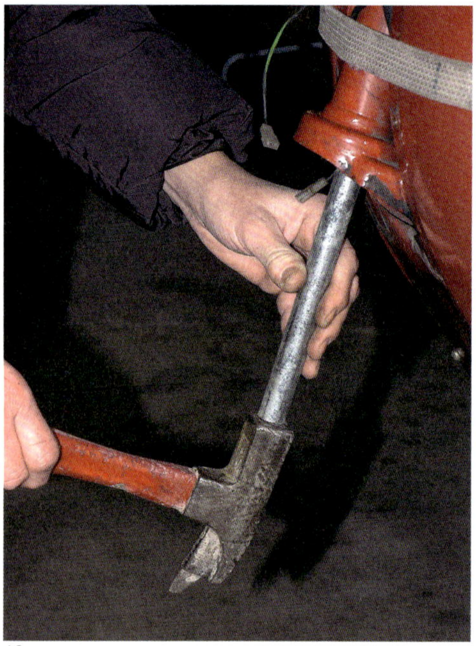

16

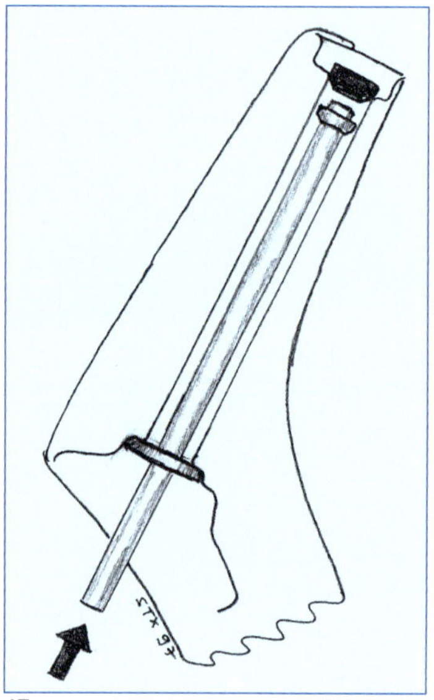

17

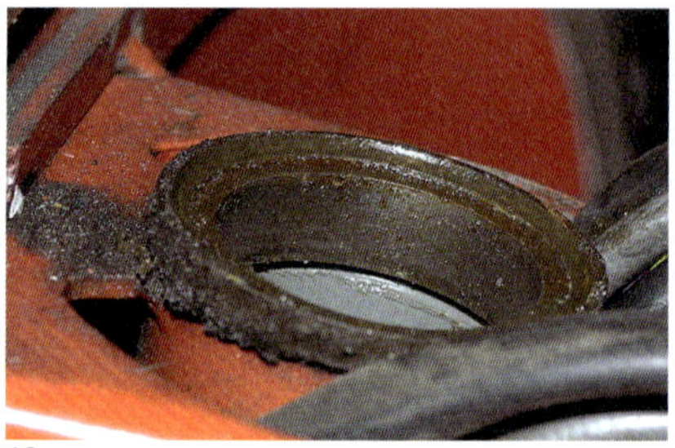

18

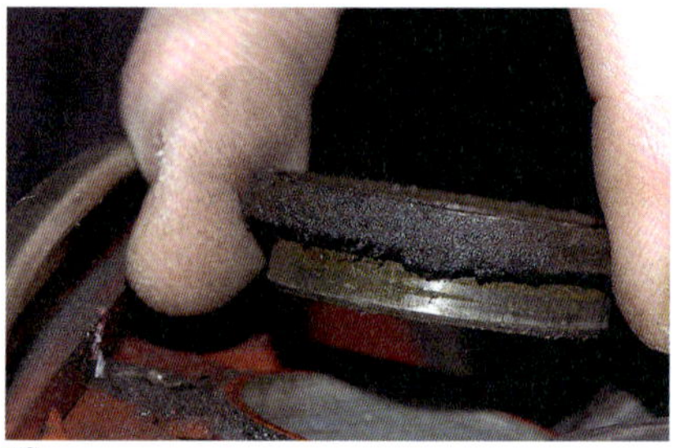

19

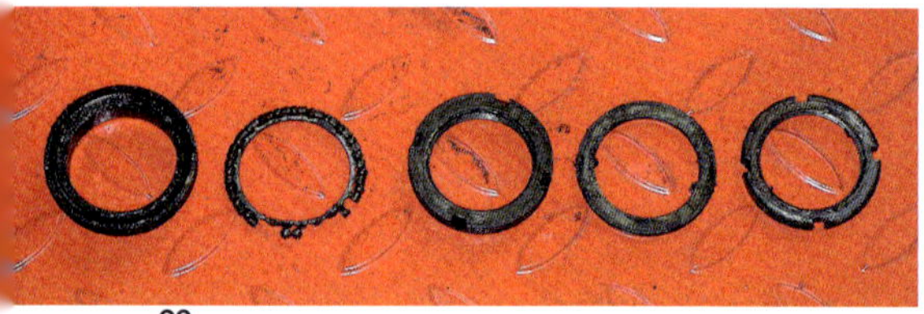

20

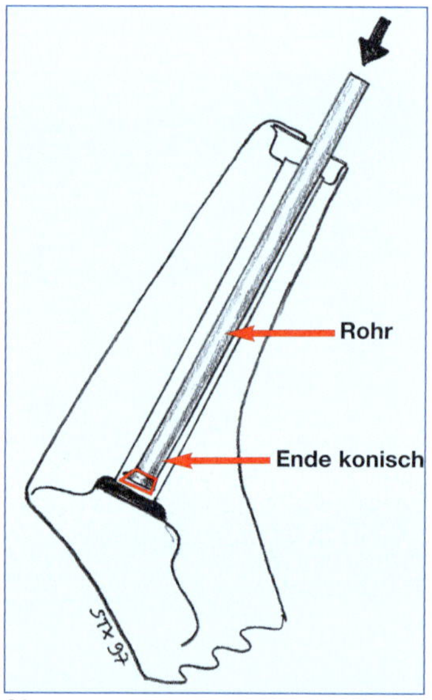

21

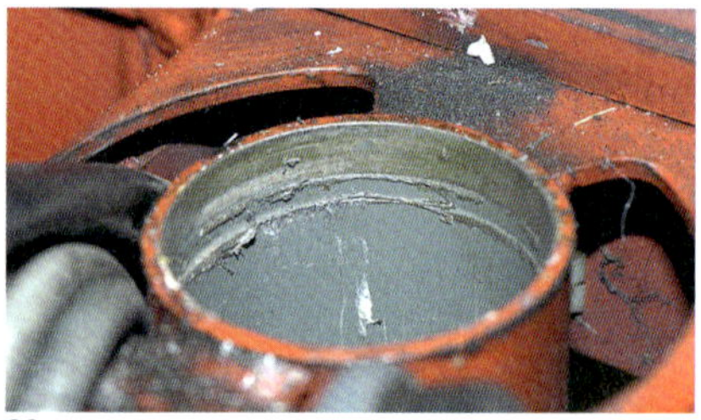

22

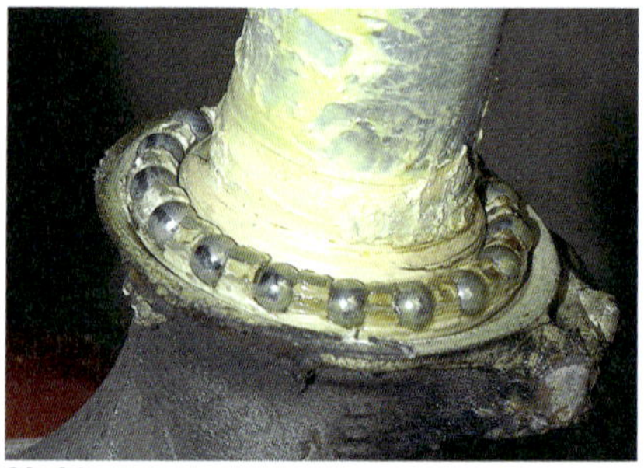

23, 24

***16, 17:** Die untere Schale des oberen Lagers wird von unten mit einem 50 cm langen Rohr ausgetrieben. **18:** Hier sitzt die untere Schale noch oben im Chassis. **19:** Die Schale kann abgenommen werden. **20:** Die Elemente des oberen Lagers, von links: untere Schale, defekter Kugelkäfig mit zwei losen Kugeln, obere Lagerschale/Nutmutter, Gleitscheibe, obere Nutmutter. **21:** Ausstoßen des oberen Lagerrings des unteren Lagers von oben; funktioniert am besten mit dem unten konisch ausgebildeten Piaggio-Spezialwerkzeug 19.1.20004. **22:** umlaufende Riefen durch gewaltsames Einschlagen der unteren Lagerschale. **23, 24:** das völlig verharzte untere Kugellager. **25:** die noch im Chassis sitzende obere Lagerschale des unteren Lagers. **26:** Mit Hammer und Meißel wird die untere Lagerschale abgehoben.*

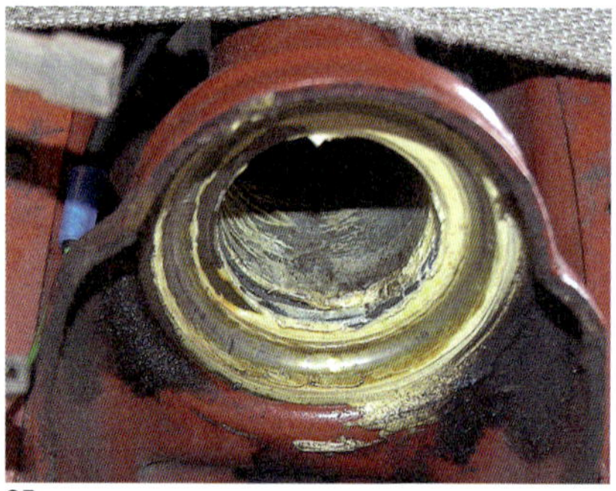

25

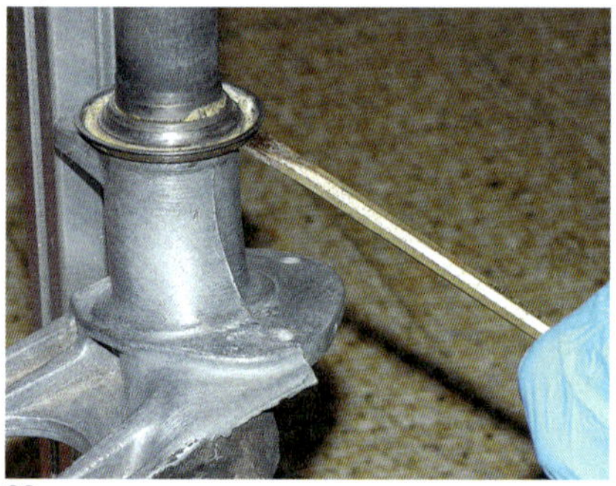

26

in der Luft hängt. Daher ist es jetzt kein Problem, das **Lenkrohr** zusammen mit dem **Kotflügel** nach unten herauszuziehen (separate Demontage des Kotflügels s. Karosserie-Kapitel).

Anschließend wird der **untere Lagerring des oberen Lagers** durch leichte Hammerschläge von unten auf ein 50 cm langes **Eisenrohr** ausgetrieben, das rundum unten an den Laufring gesetzt wird. Nach wenigen Schlägen haben wir den Ring in der Hand und damit alle Bestandteile des oberen Lagers. Wir stellen jetzt jedoch fest, daß der untere Lagerring früher mit Gewalt eingeschlagen worden sein muß: Davon zeugen Schlagspuren oben am Lagerkranz und tiefe umlaufende Riefen im Rohr.

Lenkrohr und unteres Lager ausbauen:

Das **untere,** wesentlich kräftiger ausgebildete **Kugellager** kommt mit dem Lenkrohr frei. Es klebt in einer weißen Paste, die teilweise verhärtet ist und ursprünglich wohl so etwas wie wasserfestes Fett war. Der Kugelkäfig zeigt keine Abnutzungsspuren, ebenso wie die beiden **Lagerschalen,** die jetzt am Fahrzeug und nach Abnahme des Kugelkäfigs am Lenkrohr sichtbar werden. Der **obere Laufring des unteren Lenkrohrlagers** sitzt jedoch extrem fest im Chassis und wird in der Werkstatt normalerweise mit dem unten konisch ausgebildeten **Piaggio-Spezialwerkzeug** 19.1.20004 ausgetrieben. Meister Schulz hat sich selbst ein Werkzeug gebaut, das von unten wie ein Lagerabzieher eingreift, und dann von oben mit einem Rohr herausgeschlagen wird. Alternative ist das Einschweißen einer passenden Schraube M10 quer in die Lagerschale,

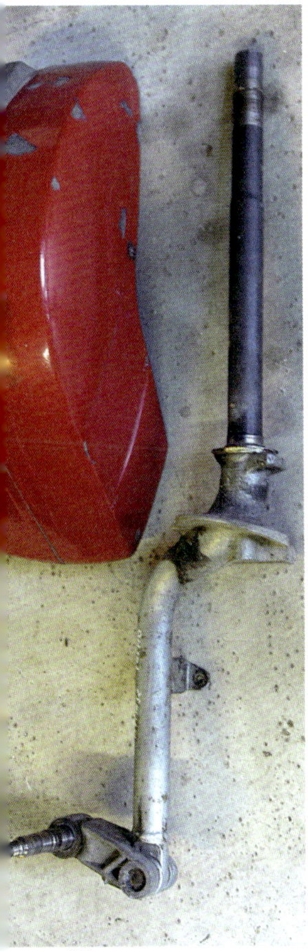
27

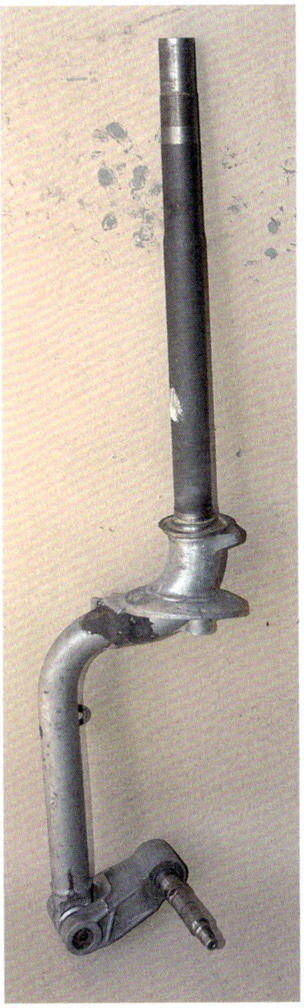
28

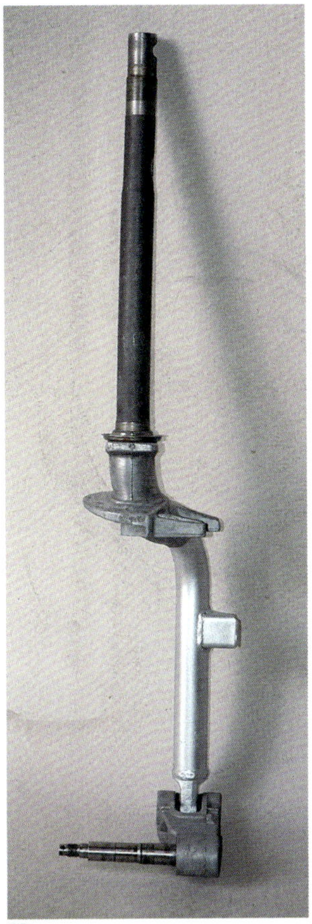
29

27-29: Das mit der Schwinge ausgebaute Lenkrohr inklusive Alulager für den Kotflügel; links noch schmutzig, in der Mitte gereinigt, rechts lakkiert (nur Rohr unten). ***30:*** *Zum Ausbau des Lenkrohrs haben wir die Karosse mit unseren Holzböcken so auf der Hebebühne plaziert, daß sich das Rohr leicht nach unten rausziehen ließ. Zur Sicherheit hängt die Vespa noch am Kettenzug.*

Festgestellte Mängel Lenkrohr und Lager

Lenkrohrlager oben
Lager und Verschraubung: stark angerostet, keine Fettfüllung mehr, mehrere Kugeln fehlen, Schlagspuren innen am Rohr

Lenkrohrlager unten
Lager insgesamt: Fettfüllung verharzt, teilweise ausgehärtet

Lenkrohr
Stahlrohr: leichte Steinschlagspuren mit etwas Rost

Leichtmetallteile: leichte Korrosion

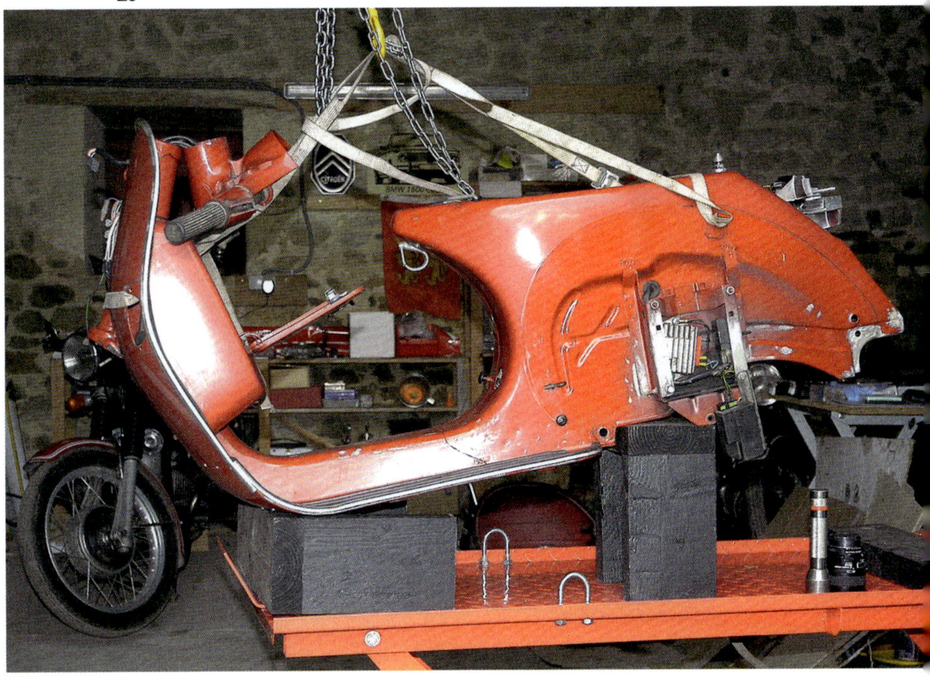
30

auf die dann von oben mit einem Rohr geschlagen werden kann.

Da all diese Werkzeuge für uns nicht greifbar sind, sägen wir eine **Eisenstange** auf 40 cm ab und biegen sie unten um 3 cm und in einem Winkel von ca. 20° ab. Dann schleifen wir die Ecken so an, daß sie in die Rundung des Rohrs passen.

Helferin Johanna setzt die Stange von oben so ins Chassisrohr, daß die abgebogene Kante unten auf dem Lagerring aufliegt. Mit einem Rundholz verhindert sie, daß das Eisen seitlich ausweichen kann. Jetzt schlage ich mit einem 500 Gramm schweren Schlosserhammer von oben kräftig auf die Stange und in der Hoffnung, daß die **Lagerschale** nachgibt. Vergeblich: Bevor ich Schaden anrichten kann, gebe ich auf und beschließe, die Schale drin zu lassen und das alte Lager wieder einzubauen. Es lief nach Reinigung mit Nitroverdünnung und bei der anschließenden Prüfung einwandfrei rund, also lassen wir es dabei. Zwar liegt ein neues Lager bereit (s. Foto), doch wir riskieren es nicht, noch mehr Gewalt anzuwenden.

Der **untere Laufring** des unteren Lagers sitzt zusammen mit dem Staubschutzring auf dem Adapter des Lenkrohrs und wird normalerweise mit Hammer, Meißel oder einem starken Schraubendreher abgehoben, indem rundum unter das Ringblech geschlagen wird. Doch dies können wir uns hier schenken, beide Teile verbleiben auf dem Lenkrohr. Auch der untere Laufring zeigt keine Abnutzungsspuren und wird daher wiederverwendet.

Lenkrohr aufbereiten:

Vor dem Zusammenbau des Lenkkopfs wird das Lenkrohr aufbereitet, was nicht viel Arbeit ist: Wir reinigen alles mit Waschbenzin und entfernen die **oberflächliche Korrosion** an den Leichtmetallteilen mt einer Drahtbürste (inklusive Schwinge). Das lackierte Stahlrohr wird mit 600er Schmirgel abgezogen und mit einer **neuen Lackschicht** versehen. Die schwarze Dichtungsmasse unterhalb des Kotflügelflanschs bleibt erhalten und wird nicht überlackiert.

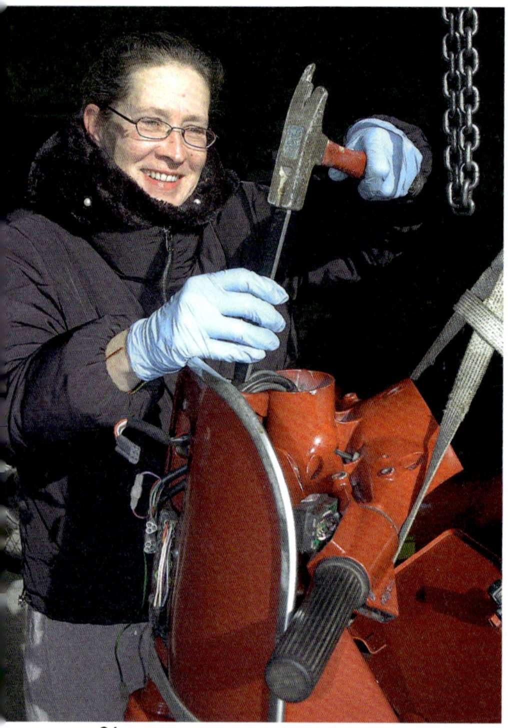

31

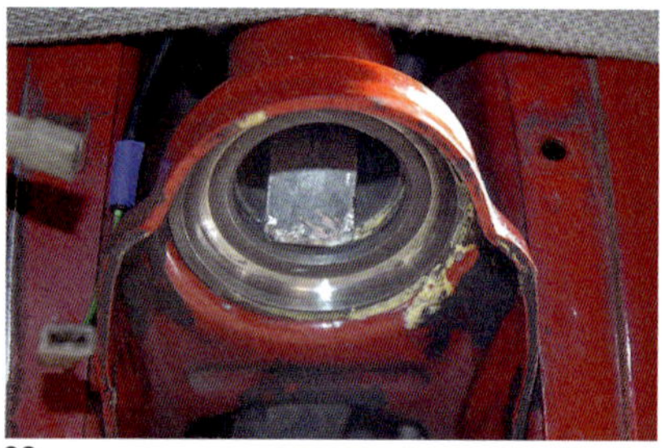

32

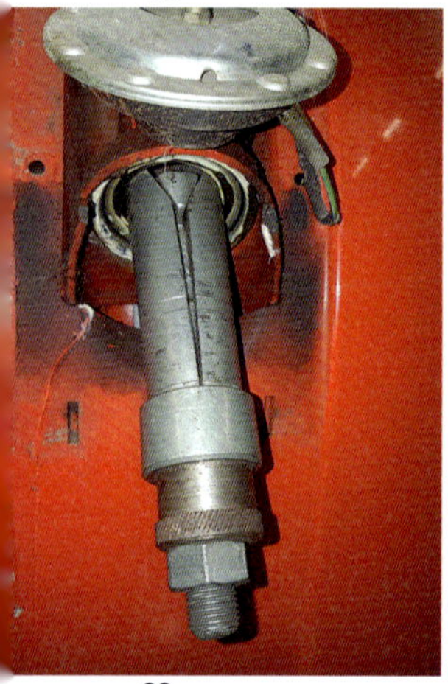

33

__31, 32:__ So kann man mit einem zurechtgebogenen Flacheisen auf die untere Lagerschale schlagen. __33:__ Besser geht's mit dem selbstgebauten Werkzeug von Meister Schulz. __34:__ Elemente des unteren Lagers; Staubschutz, Laufring, Kugelkäfig, Laufring. __35:__ obere (neue) Schale einsetzen... __36:__ ...und von unten rundum fetten.

Foto: Rainer Schulz

Unteres Lager einbauen:

Wenn ein neues Lager eingebaut wird, zuerst den **Staubschutz** und den **unteren Laufring** des unteren Lenkrohrlagers auf das Steuerrohr stecken und mit Hammer und Schlagrohr, Innendurchmesser 35 mm, bis zum Anschlag treiben. Schlagrohr herausziehen und den sorgfältig eingefetteten Kugelkäfig aufsetzen. Dann den **oberen Laufring** des unteren Lagers (Position LU Bild 37) und den **unteren Laufring** des oberen Lagers (Position LO) mit geeignetem Werkzeug in die Sitze treiben. Die Vespa-Werkstatt verfügt über eine Gewindestange mit Druckscheiben und Muttern, die so weit angezogen werden, bis die einzelnen Laufringe fest anliegen. Wir bauen, wie gesagt, das alte Lager wieder ein.

Lenkrohr und oberes Lager einbauen:

Wir verwenden oben ein **neues, dreiteiliges Lager** und die alten Fixierelemente. Zuerst die **untere Lagerschale** des oberen Lagers in den Schacht setzen; wir haben sie zuvor eine Stunde lang ins Gefrierfach gelegt, damit sie leichter reingeht. Mit einem Holz- oder

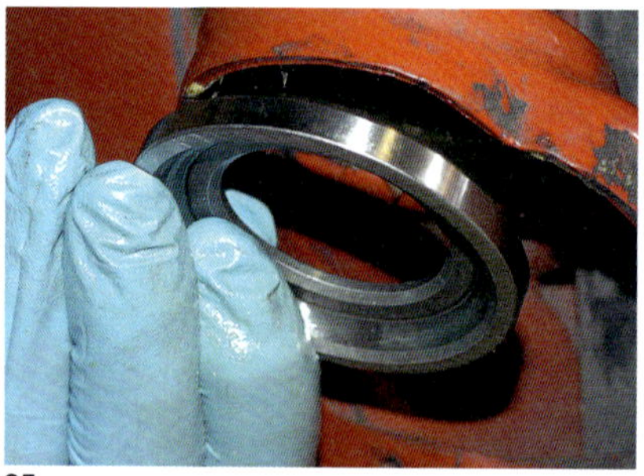

35

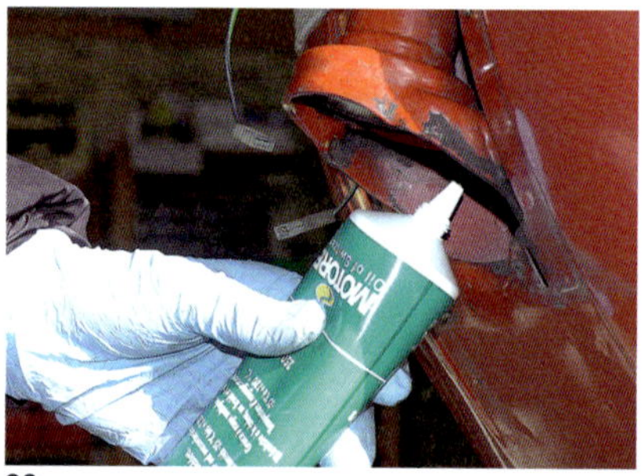

36

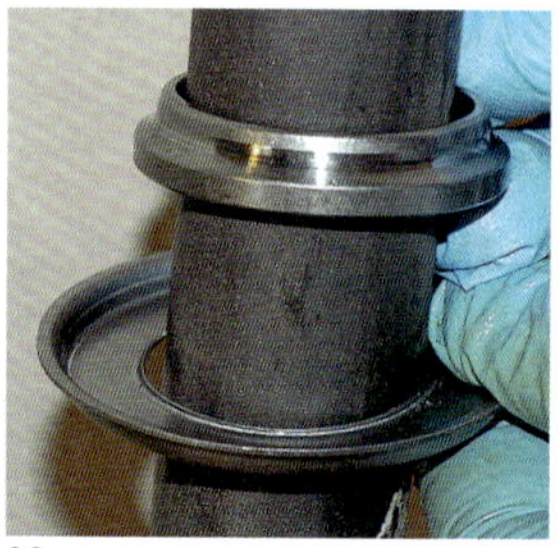

38

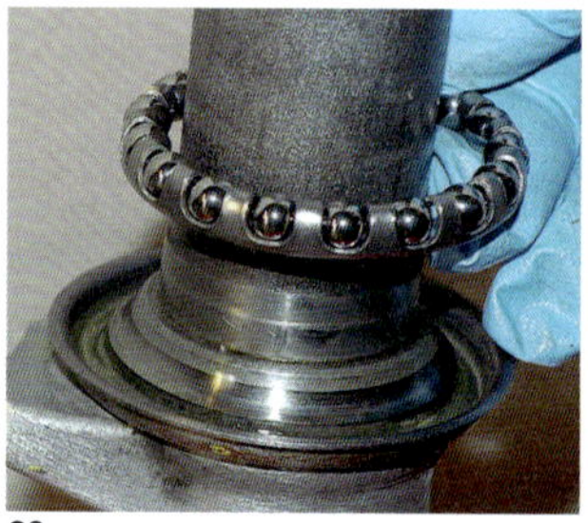

39

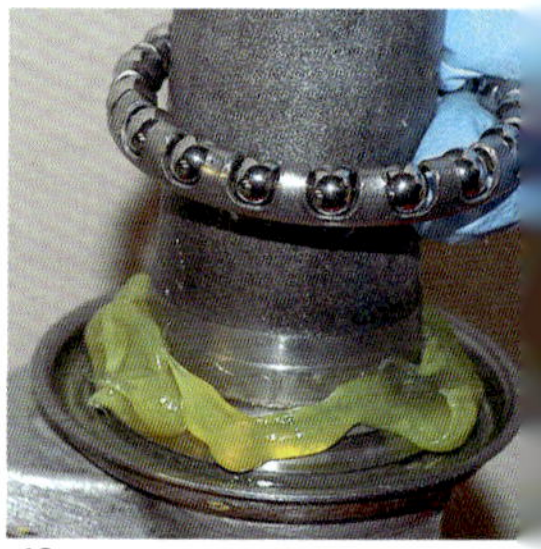

40

Hartgummihammer den Ring bündig festklopfen und dann mit Universalfett füllen. Nun den **Kugelkäfig** einsetzen, und zwar so, daß die Kugeln oben herausschauen. Wir prüfen, ob der **Schließzylinder** den Schacht freigibt. Erst danach schieben wir (zu zweit) das aufgearbeitete **Lenkrohr** zusammen mit dem restaurierten und befestigten **Kotflügel** (s. Kapitel „Karosserie") von unten in den Lenkrohrschacht. Anschließend kann die **obere Lagerschale** mit ihren vier Nuten von Hand aufgeschraubt werden, bis sie fest auf den Kugeln sitzt. Mit dem Kronenschlüssel so weit nachziehen, bis die Lenkung anfängt, schwergängig zu werden, dann etwas lockern, aber nur so viel, daß **kein Spiel** entsteht; die Lenkung bzw. der Kotflügel muß leicht vom linken zum rechten Anschlag fallen.

__37:__ Einbau der inneren Steuerrohr-Lagerschalen LO und LU mit einem Einziehwerkzeug auf Basis einer Gewindestange. S = Muttern zum Beiziehen. __38:__ Aufschieben von Staubschutz- und unterem Laufring. __39:__ Aufsetzen des Kugelkäfigs, offene Seite nach oben. __40:__ Fetten der unteren Lagerschale. __41:__ Die untere Partie des unteren Lagers ist fertig zum Einbau in den Lenkrohrschacht.

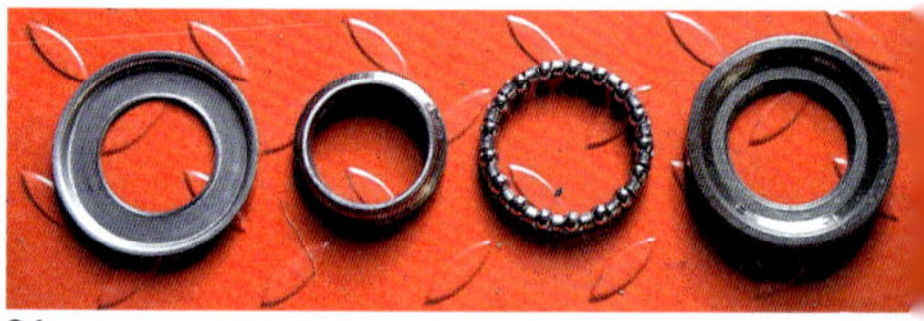

34

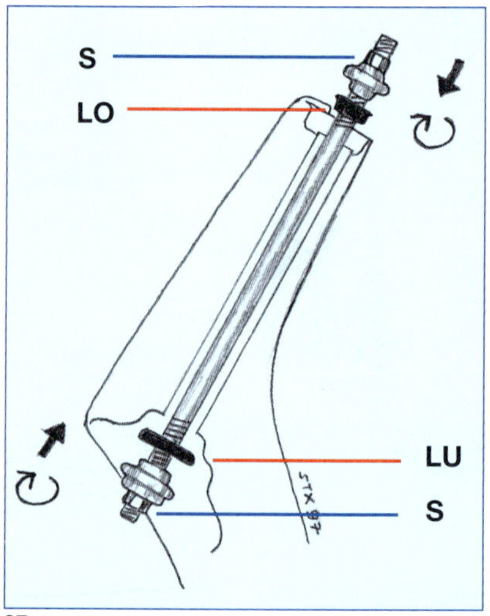

37

Zeichnungen: Werkstatt-Handbuch Vespa P 200 E, Piaggio & C./Corradino Mori

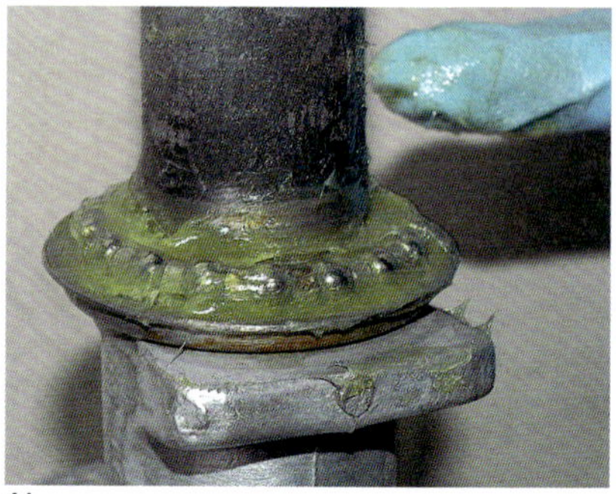

41

Anschließend die (gebrauchte, aber einwandfreie) **Gleitscheibe** so aufsetzen, daß ihr Innenzahn in die Nut im Lenkrohr greift. Zum Abschluß die **Nutmutter** einschrauben und sie mit dem Kronenschlüssel von Piaggio gegen den oberen Laufring kontern; dabei den Laufring mit einem Hakenschlüssel festhalten. **Achtung:** Der obere Laufring darf sich beim Anziehen nicht verdrehen, damit kein Spiel, aber auch keine Bremswirkung eintreten. In beiden Fällen würde sich das Fahrverhalten spürbar verschlechtern. Überschüssiges Fett abwischen. Piaggio empfiehlt zum Aniehen von oberem Laufring und Nutmutter **Drehmomentwerte** von 50-60 bzw. 60-70 Nm. Es geht auch mit Gefühl und dosierter Kraft.

***42:** Elemente des oberen Lenkrohrlagers; neu phosphatiert: Nutmutter und Gleitscheibe (links); Neuteile: beide Lagerschalen und Kugelkäfig. **43:** zuvor Position des Schließzylinders korrigieren, sonst geht das Lenkrohr nicht rein. **44:** untere Lagerschale tiefkühlen und mit Gummihammer bis zum Anschlag eintreiben. **45:** unteren Ring fetten und Kugelkäfig einsetzen. **46:** Lenkrohr mit Kotflügel einschieben. **47:** oberer Lagerring und gefetteter Kugelkäfig (zuvor Rohr einschieben).*

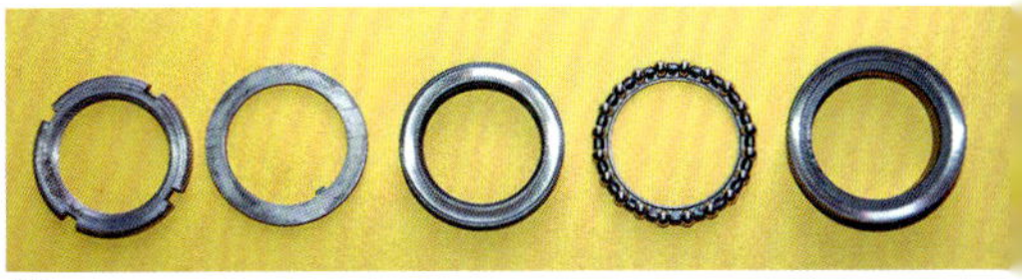
42

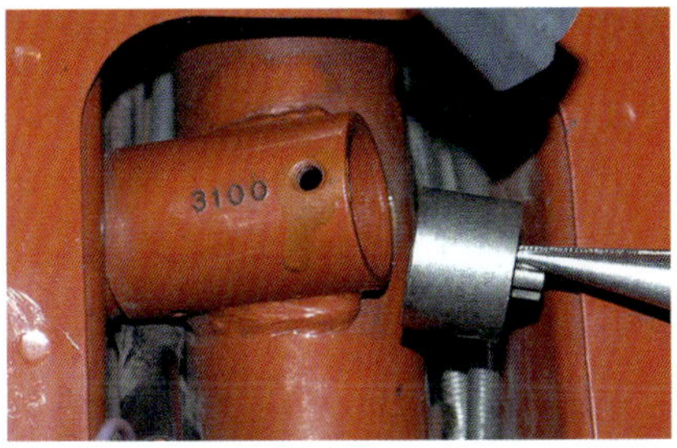

43

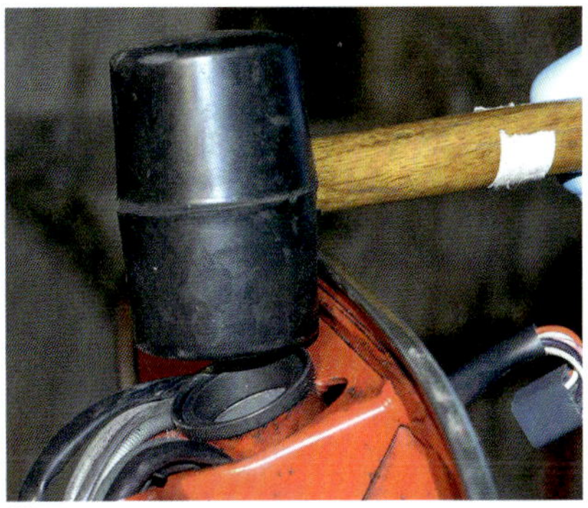
44

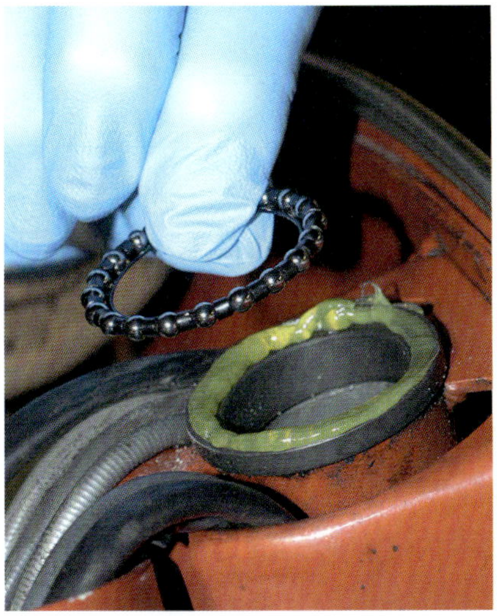
45

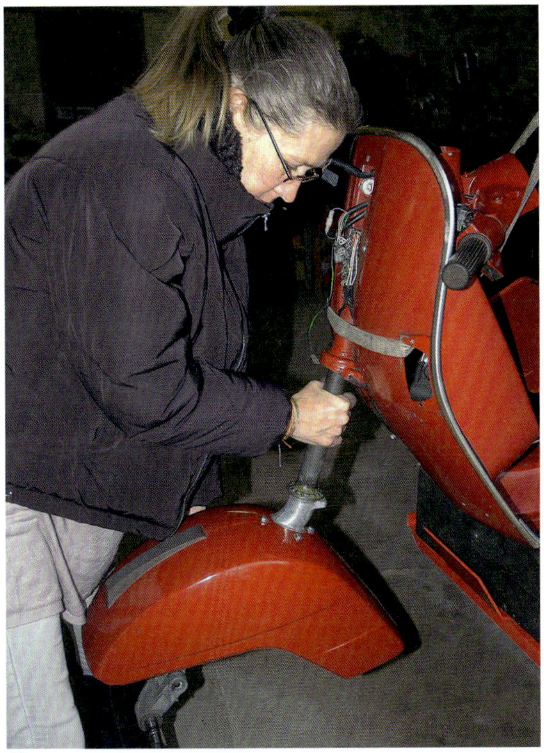
46

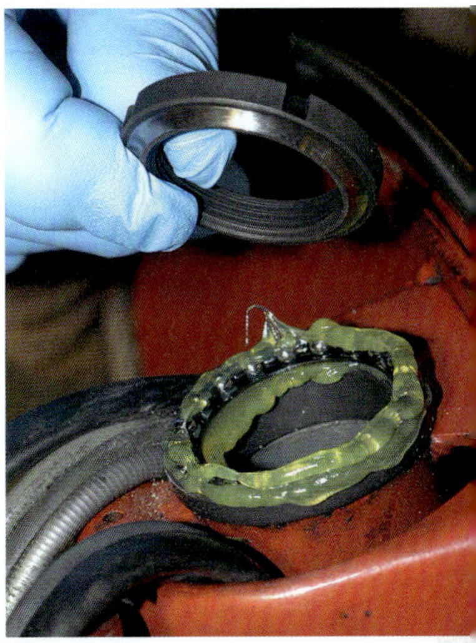
47

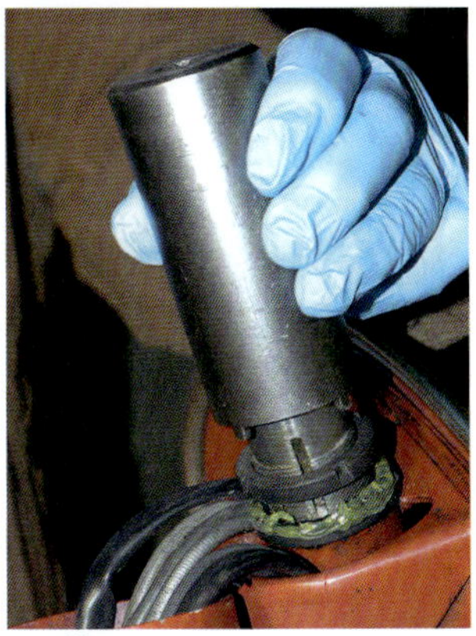
48

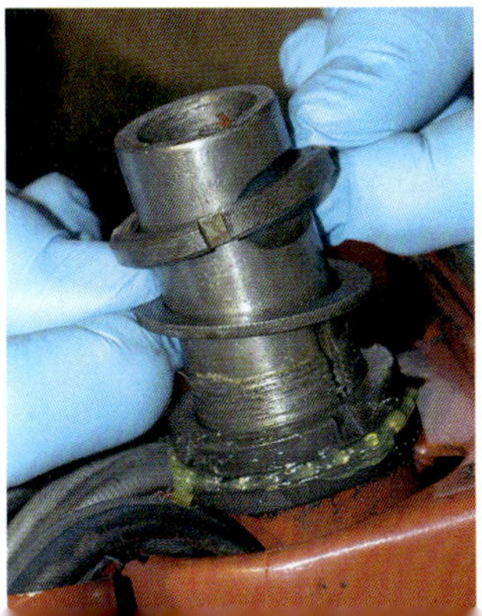
49

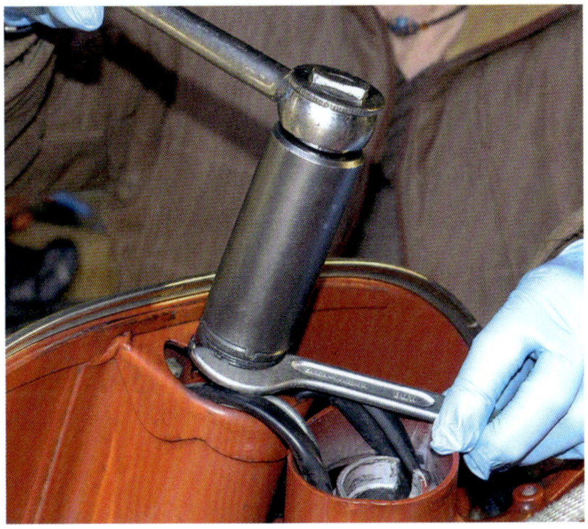
50

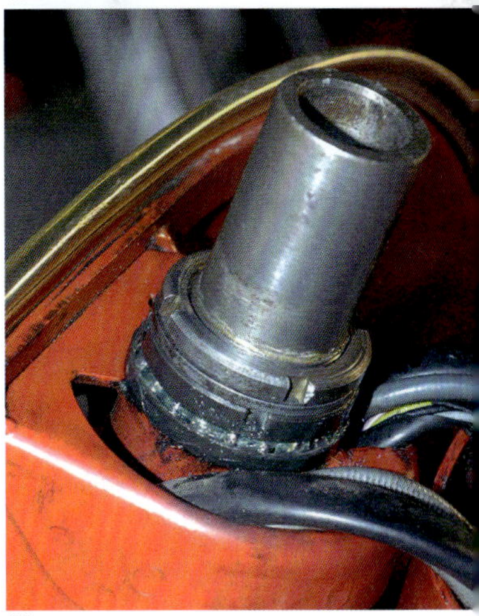
51

***48:** Der obere Lagerring wird mit dem Kronenschlüssel eingeschraubt. **49:** Nach dem Festziehen des oberen Rings werden Druckscheibe und Nutmutter positioniert. **50:** Nutmutter anziehen, mit Hakenschlüssel oberen Laufring gegenhalten. **51:** das fertig montierte obere Lenkkopflager.*

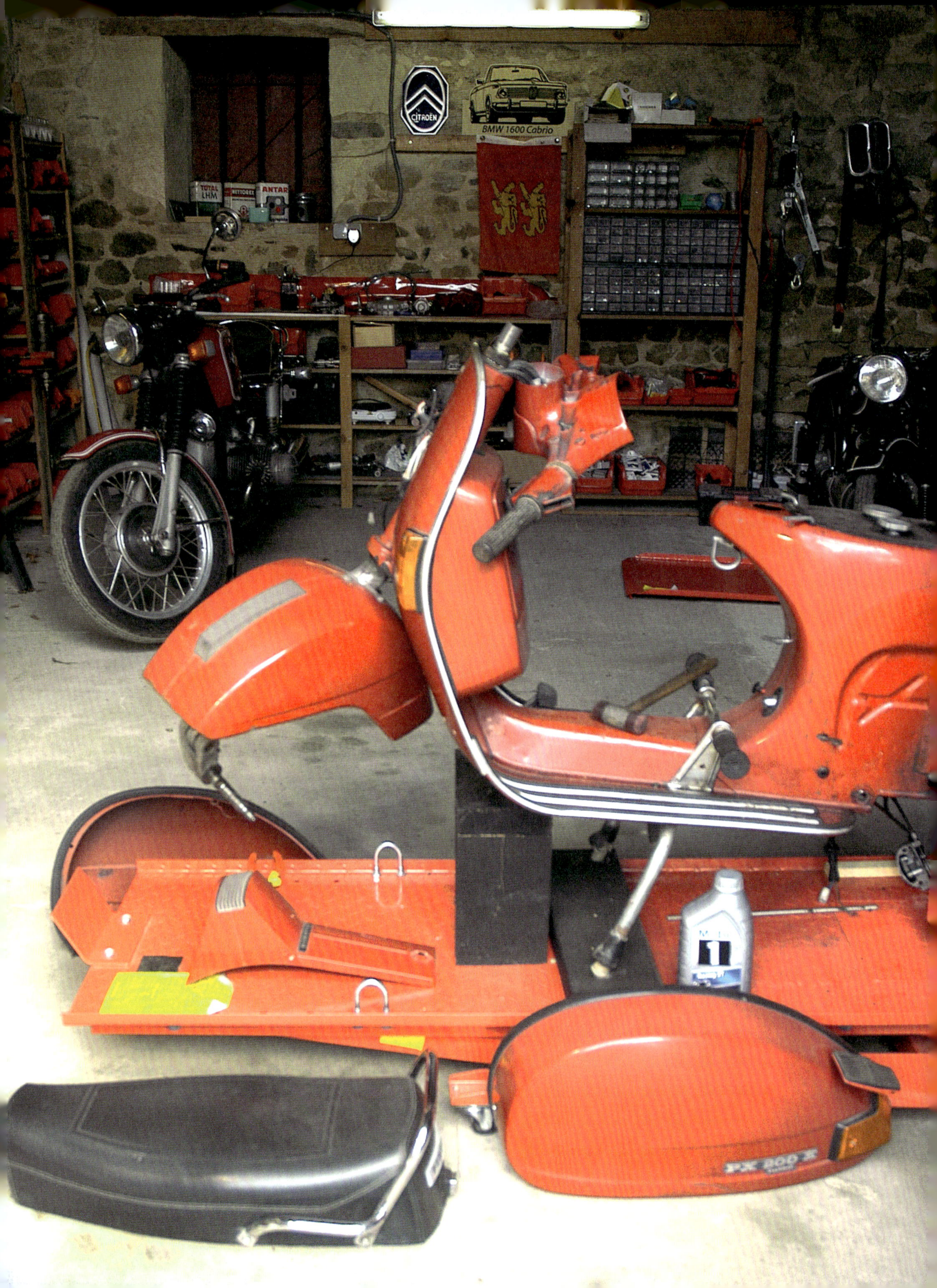
CITROËN
BMW 1600 Cabrio

Teil 5

Aus- und Einbau Bedien- und Elektrikteile, Seilzüge

Beleuchtung, Bedienung: Demontage, Analyse

Lenkerverkleidung, Instrument, Scheinwerfer: Ausbau, Analyse

Beim Ausbau von Lenkerverkleidung, Tachometer, Seilzügen und Lenker ist eine Helferin/ein Helfer nützlich. Die Arbeiten sind teilweise recht knifflig.

Rückspiegel ausbauen:

Der **Einzel-Rückspiegel** ist bei der alten PX an einem Halter aus Stahlblech befestigt und von unten durch eine **Mutter SW 13** gesichert. Mutter lösen, dabei die Einstellmutter oben mit einem zweiten Schlüssel gegenhalten, dann Spiegel abnehmen. Die Verchromung von Gehäuse und Stange ist einwandfrei, wird im Gewindebereich aber aufgearbeitet. Der **Halter** ist mit zwei Bolzen SW 13 fixiert. Er wird nach Abschrauben derselben abgenommen und optisch aufpoliert.

Tachowelle, Kabelstecker abnehmen:

Ausgangsbasis: **Tachowelle** und **Bremsseilzug** sind von der Bremsankerplatte bereits abgenommen wie gezeigt. Die

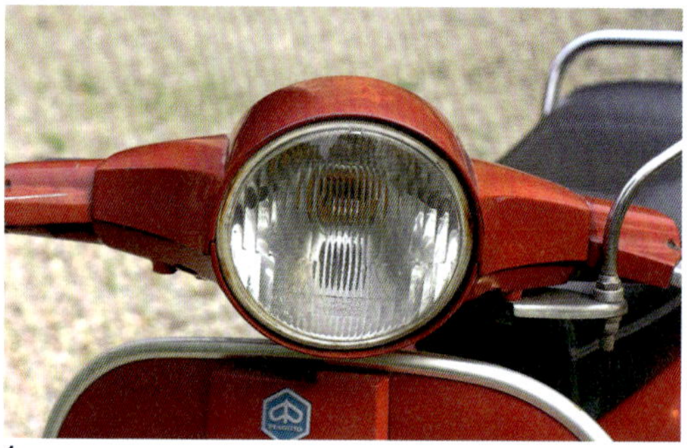
1

__1:__ Die Frontpartie mit dem Scheinwerfer macht noch einen ordentlichen Eindruck. __2:__ Abschrauben des Rückspiegels unter Gegenhalten. __3:__ Abschrauben der zwei Bolzen SW 13 mit Federringen an der Halterung. __4-7:__ Die obere Lenkerverkleidung ist mit vier Kreuzschlitzschrauben fixiert. __8:__ Nach Lösen derselben läßt sich die Verkleidung ein Stück nach hinten ziehen (Tachowelle und Bremszug unten abgeklemmt). __9:__ Abziehen des Multisteckers. __10:__ Abklemmen der Tachowelle, eine Plastikzunge fehlt.

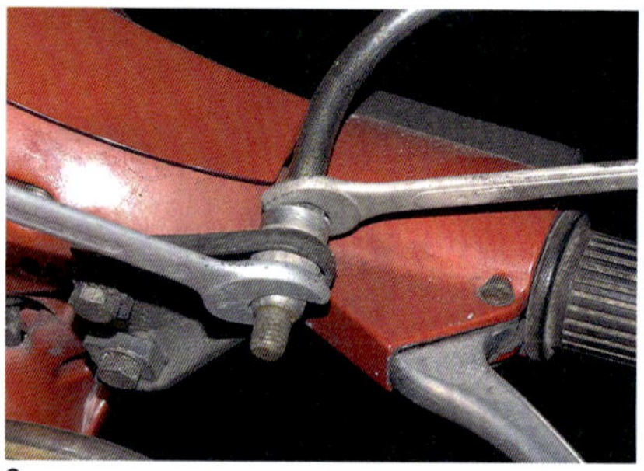
2

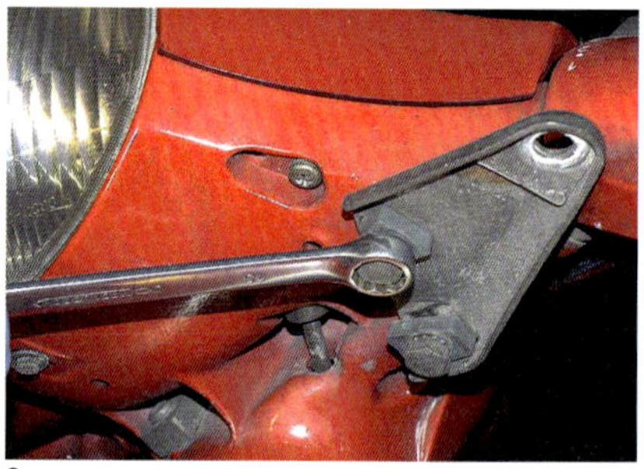
3

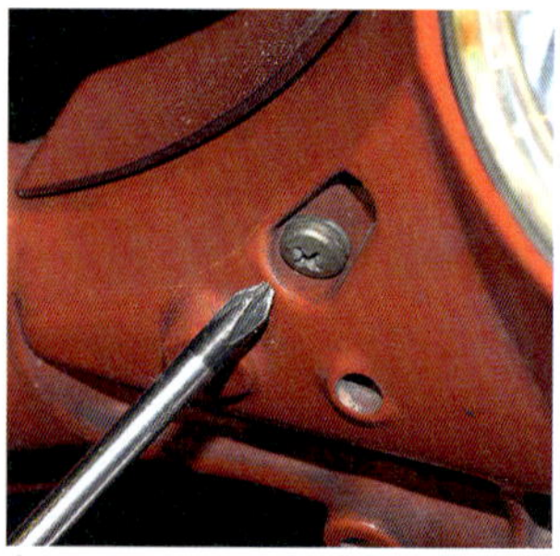
4

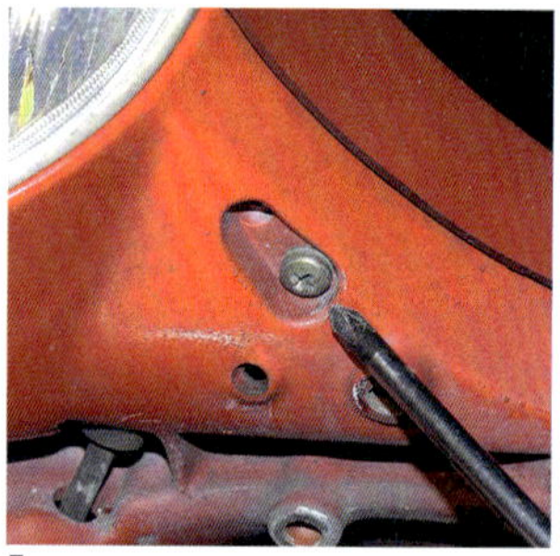
5

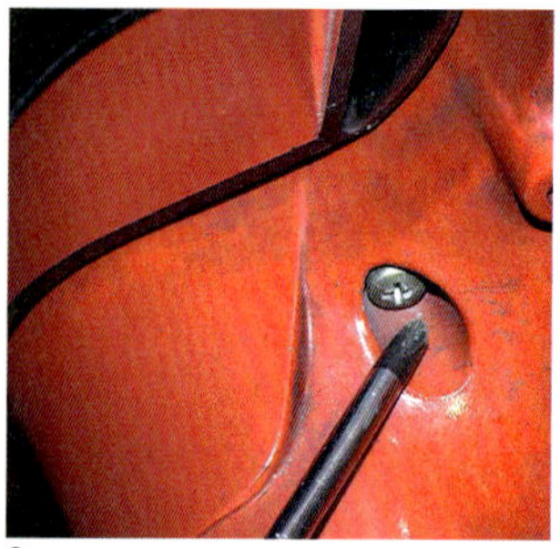
6

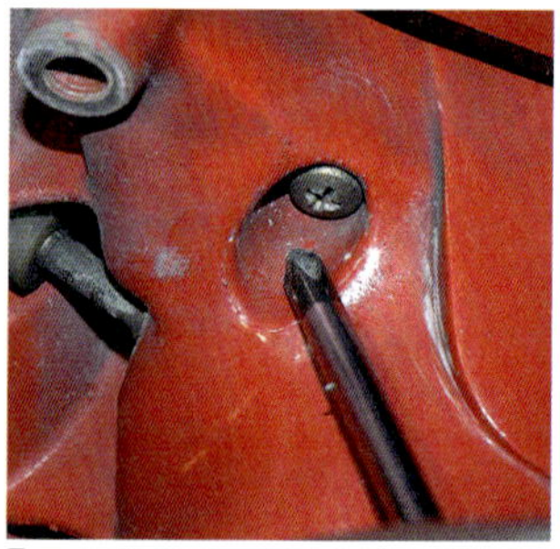
7

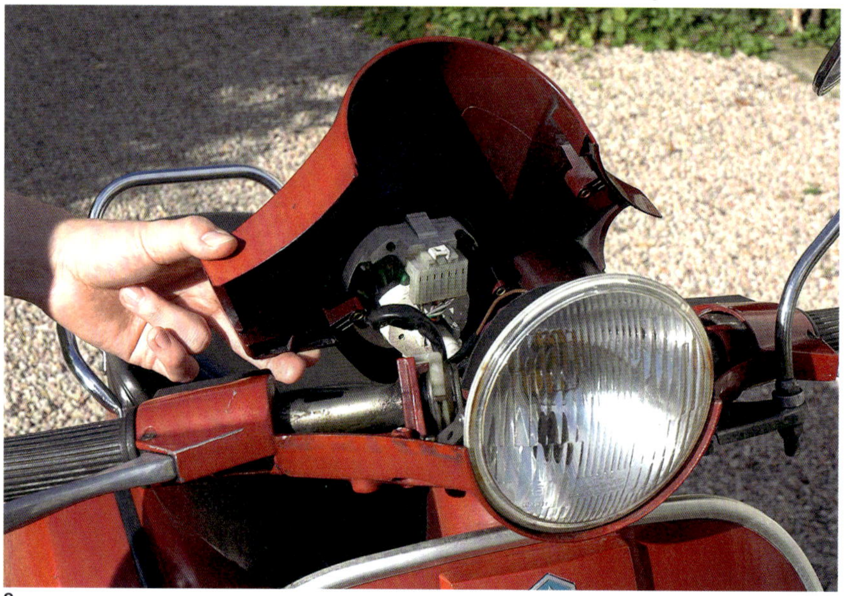
8

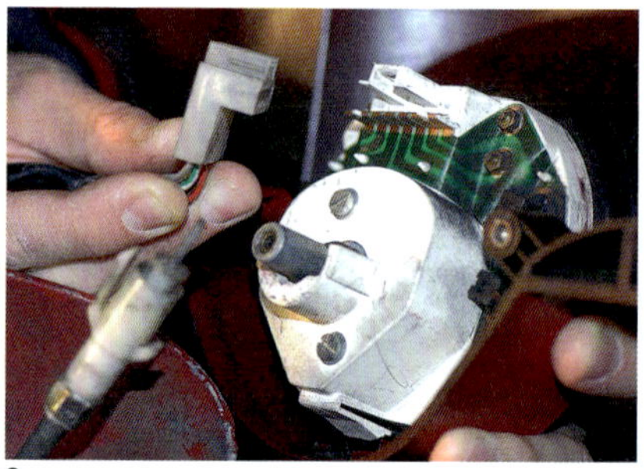
9

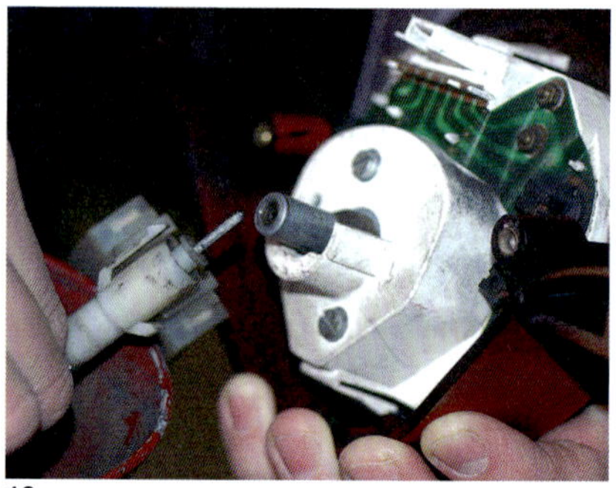
10

obere Lenkerverkleidung wird von **vier Schrauben** gehalten, die von unten gut zugänglich sind und mit einem Kreuzschlitzschraubendreher ausgedreht werden (je zwei vorn und hinten).

Jetzt wird die **Lenkerverkleidung** von der Helferin/dem Helfer so weit wie möglich hochgezogen. Dann den **Multi-Flachstecker** vom Instrumentenblock abziehen. Plastikzungen an der oberen **Tachowellenbefestigung** zusammendrücken, Tachowelle aus dem Instrument ziehen. Eine Zunge ist abgebrochen, die Welle wird komplett ersetzt. Zum Ausbau der Verkleidung noch die **drei Kabelstecker** vom Lampensockel ziehen. Kabel und Steckverbindungen sind in Ordnung.

Verkleidung, Kombiinstrument ausbauen:

Jetzt nehmen wir die Verkleidung zusammen mit dem **Kombiinstrument** ab. Das Instrument kann durch Drücken zweier **Klemmlaschen** nach innen von der Verkleidung abgenommen werden. Auf der Rückseite befinden sich die Steckplätze für die **Glühlampen,** die gedruckten **Schaltkreise** und die **Verschraubungen** für Tachometer und Benzinuhr. Die Kontrollampen sitzen in Fassungen aus schwarzem **Kunststoff.** Fassungen um 90° drehen und zusammen mit den Lampen aus dem Instrument herausnehmen.

Die einzelnen Lampen können aus den **Fassungen** herausgezogen und ausgewechselt werden, was bei unserem Objekt aber nur mit Mühe gelingt. Die Gummidichtung des Instruments ist noch brauchbar. Die **Abdeckung aus Plexiglas** ist dunkler geworden, läßt sich aber aufarbeiten.

Ansonsten haben wir vor der Zerlegung des Rollers keine Mängel am Instument entdeckt, daher bauen wir das Kombiinstrument zunächst nicht auseinander. Korrekturen sind auch später noch möglich.

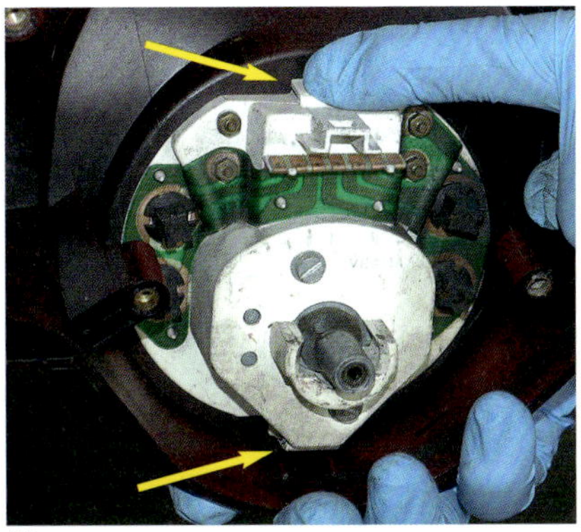
11

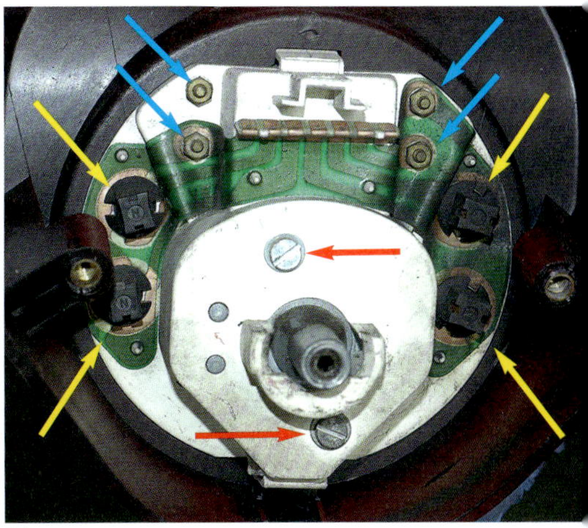
12

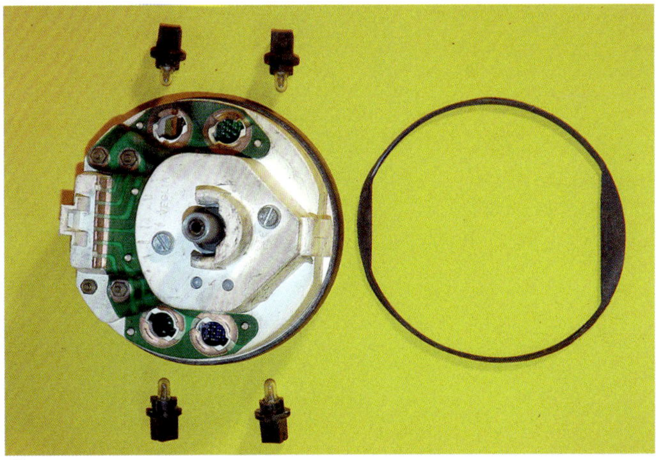
13

__11:__ Durch Niederdrücken der beiden Laschen kommt das Instrument frei. __12:__ Benzinuhrverschraubung (blaue Pfeile), Tachoverschraubung (rote Pfeile), die vier Sockel der Instrumentenbeleuchtung (gelbe Pfeile). __13:__ Sockel mit Lämpchen und Gummidichtung (diese nicht mehr lieferbar, wird wiederverwendet). __14:__ Instrument und Lenkerverkleidung sind getrennt.

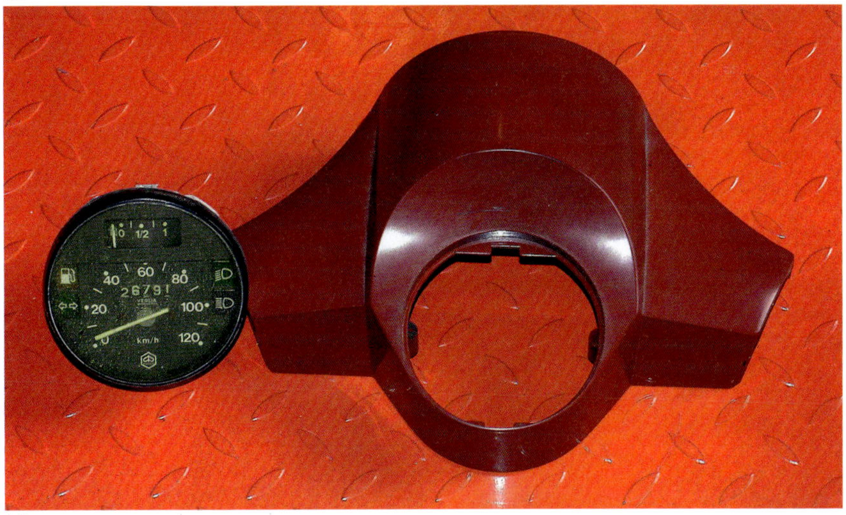

14

__15, 16:__ Der Scheinwerfer ist mit zwei Schlitzschrauben samt Federringen befestigt.
__17:__ Die Einstellschraube muß von unten mit einem Schlüssel SW 7 ausgedreht werden.

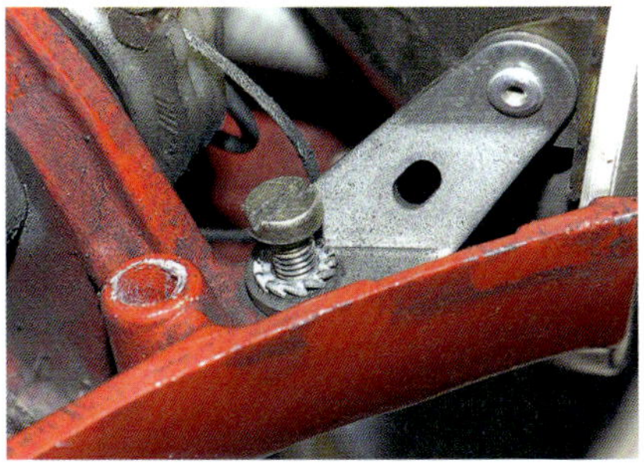
15

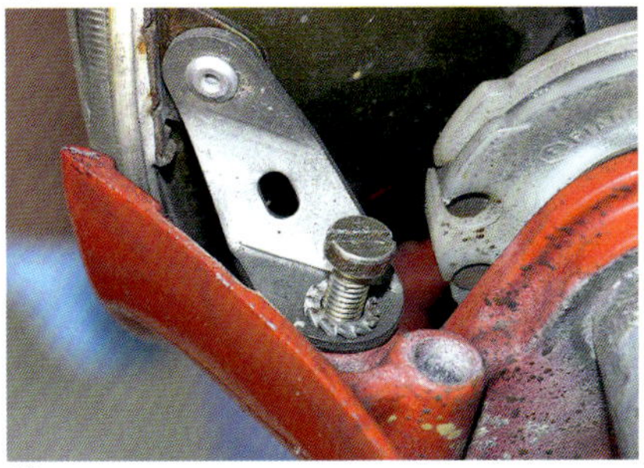
16

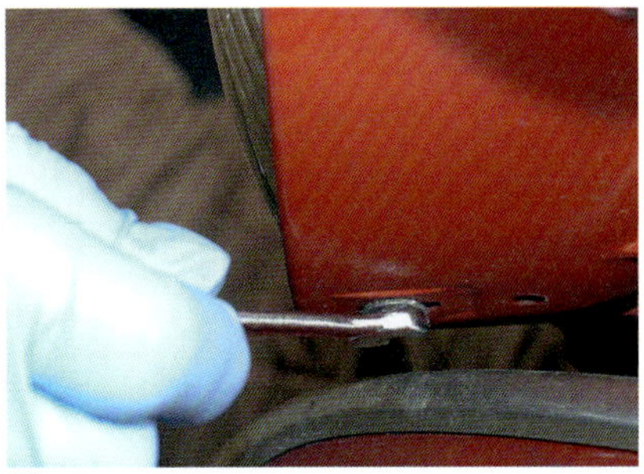
17

Scheinwerfer, Glühlampen ausbauen:

Zum Ausbau des **Scheinwerfers** die beiden **Schlitzschrauben** ausdrehen, mit denen der Scheinwerfer am Lenkerblock befestigt ist. Außerdem mit einem Schlüssel SW 7 die Scheinwerfereinstellschraube unter dem Reflektor lösen.

Nun können die beiden **Klammern des Lampensockels** leicht von Hand abgehebelt werden; Sockel zusammen mit der **Scheinwerferglühlampe** abziehen. Zwei **Kontaktzungen** drücken hinten auf die Scheinwerferlampe. Eine davon ist verbogen. Eine separate **Standlichtlampe** ist trotz des korrekten Kabelanschlusses **nicht vorhanden;** die Fassung ist original mit einem Plastikstopfen abgedeckt.

Die Glühlampe wird etwas nach links gedreht, kommt aber nur schwer aus dem Sockel heraus. Es handelt sich um eine **Kugellampe** mit integriertem Standlicht 12 Volt, 25/25/5 Watt. **Reflektor** und **Streuscheibe** aus Glas sind in Ordnung und können wiederverwendet werden. Undichtigkeiten sind nicht festzustellen.

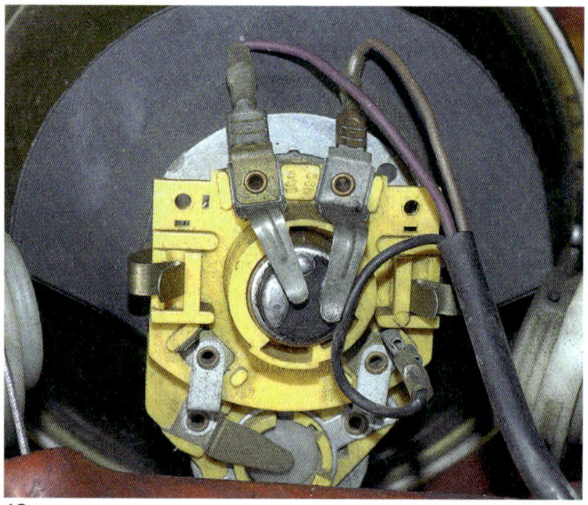
18

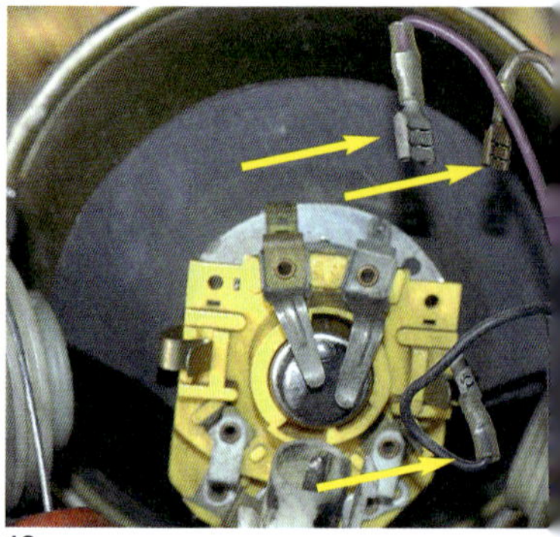
19

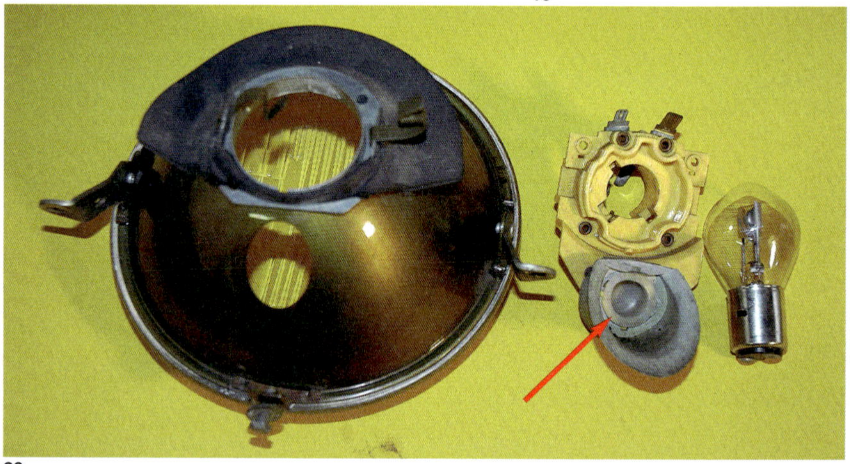
20

18: *Scheinwerferrückseite mit Anschlüssen.*
19: *Die drei Kabelstecker sind abgezogen.*
20: *Scheinwerfer, Sockel und Lampe mit integriertem Standlicht. Der rote Pfeil zeigt auf den Blindstopfen für ein früher vorgesehenes Standlicht.*

Blinker, Rücklicht: Ausbau, Check

Blinker vorn ausbauen:

Die **vorderen Blinker** sind mit jeweils zwei Schrauben befestigt, die im Staufach mit Muttern SW 8 und Federringen gesichert sind. Kreuzschlitzschraubendreher ansetzen, gleichzeitig von innen Stecklnuß SW 8 mit Verlängerung. Die oberen Muttern fixieren gleichzeitig die **Massekabel** der Blinker. Die **Glühlampen** werden durch Linksdrehen aus den Fassungen genommen. Blinkergläser, Gummidichtungen und Sockel samt Abdichtungen sind völlig in Ordnung und können wiederverwendet werden.

Blinker hinten ausbauen:

Zuvor hatten wir die beiden **Hauben** abgenommen. Die **Gummihüllen** an den hinteren Zapfen sind defekt und werden ersetzt. Die **hinteren Blinkergläser** sind mit je zwei Kreuzschlitzschrauben befestigt. Nach Abnahme können die Glühlampen gewechselt werden, was aber hier nicht nötig ist. Die **Blinkergehäuse** sind leicht angelaufen und werden aufpoliert. Die rechte der beiden schmalen Gummidichtungen fehlt völlig, die linke ist spröde. Ersatz ist bei Piaggio

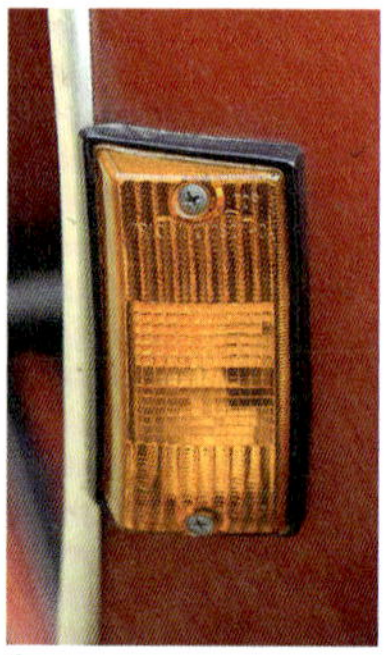
1

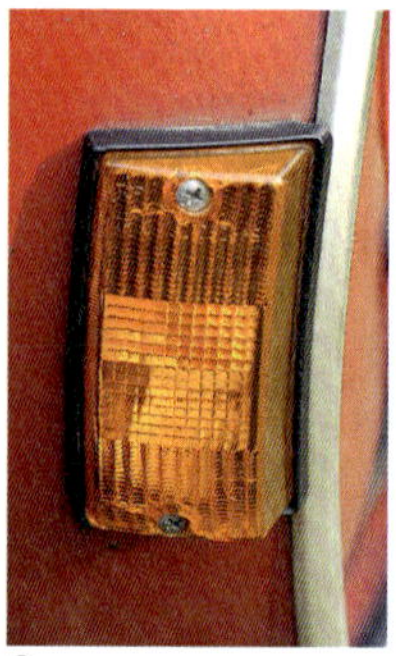
2

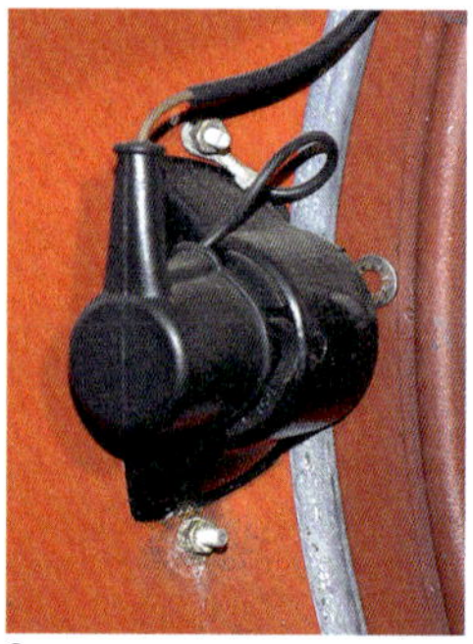
3

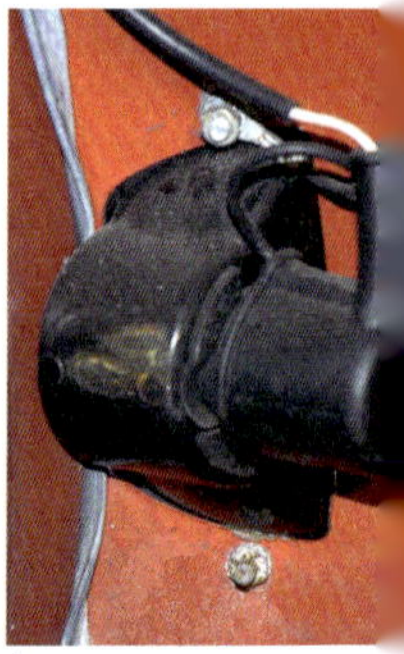
4

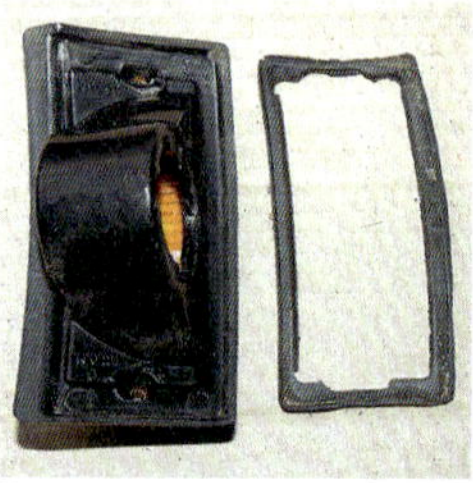
5

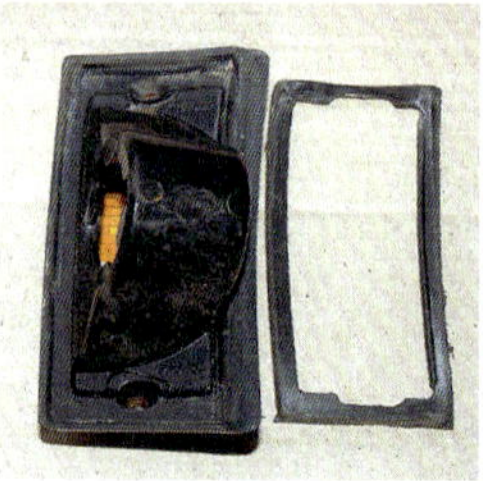
6

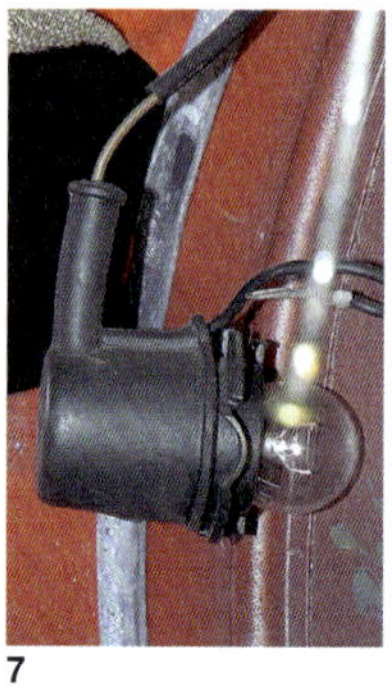
7

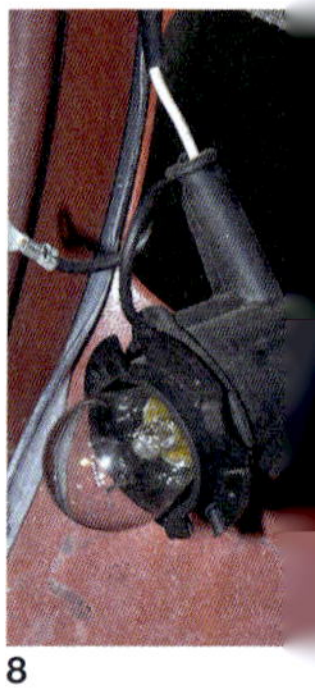
8

1, 2: *die vorderen Blinker.* *3, 4:* *Blinkerbefestigung innen mit je zwei Muttern SW 8.* *5, 6:* *Blinkergehäuse von hinten mit den noch brauchbaren Gummdichtungen.* *7, 8:* *Bei abgenommenen Blinkern lassen sich die beiden Glühlampen auswechseln.*

nicht mehr lieferbar, es gibt nur komplette Blinker für 10,48 Euro/Stück. Im Sinne der Erhaltung der Originalität werden wir die alten Blinker behalten und die Dichtungen nachfertigen.

Die **Blinkergehäuse** sind mit Schrauben SW 8 in Käfigen und innen mit Muttern SW 8 fixiert. Die Gehäuse sind abgedichtet und ohne Schäden. Daher belassen wir sie an Ort und Stelle.

Rücklicht ausbauen:

Auch die **Rücklicht-Streuscheibe** aus Kunststoff ist mit zwei Kreuzschlitzschrauben befestigt. Sie ist an der oberen Kante mehrfach gerissen und muß ersetzt werden. Die **Gummiabdichtung** ist etwas verschmutzt, kann aber wiederverwendet werden. Vom Radkasten her halten zwei (verdreckte) M6-Schrauben das Rücklichtgehäuse fest. Die beiden **Glühlampen** sind angelaufen und werden später ersetzt. Die elektrischen **Kontakte** sind in Ordnung.

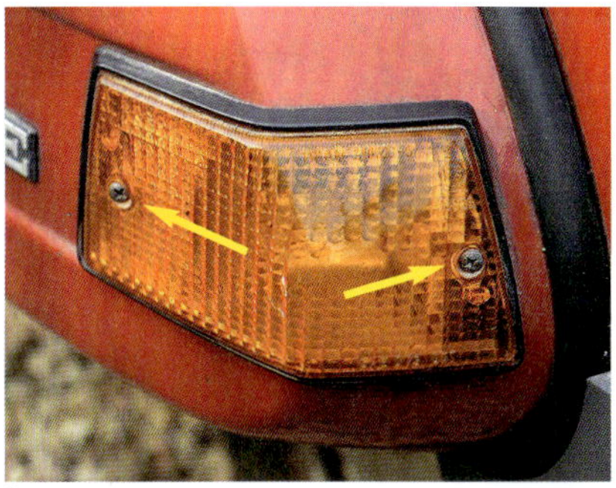
9

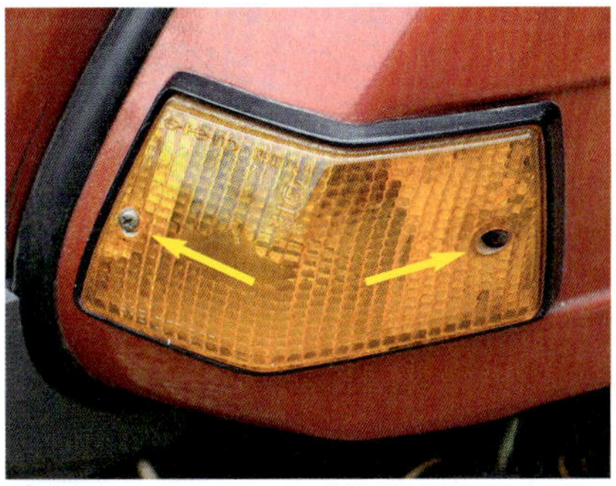
10

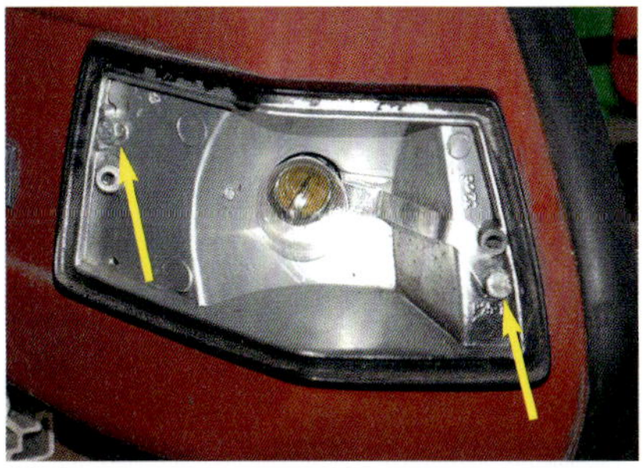
11

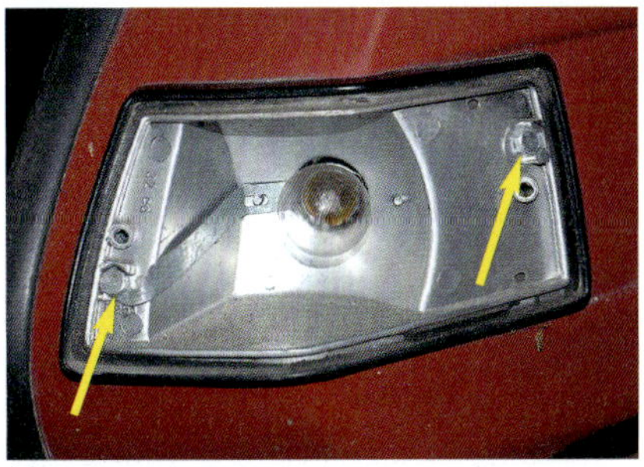
12

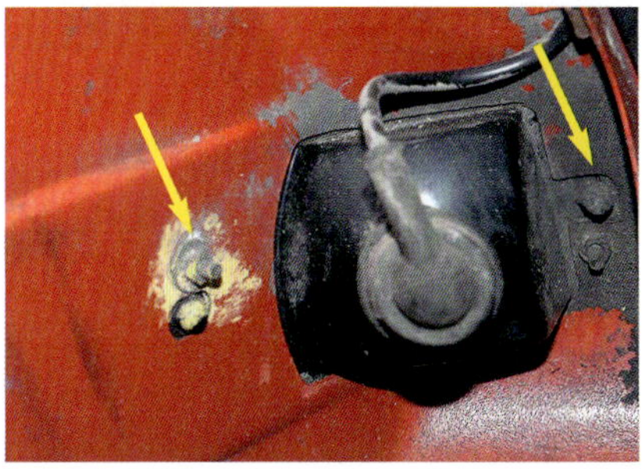
13

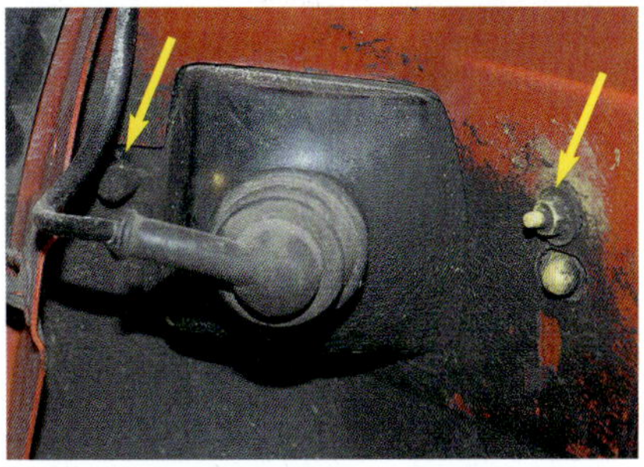
14

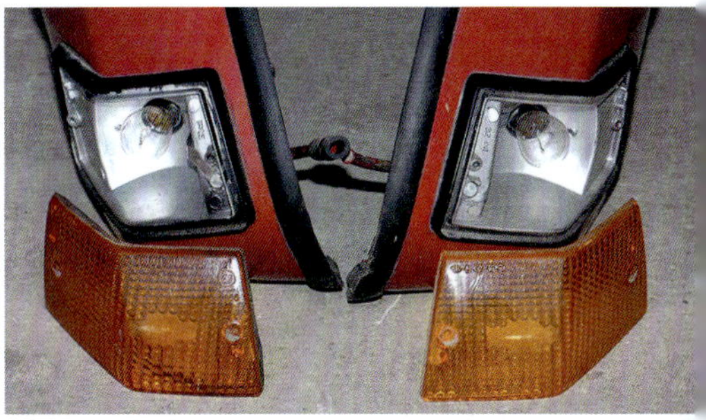
15

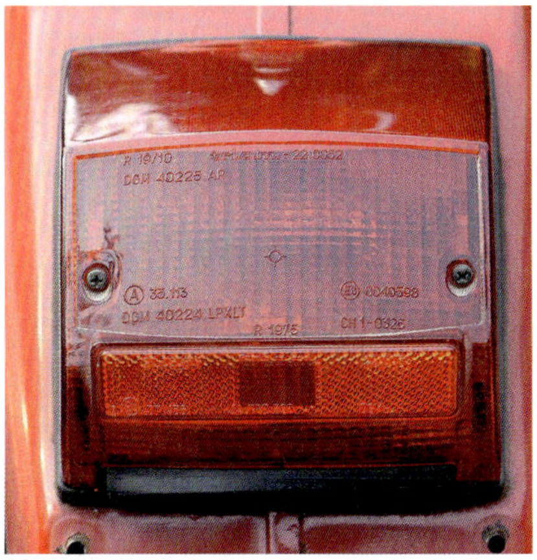
16

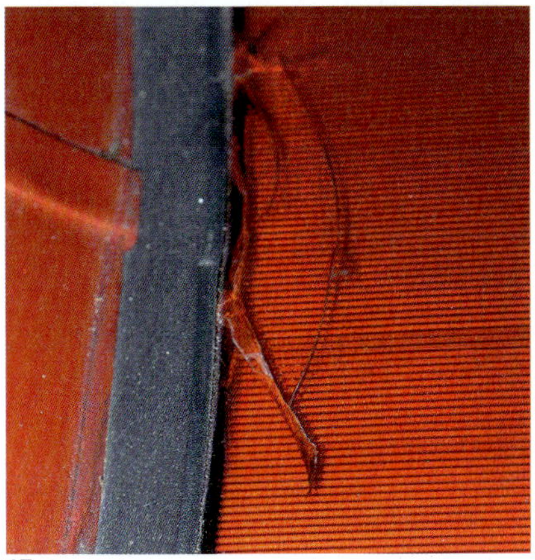
17

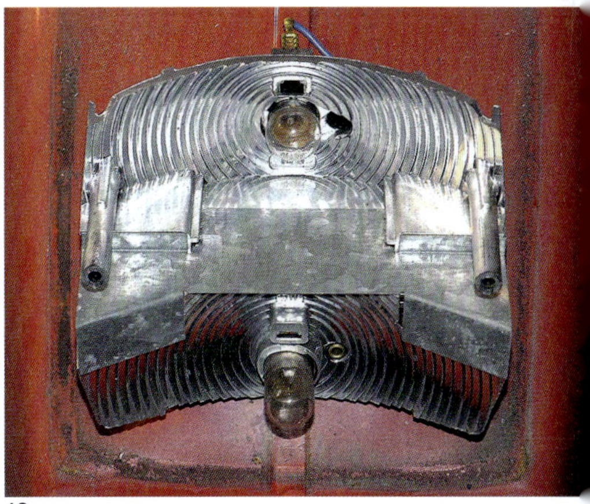
18

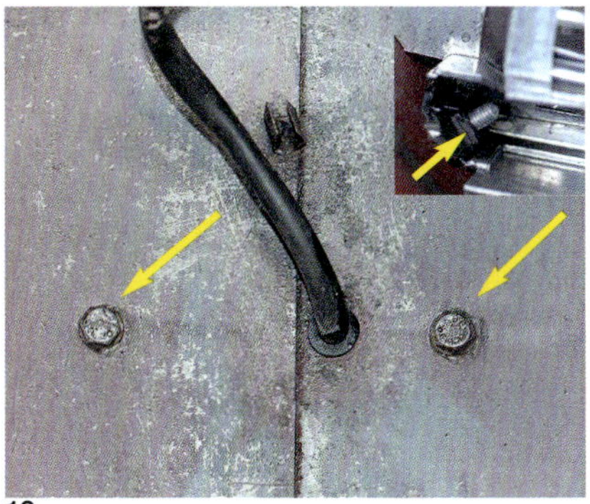
19

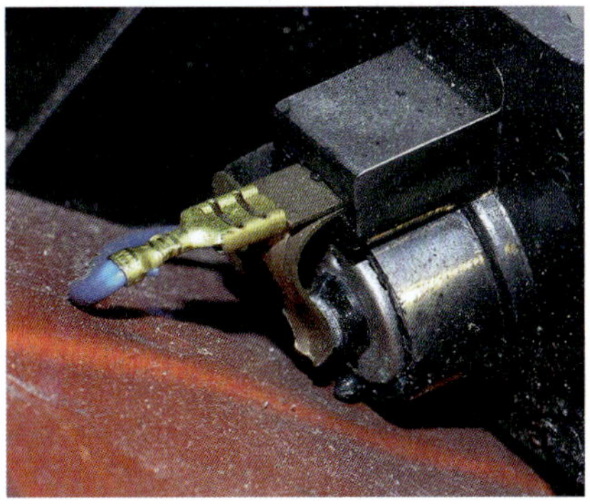
20

***9, 10:** Die beiden rückwärtigen Blinker sind in Ordnung. Die Gläser sind mit je zwei Kreuzschlitzschrauben befestigt. **11,12:** Die Köpfe der je zwei Befestigungsschrauben der hinteren Blinkergehäuse sind zwangsarretiert. **13, 14:** Von innen sind sie mit Muttern SW 8 fixiert, erreichbar bei abgenommenen Hauben. **15:** Blinkergläser und Gehäuse. Die Dichtungen müssen erneuert werden. **16:** Die Rücklicht-Streuscheibe ist scheinbar noch in Ordnung... **17:** ...aber an der Oberkante ist sie mehrfach gebrochen. **18:** Reflektor und Glühlampen sind angelaufen. **19:** Vom Radkasten her sind die beiden Muttern SW 10 der Rücklichtbefestigung zugänglich; s.a. kleines Bild. **20:** Steckverbindung, Kontakt Rücklicht.*

Kaskade, Hupe, Schalter, Spannungsregler: Ausbau, Check

Kaskade ausbauen:

Die Hupe und der Stromverteiler sind seit Herbst 1978 bei allen Modellen, so auch bei unserer PX, unter der vorderen Lenkrohrverkleidung aus Kunststoff („Kaskade") untergebracht. Zum Ausbau der **Kaskade** sind folgende Handgriffe erforderlich: Mit einem kleinen Schraubendreher die **Piaggio-Plakette** oben an der Kaskade abhebeln. Dahinter kommt eine **Kreuzschlitzschraube** zum Vorschein, die gelöst werden muß. Anschließend den **Gepäckkasten** öffnen und die beiden Kreuzschlitzschrauben lösen, mit denen die Kaskade von hinten befestigt ist. Kaskade mit **Hupe** abnehmen und die beiden Kabel abziehen, die zur Hupe führen. Auch für verschiedene Arbeiten an der Lenkung und den Seilzügen muß die Kaskade abgenommen werden.

__1:__ Die Kaskade unserer PX macht noch einen guten Eindruck und muß nur optisch etwas verbessert werden. __2.__ Das Piaggio-Emblem wird mit einem kleinen Schraubendreher abgehebelt (Pfeile). __3:__ Die darunter liegende Kreuzschlitzschraube wird ausgedreht. __4:__ Von innen wird die Kaskade von zwei weiteren Kreuzschlitzschrauben gehalten (hier bereits entfernt). __5:__ Fixierpunkte und ausdgebaute Kaskade mit Hupe. __6:__ Zwei Kreuzschlitzschrauben halten die Hupe, die Kabel werden abgezogen. __7:__ Blick auf Lenkrohrführung und Kabelbrett. __8:__ Der Zündschalter ist mit einer Inbusschraube SW 2,5 befestigt. __9:__ der ausgebaute Schalter.

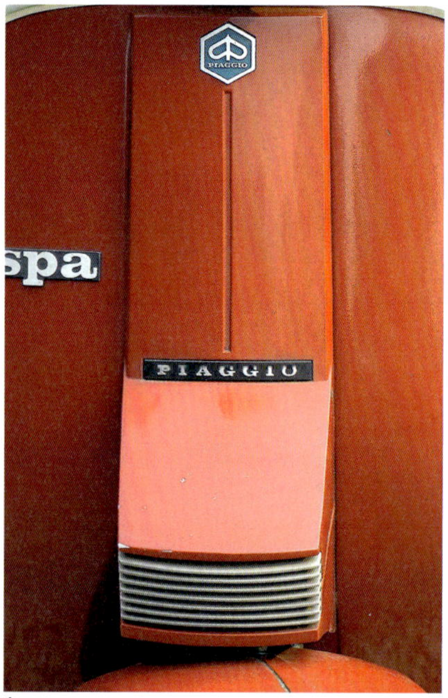

1

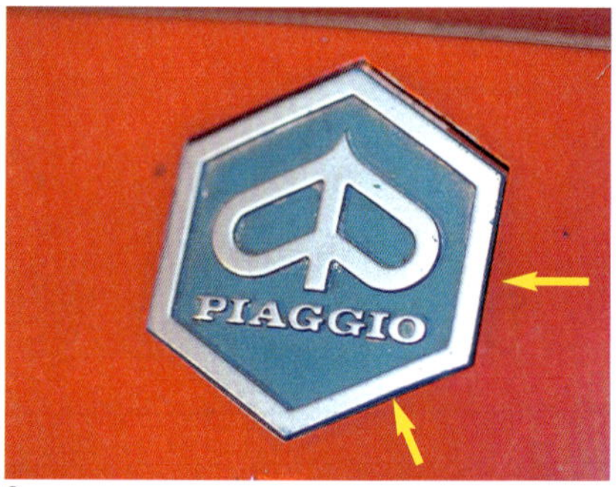

2

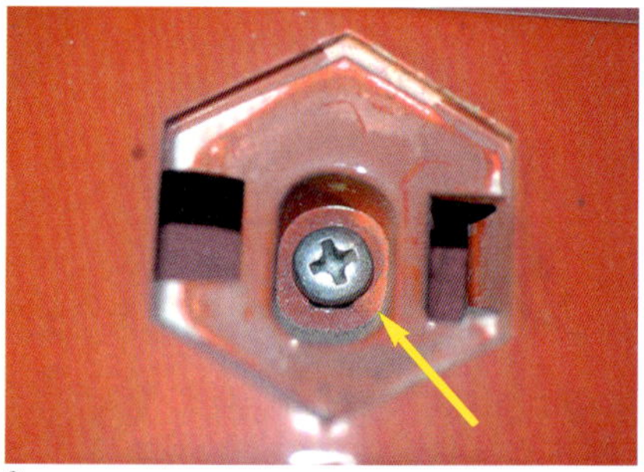

3

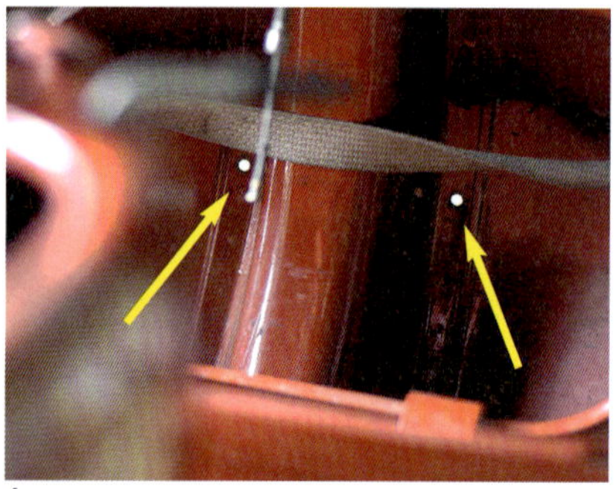

4

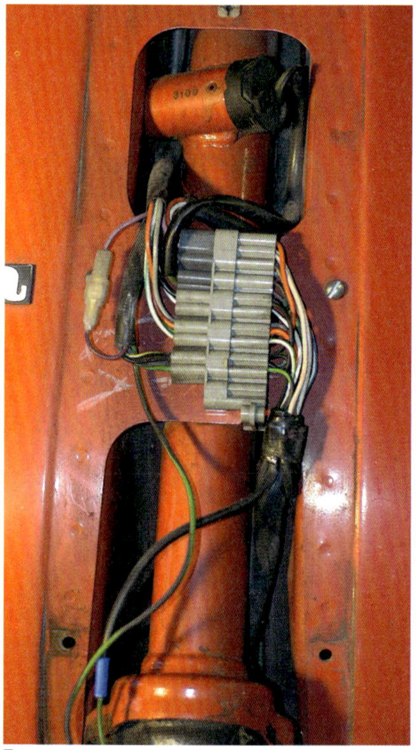

7

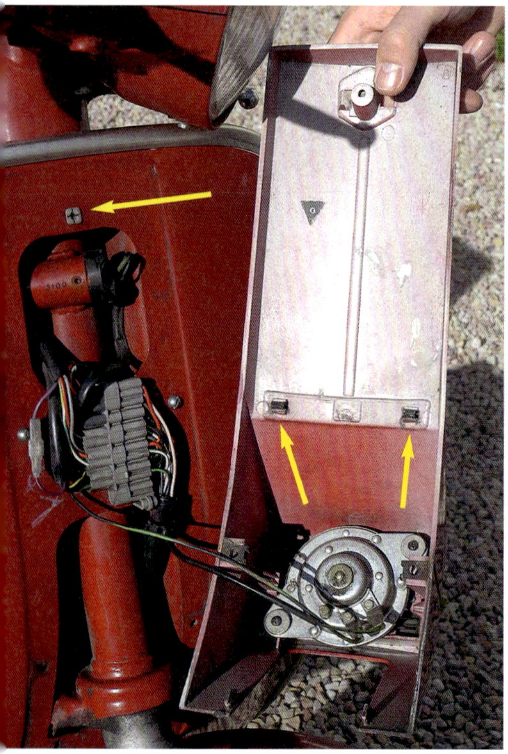

5

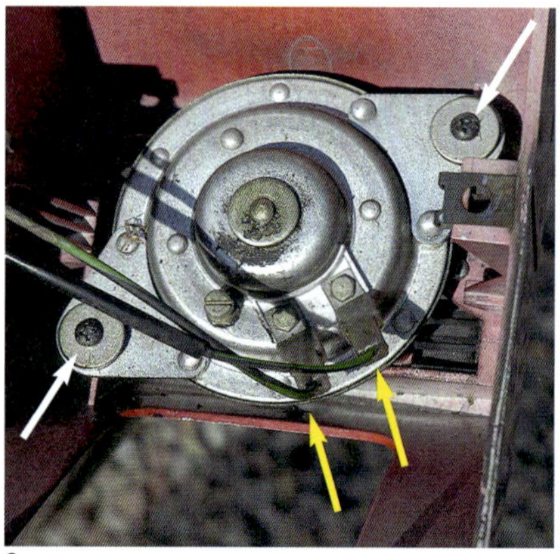

6

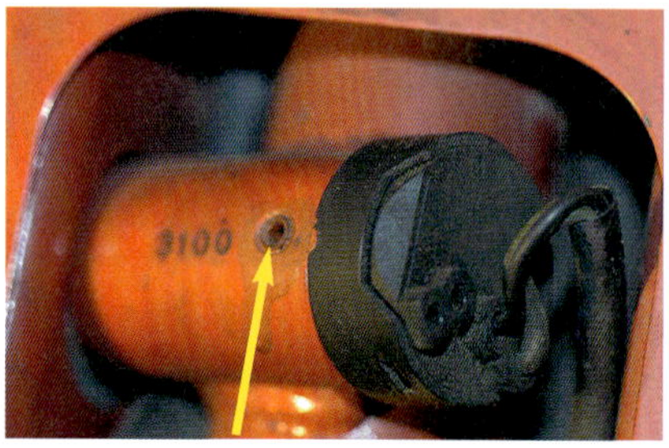

8

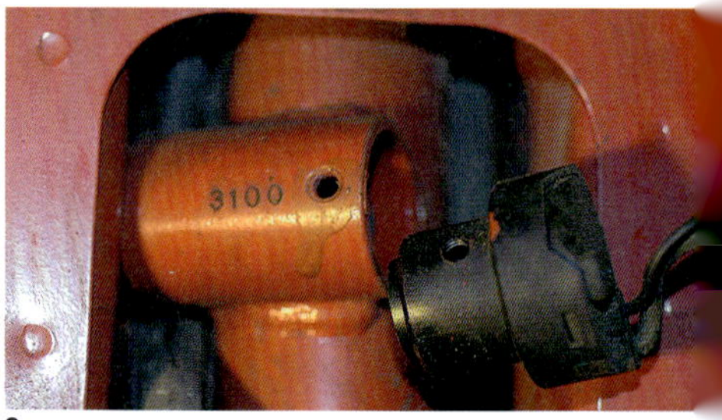

9

Hupe ausbauen:

Nach Abnahme der Kaskade die **beiden Kabel** von der Hupe abziehen. Dann die **beiden Kreuzschlitzschrauben** lösen, mit denen die Hupe an der Kaskade befestigt ist. Stromfluß, Kabelverbindungen und Masseanschluß sind in Ordnung, die Hupe funktioniert.

Schalter checken:

Dei **Abdeckungen** der beiden Schalter am Lenker sind mit je einer Kreuzschlitzschraube mit Feingewinde befestigt. Die **Gehäuse** lassen sich etwas nach hinten klappen. Lötstellen und Leiterplatten haben augenscheinlich keine Schäden. Wir bauen die Einheiten nicht ganz aus, weil wir dann die Kabel ablöten müßten, was aber hier sinnlos wäre. Die Kabelstränge verbleiben in ihren Führungen, der Lenker bleibt während der weiteren Operationen abgeklappt an den Kabeln hängen. Wir zeigen **weiter unten** am Beispiel eines anderen Rollers trotzdem, wie er komplett abgebaut wird.

Klemmbrett checken:

Am Klemmbrett laufen alle wichtigen **Kabelstränge** zusammen. Bestimmte Kabel sind in Steckern zuzsammengefaßt, die sich mit einer Spitzzange (unter Krafteinsatz) aus ihren Positionen lösen lassen. Dies ist erforderlich, wenn der Lenker ganz abgenommen werden muß (Beispiel-Demontage weiter unten)

Spannungsregler checken:

Unsere PX hat keine Batterie und keinen elektrischen Anlasser. Unter der rechten Haube sitzt der **Spannungsregler** (1); zur Überprüfung siehe Schaltskizzen im Abschnitt „Ausbau Lichtmaschine“. Untergebracht sind hier auch der **Gleichrichter für die Hupe** (2) und der **Blinkgeber** (3). Bei unserer PX funktioniert die Bordelektrik nicht: Scheinwerfer, Rück- und Bremslicht, Blinker, Hupe. Deshalb muß der alte Gleichrichter u.U. durch ein Neuteil ersetzt werden.

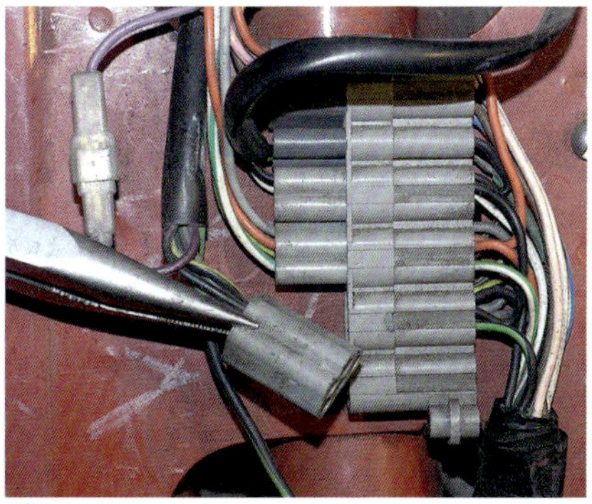

10

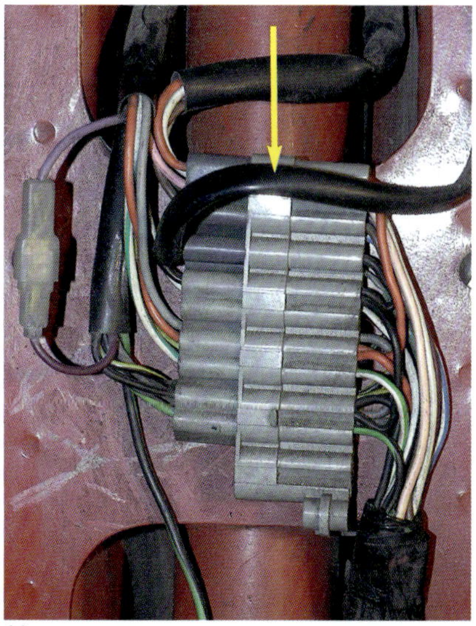

11

__10:__ Mit Spitzzange und Kraftaufwand lassen sich die Multistecker der Kabelstränge aus dem Verteiler ziehen. __11:__ Verteiler mit Kabel für das Zündschloß (Pfeil). __12, 14:__ die beiden Schaltereinheiten mit ihren Befestigungsschrauben.

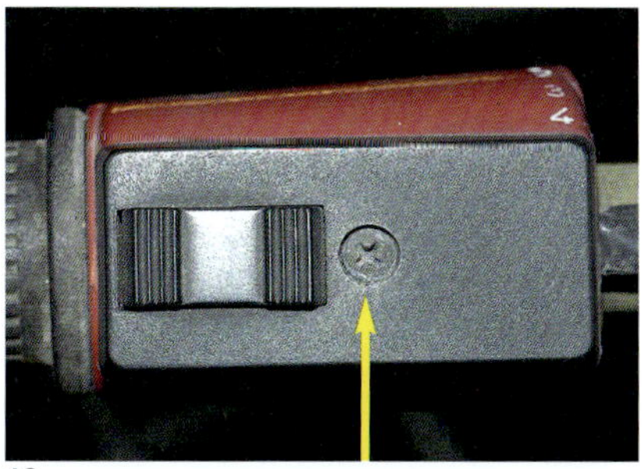

12

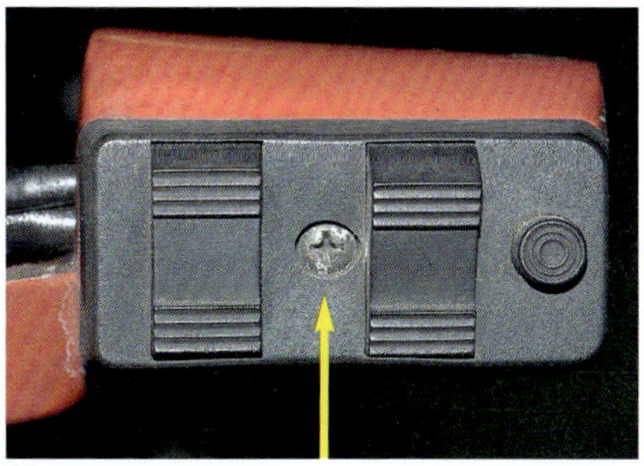

14

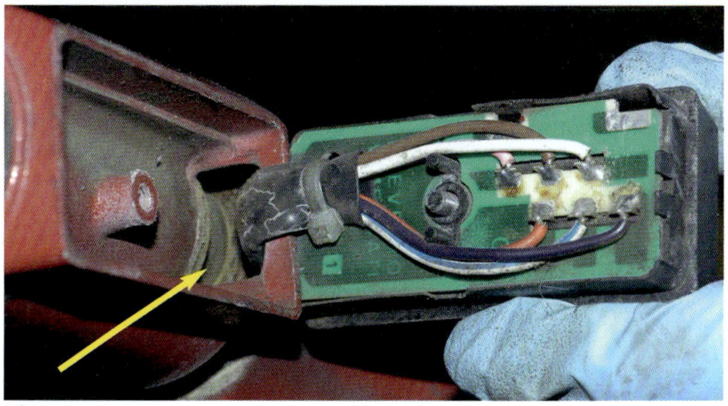

13

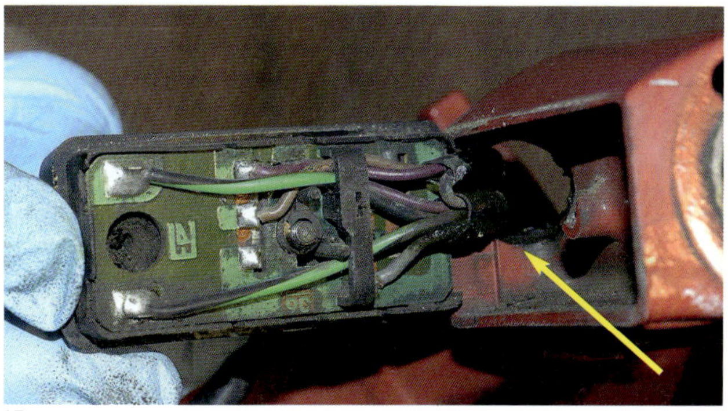

15

__13, 15:__ die Schaltereinheiten mit ihren Platinen und den verlöteten Kabeln. Die gelben Pfeile weisen auf die Kabelführungen hin.
__16:__ Unter der rechten Haube sitzen Spannungsregler (1),Gleichrichter für Hupe etc.(2) und Blinkgeber (3). __17:__ Gleichrichter abgeklappt; Kabelbedeutung und -Verlauf s. Schaltplan.

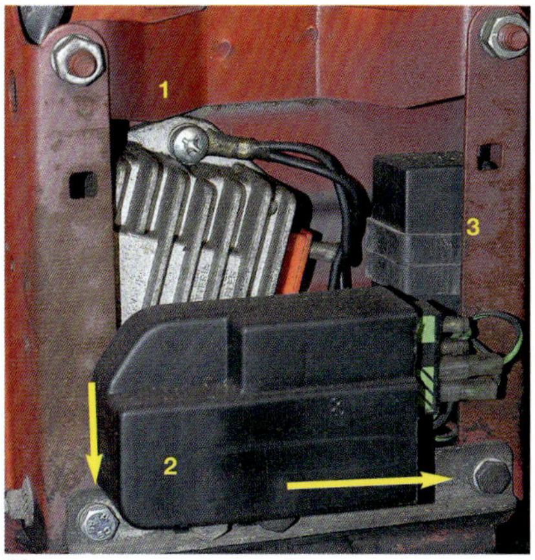

16

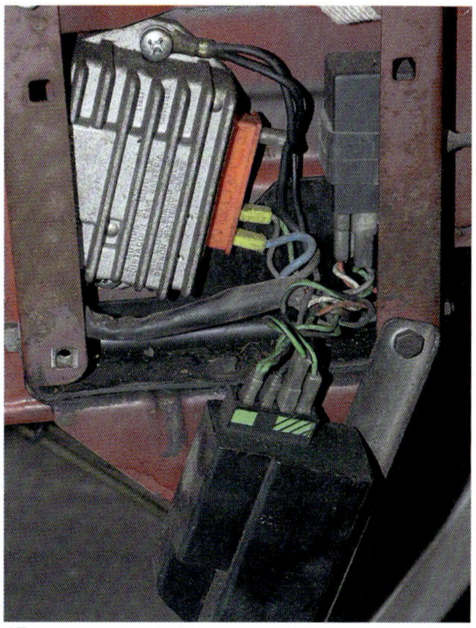

17

Werkzeug, Material Lenker, Beleuchtung

Kreuzschlitzschraubendreher
Schlitzschraubendreher
Gabelschlüssel SW 7, 8, 13, 14
Inbusschlüssel SW 2,5
Stecknuß SW 8
Spitzzange, Gleichrichter neu

Festgestellte Mängel Lenker, Beleuchtung, Elektrik

Rückspiegel
Stange: Gewinde leicht angerostet
Halter: angelaufen

Scheinwerfer
Kontaktzunge: verbogen

Tachowellenanschluß
Klemmvorrichtung oben: eine Zunge abgebrochen
Gleichrichter: arbeitet nicht

Blinker hinten
Blinkergehäuse: linke Dichtung defekt, rechte Dichtung fehlt, Reflektoren leicht angelaufen; Gummihüllen der Hauben defekt

Rücklicht:
Plexiverglasung: oben gerissen, Schraubenköpfe korrodiert

Seilzüge, Hebel, Drehgriffe, Lenker: Abbau

Vorbemerkungen:

Die **Seilzüge** unseres Restaurierungsobjekts sind zwar alle noch funktionsfähig und zeigen an den Nippeln keine Verschleißerscheinungen. Auch wurden sie offenbar im Bereich der Hebel gut gefettet. Inzwschen ist das Fett aber völlig verharzt; es muß abgewaschen und später erneuert werden. Wir werden **neue Bowdenzüge** einbauen und die Innenzüge vor dem Einbau fetten.

Einige **Außenhüllen der Bowdenzüge** zeigen an den unteren Enden Beschädigungen. Im Rahmen der Generalüberholung werden die Züge in folgender Reihenfolge ausgewechselt: Hinterrad-Bremszug, Vorderrad-Bremszug, Tachowelle, Gaszug, Kupplungszug, die beiden Schaltzüge, Chokezug. **Ausgangspunkt:** Lenkerverkleidung abgenommen und **Lenker abgeklappt.** Scheinwerfer und Tachometer sind ausgebaut, die Kabelstecker abgezogen.

Lenker abklappen:

Nach Abnahme der oberen Lenkerverkleidung und Lösen von Tachowelle und Bremsseilzug unten an der Bremsankerplatte muß der Lenker hochgezogen und nach hinten geklappt werden. Wegen der geschilderten Kabelverlegung bauen wir ihn nicht ganz aus, sondern lassen ihn einfach hängen.

Der Schaft des **Lenkermoduls** aus Spezialdruckguß ist mit einem 77 mm langen **Spezialbolzen** am Lenkrohr gesichert. Das M 10-Gewinde greift in eine Vierkantmutter aus Edelstahl vorne vor dem Lenker ein. Gelöst wird der Bolzen mit einem Steckschlüssel SW 13. Um den Bolzen ganz herauszudrehen, muß der **Lenker ganz nach links** eingeschlagen werden. Tut man dies nicht, kommt der Bolzen nicht heraus. Der Sechskant SW 13 zeigt deutliche Werkzeugspuren, d.h. er wurde schon einmal ausgebaut. Vom Lenkrohr kommt der Lenker nur los, wenn er von unten rechts und links mit dem Kunststoffhammer nach oben geschlagen wird.

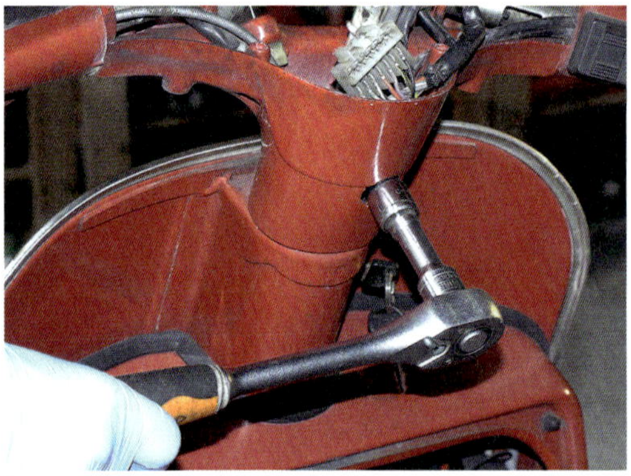
1

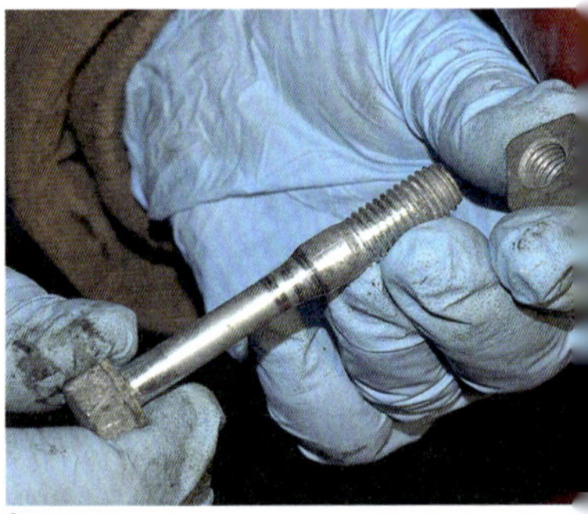
2

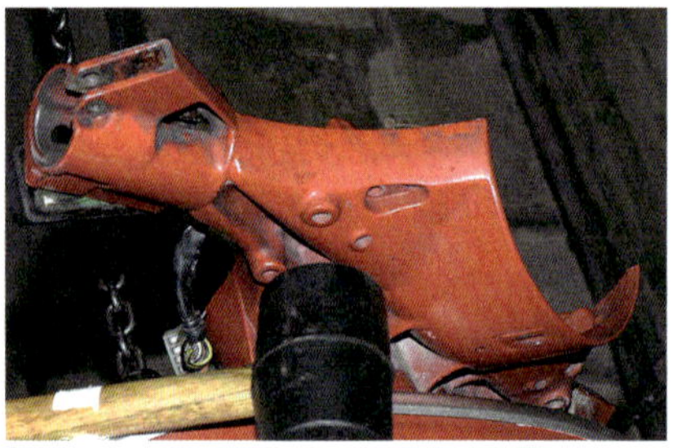
3

__1:__ Lösen des Lenkerbolzens mit der Stecknuß SW 13. __2:__ der Spezialbolzen mit Kopf SW 13 und Gewinde M10. __3:__ Der Lenker wird nach oben geschlagen. __4:__ Der Lenker hängt an den Seilzügen. __5, 6:__ Der Bremshebel ist mit einer Kreuzschlitz-Maschinenschraube und einer Nylstoppmutter SW 8 befestigt (gelbe Pfeile). Der Bremszug ist in einen abnehmbaren Nippel eingehängt (blaue Pfeile).

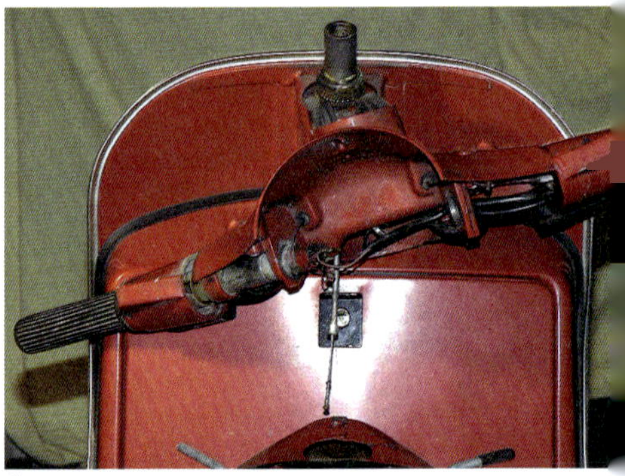
4

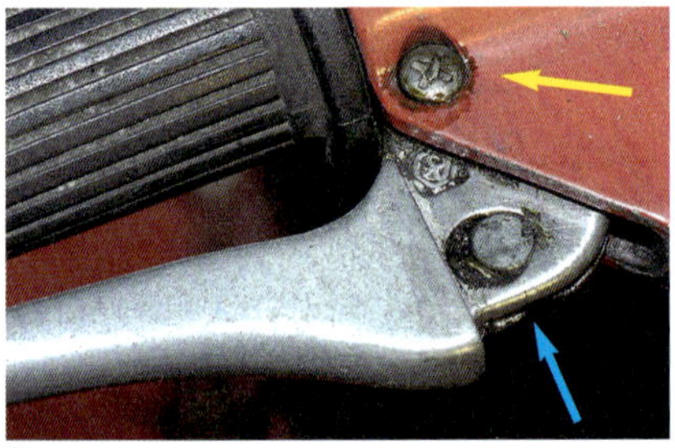
5

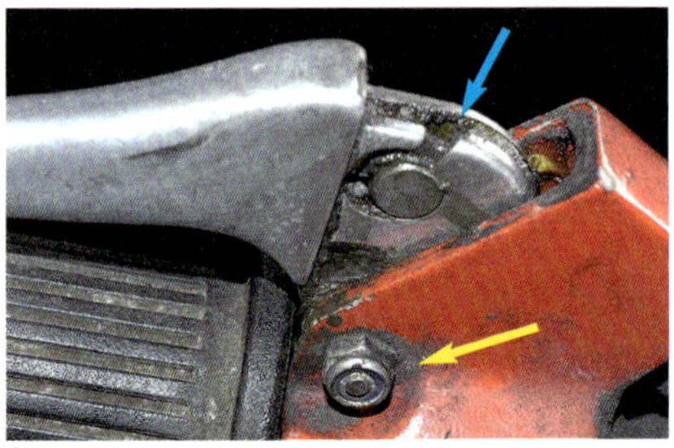
6

Vorderrad-Bremszug und Bremshebel ausbauen:

Wie der Bremszug unten vom Bremshebel abgenommen wird, haben wir bereits im Kapitel „Vorderradführung" gezeigt. Der **Bremshebel** ist mit einer Kreuzschlitz-Maschinenschraube und einer selbstsichernden Mutter SW 8 drehbar gelagert. Nach Lösen der Lagerung den Hebel vorziehen, dabei auf die beiden **Gleitscheiben** achten; eine davon ist gebrochen. Dann das obere Ende des **Bremsbowdenzugs** so weit Richtung Hebel stoßen, bis sich der **Nippel** aushängen läßt. Am besten geht

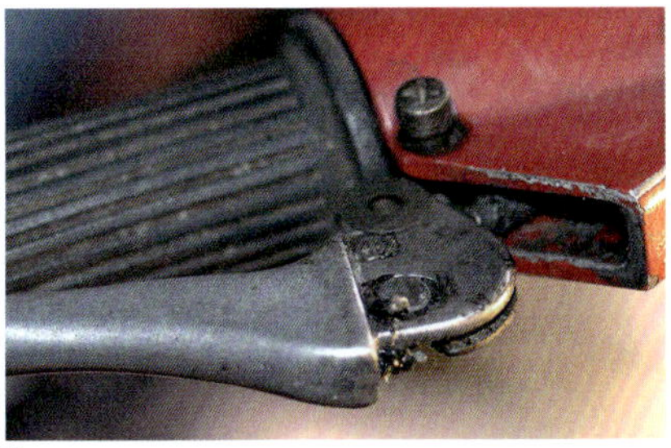
7

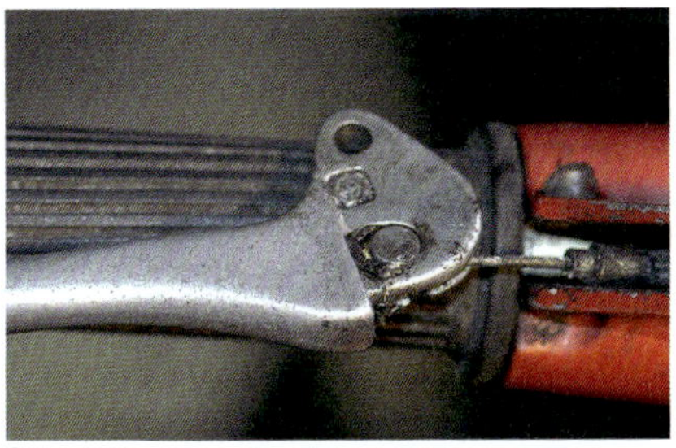
8

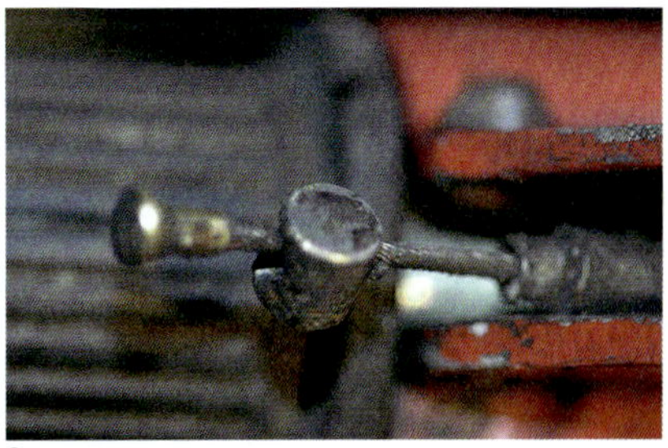
9

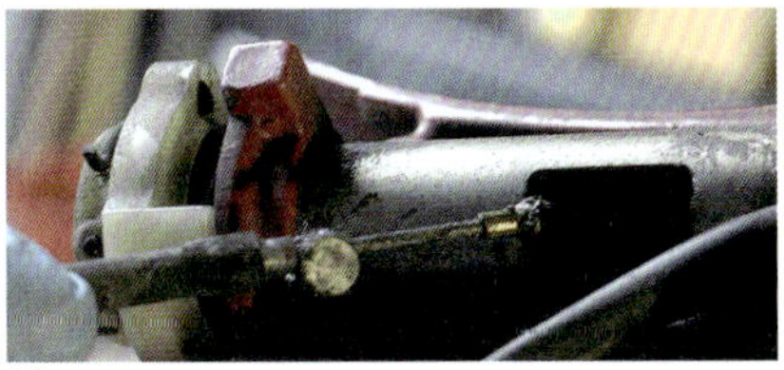
10

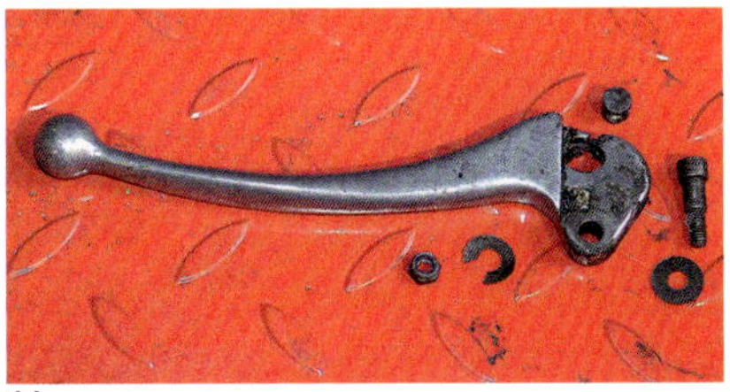
11

7: Die Befestigung des Bremshebels ist gelokkert. 8: Der Hebel wird ausgehängt, der Bowdenzug so weit wie möglich herausgestoßen. 9: Kopf des Seilzugs mit dem abnehmbaren Nippel. 10: Bremszug aus dem Schlitz im Gasgriff ziehen. 11: Bremshebel, Nippel, Schraube mit Mutter, Gleitscheiben, eine davon gebrochen.

das, wenn ein Helfer unten schiebt; der Zug paßt oben so einigermaßen in den Raum neben dem Anschlag. Der Nippel ist geschlitzt und läßt sich daher vom Bremszug abnehmen. Anschließend kann der **Zug von unten** komplett aus dem Fahrzeug gezogen werden. Praktisch ist es, das oberen Ende des Seilzugs mit einem Kabel oder Stahldraht zu verbinden; der Draht bleibt im Rohr und dient später dazu, den neuen Zug einzuziehen (s.a. Kasten und Text weiter unten).

Tachowelle ausbauen:

Von der Bremsankerplatte und vom Tachometer haben wir die **Tachowelle** bereits abgenommen. Sie kann bei inzwischen abgeklapptem Lenker einfach oben herausgezogen werden. Wenn das Lenkrohr nicht ausgebaut wird, ist es hilfreich, das untere Ende mit einem Draht zu verknüpfen, mit dem der neue Zug später eingezogen werden kann. Zudem haben wir die Bohrungen für Bremszug und Tachowelle am Lenkrohr beschriftet, damit später nichts verwechselt wird.

Gaszug abklemmen:

Wie der **Gaszug vom Vergaser** getrennt wird, wurde bereits eingangs ge-

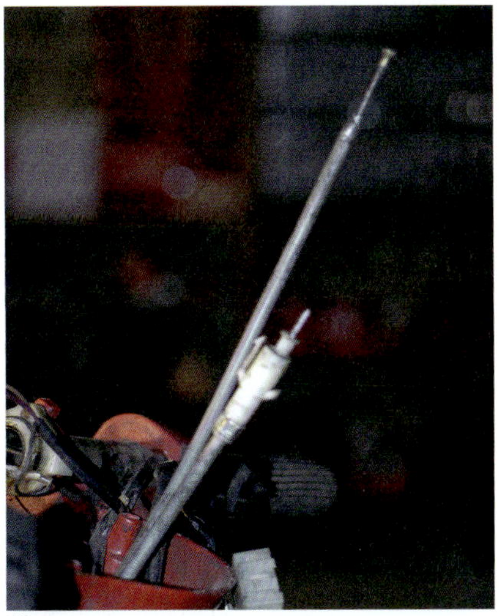
12

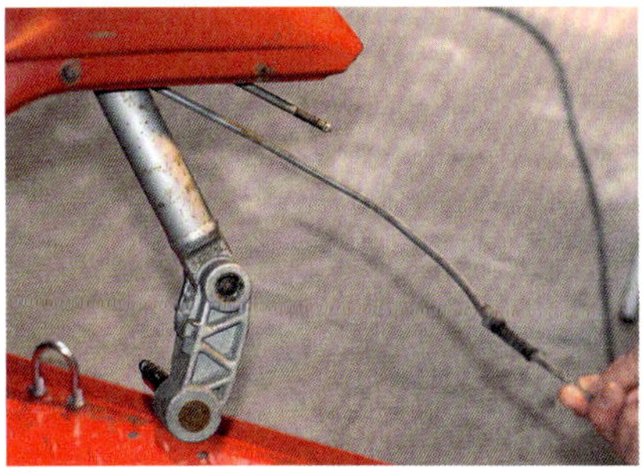
13

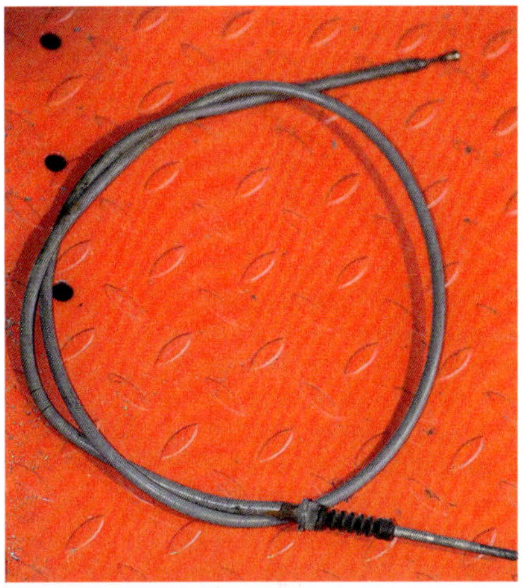
14

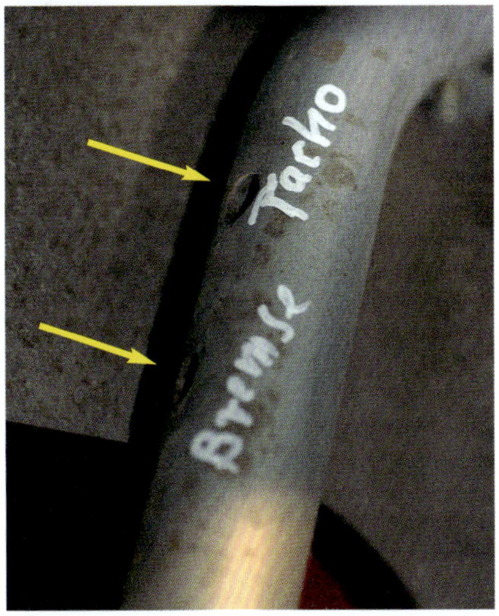

15

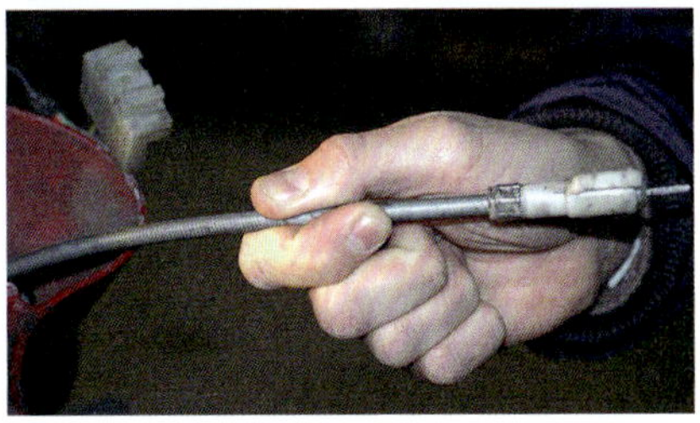
16

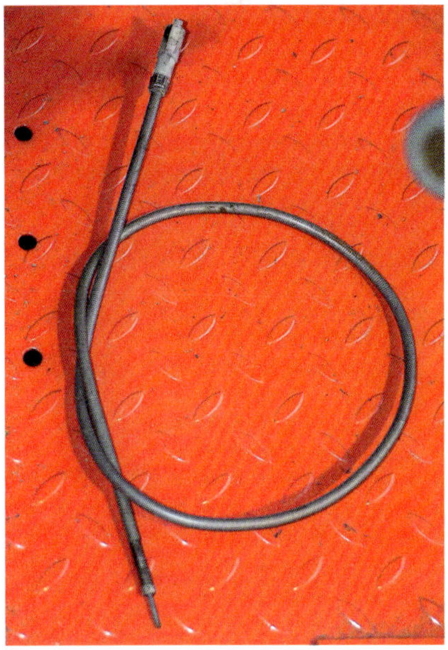
17

12: Bremsseilzug und Tachowelle stehen frei heraus. 13: Der Bremszug wird von unten herausgezogen. 14: Der Zug ist noch brauchbar, wird aber ersetzt. 15: Die Eintrittsöffnungen im Lenkrohr für Welle und Zug werden markiert 16: Die Tachowelle wird nach oben herausgezogen. 17: Auch die Tachowelle wird durch ein Neuteil ersetzt.

18: *Nippel des Gaszugs aus der Führungsrolle nehmen.* ***19:*** *Federsicherung von der Rolle ziehen.* ***20:*** *Führungsrolle und beide Scheiben (Pfeile) abziehen.* ***21:*** *das leicht vergammelte Gasgriffelement.* ***22:*** *Kunststoffbuchse der Gaszugführung.* ***23:*** *Gaszugende (oben) und Chockezugende (unten) im Motorraum.* ***24:*** *Die beiden Klammern der Chokezugbefestigung (Pfeile) unter der Sitzbank.* ***25:*** *die Schleife des Chokezugs.* ***26:*** *Lösen des Bolzenlagers des Kupplungshebels.* ***27:*** *Beim Vorziehen des Hebels wird der fettverklebte Nippel des Kupplungsseilzugs sichtbar.* ***28:*** *Zum Ausbau des Kupplungsseilzugs den Nippel abnehmen.* ***29:*** *Schaltgriffelement leicht ausgezogen, Scheibe beachten (Pfeil).*

zeigt. Zur Erinnerung: Motorhaube abnehmen, Luftfilter ausbauen, Gaszug aushängen. Wir lassen den alten drin, erklären aber, wie's geht:

Das **obere Gaszugende** ist nur bei abgenommener Lenkerverkleidung zugänglich. Gasgriff ganz nach hinten drehen und vorderen Nippel mit einer Spitzzange aus der Drehgriffrolle aushängen. Wie der Gaszug komplett aus dem Fahrzeug genommen wird, zeigen wir weiter unten.

Gasgriff ausbauen:

Nach Aushängen des Gaszugs wird der Splint abgezogen, der die Drehgriffrolle sichert. **Führungsrolle** sowie **Unterlegscheibe** und **Federscheibe** abnehmen. Danach kann die Gasbetätigung, die aus einem **Rohr** und dem **Gummigriff** besteht, abgenommen werden. Das Rohr ist stark mit altem Fett verharzt, der Gasgriff wurde wohl noch nie gereinigt, ist aber weder rissig, noch spröde. Beide Teile werden gereinigt und optisch aufbereitet, s. unten.

Chokezug auswechseln:

Der Chokezug verläuft mit einer **Schleife** im Karosseriehohlraum von vorne zur Seite. **Voraussetzung** für den Ausbau: **Luftfilter** demontiert und Starterzug vom **Vergaser** abgehängt wie weiter vorn gezeigt. Nun unten die beiden **Klammern** lösen, die den **Starterzug** mit dem Starterknopf verbinden; die kleine Klammer hält den Außenzug fest, die große Klammer den Innenzug. Der Zug kann ohne weitere Hilfsmittel durch die Karosserie gezogen werden. Unser Chokezug ist wie neu und bleibt im Fahrzeug.

Kupplungsseilzug abklemmen, Kupplungshebel ausbauen:

Der Kupplungsseilzug ist oben genauso befestigt wie der Handbremszug. Damit er oben am Lenker ausgehängt werden kann, muß er allerdings zuerst unten vom **Ausrückhebel** getrennt werden, was wir bereits im Rahmen des Motorausbaus getan haben.

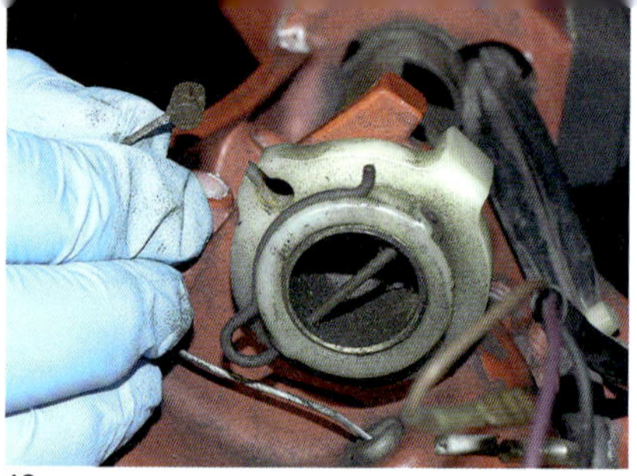
18

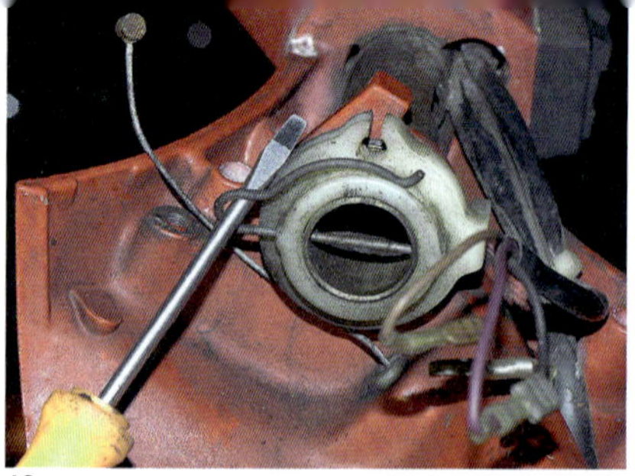
19

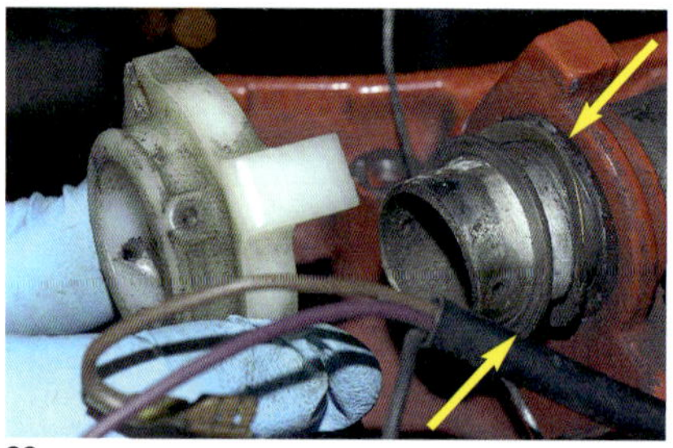
20

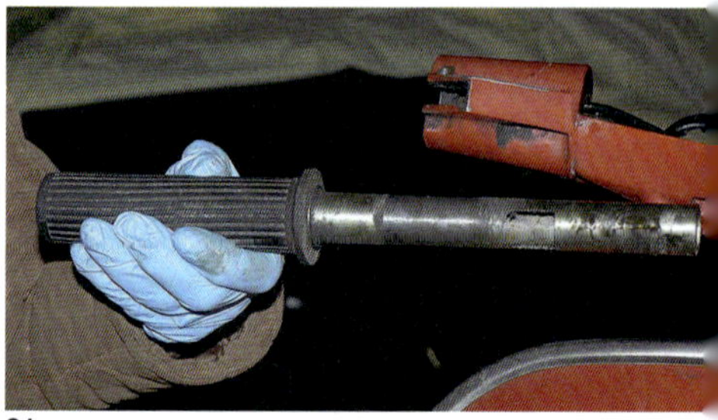
21

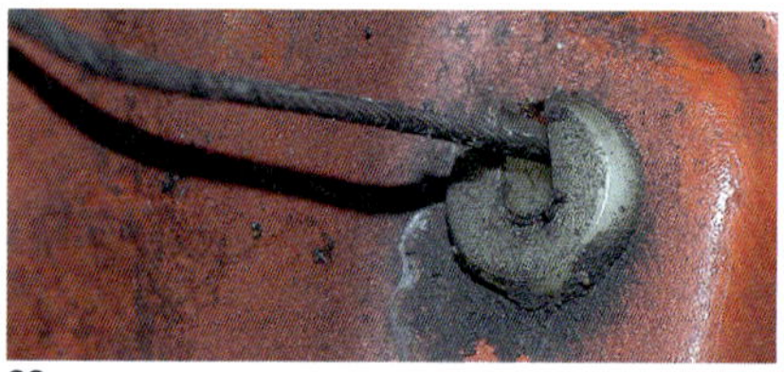
22

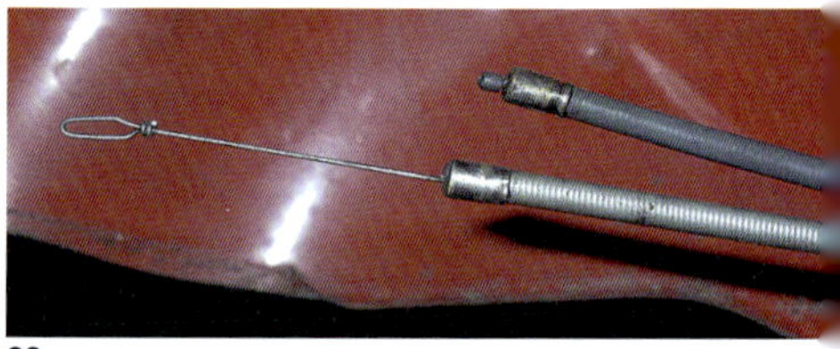
23

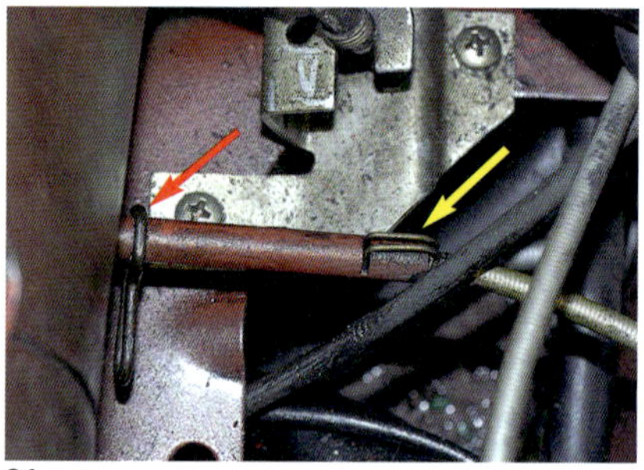
24

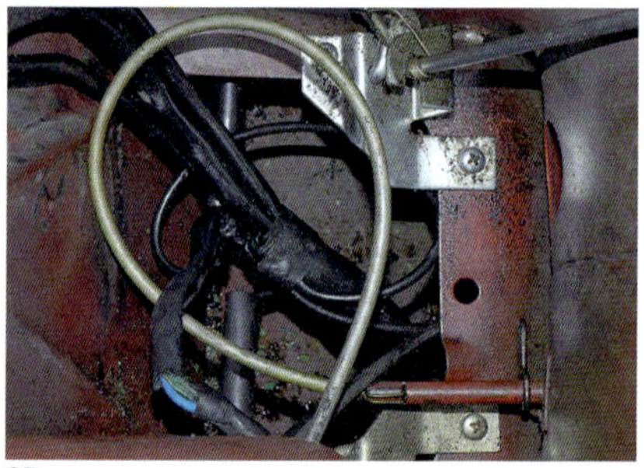
25

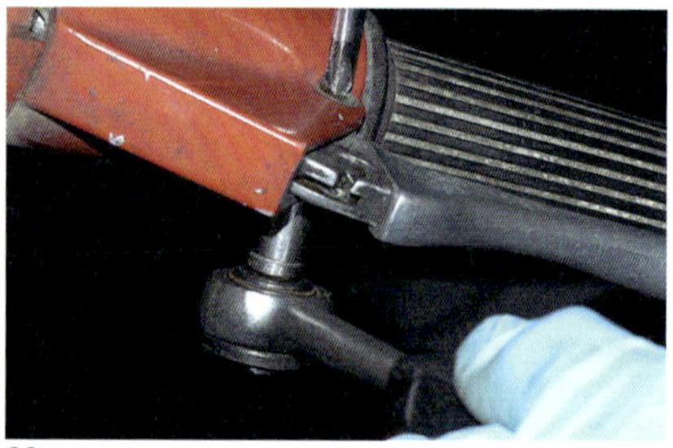
26

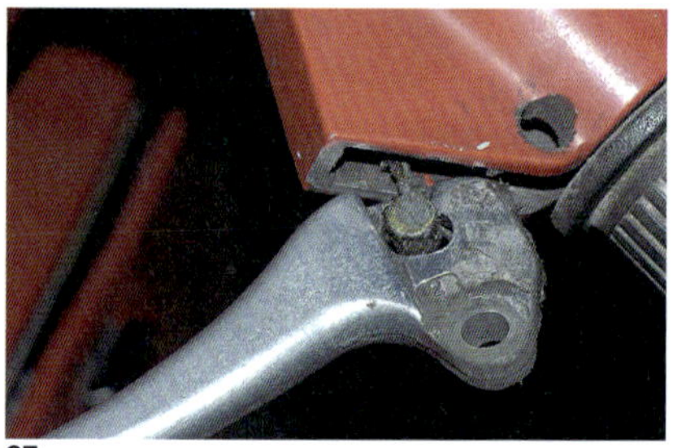
27

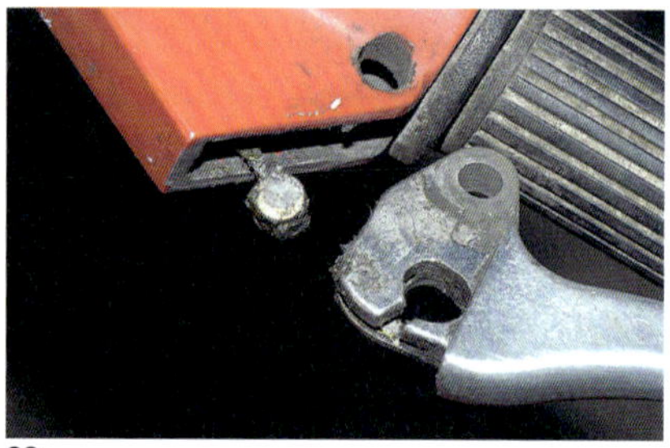
28

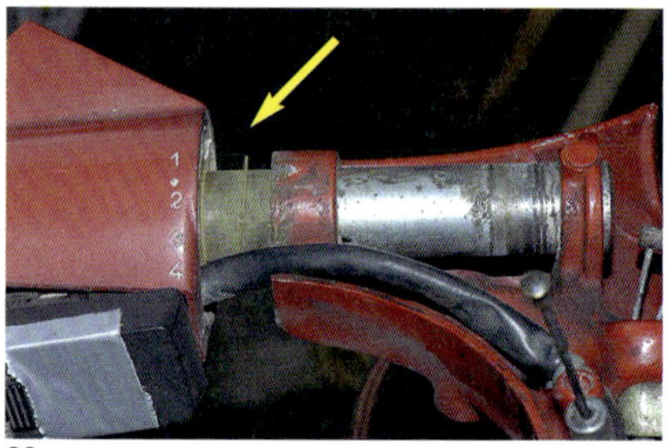
29

Den **Kupplungshebel** abnehmen. Er ist wie der Handbremshebel mit einem Kreuzschlitzbolzen und einer selbstsichernden Mutter SW 8 befestigt. Beim Herausziehen des Bolzens auch hier auf die **Gleitscheiben** beiderseits des Hebelauges achten. Hebel vorziehen und Seilzug aushängen. Der geschlitzte **Nippel** ist nur lose aufgesteckt, er kann leicht in den Lenkrohrschacht fallen.

Werkzeug, Material Demontage Lenker, Hebel, Bowdenzüge

Stecknuß SW 13
mit Verlängerung
Gummihammer
Stecknuß SW 8, SW 10
Gabel-/Ringschlüssel SW 8, SW 10
Schraubendreher
Spitzzange

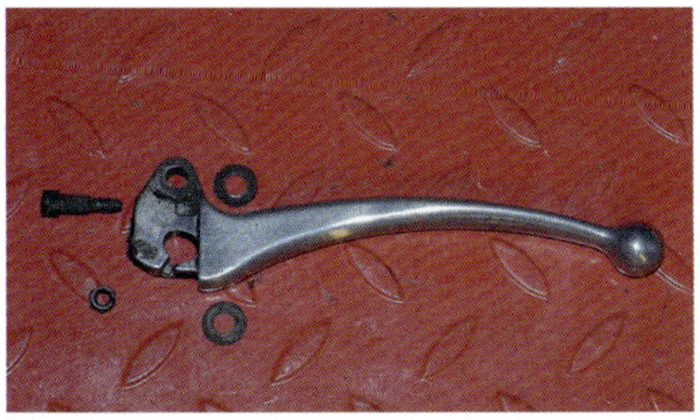
30

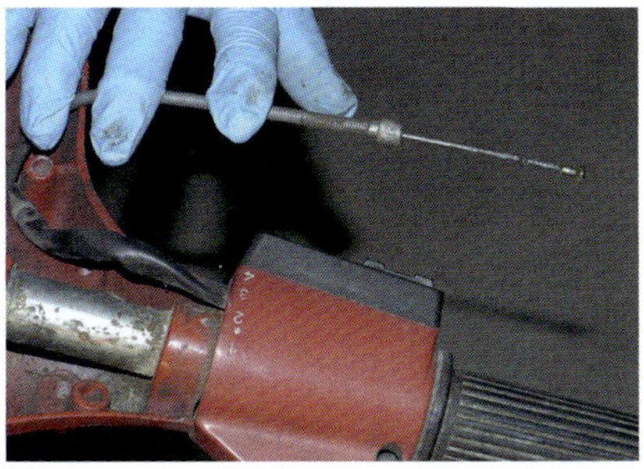
32

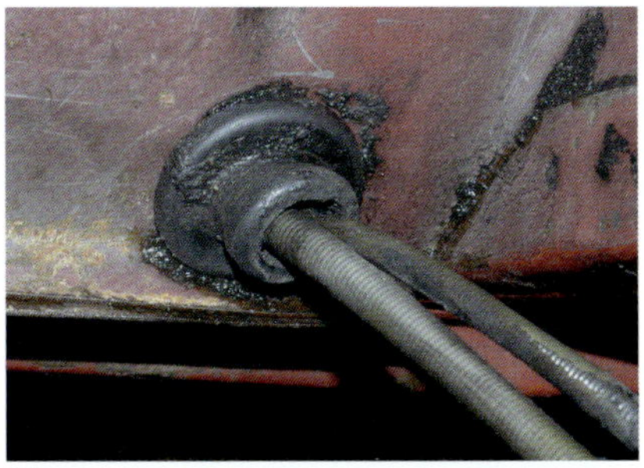
33

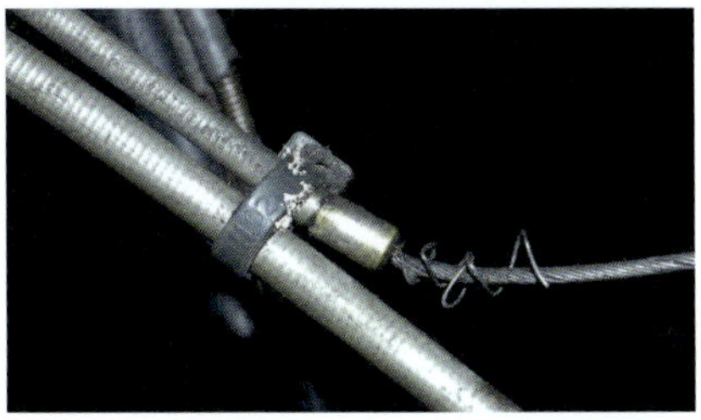
34

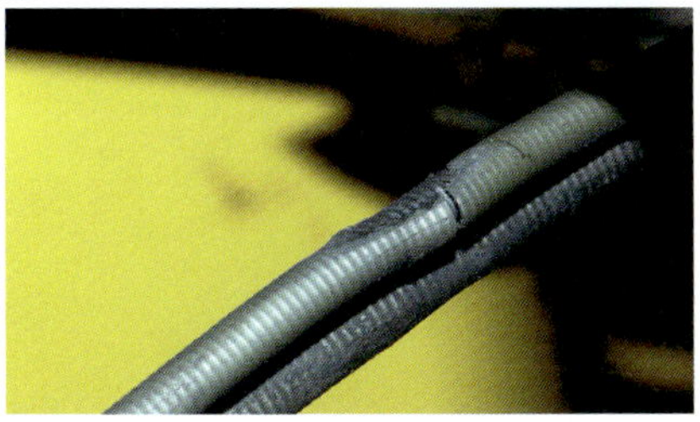
35

Seilzug vom Lenkerstummel abziehen und ganz ausbauen; die **Hülle** ist im Motorbereich angeschabt, beim Innenzug sind einzelne Drähte gerissen.

Wie der Kupplungszug komplett aus dem Roller genommen und ausgewechselt wird, zeigen wir weiter unten.

Schaltzüge abklemmen:

Die Schaltzüge sollten nach aller Erfahrung nur ausgebaut werden, wenn sie Schäden zeigen. Die Schaltung muß nämlich komplett neu eingestellt werden, wenn die Züge demontiert worden sind. **Voraussetzung** ist wieder: Tachowelle gelöst, obere Lenkerverkleidung abgenommen wie beschrieben. Jetzt ist der Schaltdrehgriff mit der Rolle für die Seilzüge zugänglich.

Zum Aushängen der vorderen **Schaltzugnippel** den 4. Ganz einlegen und die Einsteller unten am Schaltsegment ganz eindrehen. Damit wird Spannung rausgenommen. Jetzt die beiden Nippel mit einer Spitzzange aushängen. Wie die beiden Schaltzüge komplett aus dem Fahrzeug genommen und ausgewechselt werden, zeigen wir weiter unten.

Schaltdrehgriff ausbauen:

Voraussetzung: Abnahme von Lenkerverkleidung, Kupplungshebel und -zug sowie Schaltseilzügen. **Ringfeder** abhebeln, **Führungsrolle** zusammen mit **Feder- und Unterlegscheibe** abziehen.

Der **Schalt-Drehgriff** läßt sich ausbauen oder zumindest herausziehen, wenn der Stecker des **Kabelstrangs,** der zum linken Schalter für die Binkerbetätigung führt, vorn am Klemmbrett abgezogen wird. Im Schalter sind die Kabel verlötet. Beim Herausziehen des Schaltgriffs achten wir auf die (vergammelte) innere **Unterlegscheibe,** die sorgfältig gereinigt wird. Am Rohrstück klebt verharztes Fett, und da, wo es sich dreht, sind Korrosion und Riefen zu sehen.

Bremspedalbock abschrauben:

Im Rahmen des Motorausbaus haben wir bereits mit einem Schlüssel SW 13 die Klemmschraube gelöst, die den Seilzug am **Bremsgelenk** festhält; danach wurde der Seilzug aus dem Einsteller gezogen. Damit der Seilzug vorne ausgehängt werden kann, muß zuerst der **Bremspedalbock** abgeschraubt werden. Er ist rechts mit zwei durchgehenden Schrauben SW 10 nebst Muttern SW 10 und links mit einer nur von unten zugänglichen Schraube SW 10 befestigt. Federringe und Unterlegscheiben mit abnehmen, Pedalbock nach unten drücken und so weit vorziehen, bis die Rundöse des **Innenseilzugs** zu sehen ist.

Die **Öse** wird von einem versplinteten Bolzen gehalten. Den Ausbau des Seilzugs und die vollständige Abnahme des teilweise noch verschmutzten Bremspedalbocks zeigen wir weiter unten in allen Einzelheiten. Hier nur einige Stichworte: **Bolzen entsplinten** und vom Bock abnehmen; Seilzug von vorn aus der Tülle ziehen, dann dessen Hülle von hinten abnehmen. Kabel vom Bremslichtschalter abziehen, Pedalbock abnehmen.

36: Die Hüllen beider Schaltzüge sind beschädigt, die äußere Schutzhülle ist völlig kaputt.
37: Blick von unten auf die abgenommene Schaltvorrichtung und die Einstellschrauben (Pfeile); die Außenzüge sind bereits zurückgeschoben.
38: Schaltinnenzug und Nippel in der Draufsicht.

30: Elemente der Kupplungsbetätigung; Bolzen, Mutter, zwei Gleitscheiben, Hebel. 31: Zum Ausbau des Schaltgriffs den Blinkerstecker aus dem Verteiler an der Front abziehen und Griff nach außen ziehen. Auf die Gleitscheibe am Armaturenträger achten. Das Rohr ist stark verschmutzt. 32: Kupplungszug aus der Lenkerarmatur gezogen. 33: Austritt von Kupplungs- und Bremsseilzug im Radhaus. 34: Der Innenzug des Kupplungszugs (oben) ist teilweise gerissen. 35: Die Außenhülle des Kupplungszugs ist aufgescheuert.

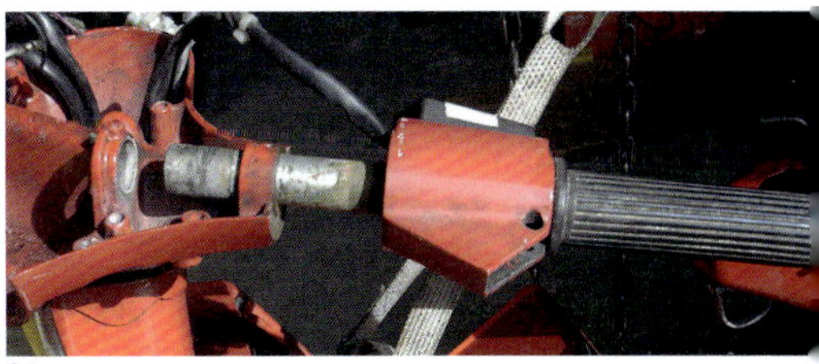
31

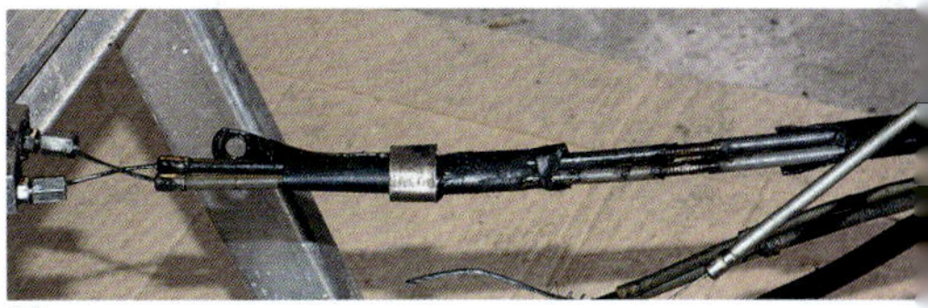
36

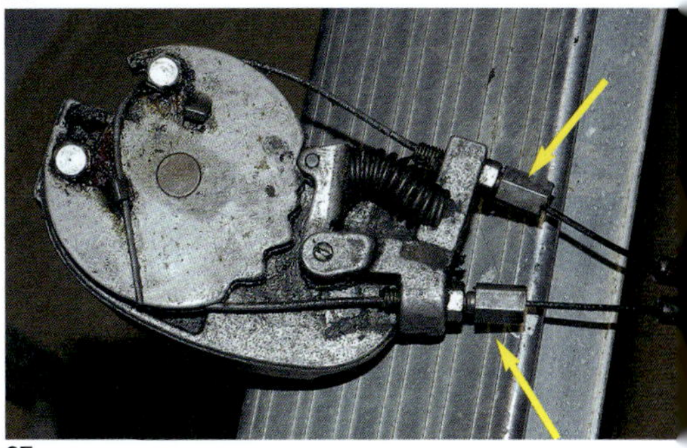
37

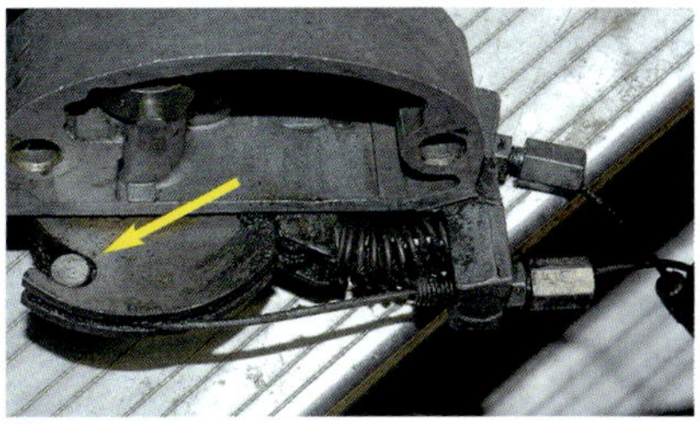
38

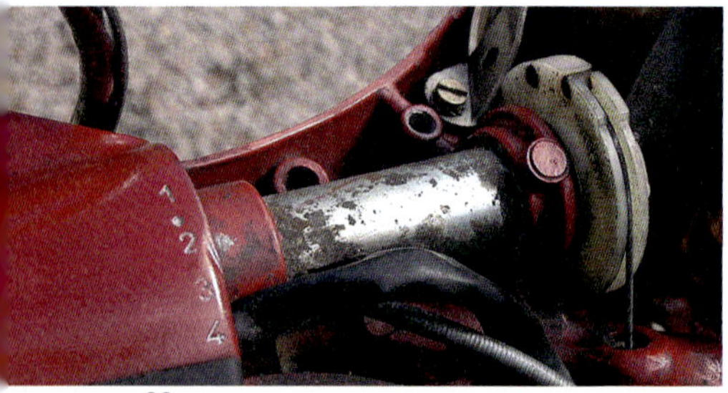
38

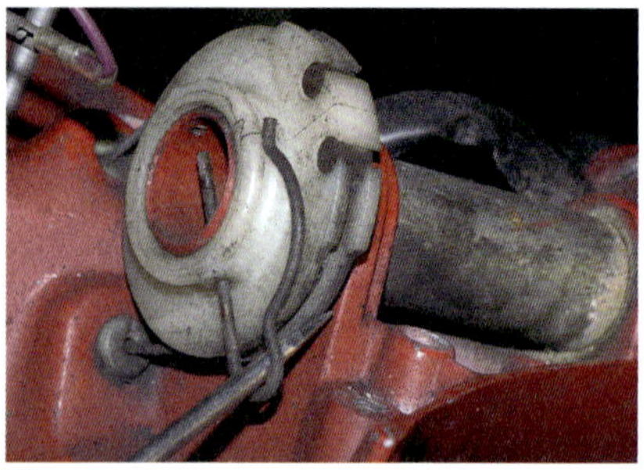
39

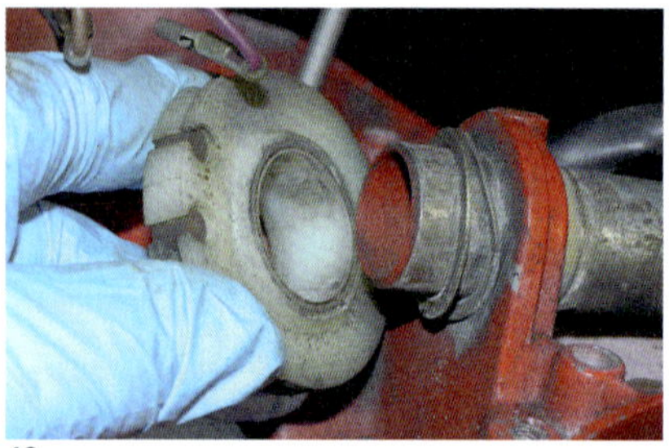
40

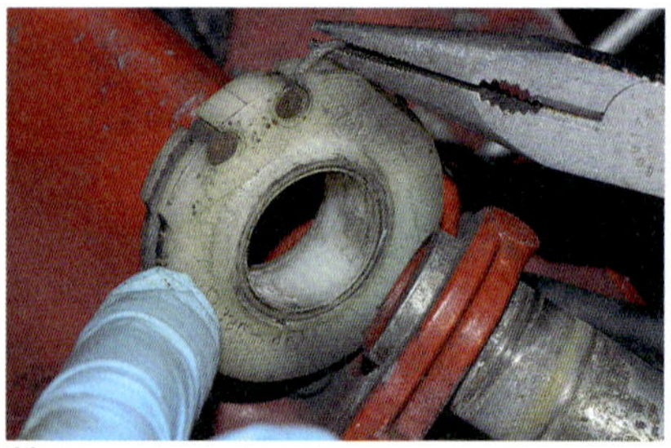
41

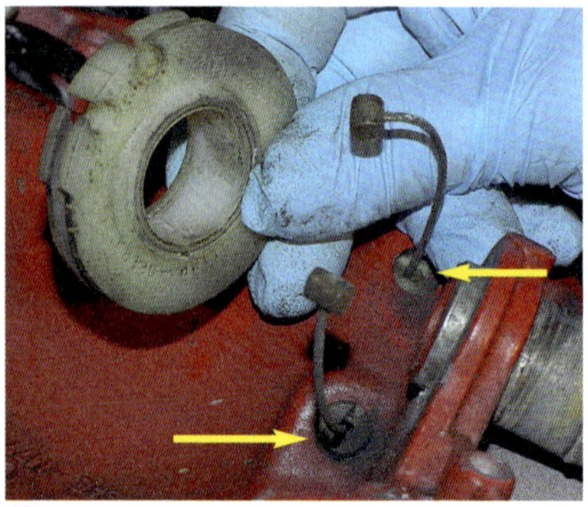
42

38: Führungsrolle der Seilzugbetätigung für die Schaltung von hinten gesehen. 39: Blick auf die Führungsrolle der beiden Schaltzüge; die Federsicherung wird ausgehebelt. 40: Die Führungsrolle kann zusammen mit den beiden Nippelenden der Züge abgezogen werden. 41: Die beiden Nippel werden mit der Spitzzange ausgehängt. 42: Führungsrolle und ausgehängte Schaltzüge. Die Pfeile weisen auf die Führungsbuchsen aus Plastik hin.

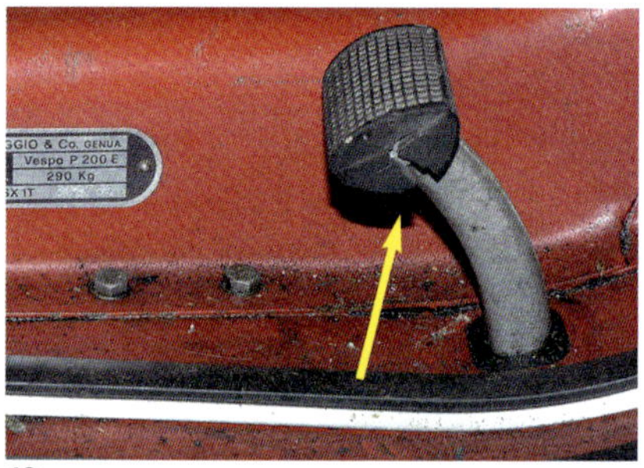
43

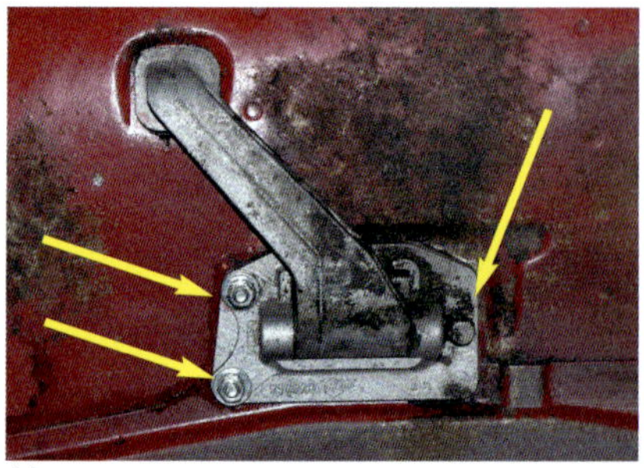
44

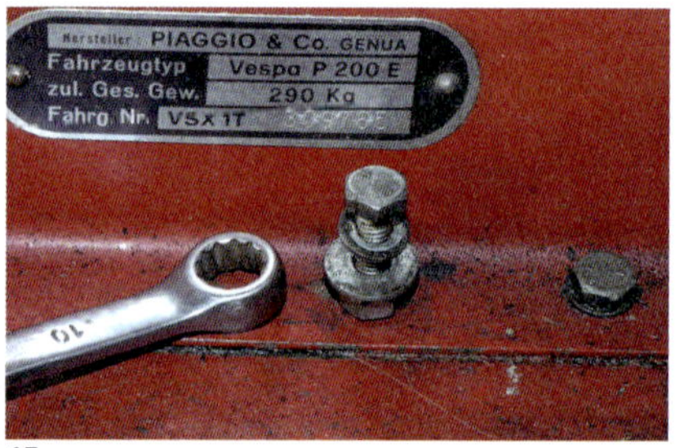

45

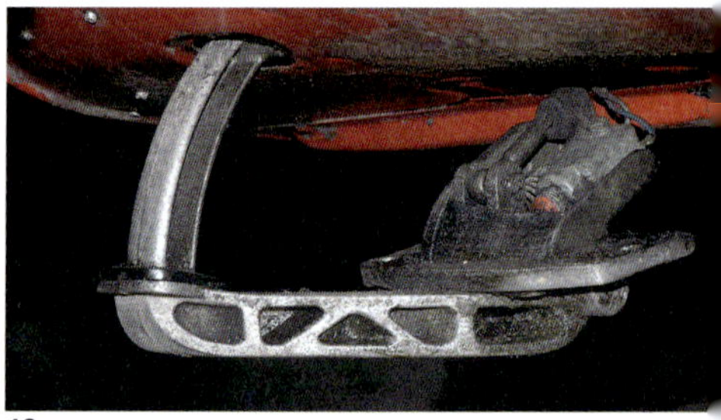
46

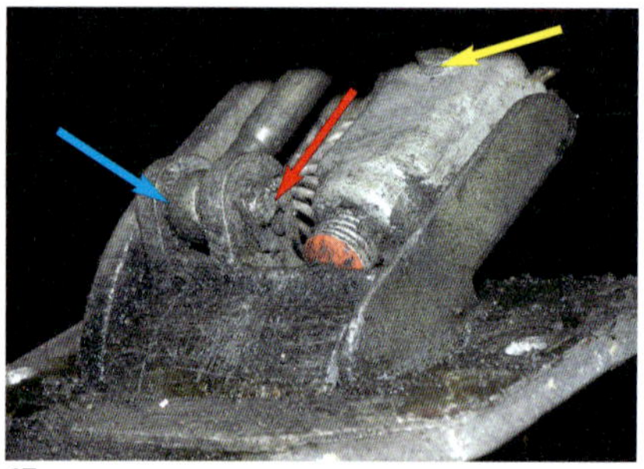
47

43: Der Pedalgummi ist gerissen. Links die beiden Schrauben des Pedalbocks. 44: Der Bremspedalbock ist unten mit zwei Muttern SW 10 (links) und einer Schraube SW 10 befestigt. 45: Eine Schraube SW 10 mit Scheibe, Federring und Mutter SW 10 ist bereits ausgedreht; rechts die zweite. 46: Der völlig ölverdreckte Pedalbock läßt sich nach unten absenken. 47: Das Bremsseil endet in einer Öse (blauer Pfeil), die mit einem versplinteten Bolzen (roter Pfeil) arretiert ist. Rechts der Bremslichtschalter; er ist mit einer Schraube SW 8 am Pedalbock befestigt (gelber Pfeil). Alle Einzelheiten zur Demontage weiter unten im Buch.

Festgestellte Mängel Lenker, Seilzüge

Lenker
Befestigung: Bolzenkopf korrodiert, Werkzeugspuren

Vorderrad-Bremszug
Außenhülle: unten leicht beschädigt

Bremshebel
Befestigung: Gleitscheibe am Griff gebrochen
Anlenkung Seilzug: Öse ausgeschlagen

Tachowelle
Außenhülle: unten leicht beschädigt
Halterung Welle: Schraube M6, Scheibe und Fixierplättchen fehlen
Befestigung am Tacho: fehlende Zunge am Plastikclip

Gasgriff
Rohr, Griff: fettverkrustet, Griff verdreckt; Gaszug-Außenhülle beschädigt

Gaszug
Hülle: unten mit Scheuerstellen

Schaltdrehgriff, Schaltzüge
Drehgriff: Riefen, Korrosion, verharztes Fett
Hüllen: Bowdenzüge außen beschädigt, Führungsrohr kaputt

Hinterrad-Bremszug, Pedal
Innenzug: hinten stark verbogen; **Pedalgummi** verschlissen

Kupplungszug
Hülle, Innenzug: Schäden an Hülle, Drähte gerissen

Kupplungsgriff
Anlenkung Seilzug: Öse ausgeschlagen

Chokezug
Hülle: Scheuerstellen, Tülle fehlt

Bedienung, Beleuchtung: Aufarbeitung, Montage

Lenker, Rückspiegel: Aufarbeitung

Lenker aufarbeiten:

Beim Lenker der Vespa handelt es sich um ein **verwinkeltes Gußteil** mit zahlreichen Bohrungen und Widerlagern, das nicht leicht in Schuß zu bringen ist. In jedem Fall muß der Lenker hochgezogen und abgeklappt oder ganz ausgebaut sein (s. Kasten auf der folgenden Seite). Der Lenker unserer PX zeigte vor allem im Bereich der Drehgrifflager **starke Fettablagerungen,** die mit Waschbenzin beseitigt wurden.

Nach gründlicher Reinigung auch der schwer zugänglichen Stellen traten Fehler in der **Lackierung** zutage, die aber nur dann beseitigt wurden, wenn es sich um nachträgliche Kratzer an der Oberseite und den Drehgriffsockeln handelte. Sprühnebelbereiche ab Werk wurden nicht überlackiert. Die **Farbe** war nach genauem Abgleich des Rottons eigens für uns gemischt und in eine Sprühdose gefüllt worden (nähere Angaben dazu s. weiter hinten im nächsten Karosserie-Kapitel).

Auch die beiden **Drehgriffe** wurden sorgfältig gereinigt, wobei an den beanspruchten Stellen auch eine Drahtbürste verwendet wurde. Den **Gasgriff** hatten wir ganz ausgebaut, den **Schaltgriff** nach Abziehen des Kabelsteckers herausgezogen und abgeklappt, so daß das Metallrohr frei zugänglich war. Die noch gut erhaltenen **Griffgummis** wurden mit Bürste und Spülmittel gesäubert und nach dem Trocknen mit dem Gummipflegemittel von Autoglym behandelt. Auch die Kleinteile wurden aufpoliert: die Seilzugdrehscheiben aus weißem Plastik, die Metallscheiben und Klammern. Den Einbau des Lenkers zeigen wir erst, wenn bestimnmte Seilzüge ausgewechselt wurden, denn der Lenker muß bis dahin angehoben bleiben.

Der Chrom des **Rückspiegels** bedurfte lediglich einer Auffrischung mit dem Hausmittel Herdblank und einer nachfolgenden, schützenden Politur. Die Befestigungsteile wurden gereinigt.

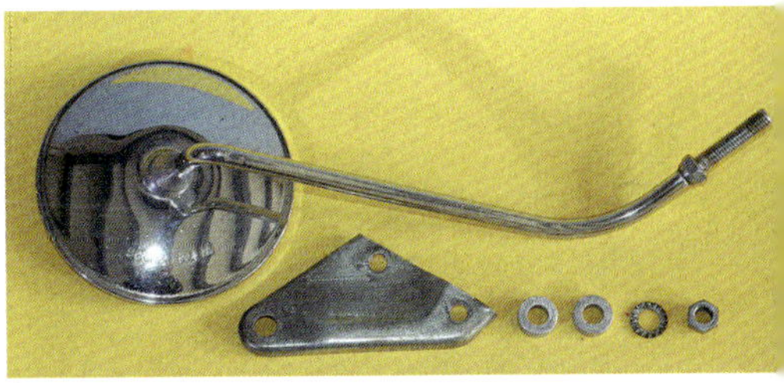

1

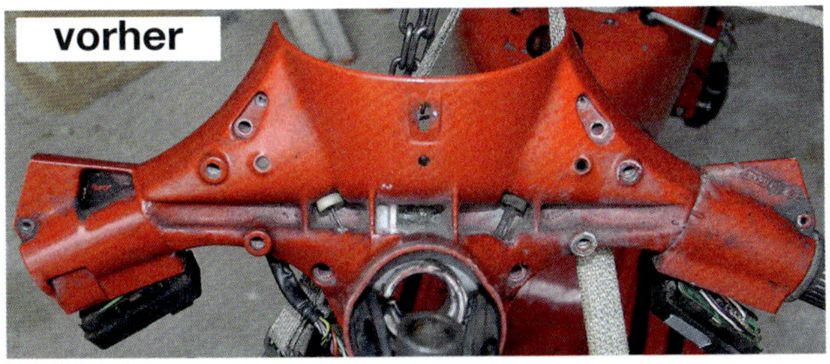

2

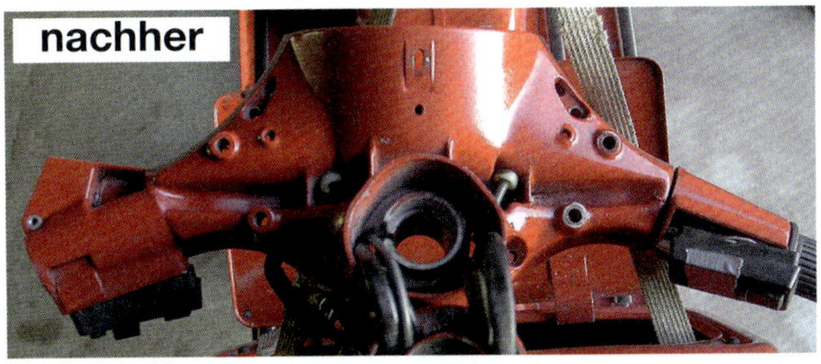

3

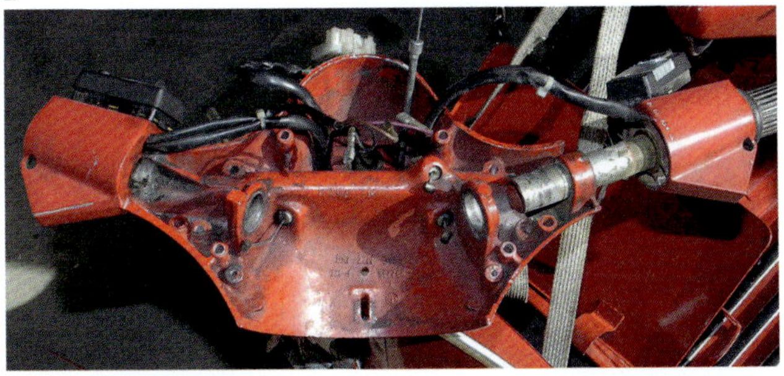

4

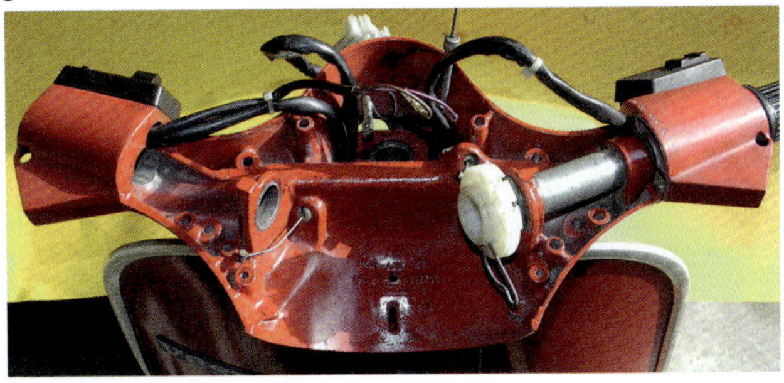

5

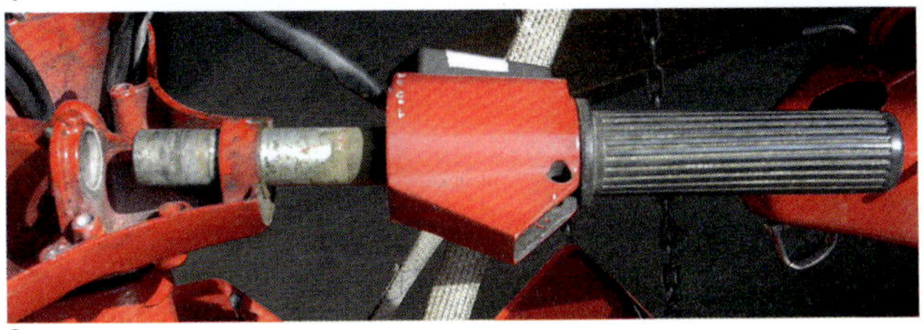

6

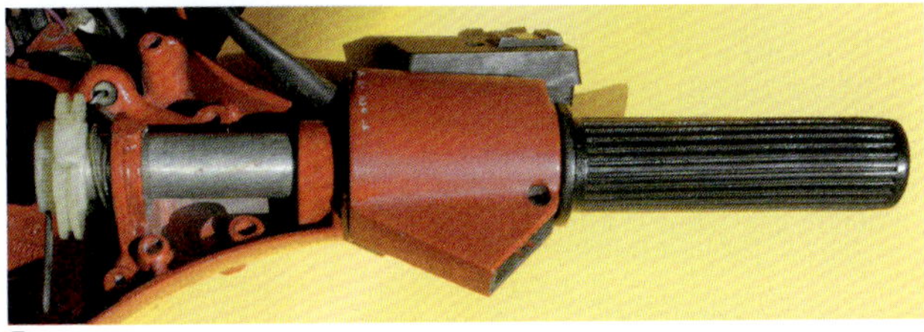

7

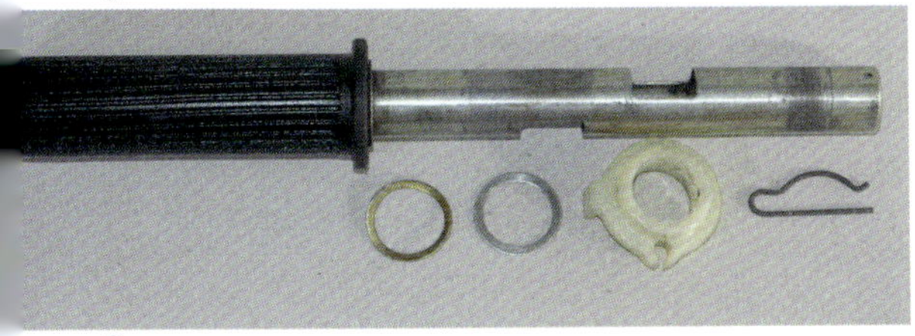

8

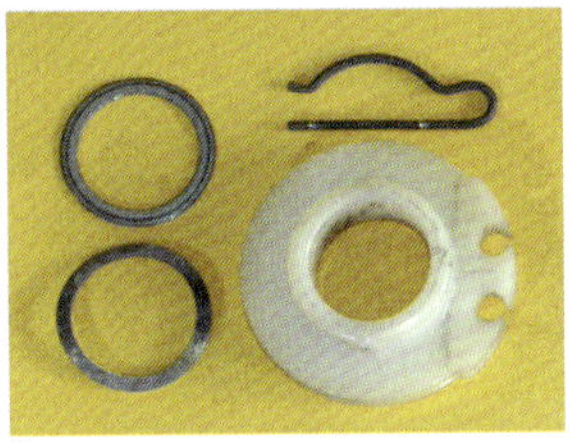

9

__1:__ Rückspiegel und Befestigungsteile sehen nach dem Aufpolieren wieder sehr gut aus. __2, 3:__ Die Unterseite des Lenkers vor und nach der Aufbereitung. __4, 5:__ Die Oberseite des Lenkers vor und nach der Aufbereitung. __6:__ So vergammelt war der Schaltgriff. __7:__ Nach Entfettung und Reinigung ergibt sich ein völlig anderes Bild. __8:__ Gasgriff und Kleinteile nach der Aufbereitung. Auch der Gummigriff wurde behandelt. __9:__ Die gesäuberten Kleinteile der Schaltung mit der Drehscheibe für die Schaltzüge.

Lenker und Kabelverlauf bei der PX: Worauf es im Detail ankommt

Bei den **Schaltern** der klassischen PX ab Modelljahr 1984 wird nicht gelötet. Ist ein Schalter defekt, wird er komplett mit seinem **Kabelstrang** gewechselt, der von der Steckkontaktleiste hinter der Frontkaskade kommt und durch das Lenkrohr nach oben geführt wird. Der **linke Schalter** (Blinkerschalter) hat einen sechspoligen Stecker. Der **rechte Schalter** für Hupe und Lichtfunktionen hat einen Stecker mit fünf Kontakten sowie zwei einzelne zusätzliche Kabel in unterschiedlichen Farben. Weiterhin gehen von diesem Schalter die drei Kabel für den Scheinwerfer ab. Bei den älteren Vespa-Modellen, zum Beispiel Rally oder Sprint, ist das anders: Da kann der einzelne Schalter nach Lösen der Kontaktverschraubungen für die einzelnen Kabel herausgenommen und ersetzt werden.

Alle Modelle ab Modelljahr 1984 sind Lusso- bzw. Arcobaleno-Modelle. Sie haben den **neuen Kabelbaum,** der hinter der Kaskade endet und in einer großen **Steckkontaktleiste** mündet. Die Steckkontakte haben allesamt eine andere Form, d.h. man kann nichts falsch einstecken. Bei dem in diesem Buch behandelten Restaurierungobjekt fehlt der Steckkontakt für den E-Starter. Wenn man z.B. den Blinkerschalter ersetzten möchte, wird der Steckkontakt aus der Leiste herausgezogen und von unten nach oben durch den Lenker hindurchgefädelt. Das erfordert etwas Geduld, geht aber.

Auf den Bildern ist zu sehen, wie die Kabel aussehen, aber auch, wie sie **richtig im Lenkerunterteil verlegt** sind. Das ist wichtig, damit es später beim Betrieb zu keinen Kabelbrüchen bzw. Schäden am Kabel kommen kann, was sonst schon nach wenigen hundert Kilometern erfolgen kann.

Text und Fotos: Werner Lechner

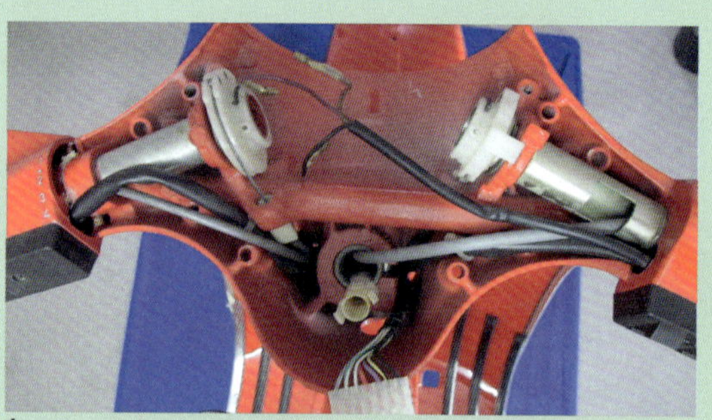

1

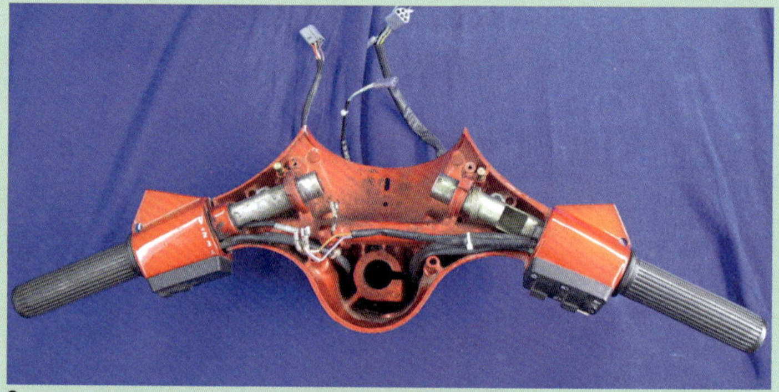

2

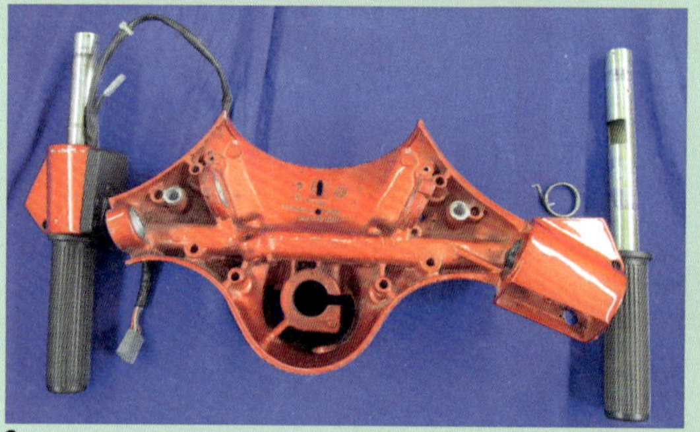

3

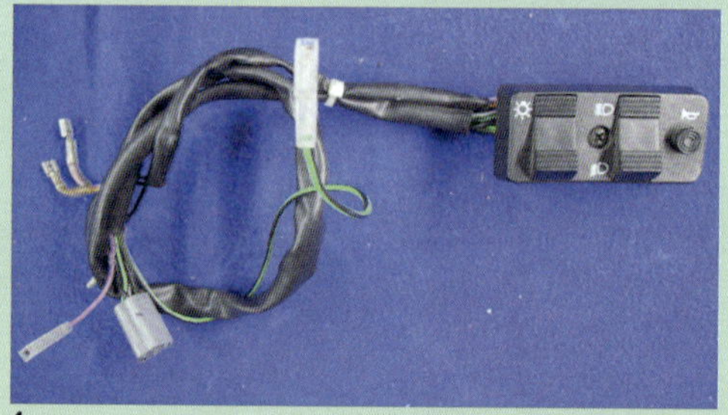

4

***1:** Verlauf der Kabel und Seilzüge bei der PX. **2:** Lenkereinheit komplett ausgebaut mit Teilkabelsträngen. **3:** Lenkermodul und Griffeinheiten getrennt. **4:** Lichtschalter mit Kabelsträngen und dem Knopf für die Hupe.*

Werkzeug, Produkte Aufbereitung Lenker, Drehgriffe, Spiegel

Drahtbürste, Nylonbürste
Spülmittel, Waschbenzin
Lack rot
Gummipflege Autoglym
Herdblank, Politur

***10:** Haubenverriegelung mit neuen Gummis und Ringen. **11:** die fabrikneue Tunnelabdeckung.*

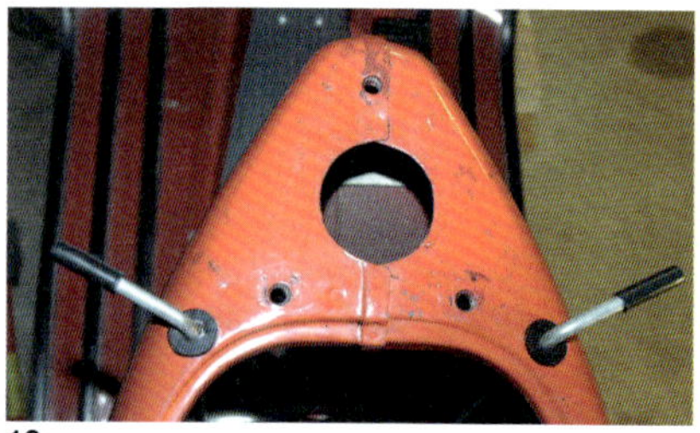

10

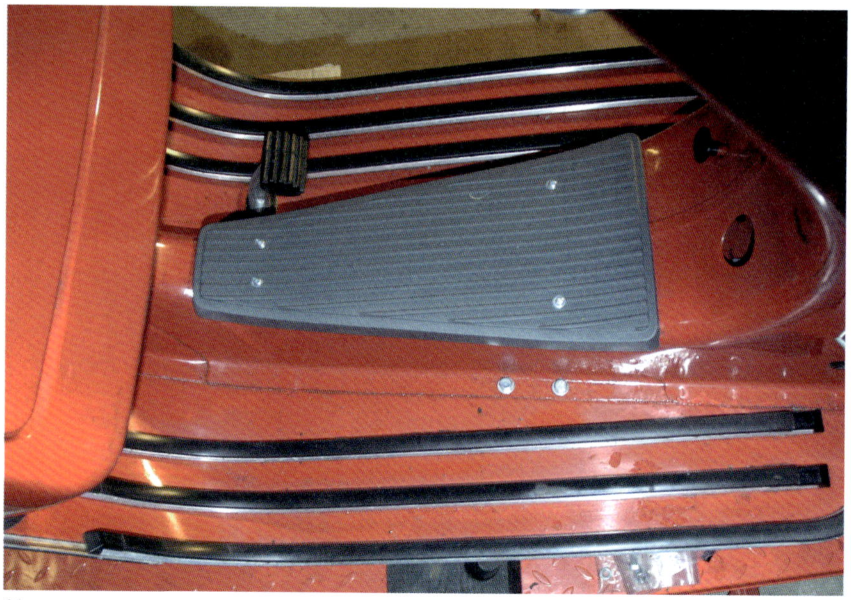

11

Seilzüge: Auswechseln der alten Züge gegen Neuteile

Bowdenzüge wechseln allgemein:

Ausgangssituation für alle Züge, die vom Lenker nach hinten führen: obere Lenkerverkleidung sowie Tank und Sitzbank ausgebaut, Lenker nach hinten geklappt. Wie bei allen **PX-Modellen** laufen auch bei unserer PX 200 E die Züge für Kupplung, Schaltung und Gas vom Lenker über den Mitteltunnel in den **Hohlraum unter der Sitzbank;** von dort werden sie durch spezifische Öffnungen zu den einzelnen Aggregaten geführt. Der **Hinterradbremszug** läuft vom Pedal durch den Tunnel nach hinten.

Es gibt verschiedene Methoden, um die Züge durch den Rahmentunnel zu manövrieren. Auf keinen Fall den alten Zug voreilig aus dem Tunnel ziehen, ohne **Maßnahmen zum Einfädeln** des neuen Zuges getroffen zu haben. Die **Arbeitsweise** ist bei den einzelnen Zügen **unterschiedlich** und wird unten separat beschrieben.

Bei allen Bowdenzügen mit nur **einem Nippel** zuerst den alten Innenzug herausziehen, dann die alte mit der neuen Hülle verknüpfen, neue Hülle einziehen, zuletzt neuen Innenzug fetten und durchschieben. Beim Gaszug ist es etwas komplizierter. Bei allen Zügen mußt man **zu zweit** arbeiten. Es empfiehlt sich zudem, die Arbeiten bei **hochgezogenem Lenker** vorzunehmen. sonst kommt man an Enden und Buchsen nicht heran.

Nicht sicher genug ist uns die von manchen Spezialisten empfohlene Methode, bei der alte und neue Hülle mit einer kleinen Blechschraube verbunden und durchgezogen werden (Kopf der Schraube absägen und das Ende mittels Zange in das obere Ende der alten Hülle drehen; dann die neue Hülle auf das andere Ende der Schraube drehen). Wenn die Hüllen sich unterwegs trennen, gibt's Probleme.

Gaszug auswechseln:

Der Gas-Bowdenzug muß **komplett mit dem Innenzug** gewechselt werden, denn er ist vorn und hinten mit festgelöteten Nippeln versehen. Es ist nicht sinnvoll, den hinteren Nippel abzuknipsen und später wieder anzulöten – viel zu aufwendig. Es gibt zwar Seilzug-Meterware und Lötnippel im Oldtimer-Handel, aber darauf sollte man nur zurückgreifen, wenn Komplettzüge nicht mehr lieferbar sind.

Vor dem **Ziehen durch den Mitteltunnel** die **Kunststoffbuchse** am Lenker abnehmen; sie wird von unten aus ihrem Sitz gezogen. Außerdem die **Gummitülle** hinten an der Karosserie abnehmen. Den neuen Gaszug von beiden Seiten mit **Kriechöl** schmieren (s. Foto).

Nun den alten Gaszug mit dem neuen am hinteren Ende **verknüpfen,** und zwar so, daß sich die Züge beim Ziehen nicht trennen können. Den hinteren Nippel des alten und den vorderen des neuen Zugs jeweils etwa vier Zentimeter weit aus der jeweiligen Hülle vorziehen. Dann einen dünnen **Bindedraht** so um Nippel und Innenzüge schlingen, daß sich eine **feste Verbindung** ergibt (s. Foto). Durch kurzes, ruckartiges Ziehen testen, ob das Ganze hält.

Buchse am Lenker abziehen. Während nun die erste Person vorne zieht, schiebt die Helferin/der Helfer hinten nach. Und es geht reibungslos. Im Handumdrehen erscheint das vordere Ende des neuen Zugs oben am Lenker. Bindedraht lösen, den neuen Innenzug seitlich in die Buchse einführen, die Außenhülle in die Buchse und zusammen mit dieser von unten in den Lenker stecken. Anschluß an den Gasgriff s. Kapitel „Endmontage".

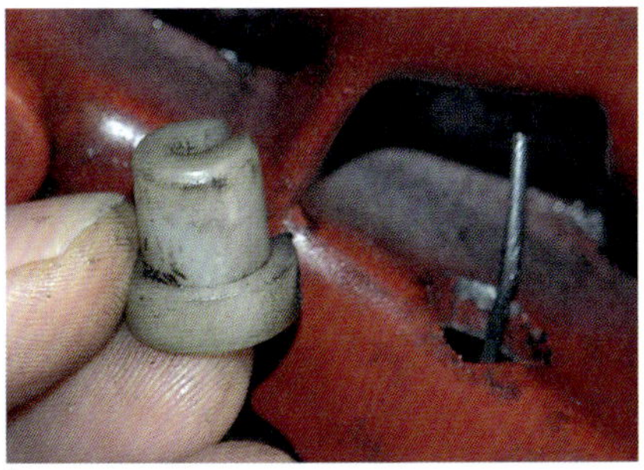

1

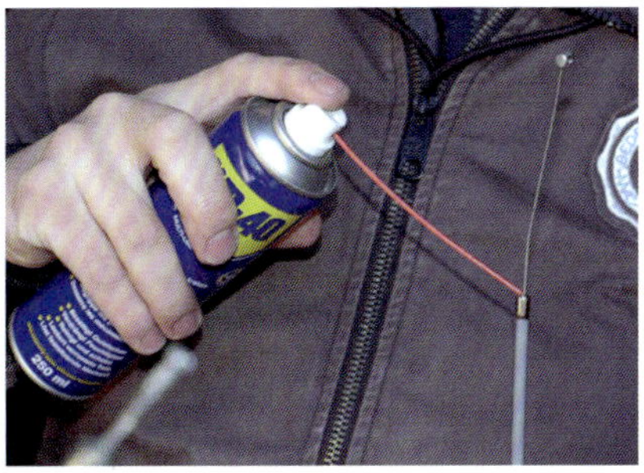

2

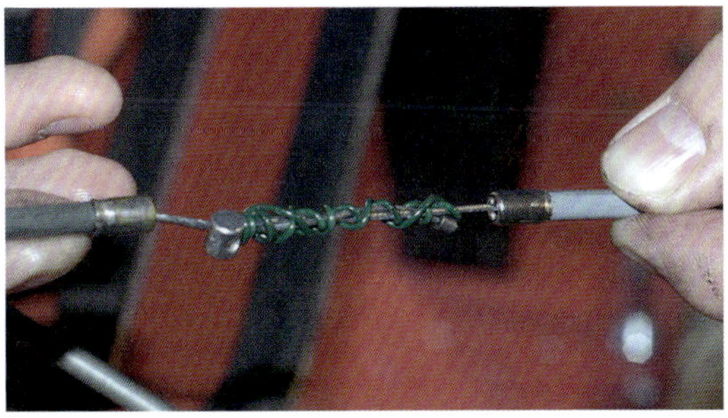

3

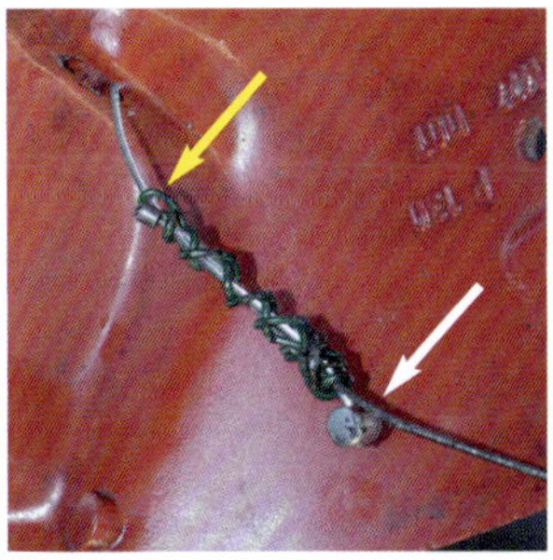

4

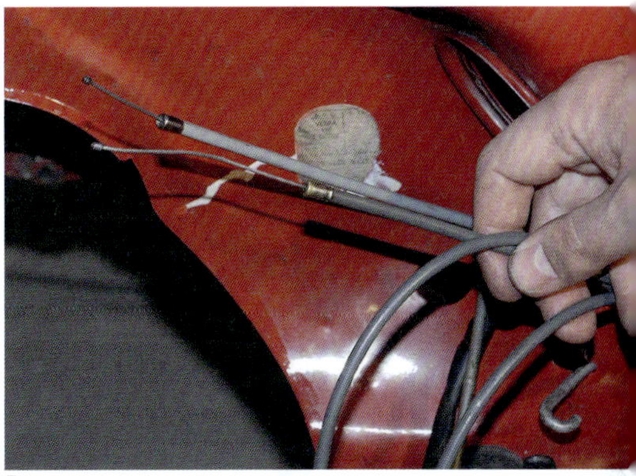

5

__1:__ Zum Auswechseln des Gaszugs muß zuerst die Plastikbuchse von unten aus dem Lenker gezogen werden. __2:__ Da Seele und Hülle des Gaszugs sich nicht trennen lassen, muß der neue Zug zuerst von oben und unten mit Kriechöl geschmiert werden. __3:__ Mit Bindedraht werden die beiden Innenzüge fest miteinander verbunden. __4:__ neuer (weißer Pfeil) und alter Gaszug (gelber Pfeil) bei der „Ankunft" oben am Lenker. __5, 6:__ zwei bereits ausgebaute (oben Gas- und Kupplungszug) sowie fünf neue Züge (unten) – je zwei Schalt- und Bremszüge, Tachowelle.

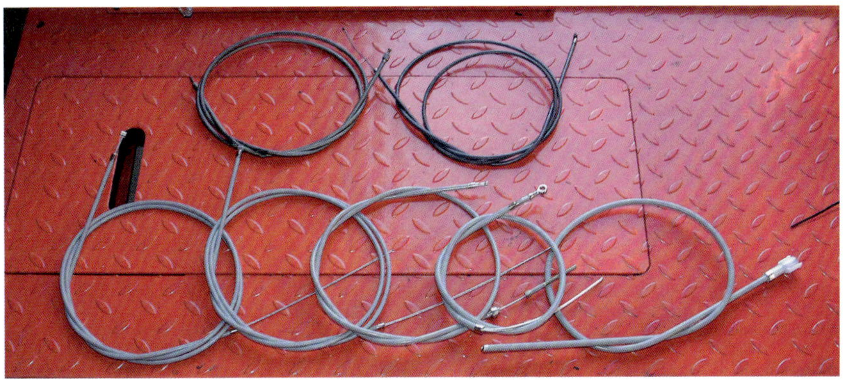

6

Kupplungszug auswechseln:

Der Kupplungszug ist leicht auszuwechseln; der neue Zug wird **von hinten** eingezogen. Zuerst ziehen wir den alten Zug unten aus dem angehobenen Lenker hervor. Dann glätten wir den beschädigten Bereich am unteren Ende und ziehen den alten Innenzug von vorn aus der Hülle.

Von einer **Bindedrahtrolle** (Ø 1,5 mm) knipsen wir ein 2,50 m langes Stück ab und schieben es von oben bis auf einen Rest von ca. 40 cm durch die alte Hülle. Aus dem neuen Zug wird ebenfalls die Seele gezogen. Dann wird die neue Hülle von vorn über das lange Drahtstück geschoben, bis ein kurzes Ende von ca. 5 cm übrigbleibt. Beide Hüllen haben nun einen **gemeinsamen Draht-Innenzug.**

Das obere Ende der neuen Hülle wird nun blockiert: Um eine kleine **Mutter M2,5** (SW 5,5) wird das kurze Drahtende geschlungen und mit dem Draht so verzwirbelt, daß nichts abrutschen kann. Anschließend kann die alte zusammen mit der neuen Hülle von hinten durch den Tunnel gezogen werden. Ein Helfer schiebt gleichzeitig von oben nach. Es klappt ganz prima und ohne Hängenbleiben. Zum Schluß werden alter Zug und Draht abgenommen.

Der neue Innenzug wird mit **Universalfett** geschmiert und von vorn durch die neue Hülle geschoben. Später kann dann der Nippel in das Gelenkstück am Kupplungshebel eingehängt werden.

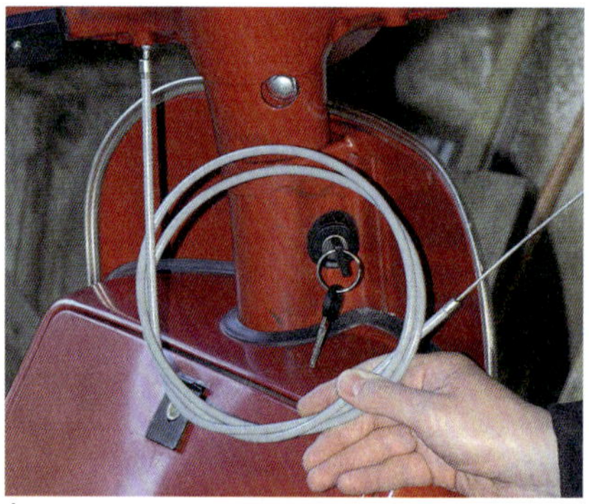
1

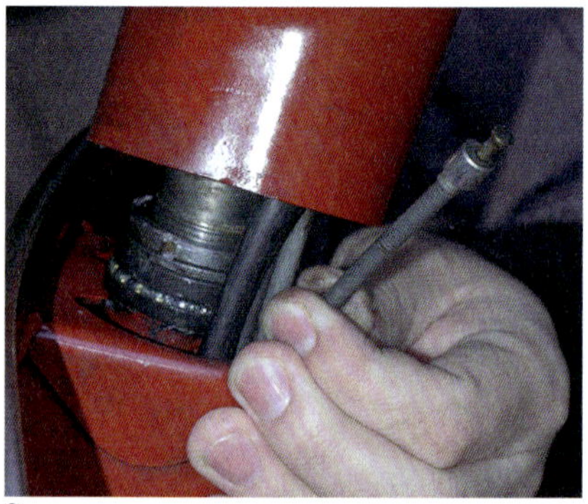
2

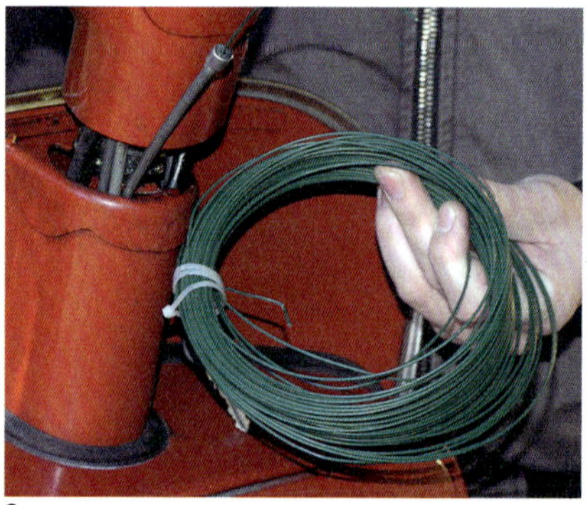
3

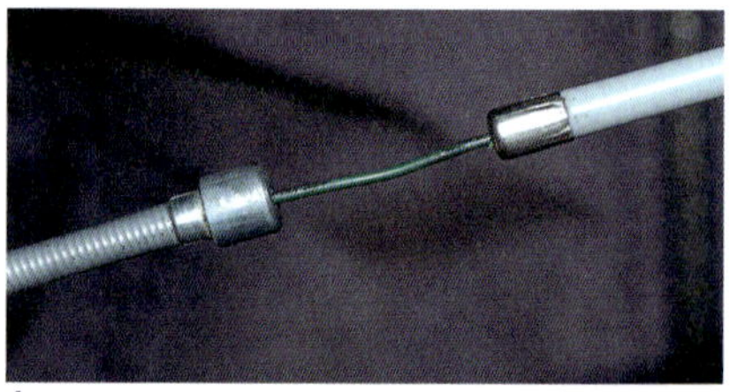
4

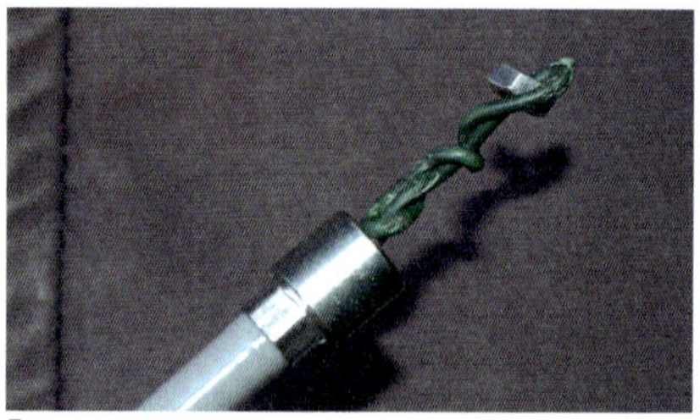
5

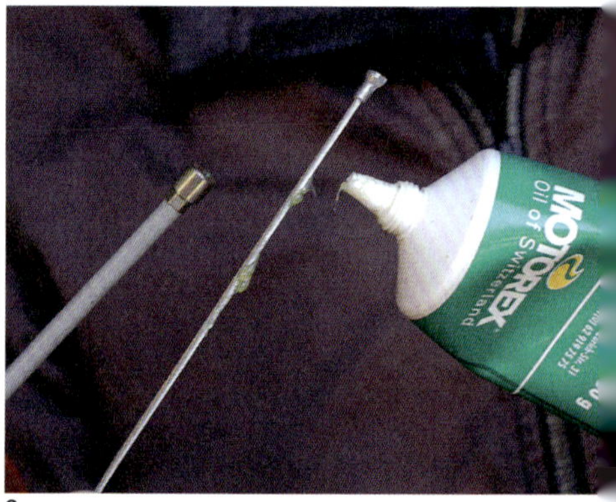

6

1: der neue Kupplungszug. 2: Der alte Zug wird unter dem Lenker hervorgezogen; oben schaut der Nippel des Innenzugs heraus. 3: Nach Herausziehen des alten Innenzugs wird von oben ein 2,5 m langes Stück Bindedraht durchgeschoben. 4: Die neue Hülle wird auf den Bindedraht geschoben. 5: So wird eine kleine Mutter mit dem Bindedraht verknüpft; der neue Kupplungszug wird von hinten eingezogen. 6: Vor dem Einfädeln des neuen Innenzugs wird dieser gefettet.

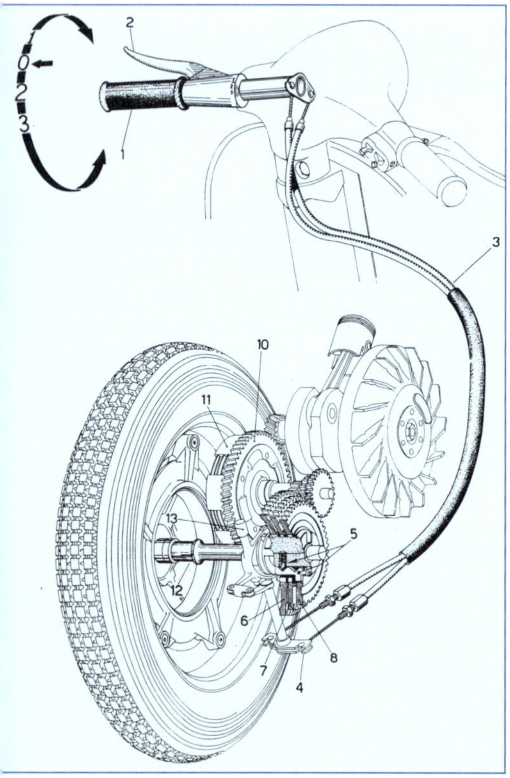
Zeichnung: Bedienungsanleitung Vespa 50, Piaggio & C.-S.p.A.

7

7: Schaltung und Getriebe der Vespa 50 als Beispiel: 1 = Schaltdrehgriff, 2 = Kupplungshebel, 3 = Schaltzüge, 4 = Schalthebel, 5 = Schaltmechanismus, 6, 7, 8 = Zahnräder 1., 2., 3. Gang, 9 = Vorgelegewelle, 10 = Primärantrieb, 11 = Kupplung, 12 = Antriebswelle, 13 = Schaltgabel.

Werkzeug, Produkte Seilzüge auswechseln Lenker komplettieren

- Gabelschlüssel SW 7, SW 8, SW 10
- Steckschlüssel SW 10
- Schlagstift 2 mm
- Hammer
- Schraubendreher 8 mm Ø
- Kneifzange, Spitzzange
- Stecknuß SW 13 mit Verlängerung
- Drahtbürste
- Kriechöl WD-40
- Universalfett
- Nitroverdünnung
- Bindedraht 1,5 mm Ø
- Bindedraht 2,0 mm Ø
- Muttern M2,5 SW 5,5

Beide Schaltzüge auswechseln:

Das Auswechseln der Schaltzüge gehört zu den schwierigeren Übungen, zumal **beide Züge zusammen** ausgetauscht werden müssen. Bei unserer Vespa sind die Außenhüllen im hinteren Bereich stark beschädigt, das Schutzrohr ist ausgehärtet und kaputt.

Hilfreich ist es, die Züge und ihre Lagerung vorne wie hinten **farbig zu markieren,** rot und blau wie auf den Fotos gezeigt. Dadurch wird eine Verwechslung mit lästigen Folgen ausgeschlossen. Auch die neuen Züge werden entsprechend markiert, wobei beide 1,90 m langen Neuteile identisch sind und die gleiche Ersatzteil-Nummer tragen.

Bei hochgezogenem Lenker werden zunächst die beiden weißen **Kunststoff-Führungen** ausgebaut, indem sie von vorne mit einem Hammer und einem 2 mm starken Schlagstift nach hinten getrieben werden. Die obere Führung ist anders geformt und größer als die untere.

Wer versuchen sollte, die Züge einzeln auszuwechseln, indem er sie von hinten herauszieht, wird scheitern. Denn oben am Lenker und zwar ca. 17 cm unterhalb der Hüllenenden sind die beiden Züge durch eine **Aluminiumklammer** miteinander verbunden. Das verhindert den Einzelaustausch, denn es führt dazu, daß der zweite Schaltzug automatisch mitgenommen wird, wenn man am ersten zieht. Spätestens unten im Tunnel bleibt die Verklammerung dann hängen.

Also gehen wir den umgekehrten Weg, präparieren beide Züge gemeinsam für den Austausch. Dazu müssen zuerst die beiden **Schraubnippel** unten am Schaltsegment gelöst werden (kleine Schraube mit Schlüssel SW 7, Nippel gegenhalten mit SW 8). Die Enden der Innenzüge werden geglättet und aus den beiden **Einstellern** gezogen.

Dann wenden wir die gleiche Methode an wie beim Kupplungszug, diesmal im Doppelpack, wobei hier aber **von vorne gezogen** wird. Zuerst werden die beiden **alten Innenzüge** von vorne **aus den Hüllen gezogen.** Dann schneiden wir zwei 4,00 m lange **Bindedraht-Stücke** zurecht (Ø 1,5 mm) und führen diese von vorne in die leeren Althüllen ein, bis sie nur noch um ca. 50 cm herausragen. Dann werden die **Innenzüge der neuen Bowdenzüge** herausgezogen. Die **neuen Hüllen** schieben wir von hinten über die beiden Drähte. Die kurzen Drahtenden werden durch kleine **Muttern M2,5** (SW 5,5) geschoben und auf ca.

Neuteile Seilzüge

Gaszug
Kupplungszug
2 Schaltzüge
Hinterrad-Bremszug
Trittgummi Pedal
Vorderrad-Bremszug
Tachowelle
Chokezug
Bougierohr 50 cm
Kabelbinder
Unterlegscheiben M6
Federringe M6, M8
Schrauben, Muttern M6

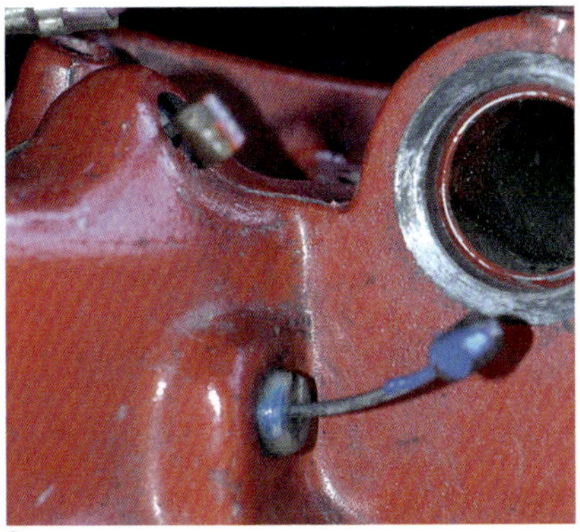
8

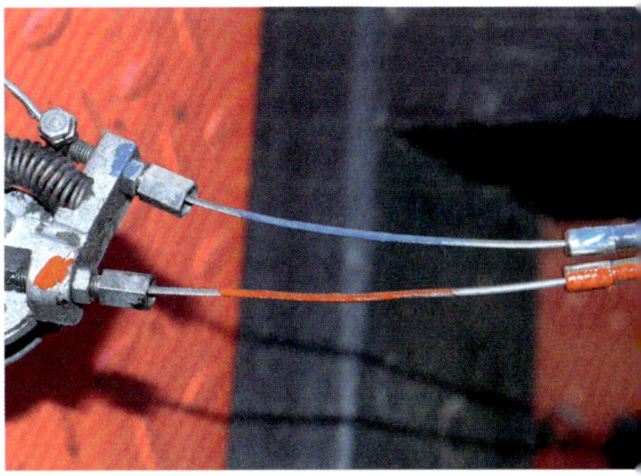
9

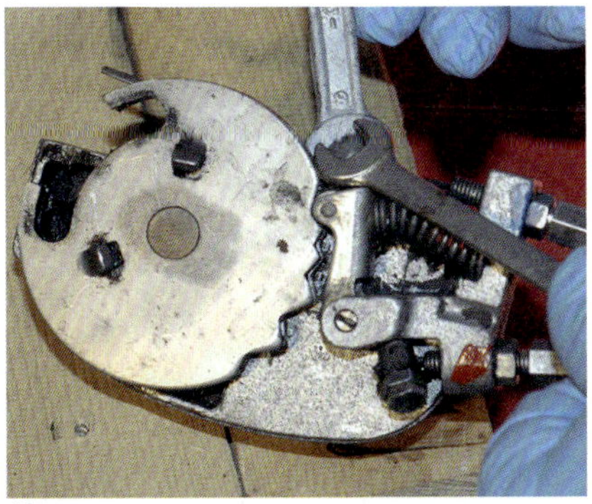
10

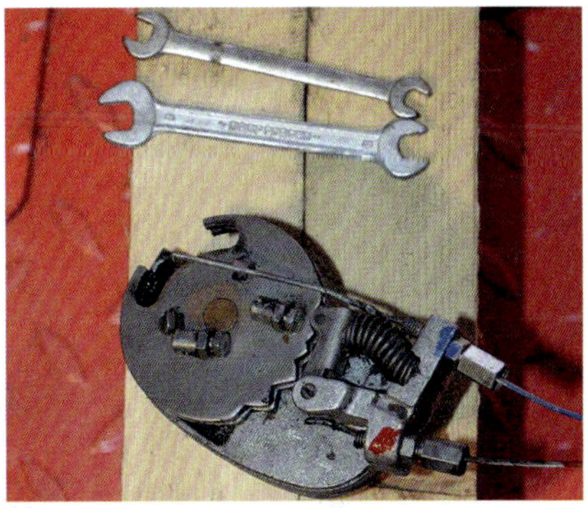
11

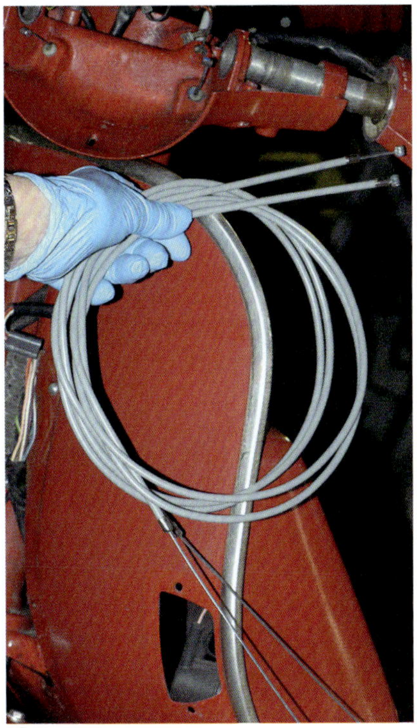
12

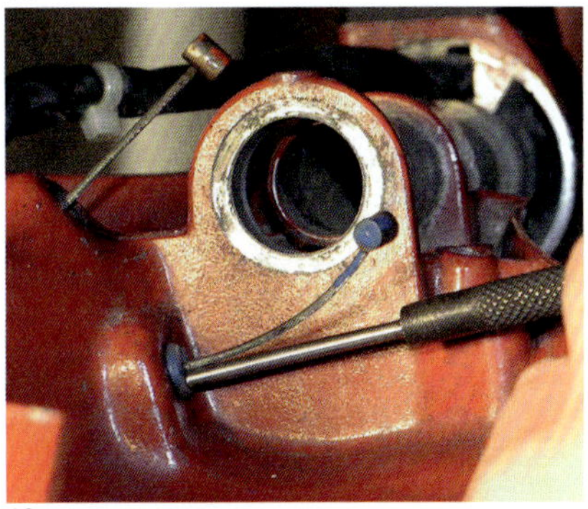
13

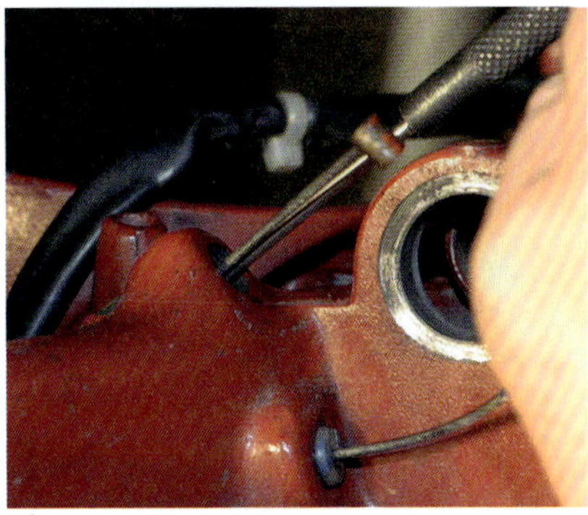
14

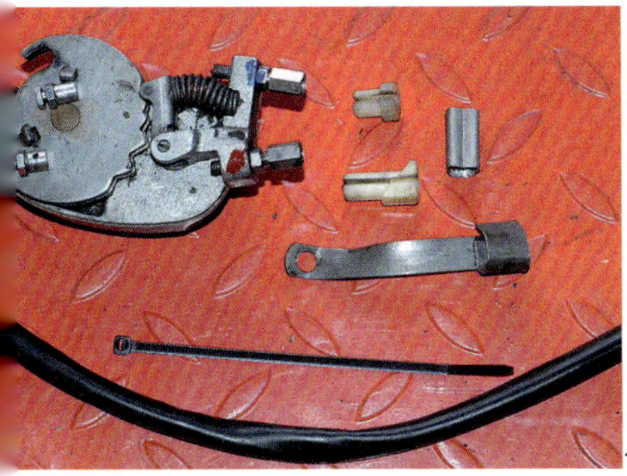
15

***8, 9:** Vor dem Ausbau werden die alten Schaltzüge vorne und hinten farbig markiert, damit später nichts verwechselt wird. **10:** Die hinteren Nippel werden mit einem Gabelschlüssel SW 7 entsichert; die Nippel werden mit SW 8 gegengehalten. **11:** Nippel ausgebaut, Innenzugenden frei. **12:** Präsentation der beiden neuen Schaltzüge. **13:** Zurückstoßen des unteren Führungsstücks mit einem 2-mm-Schlagstift. **14:** Das größere Führungsstück oben wird ebenfalls zurückgesetzt. **15:** Einzelteile der Schaltvorrichtung mit Aluklammer, Stiften, neuem Bougierohr.*

3 cm umgebogen. Dann werden die Drahtenden wieder so verzwirbelt, daß nichts abrutschen kann. Anschließend können **die alten zusammen mit den neuen Hüllen von vorne** durch den Tunnel gezogen werden. Helferin oder Helfer schiebt gleichzeitig von hinten nach. Es geht besser als gedacht.

Wenn die neuen Hüllen oben ordentlich vorstehen, werden die alten Hüllen und die Drähte einfach abgezogen. Die **Aluklammer** gibt es nicht als Ersatzteil, muß also wiederverwendet werden. Dazu spannen wir die Doppelhülle in den Schraubstock und weiten die Klammer in der Mitte mit Schraubendrehern auf, bis sich die Hüllen herausziehen lassen.

Die **neuen Innenzüge** werden **gefettet** und von vorn mit den freien Enden in die Hüllen geschoben. Und dann wird's knifflig, und es kann – bei weit hochgezogenem Lenker – wieder nur zu zweit gearbeitet werden.

Zunächst muß die ausreichend aufgeweitete **Aluklammer** über die beiden Züge geschoben werden. Damit sie nicht in den Schacht fällt, befestigen wir sie vorübergehend mit etwas Draht. Dann müssen beide Züge so weit nach unten gedrückt werden, bis die **Nippel** durch die Bohrungen im Lenker passen und ein Stück hervorschauen. Zwischen Nippel und Hüllenköpfen muß so viel Platz vorhanden sein, daß sich die beiden **Führungsstücke** seitlich über die Innenzüge schieben lassen; das größere Stück kommt nach oben, das kleinere nach unten. Dabei auf die **Position der Schlitze** achten – siehe Fotos. Die Führungsstücke müssen so angeordnet sein, daß die Innenzüge auf dem Vollmaterial gleiten können und nicht in den Schlitzen. Beide Plastikelemente werden nun von hinten bzw. unten in den Lenker geschoben.

Dann geht es darum, die beiden **Hüllenköpfe** aus Metall bündig an die Führungsstücke zu schieben und dort festzuhalten. Sonst hat die Schaltung später „Luft". Wenn die Nippel etwa um 5 cm vorstehen und die Hüllen fest anliegen, muß die **Aluklammer** unterhalb des weiterhin hochgezogenen Lenkers mit einer **Zange** zusammengedrückt werden. Zuletzt die freistehenden Seilzugenden noch einmal **nachfetten.** Die Nippel werden später in die Drehgriffrolle gehängt.

Nach Einbau des Drehgriffs und Einhängen der Züge (s. „Endmontage") geht es **hinten** weiter. Wir haben vom Zündkabel eines ausrangierten Citroën GSA-Motors ein 50 cm langes **Bougierohr** abgezogen, da die Originalhülle nicht mehr lieferbar war (*Bougie* = franz. für Zündkerze). Das schmale PVC-Rohr wird von hinten über die noch nicht an-

__16:__ Eine Aluklammer verbindet die alten Schaltzüge. __17:__ Schaltzüge und Klammer sind herausgezogen. __18:__ Die Klammer muß zum Abnehmen geweitet werden. __19:__ Die Enden der neuen Schaltzüge werden hinten durch Muttern und Drahtschlingen blockiert. __20:__ Die beiden Innenzüge werden vor dem Einschieben gefettet. __21:__ die komplettierten neuen Schaltzüge.

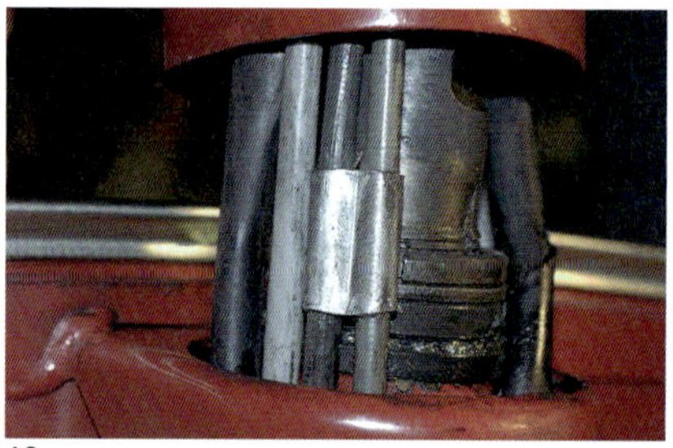
16

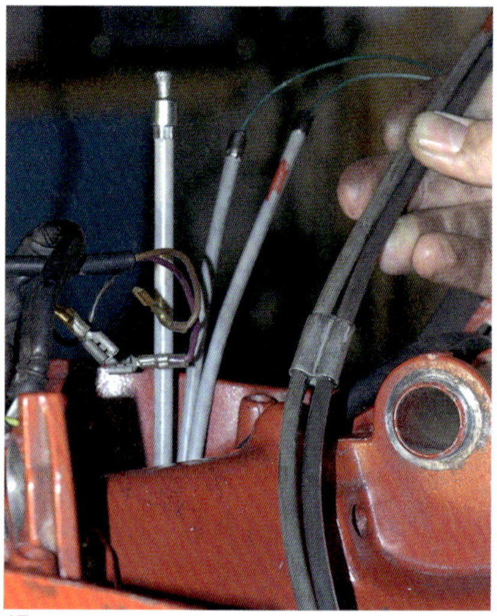
17

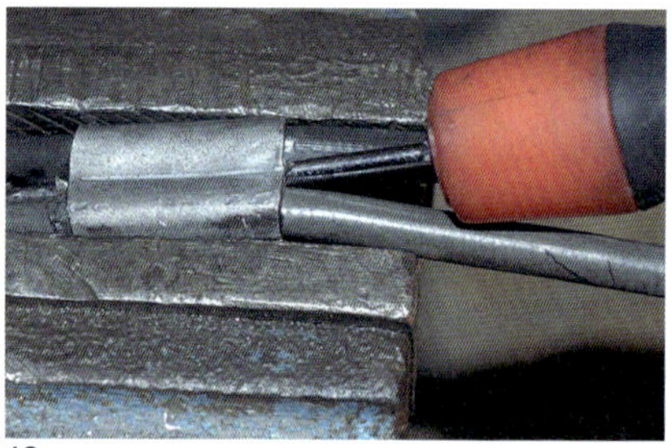
18

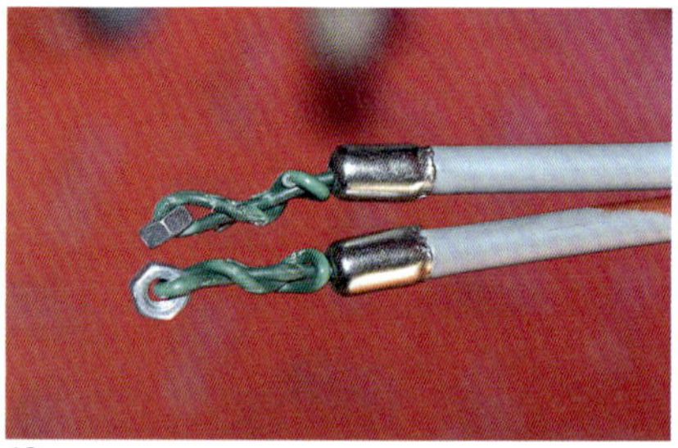
19

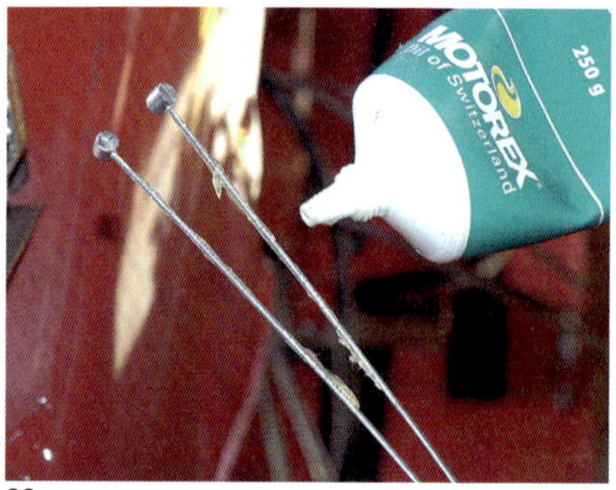

20

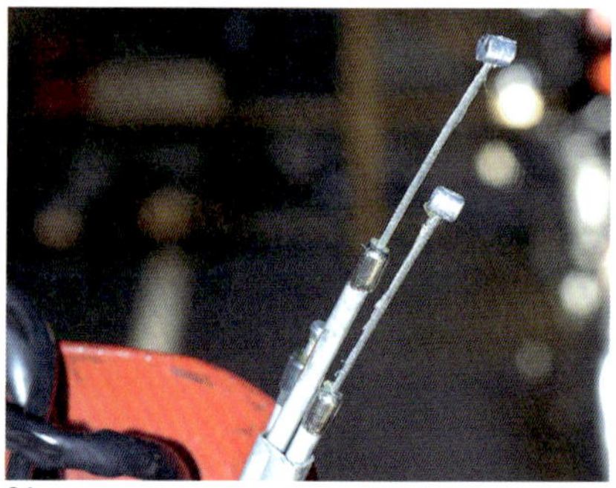
21

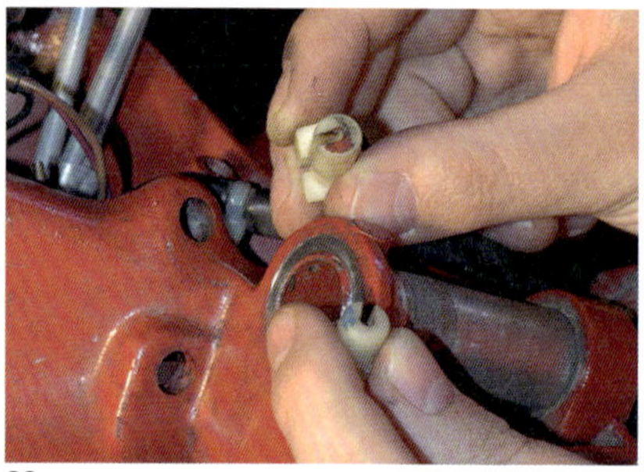
22

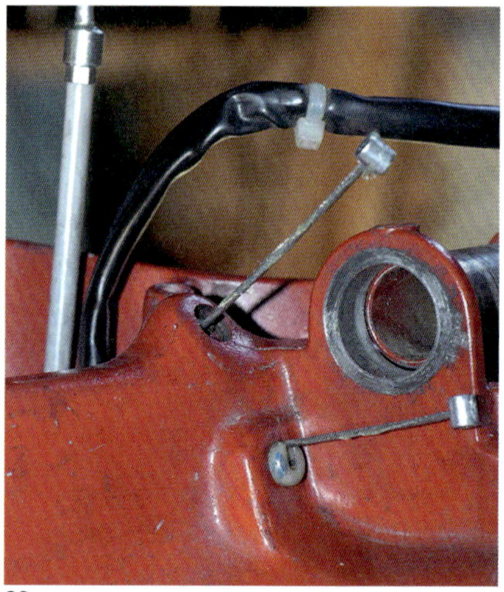
23

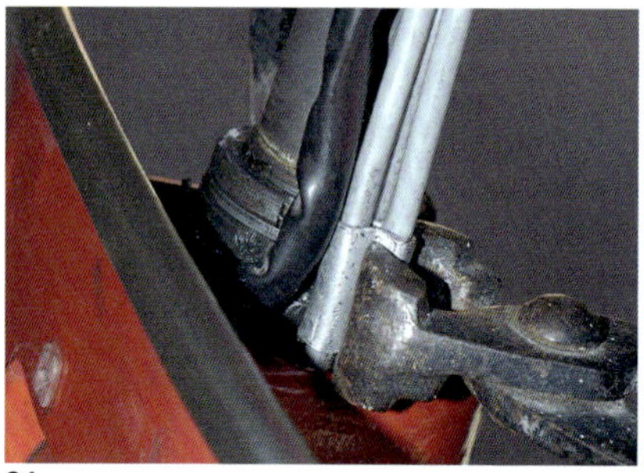
24

__22:__ Schlitzausrichtung der Führungsstücke vor dem Einbau (von hinten) beachten. __23:__ Seilzüge bündig eingebaut. __24:__ Fixieren der (neu nicht mehr lieferbaren) Aluklammer mit der Kneifzange.

geschlossenen Bowdenzüge geschoben und durch die **Gummitülle** bis in den Hohlraum geführt. Als zwecklos hat es sich erwiesen, die große, noch völlig intakte Tülle herauszubekommen; sie bleibt daher drin, die leicht eingeölte Hülle schiebt sich glatt hindurch. Das **Befestigen der Schraubnippel** und das Einstellen der Züge beschreiben wir später im Kapitel **„Endmontage“.**

Lenker einbauen:

Während das bis hierhin beschriebene Auswechseln der Seilzüge bei angehobenem Lenker stattfinden muß, können Vorderradbremszug und Tachowelle nur bei fest montiertem Lenker erfolgen. Daher nun **Lenker** auf das Lenkrohr schieben und zusammen mit der Vorderradführung **ganz nach links einschlagen.**

Bolzen SW 13 einführen und in die vorne angesetzte **Vierkantmutter** drehen. Lenkung provisorisch **auf Mitte** stellen und Bolzen vorläufig festziehen. Erst nach den Endmontage wird der Lenker präzise ausgerichet und mit **Drehmoment 30-44 Nm** angezogen.

Nun können Schaltdrehgriff und Gasgriff eingebaut und angeschlossen sowie Vorderradbremszug und Tachowelle eingebaut werden.

Vorderrad-Bremszug auswechseln:

Auch dies geschieht am besten bei liegendem Fahrzeug. Dabei Bremszug zuerst, danach Tachowelle montieren. Der neue **Vorderrad-Bremszug** wird an der unteren Öffnung im Lenkrohr angesetzt und mit etwas Kraftaufwand ganz nach oben durchgeschoben - es ist eine der einfacheren Übungen. Enden so weit wie möglich vorziehen und **fetten.** Wie der Bremszug oben und unten angeschlossen wird, zeigen wir im Kapitel **„Endmontage“.**

Tachowelle auswechseln:

Wieder arbeiten wir am liegenden Fahrzeug. Ganz so einfach wie beim Bremszug geht es bei der **Tachowelle** nicht. Sie ist empfindlich und darf vor allem nicht geknickt werden. **Mehrere** (oft kolportierte) **Möglichkeiten bringen gar nichts:** Welle unten mit Draht umwickeln und einziehen - sie bleibt hängen, und der Draht rutscht ab. Welle und Draht unten auf einer Länge von 15 cm mit starkem Klebeband umwickeln und mittels Draht einziehen - auch dieser Versuch wird scheitern. Welle bis zur Öffnung durchstecken und Ende mit einem Haken herausangeln - Beschädigungsgefahr.

Es gibt **nur eine Möglichkeit,** und die geht so: Die (ab Werk eingefettete) **Seele** vom oberen Ende aus ganz aus der Hülle ziehen und so ablegen, daß sie weder beschädigt wird, noch verschmutzen kann. Dann einen etwa 1,20 m langen und 2 mm starken **Bindedraht** von unten in die obere Öffnung und dann nach oben durch das Lenkrohr schieben, bis er einen Meter weit herausragt. Die leere **Hülle** von oben auf den Draht fädeln, bis ein ca. 10 cm langes Drahtstück übrig bleibt. Dieses Drahtende so um den Hüllenkopf schlingen, daß es nicht abrutschen kann (s. Foto). Nun mit der rechten Hand **unten am Draht ziehen** und mit der linken die Hülle ins Lenkrohr einführen.

Weiter ziehen, bis die Hülle unten aus der Öffnung tritt; es muß im letzten (kurvigen) Abschnitt etwas Kraft aufgewendet werden. Falls es klemmt, ein wenig vor und zurück operieren. Zuletzt die Drahtschlinge lösen, den Draht herausziehen und von oben die **Seele** einführen - fertig! Die Anschlußarbeiten werden im Kapitel **„Endmontage“** gezeigt.

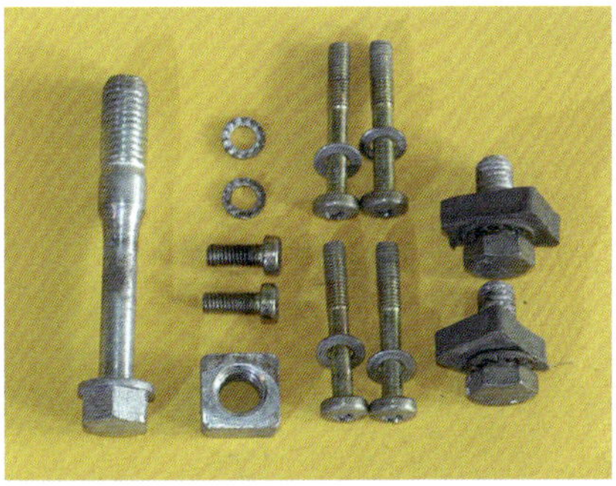
25

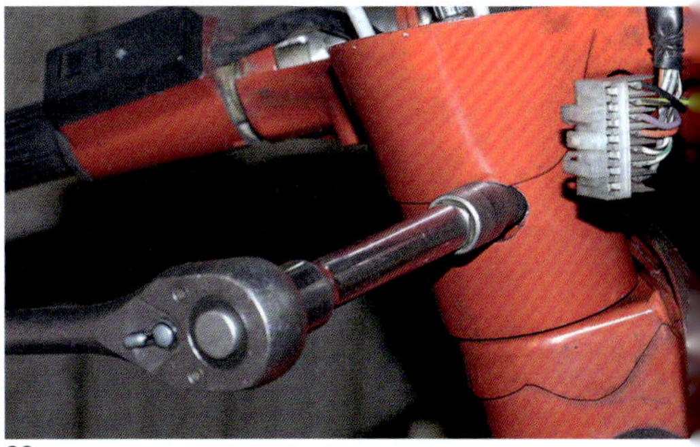
26

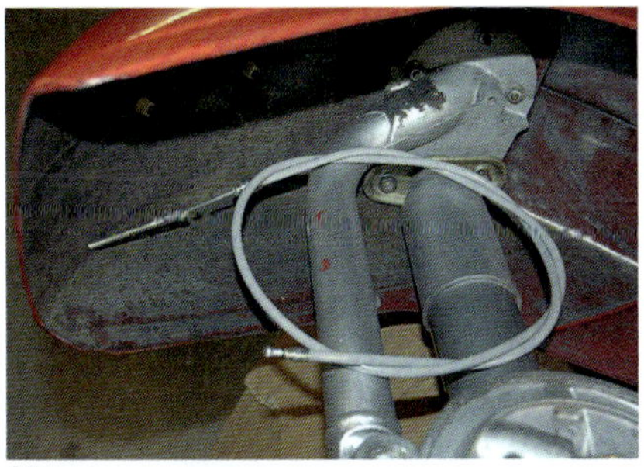
27

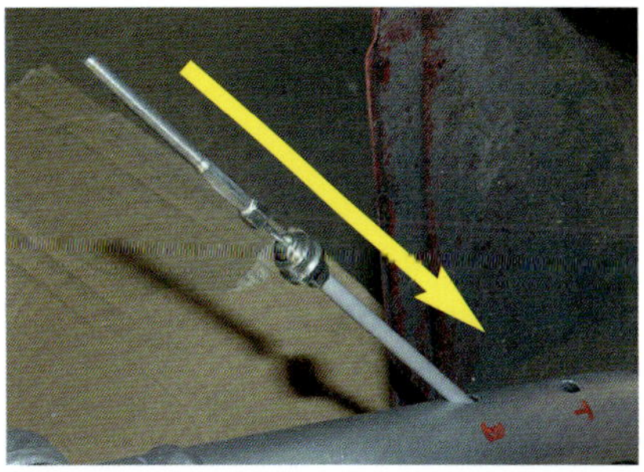
28

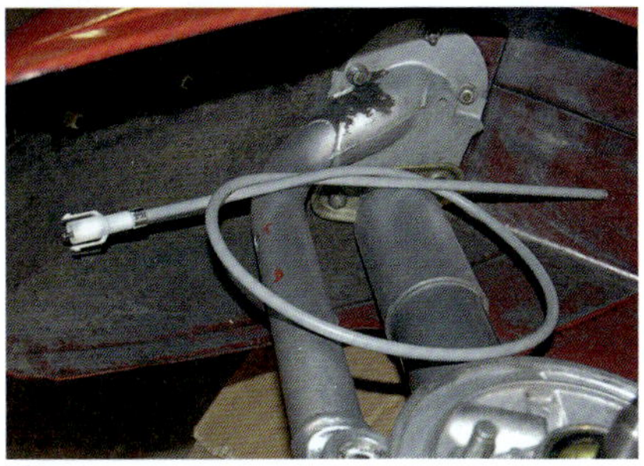
29

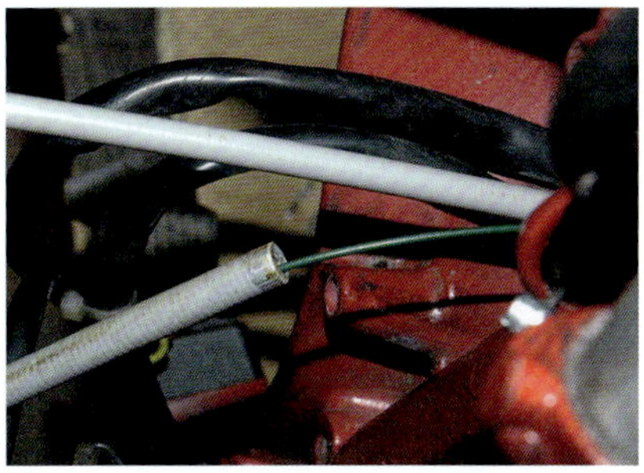
30

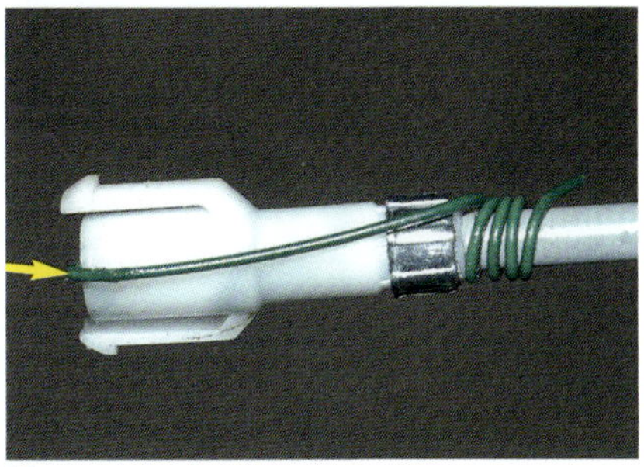
31

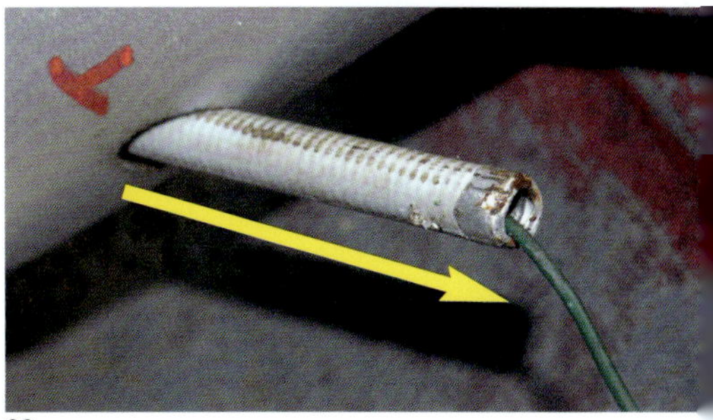
32

__25:__ aufgearbeitete Elemente der Lenker-, Verkleidungs- und Scheinwerferbefestigung. __26:__ Lenker nach links einschlagen, Vierkantmutter einsetzen und Bolzen mit Schlüssel SW 13 einschrauben. __27:__ der neue Vorderrad-Bremszug. __28:__ Er wird von unten durch die untere Öffnung geschoben. __29:__ die neue Tachowelle. __30:__ Draht von unten durchschieben, leere Hülle von oben einfädeln. __31:__ das Drahtende so um die Plastikklammer schlingen. __32:__ Draht mit Hülle unten herausziehen.

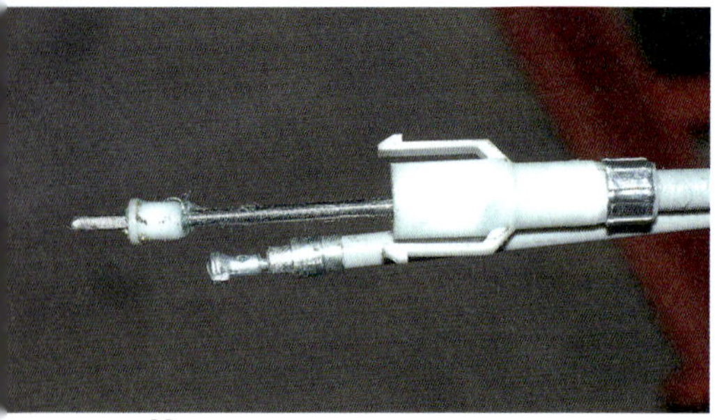
33

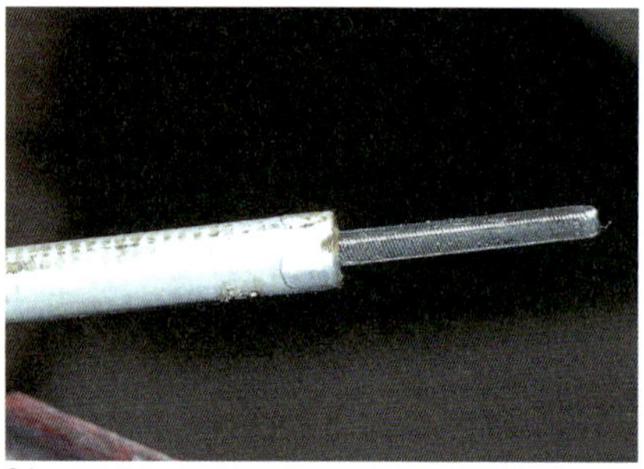
34

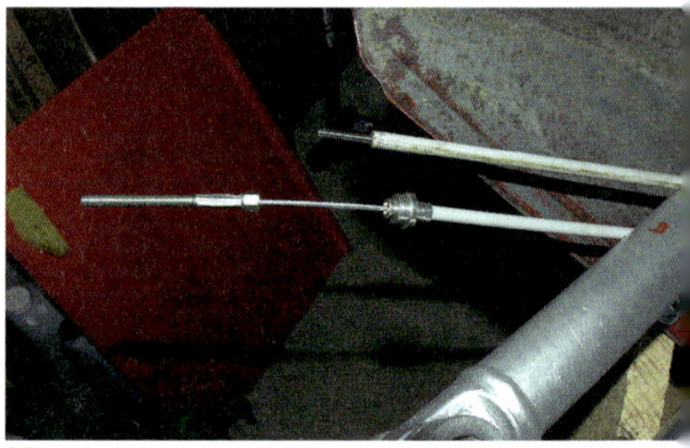
35

33: Zuletzt wird die gefettete Seele der Tachowelle von oben in die Hülle geschoben... 34: ...bis sie unten ein Stück weit herausschaut. 35: Tachowelle (oben) und Vorderradbremszug befinden sich an Ort und Stelle und werden später an Nabe und Lenker angeschlossen.

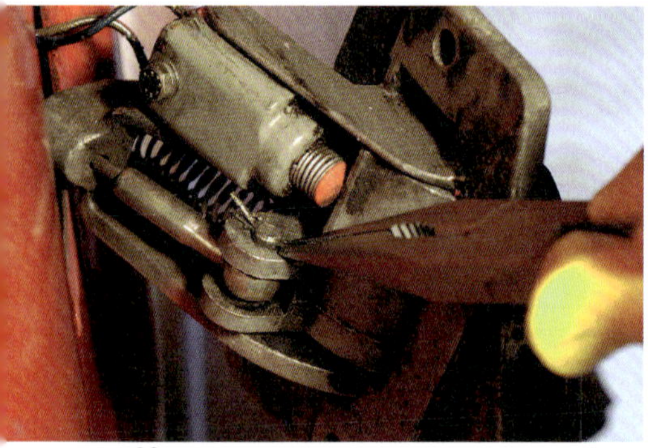
36

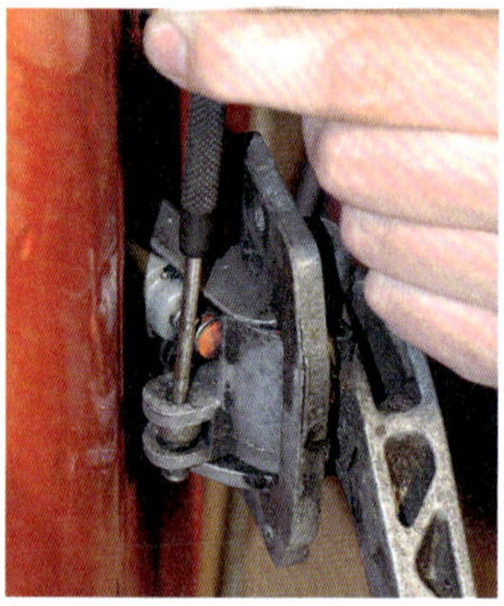
37

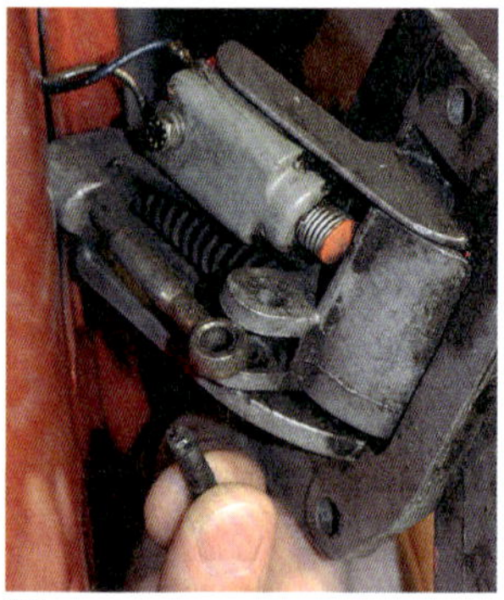
38

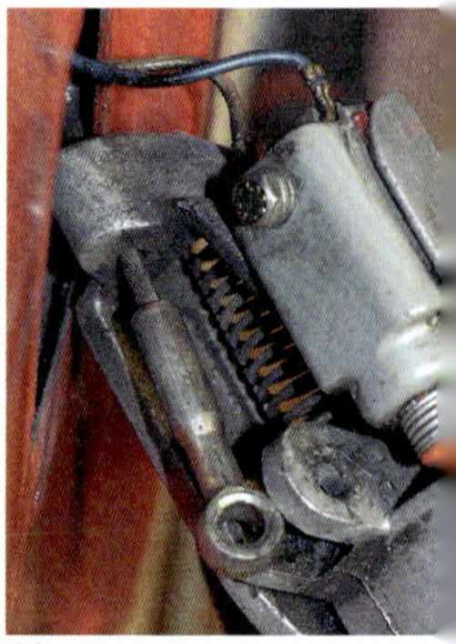
39

Hinterrad-Bremszug, Pedalbock und Bremslichtschalter auswechseln:

Wie weiter vorn gezeigt, wurde der **Bremspedalbock** bereits abgeschraubt und abgesenkt. Zum Auswechseln des **Hinterrad-Bremszugs** wird die Karosserie auf die Seite gelegt, weil dann bequemer gearbeitet werden kann.

Zuerst wird der **Splint** geradegebogen; er kann wiederverwendet werden. Dann den Pedalbock spreizen (als wenn man aufs Pedal treten würde) und den **Bolzen** mit einem 4 mm starken Durchschlag nach unten austreiben. Die **Öse des Bremsseils** ist nun frei, und das **Seil** kann einfach aus der lose in der Karosserie verlegten **Bowdenzughülle** herausgezogen werden. Die Hülle wird genauso einfach von hinten aus dem Hohlraum gezogen.

Zur kompletten Abnahme des Pedalbocks müssen die beiden **Kabelstekker** vom **Bremslichtschalter** abgenommen werden, was am besten mit einer Spitzzange gelingt. Der Schalter ist mit einer Schraube SW 7 befestigt und kann bei Bedarf ausgewechselt werden.

Zum **Einbau** des **neuen Bremsseilzugs** in der umgekehrten Reihenfolge vorgehen: **Hülle** von hinten nach vorne schieben, **Pedalbock** anlegen und das Pedal durchstecken, damit der Bock hängenbleibt. **Kabelstecker** anschliessen. **Bremsseil samt Öse fetten** und von vorn durch die Bohrung im Pedalbock und dann durch die Hülle schieben, bis von unten der gefettete **Bolzen**

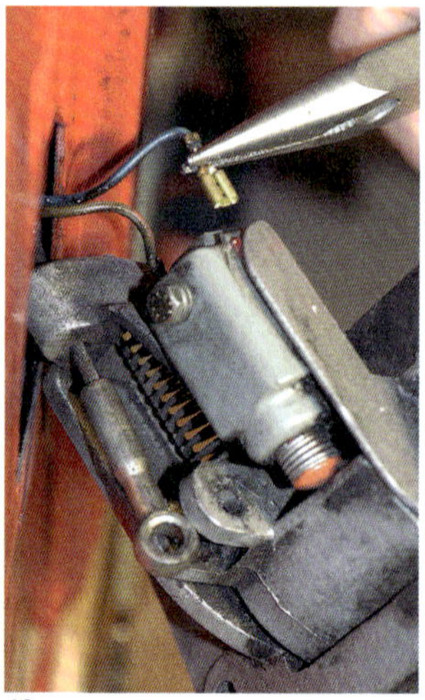
40

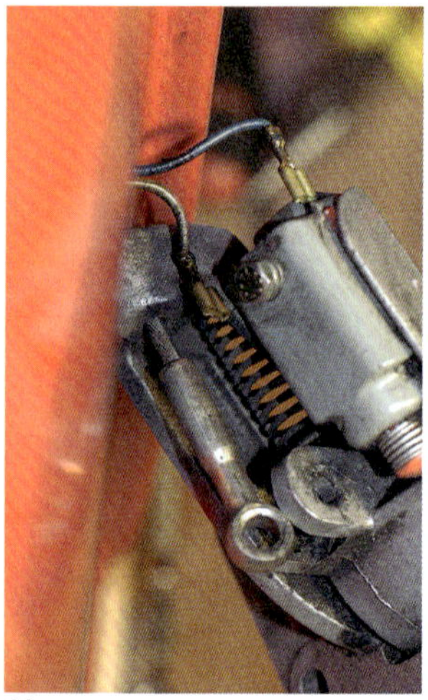
41

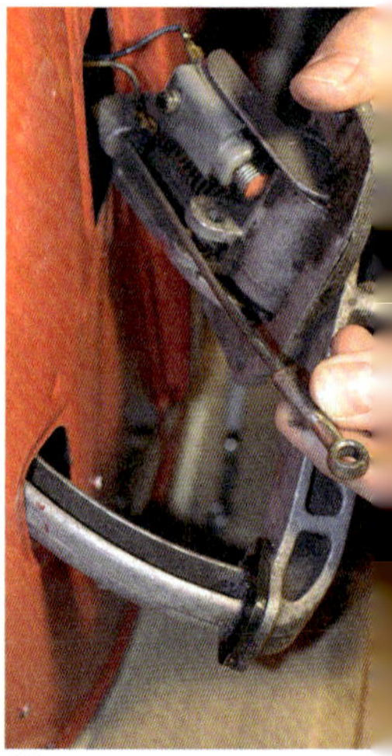
42

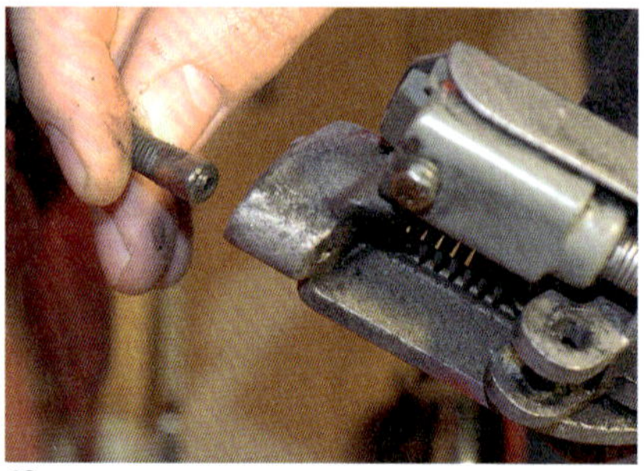
43

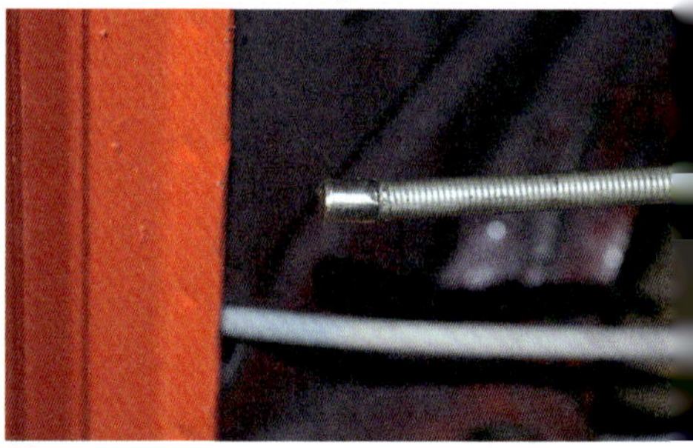
44

36: Zum Ausbau des Seilzugs den Bremspedalbock weit herausziehen und den Splint abziehen. 37: den Bock spreizen und den Bolzen mit einem Schlagstift nach unten austreiben. 38: der Bolzen ist abgenommen. 39: Die Öse des Bremsseilzugs ist frei. 40: mit der Spitzzange die Kabelstecker des Bremslichtschalters abziehen.

41: beide Kabel sind abgezogen. 42: Der Innenzug wird von vorne aus der Hülle gezogen. 43: Der Pedalbock ist ganz ausgebaut, die alte Hülle wird aus dem Widerlager gezogen. 44: Die alte Hülle wird von hinten durch den Hohlraum der Karosserie bis nach außen gezogen und ausgewechselt.

45: *der neue Hinterradbremszug.* ***46:*** *der frisch gefettete Innenzug wird von vorne durch die Bohrung im Pedalbock geschoben, die neue Hülle von hinten durch den Karosserie-Hohlraum.* ***47:*** *Öse und Bolzen fetten, Pedalbock spreizen, Bolzen einsetzen und versplinten.* ***48:*** *Die originale, gut erhaltene Tülle wurde gereinigt und von hinten über Brems- und Kupplungszug geschoben.* ***49:*** *Auch der Pedalbock wurde gereinigt, eingesetzt und dann mit zwei Schrauben M6 von oben und einer Schraube M6 von unten fixiert.* ***50:*** *das Pedal mit seinem neuen Trittgummi. und der Befestigung von oben mit zwei originalen Schrauben M6 und zwei neuen Scheiben.*

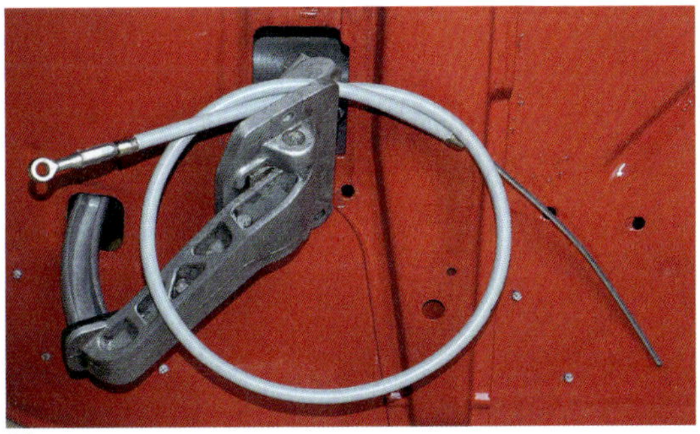

45

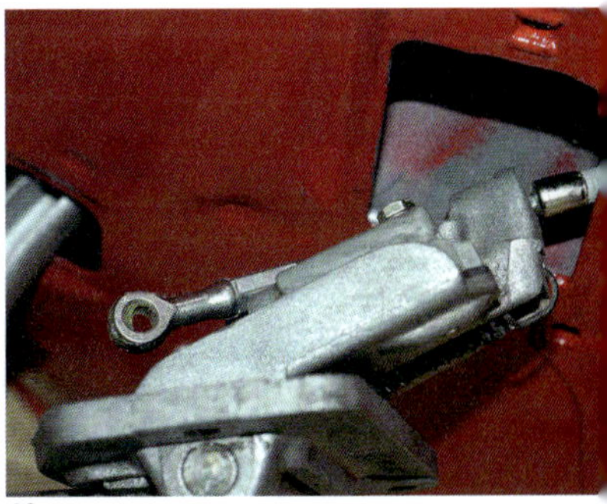

46

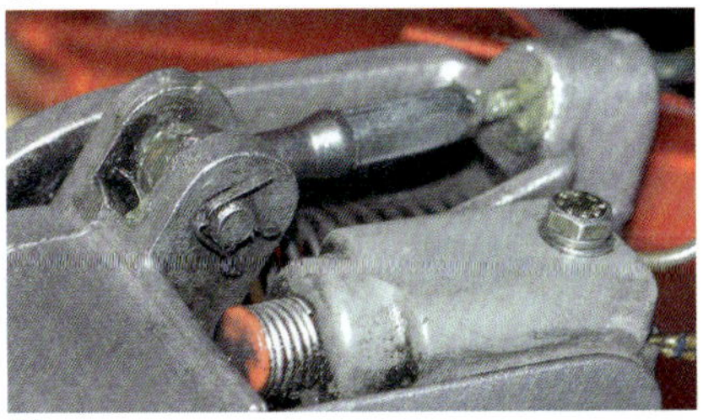

47

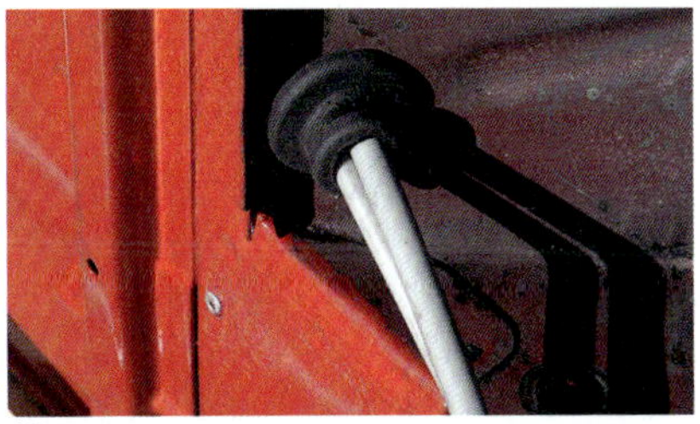

48

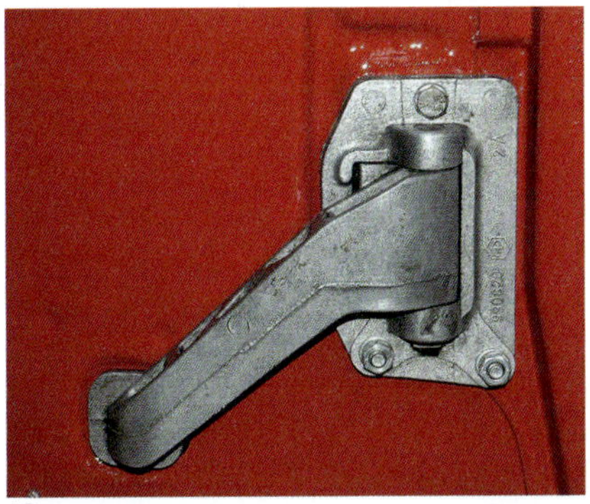

49

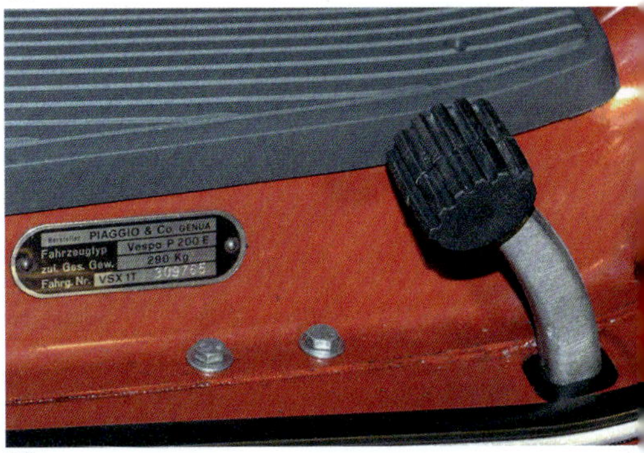

50

eingesetzt werden kann; dazu wieder den Pedalbock spreizen. **Splint** anbringen und Enden umbiegen. Der Anschluß des Bremsseils an die Hinterradbremse wird im Kapitel **„Endmontage“** gezeigt.

Der mit Nitroverdünnung gereinigte und aufpolierte **Bremspedalbock** ist unten mit zwei Muttern SW 10 und einer Schraube SW 10 befestigt. Pedalbock korrekt positionieren und **zuerst unten** die Schraube mit neuer Unterlegscheibe und neuem Federring eindrehen. Dann **von der Oberseite des Trittbretts** her die beiden anderen Schrauben einsetzen und von unten mit neuen Muttern, Scheiben und Ringen sichern. Alle drei Verbindungen mit Schlüsseln SW 10 festziehen. Zuletzt wird der gerissene **Pedalgummi** durch ein Neuteil ersetzt.

Chokezug auswechseln:

Sieht einfach aus, geht aber auf die Nerven, wenn man's noch nie gemacht hat. **Nicht versuchen,** die große **Klammer** seitlich abzuziehen, sondern nach unten klappen; sie wird von einem nicht einsehbaren Steg gespreizt! Auch **nicht versuchen,** die kleine Klammer rechts abzuziehen: Sie bleibt an Ort und Stelle.

Also die große Klammer nach unten drücken, dann den Bowdenzug einfach nach rechts aus der kleinen Klammer ziehen. **Zuggriff** so weit vorziehen, bis sich der abgewinkelte **Stahldraht** aushängen läßt. Bowdenzug komplett aus dem Führungsrohr ziehen und auswechseln.

Das vordere, abgewinkelte Stahldrahtende so wie wie möglich vorziehen und von rechts durch die kleine Klammer und das **Führungsrohr** fummeln, bis es vorne herausschaut und in den Zuggriff eingehängt werden kann. Griff mit Draht zurück- und Zughülle nach vorne in die kleine Klammer bis zum Anschlag schieben. Dann mit viel Geduld die große Klammer in der Aussparung positionieren und sie mit einer **Spitzzange** von unten nach oben ziehen, bis sie einrastet. Das hintere Bowdenzugende durch die zuvor eingesetzte **Tülle** schieben.

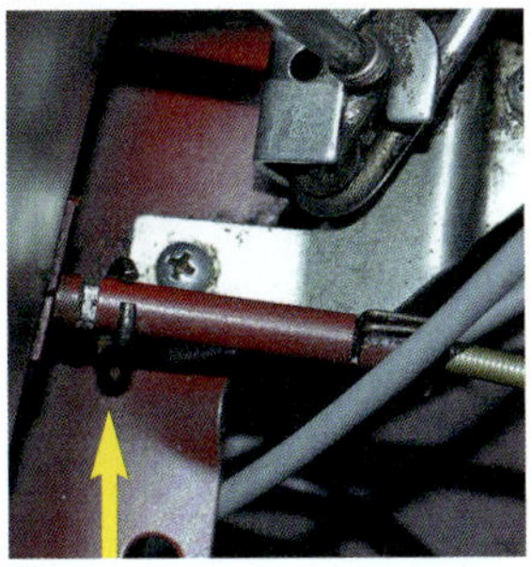

51

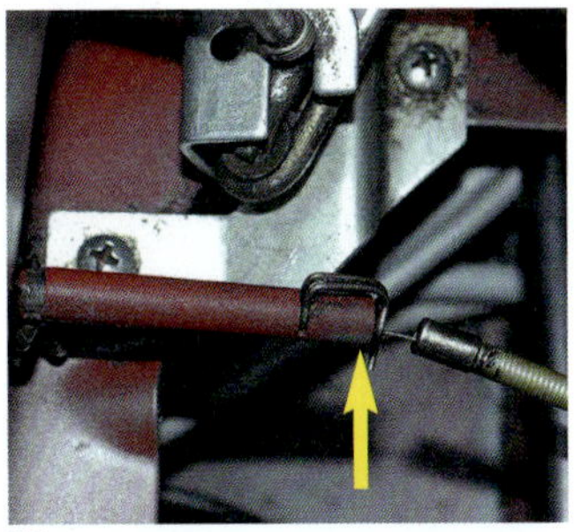

52

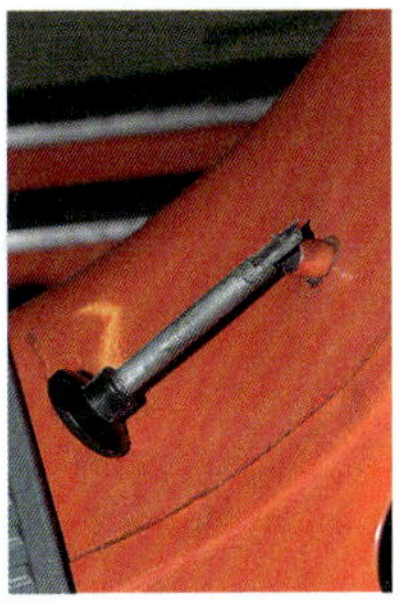

53

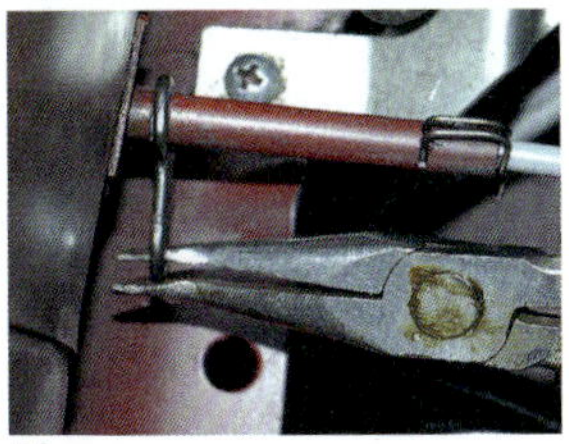

54

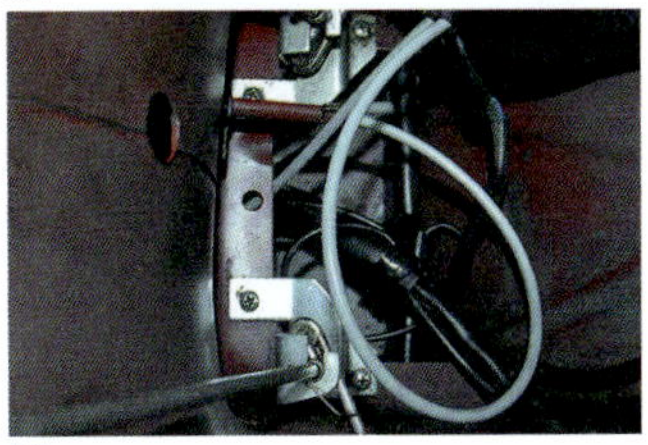

55

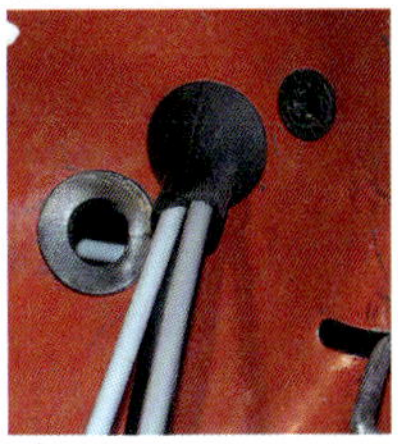

56

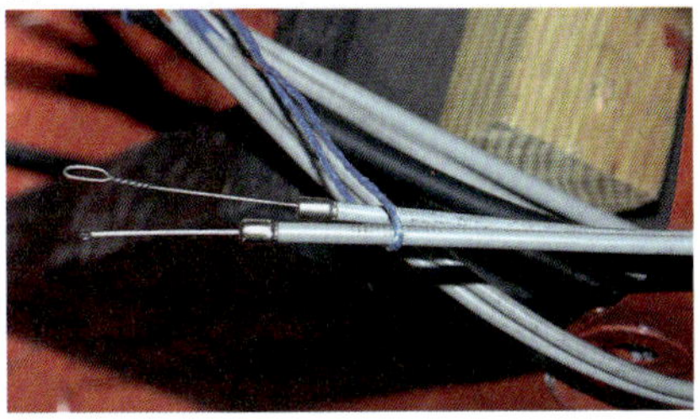

57

51: *Klammer nicht ziehen, sondern nach unten klappen.* ***52:*** *kleine Klammer drin lassen, Zughülle rausziehen.* ***53:*** *Zuggriff vorziehen und Stahldraht aushängen.* ***54:*** *Nach Einführen des neuen Zugs Klammer um 90° nach oben klappen.* ***55:*** *Der neue Chokezug ist fertig eingebaut.* ***56:*** *Tülle mit Kabelstrang einbauen, dann von hinten Gas- und Chokezug durchschieben. Große Tülle für den Benzinschlauch. Kleine Tülle frü den Ölschlauch.* ***57:*** *der neue Chokezug (oben) und der neue Gaszug.*

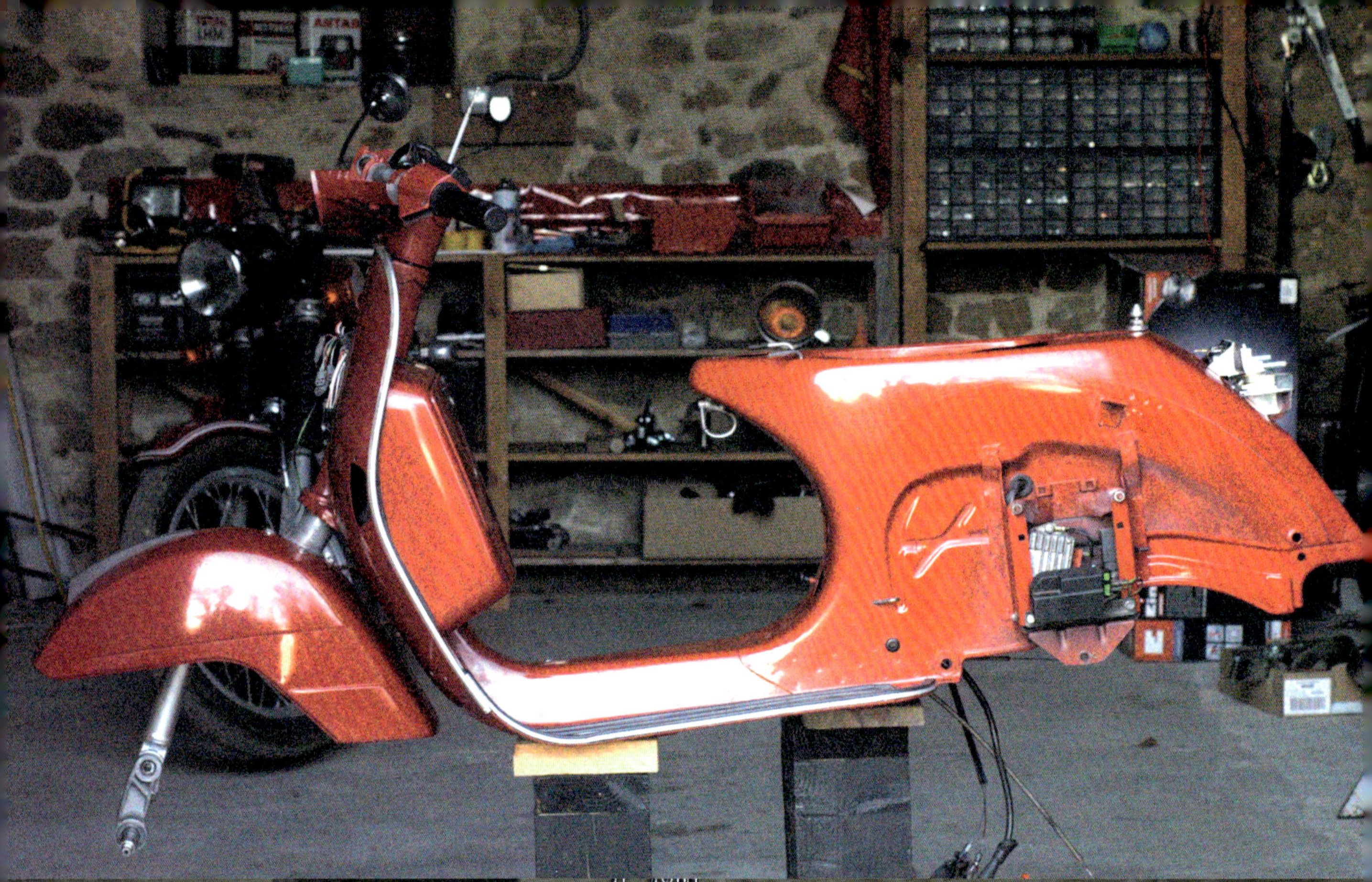

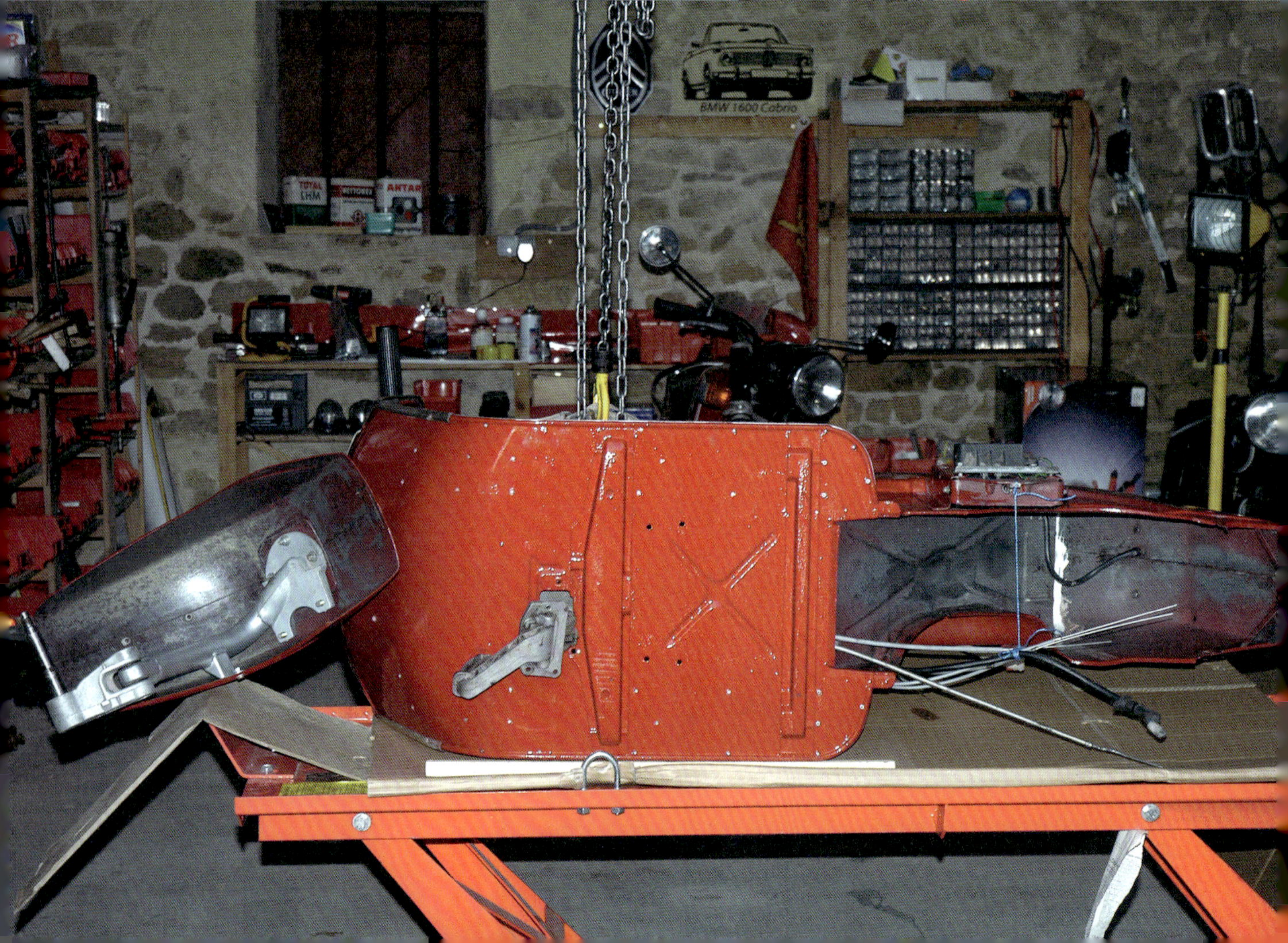
BMW 1600 Cabrio

Teil 6

Aufbereitung Karosserie und Anbauteile

Karosserie: Reinigung, Entrostung, Aufarbeitung

Karosserie: Grobreinigung

Grobreinigung Unterboden: Unterboden, Radkasten, Trittbretter und Anbauteile wie Ständer und Bremspedalbock sind **extrem verdreckt.** Um der schwarzen Pest Herr zu werden, muß der Roller aufgehängt werden, was wir zunächst mit Hilfe eines Spanngurts und ein paar Hilfsriemen tun. Weil der Motor wohl über Jahre hinweg undicht

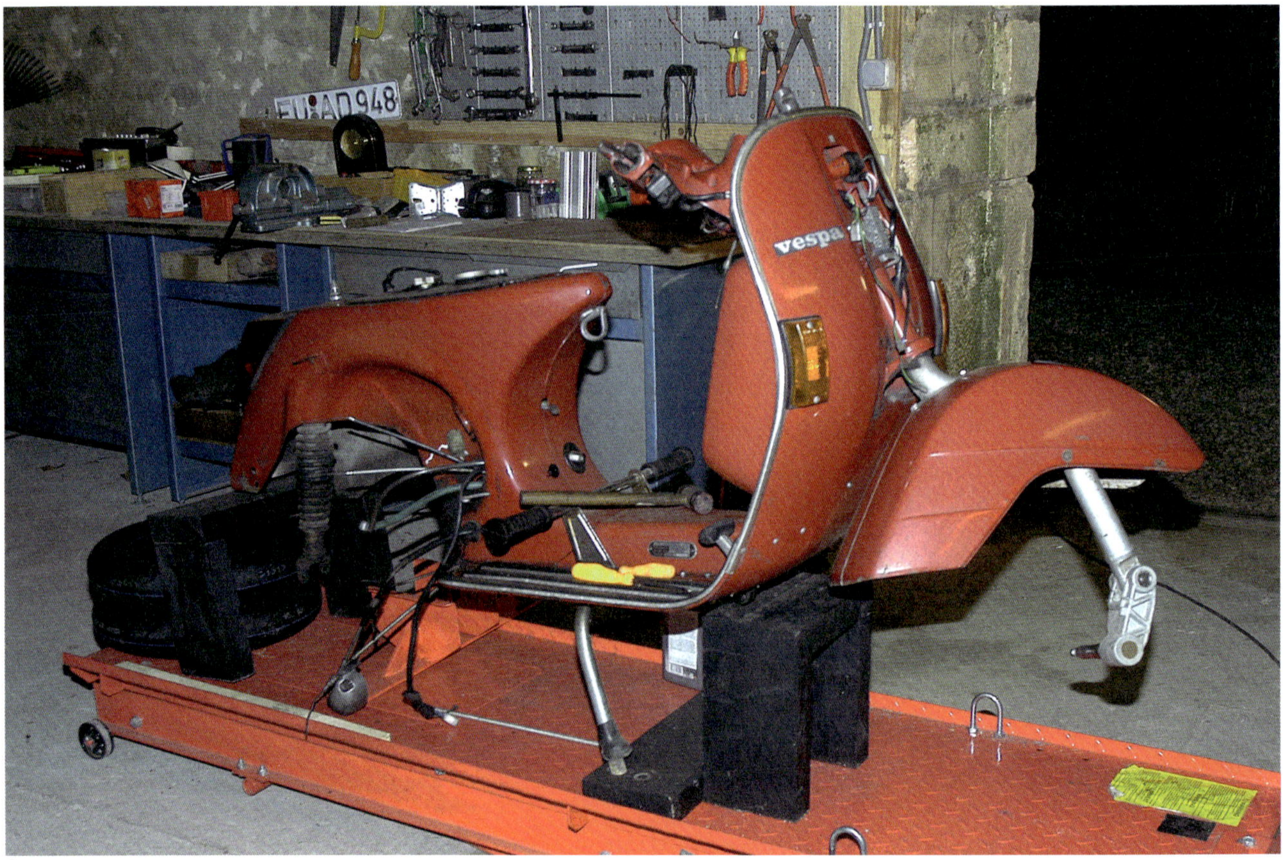

1

war und das ganze **Getriebeöl** abgesondert hat, sind große Teile der Unterseite dick mit einer Schicht aus Strassenschmutz und Getriebeöl verunreinigt. Nur der obere Bereich des Radkastens ist lediglich mit angetrocknetem Dreck von der Straße behaftet.

Mit **Dreikantschaber, Spachtel** und **Drahtbürste** rücken wir den Ablagerungen zuleibe. Anschließend wird alles mit **Reinigungs-Petroleum** abgewaschen, wobei eine große Blechwanne die Brühe auffängt, die anschleißend mit Katzenstreu gebunden und auf der Deponie entsorgt wird. Eine Stunde dauert es, bis der gröbste Dreck entfernt ist.

Die positive Seite der Ölverschmutzung ist, daß der Schmierstoff die Karosserie von unten und in den kritischen Bereichen von Falzen, Nähten und an den Traversen **vor Korrosion bewahrt** hat. Wir freuen uns darüber, daß die Karosserie **an keiner Stelle geschweißt** werden muß.

Rost ist nur **im Steinschlagbereich** festzustellen, also dort, wo vom Vorderrad aufgewirbelter Split auf den lediglich grundierten und ab Werk nur nachlässig lackierten Unterboden eingewirkt hat. Unterbodenschutz wurde von Piaggio damals nicht aufgetragen, weder im Vor-

1: Die Zerlegung geht zu Ende, unsere PX 200 als Rumpf-Sccooter. 2: Von unten sieht die Vespa unappetitlich aus. Straßenschmutz und Ölverkrustungen am gesamten Unterboden.

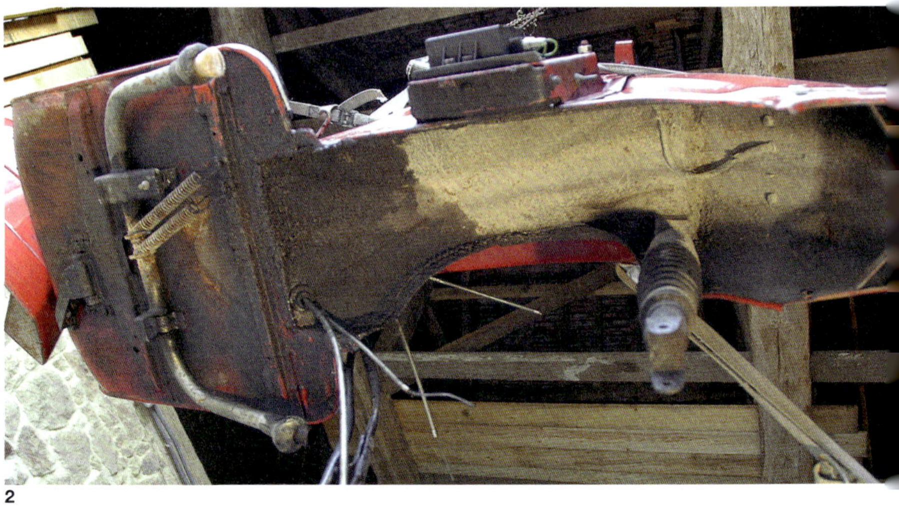
2

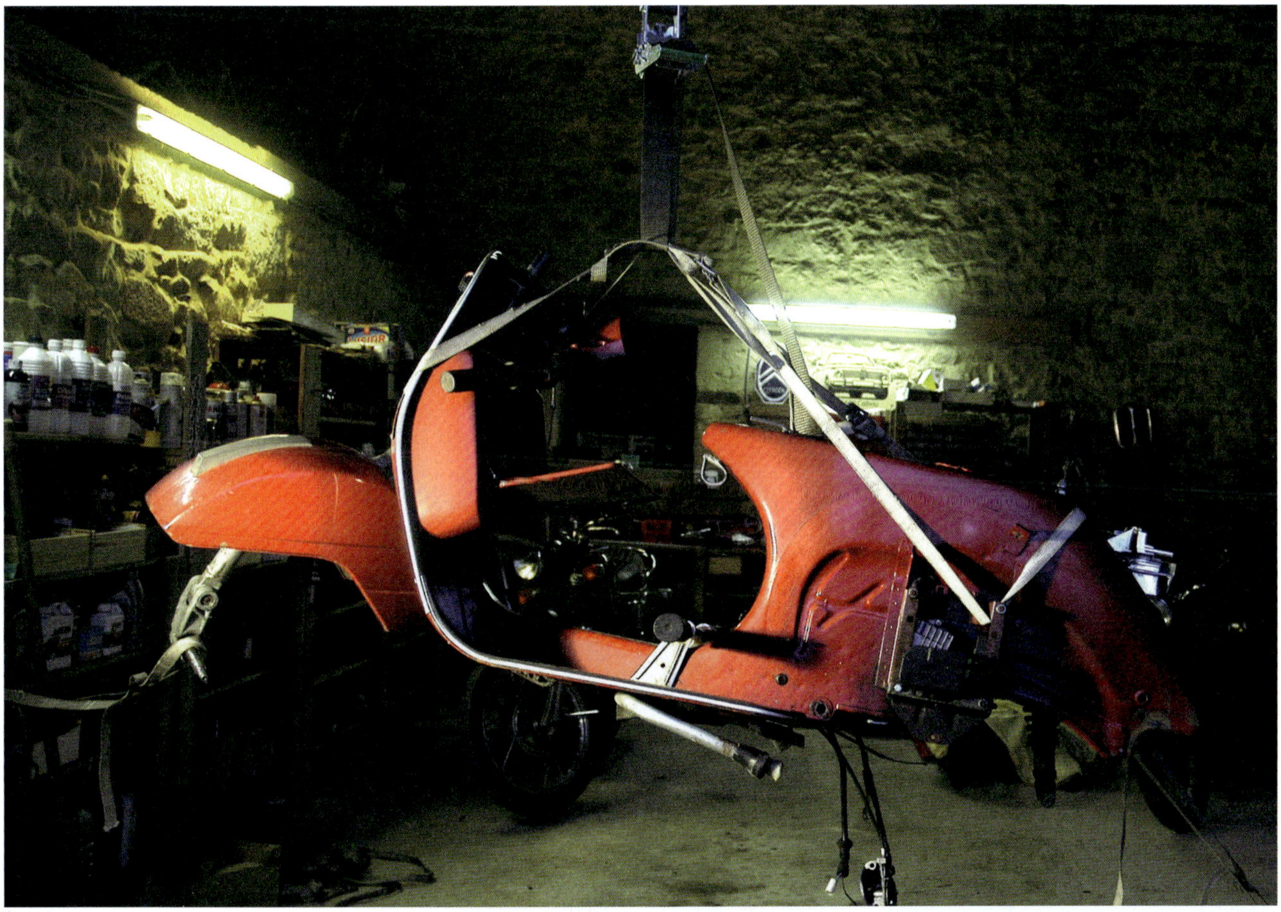

3

3: *Stimmungsbild am späten Abend in der Werkstatt. In den letzten Wochen der Restaurierung ging jede freie Minute für die Arbeiten drauf.*
4: *Der Bremspedalbock ist weitgehend mit Ölschlamm zugesetzt. Rost befindet sich im Bereich des Steinschlags vom Vorderrad her. Er ist beruhigenderweise nur oberflächlich und läßt sich mit bewährten Methoden eliminieren.*
5: *Der Ständer ist in allen Details ziemlich verrottet, die Ölkrusten dahinter rekordverdächtig.*
6, 7: *Der ganze Dreck noch einmal aus anderer Perspektive betrachtet. Auch das hier noch eingebaute Federbein ist völlig öl- und staubverschmutzt. Ausbau und Aufarbeitung beschreiben wir auf S. 144/145 und n bei der „Endmontage“.*

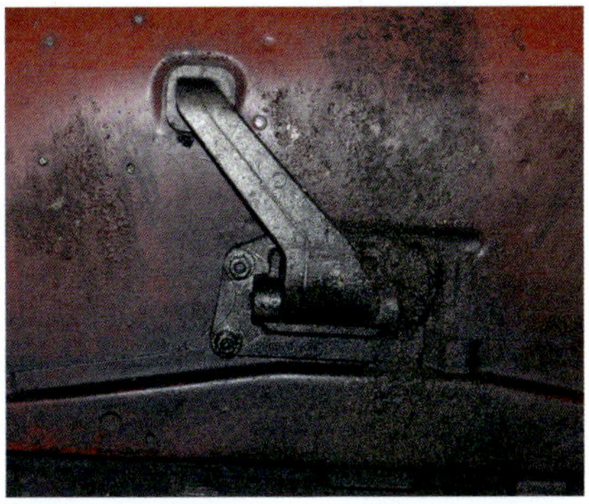

4

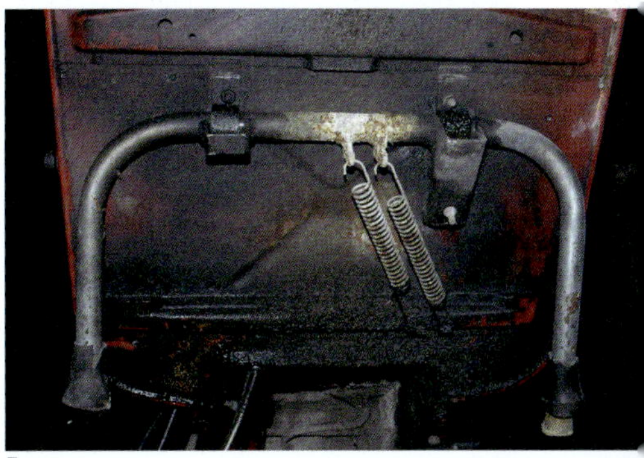

5

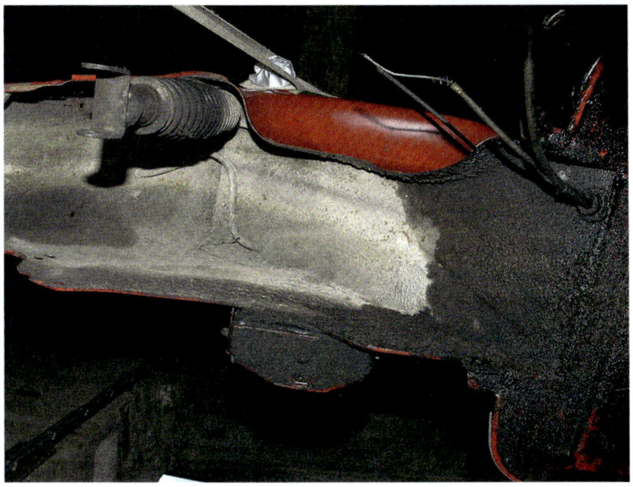

6

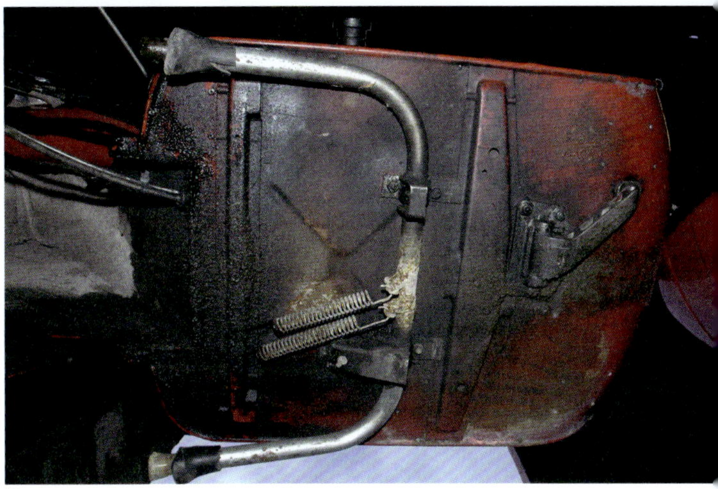

7

derkotflügel, noch am Unterboden oder im Radkasten.

Die **Anrostungen** sind womöglich überwiegend Spuren aus der Zeit, als der Motor noch dicht war. Der Rost wurde anschließend größtenteils vom Ölschlamm bedeckt und am Weiterfressen gehindert. Er sitzt nur auf der Oberfläche und hat das Blech an keinem Punkt durchdrungen.

Nach Gesprächen mit mehreren Lackierern haben wir uns dafür entschieiden, die **Karosserie nicht neu lackieren** zu lassen, sondern **nur auszubessern,** wo es nötig ist (s.a. weiter unten). Dies ist überschaubar und spielt sich in Bereichen bis Zentimetergröße ab (außer am Unterboden). Auch einige Kanten müssen nachgearbeitet werden. Ansonsten wird der **Originallack** nicht angetastet, wir lassen dem Roller seine schöne, in Jahrzehnten gereifte **Patina.** Nach übereinstimmender Einschätzung ist eine Vespa später mehr wert, wenn sie ihren originalen Lack noch besitzt. Dieser wird indes kräftig aufpoliert werden.

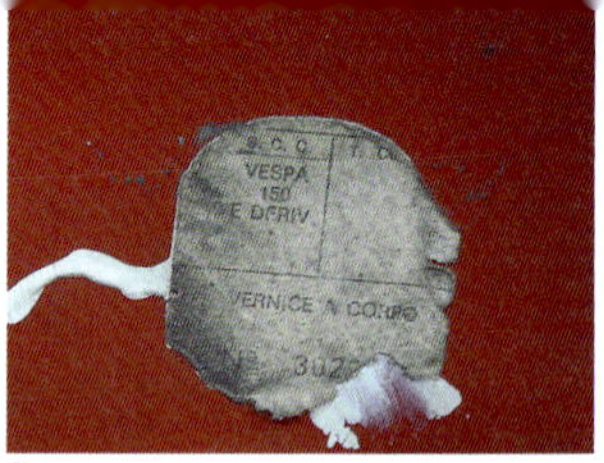

8

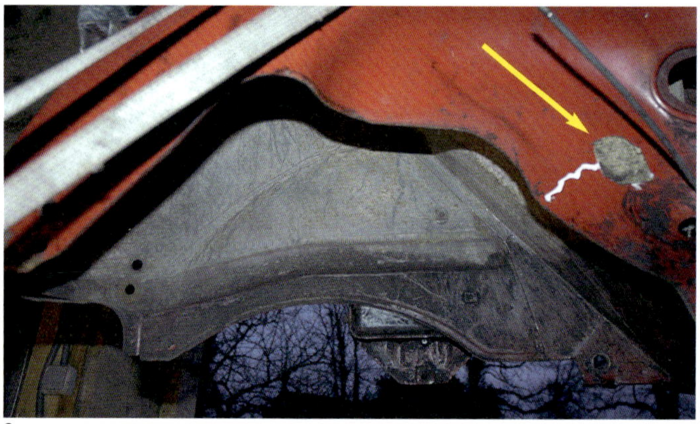

9

8, 9: Der Radkasten nach dem Abschaben der Ölverkrustungen; Pfeil und Bild oben: arg mitgenommener Hinweis auf den Farbcode. 10: Oberflächenrost im Bereich des Ständers; Federn stark angerostet. 11, 12: kehrblechweise Dreck!

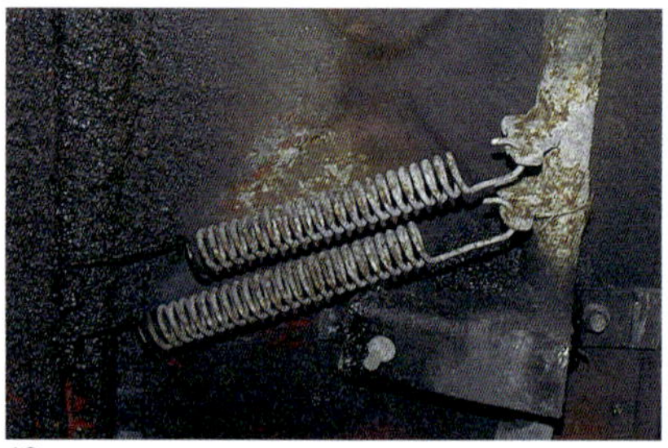

10

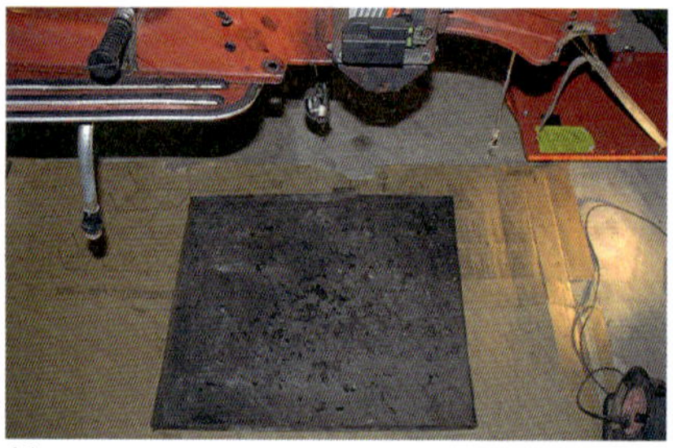

11

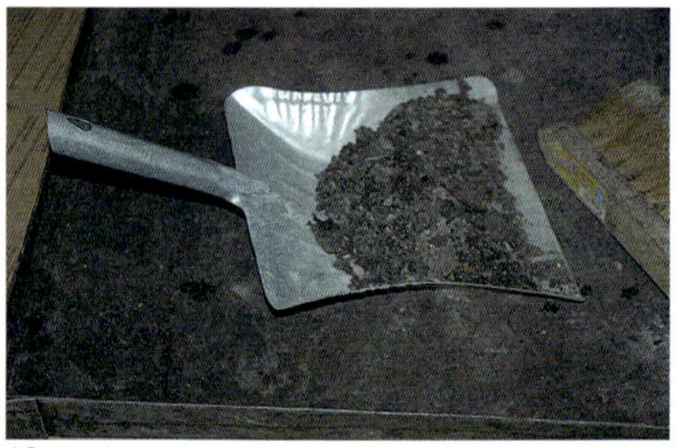

12

Mittelständer: Ausbau, Reinigung, Aufbereitung

Ständer ausbauen, restaurieren: Wie schon auf den vorigen Seiten gezeigt, befindet sich der **Mittelständer** in optisch schlechtem Zustand. Nach der Grobreinigung treten starke **Anrostungen** zutage. Auch die beiden **Rückholfedern** sind verrostet, die abnehmbaren **Halter** am Unterboden vor Dreck kaum noch zu erkennen. Und die beiden **Gummipuffer** sind dabei, sich aufzulösen, ein Holm ist unten angeschliffen. Technisch funktioniert der Ständer aber noch, er kann daher aufgearbeitet werden, auch wenn das mühsam ist.

Die Versuchung, neuen Ersatz einzubauen, ist groß. Wir ordern bei der Firma Rollercom für 28,58 Euro inklusive Versand einen verchromten Ständer made in Italy. Aber er hat nur eine Federaufnahme und scheidet daher aus. Auch der schwarz beschichtete Ständer, den Piaggio anbietet, kommt nicht in Frage, denn an eine 1985er PX gehört ein verzinkter, **silberfarbener Ständer.**

Also entrosten, schleifen und richten wir den alten Ständer, beschichten ihn mit Phospat, **verzinken ihn kalt** und schützen ihn mit Klarlack. Die **Federn** aber und die beiden Gummipuffer kommen als Ersatzteile von Piaggio.

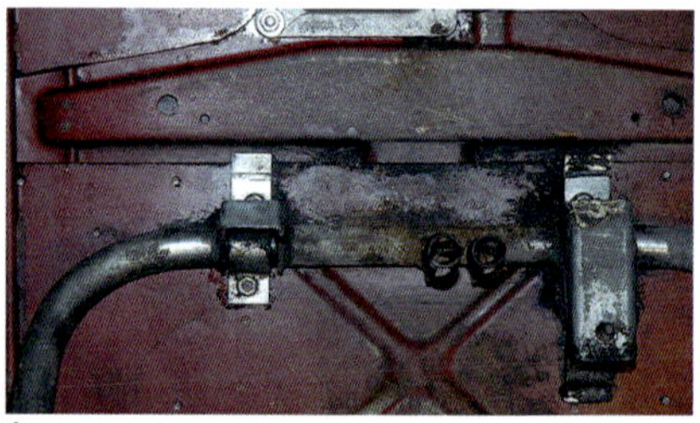

1

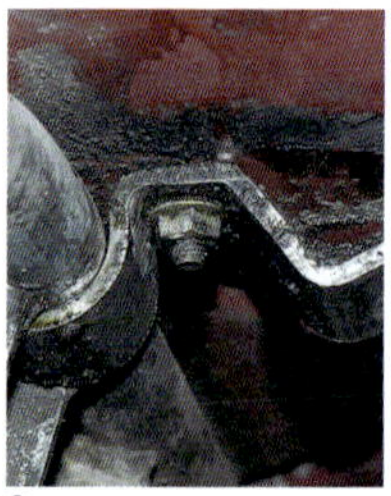

2

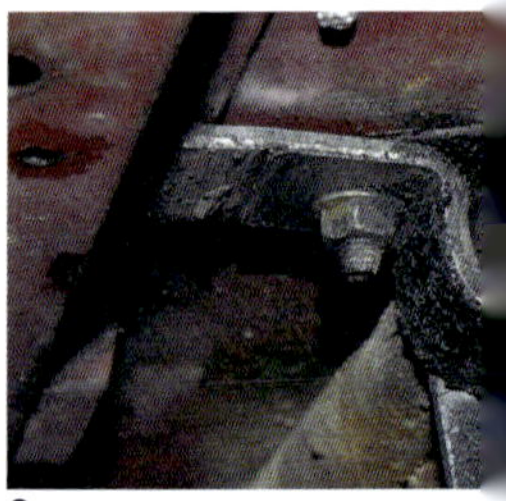

3

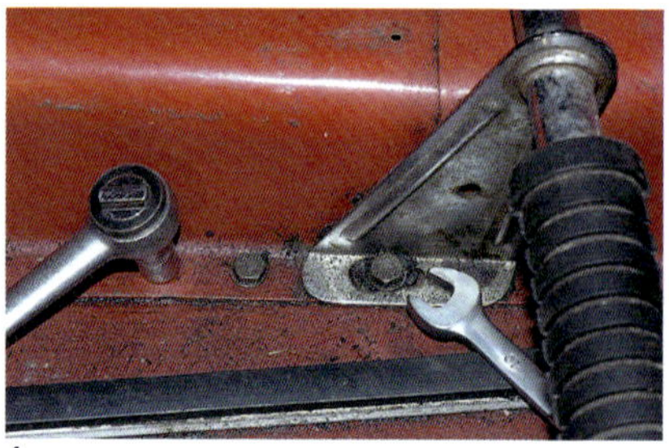

4

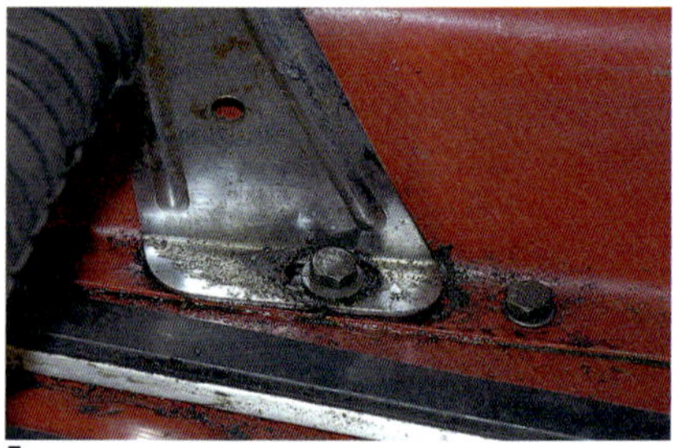

5

Befestigt ist der Ständer auf jeder Seite mit je zwei Schrauben M6 nebst zugehörigen Scheiben und Muttern. Mit verschraubt ist die Fußstütze aus dem Zubehörprogramm; sie wird abgebaut und nicht mehr verwendet. Die fehlende **Kunststoffabdeckung** über dem Rahmentunnel bestellen wir bei Piaggio. Die Schraubenköpfe werden mit einem Ga-

1: Vom gröbsten Dreck befreit präsentiert sich der Ständer mit Anrostungen. 2, 3: Ständerverschraubung linke Seite von unten; beim Abnehmen auf die Blattfedern zwischen Ständer und Rohr achten. 4, 5: Schrauben M6 mit Scheiben der Ständerverschraubung; sie halten auch die Fußrastenbrücke. Oben setzen wird den Gabelschlüssel ein, unten die Stecknuß SW 10.

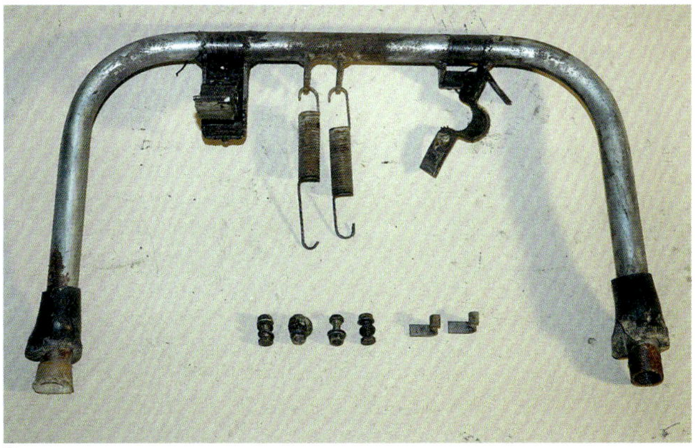
6

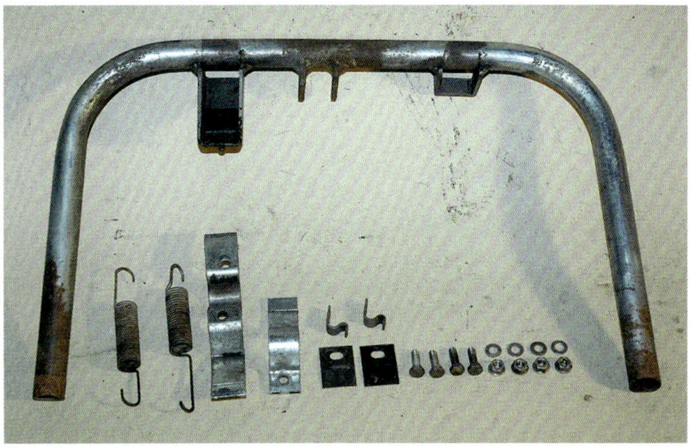
7

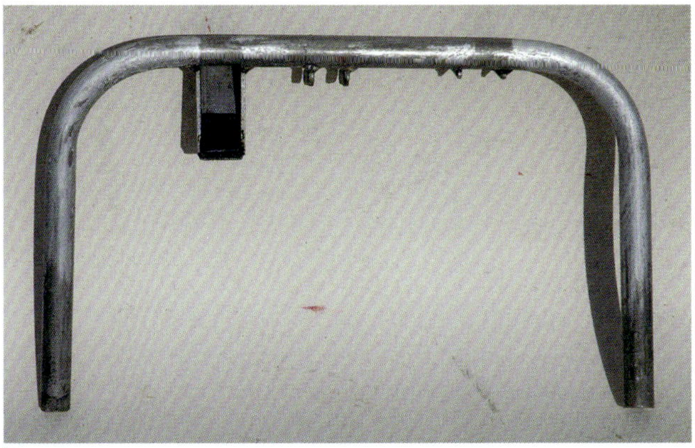
8

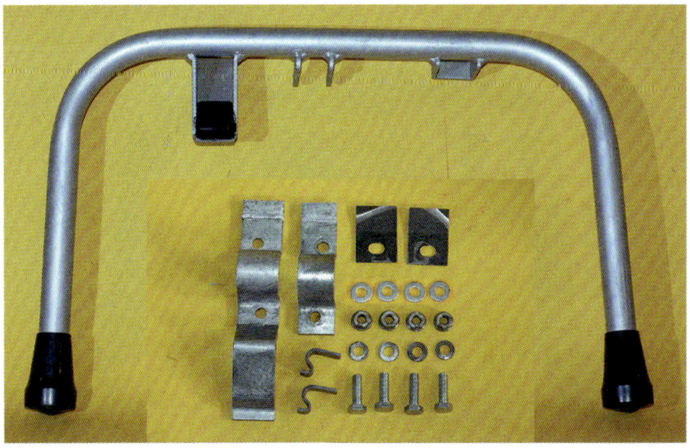
9

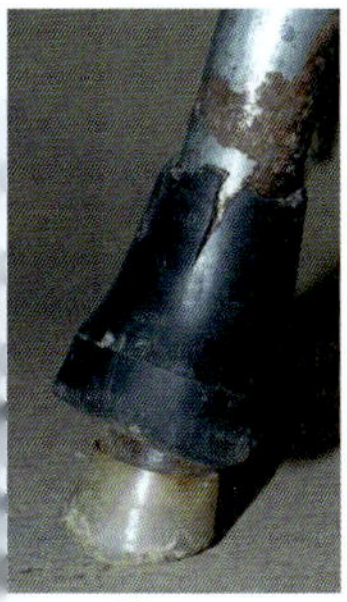
10

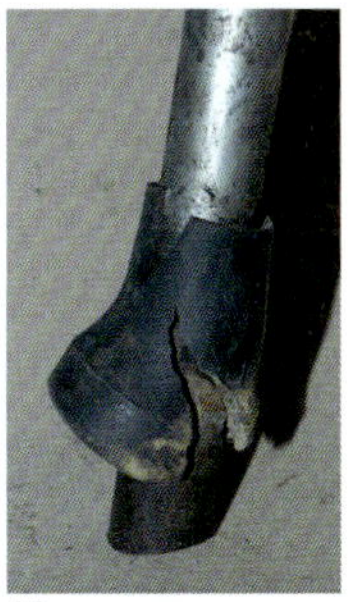
11

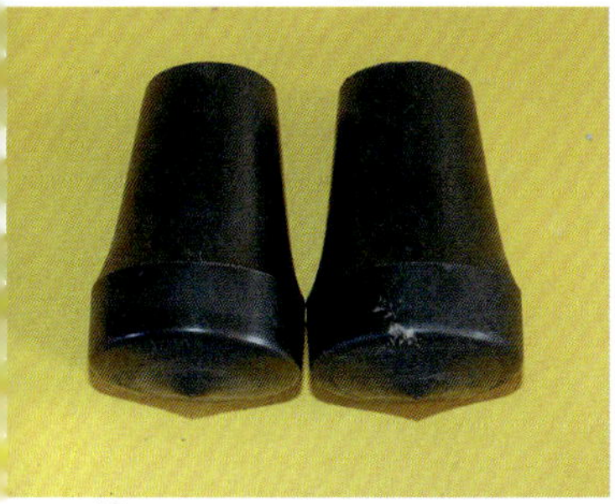
12

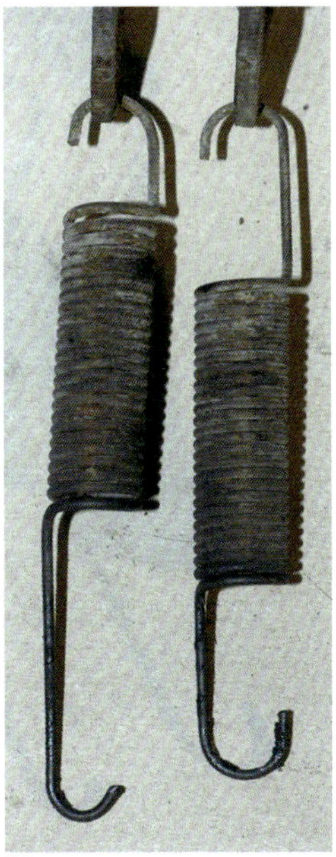
13

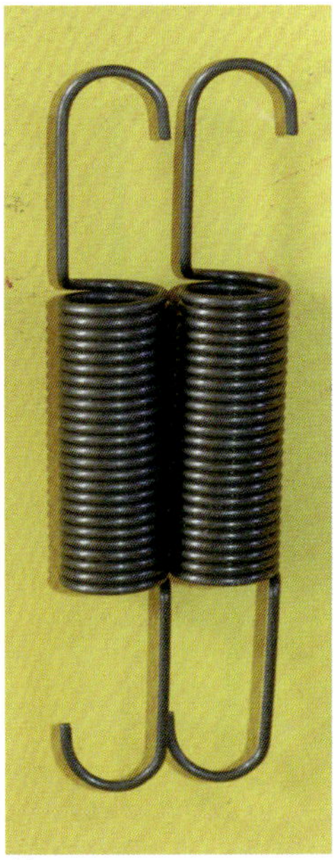
14

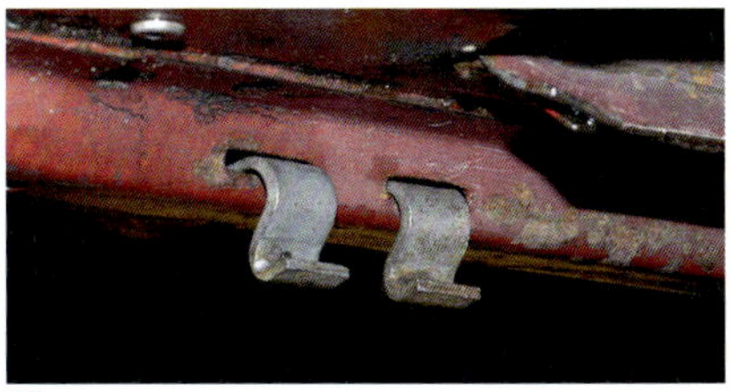
15

belschlüssel SW 10 blockiert, die Muttern von unten mit der Stecknuß SW 10 ausgedreht. Alle originalen **Muttern** und **Kleinteile** werden gereinigt und wiederverwendet, ausgenommen die **Schrauben M6,** die ausnahmsweise durch Neuteile ersetzt werden.

Festgestellte Mängel Unterboden, Ständer

Unterboden

Zustand: Lackierung, Unterbodenschutz nicht vorhanden; teilweise angerostet, starke Öl- und Schmutzverkrustung

Mittelständer

Zustand: verdreckt und verrostet, inklusive Federn (ein Ende verbogen), teilweise angeschliffen, beide Gummipuffer kaputt

Werkzeug, Produkte, Teile Unterboden und Ständer

Reinigungs-Petroleum
Bremsenreiniger
Dreikantschaber
Drahtbürsten
Steck- und Gabelschlüssel SW 10
2 Federn neu
2 Gummipuffer neu

__6:__ der vergammelte Ständer mit seinen Einzelteilen; Befestigungsbügel, Federn, Schrauben, Federlager hinten. __7:__ der vom Ölschlamm befreite Ständer mit seinen Zubehörteilen. Er ist unten etwas angeschliffen. __8:__ der Ständer nach dem Abschleifen des Rosts. __9:__ der neu verzinkte Ständer mit neuen Puffern und aufbereiteten Kleinteilen. __10, 11:__ Die Gummipuffer sehen aus wie arg mitgenommene Pferdefüße. __12:__ neue Gummipuffer von Piaggio. __13:__ Die beiden teilweise verbogenen Rückholfedern. __14:__ Neue Federn mußten her. __15:__ Die rückwärtigen (hier schon gereinigten) Federlager werden einfach in die Traverse gehängt.

Karosserie-Unterboden und Radhaus: Entrostung, Aufarbeitung

Patina-Restaurierung – warum?

Was die Restaurierung der Vespa-Karosserie betrifft, gehen die Meinungen auseinander, und dies seit einigen Jahren stärker als früher. War es noch bis Anfang der 2000er Jahre nahezu obligatorisch, nicht nur den Rost, sondern auch alle alten Lackschichten bis aufs Grundblech zu entfernen, und dies meist mit der aggressiven **Sandstrahlmethode,** geht man **heute behutsamer** ans Werk. Denn es hat sich weithin die Erkenntnis durchgesetzt, daß eine originale **Lackierung mit ihrer Patina erhalten** werden sollte, wenn dies möglich ist. Und das ist zumindest meist bei Rollern ab den 1980er Jahren der Fall, denn nur selten ist eine klassische Vespa so heruntergekommen, daß sie geschweißt und anschließend neu grundiert/lackiert werden muß.

Wir haben unsere Vespa vor der Restaurierung Sammlern und professionelle Lackierern vorgestellt und diese gefragt, wie sie den Zustand der Vespa einschätzen und was sie an Maßnahmen vorschlagen. Einhellige Meinung: **auf keinen Fall neu lackieren,** sondern die Patina erhalten, auch aus Respekt vor der Leistung des Herstellers damals. Daß die Lackierer mit dieser Ansicht gegen ihre eigenen Geschäftsinteressen verstoßen, bestärkte uns in dem Entschluß, nur die kleinen **Roststellen und Macken auszubessern.**

Klar war aber auch, daß der teilweise mit **Oberflächenrost** infolge Steinschlags bedeckte **Unterboden** eine aufwendigere Behandlung nötig haben würde. Durchrostungen oder große Beulen haben wir am ganzen Fahrzeug nicht festgestellt – umso besser! Daß Fahrzeuge im **Originalzustand** und vor allem mit weitgehend erhaltenem **Erstlack** nicht nur authentischer, sondern auch wertvoller sind als komplett neu aufgebaute, haben wir bereits angesprochen.

Auch viele Lackierer, die oft selbst Oldtimer besitzen, sehen das so. Marc-Antoine Prevel vom normannischen **Fachbetrieb** Prevel Motors: *„Ein Fahrzeug im Originalzustand hat mehr Charakter und ist mehr wert als eines, das nahezu in den Neuzustand versetzt wurde. Das sieht dann zwar schön aus, ist aber auch steril. Von den Kosten einmal ganz abgesehen. Man sollte darauf achten, daß der Aufwand den späteren Gesamtwert nicht übersteigt."*

An diese Maxime halten wir uns. Eine professionelle Lackierung hätte ungefähr 2000 Euro gekostet. Die **Aufarbeitung der Patina** ist für weniger als 100 Euro machbar, wobei man die Stunden nicht zählen darf. Denn eines haben wir festgestellt: Wenn man das ordentlich machen will, gehen viele Nachmittage und Abende mit **Feinarbeit** drauf. Vor allem dann, wenn man sogar die 26 Enden der Aluvollnieten und die 12 Poppnietenköpfe an der Unterseite, mit denen die (bei unseren Vespa noch tadellos erhaltenen) **Trittbrettleisten** fixiert sind, nicht überlackieren will.

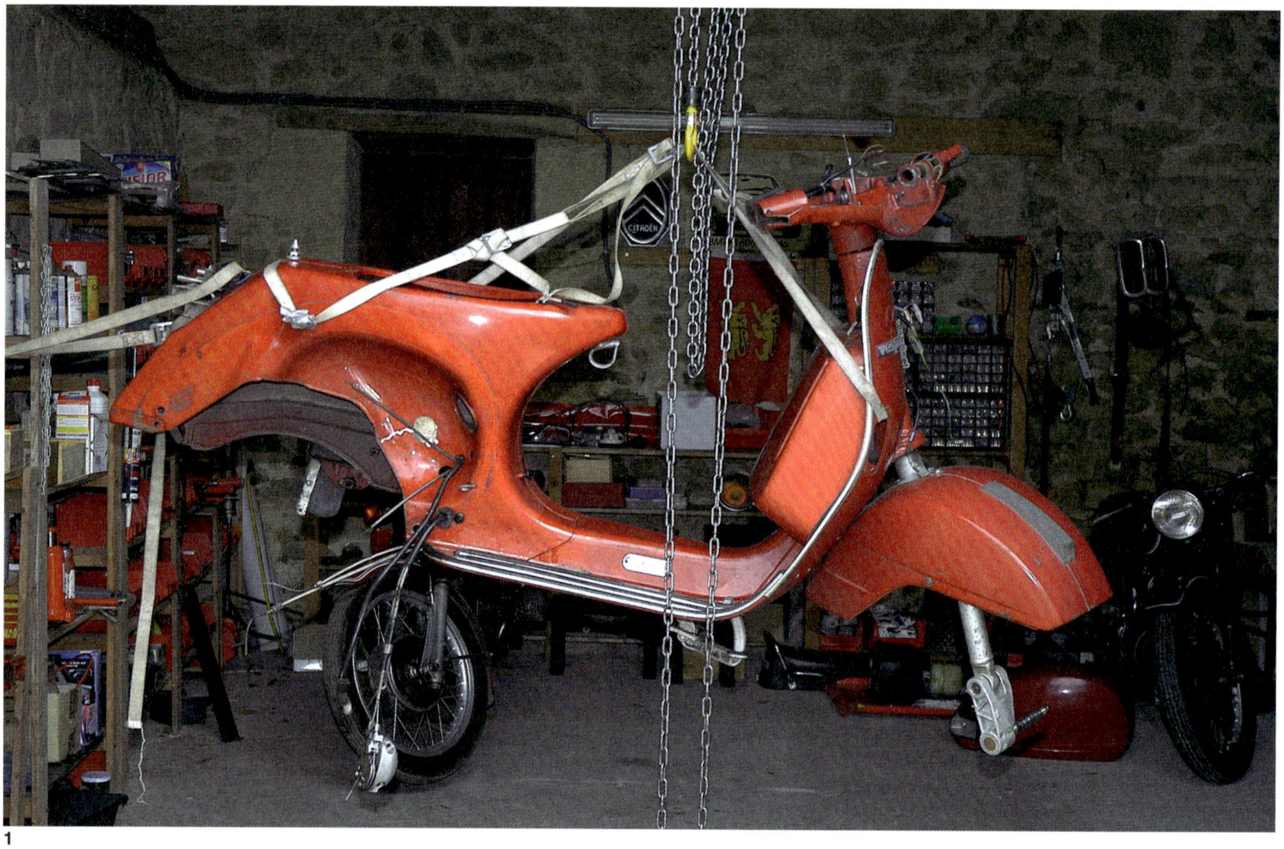

1

1: Für Arbeiten wie den Ausbau des Lenkrohrs und das Aufarbeiten des Unterbodens muß die Vespa an einem Kettenzug aufgehängt werden, mit dem man bequem die Arbeitshöhe regulieren und das Fahrzeug auch auf den Boden absenken kann, wenn kein(e) Helfer(in) zur Verfügung steht.

Werkzeug Aufbereitung Unterboden und Radhaus

- Kettenzug und Spannriemen
- Dreieckschleifgerät
- Dremel-Schleifgerät mit Korundspitze
- Dreikantschaber
- Schraubendreher fein, scharfe Klinge
- Pinsel, diverse
- Reinigungsmittel

Vorsichtsmaßnahmen bei der Aufarbeitung

Beim **Entrosten** sollten **Mundschutz** gegen Feinstaub und **Schutzbrille** angelegt werden. Kleinere Metallsplitter könnten die Augen verletzen. **Handschuhe** schützen vor Verletzungen, wenn elektrische Schleifgeräte sich verhaken oder wegspringen.

Auch beim **Umgang mit chemischen Produkten** wie PAC 2030 und Phosprim 4060 ist Vorsicht geboten. Beim Auftragen mit dem Pinsel können Spritzer Haut und Augen verätzen, daher **Handschuhe** und **Schutzbrille** anlegen. Die Phosphatierung gast eine Weile aus, was man deutlich riechen kann. Das Anfassen frisch phosphatierer Teile hinterläßt Gerüche auf der Hand.

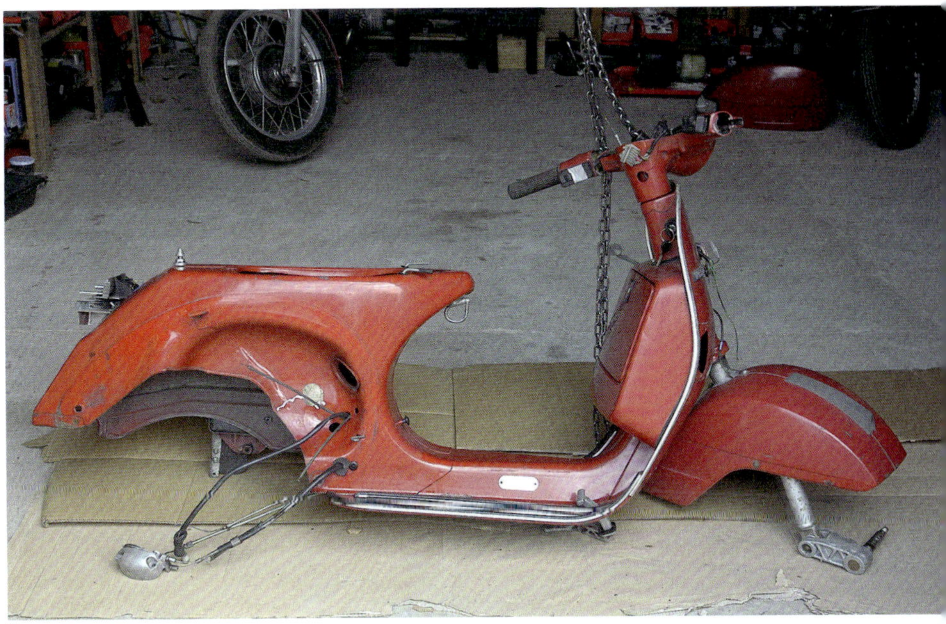

2

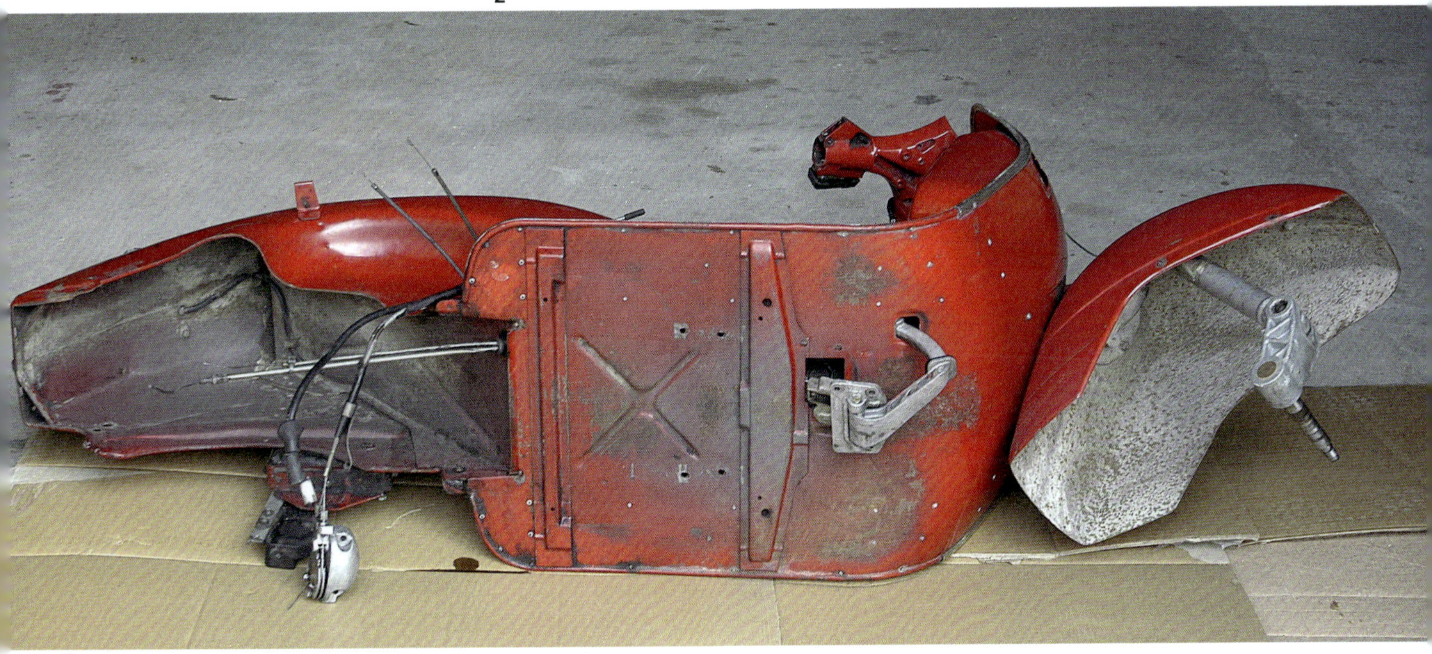

3

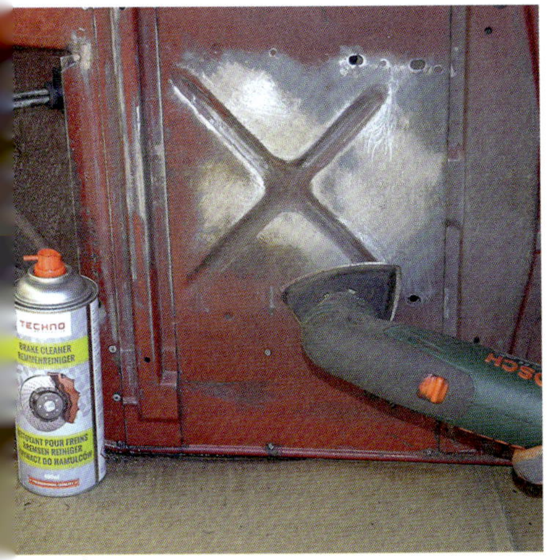

4

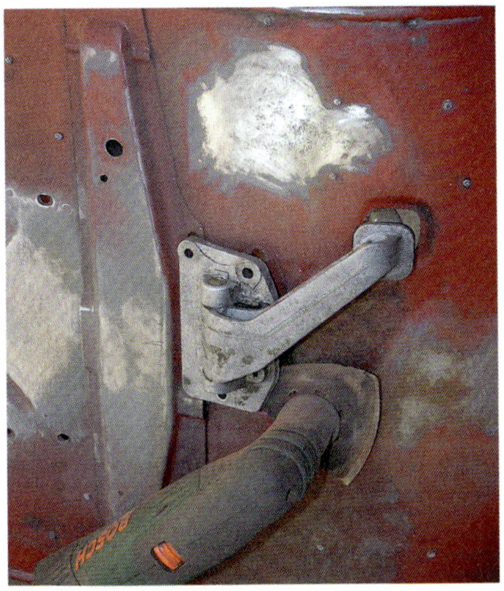

5

2: Der Roller steht auf den Kartons. 3: Und wird auf die Seite gelegt. Der Rost am Unterboden ist deutlich zu sehen. 4, 5: Der meiste Rost läßt sich prima mit dem Dreieckschleifer entfernen. 6: Die Sicken werden mit dem Dremel entrostet.

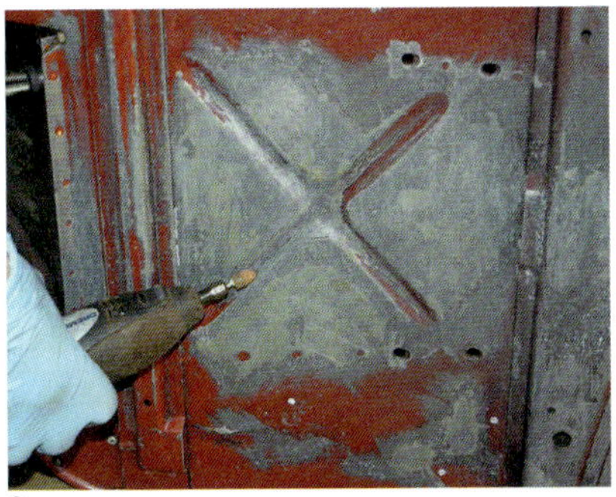

6

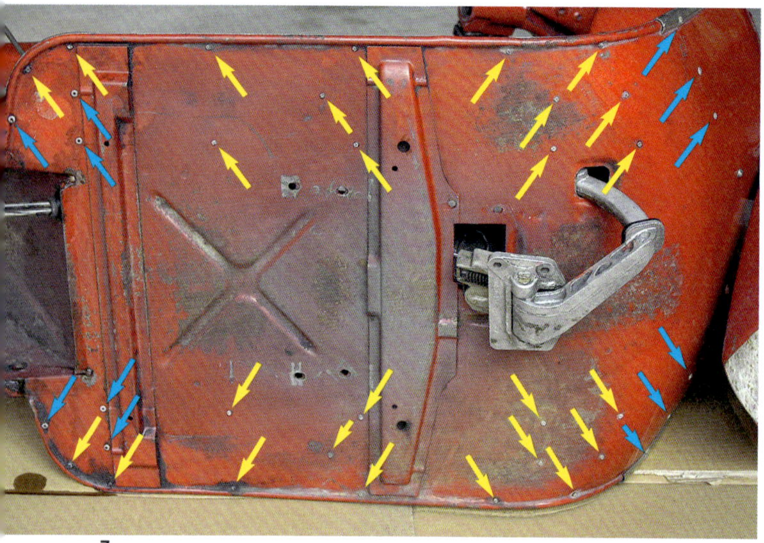

7

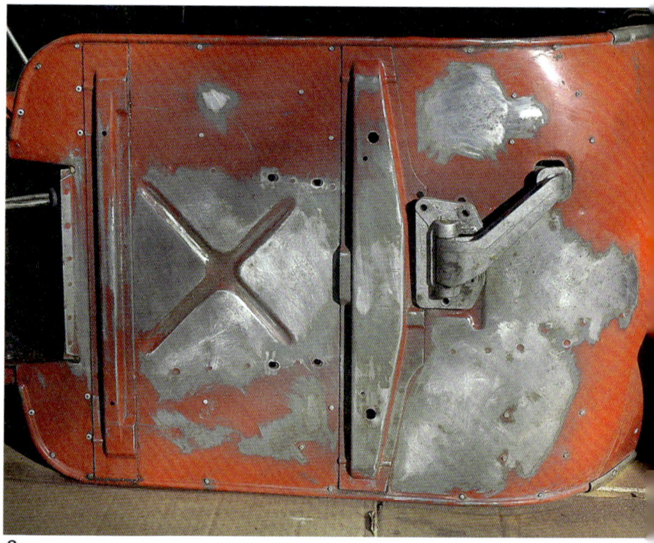

8

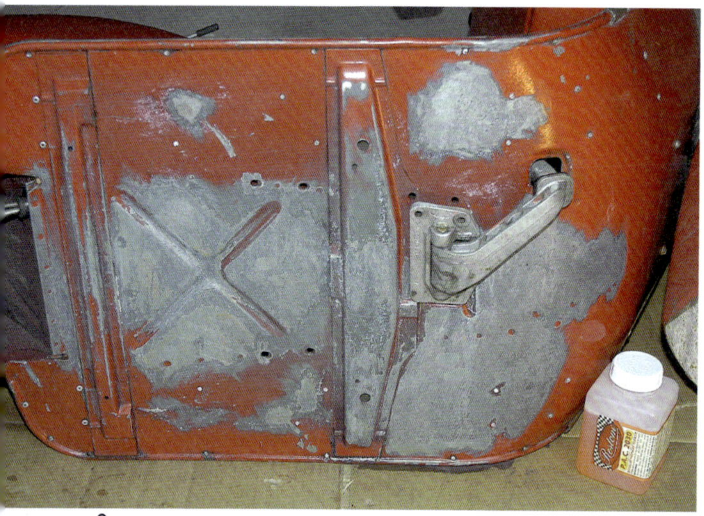

9

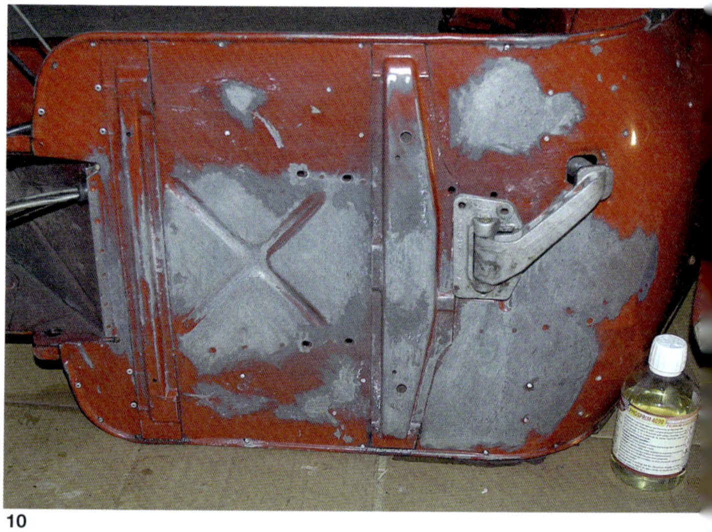

10

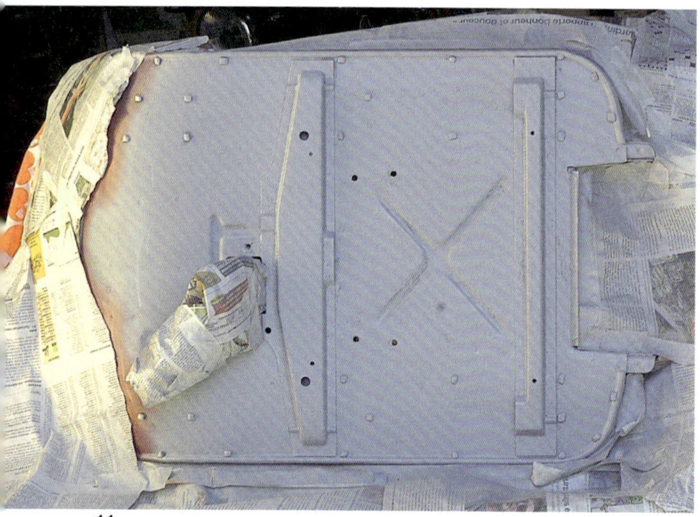

11

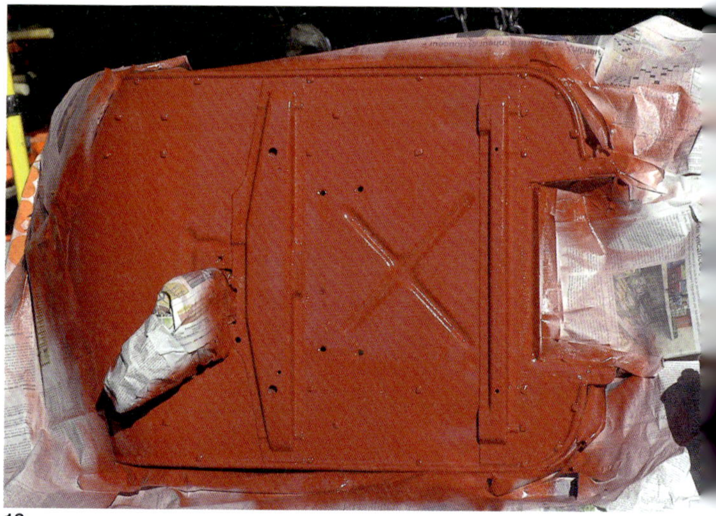

13

12

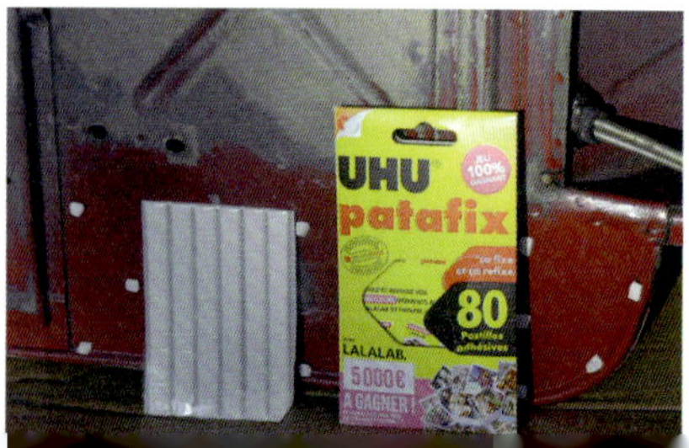

7: der gereinigte, aber noch nicht entrostete Unterboden unserer PX mit den Köpfen der zwölf Blindnieten (blaue Pfeile) und der 26 Vollnieten (gelbe Pfeile). *8:* Hier ist der Rost bereits weitgehend abgeschliffen. *9:* der Unterboden nach der Behandlung mit dem Rostumwandler PAC 2030. *10:* Die Phosphatierung mit Phosprim 4090 schützt vor erneuter Korrosion. *11:* Nach Abkleben der Karosserie und Abdecken der Nieten wurde der Unterboden mit grauem MOTIP-Primer grundiert. *12:* Mit zurechtgeschnittenen Stückchen UHU Patafix haben wir die freistehenden Nieten abgeklebt. *13:* Anschließend wurde eine erste Schicht roten Lacks COLOR MATIC aufgebracht, ebenfalls von MOTIP DUPLI.

Und da fällt mir noch etwas ein: Seit 2011 kann man die klassische Vespa PX wieder als **Neufahrzeug** von Piaggio haben, mit Scheibenbremse vorn, 125er oder 150er Motor nach zeitgemässer Abgasnorm. Es ist sicher verlokkend, sich so einen schicken Roller anzuschaffen. Nachhaltiger ist es aber, eine alte Vespa neu aufzubauen. Auch weil einfach das Herz an altem Blech hängt (Nostalgie, Erinnerungen an frühere Fahrten). Und für genau diese Leute haben wir unser Restaurierungsprojekt durchgezogen, auch wenn es mitunter hinsichtlich Montage und Teilelieferung zum Verzweifeln war.

Unterboden aufarbeiten:

Wir fangen mit dem Unterboden an. Dazu muß die Vespa vom starren Gurt ab- und an einen **Flaschenzug** gehängt werden – vorausgesetzt, man arbeitet alleine ohne helfende Hand, welche die Karosse mit absetzen kann. Dicke **Pappkartons** auf dem Boden schützen vor Beschädigungen. Mit dem Kettenzug wird die Vespa abgelassen und vorsichtig auf die Seite gelegt. Jetzt ist der Unterboden bestens zugänglich.

Noch vorhandene **Fett- und Schmutz**reste werden mit den beschriebenen Methoden entfernt. Dann kommt der elektrische **Dreieckschleifer** zum Einsatz, zuerst mit 80er, dann mit 240er Schleifdreiecken. Das geht schnell und prima, wobei wir uns hüten, die überstehenden Nieten der Trittbrettleisten-Befestigung zu beschädigen. Nach etwa einer Stunde ist der Rost komplett entfernt, auch in den Ecken und Sicken. Er war nur dünn und nirgends perforierend.

Es spricht für die **Qualität** von Piaggio-Fahrzeugen, daß sich die Karosserie auch nach jahrzehntelangem (oft völlig sorglosem) Einsatz **trotz** des komplett **fehlenden Unterbodenschutzes** noch in einem derart guten Basiszustand befindet. Das Blech ist von besserer Qualität als bei vielen Automobilen der 1980er Jahre. Daher reichte es wohl damals aus, die Karosse im Werk Pontedera nach der Kataphorese im Tauchbad zu phosphatieren, zu grundieren und zu lackieren. **Im Unterbodenbereich** ist die **Lackschicht** allerdings **nur hauchdünn.** Die Übergänge der im Punktschweißverfahren (noch von Hand!) miteinander verbundenen Stahlblechelemente sind mit einer **Spezialdichtung** behandelt, die oben im Trittbrettbereich noch unbeschädigt ist.

Material Aufbereitung Unterboden und Radhaus

- Dreieckschleifpapier und Schmirgelleinen 80er und 240 Körnung
- Bremsenreiniger
- Rostvernichter Restom PAC 2030
- Phosphatierung Restom Phosprim 4090
- große Pappkartons
- Grundierung MOTIP-Primer
- Lack Rot 3582 L68 COLOR MATIC
- Rostol Owatrol
- Silikon weiß zur Abdichtung am Heck
- UHU Patafix-Pads

Nach dem Abschleifen des Rosts wird der Unterboden mit **Bremsenreiniger** abgewaschen, anschließend mit dem Rostvernichter **PAC 2030** der französischen Spezialfirma **Restom** bestrichen, die auch in Deutschland eine Niederlassung unterhält (s. Internet). Das **chemische Produkt** (halber Liter 17,00 Euro) wird im Verhältnis 1 : 1 mit Wasser vermischt und mit einem Pinsel ganz dünn aufgetragen. Fürs Mischen nehmen wir die Schutzkappe einer Spraydose. Das Mittel ist **extrem ergiebig,** ein halber Liter reicht für mehrere Quadratmeter. Wir tragen eine **zweite Schicht** auf, bevor das Produkt angetrocknet ist, was je nach Außentemperatur nach ein bis drei Stunden der Fall ist. In dieser Zeit löst sich der Rost förmlich in Luft auf. Gleichzeitig erhalten die Flächen eine **Grundphosphatierung.** Restom sagt: *„PAC 2030 wandelt den Rost nicht um, es eliminiert ihn!“* Stimmt, das können wir bestätigen. Wir haben ansonsten nichts mit der Firma zu tun, werden nicht von

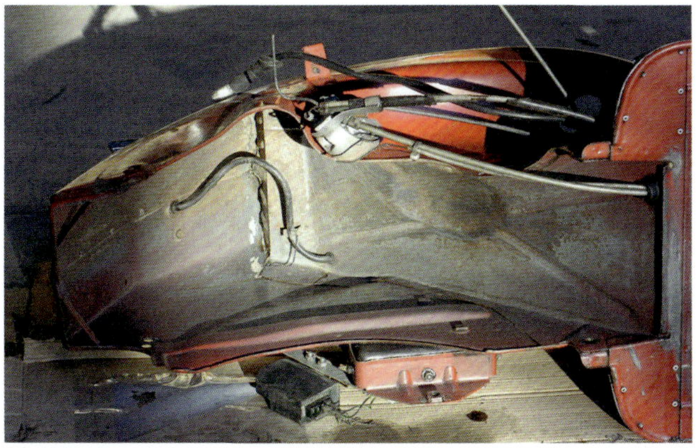

14

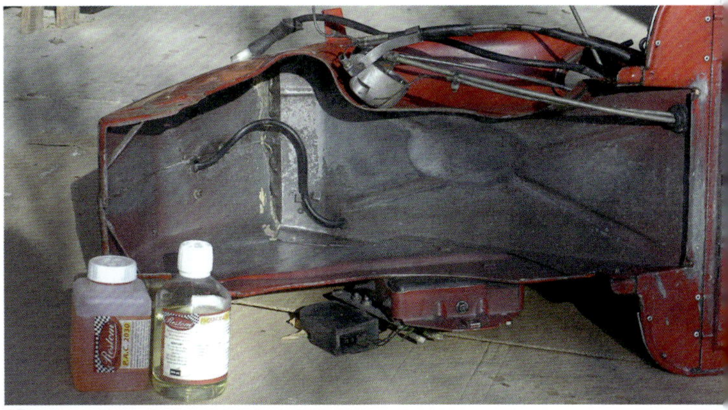

15

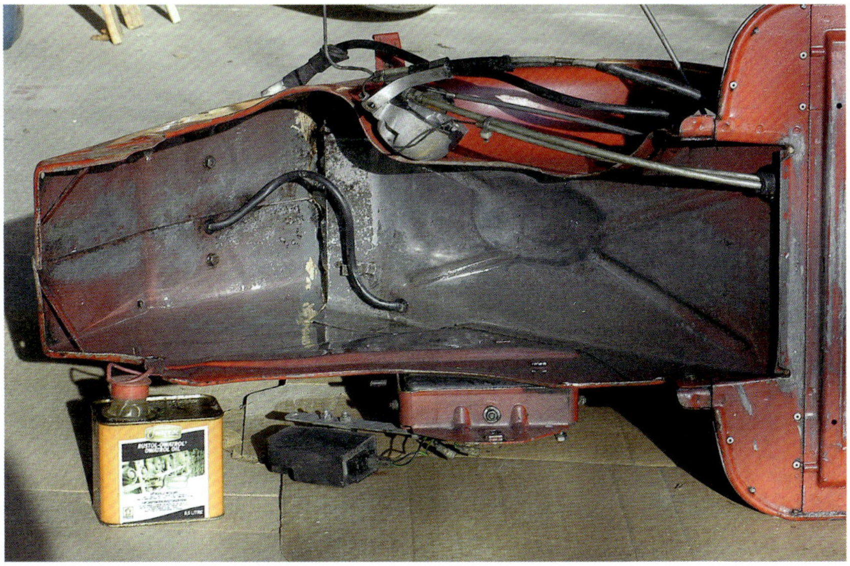

16

14: *das gereinigte, aber noch nicht entrostete Radhaus.* ***15:*** *Das mit Restom PAC 2030 und Phosprim 4090 behandeltre Radhaus.* ***16:*** *das Radhaus bleibt so, es war nie lackiert; Owatrol erhält die Patina und schützt künftig vor Korrosion.*

ihr gesponsert und haben die Mittel ganz normal gekauft. Aber was gut ist, darf auch namentlich genannt werden.

Nach dem Abtrocknen sehen die behandelten Flächen hellgrau und absolut rostfrei aus. Nun werden sie so lange **mit klarem Wasser abgespült** (Eimer und Schwamm), bis das Waschwasser rein und klar ist. Nach der sorgfältigen **Trocknung** (auch mit Druckluft) müssen die Oberflächen möglichst rasch mit einem starken **Phosphatierungsmittel** behandelt werden; wir nehmen dazu die auf PAC 2030 abgestimmte Spezialgrundierung **Phosprim 4090** von Restom (0,5 Liter für 27,50 Euro, ausreichend für mindestens 10 m^2). Das Mittel trocknet sehr schnell ab, der etwas eindringliche Geruch verfliegt innerhalb von ein paar Tagen. Wir empfehlen, beim Auftragen von PAC 2030 und PHOSPRIM 4090 **Handschuhe und Schutzbrille** zu tragen (s.a. Kasten).

Bemerkenswert: Mit dem Mittel 4090 können auch rauhe, nur dünn lackierte Bereiche im Innenereich wie z.B. die Rückseiten der Hauben, gestrichen werden. Es versiegelt die Original-Beschichtung ohne sie anzugreifen. Anschließend tragen wir **Owatrol** auf – es erhält die Patina und schützt vor Korrosion.

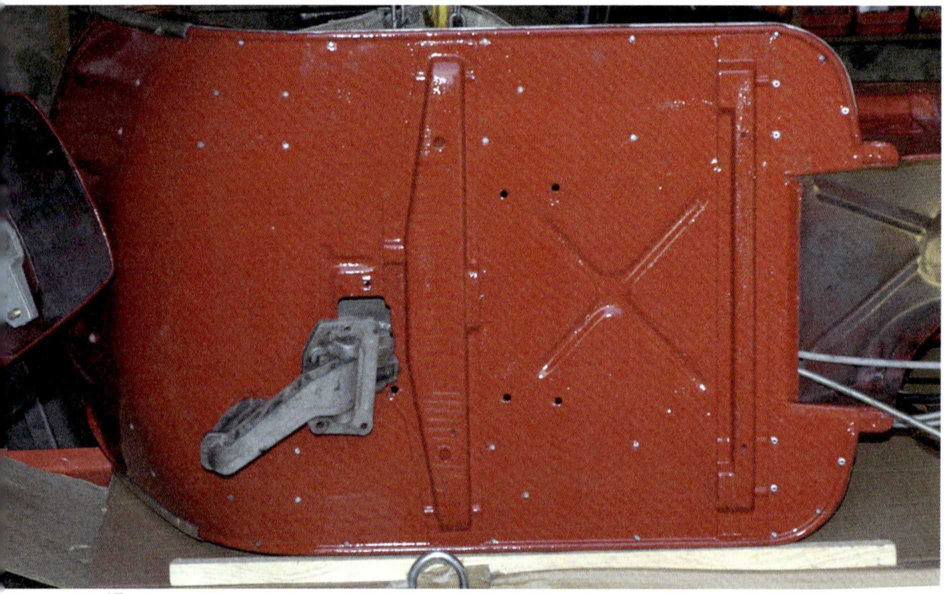

17

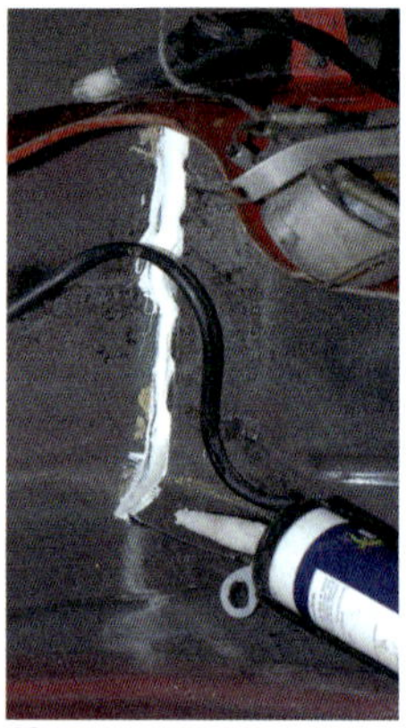

18

17: Der mit COLOR MATIC in perfekt passendem Rotton lackierte Unterboden, wobei die Alunieten sorgsam ausgespart wurden. Wenn schon original, dann auch in den kleinen Details. 18: Abdichtung mit Silikon im Radkasten – war ab Werk genauso. 19: die auf die Seite gelegte Vespa PX nach dem Lackieren.

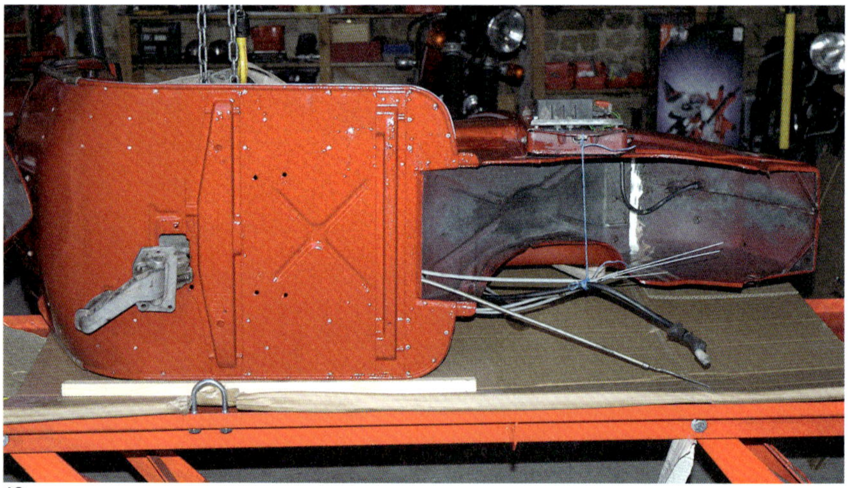

19

Festgestellte Mängel Karosserie (s.a. weiter hinten)

Oberfläche: einige kleine Roststellen und Kratzer, Lack teilweise stumpf

Unterboden: Schmutz, Ölschlamm und Flugrost

Radhaus: Schmutz, Flugrost, Abdichtung defekt

Diese Art der Phosphatierung schützt in geschlossenen und trockenen Räumen lange vor erneuter Rostbildung und ist der ideale **Haftgrund** für den späteren Lackaufbau. Doch **Achtung:** Nicht jede Grundierung verträgt sich mit der Phosphatierung. Expoxidlack mit Rostschutzzusatz zum Beispiel greift die Schicht an und macht die vorher angestellten Bemühungen zunichte. Geeignet ist z.B. der **Spezialprimer** Deltron D 8421. Keinen Ärger gibt es auch mit dem im Zubehörhandel erhältlichen Primer von MOTIP. Wir haben die phosphatierten Bereiche mit dem grauen Primer grundiert und ein sehr gutes Ergebnis erzielt.

Grundierung und Lackierung Unterboden:

Bevor wir sprühen, decken wir die 38 **Nietenköpfe** der **Trittbrettbefestigung** ab – mit zurechtgeschnittenen, selbstklebenden Pads „Patafix“ von UHU, die sich hinterher wieder leicht entfernen lassen. Die restliche Karosserie wird mit dem üblichen **Kreppband** abgeklebt und mit Zeitungspapier geschützt.

Nicht einfach war es, den **passenden Farbton** für die Vespa **zu finden,** die sich in Bordeauxrot präsentierte. Aber der Wein hat viele Farbnuancen. Die Referenz hinten im Radkasten auf einem im Werk recht schlampig aufgeklebten Zettel war weitgehend unleserlich (S.C.C. TCC..VESPA 150 E DERIV. VERNICE A CORPO No. 302...). So kamen wir also nicht weiter. Und ein **Farbabgleich** mit Sticks und Sprühdosen im Zubehörhandel führte nur in die Irre.

Also haben wir uns zum besten Spezialbetrieb im Umkreis von 50 km aufgemacht und stapelweise **Farbkarten** mit beinahe 100 Rottönen abgeglichen. Die Leerdosen waren ausgegangen und mußten erst bestellt werden. Aber zwei Wochen später hatten wir endlich das Ergebnis: eine 375-ml-Spraydose COLOR MATIC von MOTIP DUPLI mit dem Code 3582 L68 – es war eine Mercedes-Farbe, die wirklich hundertprozentig paßte, wie sich beim Ausbessern und Nachlackieren herausstellte. Mit dem Endresultat waren wir rundum zufrieden.

Hauben links, rechts: Befund, Aufarbeitung

Hauben aufarbeiten:
Im großen und ganzen ist der **Lack** der beiden Hauben noch gut, vor allem an den Flanken. Oben drauf ist er altersbedingt etwas matt. Ein paar **Schrammen** an der Unterkante der linken Haube trüben in Verbindung mit einer leichten **Einbeulung** das Bild etwas. Zwei **kleine Macken** im oberen Bereich der rechten Haube rechtfertigen keine Neulackierung. Beide Innenseiten zeigen nur oben und im vorderen Bereich ganz leichten **Flugrost.** Andere Schäden sind nicht feststellbar.

Was ist zu tun? Da wir auch hier die **Patina** erhalten möchten, gehen wir behutsam vor. Zuerst wird die **Beule** unten links mit einem kleinen Hammer und mit leichten Schlägen beseitigt. Dazu braucht man ein gutes Auge und Fingerspitzengefühl. Anschließend wird die **Innenseite** von Hand mit 240er Schmirgel dort abgezogen, wo Rost zu sehen ist. Auch die **Spezialniete,** die hinten den Dichtgummi fixiert, wird vorsichtig abgeschmirgelt. Während der Arbeit ruht die Haube auf einer weichen Unterlage, damit nichts verkratzt.

Nun wird die Haube umgedreht, damit den Kratzern und Macken mit der **Korundspitze** des Dremelschleifers zu Leibe gerückt werden kann.

Nach gründlicher **Reinigung** der Innenseite mit Waschbenzin, Pinsel und Lappen sowie anschließender **Trocknung** werden die abgeschmirgelten Stellen innen und die Macken außen dünn mit dem **Rostumwandler PAC 2030** behandelt. Nach dem Abtrocknen (ca. drei Stunden) spülen wir die Innenseite gründlich mit Wasser ab. Wenn alles wieder trocken ist, wird die gesamte Innenfläche mit **Phosprim 4090** behan-

1: Die linke Haube hat ein paar Schrammen und eine leichte Beule abbekommen. 2: Die Beule läßt sich mit einem Hammer recht problemlos glätten. 3, 4: die Haube nach der Reinigung; an der Innenseite ist oben und vorne etwas Oberflächenrost festzustellen. 5, 6: Die linke Haube vor der Behandlung außen/innen. Die Abdichtung am Rücklicht ist original, unversehrt und bleibt erhalten. 7: Die kleinen Macken sind entrostet und beilackiert. 8: Die Innenseite wurde entrostet, mit PAC 2030 und Phosprim 4090 behandelt und mit einem Lackstift ausgebessert. Eine dünne Schlußbeschichtung mit elastischem Owatrol erhält die Patina und schützt vor Steinschlag.

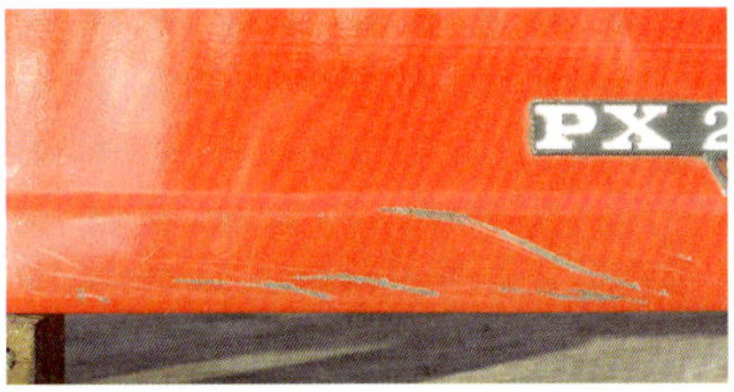

1

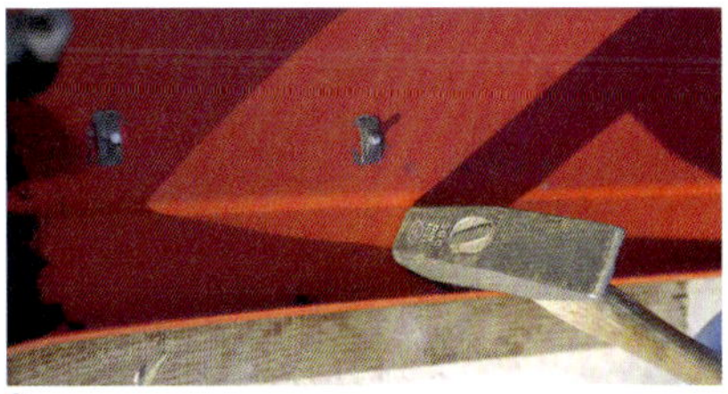
2

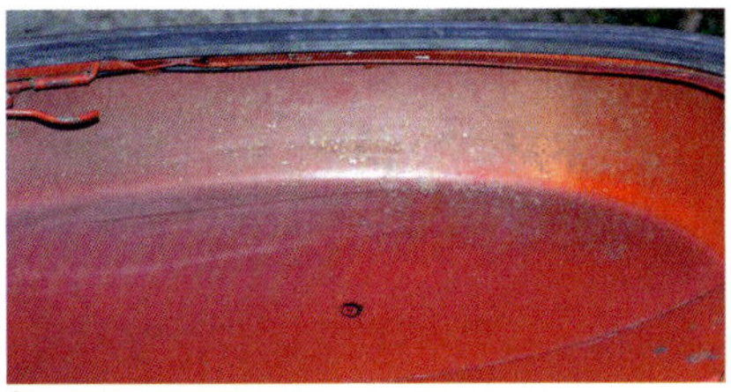
3

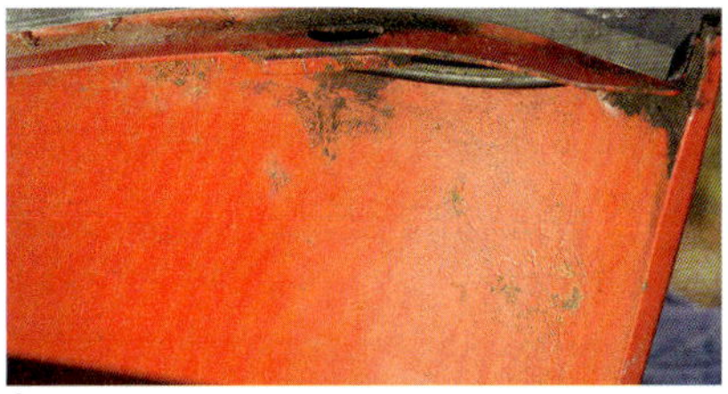
4

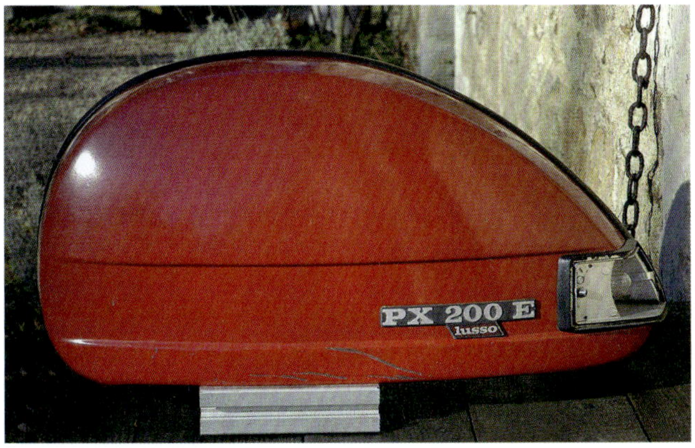

5

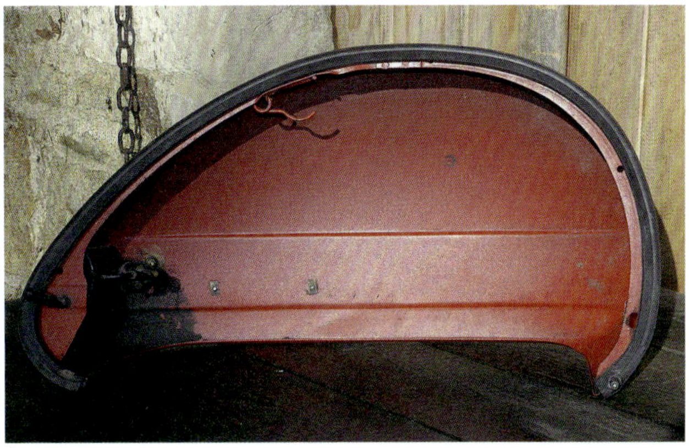
6

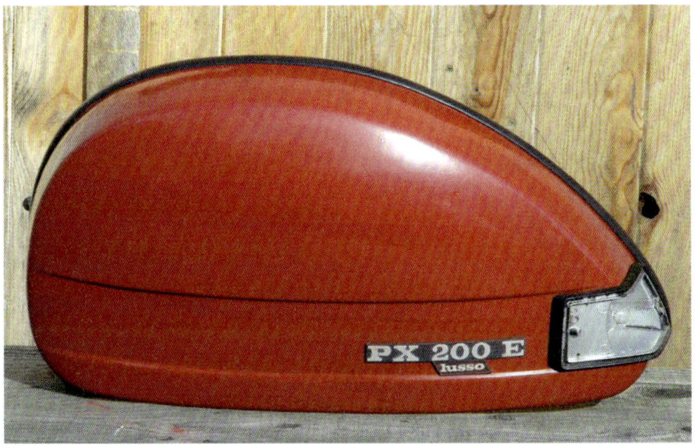

7

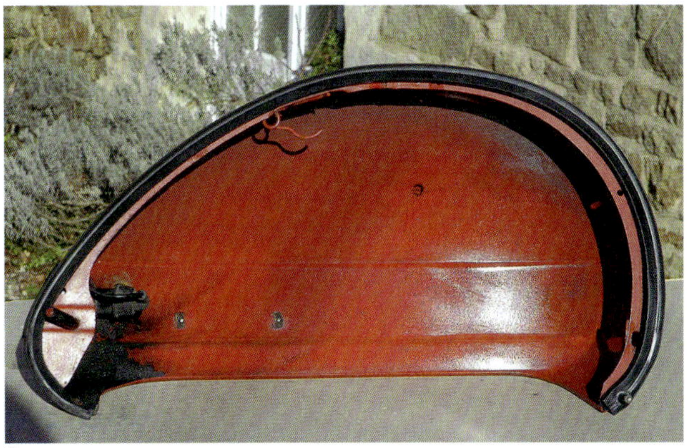
8

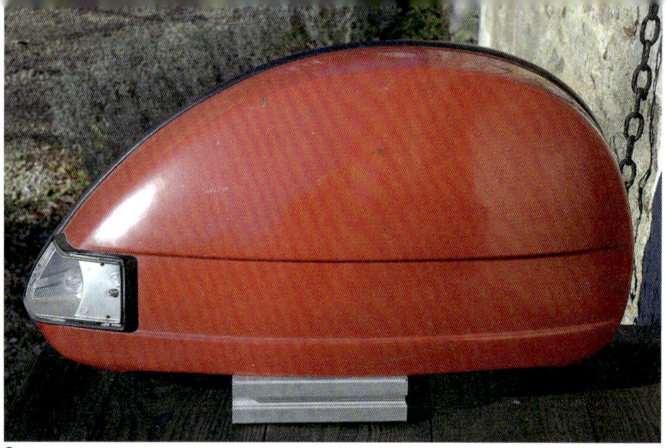
9

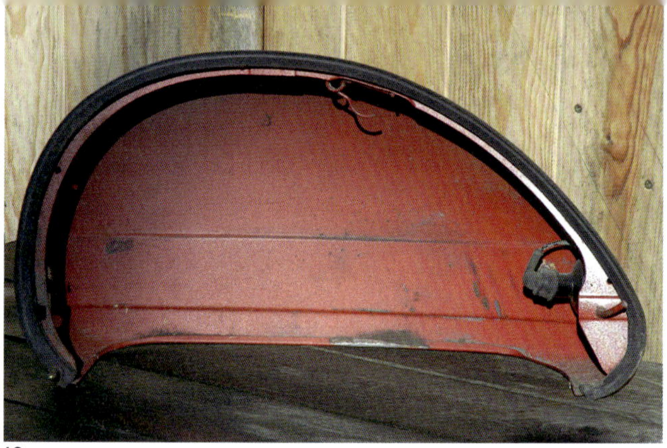
10

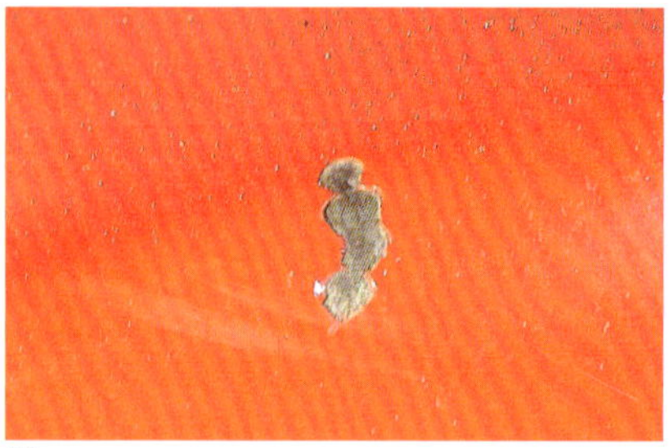
11

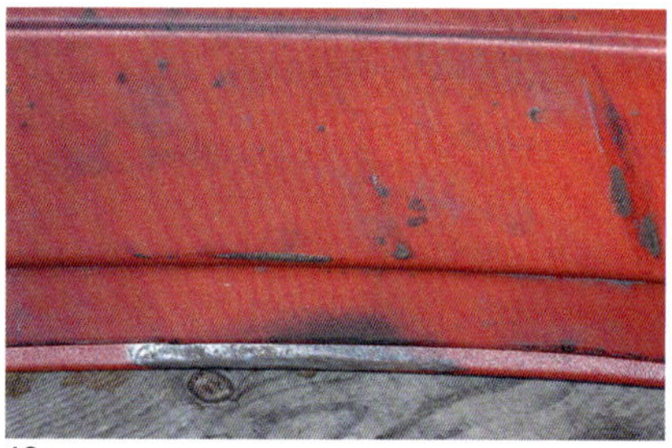
12

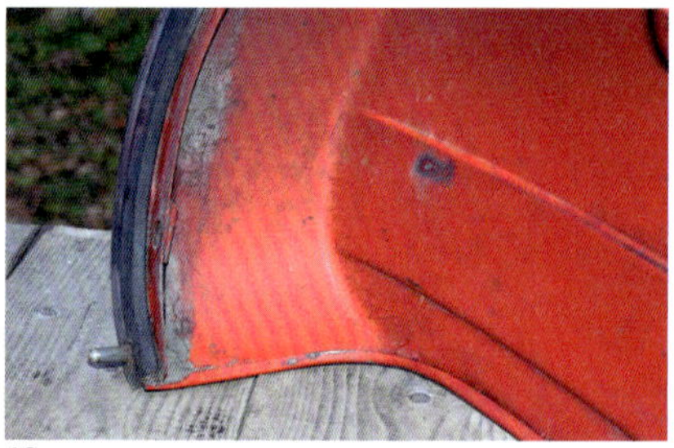
13

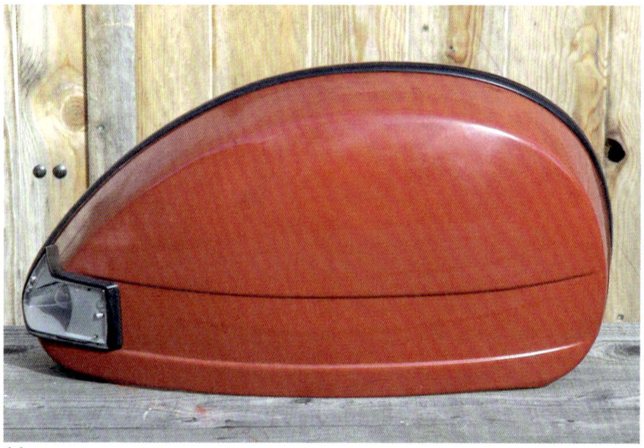
14

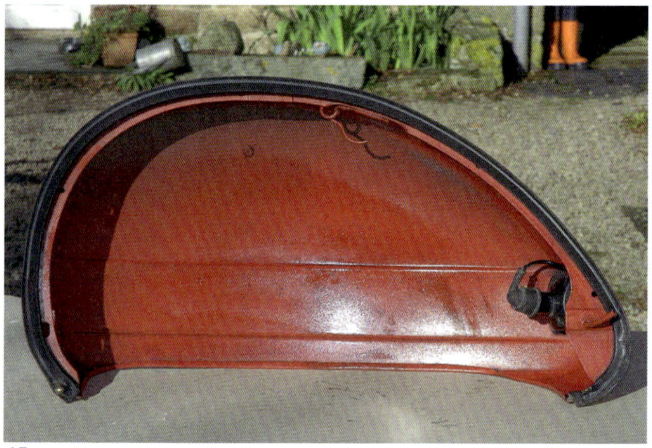
15

delt. Der dünne Lack wird davon nicht angegriffen, sondern konserviert. Am nächsten Tag folgt innen die **Schlußbeschichtung** mit **Owatrol,** dem legendären Kriechöl auf Basis von Schafswollsekret, das wir seit vielen Jahren erfolgreich einsetzen; Owatrol dringt in letzte Ritzen ein und versiegelt dort die normalerweise nicht erreichbaren Roststellen. Die nur dünn aufgetragene Schicht trocknet mehrere Tage lang durch und hat aufgrund ihrer Elastizität sogar eine gewisse Funktion als Steinschlagschutz.

Eine ruhige Hand erfordert die Behandlung der Macken auf den **Außenflächen.** Sie werden nach dem Abtrocknen der Phosphatierung hier und da leicht gespachtelt und geschliffen, dann mit MOTIP-Primer grundiert, zuletzt mit der eigens angemischten **Farbe** MOTIP COLOR MATIC **3582 Mercedes L68** unter Anwendung kleiner Pinsel und Q-Tips lackiert. Den letzten Schliff bekommen die Hauben mit Sonax Polish Color Wax, einer **Politur,** die **Rottöne auffrischt.**

Die **Gummileisten,** die sich in tadellosem Zustand befinden, also weder Risse noch Versprödung zeigen, werden mit einem von uns bevorzugten Pflegemittel von Autoglym behandelt, das sich bestens auch für Vinyl und Kunstleder eignet. Die **Führungsstifte** beider Haube erhalten abschließend neue Überzüge in Gestalt kleiner Gummischlauchstücke.

Festgestellte Mängel Hauben

Haube links

Lackierung außen: kleine Macken, Schrammen, leichte Einbeulung

Innenseite: leichter Flugrost oben und vorne

Haube rechts

Lackierung außen: kleine Macken

Innenseite: leichter Flugrost oben und vorne

9: *Die rechte Haube hat nur zwei kleine Macken.* ***10:*** *Scheuerstellen innen.* ***11, 12, 13:*** *Macke oben an der Kante, Scheuer- und Roststellen unten und vorne. Alles wird entrostet und behandelt wie bei der linken Haube beschrieben.* ***14:*** *die rechte Haube nach Aufarbeitung und Polieren.* ***15:*** *Auch innen sieht es wieder ordentlich aus.*

Werkzeug Hauben

Dremelschleifer
Hammer klein

Produkte Hauben

Schmirgel 240er Körnung
Waschbenzin
Restom PAC 2030
Restom Phosprim 4090
Rostol Owatrol
Gummipflegemittel Autoglym
Grundierung MOTIP Primer grau
Lack MOTIP COLOR MATIC 3582 Mercedes L68
Renovierungs- und Rotton-Politur

Kotflügel vorne: Ausbau, Entrostung, Aufarbeitung, Einbau

Vorderradkotflügel ausbauen:

Der vordere **Kotflügel** kommt nur frei, wenn zuvor das **Lenkrohr** ausgebaut wird. Dies haben wir bereits ausführlich im Kapitel Vorderradführung gezeigt. Zuerst werden die drei **Schrauben SW 10** gelöst, die von unten mit **Muttern, Scheiben** und **Federringen** gesichert sind. Oben Ringschlüssel, unten Stecknuß SW 10 zum Gegenhalten einsetzen. Die Schrauben werden gereinigt und entrostet, die Muttern und Scheiben durch Neuteile ersetzt.

Probleme macht die große **Schlitzschraube** der Befestigung auf der rechten Seite, die innen mit einer Mutter SW 8 samt Scheibe fixiert ist. Trotz massivem Rostlösereinsatz läßt sie sich nicht aufdrehen. Da hilft nur eins: **Ausbohren.** Zuerst muß mit einem 4-mm-Bohrer ein kleines Loch in den Schlitz gebohrt werden, damit der große Bohrer nicht abrutschen kann. Nach einigen Versuchen gelingt es. Dann wird ein **Titanbohrer** mit **7 mm** Durchmesser angesetzt und unter Zuführung von Bohröl und mit niedriger Drehzahl (600 min^{-1}) so lange gebohrt, bis der Kopf durchbohrt ist. Nicht weiter bohren, damit das Blech nicht beschädigt wird. Zuletzt den Kopf mit Hammer und scharfem Meißel wegschlagen.

__1:__ Der Kotflügel kann nur abgenommen werden, wenn zuvor das Lenkrohr ausgebaut wurde (s. Kapitel Vorderradführung). __2.__ Am Adapter ist der Flügel mit drei Schrauben M6 befestigt. __3:__ Von unten sind die Schrauben mit Muttern nebst Scheiben gesichert (rote Pfeile). Auf die beiden Bolzen M8 der Federbeinbefestigung achten (gelbe Pfeile), sie fallen leicht heraus. __4:__ Mit Schraubendreher und Nuß SW 8 läßt sich die festgerostete Verbindung nicht lösen. __5:__ Die Schraube muß ausgebohrt werden. __6:__ Wo ausgebohrt wird, fallen reichlich Späne an.

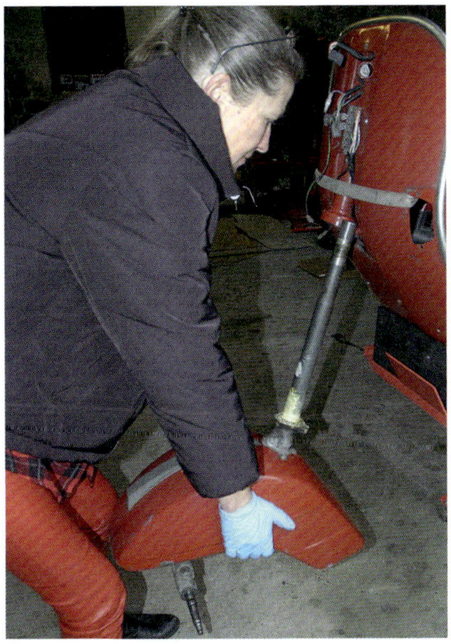

1

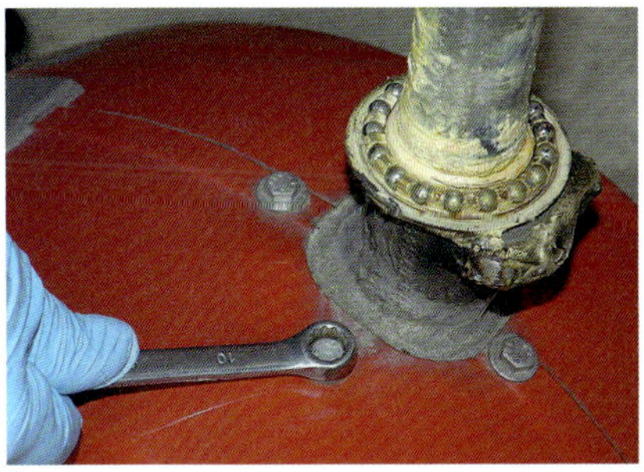

2

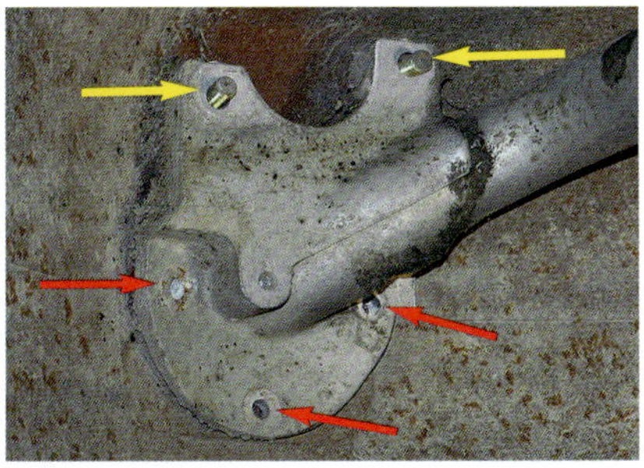

3

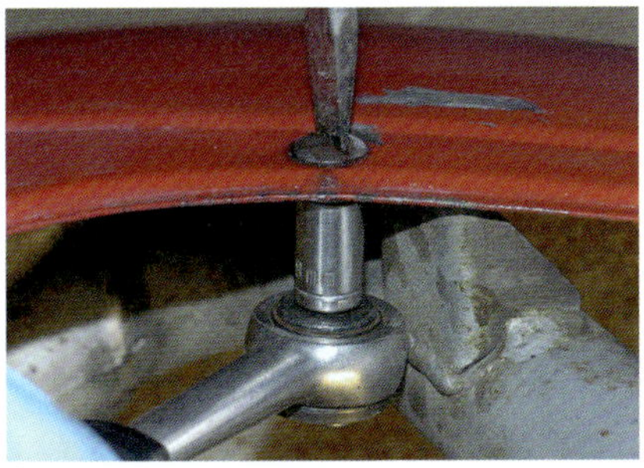

4

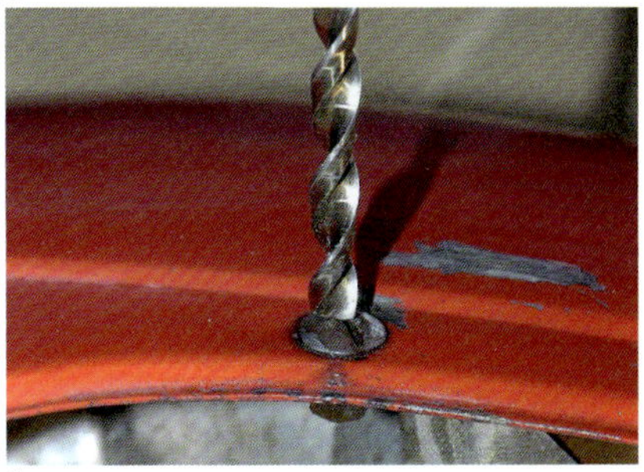

5

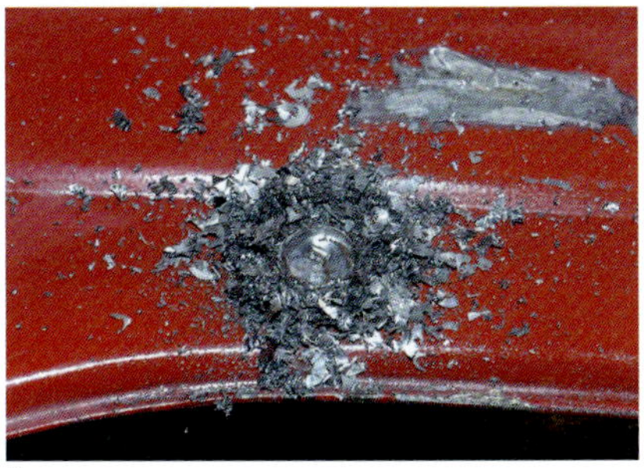

6

__7:__ Vor dem Abheben des Flügels reinigen wir die Umgebung des unteren Lenkkopflagers. __8:__ Der Kotflügel wird nach oben gehoben und gleichzeitig nach vorne über den Adapter geschoben. __9:__ Lenkrohr und Kotflügel vor der Aufarbeitung; kleines Foto: die verrostete seitliche Mutter.

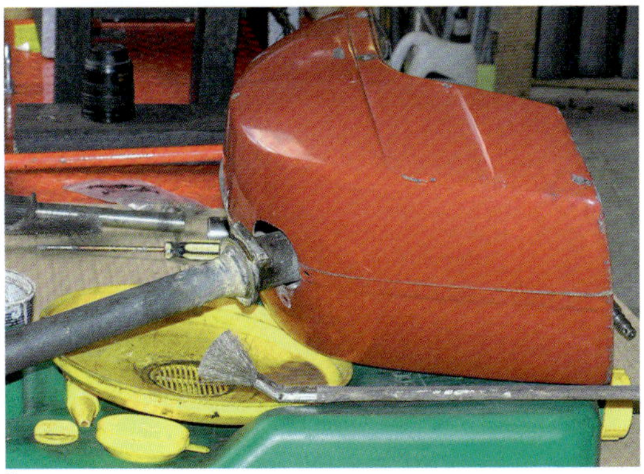

7

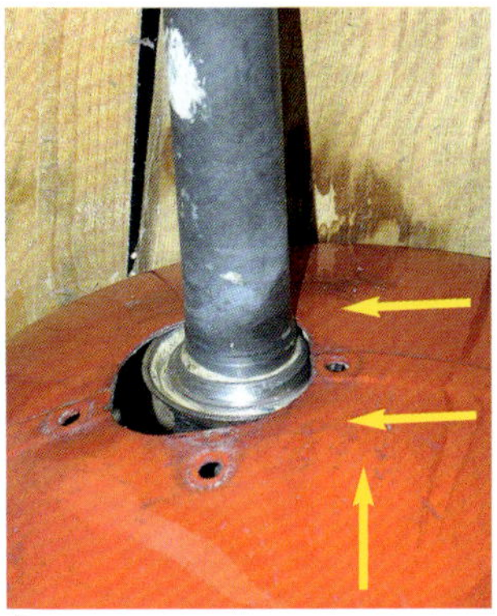

8

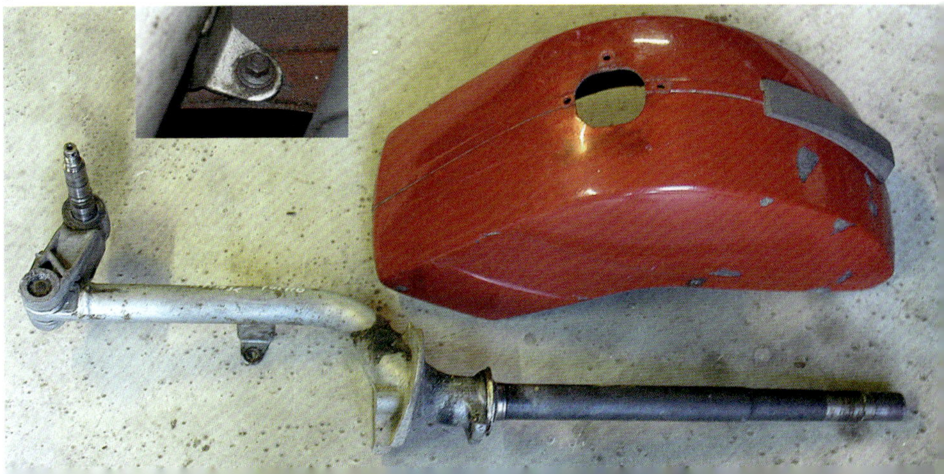

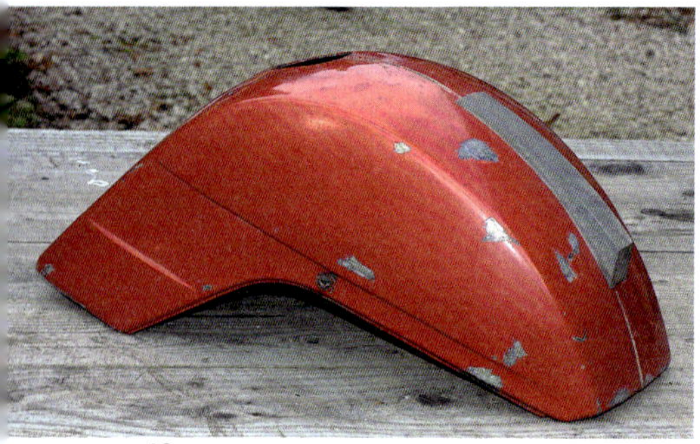

10

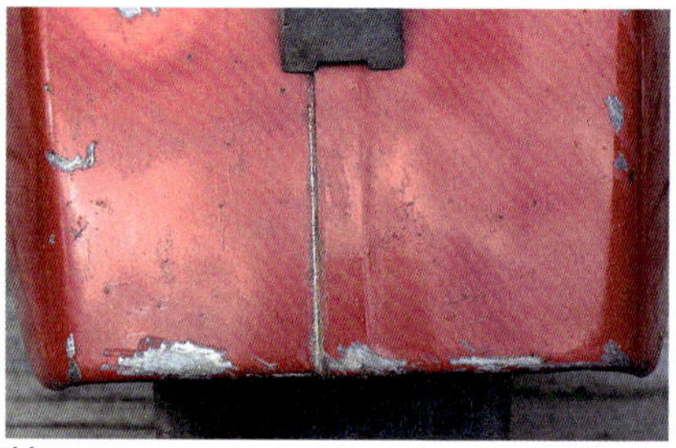

11

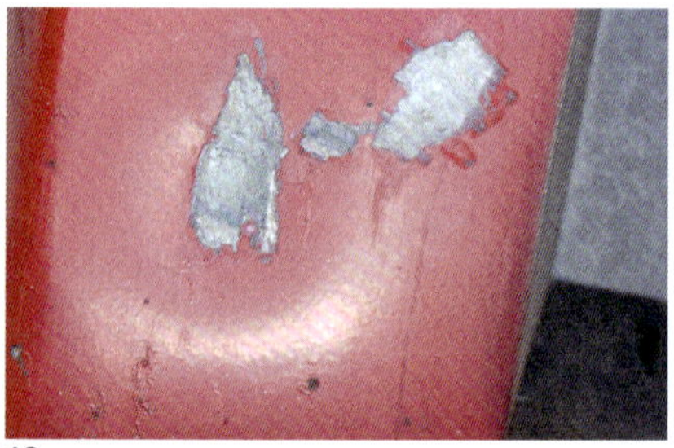

12

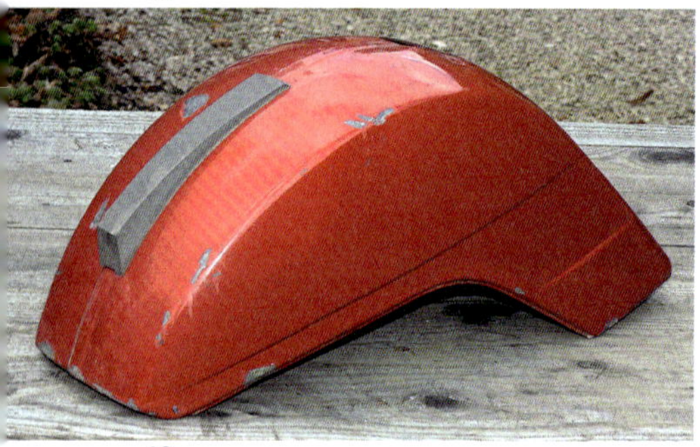

13

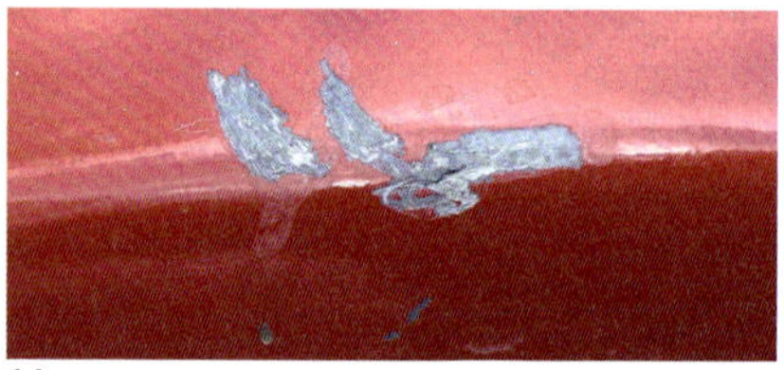

14

10, 13: Die zahlreichen Macken auf der Oberfläche und an den Kanten sind entrostet und teilweise bereits phosphatiert. 11, 14: einige Schlagschäden aus der Nähe betrachtet.

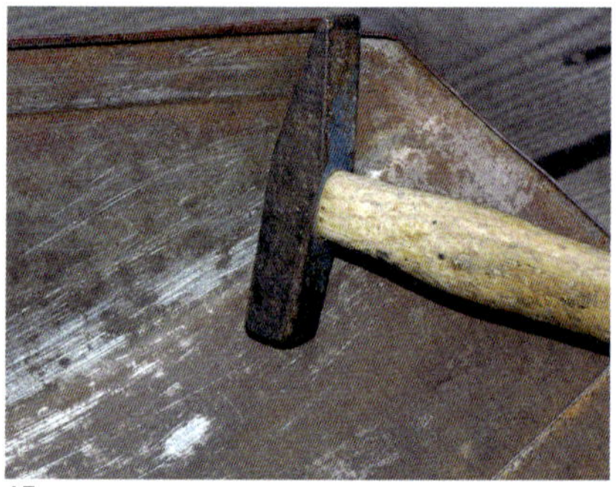

15

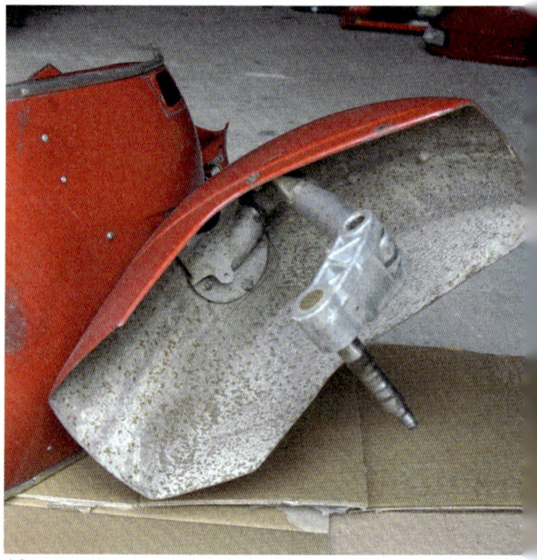

16

12, 15: Die Beule vorn am Kotflügel läßt sich ohne weiteres mit einem kleinen Hammer gerade klopfen. 16: Sieht schlimmer aus, als es ist – die Innenseite des Kotflügels vor dem Ausbau. Schmutz und Flugrost haben sich überall festgesetzt, aber keinen großen Schaden angerichtet.

Vor dem Abnehmem vom Lenkrohr wird die Umgebung des unteren Lenkkopflagers mit Waschbenzin gereinigt. Dann Rohr senkrecht stellen, den Kotflügel anheben und so nach vorne schieben, daß er vom Rohradapter freikommt – keine Gewalt anwenden, es ist etwas fummelig. Nun Flügel nach oben vom Rohr abziehen.

Beim Betrachten der **alten Lackierung** kommen uns Zweifel: komplett erneuern oder nicht? Denn der Flügel hat sich im Laufe der Jahre **zahlreiche Macken** und eine **Beule** zugezogen. Hier und da hat sich **Rost** angesetzt, allerdings nur oberflächlich. Letztlich entschließen wir uns getreu unserer Maxime **„Patina erhalten“**, den **Lack nur auszubessern.** Soll man doch sehen, welche Kampfspuren der jahrzehntelange Einsatz hinterlassen hat! Ganz lackieren kann man ja auch später noch.

Vorderradkotflügel aufarbeiten:

Wir gehen genauso vor wie bei den Hauben. Zuerst wird von innen her die **Beule beseitigt,** was bemerkenswert gut gelingt. Dann waschen wir die Unterseite mit **Wasser** und Spülmittel ab, schleifen nach dem Trocknen mit dem **Dreieckschleifer** und in den Ecken von Hand und scharfem **Schmirgel** die gesamte Innenseite bis fast aufs nackte Blech ab. Damit ist der meiste Rost bereits eliminiert. Es folgt das Schleifen der Macken auf der Oberfläche mit dem Dremel.

Anschließend werden, wie beschrieben, **PAC 2030** und **Phosprim 4090** in deutlichen Zeitabständen aufgepinselt und trocknen gelassen. Danach präsentiert sich die Unterseite bereits in einem recht appetitlichen Zustand. Auch die Macken auf der Oberseite werden chemisch behandelt. Wie bei den Hauben erhält die Unterseite zum Schluß eine **Konservierung** mit **Owatrol. Unterbodenschutz** ist für uns **tabu,** denn den gab es ab Werk bei dieser Vespa nicht. Die (nicht demontierte) **Finne** aus grauem Plastik wird mit **Polytrol** aufgehübscht, ein Produkt mit langer Standfestigkeit auch bei jedem Wetter draussen. Zuletzt werden die Schadstellen aussen **grundiert** und **lackiert** wie beschrieben. Die **Sonax-Rotpolitur** gibt dem Kotflügel wieder seine Frische zurück.

Werkzeug Kotflügel

Dremelschleifer, Dreieckschleifer
Bohrmaschine
mit 4- und 7-mm-Titanbohrern
Ringschlüssel SW 10
Stecknuß, Verlängerung SW 10, SW 8
Schraubendreher breit
Hammer klein, mittel
Meißel schmal

Produkte, Material Kotflügel

Schmirgel 240er Körnung
Dreieckschleifpapier 80er, 120er
Waschbenzin, Spülmittel, Wasser
Restom PAC 2030
Restom Phosprim 4090
Rostol Owatrol, Polytrol
Grundierung MOTIP Primer grau
Lack MOTIP COLOR MATIC 3582
Mercedes L68
Renovierungs- und Rotton-Politur
5 Unterlegscheiben neu
3 Federringe neu
1 Schlitz-Maschinenschraube M6 neu

Festgestellte Mängel Vorderradkotflügel

Verschraubung

Schlitzschraube seitlich: unlösbar festgerostet, Rost außen

Außenfläche

Lack: zahlreiche, leicht angerostete Macken infolge Steinschlags

Unterseite

Fläche: stark verschmutzt, Oberflächenrost

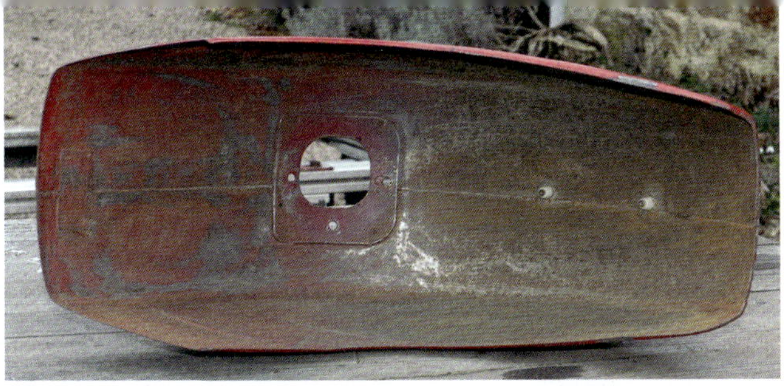

17

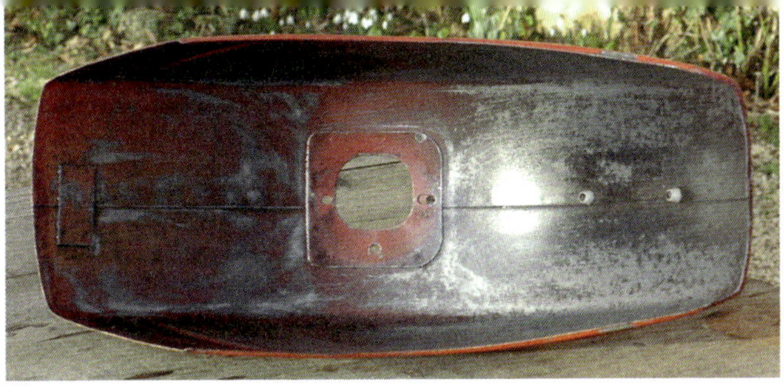

18

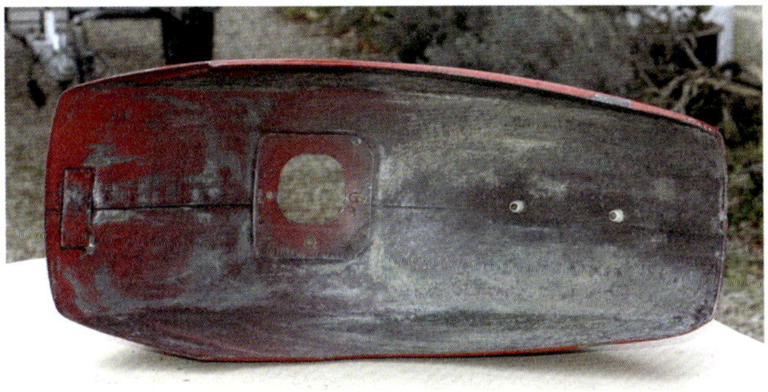

19

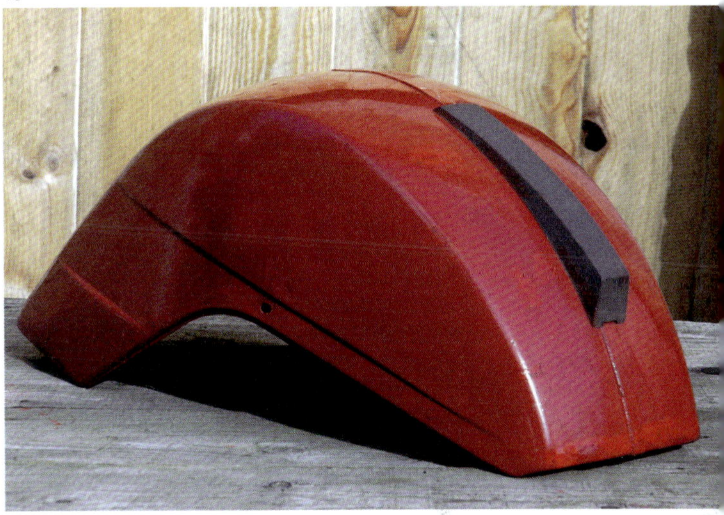

21

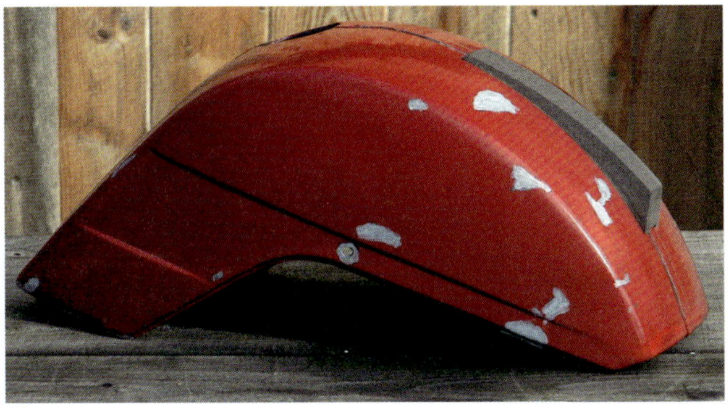

20

17: Der Rost ist weitgehend abgeschliffen. 18: Die Innenseite mit frisch aufgebrachtem PAC 2030. 19: Die Phosphatierung ist abgeschlossen. 20: Die Schadstellen sind mit MOTIP-Primer grundiert. Beim Auftragen der feinen Lackschicht erwiesen sich vor allem Q-Tips als sehr nützlich.

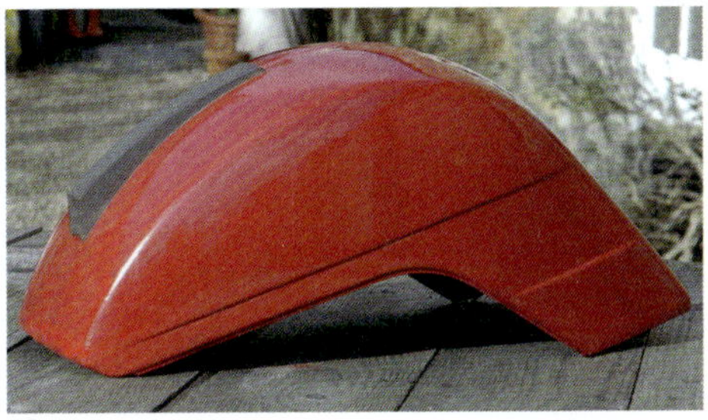

22

21, 22: Nach dem Beilackieren mit 3582 Mercedes L68 und dem Polieren mit Sonax-Rot sieht der Flügel fast aus wie neu; der erhaltene alte Lack zeigt seine schöne Patina.

Vorderradkotflügel einbauen:

Zuerst müssen die beiden Schrauben M8, die später das **Federbein** halten, eingesetzt werden. Dann wird der fertig aufbereitete Kotflügel von oben über das Lenkrohr und die Lagerbasis geführt, dann auf den Adapter gesetzt – Millimeterarbeit. Von oben werden die drei Schrauben M6 eingeführt, wobei die Unterlegscheiben nicht vergessen werden dürfen.

Von unten werden die drei Schrauben mit Muttern M6, Scheiben und Federringen gesichert (Stecknuß SW 10, flexible Welle, zweiter Schlüssel SW 10 oben zum Gegenhalten). Vor dem Festziehen rechts außen neue Schlitz-Maschinenschraube mit Scheiben und Mutter einsetzen. Dann alles fest anziehen.

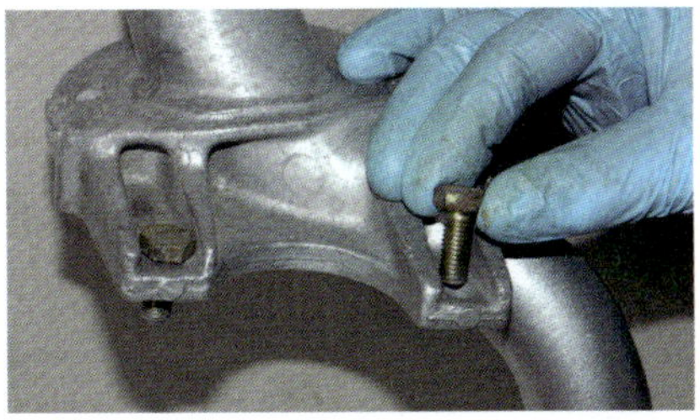

23

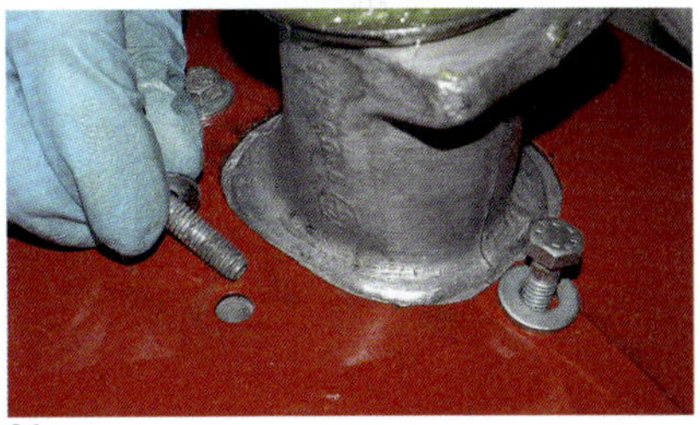

24

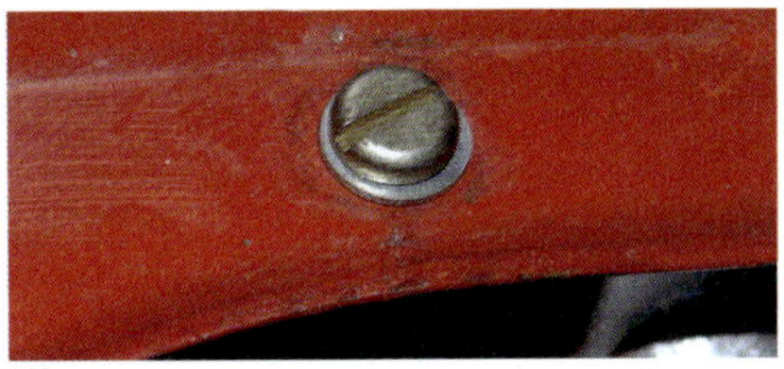

25

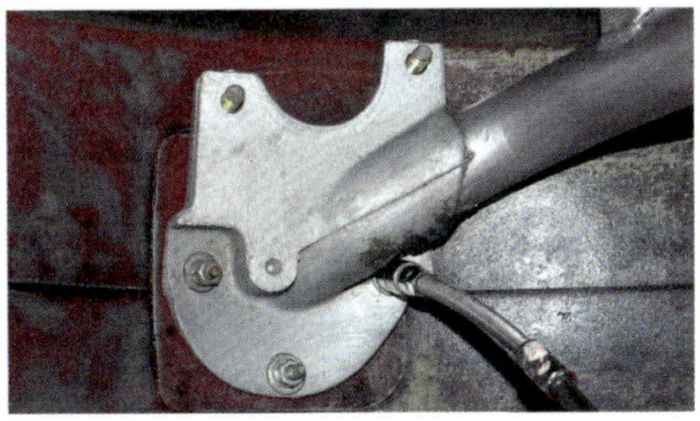

26

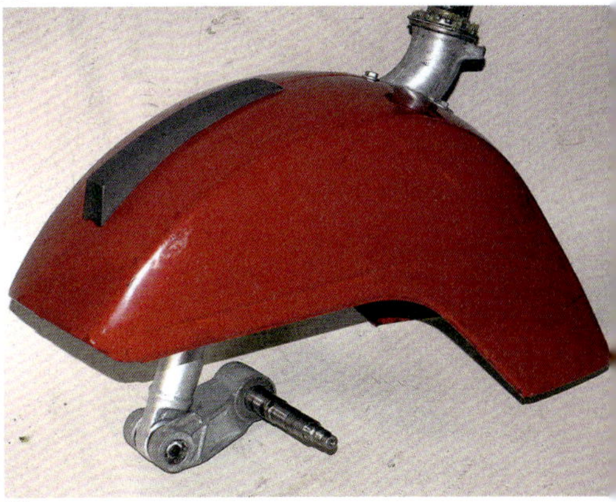

27

23: Zuerst die beiden Schrauben M10 für das Federbein wieder einsetzen. 24: Kotflügel überstülpen und die drei Halteschrauben mit je zwei Unterlegscheiben oben/unten und je einem Federring einsetzen. 25: Vor dem Festziehen seitliche Schlitzschraube einsetzen. 26: Muttern SW 10 von unten anziehen, von außen gegenhalten. 27: der fertig montierte Vorderradkotflügel; die Finne wurde noch mit Polytrol aufgefrischt.

Karosseriebereiche außen: Rost- und Scheuerstellen

Schadstellen-Ermittlung:
Auf den ersten Blick sieht die Karosserie unserer Vespa noch gut aus. Doch bei genauerem Hinsehen zeigen sich an vielen Stellen **Rost, Abschabungen** und **Scheuerstellen.** Vor allem an den Heckkanten und den Löchern der Kennzeichenbefestigung hat sich Korrosion ausgebreitet. Rostig sind auch die Reserveradhalterungen unter der linken Haube.

An anderen Stellen wie z.B. unter der Sitzbank ist nur der Decklack abgeplatzt, die originale Phosphatierung ist noch erhalten. Keinen schönen Anblick bieten auch die Aufnahmen der Schwingenlagerung und die Bereiche rund um die Haubenverriegelung.

***1, 2:** starker Kantenrost und Rost an den Kennzeichenlöchern am Heck. **3, 4:** gleiches Bild an den seitlichen Heckkanten. **5, 6:** Die Aufnahmen der Schwingenlagerung sind angescheuert. **7, 8:** Die (angerostete) Fußrastenanlage aus dem Zubehörprogramm hat ihre Spuren hinterlassen.*

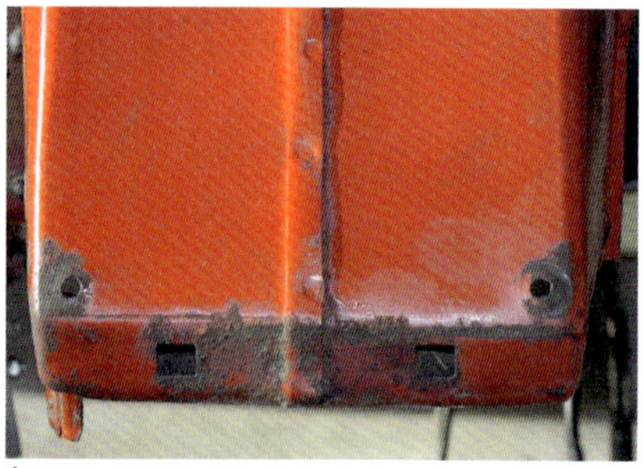
1

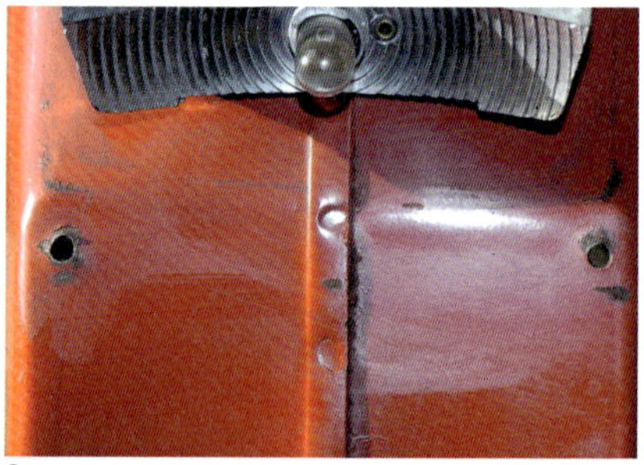
2

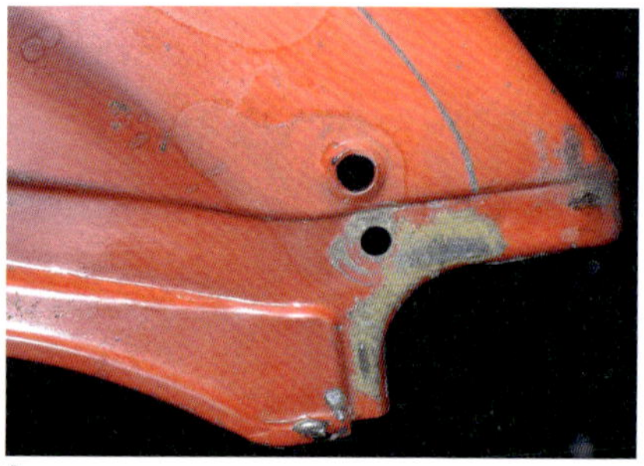
3

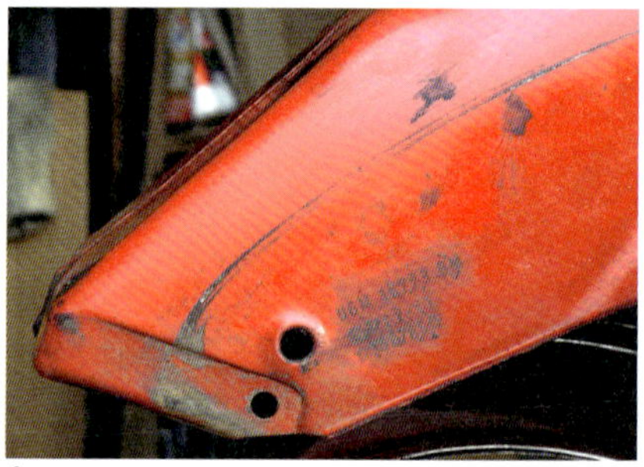
4

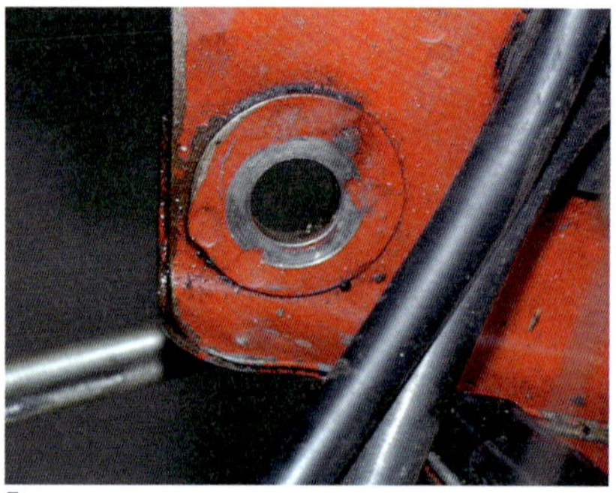
5

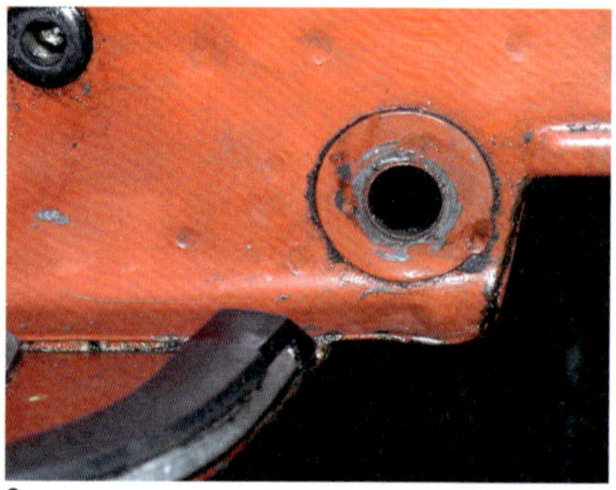
6

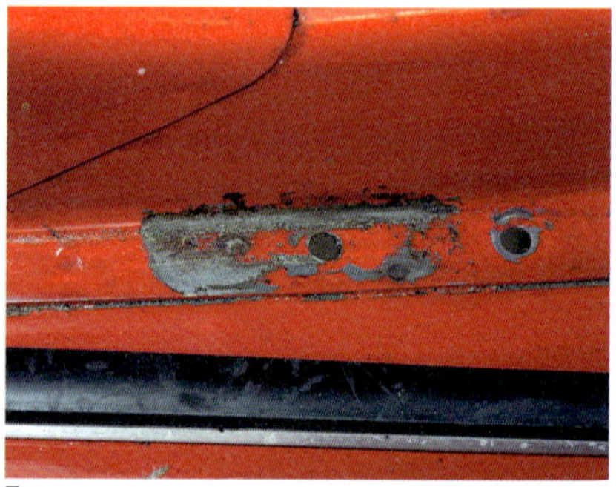
7

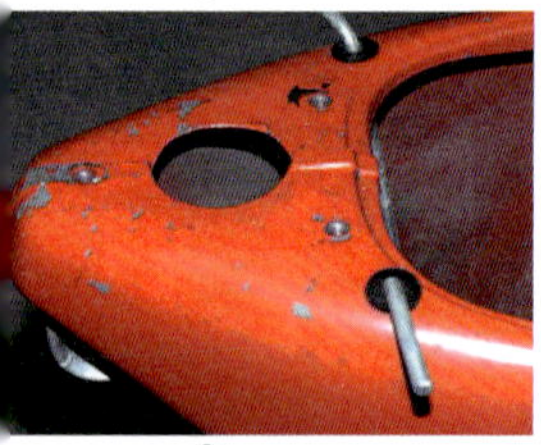
9

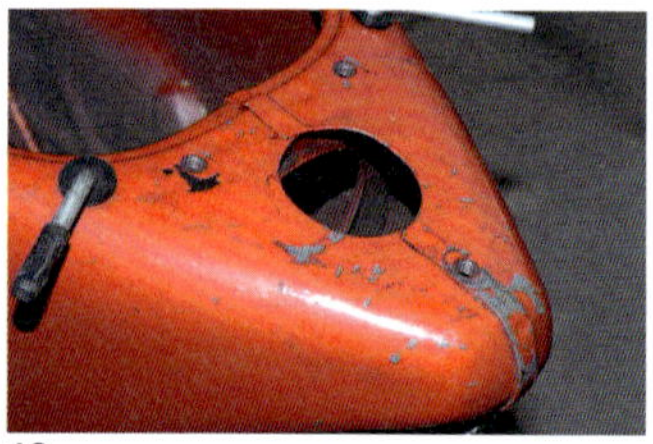
10

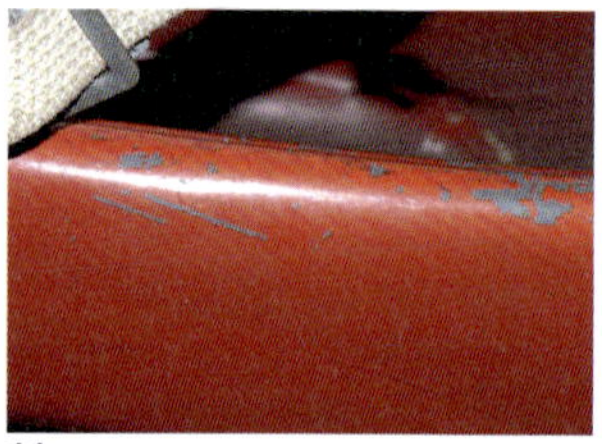
11

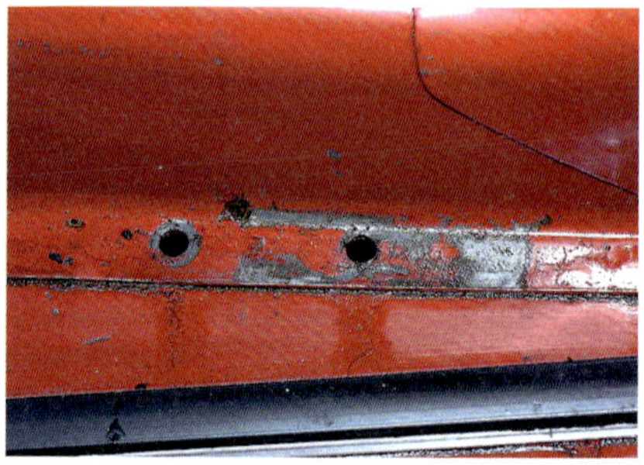
8

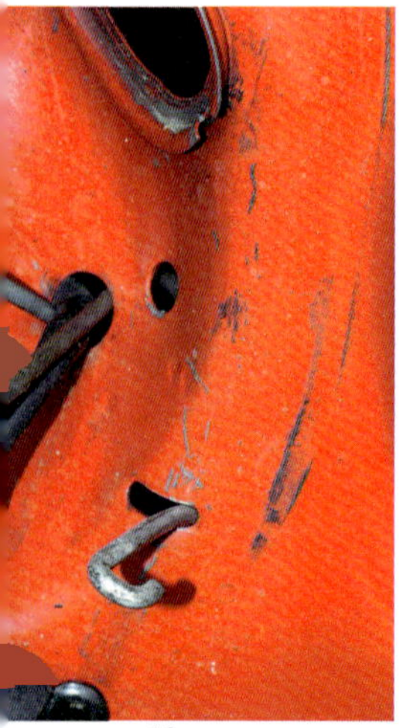
12

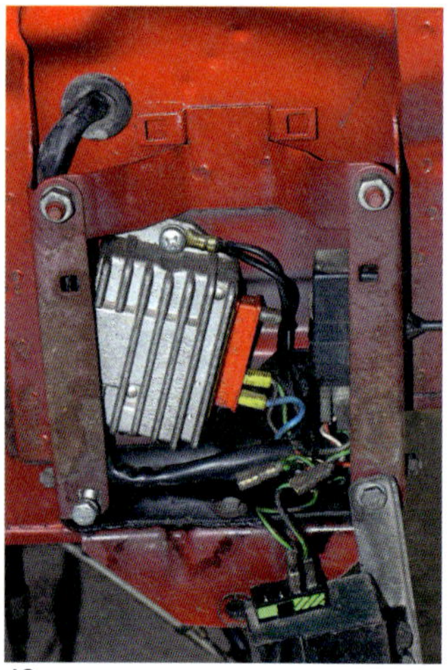
13

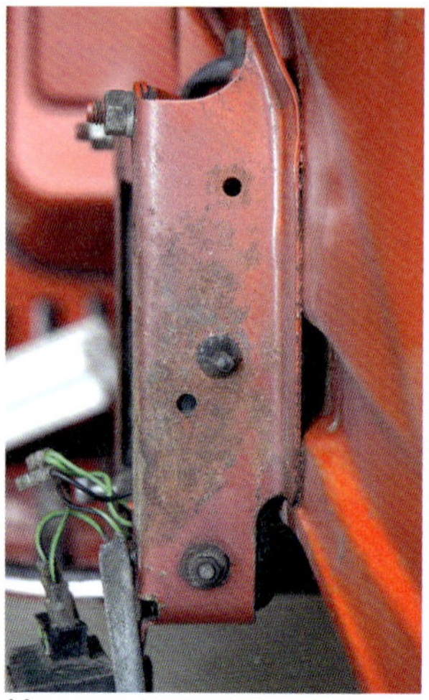
14

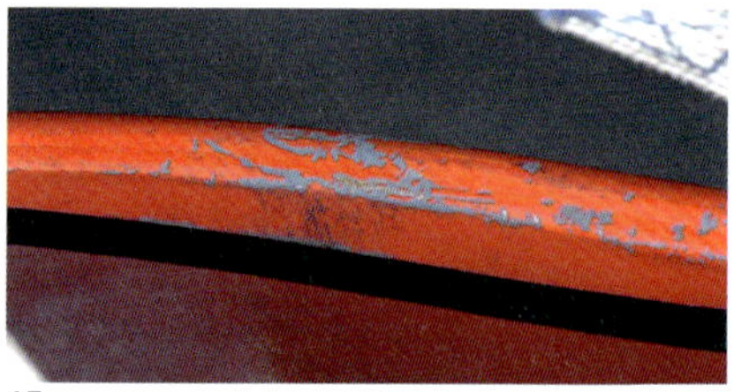
15

***9, 10:** Vorn unter der Sitzbank ist der Lack an vielen Stellen abgeplatzt. Darunter ist aber noch die Phosphatierung ab Werk vorhanden. **11:** Lackfehler auch an der Hohlraumkante rechts. **12:** Zustand im Bereich der Haubenverriegelung rechts. **13, 14:** Rost im Bereich der Elektrikelemente. **15:** Schadstellen an der Hohlraumkante.*

Karosseriebereiche außen: entrosten, phosphatieren, grundieren

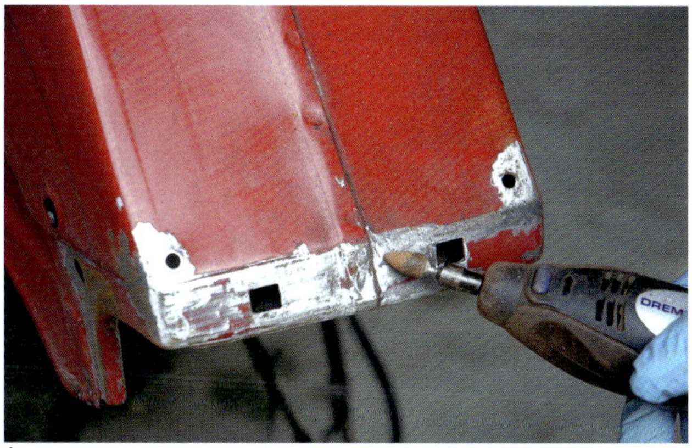
1

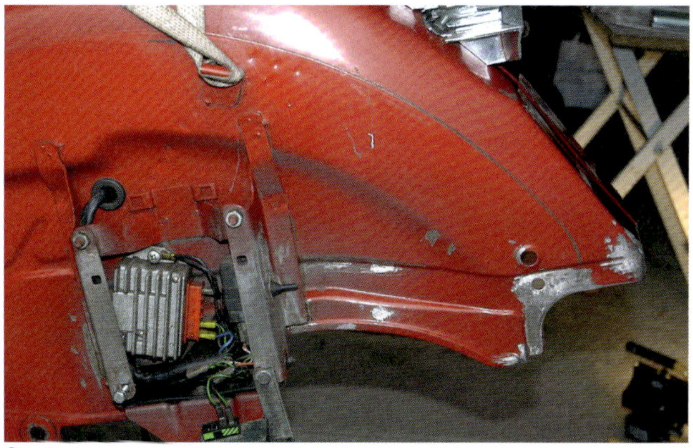
2

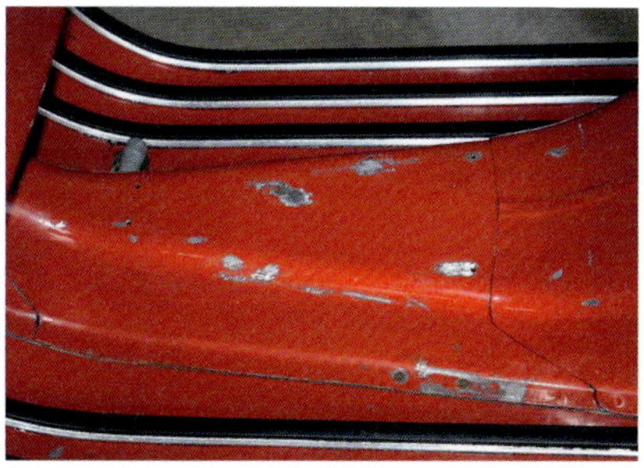
3

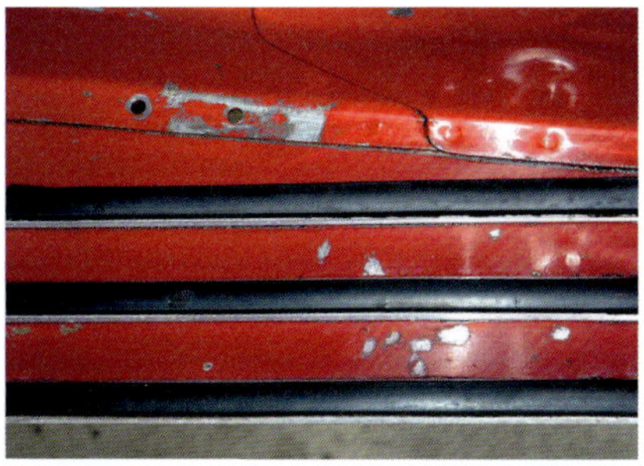
4

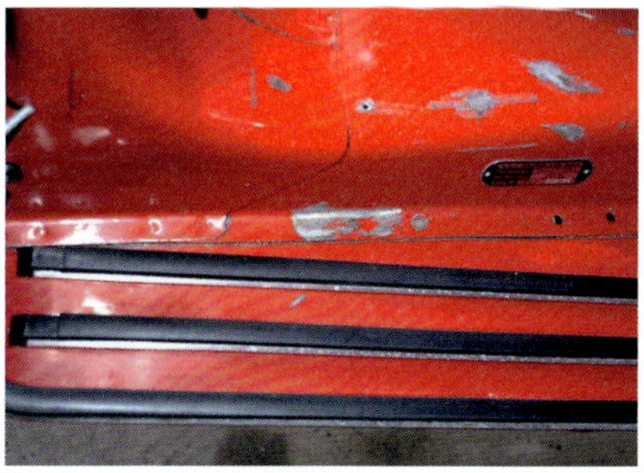
5

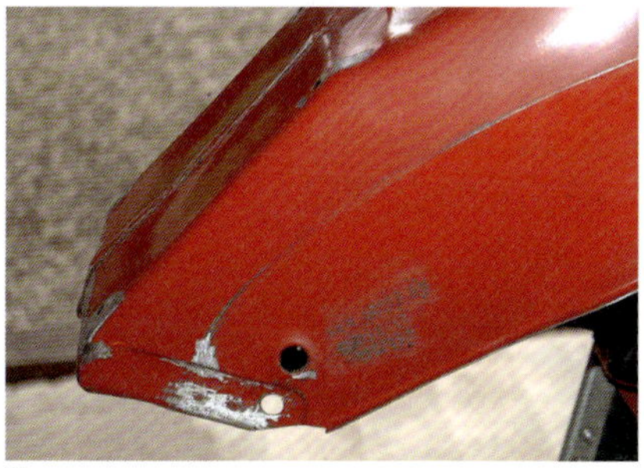
6

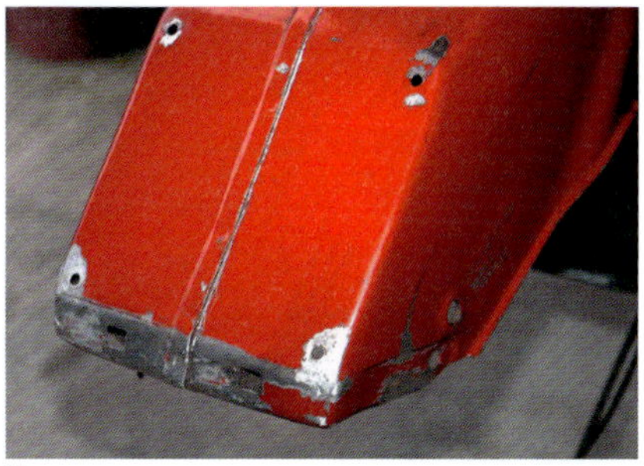
7

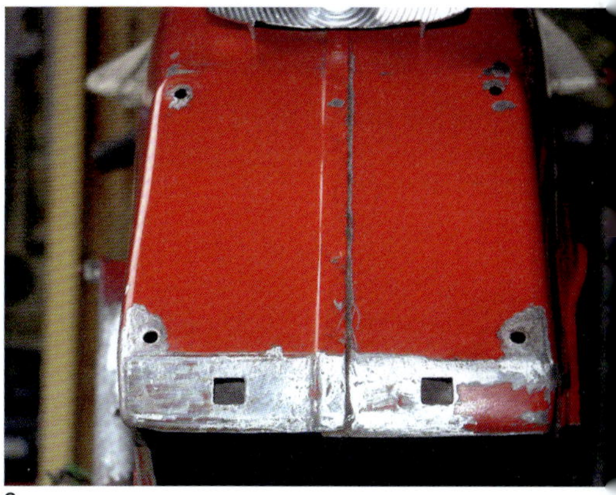
8

Festgestellte Mängel Karosseriedetails

Front, Beinschild
Lackierung: einige Kratzer
Durchstieg
Lackierung: Roststellen
Abdeckung: fehlt
Mittelteil, Heck
Lackierung: Kratzstellen, Kantenrost, Scheuerstellen
Seitenbereiche
Lackierung: unzureichend, Rostbildung

Werkzeug Karosseriedetails

Dremelschleifer, Dreieckschleifer

Produkte, Material Kotflügel

Schmirgel 120er, 240er, 600er Körnung
Dreieckschleifpapier 80er, 120er
Bremsenreiniger
Restom PAC 2030
Restom Phosprim 4090
Grundierung MOTIP Primer grau
Lack MOTIP COLOR MATIC 3582 Mercedes L68
Lackreinigungs-Politur
Rotton-Politur Sonax

__1:__ Mit der Korundspitze des Dremel-Schleifers läßt sich präzise arbeiten. Bei größeren Flächen muß die Spitze flach angesetzt werden, sonst erzeugt sie Vertiefungen. Gearbeitet wird mit mittlerer Drehzahl.
__2:__ Die Reserveradträger werden vorsichtig mit dem Dreieckschleifer entrostet. Daneben und an den Kanten kommt wieder der Dremel zum Einsatz. __3:__ Der Durchstieg hat – auch wegen des fehlenden Pklastikabdeckung – zahlreiche Macken davongetragen, die abgeschliffen wurden.
__4, 5:__ Auch die Zonen zwischen den Trittbrettleisten mußten behandelt werden. __6, 7:__ Am Heck zeigt sich nach dem Schleifen das blanke Blech. __8:__ Intakte Lackbereiche wurden beim Schleifen ausgespart.

Rostbeseitigung:

Da wir uns entschieden haben, den Originallack so weit wie möglich zu erhalten, müssen wir die vielen Schadstellen eine nach der anderen von Korrosion befreien und gegen neue Rostbildung schützen. Weil sich der Einsatz von Strahlmaterial verbietet, kommt nur eine **mechanische Entrostung** in Frage. Dies ist mühsam und erfordert Konzentration, doch die Arbeit läßt sich so auf die kleinstmöglichen Zonen begrenzen.

Unverzichtbar ist wieder das elektrische Schleifgerät der Firma **Dremel,** wobei wir eine Korundspitze verwenden, die mit mittlerer Drehzahl rotiert. Viel zu tun gibt es für das Gerät vor allem an den Kanten des Heckbereichs. Stellen, die noch Phosphatierung zeigen, werden nicht abgeschliffen.

Rostumwandlung, Grundierung:
Um letzte Rostspuren zu beseitigen, bestreichen wir alle Stellen mit PAC 2030. Nach dem Abwaschen und trocknen wird alles mit Phosprim 4090 **phosphatiert.** Das Heck wird abgeklebt und mit MOTIP-**Grundierung** lackiert. Kleine Stellen werden mit feinem Pinsel grundiert.

1: Mit PAC 2030 behandelter Bereich. 2: Die anschließende Phosphatierung läßt sich gut mit Wattestäbchen auftragen. 3: Bereich unter der linken Haube nach der Phosphatierung. 4: Auftragen der Grundierung mit feinem Malerpinsel. 5: Die abgeklebte Zone wird mit MOTIP grundiert. 6: Aufsprühen des angemischten Rotlacks.

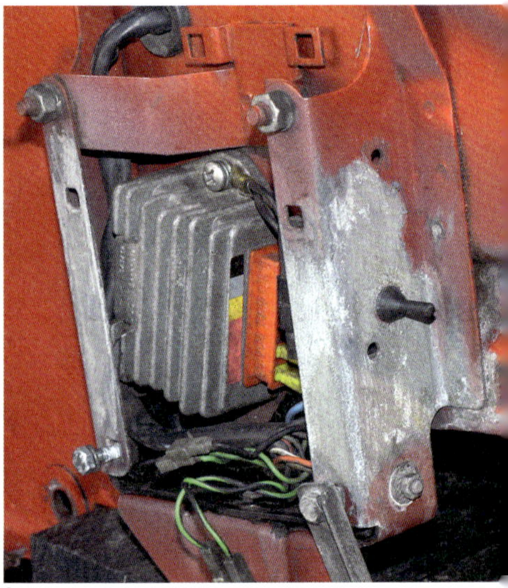
3

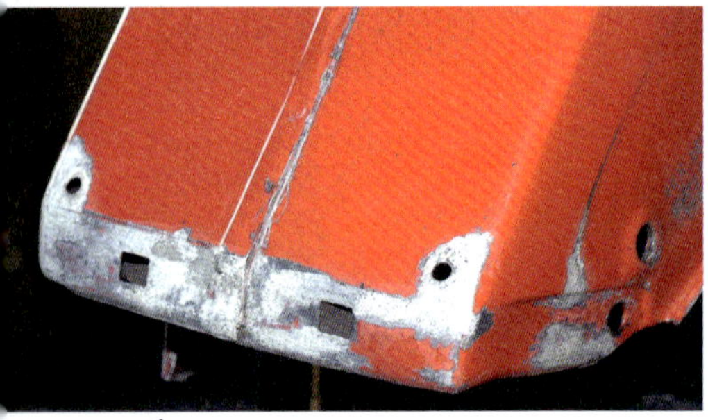
1

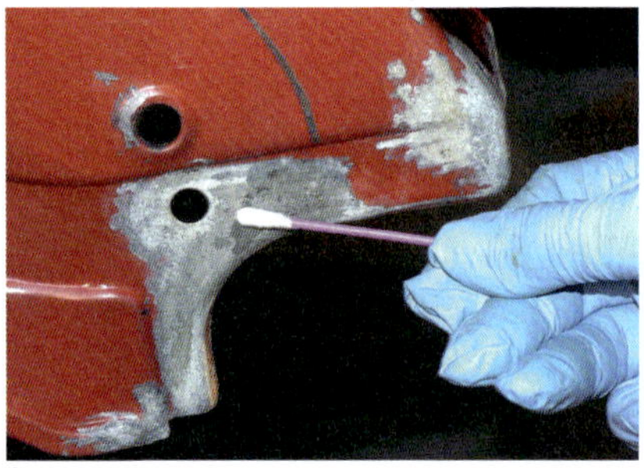
2

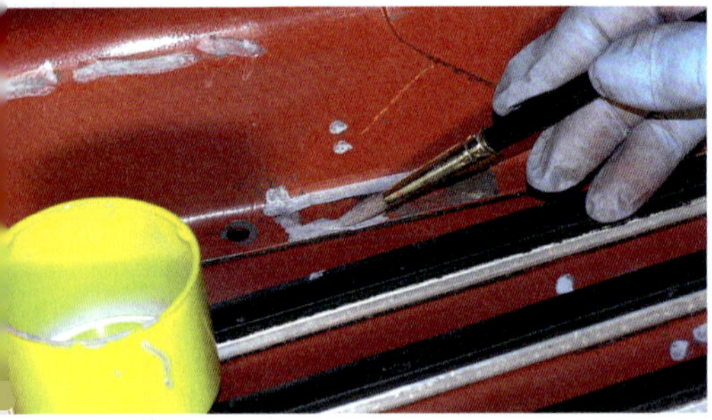
4

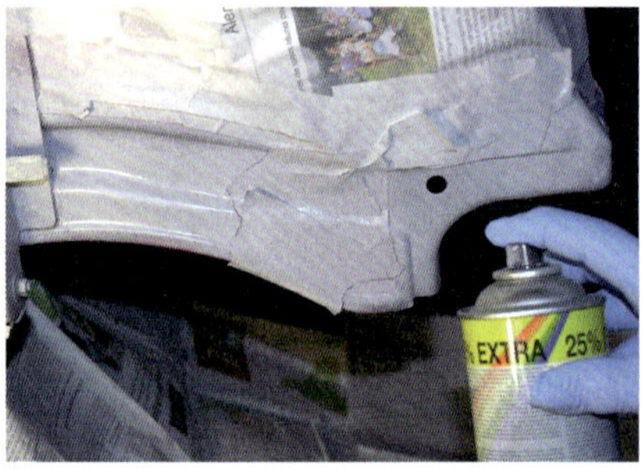

5

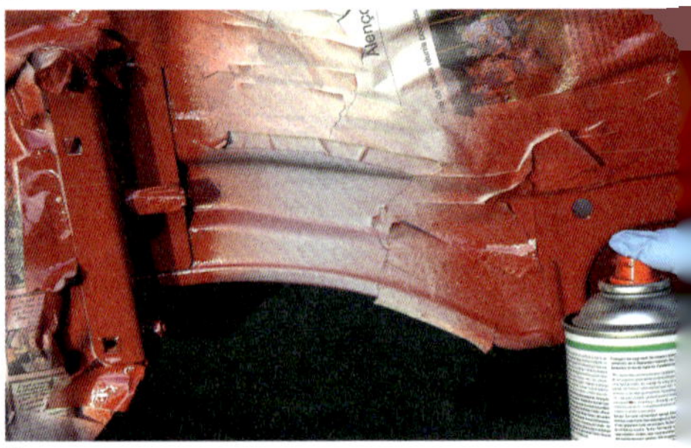
6

Karosseriebereiche außen: beilackieren

Beilackierung:
Es ist die reinste Kunstmalerei, die grundierten Schadstellen mit dem eigens angemischten Lack L86 abzudecken. Für die kleinen Macken haben wir einen Pinsel eingesetzt. Der Lack wird in kleinen Mengen in einen Spraydosendeckel gesprüht und von da entnommen. Es muß zügig gearbeitet werden, da der Lack schnell trocknet. Beim zeitaufwendigen Beilackieren bleibt der Originallack mit seiner schönen Patina erhalten.

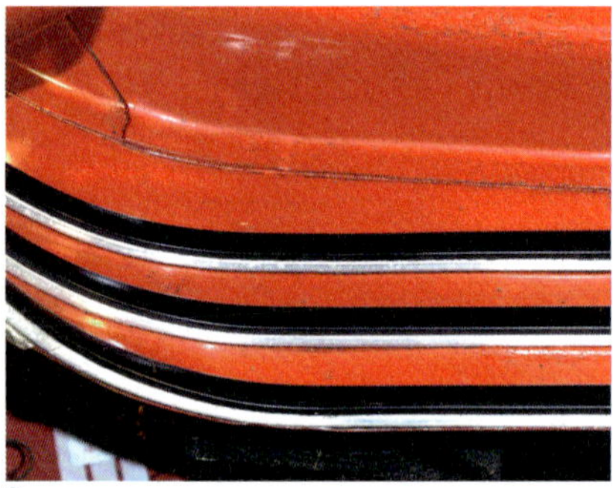
2

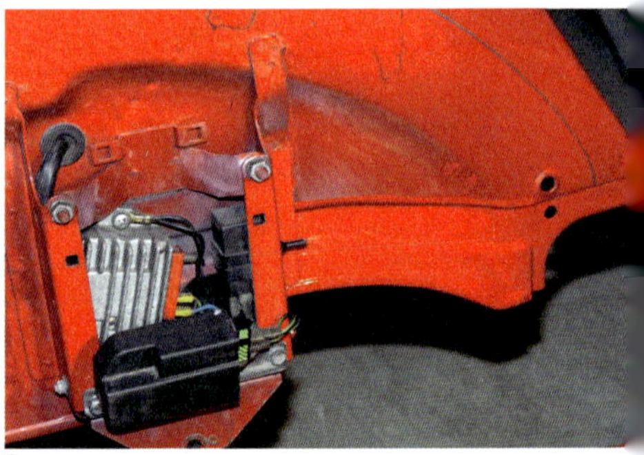
3

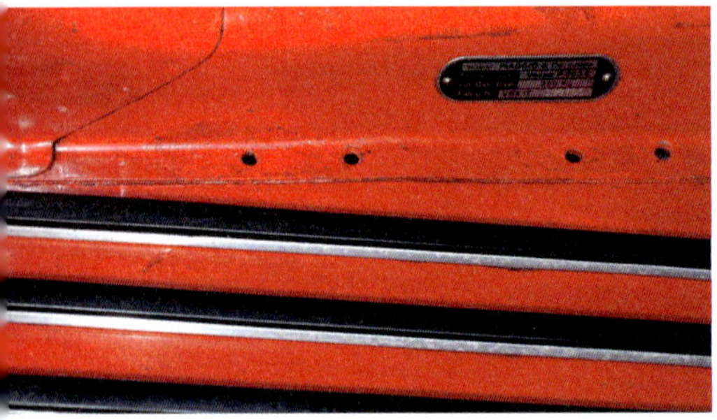
1

1: Trittbrettbereich rechts nach dem Beilackieren und Polieren. 2: Trittbrett links beilackiert und aufpoliert. Die Leisten wurden mit Autoglym Gummipflege behandelt. 3: Der Sprühnebel ab Werk am Heck wurde nicht überlackiert. 4: Beilackieren mit dem Pinsel Nr. 10 von Eico. 5: Gepäckkasten.

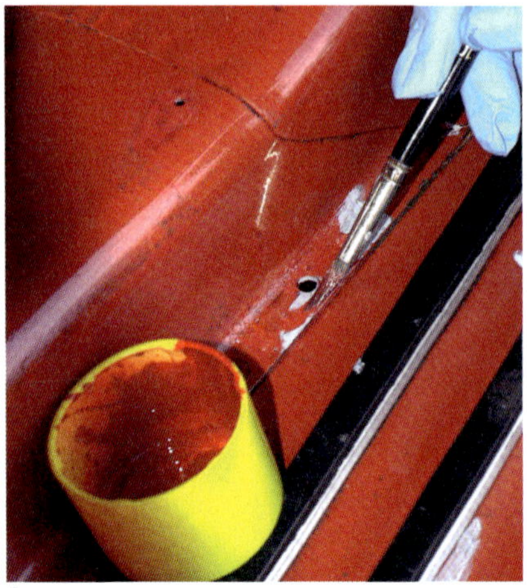
4

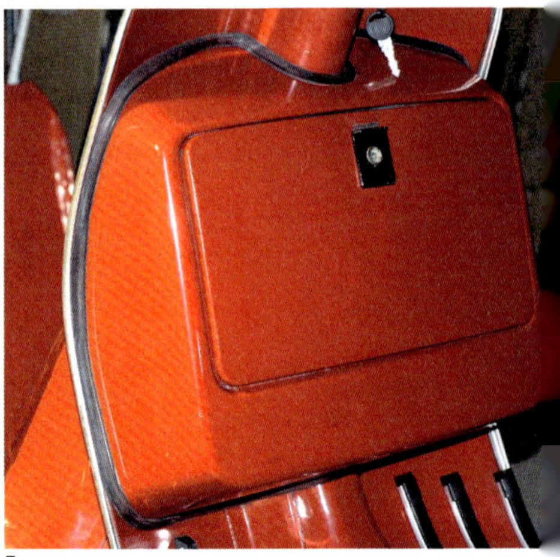
5

***6:** Nach dem Beilackieren wird die ganze Karosserie mit einem Lackreiniger bearbeitet, der verwitterte Partien auffrischt und und Übergänge wegpoliert. Danach wird alles mit Rotpolitur von Sonax auf Hochglanz gebracht; die Spezialpolitur holt das Letzte aus dem alten Lack heraus. **7, 8:** der Heckbereich nach dem Rundumprogramm; die Haubenspur wurde absichtlich belassen. **9:** die Karosserie nach dem Beilackieren, aber vor dem Polieren. **10, 11:** die beilackierte Mittelpartie. **12:** die Karosserie während der Aufbereitung.*

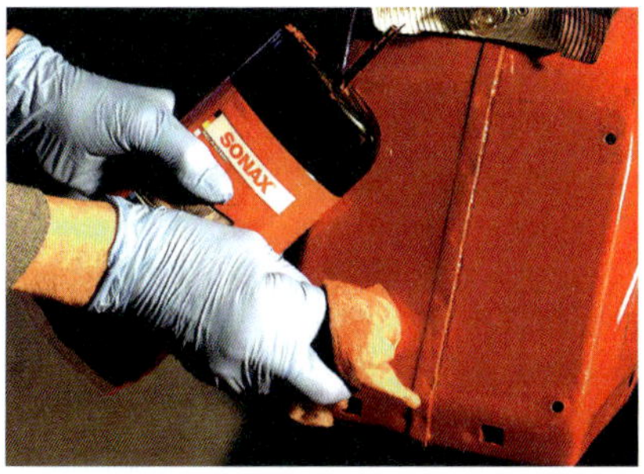

6

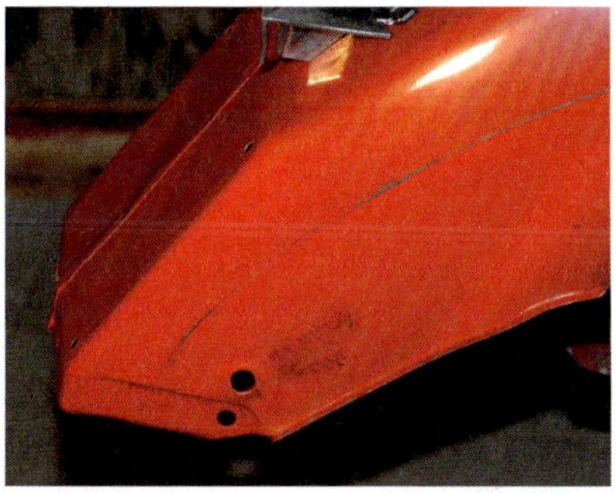
7

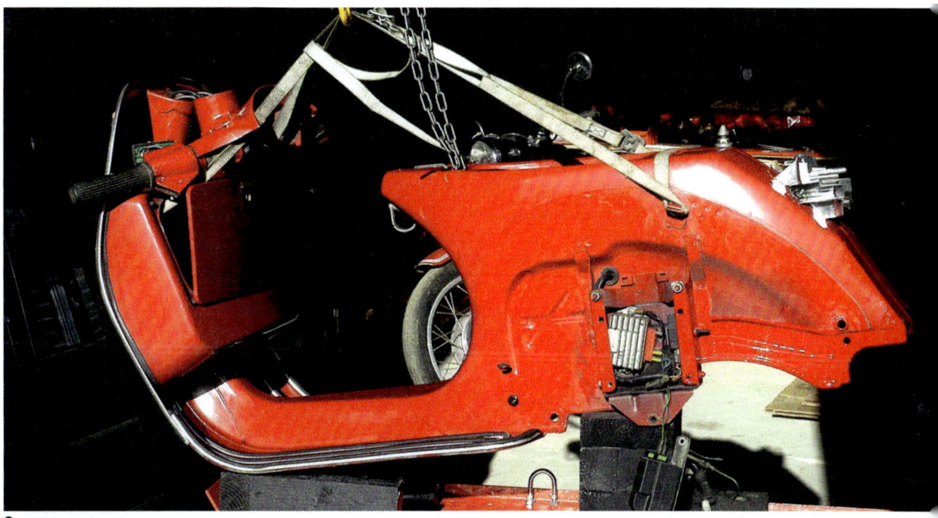
9

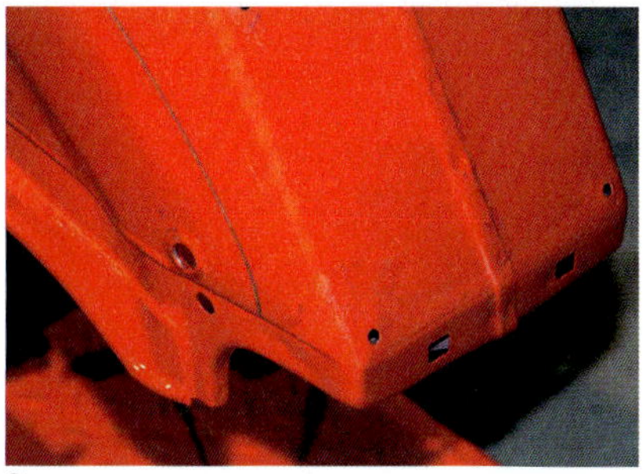
8

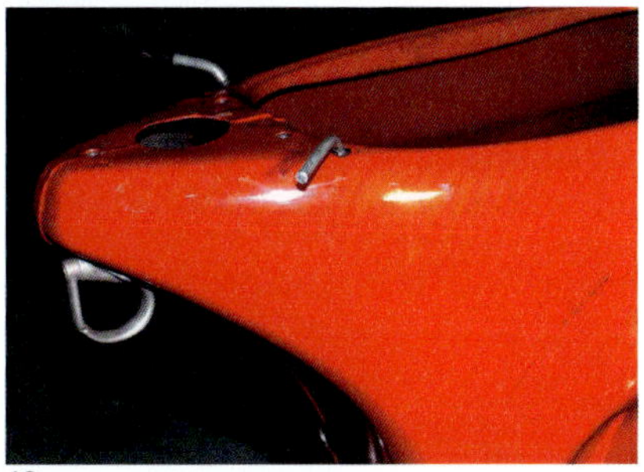
10

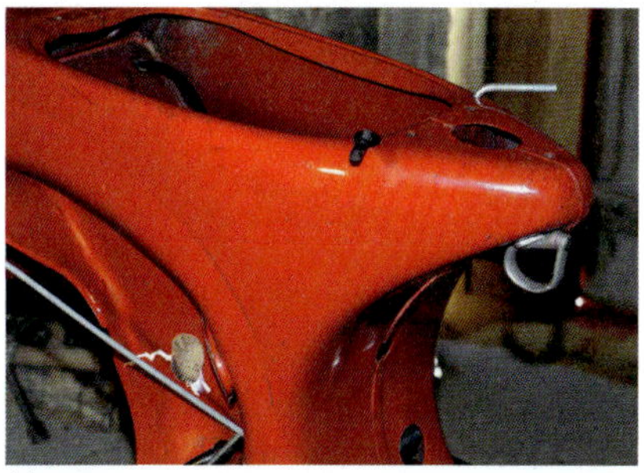
11

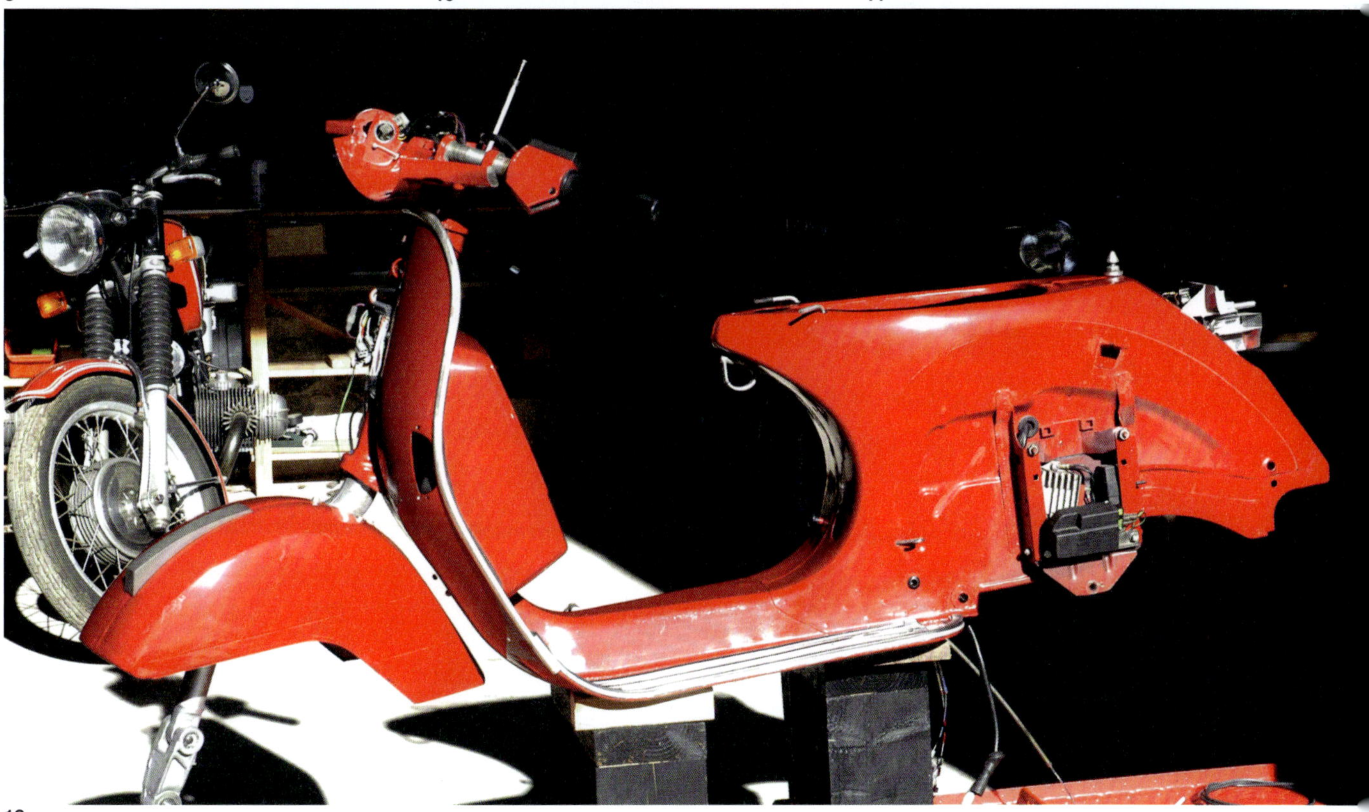
12

Trittbrettleisten fachgerecht ausbauen und montieren

Die originalen Trittbrettzierleisten sind mit **Aluvoll- und Blindnieten** befestigt. Zum **Ausbauen** der vernieteten Leisten benötigt man eine Bohrmaschine, einen 3-mm-Bohrer und einen Körner. Nach dem Herausziehen der Gummileisten werden die mittleren **26 Vollnieten** von oben angekörnt und dann herausgebohrt. Sobald sich der Nietenkopf gelöst hat, wird das verbleibende Nietenstück nach unten durchgedrückt. Die **zwölf Blindnieten** bei den Lusso-Modellen (an den Enden und vorne) werden von der Unterseite bzw. von vorne ausgebohrt.

Nicht so einfach ist die fachgerechte **Wiederanbringung** oder **Neumontage** der Aluleisten. Perfekt gelingt das nur mit einer speziellen Nietenzange und spezifischen Alu-Vollnieten, erhältlich z.B. bei www.scooter-center.com/de und bei www.sip-scootershop.com/. Alle anderen Arten der Montage sind wenig fachgerecht und in Fankreisen verpönt. Für die beiden innenliegenden Leisten genügen Nieten der Größe 3 x 8 mm. Für außen sollten es mindestens 3 x 12 mm sein.

Wichtig ist, daß **neue Aluleisten** vor der Lackierung der Karosserie **gebogen** und in die passende Form gebracht werden, idealerweise bei noch unlackiertem Trittbrett. Neue originale Vespa-Leisten und auch die Zubehörleisten unterscheiden sich von der Qualität kaum. Sie haben aber alle gemeinsam, dass sie von der Biegung her und auch teilweise bezüglich der Bohrungen nicht passen.

Wenn man dann die Leisten in der richtigen Form hat, muss man schauen, dass die Vollnieten und auch den Blindnieten durch das lackierte Trittbrett passen. Oft sind diese Bereiche zulackiert bzw. der **Lochdurchmesser** ist zu gering. Da hilft es dann nur, nachzubohren oder mit einer spitzen Rundfeile diesen Bereich zu weiten. Je nachdem muß mit einem passenden **Lackstift** nachgtetupft werden.

Vor dem finalen Montieren ist es wichtig, zuerst einmal die **Leiste aufzulegen** und alle **Nieten durchzustecken.** Erst so kann man erkennen, ob auch alles passt. Aber **Vorsicht:** Bei den Passproben verkratzt man mit den Leistenenden leicht das Trittbrett. Sollte die Vespa bereits lackiert sein, muß man bei der Anpassung der Leisten die Enden mit **Kreppklebeband** (oder Ähnlichem) umwickeln, um Kratzer zu verhindern.

Es bietet sich auch an, vor der Montage die Leisten ein wenig auf Vordermann zu bringen, also zu **polieren.** Ich nehme hierzu feine Stahlwolle in Öl getränkt für die erste Reinigung und Grobpolitur. Danach wird nochmals mit einem Alupflegemittel feinpoliert. S100-Hochglanzpolitur eignet sich hervorragend.

Jetzt kann es an die **Montage** gehen. Mit der erwähnten Spezialzange ist das relativ einfach.Wichtig ist es, dass die Vollnieten nicht zu lang unter dem Trittbrett hervorstehen. Man kann sie mit der Zange auf 4-5 mm kürzen. Dann einen **Rautenaufsatz** für die unten herausschauenden Vollnieten auf die Montagezange setzen, den richtigen Abstand an der Zange einstellen und die Niete zusammendrücken.

Für das Anbringen der Blind- oder Poppnieten empfiehlt es sich, die **Löcher mit Klebeband zu umgeben,** damit nichts verkratzt wird. **Vorsicht:** Bei Blindnieten passiert es oft, dass es beim Abscheren der Niete zu einem Versatz des Werkzeugs kommt und dadurch ein Kratzer im Lack entsteht.

Sorgfalt ist auch beim **Anbringen der Trittbrettgummis** nötig (als Meterware erhältlich). Besonders leicht geht das, wenn die Gummis vorher mit Silikonspray oder Vaseline behandelt werden. Die Gummis sollten vom Handschuhfach her spannungsfrei montiert und dann vorne mit den Endstücken versehen werden. Nicht zu kurz abschneiden, weil die Gummis im Laufe der nächsten Zeit etwas schwinden und dadurch Spalten zwischen Endstück und Gummileiste entstehen.

Text und Fotos: Werner Lechner

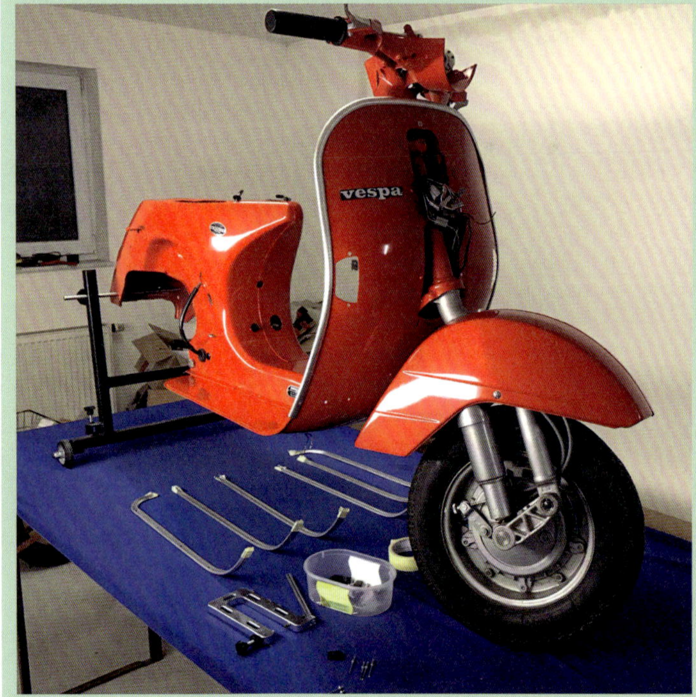

1

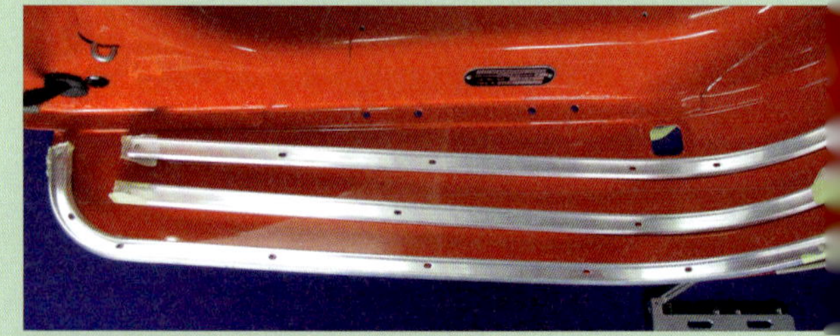

2

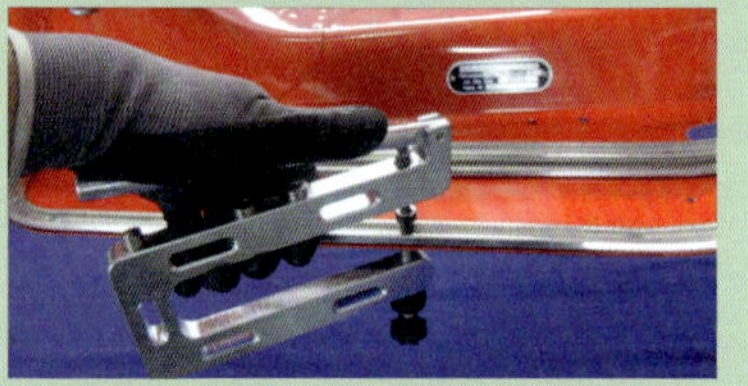

3

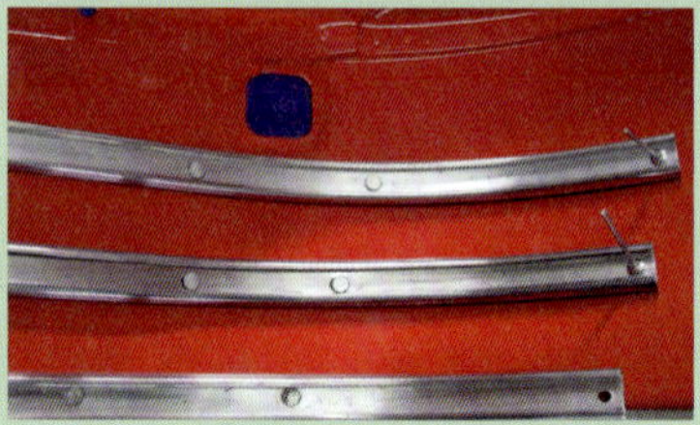

4

***1:** Eine von Sammler und Restaurator Werner Lechner restaurierte PX 80 mit bereitgelegtem Trittleistenkit.*
***2:** Die neuen Trittleisten werden angepaßt.*
***3:** Setzen der Nieten mit einer speziellen Zange.*
***4:** Vollnieten (links) und Blind- bzw. Poppnieten (rechts, noch nicht gekappt).*

Haubenverriegelung: Kontrolle, Aufarbeitung

Haubenverriegelung, Gummis: Die Haubenverriegelung läßt sich nach Hochklappen der Sitzbank ausbauen: Jeweils zwei Kreuzschlitzschrauben lösen, Federn aushängen, **Betätigungsstangen** und **Verriegelungshaken** abnehmen. Oben an den Griffen der Stangen fehlte ein Gummi, ein Führungsring ging verloren. **Beide Gummis** und die **Ringe** aus Plastik haben wir erneuert. Es ist beachtlich, daß selbst Kleinteile wie diese noch ab Werk lieferbar sind.

__1, 2:__ Die Basisplatten der (hier noch nicht gereinigten) Haubenverriegelungen sind mit je zwei Kreuzschlitzschrauben befestigt. __3, 4:__ Haken für die Haubenarretierung vor und nach der Aufbereitung. __5, 6:__ Ein Griffgummi fehlte; rechts: beide Gummis und beide Führungsringe wurden erneuert. __7:__ der große Hohlraum nach der Reinigung.

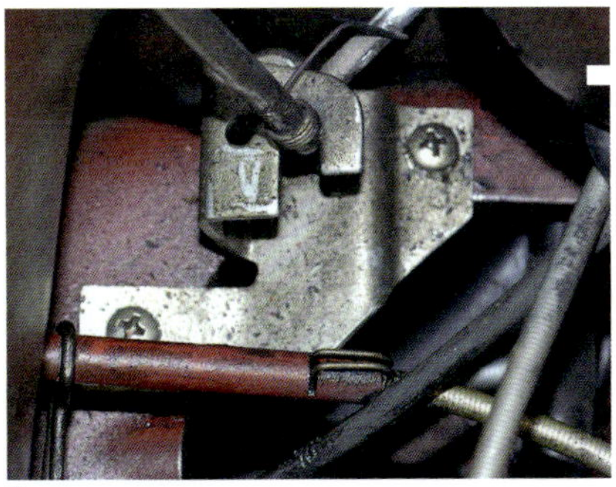
1

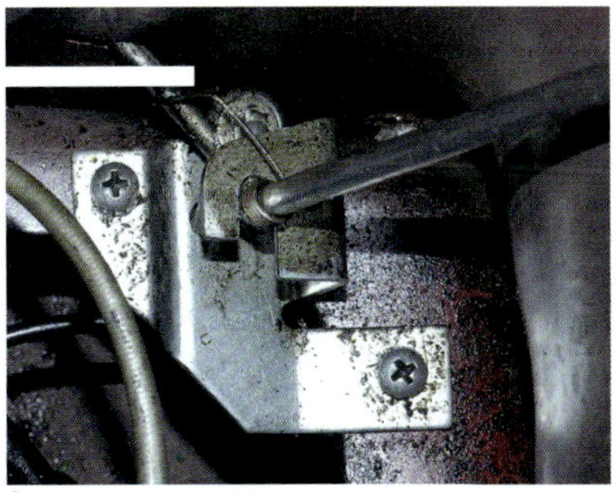
2

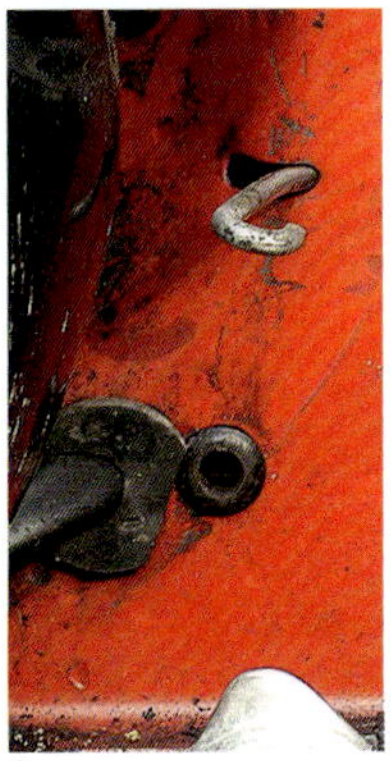
3

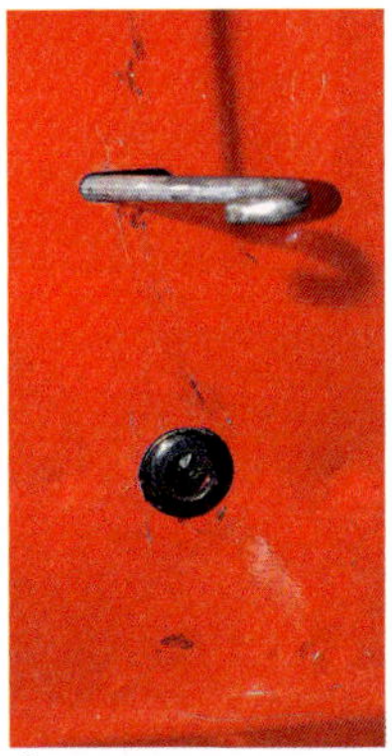
4

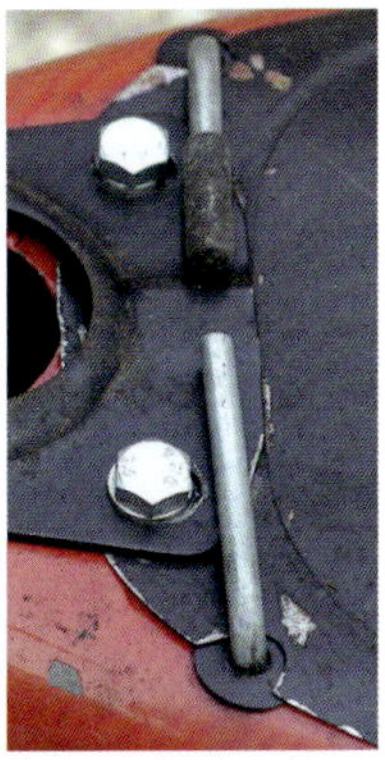
5

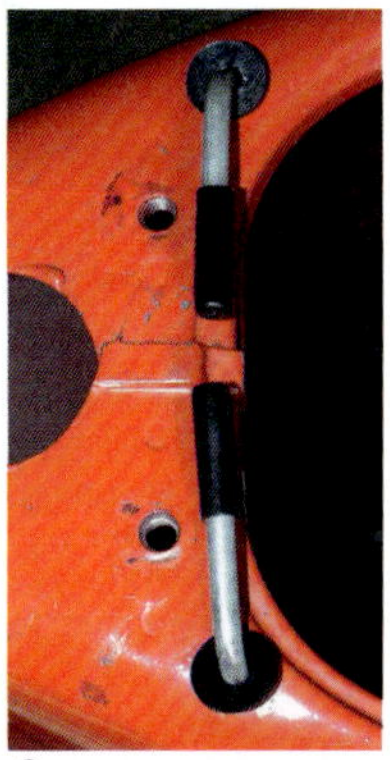
6

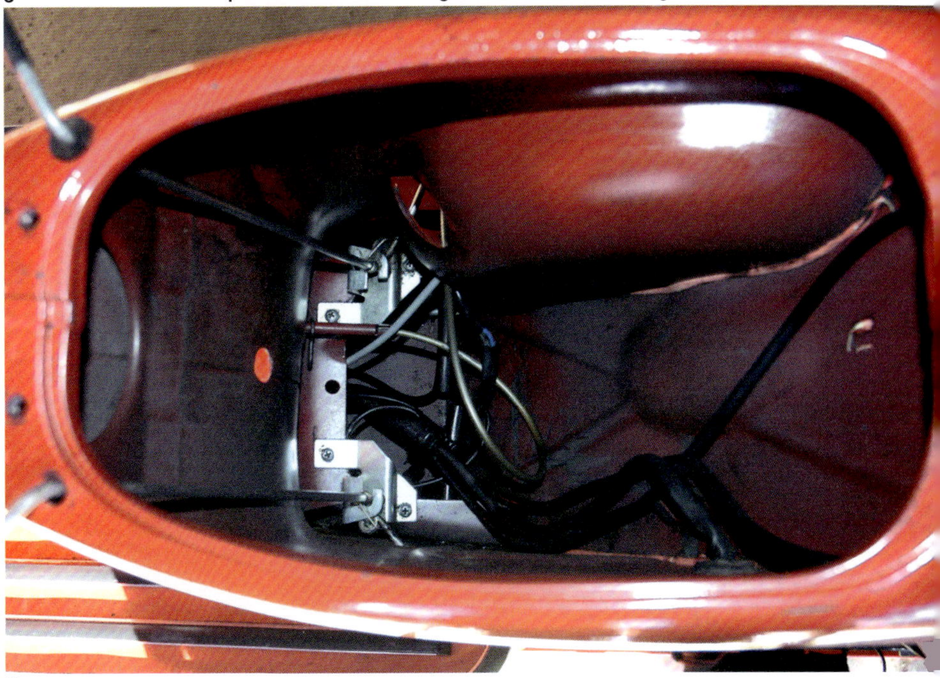
7

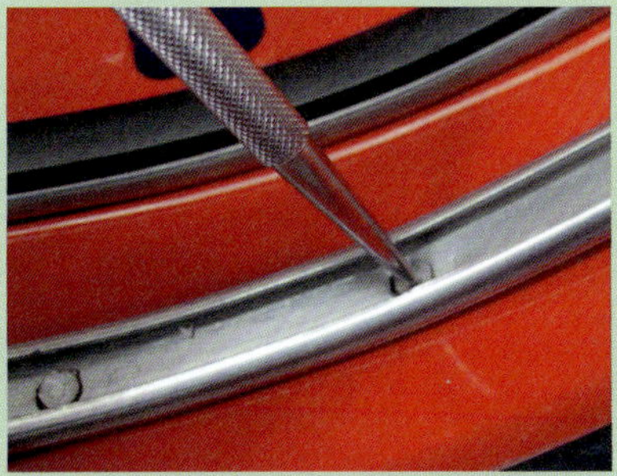
5

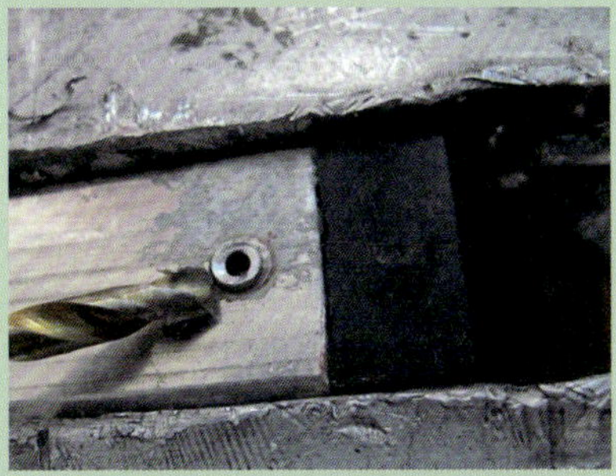
6

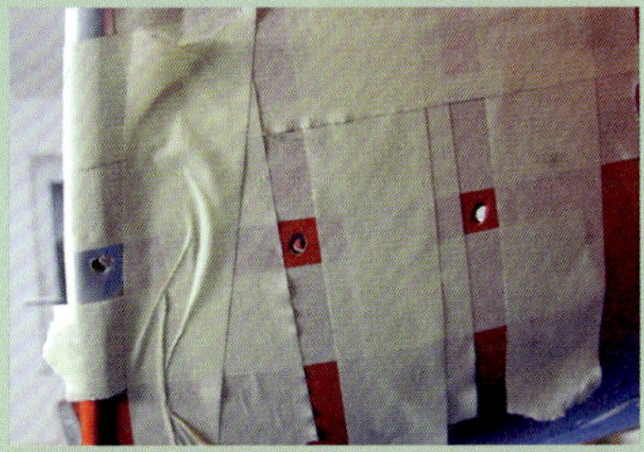
7

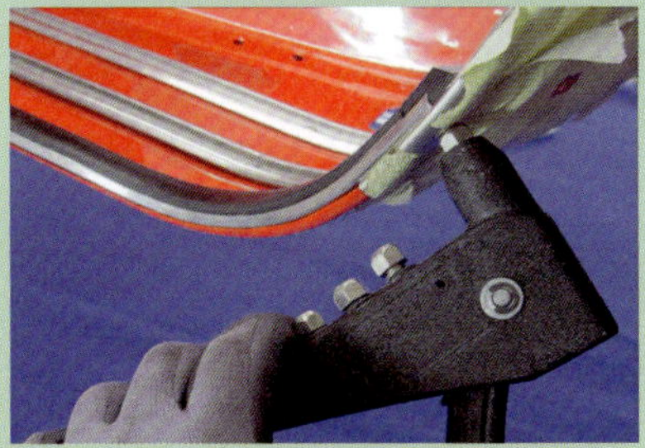
8

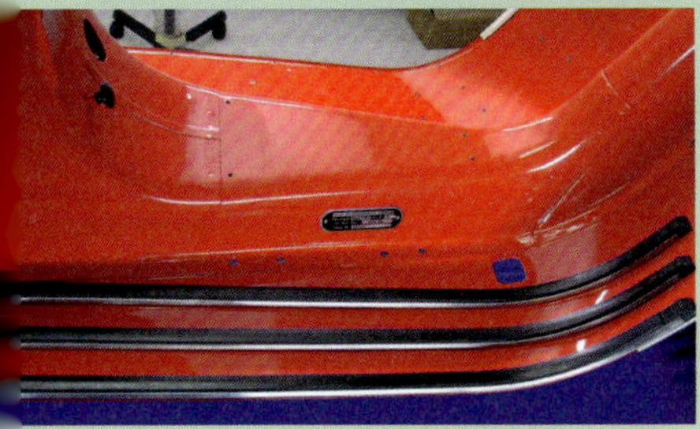
9

__5:__ Ankörnen alter Nieten. __6:__ Die alten Nieten werden ausgebohrt. __7:__ Abkleben des Beinschilds, um Kratzer zu verhindern. __8:__ Setzen der Blindnieten mit der Poppnietzange. __9:__ fertig eingesetzte Gummileisten und Endstücke.

Sitzbank: Ausbau, Zerlegung, Aufarbeitung

Sitzbank renovieren:

Kunstlederbezug und **Unterbau** aus Stahl der Doppelsitzbank unserer PX 200 E befinden sich in bemerkenswert gutem Zustand. Die Bank ist nicht durchgesessen und hat keinerlei Risse, was bei einem derart über viele Jahre hinweg beanspruchten Fahrzeug selten ist. Deutlich angerostet ist die **Halteplatte** mit dem Scharnier. Auch die **Traversen** an der Unterseite zeigen etwas Korrosion. Alles wird entrostet, phosphatiert und schwarz lackiert, teils von Hand, teils mit Sprühlack.

Das **Piaggio-Schild** am Heck ist noch erhalten, aber leicht beschädigt, was behoben wird. Der Chrom des **Sozius-Haltgriffs** ist ein wenig angelaufen; wir polieren das Teil mit dem alten Hausmittel Herdblank und guter Politur wieder auf. So machen wir es auch mit dem einstellbaren (Schlüssel SW 16) **Schließzapfen.** Der **Kunstlederbezug** wird mit dem von uns seit langem geschätzten Spezialmittel von Autoglym aufgearbeitet. Die milchige Flüssigkeit reinigt nicht nur, sie verleiht dem Material auch einen seidigen Glanz, der zudem über lange Zeit erhalten bleibt.

Das **Schloss** funktioniert noch einwandfrei, muß optisch aber aufgearbeitet und zudem gefettet werden. Beim **Zusammenbau** ersetzen wir die vier Schrauben M6 samt Unterlegscheiben, Federringen und Muttern der Relingbefestigung durch Neuteile.

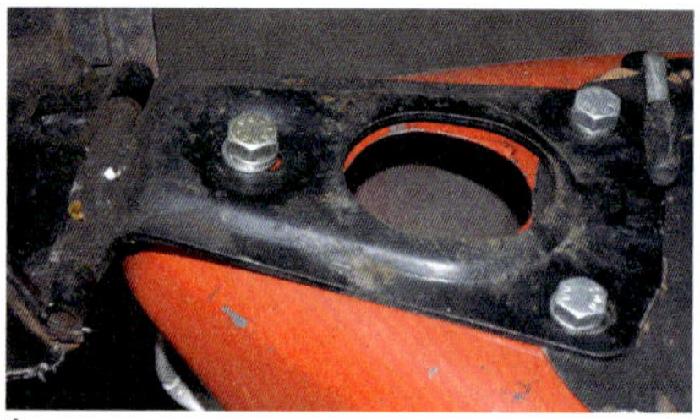

1

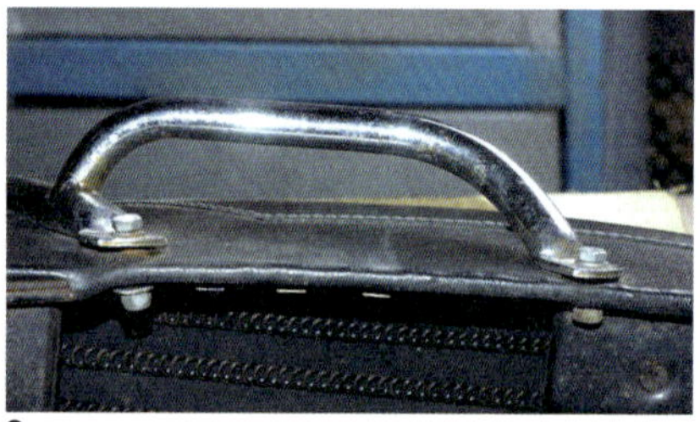

2

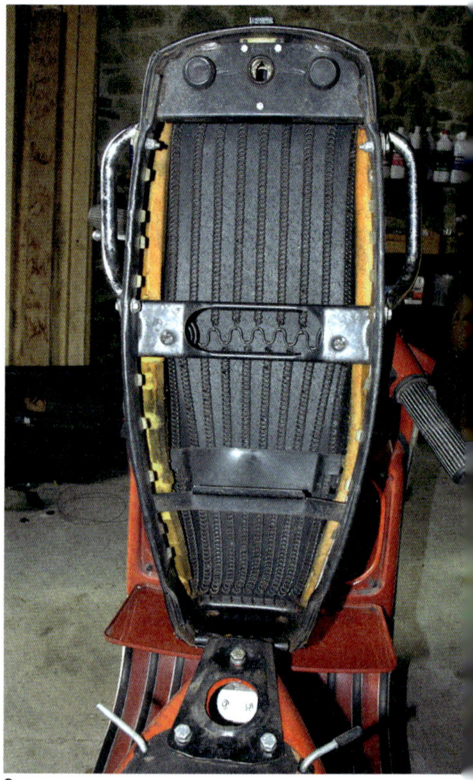

3

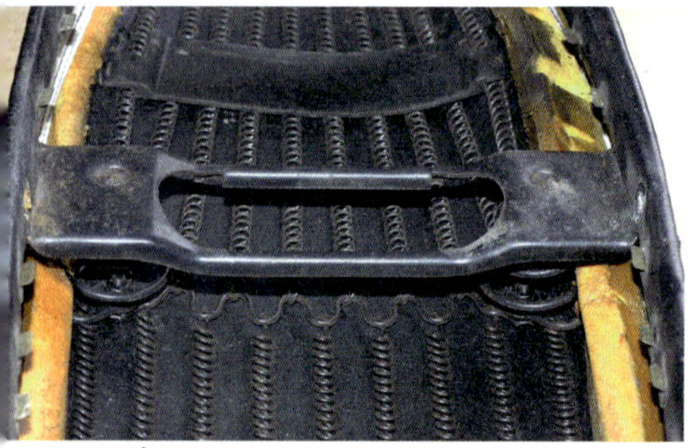

4

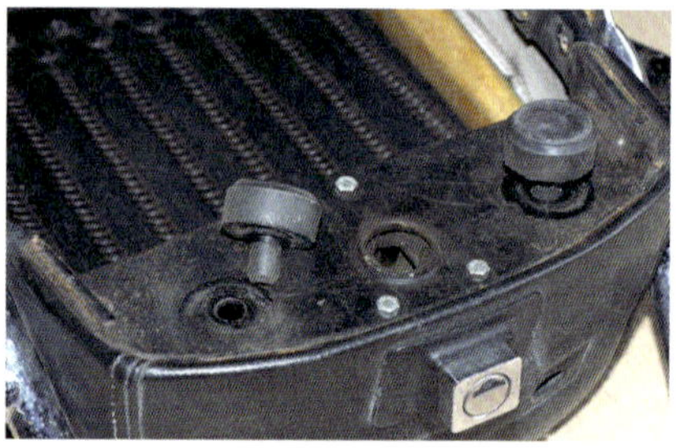

5

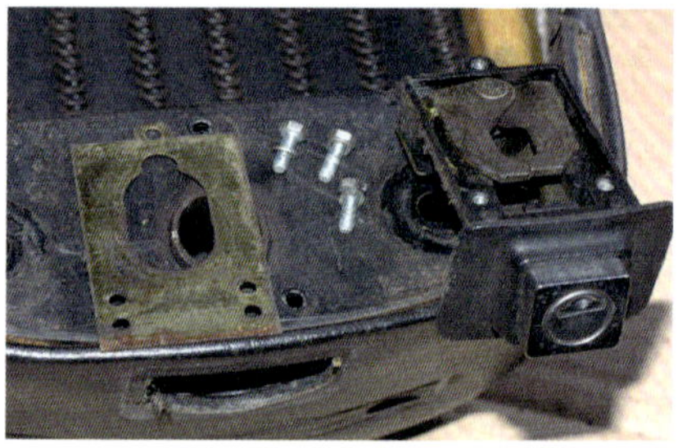

6

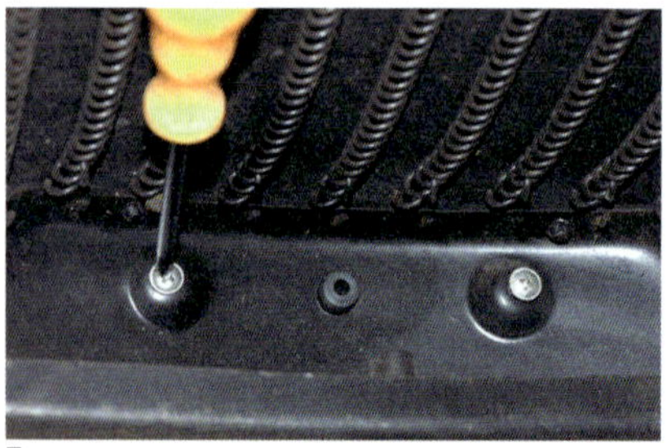

7

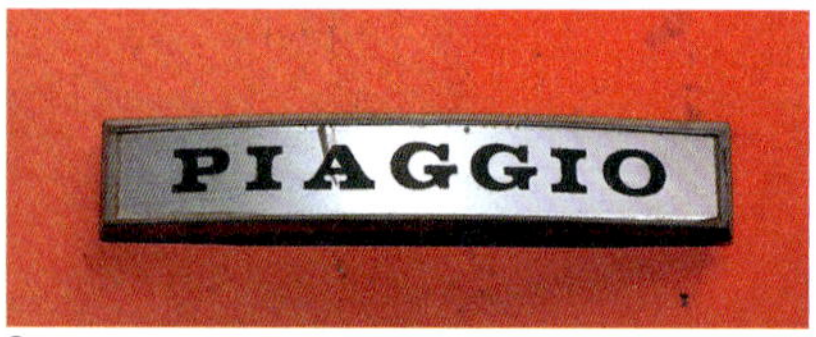

8

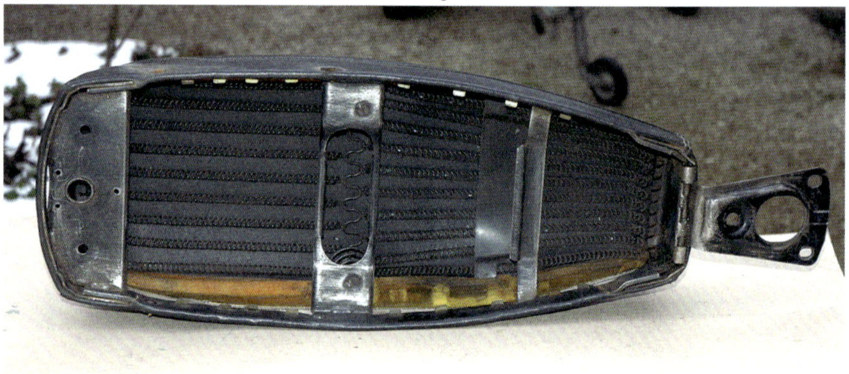

9

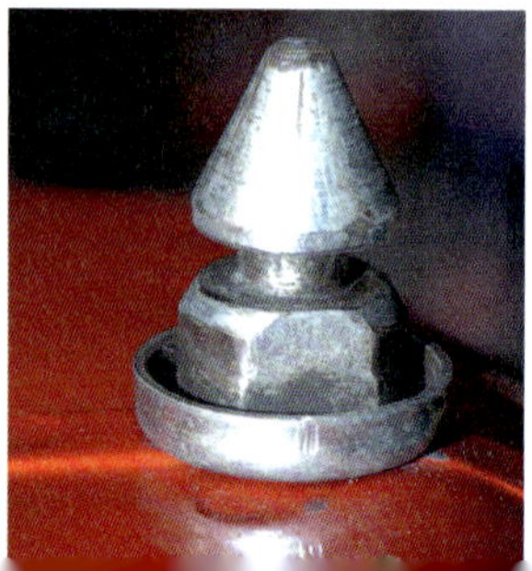

10

__1:__ Das mit drei Schrauben M8 an der Karosserie befestigte Scharnier ist stark verrostet. __2:__ Der Chrom des Haltegriffs muß aufpoliert werden, die vier verrosteten Schrauben werden ersetzt. __3, 4:__ der Stahlrahmen zeigt ebenfalls Rostspuren.
__5:__ Die (intakten) Gummiauflagen werden abgenommen und gereinigt. __6:__ Schloss und Distanzblech sind mit drei Schrauben M5 befestigt. __7:__ Abschrauben des Piaggio-Emblems.
__8:__ Der Schriftzug ist leicht beschädigt. __9:__ der Unterbau nach dem Entrosten. __10:__ der teilweise aufpolierte Schließzapfen.

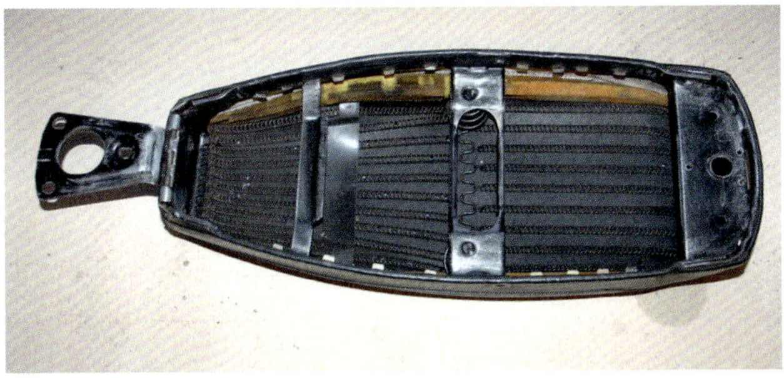
11

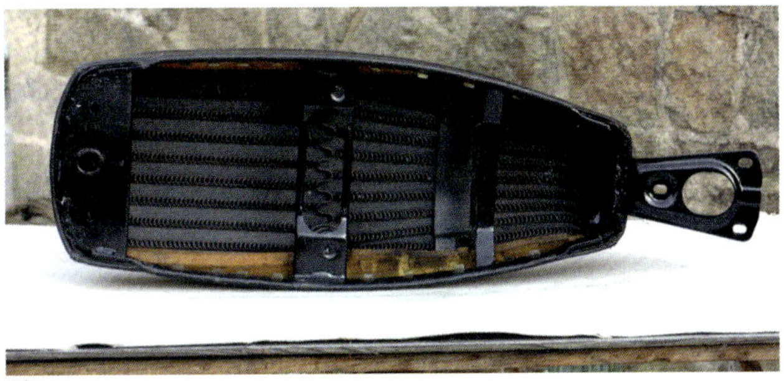
12

11: *der entrostete Unterbau.* *12:* *Unterbau mit lackierten Stahlelementen.* *13:* *der mit Autoglym behandelte Bezug.* *14:* *Nach Aufarbeitung und Zusammenbau sieht die Sitzbank wie neu aus.* *15:* *die Schloss-Elemente.* *16:* *neue Schrauben und Scheiben für den Soziagriff.*

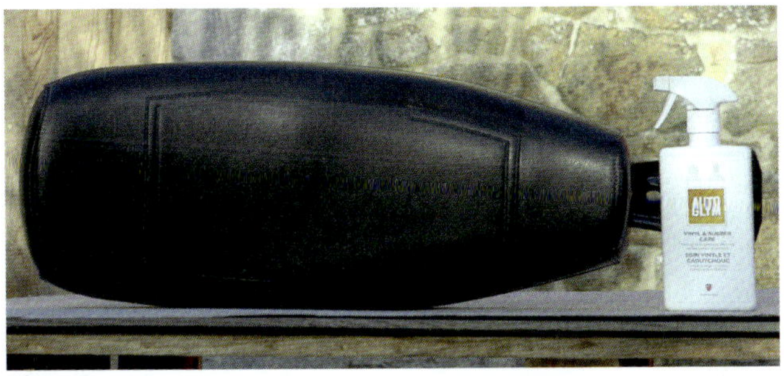
13

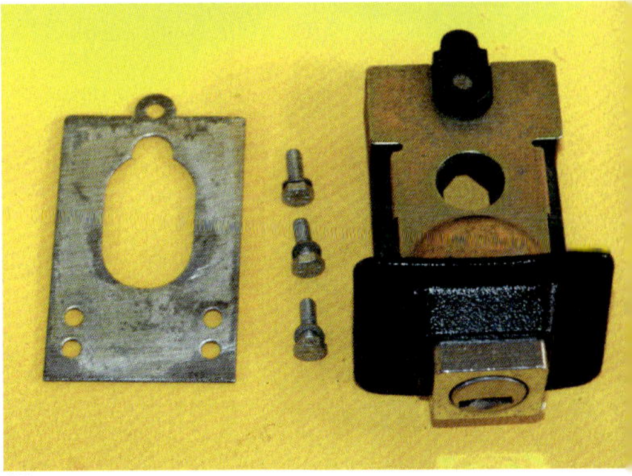
15

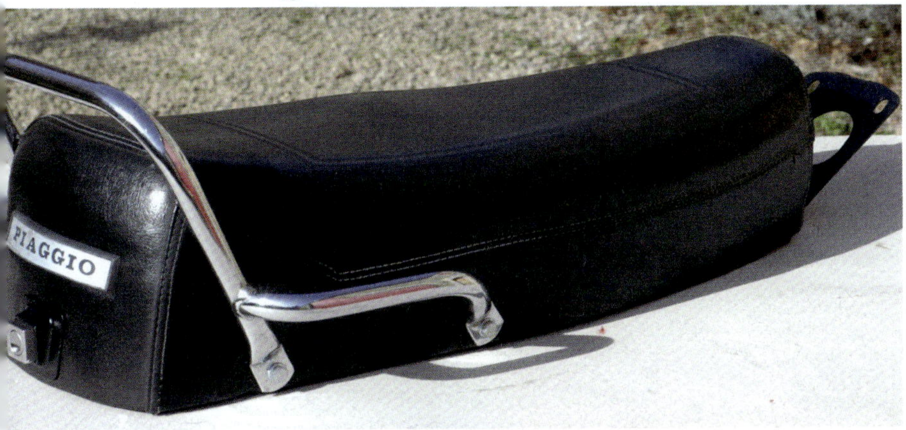

14

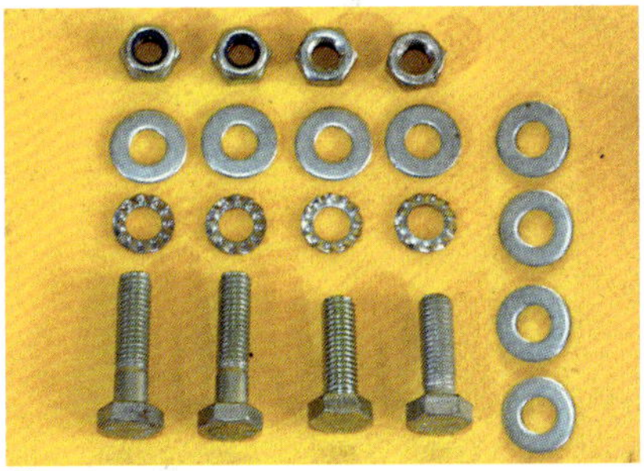
16

Werkzeug Sitzbank

Stecknüsse SW 7, SW 10, SW 13
Ringschlüssel SW 10
Kreuzschlitzschraubendreher klein

Produkte, Material Sitzbank

Schmirgel 120er, 240er, Körnung
Bremsenreiniger
Restom PAC 2030
Restom Phosprim 4090
Grundierung MOTIP Primer grau
Lack schwarz zum Streichen und Sprühen
Renovierungs-Politur
Herdblank
Feinpolitur
Pflegemittel Autoglym, Polytrol
4 Schrauben M6
8 Scheiben M6
4 Federringe M6
5 Scheiben M8
5 Federringe M8

Festgestellte Mängel Sitzbank

Polsterung
Bezug: stumpf
Schloß
Mechanismus: schwergängig
Haltebügel
Chrom: stumpf
Befestigung: Schrauben, Muttern, Scheiben verrostet
Metall-Unterbau
Rahmen, Scharnier: angerostet
Emblem
Schriftzug: leicht beschädigt

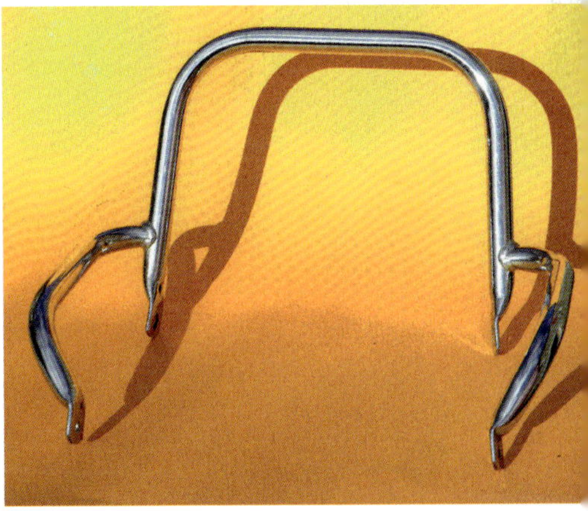
17

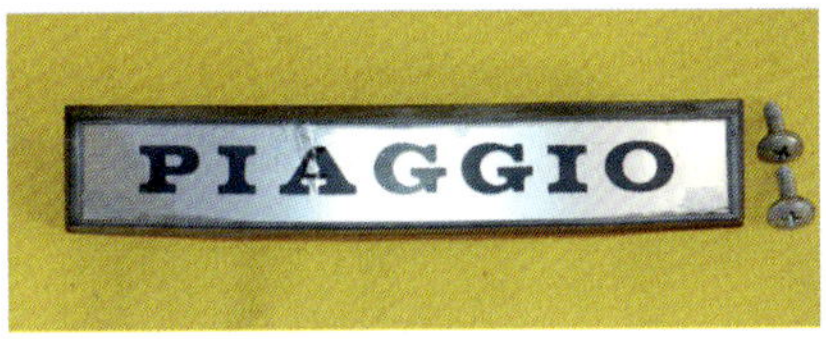

18

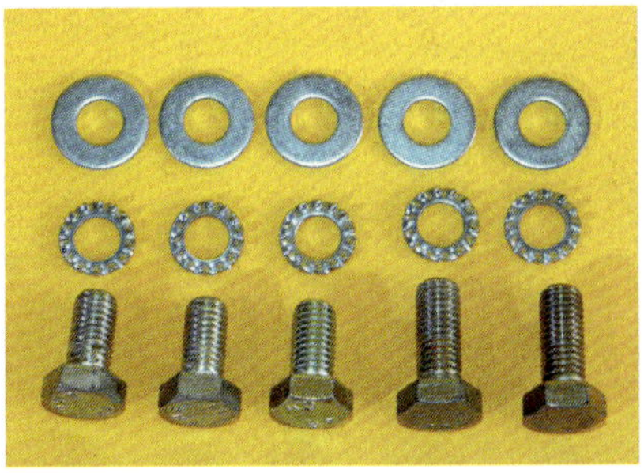
19

17: *Der Griff glänzt dank Herdblank wie neu.* *18:* *das verbesserte Schild.* *19:* *Befestigungsteile von Scharnier und Tank mit neuen Scheiben.*

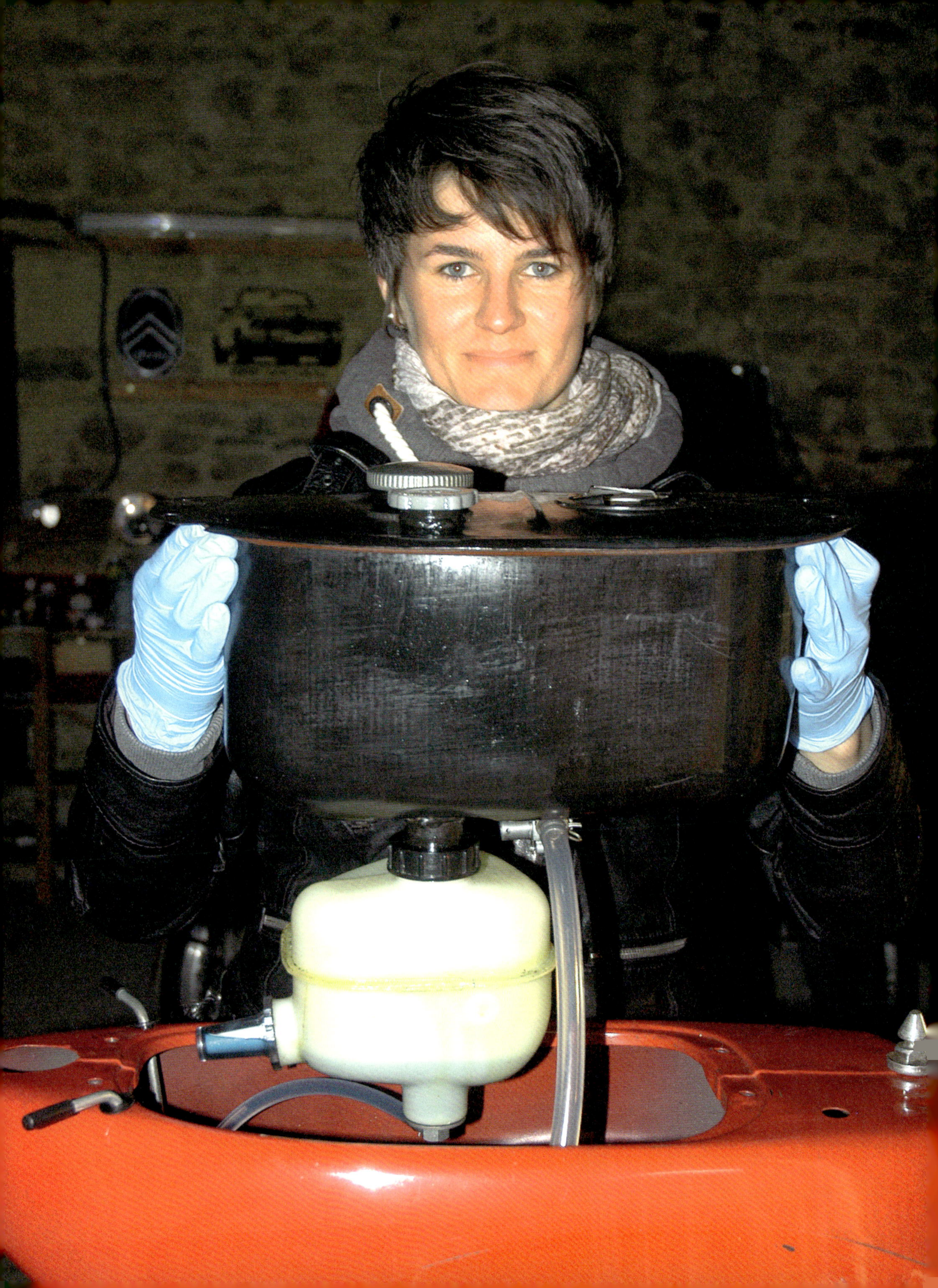

Teil 7

Aufbereitung Tank, Vergaser, Ölpumpe

Instandsetzung Treibstoffversorgung

Benzin- und Öltank: Ausbau, Aufarbeitung, Einbau

Benzintank, Öltank ausbauen:

Bei der Vespa PX mit **Getrenntschmierung** sind **Benzin- und Öltank miteinander verschraubt** und werden zusammen ausgebaut. Ausgangslage in unserem Fall: Motor und Vergaser abgeklemmt und ausgebaut, **Benzin- und Ölschlauch** abgezogen, Benzin und Öl abgelassen. Wir haben diesen Arbeitsschritt vor der Aufarbeitung der Karosserie durchgeführt.

Zuerst die **Steckverbindung** zum **Geber** für die **Benzinuhr** abziehen. Drehverschluß des Gebers mit einem starken Schraubendreher schlagend gegen den Uhrzeigersinn lösen, Geber aus dem Tank ziehen. Doch so einfach ist es in unserem Fall nicht: Das verwinkelte **Schwimmergestänge** verhakt sich mit der Tanköffnung. Mit Vorsicht und Geduld gelingt es uns dann doch, das gesamte Gebersystem aus dem Tank zu nehmen. Schäden sind nicht feststellbar.

Jetzt die beiden Schrauben SW 13 lösen, mit denen vorn gleichzeitig **Tank** und **Sitzbankhalterung** befestigt sind (wurde beim Sitzbankausbau schon erledigt). Auch die ganz vorn sitzende Schraube SW 13 der Sitzbankhalterung wurde bereits ausgedreht. Dann die beiden hinteren Schrauben SW 13 der Tankbefestigung lösen.

Die Tankkombination läßt sich nur aus dem Fahrzeug heben, wenn die **Gummitülle** vorn am **Ölschauglas** entfernt wird. Tank so anheben, daß die **Sicherungsklammer** des Benzinhahns abgezogen werden kann; Benzinhahn (Stange) vorne herausziehen (die Tülle fehlt). Auf das **Schauglas** am Öltank achten – es darf beim Herausziehen nicht beschädigt werden. Bei älteren Rollern wie dem unseren ist es ausgehärtet und daher recht zerbrechlich.

Dann den Tank so weit wie möglich hochheben und festhalten. Eine Helferin oder ein Helfer schiebt **Benzin-** und **Ölschlauch** von außen durch die Karosserie in den Tankraum nach; dazu die Ölschlauchtülle lösen und nachschieben. Tankkombination komplett abnehmen und in eine Wanne legen, weil Reste von Benzin und Öl auslaufen. Wir binden die Flüssigkeiten mit Katzenstreu ab.

Benzintank, Öltank aufbereiten:

Weil der Zustand der kombinierten Tankanlage gut ist, gibt es nicht viel zu tun. Der **Benzintank** weist lediglich ein paar Schrammen auf und wird dünn mit lösemittelhaltigem Schwarzlack gestri-

Zeichnung: Werkstatt-Handbuch Vespa P 200 E, Piaggio & C./Corradino Mori

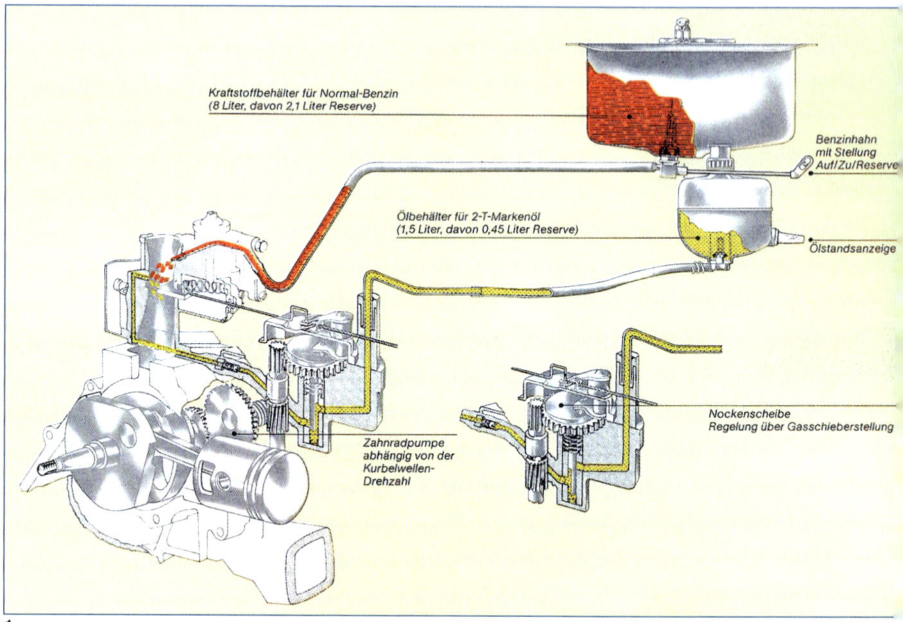

1

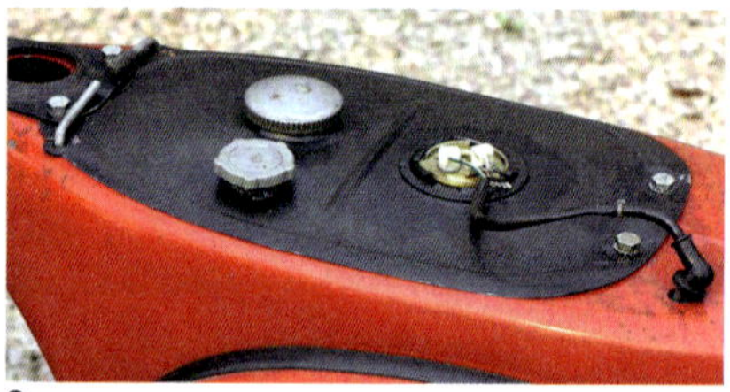
2

1: Schema der Getrenntschmierung bei PX- und Cosa-Modellen; die Öldosierung läuft drehzahlabhängig über die Zahnradpumpe, die von der Kurbelwelle aus angetrieben wird. Kern des Systems ist die Nockenscheibe der Pumpe. Oben rechts im Bild der Benzintank in Blechbauweise und der angeschraubte Öltank aus Kunststoff.
***2:** Blick auf die Oberseite des Tanks mit Benzin- und Öltankdeckel, Geberplatte, Kabelanschlüssen. Alles macht einen noch brauchbaren Eindruck.*

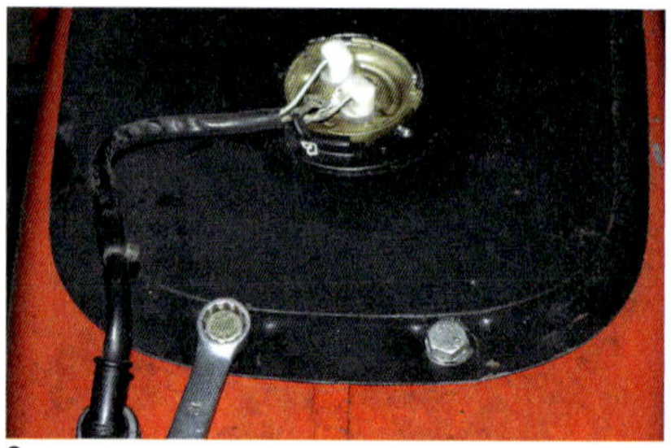
3

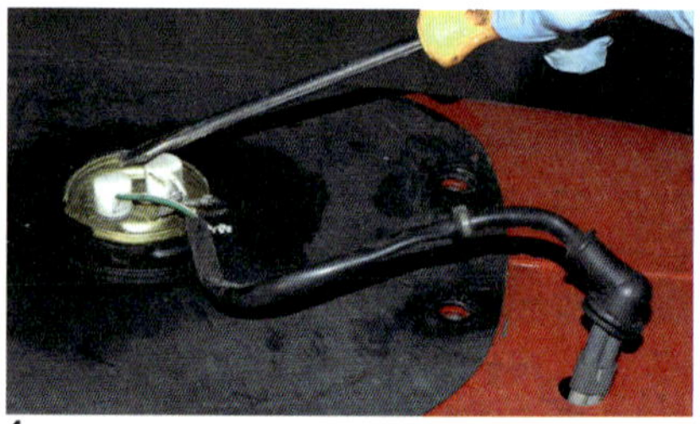
4

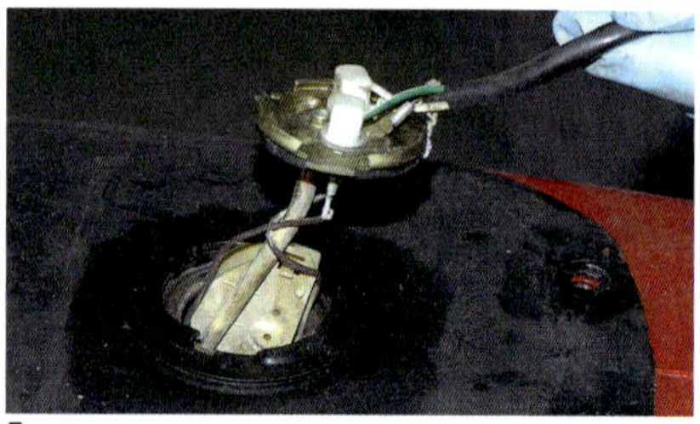
5

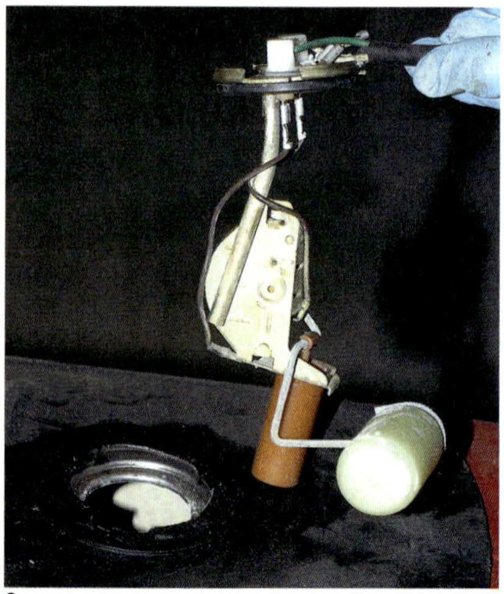
6

***3:** Nach Ausbau der Sitzbankhalterung (s. weiter vorn im Buch) werden die hinteren Schrauben SW 13 der Tankbefestigung gelöst. **4:** Der Doppelstecker der Kabel für den Geber der Benzinstandanzeige wird einfach abgezogen.*
***5:** Das Schwimmergestänge verhakt sich und muß vorsichtig „befreit“ werden. **6:** Die komplette Geberanlage mit dem Schwimmer.*

chen. Die **Gummidichtung** aus Naturkautschuk wird mit dem Spezialpflegemittel von Autoglym aufgefrischt.

Wir prüfen alle **Dichtungen** und stellen fest, daß die Abdichtungenn zwischen Benzin- und Öltank, an der Öltank-Ablaßschraube sowie am Schauglas nicht durchlässig sind. Gut so, denn Ersatzdichtungen sind (außer fürs Schauglas) ab Piaggio nicht mehr lieferbar.

Kein so gutes Bild geben die transparenten **Schläuche für Benzin und Öl** ab. Sie sind völlig verhärtet und können allein schon von daher nicht mehr richtig abdichten. Außerdem ist die Fiberdichtung am Verbindungsstutzen des **Benzinschlauchs** zum Vergasor brüchig

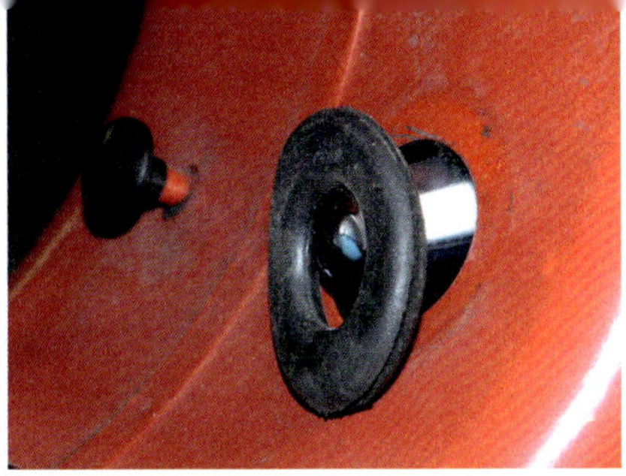

7

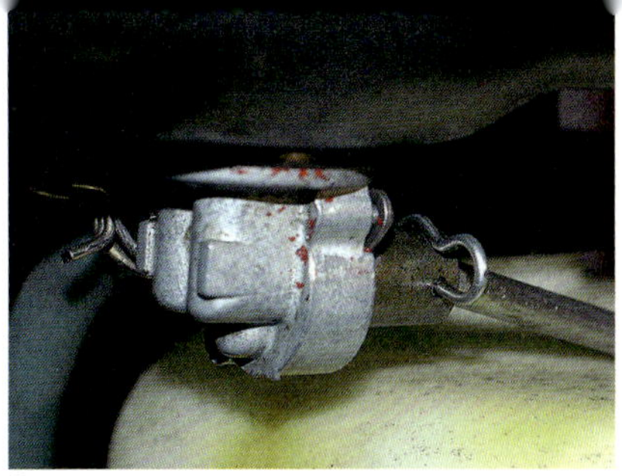

8

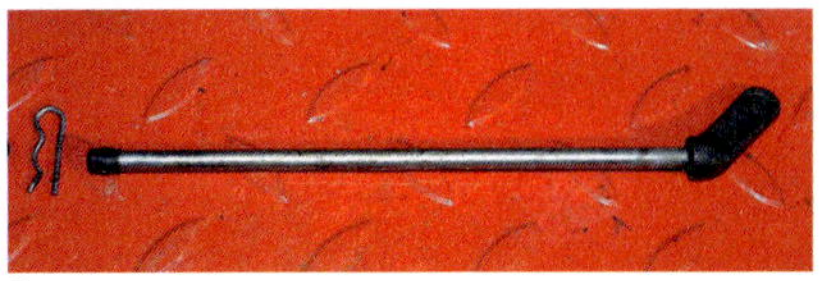

9

7: Vor dem Ausbau der Tankkombination muß die Gummitülle am Schauglas abgezogen werden. 8: Das Benzinhahngestänge ist mit einem Splint gesichert. 9: der ausgebaute Benzinhahn mit Splint. 10: Herausheben der Tankkombination aus dem Schacht. 11: Öltankverschraubung (dicht), Benzinhahn mit Klammer des Schlauchs. 12: die komplette Tankkombination mit den beiden Schläuchen. 13: Schauglas, Dichtung und Verschraubung sind in Ordnung. 14: Die Dichtung am Schlauchadapter ist noch einwandfrei. 15: (falsche) Schlauchschelle des Ölschlauchs mit von der Karosserie heruntergerutschter Tülle.

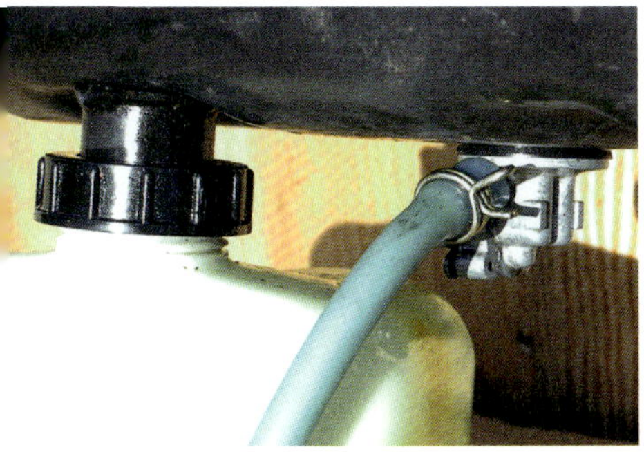

11

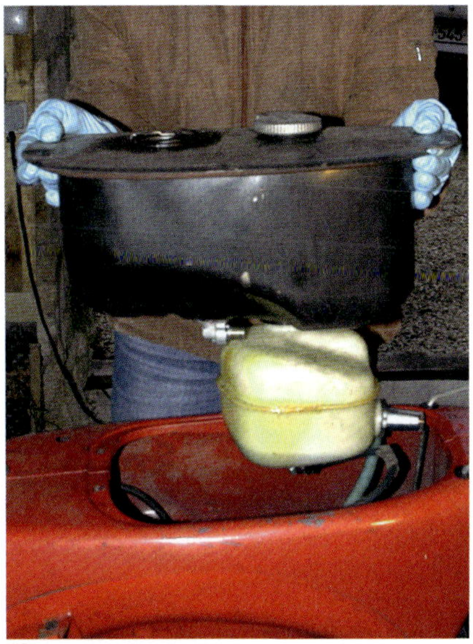

10

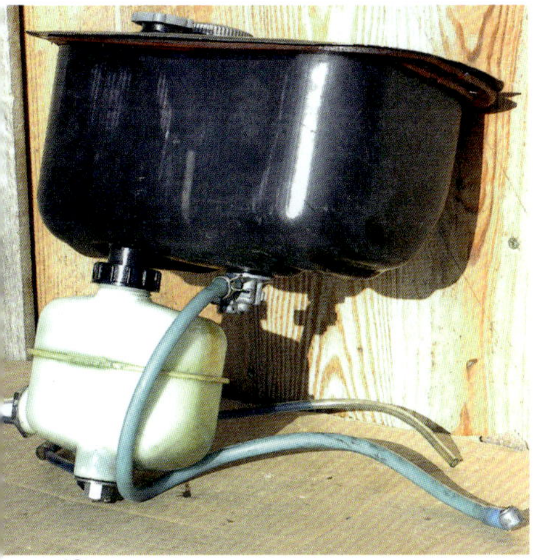

12

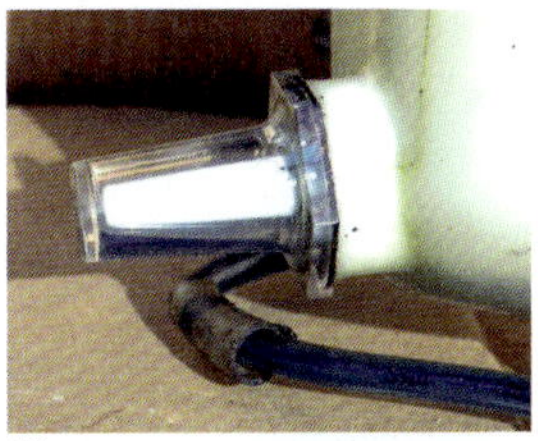

13

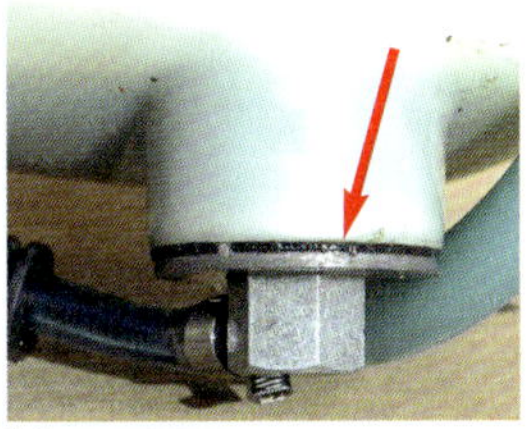

14

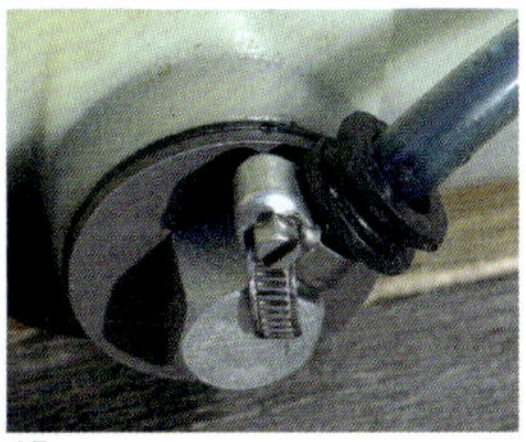

15

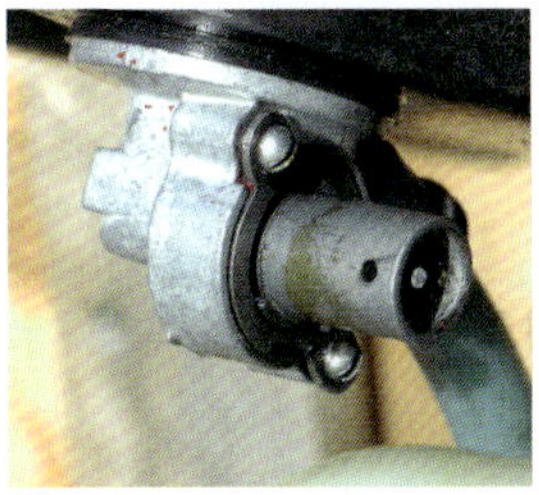

16

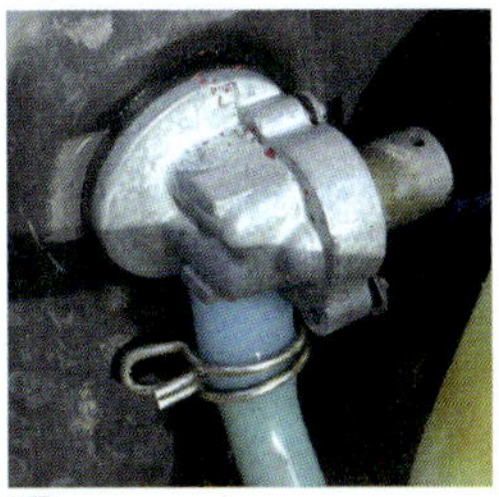

17

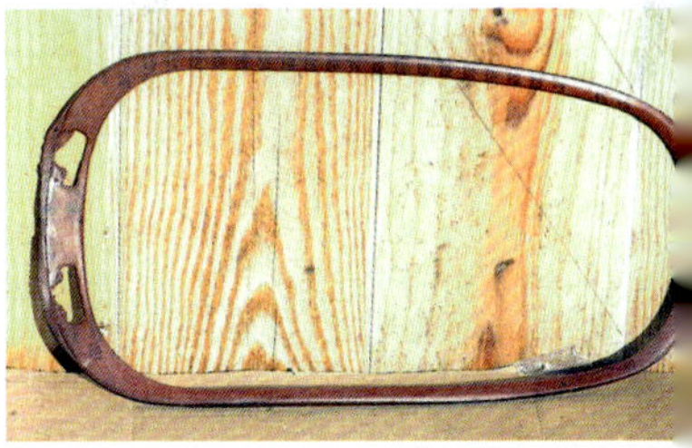

18

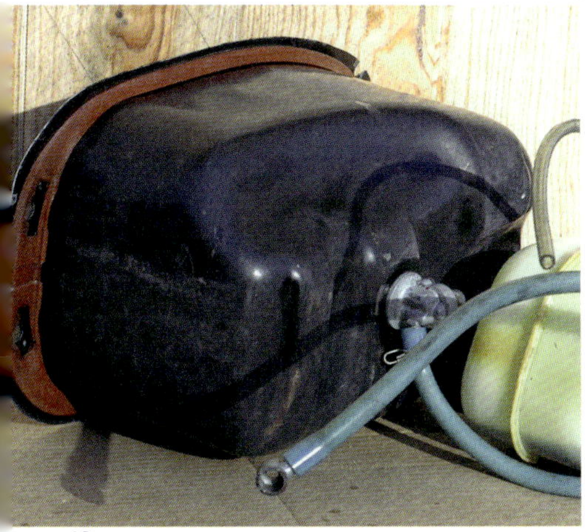

19

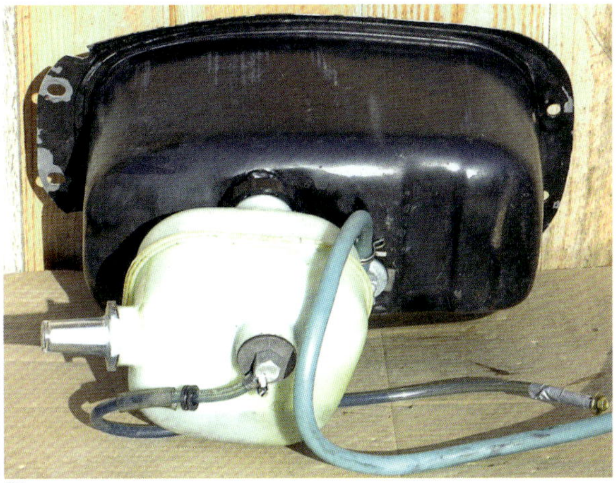

20

16: Der Benzinhahn kann nach Lösen der beiden Schrauben eingestellt werden. Die Schrauben drücken je nachdem, wie fest sie angezogen werden, gegen die Federplatte 17: Verbindung Benzinschlauch-Benzinhahn. 18: Die große Dichtung zwischen Karosserie und Tank befindet sich noch in gutem Zustand. 19, 20: Die Lackierung ist an einigen Stellen abgeschabt, aber nirgendwo ist grobe Korrosion vorhanden.

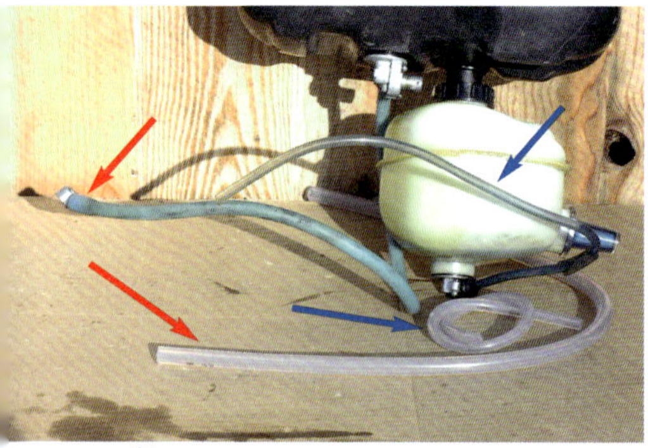

21

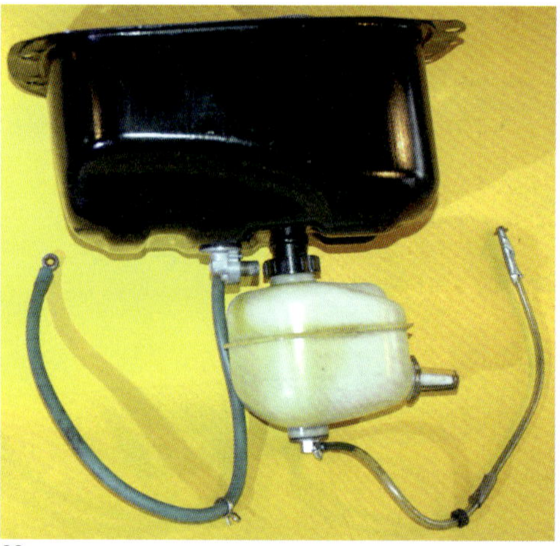

23

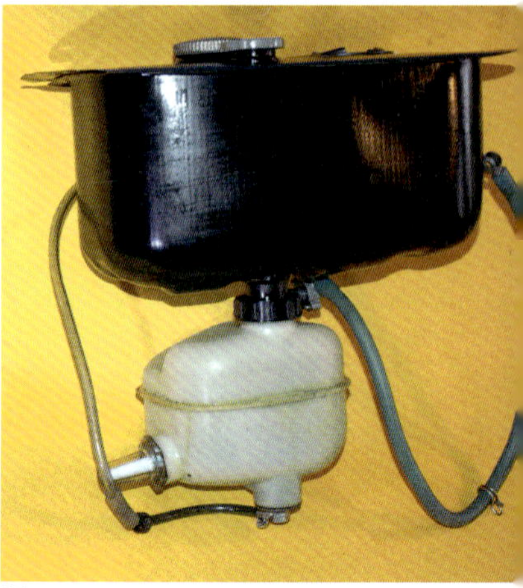

24

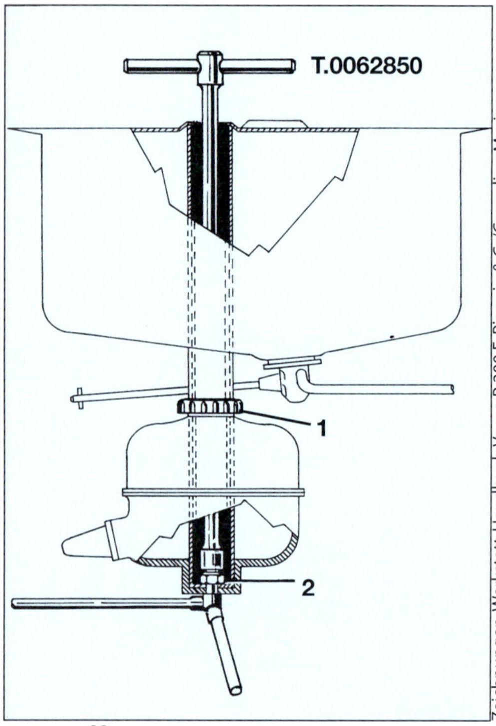

22

Zeichnungen: Werkstatt-Handbuch Vespa P 200 E, Piaggio & C./Corradino Mori

21: alter/neuer Benzinschlauch (rote Pfeile), alter/neuer Ölschlauch (blaue Pfeile). 22: Mit einem Spezialschlüssel kann die Position des Ölstutzens reguliert werden. 23, 24: die Tankkombination nach dem Reinigen und Lackieren.

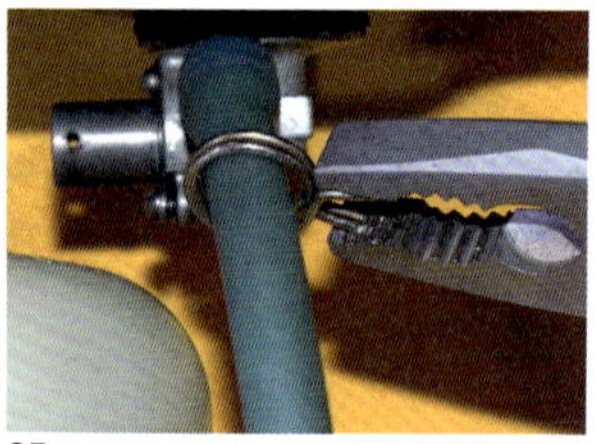

25

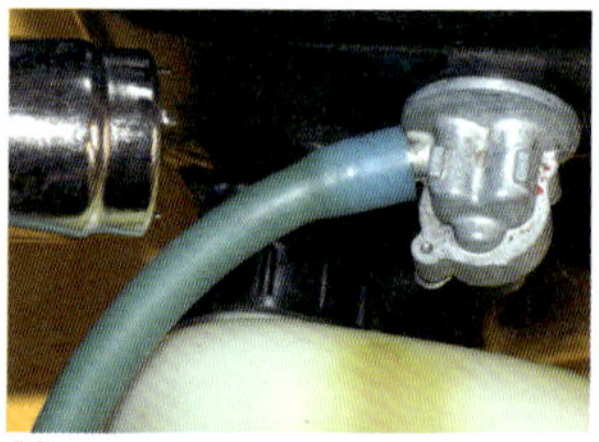

26

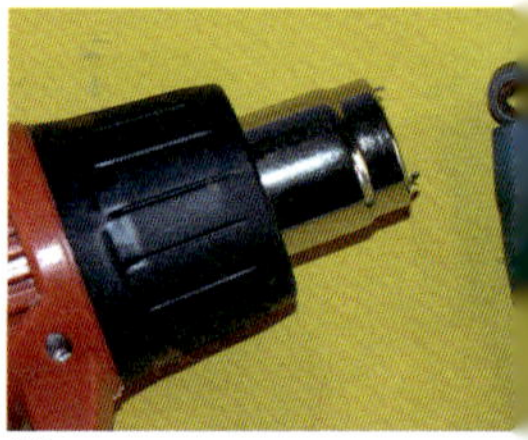

27

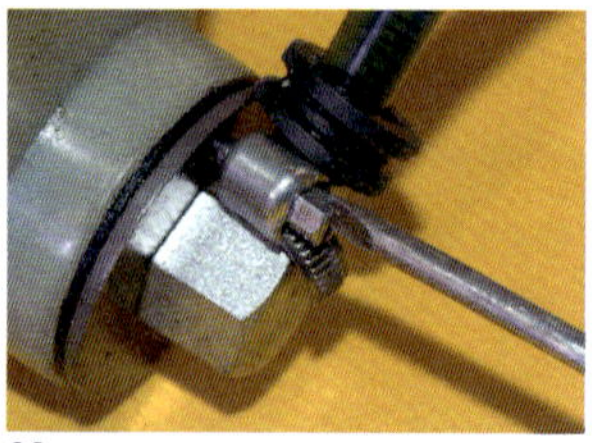

28

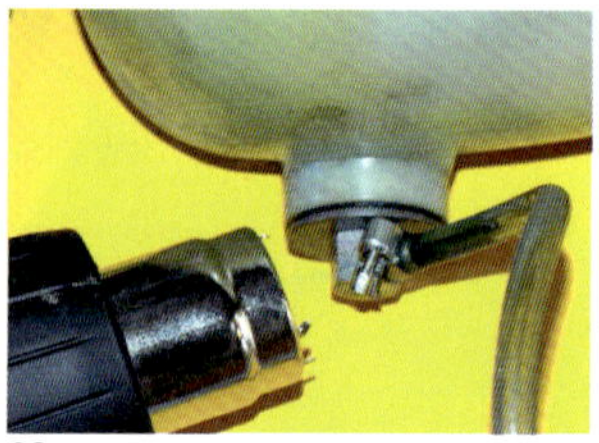

29

25, 26, 27: Abnehmen der Benzinschlauchklammer, Erhitzen der beiden Schlauchenden. 28: Die falsche Schelle wird abgeschraubt. 29: Auch der Ölschlauch läßt sich nur nach Erhitzen abziehen.

geworden. Beim **Ölschlauch** sieht es nicht besser aus; die originalen Sicherungsklammern fehlen; stattdessen wurde unten eine sehr schlecht sitzende Schlauchschelle verwendet, die bewirkt hat, daß Öl austreten konnte.

Beide Schläuche werden erneuert; sie sind bei Piaggio als Meterware erhältlich. Die alten Schläuche lassen sich nur abziehen, nachdem sie mit dem elektrischen **Heißlufterzeuger** erwärmt wurden. **Vorsicht:** Nur kurz erhitzen und nicht zu nahe rangehen. Auch die neuen, dickwandigen Schläuche müssen an den Enden kurz erhitzt werden, sonst lassen sie sich nicht aufschieben. Danach werden sie mit den passenden **Klammern** an Benzinhahn und Öltank gesichert.

Benzinhahn ausbauen:

Unser **Benzinhahn** ist dicht, aber das Gestänge klemmt (s.a. weiter unten). Zum Komplettausbau des Benzinhahns ist ein gekröpfter **Spezialschlüssel** erforderlich. Schlüssel durch die Einfüllöffnung führen und die Sechskantmutter lösen, die den Hahn von innen festhält.

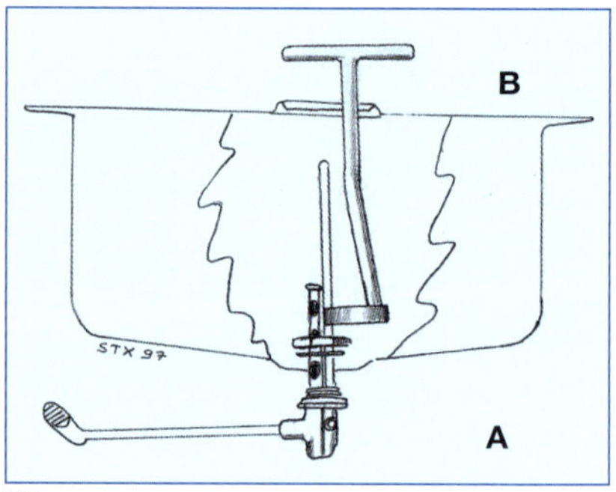

30

30: Lösen der Benzinhahnverschraubung A mit dem Piaggio-Spezialschlüssel B.

Benzintank, Öltank einbauen:

Die **Tankkombination** wird in umgekehrter Reihenfolge ins Fahrzeug gesetzt. Wie wir festgestellt haben, klemmt

Werkzeug, Material, Neuteile Benzin- und Öltank

Schraubendreher klein, groß
Seitenschneider
Kneif- und Spitzzange
Pinsel
Heißluftgerät
Bremsenreiniger
Lack für Eisen schwarz
Öl- und Benzinschlauch
2 Klammern für Ölschlauch
2 Fiberdichtungen

Festgestellte Mängel Benzin- und Öltank

Benzintank

Lackierung: leicht angeschabt

Benzinschlauch und -hahn

Schlauch: ausgehärtet
Hahn: klemmt, Gummitülle fehlt
Adapter: 2 Fiberringe undicht

Öltank

Ölschlauch: ausgehärtet, Klammern fehlen, ungeeignete Schlauchschelle

der **Benzinhahn.** Die **Federplatte** ist zu fest angezogen. Wir bauen sie aus und stellen sie neu ein. Dann drehen wir den **Hahn auf C** = „chiuso“ (geschlossen), also quer nach rechts, sonst läßt er sich nicht einfädeln.

Bevor es weitergeht, ziehen wir den **Kabelstrang** für die Benzinstandkontrolle wieder nach oben aus der Karosserie und kontrollieren den festen Sitz der oberen **Federbeinbefestigung** in ihrem Schacht. Dann zuerst die große umlaufende **Gummidichtung** von unten über den Tank stülpen. Die Helferin oder der Helfer senkt die Kombination dann so weit ab, daß die zweite Person die **Schläuche** durch die Karosserie nach außen führen kann.

Nun bei noch angehobenem Tank das **Benzinhahngestänge** am Hahn anschließen und mit dem Spezialsplint sichern; darauf achten, daß er weiterhin auf **„C“** steht. Tank absenken und Hahn sowie **Öl-Schauglas** vorsichtig in Position bringen; Schläuche dabei noch weiter herausziehen, Tank ganz aufsetzen, die **Tüllen** über Hahn und Schauglas schieben und anbringen, was etwas fummelig ist.

Geber mit Schwimmer einsetzen und mit dem Karabinerverschluß sichern (Schlag mit dem Schraubendreher). Kabelstrang verbinden und Tülle einschieben. Zuletzt die Befestigungsschrauben M8 SW 13 mit neuen Scheiben und Federringen eindrehen. Beide **Tankdeckel** aufsetzen, falls nicht schon geschehen.

Achtung: Wenn der **Öltank** abgeklemmt war, den Motor nicht sofort starten. Motor zuerst bei ausgeschalteter Zündung 15- bis 20mal mit dem Kickstarter durchtreten, damit die Ölpumpe fördert; erst danach ist die zuverlässige Schmierung garantiert.

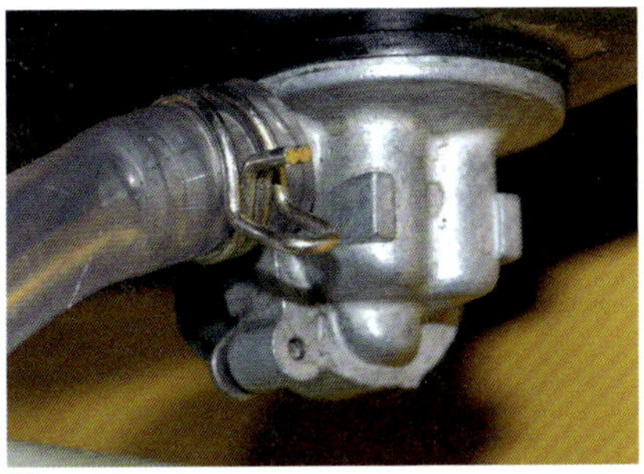
31

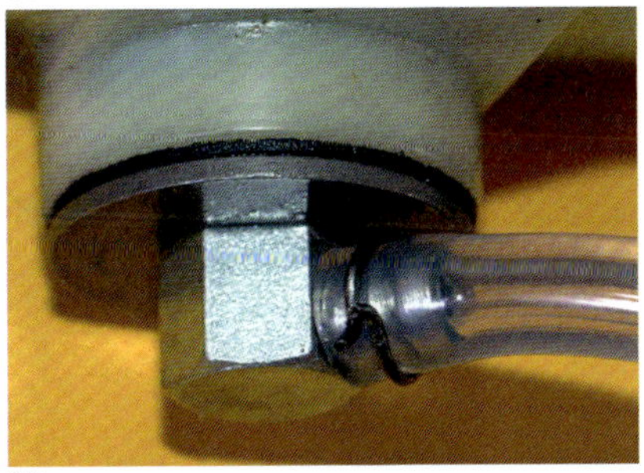
32

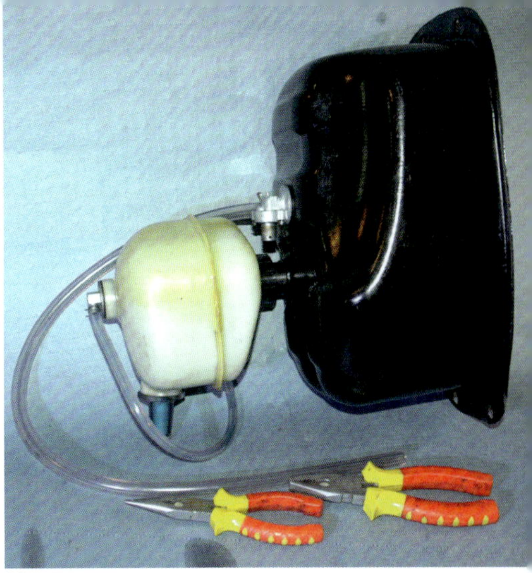
33

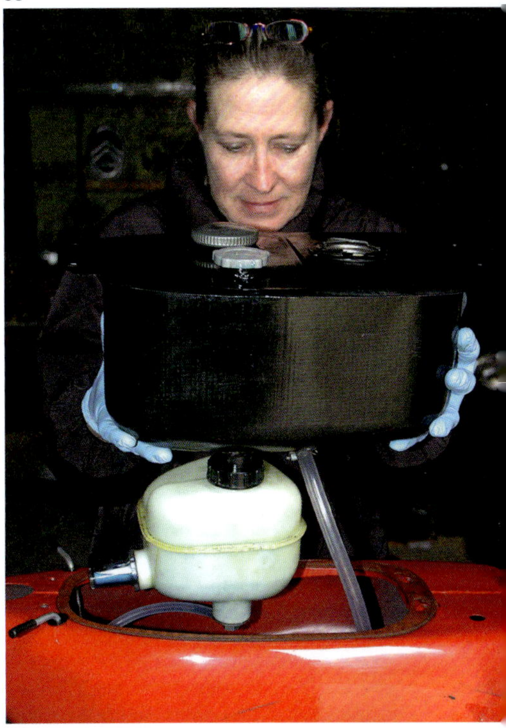
34

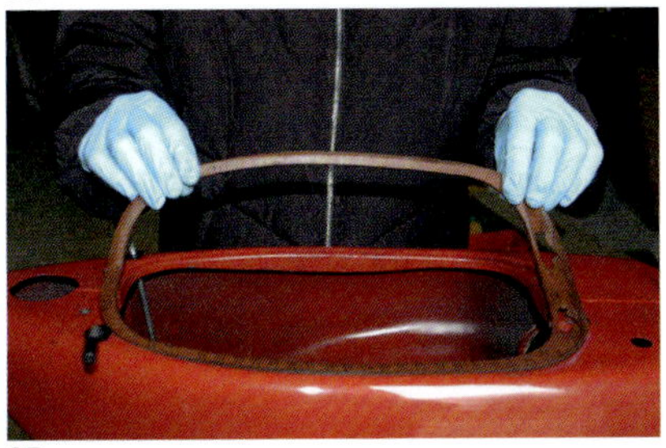
35

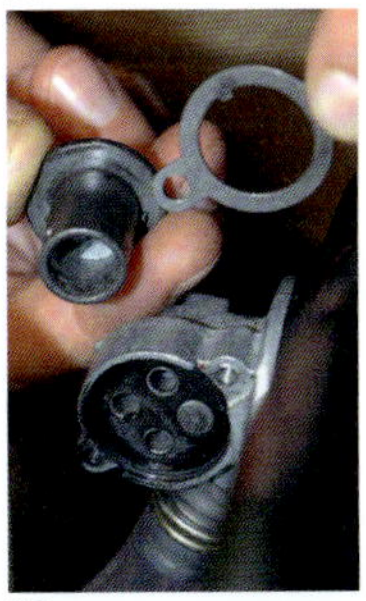
36

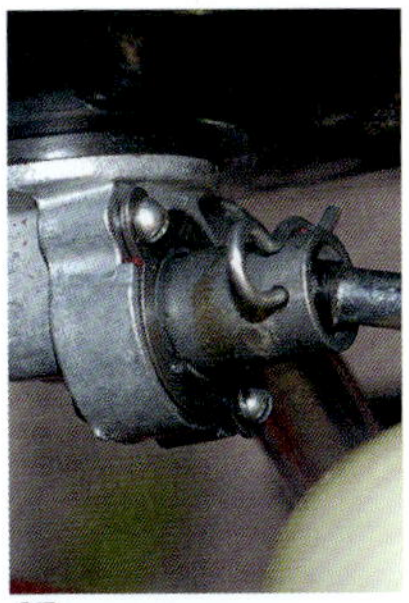
37

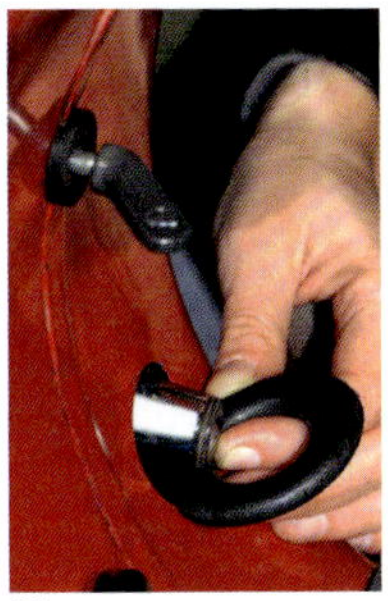
38

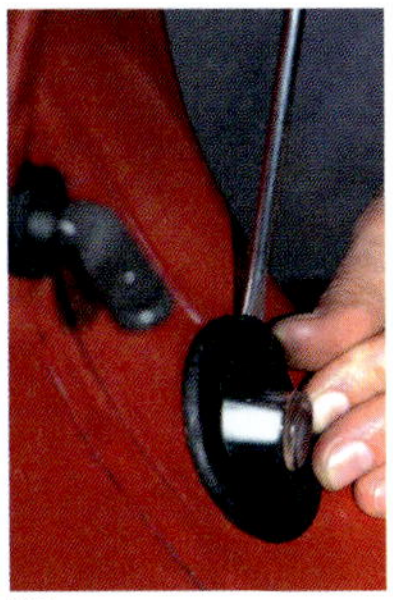
39

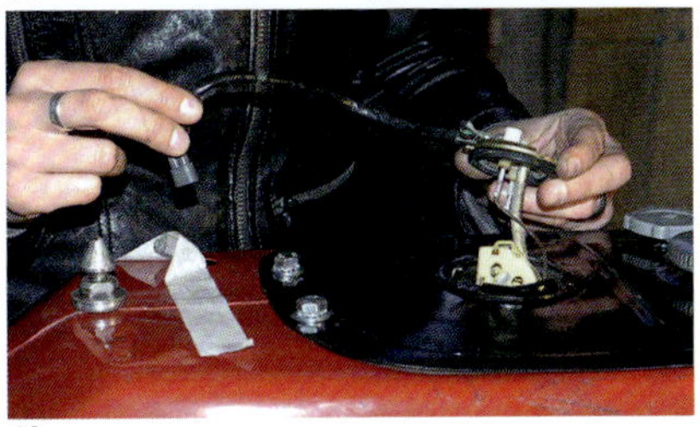
40

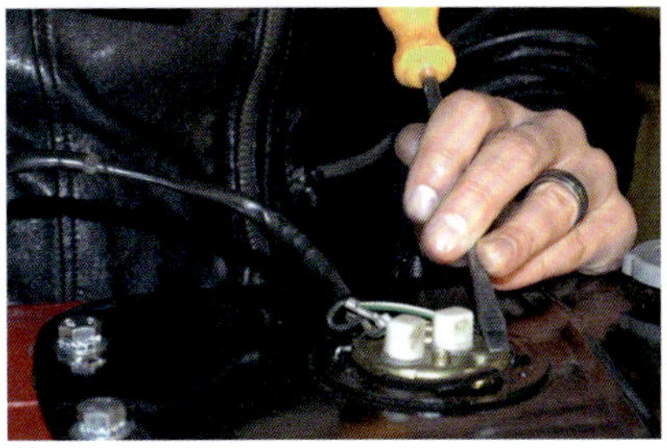
41

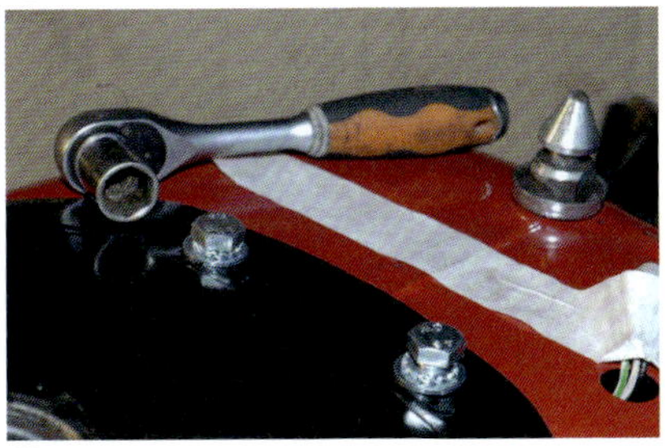
42

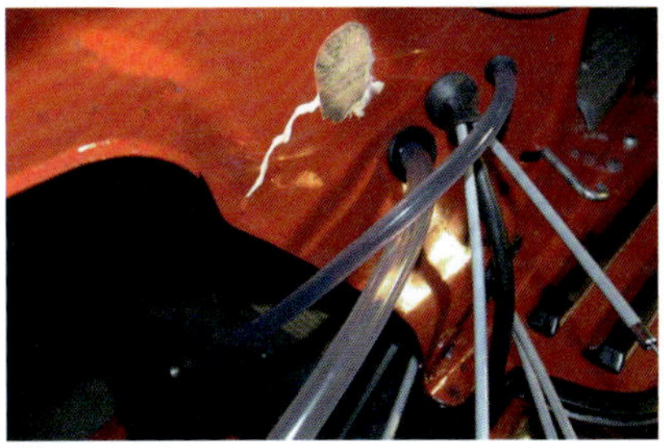
43

***31:** neuer Benzinschlauch richtig angeklemmt. **32:** neuer Ölschlauch korrekt gesichert. **33:** die einbaufertige, aufbereitete Tankkombination mit Werkzeug für die Ringklemmen. **34:** Einsetzen der Tankkombination. **35:** Auflegen der Gummidichtung. **36:** Benzinhahn zerlegen und neu einstellen. **37:** das gesicherte Benzinhahngestänge. **38, 39:** Einsetzen der Schauglastülle, Hahntülle bereits am Platz. **40:** Einsetzen des Benzinstandgebers, Kabelanschluß. **41:** Festsetzen der Geberplatte mit Schraubendreher (im Uhrzeigersinn). **42:** Einsetzen der hinteren Befestigungsschrauben. **43:** Benzin- und Ölschlauch sind nach außen geführt.*

Vergaser Dell'Orto SI 24/24 E: zerlegen, reinigen, einstellen

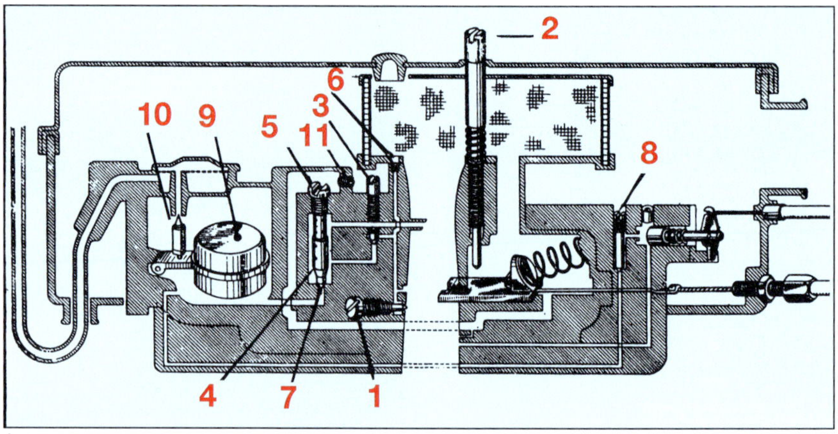

1

Zeichnung: Werkstatt-Handbuch Vespa P 200 E, Piaggio & C./Corradino Mori

Vergaserdaten	Vespa PX 80, 125/150 E	Vespa PX 200 E
Vergaser Dell'Orto	SI 20/20 D	SI 24/24 E
Luftdüse	20 mm	24 mm
Hauptdüse	102/100 (PX 125: 98/100)	118/100
bei Getrenntschmierung:	100/100	116/100
Leerlaufdüse	48/100	55/100
Hauptluftdüse	160/100	160/100
Gasschieber-Typ	6823.01	8492.04
Mischrohr	BE 3	BE 3
Zerstäuber	280/100	300/100
Starterdüse	60/100	60/100

2

***1:** Vergaser SI 20/20 D und SI 24/24 E der PX im Schnitt; 1 = Leerlaufgemisch-Einstellschraube, 2 = Gasschieber-Anschlagschraube, 3 = Leerlaufdüse, 4 = Mischrohr, 5 = Luftregler für Mischrohr, 6 = Luftregler für Leerlaufdüse, 7 = Hauptdüse, 8 = Starterdüse, 9 = Schwimmer, 10 = Schwimmernadelventil. 11 = Luftregler für Hauptdüse. Dazu auch die Fotos auf der rechten Seite beachten.*
***2:** Daten der PX-Vergaser.*

Vergaser, Luftfilter allgemein:

Vergaser und Luftfilter müssen routinemäßig **alle 4000 km** oder einmal im Jahr inspiziert und eingestellt werden. Ein verschmutzter Vergaser ist häufig schuld, wenn der Motor nicht anspringt oder nicht sauber rundläuft. **Vorsicht:** Bei Arbeiten an Vergaser und Kraftstoffsystem Hautkontakt mit Benzin möglichst vermeiden, die benzolhaltigen Dämpfe nicht einatmen; nicht rauchen.

Vorsicht: Alte Typen wie unsere PX 200 E von 1985 nur mit **Super 98** mit geringem Ethanol-Anteil betanken! Super 95 oder E10 sind für die alten Zweitakt-Vergasermodelle nicht freigegeben; E 10 kann Teile im System der Benzinversorgung zerstören. Nur die Modelle ab 2011 vertragen E10 bzw. ROZ 95.

Luftfilter allgemein:

Der Luftfilter verhindert, daß **Staub und Schmutz** vom Vergaser angesaugt werden und in den Zylinder gelangen. Dort würde der Dreck zu erhöhtem Verschleiß führen. Außerdem hat der Luftfilter die Aufgabe, die Ansauggeräusche zu dämpfen. Die neuen, ab 2011 gebauten PX-Modelle besitzen zur Abgasverbesserung zusätzlich einen **SAS-Filter** neben dem Vergaser.

Alle Vespa-Roller sind mit auswaschbaren, stahlwollegefüllten **Dauerluftfilter-Einsätzen** ausgerüstet. Bei der PX muß nur die Motorhaube abgenommen werden, wenn der Luftfiltereinsatz ausgebaut werden soll. Wie Luftfilter und Vergaser ausgebaut werden, haben wir bereits eingangs beschrieben.

Zum **Reinigen des Luftfilters** keinesfalls Benzin, sondern nur weniger aggressiven **Kalt- oder Bremsenreiniger** verwenden. Element trocknen bzw. mit Druckluft ausblasen. Ein Benetzen der **Filterwolle** mit Öl ist bei der PX aufgrund der seitlich offenen Filterkonstruktion nicht empfehlenswert, das Öl würde rasch herauslaufen.

Dell'Orto-Vergaser zerlegen:

Wie der **Dell'Orto-**Schiebervergaser ausgebaut wird, wurde bereits eingangs beschrieben. Unsere PX 200 E ist mit dem Vergaser des Typs **SI 24/24 E** bestückt. Die Vergaser-Daten wichtiger Modelle der 1980er und 1990er Jahre sind in der Tabelle aufgeführt, die Zeichnung zeigt den Aufbau des PX-Vergasers.

Anhand der abgenutzten Schlitze in den Schraubenköpfen der Vergaserdeckel unserer PX ist deutlich zu sehen, daß der Dell'Orto schon mehrfach auseinandergenommen wurde. Wir zerlegen und prüfen ihn komplett. Dabei können wir aber keine Schäden oder verstopfte Kanäle feststellen.

Am ausgebauten Vergaser zuerst den runden **Deckel** oben auf dem Vergasergehäuse abnehmen, der mit einer Schlitzschraube befestigt ist. Der Fiberdichtring ist kaputt (wie auch die beiden Ringe am Metalladapter für den Benzinschlauch). Darunter befindet sich ein **Kunststoffsieb,** das noch sauber ist, aber noch einmal mit Bremsenreiniger ausgewaschen wird. Der **Schwimmerkammerdeckel** läßt sich nach Lösen von zwei Schlitzschrauben abnehmen. Der **Schwimmer,** der über einen Stift drehbar gelagert ist, klemmt in keiner Position und ist auch ansonsten in Ordnung. (Ein undichter oder beschädigter Schwimmer ist sofort zu ersetzen). Das **Schwimmernadelventil** hängt im Deckel und funktioniert einwandfrei.

Neben der Schwimmerkammer sind fünf **Düsen** in das Vergasergehäuse eingelassen; vier davon lassen sich ausdrehen: Leerlaufdüse, Luftregler für Mischrohr, darunterliegendes Mischrohr, Luft-

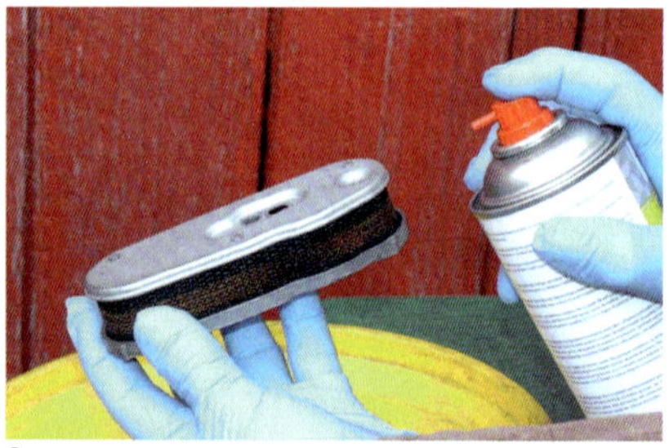

3

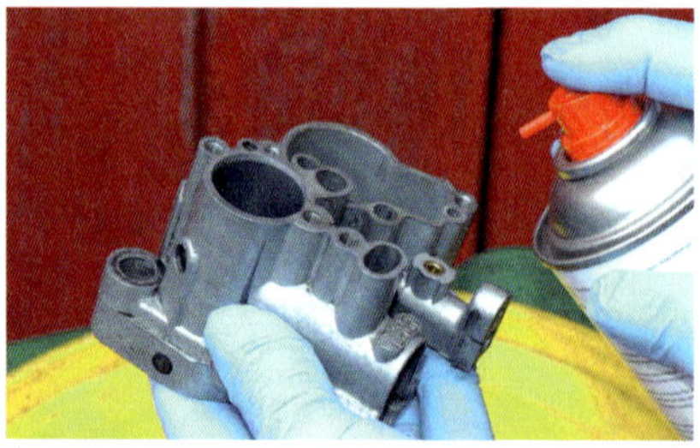

4

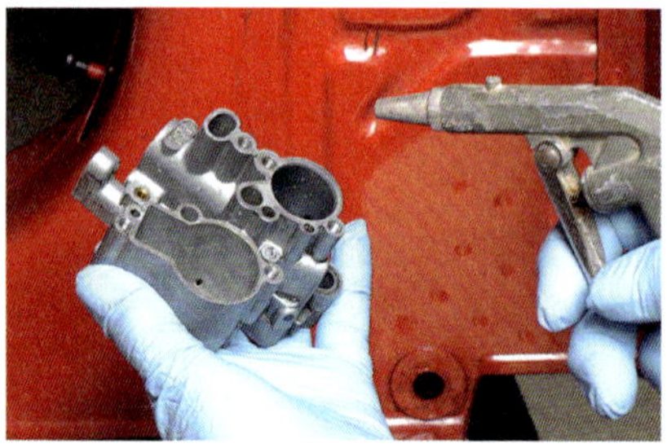

5

***3:** Säubern des mit Stahlwolle gefüllten Luftfilters mit Bremsenreiniger. **4:** Alle Bohrungen und Hohlräume des leeren Vergasergehäuses werden auf die gleiche Weise gereinigt. **5.** Zuletzt werden alle Bohrungen mit Druckluft ausgeblasen.*

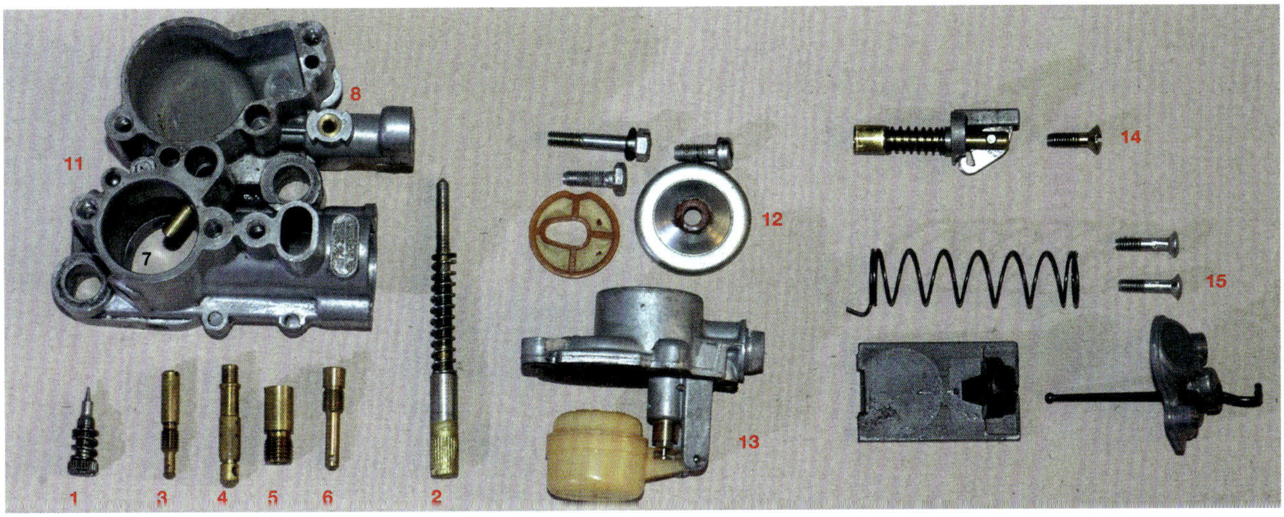

6

6: der völlig zerlegte Vergaser Dell'Orto SI 24/24 E unserer PX 200 E von 1985; Positionen 1-8 und 11: s. Erklärungen auf der gegenüberliegenden Seite. Position 12 = Deckel Benzineintrittskammer mit Deckelschraube, Filter und Schrauben der Schwimmerkammerbefestigung, 13 = Schwim-merkammer mit Schwimmer und Nadelventil, 14 = Startvorrichtung mit Schraube, 15 = Gasschieber mit Deckel, Gestänge, Feder und Schrauben.
7, 8: *Mischrohr und Luftregler getrennt und richtig zusammengesetzt.*

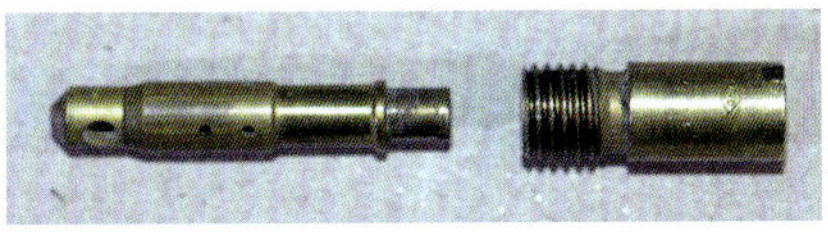

7

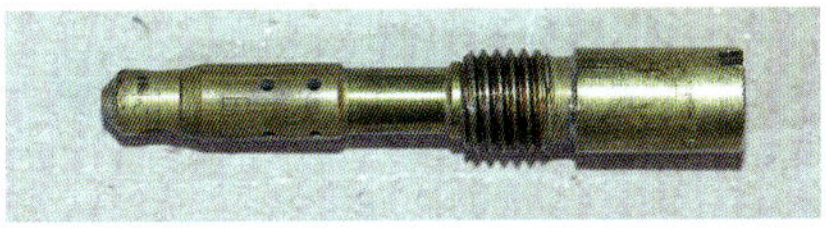

8

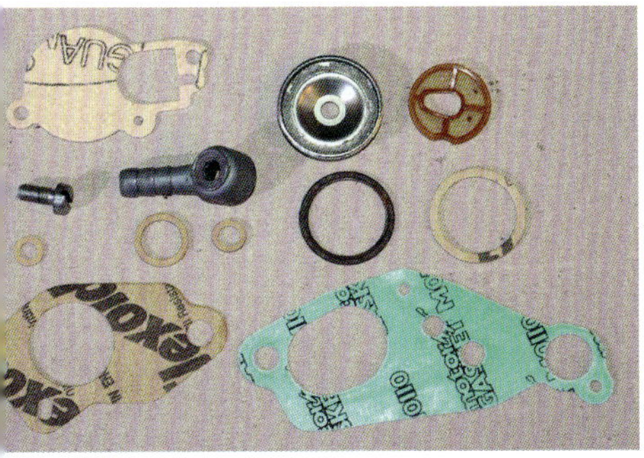

10

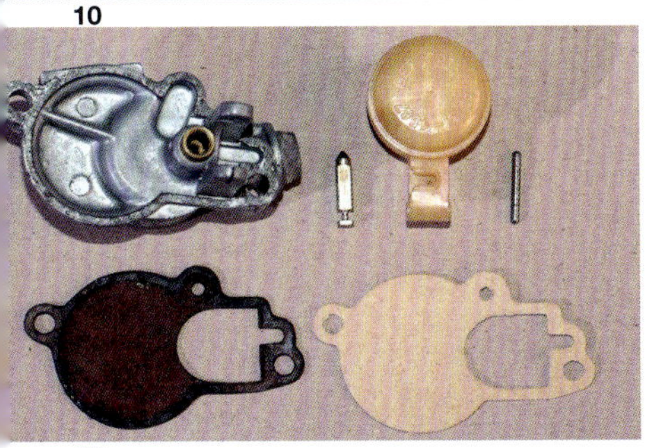

12

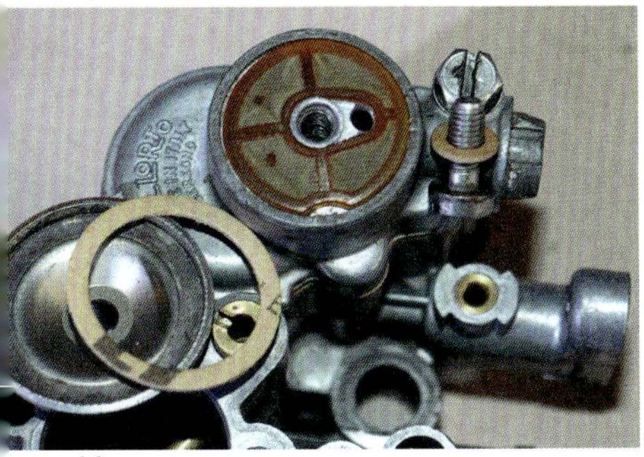

14

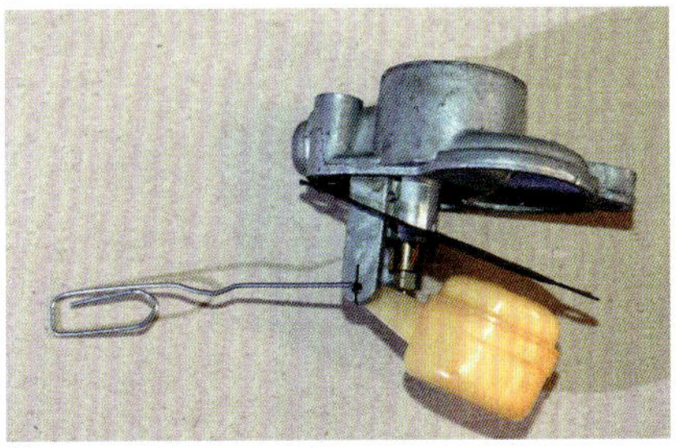

11

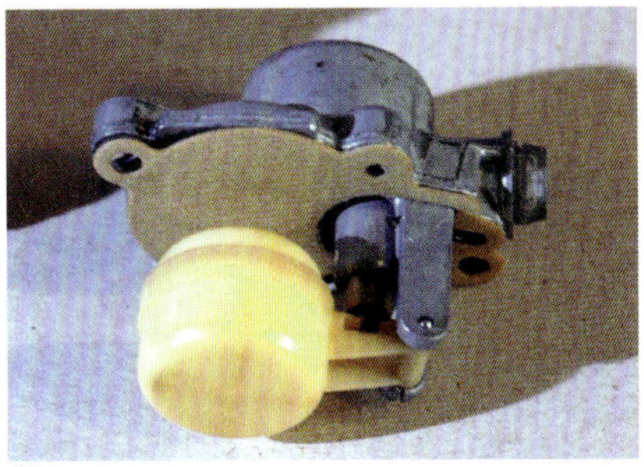

13

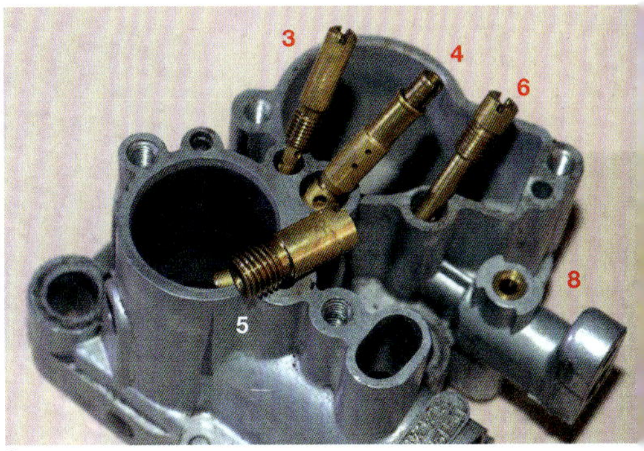

9

9: *Vergasergehäuse SI 24/24 E mit ausgedrehten Düsen; 3 = Leerlaufdüse, 4 = Mischrohr, 5 = Luftregler für Mischrohr (gehört zusammengesetzt), 6 = Luftregler für Leerlaufdüse; 8 = Starterdüse.* ***10:*** *neue Dichtungen (unten auch für das Ölpumpengehäuse), Benzinanschluß, Deckel mit Filter; dunkler Ring: die alte Deckeldichtung.* ***11:*** *Mit einer Heftklammer läßt sich die Achse herausschieben.* ***12:*** *das zerlegte Schwimmerkammergehäuse mit Nadelvetil, Schwimmer, Achse, alter und neuer Dichtung.* ***13:*** *Kammer mit neuer Dichtung wieder zusammengebaut.* ***14:*** *die Eintrittskammer für das Benzin mit Filter und neuen Dichtringen vor dem Zusammenbau.*

regler für Leerlaufdüse. Der Luftregler für die Hauptdüse ist fest eingebaut. Auffällig ist, daß der **Luftregler für das Mischrohr** nicht schlüssig auf demselben sitzt; das **Mischrohr** liegt lose im Gehäuse, wobei es mit der Reglerschraube hätte herauskommen müssen. Die **Starterdüse** befindet sich auf der anderen Seite des Gehäuses im Bereich des Chokehebels und kann ebenfalls nicht ausgebaut werden. Wir lösen die Düsen mit einem Schraubendreher, waschen sie aus und blasen sie vorsichtig mit Preßluft aus. Beim Wiedereinbau achten wir darauf, die Düsen nicht zu verkanten, weil sonst das Gewinde im Vergasergehäuse beschädigt würde.

Jetzt schrauben wir den seitlich angebrachten **Gasbetätigungsdeckel** ab (zwei Schlitzschrauben) und nehmen ihn zusammen mit dem **Gasschieber** vom Gehäuse ab; dabei **Feder** zusammengedrückt halten. Der zerlegte Vergaser wird mit **Bremsenreiniger** ausgewaschen. (Bei verschmutzten Vergasern ist eine Behandlung mit Ultraschall zu empfehlen.) Alle Durchgänge im Vergasergehäuse werden mit Preßluft ausgeblasen. Die (geringen) Ablagerungen im **Schwimmerkammergehäuse** werden sorgfältig entfernt. Die **Chokebetätigung** ist ebenfalls mit einer Schlitzschraube befestigt.

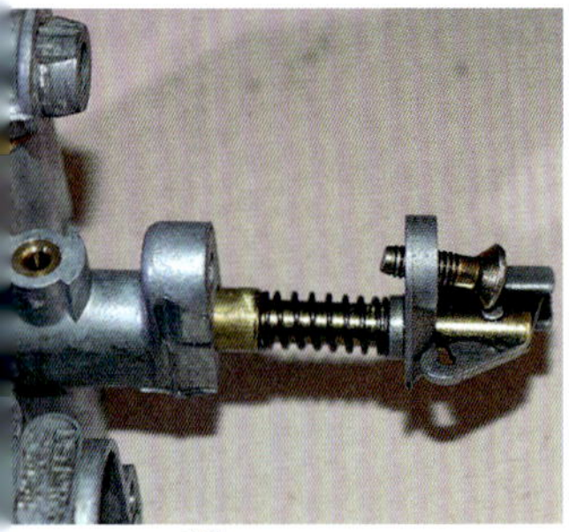
15

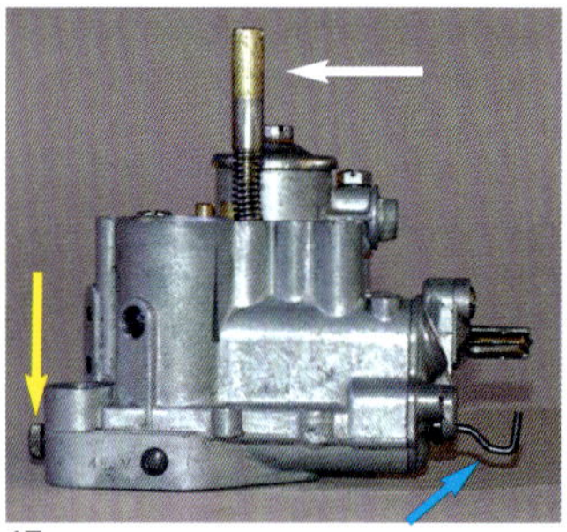
17

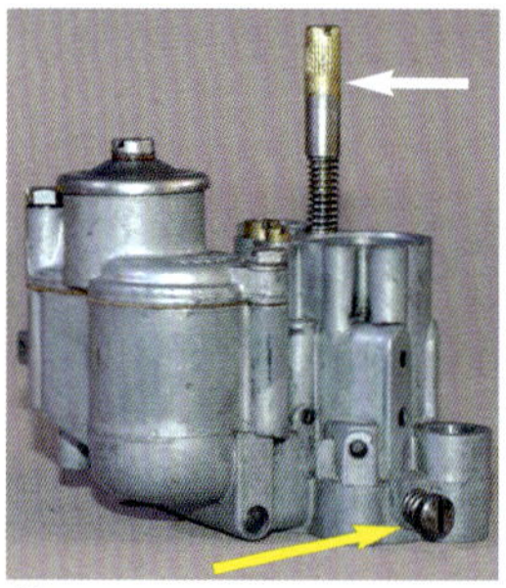
18

Festgestellte Mängel Vergaser

Gehäuse

Deckelschrauben: Werkzeugspuren
Dichtungen: verhärtet
Adapter: 2 Fiberringe undicht
Düsen: Mischrohr lose
Schwimmerkammer: geringe Ablagerungen

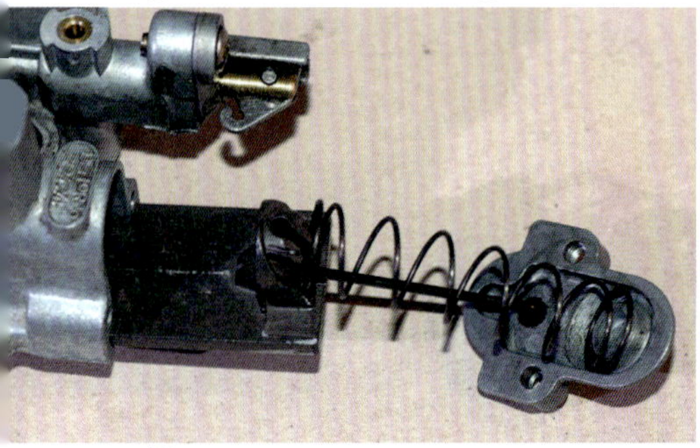
16

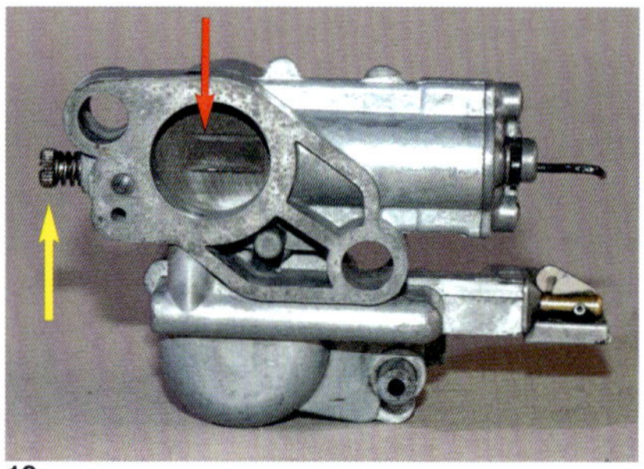
19

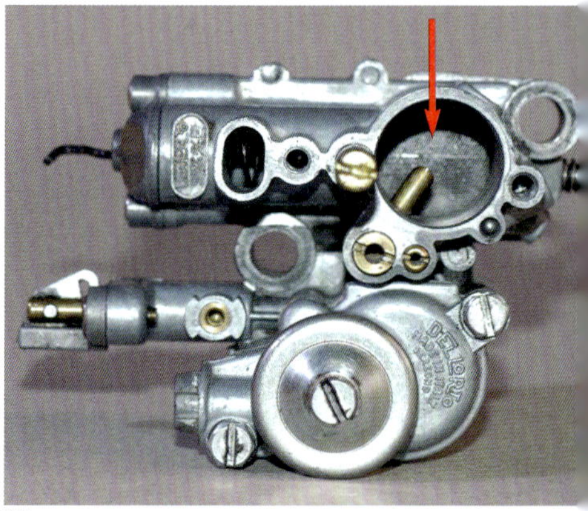
20

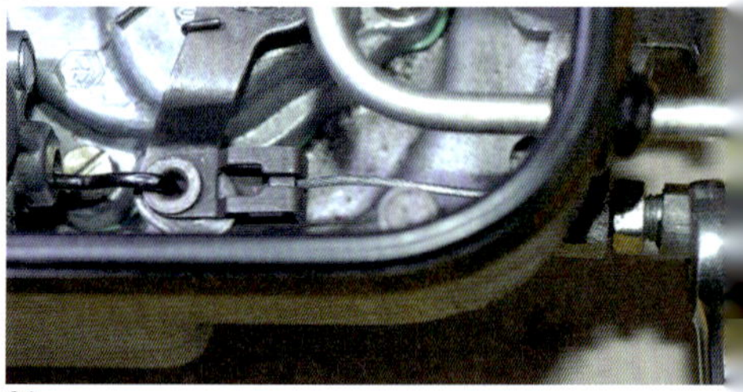
21

15: Die Chokebetätigung wird leicht geölt, eingeschoben und festgeschraubt. 16: Gasschieber leicht ölen, ansetzen, Gestänge einhängen, Feder vorspannen, alles einschieben und zusammenpressen, Deckel festschrauben. 17-20: der gereinigte und mit neuen Dichtungen zusammengebaute Dell'Orto-Vergaser SI 24/24 E aus verschiedenen Perspektiven. Weiße Pfeile: mit der Gasschieber-Anschlagschraube wird die Leerlaufdrehzahl eingestellt. Gelbe Pfeile: Mit der Leerlaufgemisch-Regulierschraube unten am Vergaser wird der Luftanteil im Benzin-Luft-Gemisch eingestellt; Erläuterungen im Lauftext. Rote Pfeile: der in zwei Nuten gleitende Gasschieber. Blauer Pfeil: Anschluß an Ölpumpenbetätigung; muß beim Einbau noch um 180° gedreht werden (s. Bild 21). 21: Einstellen des Gaszugspiels (mit altem Seilzug).

Vor dem **Zusammenbau** prüfen wir den Sitz des (leicht fettverschmierten) **Gasschiebers**; würden sich hier Klemmneigung oder zu viel Spiel zeigen, müßte der Schieber oder sogar der ganze Vergaser ausgetauscht werden.

Vergaser zusammenbauen:

Nachdem alle Düsen gecheckt wurden, werden sie wieder ins Vergasergehäuse geschraubt. Luftregler und Mischrohr werden aufeinandergeschoben, wie es sich gehört. Für die Abdichtung des **Benzineingangs** und des Deckels werden die Original-Ringe aus Spezialpapier verwendet, die wir zuvor mit etwas Motoröl benetzt haben. Auch ansonsten verwenden wir die **neuen Dichtungen** aus dem Piaggio-Kit, die ebenfalls mit Motoröl bestrichen werden.

Die Abdichtung des **Schwimmergehäuses** ist aufwendiger, denn zuvor muß der **Schwimmer ausgebaut** werden. Dazu wird die winzige **Achse** mit einer zurechtgebogenen Heftklammer seitwärts herausgedrückt. Anschließend kann die alte Dichtung entfernt und die neue Dichtung aufgelegt werden. Nadelventil einsetzen und Schwimmer mit Achse wieder einbauen.

Die **Choke-Übertragung** wird einfach eingeführt und festgeschaubt. Beim Einsetzen des (einwandfrei gleitenden, (leicht eingeölten) **Gasschiebers** auf den richtigen Sitz der **Feder** achten. Deckel aufsetzen und Schrauben festziehen. Choke und Gaszugdeckel werden nicht abgedichtet.

Vergaser einstellen allgemein:

Läuft der Motor nicht richtig rund, hat er Aussetzer oder springt er nicht an, ist oft der Vergaser schuld. Wenn der Schmierölanteil im Kraftstoff korrekt ist, bzw. bei Rollern mit Getrenntschmierung die Öldosierung exakt funktioniert, bleibt trotzdem ein Schwachpunkt übrig: das **Benzin-Luft-Gemisch.** Der Benzinanteil kann zu hoch, aber auch zu niedrig sein.

Eingestellt wird das **Leerlaufgemisch** mit der **Regulierschraube** unten am Vergasersaugrohr. Zwar ist es für einen versierten Schrauber kein Problem, eine Vergaser-Grundeinstellung vorzunehmen, doch ist es besser, den Vergaser in einer mit modernen Meßgeräten ausgerüsteten **Fachwerkstatt** einstellen zu lassen. Wird unsachgemäß an den Stellschrauben gedreht, steigt die Emission giftiger Schadstoffe (Kohlenmonoxid, Stickoxide, Kohlenwasserstoffe) unter Umständen drastisch an. Umwelt- und energiebewußte Vespa-Fahrer lassen einmal im Jahr einen **Abgastest** machen, zumal der Zweitaktmotor konstruktionsbedingt bereits sehr schlechte Emissionswerte hat. Schadstoffärmer (und leistungsschwächen) sind die auf **Euro 3** eingestellten PX-Modelle, die **ab 2011** wieder als Neufahrzeuge verkauft wurden.

Zwischendurch dürfen **einfache Einstellarbeiten** aber auch einmal in Eigenregie durchgeführt werden. Die **Dell' Orto-Vergaser** der verschiedenen Vespa-Modelle älterer Bauart sind einfach aufgebaut und nicht – wie bei neueren Motorzweirädern vielfach üblich – verplombt. Bei allen Modellen Motor starten und einige Minuten **warmlaufen lassen.** Während der Einstellarbeiten muß der Motor im Leerlauf weiterarbeiten. Überhitzungsgefahr besteht wegen der Gebläsekühlung nicht.

Gaszugspiel einstellen:

Das **Spiel des Gaszugs** wird unten am Luftfiltergehäuse eingestellt. Dabei muß der Gasdrehgriff vollkommen geschlossen, der Choke ganz hineingeschoben sein. Durch die Herstellung des Spiels am Seilzugende wird garantiert, daß der Gasschieber stets ganz in die Nullstellung zurückgehen kann. Es genügt ein Spiel von **0,5 bis 1,0 mm** am Gaszugende. Zum Einstellen die **Kontermutter**

des Gaszugeinstellers am Vergaser lösen (Schlüssel SW 8), dann Einsteller so verdrehen, bis ein Spiel von 0,5 bis 1,0 mm erreicht ist, Kontermutter wieder festziehen. Der Chokezug ist nicht einstellbar, eine starke Feder zieht ihn immer korrekt zurück.

Leerlaufdrehzahl und Leerlaufgemisch einstellen:

Ist der Gaszug richtig eingestellt, müssen die Leerlaufgemisch-Regulierschraube unten am Saugrohr und die Gasschieber-Anschlagschraube in Grundstellung gebracht werden.

Zunächst **Leerlaufgemisch-Regulierschraube** so weit in den Vergaser hineindrehen, bis sie leicht aufsitzt – der Motor droht nun abzusterben. Bei den PX-Modellen muß zunächst ein **Gummistopfen** an der rückwärtigen Querwand des Luftfiltergehäuses entfernt werden; durch die Öffnung wird ein Schraubendreher gesteckt. Bevor der Motor ganz abstirbt, Schraube rasch wieder herausdrehen, und zwar bei der PX 200 E um eine halbe Umdrehung.

Nun wird die **Leerlaufdrehzahl** mittels der **Gasschieber-Anschlagschraube** eingestellt. Bei der PX ragt die Schraube oben aus dem Luftfiltergehäusedeckel heraus. Durch Drehen im Uhrzeigersinn wird die Drehzahl erhöht, durch Drehen gegen den Uhrzeigersinn reduziert. Ideal ist eine Leerlaufdrehzahl von 800 bis 1000/min^{-1}.

Getrenntschmierung, Ölpumpe: Funktion, Kontrolle

Getrenntschmierung Funktion, Kontrolle:

Die Schmierung von Kolben, Kurbeltrieb und Zylinder erfolgt durch das **Öl,** das bei Modellen wie der PX 200 E dem Kraftstoff per **Getrenntschmierung** zugesetzt wird. Das Öl wird durch eine von der Kurbelwelle aus angetriebene (wie gezeigt) **Misch- und Dosierpumpe** aus dem separaten Öltank in den Vergaser befördert.

Bei der **PX** ermöglicht ein **Schauglas** neben dem Benzinhahn eine leichte Kontrolle des Ölstands. Wenn das Öl zur Neige geht, sind eine Luftblase und eine weiße Markierung zu sehen. Dieses Schauglas fehlt bei der **Cosa,** sie hat stattdessen eine **Kontrolleuchte** im Zentralinstrument. Der **Öltank** muß mit vollsynthetischen Zweitakt-Ölen wie Castrol TTS, Castrol Biolube XTS oder AGIP 2T Racing aufgefüllt werden. Er faßt bei der PX 1,5 Liter.

Ölpumpe ausbauen, zerlegen, warten:

Die **Ölpumpe** ist ins Vergasergehäuse integriert. Schon kleine Defekte können zu Störungen der Ölzufuhr und zu schweren Motorschäden führen. Daher ist es ratsam, die Pumpe im Rahmen einer Motorrevison zu öffnen und zu prüfen, was wir nun auch tun. Wie die Ölpumpe angetrieben wird, haben wir schon weiter vorn gezeigt. Von der Pumpe wird das **Öl durch einen Kanal an der Unterseite des Luftfiltergehäuses** zu einer Bohrung geführt, die mit einer Bohrung unten im Vergasergehäuse korrespondiert.

Das **Ölzuleitungsrohr** ist mit einer Überwurfmutter SW 10 an der Pumpe befestigt; wir stellen keine Undichtigkeit fest und lassen es dran. (Ansonsten Mutter ganz ausdrehen und Rohr abziehen.) Zur Kontrolle die drei Schlitzschrauben des **Ölpumpendeckels** mit ihren Federringen lösen und Deckel abnehmen; dabei auf die **Feder** achten, die gegen das Ritzel drückt. Das **Ritzel** besteht bei unseren PX aus Metall, ist mit Spezialfett geschmiert und zeigt keinerlei Verschleiß. (Kunststoff-Ritzel können Risse, abgenutzte oder abgebrochene Zähne haben und müssen dann ausgetauscht werden.)

Beim **Zusammenbau** erneuern wir die **Fettfüllung** und die **Papierdichtung** des Deckels, setzen Feder und Ritzel paßgenau ein. Das **Gelenk des Betätigungshebels** muß nach vorne zum Gehäuserand zeigen, damit der **Mitnehmerkerhaken des Gasschiebers** in das Loch in der Gelenkachse greifen kann. Die drei Schrauben mit den Federringen werden handfest angezogen. Falls demontiert: **Ölzuleitungsrohr** bündig einpassen, Überwurfmutter SW 10 so anziehen, daß der Anschluß vollkommen dicht ist.

***1:** Luftfiltergehäuse mit noch geschlossener Ölpumpe. **2:** Luftfiltergehäuse und Vergaser von unten mit Aus- und Einlaufbohrungen für das Öl (rote Pfeile). **3:** ausgebauter Ölpumpendeckel mit alter Dichtung. **4:** Ritzel und Feder ausgebaut. **5:** Ritzel gefettet, neue Dichtung aufgelegt.*

Werkzeug, Neuteile Vergaser und Ölpumpe
Schraubendreher mittel
Druckluftkompressor
Gabelschlüssel SW 10, Heftklammer
Bremsenreiniger
Fett für Ölpumpe
neue Dichtungen und Dichtringe

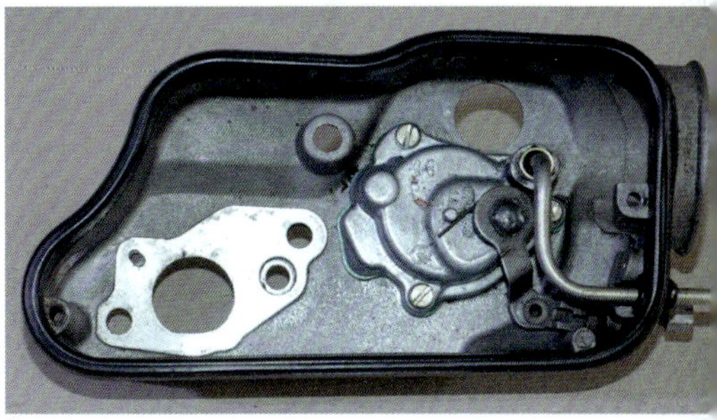
1

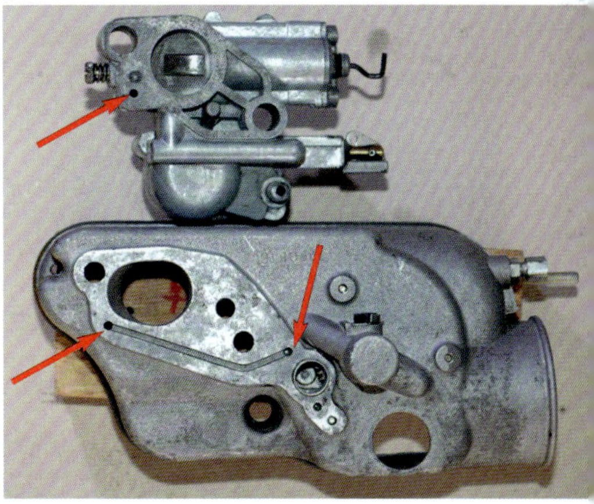
2

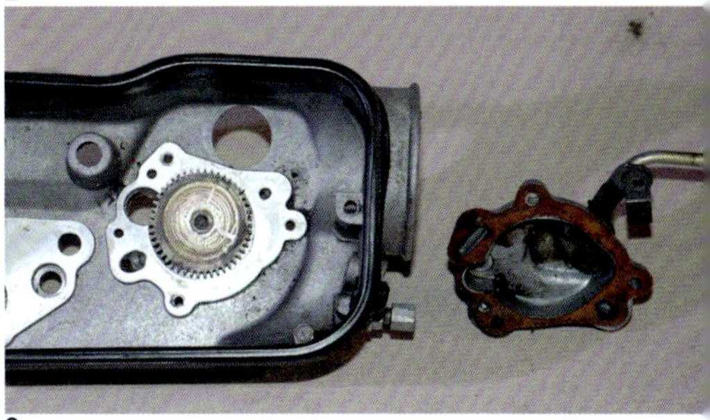
3

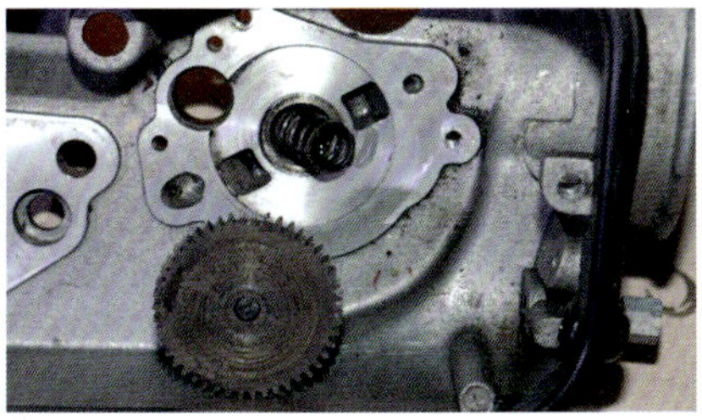
4

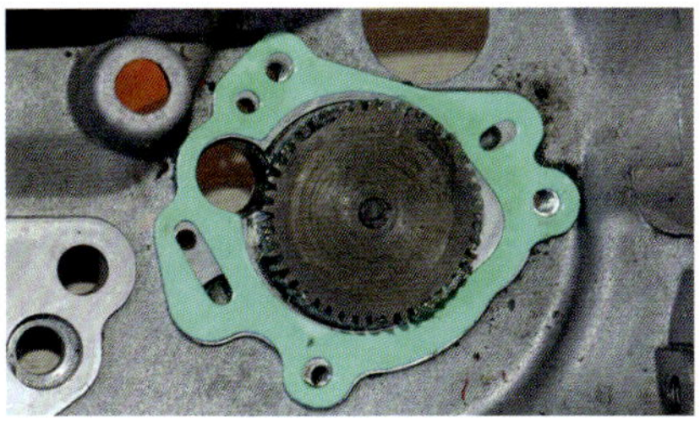
5

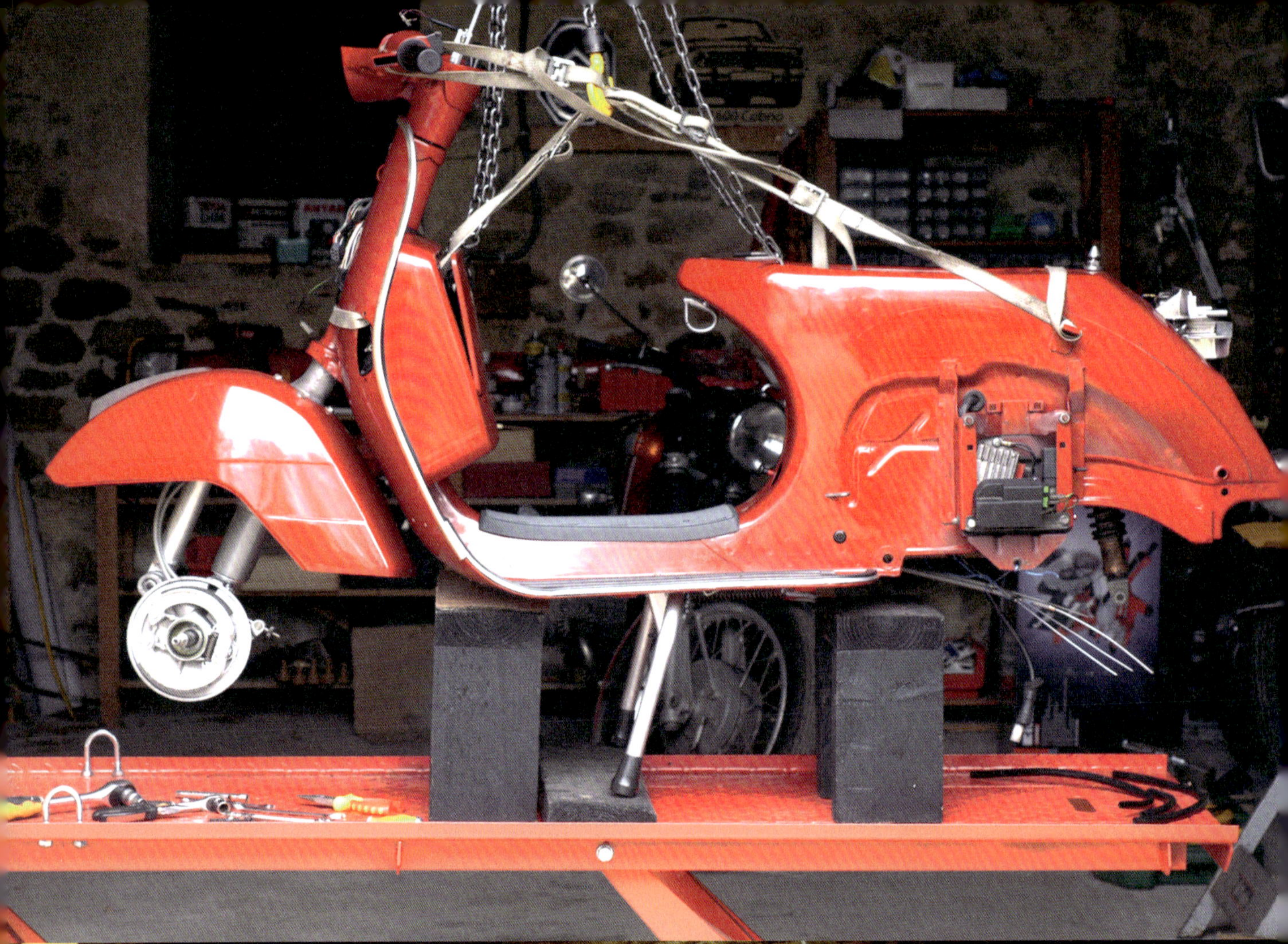

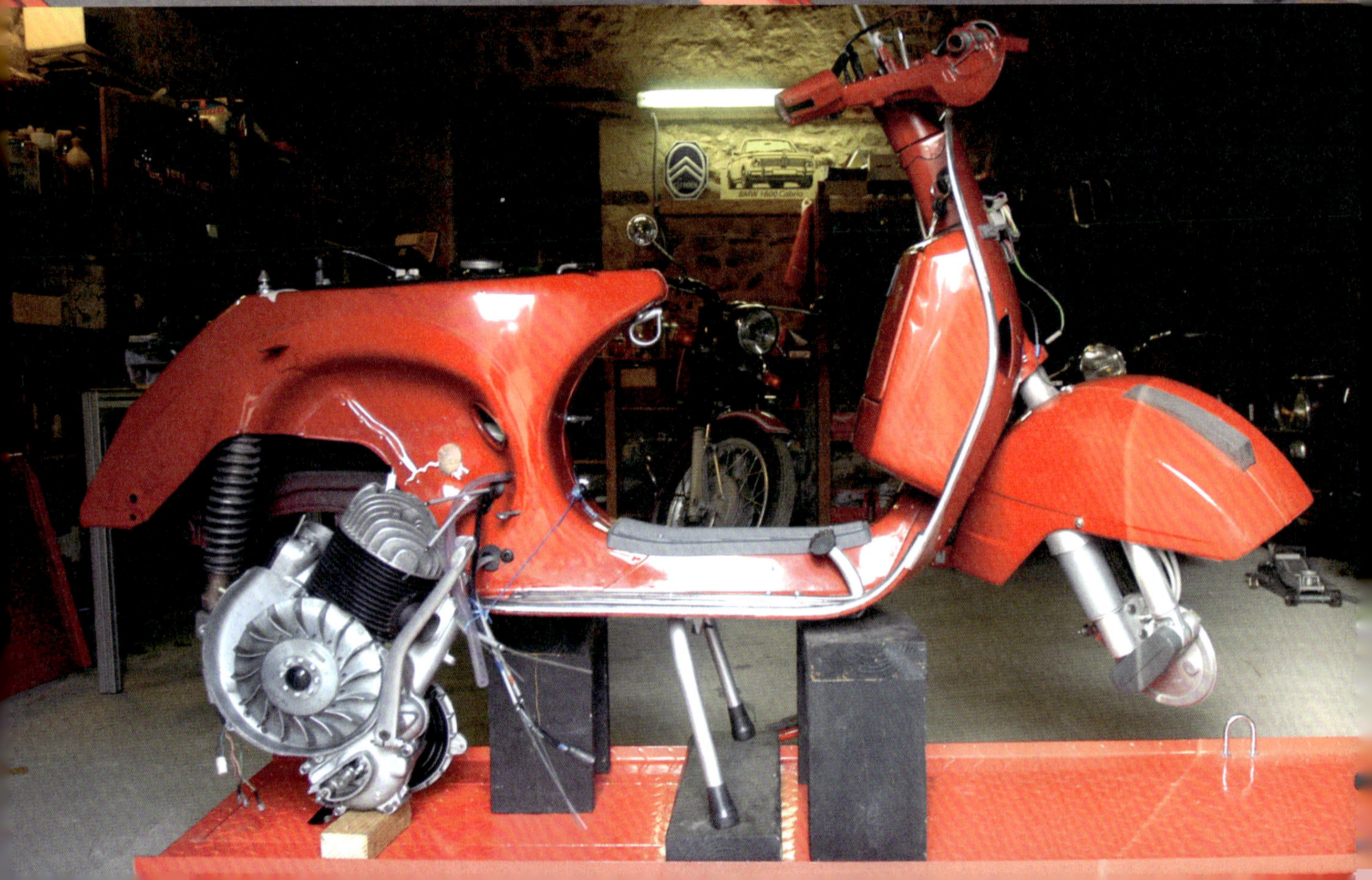

Teil 8

Endmontage Fahrwerk, Motor, Karosserie

Fahrwerk, Vorderradbremse: Endmontage

Vorderradführung: Einbau Ankerplatte

Bremsankerplatte einbauen:

Zuerst wird die mit zwei neuen Nadellagern, neuem Wellendichtring und neuem Tachoritzel ausgerüstete Ankerplatte **gefettet,** und zwar zwischen den Nadellagern und im Hohlraum davor inklusive Tachoritzel. Die Rollen der Nadellager werden sorgfältig mit Universalfett bedeckt. Die Lippe des großen Dichtrings bekommt auch etwas Fett ab.

Danach werden die entrostete **Gleitscheibe,** der große **O-Ring** und der kleine **Formring** auf den Achszapfen geschoben. Der Formring muß mit der abgeschrägten Seite zur Ankerplatte, mit der **Doppellippe zur Schwinge hin** zeigen. Vorher haben wir geprüft, ob er etwa 1 mm aus der Platte vorsteht, damit er gut abdichten kann. Bei Bedarf Nadellager etwas zurückschlagen.

Die **Ankerplatte** wird am besten bei liegendem Fahrzeug eingebaut. Platte aufsetzen und kleinen O-Ring mit zurückdrücken. Dann die dicke **Druckscheibe** aufschieben und den **Spreng-**

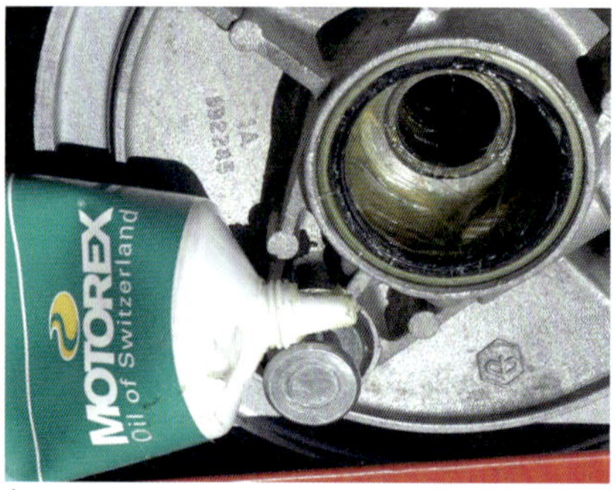

1

Werkzeug, Produkte, Neuteile Ankerplatte Einbau

Seegerringzange
Schraubzwinge
Universalfett
großer O-Ring, kleiner Formring

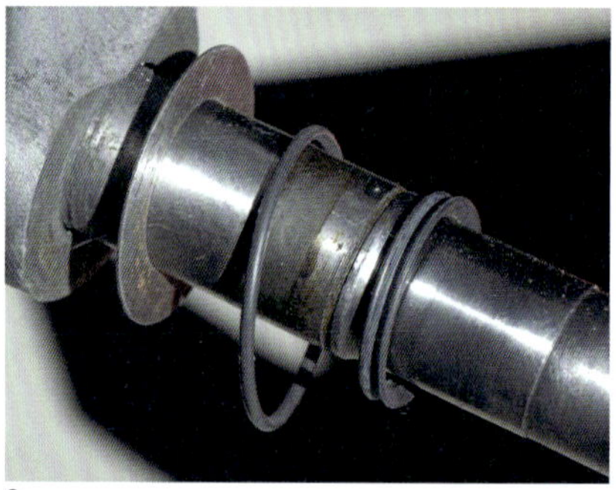
2

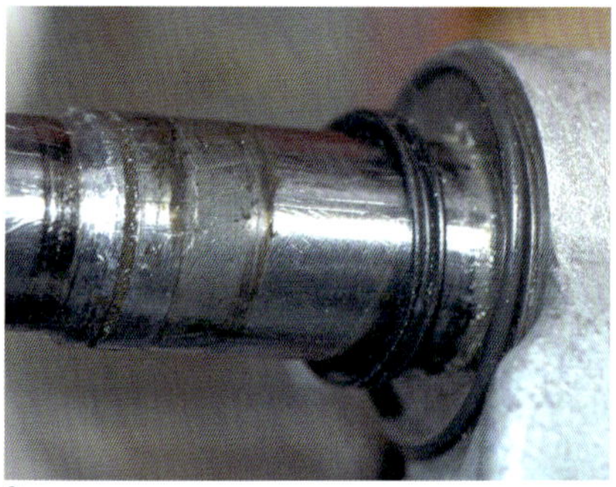
3

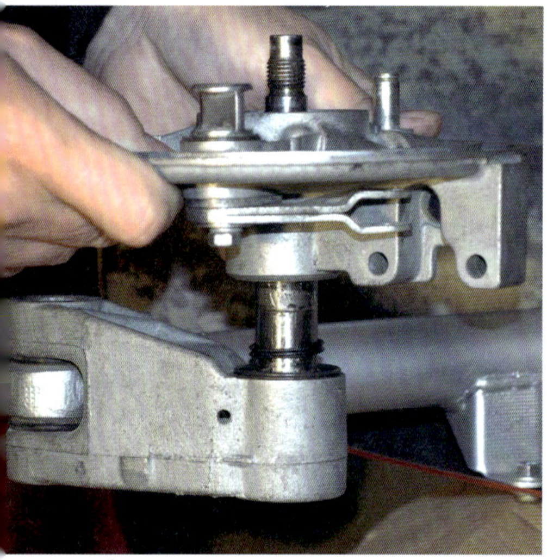
4

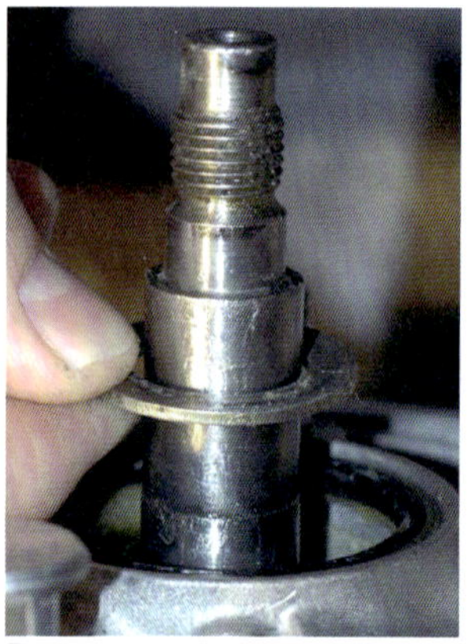
5

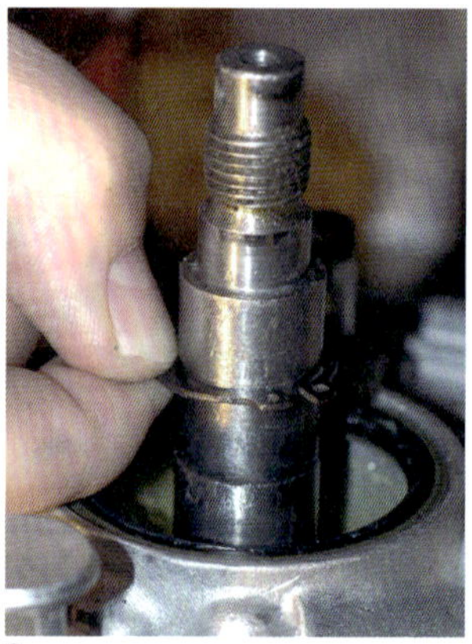
6

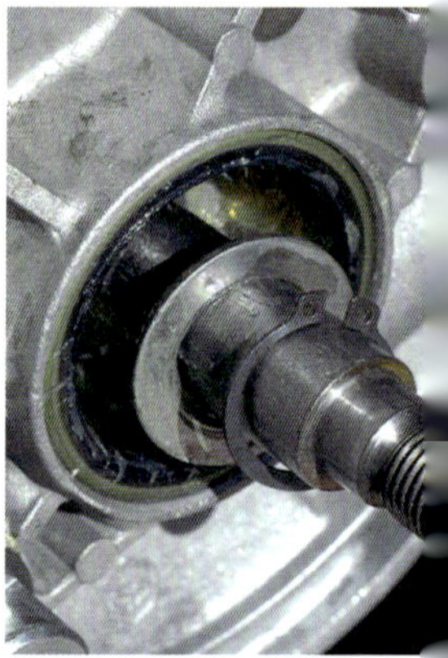
7

__1:__ Die mit zwei neuen Nadellagern, neuem Wellendichtring und neuem Tachoritzel ausgerüstete Ankerplatte wird gefettet, und zwar zwischen den Nadellagern und im Hohlraum davor inklusive Tachoritzel. Die Nadellager werden eigens gefettet. __2:__ Auflegen der Gleitscheibe, des großen O-Rings und des Formrings. __3:__ Scheibe und Ringe in Position. __4:__ Aufschieben der Ankerplatte bei liegendem Fahrzeug. __5:__ Aufsetzen der Druckscheibe. __6:__ Anbringen des Sprengrings. __7:__ Abfolge Druckring-Sprengring. __8:__ Ansetzen der Sprengringzange. __9:__ Zusammenpressen von Ankerplatte und Schwinge; gelber Pfeil: der zentrierte O-Ring.

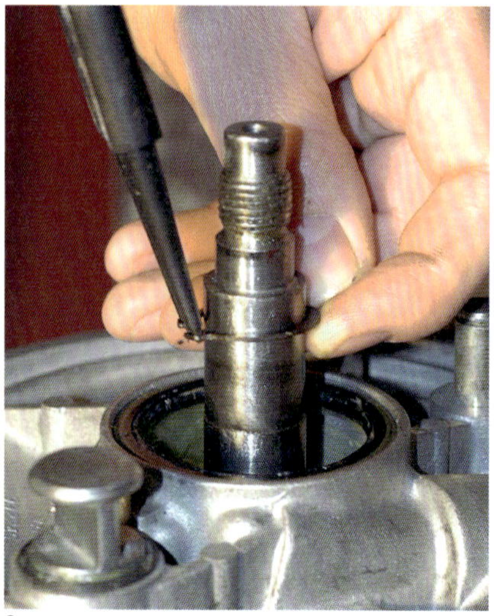
8

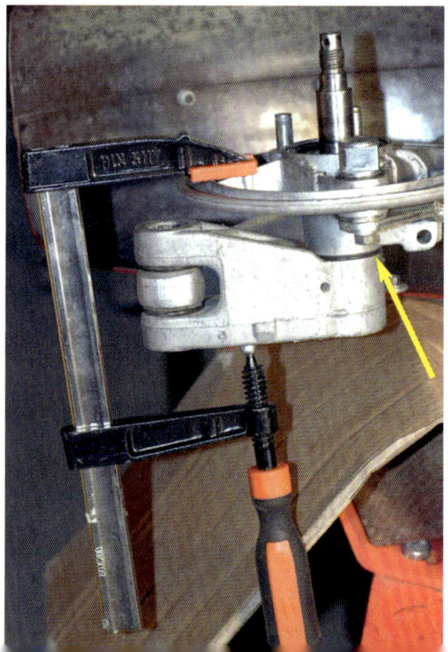
9

ring mit einer geraden Sprengringzange anbringen. Dies gelingt nur, wenn Ankerplatte, Schwinge und großer O-Ring mit einer **Schraubzwinge** gegeneinandergepreßt werden. Vorher muß der O-Ring exakt zentriert werden; eine Führungsrille gibt es nicht, die Platte ist in diesem Bereich zur Aufnahme des Rings etwas abgeschrägt.

Wenn ordentlich zusammengepreßt wird, findet der **Sprengring** seine Position in der dafür vorgesehenen Rille. Abschließend Ring mit einem spitzen Stift drehen, um ganz sicher zu gehen, daß er **hundertprozentig sitzt.** Montage der Bremstrommel weiter hinten.

__10:__ Der korrekt montierte Sprengring sichert die Platte; zur Prüfung Ring drehen. __11:__ die fertig montierte Ankerplatte bei stehendem Fahrzeug.

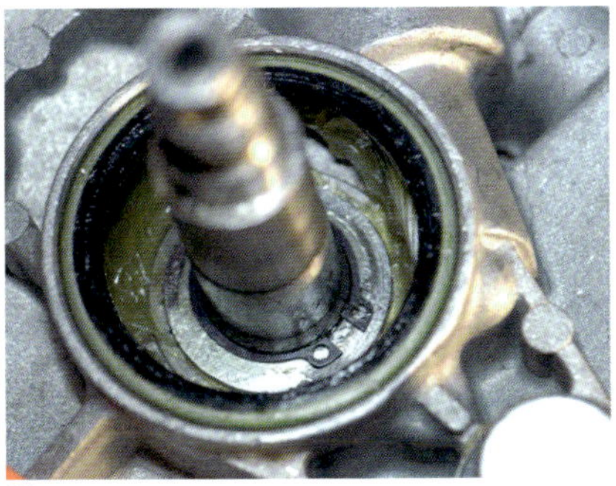

10

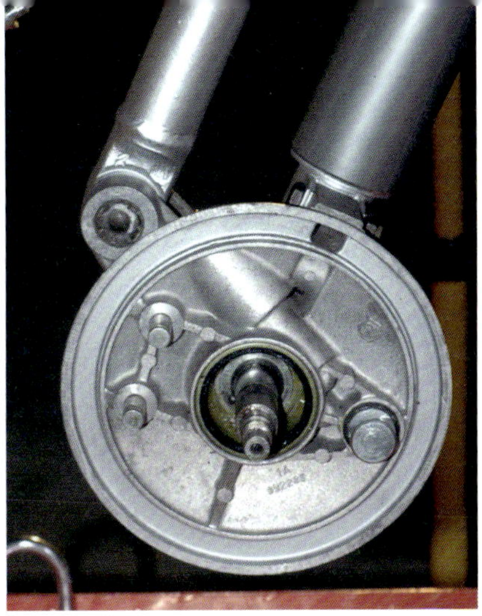

11

Vorderradführung: Einbau Federbein

Federbein vorne einbauen:

Am besten geht der Einbau des aufbereiteten Vorderrad-Federbeins bei seitlich **liegendem Roller.** Die zwei **Bolzen M8** und die **vier Muttern M8** verwenden wir wieder, nachdem wir sie mit PAC 2030 und Phosprim 4090 gereinigt und gegen Korrosion geschützt haben. Das Ergebnis ist überzeugend, daher verzichten wir auf eine (Kalt-)Verzinkung. Die **vier Federringe** werden durch neue Ringe mit perfekter Spannkraft ersetzt.

Die beiden Schrauben M8, die beizeiten oben in den **Lenkrohradapter** gesetzt wurden und jetzt unten herausschauen, blockieren wir von hinten mit zwei **Holzstückchen,** damit die Muttern angezogen werden können. Federbeinflansch über die Bolzen schieben, Federringe und Muttern anbringen und festziehen. Holzstücke entfernen.

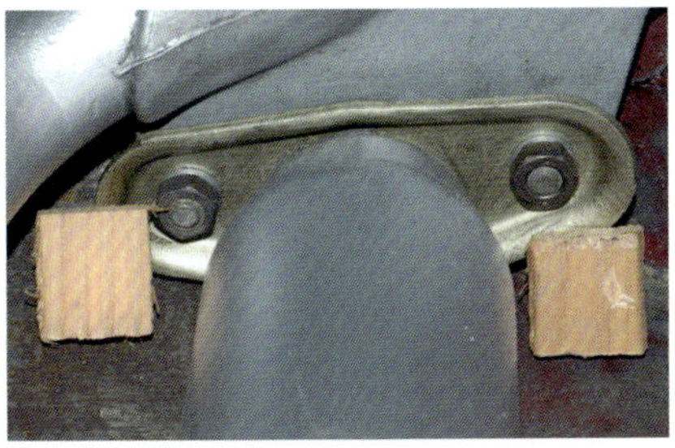

1

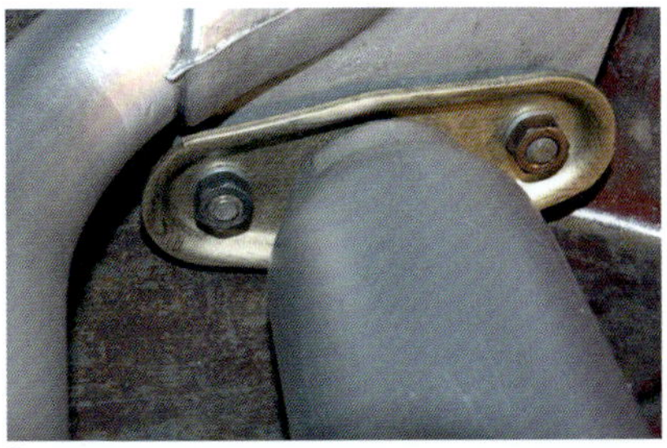

2

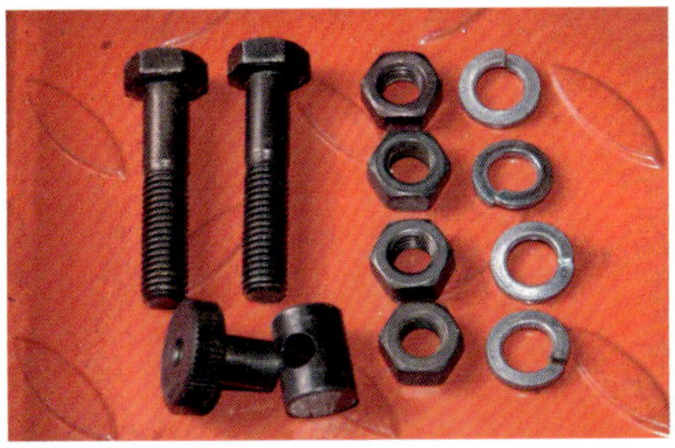

3

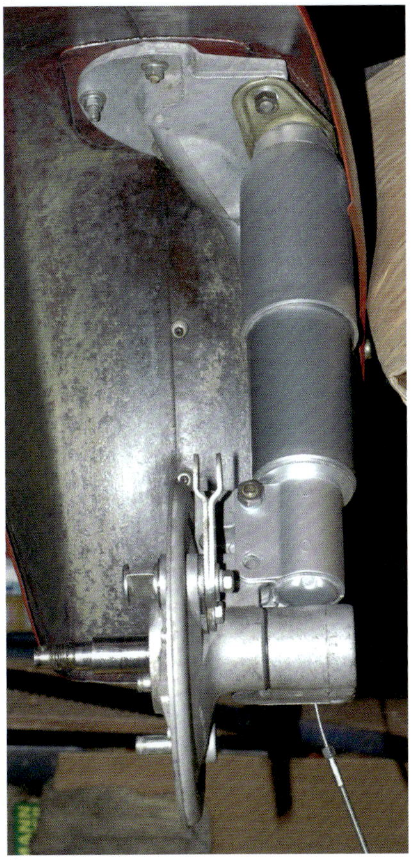

4

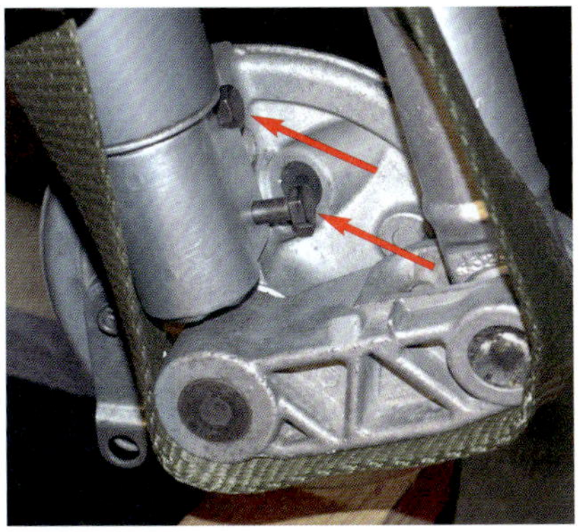

5

__1:__ Die (verdeckten) Bolzenköpfe werden von hinten mit kleinen Holzstücken blockiert. __2:__ Die Muttern M8 sind samt neuer Federringe festgeschraubt. __3:__ Unten ist das Federbein erst provisorisch befestigt. __5:__ Der untere Bolzen M8 läßt sich nur einsetzen, wenn das Federbein vorgespannt wird. __6:__ Der Spanngurt aus der Flugtransporttechnik wird langsam gespannt, bis sich der Bolzen eindrehen läßt; die Schwinge ist abgestützt.

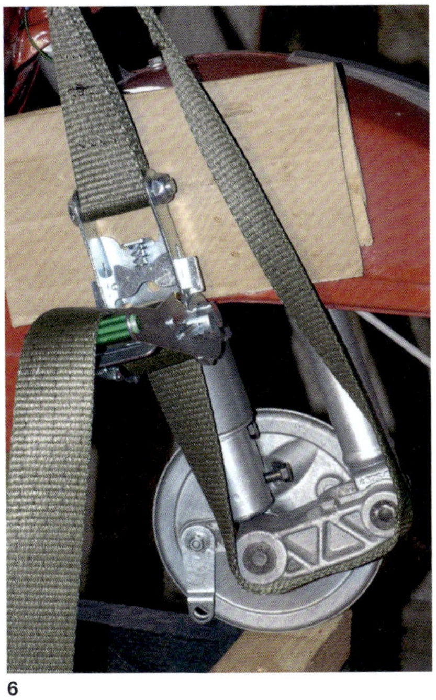

6

Der **obere Bolzen M8,** mit dem das Federbein an der **Bremsankerplatte** befestigt ist, läßt sich problemlos von vorn einsetzen. Für das Einsetzen **des unteren Bolzens** muß das Federbein (wie beim Ausbau) mittels eines Spezialgurts **vorgespannt** werden. Dies geschieht **bei aufgerichtetem Roller** (die Ständermontage zeigen wir auf den folgenden Seiten). Aus Sicherheitsgründen bleibt die Vespa am Kettenzug hängen, vorne wird sie mit einem Holzbock abgestützt.

Nun hängen wir den **Gurt** in eine am Lenker angebrachte Schlaufe und legen ihn unten **um die Kurzschwinge.** Dann wird so lange der Spanngriff betätigt, bis sich der untere Bolzen eindrehen läßt (Umschaltschlüssel SW 13). Zuletzt werden die **neuen Federringe** und die **aufgearbeiteten Muttern SW 13** auf der anderen Seite angebracht und festgezogen, idealerweise mit Drehmoment 20-27 Nm. Abschließend wird die mit Polytrol behandelte **Kunststoffabdekkung** auf die Schwinge gedrückt.

7, 8: Festschrauben des unteren Federbeinlagers.

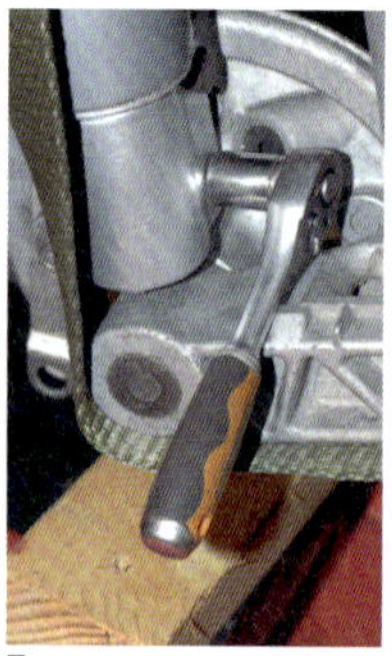

7

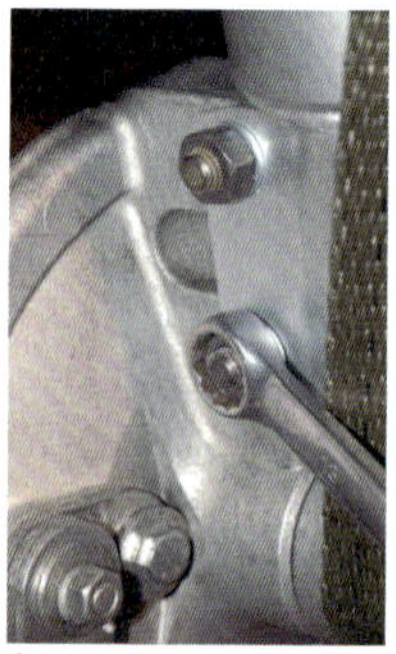

8

Werkzeug, Produkte, Neuteile Federbein Einbau

Stecknuß SW 13
mit Umschaltschlüssel
Ringschlüssel SW 13
Spanngurt
PAC 2030, Phosprim 4090
Polytrol
4 neue Federringe

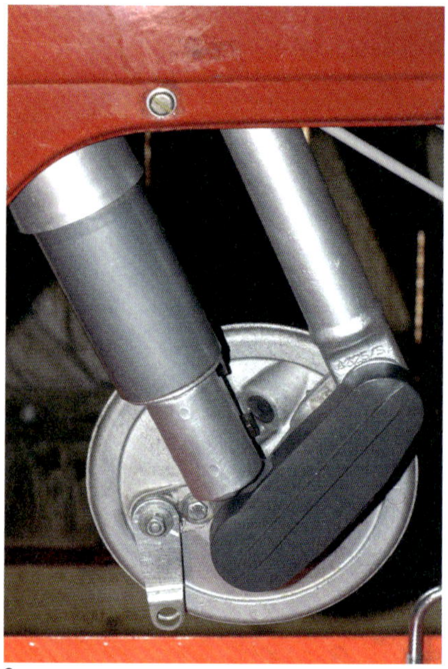

9

9: Federbein und Abdeckung sind montiert.

Vorderradbremse und Rad: einbauen; Bremszug, Tachowelle: anschließen

Bremsbacken einbauen:

Die alten **Backen,** die **Rückholfeder** und die **Sicherungsklammern** werden durch Neuteile ersetzt. Zuerst werden der Nocken der Bremshebelwelle und die beiden Lagerbolzen mit hochtemperaturfester Keramikpaste bestrichen. Dann Rückholfeder an die obere Bremsbacke hängen und diese provisorisch vorn und hinten aufsetzen.

Da wir keine Bremsfederzange zur Hand haben, positionieren wir die untere Backe mit einer bewährten Methode. Wir hängen die Feder auch unten ein, setzen die untere Backe ganz vorn auf den **Lagerbolzen** und legen den Gleitschuh hinten an den **Nocken.** Der Schaft eines mittleren **Schraubendrehers** wird an der Feder vorbei gegen die Nabe geführt und dann mit Kraft nach unten gedrückt. Gleichzeitig wird die untere Backe nach hinten auf Lager und Nocken geschoben. Notfalls mit einem Hammer nachhelfen. Spätestens beim dritten Versuch sollte das klappen. **Sicherungsklammern** vorne einsetzen.

__1:__ Bremsbacken, Rückholfeder, Sicherungsklammern – alles neu. __2:__ Bremsnocken und Backenlager werden mit hochtemperaturfester Keramikpaste bestrichen. __3:__ neue Bremsbacken provisorisch eingehängt. __4:__ Rückholfeder auch unten einhängen, dann zuerst den Gleitschuh der oberen Backe auf den Nocken setzen. __5:__ Mit einem Schraubendreher den Gleitschuh der unteren Backe kräftig nach unten drücken und Backen nach hinten schieben, bis er auf dem Nocken sitzt.

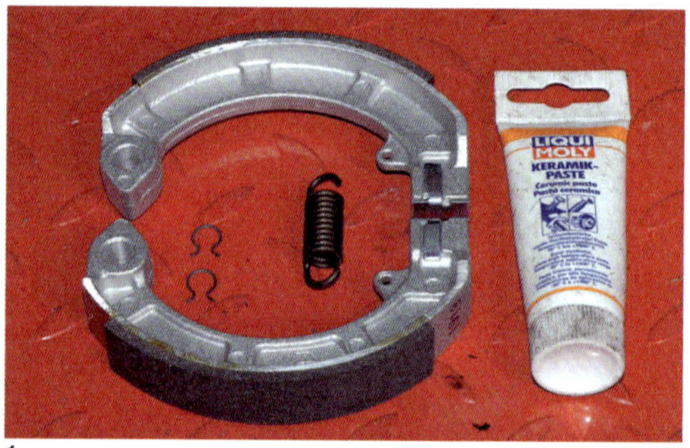

1

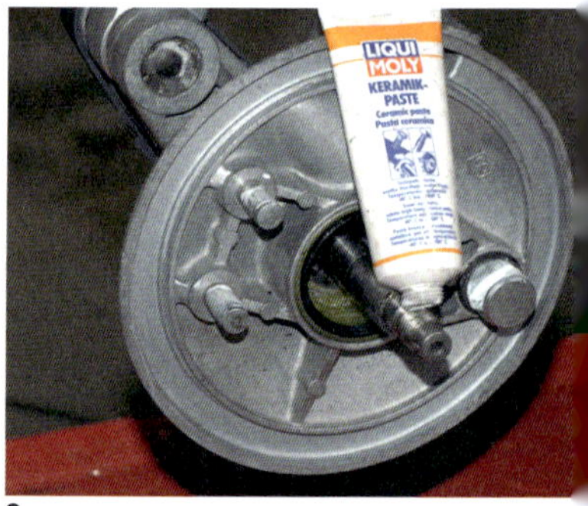

2

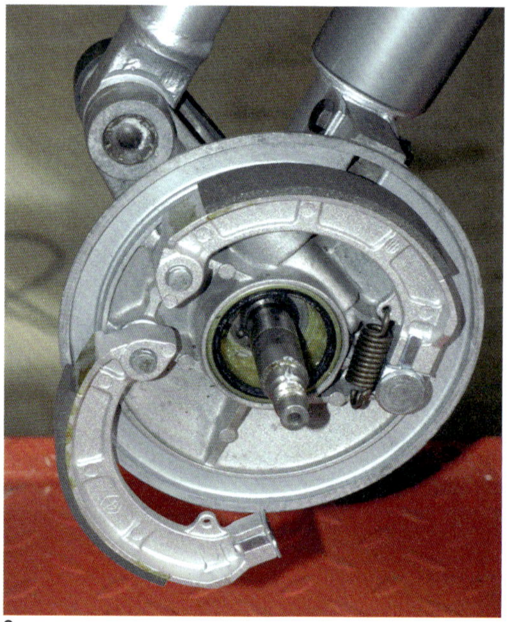

3

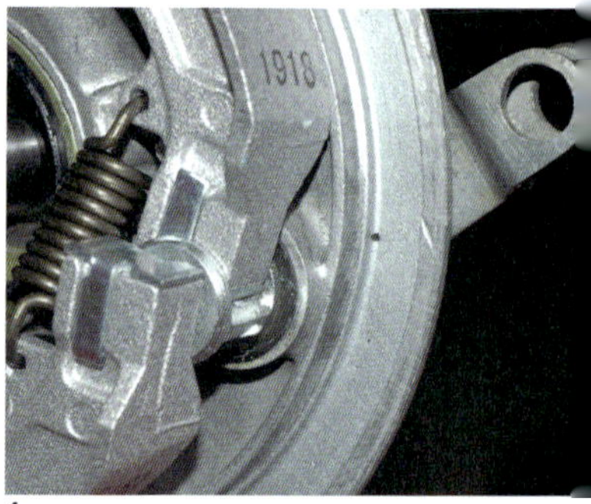

4

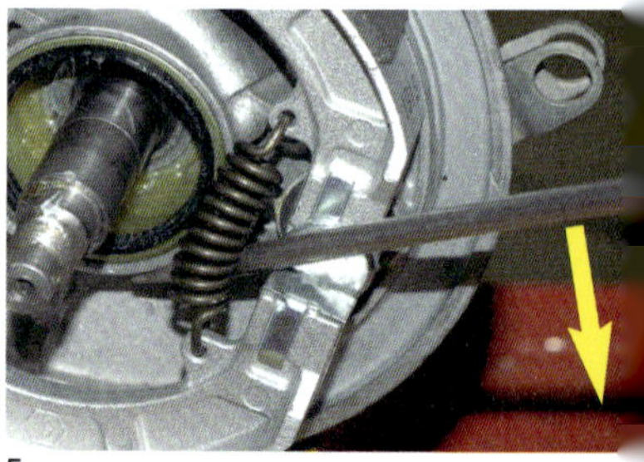

5

Tachowelle und Bremszug anschließen:

Zuerst das neue **Sicherungsplättchen** aufschieben und das untere Ende der **Tachowelle** in seine Lagerung einschieben; der Vierkant muß in das Ritzel greifen. Das Ansetzen der 1 cm langen Schraube M5 SW 8 mit Federring ist äußerst fummelig, da kein Platz für eine flexible Welle mit Stecknuß vorhanden ist. Die **Schraube** muß mit dem Daumen der linken und dem Zeigefinger der rechten Hand ins Gewinde manövriert werden.

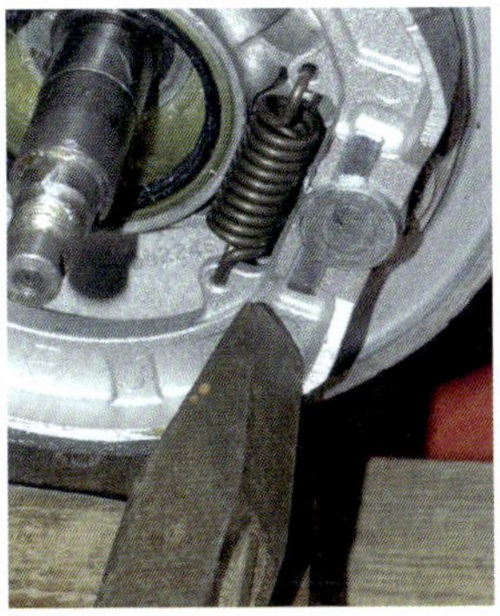
6

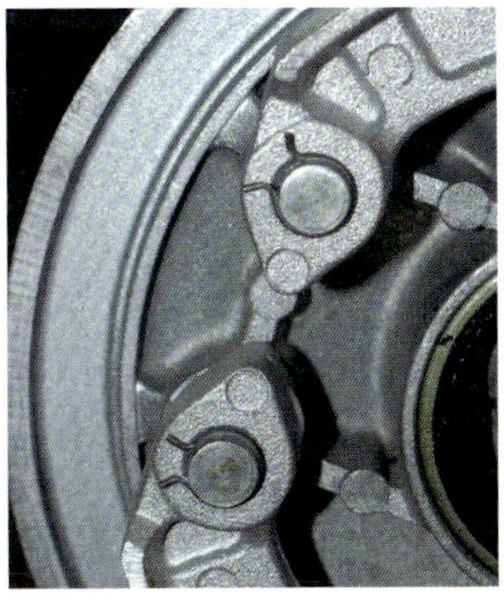
7

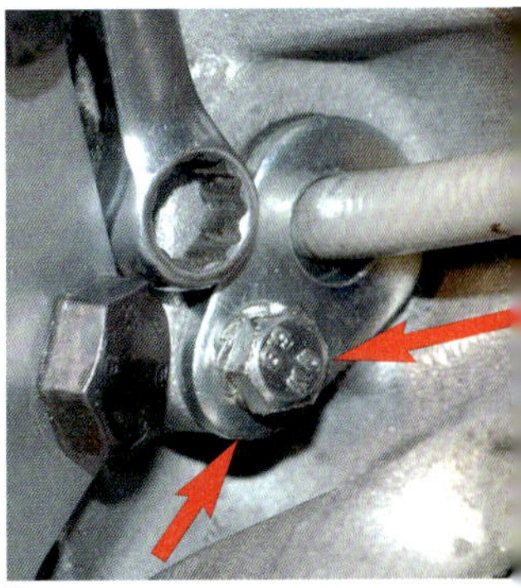
8

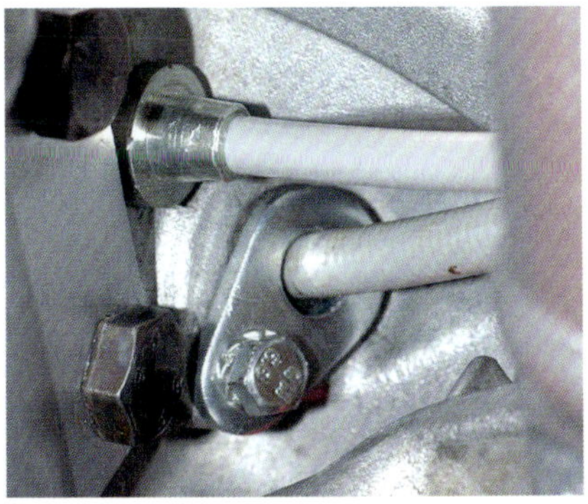
9

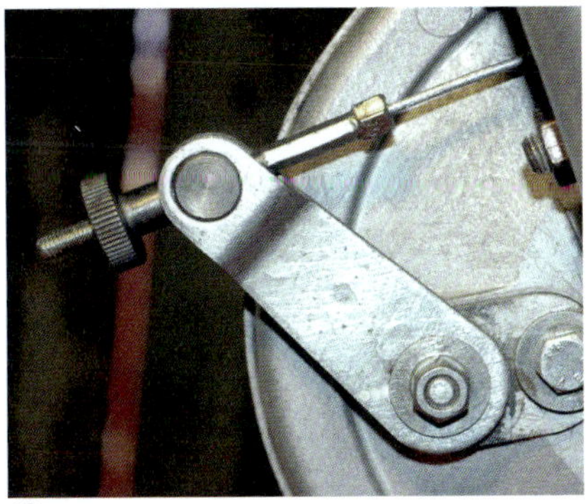
10

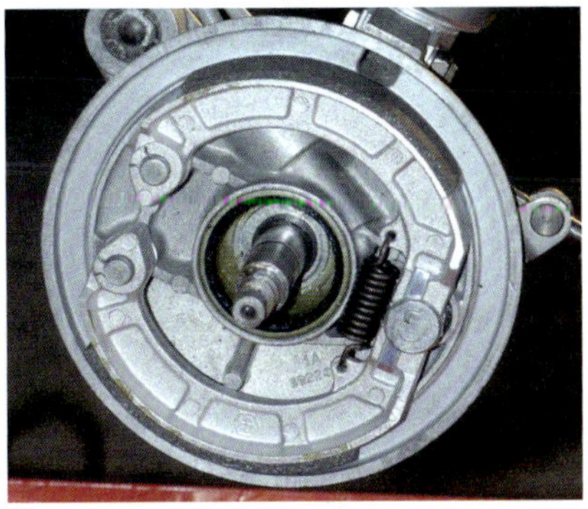
11

6: Mit einem leichten Hammer nachhelfen, wenn der Gleitschuh nicht auf den Nocken gleiten will. *7: Die beiden Backen werden vorne mit Klammern gesichert.* *8: Zuerst das Halteplättchen auf die Welle schieben, dann Welle einführen. Schraube M5 und Federring werden mit Daumen links und Zeigefinger rechts (Pfeile) positioniert und dann mit einem leicht gekröpften Ringschlüssel SW 8 festgezogen.* *9: Die Tachowelle ist fixiert, der Bremsseilzug (oben) ist ins Widerlager geschoben.* *10: Das Ende des Bremsseilzugs mit seiner Gewindestange, dem drehbaren Lager im Bremshebel und der Rändelmutter zum Einstellen (Teile frisch phosphatiert).* *11: Blick auf die montierte Vorderradbremse und die angeschlossenen Züge; diese spannungsfrei einsetzen und nicht kreuzen.* *12: Die angeschlossenen, parallel laufenden Züge von der anderen Seite aus gesehen.*

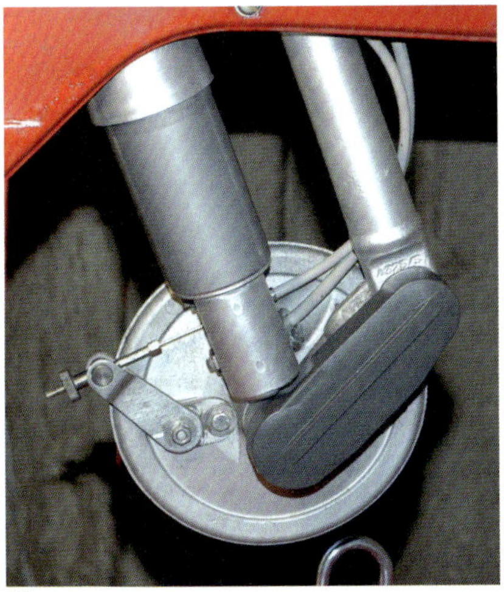
12

Erst dann kann sie mit einem leicht abgewinkelten Ringschlüssel SW 8 festgezogen werden.

Das Anschließen des **Bremsseilzugs** dagegen ist ein Kinderspiel: unteres Ende durch das Widerlager und den drehbaren Bolzen im Bremshebel schieben, dann die Rändelmutter eindrehen; eingestellt wird die Bremse später. Wichtig: Welle und Seilzug **nicht kreuzen** und spannungsfrei einsetzen.

Bremstrommel und Vorderrad einbauen:

Was beim Ausbau schwer rausgeht, kann beim Einbau nicht leichter reingehen, zumal mit den beiden neuen Lagern. Zuerst aber füllen wir den Raum zwischen den beiden Lagern mit **Universalfett,** wobei wir besonders darauf achten, daß das neue Kugellager sein Fett wegbekommt. Dann setzen wir die **Bremstrommel** an, schieben sie ein wenig über den **Achszapfen** und helfen dann mit leichten **Kunststoffhammerschlägen** rund um den Nabenkragen so lange nach (dabei den neuen Lack nicht verkratzen), bis die Trommel bündig mit der Ankerplatte abschließt.

Jetzt wird die **Mutter SW 22** angesetzt und zunächst beigedreht; eine Druckscheibe wie hinten gibt es vorne nicht. Die **Vorderradbremse** wird mit

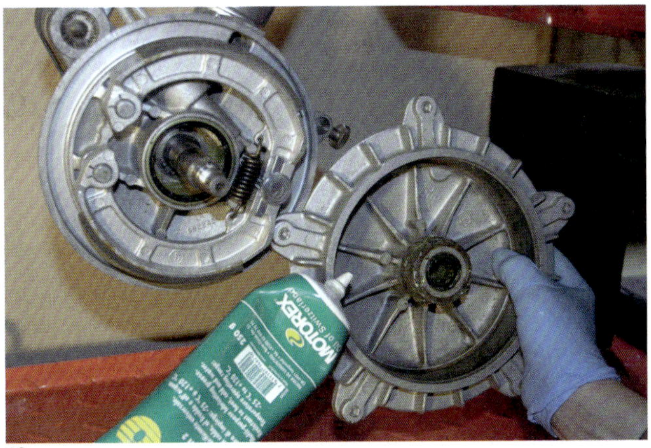

13

13: Vor dem Aufsetzen der Trommel muß der Raum zwischen den beiden Lagern mit Fett gefüllt werden. Auch die Schnecke für den Tachowellenantrieb wird gefettet. Der Innenraum der Ankerplatte ist bereits mit Fett versehen. *14: Präsentation der fertig vorbereiteten Bremstrommel vor dem Aufschieben auf den Achszapfen.*

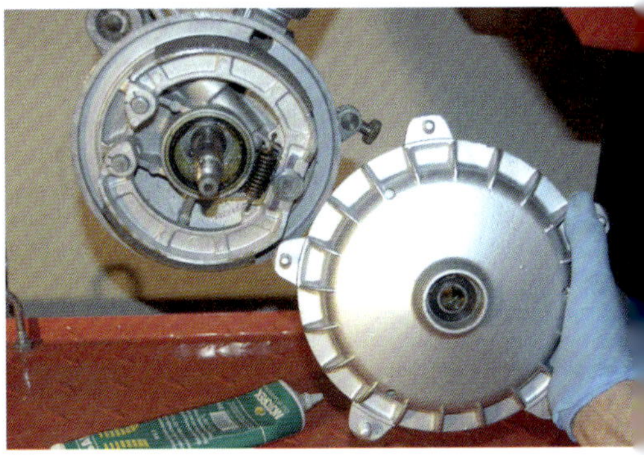
14

der Rändelmutter rechts unten so eingestellt, daß die Trommel mit normaler Hebelkraft von der Helferin blockiert werden kann. Trommel und Vorbau mit Holzklötzen **abstützen** und die Mutter zweistufig mit einem **Drehmoment von 77 und 90 Nm** festziehen. Kronensicherung aufsetzen und mit einem neuen Splint sichern. Die aufpolierte **Chromkappe** wird wiederverwendet. Zum Abschluß kann das neu bereifte **Vorderrad** montiert werden. Dei fünf alten **Muttern** wurden entrostet und phosphatiert, die **Federringe** sind neu. Muttern bei blokkierter Bremse kreuzweise anziehen.

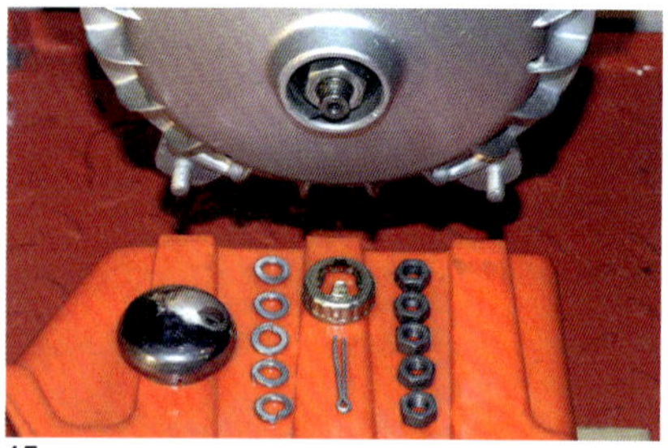
15

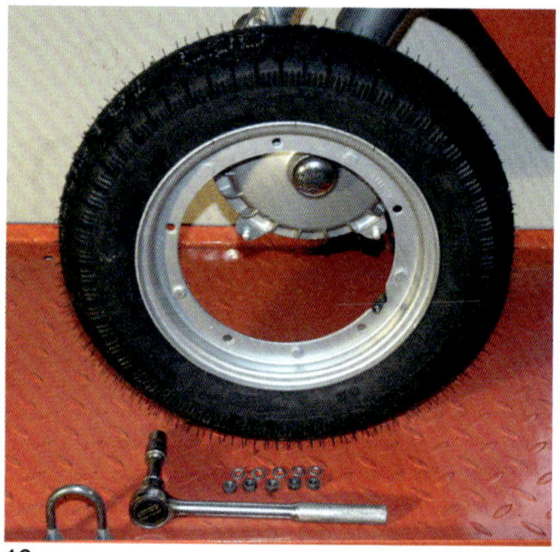
16

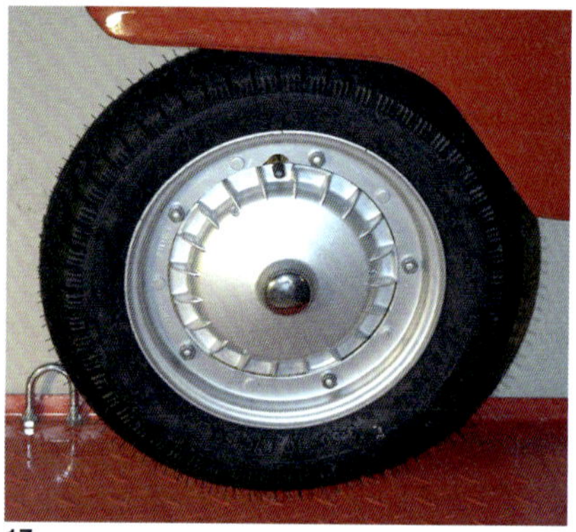
17

__15:__ Alle Kleinteile sind aufbereitet. __16:__ das neu bereifte Rad mit Muttern und Scheiben. __17:__ das montierte Rad. __18:__ Bremse mit Rändelmutter einstellen. __19:__ So muß der Splint gebogen werden.

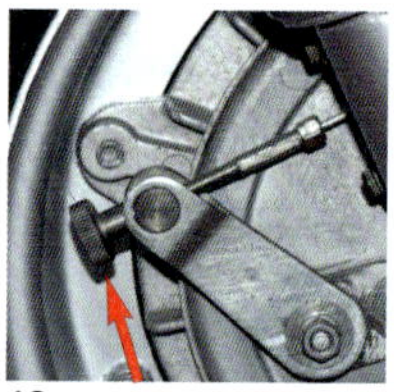
18

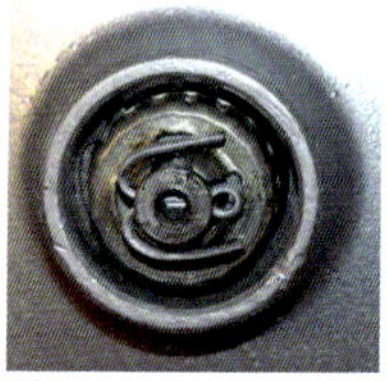
19

Werkzeug, Produkte Vorderradbremse, Anschluß Tachowelle, Brremsseilzug

Schraubendreher, diverse
Spitzzange
gekröpfter Schlüssel SW 8
Stecknüsse mit kurzer Verlängerung SW 22, SW 13
Drehmomentschlüssel
leichter Hammer, Kunststoffhammer
Keramikpaste, Universalfett

Neuteile Vorderradbremse, Tachowellenanschluß

2 Bremsbacken
2 Klammern, 1 Rückholfeder
Klemmblättchen Welle
Schraube M5 mit Federring
5 Federringe M8
Splint für Radnabe

Federbein hinten: Ausbau, Aufbereitung, Einbau

Federbein hinten ausbauen:

Das hintere **Federbein** ist wie der gesamte Unterbau stark öl- und schmutzverkrustet. Nach dem Motorausbau hängt es nur noch oben an der Karosserie. Die **Befestigungsmutter M8** SW 13 ist nur bei ausgebautem Tank zu erreichen (s. weiter hinten im Buch). Das Lösen gelingt am besten mit einem flachen Umschaltschlüssel und einer Nuß SW 13. Gleichzeitig sollte die **Gewindestange** unten mit einem Gebelschlüssel SW 14 gegengehalten werden.

Federbein hinten aufbereiten:

Zuerst werden Öl und Straßendreck mit **Waschbenzin** entfernt. Dann werden Feder, Dämpfer, Gewindestange und Gabel mit der **Drahtbürste** bearbeitet. Es zeigt sich, daß nur wenig Rost vor-

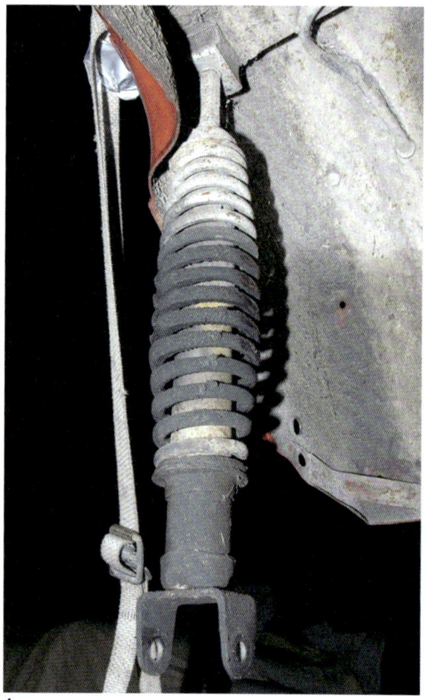
1

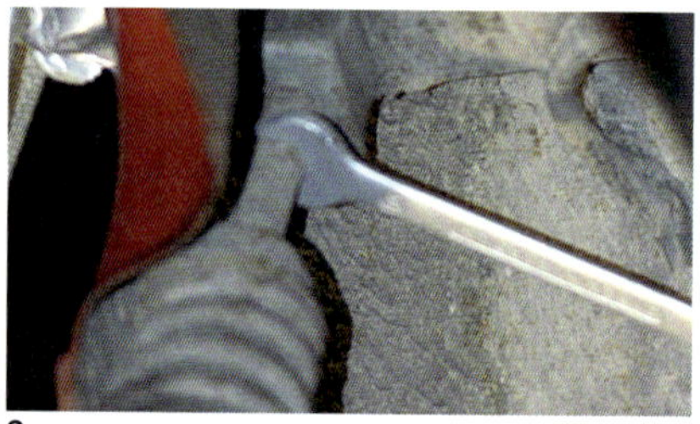
2

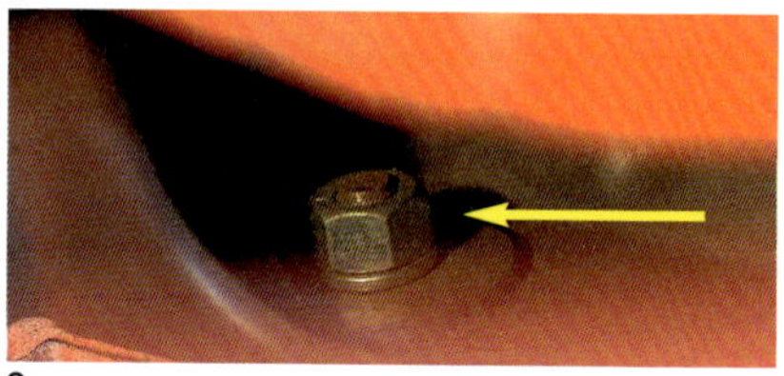
3

__1:__ Funktioniert noch gut, ist aber völlig verdreckt – das hintere Federbein. __2:__ Gegenhalten der Gewindestange mit Gabelschlüssel SW 14. __3:__ Lösen der oberen Mutter mit einem flachen Umschaltschlüssel und Nuß SW 13. __4:__ das ausgebaute Federbein mit allem Dreck... __5:__ ...und nach der Aufbereitung mit den bewährten Produkten.

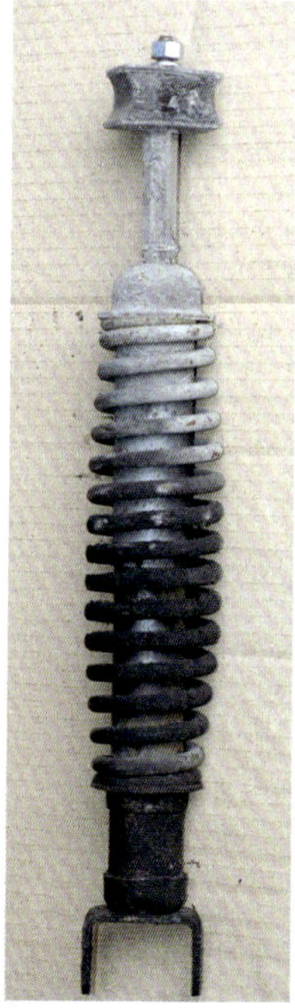
4

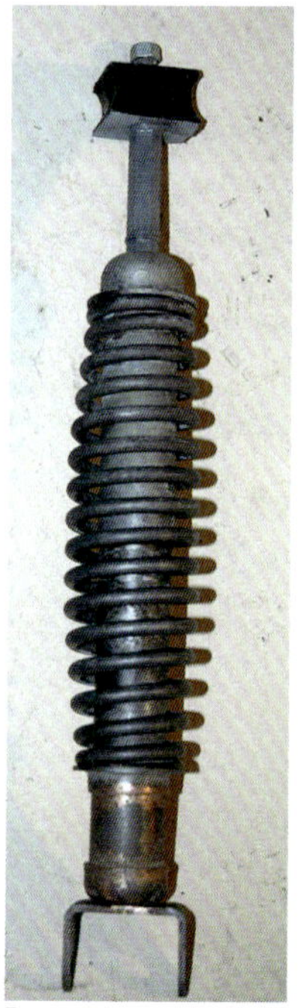
5

handen ist. Nach abermaligem Abspülen mit Bremsenreiniger wird das gesamte Federbein mit **PAC 2030** und nach dem Abtrocknen mit **Phosprim 4090** behandelt. Dei Gewindestange wird **kaltverzinkt.** Das Ergebbis sieht sauber aus und bewahrt die Patina. Den **Gummipuffer** oben reinigen und präparieren wir mit dem Pflegemittel von Autoglym. Die Mutter M8 ist noch wie neu.

Federbein hinten einbauen:

Dies funktioniert wieder am besten bei liegendem Fahrzeug. Das Federbein wird so positioniert, daß die **Abschrägung** des Gummipuffers zur rechten Fahrzeugseite hinweist. Die **Gabelaufnahme für den Bolzen** muß parallel zur Fahrtrichtung stehen. Die Mutter wird mit einem neuen Sprengring zunächst nur lose aufgedreht und vor dem Einbau des Tanks richtig festgezogen.

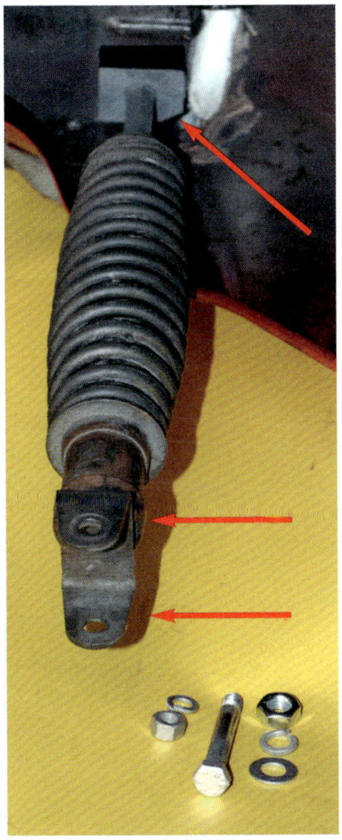

6

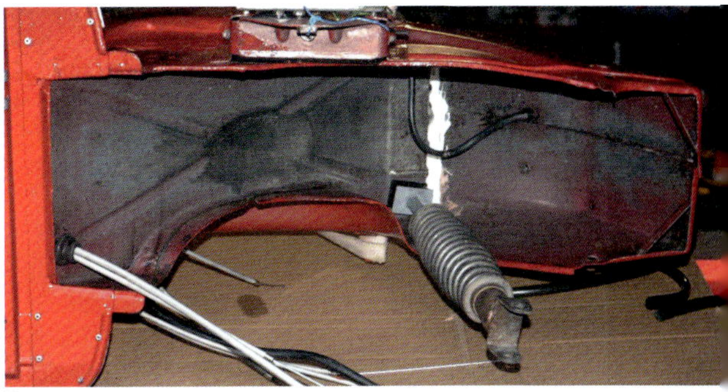

7

6: So wird das Federbein positioniert; Abschrägung des Gummipuffers nach außen, Aufnahme parallel zur Fahrtrichtung; unten die teilweise neuen Befestigungselemente. 7: Blick in den aufbereiteten, patinierten und abgedichteten Radkasten mit dem provisorisch eingesetzten Federbein.

Werkzeug, Produkte, Neuteile Federbein hinten

Gabelschlüssel SW 13, SW 14
Drahtbürste, Reinigungsmittel
PAC 2030, Phosprim 4090
Zinkstaubfarbe
Autoglym Gummipflegemittel
Bolzen, Mutter, 2 Federringe neu

Mängel Federbein hinten

Feder, Dämpfer, Anlenkungen
Oberflächen: leichter Flugrost
Befestigung unten: Bolzengewinde kaputt

Mittelständer: Einbau

Mittelständer einbauen:

Wie der Mittelständer mit seinen Anbauelementen restauriert wird, haben wir bereits gezeigt. Nach ihrer Aufarbeitung werden die beiden **Haltebügel,** die kleinen **Blattfedern,** die **Spezial-Federringe,** die **Federanker** und die selbstsichernden **Spezialmuttern M6** wiederverwendet. Neu sind die vier **Unterlegscheiben M6** und die beiden **Rückholfedern.**

Die beiden **Haltebügel** werden da, wo sich der Ständer dreht, leicht **gefettet.** Bei liegendem Roller halten wir den Ständer so an, daß zunächst der **obere Bügel** samt der Blattfeder mit Schrau-

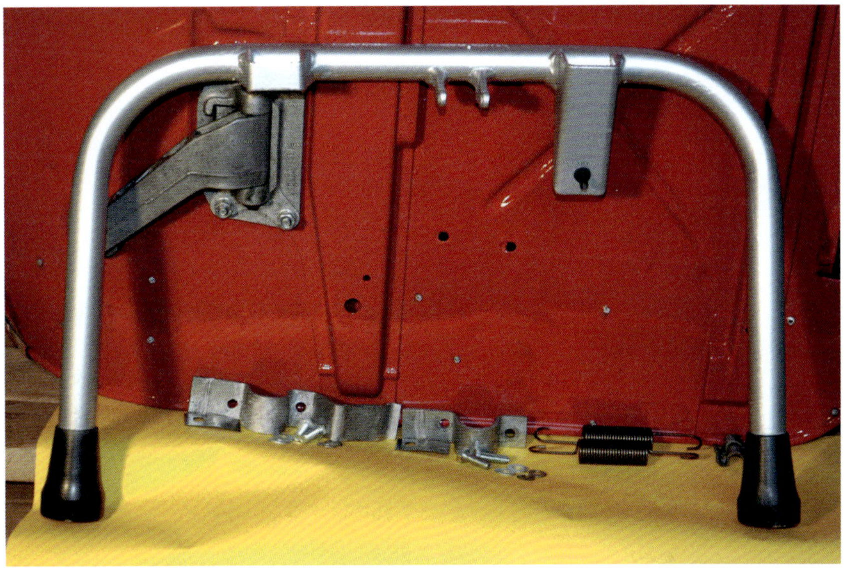

1

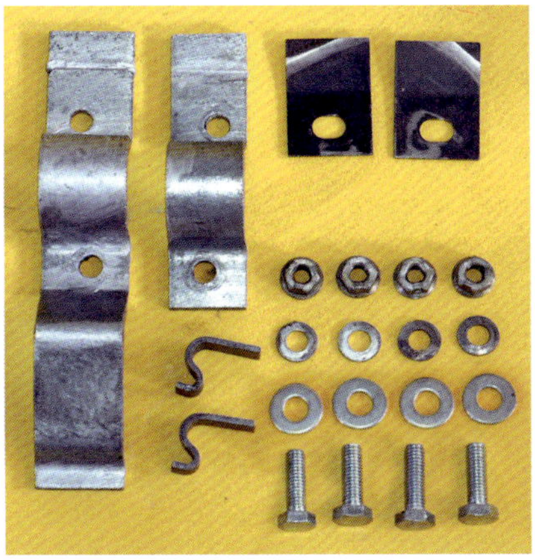

2

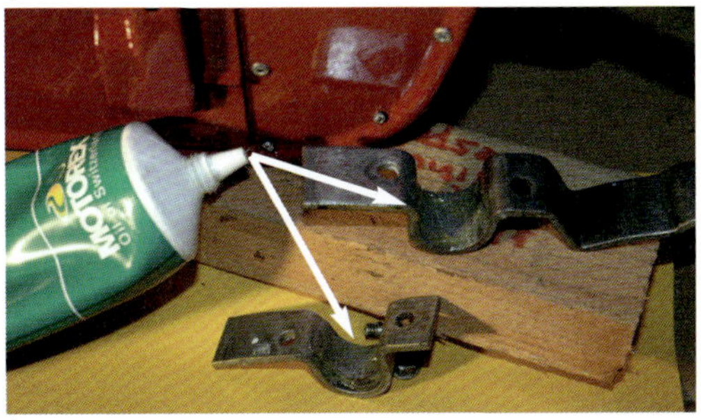

3

1: der restaurierte und verzinkte Originalständer mit neuen Gummis. Bei einer 1985er PX sind verchromte Ständer aus dem Zubehörhandel und schwarz lackierte Ständer der neueren Modelle fehl am Platz. 2: Einzelteile für die Montage. 3: Die beiden Lagerböcke werden innen gefettet.

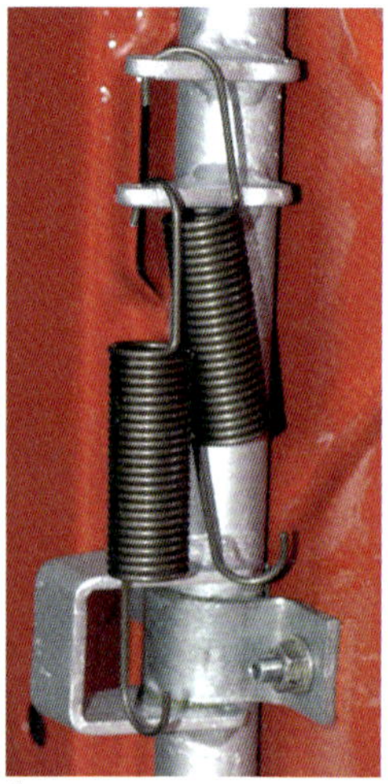

4

4: Die neuen Federn werden am Ständer eingehängt. ***5, 6a,b:*** *Die kleinen Blattfedern gehören zwischen Ständerrohr und Unterboden, werden mit den vorderen Schrauben fixiert (Pfeile).* ***7:*** *Der restaurierte und montierte Mittelständer mit seinen neuen Federn ist wieder voll funktionsfähig.*

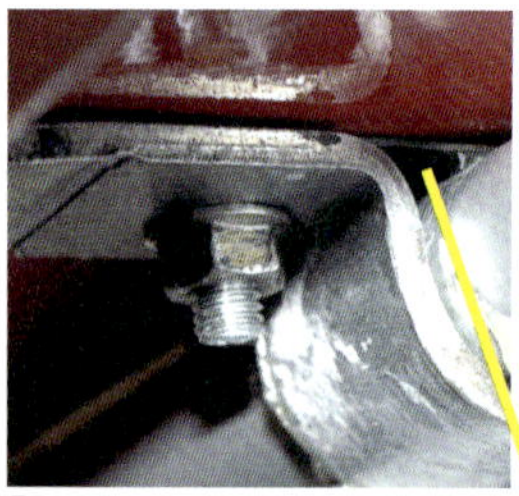

5

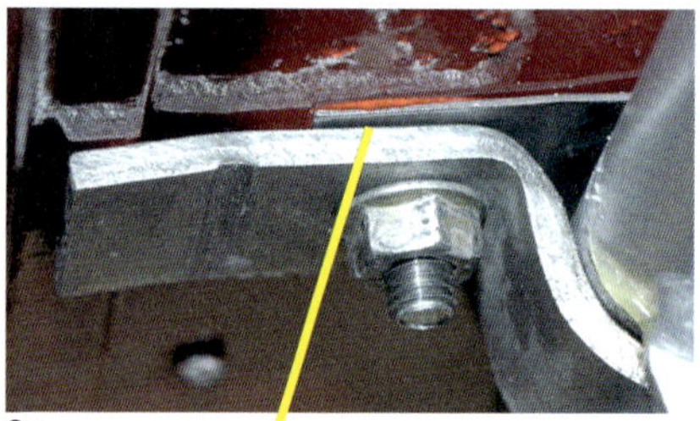

6a

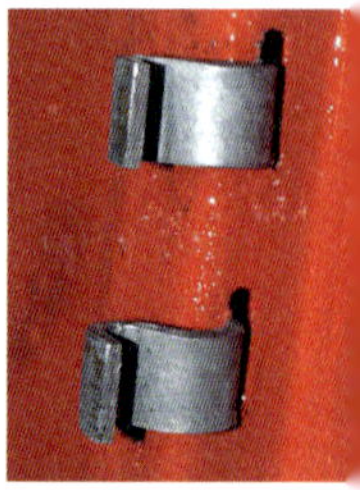

6b

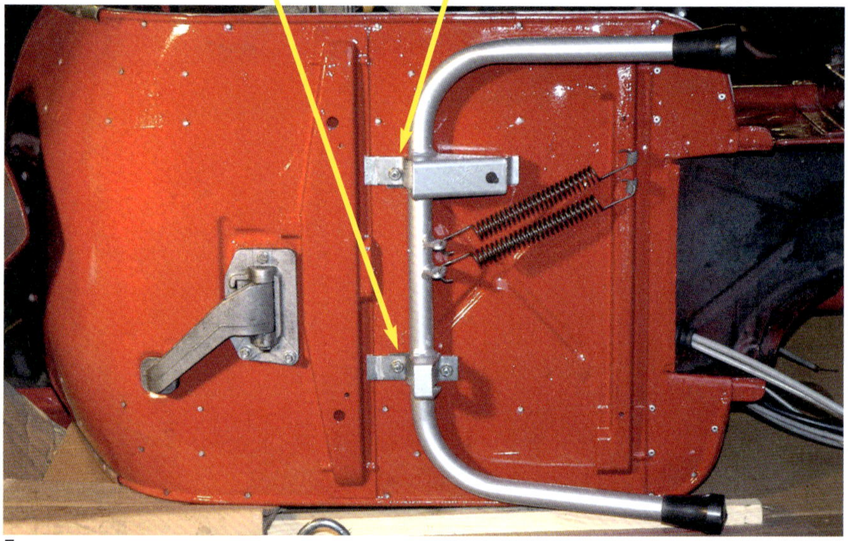

7

be, Scheibe und Mutter gesichert werden kann. Die Blattfeder muß so liegen, daß sie auf das Querrohr drückt (s. Fotos). Danach folgen der **untere kleine Bügel** mit seinen Schrauben nebst Kleinteilen. Die hintere Schraube des großen Bügels kann nur bei vorgeklapptem Ständer eingesetzt werden.

Unterlegscheiben und **Federringe** sind auf der Trittbrettseite einzusetzen. Die Muttern werden ohne Scheiben eingedreht. Wenn alles an Ort und Stelle ist, werden die vier **Muttern M6** mit einer Stecknuß SW 10 angezogen; dabei müssen die Schraubenköpfe auf der anderen Seite mit einem Ringschlüssel SW 10 gegengehalten werden.

Jetzt werden die **neuen Federn** in die Ständeraufnahmen und die beiden neu phosphatierten **Federanker** in das Rahmen-Querprofil eingehängt. Zum Einhängen der Federn in die Anker wenden wir einen Trick an, da sie sich von Hand nicht spannen lassen: Wir legen um das jeweils hintere Ende ein Stück **Kabel** und ziehen dann kräftig an der Schlaufe; dies klappt ganz prima, wobei die Karosserie beim Ziehen festgehalten werden muß (Helferin/Helfer).

Ein „Klapptest" beweist anschließend, daß alles korrekt funktioniert. Nachdem alle Arbeiten am Unterboden abgeschlossen sind, kann der Roller wieder aufgerichtet werden.

Werkzeug, Produkte, Neuteile Mittelständer Einbau

Stecknuß, Ringschlüssel SW 10
Universalfett, Stück Kabel
4 neue Unterlegscheiben
2 neue Rückholfedern
2 neue Gummipuffer

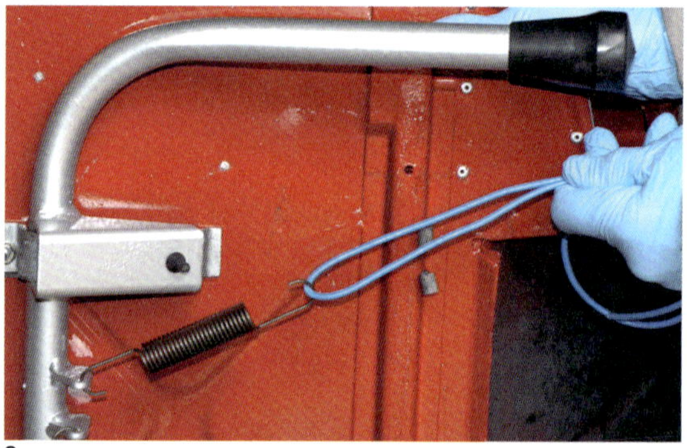

8

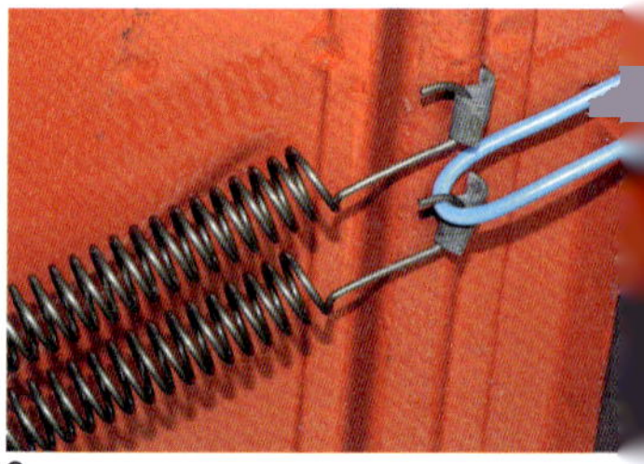

9

8, 9: Die Federenden werden mit einem Kabel über die frisch phosphatierten Halteklammern gezogen.

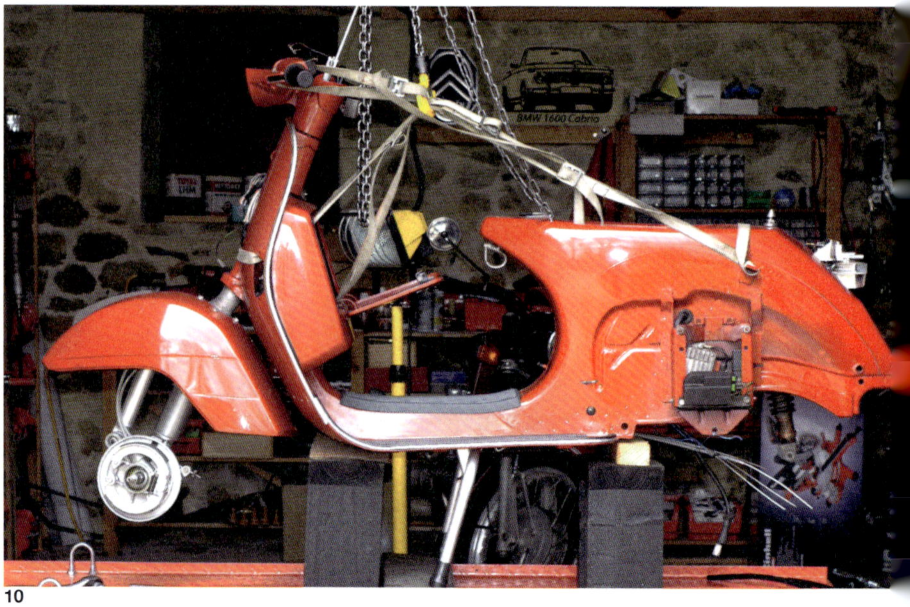

10

10: Nach Ende der Arbeiten am Unterboden wird der Roller wieder aufgerichtet und auf den Ständer gestellt. Er hängt aber weiter am Kettenzug.

Beinschildumrandung einbauen; Tipps zum Ständer

Beinschildumrandung aus Aluminium montieren:

Bis 1983 besaß die Vespa PX eine schöne Beinschildumrandung **aus Aluminium** (s.a. Kasten). Unsere PX ist bereits mit der **chrombedampften** Kunststoffumrandung ausgerüstet. Die Leiste befindet sich insgesamt noch in sehr gutem Zustand und wird daher belassen, wie sie ist.

Voraussetzung für das Anbringen einer neuen Umrandung: Lenker und äußere Trittbrettleisten inkl. der Endstücke sowie alte Umrandung abgenommen. Die Umrandung ist an den unteren Enden mit **Poppnieten** befestigt, die ausgebohrt werden müssen.

Die neue Profilleiste wird von oben über das Beinschild geführt, indem man dem Außenprofil des Beinschilds folgt. Leiste mit einem **Gummihammer** anpassen, dabei mit Gefühl vorgehen, damit keine Dellen entstehen. Unter dem Vespa-Emblem und ganz unten wird die Umrandung mit **Spannstrippen** oder Gurten an das Beinschild gepreßt.

Für das **Falzen** braucht man eine **Bördelzange,** wie sie unter der Nummer T.0023590 im Piaggio-Katalog aufgeführt ist. Man fängt oben an und walzt von A nach B (s. Abbildung), dann von A und B bis zum oberen Spanngurt 1. Dieser wird nun entfernt, und man bördelt bis zum unteren Gurt 2 weiter. Jetzt wird auch dieser abgenommen, und es wird bis zu den Enden fertiggebördelt. **Tipp vom Meister:** Sollten sich Falten oder Buckel ergeben, werden diese mit vorsichtigen Gummihammerschlägen beseitigt. Anschließend muß noch einmal gebördelt werden. Schließlich an den Endpunkten neue **Poppnieten** setzen und Trittleisten anbringen.

Zeichnungen: Werkstatt-Handbuch Vespa P 200 E, Piaggio & C./Corradino Mori

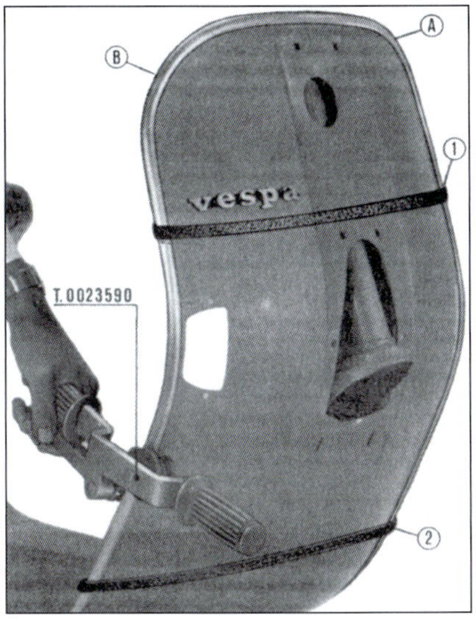

1

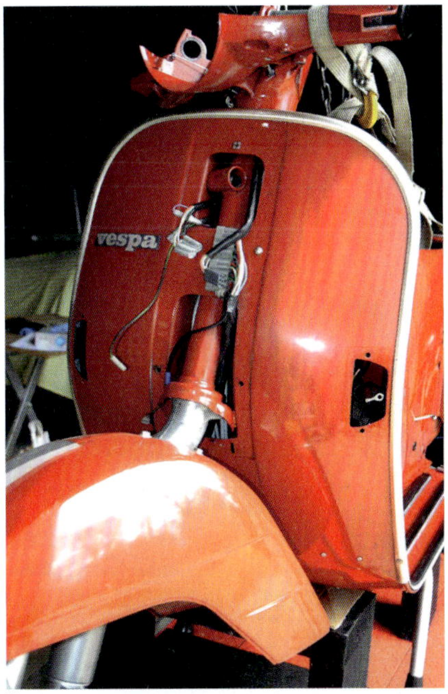

2

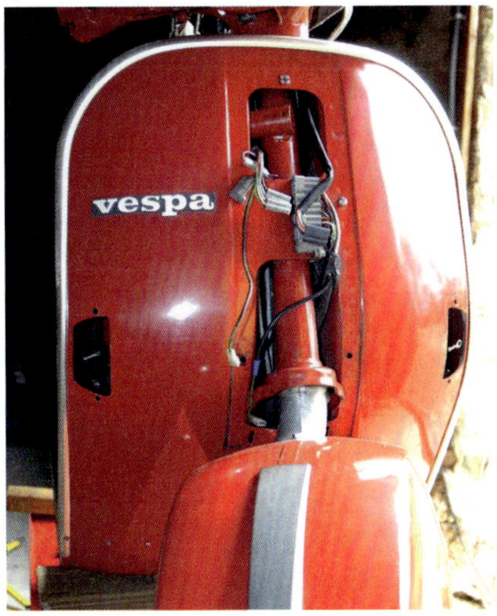

3

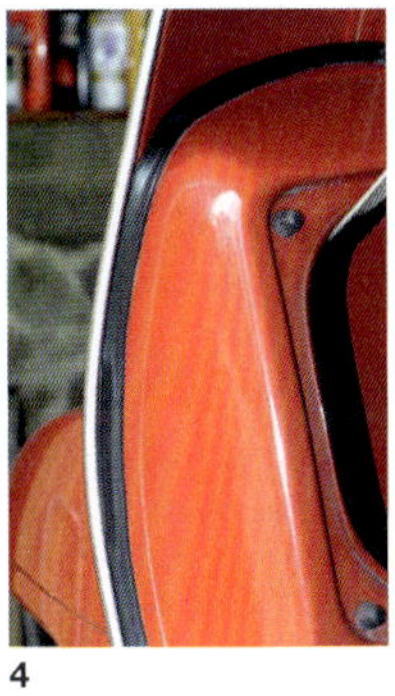

4

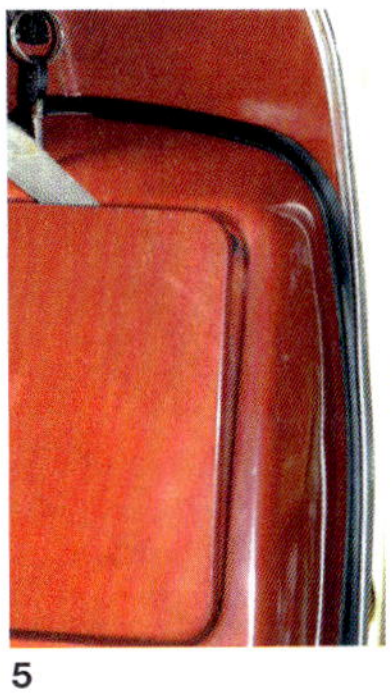

5

__1:__ Bördelzange im Einsatz, Riemen zur Fixierung. __2, 3:__ die gut erhaltene, chrombedampfte Leiste unserer PX 200 E. __4, 5:__ Leisten von hinten, Gummidichtung mit Autoglym behandelt. __6:__ Vernietung der Leiste. __7:__ der Taschenhaken aus Aluminium.

Ständer, Schildrahmen, Haken: was zu beachten ist

Die Beinschildumrandung der Modelle **bis 1983** bestand immer **aus Aluminium**; sie wurde mit einem speziellen Werkzeug an den Rahmen bzw. das Beinschild gebördelt (s. Lauftext).

Diese Aluumrandungen sind sehr haltbar und lassen sich leicht reinigen und polieren. Ab den Lusso- bzw. Arcobaleno-Modellen bestehen die Umrandungen aus **Kunststoff.** Ab 1989 sind sie innen chrombedampft, ab 1990 durchgängig aus schwarzem Plastik hergestellt.

Zum fachgerechten Montieren der klassischen Aluleisten benötigt man ein spezielles Werkzeug, also eine **Bördelzange.** Das Befestigen der Kunststoffleiste, wie sie in den Jahren 1984 bis 1989 verbaut wurde, ist etwas kompliziert, da diese Leisten sich nicht gut anpassen bzw. dehnen lassen. Das ist bei den schwarzen Kunststoffleisten ab 1990 dann wieder bedeutend einfacher.

Die PX-Modelle bis einschließlich 1989 hatten eine chromfarbene Beinschildumrandung und einen silberfarben verzinkten **Hauptständer.** Ab Modelljahr 1990 wurde der Hauptständer schwarz lackiert. Gerne wurden und werden verchromte Hauptständer aus dem Zubehörhandel montiert. Doch Achtung bei der Bestellung: Sie haben mitunter nur einen Haken für nur eine Rückholfeder.

Der **Taschenhaken** bestand bis 1989 aus Aluminiumguß. Seit 1990 besteht er nur noch aus schwarzem Plastik.

Ab Modelljahr 1990 montierte Piaggio die **Beinschildumrandung** in Schwarz. Die Millenium-Modelle mit Scheibenbremse ab 1998 und die Modelle bis 2016 bekamen wieder eine silberfarbene Beinschildumrandung, der Hauptständer aber blieb schwarz. *WL*

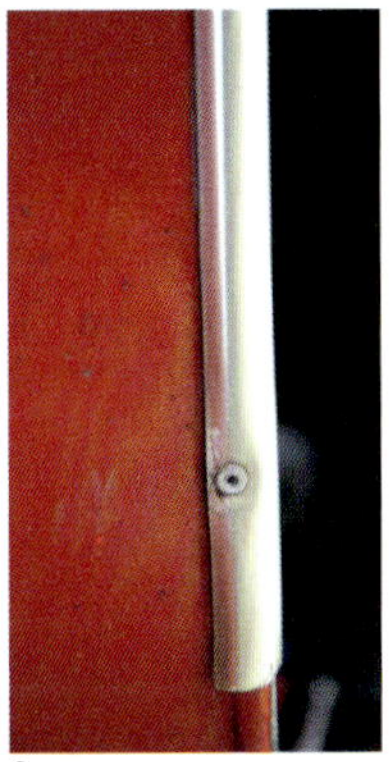

6

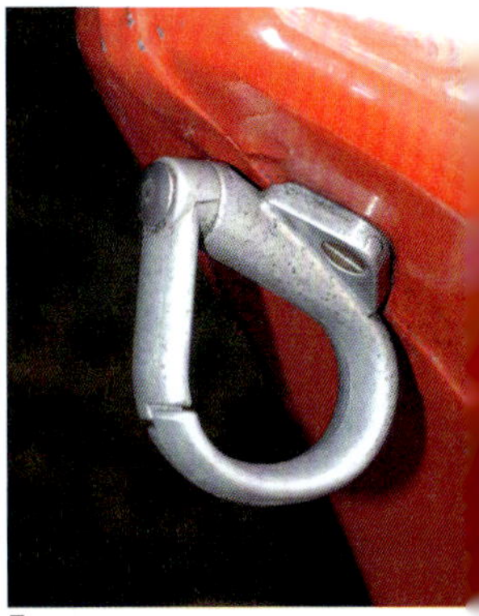

7

Kolben, Kolbenringe, Zylinder, Zylinderkopf: Einbau

Vorbemerkung

Prinzipiell sind beim Einbau von Kolben, Zylinder und Zylinderkopf die gleichen Regeln zu beachten und die gleichen Handgriffe auszuführen wie beim Ausbau - nur in umgekehrter Reihenfolge. Und doch sind dabei spezielle Dinge zu beachten.

Wie bereits weiter vorne ausführlich begründet, haben wir uns entschlossen, **die alten Bauteile** (nach Vermessung und Reinigung) **wieder einzusetzen.** Es ergaben sich gegenüber von uns geprüften Neuteilen mit Normalmaß **keine Nachteile** – im Gegenteil: Das Spiel zwischen einem neuen Kolben und einem neuen Zylinder sowie das Stoßmaß der neuen Kolbenringe waren größer als bei den alten Elementen.

Kolbenringe austauschen:

Während der alte Kolben noch brauchbar ist, müssen die eingelaufenen **Kolbenringe** durch Neuteile ersetzt werden, die dem durchschnittlichen Innenmaß des Zylinders von 66,75 mm entsprechen. Die neuen Ringe (1. Übermaß) zeigen im gehonten Altzylinder ein **Stoßmaß** von 0,35 mm und liegen damit unterhalb der Toleranzgrenze.

Zuerst müssen die **alten,** teilweise festgebrannten **Ringe entfernt** werden. Es gibt zwei Möglichkeiten: 1. Sie werden einfach herausgebrochen. 2. Sie werden vorsichtig auseinandergezogen und nach oben herausmanövriert. Genau das haben wir getan und dabei kleine Schraubendreher und eine Spitzzange zuhilfe genommen (s. Fotos). Mit der Klinge eines genau passenden Schraubendrehers wurden dann die **Nuten ausgeschabt,** anschließen noch einmal mit Feinstahlwolle gereinigt.

Das **Herausbrechen** geht schneller und ist praktischer: Mit einer scharfen Ringbruchkante kann man prima die Nuten von Rückständen befreien, sie werden rundum ausgekratzt. Die Reinigung ist wichtig, damit die neuen Ringe später nicht klemmen und heißlaufen.

Auch zum **Aufbringen der neuen Ringe** gibt es zwei Möglichkeiten: 1. Einsetzen von Hand. 2. Plazieren mit der Kolbenringzange. Wer Übung hat, kann die Ringe **von Hand** vorsichtig spreizen, nach unten ziehen und einsetzen. Dabei die beiden versetzen Stoßblockierer beachten. Einfacher geht es mit der **Kolbenringzange:** Ring einsetzen, Zange spreizen, über den Kolben ziehen und Ring in die Nut setzen.

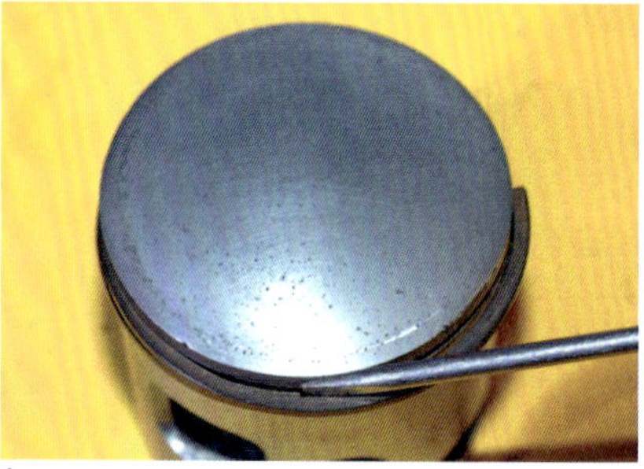
1

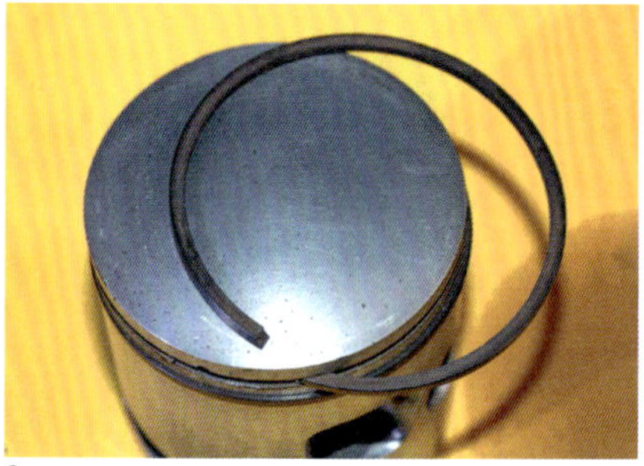
2

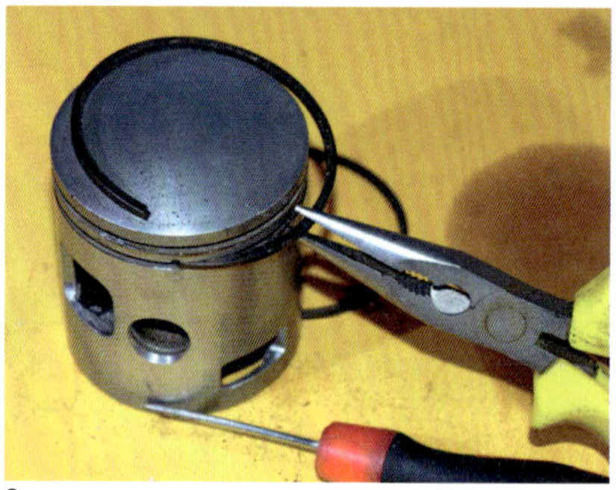
3

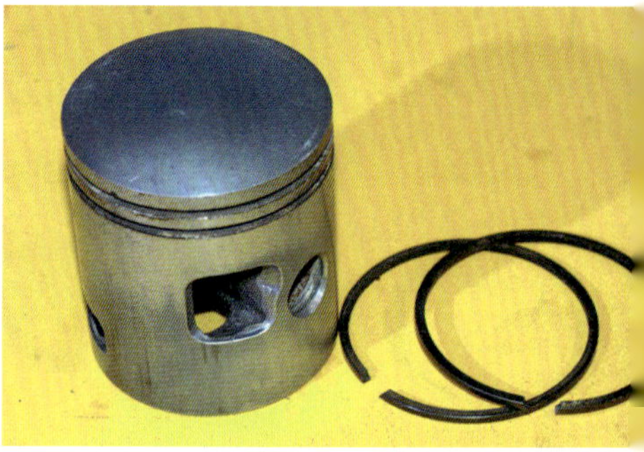
4

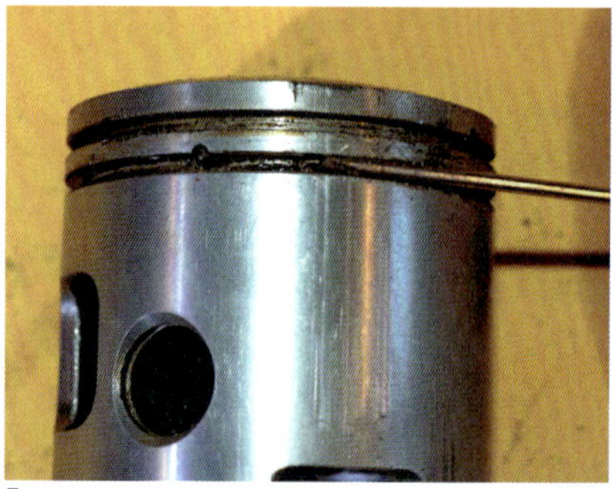
5

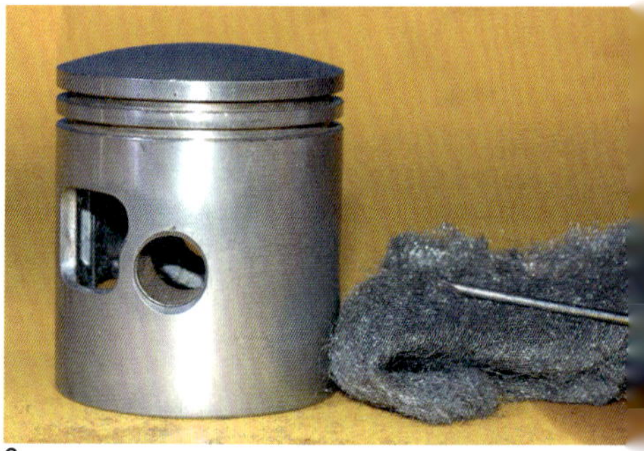
6

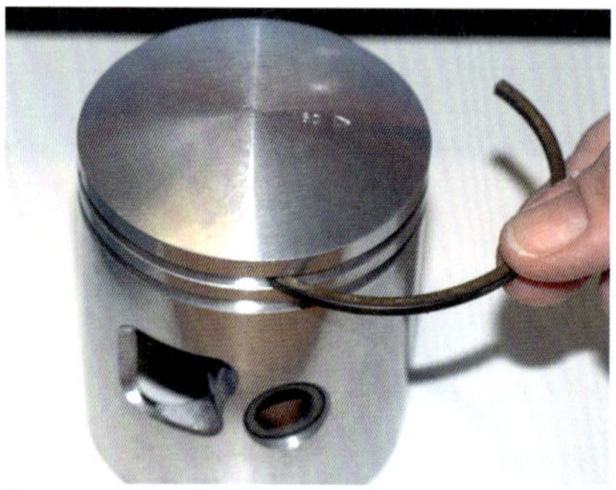
7

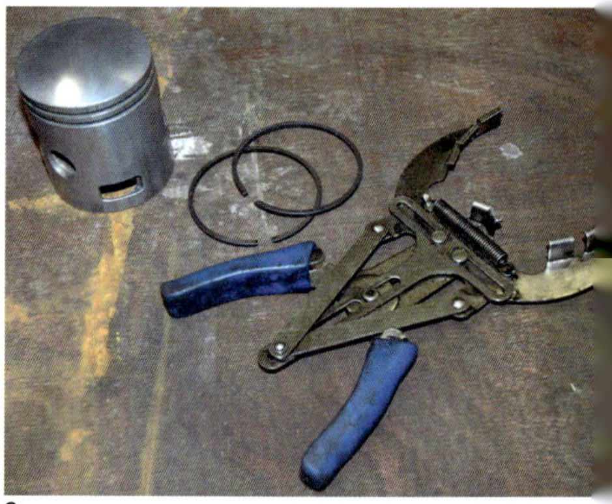
8

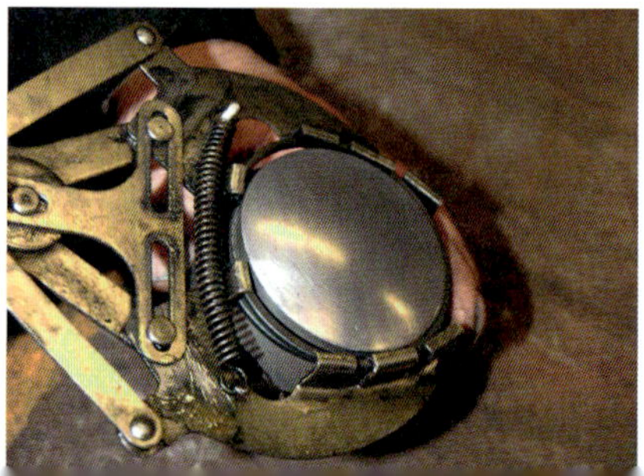
9

1: Aushebeln des oberen Kolbenrings mit der Klinge eines schmalen Schraubendrehers. 2: Der Ring ist draußen, ohne etwas verkratzt zu haben. 3: Vorziehen des unteren Rings nach dem Aushebeln. 4: der alte Kolben mit seinen alten Ringen. 5: Ausschaben der Nuten mit der schmalen Klinge. 6: Nach dem Ausschaben wurde mit Feinstahlwolle nachgereinigt. 7: Ausschaben einer Nut mit der scharfen Kante eines abgebrochenen Altrings (Musterfoto mit neuem Kolben). 8, 9: Die beiden neuen Kolbenringe werden mit der professionellen Spezialzange eingesetzt.

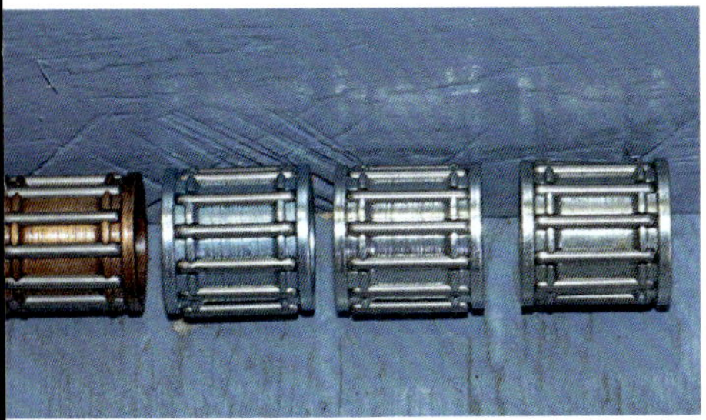

10

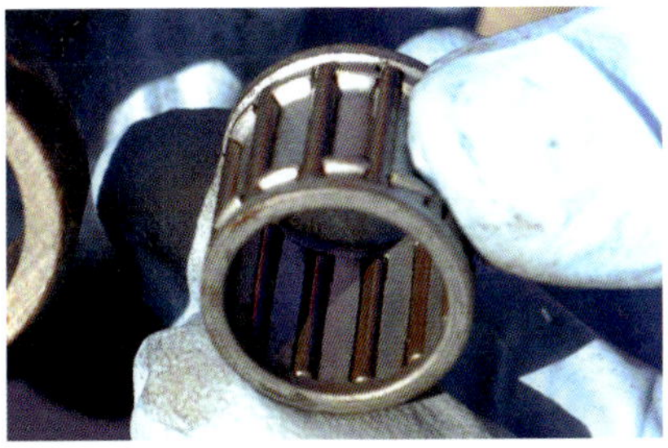

11

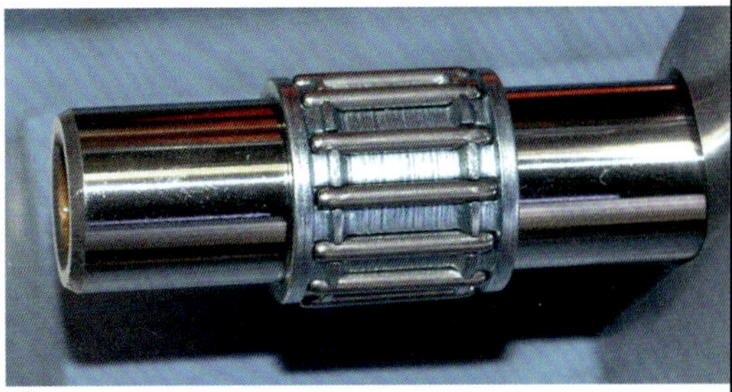

12

__10:__ Ab Werk stehen vier Austausch-Nadellager zur Verfügung – kupfer, blau, grün, metallisch; Nummern 500511, 500512, 500513, 500514. __11:__ Man sieht deutlich, daß die Nadeln sich nach innen schieben, wenn kein Bolzen eingeschoben ist. __12:__ Sie treten heraus, wenn der Bolzen drin ist.

Nadellager und Kolben einsetzen:

Das **alte Nadellager** befand sich noch (bei eingeschobenem Bolzen) in gutem, spielfreiem Zustand und war hinsichtlich seiner Position markiert worden. Wir setzen es **wieder ins Pleuelauge,** nachdem wir es leicht eingeölt haben.

Einige **Bemerkungen zum Nadellager:** Die Nadeln sind gleitend gelagert und passen sich ans Pleuelauge radial erst an, wenn der Kolbenbolzen eingeschoben wurde. „Leer" hat das Lager immer Spiel. Geprüft wird dies, indem das **Nadellager** ins **Pleuelauge** gesetzt und dann der **Kolbenbolzen** ganz eingeschoben wird. Durch ruckartiges Hin- und Herziehen des Bolzens kontrollieren, ob Spiel vorhanden ist. Die Firma Schulz stellte uns für die Probe vier Nadellager mit unterschiedlichen Maßen und Farbmarkierungen zur Verfügung (s. Foto oben links und Bildzeile dazu); sie brachten keine Verbesserung und wurden daher nicht verwendet.

Jetzt wird der leicht eingeölte **Kolben** aufgeschoben, und zwar in der auf den Fotos gezeigten Lage. Die Auslaßmarkierung fehlt bei unserem Kolben, wir haben nachträglich einen Pfeil aufgemalt. Vorher haben wir auf der Kolbengegenseite die **Sprengringsicherung** für den **Kolbenbolzen** eingesetzt.

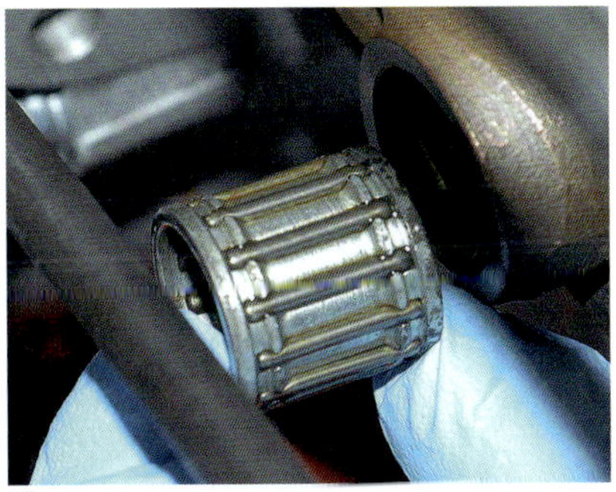

13

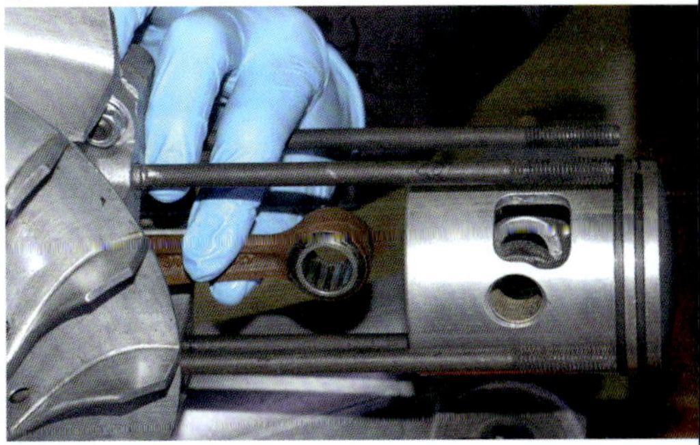

14

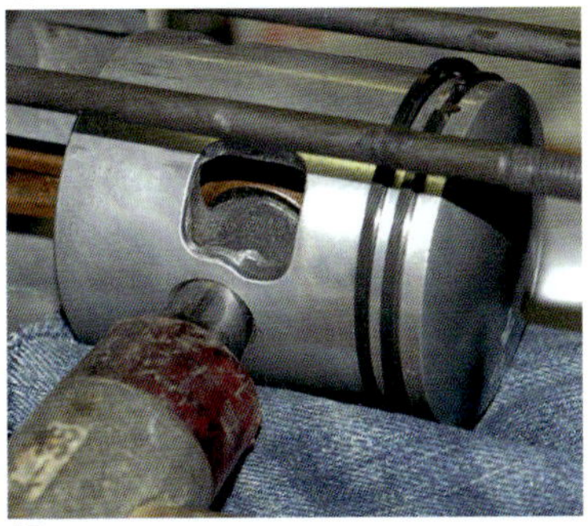

15

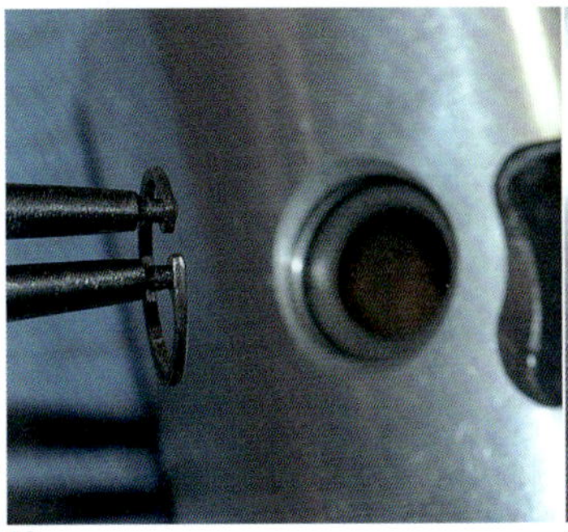

16

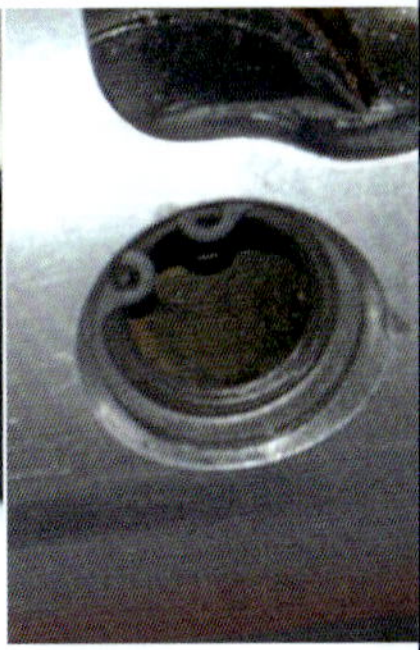

17

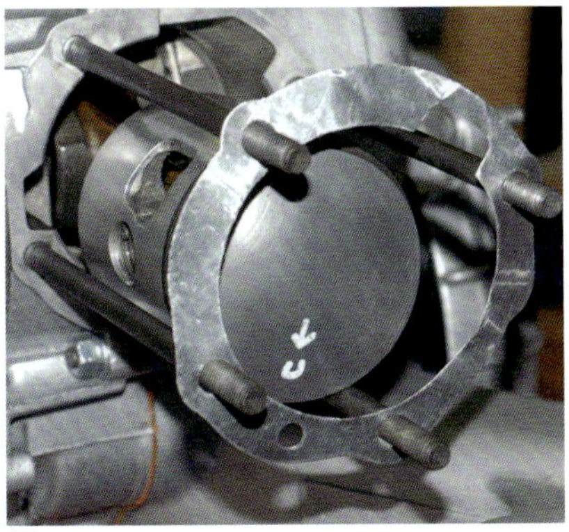

18

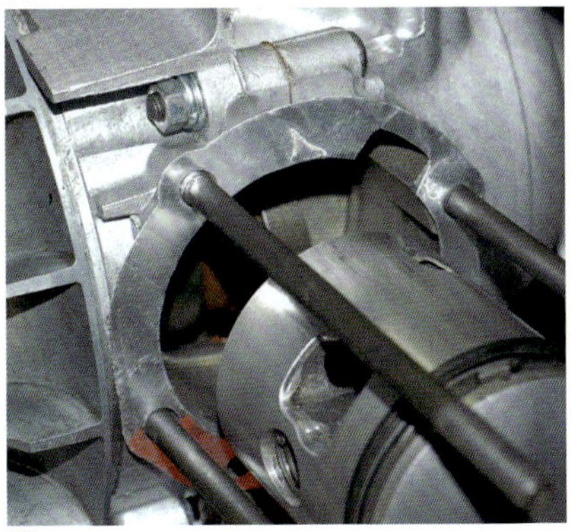

19

__13:__ Das gebrauchte Nadelager wird wieder eingesetzt. __14:__ eingeschobenes Nadellager, Kolben. __15:__ Zuerst Sprengring auf der Gegenseite einsetzen, dann Kolbenbolzen eintreiben. __16:__ Einsetzen des zweiten Seegerrings mit der Spezialzange. __17:__ So muß der Sprengring sitzen; zur Prüfung mit den Zangenspitzen etwas drehen. __18, 19:__ Aufsetzen einer neuen Zylinderfußdichtung.

Jetzt muß der **Kolben** so plaziert werden, daß Kolbenaugen und Nadellager exakt fluchten; die Helferin bemüht sich redlich. Dann wird der zur Wiederverwendung freigegebene, ebenfalls geölte **Kolbenbolzen** angesetzt und mit vorsichtigen Plastikkammerschlägen eingetrieben; dabei wird ständig kontrolliert, ob er das Nadellager auch richtig trifft. Nach ein paar Minuten sitzt der Bolzen perfekt im Lager und in beiden Kolbenaugen. Es mußte – wie beim Ausbau – recht kräftig geschlagen werden. **Achtung:** Bolzen nicht zu weit eintreiben; der rückwärtige Seegerring wird

Werkzeug Kolben, Zylinder, Vergaser Einbau

Schraubendreher klein, mittel
Spitzzange, Seegerringzange
Kolbenringzange
Kunststoffhammer
Stecknuß SW 11, SW 13
mit Verlängerung groß, klein
Drehmomentschlüssel
Flacheisen für Abgasstutzen
etwas Motoröl, Keramikpaste

Neuteile Kolben, Zylinder, Vergaser Einbau

2 Kolbenringe neu
Zylinderfußdichtung
Luftfiltergehäusedichtung
Vergaserfußdichtung
4 Unterlegscheiben M8
4 Federringe M8

sonst verbogen und muß mühsam wieder herausgefummelt und dann ersetzt werden. Abschließend wird der **zweite Sprengring** eingesetzt und zur Prüfung des korrekten Sitzes etwas gedreht.

Zylinder und Zylinderkopf einbauen:

Zuerst wird die neue **Zylinderfußdichtung** aufgeschoben. Es dauert ein wenig, bis wir die richtige Position für die asymmetrischen Lochungen gefunden haben. Dichtpaste darf nicht aufgetragen werden.

Nun Kurbelwelle drehen und **Kolben** Richtung unteren Totpunkt schieben. Dann den innen eingeölten **Zylinder** ein paar Zentimeter weit auf die vier Bolzen schieben, Kolben vorziehen und bis zum Ansatz des ersten Rings in den Zylinder einführen. Jetzt preßt die Helferin den ersten **Ring** an der **Trennmarkierung** so zusammen, daß Kolben und Ring in den Zylinder gleiten können. Beim zweiten Ring wird ebenso verfahren. Zylinder bis zum Anschlag aufschieben.

Der **Zylinderkopf** wird ohne Dichtung aufgesetzt. Die vier alten, aufbereiteten **Kopfmuttern M8** werden wiederverwendet, **Unterlegscheiben** und **Federringe** sind neu. Zuerst die Scheiben, dann die Federringe einsetzen. Die vier Muttern werden beigedreht und mit einer Nuß SW 13, Verlängerung und Dreh-

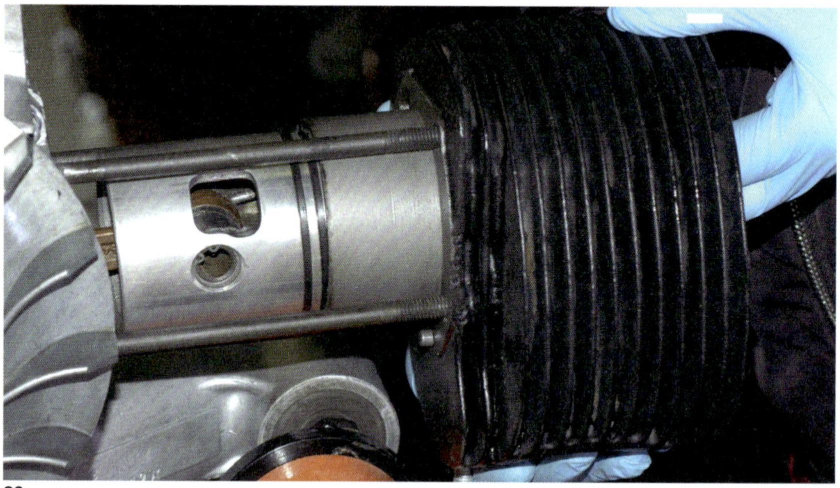
20

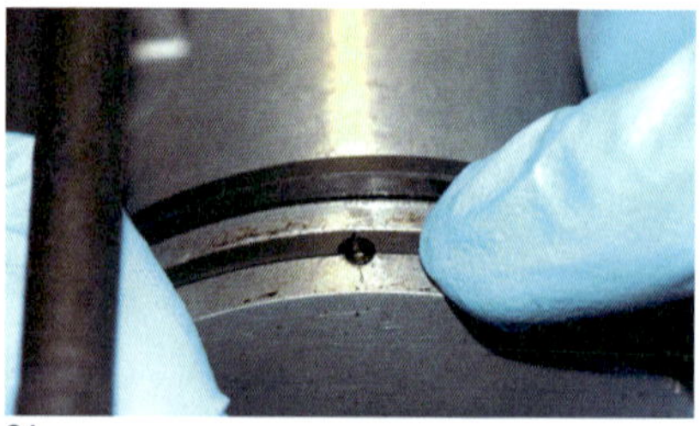
21

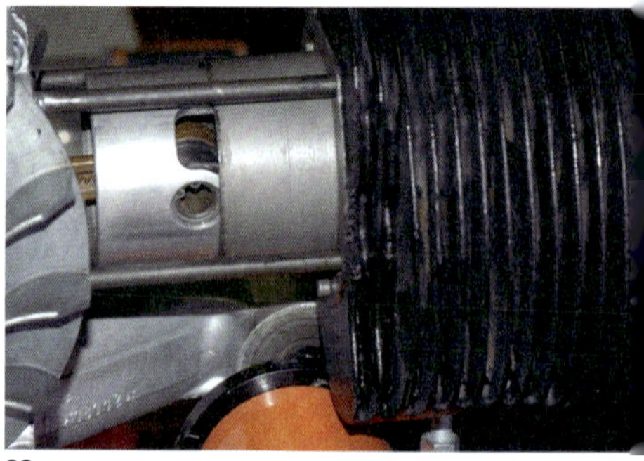
22

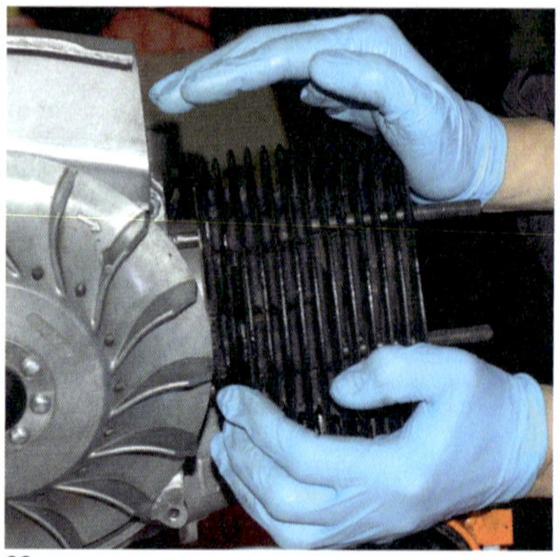
23

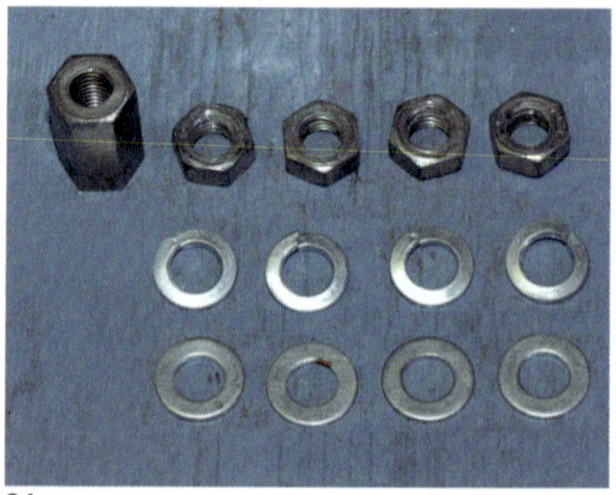
24

20: Ansetzen des Zylinders und Vorschieben bis an den oberen Kolbenring. 21: Kolbenringe maximal zusammendrücken... 22: ...und Zylinder über die Ringe schieben. 23: Zylinder bis zum Anschlag durchschieben. 24: aufgearbeitete Muttern, neue Federringe und Scheiben. 25: Blick auf den Kolben im Zylinder, Ansetzen des Zylinderkopfs. 26: Zylinderkopf aufgesetzt, Scheiben und Ringe aufgelegt. 27: Nach dem Festziehen der Muttern wird der Distanzbolzen aufgeschraubt.

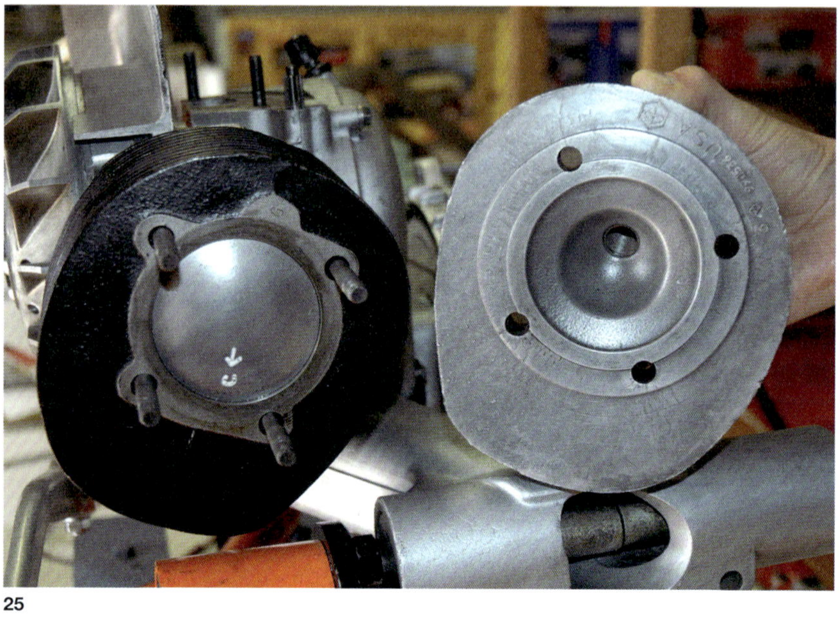
25

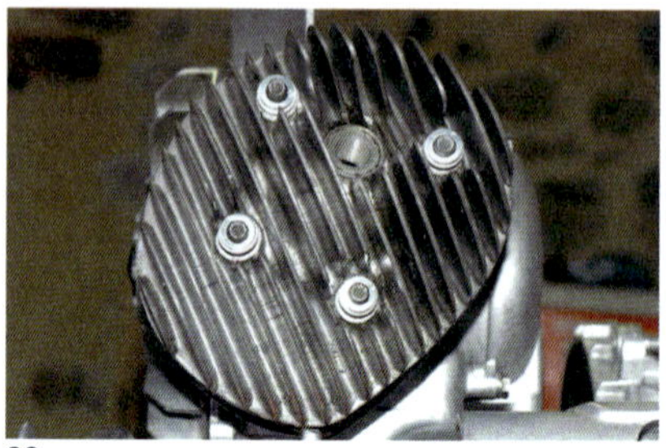
26

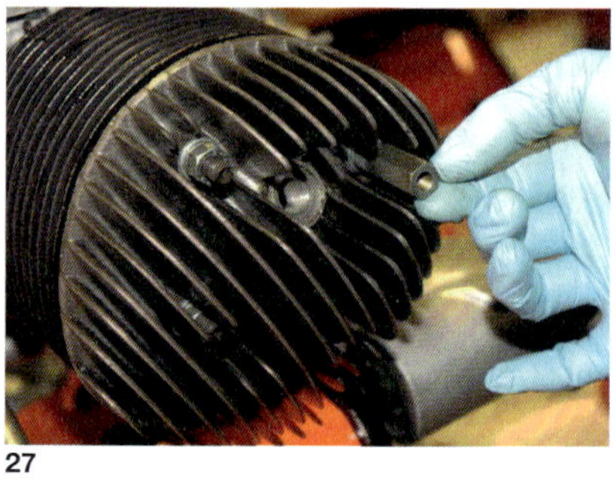
27

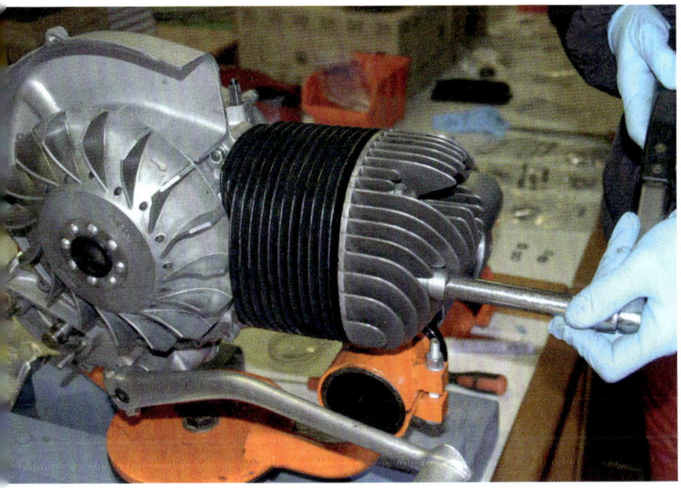

28

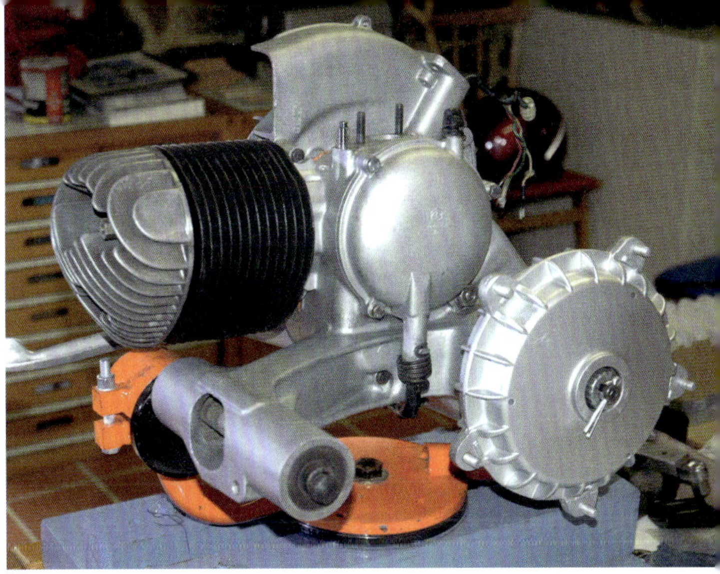

29

momentschlüssel **über Kreuz** angezogen, und zwar mit **Drehmoment** zweistufig **13-18 Nm.** Bleibt noch, oben rechts den **Distanzbolzen** für die Gebläsehaubenbefestigung zu montieren und mit dem Schlüssel SW 13 festzuziehen.

28: Die vier Muttern werden mit dem Drehmomentschlüssel kreuzweise angezogen. 29: der fertig montierte Triebwerksblock (außer Vergaser).

Vergaser, Ölpumpen- und Luftfilterkasten: Einbau

Luftfiltergehäuse und Vergaser einbauen:

Zuerst wird (trocken) eine neue grüne **Papierdichtung** aufgelegt. Dann setzen wir das **Gehäuse** mit der integrierten Ölpumpe auf. Bevor wir die **Schlitzschraube** eindrehen, **decken wir die Ansaugöffnung** zur Kurbelwange hin sorgfältig **ab,** z.B. mit einem zusammengeknüllten Latexhandschuh à la Professor T. Es **wäre** eine echte **Katastrophe,** wenn die Schraube oder ein anderes Kleinteil in das Kurbelgehäuse fallen würde. Dies hätte unweigerlich zur Folge, daß der ganze Motior wieder auseinandergenommen werden müßte! Nach dem Befestigen des Gehäuses wird trocken eine neue **Vergaserfuß-Dichtung** aufgelegt. Der gereinigte und durchgesehene Vergaser Dell'Orto vom Typ SI 24/24 E (s. voriges Kapitel) wird auf die Stehbolzen gesetzt. Die beiden **Hülsenmuttern** werden samt Unterlegscheiben und Federringen mittels einer Stecknuß SW 11 nebst Verlängerung eingesetzt und handfest angezogen.

1: Abdeckung, Luftfilter (werden später montiert), Vergaser, Gehäuse mit Ölpumpe. 2: die aufbereiteten Befestigungselemente und neue Dichtungen. 3: neue Gehäusedichtung. 4: Gehäusebefestigung und Abdeckung des Ansaugschachts. 5: neue Vergaserfuß-Dichtung. 6: Vergaser mit Hülsenmuttern SW 11 und Werkzeug dazu.

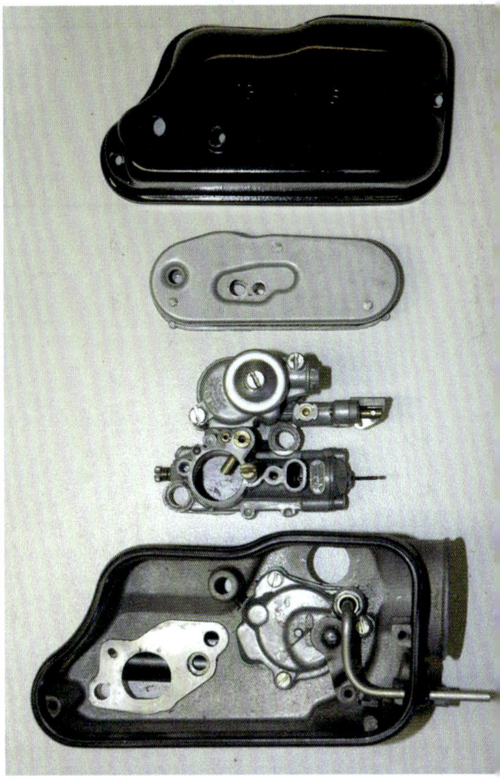

1

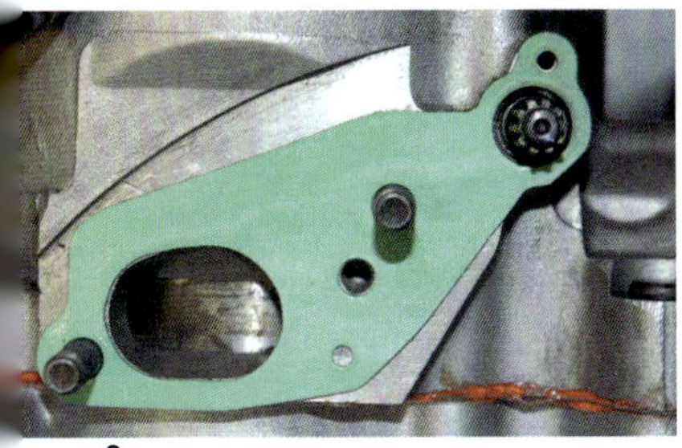

3

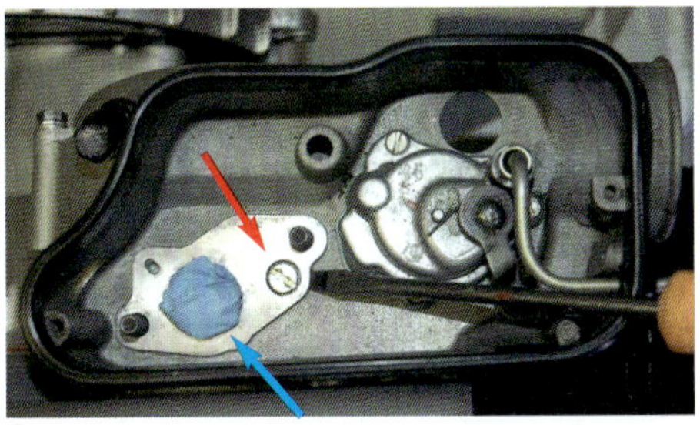

4

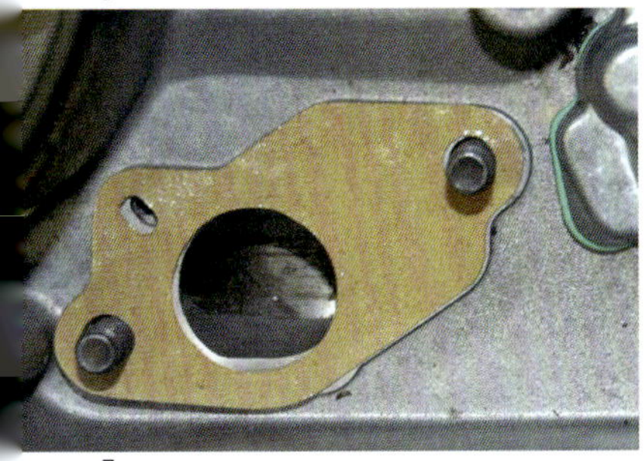

5

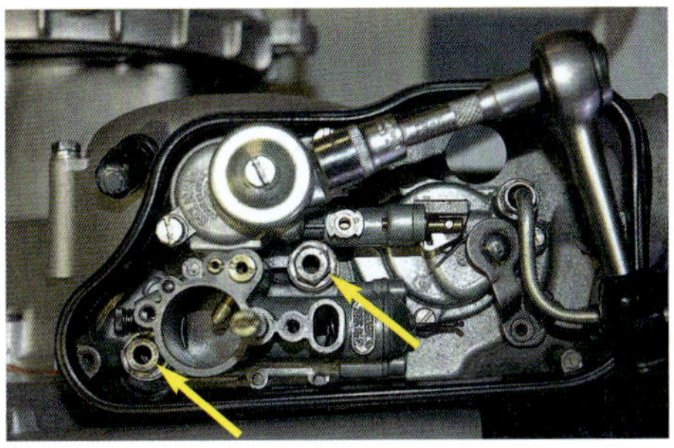

6

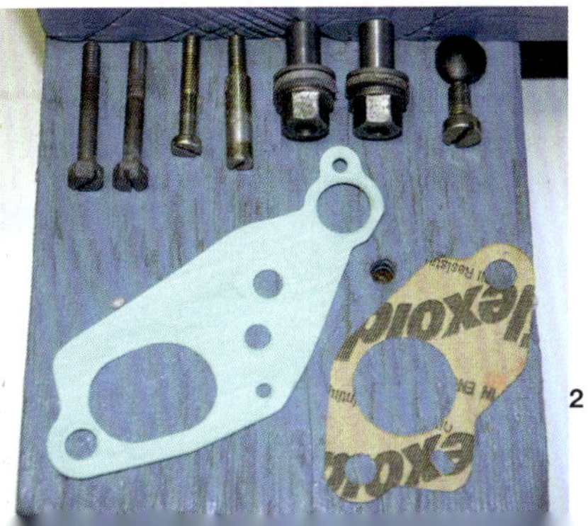

2

Abgasstutzen: einbauen

Abgasstutzen montieren:

Für den Einbau des aufgearbeiteten **Abgasstutzens** muß der Motor von unserem bewährten Montageständer herunter genommen werden, und zwar für immer, denn er wird jetzt bald wieder in den Roller eingesetzt.

Der Stutzen wurde gestrahlt und lakkiert. Das **Feingewinde** ist unbeschädigt und wird dünn mit Keramikpaste bestrichen. Daher läßt sich das Teil leicht von Hand eindrehen. Richtig festgezogen wird es mit einem **Flacheisen,** das in die beiden Montagenuten gesetzt und so lange gedreht wird, bis der Stutzen unverrückbar festsitzt.

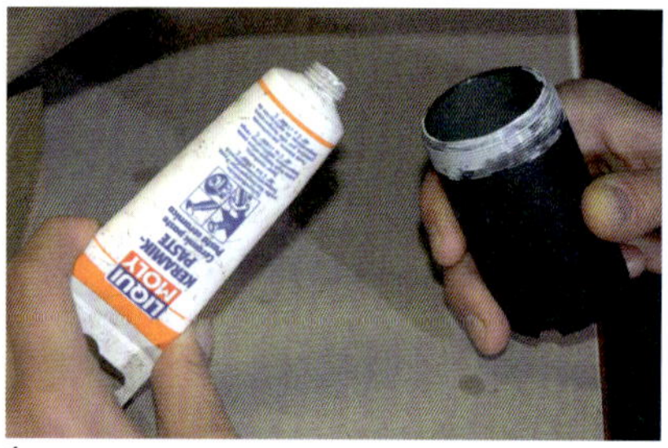

1

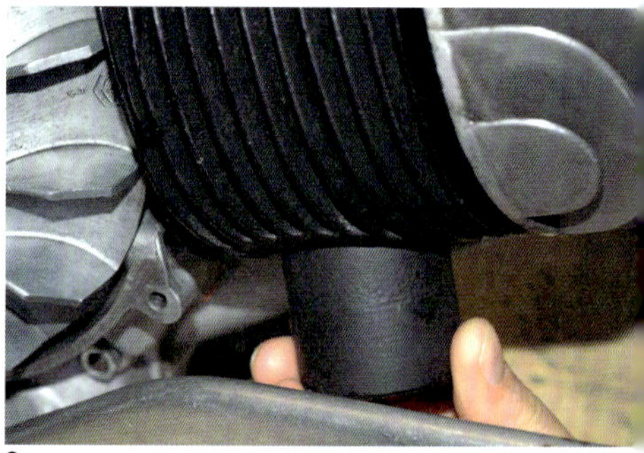

2

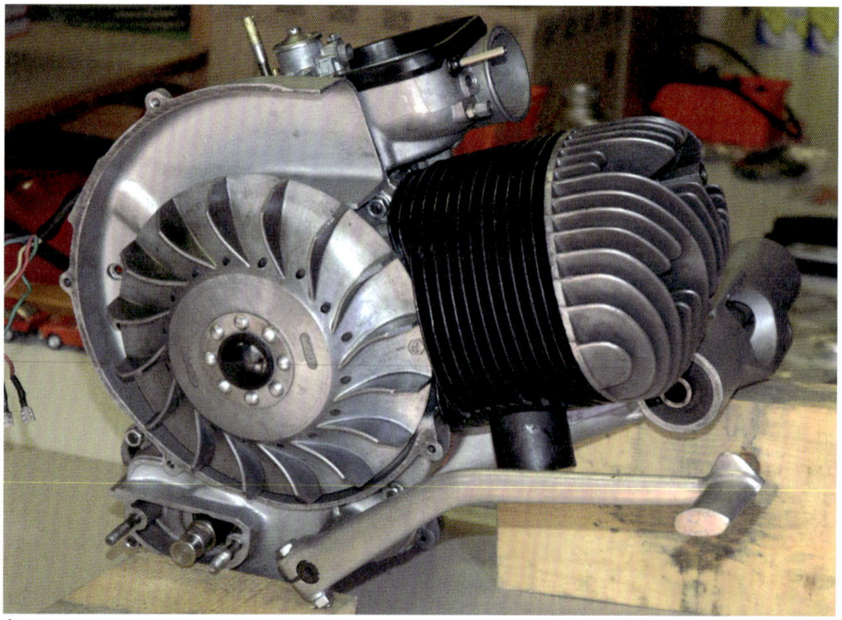

4

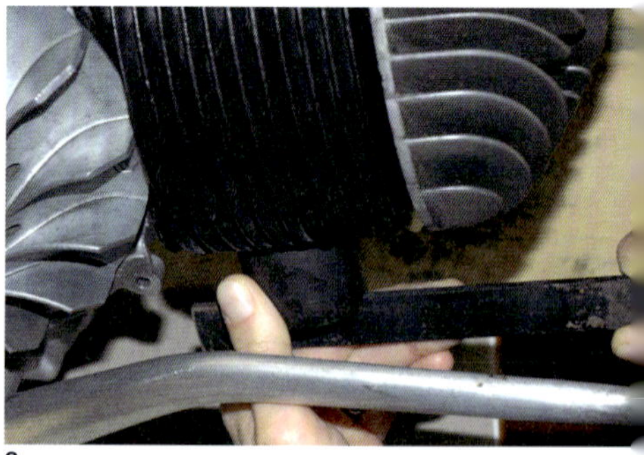

3

__1:__ Mit Keramikpaste geht alles leichter; das Feingewinde wird dünn bestrichen. __2:__ Der Stutzen wird von Hand so weit wie möglich eingedreht. __3:__ Festgezogen wird er mit unserem vom Kupplungsausbau her bekannten Flacheisen. __4:__ der einbaufertige Motor mit Stutzen und Vergaser.

Motorblock ins Chassis einsetzen

Motor ins Chassis hängen:

Mit dem Transport des neu aufgebauten Motors in die Garage und auf die Hebebühne nähert sich unser Restaurierungsabenteuer dem Ende. Der über 25 kg schwere Triebwerksblock wird auf die Bühne gelegt und dann **zu zweit so angehoben,** daß der aufbereitete **Lagerbolzen** der vorderen Aufhängung durch die verstärkten Öffnungen im Chassis und gleichzeitig durch die Silentblöcke der **Schwinge** geschoben werden kann. Mit etwas Kraft und Augenmaß klappt es gut, wobei wir wieder zu zweit arbeiten. Während Carolin peilt, treibe ich den Bolzen mit dem Kunststoffhammer im richtigen Moment durch die Passage. Auf der linken Seite werden **Federring** und **Mutter SW 22** aufgesetzt, aber erst später festgezogen.

__1:__ Der präparierte Motor wird zunächst vorsichtig abgelegt, damit nichts verkratzt.

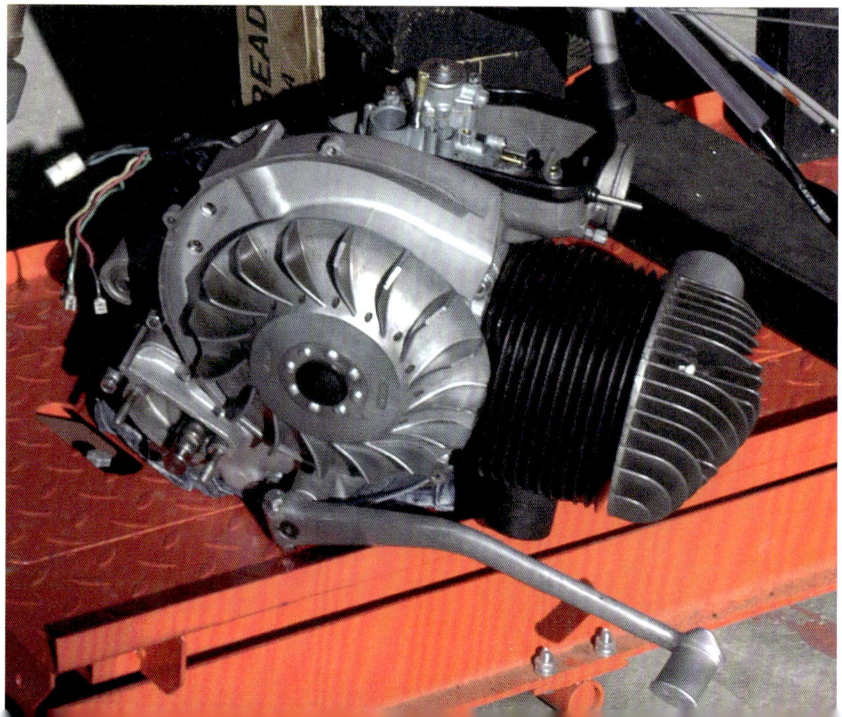

1

2: Der Bolzen mit Sechskant SW 22 wird von rechts durch Chassis und Schwinge geschoben. 3: Federring und Mutter SW 22 (beide aufbereitet) werden auf der linken Seite angesetzt und später festgezogen. 4: Die Schwingenachse ist halb drin, der Motor ist korrekt ausgerichtet und ruht hinten auf einem Holzklotz. Die weiße Farbklecks ist original und bleibt dran. 5: Schläuche und Bowdenzüge wurden zur Seite gebogen.

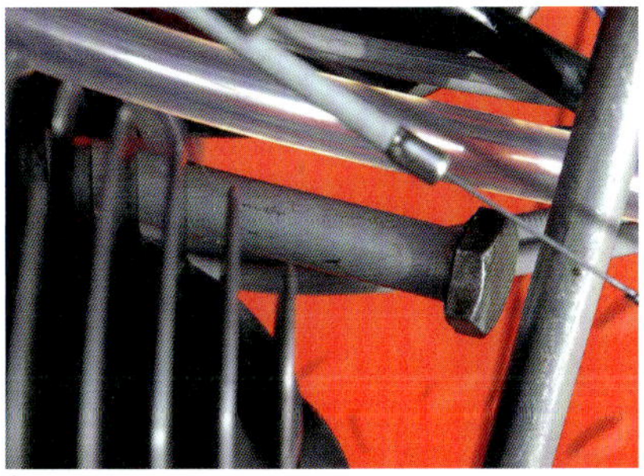

2

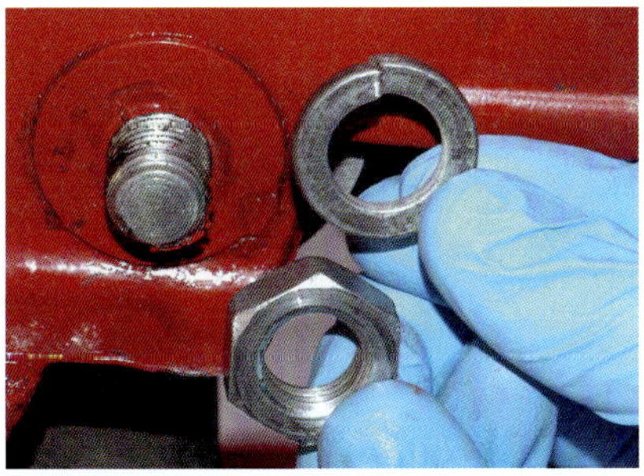

3

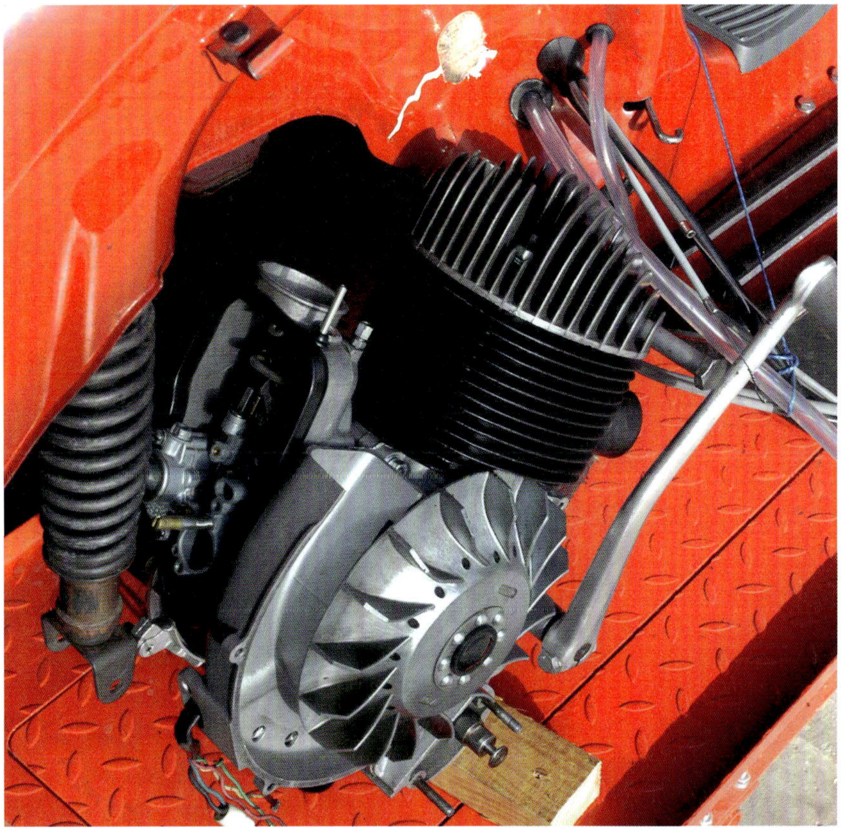

4

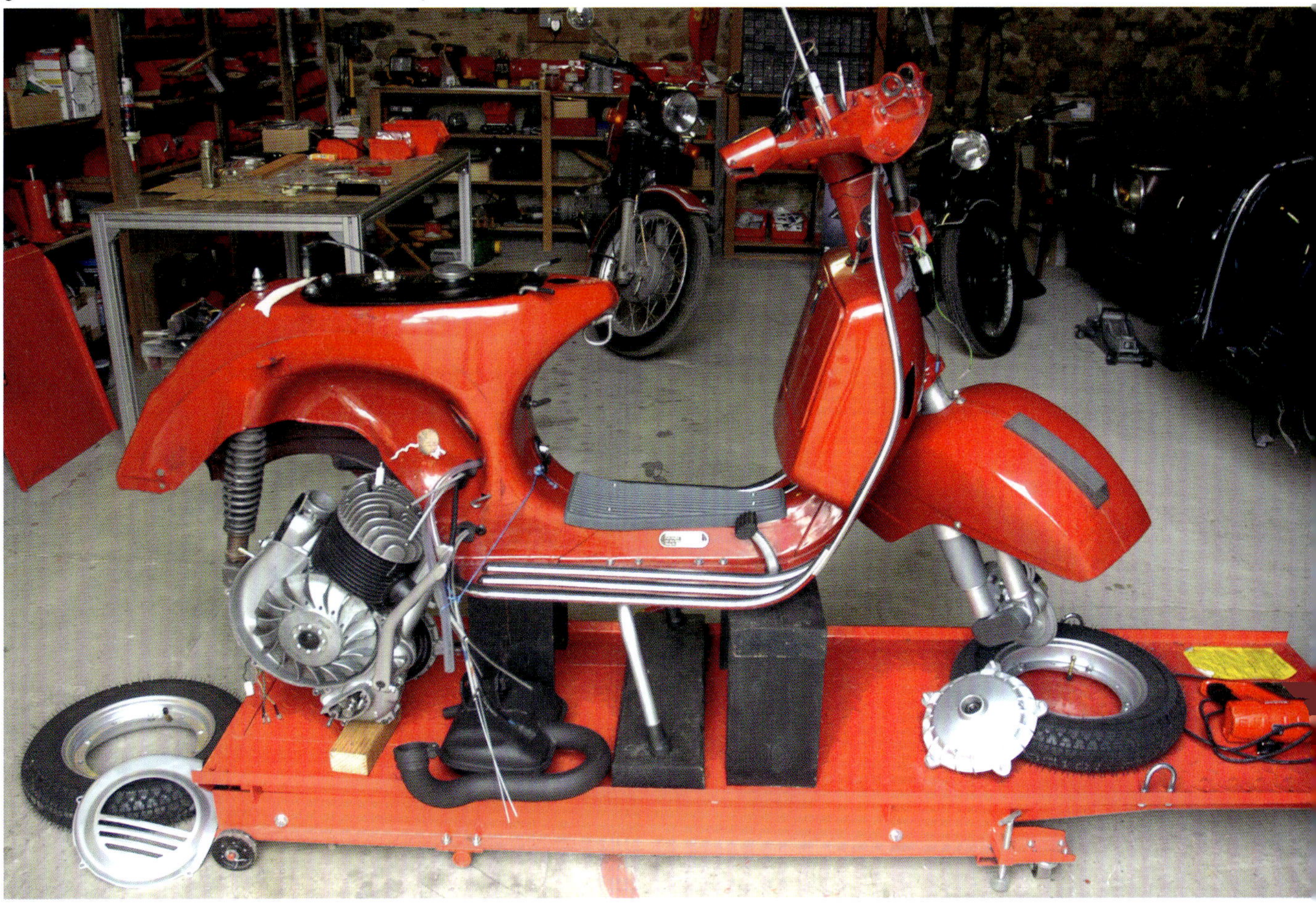

5

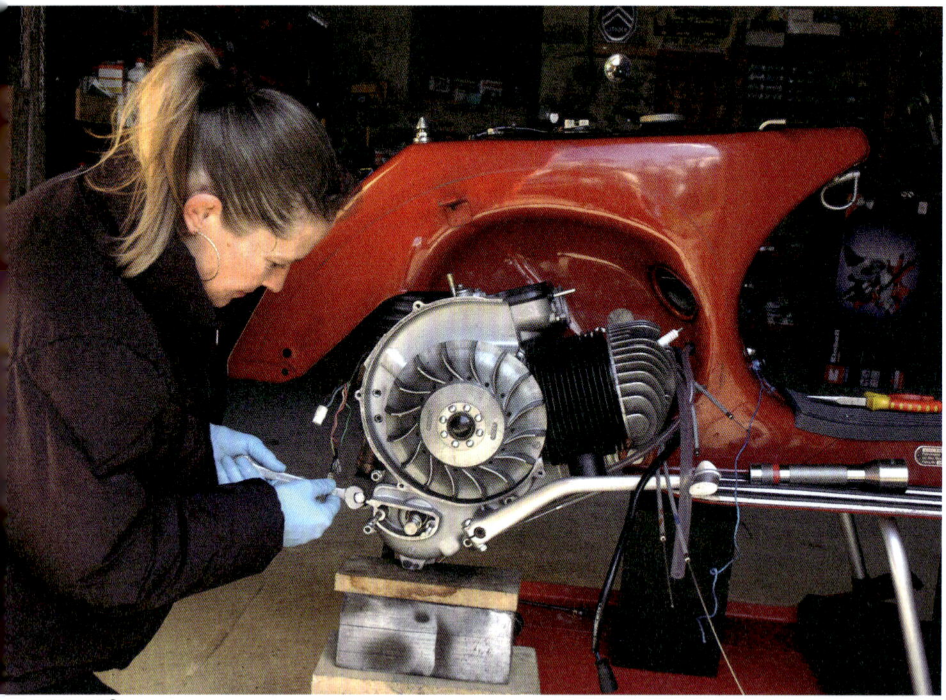

6

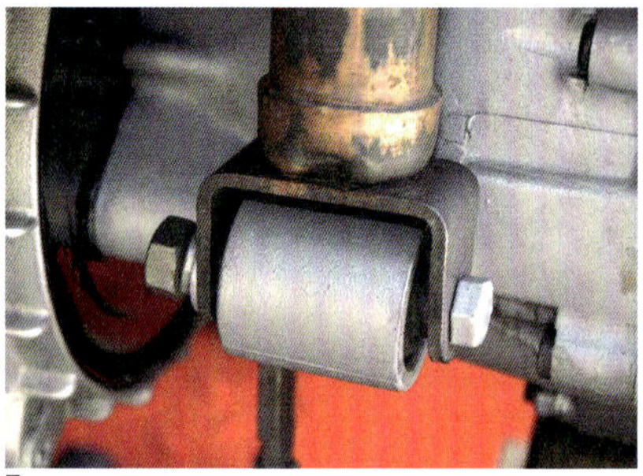

7

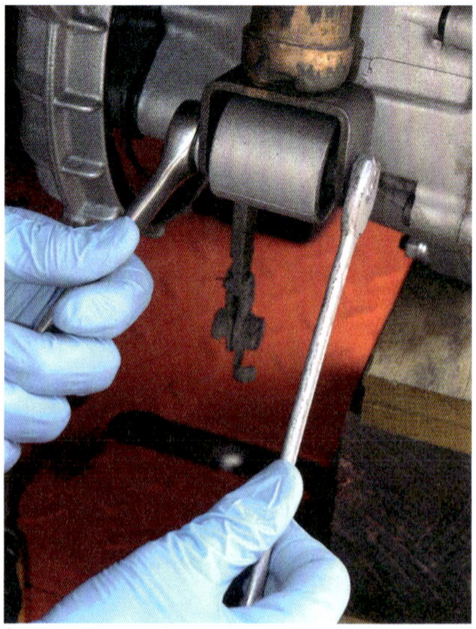

8

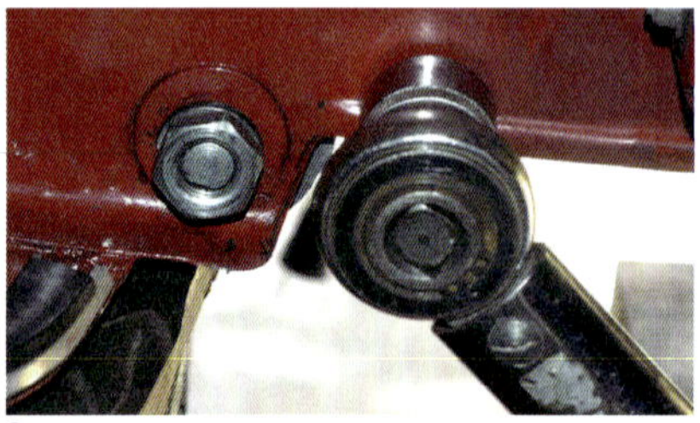

9

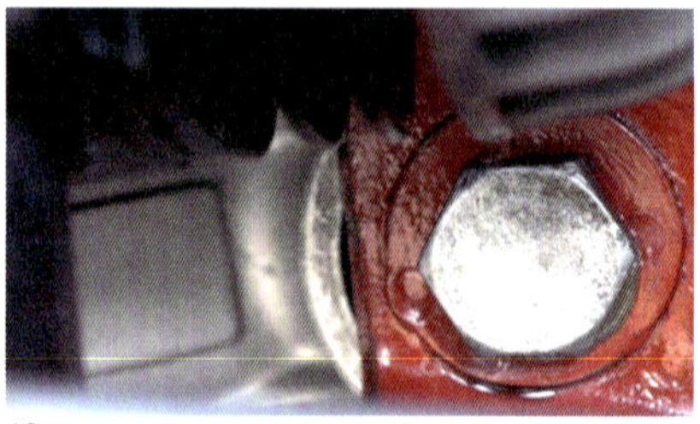

10

*6: Einsetzen des hinteren Bolzens ins Federbein. **7:** Bolzen mit lose angesetzter Mutter. **8:** Anziehen der hinteren Verbindung. **9:** Mutter SW 22 der Schwingenachse mit angesetztem Drehmomentschlüssel. **10:** Kopf der Schwingenachse.*

Dann muß der **Triebwerksblock hinten angehoben** und unten mit dem Federbein verbunden werden. Diesmal hilft Johanna: Während ich den Block hochhieve, schiebt sie von rechts den **Bolzen M8** SW 13 ein und sichert ihn links mit der **Mutter SW 14** samt Federring und Scheibe. Angezogen wird mit Stecknuß SW 14 **(Drehmoment 25 Nm)**. Damit der Roller nicht nach hinten kippt, müssen rechtzeitig **Holzklötze** untergeschoben werden. Jetzt auch die Schwingenachse festziehen, dabei gegenhalten; **Drehmoment 75 Nm.**

Werkzeug Motor, Auspuff

Ring- und Gabelschlüssel SW 22, SW 13, SW 14, Drehmomentschlüssel, Nüsse SW 17, 22, Schraubendreher, Holzböcke, Holzhammer, Keramikpaste, Metallsäge

Auspuff anschließen

Auspuff einbauen

So einfach wie gedacht ist der Einbau des Auspuffs nicht. Auf jeden Fall muß man **zu zweit** arbeiten. Zunächst sehen wir uns die **Klemmschraube** der Schelle am Krümmer an; wie schon früher festgestellt, dreht der Vierkant durch. Also muß der Bolzen durchgesägt werden. Passender Ersatz findet sich schnell in unserem Teilelager. Die **neue Schloßschraube** wird zusammen mit neuer Scheibe und neuem Federring vormontiert. Mit einem starken Schraubendreher weiten wir das Rohr im Klemmbereich ein wenig auf.

Auf den **Abgasstutzen** streichen wir etwas Keramikpaste, damit es besser rutscht. Während ich den **Krümmer** an-

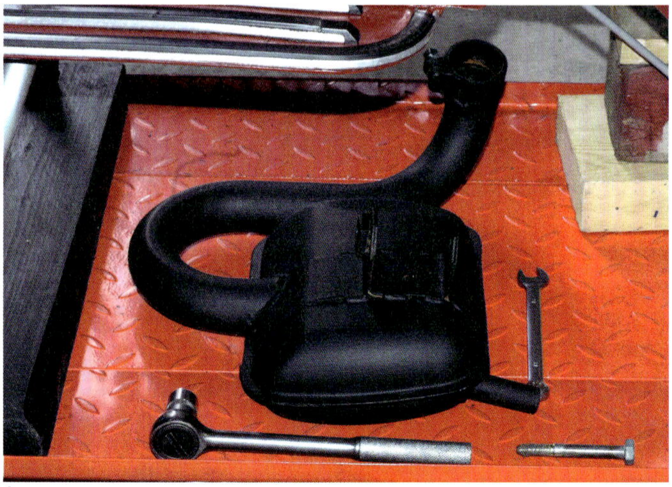

1

1: Der gestrahlte und hitzebeständig lackierte Auspuff ist einbaufertig. Rechts unten liegt der Haltebolzen. Als Werkzeug liegen „Knarre" mit Stecknuß SW 17 und Schlüssel SW 13 bereit.

setze, schiebt Gabi die gabelartige **Halterung** des Topfs unten über die Aufnahme am Motorblock.

Mit einem Schraubendreher wird zentriert, dann mit einem **Holzhammer** von unten abwechselnd gegen **Krümmer** und Topfkante geschlagen, bis der Krümmer sitzt und der Haltebolzen eingeschoben werden kann. Der will aber nicht, wie er soll, denn der **Käfig** für die Mutter auf der Vorderseite hat sich verschoben. Mit einem langen Schraubendreher gelingt es, sie wieder geradezurücken. Nun läßt sich der **Bolzen** mit der Stecknuß SW 17 eindrehen und festziehen. Die Schelle am Krümmer wird mit einem Ringschlüssel SW 13 angezogen – fertig!

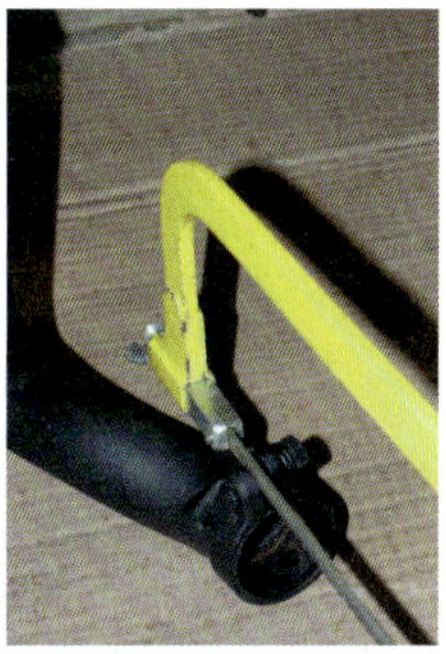
2

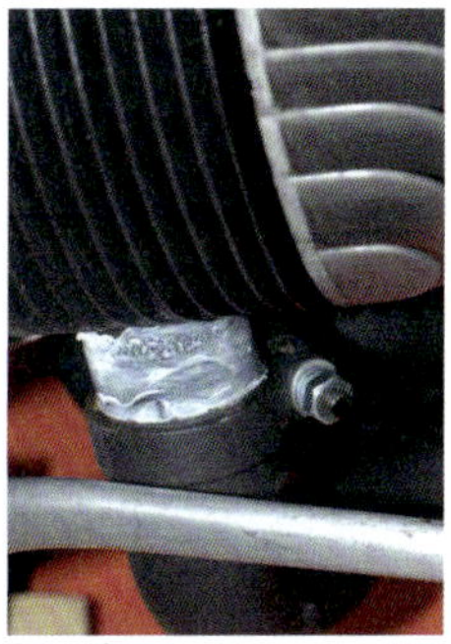
3

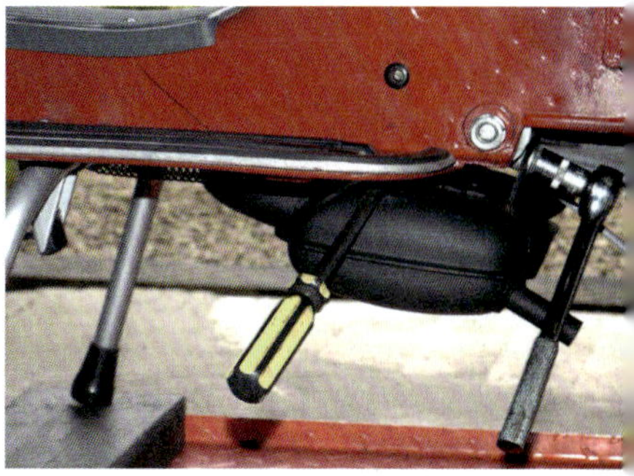
4

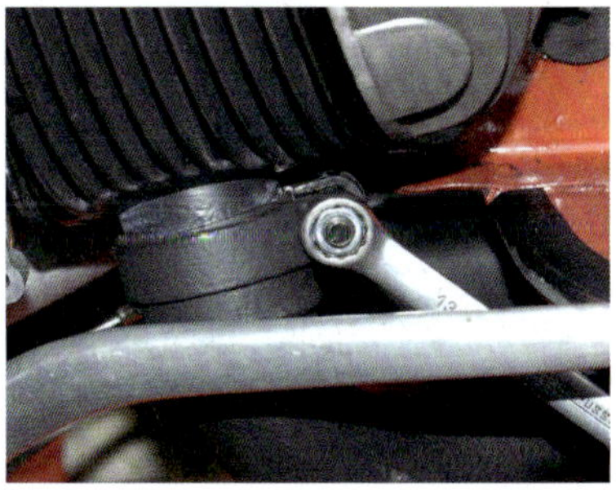
5

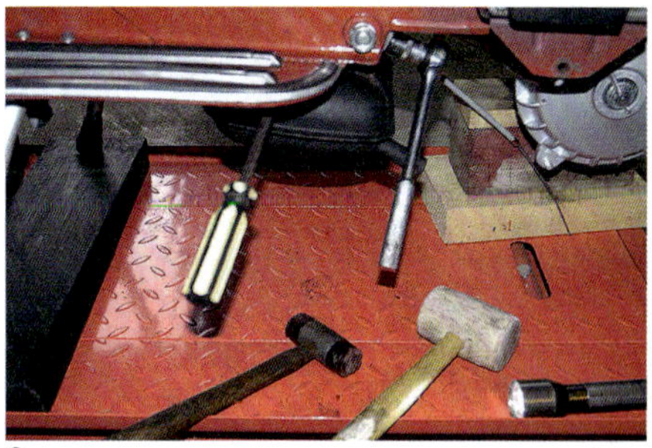
6

__2:__ Der unbrauchbare alte Bolzen am Krümmer wird durchgesägt und durch einen neuen nebst Scheibe und Federring ersetzt. __3:__ Keramikpaste erleichtert die Montage __4:__ Mit dem Schraubendreher wird der Käfig für die Mutter zurechtgerückt. __5:__ Anziehen der Schelle mit Schlüssel SW 13. __6:__ Ohne Lampe und Holzhammer ging es nicht.

Seilzüge: Endmontage; Getriebeöl einfüllen

Seilzüge am Lenker anschließen

Schaltdrehgriff und Schaltzüge anschließen

Der früher bereits gereinigte und renovierte **Schaltdrehgriff** wird aus der Lagerung gezogen, damit das Rohr, ebenso wie die Lagerstellen im Lenker, leicht gefettet werden kann. Beim Reinschieben auf die **dünne Gleitscheibe** zwischen Griff und Lager achten.

Rohr ganz durchstecken, dann **Federring** und **dicke Gleitscheibe** sowie die **Seilzugrolle** aufstecken und diese von oben mit dem Splint sichern; dabei Druck ausüben und gerade Splintpartie durch die Bohrungen an Rolle und Rohr stekken. Griff in Position 4. Gang drehen. Die beiden **Seelen** der Schaltzüge so weit vorziehen und abwinkeln, daß die **Nippel** eingehängt werden können. Nun kontrollieren, daß die metallbewehrten **Enden der Außenhüllen** bündig in den Plastikführungen unten am Lenker stecken; bei Bedarf mit Spitzzange nachschieben.

Kupplungszug und -hebel anschließen

Auch hier wieder **zu zweit** arbeiten. Nach Montage des Schaltgriffs kann der

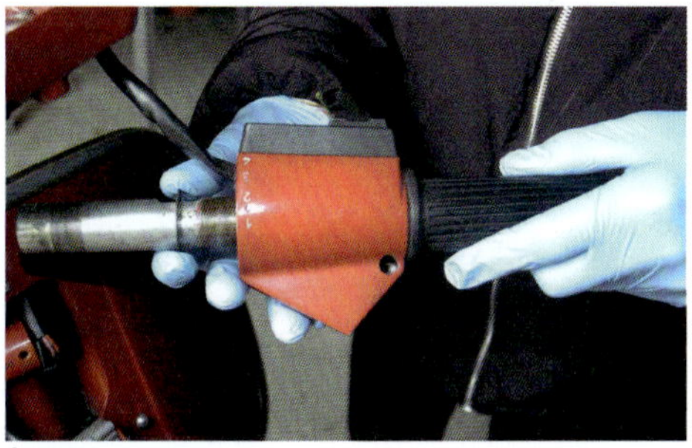
1

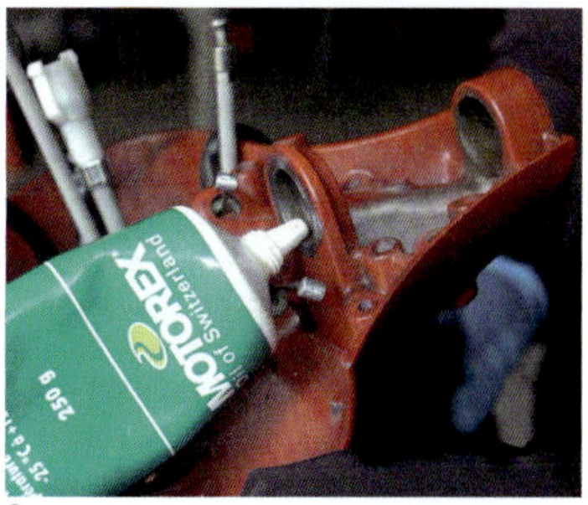

2

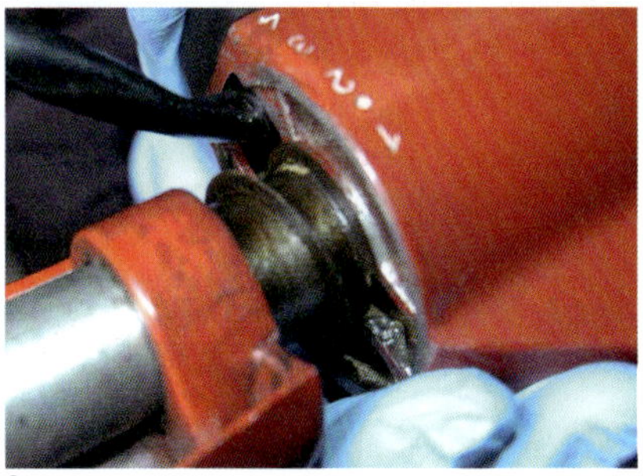
3

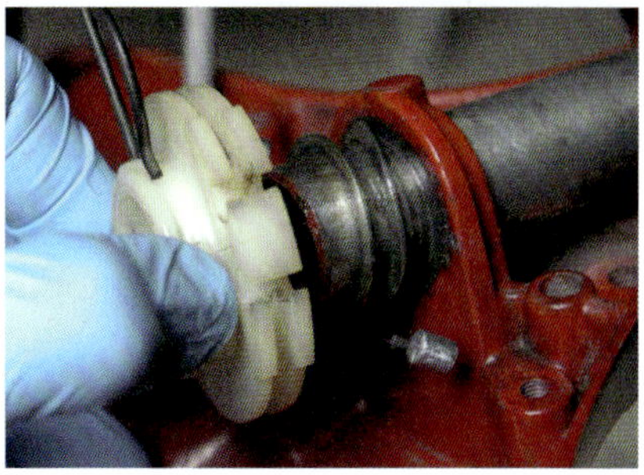
4

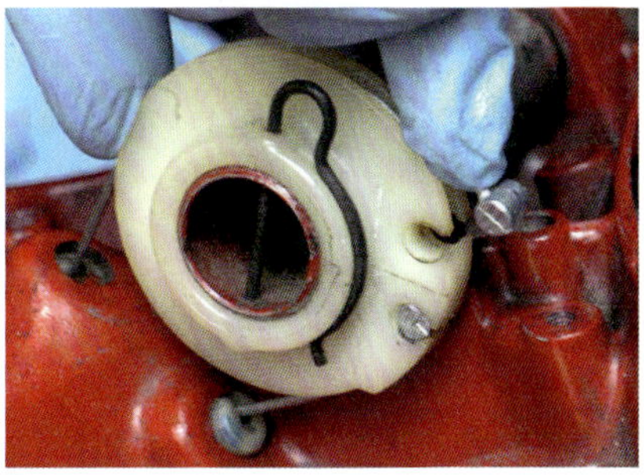
5

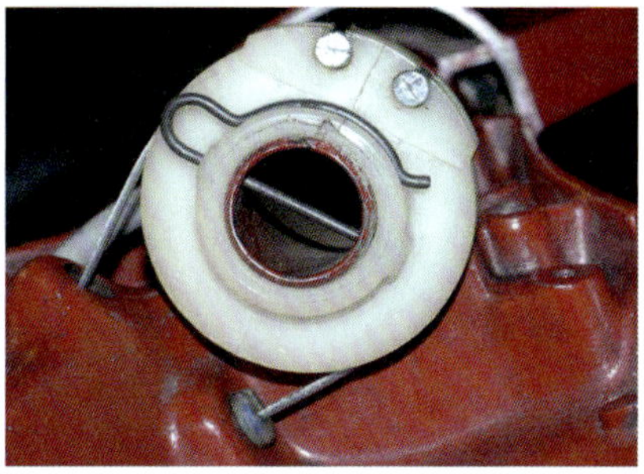
6

__1:__ Der Schaltgriff wird herausgezogen, das Rohr leicht gefettet. __2:__ Fetten der Lagerstellen.
__3:__ die Gleitscheibe zwischen Griff und Lager.
__4:__ Federring, innere Gleitscheibe, Seilzugrolle.
__5:__ Einsetzen der beiden Seilzugnippel.
__6:__ fertig montierte und versplintete Seilzugrolle.

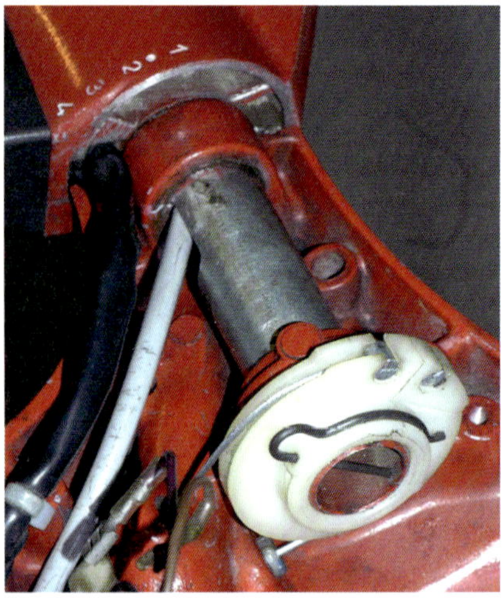
7

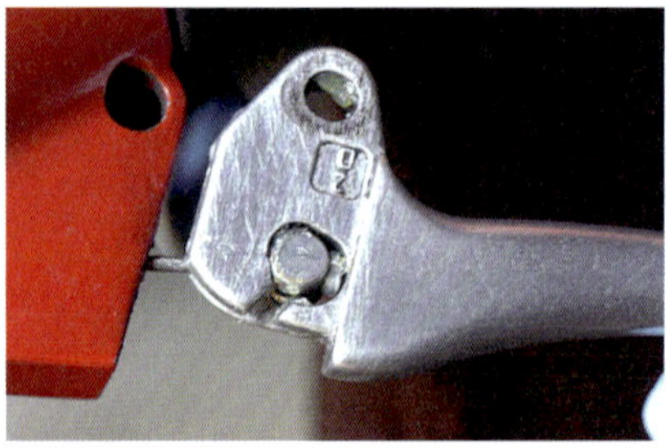
8

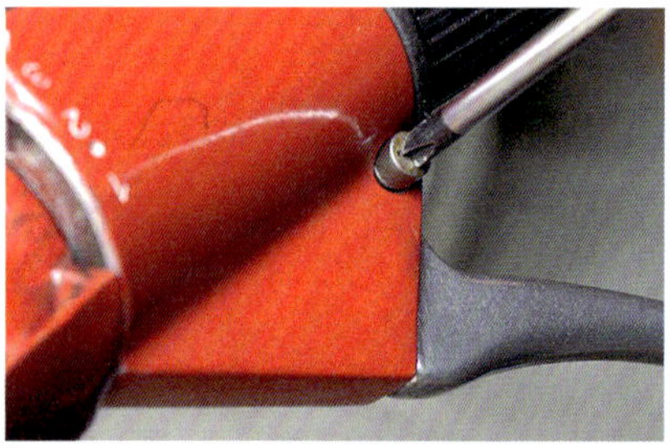
9

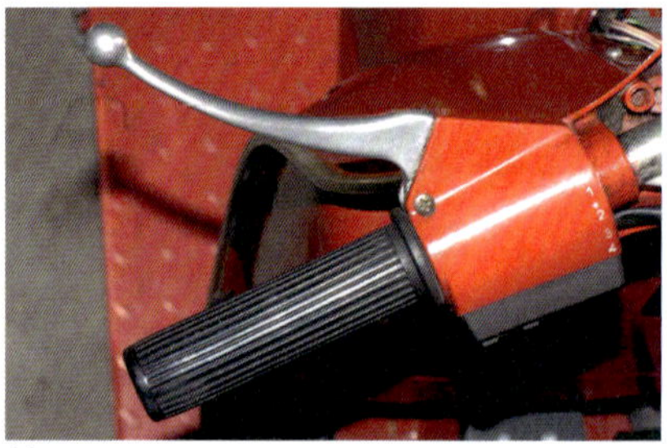
11

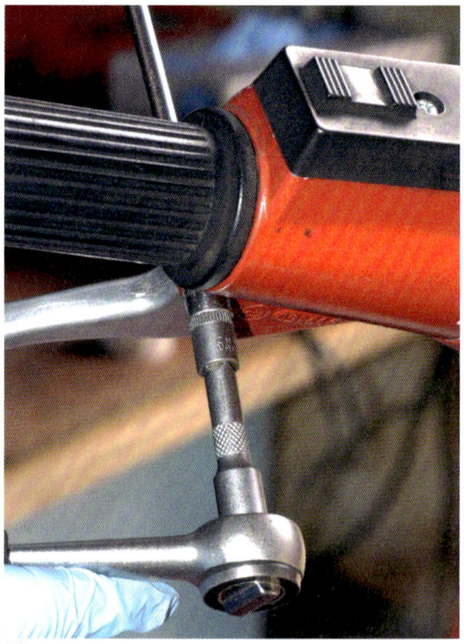
10

7: So muß der neue Kupplungsseilzug durch die Öffnung im Drehgriffrohr geführt werden (oberer Seilzug muß hier noch nachgespannt werden). 8: Position des Nippels im Hebel. 9: Eindrehen des Schraubbolzens. 10: Festschrauben der Mutter SW 8 von unten. 11: Drehgriff und Hebel ganz montiert.

Seilzug für die Kupplungsbetätigung angeschlossen werden. Dazu den Schaltgriff so drehen, daß die rechteckige **Aussparung** nach hinten weist. **Kupplungszug** etwas zurücksetzen, durch die Aussparung stecken und so weit vorschieben, bis das metallische Ende der Außenhülle fest im Lenker aufsitzt. **Innenzug** etwa 4 cm weit vorziehen und den losen **Nippel** so einhängen, daß der Kopf des Innenzugs in die größere Nippelaussparung paßt.

Nippel und Lagerstellen des aufpolierten Aluhebels leicht fetten und Nippel mit Seele im rechten Winkel zum Griff einfädeln. Hebel am Griff positionieren, dabei oben den Federring M6, unten die Gleitscheibe M6 zwischenschieben. Von oben den **Spezialbolzen** durchstecken und einschrauben, ihn dann von unten mit einer neuen **Nylstoppmutter SW 8** sichern; dabei Schraube mit Kreuzschlitzschraubendreher gegenhalten. Anschlag der Außenhülle im Drehgriff kontrollieren.

Gasdrehgriff und Gaszug anschließen

Das Prozedere (zu zweit) ist ähnlich wie oben beschrieben: Das Rohr des restaurierten **Gasdrehgriffs** mit dem Autoglym-behandelten Griffgummi wird ebenso wie seine Lagerstellen im Lenker leicht gefettet. Rohr ganz durchstecken, dann **Federring** und **Gleitscheibe** sowie die **Seilzugrolle** aufstecken und diese von oben mit dem Splint sichern;

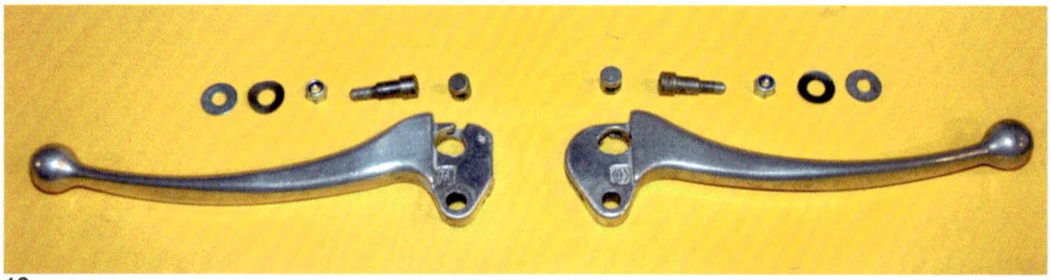
12

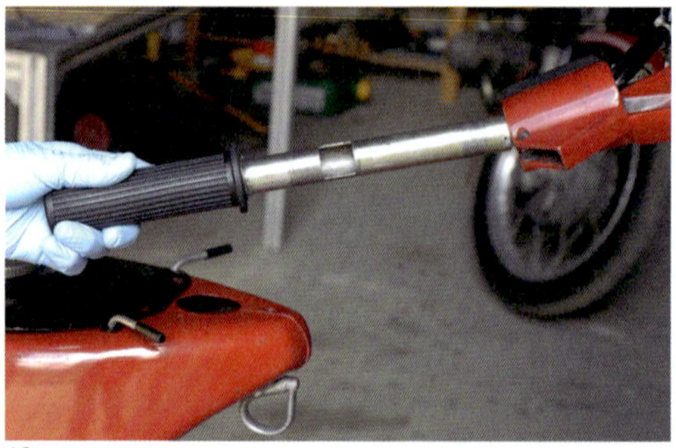
13

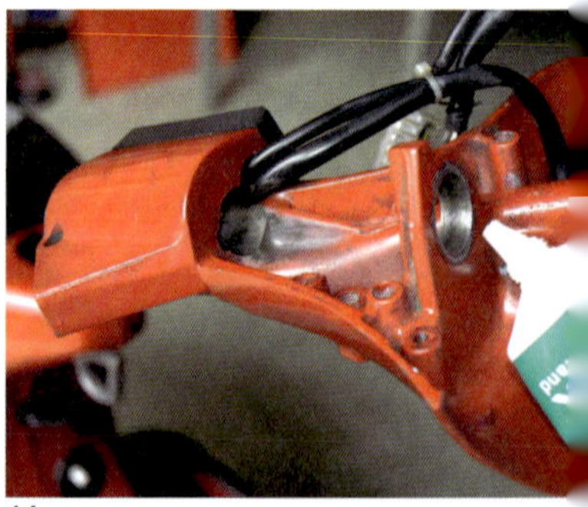
14

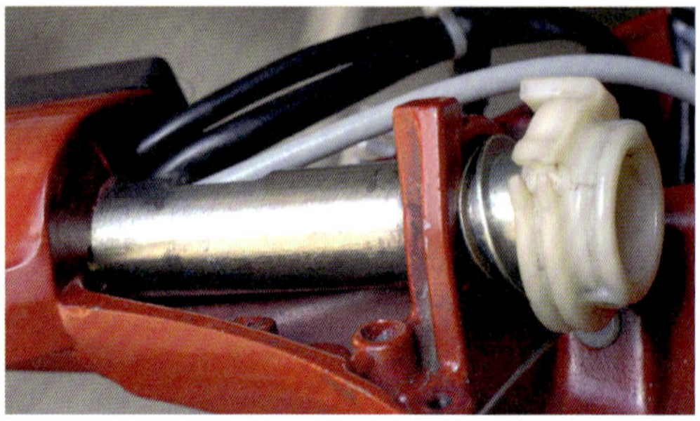
15

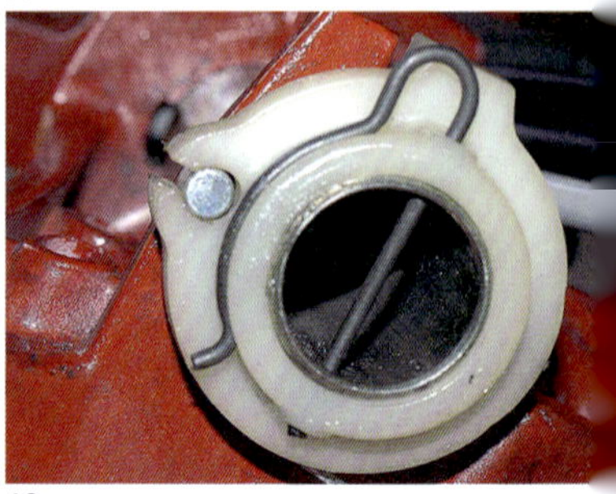
16

Druck ausüben und gerade Splintpartie durchstecken wie gezeigt. Die **Seele** des neuen Gaszugs so weit vorziehen und abwinkeln, daß der **Nippel** eingehängt werden kann. Den Sitz des metallischen **Endes der Außenhülle** in der Plastikführung unten am Lenker kontrollieren. .

12: Die beiden Hebel und die Spezialbolzen wurden aufpoliert, die Federringe und Scheiben sind neu. 13: der restaurierte Gasdrehgriff. 14: Rohr und Lagerstellen werden gefettet. 15: Aufstecken von Federring, Gleitscheibe, Seilzugrolle. 16: Seilzugrolle fixiert, Nippel des neuen Gaszugs eingehängt.

Vorderrad-Bremszug und -hebel anschließen

Wie der neue Vorderrad-Bremszug durch das Lenkrohr gefädelt wird, haben wir bereits gezeigt. Zuerst unten die Rändelschraube lösen und den **Seilzug** etwas herausziehen. Nun den Gasgriff so drehen, daß die längere **Aussparung** nach hinten weist. **Innenzug** so weit wie möglich herausziehen, den kompletten Bremszug durch die Aussparung stecken und **innen im Drehgriffsockel** am Lagerpunkt vorbei durchschieben, bis der Nippel des Innenzugs in den losen Nippel eingehängt werden kann, uff!

Nippel in den **Bremshebel** setzen und diesen am Griffsockel positionieren. Dann die Außenhülle des Seilzugs zurückschieben, von hinten in das Gegenlager im Griff stecken und wieder vorschieben. **Federring M6** und **Gleitscheibe** zwischenschieben, **Bolzen** von oben durchstecken, mit dem Kreuzschlitzschraubendreher bis zum Anschlag festziehen und von unten mit einer neuen **Nylstoppmutter SW 8** sichern. Seilzug unten provisorisch einsetzen.

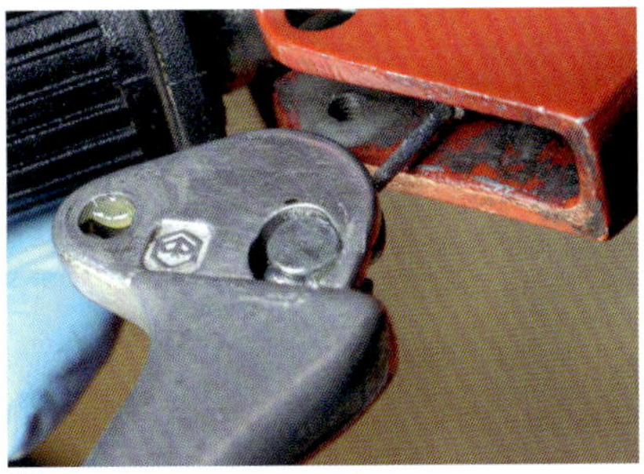
17

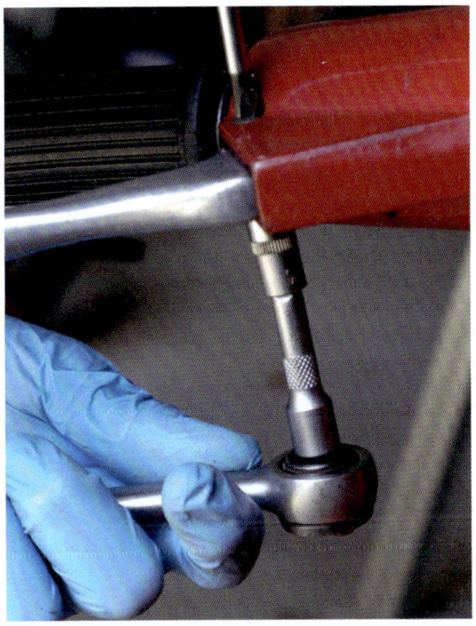
18

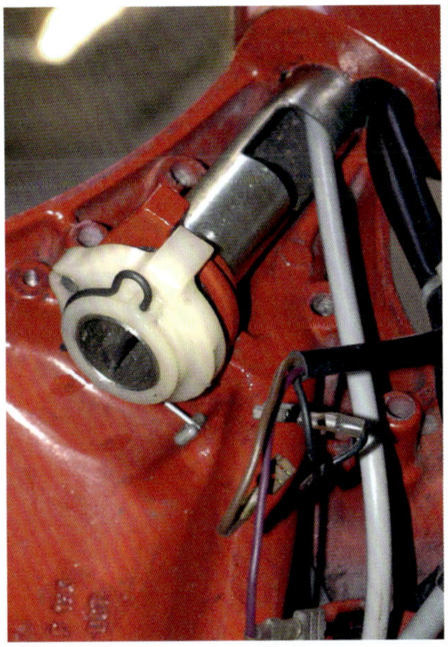
19

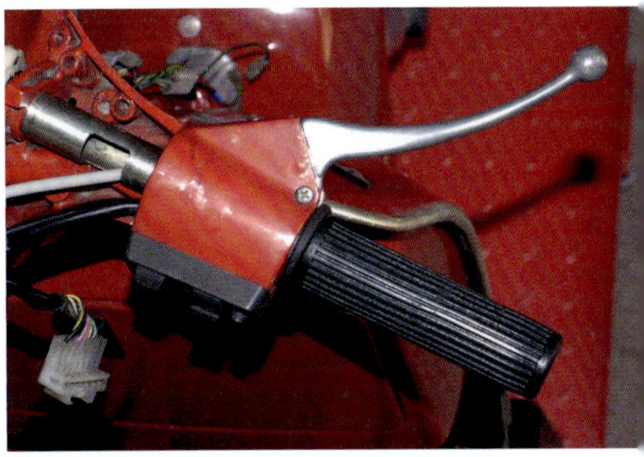
20

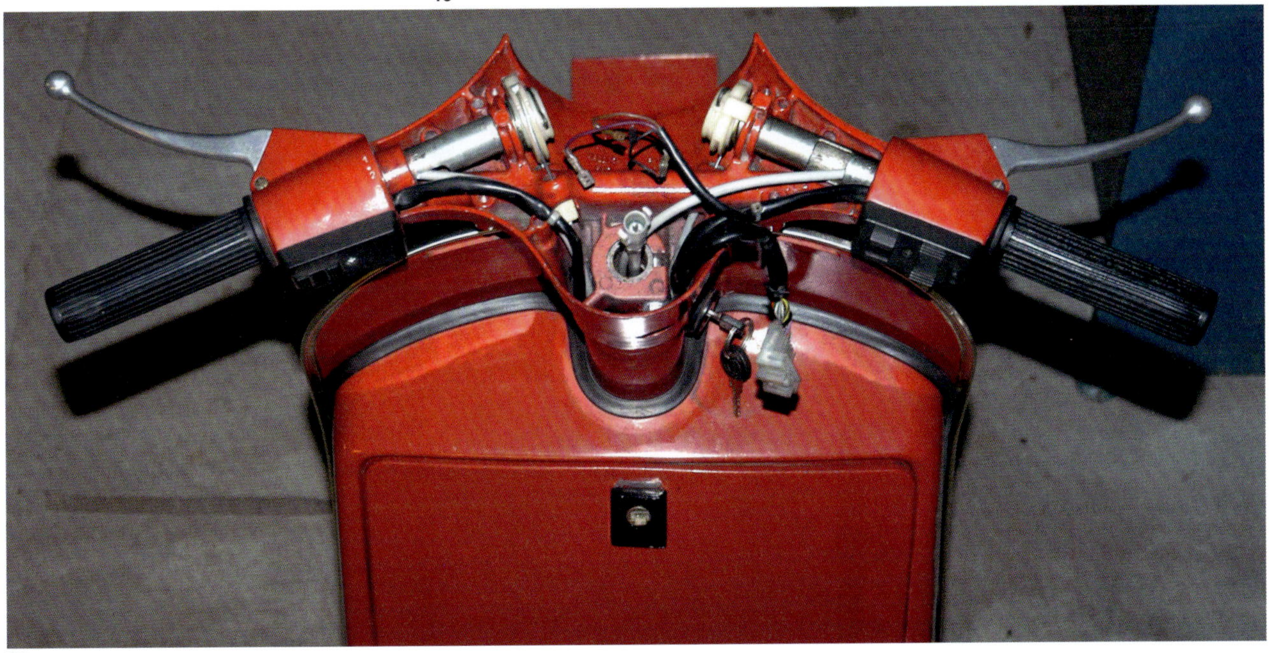
21

17: *Nippel des neuen Vorderradbremszugs eingehängt.* ***18:*** *Festziehen von Mutter und Griffbolzen.* ***19:*** *So muß der Bremszug durch das Griffrohr geführt werden.* ***20:*** *Gasdrehgriff, Bremshebel und Bremsseilzug fertig montiert.* ***21:*** *Die aufbereiteten Drehgriffe mit den Hebeln und insgesamt fünf angschlossneen Seilzügen.*

Werkzeug, Produkte, Teile für Seilzug-Anschlüsse am Lenker

Kreuzschlitzschraubendreher
Umschaltschlüssel mit
Stecknuß SW 8
Spitzzange

Universalfett
2 Federringe für Hebelbolzen
2 Unterlegscheibhen für Bolzen
neue Züge wie bereits aufgeführt

Kupplungs- und Bremszug am Motor anschließen und einstellen

Kupplungszug anschließen und einstellen:

Wieder mal einfacher gesagt als getan. Schuld ist der altmodische Klemmnippel. Zuerst wird der neu phospatierte **Einsteller** unten ins Motorgehäuse gedreht. Dann schieben wir den **neuen Kupplungszug** zurück und fädeln die (nachgefettete) **Seele** durch den Einsteller, schieben den neuen **Gummibalg** auf und schieben dann weiter durch das Loch im **Ausrückhebel. Wichtig:** Außenhülle des Zugs oben gegen den Sitz im Lenker und unten ganz in den Einsteller drücken.

Nun muß der Hebel komplett so weit nach vorn gedrückt werden, bis kein Spiel mehr vorhanden ist. Wenn man alleine arbeitet, kann man sich helfen, indem man den Hebel mit einem **Stück Holzleiste** gegen das Gehäuse abstützt und damit das Spiel ganz wegnimmt. Maße des Holzes: 7 x 2 x 0,5 cm. Länge 7 cm paßt genau.

Jetzt wird der (aufbereitete und neu phosphatierte) **Nippel** aufgeschoben. Er besteht aus drei Teilen: Hülse mit Kopf SW 8, Klemmschraube SW 7 und 2 mm dickes Druckstück im Inneren (s. Foto); dieses dreht sich beim Einschrauben nicht mit und klemmt das Seil, ohne es zu beschädigen. Selbst wenn der Roller auf der Bühne steht, ist das Festklemmen fummelig. Nach einigen Versuchen gelingt es, den Hülsenkopf mit dem Gabelschlüssel SW 8 festzuhalten. Die **Klemmschraube** dreht man am besten mit einem Steckschlüssel und einer Nuß SW 7 fest, und zwar so fest es geht, natürlich ohne sie abzureißen – Gefühlssache.

Das noch verbliebene **Spiel am Kupplungshebel** wird mit dem **Einsteller** reguliert: Kontermutter SW 8 lösen, Außenhülle des Zugs mit der Spitzzange festhalten (damit er sich nicht mitdreht) und Einsteller herausdrehen (SW 8); Das Spiel am Hebel sollte 5-10 mm betragen. Einsteller sichern.

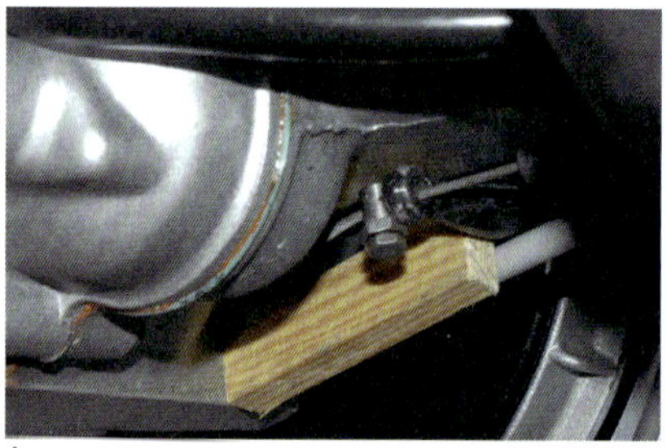
1

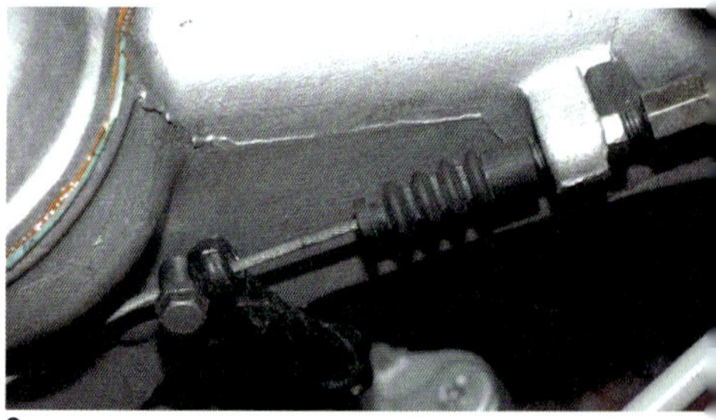
2

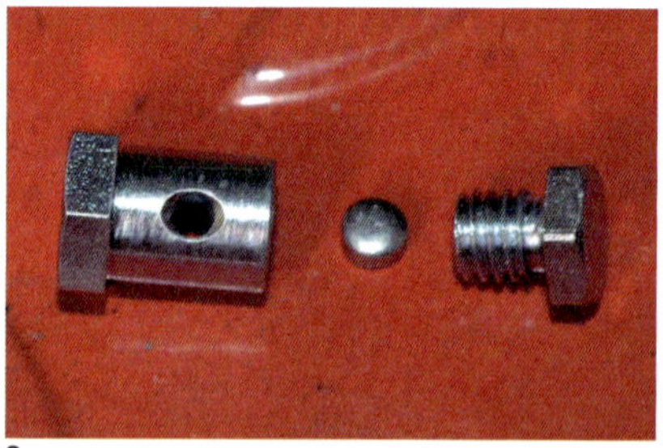
3

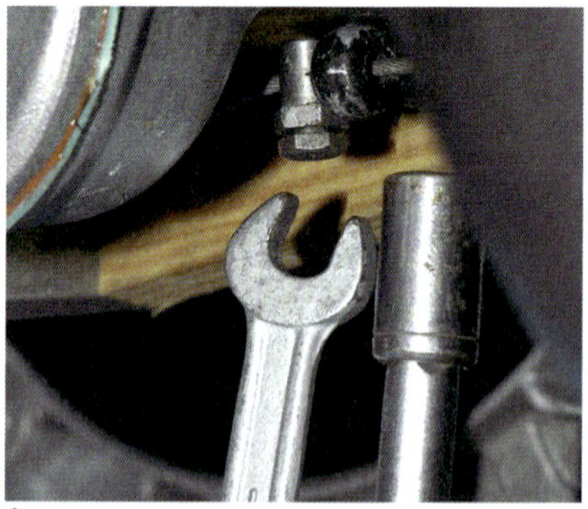
4

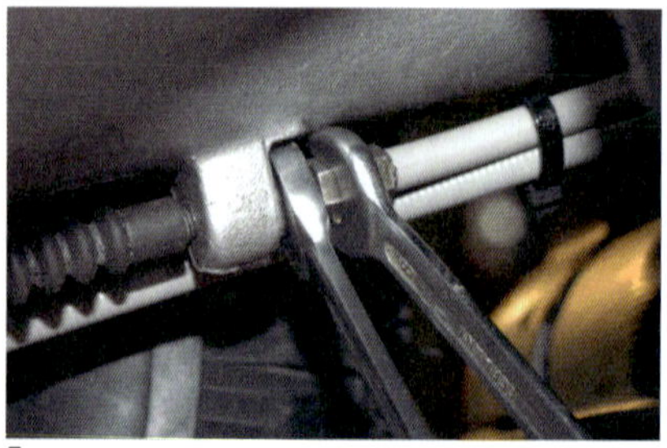
5

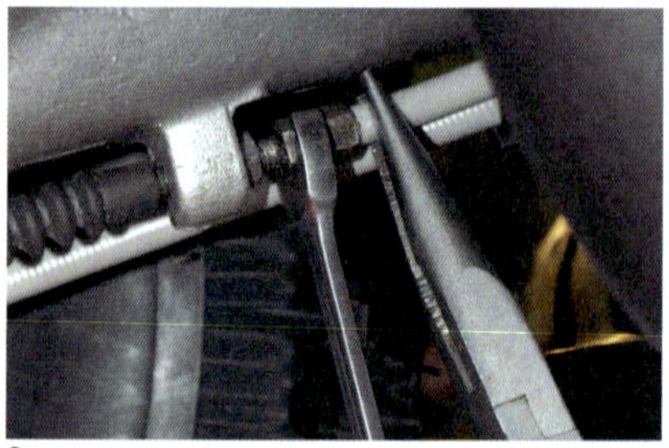
6

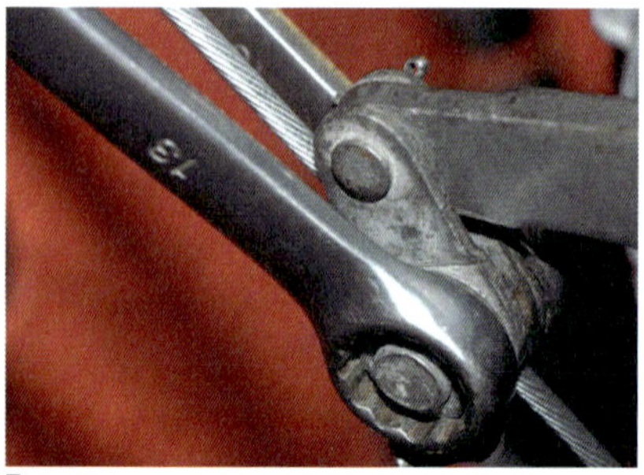
7

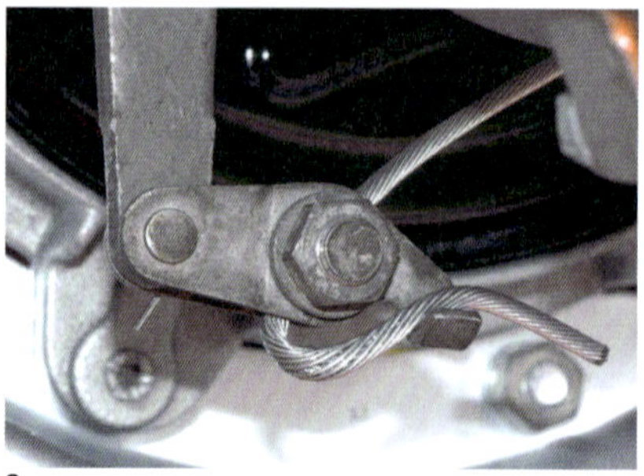
8

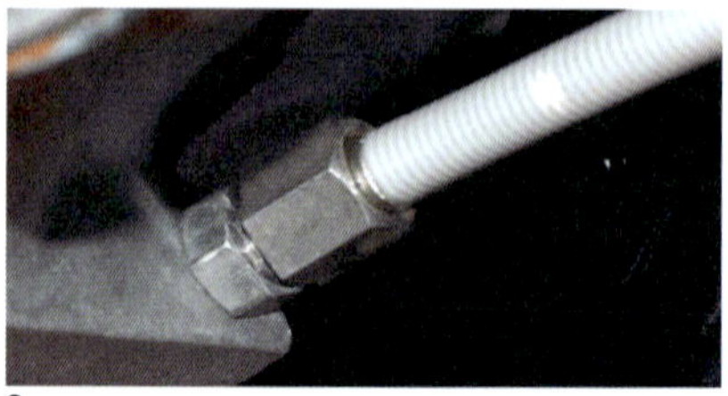
9

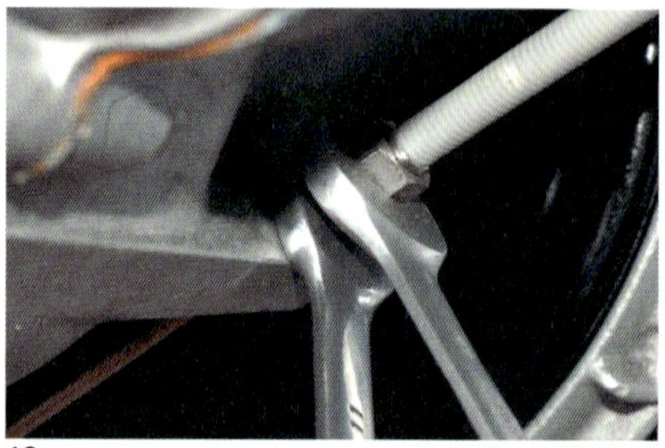
10

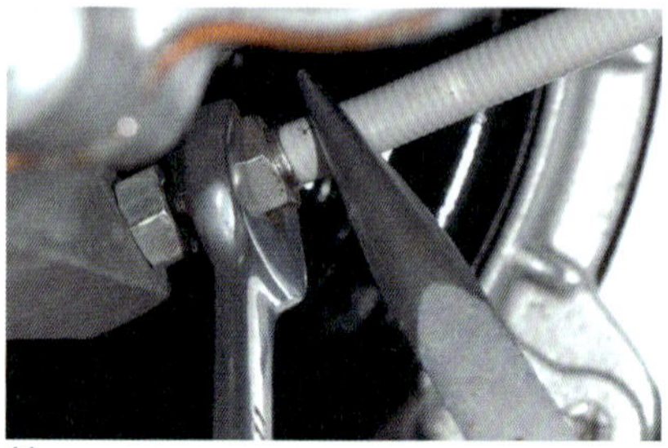
11

1: *Der Ausrückhebel muß mit einem Holz spielfrei nach vorne gezogen werden.* ***2:*** *Montageabfolge Kupplungsseil von links; Klemmnippel, Hebel, Gummitülle, Widerlager, Einstellschraube mit Kontermutter SW 8.* ***3:*** *Klemmnippel SW 8, Druckelement, Schraube SW 7.* ***4:*** *Nippel mit Steckschlüsseln SW 7 und Gabelschlüssel SW 8 festschrauben.* ***5:*** *Mutter lösen, Einsteller drehen mit zwei Schlüsseln SW 8.* ***6:*** *Beim Herausdrehen des Einstellers Seilzug mit Spitzzange festhalten.* ***7:*** *Festklemmen des Bremszugs mit zwei Schlüsseln SW 13.* ***8:*** *Das Seilzugende muß vorne eingehängt werden.* ***9:*** *Einsteller mit Mutter SW 11 des Bremsseilzugs.* ***10:*** *Einstellen des Seilzugs mit zwei Schlüsseln SW 11.* ***11:*** *Beim Herausdrehen des Einstellers Seilzug mit Spitzzange festhalten.* ***12:*** *beide Züge mit einem Nylonband verbinden (rechte Seite oben).*

Fußbremszug anschließen und einstellen:

Beim **neuen Bowdenzug** der fußbetätigten Hinterradbremse ist es ein wenig einfacher. Am besten geht es bei ausgebautem Hinterrad und auf der Bühne. Zuerst den Einsteller mit der Mutter (beides SW 11) ins Gehäuse drehen. Dann **Außenhülle** zurückschieben und **Seele** durch den **Einsteller** fädeln.

Jetzt das **Klemmstück** vom **Bremshebel** abspreizen, den Hebel ganz nach vorne drücken und den **Bolzen** so positionieren, daß die **Bohrung** parallel zum Seilzug weist und zwischen Hebel und Klemmplatte zu sehen ist. Bremshebel so weit vordrücken, bis kein Spiel mehr vorhanden ist, notfalls mit Draht nach vorne ziehen. Mit Geschick gelingt es, die (nachgefettete) **Seele** durch das Loch im Bolzen zu schieben.

Nun kontrollieren, daß die Außenhülle vorne und im Einsteller fest anliegt. Dann den **Bolzen** mit einem Ringschlüssel SW 13 festhalten und die Mutter SW 13 so weit anziehen, bis die Seele perfekt festgeklemmt ist. Das überstehende **Ende** wird nach vorne geklappt und in den **Haken** gelegt.

Das **Spiel** wird wieder durch Verdrehen des Einstellers hergestellt; dabei wieder Außenhülle des Zugs mit der Spitzzange festhalten. Der Einsteller wird dann mit der Mutter blockiert. Abschließend verbinden wir Kupplungs- und Bremszug durch einen selbstarretierenden Kabelbinder, damit die Züge nicht am Auspuff anliegen.

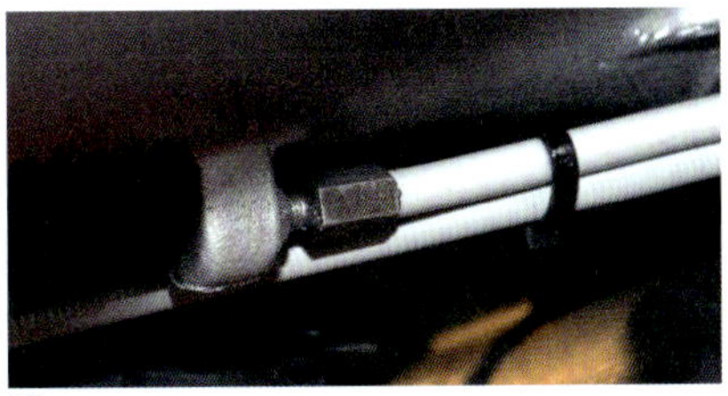
12

Werkzeug, Material, Neuteile Kupplungs- und Bremszug Anschluß, Einstellung

Ring- und Gabelschlüssel
SW 7, SW 8, SW 11, SW 13
Umscaltschlüssel klein
mit Stecknuß SW 7
Spitzzange
Bindedraht (ca. 1 m), Kabelbinder
Gummitülle Kupplungszug

Schaltseilzüge: anschließen und einstellen

Bougierohr montieren:

Wie schon vermerkt, ist die **Schutzhülle** (Bougierohr, Bougie = frz. für Zündkerze) für die beiden Schaltseilzüge ab Werk nicht mehr lieferbar. Doch wir werden in unserem Teilelager schnell fündig: Das gesuchte Rohr, dazu noch paßgenau, schützt das Zündkabel eines ausgebauten Citroën GSA-Motors. Es wird auf die passende Länge von 50 cm gekürzt und mit Waschbenzin sowie Autoglym-Pflegemittel gereinigt.

Schaltzüge hinten anschließen:

Das Aufschieben gelingt leichter, wenn die beiden Seilzughüllen dünn mit **WD-40** eingesprüht werden. Das Rohr wird so weit durch die Tülle in der Karosserie geschoben, bis vorne nur noch circa 3 cm Seilzug herausschauen. Vorher die angebrachten **Markierungen** in Blau und Rot vorne wiederholen, damit sie bis zuletzt sichtbar bleiben (und die Hülle nicht wieder zur Kontrolle rausgezogen werden muß, wie es uns passierte...)

Vor dem Einbau des **Schaltsegments** die Auflage am Gehäuse dünn mit Loctite 518 bestreichen, dann die **neue Papierdichtung** aufschieben und sie auch von außen mit Loctite versehen. Nun müssen alle beweglichen **Ele-**

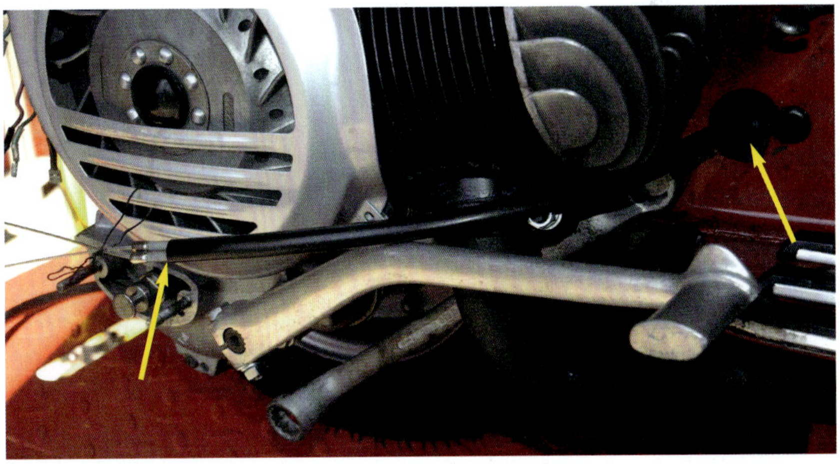
1

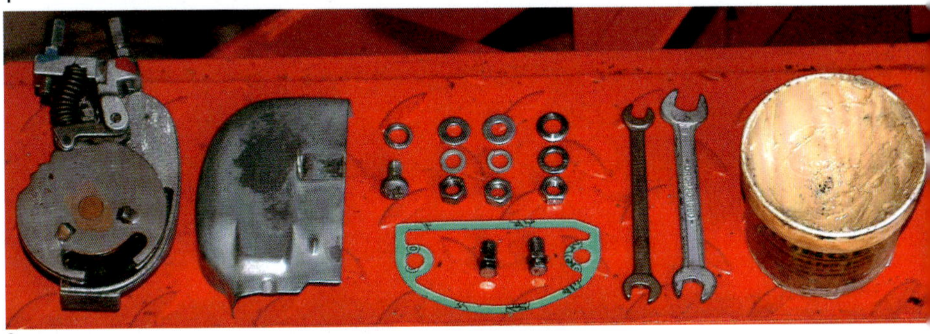
2

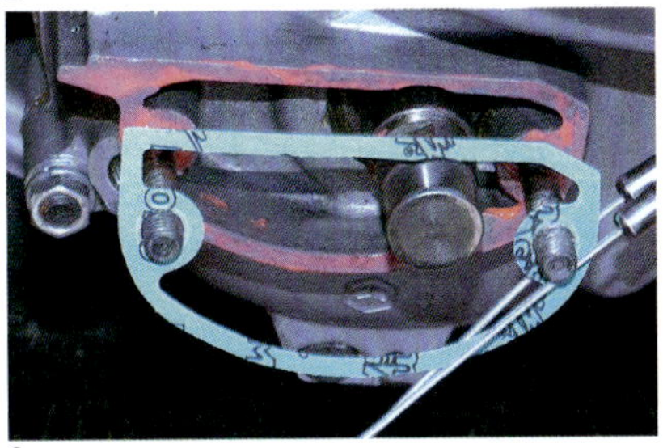
3

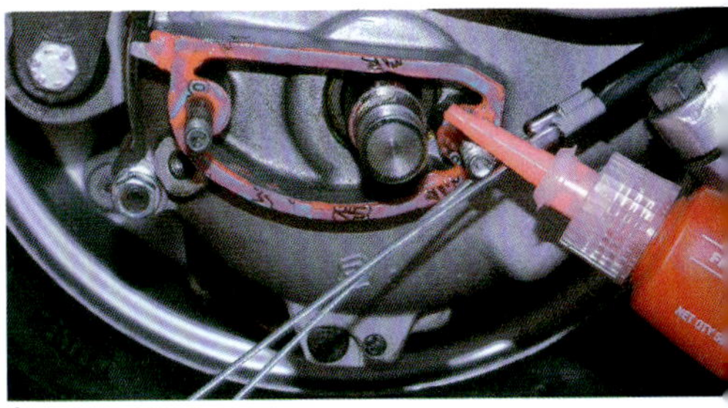
4

***1:** Das vom Citroën GSA entlehnte und aufbereitete Bougierohr schützt die beiden Seilzüge; die Pfeile markieren Anfang und Ende. Das Rohr wird dann hinter den Auspuff verlegt und fixiert. **2:** Schaltsegment mit Stellscheibe und Einstellern, Deckel, Dichtung, Klemmnippel, Muttern, Schraube, Scheiben, Schlüssel SW 7 und SW 8, Fett. **3:** Auflagefläche mit Loctite 518 bestrichen, neue Dichtung angesetzt.*

mente des Schaltsegments, vor allem die **Mitnehmerklaue** und der **Kopf der Schaltwelle** großzügig mit **Heißlagerfett** eingestrichen werden.

Nun müssen die beiden **Innenzüge** durch die **Einsteller** geschoben, in die **Kanäle der Stellscheibe** gelegt und stramm vorgezogen werden. Prüfen, daß die **Außenhüllen** der Seilzüge oben am Schaltgriff und unten an den Einstellern **bis zum Anschlag** eingeschoben sind. Die beiden aufbereiteten **Klemmnippel** werden seitlich in ihre Position geschoben, die **Innenzüge** durch die Bohrungen gesteckt. Ohne die Positionen zu verändern, die Klemmnippel mit einem Gabelschlüssel SW 7 sichern, dabei mit Schlüssel SW 8 gegenhalten; Helfer oder Helferin zum Festhalten des Segments sind nützlich. Zuletzt die **Enden der Seelen** hinter die beiden Haken auf der Scheibe klemmen.

Schaltsegment montieren:

Das **Aufschieben** des fertig vormontierten Schaltsegments gelingt nur unter folgenden **Bedingungen:** Lüftungsgitter und Kickstarterhebel abgebaut, Schaltwelle ganz herausgezogen, **Leerlauf** eingelegt, Schaltklaue mittels der Scheibe nach außen gedrückt (4. Gang). Wenn es klemmt, am **Hinterrad** drehen. Später Schaltsegment mit zwei Muttern SW 11 festschrauben, inklusive neuer Unterleg- und Federscheiben.

Deckel, Abstandshalter montieren:

Vor dem Aufsetzen des Deckels einen guten Spritzer **Öl SAE 30** in das Segment geben, nicht auffüllen. Eine Metallkanne der Marke PRESSOL aus den 1960ern war dabei nützlich. Falls abgenommen: Zuerst den **Kickstarthebel** wieder befestigen; bei aufgesetztem Lüfterblech geht von oben der Bolzen nicht rein. **Kühlluftblech** aufsetzen und festschrauben wie gezeigt, dabei das Befestigen des **Massekabelanschlusses** für die Elektronikbox nicht vergessen (s. weiter unten). Nun die Lasche des **Deckels** über die Lüftungsblechkante schieben und mit der Kreuzschlitzschraube samt Unterlegscheibe befestigen.

Nicht vergessen werden darf, den **Halter** anzubringen, der die beiden Seilzüge auf **Abstand zum Auspuff** hält; dazu die untere Mutter der Gehäuseverbindung abschrauben, Halter aufsetzen. Die Züge in den Bogen legen, diesen wieder zubiegen. Die Scheiben und Mutter anbringen. Halter so biegen, daß der Abstand zum Auspuff ausreichend ist.

Nach Inbetriebnahme des Motors kann das Spiel der Seilzüge mittels der beiden zuvor weit eingedrehten **Einsteller** nachreguliert werden (zwei Gabelschlüssel SW 8).

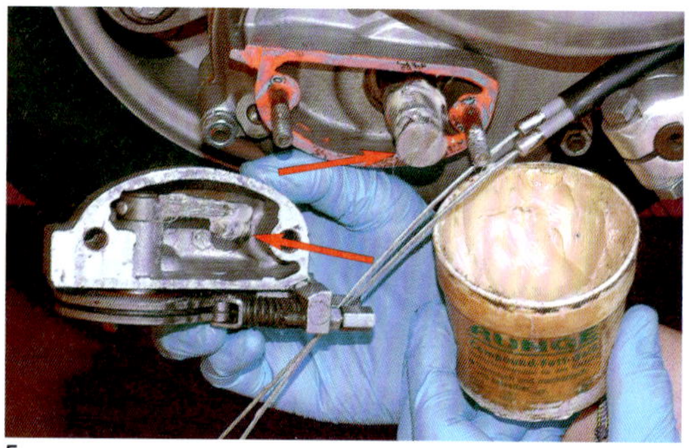
5

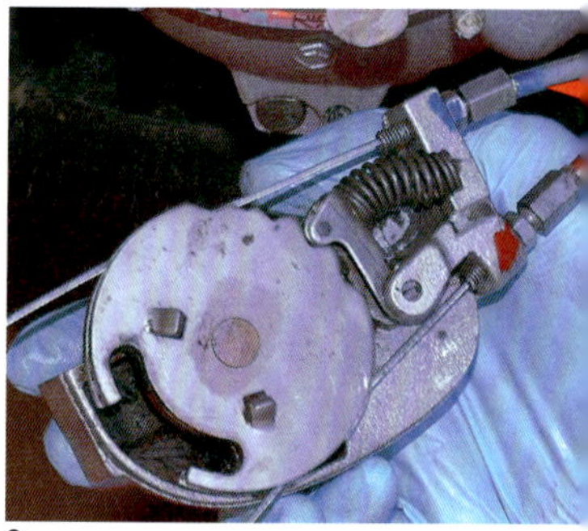
6

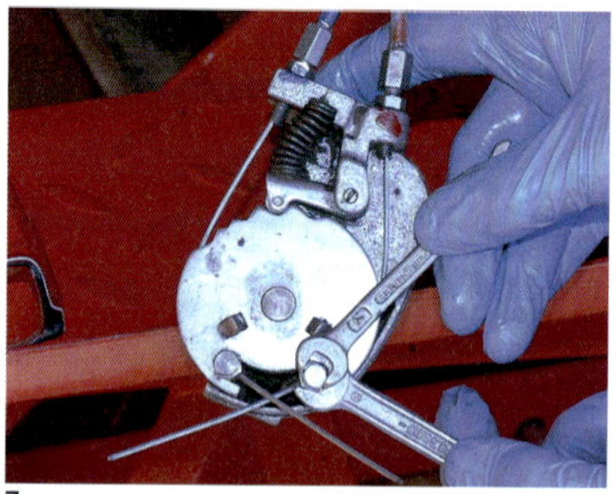
7

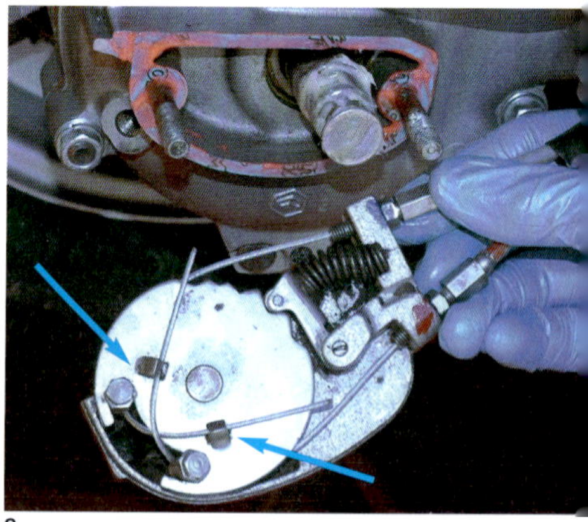
8

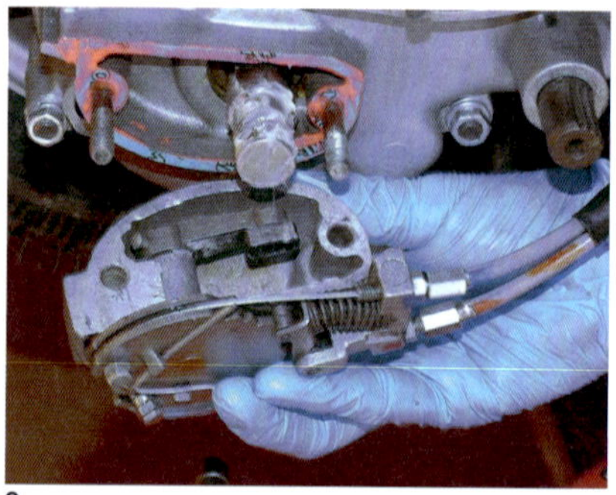
9

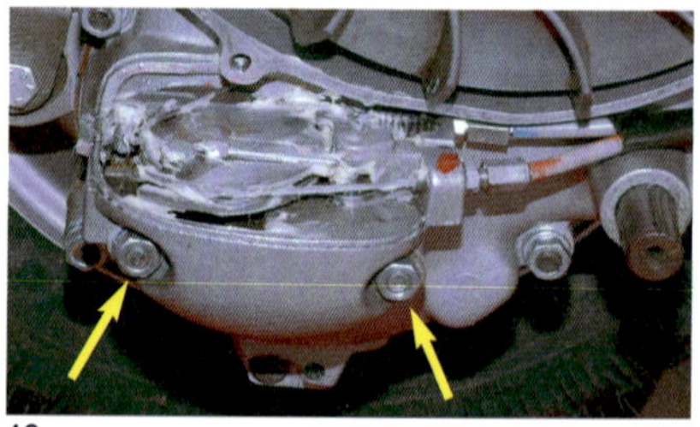
10

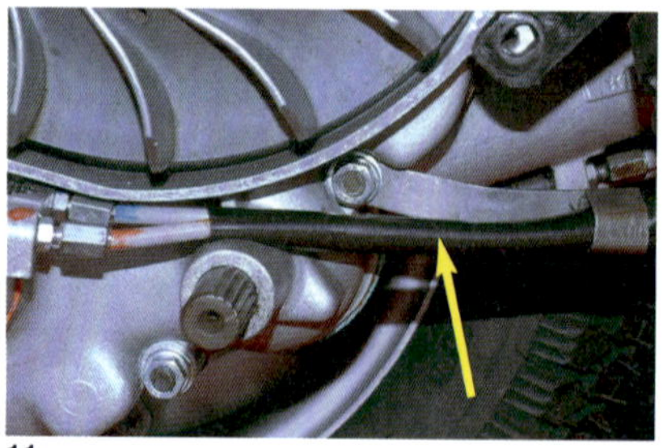
11

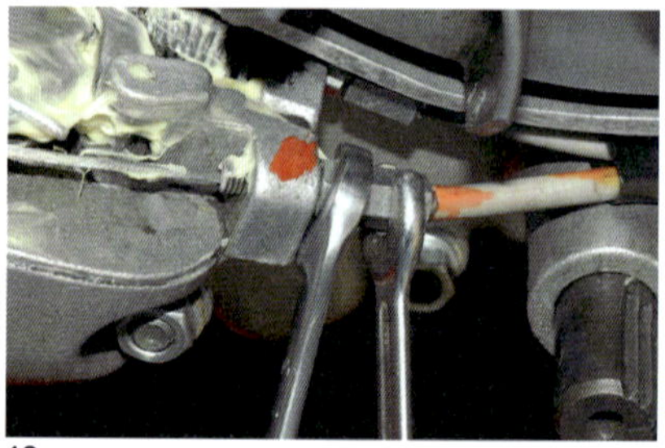
12

*5: Fetten von Klaue und Schaltwellenkopf. **6:** Innenzüge in die Rillen der Stellscheibe gelegt, Markierungen. **7:** Festschrauben der Klemmnippel. **8:** Die Zugenden werden in die Haken gesetzt. **9:** Ansetzen des montierten Schaltsegments.* **Aus- und Einbau Segment: 4. Gang einlegen, Hinterrad drehen.** ***10:** Festschrauben des Segments mit Muttern SW 11. **11:** Der Blechstreifen hält die Hülle mit den Schaltzügen vom Auspuffkrümmer fern. **12:** Zum Nachstellen des Zugspiels Kontermutter SW 8 lösen und Einsteller mit Schlüssel SW 8 justieren.* **Schaltzüge einstellen siehe übernächste Seite.**

Werkzeug, Material, Neuteile Schaltzüge Anschluß

Plastikpflegemittel Autoglym
Gleitmittel (WD 40), Waschbenzin
Steckschlüssel SW 11
mit Verlängerung
Gabelschlüssel SW 7, SW 8
Kreuzschlitzschraubendreher
Ölspritzkanne
Papierdichtung neu

Flüssigdichtung Loctite 518
Öl SAE 30
Heißlagerfett und etwas
Getriebeöl
SW 30 (für das
Schaltsegment)
2 neue Unterlegscheiben
2 neue Federringe

13

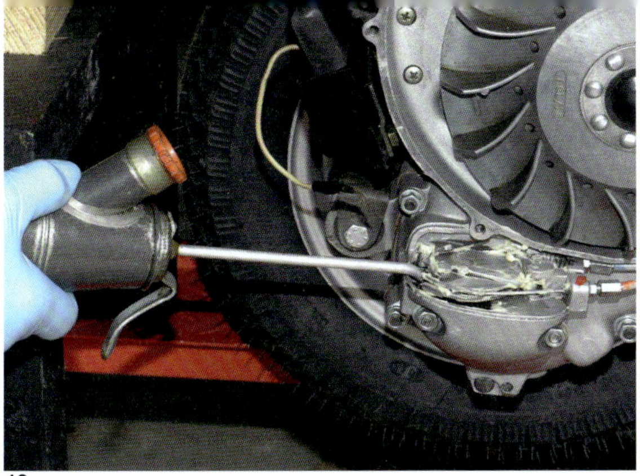

13

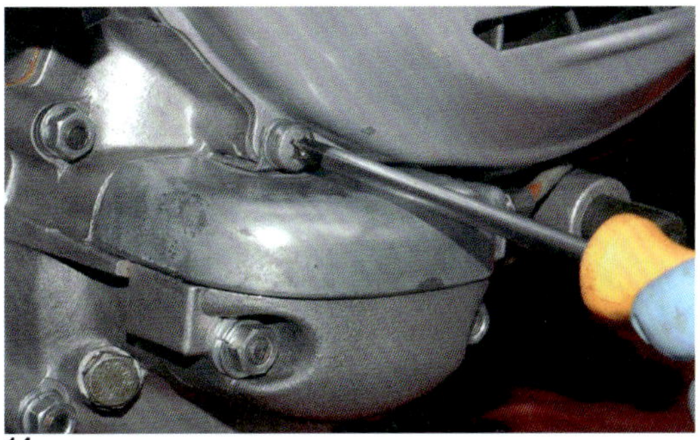

14

13: etwas Öl SAE 30 einspritzen, noch nicht ganz auffüllen. 14: Letzter Schritt ist das Befestigen des Deckels bei montiertem Kühlluftblech.

Getriebe befüllen

Getriebeöl einfüllen:

Zuerst muß die zuvor gereinigte **Ölablaßschraube** wieder eingesetzt werden, und zwar mit einem neuen **Kupferdichtring** M10. Von Hand vorziehen, damit die Schraube nicht verkantet und das Gewinde nicht beschädigt wird. Mit Inbusschlüssel SW 8 handfest, aber mit Gefühl festziehen.

Eingefüllt werden müssen **250 Milliliter Getriebeöl** der Spezifikation **SAE 30.** Piaggio-Spezialist Schulz hält dafür passende Gebinde bereit. Da die Einfüllöffnung ungünstig plaziert und zudem sehr klein ist (Gewinde M8), kann nur mit einer **Spritzkanne** gearbeitet werden. Wir benutzen wieder unsere antike Blechkanne PRESSOL SPEZIAL. Jeder Versuch mit Schläuchen und Trichtern würde scheitern.

Das Öl wird durch die Öffnung gepumpt. Dann die **Einfüllschraube** M8 mit neuem **Kupferdichtring** eindrehen und mit einem Gabelschlüssel SW 13 festziehen; andere Schlüsselmuster passen nicht, kein Platz.

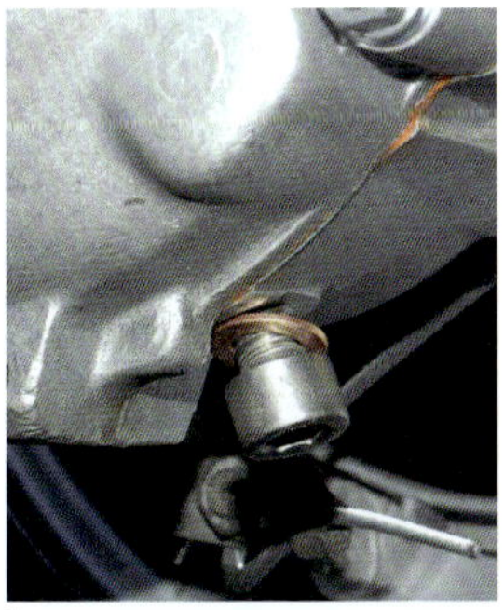

1

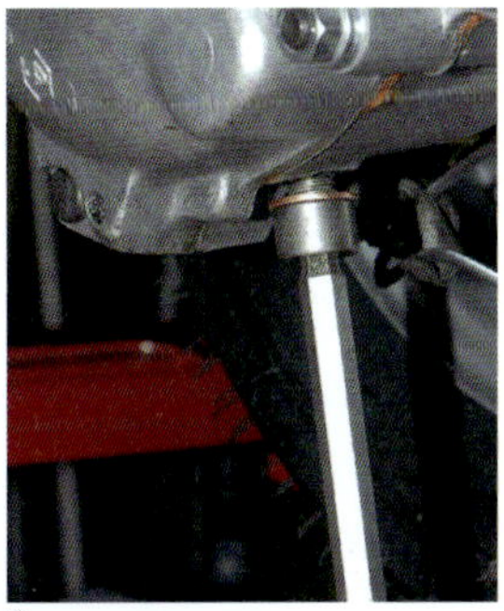

2

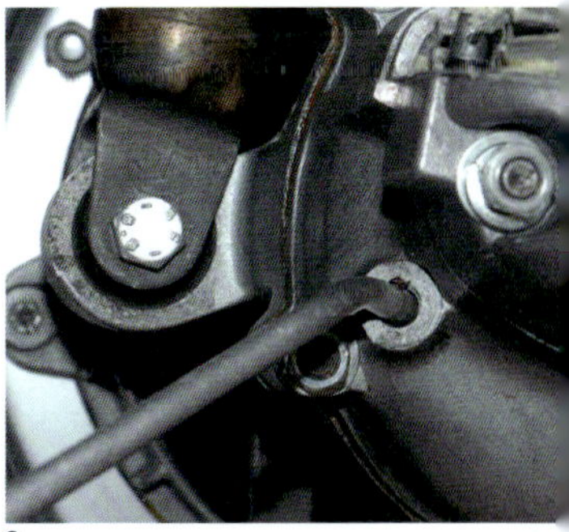

3

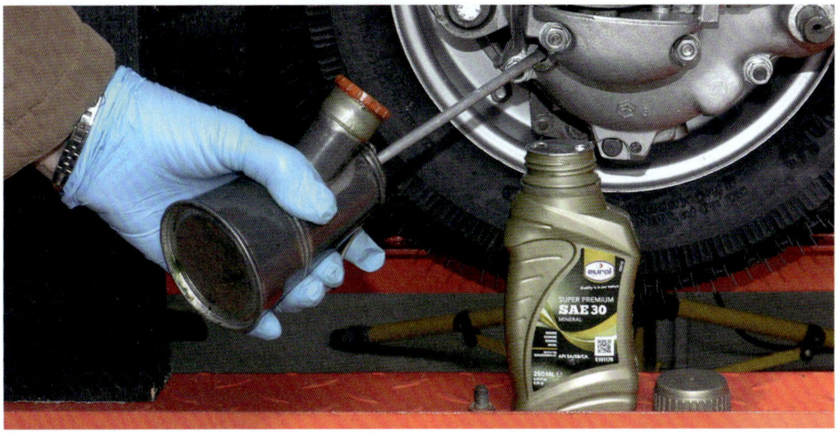

4

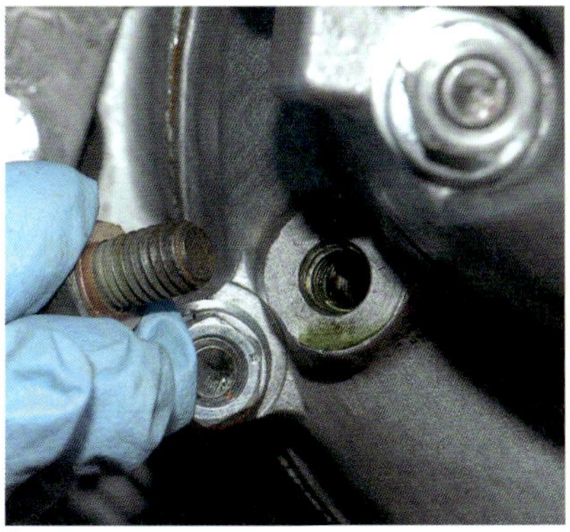

5

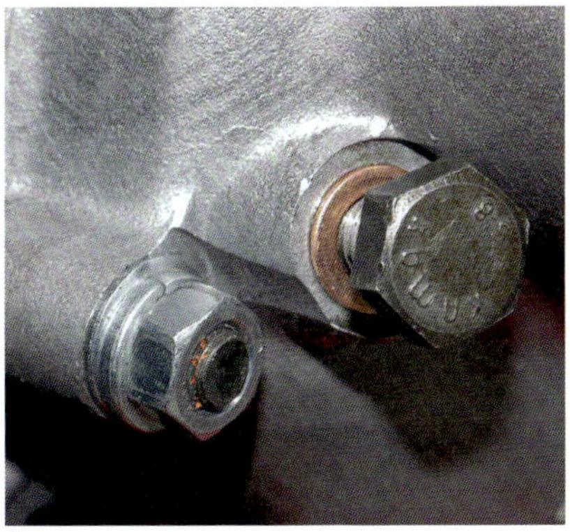

6

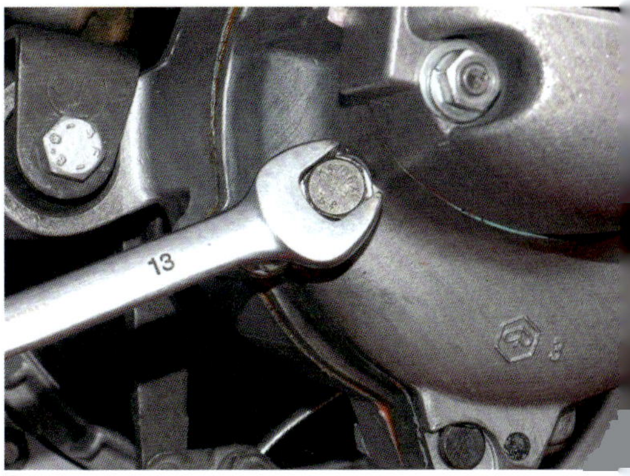

7

Werkzeug, Material, Neuteile Getrieböl einfüllen

Inbusschlüssel SW 8
Gabelschlüssel SW 13
Ölspritzkanne
250 ml Getriebeöl SAE 30
2 neue Kupferdichtringe

1: Zuerst die gereinigte Ölablaßschraube mit einem neuen Kupferdichtring ansetzen. 2: Dann die Schraube mit einem Inbusschlüssel SW 8 handfest anziehen. 3: Nur mit einer Spritzkanne läßt sich das Getriebeöl einfüllen.

4: PRESSOL-Spritzkanne im Einsatz, daneben das Gebinde Getriebeöl SAE 30 mit 250 Milliliter Inhalt. 5: Präsentation der Öleinfüllschraube mit neuem Kupferdichtring. 6: Ansetzen von Ring und Schraube. 7: Festziehen mit Gabelschlüssel SW 13.

Nachtrag Schaltzüge

Schaltzüge unten fixieren, Schaltung einstellen

Schaltzüge festklemmen und einstellen: Roller am besten so aufbocken, daß sich das Hinterrad frei drehen kann (Abdeckung der Schaltbox abgenommen – eine KS, Schaltsegment montiert). **Schaltpunkte** am Lenker mit weißem Permanentstift markieren, Überstände mit Pinselreiniger entfernen. Schaltdrehgriff auf **Leerlauf** stellen, Position mit **Tape** sichern. Beide **Einsteller unten** zuerst ganz eindrehen (SW 8, gegenhalten SW 8), dann wieder um 2 mm Länge ausdrehen und sichern.
Schaltplatte so drehen, daß die unter Federdruck stehende **Schaltrolle** auf **Leerlauf** steht (**Punkt;** 2. Raste von links, sie ist kleiner als die vier Schaltrasten, 1. Gang links davon, die anderen Gänge rechts davon). **Innenzüge einfädeln** und **Seilzughüllen** in die Einsteller stossen (Spitzzange). Beide Innenzüge um die **Kanäle** der Schaltscheibe legen und durch die **Sicherungsnippel** führen. Nippel mit SW 8 oder Spitzzange festhalten, Schraube SW 7 so weit ausdrehen, bis der Zug sich frei verschieben läßt.
Innenzüge mit **Zange** oder Spanngerät (Profibedarf) vorspannen, d.h. ziehen, aber nicht zu fest, da sonst das Klebeband oben nachgibt. **Zugenden sichern:** Nippel SW 8 festhalten, Schraube SW 7 eindrehen. Geht am besten zusammen mit Helfer/Helferin. Zuletzt die **Enden der Innenzüge** hinter die beiden Haken auf der Scheibe klemmen. Schaltplatte und Züge bei eingebautem Schaltsegment nachfetten.

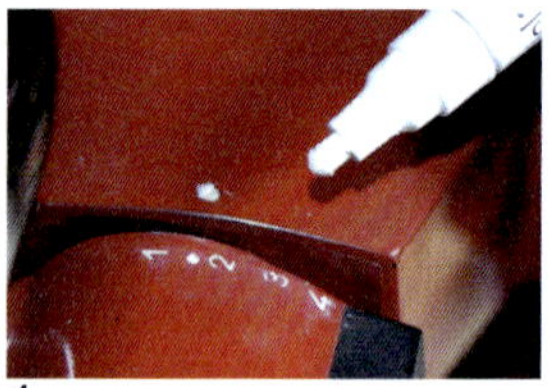
1

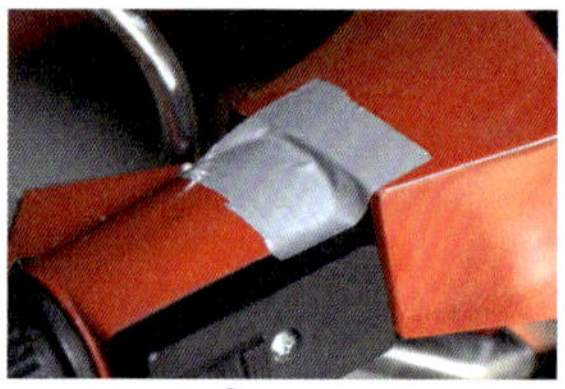
2

1: Schaltmarken frisch markieren. Griff auf Leerlauf stellen und
2: mit Tape gegen Verdrehen sichern.
3: Mitte links: Seilzüge in die Rillen legen und durch die Nippel führen.

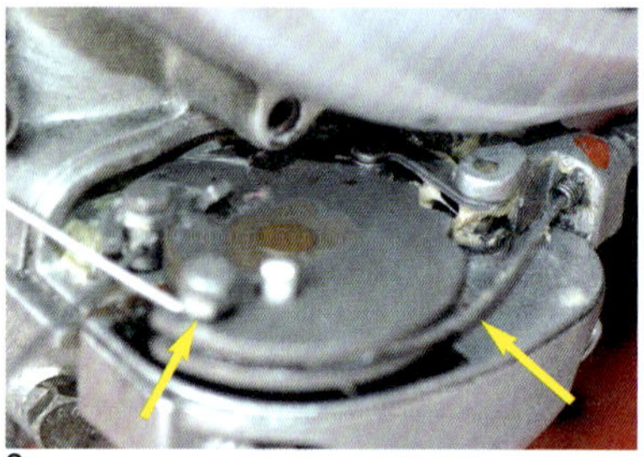
3

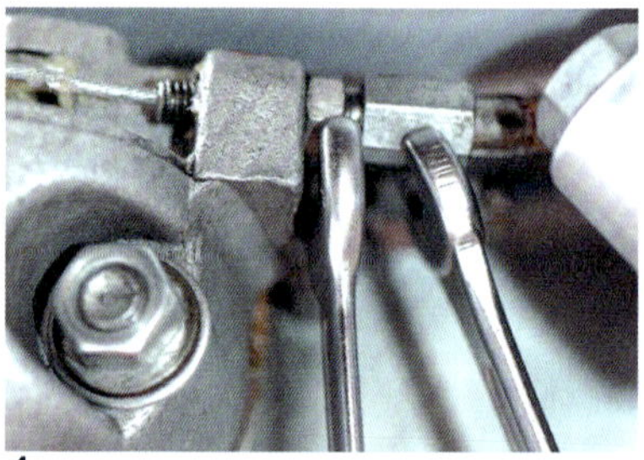
4

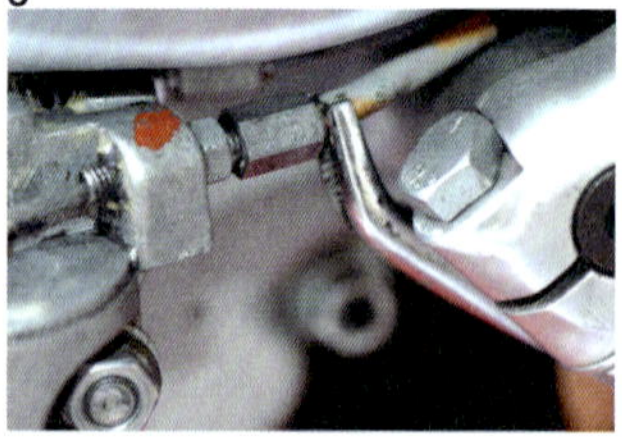
5

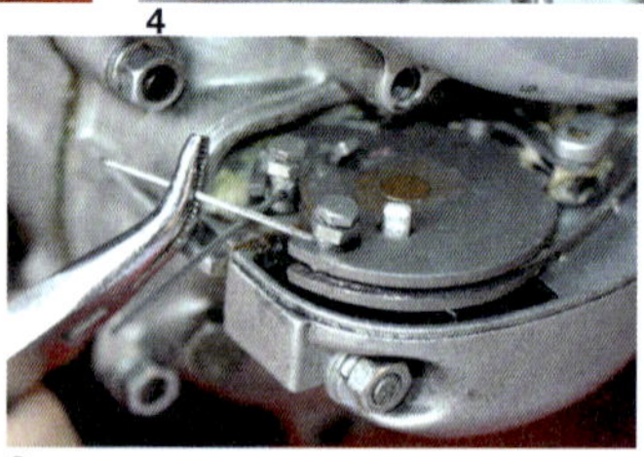
6

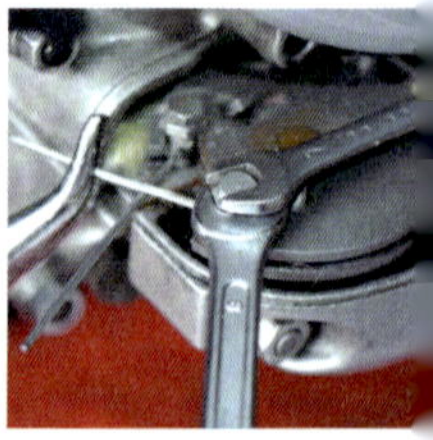
8

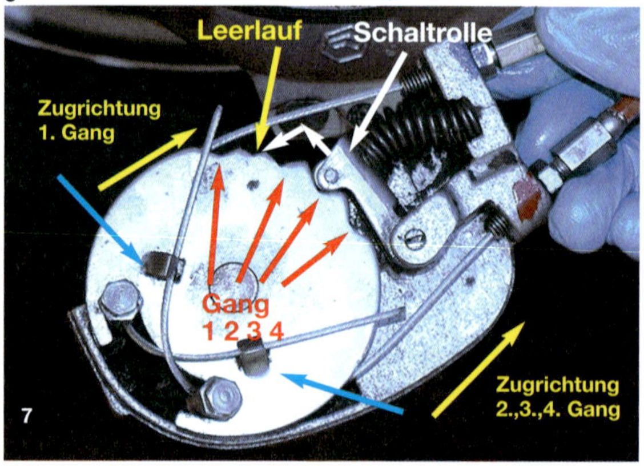

4: Einsteller bis auf 1-2 mm eindrehen und sichern.
5: Zughülle in den Einsteller stoßen.
6: Seilzug mit Spitzzange im Nippel vorspannen und festhalten.
7: Demofoto, Segment ausgebaut, beide Seilzüge fertig montiert, Enden eingehakt (blaue Pfeile). Kleine Kerbe + gelber Pfeil (Leerlauf); Rolle auf Leerlauf stellen (Punkt); hier steht die Rolle auf dem 3. Gang, was sich bei der Vormontage irrtümlicherweise so ergab.
8: Nippel sichern (Schraubendreher), mit Gabelschlüssel SW 7 gegenhalten.

Hinterrad einbauen, Kühlungsteile montieren

Hinterrad einbauen

Hinterrad montieren:
Das restaurierte und neu bereifte **Hinterrad** ist mit wenigen Handgriffen an der **Bremstrommel** montiert. Es wird durch die Montageöffnung der Bühne nach oben gehoben und auf die **fünf Stehbolzen** gesetzt. Die **Muttern M8** wurden auch hier neu phosphatiert, die **fünf Sprengringe** sind neu. Mit Stecknuß und Verlängerung werden die Muttern vorgezogen. Dies gilt auch für die **Achsmutter SW 24,** die wir zusammen mit der **Druckscheibe** einsetzen.

Erst wenn der Roller wieder **fest auf dem Boden** steht und hinten belastet werden kann, werden **Radmuttern** und Achsmutter handfest bzw. mit **Drehmoment 90-110 Nm** festgezogen.

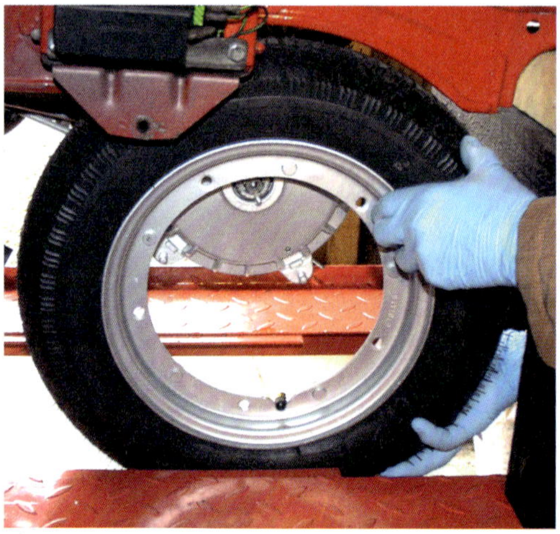
1

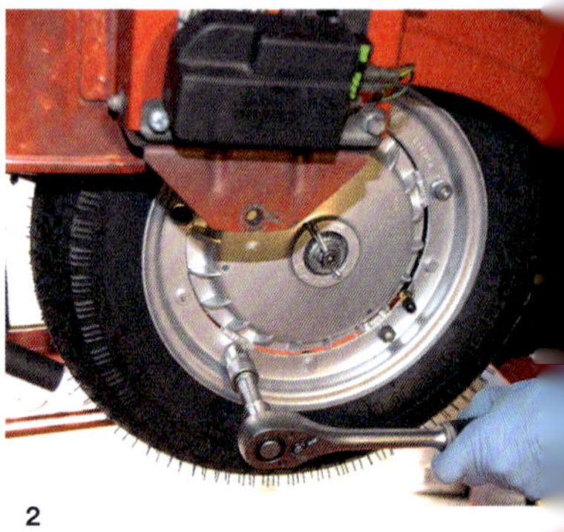
2

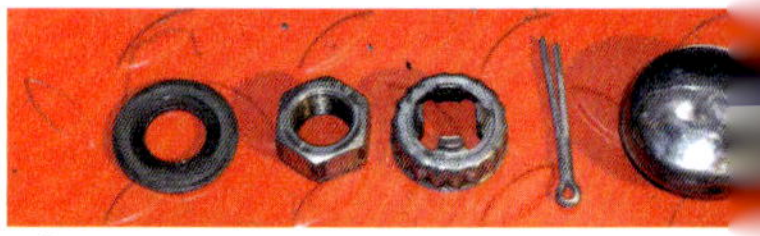
3

1-3: Einsetzen des Hinterrads über die Vertiefung der Hebebühne, Anziehen der 5 Radmuttern in zwei Stufen; Druckscheibe, Mutter SW 24, Kronensicherung aufsetzen, neuen Splint montieren, Chromkappe aufdrücken.

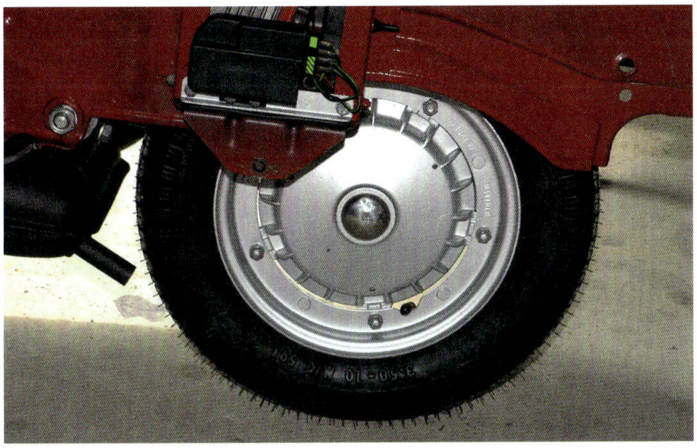

6

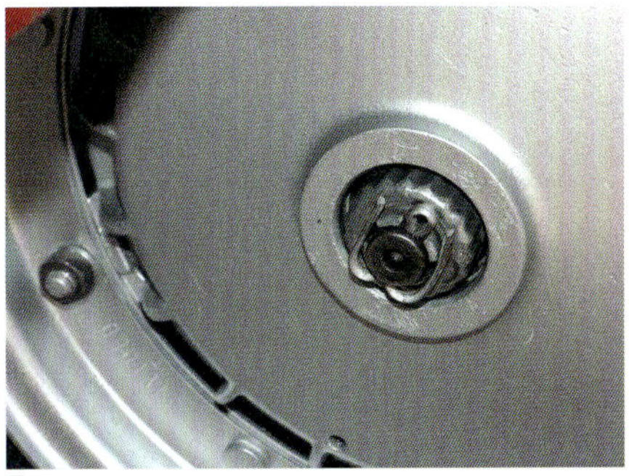

7

6: *Das fertig montierte Hinterrad. Die alte originale Chromkappe wird wiederverwendet, auch wenn sie ein bißchen verbeult ist; die neu ab Werk lieferbaren Kappen bestehen aus schwarzem Plastik.*
7: *Vorher wurde die Mutter mit Krone und neuem Splint gesichert.*

Werkzeug, Material, Neuteile Hinterrad, Nabe

Umschaltschlüssel
mit Stecknüssen SW 13, SW 24
Drehmomentschlüssel
5 Sprengringe, Splint neu

Kühlung: Leitblech und Zylinderhaube montieren

Leitblech montieren:

Das entrostete, reparierte und neu lackierte **Kühlluft-Leitblech** wird mit zwei originalen, neu phosphatierten Kreuzschlitz-Maschinenschrauben am Motorgehäuse befestigt (ohne Scheiben).

Zylinderhaube montieren:

Die **Zylinderhaube** hatten wir gründlich gereinigt und optisch mit dem Pflegemittel von Autoglym aufgefrischt; jetzt sieht sie wieder aus wie neu. Züge und Schläuche werden zur Seite gebogen, damit die Haube übergestülpt werden kann. An der Seite befestigen wir sie mit zwei Karosserieschrauben, die besser halten als die alten Blechschrauben. Oben verwenden wir wieder die originale Schlitz-Maschinenschraube.

1: *Das Leitblech wurde entrostet, phosphatiert und lackiert wie weiter vorn gezeigt. Die Zylinderhaube aus PVC wurde gereinigt und mit Autoglym-Plastikpflegemittel aufpoliert. Drei Befestigungsschrauben werden wiederverwendet. Die beiden Karosserieschrauben sind neu.*

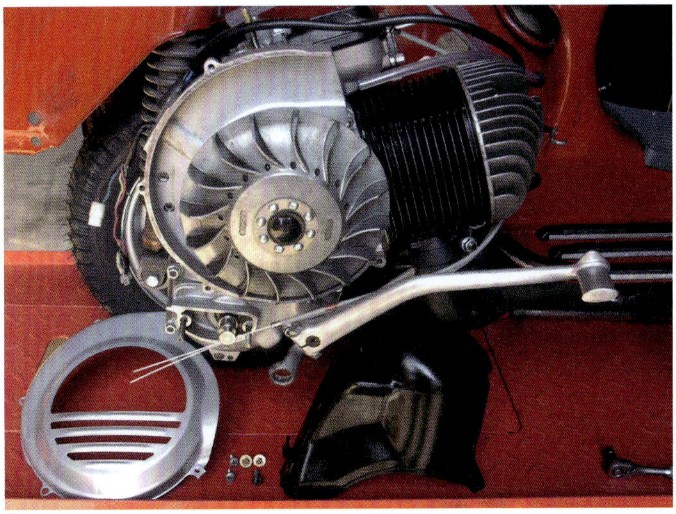

1

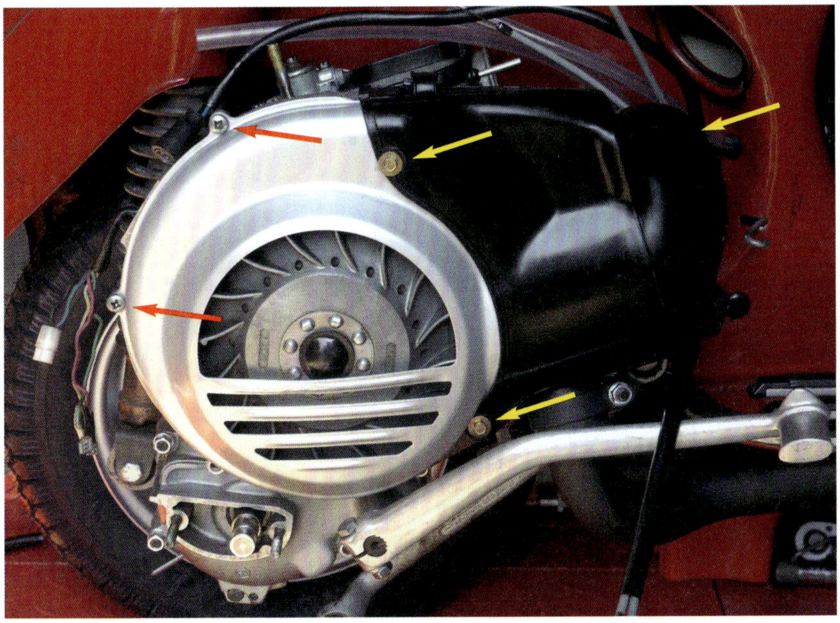

2

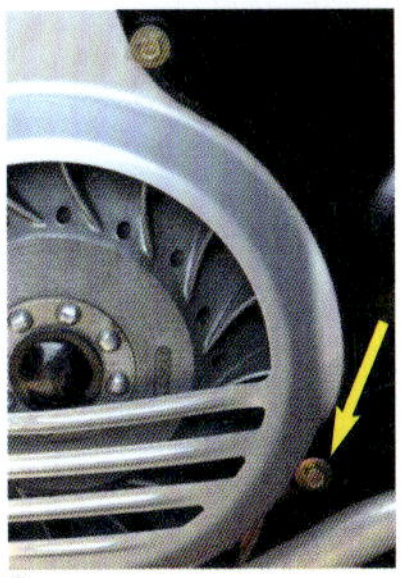

3

2: *Der Motor mit montiertem Leitblech und aufgesetzter Zylinderhaube. Unten ist noch der Ringschlüssel SW 22 für die Schwingenbefestigung zu sehen.*
3: *Die Karosserieschrauben SW 8 (Pfeile) halten besser als die alten einfachen Blechschrauben.*

Werkzeug, Material, Neuteile Hinterrad, Nabe Einbau

Umschaltschlüssel
mit Stecknüssen SW 8
Kreuzschlitzschraubendreher
Plastikpflegemittel
Lackaufbau Leitblech wie gezeigt
2 Unterlegscheiben neu
2 Karosserschrauben SW 8

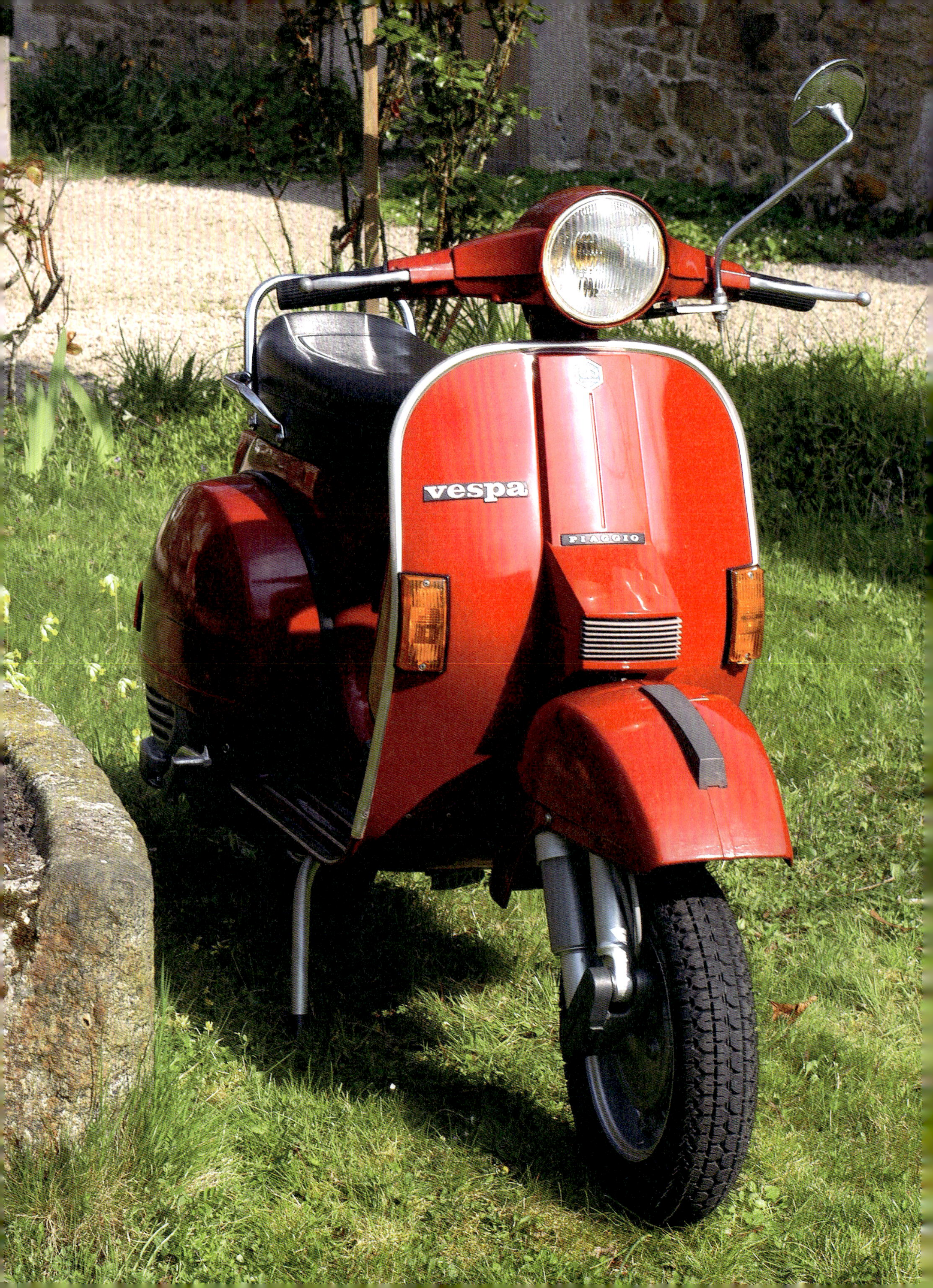
vespa
PIAGGIO

Teil 9

Montage Vergaser, Elektrikhinweise, Anhang

Vergaser und Luftfilter anschließen

Vergaser: Schläuche, Seilzüge anschließen; Luftfilter einbauen

Benzin- und Ölschlauch anschließen:

Der **neue Benzinschlauch** ist dicker als der alte ausgehärtete. Er kann nur bei abgenommenem Hinterrad von unten in das Luftfiltergehäuse eingeführt werden. Das **obere Ende** wird mit einem Cutter passend gekürzt (lieber zu lang als zu kurz lassen). Dann wird die **neue Klemme** aufgeschoben. Zum Einsetzen des gereinigten **Adapters** wird das Schlauchende vorsichtig mit einem Heizlüfter erhitzt. Adapter und Befestigungsschraube SW 8 werden mit **neuen Dichtringen** versehen. Schraube von Hand kräftig anziehen.

Choke- und Gaszug anschließen:

Der **Chokezug** wird durch die vorgesehene Öffnung im Gehäuse geschoben und in den Mechanismus eingehakt – mit Fingerspitzengefühl. Der **Mitnehmerhaken** am Gasschieber muß in den Hebel der Ölpumpendosierung eingehängt sein; falls nicht, Vergaser noch einmal lösen und so weit wie nötig anheben. Haken einsetzen und Vergaser wieder festziehen. **Einstellschraube** des Gaszugs ganz eindrehen. Dann Hebel ganz nach vorne drücken und **Gaszugnippel** einhängen. **Funktion** von Gas- und Chokebetätigung prüfen, Einsteller sichern. Alles einwandfrei bei unserer Vespa!

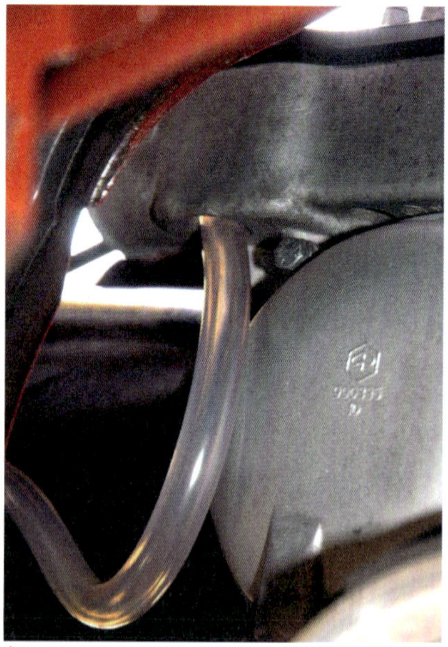

1

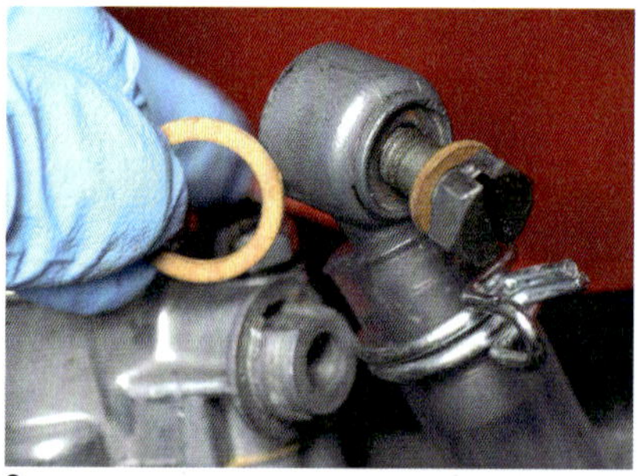

2

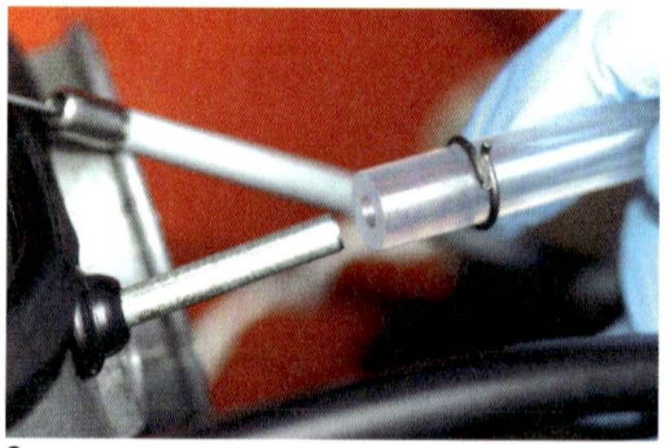

3

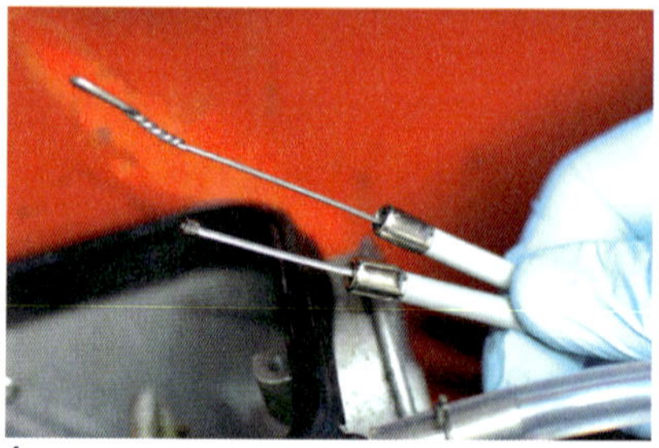

4

__1:__ Zum Einführen des neuen Benzinschlauchs von unten in das Luftfiltergehäuse muß das Hinterrad abgenommen werden. __2:__ Der Benzinschlauch ist mit einer neuen Klemme am Adapter fixiert; dieser und sene Befestigungsschraube erhalten neue Dichtringe.
__3:__ Ansetzen des Ölschlauchs mit neuer Klemme.
__4:__ Präsentieren der Enden der neuen Seilzüge für Choke (oben) und Gas (unten).

Luftfilter einbauen, abdecken:

Der gereinigte **Luftfilter** wird über die Gasschieber-Anschlagschraube geschoben und mit zwei unterschiedlichen Schrauben (s. Foto) befestigt. Der aufbereitete und neu beschichtete **Gehäusedeckel** wird ebenfalls über die Anschlagschraube gedrückt (geht etwas schwer) und mit den beiden neu phosphatierten Schrauben M5 fixiert. Den **Gummistopfen** links nicht vergessen. Zuletzt kommt der **Ansaugschlauch** aus Gummi an seinen Platz, wobei die Wülste mit Kraft und Geschick über die Ausbuchtungen an Gehäuse und Karosserie gedrückt werden müssen.

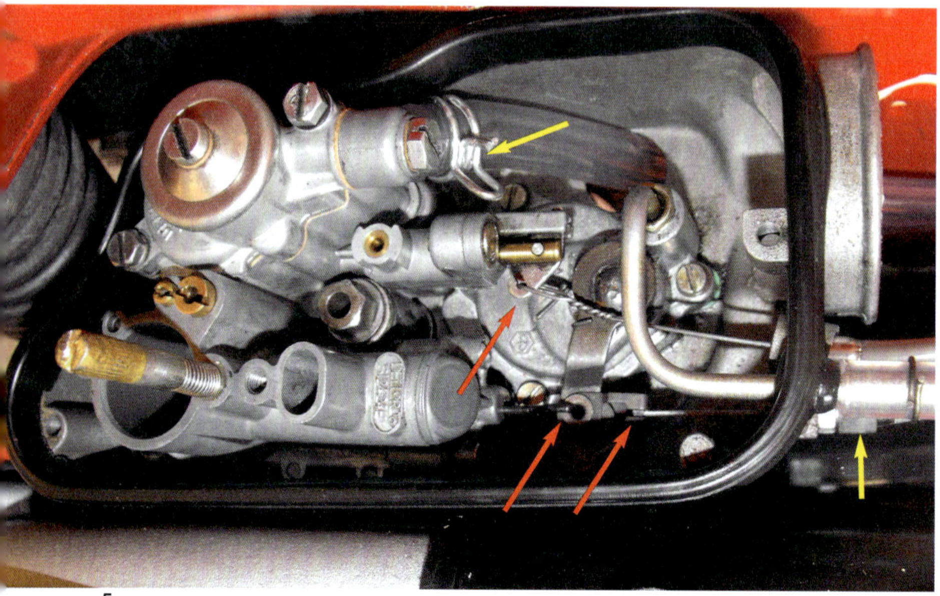

5

__5:__ So sieht der fertig angeschlossene Vergaser Dell'Orto SI 24/24 E unserer PX 200 E aus. Die gelben Pfeile weisen auf den Benzinschlauchanschluß (links oben) mit Klammer und neuen Dichtringen hin sowie auf den Ölschlauchanschluß (rechts) mit neuer Klammer. Die beiden Plastikschläuche müssen erhitzt werden. Damit sie auf die Anschlüsse gleiten, wird etwas WD-40 aufgesprüht. Die roten Pfeile zeigen (von links) auf den eingehängten Chokezug, den Mitnehmerhaken des Gasschiebers und den Nippel des neuen Gaszugs. __6:__ Die beiden Schrauben der Luftfilterbefestigung sind unterschiedlich. __7:__ der fertig montierte Luftfilter. __8:__ Gehäusedeckel mit lose aufgesetzten Schrauben und Gummistopfen. __9:__ Gehäusedeckel und Ansaugschlauch fertig eingebaut.

Werkzeug, Material, Neuteile Schläuche, Züge, Anschluß Vergaser, Luftfilter

Heizlüfter elektrisch
Gleitmittel (WD-40)
Spitzzange
Schlitzschraubendreher
Steckschlüssel SW 11 (bei Bedarf)
2 neue Dichtringe
2 neue Klammern

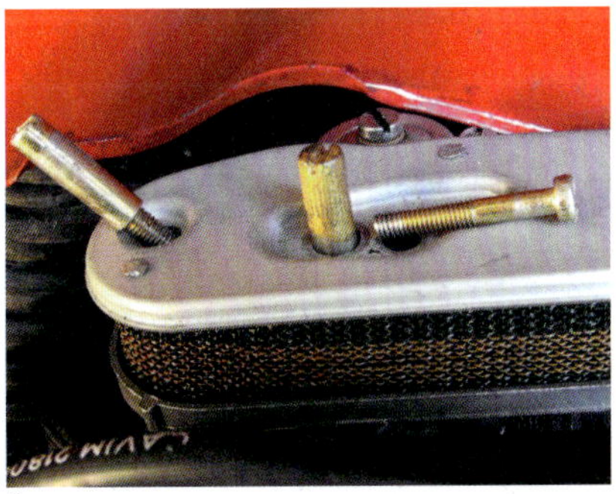

6

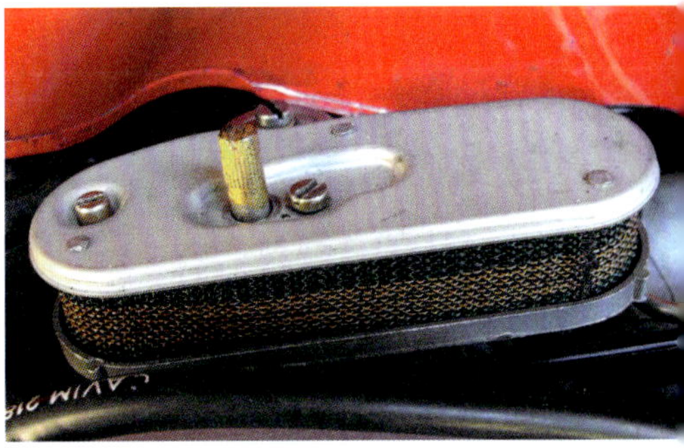

7

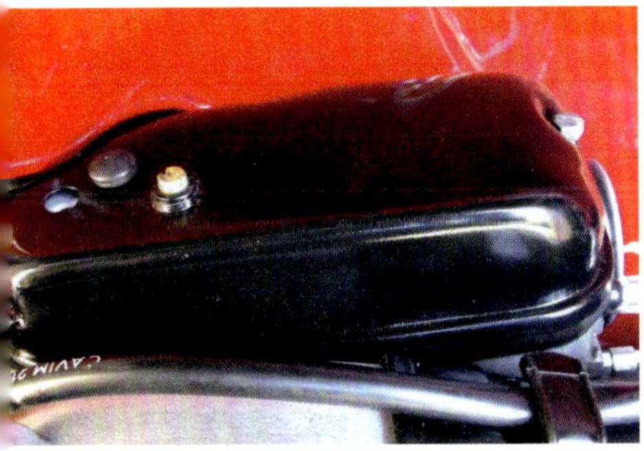

8

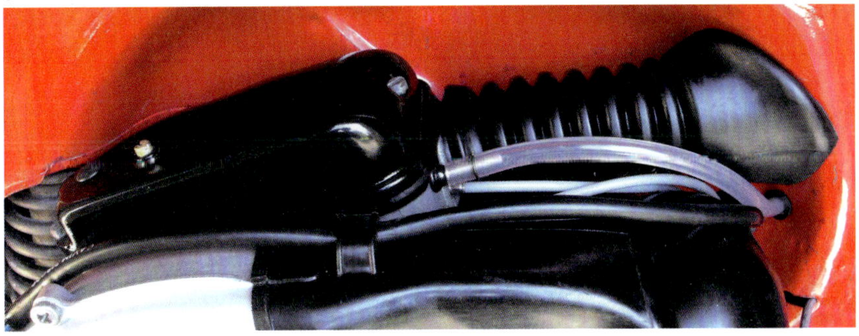

9

Elektrik, Zündung, Anschlüsse

Zündelektronik anschließen

Zündbox einbauen:

Unsere PX 200 E hat zwar keine Batterie, aber immerhin schon eine kontaktlose **elektronische Zündbox** (von Ducati!), die hinten am Motor befestigt ist. Sie wird samt **Zündkabel** und **Tüllen** sorgfältig gereinigt und dann mit dem **Multimeter** durchgecheckt, wobei sich keine Fehler feststellen lassen. Auch die Tülle für die Kabelabdeckung und die Verteilerbox werden aufpoliert.

Zuerst wird die Elektronikzentrale am Gehäuse befestigt, und zwar mit zwei speziellen Maschinenschrauben M5, die

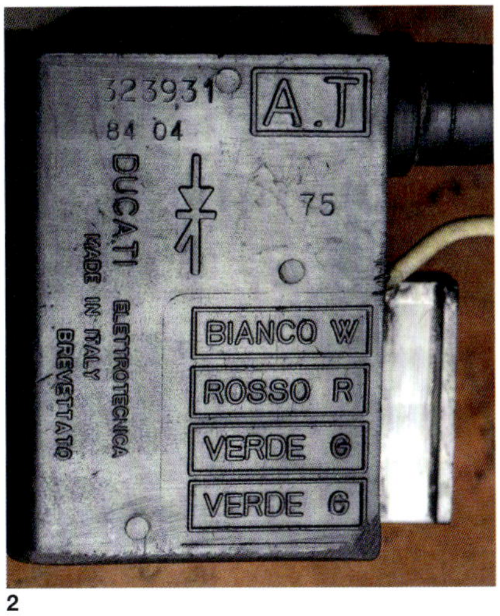

2

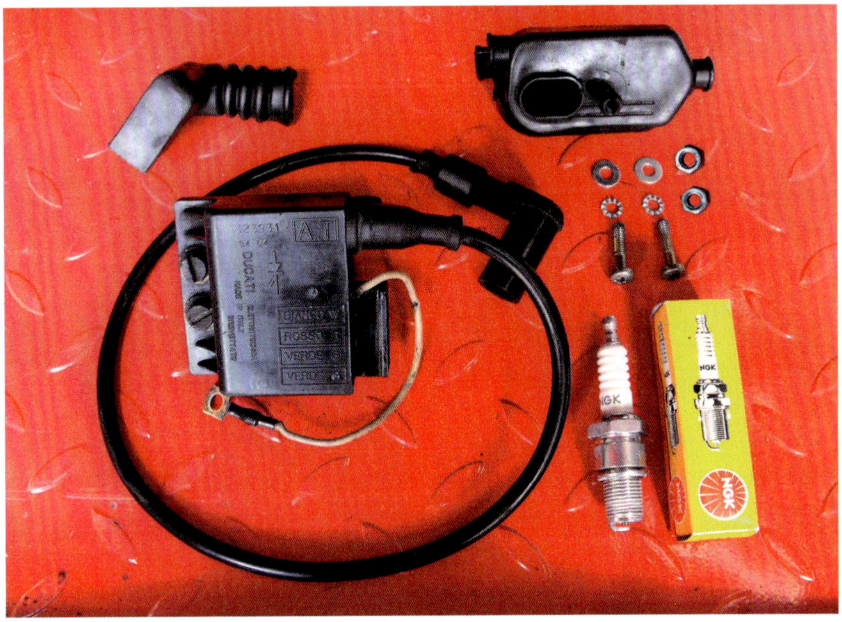

1

durchgesteckt und auf der Rückseite mit Federringen, Scheiben und Muttern blockiert werden. Das weiße **Massekabel** wird später zusammen mit der Lüfterhaube am Gehäuse befestigt.

Praktischerweise sind die Eingänge für die **Kabel,** die von den Spulen der Ankerplatte kommen, unterhalb des Schachts **farbig markiert** (bianco =

__1:__ Elemente der Vespa-Zündanlage; Zündelektronikbox mit Zündkabel, Kabelstecker, Schutzgummis und Massekabel; Schutzgummi für die Steckanschlüsse; Verteilerbox; Spezial-Befestigungsschrauben mit Muttern M5 und Scheiben; neue Zündkerze NGK B7ES, wahlweise Bosch W5CC. __2:__ Die Kabelfarben sind unterhalb des Schachts für die Steckverbinder praktischerweise angegeben (bianco = weiß, rosso = rot, verde = grün).

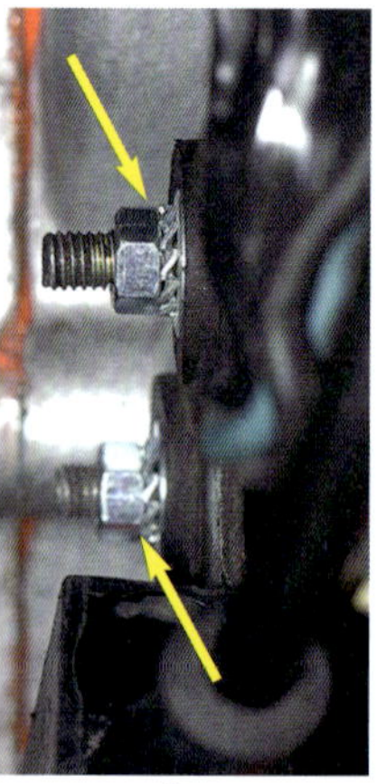

1

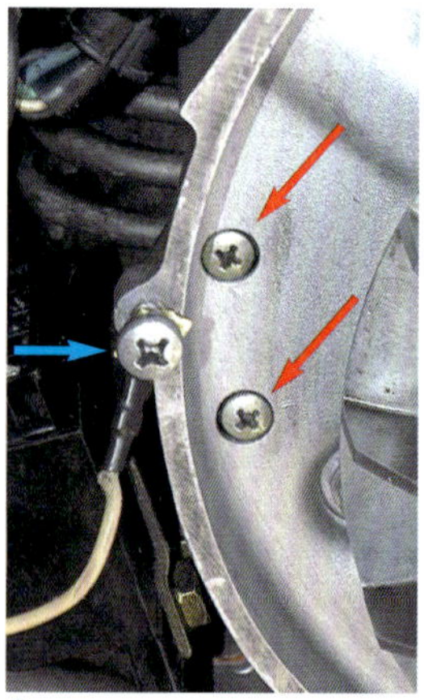

2

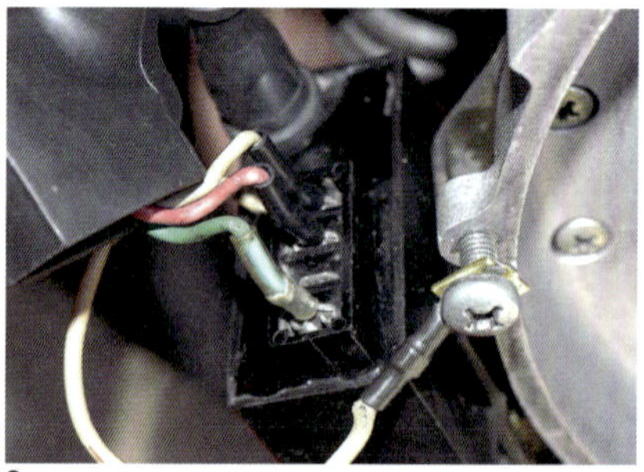

3

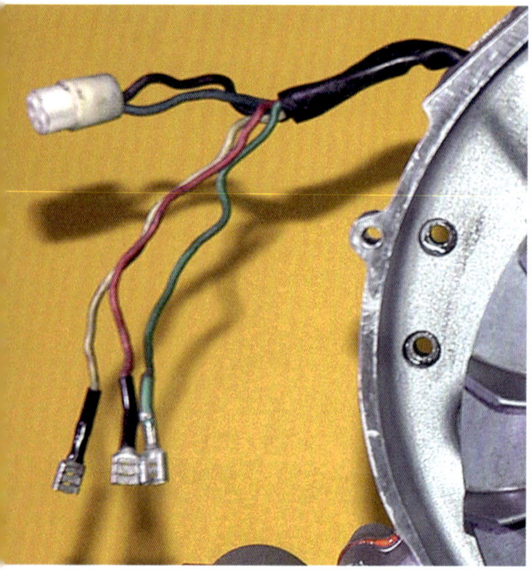

4

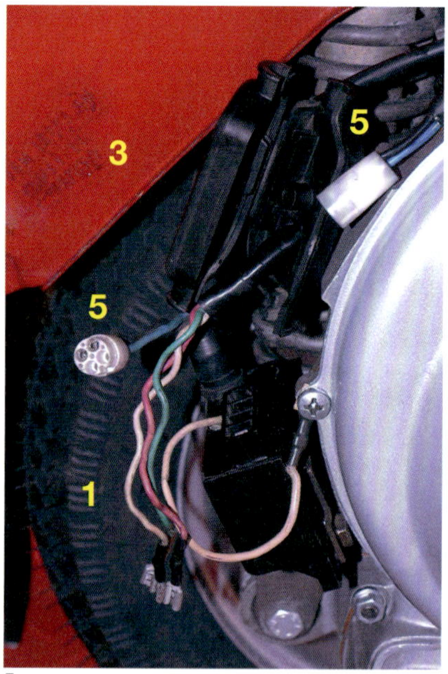

5

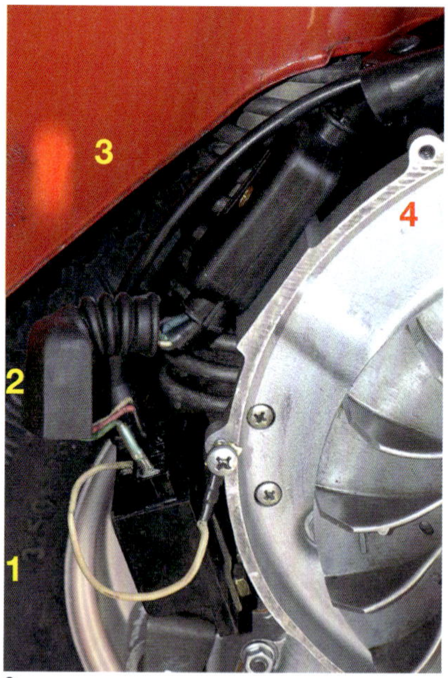

6

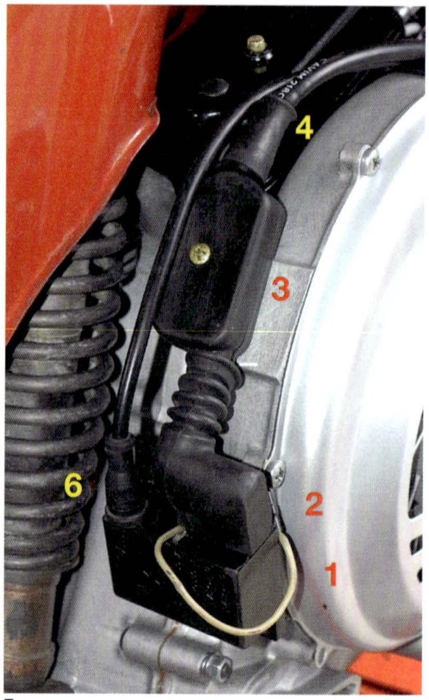

7

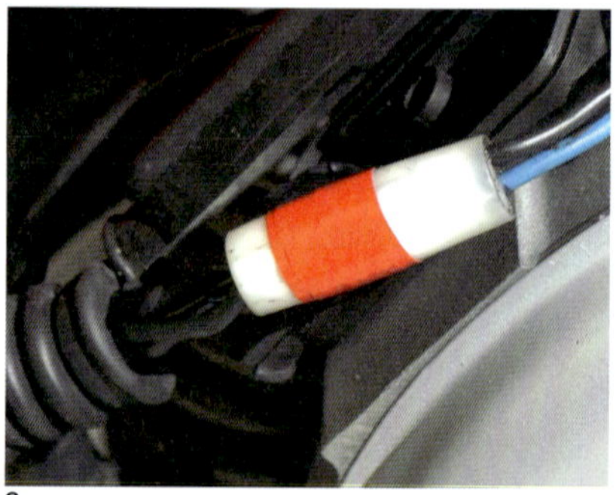

8

1: *Muttern M5 und Scheiben der Zündbox-Verschraubung.* ***2:*** *Spezialbolzen M5 der Zündbox-Verschraubung (rote Pfeile), Masseanschluß (blauer Pfeil).* ***3:*** *Fünf Kabel kommen von den Zündspulen her.* ***4:*** *Anschluß der Kabel, die vom Stator kommen.* ***5:*** *verschraubte Zündbox, noch aufgeklappter Verteiler mit losen Steckern.* ***6:*** *Anordnung der Elemente und Gummitüllen.* ***7:*** *fertig montierte Zündbox mit Kabelanschlüssen.* ***Ziffern in den Bildern:*** *1= Zündbox mit Massekabel, 2 = Tülle für Einzelkabel, 3 = Verteilerkästchen, 4 = Tülle des Kabelstrangs zum Zündschloß, 5 = Rundsteckverbindung zum Zündschloß (Stecker unten von der LiMa, oben zum Zündschloß), 6 = Zündkabel mit Tülle.* ***8:*** *Die Rundsteckerverbindung muß fest sirtzen; am besten zusätzlich mit Isolierband fixieren.* ***9:*** *Geöffnetes Zündschloß mit den Schleifkontakten, die in Ordnung sind. Die Abdeckung ist geclipst.* ***10:*** *Rückseite der Ankerplatte (Stator) mit den Ausgängen der an den Spulen angelöteten Kabel.*

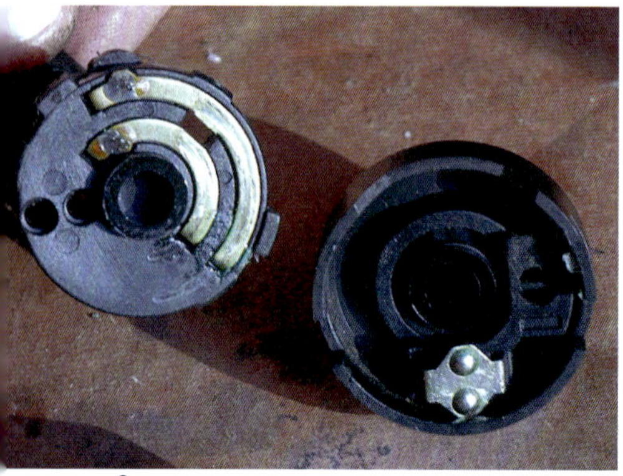

9

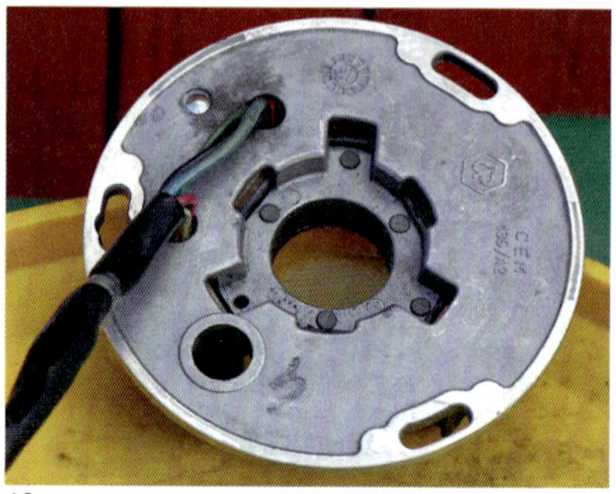

10

Werkzeug, Neuteile Zündanlage, Gleichrichter

Kreuzschlitzschraubendreher
Steckschlüssel SW 8
Zündkerzenschlüssel
Zündkerze NGK B7ES
6 Unterlegscheben M5
4 Federringe M5, 2 Muttern M5
Gleichrichter (Nachbau)

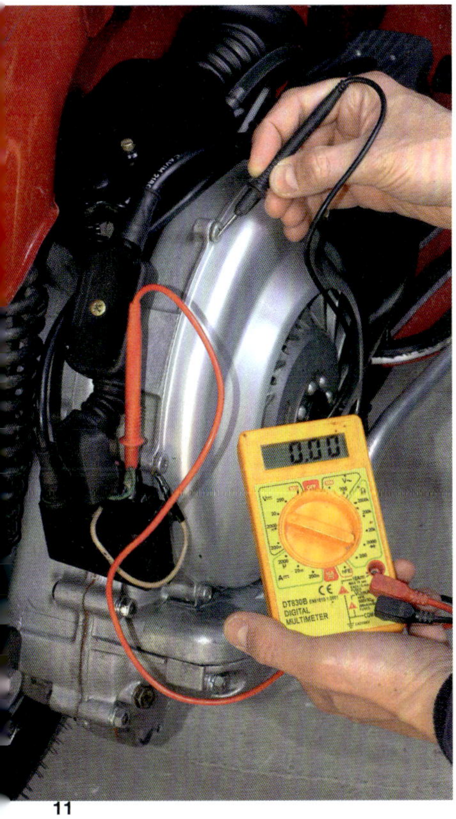

11

11: Mit dem Multimeter können die Kabel, die von den Spulen der Lichtmaschine zur Elektronikbox führen, auf Durchgang und den korrekten Ohm-Wert geprüft werden. Die Fühler (schwarz an Spannung, schwarz an Masse) sind gegen Hochspannung isoliert.

weiß, rosso = rot, verde = grün). Bevor gesteckt wird, müssen die **drei Einzelkabel** und der **weiße Rundstecker** von unten durch die ovale Öffnung des schwarzen **Verteilers** geführt werden. Dieser wird mit seinem Dübel ins Gehäuse gedrückt.

Jetzt die **große Tülle** über die Kabel weiß, rot und grün stülpen und die Stekker den Farben entsprechend einstekken. Tülle ganz auf den Schacht der Elektronikbox schieben. Der **Rundstekker** mit den Kabeln schwarz (zum Zündschloß) und blau (zum Spannungsregler) wird in der Verteilerbox mit seinem Gegenüber verbunden. Wir sichern die Verbindung mit etwas Isolierband. Der **Deckel** des Verteilers wird mit der originalen Schraube M5 auf dem Gehäuse befestigt. Bleibt noch, die **Kabeltüllen** von unten und oben über die jeweiligen Kragen des Verteilers zu schieben.

Hinsichtlich der **Zündelektronik** finden sich auch ausführliche Hinweise auf den Seiten 54 und 55 im Zusammenhang mit Ausbau und Zerlegung der Lichtmaschine.

Elektrik: allgemeine Tipps, häufige Störungen

Allgemeine Tipps zur Elektrik:

Die wichtigsten Hilfsmittel bei der Fehlersuche sind **Prüflampe (nur für den Niederspannungsbereich), Ohm- bzw. Multimeter** und **Schaltplan.** Bevor Bauteile ausgewechselt werden, immer zuerst prüfen, ob (bei eingeschalteter Zündung) überhaupt Strom ankommt. Das setzt natürlich voraus, daß die Batterie (falls vorhanden) in Ordnung ist: Ist sie geladen? Haben die **Kabel** feste Verbindung? Sind die Pole blank?

Vorsicht bei Fahrzeugen mit elektronischer Zündung: Stromüberprüfungen nur mit isoliertem Werkzeug vornehmen, also auf keinen Fall mit einer nicht isolierten Prüflampe. Bei laufendem Motor auf drehende Motorteile achten (Lüfterrad)! Stets alle **Steck- und Kabelverbindungen** überprüfen. Lockere Stecker mit der Flachzange zusammendrücken, korrodierte Stecker auswechseln. Kontaktspray hilft nur vorübergehend.

Elektrik – häufige Störungen und deren Ursachen:

Bestimmte Mängel oder Schäden an der Elektrik haben auch bei der Vespa relativ leicht zu ortende Ursachen. Zwar gibt es in Abhängigkeit von Baureihen und elektrischer Ausrüstung gewisse Unterschiede, doch lassen sich die wichtigsten Zusammenhänge einheitlich darstellen. Und das sind die häufigsten Pannen:

Fall 1 – alle Verbraucher versagen: Mögliche Ursachen sind **Kurzschluß oder Stromunterbrechung** in den Niederspannungsspulen des **Lichtmaschinenstators.** Rotor ausbauen und Stator in der Werkstatt mit einem Ohmmeter durchprüfen lassen. Schuld am Totalausfall können auch ein Kurzschluß im **Gleichrichter,** im **Spannungsregler** oder ein defekter **Masseanschluß** zwischen Spannungsregler und Karosserie sein. Seltener Sonderfall: Die Huptaste unterbricht den Stromkreis nicht einwandfrei (Hupe tönt unun- terbrochen); Hupe ist defekt und muß ausgetauscht werden.

Fall 2 – Lampen brennen schnell durch: Ursache ist ausschließlich ein **defekter Spannungsregler.** Erforderlich sind dann Austausch oder Überprüfung in der Fachwerkstatt mit Voltmeter für Wechselstrom, induktionsfreiem Widerstand 3,3 Ohm/300 Watt und Drehzahlmesser. Im Detail sieht die Prüfung so aus: Der defekte Regler wird in ein Fahrzeug mit einwandfreiem Regler eingebaut (bei ausgebautem intaktem Regler). Graues und grünes Kabel werden nicht verbunden, damit die Lampen nicht durchbrennen. Dann werden die Enden des Widerstandes mit Fahrzeugmasse und dem mittleren, freien Flachstecker des Reglers verbunden. Schließlich legt man an die Enden des Widerstandes das **Voltmeter** an und läßt den Motor mit 5000/min^{-1} laufen. Der Regler ist nur dann in Ordnung, wenn die Spannung zwischen 12,5 und 15 Volt liegt. Anderenfalls muß er ersetzt werden.

Fall 3 – Blinker funktionieren nicht einwandfrei: Leuchtet die Blinkerkontrolle am Lenker nicht oder nur mit veränderter Frequenz, hat eine Blinklampe **mangelhaften Kontakt** (Korrosion, lockere Kabel) oder ist durchgebrannt; Austausch wie oben beschrieben.

Fall 4 – Blinker funktionieren überhaupt nicht: Zuerst alle **Kabelverbindungen** überprüfen, besonders diejenige vorne am **Klemmbrett** hinter der Kaskade (Demontage s. Kapitel „Karosserie"). Sind die Verbindungen in Ordnung, kommen folgende Ursachen in Frage: Blinkerschalter defekt, Blinklampensockel oder -fassungen korrodiert, Blinkgeber defekt, Masseverbindungen nicht korrekt (Massekabel vorne, Direktkontakt hinten, bzw. Kontakt über Haubengriffe).

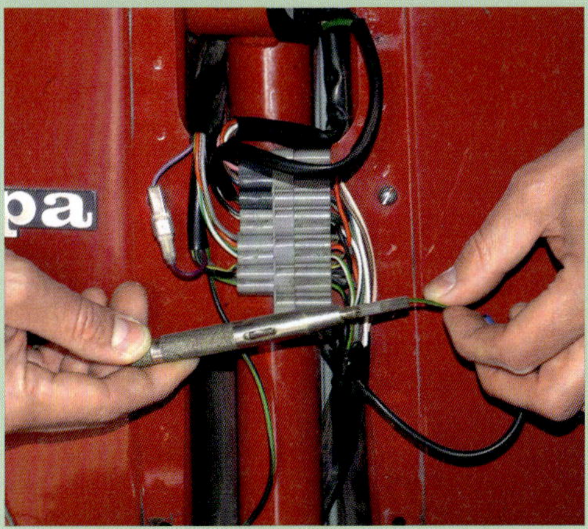

1

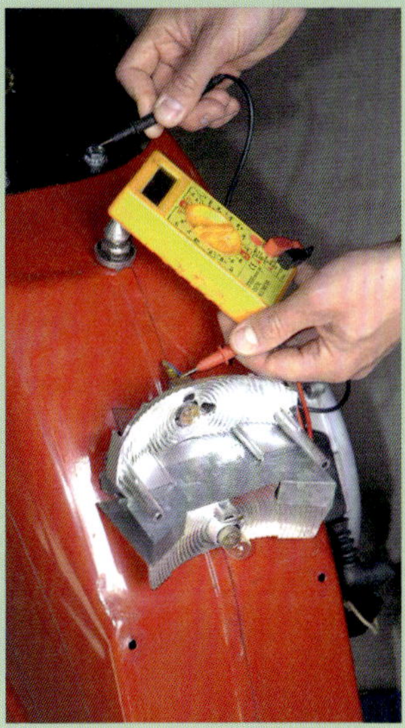

2

1: Die klassische Prüflampe ist unentbehrlich, wenn Fehler im Stromkreislauf gesucht werden sollen. Aber Achtung: Nur im Niederspannungsbereich verwenden. 2: Mit dem Multimeter lassen sich alle Kabel auf Durchfluß prüfen.

Spannungsregler, Gleichrichter prüfen

Spannungsregler prüfen:

Vespa-Modelle mit 12-Volt-Blinkanlage, also auch unsere PX 200 E, sind mit einem elektronischen Spannungsregler ausgerüstet, der die Aufgabe hat, für eine gleichbleibende Spannung an allen Warn- und Beleuchtungsvorrichtungen auch bei wechselnder Motordrehzahl und unterschiedlicher Belastung des **Bordnetzes** zu sorgen. Die **12-Volt-Spannung** steht schon bei niedrigsten Drehzahlen zur Verfügung. Bei dem Spannungsregler handelt es sich um das zwecks Kühlung verrippte **Aluminiumgehäuse,** das unter der linken Haube sitzt.

Beim Prüfen der **Anschlüsse** und **Durchgänge** wurden keine Auffälligkeiten festgestellt. Beim später durchgeführten Motor-Neustart funktionierte das Gerät einwandfrei. Bei Fahrzeugen mit Batterie muß zum Austausch unbedingt das Massekabel der Batterie abgeklemmt werden, sonst nimmt die Elektronik Schaden. Bei der PX kann der Regler nach Abnehmen der linken Haube nach Lösen von zwei Kreuzschlitzschrauben abgenommen werden.

Gleichrichter befestigen:

Der **Gleichrichter für die Hupe** sitzt quer vor dem Spannungsregler und vor dem etwas versteckt liegenden Blinkgeber. Wir schrauben ihn ab und arbeiten die **Halteschiene** auf, indem wir sie **entrosten** und **kaltverzinken.**

Das schwarze Gehäuse ist mit zwei Schrauben M6 an dieser Schiene befestigt. Diese wiederum ist mit zwei weiteren **Schrauben M6** (samt Federringen, Scheiben und Muttern) an den Verstrebungen des Chassis, die für das Reserverad vorgesehen sind, befestigt. Die Positionen der grünen und grün-schwarzen **Kabel** sind am Gleichrichter markiert. Nach eingehender Prüfung mit dem Multimeter sind Unregelmäßigkeiten aufgetreten. Der alte Gleichrichter wird gegen ein neues Teil (Nachbau) getauscht.

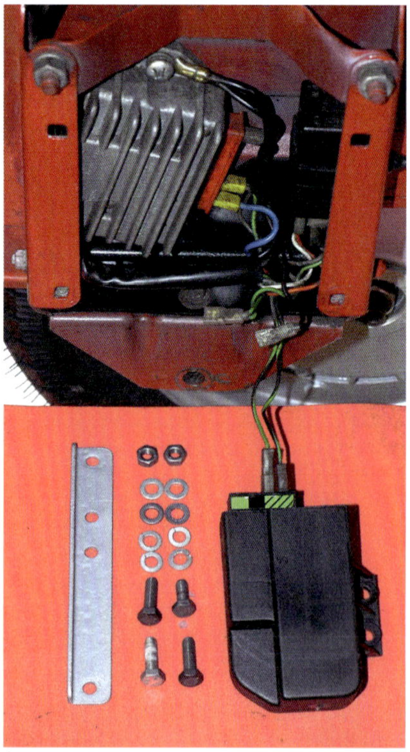

1

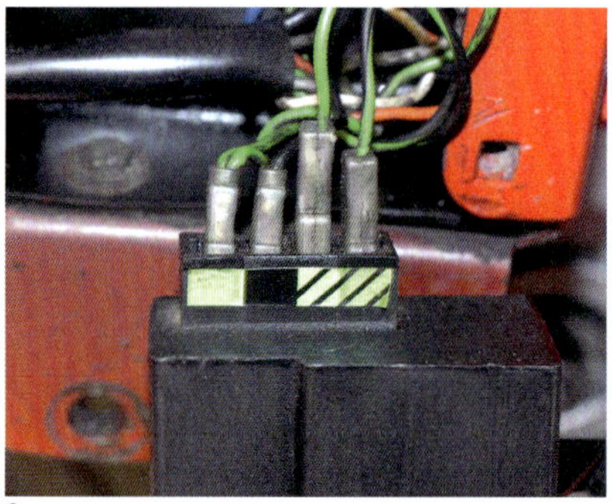

2

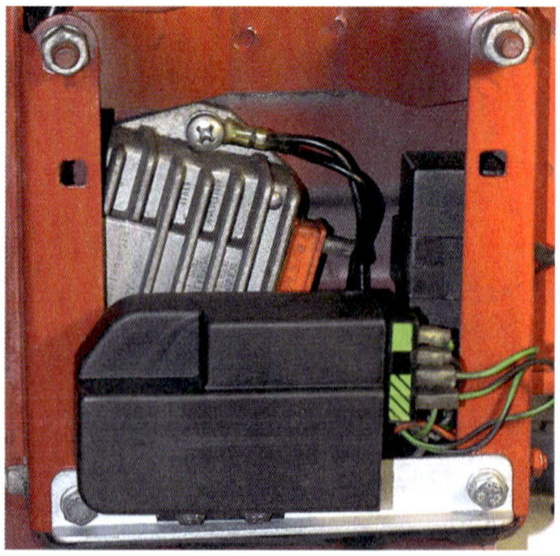

3

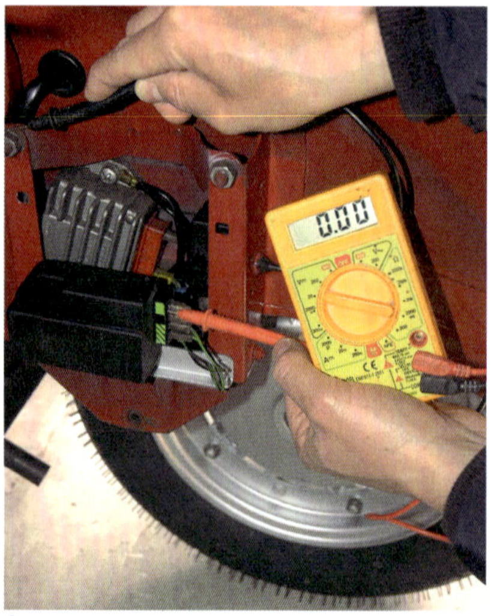

4

1: Blick auf den ausgebauten (defekten) Gleichrichter, und seine aufbereiteten Befestigungsteile; darüber: Spannungsregler am Fahrzeug. 2: Die Steckplätze sind farbig markiert. 3: Gleichrichter wieder korrekt befestigt. 4: Der Stromdurchgang wird mit dem Multimeter geprüft.

Zündzeitpunkt prüfen mit Stroboskop:

Bei den Motoren mit elektronischer Zündung gibt es kein Sichtfenster im Rotor mehr. Die erforderlichen **Kontrollmarken** befinden sich auf dem Lüfterdekkel,(„A“ oder „P“ für die PX 200, „IT“ für PX 80, PX 125, PX 150) und auf einer Schaufel des Gebläserads (halbkreisförmige Verdickung). Für unsere PX gilt das „A“. Beide Marken sind kaum zu sehen, daher mit einem Stift kennzeichnen.

Die **Stroboskoplampe,** mit der die Zündeinstellung vorgenommen werden soll, wird bei **Fahrzeugen ohne Batterie** folgendermaßen angeschlossen: das rote Kabel an das **stromführende Kabel** eines Nebenaggregats klemmen. Zur Herstellung eines optimalen Kontakts können die Klemmen mit einem Nagel oder Stück Draht überbrückt werden. Das schwarze Stroboskopkabel an **Masse** legen.

Einheitlich bei allen Modellen: **Induktivclip** des Stroboskops an das Zündkabel legen, Kerzenstecker nicht abziehen. **Achtung:** Alle Anschlußarbeiten bei ausgeschalteter Zündung und stehendem Motor vornehmen! Elektronische Zündanlagen erzeugen sehr hohe Spannungen.

Nun Motor starten und den **Lichtblitz** auf die Markierung „A“ am Lüfterdeckel richten. Drehzahl auf 5000/min^{-1} erhöhen. Die **Zündeinstellung** ist korrekt, wenn die Marke auf dem Gebläserad mit der Strichmarke „A“ auf dem Lüfterdeckel fluchtet. Die Abweichung darf höchstens 1°30 nach der einen oder anderen Seite betragen. Bei Drehzahlen unterhalb von 5000/min^{-1} darf sie nicht größer sein als 3°.

Zündzeitpunkt einstellen:

Fluchten die Markierungen nicht in der oben angegebenen Weise, muß die Zündung durch Verdrehen des Lichtmaschinen-Stators neu eingestellt werden. Dazu muß der **Rotor** abgezogen werden wie weiter vorn im Abschnitt „Lichtmaschine“ beschrieben und anhand von Fotos gezeigt.

Am unteren Statorrad und auf dem Kurbelwellengehäuse befinden sich zwei **Strichmarkierungen.** Sie müssen exakt fluchten. Ist dies nicht der Fall, die Schrauben lösen, mit denen der Stator befestigt ist und Stator drehen, bis die **Marken fluchten**. Schrauben anziehen, Rotor aufsetzen und befestigen. Zündzeitpunktprüfung wiederholen: Jetzt müssen auch die Markierungen auf dem Lüfterdeckel und dem Gebläserad fluchten.

5: Markierungen auf Lüfterdeckel und Gebläserad für die Zündeinstellung. 6: Prüfen der Zündung mit dem Stroboskop bei einer anderen Vespa PX.

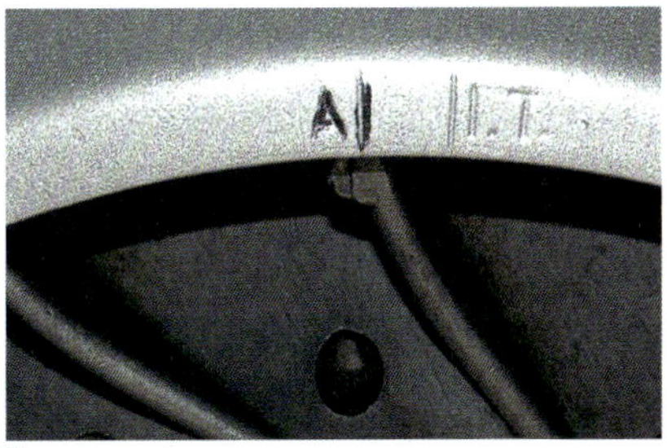
5

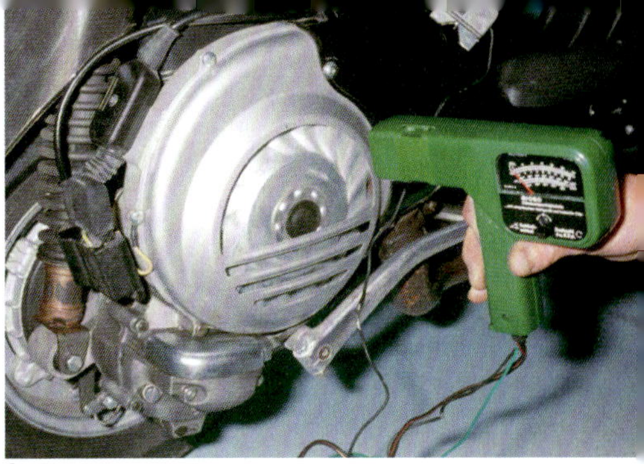
6

Zündkerze prüfen, einbauen

Zündkerze Elektrodenabstand korrigieren:

Wir setzen bei unserer PX 200 E natürlich eine **neue Zündkerze** ein, und zwar eine **NGK B7ES.** Der **Elektrodenabstand** der neuen Kerze (3,90 Euro) wird vor dem Einbau geprüft; er solll 0,6 mm betragen, ist aber zu groß. Zum Korrigieren des Abstands wird ein **Meßblatt** zwischen die Elektroden geschoben und mit einem leichten Hammer auf die obere Elektrode geklopft, bis sich das Meßblatt nur noch schwer hin- und herschieben läßt.

Zündkerze einbauen:

Neben der NGK B7ES kann z.B. auch eine **Bosch W7AC** oder eine **Denso W22ESR U** eingesetzt werden. Günstige Angebote und Alternativen finden sich heutzutage leicht im Internet. Auf jeden Fall nur fabrikneue, **funkentstörte** Kerzen mit dem vorgeschriebenen **Wärmewert** und der richtigen Einschraublänge verwenden (18,5 mm). Der Sechskant muß die Größe 21 13/16 mm haben. Nach 8000 Fahrkilometern sollte die Kerze beim Zweitaktmotor generell gegen eine neue ausgetauscht werden. Es könnte dauern, bis unsere restaurierte PX so viele Kilometer abgespult haben wird...

Die **Dichtungsfläche** am Zylinderkopf und die Dichtung an der Kerze sind vollständig glatt und sauber. Darauf achten, daß beim Eindrehen kein Dreck in die Bohrung fällt. Das Kerzengewinde bestreichen wir dünn mit etwas **Keramikpaste**, was ein Verkleben verhindert und später den Wechsel erleichtert. Unter keinen Umständen Fett verwenden – die Kerze würde sich festbrennen.

Kerze zunächst mit der bloßen **Hand** in das Gewinde eindrehen, sonst besteht die Gefahr, daß die Kerze verkantet und dadurch das Gewinde im Alu-Zylinderkopf beschädigt wird. Erst zum Schluß **Stecknuß SW 21 13/16** ansetzen und Kerze mit Gefühl festziehen. Zu starkes Anziehen kann zu Beschädigungen des Zylinderkopfs führen. Am besten Drehmomentschlüssel verwenden und Kerze zweistufig mit **18-24 Nm** anziehen.

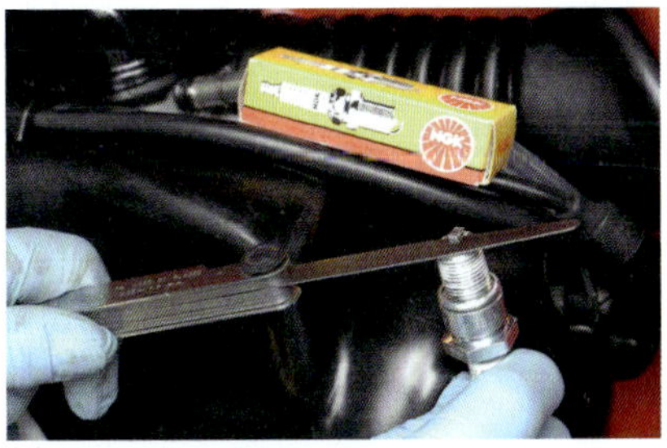
1

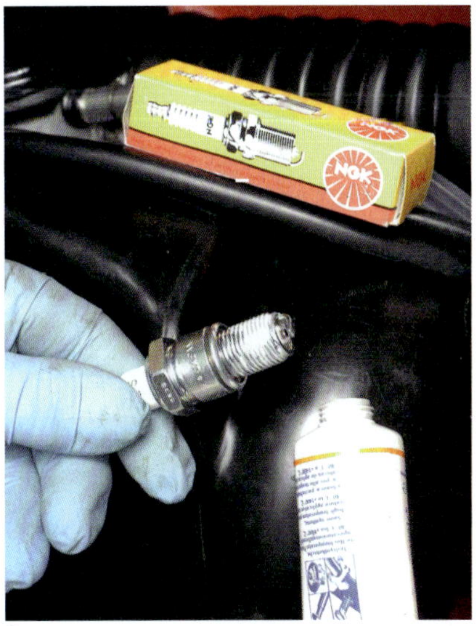
2

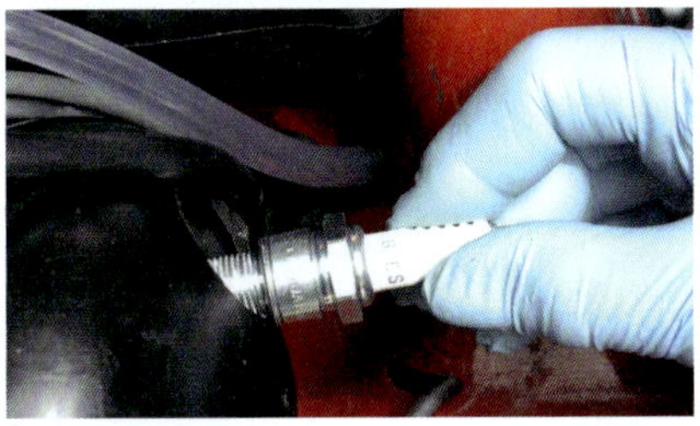
3

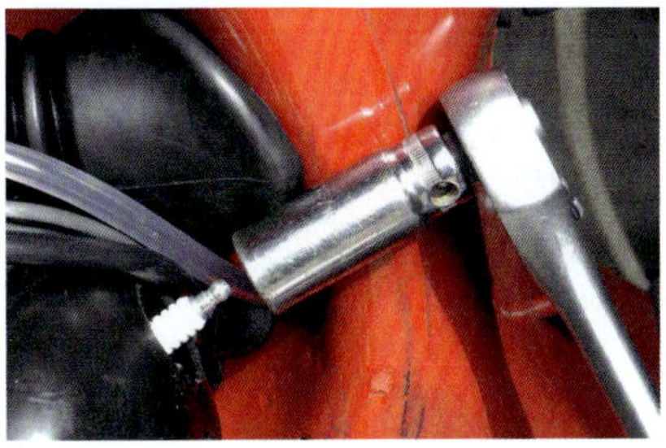
4

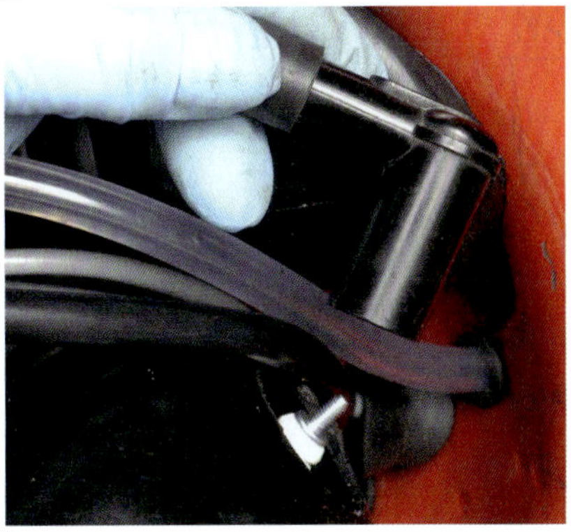
5

1: Auch bei neuen Kerzen wie der NGK B7ES den Elektrodenabstand auf 0,6 mm einstellen. 2: Gewinde mit etwas Keramikpaste bestreichen. 3: Kerze so weit wie möglich von Hand eindrehen. 4: Kerze mit dem passenden Aufsatz 21 13/16 anziehen (mit Gefühl). 5: Zum Aufsetzen des Kerzensteckers die Hohlmutter abnehmen.

Zündkerzenstecker vor dem Aufsetzen kontrollieren. Wir belassen es beim originalen Stecker aus Bakelit. Das **Zündkabel** hat feste Verbindung mit dem Stecker, der alte Stecker ist innen blank, trocken und korrosionsfrei. Wichtig: Die kleine **Hohlmutter** oben von der Kerze abdrehen, sonst paßt der Stecker nicht. **Kerzenstecker** bei einem laufenden Motor mit **elektronischer Zündung** nicht anfassen – Hochspannung!

Mehr zum Thema Zündkerze steht in unserem Reparaturbuch *„Klassische Vespa-Motorroller“*, das 2023 in der 21. Auflage bei STX erschienen ist.

Kabelklemmbrett, Zündschloß allgemein

Klemmbrett überprüfen:

Die **Elektrik** der Vespa PX ist unkompliziert und leicht zu überprüfen. Vier **Kabelstränge** laufen an der **Klemmleiste** zusammen, die nach Demontage der Frontkaskade zugänglich ist. Hinzu kommt die Steckverbindung für das **Zündschloß.** Die einzelnen Kabelbündel enden in **Steckern,** die unterschiedliche Querschnitte haben und daher nicht verwechselt werden können. Niederspannungskabel können mit Prüflampe oder Multimeter auf Stromfluß kontrolliert werden. Informationen dazu finden sich auch auf den Seiten weiter vorn.

Anhand der **Kabelfarben** lassen sich die Verbindungen zwischen Schaltelementen und Verbrauchern verfolgen. **Schaltpläne** sind nicht immer zuverlässig, da es zahllose Varianten allein für die PX gibt. Man muß nur mal bei Google *„Schaltplan Vespa PX"* oder *„Kabelbaum Vespa PX"* eingeben. Selbst bei der originalen Betriebsanleitung unserer PX 200 E gibt es **Abweichungen** zur tatsächlichen Farbgebung und teilweise auch zur Verlegung. Die Schaltpläne auf den folgenden Seiten haben nur Beispielcharakter, vermitteln aber wichtige Anhaltspunkte.

Speziell verkabelt sind die Modelle mit **Elektrostarter.** Bei den neueren Ausführungen gibt es einen **Kontaktschalter** und eine **Anlasserschutzvorrichtung** (rotes Kästchen, unterhalb der Klemmleiste, s. Foto). Restaurator Werner Lechner: *„Die Anlasserschutzvorrichtung kann natürlich auch mal kaputt gehen, was bei meiner 94er PX der Fall war. Ich habe daher das rote Kästchen aus einer anderen PX ausgebaut und montiert."*

Weitere Fehlerquellen: die **Zuleitung zum Kontaktschalter** (Steckverbindung oben am Schaltrohr) und der Kontaktschalter selbst.

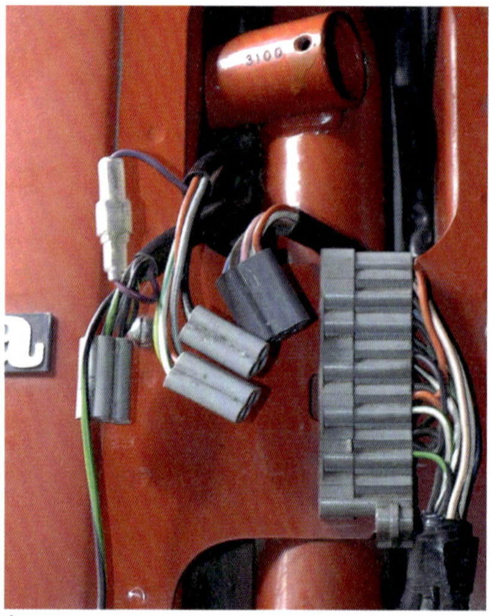
1

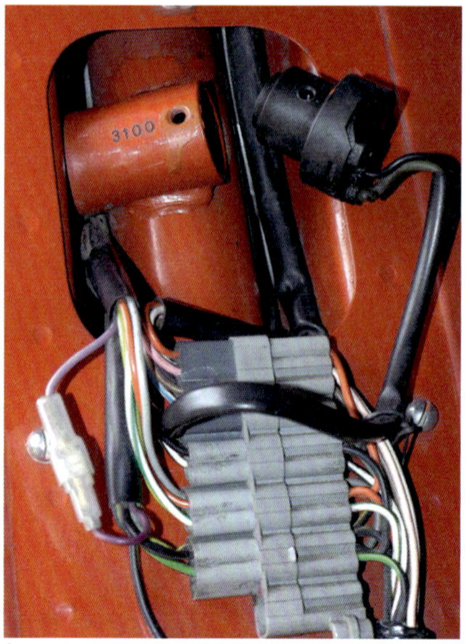
2

Verlegen des Kabelbaums bei der Vespa PX

Wenn man einen **vorgefertigten Kabelbaum** kauft (30 bis 70 Euro im Internethandel), kann eigentlich nicht viel falsch gemacht werden. Wichtig ist nur, dass man eine **Durchfädelhilfe** von vorne durch den Rahmen zieht und daran dann den Kabelbaum befestigt.

Wenn man erst einmal den kompletten Kabelstrang **durch den Hauptrahmen** gezogen hat, dann führt man zwei Kabel wieder ein kleines Stück zurück für die **Innenbackenanschlüsse** links und rechts. Dies entfällt natürlich bei Modellen mit Außenbackenverschluss.

Zwei weitere Kabel führt man zurück für die Anschlüsse am **Kontaktschalter** des Fußbremspedals. Nach rechts führt man den Kabelstrang mit dem **Rundstecker** (und ggf. mit dem Anschluss für den Elektrostarter) zum **Motor** (Verbindung zur Ankerplatte). Nach links werden die Kabel zum **Hupengleichrichter, Spannungsregler** und **Blink-Relais** geführt. Der Hupengleichrichter entfällt bei Modellen mit Batterie. Hier gibt es stattdessen Anschlüsse für **Batterie, Hauptsicherung** und **Starter-Relais.**

Ein weiteres Kabel führt man durch die Rahmenöffnung für den **Tankgeber** und zuletzt noch einen Kabelstrang nach hinten für das **Rücklicht.** *Werner Lechner*

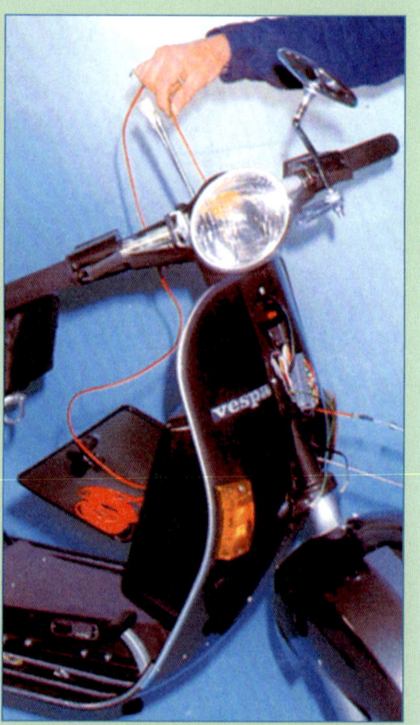
1

1: *Zum Einfädeln eines Kabels oder Kabelstrangs das Kabelende mit einem Draht verbinden und diesen durch den Rahmentunnel ziehen.*
2: *Kabelbaum einer PX 200 Lusso ohne Batterie.*

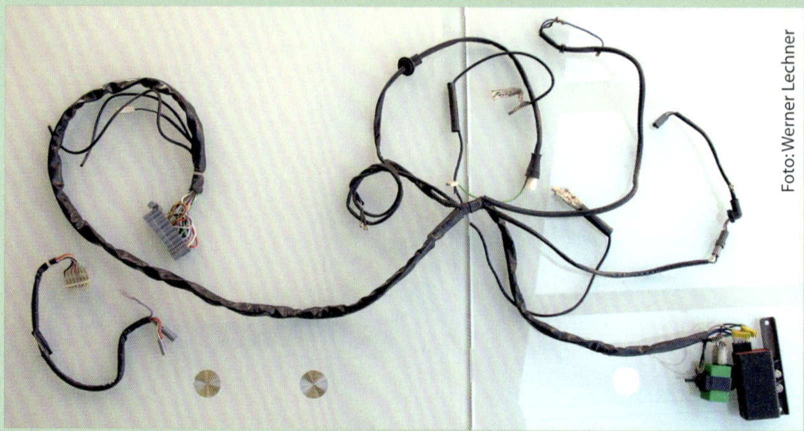
Foto: Werner Lechner

2

Seite 244 **1:** *Klemmbrett mit abgezogenen Formsteckern.* **2:** *angeschlossener Zündschalter.* **3:** *Anlasserschutzvorrichtung (rotes Kästchen) bei einer PX mit E-Starter.* **4:** *Der Zündschalter wird mit einer Inbusschraube SW 2,5 am Rohr der Sperrvorrichtung festgeschraubt.* **5:** *Niederspannungskabel werdenmit dem Multi-meter auf Stromfluß getestet*

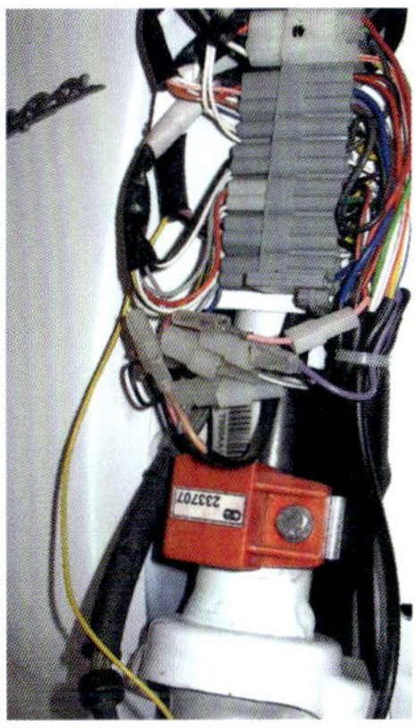

3

Foto links: Werner Lechner

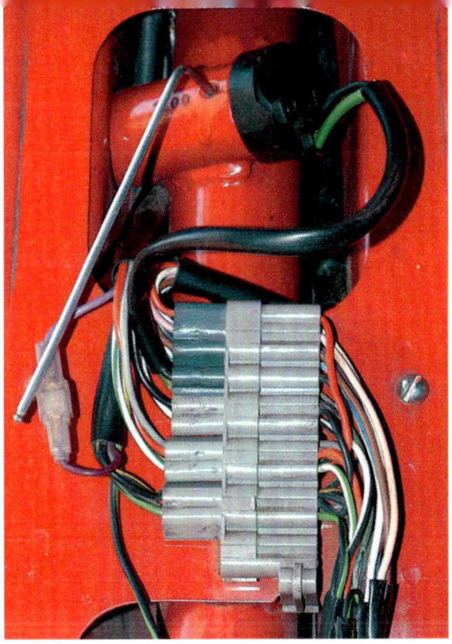

4

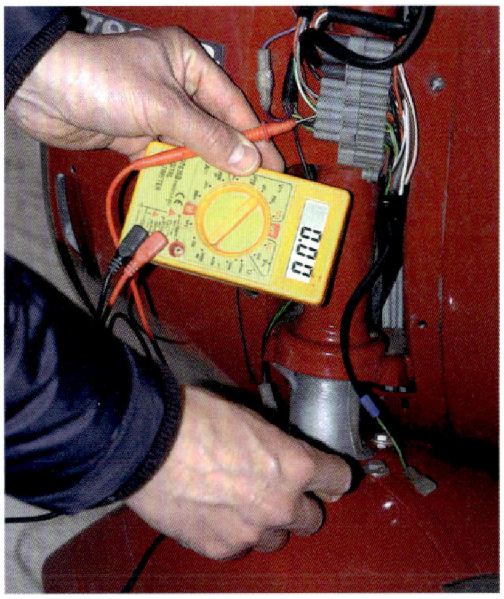

5

Rücklicht, Blinker anschließen

Rücklicht komplettieren:

Die alte **Rücklichtabdeckung** war gerissen, daher wird ein Neuteil montiert, wobei die alte **Dichtung** nach Reinigung und Behandlung mit Autoglym wiederverwendet werden kann. Mitgeliefert wurden auch die **Reflektorplatte** und die beiden **Schrauben.** Die Nylonringe nehmen wir von den alten Schrauben.

Vordere Blinker einbauen:

Die beiden **Blinker** bilden je eine Einheit, die komplett wieder eingebaut werden kann. Dabei stellen wir erstmals fest, daß der rechte Blinker unten teilweise beschädigt ist. Wir bestellen zwei neue Blinker, bauen sie aber erst später ein, weil sie nicht vor Redaktionsschluß eintreffen. Die alten **Gummidichtungen** werden nach Aufarbeitung wiederverwendet. Auch die alten **Schrauben M4** mit ihren Zahnscheiben und Muttern sind noch brauchbar und werden von innen mit Stecknuß und Drehgriff fixiert, wobei die **Massekabel** oben mit angeschlossen werden müssen. Zuletzt werden die **Fassungen** mit den **Glühlampen** eingesetzt.

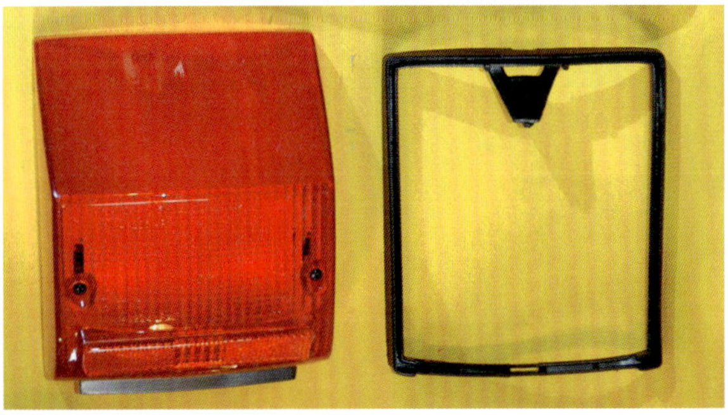

1

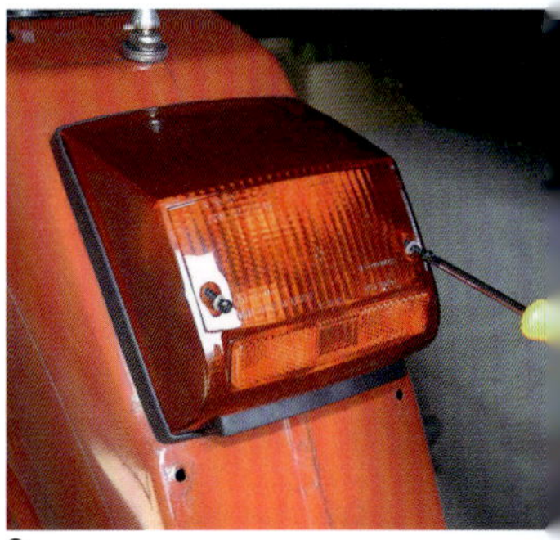

2

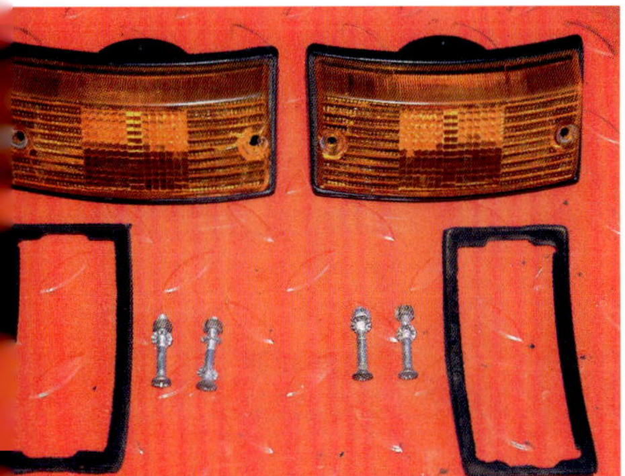

3

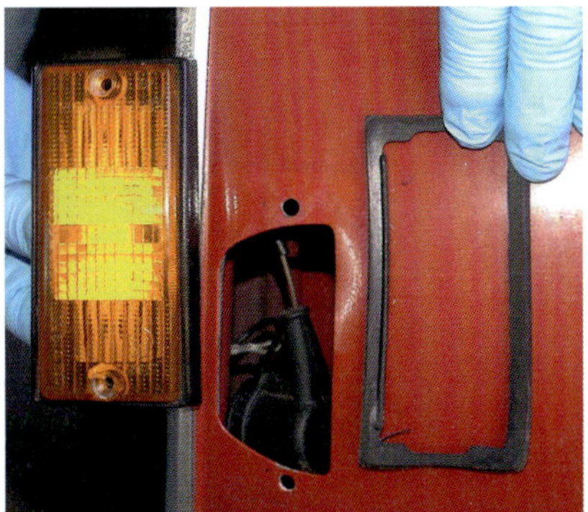

4

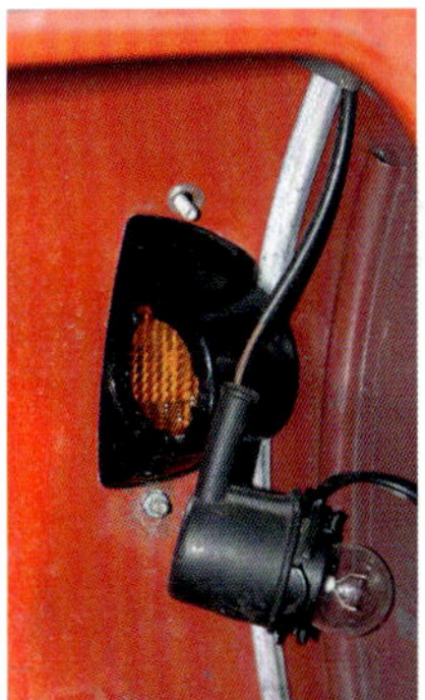

5

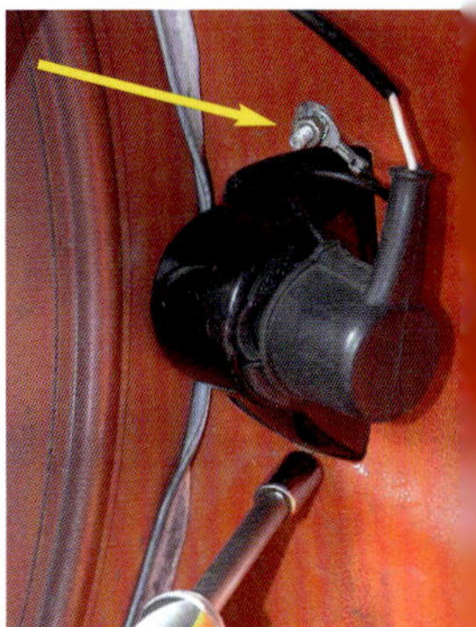

6

__1:__ neue Abdeckung mit Reflektorplatte, aufbereitete Dichtung. __2:__ Befestigen der Abdeckung. __3:__ der alte (schadhafte) Satz Blinker/Dichtungen/Schrauben; er wurde später noch durch Neuteile ersetzt. __4:__ Blinker und Dichtung vorne rechts vor dem Einbau. __5:__ Montage von Blinker und Fassung; diese wird mit der Glühlampe mittels Karabinerverschluß befestigt. __6:__ Verschraubung; Pfeil: Masseanschluß.

Blinkergläser hinten einbauen:

Die hinteren **Blinkergläser** sind intakt und werden zusammen mit den **Gummidichtungen** wiederverwendet, wobei wir die rechte Dichtung aus einem Stück des alten Reifenschlauchs nachgefertigt haben (s. folgende Seite). Die Gläser werden mit je zwei originalen **Blechschrauben** an den Reflektorgehäusen der Hauben befestigt und mit Gefühl angezogen, sonst platzen dei Gläser.

Werkzeug, Neuteile Beleuchtung

Steckschlüssel SW 8, SW 7
Zündkerzenschlüssel
Abdeckung Rücklicht mit Reflektorplatte und Schrauben
Dichtgummi Blinker hinten rechts (selbst angefertigt)

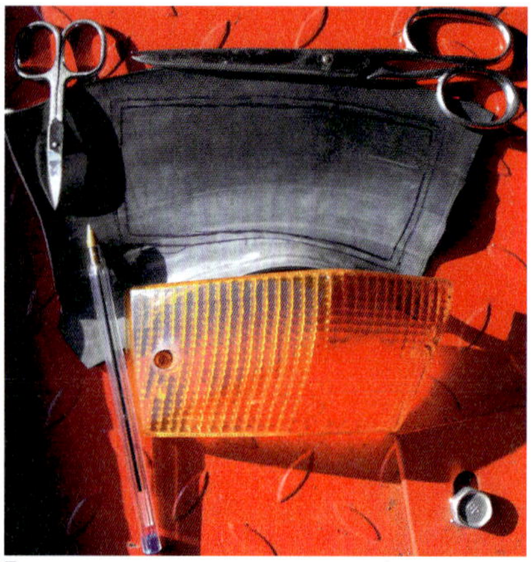
7

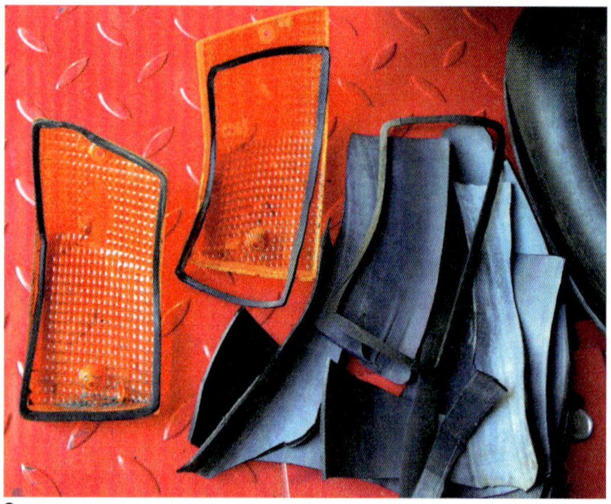
8

*7: Aus dem alten Schlauch wird eine neue Dichtung ausgeschnitten. **8:** die fertige Dichtung (Mitte); rechts: ein zu groß geratenes Muster. **9:** Der Heckabschluß aus PVC ist leicht beschädigt und wird später ersetzt. **10:** die rechte Haube mit Blinkerglas und nachgefertigter Dichtung. **11:** linke Haube, altes Glas, alte Dichtung.*

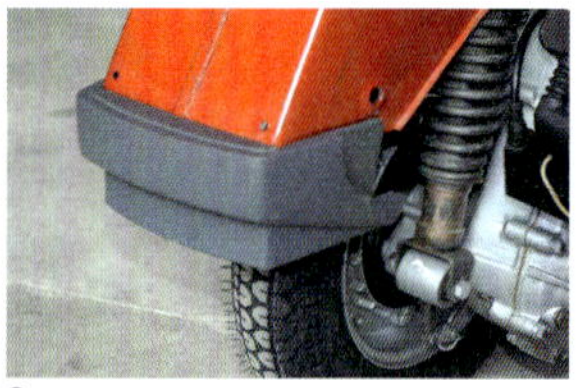
9

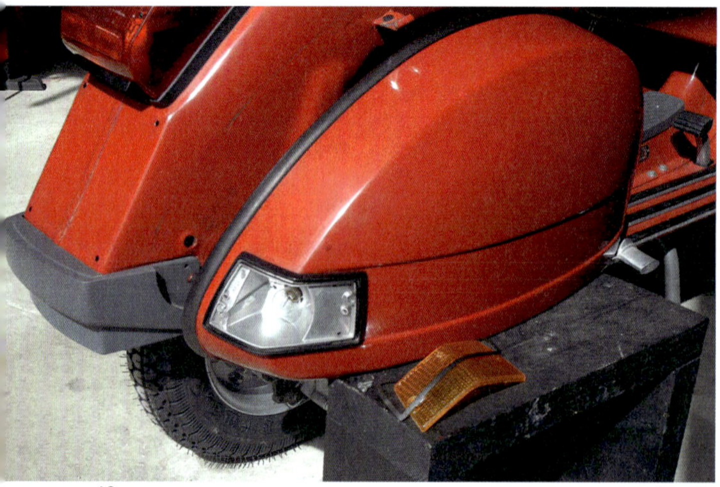
10

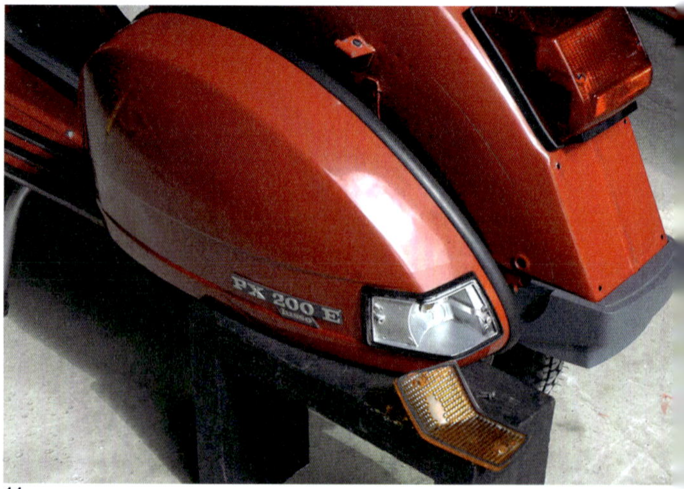

11

Staufachschloß wechseln

Staufachschloß ausbauen:

Manche Dinge schiebt man auch beim Restaurieren vor sich her, bis es nicht mehr geht. So beim **Staufachschloß,** das von Anfang an nicht funktionierte. Klarheit brachte erst die Zerlegung ganz am Schluß: Der **Schließzylinder** war ausgebohrt worden, der **Schließmechnismus war** gebrochen. Demontiert haben wir das Schloß, indem die große **Klammer** mit einem breiten Schraubendreher zur Seite gedrückt wurde. Nach Abnahme der Teile zeigte sich auch, daß der **Lack** unter dem Schloß arg verkratzt war.

Staufachschloß einbauen:

Zwar war der alte Schlüssel noch vorhanden, doch das nützte nichts. Wir haben ein **neues Schloß mit Schlüssel** bestellt und später eingebaut, da es bis zum Redaktionsschluß nicht mehr eintraf. Der beschädigte **Lack** wurde mit unseren bewährten Methoden ausgebessert. Nach Aufschieben der wiederverwendbaren **Klammer** ließ sich das Fach endlich wieder absperren.

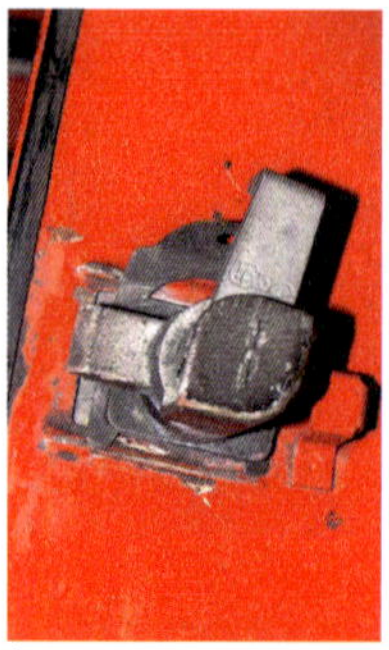
1

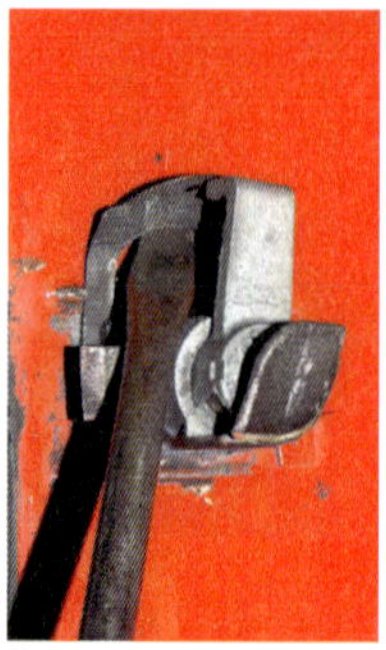
2

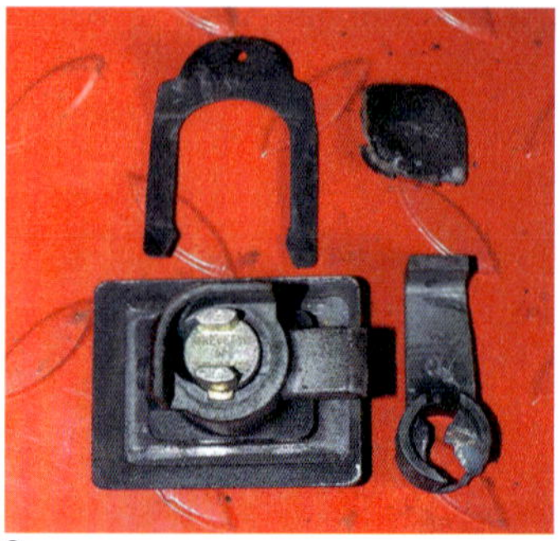
3

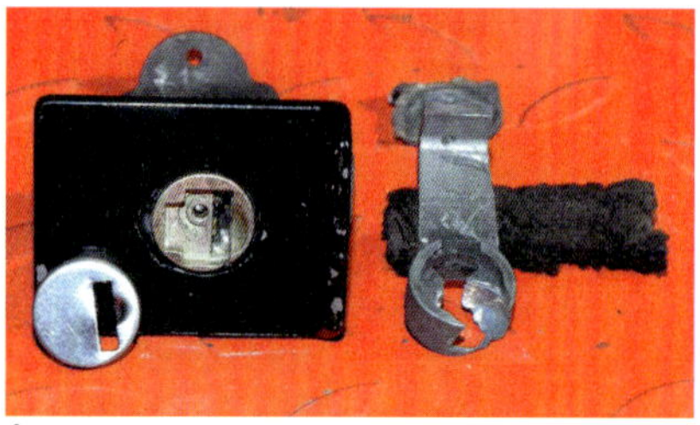
4

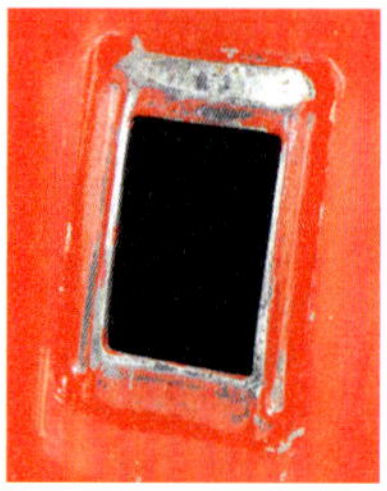
5

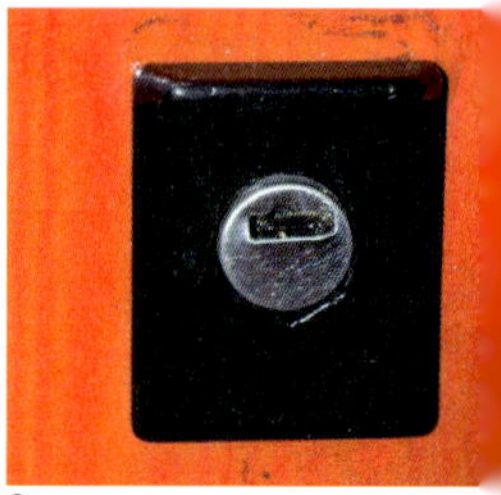
6

***1:** Das Staufachschloß von der Innenseite her betrachtet. **2:** Mit der Klinge eines breiten Schraubendrehers wird die Klammer zur Seite geschoben. **3:** Beim Abnehmen zerfiel das Schloß in Einzelteile. Deutlich zu sehen sind die Spuren des Ausbohrvorgangs. **4:** Vorderseite mit abgefallener Blende und ausgebohrtem Riegel. **5:** Der im Auflagebereich beschädigte Lack. **6:** provisorisch eingesetztes Schloß..*

Sitzbank einbauen

Sitzbank festschrauben:

Wie weiter vorn im Buch ausführlich dokumentiert, haben wir die von der Basis her noch **gut erhaltene Sitzbank** im Detail ordentlich aufgearbeitet. Sie sieht samt der Reling aus wie neu und wird jetzt wieder montiert. Wichtig dabei ist, daß zuvor der Tank eingebaut wurde.

Die **Halteplatte** wird mit **drei neuen Schrauben M8** samt neuen Zahn- und Unterlegscheiben befestigt, wobei am besten zu zweit gearbeitet wird, denn die klassisch-aufwendig gefertigte Bank ist recht schwer. Die Schrauben werden mit der Stecknuß SW 13 festgedreht und fixieren vorne gleichzeitig auch die **Tankanlage.** Erst danach werden auch die Schrauben der hinteren Tankbefestigung festgezogen.

Werkzeug, Neuteile
Aus-/Einbau Staufachschloß
Sitzbank-Montage

Stecknuß SW 13
mit Umschaltschlüssel
Schraubendreher breit
Sitzbankschloß komplett
3 Schrauben M8
3 Federringe M8
3 Unterlegscheiben M8

1: Simon bringt die aufgearbeitete Sitzbank in Position. 2: Die Schrauben der Halteplattenbefestigung fixieren vorne auch die Tankanlage. Die hinteren Tankschrauben werden erst danach richtig festgezogen. Alle Schrauben werden mit einer Stecknuß SW 13 angezogen.

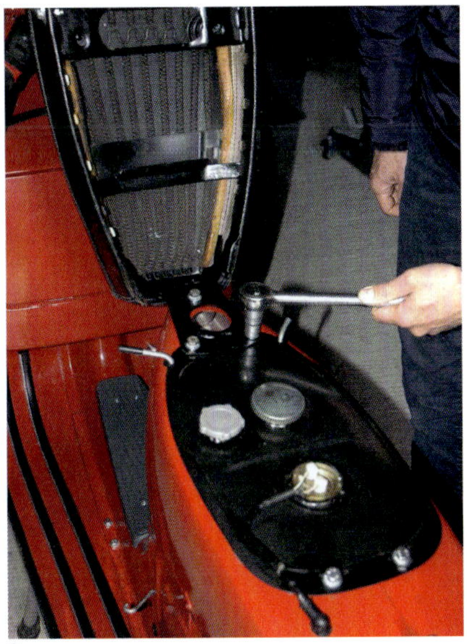

2

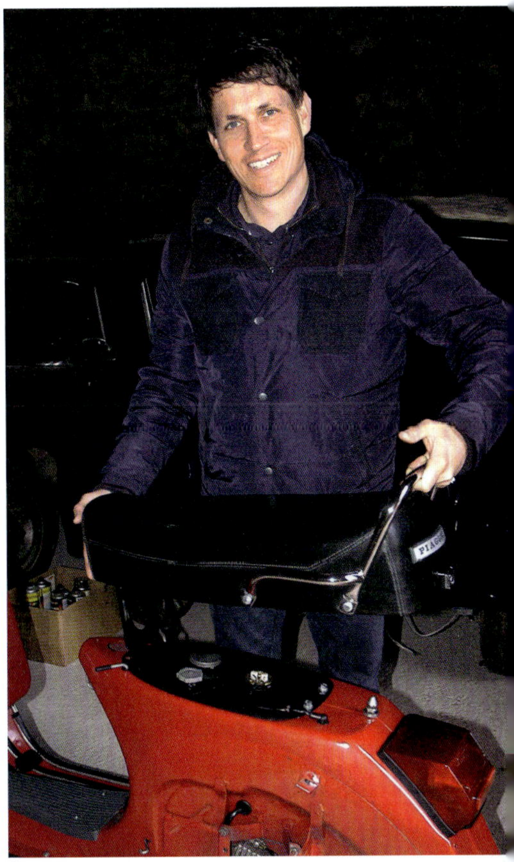

1

Scheinwerfer, Instrument, Lenkerverkleidung, Kaskade einbauen

Instrument und Scheinwerfer einbauen:

Alle auf dem Foto rechts gezeigten Bauteile wurden gereinigt, im Lack aufgearbeitet und poliert. Die **Federlaschen** der Stromzuführung waren verbogen, sie wurden gerichtet. Die **Bilux-Lampe** kann weiterverwendet werden.

Die **Dichtung** des runden Kombiinstruments ist unbeschädigt und kann nach Behandlung mit unserem Pflegemittel wiederverwendet werden; muß auch, denn Ersatz gibt es nicht mehr. Nachdem die Dichtung angelegt ist, wird das **Instrument** von unten in die Lenkerverkleidung geclipst. Nun können der **Multistecker** und die **Tachowelle** durch einfaches Aufschieben und Einclipsen angeschlossen werden

Bevor die Lenkerverkleidung montiert wird, befestigen wir den **Scheinwerfer.** Zuerst wird die Einstellschraube von unten mit einem Schlüssel SW 7 eingedreht. Dann folgen die beiden Schlitzschrauben samt Federringen rechts und links. **Lampensockel** und **Lampe** wurden bereits montiert (Karabinerver-

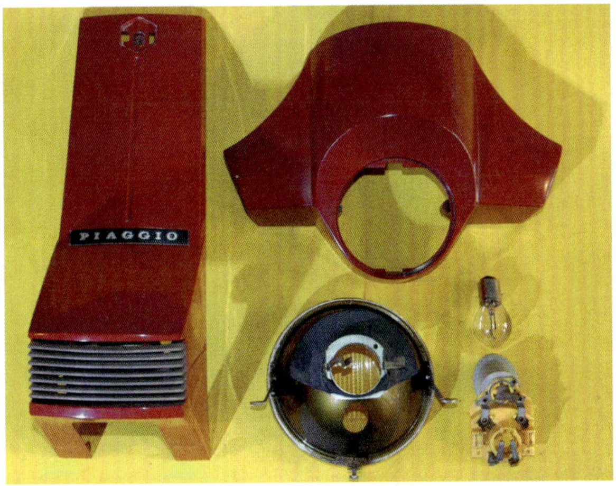

1

1: Im Rahmen der Lenkeraufbereitung wurden auch Kaskade, obere Lenkerverkleidung und Scheinwerfer mit restauriert. Kleine Makken der Lackierung wurden mit feinem Pinsel und dem speziell gemischten Rotlack ausgebessert. Am Lampensockel des Scheinwerfers mußten die stromführenden Metallzungen nachgebogen werden. Glühlampe und Reflektor konnten problemlos wiederverwendet werden.

Nachträglich bei der Endmontage festgestellte Mängel

Bestellte Ersatzteile trafen nicht mehr vor Redaktionsschluß ein.

Staufachschloß
zerbrochen, ausgebohrt; Lack verkratzt
Heckabdeckung aus PVC
Dübel an Ecke links oben abgebrochen
Blinker vorn rechts
Verglasung unten zerbröselt
Federbeinbefestigung hinten/unten
Bolzengewinde beschädigt
Benzintankdichtung
Gummiring undicht
Gleichrichter defekt

schluß, Federbügel). Die drei **Kabel** des Lampenanschlusses werden aufgesteckt wie auf Bild 10 gezeigt.

Lenkerverkleidung, Kaskade, Rückspiegel einbauen:

Die **Lenkerverkleidung** wird samt Instrument über den Lenker gestülpt. Gleichzeitig muß unten an der **Tachowelle** gezogen werden, sonst klemmt's. Von unten fixieren vier lange Kreuzschlitz-maschinenschrauben die Verkleidung. An die in der **Kaskade** sitzende **Hupe** werden die beiden Kabel gesteckt wie auf Bild 12 gezeigt. Kakade positionieren, von vorne mit einer, vom Staufach aus mit zwei Kreuzschlitz-Blechschrauben befestigen. Der **Rückspiegelhalter** wird mit zwei Schrauben M8, Zahnscheiben und Puffern befestigt. Der **Rückspiegel** wird mit zwei Distanzringen, einer Zahnscheibe und einer Mutter SW 14 fixiert.

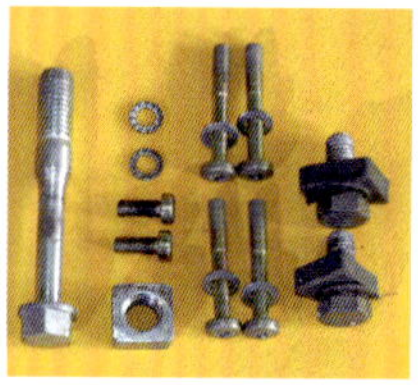
2

2: aufgearbeitete Kleinteile; Lenkerbolzen, Schrauben der oberen Verkleidung, Rückspiegelbefestigung. 3: Die Tachoverglasung wurde mit Politur, der Dichtgummi mit Autogylm aufgearbeitet. 4: Das Instrument wird in die Lenkerverkleidung geclipst. 5: Anschließen des Multisteckers. 6: Anschließen der neuen Tachowelle. 7: Eindrehen der Scheinwerfer-Einstellschraube.

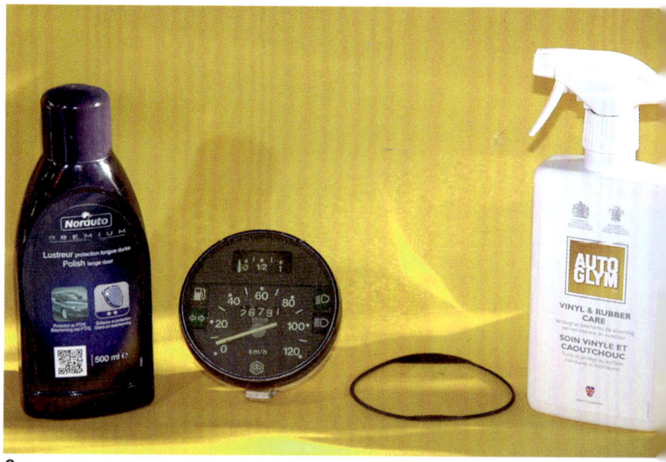

3

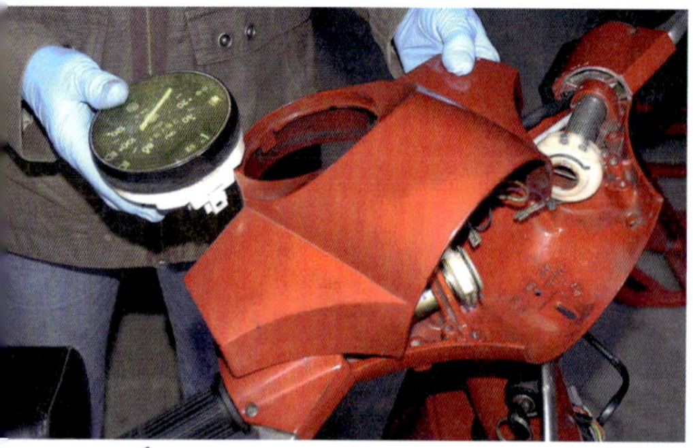
4

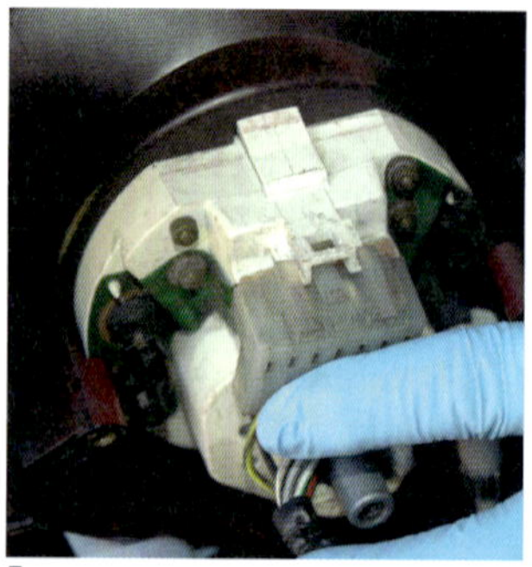
5

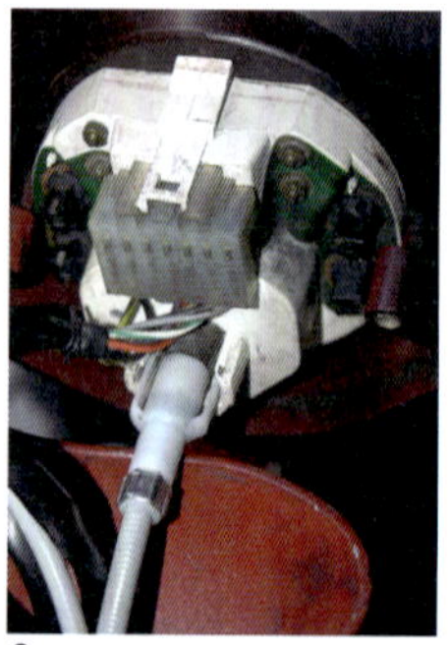
6

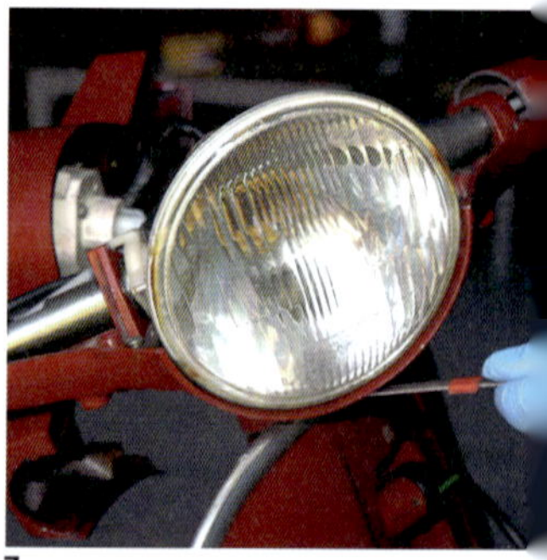
7

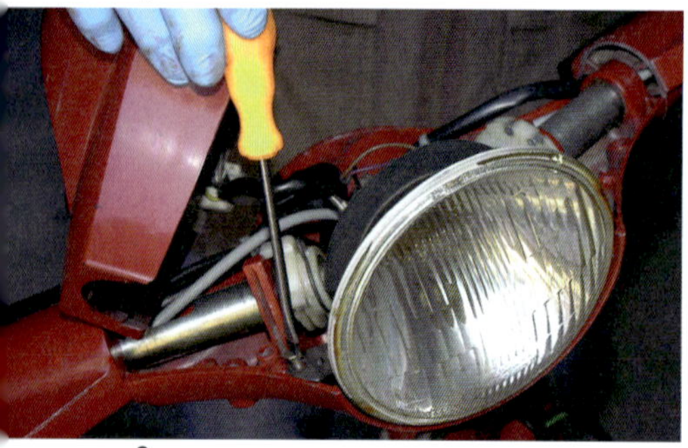
8

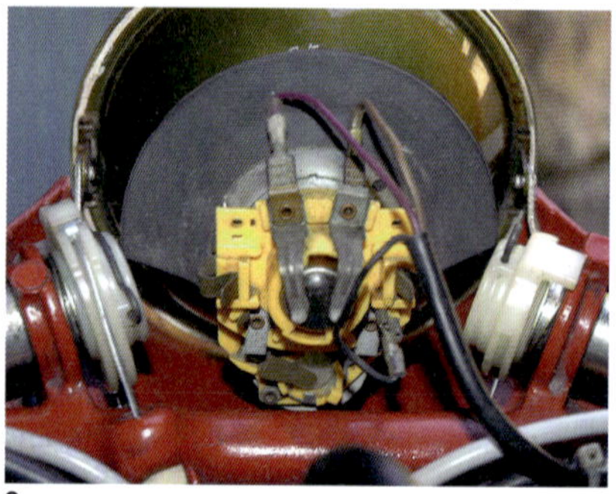
9

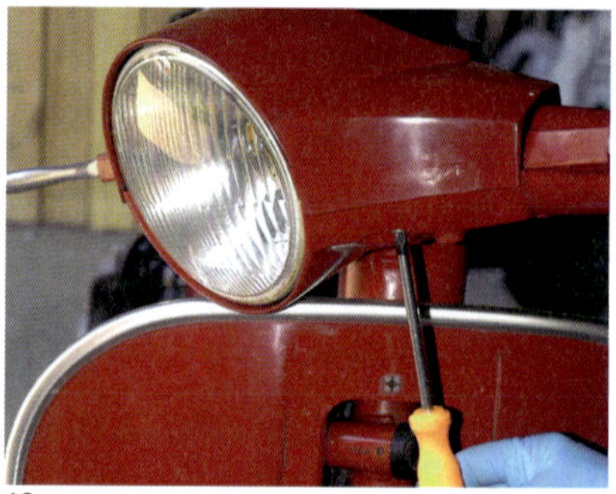
10

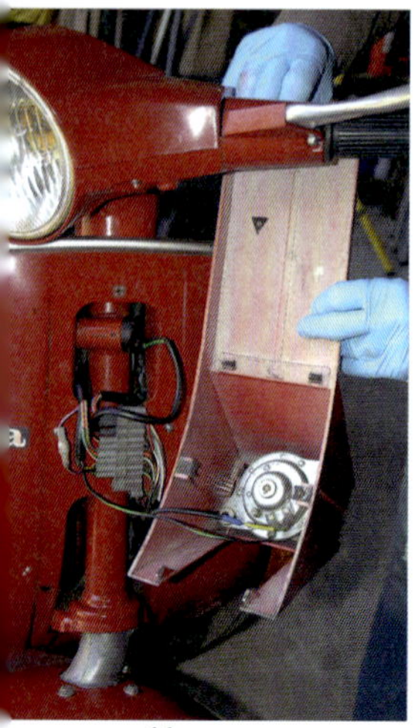
11

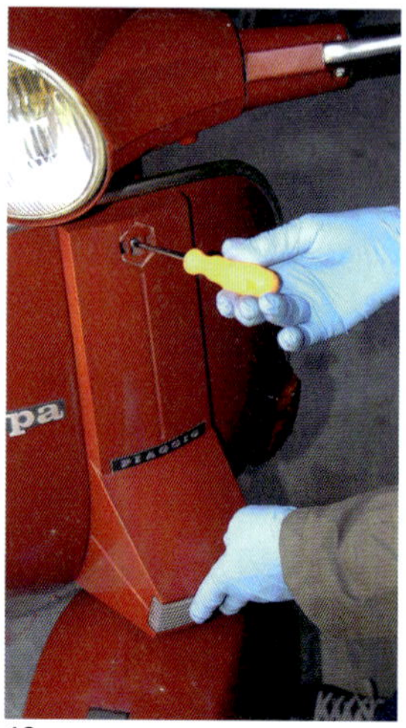
12

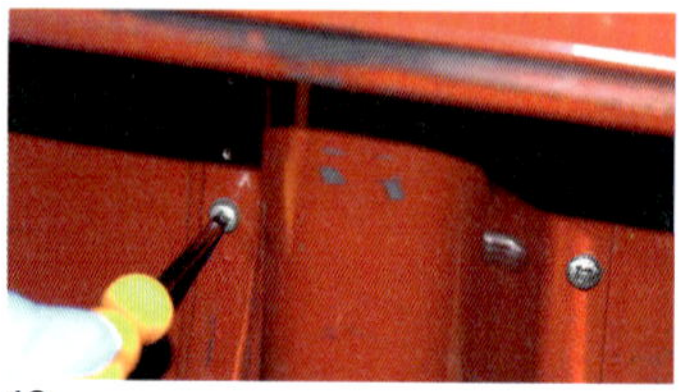
13

8: Befestigen des Scheinwerfers mit zwei Schlitzschrauben. 9: die Anschlüsse der Glühlampe. 10: Befestigen der Lenkerverkleidung von unten mit vier Schrauben. 11: Die Hupe in der Kaskade ist wieder angeschlossen. 12: Befestigen der Kaskade von außen... 13: ...und von innen. 14: Befestigen des aufpolierten Rückspiegels mit Mutter SW 14.

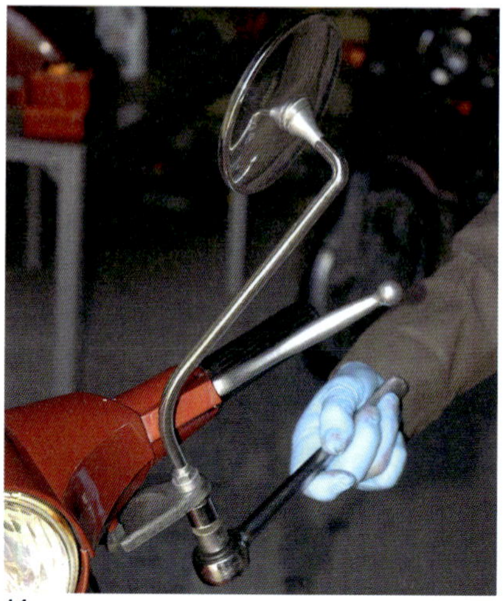
14

Technische Daten ausgewählter Klassik-Modelle

PK, PX-Modelle: 1985	PX 80 E	PX 125 E	PX 150 E	PX 200 E
Motor				
Bauart	gebläsegekühlter Einzylinder-Zweitaktmotor ---			
Hubraum (cm³)	79	123	149	198
Bohrung x Hub (mm)	46 x 48	52,5 x 57	57,8 x 57	66,5 x 57
Leistung PS (kW)	6,8 (5)	8,2 (6)	9,5 (7)	9,5 (7)
bei Drehzahl min⁻¹	6000	6000	6000	5000
Verdichtungsverhältnis	1 : 9,5	1 : 8,5	1 : 8,2	1 : 8,8
Benzin/Schmierung	Super 98, Getrenntschmierung ----------------			
Gemischsteuerung	durch Drehschieber (Zufuhr über Kurbelwange)			
Vergaser (Dell'Orto)	SI 20/20 D	SI 20/20 D	SI 20/20 D	SI 24/24 E
Zündung	wartungsfreie, elektronische Zündanlage ------			
Zündkerze	NGK B6ES	NGK B6HS	NGK B6HS	NGK B7ES
Lichtmaschine	Schwungradmagnetzünder --------------------			
Batterie (V/Ah; wahlweise)	12/7	12/7	12/7	12/7
Starter	Kick- und Elektrostarter (wahlweise)			
Kraftübertragung, Getriebe				
Anzahl der Gänge	4	4	4	4
Primärantrieb	über schrägverzahnte Zahnräder auf Vorgelege			
Sekundärantrieb	vom Getriebe direkt aufs Hinterrad -------------			
Übersetzung Kurbelwelle/				
Hinterrad 1. Gang	20,06	16,43	15,38	13,42
2. Gang	13,38	10,99	10,46	9,13
3. Gang	8,95	7,60	7,24	6,32
4. Gang	6,95	5,83	5,39	4,71
Kupplung	Zweischeibenkupplung im Ölbad --------------			
Schaltung	Drehgriff-Handschaltung -----------------------			
Fahrwerk, Karosserie				
Fahrgestell	selbsttragende Stahlblechkarosserie in Schalenbauweise ---------------------------			
Vorderradführung	Lenkrohr, gezogene Kurzschwinge, hydraulisch gedämpftes Federbein -----------------------			
Hinterradführung	Hinterachse mit Getriebe verblockt, hydraulisch gedämpftes Federbein ----------			
Radstand (mm)	1235	1235	1235	1235
Gesamtlänge (mm)	1760	1760	1760	1760
Gesamtbreite (mm)	695	695	695	695
Gesamthöhe (mm)	1110	1110	1110	1110
Sitzhöhe (mm)	820	820	820	820
Bodenfreiheit (mm)	170	170	170	170
Bremse vorn	Handhebel, Seilzug, Trommelbremse ---------			
Bremse hinten	Pedal, Seilzug, Trommelbremse ---------------			
Leergewicht vollgetankt (kg)	104	105	105	109
zulässiges Gesamtgewicht (kg)	290	290	290	290
Bereifung vorn/hinten	3.50 x 10	3.50 x 10	3.50 x 10	3.50 x 10
Normverbrauch DIN l/100km	2,9	3,0	3,5	4,0
Aktionsradius (ca. km)	270	270	230	200
max. Steigfähigkeit mit 1 Person	32 %	40 %	40 %	42 %
Höchstgeschwindigkeit (km/h)	77	89	90	100
Füllmengen, Reifenluftdruck				
Tankinhalt/Reserve in Liter	8,0/2,1	8,0/2,1	8,0/2,1	8,0/2,1
Öltankinhalt (2T-Öl) Liter	1,5	1,5	1,5	1,5
Getriebe (SAE 30 oder 40) cm³	250	250	250	250
Reifendruck vorne (bar)	1,20	1,20	1,20	1,20
- hinten solo (bar)	1,75	1,75	1,75	1,75
- hinten mit Sozius (bar)	2,50	2,50	2,50	2,50
Beleuchtung				
Abblend-/Fernlicht V, W/W	12, 25/25	12, 25/25	12, 25/25	12, 25/25
Schlußlicht	12V, 5W	12V, 5W	12V, 5W	12V, 5W
Bremslicht	12V, 10W	12V, 10W	12V, 10W	12V, 10W
Blinklicht	12V, 21 W	12V, 21W	12V, 21W	12V, 21W
Tacho- u. Kontrollampen	12V, l,2W	12V, l,2W	12V, l,2W	12V, l,2W
Einstelldaten				
Leerlaufdrehzahl/min⁻¹	800	800	800	800
Zündkerzen-Elektrodenabst. (mm)	0,6	0,6	0,6	0,6
Spiel Gaszug (mm)	1,0	1,0	1,0	1,0
Spiel Kupplungszug (mm)	2,0	2,0	2,0	2,0
Spiel Hint.-Bremse/Pedal (mm)	25,0	25,0	25,0	25,0
Spiel Vord.-Bremse/Hebel (mm)	8,0	8,0	8,0	8,0
Verschleißgrenze Reifen (mm)	2,0	2,0	2,0	2,0
Verschleißgr. Bremsbeläge (mm)	1,5	1,5	1,5	1,5
Vorzündung vor OT bei 5000/min⁻¹	21°+/-1°	21°+/-1°	21°+/-1°	23°+/-1°

Drehmoment-Richtwerte *(Angaben nach bestem Wissen, aber ohne Gewähr)*

Drehmoment Nm, zwei Stufen	PX [3]	PX E [4]	Cosa [5]	PX 125 PX 150: ab 2011 PX 1998 bis 2008
Motor, Getriebe				
Zündkerze	18 - 24	18 - 24	18 - 24	20 - 25
Gehäusehälftenbefestigung, Muttern	24 - 27	24 - 27	24 - 27	11 - 13
Lüfterdeckel	3 - 4,5	3 - 4,5	3 - 4,5	8 - 10
Kupplungsbefestigung, Mutter	40 - 45	40 - 45	40 - 45	40 - 45
Vorgelegebefestigung, Mutter	30 - 35	30 - 35	30 - 35	30 - 35
Schwungrad-/Rotorbefest., Mutter	60 - 65	60 - 65	60 - 65	60 - 65
Kickstarterbefestigung, Mutter	23 - 26	23 - 26	23 - 26	23 - 26
Zylinderkopfbefestigung, Muttern	13 - 18 [8]	13 - 18	13 - 18	13 - 18
Auspuffbefest. am Zylinder, Mutter	16 - 26	16 - 26	16 - 26	16 - 26
Kupplungsdeckel, Schrauben	6 - 8	6 - 8	6 - 8	6 - 8
Bremsankerplatte, Schrauben	k.A.	k.A.	20 - 24	k.A.
Bremszylinder hinten, Bef., Schrauben	---	---	8 - 10	---
Vergaser, Befestigung, Schrauben	16 - 20	16 - 20	16 - 20	16 - 20
Pick-up, Befestigung, Schraube	---	2 - 2,5	2 - 2,5	2 - 2,5
Ankerplatte/Stator LiMa, Schrauben	3 - 4	3 - 4	3 - 4	3 - 4
Anlasser, Befestigung, Muttern	---	10 - 15	10 - 15	10 - 12
Auspufftopf Anschlußstutzen	75 - 80 [9]	75 - 80 [9]	75 - 80 [9]	k.A.
Einlaßstutzen-Befestigung	8 - 10	8 - 10	8 - 10	8 - 10
Vorderradführung				
Federbeinbefest. oben an Halteplatte	30 - 40	30 - 40	30 - 40	30 - 40
Halteplatte am Steuerrohr	20 - 27	20 - 27	20 - 27	20 - 27
Federbeinbefestigung unten	20 - 27	20 - 27	20 - 27	20 - 27
Bremsen				
Bremszylinder Schrauben	---	---	8 - 10	---
Bremsbacken-Zentrierplatte vorn	k.A.	k.A.	8 - 10	---
Bremshebel (nur hinten PX ab 1998)	8 - 10	8 - 10	8 - 10	8 - 10
Bremsleitung an Hauptzylinder	---	---	8 - 10	8 - 12
Bremsleitung an Bremssattel	---	---	---	15 - 25
Anschluß Leitungs-Zwischenstück	---	---	---	10 - 15
Bremssattel-Befestigung	---	---	---	5 - 6
Entlüftungsschraube	---	---	10 - 12	10 - 12
Lenkung				
Gewindering des ob. Steuerrohrlagers	50 - 60 [10]	50 - 60 [10]	50 - 60 [10]	50 - 60
Nutmutter des oberen Steuerrohrlagers	60 - 70	60 - 70	100 - 110	100 - 11
Lenkerbefestigung, Schraube	30 - 44	30 - 44	30 - 44	30 - 44
Hinterradführung				
Schwingachse Motor am Fahrgestell	61 - 75	60 - 75	60 - 75	61 - 75
Federbeinbefest. oben am Chassis	30 - 40	30 - 40	30 - 40	30 - 40
Federbeinbefestigung unten am Motor	16 - 25	13 - 23	25 - 30	13 - 23
Räder, Naben				
Hinterradachse, Mutter	75 - 90	90 - 110	90 - 110	75 - 90
Felgenbefestigung, Muttern	20 - 27	20 - 27	20 - 27	20 - 27
Vorderradnabe/-achse radseitig, Mutter	60 - 100	77 - 90	75 - 90	60 - 100

[3] Quelle: Werkstatthandbuch Piaggio für Vespa P 125 X, P 150 X, P 200 E, Pontedera 1981
[4] Quelle: Reparaturanleitung Vespa GmbH für PX 80 E, PX 200 E, Augsburg 1984
[5] Quelle: Werkstatthandbuch Piaggio für Cosa, Pontedera 1988, Änderung zum Werkstatthandbuch Cosa, Pontedera 1991
[7] Quelle: Werkstatthandbuch Piaggio für Vespa PX 125, 150 Euro 3, Pontedera 2011
[8] P 125 X, P 150 X: 13 - 18 Nm, P 200 E: 17 - 22 Nm;
[9] nur P 200 E, PX 200 E, PX 200 E Lusso, Cosa 200
[10] Piaggio empfiehlt: nachdem das maximale Anzugsmoment erreicht ist, Schlüssel bei PK, P X, PX E um ca. 1/4 Umdrehung, bei Cosa um ca. 1/3 Umdrehung zurückdrehen. Werte in blau: Erfahungswerte oder nach Logik

Werte in Braun: Piaggio-Empfehlungen, aber in der Anwendung problematisch.
Wir und erfahrene Werkstattmeister empfehlen: Muttern einfach so fest anziehen, daß der Lenker ohne zu klemmen von rechts nach links fällt, die Lenkung aber auch keinerlei Spiel hat. Nach einigen 100 km kontrollieren, ob kein Spiel entstanden ist, notfalls die Steuerrohrmuttern nachziehen.

Werkzeug, Neuteile
Einbau Scheinwerfer, Instrument, Lenker-verkleidung, Kaskade, Rückspiegel

Stecknuß SW 13 und 14 mit Umschaltschlüssel
Schlitz- und Kreuzschlitzschraubendreher
Tachowelle (s.a. weiter vorn), 2 Zahnscheiben

Schaltplan Vespa P 200 E (12 Volt) mit Blinkern, Batterie und elektronischer Zündung

Stand:* *Oktober 1977; nur Beispielcharakter. P 200 E = Vorläufermodell PX 200 E

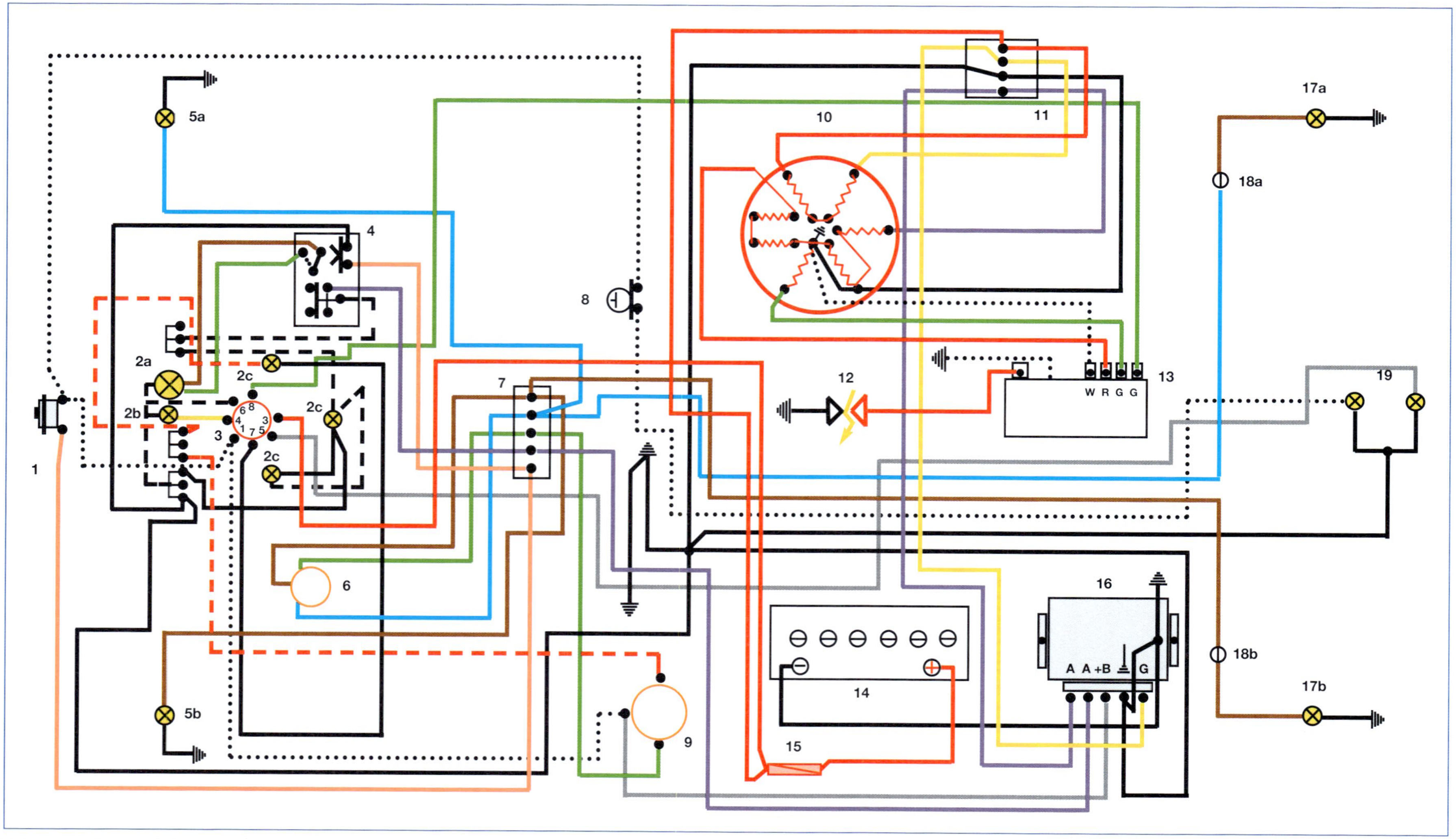

Elektrik- und Elektronik-Elemente-/Baugruppen: *1 = Hupe, 2a = Scheinwerfer-Biluxlampe 12V-25/25W, 2b = Standlichtlampe12V-5W, 2c = Kontrollleuchten für Scheinwerfer 12V-2W, für Blinker 12V-2W, für Tachobeleuchtung 12V-3W, 3 = Zündschloß,4 = Lichtschalter mit Kippschalter für Fern- und Abblendlicht sowie Hupendruckknopf, 5a, 5b = Blinklampen vorn 12V-21W, 6 = Blinkerschalter, 7 = Klemmbrett, 8 = Bremslichtschalter, 9 = Blinkgeber 12V-42W, 10 = Schwungradmagnet/Lichtmaschine, 11 = Klemmbrett,12 = Zündkerze, 13 = Elektronikzentrale, 14 = Batterie 12V-5,5Ah, 15 = Sicherung 8A, 16 = elektronischer Regler, 17a, 17b = Blinklampen hinten 12V-21W, 18a, 18b = Steckverbinder, 19 = Schluß-/Kennzeichenlicht 12V-5W, Bremslicht 12V-10W*

Graphik: Hans J. Schneider 2011

Kabelfarben

weiß	*grau-weiß*	*braun*	*rot*
schwarz	*grau*	*gelb*	*rot-weiß*
schwarz-weiß	*blau*	*grün*	*rosa*
			violett

Schaltplan Vespa P 200 E (12 Volt) mit Blinkern, ohne Batterie, mit elektronischer Zündung

Stand: Oktober 1979; nur Beispielcharakter. P 200 E = Vorläufermodell PX 200 E

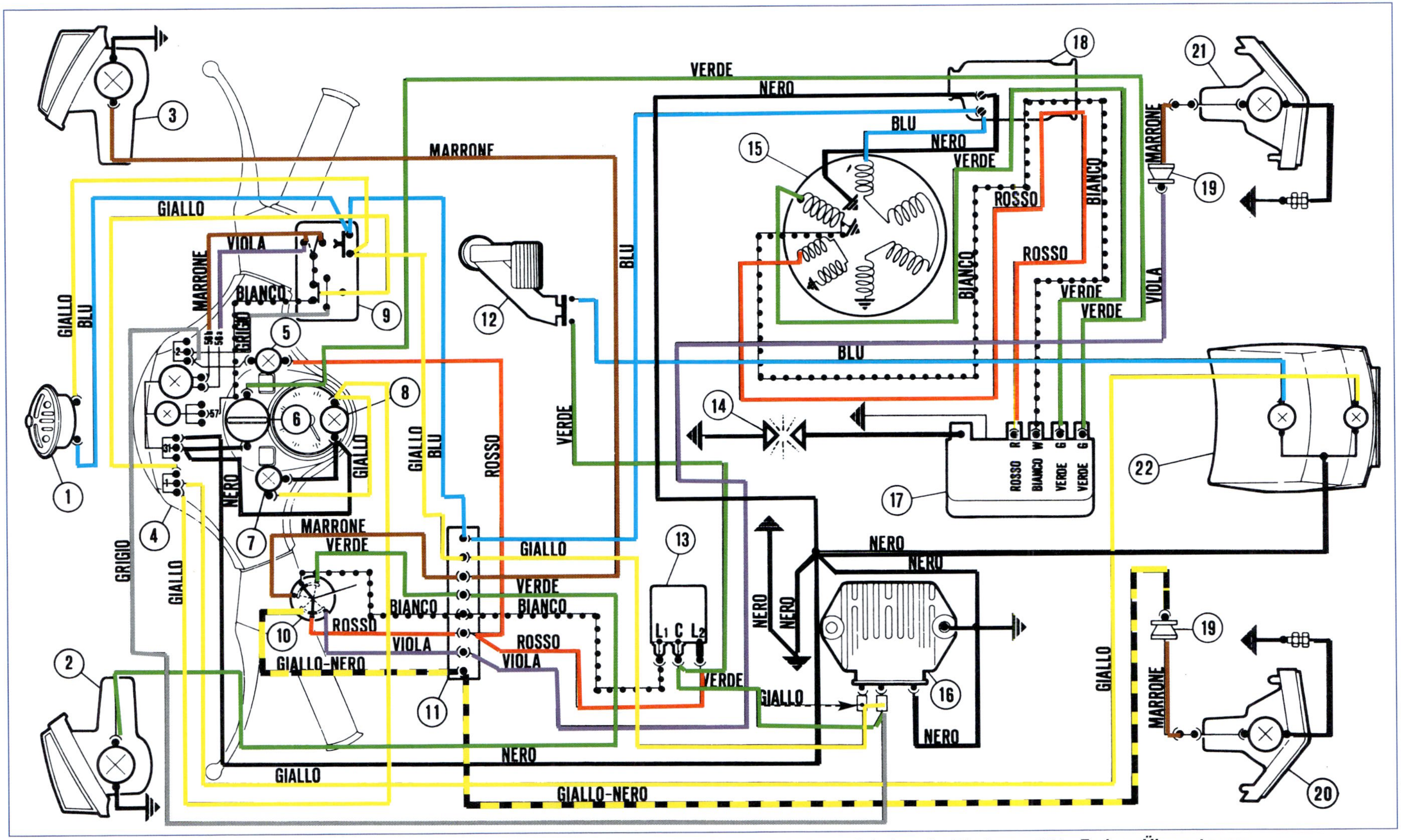

Elektrik- und Elektronik-Elemente-/Baugruppen: *1 = Hupe, 2 = Blinker vorne links, 3 = Blinker vorne rechts, 4 = Scheinwerfer-Biluxlampe 12V-25/25W Fern- und Abblendlicht, 5 = Blinker-Kontrolleuchte, 6 = Zündschloß, 7 = Kontroll-Leuchte für Abblendlicht, 8 = Lampe für Tachometerbeleuchtung, 9 = Lichtschalter mit Kippschalter für Fern- und Abblendlicht sowie Hupendruckknopf, 10 = Blinkerschalter, 11 = Klemmbrett, 12 = Bremslichtschalter Fußbremse, 13 = Blinkgeber, 14 = Zündkerze, 15 = Schwungradmagnet-Lichtmaschine, 16 = Spannungsregler, 17 = Elektronik-Zündbox, 18 = Niederspannungs-Klemmbrett, 19 = Kabelklemme, 20 = Blinker hinten links, 21 = Blinker hinten rechts, 22 = Schlußleuchte.*

Graphik-Basis: Piaggo-Werkstattanleitung PX 200 S. 27, Pontedera 1979; Überarbeitung und Kolorierung: Hans J. Schneider 2019

Farben-Übersetzung: *giallo = gelb, marrone = braun, viola = violett, grigio = grau, bianco = weiß, nero = schwarz, verde = grün, rosso = rot, blu = blau, giallo-nero = gelb-schwarz*

Verwendete Original-Piaggio-Ersatzteile [1]

Artikel-Nr.	Bezeichnung	UVP inkl. MWSt. € [2]
Motor		***137,84 €; im einzelnen:***
154546	Motordichtungssatz	19,60
130977	Zylinderfußdichtung	3,12
6612	Seegerring Kolbenbolzen (2 Stück)	1,84
132040	Kolbenring 1M (2 Stück)	42,10
B015668	Wellendichtring Kurbelwelle	7,40
97804	Kugellager Kurbelwelle	41,60
133068	Nadellager Kurbelwelle komplett	16,90
133184	Gehäusemitteldichtung	5,28
Kupplung		***65,25 €; im einzelnen:***
237271	Kupplungs-Mitnehmerscheibe (2 Stück)	8,80
237272	Kupplungs-Reibscheibe (2 Stück)	10,20
237271 .	Kupplungs-Basisplatte	4,40
237272	Kupplungs-Sprengring	4,25
289603	Kupplungsfeder (7 Stück)	5,40
k.A.	Spezial-Kronenmutter Kupplungskorb	6,10
17781	O-Ring Kupplungsdeckel	5,80
6708	O-Ring Kupplungs-Ausrückhebel	0,80
192681	Kupplungszug	14,20
156401	Überziehgummi Kupplungszug	5,30
Getriebe		***121,35 €; im einzelnen:***
118058	Wellendichtring Hauptwelle Getriebe	2,75
434735	Kugellager Hauptwelle Getriebe	13,05
106956	Nadellager Welle Schaltautomat/Getriebe	6,75
1309336	Getriebe Schaltkreuz	22,40
130940	Getriebe Schaltzapfen	30,60
1789338	Anschlaggummi Kickstarter (2 Stück)	4,20
1135264	Kickstarterritzel	21,20
139100	Kickritzelfeder	1,40
139402	Schaltzug (2 Stück)	16,80
16612	Zahnscheibe Vorgelege	1,10
16305	Sicherungsblech Vorgelege	1,10
Zündelektrik		***9,47 €; im einzelnen:***
12555	Zahnscheibe Polrad	0,84
166366	Abdeckkappe Polrad	2,05
431121	Wellendichtring Polrad	3,10
Handel	Zündkerze NGK B7ES	3,48
Gemischaufbereitung		***54,52 €; im einzelnen:***
k.A.	Gaszug kompl.	15,30
667208	Chokezug	8,68
CM002311	Zweitakt-Ölschlauch	6,55
146504	Benzinschlauch	11,05
104296	Federklammer f. Ölschlauch (2 Stück)	1,94
154754	Vergaserdichtungssatz Dell'Orto	6,20
2188	Benzintankdichtung	4,80
Karosserie		***185,07 €; im einzelnen:***
219094	Rücklichtkappe PX rot transparent	23,34
163256	Blinker vorn rechts kompl.	25,30
162817	Blinker vorn links kompl.	25,30
162105	Heckteil Spritzschutz	22,70
139188	Schlösser Neimann Lenkung+Ablage	41,90
18503	Schraube Lichtschalterkasten	0,74
219109	Mittelabdeckung Tunnel	14,85
176444	Ständerrückholfeder (2 Stück)	3,94
176166	Gummifüße für Ständer (2 Stück)	3,16
178689	Gummikappe Hebel Haube (2 Stück)	2,22
178209	Buchse Hebel Haube (2 Stück)	1,74
229358	Tachowelle kompl.	15,98
174048	Tachoritzel PX	3,90
Bremsen		***103,24 €; im einzelnen:***
647377	Satz Bremsbeläge (2 Sätze)	31,00
k.A.	Sprengringe Bremsbeläge (2 Stück)	0,60
179642	Vorderradbremszug	11,74
266299	Gummi f. Bremspedal	5,05
191804	Hinterradbremszug kompl.	8,85
17492	Wellscheibe Kuppl.-Bremshebel (2 St.)	4,20
97734	Unterlegscheibe Kuppl.-Bremshebel (2 St.)	1,98
78522	Feder für Bremsbeläge (2 Stück)	2,14
177610	Kugellager Vorderradbremstrommel	15,32
177442	Nadellager Bremstrommel	5,64
177436	Nadellager Ankerplatte (2 St.)	9,58
177443	O-Ring Vorderradbremstrommel	2,24
177408	O-Ring Bremsankerplatte klein	0,80
177521	O-Ring Bremsankerplatte groß	1,10
431121	Wellendichtring Ankerplatte groß	3,00
Fahrwerk		***126,80 €; im einzelnen:***
650693	Lenkkopflager oben kompl.	16,70
14689	Federbeinbolzen	16,40
20109	Mutter Bolzen Federbein	1,96
16409	Federring Bolzen Federbein	0,94
Internet	Reifen Continental Classic (2 Stück)	60,00
1315 918	Schlauch 350 x 10 mit Ventil (2 Stück)	30,80
Summe Teile		**803,54 €**

[1] *Vorteil Piaggio: fast alles verfügbar, beste Original-Qualität. Wer es billiger haben möchte, kann sich im Internet umsehen.*
[2] *UVP = unverbindliche Piaggio-Preisempfehlung inkl. 20 % MWSt.; Preise können je nach Händler nach oben und unten abweichen.*

Verwendete Produkte, Preise in € *

Lacke, Farben	**Menge**	**genutzt Prozent**	**Preis**	**gerundet**
Motip Color Matic rot 3582 Mercedes L68	375 ml	100	28,80	28,80
Motip Silber Carat	500 ml	100	11,80	11,80
Motip Primer grau	500 ml	100	11,80	11,80
Motip Klarlack	500 ml	100	11,80	11,80
Motip Sticks rot	2 x 20 ml	10	13,90	1,40
Julien Kaltverzinkung	400 ml	10	13,25	1,35
Keen Color schwarz glänzend	400 ml	20	7,95	1,60
Lack hitzefest scharz matt	125 ml	20	6,50	1,30
Lack schwarz	500 ml	10	12,50	1,25
Restom Zinkstaubfarbe Primzinc 9400	250 ml	5	19,00	0,95
Silikon weiß	300 ml	5	8,90	0,45
			146,20	**72,50**
Pflegemittel				
Restom Kunststoff-Polierpaste PAP 5000	250 ml	5	13,00	0,65
Restom Netalu Alupoliermittel 8060	500 g	5	20,00	1,00
Polytrol Kunststoffpflege	500 ml	5	13,60	0,70
Glycerin-Stift	50 ml	5	4,80	0,25
Autoglym Vinyl- und Gummipflege	500 ml	20	8,90	1,80
Meguiars Lackrenovierung	375 ml	30	12,60	3,80
Sonax Polish & Wax rot	500 ml	30	12,90	3,90
Norauto Langzeit-Lackpolitur	500 ml	10	10,80	1,10
			96,60	**13,20**
Reinigungsmittel				
WD-40 Kriechöl	200 ml	50	4,25	2,15
3-en-un Kriechöl	200 ml	50	4,25	2,15
Techno Bremsenreiniger	3 x 400 ml	100	9,60	9,60
Azeton	1000 ml	30	3,20	1,00
Waschbenzin	2 x 1000 ml	100	8,50	8,50
Ethylen-Alkohol	1000 ml	50	2,95	1,50
Metallentfetter	1000 ml	50	4,95	2,50
Reinigungs-Petroleum	2 x 1000 ml	100	5,95	5,95
Dreieckschleifpapier Kit	80, 120, 240	100	5,95	5,95
Schmirgelleinen	4 Bogen	50	3,60	1,80
Diesel	1000 ml	100	1,50	1,50
Glycerin	100 ml	5	13,00	0,65
			67,70	**43,25**
Schmiermittel				
Getriebeöl SAE 30	250 ml	100	5,90	5,90
Motoröl SAE 30	10 ml	100	0,00	0,00
Zweitaktmotoröl synthetisch	1000 ml	100	9,80	9,80
Liqui Moly Keramikpaste	50 g	30	7,90	2,40
Universalfett wasserfest	250 g	80	13,20	8,80
Runge Compoundfett	150 g	10	4,00	0,40
			40,80	**27,30**
Chemische Produkte				
Switol Rostlöser	250 ml	20	8,60	1,70
Julien Rostumwandler	1000 ml	10	12,30	1,25
Restom PAC 2030 Rostvernichter	500 ml	50	17,00	8,50
Restom Phosprim 4090 Phosphatierung	500 ml	50	27,50	13,75
Owatrol Versiegelungsöl	500 ml	30	11,90	3,60
Loctite EA 3450 2K-Kaltmetall	22 ml	20	12,00	2,40
Loctite 271 Schraubensicherung	5 ml	10	6,90	0,70
Loctite 51 Flüssigdichtung	50 ml	80	11,80	9,50
UHU Patafix	80 pads	50	3,90	1,95
			111,90	**43,35**
Zwischensumme Produkte volle Gebinde[1], genutzt[2]			**463,20[1]**	**199,60[2]**

** Die Preise gelten für nicht angebrochene Gebinde. Von vielen Produkten wurden nur geringe Mengen benötigt. Nach der obigen Kalkulation reduzieren sich die anteiligen Produktausgaben auf 46 %. Zwar mußten die Summen beim Kauf voll bezahlt werden, doch es bleiben zahlreiche Restmengen übrig, die bei der nächsten Restaurierung eingesetzt werden können.*

Sonstige Kosten *(ohne Berechnung von Fahrt-, Handling- und Portokosten, ohne Kosten für Anschaffung von Werkzeugen)*

Pyrolyse Felgen	4	20,00	20,00
Sandstrahlen Auspuff	1	24,00	24,00
Werkstattaufenthalt inkl. Spezialwerkzeug-Verleih 5 Std. à 60,00		300,00	300,00
Zwischensumme sonstige Kosten		**344,00**	**344,00**
Summe Produkte und Sonstiges		**(volle Gebinde: 807,20)**	**543,60**

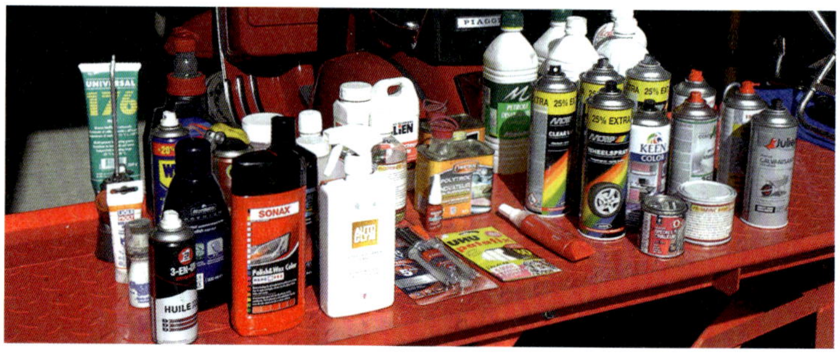

Es ist angerichtet: Wir benutzten im Rahmen der Restaurierung zahlreiche Lacke, Pflege- und Reinigungsmittel, Schmierstoffe und chemische Spezialprodukte.

Vespa startklar machen, Probefahrt, Kosten

Neustart nach Restaurierung:
4. April 2019: Nach monatelangeer Restaurierungs- und Redaktionsarbeit wird die komplett wiederaufgebaute PX 200 E **startklar** gemacht, und zwar nach einem ganz bestimmten Ritual, damit der Kolben nicht festgehen kann.

Zuerst wird ein halber Liter synthetisches **Zweitaktöl** in den Öltank gefüllt. Dann ziehe ich den Ölschlauch vom Ölpumpenrohr ab und sauge das Öl so weit wie möglich nach vorn und schließe den Schlauch samt Klemme wieder an. Es ist aber zwecklos, das Öl per Kickstarter zur Pumpe zu befördern. Meister Schulz: *„Mit der reinen Kickdrehzahl bekommt man den Unterdruck nicht hin, und die Bewegung der Pumpe auch nicht.“*

Reiner Sprit wäre tödlich, daher muß getrickst werden: Es werden zwei Liter Super bleifrei E5/ROZ 98 mit 50 ml Zweitaktöl **vorgemischt** und eingefüllt. Damit werden Kolben und Zylinder unmittelbar geschmiert. Im Ölschlauch ist vorne noch Luft zu sehen.

Benzinhahn auf, Choke ziehen, Zündung einschalten, Gasgriff ein wenig drehen und kräftig auf den Kickstarter treten – beim vierten Kick springt der Motor an, nimmt sauber Gas an, qualmt nur minimal (wegen der startbedingten, aber unschädlichen Überfettung). Ein erhebendes Gefühl! Jetzt zieht sich die Ölpumpe den Schmierstoff gierig rein.

Nach einigen Einstellarbeiten (Kupplungszug, Schaltzüge, Gasschieberanschlagschraube, Bremsen) rollt unsere Vespa am 12. April zum ersten Mal **aus eigener Kraft** aus der Werkstatt, **alles funktioniert.** Der Motor reagiert sensibel aufs Drehen am Gasgriff, die Kupplung greift weich, die vier Gänge lassen sich lautlos und ohne zu hakeln einlegen. Überrascht bin ich davon, wieviel Kraft in dem überholten Motor steckt: Die Vespa beschleunigt so vehement, daß ich auf der Sitzbank nach hinten rutsche. Der Zweitakt-Sound ist sehr nostalgisch, nichts klappert, schlägt oder tickert. Die Mühe hat sich gelohnt!

Und die **Kosten?** Haben sich trotz des hohen Aufwands für Ersatzteile und Produkte mit rund 1500 Euro im Rahmen gehalten, ohne die Anschaffung der gebrauchten PX 200 E natürlich. Vor allem haben wir mit der aufwendigen, aber preisgünstigen **Patinarestaurierung** viel Geld gespart. Eine professionelle Ganzlackierung schlägt mit 1600 bis 2000 Euro zu Buche. Würde man eine gleichwertige Vespa in der Werkstatt restaurieren lassen, müßte man mit Gesamtkosten von mindestens 7000 Euro rechnen (ohne Anschaffung).

Es gibt durchaus Vespa-Liebhaber, die bereit sind, eine solche Summe zu zahlen, wohl wissend, daß derart hohe Aufwendungen den Wert des restaurierten Fahrzeugs deutlich übersteigen können, zumindest dann, wenn es sich um Großserienmodelle ab den frühen 1980ern handelt. Bei Sondermodellen und echten Oldtimern kann sich ein solcher Aufwand schon eher lohnen.

1: Synthetiköl einfüllen. 2: Zwei Liter Super E5 und 50 ml Zweitaktöl vormischen und in den Tank geben. 3, 4: Die fertig aufgebaute Vespa und der Autor bei einer Probefahrt am 14. April 2019. 5: Der überholte 200er Zweitakt-Motor in seiner ganzen Pracht.

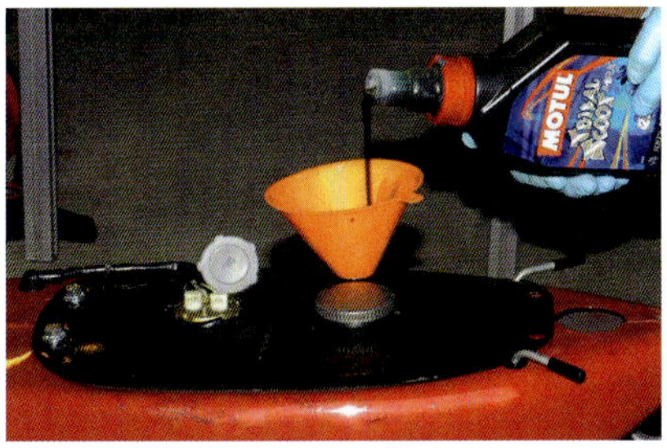

1

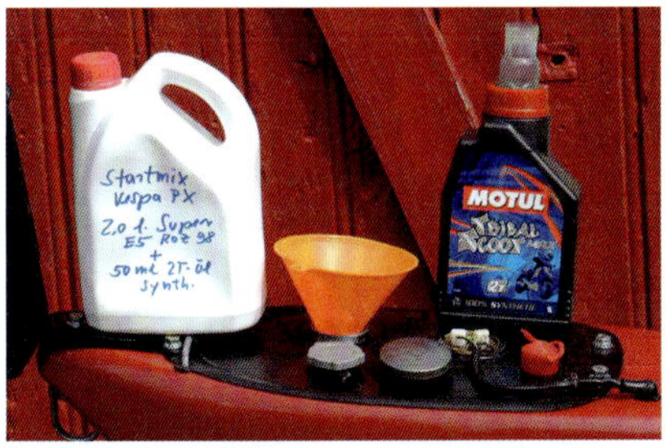

2

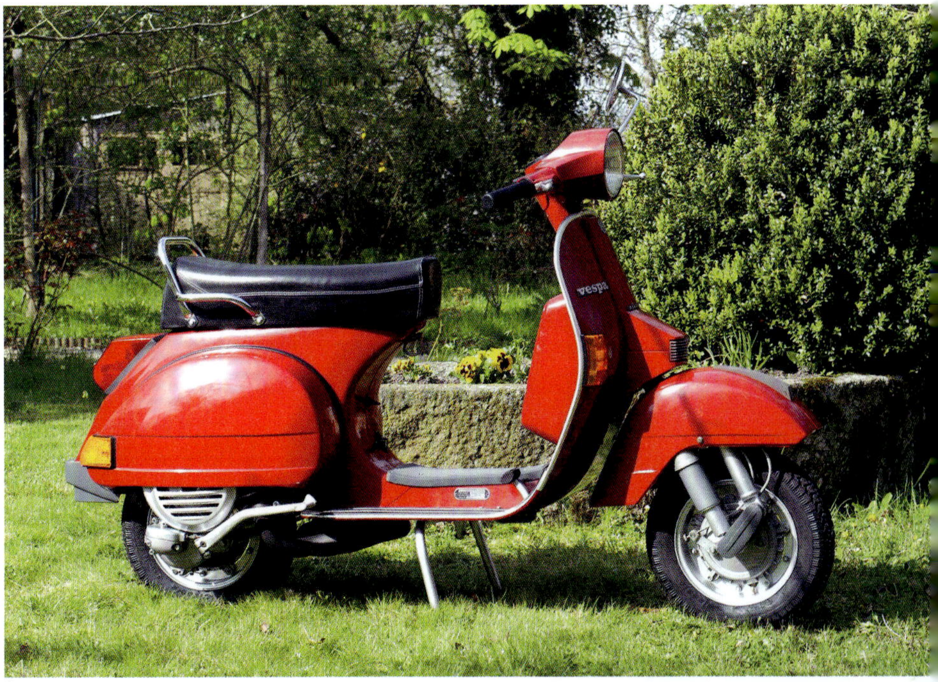
3

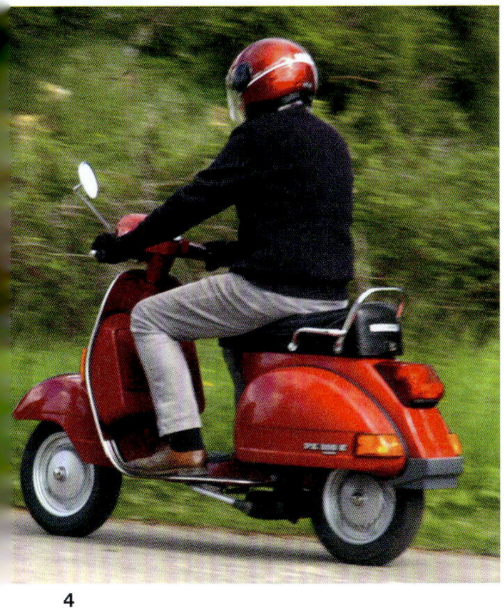
4

Fahraufnahmen: Vincent Schneider

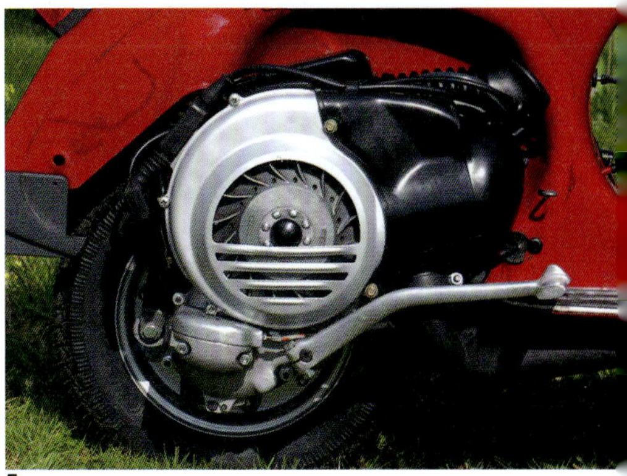
5

Dank an alle, die geholfen haben

Sie sah noch ganz gut aus, war jedoch in allen wichtigen Bereichen arg mitgenommen oder verschlissen – unsere 2012 gekaufte **Vespa PX 200 E.** Die Restaurierung war eine Herausforderung, denn zwar sollten möglichst viele **Originalteile** und auch die schöne **Patina** erhalten bleiben, doch das Zerlegen bis zur letzten Schraube, das Reinigen von Technik und Karosserie (vor allem von Motor und Unterboden), die Teilebeschaffung, die Aufarbeitung der Komponenten und die Montage erwiesen sich als arbeitsaufwendiger und zeitintensiver als gedacht – und anfangs geplant. Grob geschätzt gingen (inklusive Fotoproduktion) **400 Stunden** drauf, um aus dem heruntergekommenen Gebrauchtroller ein Schmuckstück mit weitgehend neuwertiger Technik zu machen (und noch einmal so viel Zeit für die Umsetzung am Computer – Bilder laden und einstellen, Texte und Bildzeilen schreiben, Layout erstellen).

Alle **Lager** im Motor-, Getriebe- und Fahrwerksbereich wurden erneuert, außerdem alle **Seilzüge,** die Reifen und alle Kleinteile, die es nötig hatten. Die **Karosserie** wurde nur unten drunter neu lackiert. Ansonsten haben wir sie nur partiell entrostet, behandelt und den Lack dort ausgebessert, wo er schlicht abgeblättert war. Dies gelang mit vielerlei Schleifmitteln und kraftvoller Chemie aus dem Profibereich der Oldtimerrestaurierung. Allein die Abstimmung des Farbtons für die erforderliche Sprühdose (eine reichte!) war ein Abenteuer, aber eins mit Happy End – der **eigens gemischte Lack** paßte hundertprozentig.

Es klingt abgedroschen, weil jeder Autor das meist schreibt. Aber ohne die **Hilfe** ganzer Heerscharen von Familienmitgliedern, freiwilligen Helfern und Spezialisten wäre das nix geworden! An erster Stelle ist mein alter Freund Rainer Schulz zu nennen, der mich als erfahrener Zweiradmechaniker-Meister seit den 1990er Jahren bei der Bearbeitung meiner Vespa-Bücher mit Rat, Tat, Material und Spezialwerkzeug unterstützt, vor Ort in seiner Werkstatt im malerischen Eifeldorf Kommern und immer wieder auch mal bei mir in der Normandie, wozu er schon mehrfach eigens 650 km weit angereist ist. Gute **Tipps** kamen auch von Vater und Altmeister Günther Schulz, dessen Ehefrau Ursula uns mit Kaffee und Gebäck versorgte. Dieter Raths, aus der Eifeler Oldtimerszene nicht wegzudenken, griff beherzt zu, als wir dem Motor neue Lager verpaßten. Ein neuer Schaltzapfen, den es bei Piaggio nicht mehr gab, lieferte dankenswerterweise ein Freund des Hauses Schulz

Aber alles Know-how nützt nichts, wenn die passenden Teile nicht vorhanden sind. In enger Kooperation mit dem Piaggio-Teilegroßhändler Niemann und Frey in Krefeld, und dort vor allem mit Hilfe von Stefan Hüncke wurden endlose Listen abgearbeitet, Tüten und Kartons mit zahllosen Original-Vespa-Teilen gepackt und verschickt, auch bis nach Frankreich. Unzählige **Telefonate** und **E-Mails** begleiteten vom Herbst 2017 bis zum Frühjahr 2019 das Projekt. Das letzte Teil bestellte ich Anfang April 2019 – der alte Federbeinbolzen erwies sich noch auf den letzten Drücker als unbrauchbar.

Die **Kosten** allerdings waren letztlich höher als vermutet: Allein für Original-Piaggio-Teile gingen über 800 Euro drauf, hinzu kamen die Reifen für 60 Euro, Fremdarbeiten für 240 Euro und Produkte aller Art (anteilig rund 220 Euro, s. Kasten). Hinzu gerechnet werden mußte der Kaufpreis, den wir nicht nennen möchten.

Besonders bedankt sei Vespa-Sammler und -Restaurator Werner Lechner aus Schwäbisch Hall, der mir damals nicht einfach nur die Vespa verkaufte, sondern immer Kontakt hielt, Bilder und Informationen schickte, letztlich sogar bebilderte **Textbeiträge** zu kleineren, aber wichtigen Themen schrieb, die der Autor beim besten Willen nicht mehr bearbeiten konnte. Günther Uhlig aus Freiburg, Sammler und mehrfacher Buchautor, interessiert sich seit Jahren für meine Arbeit und gab diesmal Tipps zur Farbbestimmung. Jörg Baumann von der Firma Krüger in Limburg und Ralf Jodl vom SIP Scooter-shop in Landsberg am Lech waren ebenfalls wichtige Gesprächspartner.

Eine Vespa zerlegen, restaurieren und wieder zusammenbauen ist eine Sache. Aber etwas anderes ist es, wenn man **jeden Arbeitsschritt dokumentieren** und mit der Kamera festhalten muß. Das ist anstrengend und oft nervig, vor allem dann, wenn man vor lauter Dreck und Öl an den Händen kaum noch den Fotoapparat halten kann. Das ist noch nicht alles: Fast immer muß jemand zur Stelle sein, der ein Teil fürs Foto festhält oder auch mit anpackt, wenn knifflige Dinge wie der Einbau des Lenkrohrs oder der Bowdenzüge zu erledigen sind. Und da konnte ich voll auf meine große Familie und einige Freunde zählen, obwohl sie alle im Berufsleben stehen und eigentlich keine Zeit für so etwas Verrücktes haben.

Meine Ehefrau Gabriele unterbrach ständig ihre Arbeit am Computer und im Haus, um blaue Handschuhe überzustreifen und Vespa-Teile ins rechte Licht zu rücken. Tochter Carolin half beim Einbau von Tank und Motor, fertigte Papierdichtungen nach. Philipp besorgte fürs Vorspannen des vorderen Federbeins einen Gurt der Firma GPI Forancra, wie er in Transportflugzeugen verwendet wird. Paßte gut, denn die Vespa geht ja auf Ideen aus dem **Piaggio-Flugzeugbau** zurück. Simon kümmerte sich um den Ausbau von Lenker und Anbauelementen und überprüfte die Elektrik. Valentin zog mit mir sämtliche Seilzüge durch den Vespa-Body („dazu braucht man starke Nerven") und besorgte im Verlag Umschlaggestaltung und Lektorat. Mit Bruder Vincent zusammen arbeitete er wochenlang mit Photoshop, um die über 1600 Fotos (von 5000 „geschossenen"!) für den Druck einzustellen.

Maurice Louvet wechselte mit seiner Spezialzange die Kolbenringe, Profirestaurator Marc-Antoine Prevel strahlte kostenlos den Zylinder und vermaß denselben sowie den Kolben. Joël Retoux zog die festgerosteten Reifen ab. Ein Team des Karosseriebetriebs Decharenton musterte mit mir an die hundert rote Farbkarten durch, bis wir den richtigen Ton (im Mercedes-Programm!) gefunden hatten. Johanna Schneider (nicht verwandt und nicht verschwägert) opferte einige Samstagvormittage, um mit anzupacken – Vorderradführung, Benzinversorgung, Motoreinbau.

Ihnen allen gebührt mein aufrichtiger und herzlicher Dank – 40 Jahre, nachdem im Verbrauchermagazin „DM" mein erster Artikel über die Geschichte der Vespa erschien, die sich schon damals Richtung Kultstatus bewegte.

Viel Erfolg beim Restaurieren wünscht Ihnen
Ihr Hans-Jürgen Schneider
Normandie im Mai 2019
und 2025 für die Neuauflage

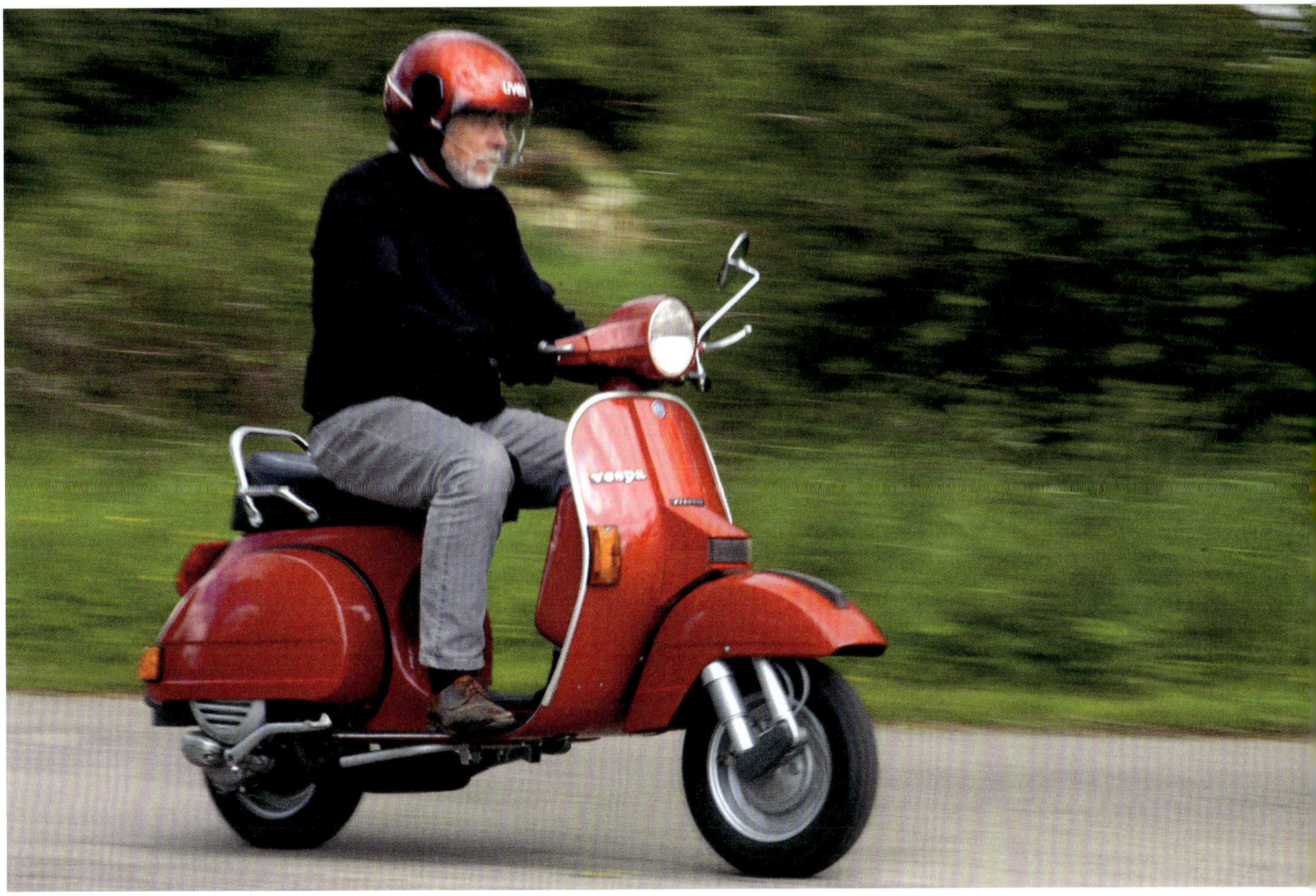

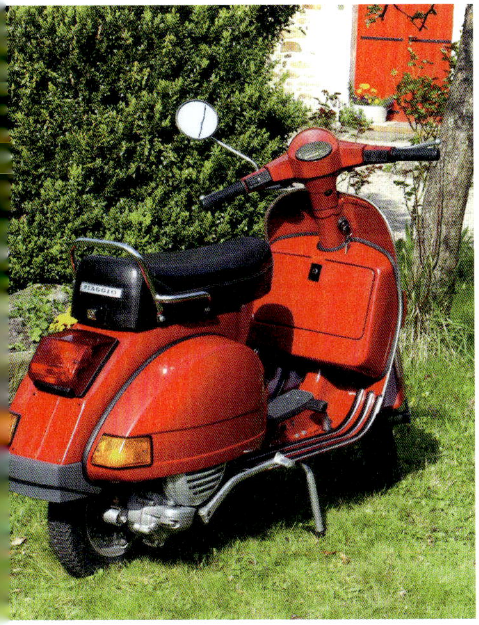

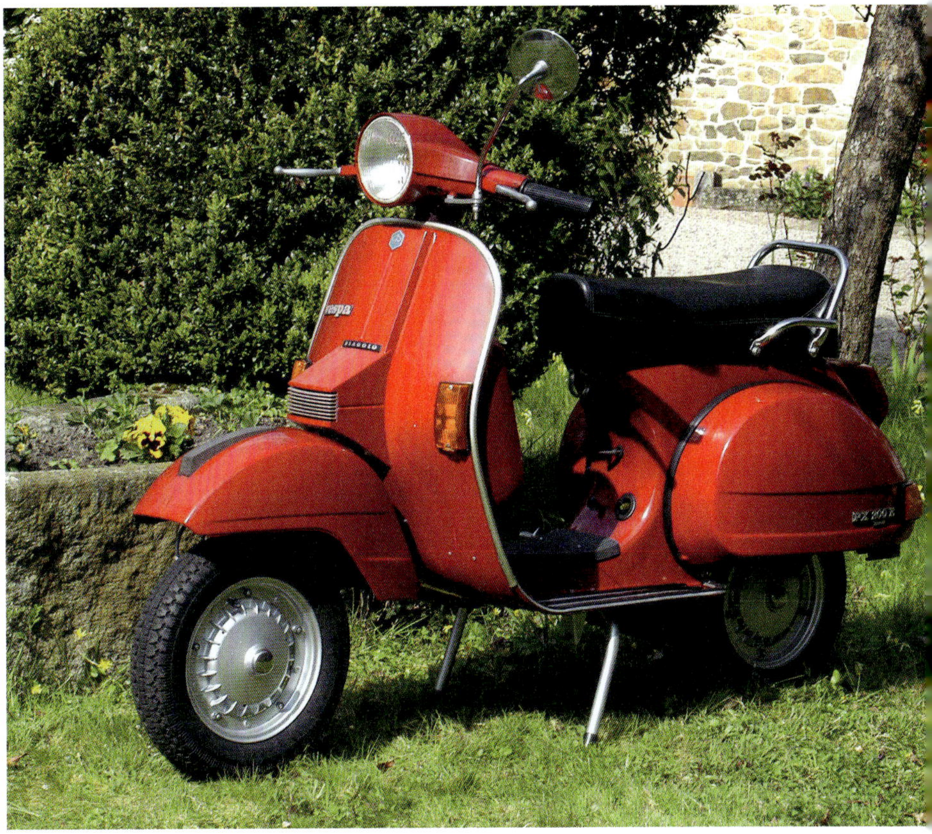

Restaurierungsarbeiten, Fotoproduktion, Texterstellung, Layout und Buchproduktion zogen sich – mit unterschiedlich langen Unterbrechungen – von Oktober 2017 bis April 2019 hin. Ab Oktober 2018 wurde fast ausschließlich und ganztägig am Restaurierungsprojekt gearbeitet. Die Fotos zeigen die PX 200 E am 14. April 2019 und den Autor bei der prima verlaufenen Probefahrt.

Weitere Vespa- und Piaggio-Titel sowie Restaurierungsbücher von SCHNEIDER MEDIA

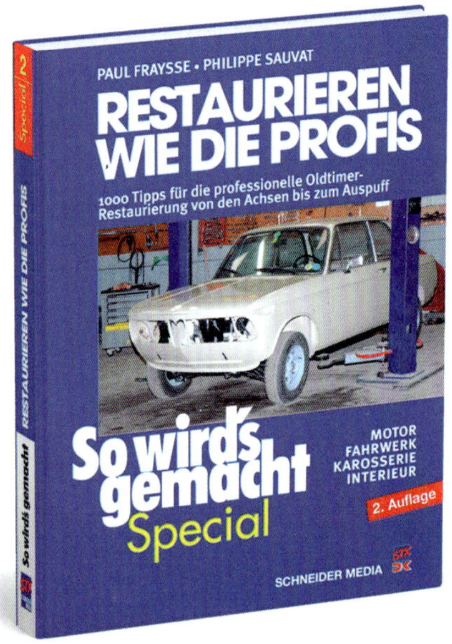

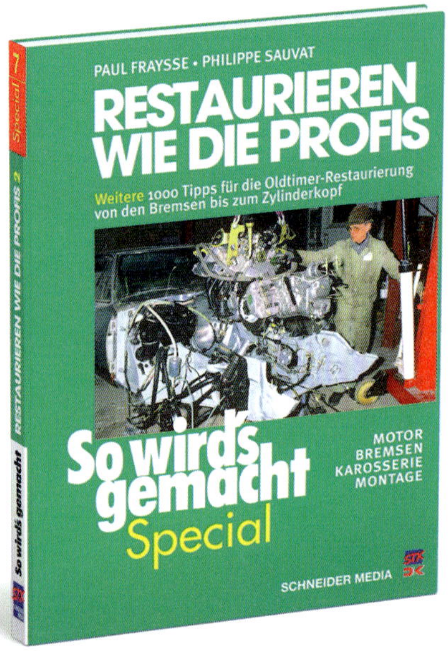

Restaurieren wie die Profis: zwei erfolgreiche Bände mit jeweils 1000 Tipps für die professionelle Oldtimer-Restaurierung. Spezialisten erklären, was man über die Restaurierung von Achsen bis Auspuff, von Bremsen bis Zylinderkopf wissen muß. Viele grundsätzliche Informationen, die auch für klassische Motorräder und Roller gelten.

Band 1: Hardcover im Format 194 x 260 mm, 216 Seiten, 1328 Farbfotos, zusätzlich Grafiken und Tabellen; 34,90 Euro. ISBN: 978-3-7688-5811-3 (nur noch wenige Exemplare vorhanden).
Band 2: Hardcover im Format 194 x 260 mm, 160 Seiten, mehr als 1200 Farbfotos, zusätzlich Grafiken und Tabellen; 34,90 Euro. ISBN: 978-3-667-11070-1

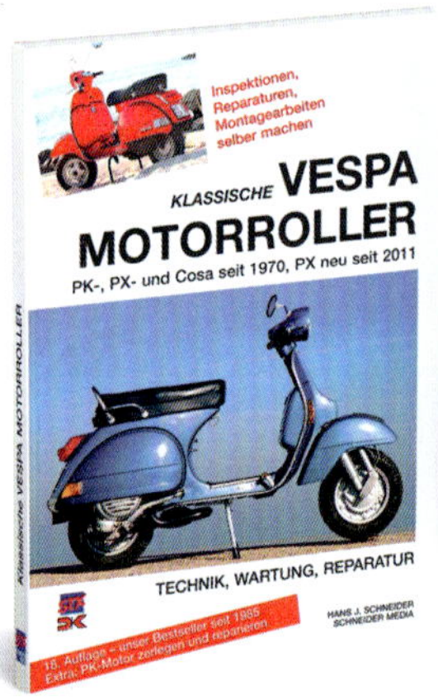

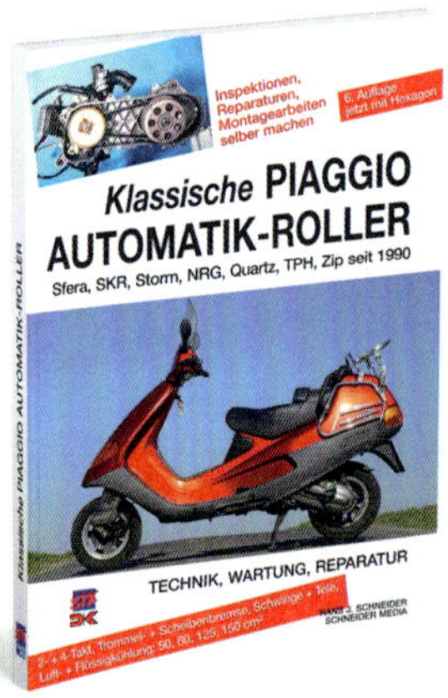

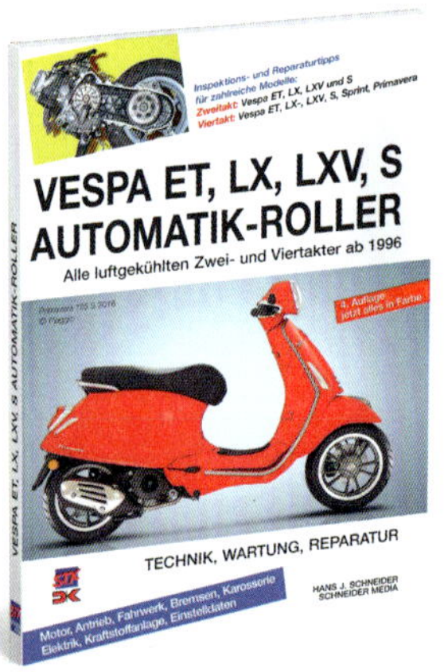

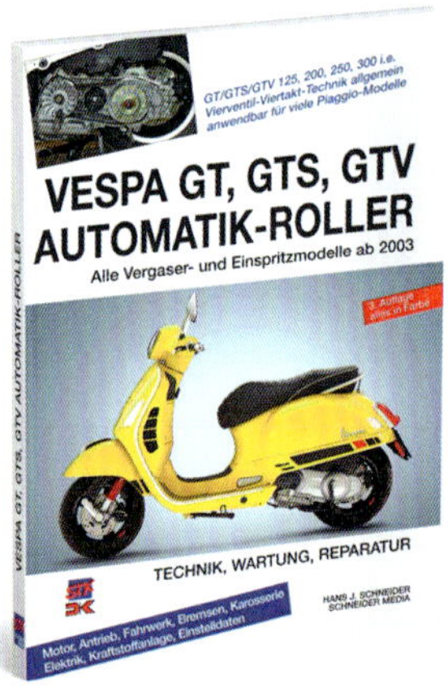

Klassische Vespa Motorroller

PK-, PX- und Cosa-Modelle seit 1970
21. Auflage, alle Reparatur- und Inspektionsarbeiten auch für aktuelle Modelle; Modellgeschichte.
148 x 210 mm, 352 S., 1346 Abb., 24,90 Euro.
ISBN: 978-3-667-12912-3

Klassische Piaggio Automatik-Roller

Sfera, SKR, Storm, NRG, Quartz, TPH, Hexagon.
6. erweiterte Auflage, alle Reparatur- und Inspektionsarbeiten; Modellgeschichte.
148 x 210 mm, 224 S., 516 Abb., 22,00 Euro.
ISBN: 978-3-667-11583-6

Vespa ET, LX, LXV, S Automatik-Roller

5. Auflage, alle Reparatur- und Inspektionsarbeiten; Modellgeschichte.
149 x 210 mm, 168 vierfarbige Seiten, 581 Abbildungen, 5 Schaltpläne in Farbe, 22,00 Euro.
ISBN: 978-3-667-11581-2

Vespa GT, GTS, GTV Automatik-Roller

4. Auflage, alle Reparatur- und Inspektionsarbeiten; Modellgeschichte.
148 x 210 mm, 168 vierfarbige Seiten, 427 Abbildungen, 4 Schaltpläne in Farbe, 22,00 Euro.
ISBN: 978-3-667-11582-9

Erhältlich im Buch- und Fachhandel, unter **www.schneider-media.eu**
oder unter **www.delius-klasing.de/shop**